U0840008

骨与关节疾病诊断学

（第五卷）

策划编辑：蔡　颢　刘　庆
责任编辑：袁　永　李晓英　高慧茹
美术编辑：靳建平　赵　冬　胡宁宁

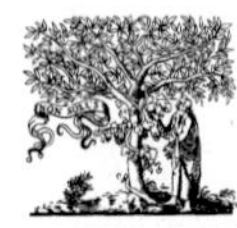

第五卷

骨与关节疾病诊断学

Diagnosis of Bone and Joint Disorders

(Fourth Edition)

主　编　[美] Donald Resnick

主　译　王学谦　陈仲强　马信龙
　　　　娄思权　李世民　侯筱魁　胡永成

副主译　王满宜　马宝通　汤亭亭　陆　芸
　　　　刘忠军　朱振安　叶伟胜　阚世廉
　　　　孙永生　万　瑜　马庆军　孙景城
　　　　刘　林　张　克

天津科技翻译出版公司

著作权合同登记号：图字：02-2006-28

图书在版编目(CIP)数据

骨与关节疾病诊断学. 第五卷 / (美) 雷斯尼克 (Resnick, D.) 主编；王学谦等译. —天津：天津科技翻译出版公司，2009.1

书名原文：Diagnosis of Bone and Joint Disorders (Vol.5)

ISBN 978-7-5433-2395-7

Ⅰ.骨… Ⅱ.①雷…②王… Ⅲ.①骨疾病-诊断学②关节疾病-诊断学 Ⅳ.R681.04 R684.04

中国版本图书馆 CIP 数据核字(2008)第 143679 号

DIAGNOSIS OF BONE AND JOINT DISORDERS, 4th ed.
Resnick Donald
ISBN 978-9-9976-2036-1

ISBN：981-259-610-0

授权单位： Elsevier (Singapore) Pte Ltd.
出　　版： 天津科技翻译出版公司
出 版 人： 蔡 颢
地　　址： 天津市南开区白堤路 244 号
邮政编码： 300192
电　　话： 022-87894896
传　　真： 022-87895650
网　　址： www.tsttpc.com
印　　刷： 山东新华印刷厂临沂厂
发　　行： 全国新华书店
版本记录： 889 × 1194　16 开本　39.25 印张　彩插 4 页　948 千字
2009 年 1 月第 1 版　2009 年 1 月第 1 次印刷
定价：228.00 元

（如发现印装问题，可与出版社调换）

翻译出版委员会

主　任　邱贵兴（中国工程院院士）

副主任　卢世璧（中国工程院院士）

委　员　王学谦　陈仲强　马信龙

娄思权　李世民　侯筱魁

胡永成　袁　永

中译版序

骨与关节疾病严重危害着广大人民群众的身心健康。努力提高骨与关节疾病的诊断水平，是摆在广大骨科医生面前的刻不容缓的课题。

一名称职的骨科医生，不仅要有精湛的手术技巧，更应具备缜密的临床思维。发现线索，总结归纳，获得诊断，不断修正，是临床工作的重要环节，是进行正确治疗的前提和保证。忽视诊断，误诊，漏诊，往往会给患者，也会给临床医生带来惨痛的教训。

近年来，骨科疾病的诊断水平有了飞速提高。随着CT、MRI、同位素扫描、超声等高科技技术在临床中的应用，以及分子生物学、遗传学等尖端学科的快速发展，极大地丰富了人们对临床疾病内在规律的认识和把握。

毋庸置疑，科技进步为医学的发展提供了强大的动力，大大提高了广大骨科医生对疾病的诊断能力。然而，作为一名临床医生，盲目依赖新技术，忽视基本功的训练，也会带来一系列的新问题。许多失败病例的回顾分析提醒我们，骨与关节疾病的诊断仍然离不开“望闻问切”等基本功。MRI、CT、PET等先进手段，无法替代详细的病史询问、细致的体格检查、普通X线片和常规化验所提供的第一手资料的价值。骨科医生不仅能看片子，还必须接触病人，亲历亲为，才能获得准确的诊断。对于广大年轻骨科医生来说，应当强调严格的、规范化的临床诊疗，不断培养自己敏锐的观察能力、熟练的检查技能和缜密的临床思辨水平。通俗点讲，是要成为一名训练有素的骨科医生，而不是成为一名依赖MRI的庸医。

Donald Resnick博士主编的《骨与关节疾病诊断学（第4版）》一书，介绍了骨科疾病的常见诊断方法，以及各类疾病的临床特点及诊断方法。本书自1981年问世以来，历经4版，内容全面充实，涵盖广泛，同时不断去抚存菁，与时俱进，成为骨科诊断领域难得的权威著作。本书中文版的出版发行，必将进一步拓展我们的视野，为我国骨科学界大力推动的规范化建设提供有力的帮助。

王学谦和陈仲强教授及全体译者，为了将原文如实地介绍给读者，付出了他们的辛勤劳动和汗水，感谢他们为广大骨科医生又提供了一部难得的参考书，愿它能成为广大骨科医生的良师益友。

中国工程院院士

中华医学会骨科学会主任委员

2008年5月

作者名单

RONALD S. ADLER, PH.D., M.D.
Professor of Radiology, Cornell University Joan and Sanford I. Weill Medical College and Graduate School of Medical Sciences; Attending Radiologist, Hospital for Special Surgery, New York, New York
Diagnostic Ultrasonography

WAYNE H. AKESON, M.D.
Emeritus Professor of Orthopaedics, University of California, San Diego, School of Medicine, La Jolla; Chief of Orthopaedics, Veterans Affairs San Diego Healthcare System, San Diego, California
Articular Cartilage: Morphology, Physiology, and Function

MICHAEL ANDRÉ, Ph.D.
Associate Professor of Radiology and Chief, Physics and Engineering Division, University of California, San Diego, School of Medicine, La Jolla; Medical Physicist, Veterans Affairs San Diego Healthcare System, San Diego, California
Computed Tomography

ROBERT DOWNEY BOUTIN, M.D.
Executive Musculoskeletal Radiologist, Med-Tel International, McClean, Virginia
Muscle Disorders

WILLIAM BUGBEE, M.D.
Assistant Professor In Residence, Department of Orthopaedics, University of California, San Diego, School of Medicine, La Jolla, California
Articular Cartilage: Morphology, Physiology, and Function

CONSTANCE R. CHU, M.D.
Assistant Professor, University of Pittsburgh School of Medicine; Director, Cartilage Restoration, University of Pittsburgh Medical Center, Pittsburgh, Pennsylvania
Articular Cartilage: Morphology, Physiology, and Function

CHRISTINE B. CHUNG, M.D.
Assistant Professor of Radiology, University of California, San Diego, School of Medicine, La Jolla; Department of Radiology, Veterans Affairs San Diego Healthcare System, San Diego, California
Developmental Dysplasia of the Hip

JAMES M. COUMAS, M.D.
Musculoskeletal Radiologist, Carolina Hospital Authority, Charlotte, North Carolina
Interventional Spinal Procedures

MURRAY K. DALINKA, M.D.
Professor of Radiology, Hospital of the University of Pennsylvania, Philadelphia, Pennsylvania
Radiation Changes

DAVID G. DISLER, M.D.
Staff Radiologist, Commonwealth Radiology, Richmond, Virginia
Articular Cartilage: Magnetic Resonance Imaging

JERRY R. DWEK, M.D.
Adjunct Assistant Professor of Radiology, Medical College of Ohio, Toledo; Clinical Assistant Professor of Radiology, Ohio State University College of Medicine and Public Health, Columbus; Staff Attending Physician, Children's Hospital, Columbus, Ohio
Developmental Dysplasia of the Hip

MICHAEL D. FALLON, M.D.*
Former Assistant Professor of Pathology, University of Pennsylvania School of Medicine, Philadelphia, Pennsylvania
**deceased*
Histogenesis, Anatomy, and Physiology of Bone

FRIEDA FELDMAN, M.D.
Professor of Radiology, Columbia College of Physicians and Surgeons; Attending Radiologist, New York Presbyterian Hospital, New York, New York
Tuberous Sclerosis, Neurofibromatosis, and Fibrous Dysplasia

LAWRENCE R. FRANK, Ph.D.
Associate Professor of Radiology and Associate Director for Biomedical Applications for the fMRI Center, University of California, San Diego, La Jolla; Staff Physicist, Department of Radiology, Veterans Affairs San Diego Healthcare System, San Diego, California
Magnetic Resonance Imaging: Basic Principles

STEVEN R. GARFIN, M.D.
Chairman, Department of Orthopaedic Surgery, University of California, San Diego, University of California, San Diego, Medical Center, San Diego, California
Imaging after Spine Surgery

Harry K. Genant, M.D.
Professor of Radiology, Medicine, and Orthopaedic Surgery; Director, Osteoporosis Research Group, Department of Radiology, University of California, San Francisco, School of Medicine, San Francisco, California
Quantitative Bone Mineral Analysis

Thomas G. Goergen, M.D.
Associate Clinical Professor, University of California, San Diego, School of Medicine, La Jolla; Palomar Medical Center, Escondido, California
Physical Injury: Concepts and Terminology

Amy Beth Goldman, M.D.
Radiologist, Doshi Diagnostic Imaging Services, New York, New York
Heritable Diseases of Connective Tissue, Epiphyseal Dysplasias, and Related Conditions

Guerdon D. Greenway, M.D.
Associate Clinical Professor, Department of Radiology, University of California, San Diego, School of Medicine, La Jolla, California; Clinical Associate Professor, Department of Orthopaedic Surgery, University of Texas Southwestern Medical Center, Dallas; Attending Physician, Department of Radiology, Baylor University Medical Center, Dallas, Texas
Tumors and Tumor-like Lesions of Bone: Imaging and Pathology of Specific Lesions

Paul N. Grooff, M.D.
Staff Physician, Cleveland Clinic Foundation, Cleveland, Ohio
Digital Imaging

W. Bonner Guilford, M.D.
Musculoskeletal Radiologist, Charlotte Radiology, Carolina Healthcare System, Charlotte, North Carolina
Interventional Spinal Procedures

Parviz Haghighi, M.D., F.R.C.P.A.
Professor of Clinical Pathology, University of California, San Diego; Staff Pathologist, Veterans Affairs Medical Center, San Diego, California
Lymphoproliferative and Myeloproliferative Disorders

Tamara Miner Haygood, Ph.D., M.D.
Radiology Associates, Corpus Christi, Texas
Radiation Changes

Thomas E. Herman, M.D.
Assistant Professor, Mallinckrodt Institute of Radiology, Washington University School of Medicine; Radiologist, St. Louis Children's Hospital, St. Louis, Missouri
Osteochondrodysplasias, Dysostoses, Chromosomal Aberrations, Mucopolysaccharidoses, and Mucolipidoses

Brian A. Howard, M.D., M.B.C.H.B.
Musculoskeletal Radiologist, Charlotte Radiology, Carolina Healthcare System, Charlotte, North Carolina
Interventional Spinal Procedures

Michael Jergas, M.D.
Visiting Researcher, Department of Radiology, Musculoskeletal Section, and Osteoporosis Research Group, University of California, San Francisco, School of Medicine, San Francisco, California
Quantitative Bone Mineral Analysis

Phoebe A. Kaplan, M.D.
Professor of Radiology, Massachusetts General Hospital, Boston, Massachusetts
Temporomandibular Joint

Michael Kyriakos, M.D.
Professor of Surgical Pathology, Washington University School of Medicine; Senior Pathologist, Barnes Hospital, St. Louis, Missouri
Tumors and Tumor-like Lesions of Bone: Imaging and Pathology of Specific Lesions

Laurence A. Mack, M.D.*
Former Professor of Radiology, Adjunct Professor of Orthopedics, and Director of Ultrasound, University of Washington, Seattle, Washington
**deceased*
Diagnostic Ultrasonography

John E. Madewell, M.D.
Professor of Radiology and Director of Clinical Radiology Operations, University of Texas M. D. Anderson Cancer Center, Houston, Texas
Osteonecrosis: Pathogenesis, Diagnostic Techniques, Specific Situations, and Complications

Stavros C. Manolagas, M.D., Ph.D.
Professor of Medicine and Director, Division of Endocrinology and Metabolism, University of Arkansas for Medical Sciences, Little Rock, Arkansas
Histogenesis, Anatomy, and Physiology of Bone

William H. McAlister, M.D.
Professor of Radiology and Pediatrics, Washington University School of Medicine and Mallinckrodt Institute of Radiology; Radiologist-in-Chief, St. Louis Children's Hospital, St. Louis, Missouri
Osteochondrodysplasias, Dysostoses, Chromosomal Aberrations, Mucopolysaccharidoses, and Mucolipidoses

WILLIAM A. MURPHY, JR., M.D.
John S. Dunn, Sr., Distinguished Chair and Professor of Radiology, University of Texas M. D. Anderson Cancer Center, Houston, Texas
Temporomandibular Joint

M. B. OZONOFF, M.D.
Salt Lake City, Utah
Spinal Anomalies and Curvatures

MINI N. PATHRIA, M.D.
Professor of Clinical Radiology, University of California, San Diego, School of Medicine, La Jolla, California
Imaging after Spine Surgery; Physical Injury: Spine

DAVID W. PIRAINO, M.D.
Staff Physician, Cleveland Clinic Foundation, Cleveland, Ohio
Digital Imaging

MICHAEL J. PITT, M.D.
Professor of Radiology, University of Alabama School of Medicine; Staff, University Hospital, UAB Children's Hospital of Alabama, Birmingham, Alabama
Rickets and Osteomalacia

MICHAEL P. RECHT, M.D.
Assistant Professor of Clinical Radiology, Ohio State University College of Medicine and Public Health, Columbus; Section Head, e-Radiology, and Staff Radiologist, Cleveland Clinic Foundation, Cleveland, Ohio
Articular Cartilage: Magnetic Resonance Imaging

JEFFREY S. ROSS, M.D.
Head, Radiology Research, and Staff Neuroradiologist, Cleveland Clinic Foundation, Cleveland, Ohio
Spinal Imaging

DAVID A. RUBIN, M.D.
Assistant Professor of Radiology, Washington University School of Medicine; Director, Musculoskeletal Section, Mallinckrodt Institute of Radiology, St. Louis, Missouri
Magnetic Resonance Imaging: Practical Considerations

DAVID J. SARTORIS, M.D.*
Formerly Professor of Radiology, University of California, San Diego; Chief, Quantitative Bone Densitometry, UCSD Medical Center; Professor of Radiology, Veterans Affairs Medical Center and Scripps Clinic, Green Hospital, La Jolla, California
**deceased*
Developmental Dysplasia of the Hip; Plain Film Radiography: Routine and Specialized Techniques and Projections

WILLIAM SCHEIBLE, M.D.
Radiology Consultants of Iowa, Cedar Rapids, Iowa
Diagnostic Ultrasonography

ROBERT SCHNEIDER, M.D.
Associate Professor of Radiology, Cornell University Joan and Sanford I. Weill Medical College and Graduate School of Medical Sciences; Attending Radiologist, Hospital for Special Surgery, New York, New York
Radionuclide Techniques

CAROLYN M. SOFKA, M.D.
Assistant Professor of Radiology, Cornell University Joan and Sanford I. Weill Medical College and Graduate School of Medical Sciences; Assistant Attending Radiologist, Hospital for Special Surgery, New York, New York
Diagnostic Ultrasonography

DONALD E. SWEET, M.D.
Clinical Professor of Pathology, Georgetown University School of Medicine, Washington, D.C.; Clinical Professor of Pathology, Uniformed Services University of Health Sciences, Bethesda, Maryland; Chairman, Department of Orthopedic Pathology, Armed Forces Institute of Pathology, Washington, D.C.
Osteonecrosis: Pathogenesis, Diagnostic Techniques, Specific Situations, and Complications

BARBARA N. WEISSMAN, M.D.
Professor of Radiology, Harvard Medical School; Vice Chair for Ambulatory Services, Brigham and Women's Hospital, Boston, Massachusetts
Imaging after Surgery in Extraspinal Sites; Imaging of Joint Replacement

主要译者介绍

王学谦　天津医院　主任医师　教授
陈仲强　北京大学第三医院　主任医师　教授
马信龙　天津医科大学总医院　主任医师　教授
娄思权　北京大学第三医院　主任医师　教授
李世民　天津医院　主任医师　教授
侯筱魁　上海交通大学第九医院　主任医师　教授
胡永成　天津医院　主任医师　教授

译校者名单

（按文内出现先后排序）

叶伟胜　王学谦　李世民　马信龙　王晨光　王宝奎　郑卓肇　陈仲强
娄思权　张华斌　李旭　缪旭东　林庆荣　任鹏　侯筱魁　张海宁
王林森　陈思　蔡琳　刘志强　刘林　杨成城　袁建军　田峥巍
王捷　赵力　陆芸　张凯　于顺禄　孙志明　王毅　王媛媛
万瑜　张峻　孙骏　陈俭波　谈译文　文涛　韩大鹏　周琳
李宏斌　谢幼专　杨建伟　芮云峰　王友　丁海　朱振安　王晓庆
刘凤祥　李慧武　汤亭亭　谢鑫荟　边振宇　王晓巍　马永成　郝永强
于耀恺　陈一鸣　赵庆　王杰　沈强　孙月华　严孟宁　岳冰
张雄良　樊天佑　张晓虎　杨驰　宣梁　李庭　孙永生　王满宜
李宇能　刘忠军　李卫华　毛玉江　王陶　苏永刚　龚晓峰　高志强
刘俊　李莹　孙宁　周力　白卫东　赵春鹏　宋立明　于建华
胡永成　李海啸　赵凤毅　吴蓓　董立平　熊湘波　张凤菊　田旭
阚世廉　李瑞华　刘忠玉　高燕新　刘林涛　孙杰　马宝通　袁天祥
赵宝成　崔玉杰　马晓东　张玺　谷雅　辛景义　曹红彬　夏群
刘艳成　种涛　马宏庆　蔡昊　宋爱国　吕卫新　李子剑　田华
蔡宏　刘延青　孙垂国　鞠晓东　宋纯理　殷晓雪　番胜发　李危石
阎明　张克　张志山　田耘　李锋　刘宝仁　马庆军　姜亮
曾岩　王圣林　姬洪全　于淼　张凤山　张立　王卫国　王跃庆
郭昭庆　贾宏伟　孙景城　刘涛　雪原　崔成亮　侯波　冯世庆

本 版 序

《骨与关节疾病诊断学》第4版的修订工作正值新千禧年来临之际。自从本书（第1版）1981年问世以来的20多年间，这是我第3次主持本书的修订。在每次开始新版修订时，我都以为这项工作并不困难，因为我认为前一版刚过了五六年不可能增加很多新资料。而每次我都毫无例外地感到震惊，在深入理解和改进累及肌肉骨骼系统许多疾病的诊断评估方面竟然取得了如此大的进步。所以在第3版出版了7年之后的今天，出版第4版时心里已明确认识到：又有了许多经验与教训，又提出了许多新的概念，而且原先的一些观点有的已进行了修改，有的已经完全废除了。

每当出版该书的新版时人们都会问我新版中有多少资料是第一次面世，对于这个问题很难做出准确的回答。凭经验估计，大约30%的信息是新的或者是对第3版内容的重大修改，参考文献的数量增加了25%～35%（主要是一些新近的相关出版物），本版中新的插图占总数的25%～30%。在说明性资料方面，新增加的图主要强调了MR成像在诊断这类疾病方面越来越起着极为主要的作用。

第4版的篇幅与以往各版都有明显的不同，不过全书的卷数却减少了一卷。（你会发现每一卷都比原来重了！）为了使这套多卷本专著不致太大，我曾广泛征求过W.B. Saunders公司专家们的意见。在本版中你会注意到以下改动：

- 删去了原来的几章内容。这几章有的主要讲述一些近年来已不太重要的旧式成像方法，有的其所述内容在本书其他章节也有详述。
- 将原来的几章进行了合并，以充实内容，避免重复。
- 这么大部头的专著，其索引必须是综合性的（因此必然会相当长）。因此全书的索引仅在第5卷的后面列出。为了弥补这项改动，在其他4卷后面均提供有一份简明（但很有用的）索引。

第4版中有些内容是首次详细论述的，其中包括数字式成像方法（第2章）、脊柱介入手术（第11章）、软骨成像法(第19章)和肌肉病变（第85章）。此外，还有许多章节是由新作者撰写的，提出了一些与前一版不同的观点。

在我作序时，第4版的编辑工作已经完成，正待付印，我对出版社的最终成果再一次感到十分满意。我相信广大读者心里都明白，有许多人为本书的出版付出了艰辛的劳动。就我而言，在繁杂的修订过程中工作热情的确曾有波动，正是与同事的谈话以及与出版者的电话沟通才重燃了我的工作热情。事实上，我在撰写有关章节和阅读其他作者撰写的章节中都受益匪浅。我深信，凡是查阅过本书，特别是全文读过本书的人都会有同感。

Donald Resnick，医学博士

（李世民 译　王学谦 校）

第一版序

我从事于解剖学的教学与研究，然而多年来，从不照本宣科，而注重对标本的剖析：也从不作哲学的推论，而是尊重事物本身的结构。

William Harvey(1578–1657)

多数肌肉骨骼系统疾病，特别是那些累及关节的病变，其影像学表现均与X线改变、大体病理变化和组织学特征密切相关。虽然这些方法早已为我们所熟悉，但却很少用于骨骼系统疾病的评估。过去只将放射学与病理学的相关性用于原发性骨肿瘤这类疾病的分析与讨论上，这固然重要，但真正使用的机会并不多。而在教学方面，日常常见的骨骼系统疾病往往被忽视，仅片面地强调学生记忆对疾病的影像学征象和鉴别诊断文字条目，而无视发病机制和致病原因的探讨。X线片就如同一面镜子，其影像是对潜在解剖关系和病理改变的一种真实客观的反映。只有在真正意义上理解了疾病的基本病理变化，才能对其所呈现出的“影像”赋予新的涵义。

在描述常见的肌肉骨骼系统疾病时很少将放射学和病理学相关联，其原因有如下几点。首先，这需要放射学家和病理学家的通力合作。对于放射学家来说，新型的高精尖诊断设备的发展与改进（如超声诊断仪、CT）会带来某种程度的满足感，同时也会导致传统诊断技术（如X线片、标准X线体层摄影术）的失宠。一旦如此，骨骼系统常规放射学检查所提供的信息将不再令其兴奋，特别是更无法与超声或CT检查对特殊层面的显像相比。而于病理学家来说，熟练而细致的尸检以及外科病理活检已不再受到重视，在许多机构中，病理学只作为组织学研究或化学分析研究的辅助学科。有些人甚至认为病理解剖学是“描述性”的，静止的，无足轻重的。因而，不再被视为真理。

对于肌肉骨骼系统疾病，放射学与病理学不能紧密相关的另一个原因是，很难获得充足的病理标本。然而，积极的学者仍能找到几种获取标本的途径。首先，标本可从尸检中获得。尽管人们不愿意在尸检中被切取骨与关节这类大样本，但仍可对脊柱、骶髂关节、耻骨联合、胸骨、胸锁与肩锁关节、肋骨等部位进行详尽检查而不破坏尸体的完整性。当然，这还需要有来自病重患者所在医院的一手信息，并争得患者本人或其直系亲属的同意后方可进行，在某些情况下，需经特殊审批才可获准进行大范围的骨骼检查。其次，标本可从外科手术中获得。许多机构只对术中取得的骨与关节标本进行粗略的检查，事实上，从全关节置换术、活组织检查或截肢术中所获得的标本，在许多常见重要疾病的研究中发挥着巨大价值。病理材料的第三个来源是附近医疗中心的解剖部门。此类部门均制定了尸体捐献制度，通过对捐献尸体进行仔细的研究，可从中认识各种肌肉骨骼系统疾患。捐献制度也同样来源于其他机构（如关节炎基金会）地区组织的捐献。

一旦标本采集完成，精细的放射学和病理学研究即开始启动。常规收集标本的X线片及原始标本的大体照片。随后，对其进行必要的组织冰冻切片或浸泡，接着进行放射学和病理学评估。这样就可从适当的病理切片中获得组织学资料。

本书尽可能将放射学与病理学相关性运用于各种肌肉骨骼系统疾病。虽然作者的初衷只想针对“关节”的问题进行探讨，但很快意识到任何不囊括周围骨与软组织改变的关节疾病的讨论都是不全面的。因而，本书的涵盖范围扩大到所有累及肌肉骨骼系统的局部和全身性疾病，当然在各种疾病中，关节病变始终是强调的重点。虽然有些章节也涉及了有关临床表现和实验室检查，但大部分篇幅仍主要针对具有诊断价值的放射学和病理学特征。有关治疗方法和目标的内容不包括在内，可从其他资料中查找。

本书在编排上极具章法。开始部分为关节的发育及其解剖学、生理学、生物化学和生物力学的比较研究。在此基础理论讨论之后，是放射学及相关成像模式对诊断肌肉骨骼系统疾病的价值，正常解剖变异与人为致病因素，以及关节疾病的分类方法的评估。随后的4章总结了关节疾病患者的医学与外科检查原则及术后X线评估原则。剩余部分为各种肌肉骨骼系统疾病分论。虽然在疾病的分类上还存在某些争议，但仍将其单项列出。最后的几章讨论了其他特殊部位的病变，包括颞下颌关节、软组织和其他器官组织，其中还总结了关节病变的分布情况。书后的四个附录是考虑到其他论断和研究方法所设。在设计上，为突出重点，某些段落中有重复出现的内容。

本书的所有作者均经过认真仔细的筛选。每位作者都是肌肉骨骼系统疾病研究领域公认的权威，并且多数是放射学与病理学相关性研究方面的知名专家。虽然每位作者的写作风格不尽相同，但差异甚微，特别是对书中所涉及的专业术语的使用上更是确保统一。对插图的准备和挑选上更是精益求精。凡必要时均刊以彩图；同一标本的X线片及病理照片，排列在一起，更便于相关性研究。同时书中大部分X线片及病理照片在排布上也尽可能的遵循这一原则，而且以同一侧肢体检查的方式编排。这一方法可使读者在不同章节中对疾病进程加以比较。书后附有大量新近的参考文献，为那些有意进一步查阅相关资料的读者提供更多信息。出版前的最后阶段，对所有引文均逐一核实，以确保其准确性。

最后要说的是，全书的创作得益于所有参与者的无私奉献。在此，由衷地希望该书能够得到广大读者的喜爱，以此证明我们的努力是值得的。

D. Resnick，医学博士
G. Niwayama，医学博士
（叶伟胜 译　王学谦 校）

致　谢

毫无疑问，我要感谢所有在本书筹备期间提供各种有意义帮助的人们。首先感谢所有参与编写此书的作者，他们以高度的责任感完成各自的使命，在其所撰写的章节的质量上可见一斑。

很久以来，我明智地选择了与Elsevier Science公司W.B.Saunders出版社建立专业关系。同前几次出版合作一样，此次出版在很大程度上也凝聚了W.B.Saunders出版社许多专业人员的无私奉献。医学图书的执行编辑Liseffe Bralow与我一起工作，既是顾问又是朋友，在此我要感谢她和她所付出的努力；并感谢她的同事们：项目经理和版面编辑高级顾问Lee Ann Draud，生产经理Natalie Ware，设计人员Karen O'keefe Owens，图表编辑Walt Velligan，以及市场经理Sally Grande。

一本好的放射学专著插图至关重要。如同贯穿于全书的图解一样，大部分插图均来自朋友和相关人员的好心捐赠，在这里对他们一并表示感谢。同时还要提及一个人，Dong Goodwin，他在1993～1994年作为会员期间，几乎每个月都送来他所感兴趣的病例和插图。他所赠送的插图遍布全书，对此向他表达我最诚挚的谢意。

还要对一些人员表示特别感谢。Susan Brown对图片资料进行了编排。Catherine Fix完成了前期的版面编辑。我还要诚挚地感谢Joyce Velligan，感谢她在打印数不胜数的段落中仔细认真的工作。最后是我的两位忠实的助手，Micheal Holbrook和Debra Trudell，由衷地感谢他们在该书出版的全过程中所付出的不懈努力。

（叶伟胜 译　李世民 校）

计量单位说明

原版书的一些文字或图表中采用的是英制单位。由于这些单位在世界各地的该领域中使用极为普遍，并已被业内人士共同认可，故在中文版中仍延用原书的计量单位。这样做一来行文方便，二来也便于业内的技术交流。换算成我国法定计量单位时，请参照下列换算式。

长度：1 英寸 =2.54 cm，1 英尺 =12 英寸 =0.3048 m，1 英里 =1.6 km

质量：1 盎司 =28.35 g，1 磅 =0.454 kg

能量：1 磅（力）· 英尺 =1.356 J

力矩：1 英寸 · 磅（力）=0.113 N·m，1 英尺 · 磅（力）=1.356 N·m

压强：1 磅（力）/ 英寸^2=6.895 kPa

血压：1mmHg=0.1333 kPa

血糖：1mg/dl=0.0555 mmol/L

总 目 录

第一卷

第一篇

评价骨、关节和软组织疾病的X线摄片及相关诊断方法 1

第 1 章 X 线平片：常规和特殊的技术及投照位 3
第 2 章 数字成像技术 36
第 3 章 计算机断层摄影 45
第 4 章 磁共振成像的基本原理 73
第 5 章 磁共振成像：临床应用 114
第 6 章 超声诊断 173
第 7 章 关节造影，肌腱造影和滑囊造影 ... 198
第 8 章 放射性核素技术 328
第 9 章 骨与软组织的针刺活检 433

第二篇

脊柱成像和介入程序 447

第 10 章 脊柱成像 449
第 11 章 脊柱介入操作 506
第 12 章 脊柱术后的影像学 527

第三篇

术后患者的影像学检查 565

第 13 章 脊柱外部位手术后的影像学检查 .. 567
第 14 章 关节置换术影像学检查 603

第四篇

肌肉骨骼疾病的理论基础 655

第 15 章 骨的组织生成，解剖学及生理学 .. 657
第 16 章 关节的解剖学和组织学 698
第 17 章 各关节的解剖 718
第 18 章 关节软骨：形态，生理和功能 803
第 19 章 关节软骨：磁共振成像 827

第二卷

第五篇

类风湿性关节炎及相关疾病 849

第 20 章 类风湿性关节炎和血清阴性脊柱关节病：影像学和病理学特点 851
第 21 章 类风湿性关节炎 905
第 22 章 青少年慢性关节炎 1001
第 23 章 强直性脊柱炎 1037
第 24 章 银屑病关节炎 1097
第 25 章 Reiter 综合征 1125
第 26 章 肠病性关节病 1143
第 27 章 周期性，复发性和再发性疾病 ... 1173

第六篇

结缔组织疾病 1185

第 28 章　系统性红斑狼疮 1187
第 29 章　硬皮病（进行性系统性硬化症）.. 1209
第 30 章　皮肌炎，多发性肌炎和其他炎性肌病 1237
第 31 章　结节性多动脉炎和其他血管炎 ... 1255
第 32 章　混合型结缔组织疾病和胶原血管性重叠综合征 1266
第 33 章　风湿热 1277

第七篇

退行性疾病 1285

第 34 章　脊柱以外部位的退行性疾病 1287
第 35 章　脊柱退行性疾病 1399
第 36 章　弥散性特发性骨肥厚症 1493
第 37 章　脊柱后部韧带和组织的钙化和骨化 1521

第八篇

晶体诱发及与其相关的疾病 1535

第 38 章　痛风性关节炎 1537
第 39 章　双水焦磷酸钙晶体沉积病 1579
第 40 章　羟磷灰石晶体沉积病 1639
第 41 章　血色病和 Wilson 病 1679
第 42 章　尿黑酸尿症 1699
第 43 章　由其他晶体引起的疾病 1715

第九篇

关节疾病在颞下颌关节的表现 1727

第 44 章　颞下颌关节 1729

第十篇

关节疾病的靶区法 1777

第 45 章　关节疾病的靶区法：概要 1779

第三卷

第十一篇

代谢性疾病 1811

第 46 章　骨质疏松 1813
第 47 章　骨矿质定量分析 1893
第 48 章　佝偻病和骨软化症 1935
第 49 章　Paget 病 1980

第十二篇

内分泌疾病 2031

第 50 章　垂体功能紊乱 2033
第 51 章　甲状腺功能紊乱 2057
第 52 章　甲状旁腺疾病和肾性骨营养不良 . 2075
第 53 章　其他内分泌腺体和妊娠相关疾病 2144

第十三篇

造血系统疾病 2177

第 54 章　血红蛋白病和其他贫血症 2179
第 55 章　浆细胞病及丙种球蛋白异常血症 2220
第 56 章　脂质沉积症、组织细胞增多症以及高脂蛋白血症 2265
第 57 章　淋巴细胞增生性和骨髓增生性疾病 2323
第 58 章　出血性疾病 2381

第十四篇

感染性疾病 2411

第 59 章　骨髓炎，脓毒性关节炎和软组织感染：机制和环境 2413
第 60 章　骨髓炎，化脓性关节炎和软组织感染：中轴骨 2519
第 61 章　骨髓炎，脓毒性关节炎和软组织感染：

微生物 2549

第十五篇

创伤性疾病 2667

第 62 章　躯体损伤：概念和命名 2669
第 63 章　躯体损伤：脊柱外部位 2827
第 64 章　躯体损伤：脊柱 2983

第四卷

第十六篇

关节内紊乱 3065

第 65 章　关节内紊乱 3067

第十七篇

温度性，医源性，营养性和神经源性疾病 3419

第 66 章　温度损伤和电灼伤 3421
第 67 章　放射性病变 3435
第 68 章　药物与其他化学试剂引起的疾病 3463
第 69 章　维生素过多症与维生素缺乏症 ... 3496
第 70 章　重金属中毒和缺乏 3505
第 71 章　神经肌肉疾病 3519
第 72 章　神经病性骨关节病 3605

第十八篇

骨坏死与骨软骨病 3637

第 73 章　骨坏死：发病机理、诊断技术、特殊情况以及并发症 3639
第 74 章　骨软骨病 3723

第十九篇

肿瘤和肿瘤样疾病 3779

第 75 章　骨的肿瘤和肿瘤样病变：放射学检查原则 3781
第 76 章　骨肿瘤及肿瘤样病变：具体病变的影像及病理 3799
第 77 章　软组织肿瘤和瘤样病变 4169
第 78 章　骨转移 4311

第五卷

第二十篇

先天性疾病 4393

第 79 章　髋关节发育期发育异常 4395
第 80 章　结缔组织遗传性疾病，骨骺发育不良和相关疾病 4423
第 81 章　骨软骨发育不良，骨发育不全，染色体畸变，黏多糖病和黏脂糖病 4491
第 82 章　脊柱畸形和弯曲 4575
第 83 章　其他先天性或遗传性畸形及综合征 4601

第二十一篇

软组织和肌肉疾病 4673

第 84 章　软组织疾病 4675
第 85 章　肌肉疾病 4735

第二十二篇

其他各种疾病 4807

第 86 章　肉样瘤病 4809
第 87 章　结节性硬化，神经纤维瘤病和纤维性结构不良 4831
第 88 章　内生骨疣，骨肥厚和骨膜炎 4883
第 89 章　骨质溶解和软骨溶解 4961

第五卷

目录

第二十篇
先天性疾病 /4393

第 79 章　髋关节发育期发育异常 /4395

第一节　病因学和发展过程 /4395
第二节　流行病学 /4396
第三节　临床表现 /4397
第四节　影像学诊断 /4397
一、常规 X 线检查 /4397
二、常规 X 线断层摄影 /4399
三、对比剂关节造影 /4399
四、超声检查 /4402
五、计算机体层摄影（CT）/4410
六、磁共振成像 /4411
第五节　治　疗 /4414
第六节　并发症 /4415
第七节　鉴别诊断 /4418
一、股骨头包容不良 /4418
二、炎症性疾病 /4418
三、神经肌肉疾病 /4418
四、创伤性骨骺滑脱 /4419
五、先天性髋内翻 /4419
六、关节异常松弛 /4419
小　结 /4419
参考文献 /4419

第 80 章　结缔组织遗传性疾病，骨骺发育不良和相关疾病 /4423

第一节　马方综合征 /4423
一、病理和病理生理 /4423
二、临床表现 /4424
三、影像学表现 /4426
第二节　高胱氨酸尿 /4428
一、病理和病理生理 /4428
二、临床表现 /4429
三、影像学表现 /4430
第三节　埃勒斯-当洛斯综合征 /4431
一、病理和病理生理 /4433
二、临床表现 /4434
三、影像学表现 /4435
第四节　成骨不全 /4439
一、病理和病理生理 /4441
二、临床表现 /4442
三、影像学改变 /4443
第五节　进行性骨化性纤维发育不良（肌炎）/4450
一、病理和病理生理 /4450
二、临床表现 /4451
三、影像学表现 /4452
第六节　弹性（纤维）假黄瘤 /4457
一、病理和病理生理 /4457
二、临床表现 /4458
三、影像学表现 /4458
第七节　骨不全性纤维发生 /4459

一、病理和病理生理 /4459
二、临床表现 /4459
三、影像学改变 /4459
第八节　多发性骨骺发育不全 /4460
一、定义 /4460
二、病理和病理生理 /4460
三、临床表现 /4462
四、影像学表现 /4463
五、点状软骨发育异常 /4470
六、Meyer 发育不良 /4472
第九节　脂瘤性巨大发育 /4473
一、病理和病理生理 /4473
二、临床表现 /4477
三、影像学表现 /4478
第十节　Klippel-Trenaunay-Weber综合征/4479
一、病理和病理生理 /4481
二、临床表现 /4481
三、影像学表现 /4482
小　结 /4483
参考文献 /4483

第 81 章　骨软骨发育不良，骨发育不全，染色体畸变，黏多糖病和黏脂糖病 /4491

第一节　骨软骨发育不良 /4491
一、软骨发育不全组 /4491
二、脊柱发育不全与其他围生期致命型组/4496
三、Ⅱ型胶原病组 /4497
四、进展性发育不良组 /4498
五、短肋发育不良组 /4500
六、成骨不全组 /4504
七、弯曲畸形性发育不良组 /4506
八、节段障碍性发育不良组 /4507
九、其他Ⅱ型和Ⅺ型胶原疾病 /4507
十、其他脊柱干骺端外发育不良 /4510
十一、脊柱干骺端发育不良 /4512
十二、多发性骨骺发育不良和假性软骨发育不良 /4513
十三、点状软骨发育不良（点状骨骺）组 /4515
十四、干骺端发育不良 /4517
十五、短小型脊柱发育不良 /4519
十六、肢中部型发育不良 /4519
十七、肢端和四肢中部发育不良 /4521
十八、骨膜明显受累的发育不良 /4523
十九、骨弯曲型发育不良组 /4523
二十、多发脱位伴发育不良 /4526
二十一、骨发育异常性纤细骨组 /4526
二十二、发育不良伴骨密度减低 /4527
二十三、发育不全伴矿化缺乏 /4527
二十四、发育不全伴骨密度增加 /4527
二十五、骨密度增加伴骨干受累 /4535
二十六、骨密度增加伴干骺端受累 /4537
二十七、骨骼的软骨和纤维成分结构紊乱/4541
二十八、其他类型 /4544
第二节　骨发育不全 /4545
一、颅缝早闭 /4545
二、颅面部骨化不全（Crouzon 综合征）/4548
三、尖头并指（趾）畸形 /4548
四、尖头多指（趾）并指（趾）畸形 /4550
五、其他颅缝早闭综合征 /4550
第三节　染色体畸变 /4553
一、4p- 综合征（Wolf-Hirschhorn 综合征）/4553
二、5p- 综合征 /4553
三、8 三体性综合征 /4553
四、9p 三体性综合征 /4554
五、13 三体性综合征 /4554
六、18 三体性综合征 /4554
七、21 三体性综合征（Down 综合征）/4555
八、21 单体综合征 /4555
九、Turner 综合征 /4556
十、Klinefelter 综合征 /4556
第四节　脂肪软骨营养不良组 /4557
一、MPS Ⅰ-H(Hurler 综合征)/4559
二、MPS Ⅰ-S（Scheie 综合征）/4561
三、MPS Ⅰ-H-S/4561
四、MSP Ⅱ(Hunter 综合征)/4561
五、MPS Ⅲ（Sanfilippo 综合征）/4561
六、MPS Ⅳ(Morquio及其相关综合征)/4562
七、MPS Ⅵ（Maroteaux-lamy综合征）/4562
八、MPS Ⅶ（Sly 综合征）/4562
九、天冬氨酰基葡萄糖胺尿 /4563
十、甘露糖苷过多病 /4563
十一、岩藻糖苷贮积病 /4564
十二、GM_1 神经节苷脂沉积病 /4564
十三、黏脂（贮积）病 /4564
参考文献 /4565

第 82 章 脊柱畸形和弯曲 /4575
第一节 脊柱先天性畸形 /4575
一、结构异常 /4575
二、脊管闭合不全综合征 /4579
第二节 脊柱弯曲 /4582
一、评价脊柱侧凸的影像学技术 /4582
二、脊柱侧凸的影像学分析 /4584
三、先天性脊柱侧凸 /4586
四、先天性脊柱前凸和后凸 /4586
五、特发性脊柱侧凸 /4586
六、神经肌肉性脊柱侧凸 /4590
七、其他疾病伴发或继发的脊柱侧凸 /4590
八、骨发育不良和全身综合征中的脊柱侧凸 /4593
小 结 /4594
参考文献 /4594

第 83 章 其他先天性或遗传性畸形及综合征 /4601
第一节 术 语 /4601
第二节 正常和异常骨小梁的缩小或突起 /4601
第三节 骨骼的管、口和孔 /4603
第四节 附属骨化中心和籽骨碎片 /4606
第五节 骨发育不全和发育不良 /4614
一、腓骨发育不全和发育不良 /4616
二、尺桡骨发育不全和发育不良 /4617
三、近端股骨灶性缺损 /4619
四、膝关节发育不全和发育不良 /4621
五、肩胛盂颈发育不全（发育不良）/4623
六、骶尾骨发育不全（尾退化综合征）/4624
第六节 骨骼增生 /4626
第七节 分节不良和融合 /4626
一、多节指（趾）骨和多指（趾）畸形 /4626
二、并指（趾）/4627
三、指（趾）关节粘连 /4627
四、腕关节融合（联合）/4627
五、附属腕骨 /4628
六、桡尺骨骨性联接 /4629
七、其他长管状骨的骨性联接 /4630
八、跗骨融合（联合）/4630
九、肋骨畸形 /4638
十、Klippel-Feil 综合征 /4642
十一、先天性椎骨发育阻滞 /4646
第八节 关节异常 /4646
一、Madelung 畸形 /4646
二、膝关节先天性半脱位和过伸 /4649
三、桡骨头先天性脱位 /4649
四、婴儿髋内翻 /4649
五、原发性髋臼前突 /4651
六、关节活动过度综合征 /4652
七、足部畸形 /4653
第九节 股骨和胫骨扭转 /4657
第十节 其他综合征和疾病 /4658
一、骨甲发育不全 /4658
二、早老症 /4659
三、先天性多发关节弯曲 /4661
四、Werner 综合征 /4661
五、先天性假关节 /4662
小 结 /4664
参考文献 /4664

第二十一篇
软组织和肌肉疾病 /4673

第 84 章 软组织疾病 /4675
第一节 软组织钙化和骨化 /4675
一、钙化 /4675
二、骨化 /4680
第二节 软组织索带和挛缩 /4702
第三节 软组织水肿 /4705
第四节 软组织气肿 /4706
第五节 软组织异物 /4708
一、玻璃和木屑 /4708
二、植物刺 /4709
三、海胆刺和蛇毒 /4711
第六节 软组织萎缩 /4711
第七节 软组织肥大 /4712
第八节 皮肤和软组织的特殊综合征 /4715
一、大疱性表皮松解症 /4715
二、先天性皮肤松垂（全身弹性组织离解）/4719
三、嗜酸性筋膜炎（Shulman 综合征）/4720
四、结节性红斑 /4720
五、痣样基底细胞癌综合征（Gorlin 综合征）/4720

六、线状皮脂腺痣综合征 /4722
七、Rothmund-Thomson 综合征 /4722
八、脂膜炎和相关综合征 /4724
九、其他综合征和疾病 /4725
小　结 /4726
参考文献 /4727

第 85 章　肌肉疾病 /4735

第一节　正常解剖 /4735
一、肌肉结构 /4735
二、肌肉收缩 /4735
三、肌肉筋膜室 /4737
四、变异肌肉 /4742
第二节　影像技术 /4745
一、检查技术的回顾 /4745
二、磁共振成像——技术上的考虑 /4746
第三节　病理状态的成像 /4749
一、肌肉损伤 /4749
二、肌肉损伤的后遗症 /4761
三、肌肉缺血和坏死 /4770
四、感染性、炎症性和自发性获得性肌病 /4777
五、累及肌肉的遗传性疾病 /4789
小　结 /4794
参考文献 /4794

第二十二篇
其他各种疾病 /4807

第 86 章　肉样瘤病 /4809

第一节　病因学和发病机制 /4809
第二节　临床异常 /4809
第三节　大体病理异常 /4810
第四节　肌肉骨骼异常 /4810
一、肌肉受累 /4810
二、皮下受累 /4811
三、骨骼受累 /4812
四、关节受累 /4818
五、其他诊断技术 /4820
六、鉴别诊断 /4821
小　结 /4824
参考文献 /4827

第 87 章　结节性硬化，神经纤维瘤病和纤维性结构不良 /4831

第一节　结节性硬化 /4831
一、概述 /4831
二、皮肤病变 /4831
三、颅内病变 /4833
四、眼部病变 /4836
五、颅外骨骼病变 /4836
六、内脏病变 /4836
七、内分泌异常 /4839
第二节　神经纤维瘤病 /4839
一、一般特征 /4839
二、皮肤和眼部病变 /4840
三、骨病变 /4842
四、神经肿瘤和肿瘤样病变 /4850
五、其他病变 /4860
第三节　纤维性结构不良 /4864
一、一般特征 /4864
二、皮肤和黏膜病变 /4864
三、骨骼病变 /4865
四、内分泌疾病 /4877
五、其他病变 /4878
六、治疗 /4878
小　结 /4879
参考文献 /4879

第 88 章　内生骨疣，骨肥厚和骨膜炎 /4883

第一节　内生骨疣（骨岛）/4883
第二节　骨瘤 /4888
第三节　全身脆弱性骨硬化 /4893
第四节　纹状骨病 /4896
第五节　肢骨纹状肥大 /4897
第六节　混合性骨硬化营养不良 /4902
第七节　其他的骨硬化营养不良和发育不良/4906
一、进行性骨干发育不良（Camurati-Engelmann 病）/4907
二、遗传性多发骨干硬化（Ribbing 病）/4909
三、特发性骨髓腔内骨质硬化 /4909
第八节　原发性肥大性骨关节病（厚皮性骨膜病）/4910
一、临床异常表现 /4910

二、放射学异常表现/4911
三、病理学异常表现/4914
四、关节异常表现/4915
五、病因学和发病机制/4916
六、鉴别诊断/4916
第九节 继发性肥大性骨关节病/4917
一、临床表现/4917
二、放射学表现/4918
三、病理学异常表现/4918
四、关节异常表现/4920
五、放射性核素异常表现/4921
六、发病机制/4921
七、鉴别诊断/4924
第十节 血管功能不全/4925
第十一节 婴儿皮质性骨肥厚病/4926
一、临床表现/4926
二、影像学异常表现/4927
三、病理学异常表现/4929
四、病因学和发病机制/4929
五、鉴别诊断/4930
第十二节 额骨内部骨质增生及相关疾病/4931
第十三节 其他疾病/4931
一、特发性骨膜骨质增生合并异常蛋白血症或者高磷酸盐血症/4932
二、浆细胞恶病质合并多发性神经病、器官巨大症、内分泌病、M蛋白和皮肤病变/4933
三、骨膜炎畸形/4936
四、氟中毒/4936
五、多发性神经纤维瘤/4936
六、弥漫性特发性骨质增生/4936
七、骨质增生、骨炎和皮肤病变综合征（SAPHO综合征）/4937
八、Weismann-Netter-Stuhl综合征/4948
小 结/4950
参考文献/4950

第89章 骨质溶解和软骨溶解/4961

第一节 骨质溶解/4961
一、职业性肢端骨质溶解/4961
二、创伤后骨质溶解/4963
三、原发性骨质溶解综合征/4968
第二节 软骨溶解/4979
一、股骨头骨骺滑脱后出现的软骨溶解/4979
二、特发性髋关节软骨溶解/4980
小 结/4983
参考文献/4983

第二十篇

先天性疾病

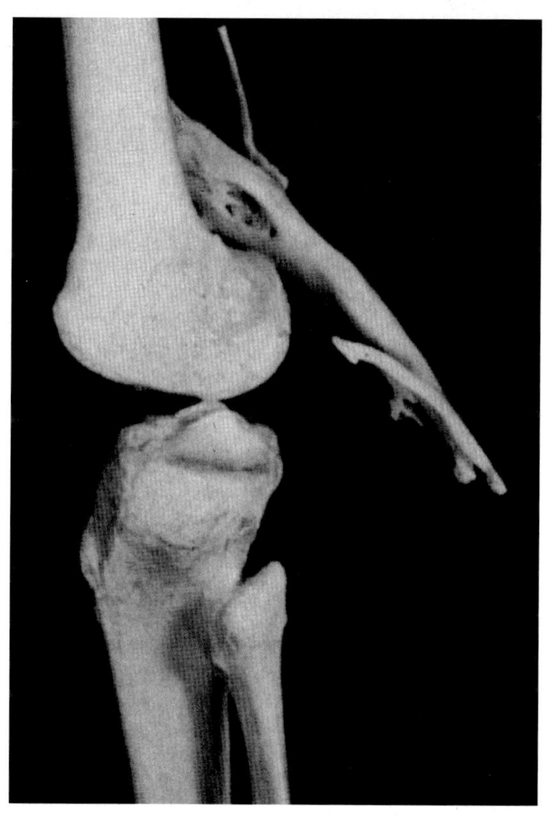

进行性骨化性纤维发育不良：一片不规则骨块从股骨后表面向下延伸跨过膝关节的后面，并且还有近侧腓胫关节的强直。(From Resnick D: Skel Radiol *lo*: 131, 1983.)

第 79 章

髋关节发育期发育异常

Jerry R. Dwek
Christine B. Chung
David J. Sartoris

髋关节发育期发育异常（DDH）是一种形态类型极具多样性的疾病。当然最好能在早期通过临床和影像学联合评估来发现DDH，但很多患儿往往被漏诊，使得这些幼儿在出生后数月至几岁时才来进行评估和治疗。抛开年龄因素，无论在病程哪一阶段进行初诊，首要目标是正确描述特异性的形态学改变，以便于制定有效的治疗计划。

发育中髋关节的脱位和半脱位是整个病程连续发展过程中各静止期的某种人为标示。在疾病发展过程中，起病通常是隐匿性的，初期的临床表象和影像学表现均不易发现。认识这种复杂疾病的另一个困难是，该疾病发生于骨骼系统的发育过程中。

深入了解髋关节发育期发育异常的发病机制以及具有诊断价值的影像学表现和鉴别诊断事项，对于正确诊断本病和制定有效的治疗计划是必不可少的。

第一节　病因学和发展过程

胚胎学表明，股骨头和髋臼起源于同一块软骨。在妊娠7～8周时，这块软骨产生一条裂隙，形成了关节腔将股骨头软骨和髋臼软骨分隔开。至妊娠11周时，髋关节的软骨性架构基本形成[1-3]。

妊娠12周时，胎儿下肢向内侧旋转，18周时髋关节周围肌肉组织开始发育。在此阶段，先天性神经肌肉异常（包括关节挛缩和脊髓发育不良）可导致早期髋脱位。这种脱位是胚胎早期的畸形发育，故称其为胚胎期畸形。

在上述时期之后，机械力学因素是导致髋关节发育期发育异常的主要原因。在妊娠的最后4周，胎儿的胎位和宫内空间限制，会导致髋脱位的风险增加。伸腿臀位胎儿在宫内位置是髋极度屈曲而膝伸展，胎儿出生时髋的骤然伸直可能导致股骨头脱位。此外，臀先露产胎儿的极度屈髋可能导致髂腰肌短缩和挛缩，可使股骨头永久性移位。约有30%的臀先露产患儿发生DDH[4]。

出生后，母体激素作用引起的韧带松弛是髋脱位的危险因素。应力位超声检查显示，出生后头几天的正常新生儿其左侧股骨可有6mm以内的后移位。右侧髋的初始不稳定较轻，4mm以内的股骨头移位均属正常。新生儿髋关节松弛程度与出生时体重不相关[5,6]。但在出生后1周内通过Ortolani或Barlow试验复查时，此类髋关节不稳定有60%以上可转为稳定；到2月龄时则有88%趋于稳定。这一经验对于临床安排影像学检查时间非常有借鉴价值。

髋臼的正常发育取决于股骨头正确就位。髋关节的外侧半脱位可导致髋臼塑型异常，使其变浅，此后无法再为股骨头的正确就位提供深杯状结构。半脱位持续存在可发展为全脱位。髂骨会由于股骨头的压力而按照髋臼塑形的相同方式进行塑形，造成髋臼发育异常。真性髋臼会变得更浅并被纤维脂肪组织填充（称为脂肪枕）。圆韧带和髋关节囊伸长和扩张，变得冗余。后期，髋关节囊收缩，髋周肌肉系统（尤其是内收肌群）紧张，从而使闭合复位更加困难。股骨头的骨化会延迟（图79-1），而且会出现后内侧扁平。可出现髋外翻和股骨前倾。在脱位侧髋臼前倾会增大，这是由于其前柱和后柱在矢状面过度成角以及髂骨翼向内扭转所致[7,8]。髋臼

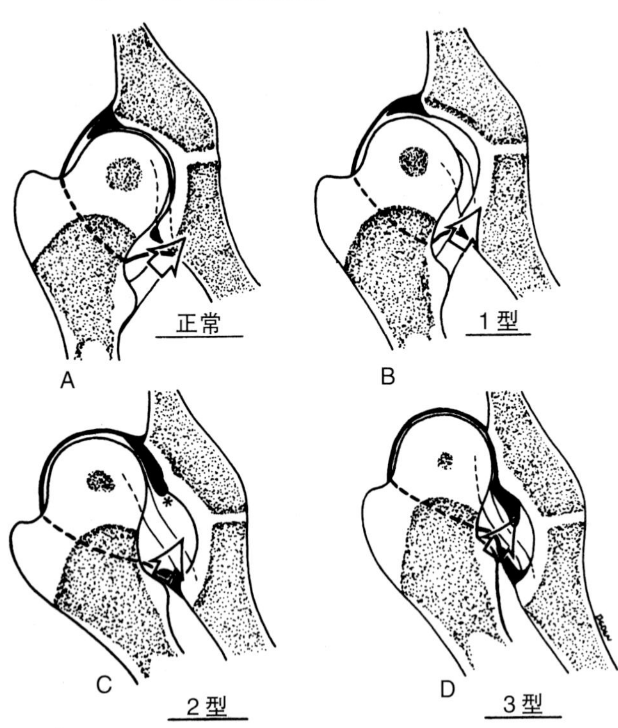

图 79–1 髋关节发育异常类型图解（箭头所示为髂腰肌腱走向）。

A 正常。髋臼唇处于外翻位。

B 位置不稳或易半脱位的髋关节。易弯的髋臼唇可有轻度畸形。

C 半脱位的髋关节，伴有纤维软骨缘的外翻，显示有一些内翻（星号）。这种类型的髋关节半脱位在屈曲位比较容易复位。

D 脱位的髋关节，伴髋臼唇内翻和肥大，它会妨碍复位。（Courtesy of J. Ogden, M.D., Tampa, Florida.）

外侧缘缺损，髋臼唇的也同样有缺损。

髋臼唇的形态异常随着髋畸形严重程度的增加会逐渐变得更严重。不稳定的髋关节，其髋臼唇状可有轻度畸形。半脱位的髋关节会有髋臼唇外翻（翻转），部分可出现内翻（内折）。会脱位的髋关节，其髋臼唇落入排空的髋臼内而发生内翻和肥大（见图 79–1）[9]。

许多髋关节发育期发育异常（DDH）患儿，其髋脱位可自行缓解[10]。然而未经治疗的DDH容易发展为早期骨关节炎。其中包括已半脱和已复位类型伴有髋臼发育不良的DDH[11]。目前，“髋关节发育期发育异常”这一术语已取代了“先天性髋脱位”这一早期术语，用以正确强调髋部异常的围生期和产后特征。

第二节 流行病学

由于统计结果随诊断本病所用的方法会有很大的变化，所以髋关节发育期发育异常（DDH）的真正发病率尚不明确。临床筛查人群的出生发病率为1%，而超声筛查人群的出生发病率为8%[12,13]。女婴更易发生髋脱位，男女患儿比例约为1∶8。这可能是母体松弛肽激素作用增强的结果，这种激素有助于在分娩过程中松弛母体骨盆的韧带。在患儿中，臀先露患儿是顶先露患儿发病率的6倍[4]。伸腿臀位产尤其常见。臀位顺产的患病风险是臀位剖宫产的1.7倍[14]。白种人新生儿DDH的发病率明显高于黑种人新生儿，而且在新生儿ICU治疗过的婴儿具有高危因素[4]。

几乎2/3的DDH患儿是第一胎，提示初产妇的子宫和腹壁对胎儿发育中的髋关节施加了更大的异常分娩应力。此外，胎儿在子宫内的位置也造成了文献报道的左右髋的发病比达11:1的比例（在单侧受累的病例中），因为胎儿在宫内的位置大多是左髋抵在母体骶骨上[15–17]。双髋患DDH的病例占全部病例的25%。

虽然大多数DDH病例没有家族性，但遗传因素仍不容忽视[18]。单卵双胎孪生儿比双卵双胎孪生儿更易患此病。DDH患儿的双亲本身可能就存在髋臼包容不良。DDH患儿的正常双亲，其他子女发生DDH的概率约为6%；如果双亲中有一位患DDH，则其他子女的患病率会增至36%[9]。DDH患者后代再患本病的概率约为12%。

在DDH的发病中环境因素起着重要的作用。美洲印第安人和拉普兰人的DDH发病率很高。可能与他们习惯于将婴儿以伸髋位约束于摇篮或襁褓中有关。在日本，“反襁褓”运动曾使DDH的发病率从3.5%降至0.2%[20]。

最后，患有某些肌肉骨骼疾病的患者中，DDH的发病率有所增高。婴儿期特发性脊柱侧凸患儿的DDH发病率可达6.4%，约为普通人群的10倍，这两种疾病均以女性多见。单侧髋脱位的患儿，胸椎侧凸的凹面在对侧[21]。隐性脊管闭合不全患者合并DDH也曾有描述[22]。

先天性斜颈也是一种高危因素。约有8%的先天性斜颈患儿合并有DDH[23]。先天性足部畸形（如跖内翻或畸形足）也具有较高的危险率，很可能与子宫内可用空间的大小和胎儿体位这些因素有关。

第三节　临床表现

对患儿进行简单的检查即可做出DDH诊断。患儿可表现出患肢短缩，这与脱位股骨向上方移位有关。患肢大腿短缩可导致臀部皮褶不对称和冗余。患侧髋外展受限。

Barlow 和 Ortolani 试验可以辅助临床诊断。进行Barlow试验时要逐渐内收髋关节。股骨头向后外侧脱位时会感觉到有撞击感。进行Ortolani试验正好与此相反；逐渐外展髋关节，提示股骨头复位于髋臼内时会感觉到有撞击感。显然，检查者的临床经验对DHH临床诊断的准确性有着重要影响[24-26]。尽管这些试验已常规应用于临床，但在初诊正常的婴儿中后期诊断仍有0.1%~0.2%的发病率[27-32]。虽然提倡对DDH做临床筛查，但也要注意反复多次的临床检查实际上会增加髋关节的不稳定[33]。

初生期之后临床诊断DDH往往较为困难。髋关节周围的软组织和骨软骨成分会逐渐适应股骨头和髋臼之间的异常关系。髋关节周围的主要肌群会短缩和挛缩，髋关节囊也会收缩。股骨头复位会逐渐变得更加困难，而且 Barlow 和 Ortolani 试验也会变为阴性。

第四节　影像学诊断

应根据DDH患儿的年龄以及各项检查的适应证选择适当的影像学诊断手段。股骨头在4~9月龄时出现骨化[34]。因此在股骨头发生明显骨化形成之前，超声检查是首选的评估手段。股骨头骨化之后，传统X线检查更为简便易行，对比剂关节造影、MRI和CT扫描均有助于术前计划的制订和术后评价。

一、常规X线检查

1.新生儿期

如果有髋关节不稳定或产生脱位，在中立位或蛙式投照的常规X线片上都不易发现。这两种体位均可使易脱位的髋关节复位，从而产生假阴性结果。因为骨性髋臼没有发生继发性病变，所以骨盆也将表现为正常。髋脱位典型的影像学表现可在单张X线片上可靠识别的最早时间大约是6周龄[35]。

曝光时进行脱位 Barlow 试验可获得阳性X线片。此外还描述过一种促使脱位的体位，摄片时将双腿外展至最小45°，同时用力内旋双髋。于此体位的X线片上，沿未脱位髋的股骨干长轴画一条线，这条线将穿过髋臼上缘，与腰骶联合的中线相交。在已脱位的髋侧此线将与髂前上棘相交并穿越腰区的中线。外展内旋位偶尔可导致髋关节自行复位，得出假阴性结果（图79-2）。

因为新生儿股骨头的骨化中心尚不能在X线片上显示，因而评价股骨头与髋臼的相互关系十分困难；只能通过股骨干骺端的定位来推断股骨头的位置（图79-3）[36]。在股骨头未骨化时，有几种方法已证实对评价髋关节的对位对线有帮助。穿过双侧髋臼Y形软骨结合的上缘画一条水平线，股骨干应位于此线之下，干骺端内侧尖应位于髋臼缘的内侧（图79-4）。软骨性股骨骺仅比股骨颈稍宽些许。如果在股骨干上以股骨干骺端宽度为直径画一个圆，便可以大致估计出股骨骺相对于髋臼的位置。沿关节盂唇和关节囊分布的脂肪平面也有助于描绘出软骨性股骨骺的位置[22]。

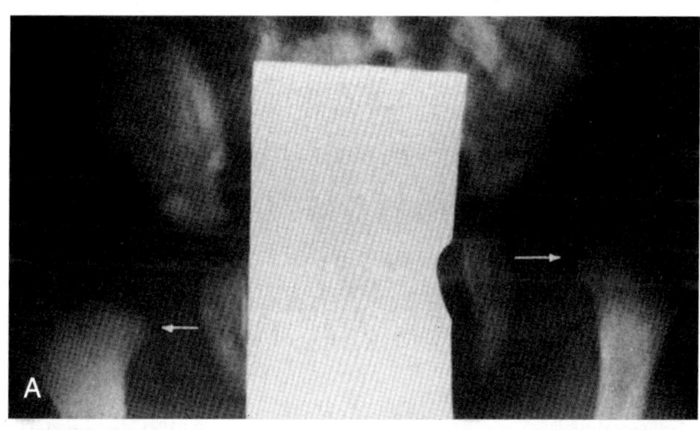

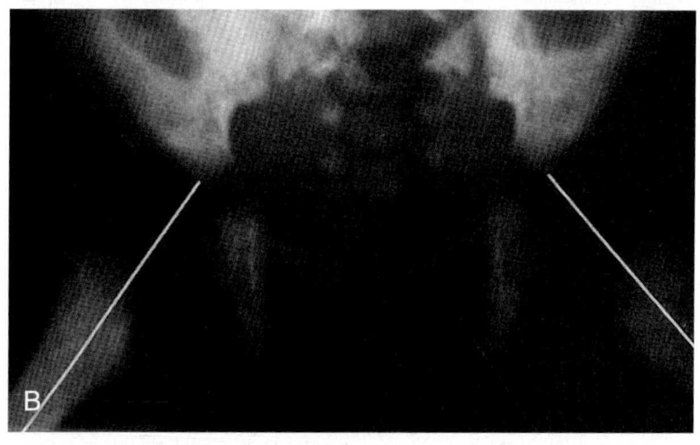

图79-2　双侧髋关节发育期发育异常。

A　髋关节中立位时可见双侧股骨侧偏（箭头）。

B　在外展内旋位（von Rosen位）X线片上，力线正常（对称通过髋臼的白线示出股骨干轴线），表明双侧髋已复位。

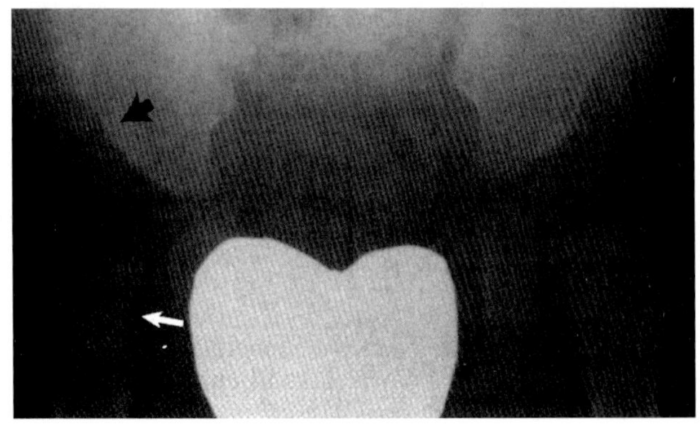

图79-3 髋关节半脱位。右侧股骨轻度侧偏（白箭头），伴有髋臼外侧缘的轻度变平（黑箭头）。推断股骨头侧方移位。

在包括髋关节在内的前后位骨盆X线片上画出几条标志线，利用它们可以区分正常髋与脱位髋（图79-5）。摄片时准确的体位十分重要；双髋必须伸展，此时双下肢对线正常且处于中立位。不良体位可能会明显改变画线测量的诊断价值[37]。

下面介绍有助于可靠诊断DDH的几种画线法：

（1）Hilgenreiner水平线为两侧髋臼Y形软骨顶部的连线。Perkins线起自髂臼并向下延伸，垂直于Hilgenreiner线。这两条线相交将髋关节分为4个象限。股骨骨化核（如果存在）或股骨干骺端的内侧缘，在髋关节正常时应位于内下象限，而在髋脱位时它将位于外上象限。

（2）髋臼指数（或髋臼角）是指Hilgenreiner线和自Y形软骨外上缘至髋臼外上骨化缘连线所形成的夹角，用以评价髋臼顶的表现倾斜程度。出生时，

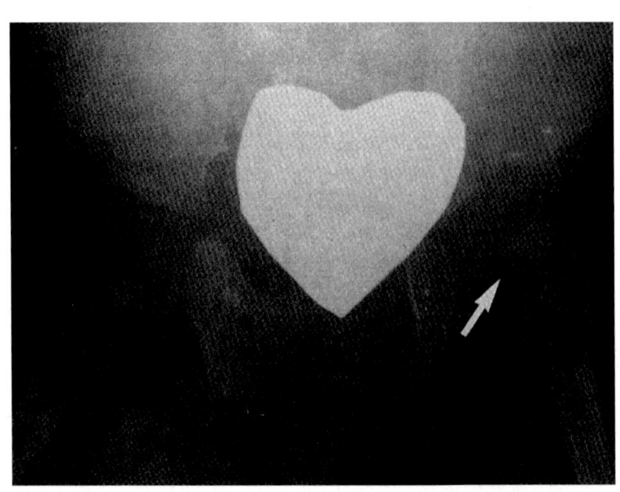

图79-4 左股骨上外侧移（箭头）。推测股骨头的位置在左侧Y形软骨结合的上方。

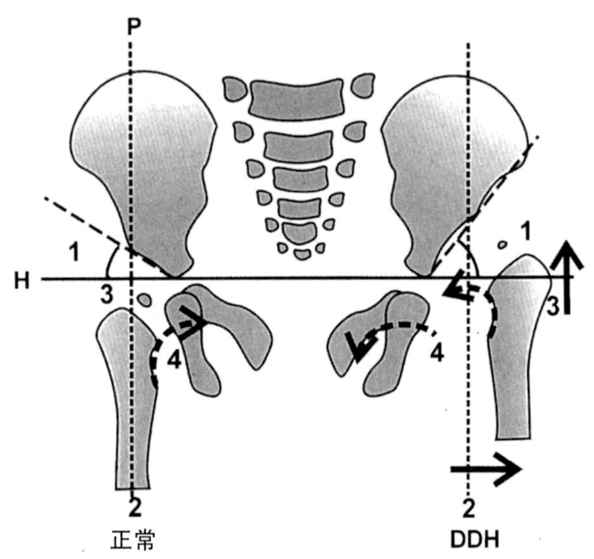

图79-5 髋关节发育期发育异常的影像学指征(左侧异常)。1.髋臼指数；2.股骨侧移，H：Hilgenreiner线；3.股骨上移，P：Perkins线；4.Shenton线。（Courtesy of N.Lektakul, M.D., Bangkok, Thailand.）

髋臼角分别为：男性26°±5°，女性30°±4°。1岁时，男孩髋臼角逐渐降至18°±4°，女孩降至20°±3°[38]。凡测量值大于此标准值者均提示髋臼发育异常。如存在有髋臼切迹（在髋臼外上缘表现为挖出样畸形），则可增大髋臼角的测量误差。正确的测量应将髋臼切迹包括在外上缘内。髋臼切迹的存在往往表明存留有不稳定，并会增大髋臼角的实际测量值[39-41]。

（3）股骨上移是通过测定股骨骨化核或干骺端至Hilgenreiner线的垂直距离的短缩来评价的。

（4）Shenton线是股骨颈内缘和闭孔上缘之间的连线。外侧线是沿髂骨外缘和股骨颈外缘延伸。在正常髋关节，这些连线形成一条均匀连续的弧线，髋脱位伴股骨头上移位时会有不连续或中断（图79-6）。因为弧线的几部分处于不同的冠状平面，所以对摄片时骨盆摆位不当特别敏感。

2.儿童期

持续髋脱位形成之后，立即会发生关节囊、韧带、肌肉和软骨的继发性病变。这些病变对治疗决策的制定和预后评价至关重要，但其X线表现是隐匿性的。早期的常规X线片上出现阳性表现，表明软骨和软组织已发生实质性畸形。

随着儿童的生长发育，髋关节和股骨的适应性改变在常规X线上会变得更为明显。其特征性表现包括：（1）股骨向外上方移位；（2）髋臼变浅，发

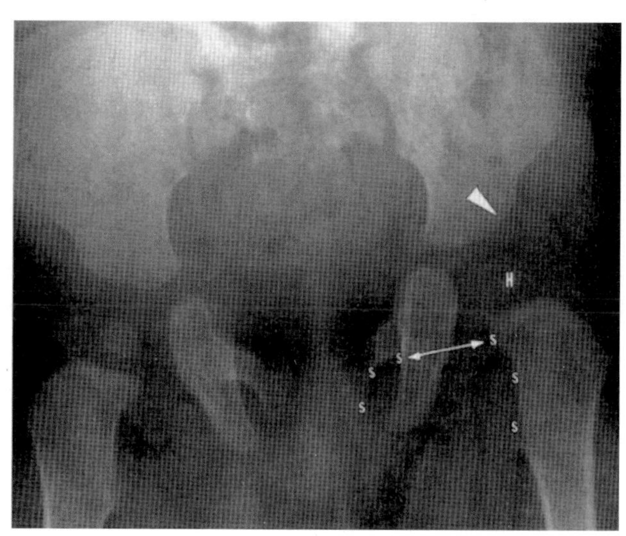

图 79-6 髋关节半脱位。左侧股骨上移位并有一个相对小的二次骨化中心（H），伴有轻度变浅的髋臼（三角箭头）。Shenton 线（S）有不连续（双箭头）。

育不全（髋臼发育异常）；（3）形成假髋臼；（4）股骨头骨化中心相对较小（图79-7）[42]。正常髋臼应有轻微的中央凹陷和明显的外侧缘。其中任一个表现的缺失均提示股骨头和髋臼的关系异常。髋臼外上缘的异常硬化是一种伴发的异常；髋臼泪滴样结构可能缺失。

在股骨头已骨化的较大患儿中，曾采用过一些附加的测量方法。Wiberg中心边缘（CE）角是按如下所述形成的：连接双侧股骨头中心画一条水平线；再过股骨头中心垂直于水平线画一条垂线；连接股骨头中心至髋臼最外侧点画出第三条线；后两条线相交即构成中心边缘角。此角大于25° 为正常；20°~25° 为可疑；此角小于 20° 为异常[43,44]。

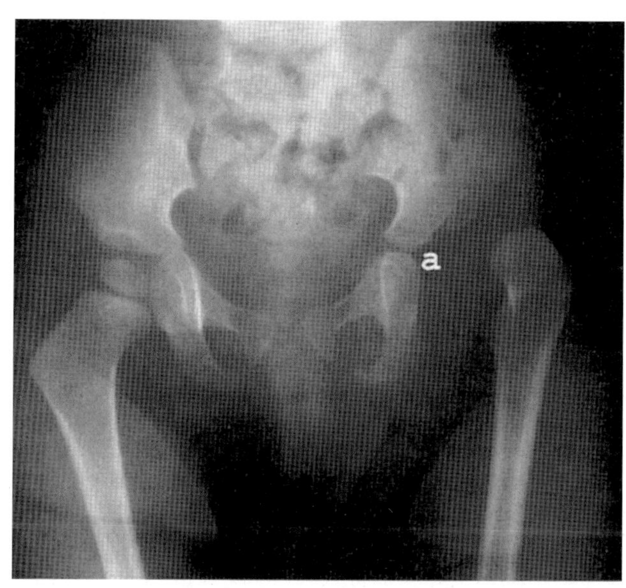

图 79-7 左侧髋关节脱位。和右侧正常股骨头相比，左侧股骨头骨化中心明显延迟发育。可见假髋臼形成位于上方，而浅的真髋臼（a）位于下方。

在伪侧画像上也可构成类似的角：先用一条水平线连接两股骨头的中心；再画一条与股骨头中心线垂直的线；再从股骨头中心到髋臼最前缘画一条斜线；这条斜线与垂线的夹角即为垂直中心边缘（CE）角。同样，此角大于25° 为正常，小于 20° 为异常[43,45]。

其他测量还有股骨头相对于中线向外侧移位量、C/B 比率、髋臼外缘的斜度以及髋臼深度与宽度之比（图 79-8）。总的来说，这些测量值在治疗中的任何改变比单一测量的绝对值更有价值而且更可靠[46]。

应用恰当的早期治疗后，DDH的许多影像学表现会有减轻甚至完全消失。股骨头骨化中心的大小差异可持续存在 6~12 个月。髋臼角会逐渐转为正常。X 线片上出现髋臼泪滴结构是共心复位成功的最早征象[47]。随后的 X 线摄片检查通常在临床评估时或更换石膏支具时进行。X 线检查的间隔时间要尽可能长一些，而且不论男女检查时均必须进行性腺区屏蔽[48]。

如果本病不及时治疗，发育异常性病变会渐进发展，在达到某种程度后可趋于稳定（图79-9）。如果股骨头持续半脱位并伴有髋关节不稳定，幼年时即可发生严重的继发性退行性病变，并会一直迁延到患者成年期（图 79-10）[11,49]。

二、常规 X 线断层摄影

CT扫描和MR成像如今已取代了X线断层摄影。但是当不具备这些检查手段时，也可以使用传统断层摄影。限制 X 线管球的移动弧或采用多层片盒可把放射线暴露减小到可接受的程度。即使是人字形厚重石膏，这种方法也可以清晰地显示股骨头和髋臼轮廓。

三、对比剂关节造影

阳性对比剂关节造影不适用于典型的易复位性新生儿髋关节不稳定，但是如果共心复位不可靠或难以维持，则可用此方法。当后期发现脱位或者随后的 X 线检查发现治疗效果欠佳时此方法也有一定

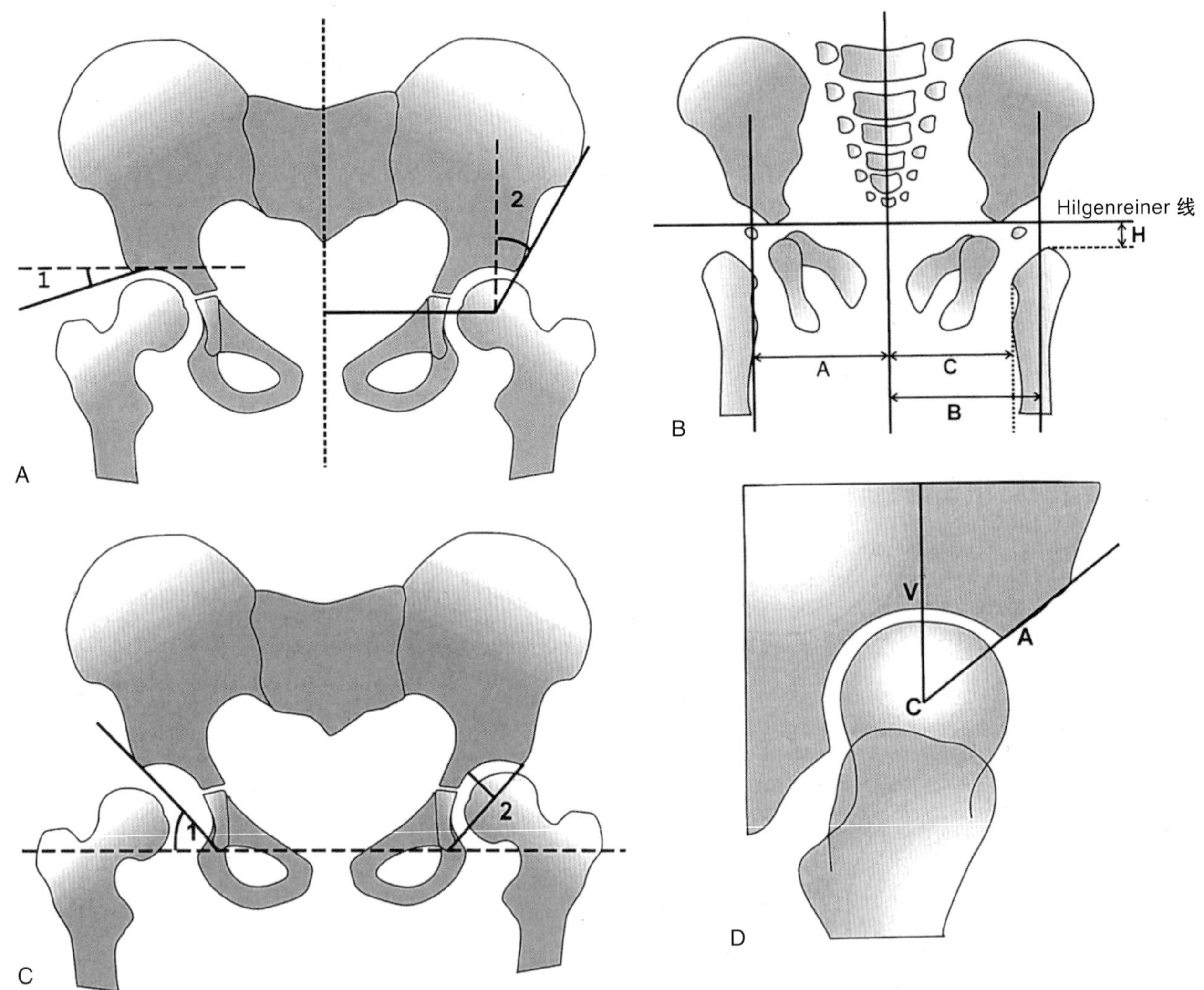

图 79-8 在常规 X 线片上对髋关节发育期发育异常进行的附加测量。

A 1：髋臼外缘的倾斜度。由平行于 Hilgenreiner 线并与髋臼顶相切的一条直线和平行于髋臼外侧缘的一条直线相交形成的角称其为髋臼倾斜度。正常髋臼外侧缘倾斜度为正值。

2：中心边缘（CE）角。这个角位于两条直线之间：一条直线以脱骨头中心为起点，垂直于两侧股骨头的中线连线；另一条线从股骨头中心延伸到髋臼的上外侧骨化缘。在脱位的髋关节中，股骨头的中心位于髋臼上外侧骨化缘的外侧，此时 CE 角为负值。

B 右髋。骨盆中线是通过骶骨中点和耻骨联合中点的垂直线。用骨盆中线至股骨头中心的水平线段长度（A）来表示各股骨头的外侧位程度。

左髋[195,196]。C/B 比值用于比较距离 C 和距离 B：C 是骨盆正中线至股骨干骺端内侧缘之间的距离；B 是骨盆正中线至髋臼外侧缘之间的距离[195,196]。

C 1：位于髋臼下缘泪滴结构连线和髋臼最外上骨化缘至同侧泪滴结构连线之间的这个夹角，称其为成人髋臼指数或髋臼角。

2：髋臼内侧关节面和从泪滴结构至髋臼上外侧骨化缘画的一条线之间的最大垂直距离，就是髋臼深度。

D 垂直中心边缘角。此角画在伪侧面像上。从股骨头中心垂直向上延伸画一条线（V–C），再从股骨头中心斜向至髋臼前缘画一条斜线（C–A），这条线的夹角，即为垂直中心边缘角。（Courtesy of N. Lektakul, M.D., Bangkok, Thailand.）

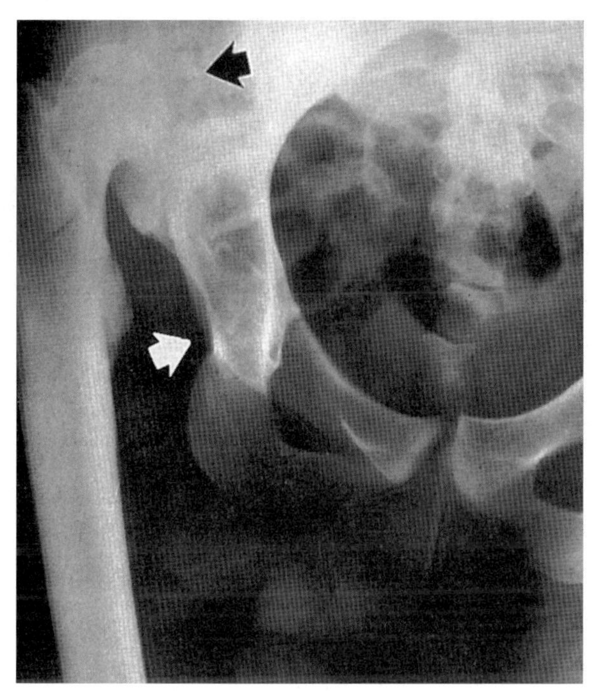

图 79-9　成人患者未经治疗的髋关节发育期发育异常。右侧股骨发育不全并有明显的侧上方移位，其与髂骨翼通过假髋臼（黑箭头）相关节。真性髋臼（白箭头）发育不全。

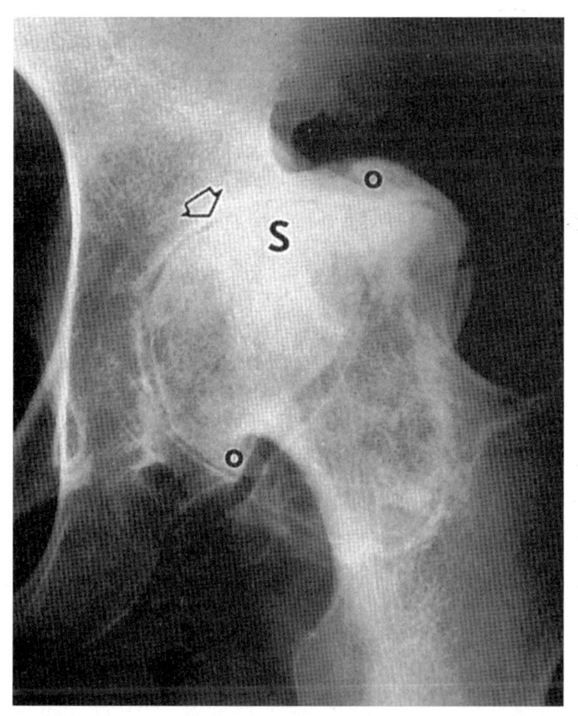

图79-10　髋关节发育期发育异常未经治疗而继发婴儿髋关节的退行性关节疾病。左侧股骨头和髋臼的畸形伴发有关节间隙变窄（箭头）、软骨下骨硬化（S）、骨赘病（O）和股骨侧移位。

帮助。关节造影是闭合或开放式复位婴儿髋关节的有效辅助手段，而且有利于在术前制定髋臼重建的计划[50]。关节造影可联合应用CT或MRI，这对于描述髋臼后方的解剖结构特别有价值[51,52]。

关节造影最好在全身麻醉下施行，以利于肌肉松弛以及正确评价股骨头的可复位性。在皮肤消毒准备后，可通过前内侧入路、前外侧入路或下内侧入路在透视导引下将一枚细的（20号）脊柱穿刺针穿刺进髋关节[53-55]。进行一次试验性注射，以便查明是否成功地刺入关节囊内。然后注入少量（1~2mL）的碘对比剂，再次在透视导引下确定髋关节的造影是否满意。对比造影剂应进行稀释，以防其过于浓稠（或注射量太大）掩盖股骨头成像。移除穿刺针，然后在透视监视下手法活动髋关节，以确定髋关节的可复位性以及其位置是否适于保持复位。然后于如下位置拍摄定位片（前后位片）：（1）伸展－外旋位；（2）伸展－中立位；（3）伸展－内旋位；（4）外展－中立位；（5）外展－内旋位；（6）外展－屈曲位；（7）内收位；（8）内收－推位；（9）内收－拉位。

在关节造影片上，易半脱位的股骨头位于髋臼唇缘外下方。在施以压力手法时，臼唇可向后移位或被股骨头顶在骨盆上而变平，但股骨头始终保持在臼唇下面的下方或外侧。通常髋关节囊较松弛；关节腔容量较正常大（图 79-11）。股骨头常位于正常位置，仅在施以侧向应力时发生移位。此后可在侧移的股骨干骺端内侧见到对比剂聚集。虽然股骨头复位并不困难，但维持正常对位对线往往较为困难。

在全脱位的病例中，股骨头位于髋臼唇边缘的上外侧（图 79-12）。当股骨头相对于髂骨向近端移位时，髋关节囊被拉紧，推向前方，于股骨后面伸长和变窄。位于股骨头内侧的这部分关节囊被紧张的髂腰肌腱压缩，使关节囊呈“8”字形或沙漏形。关节囊附着于髋臼唇上，而且这些相互融合的结构（称其为缘）会嵌入在股骨干骺端与髋臼之间，使髋臼唇失去正常的特征性“玫瑰刺”样外观。股骨头韧带通常会增厚，但偶尔也可伸长变细。关节囊髋臼内间隙缩窄并含有增生性滑膜脂肪（脂肪枕），关节造影时表现为基底部充盈缺损。关节囊缩窄、边缘突入中间、关节囊内脂肪垫形成、髂腰肌卡陷均可导致复位困难。由于此时股骨头会对内折唇缘和关节囊造成压迫，普通X线片常表现为假复位，而关节造影则可以克服此缺点。

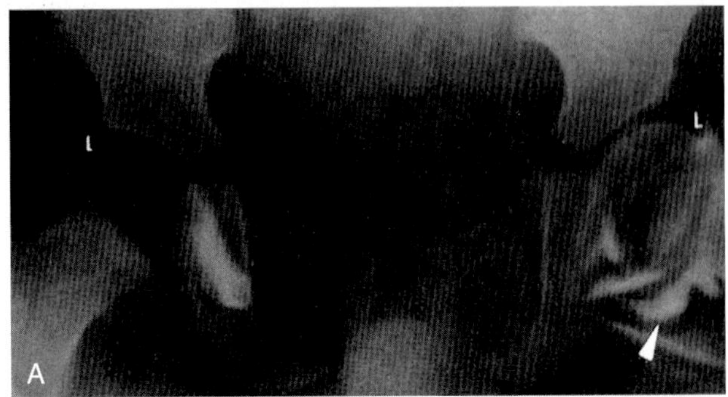

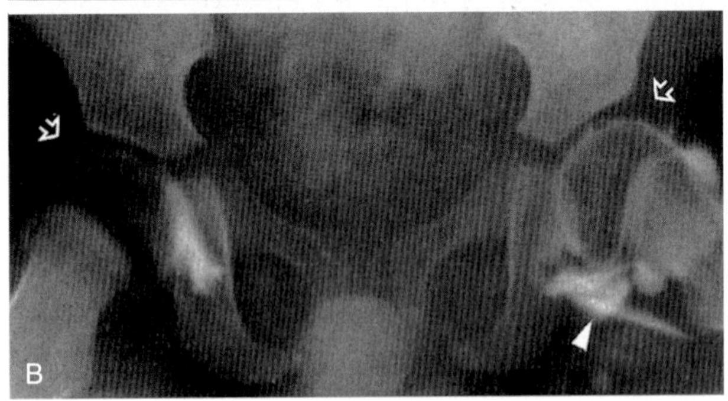

图79-11 易半脱位髋关节发育期发育异常的关节造影。在中立位（A）和外展位（B），左侧髋臼盂唇保持在完全外翻状态（L，箭头），类似于对侧正常髋关节（L，箭头）。左侧关节囊更为冗余（三角箭头）。

四、超声检查

实时超声检查在DDH诊断及其预后评价方面的价值已被充分肯定，因此超声检查是客观评估病情以及监测疗效的首选影像学检查方法。

婴儿髋关节的实时超声检查，可提供解剖关系的准确影像，并可提供有关功能的有价值信息[56-58]。这项诊断技术可清晰显示软骨性股骨头，并可准确评估其大小、形状和对称性[59]。超声影像可明确软骨性股骨头和髋臼的动态关系，而且可定量评价髋关节不稳定、半脱位和脱位程度[60]。此方法可对装有髋关节人字石膏、Pavlik矫形带或支具的患者进行评估，以确认共心复位的情况。

因为超声检查无放射性，且无需麻醉，因而只要诊断和治疗期间随访评估需要，此项检查可以重复进行。患儿全麻在超声引导下行闭合复位也有报道[61]。

骨科医生Reihard Graf于1980年首次描述了用超声来诊断和评价DDH[58]。他的方法是在静态下评价髋关节形态 。髋臼的形态是用其骨和软骨性覆盖结构描述的。他提出了α和β角的概念，用来评价髋臼的深度[58]。1984年，H. Theodore Harcke等利用超声检查的实时功能描述了一种动态检查方法。此项技术利用类似于Barlow手法的检查方法来评价股骨头的半脱位[62]。

在1993年的马里兰专题讨论会上提出了“标准动态最简检查法”,联合采用了静态和动态超声检查技术。

1.超声扫描的总体考虑

患儿取仰卧或侧卧位。最好经外侧入路对患儿进行扫描[63]。可用约束装置将患儿固定在侧卧位，不过也可采用任何检查床，但患儿摆位要轻柔。髋关节要可伸可屈。这项检查便捷迅速，故而不需要麻醉或镇静。由于婴儿各部位都比较小而且扫描时会有无法控制的活动，因此要设定好特殊的超声成像参数。给予患儿奶嘴有助于使患儿安静。应用线性阵列高频探头可提高图像解析度。如患儿配有开窗的人字石膏，可能需要使用小型扫描头探头。

静态超声检查包括冠状面和横断面。采用类似于Barlow手法的操作给股骨施以向后脱位的外力，即可完成动态应力位检查，同时检查者也可实时观察股骨头。尽管各医疗机构所用的超声检查方法会有某些不同，但完整的检查通常都是静动联合成像检查。“标准动态最简检查法”是指静态冠状面扫描结合应力位横断面扫描[64]。

2.正常解剖

未骨化股骨头的由透明软骨构成，在骨性和软骨性髋臼内容易被识别。大转子也由透明软骨构成，与股骨头的下外侧缘相邻。关节囊紧紧沿着软骨性股骨头的轮廓走行，附着于盂唇正上方上的髋臼。髋臼唇也由透明软骨构成，带有纤维软骨棘，形成髋臼杯的周边[62,65,66]。

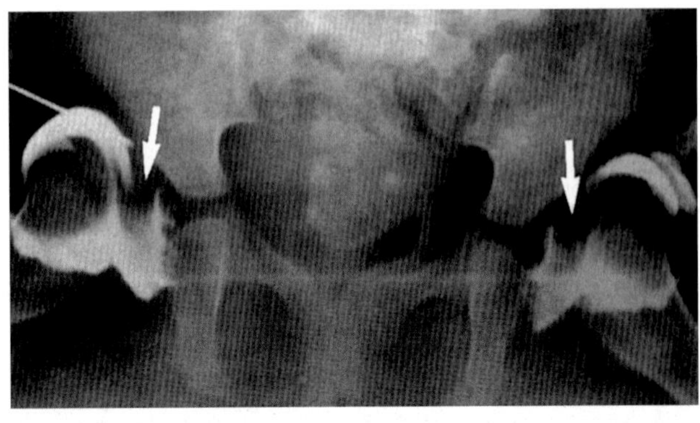

图79-12 双侧髋关节脱位的关节造影。髋臼外唇（箭头）完全倒转，完全限制了侧上方移位股骨头的复位。骨化的髋臼较浅并且关节囊宽大。

Y 形软骨是构成髋臼的髂骨、耻骨和坐骨的结合部。其在超声检查时呈现低回声。这个界标可以确定髋臼的最中央最深部位。图像上常见股骨大转子与股骨近侧干骺端融为一体。骨性干骺端常表现为高回声线结构，在其与软骨性股骨头和大转子的结合部可阻止声波传输。

（1）冠状面图像。正常婴儿髋关节冠状面扫描（图 79-13）显示股骨头为均匀低回声球形结构，位于 Y 形软骨的正中部。声速首先穿过髋关节外侧的臀肌。在此结构的正下方是关节囊，关节囊紧靠软骨性股骨头的轮廓走行。在冠状面扫描时，可见股骨头的最大直径部位。正常情况下它在低回声 Y 形软骨的中心。

超声影像中，髂骨翼显示为垂直骨性结构，位于上方，偏向内侧形成髋臼顶。髂骨偏向内侧的点称为岬部，此点的清晰度在 Graf 方法中是一项重要因素[67]。正常发育成熟的髋关节，其髂骨岬部具有明显的成角构型。岬部不同程度的变圆提示髋臼发育不成熟，也表明适合股骨头就位的结构尚未形成。在完全脱位的髋关节，岬部轮廓可有明显变平（图 79-14）。DDH 患儿位于骨化岬部下方的髋臼顶软骨会有增厚（>3.4mm）[68]。

在髂骨岬部浅表外侧可见髋臼唇。它由透明软骨构成，顶端为高回声纤维软骨，构成髋臼杯的外侧缘。在髋臼内缘处偶尔可见圆韧带，表现为伴有血管搏动的高回声灶。

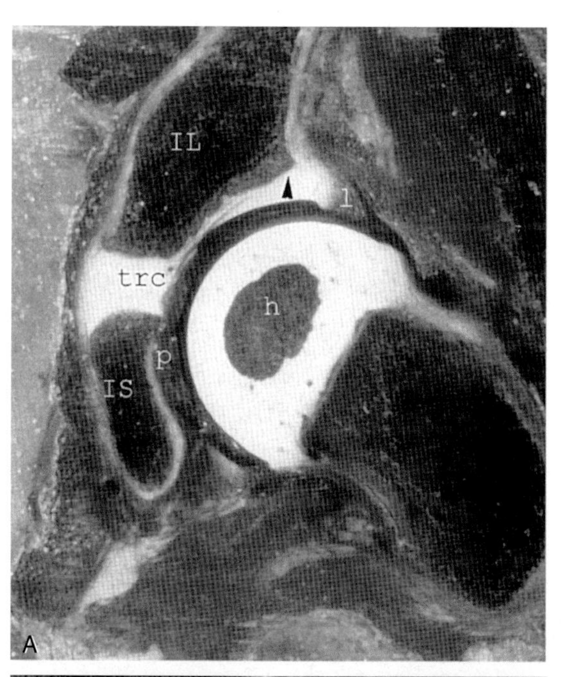

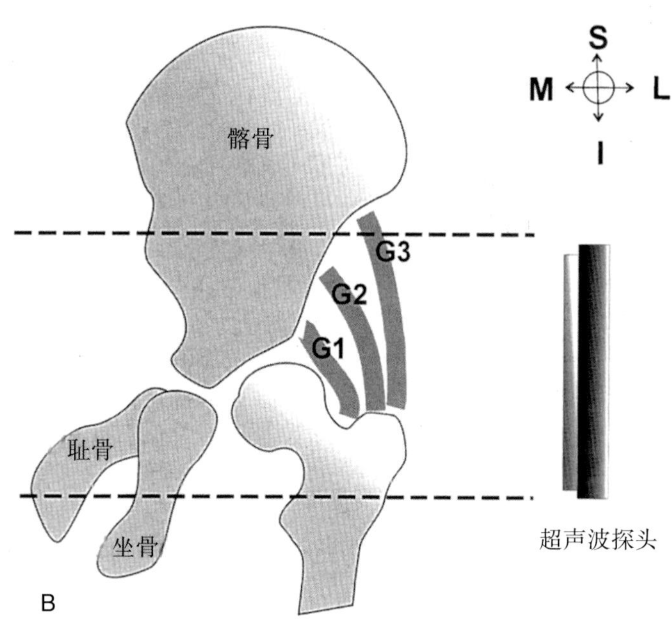

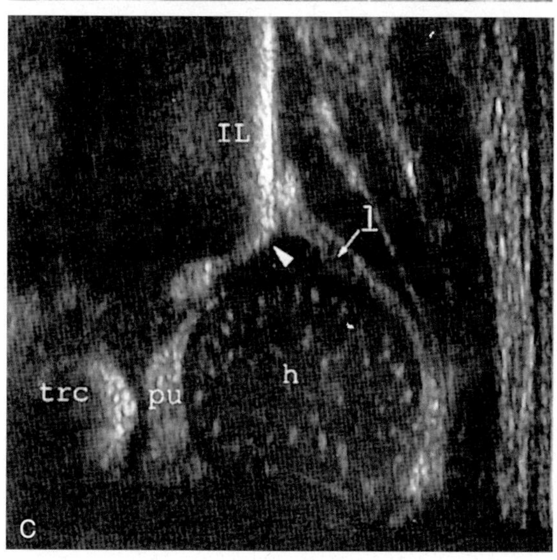

图 79-13 正常的冠状面超声图像。

A 解剖切面。

B 超声波传播途径的示意图。

C 超声扫描层面旋转了 90° 以便与解剖切面相符：h,股骨头；IL，髂骨；IS，坐骨；trc，Y 形软骨；1,上唇；pu，枕部；三角箭头，岬部。

（A，From Johnson ND, Wood BP, Noh KS, et al:AJR *153*:127, 1989; reproduced with permission. B, Courtesy of Nittaya Lektakul, M.D., Siriraj Hospital, Bangkok, Thailand.）

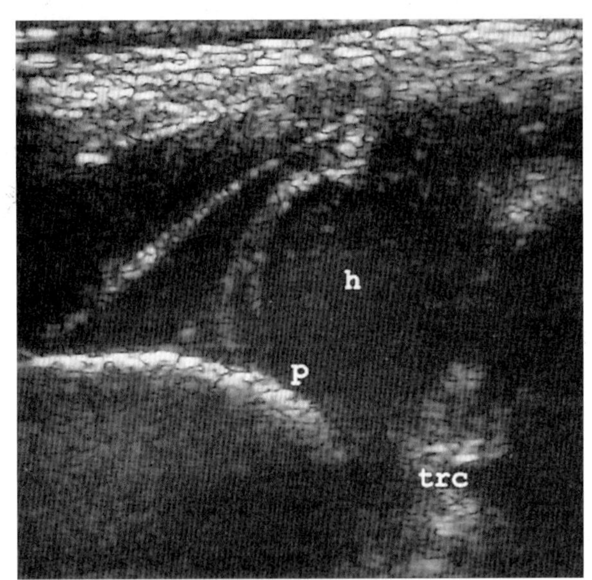

图79-14 冠状面超声图像，脱位的髋关节。股骨头（h）向外侧移位。骶骨岬部（p）变平坦。trc，Y形软骨。

超声检查中微调超声探头角度可获得最佳探测平面。为进行准确评估，需进行正中冠状面扫描，以测量髋臼最大深度和股骨头最大直径。无论探头偏前或偏后偏离真正的正中冠状面均会导致髋臼深度测量值过低。如果扫描平面在正中冠状面前方，则髂骨在髋臼上向外侧张开。反之，若扫描平面在正中冠状面后方，则髂骨相对于正常后髂骨窝呈凹形（图79-15）。

在冠状面扫描上构成两个重要的角（图79-16）。沿髂骨翼画一条线（称为基线），其与沿内侧走行的骨端髋臼顶画的线相交形成α角。要提高测量的复现性这种方法必须准确。临床也表明这种方法的观察者之间差异较大。正常婴儿的α角应大于等于60°。此角可用于评价股骨头的骨性覆盖度和髋臼顶的斜度。α角越小，臼杯越浅，提示发育不良程度越重。

两个角中β角的重要性稍次。此角由髂骨线和髋臼唇的纤维软骨线相交而成，纤维软骨线又称唇线，用以评价股骨头的软骨覆盖程度。β角小于55°为正常，β角大于55°为异常。

正常婴儿，至少有一半软骨性股骨头应在髋臼杯内。髂骨线的延续至少应把软骨性脱骨一分为二，表明股骨头正常情况下应有50%被髋臼包容。随着半脱位程度的增加，股骨头的被包容率会逐渐减少（图79-17）。

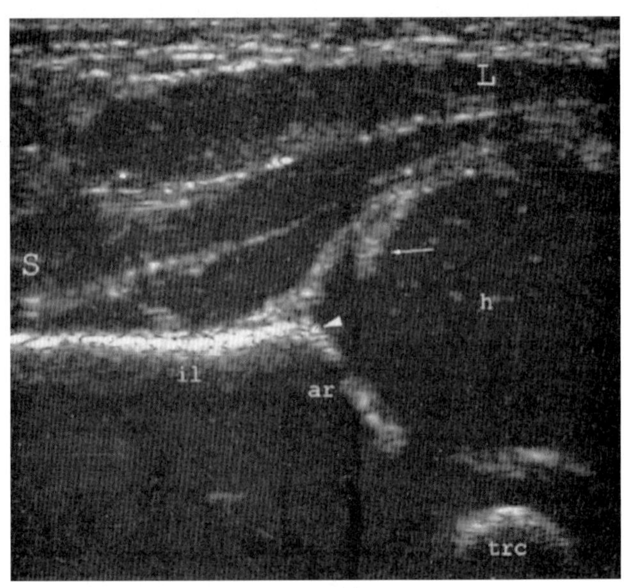

图79-15 正常婴儿髋关节纵向超声扫描图（冠状面图像），本图像比理想平面略靠后方。注意髂骨线呈凹形。i1，髂骨线；髋臼唇的透明软骨带有强回声纤维软骨尖（箭头）；h，软骨性股骨头；trc，超声波穿过Y形软骨；ar，髋臼顶；岬部（三角箭头）；L,外侧；S，上方。

婴儿年龄增大时股骨头中心显示出一处血管灶，此后它逐渐成为骨化中心。超声检查可显示软骨性股骨头内的早期骨形成，显示为一回声密集区，

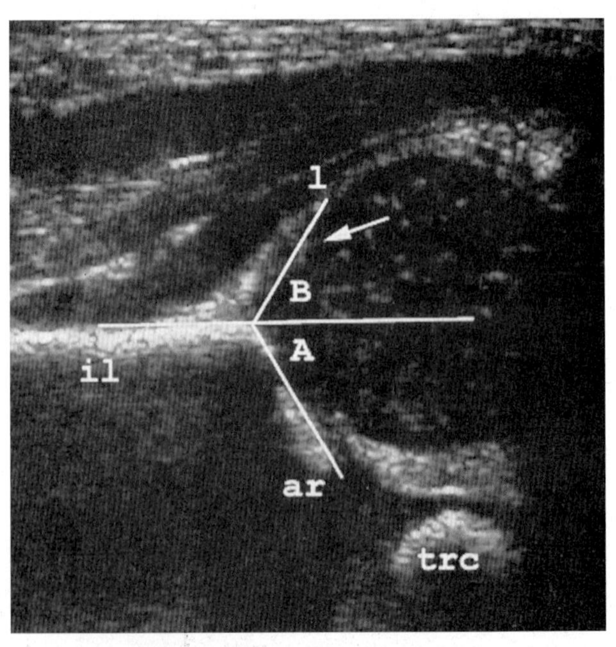

图79-16 冠状位正常超声图像。图中示出α角（A）和β角（B）。髂骨线大致平分股骨头，提示髋臼包容良好。i1，髂骨线；ar，髋臼顶线；l，唇线；trc，Y形软骨；箭头，唇部。

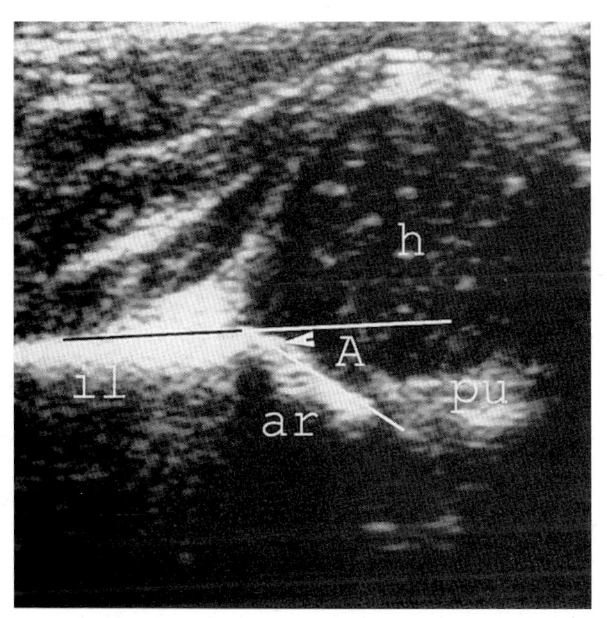

图79-17　半脱位婴儿髋关节的冠状面超声图像。岬部变平坦。股骨头向外侧移位，穿越股骨头上方的髂骨线提示股骨头包容小于50%。α 角偏小。il，髂骨线；h，股骨头；ar，髋臼顶线；三角箭头：岬部；A，α 角；pu，突起的枕部。

此表现先于X线片显示的骨化中心[69]。在7~12月龄时，股骨头骨化中心发育得足以将髋臼界标置于其超声阴影内，从而限制了超声检查的应用（图 79-18）。

（2）横断面图像。髋关节横断面超声检查类似于 CT 轴位扫描（图 79-19）。股骨头再次显示为中低回声的球形结构，包埋于髋臼内。髋关节伸展时，股骨头位于由前方的强回声耻骨和后方的强回声髂骨所形成的杯形结构内。髋关节屈曲时，股骨干骺端在前方取代耻骨（图 79-20）。无论在哪个体位髋臼杯底部均可见低回声的 Y 形软骨。在 Y 形软骨上方正中的股骨头呈现为棒棒糖样：Y形软骨为糖棒，股骨头为圆形糖块。如果超声图像旋转90°，使其与 CT 图像走向一致，横断面超声图像与横断面 CT 图像大致相同（见图 79-19）。

Graf 依据超声形态信息对髋关节进行了分类（表 79-1）[60,70,71]。这套分类系统现已广为应用。Graf 分类以髋臼形态而不是以股骨头位置为主要分类依据，股骨头的位置仍然完全取决于这些形态特征，所以 I 型髋关节髋臼形态正常时无半脱位倾向，IV 型髋关节则容易脱位。α 角大于 60° 为正常。α 角介于50°~60°之间在3月龄以下婴儿视为未成熟，而在 3 月龄以上则为异常。α 角小于 50° 均视为异常（图 79-21）。

3.动态超声检查

超声检查动态部分基于 Barlow 超声检查法。临床医师可感知脱位的弹跳感，而超声检查医师可实时探测到向后半脱位的过程。动态检查包括两套检查方式。这两种方法均对股骨施以前后向外力并将外力传递到股骨头，以检验其能否半脱位。二者都

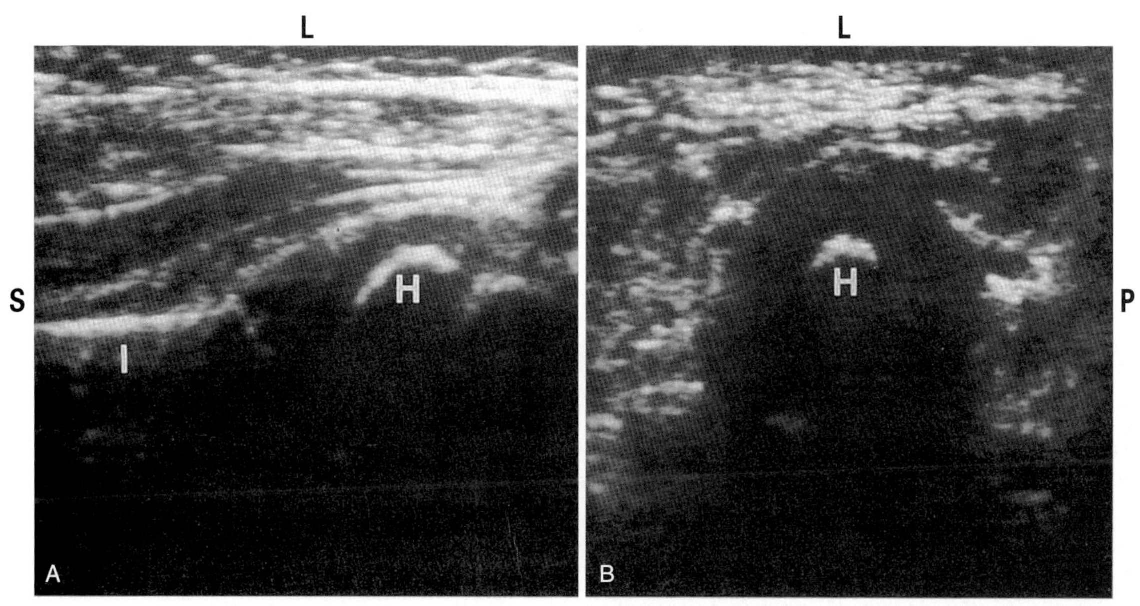

图 79-18　12 月龄正常婴儿的髋关节冠状面（A）和横断面（B）扫描图像。扩大的骨化中心使髋臼底部和髋臼顶一样模糊不清。I，髂骨；H，股骨头骨化中心；L，外侧；P，后方；S，上方。

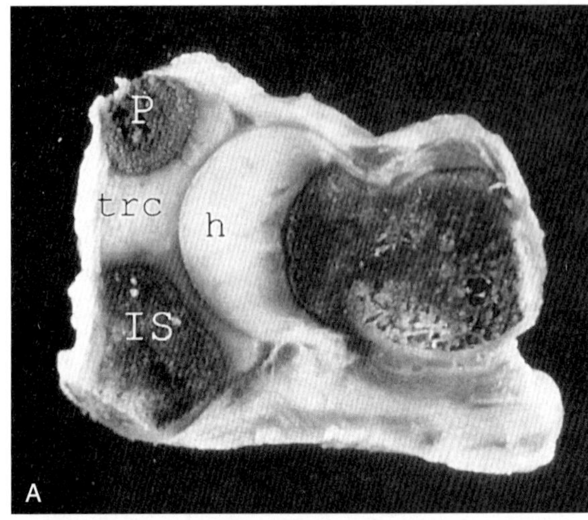

图 79-19 横断切面图。

A 解剖切面。

B 超声图像（顺时针旋转90°以便与解剖切面和CT扫描层面一致）。

C CT，横断面扫描。h，股骨头，IS，坐骨；trc，Y形软骨；p，耻骨。

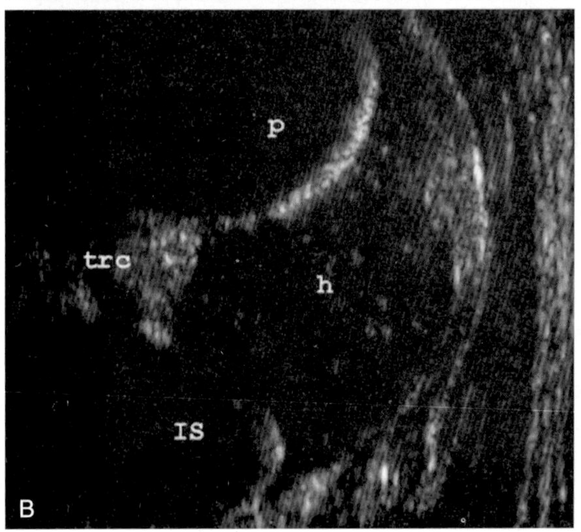

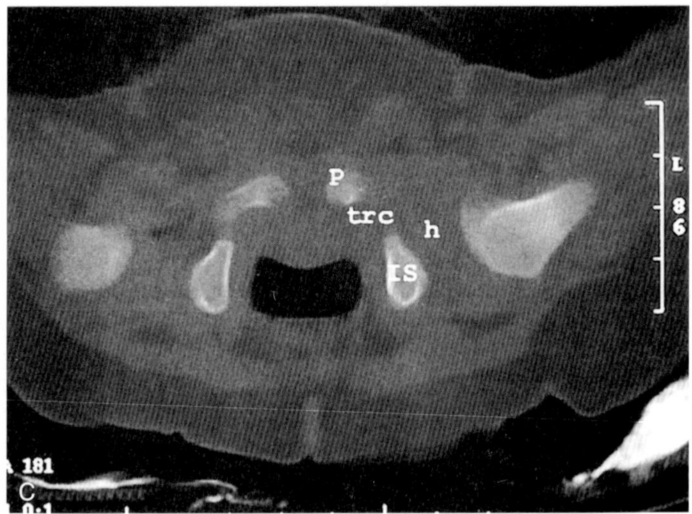

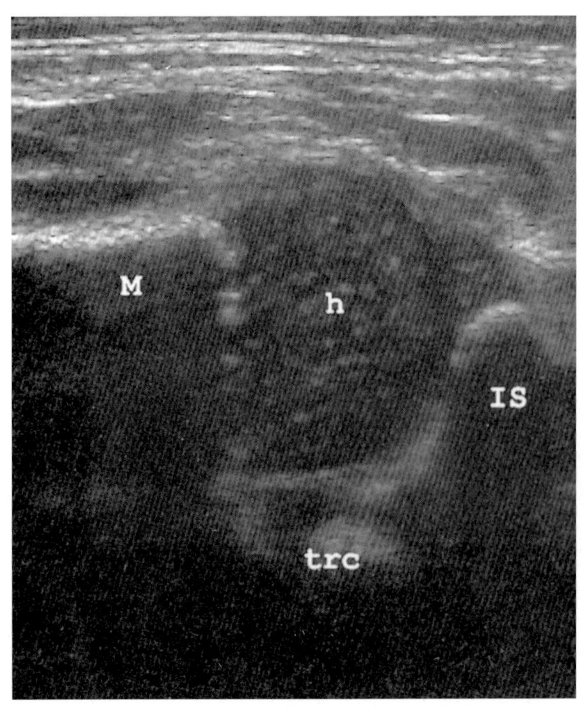

图 79-20 左侧正常髋关节横断面超声图像，髋关节屈曲。M，长骨体生长部远端骨性股骨干骺端；h，软骨性股骨头；IS，坐骨；trc，Y形软骨。

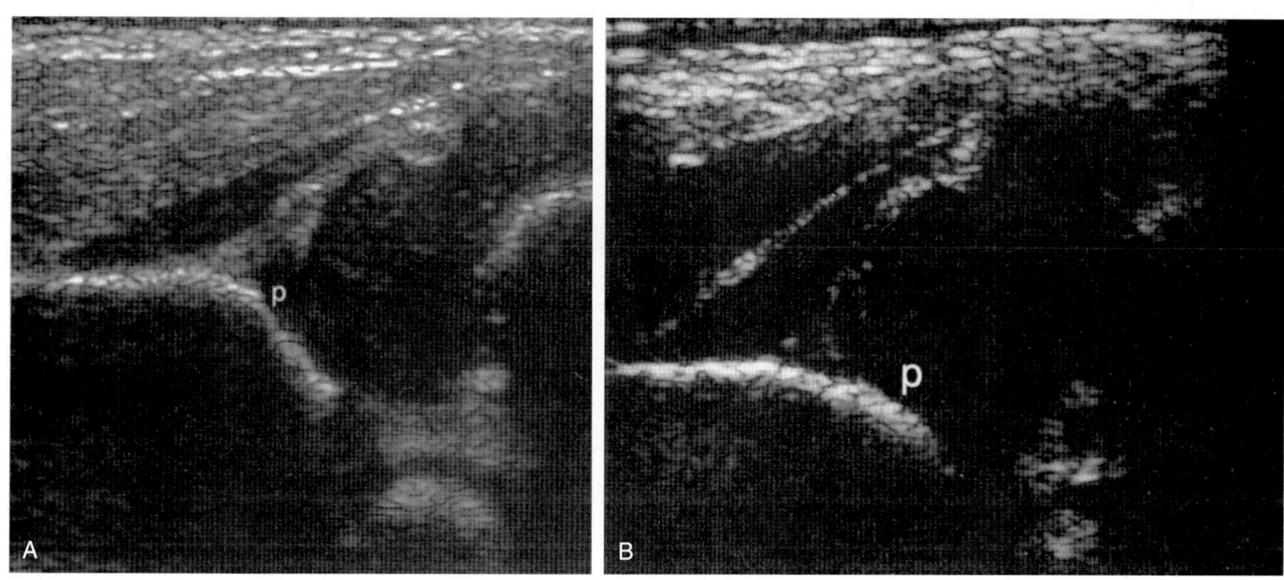

图 79–21 A Graf Ⅱa 型。9 周龄患儿。岬部（p）略呈圆形。α 角约为 57°。B Graf Ⅲ型。岬部变平坦，α 角小于 43°。

表 79–1 髋关节发育不良的 Graf 分类

超声类型	骨性髋臼顶发育程度	骨性岬部	软骨性髋臼顶	α 角（°）	β 角（°）
发育成熟的髋关节（无年龄界限）					
Ia	好	成角	细长，包容较多股骨头	>60	<55
Ib	好	轻度变圆	短粗，包容较少股骨头	>60	>55
发育尚未成熟的髋关节（<3 月龄）					
IIa（+）（生理性，与年龄适合）	满意	圆形	宽阔，覆盖股骨头	50~59	>55
IIa（–）（成熟缺陷）	不足	圆形	宽阔，覆盖股骨头	50~59	>55
IIb（骨化延迟）（>3 月龄）	不足	圆形	宽阔，覆盖股骨头	50~59	>55
IIc（临界髋）	不足至重度不足	圆形至扁平	宽阔，覆盖股骨头	43~49（临界范围）	<77
D（IId）（偏心髋）（无年龄界线）	重度不足	圆形至扁平	移位	43~49（临界范围）	>77
离心髋					
IIIa	差	变扁平	移位，无回声提示无结构性改变	< 43	>77
IIIb	差	变扁平	移位，较强回声提示结构性改变	< 43	>77
IV	差	变扁平	倒置	< 43	>77

数据来自参考文献 60,70,71。

需要双手操作，一只手施以半脱位外力，另一只手进行扫描。第一种方法于横断面检查患儿。当超声检查仪于标准横断面聚焦在股骨头上时，令股骨轻柔地向后行活塞活动。若股骨头在坐骨上面向后半脱位则为阳性结果（图 79–22）。

第二种方法髋关节要保持在伸展位。超声检查医师将扫描平面定位于标准冠状面稍后方。在此层面，由于超声扫描不用横断股骨头的最大直径，因而显示的股骨头较小。当给股骨施以向后的外力时即可识别出有无半脱位，因为在股骨头向后脱位时示出的直径较大（图 79–23）。所施加的外力不宜过大。施加应力过大会使氮气进入关节腔（真空效应），从而造成检查困难，导致超声影像模糊不清[72]。

由于2周龄以内婴儿常有生理性髋关节不稳定，因此第一次超声检查应推迟到 2 周龄之后[6,73]。Barlow手法会激惹患儿，故动态检查应放在最后，先进行静态超声检查。

治疗目的是使股骨头稳定地就位于髋臼内并得以维持，以促进髋关节骨性和软组织结构的正常发育。切记，在以支具固定患髋时不应施以过大的应力，以防软组织支持结构松弛[74]。治疗结束后，应再次在应力下进行检查，以验证疗效。

4.脱位髋关节

长期不可复性的髋脱位，超声检查可显示有其他的异常表现。软骨性股骨头可位于髋臼后方外侧，而且常位于髋臼上方。因此，脱位股骨的干骺端往往使髋臼影像局部变模糊。正常时较薄的关节囊此时会增厚且回声增强（图 79–24）。髋臼唇缘回声增强，界限不清，而且常有反折，有时伴有部分关节囊。髋臼唇缘嵌顿于股骨头和髋臼之间会妨碍闭合复位。髋臼杯中可见纤维脂肪性组织（即脂肪枕）的回声影（图79–25）。也可见股骨头韧带增厚变长（图 79–26）。

髋关节不稳定导致的髋臼发育不良是未经治疗的半脱位或脱位的预期后遗症，最好在冠状对其进行评价。髋臼发育不良的超声影像特点包括：（1）髋关节不稳定；（2）髋臼唇回声增强；（3）关节囊增厚；（4）髋臼变浅，上缘变圆；（5）有时可显示有纤维脂肪垫和增厚的圆韧带。

经闭合或切开复位并以人字石膏固定的患儿，亦可通过超声检查进行评价。外科医师应配合超声检查医师工作，在人字石膏后方开窗，以放置超声探头。显然不能在人字石膏处对髋关节进行动态评估。患儿要在超声检查床上始终保持俯卧位，直至将石膏窗放回原位。亦可以不开窗利用人字石膏的会阴部开口从前方（即腹股沟区）对髋关节进行超声成像[75]。CT或MRI也可用于佩戴石膏管型患儿的髋关节评价。

新型超声检查技术在未来将有一些突破。三维超声成像技术可在难以或不能直接获得图像的平面重建超声图像。虽然超声图像获取时间仍较长（5秒钟），但有望在近期得以改进。但是，这将失去传统

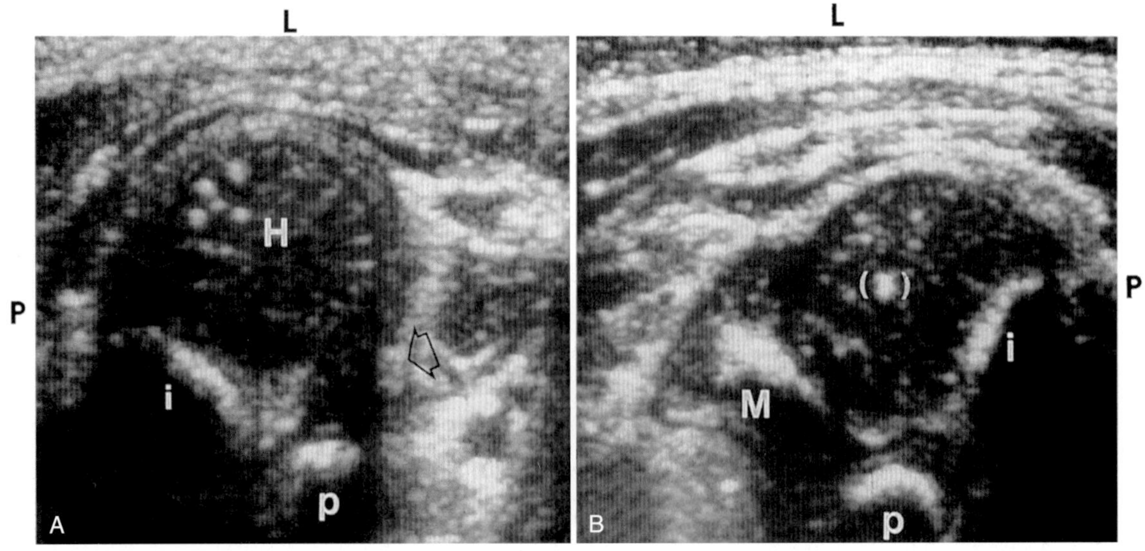

图79–22 A 右侧半脱位髋关节的应力位横断面图像。股骨头（H）相对于髋臼向后侧方半脱位。B 对侧正常髋关节用于对比。可见股骨头骨化中心（括号所示）成熟度更高。i，坐骨；p，耻骨；箭头，髋臼窝内的回声影；L，外侧；P，后方；M，股骨干骺端。

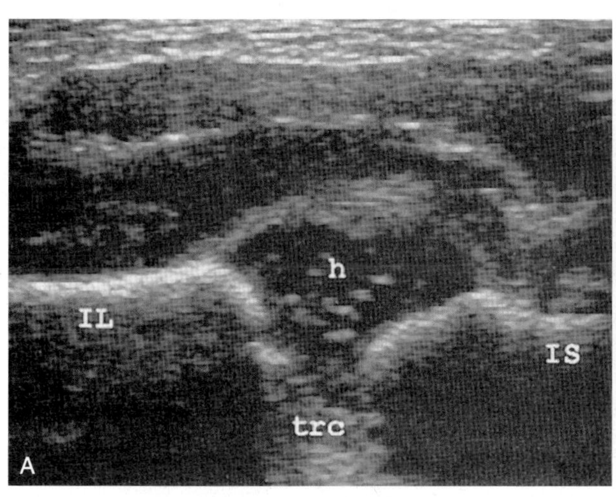

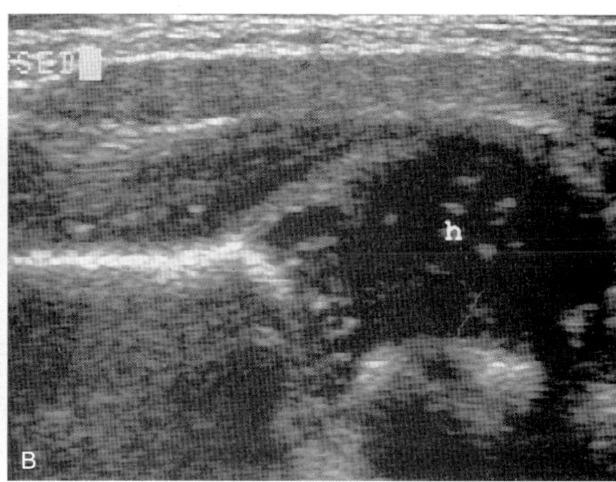

图 79-23　半脱位髋关节的冠状面图像。
A　扫描层面在后唇的冠状面图像。
B　超声检查医师施加后移外力时，股骨头（h）在向后方半脱位时进入视野。
IL，髂骨；IS，坐骨；trc，Y 形软骨。

超声检查实时性的这种优势[76]。

5.可信度和效用

有几位研究者曾论述过超声检查的可重复性和可信度。同一观察者判读静态和动态扫描结果有中到高度的一致性。不同观察者间的不一致性对治疗的影响甚微[77-80]。检查者的训练有素和经验对该项检查的标准化至关重要。

对DDH的筛查手段尚有争议[12,13,80-95]。目前已对各种筛查方案进行了多项考核研究，有些方案可进行推广应用。在股骨头骨化之前，超声检查是髋关节发育不良和半脱位的非常敏感的检查方法。有些研究者将此方法一直可靠地应用于2岁以内的患儿[96]。

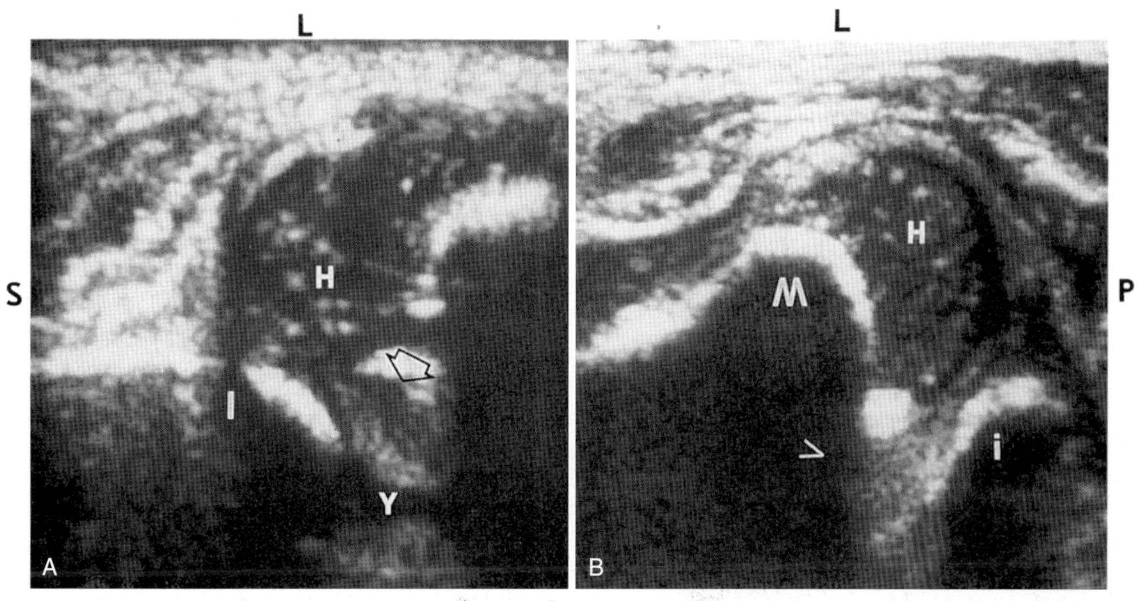

图 79-24　A　髋关节长期脱位的冠状位图像。股骨头（H）位于髋臼的后上方和外侧。臀肌向外侧移位，关节囊回声增强，增厚。关节盂唇界限不清，产生回声，并向内反折（箭头），阻挡复位。

B　同一脱位髋关节的横断面超声图像。显示出髋臼后方结构和股骨干骺段（i，坐骨；H：股骨头；M，股骨干骺端）。由于纤维脂肪性组织（三角箭头）推挤，脱位的股骨头保持在外侧。

I：髂骨；Y，Y 形软骨；L，外侧；P，后方。

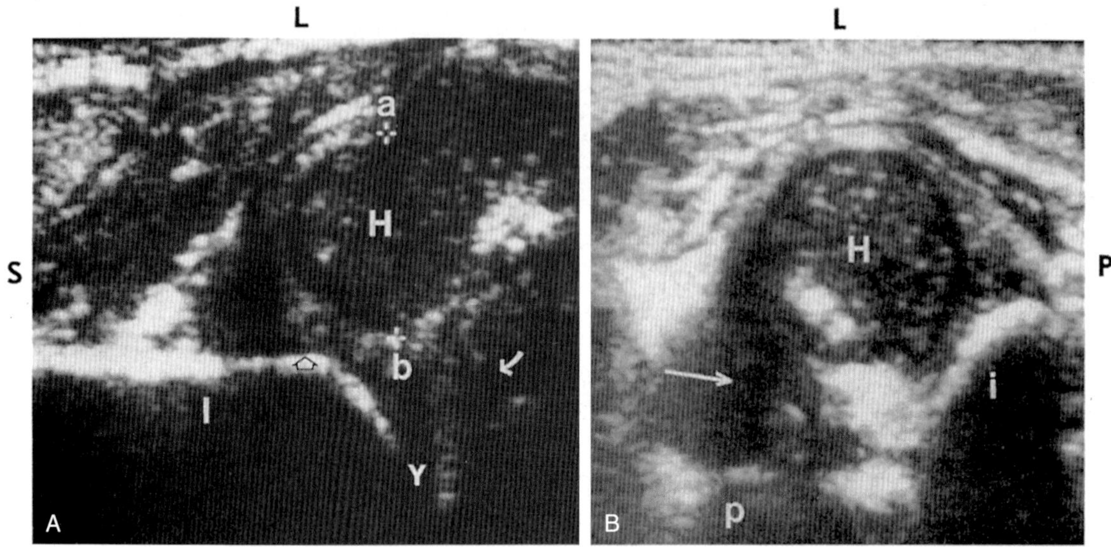

图79-25 A 脱位股骨头（H）的冠状面图像，它位于髋臼的侧方、后方和上方。空心箭头表示部分内折的髋臼唇，白箭头表示髋臼窝内的纤维脂肪垫。臀肌和关节囊向外侧拉紧。

B 同一左侧髋关节的横断面图像。股骨头相对于髋臼向后方和外侧方脱位。

a-b距离，股骨头直径的测量光标；I：髂骨；Y，Y形软骨；i，坐骨；p，耻骨；箭头，脂肪垫；L，外侧；P，后方；S，上方。

尽管超声检查不失为一项有效的检查手段，但有些学者认为此项检查过于敏感。超声检查发现的需要治疗的患儿要多于仅靠临床筛查发现的需要治疗的患儿，而且有几项研究表明，其中的许多患儿髋关节可在9周内自行转为正常[93,97]。仅靠超声检查诊断并接受后续治疗的患儿大部分属于Graf分型的II型，包括轻度发育不良和髋臼未发育成熟的患儿。

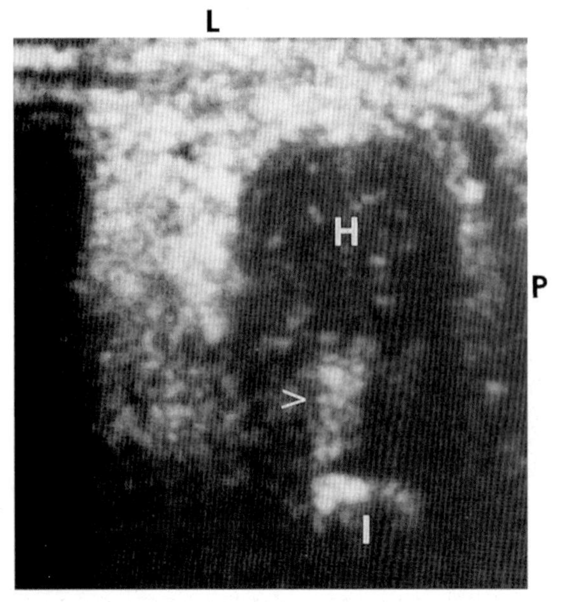

图79-26 长期脱位的左髋关节的横断面图像。H：股骨头；I，坐骨；三角箭头，拉长增厚的圆韧带；L，外侧；P，后方。

患儿通常应用各种支具和夹板固定进行治疗，未出现并发症。采用这种治疗的骨坏死发生率为0%~0.25%，且此类骨坏死往往较轻微[94,98-100]。但是重复进行超声检查和临床随访检查的花费是有意义的。广泛筛查的花费大致与选择性筛查方案的花费相同，或者与完全不做超声检查的筛查方案的花费相同。广泛筛查以及不必要治疗所增加的花费大致可抵消未筛查人群后期花费更大的治疗所增加的费用。一些临床调查表明，广泛超声筛查可在很大程度上减少晚期髋脱位的发生率[93,97]。但是选择性筛查却并不能明显影响这一发生率[82]。

目前在欧洲某些地区，所有新生儿均要接受超声检查。这样做部分是为了应对欧洲DDH发病率较高的形势。美国主要做临床筛查。如果婴儿具有某种DDH危险因素或异常生理表现而髋关节是稳定的，则在其4~6周龄时进行超声检查。髋关节不稳定的那些患儿在2周龄时进行超声检查。

五、计算机体层摄影（CT）

CT可迅捷而有效地对术后髋关节的共心复位情况进行评价，而不受巴黎硬石膏管型的影响（图79-27）[101-104]。对于未经治疗的DDH或DDH术后患者

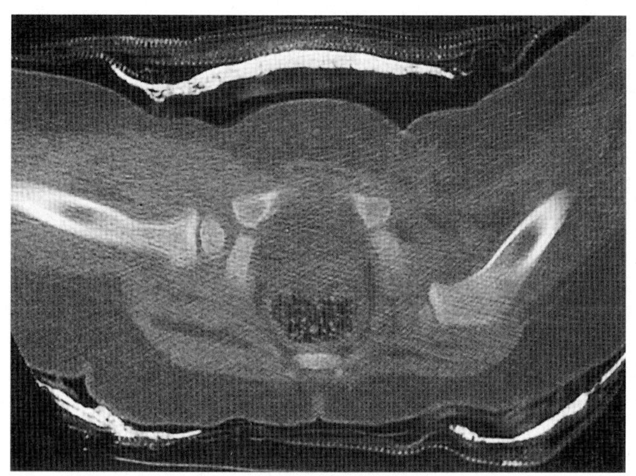

图 79-27　单侧髋关节发育期发育异常的 CT 扫描：复位失败。患者有石膏管型固定，左侧股骨头延迟骨化且后移位（和右侧正常股骨头相比较）。左侧髋臼和正常的右侧相比明显发育不足。

而言，CT，特别是三维重建，在评价其异常髋臼形态方面十分有用（图 79-28 和 79-29）[105-109]。CT 可方便地评价髋臼深度、股骨头与髋臼关系以及髋臼的前倾程度[110]。

通常在手术复位后即刻进行CT检查。不需要静脉注射镇静剂和造影对比剂。最多扫描层厚为 3～5mm的5个层面就足够了。球管电流要调低一些，以避免不必要的 X 线暴露。获得诊断图像时可将球管电流调低至 30mA。1.5 的螺距可进一步将卵巢辐射量降低至 90mrad 而不影响诊断质量[111]。

患儿髋外展时，股骨头应位于髋臼内，在Y形软骨的正中稍偏后。股骨颈轴线应指向髋臼中心的 Y 形软骨。整个股骨头应位于髂骨后缘切线的前方[112]。

若股骨头尚未骨化，其位置可由股骨干骺端的位置来推断。如果股骨头已脱位，CT有助于找出导致脱位难复的危险因素。这些因素包括关节内纤维脂肪垫肥大、髂腰肌腱挛缩以及关节内骨软骨性游离体[113,114]。

同常规X线检查类似，CT检查中也需要用一些角度来定量评价髋臼前后方的包容度。通常应用经股骨头中心的标准横断面图像。髋臼前扇形角（AASA）为双侧股骨头中心和髋臼外前缘连线的交角。相反，髋臼后扇形角（PASA）为双侧股骨头中心线和髋臼外后缘连线的交角。AASA 的正常平均值为 64°，PASA 的正常平均值为 105°[115-117]。

六、磁共振成像

MRI 在 DDH 患者术前计划和术后影像评价方面明显优于CT扫描和关节造影[118,119]。尽管CT检查简单快捷，但MRI可以多层面成像而且没有离子辐射[120,121]。同样磁共振成像更容易显示妨碍股骨头共心复位的因素[122]，而关节造影更有利于在髋关节运动过程中进行实时观察。在这两种情况下，MRI 在一步到位解决术后髋关节成像方面均大有希望。

MRI可准确地描述决定新生儿髋关节稳定性的结构一些最重要因素[123-125]。这些决定因素包括股骨头的形状、髋臼的形状、髋臼唇缘的位置、关节囊受髂腰肌腱卡陷的程度、股骨颈和髋臼的前倾角以及髋臼横韧带的位置（图79-30）[126,127]。由于成像时间大大缩短，因而诊断检查可在15分钟内完成。静脉应用钆强化剂后行 MRI，可在股骨头血流灌注降低仍处于可逆期间做出诊断[128]。如果患儿被人字石膏固定（常见于术后患儿），因为笨重的石膏足以限制活动，因此不需要应用镇静剂，这样就可以采用

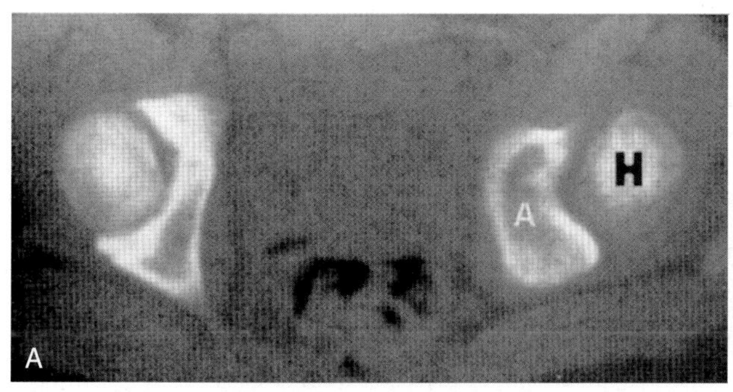

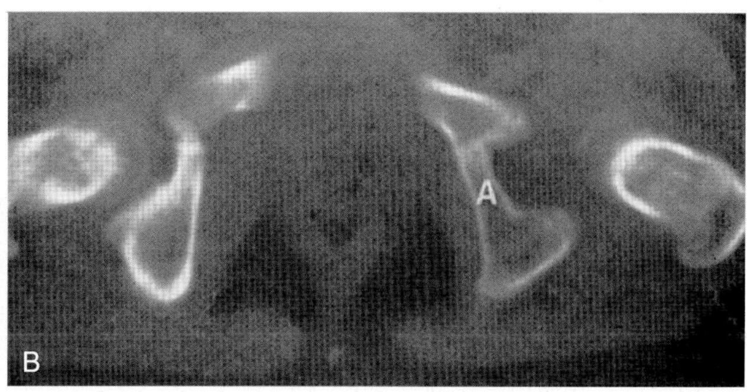

图 79-28　未经治疗的髋关节发育期发育异常的 CT 扫描。连续性扫描显示髋臼形态（A）异常和左侧股骨头（H）畸形。对比右侧的正常股骨，左侧发育异常的股骨向上外侧移位。（From Sartoris DJ, Ogden JA: *In* D Resnick [Ed]: Bone and Joint Imaging. Philadelphia, WB Saunders, 1989.）

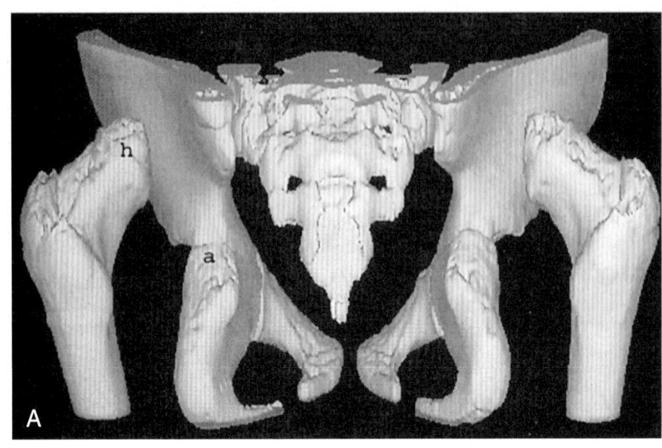

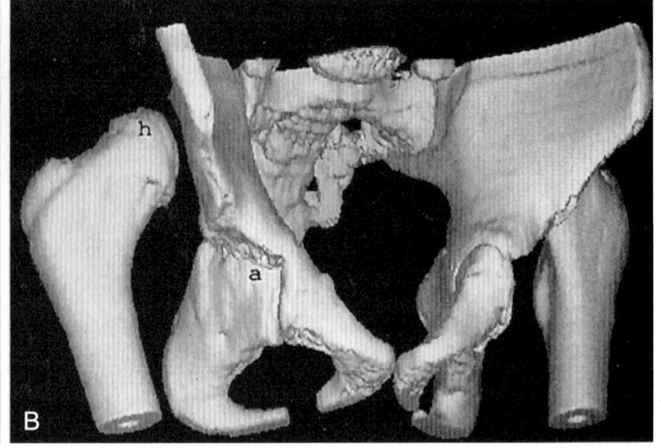

图 79-29 未经治疗的髋关节发育期发育异常的CT三维重建图像。后位（A）和右前斜位（B）图像显示出呈非球形并向上脱位的股骨头（h）以及无特征的浅髋臼（a）。

复的快速扫描技术来采集所需的数据[129]。应用定相位阵列躯干线圈可获更好的前后分辨率。如果没有这种线圈，可采用后方只接收表面线圈或躯体线圈（图 79-31 至 79-34）。

MR成像序列依临床问题而定。横断位T1加权自旋回波MRI可用于评价股骨头的共心复位、妨碍复位的因素或急性期的骨坏死。妨碍共心复位的因素包括脂肪垫肥大、增厚的圆韧带以及髋臼唇缘或关节囊介入于股骨头和髋臼之间。联合应用冠状面和矢状面成像序列有助于在需要制定术前方案时评价髋臼的解剖情况。评价股骨前倾角时需加摄通过股骨髁的横断面序列，其方法同CT扫描。可按同样方式确定该角[130]。用专用的计算机程序也可以进行MRI的三维重建[7]。

DDH复位后髋关节以外展位固定于人字石膏内可导致股骨头坏死。静脉内团注造影剂后重复行T1加权自旋回波或三维毁损梯度恢复（SPGR）序列可迅速评价股骨头的血流灌注情况，每个序列的扫描时间均短于15秒[129]。此外，三维体积采集还可以灵活地进行三维重建。也可用静脉注射造影剂前后的T1加权自旋回波序列获得减影图像[131]。Jaramillo等曾应用T1加权自旋回波序列和静脉注射钆造影剂技术评价了髋关节在外展位时乳猪股骨头的局部缺血。

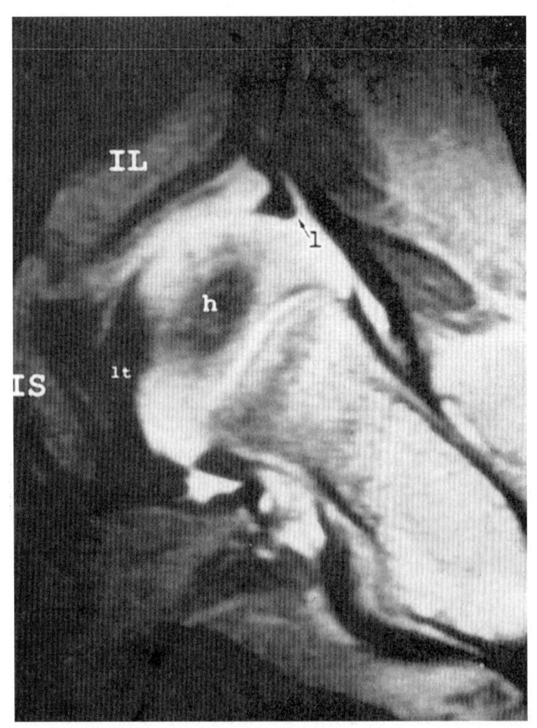

图 79-30 冠状位T2加权自旋回波MRI（TR/TE, 2000/50）显示出重要的髋关节解剖结构。IL，髂骨；IS，坐骨；h，股骨头；箭头和l，盂唇；lt，圆韧带。（From Johnson ND, Wood BP, Noh KS, et al: AJR 153:127, 1989; reproduced with permission.）

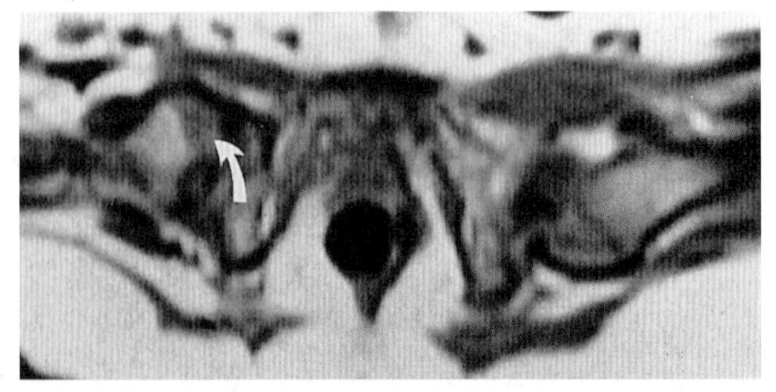

图 79-31 髋关节发育期发育异常的MRI。在髋关节外展位横断位T1加权（TR/TE, 600/20）自旋回波MRI上，右侧股骨头内骨髓信号缺失（箭头）表明其二次骨化中心发育延迟。

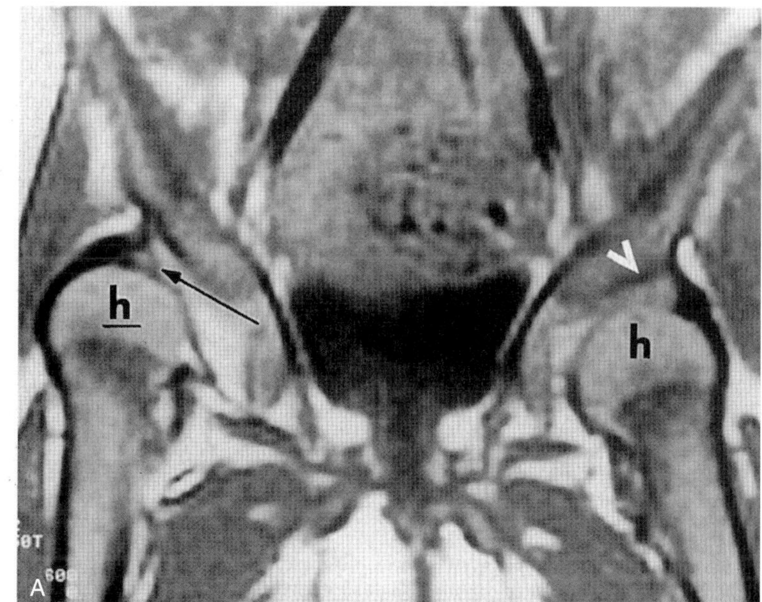

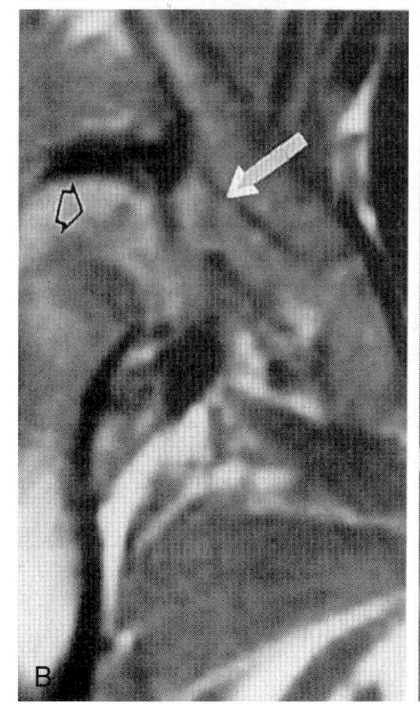

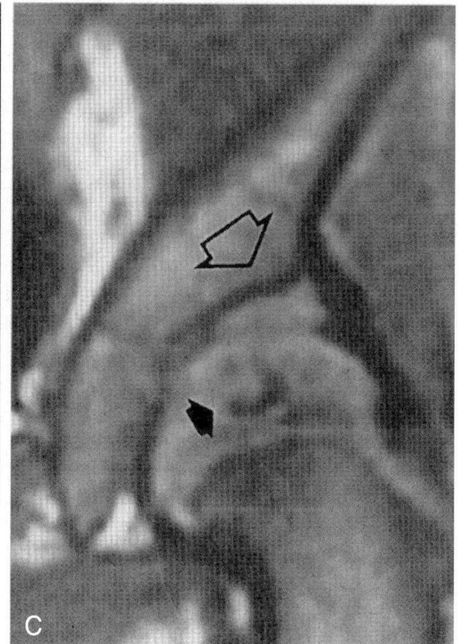

图 79-32　髋关节发育期发育异常的 MR 成像。

A　冠状位 T1 加权（TR/TE, 600/25）自旋回波 MRI 显示，与正常的左侧相比右侧股骨头（h）向上外侧半脱位。和正常的左侧(三角箭头)相比，右侧髋臼唇（箭头）的畸形明显可见。

B　在稍有不同的另一层面，类似的冠状位 MRI（TR/TE，600/25）显示股骨头的二次骨化中心发育不足(空心箭头)。髋臼唇变平坦并部分内翻（白箭头）。

C　在冠状位 T1 加权（TR/TE, 600/25）自旋回波 MRI 上，显示出正常的左侧髋关节作为对比(实心箭头表示股骨头的骨化中心，空心箭头表示髋臼唇)。

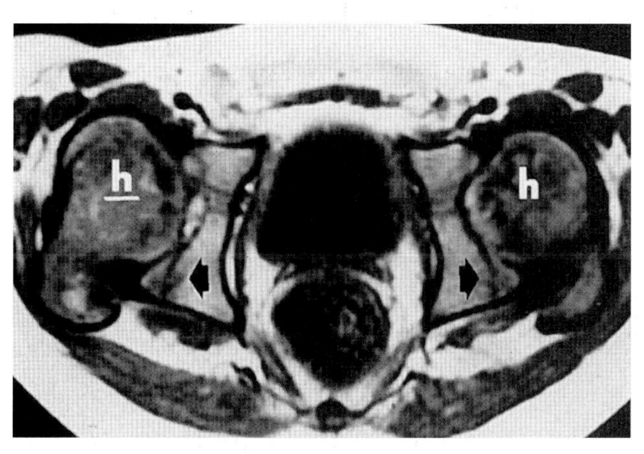

图 79-33　髋关节发育期发育异常的 MR 成像。横断位 T1 加权（TR/TE, 800/25）自旋回波 MRI 显示右侧畸形的骨软骨性股骨头(h)呈非球形(与正常的左侧相比较)。后方髋臼唇(箭头）对称且位置正常。

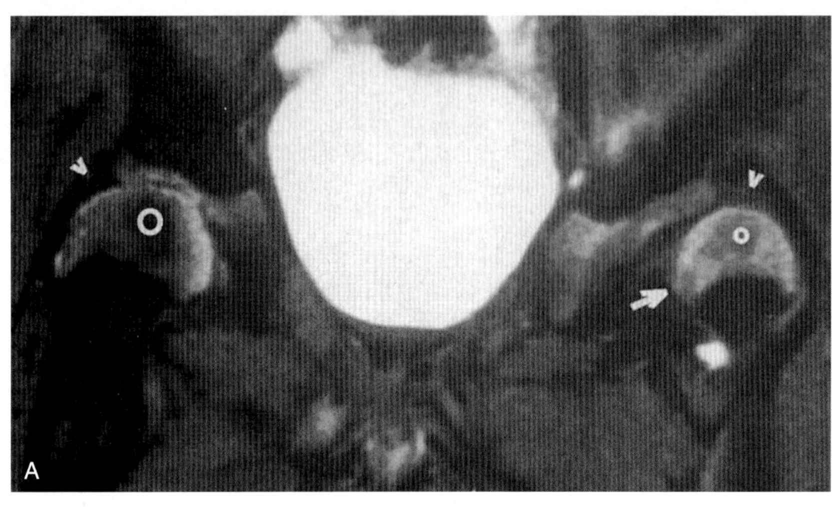

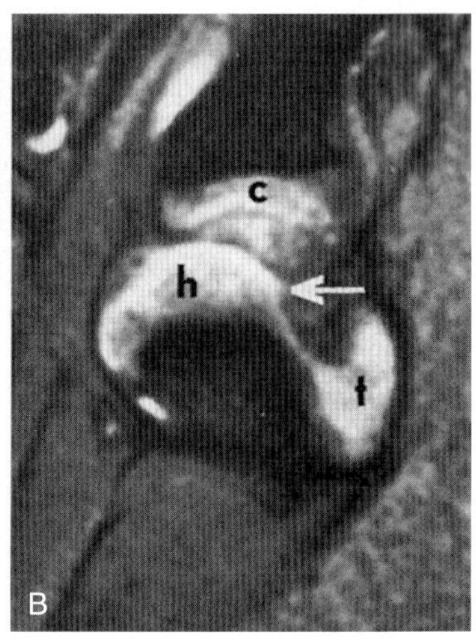

图 79-34 髋关节发育期发育异常的MR成像。

A 冠状位梯度回波像（TR/TE, 100/25）显示左侧股骨外侧半脱位（箭头），其二次骨化中心发育延迟（O>o）。两侧的髋臼唇在正常外翻位置（三角箭头）。

B 矢状位梯度回波像（TR/TE, 100/25）显示股骨头轻度前向半脱位（箭头）。注意软骨性股骨头（h）和大转子（t）之间的连续性。c，Y形软骨。

在解除外展位固定后，局部缺血发生逆转[128]。这些研究者曾应用相同的成像序列对术后即刻期患儿的股骨头血运进行了评价[129]。

文献还曾报道，在手术复位DDH时可应用开放式MR磁铁来观察重要的解剖结构以及指导复位[132]。

第五节 治 疗

DDH的治疗依年龄不同而异。治疗要遵循以下规律：髋臼和股骨头的塑形能力有限，而且随年龄增长而逐渐减退。治疗方式的选择取决于做出诊断和实施治疗的时间。

在6月龄之前，维持共心复位是保证良好后果的关键。为此要将患儿置于夹板固定装置内，以便把髋关节稳定在外展屈曲位[133-135]。世界各地的髋关节固定方式各不相同。美国主要应用Pavlik固定支具。斯堪的纳维亚诸国应用Frejka枕垫固定获得成功，欧洲大部分地方主要应用Von Rosen夹板或Aberdeen夹板固定。Ortolani试验阴性提示髋脱位难复。此类是枕垫、夹板或支具固定的相对禁忌证。尽管这些固定器具在大多数病例中获得了成功，但治疗6周后髋关节仍持续脱位或半脱位则提示治疗失败。接受治疗时髋关节已经完全脱位的病例约有25%会发生治疗失败。

从6个月到2岁左右，外展固定装置已不起作用。在这个时期婴儿已能爬行，因此难以使支具保持在适当位置。此外，髋臼和邻近软组织内已出现继发性改变限制了关节的复位和正常发育。这些改变包括内收肌群的紧缩以及髋臼和股骨头间的软组织嵌顿（使股骨头不能正常就位于髋臼内）。在支具、夹板或枕垫固定治疗失败后，可尝试闭合复位。对髋关节进行牵引有助于复位，其一方面可伸展紧缩的软组织，另一方面可降低术后股骨头骨坏死的概率。仅靠牵引也可使股骨头共心复位[136]。

患儿2岁以后，由于髋臼发育不良和软组织改变，闭合复位已不适用。此时需行手术切开复位。采用可短缩股骨和松解软组织的术式有助于减小复位后加在股骨干骺端上的压力，从而降低股骨头骨坏死的发生率。手术切开复位前应常规行关节造影。术后以髋人字石膏固定患肢于髋外展屈曲位。髋过度外展可导致骨坏死。因此髋外展程度应以能维持满意复位且不引起骨坏死为度，此范围称为“安全区”。

4岁前完成妥善复位，95%以上患儿可保持髋关节正常关系[137]。大量证据表明，股骨头持续顶压填塞于髋臼和股骨头之间的软组织可引起这些阻塞组织移位或萎缩，从而使股骨头正常复位于髋臼内[138]。这就是所谓的“入坞理论”。然而，有些学者指出，不当复位的股骨头长期顶压内折的髋臼唇和关节囊可导致勉强复位的DDH产生一些远期并发症[139]。以上两种理论间的不同点在于嵌顿软组织的类型不同。突出的髋臼内脂肪枕会逐渐萎缩，对关节影响不大。软骨性髋关节唇是保持髋关节稳定的重要结构，如果此结构萎缩，则会危害髋关节稳定。

单侧DDH可并发对侧髋关节外展挛缩，导致骨盆倾斜，使患侧股骨头朝向上外侧，并引起髋臼发育异常。对于此类患者，对发育异常髋的治疗应包括将患髋用夹板固定于外展位并对对侧髋行伸展训练[140]。

长期髋臼发育异常或髋脱位可能需要行改向或挽救手术。可拍摄X线片，并按照Severin分类系统进行分级（表 79-2）[141]。如果股骨有前倾或外翻畸形需要明显改向来复位，则可行股骨截骨术。对于髋臼重度发育异常的患者，则需要行髂骨截骨术。

手术干预的通常目的是增加髋臼覆盖、改善股骨头和髋臼的关系、减少股骨头的压力负荷以及增强髋关节周围肌群的效用。许多手术方式均可实现这些目标，其中最常用的术式包括有无名氏（Salter）或髋臼（Steel）旋转术、髋臼深度增深术（Pemberton）以及股骨头内移术（Chiari 手术）（图 79-35）[142-145]。

表 79-2　Severin 分类系统

类　型	描　述
I 型	正常
Ia 型	CE 角>19°，年龄 6~13 岁；或 CE 角>25°，年龄≥ 14 岁
Ib 型	CE 角 15°~19°，年龄 6~13 岁；或 CE 角 20°~25°，年龄≥ 14 岁
II 型	股骨头、股骨颈或髋臼中度畸形，其余同 Ia 或 Ib 型
III 型	发育异常但无半脱位——CE 角<15°，年龄 6~13 岁；或 CE 角<20°，年龄≥ 14 岁
IV 型	半脱位
IVa 型	中度，CE 角≥ 0°
IVb 型	重度，CE 角< 0°
V 型	脱位，股骨头与原髋臼上部的继发髋臼相关节
VI 型	再脱位

CE：中心边缘。

From Severin E: Contribution to knowledge of congenital dislocation of the hip joint: Late results of closed reduction and arthrographic studies of recent cases. Acta Chir Scand Suppl *84*（Suppl 63）: 1, 1941.

Salter截骨术是最常用的后期手术。该术式适用于已共心复位的髋关节内存在持续半脱位且伴有髋臼轻中度发育异常的患者，可将髋臼移位而不改变其形状或大小[146,147]。Salter手术在跨越骨盆的髋臼正上方水平面内行截骨。以耻骨联合为铰链支点，将骨盆的耻骨部分、髂骨部分和坐骨部分作为一个整体向前外侧旋转。用骨块来维持楔形切口。术后X线片应显示双侧髂骨翼和闭孔不对称。由于此时的骨盆具有柔韧性，因而随着时间推移骨盆不对称可逐渐消退。术后可应用常规X线片定量评价股骨头的大小。虽然切开复位有时可导致髋膨大，但长期随访评估表明Salter 截骨术不会引起股骨头生长过度[148]。

对于中重度DDH患者，可通过髋臼周围截骨术（Pemberton 截骨术）来减少髋臼的截面积，并提高关节的一致性。关节囊周围截骨术是围绕髋臼外周进行的，将髋臼缘向下方移位覆盖在股骨头周围，用骨块将其固定就位。该术式以骨盆 Y 形软骨结合为铰链支点。因此该术式不适用于青春期早期之后，此时 Y 形软骨结合的柔韧性已减小。Salter 手术和Pemberton手术均会增加股骨头上的压力，故易造成缺血性坏死。

骨盆内移截骨术（Chiari截骨术）通过增大髋臼使股骨头内移并增加其覆盖。负重中心内移的生物力学作用是减少股骨头负重并增加外展肌群的效能。相对于髋臼上缘的截骨角是10° ~ 20°，并将其下段向内侧大行移位其宽度的一半。与移位不同，旋转则会在X线片上产生内移已足够大的虚假表现。施行双侧手术时，该术式会使骨盆明显缩窄，而且女性患者未来孕产时可能会发生产科并发症。

许多未经治疗或治疗不成功的 DDH 病例，继发于残留畸形（图 79-36 和 79-37）或晚骨关节炎的关节疼痛和不稳定，往往需要行髋关节重建或全髋置换术，不过这些继发性改变要到 40 ~ 60 时才出现[153,154]。对于单侧或双侧髋脱位的患儿，特别是1 岁以上患儿，在着手进行治疗之前必须认真考虑这一点。

第六节　并发症

据报道，应用Pavlik 支具治疗DDH后，曾出现

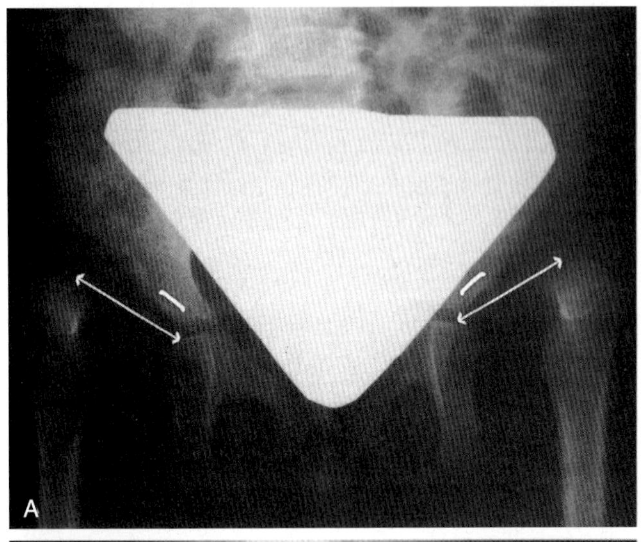

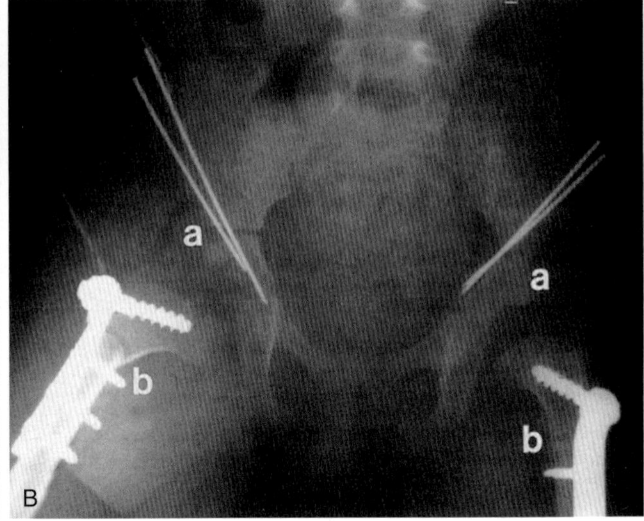

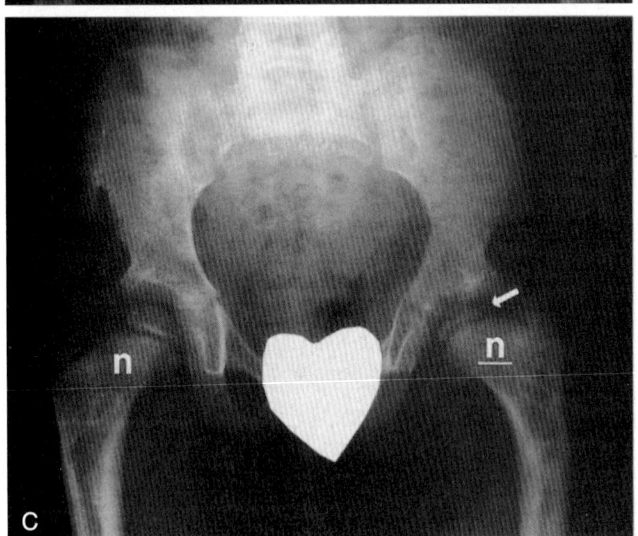

图79-35 针对髋关节发育期发育异常实施的双侧骨盆和近端股骨截骨术。

A 术前的正位X线片显示双侧股骨头对称性脱位（双箭头）和发育不良的浅平髋臼（括号线）。

B 术后即时正位X线片显示出髋臼上（a）和转子下（b）的内翻截骨部位，并可见内固定件和改善后的股骨－髋臼相合性。

C 内固定件取出后，右侧（n）结果满意，但左侧股骨颈（n̲）短且宽。左侧股骨头（箭头）的变平和密度增高提示股骨头并发有缺血性坏死。

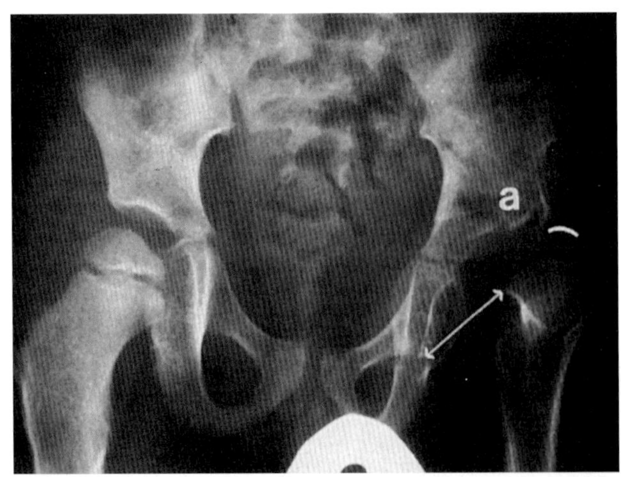

图79-36 骨盆截骨术后复发的单侧髋关节发育期发育异常。正位X线片显示左侧股骨外侧半脱位和旋转（双箭头），与畸形髋臼（a）外侧缘相关节。可见左侧股骨头（括号线）骨化严重延迟。

因过度屈曲髋关节而导致髋关节下（闭孔）脱位的并发症[155,156]。类似情况也可出现于髋人字石膏固定之后，而且此类情况通常需要切开复位[157]。

股骨头缺血性坏死仅发生于DDH经治疗之后，因此可认为是一种医源性并发症：它可导致严重的影像学改变并可在成年早期出现髋关节疼痛性功能障碍[99,158-160]。对DDH相关的缺血性坏死大宗病例进行的长期随访评估表明，80%的继发性骨关节炎发生在42岁之前[161]。有些患者最终可能需要行全髋关节置换术[162]。在早期治疗的DDH病例中，文献报道的缺血性坏死的发生率，低的不足1%，高的可达12%，而且健侧髋也可出现此类并发症，特别是在双侧髋同时制动时[26,163-165]。目前认为出现缺血性坏死的原因主要是没有进行术前牵引以及髋关节被刚性固定于极度外展位，不过对前一项的作用仍有争议[166-170]。安全区内的具体外展角度因患者

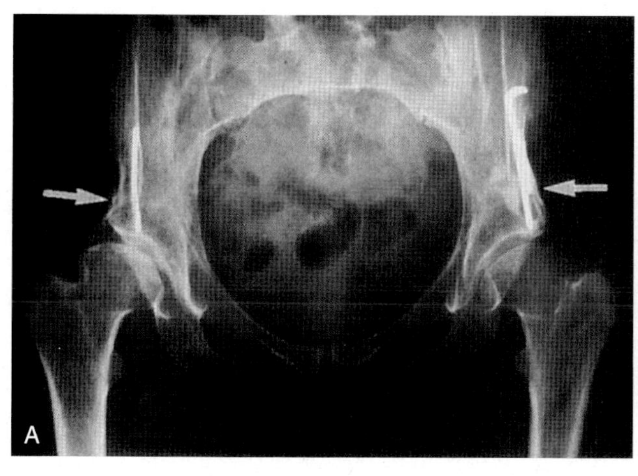

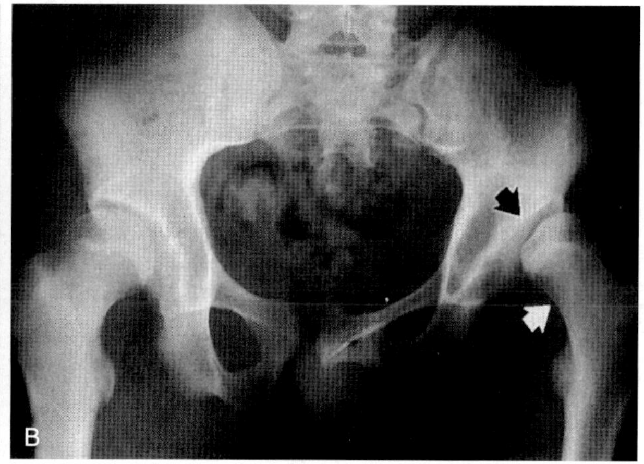

图 79–37　经手术治疗的髋关节发育期发育异常（Salter 术式）。

A　图中显示双侧的髂骨截骨部位已愈合（箭头），固定钢针未取出，伴有双侧骨头的畸形和轻度外移。

B　另一名患者，由于经历一次不成功的手术，可见左侧股骨头较小、畸形并向上外侧移位（白箭头），左侧髋臼较浅（黑箭头）伴左半骨盆发育不良（可能与前期手术有关）。右髋也有轻度发育异常。

而异，不过有文献认为，髋外展角度大于55°具有较高的骨坏死风险[101,171]。

当超声检查显示出现了骨化中心之后，接受切开复位或闭合复位的患者发生缺血性坏死的概率会降低，因此骨化核本身对股骨头有一定保护作用[172]。研究表明，随着骨化核的增大，软骨性股骨头的强度将按指数级增加[173]。此外，骨化中心的出现也标志着股骨头血供已建立有效的侧支循环，不再由细小终末动脉供血，所以当骨化核直径达到 3mm 时，便会形成旋股内侧动脉的吻合支[174–176]。现代治疗手段已使DDH的缺血性坏死的发生率明显降低[177,178]。

在股骨颈的周围血管内或软骨内循环中可发生血管闭塞。常规X线片难以发现早期的缺血性坏死。软骨性股骨头的骨化在复位后立即便可发生，而且表现为多个颗粒性骨化灶而不是单个同质性骨化中心。这种现象表明是早期缺血性坏死或一过性生长紊乱，不会导致后期明显的畸形[179]。

复位后1年左右未出现或生成脱骨头骨化中心是缺血性坏死的可靠证据。此过程的特征性表现，如股骨颈增宽，也可在此期间出现或在后期才变得明显。附加的影像学表现还包括长骨体生长板边缘不规则、干骺端囊性变和“垂索”征，表明投照在股骨颈上的U形影线可能是错位的股骨头边缘或者是一条反应性骨嵴[180]。

MRI 可在术后早期诊断股骨头局部缺血。静脉应用钆剂后在T1加权自旋回波MRI上未见股骨头信号增强，即可诊断为局部缺血。这种即时方式诊断出的局部缺血往往是可逆的[128,129]。

DDH治疗中并发的缺血性坏死，依其影像学表现被分为 4 型，这种分型可指导随后的治疗[181,182]。I 型为股骨头骨化核的一过性碎裂。这型患者的局部缺血为短暂性，可早期恢复，而且不会出现明显的生长紊乱，因此不需要手术治疗。II 型的特征是影像学异常集中在骨骺、长骨体生长部和干骺端的外侧部分。累及整个股骨近端的更广泛局部缺血发生于III 型，并导致生长板早闭、股骨颈短缩、股骨头畸形和转子肥大。II 型和III 型患者常会发展为股骨头覆盖不全和肢体不等长，需要后期手术干预。IV 型表现为内侧骨骺骨化中心和内侧干骺端局限性异常，有时可导致为髋膨大伴股骨颈短缩。IV 型患者偶尔可出现肢体不等长，但很少需要手术治疗[179]。

干骺端后上动脉闭塞或制动引起的生长板受压可导致股骨外侧生长板早期融合，继发股骨头外旋[183]。其伴发表现包括股骨颈短缩和下肢不等长。内侧生长板早闭可引起髋膨大伴股骨颈轻度短缩。旋股内侧动脉受损时可发生内外侧生长板广泛损伤，导致股骨颈严重短缩、下肢不等长和股骨头畸形[179]。

DDH手术治疗后发生髋膨大与以下3个因素有关：手术时年龄过小，切开复位，以及股骨截骨术。髋膨大也可发生于I 型缺血性坏死之后。髋膨大时通常不伴有髋臼指数或 CE 角异常，因而不可将髋膨大误诊为髋关节半脱位或复位不良。只要达到共心一致的复位而且髋臼仍有充足的生长潜能进行重塑，髋膨大后的预期功能恢复会令人满意[184]。

股骨颈内生长恢复线的形态可预见成角畸形或广泛性生长损伤[185]。在DDH患者治疗之后，生长恢复线正常应与开放生长板平行，而且由于股骨颈与大转子的生长速率不同，前者的生长恢复线–生长板的距离应是后者的两倍。如果生长恢复线与开放生长板不平行或股骨颈生长恢复线–骺板的距离变短，则预示远期会有成角畸形或肢体短缩[185,186]。

转子相对增生也是股骨颈和大转子间发育速率不平衡导致的一种继发表现[187]。这会导致股骨头上缘和大转子间正常下关系的改变或颠倒，量化上表现为关节至转子间距离的减小或成为负值。髋外展受限以及尽管颈干角正常下的功能性髋内翻是两种重要的生物力学后遗症。早期行大转子骺骨干固定术或在患儿年龄稍大后行大转子下移术可以改变这种状况[188,189]。

缺血性坏死时残留的髋关节半脱位以及变形股骨头的外侧压迫会使DDH伴发的髋臼发育异常持续存在或进一步加重。在这种情况下婴儿期切开复位时切除髋臼唇缘也可以引起髋臼外缘结构上的缺陷[190]。

年龄较大的DDH患儿若初次复位延迟，其影像学表现类似于Legg-Calvé-Perthes病。但其后遗症通常更严重：股骨颈短缩和股骨干骺端畸形的发生率相当高。股骨干骺端不完全性骨坏死在X线片上更难以发现，而且尽管术前行牵引、复位轻柔而且避免了在极端体位下制动仍可发生。一项回顾性研究表明，年龄较大的DDH患儿在接受髋臼唇缘切除和去旋转截骨术之后早期出现退变性关节炎是预后不佳的最重要征象。尽管对脱位的髋关节进行了妥善复位这种并发症仍会发生[191]。

DDH闭合复位后如果发生缺血性坏死，股骨头的外上方移位在成年期容易出现早期退变性关节病。其影像学表现包括：股骨头变扁伴内侧不规则，股骨向外上方半脱位，以及髋臼发育异常[161]。进行性髋内翻是经过治疗后DDH的一种后期少见并发症。伴有内侧生长板活性减低的血管损伤是其主要致病因素。

第七节 鉴别诊断

一、股骨头包容不良

髋臼对已骨化股骨头的包容不良可见于DDH以外的多种疾病。髋臼发育过小或股骨头增大（如缺血性坏死）时可引起外侧包容不良。髋外翻和股骨颈前倾有使股骨头旋出髋臼的倾向，进而引起包容不良。在常规X线上可发现髋臼包容不良的原因（如脑瘫时的骨盆倾斜），不过要进行正确评估常需要行应力试验或关节造影[180]。

二、炎症性疾病

婴儿化脓性关节炎可发生髋关节半脱位，表现为股骨干骺端侧移。股部软组织肿胀和屈曲可使髋关节区密度增加，并为影像学确诊提供了重要线索。通过关节对比造影容易发现伴发的生长板溶解破坏和骨骺滑移[180]。

三、神经肌肉疾病

脊膜膨出患者常可发生股骨头向外上方移位，但也可发生在婴儿期。由于该病在产前发病故其髋臼往往较浅，而且在骨盆X线片上应发现有脊管闭合不全（图79–38）。脑瘫及其他痉挛性疾病的髋关节半脱位偶尔可出现在婴儿期，并合并有严重的股骨前倾和髋外翻[180]。Charcot-Marie-Tooth病的特征是周围性肌无力，也可合并有进行性髋臼发育异常[192]。

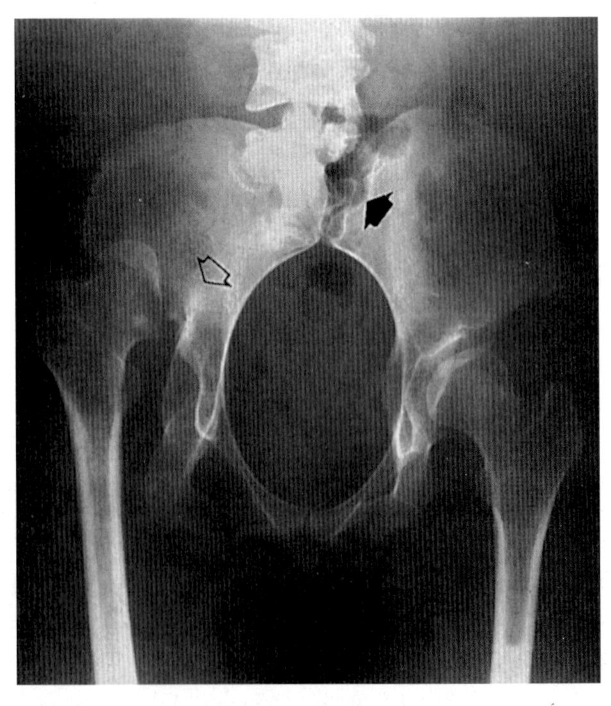

图79–38 髋关节发育期发育异常伴骶尾骨发育不良综合征。骨盆正位X线片显示骶骨发育不全伴L5发育不全（黑箭头）以及右侧髋关节脱位（空心箭头）。

四、创伤性骨骺滑脱

股骨近端部位的创伤性骨骺滑脱可发生于婴儿受虐或产伤的病例中。如果骨骺的骨化中心尚未矿化，股骨干的侧移可能会被误诊为DDH，而不被诊断为剪切骨折[180]。

五、先天性髋内翻

不伴有股骨短缩的先天性髋内翻极其少见，可通过新生儿期临床体验和关节造影与DDH相鉴别[180]。由于超声波束必须先通过大转子组织，故超声检查往往得不出明确结果。常用的解剖标志会发生变形，因此解读其超声影像表现往往很困难。

六、关节异常松弛

除DDH外其他很多疾病均有特征性的关节可动度过大。家族性关节松弛症为常染色体显性遗传病，大多数患者没有明显的矫形外科临床表现。Down综合征（21三体综合征）可发生肌张力减低和关节松弛，故而可屡发髋关节脱位[193]。Ehlers-Danlos综合征可发生系统性结缔组织紊乱，表现为皮肤和关节过度松弛以及皮下易变的球形钙化区。

Larsen综合征时，早期关节松弛可导致多发性脱位（特别是髋关节、肘关节和膝关节）。其他典型特征还包括面部扁平伴鞍形鼻畸形以及足跟特征性多个骨化中心[194]。

先天性多关节弯曲患儿中可出现多关节反复脱位，或者仅出现掌指关节、肘关节或膝关节轻度过度伸展。此类疾病出现髋脱位后容易复位，但难以维持制动。常规X线片可见股骨明显外侧半脱位而髋臼相对正常（图79-39）。关节造影可发现关节囊结构明显冗余和松弛，股骨头可在其内自如活动。当存在髋关节外部致病因素时，特别是神经肌肉疾患，如脊膜膨出或先天性多关节弯曲，通常称其为畸形髋[180]。

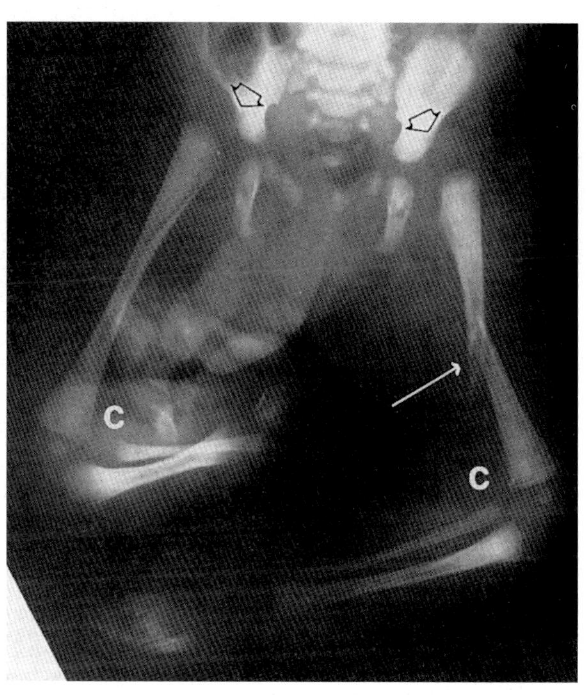

图79-39　髋关节发育期发育异常伴先天性多关节弯曲。正位X线片显示双侧髋关节半脱位（空心箭头）、双侧下肢屈曲挛缩（C）和左右侧股骨干骨折（细箭头）。

小　结

双侧髋关节发育性畸形（发育异常）可发生于出生时或者显露于出生后数月至数年。早期诊断和治疗对于避免关节远期产生严重结构性异常至关重要。诊断方法包括对新生儿施以Ortolani和Barlow试验以及在髋关节和骨盆的前后位X线片上进行画线测量。超声检查在早期诊断中起主导作用，而在股骨头开始骨化之后，则常规X线片更为有效。常规体层摄影、对比剂关节造影、CT扫描和MR成像可用于DDH患者的术前准备和术后治疗评价。

（贾宏伟 译　李世民 校）

参考文献

1. Gardner E, Gray D: Prenatal development of the human Hip. Am J Anat *87*:163, 1950.
2. Strayer LM Jr: Embryology of the human hip joint. Clin Orthop *74*:221, 1971.
3. Watanabe RS: Embryology of the human hip. Clin Orthop *98*:8, 1974.
4. Westin GW, Ilfeld FW, Makin M, et al: Developmental hip dislocation. Contemp Orthop *16*:17, 1988.
5. Andersson JE: Neonatal hip instability: Normal values for physiological movement of the femoral head determined by an anterior-dynamic ultrasound method. J Pediatr Orthop *15*:736, 1995.
6. Keller MS, Weltin GG, Rattner Z, et al: Normal instability of the hip in the neonate: US standards. Radiology *169*:733, 1988.
7. Suzuki S: Deformity of the pelvis in developmental dysplasia of the hip: Three-dimensional evaluation by means of magnetic resonance image. J Pediatr Orthop *15*:812, 1995.
8. Browning WH, Rosenkrantz H, Tarquinio T: Computed tomography in congenital hip dislocation: The role of acetabular anteversion. J Bone Joint Surg Am *64*:27, 1982.
9. Walker JM: Morphological variants in the human fetal hip joint: Their significance in congenital hip disease. J Bone Joint Surg Am *62*:1073, 1980.
10. Schwend RM, Pratt WB, Fultz J: Untreated acetabular dysplasia of the hip in the Navajo: A 34 year case series followup. Clin Orthop *364*:108, 1999.
11. Cooperman DR, Wallensten R, Stulberg SD: Acetabular dysplasia in the adult. Clin Orthop *175*:79, 1983.
12. Hansson G, Jacobsen S: Ultrasonography screening for developmental dysplasia of the hip joint. Acta Paediatr *86*:913, 1997.
13. Paton RW, Srinivasan MS, Shah B, et al: Ultrasound screening for hips at

risk in developmental dysplasia: Is it worth it? [see comments]. J Bone Joint Surg Br *81*:255, 1999.
14. Chan A, McCaul KA, Cundy PJ, et al: Perinatal risk factors for developmental dysplasia of the hip. Arch Dis Child Fetal Neonatal Ed 76:F94, 1997.
15. Artz TD, Lim WN, Wilson PD, et al: Neonatal diagnosis, treatment and related factors of congenital dislocation of the hip. Clin Orthop *110*:112, 1975.
16. Bolton-Maggs BG, Crabtree SD: The opposite hip in congenital dislocation of the hip. J Bone Joint Surg Br *65*:279, 1983.
17. Dunn PM: Perinatal observations on the etiology of congenital dislocation of the hip. Clin Orthop *119*:11, 1976.
18. Hoaglund FT, Healey JH: Osteoarthrosis and congenital dysplasia of the hip in family members of children who have congenital dysplasia of the hip [published erratum appears in J Bone Joint Surg Am 1991 Feb;73(2):293]. J Bone Joint Surg Am 72:1510, 1990.
19. Lingg G, von Torklus D, Nebel G: Hip dysplasia and congenital hip dislocation: A roentgenometric study in 110 families. Radiologe *21*:538, 1981.
20. Yamamuro T, Ishida K: Recent advances in the prevention, early diagnosis, and treatment of congenital dislocation of the hip in Japan. Clin Orthop *184*:34, 1984.
21. Hooper G: Congenital dislocation of the hip in infantile idiopathic scoliosis. J Bone Joint Surg Br *62*:447, 1980.
22. Bertol P, Macnicol MF, Mitchell GP: Radiographic features of neonatal congenital dislocation of the hip. J Bone Joint Surg Br *64*:176, 1982.
23. Walsh JJ, Morrissy RT: Torticollis and hip dislocation. J Pediatr Orthop *18*:219, 1998.
24. Bernard AA, O'Hara JN, Bazin S, et al: An improved screening system for the early detection of congenital dislocation of the hip. J Pediatr Orthop 7:277, 1987.
25. Krikler SJ, Dwyer NS: Comparison of results of two approaches to hip screening in infants. J Bone Joint Surg Br *74*:701, 1992.
26. Poul J, Bajerova J, Sommernitz M, et al: Early diagnosis of congenital dislocation of the hip. J Bone Joint Surg Br *74*:695, 1992.
27. Thompson GH, Scoles PV: Bone and joint disorders. *In* WE Nelson (Ed): Textbook of Pediatrics, 15th ed. Philadelphia, WB Saunders, 1996, p 1939.
28. Burger BJ, Burger JD, Bos CF, et al: Neonatal screening and staggered early treatment for congenital dislocation or dysplasia of the hip. Lancet *336*:1549, 1990.
29. Catford JC, Bennet GC, Wilkinson JA: Congenital hip dislocation: An increasing and still uncontrolled disability? Br Med J (Clin Res Ed) *285*:1527, 1982.
30. Macnicol MF: Results of a 25-year screening programme for neonatal hip instability. J Bone Joint Surg Br 72:1057, 1990.
31. Morrissy RT, Cowie GH: Congenital dislocation of the hip: Early detection and prevention of late complications. Clin Orthop *222*:79, 1987.
32. Yngve D, Gross R: Late diagnosis of hip dislocation in infants. J Pediatr Orthop *10*:777, 1990.
33. Moore FH: Examining infants' hips: Can it do harm? J Bone Joint Surg Br *71*:4, 1989.
34. Greulich WW, Pyle SI: Radiographic Atlas of Skeletal Development of the Hand and Wrist. Stanford, Stanford University Press, 1959, p 16.
35. Hensinger RN: Congenital dislocation of the hip. Clin Symp *31*:1, 1979.
36. Stewart RJ, Patterson CC, Mollan RA: Ossification of the normal femoral capital epiphysis. J Bone Joint Surg Br *68*:653, 1986.
37. Rab GT: Preoperative roentgenographic evaluation for osteotomies about the hip in children. J Bone Joint Surg Am *63*:306, 1981.
38. Schmid F: Paediatrische Radiologie. Berlin, Springer 674, 1973.
39. Boniforti FG, Fujii G, Angliss RD, et al: The reliability of measurements of pelvic radiographs in infants. J Bone Joint Surg Br 79:570, 1997.
40. Portinaro NM, Murray D, Benson MK: Acetabular notch. J Pediatr Orthop B *6*:48, 1997.
41. Portinaro NM, Murray DW, Bhullar TP, et al: Errors in measurement of acetabular index. J Pediatr Orthop *15*:780, 1995.
42. Ozonoff MB: The radiological assessment of the hip. Curr Orthop *1*:257, 1987.
43. Delaunay S, Dussault RG, Kaplan PA, et al: Radiographic measurements of dysplastic adult hips. Skeletal Radiol *26*:75, 1997.
44. Wiberg G: Studies on dysplastic acetabula and congenital subluxation of the hip joint. Acta Chir Scand *58*:5, 1939.
45. Crockarell JR Jr, Trousdale RT, Guyton JL: The anterior centre-edge angle: A cadaver study. J Bone Joint Surg Br *82*:532, 2000.
46. Broughton NS, Brougham DI, Cole WG, et al: Reliability of radiological measurements in the assessment of the child's hip. J Bone Joint Surg Br *71*:6, 1989.
47. Smith JT, Matan A, Coleman SS, et al: The predictive value of the development of the acetabular teardrop figure in developmental dysplasia of the hip. J Pediatr Orthop *17*:165, 1997.
48. Faure C, Schmit P, Salvat D: Cost-benefit evaluation of systematic radiological diagnosis of congenital dislocated hip. Pediatr Radiol *14*:407, 1984.
49. Weinstein SL: Natural history of congenital hip dislocation (CDH) and hip dysplasia. Clin Orthop:62, 1987.
50. Drummond DS, O'Donnell J, Breed A, et al: Arthrography in the evaluation of congenital dislocation of the hip. Clin Orthop *243*:148, 1989.
51. Harcke HT: Imaging in congenital dislocation and dysplasia of the hip. Clin Orthop *281*:22, 1992.
52. Kawaguchi AT, Otsuka NY, Delgado ED, et al: Magnetic resonance arthrography in children with developmental hip dysplasia. Clin Orthop *374*:235, 2000.
53. Kilcoyne RF, Kaplan P: The lateral approach for hip arthrography. Skeletal Radiol *21*:239, 1992.
54. Schwartz AM, Goldberg MJ: The medial adductor approach to arthrography of the hip in children. Radiology *132*:483, 1979.
55. Strife JL, Towbin R, Crawford A: Hip arthrography in infants and children: The inferomedial approach. Radiology *152*:536, 1984.
56. Bialik V, Reuveni A, Pery M, et al: Ultrasonography in developmental displacement of the hip: A critical analysis of our results. J Pediatr Orthop *9*:154, 1989.
57. Bick U, Muller-Leisse C, Troger J: Ultrasonography of the hip in preterm neonates. Pediatr Radiol *20*:331, 1990.
58. Graf R: The diagnosis of congenital hip-joint dislocation by the ultrasonic Combound treatment. Arch Orthop Trauma Surg *97*:117, 1980.
59. Gardiner HM, Clarke NM, Dunn PM: A sonographic study of the morphology of the preterm neonatal hip. J Pediatr Orthop *10*:633, 1990.
60. Graf R: Classification of hip joint dysplasia by means of sonography. Arch Orthop Trauma Surg *102*:248, 1984.
61. Keller MS, Weiss AA: Sonographic guidance for infant hip reduction under anesthesia. Pediatr Radiol *18*:174, 1988.
62. Harcke HT, Clarke NM, Lee MS, et al: Examination of the infant hip with real-time ultrasonography. J Ultrasound Med *3*:131, 1984.
63. Graf R: Advantages and disadvantages of various access routes in sonographic diagnosis of dysplasia and luxation in the infant hip. J Pediatr Orthop B *6*:248, 1997.
64. Harcke HT: Screening newborns for developmental dysplasia of the hip: The role of sonography. AJR *162*:395, 1994.
65. Nichols GW, Schwentker EP, Boal DK: Correlation of anatomy and ultrasonographic images in the infant hip: An experimental cadaver study. J Pediatr Orthop *6*:410, 1986.
66. Yousefzadeh DK, Ramilo JL: Normal hip in children: Correlation of US with anatomic and cryomicrotome sections. Radiology *165*:647, 1987.
67. Graf R: The ultrasonic image of the acetabular rim in infants: An experimental and clinical investigation. Arch Orthop Trauma Surg *99*:35, 1981.
68. Soboleski DA, Babyn P: Sonographic diagnosis of developmental dysplasia of the hip: Importance of increased thickness of acetabular cartilage. AJR *161*:839, 1993.
69. Harcke HT, Lee MS, Sinning L, et al: Ossification center of the infant hip: Sonographic and radiographic correlation. AJR *147*:317, 1986.
70. Graf R: Fundamentals of sonographic diagnosis of infant hip dysplasia. J Pediatr Orthop *4*:735, 1984.
71. Graf R: Guide to sonography of the infant hip. New York, Thieme 1987.
72. Teele RL, Share JC: Ultrasonography of Infants and Children. Philadelphia, WB Saunders, 1991, p 129.
73. Harcke HT, Grissom LE: Performing dynamic sonography of the infant hip. AJR *155*:837, 1990.
74. Jaramillo D, Laor T, Oestreich AE: Musculoskeletal system. *In* Practical pediatric imaging: Diagnostic radiology of infants and children. DR Kirks (Ed): Lippincott-Raven, 1998, p 467.
75. Dahlstrom H, Oberg L, Friberg S: Sonography in congenital dislocation of the hip. Acta Orthop Scand *57*:402, 1986.
76. Gerscovich EO, Greenspan A, Cronan MS, et al: Three-dimensional sonographic evaluation of developmental dysplasia of the hip: Preliminary findings. Radiology *190*:407, 1994.
77. Bar-On E, Meyer S, Harari G, et al: Ultrasonography of the hip in developmental hip dysplasia. J Bone Joint Surg Br *80*:321, 1998.
78. Jomha NM, McIvor J, Sterling G: Ultrasonography in developmental hip dysplasia. J Pediatr Orthop *15*:101, 1995.
79. Rosendahl K, Aslaksen A, Lie RT, et al: Reliability of ultrasound in the early diagnosis of developmental dysplasia of the hip. Pediatr Radiol *25*:219, 1995.
80. Dias JJ, Thomas IH, Lamont AC, et al: The reliability of ultrasonographic assessment of neonatal hips. J Bone Joint Surg Br *75*:479, 1993.
81. Bialik V, Bialik GM, Wiener F: Prevention of overtreatment of neonatal hip dysplasia by the use of ultrasonography. J Pediatr Orthop B 7:39, 1998.
82. Boeree NR, Clarke NM: Ultrasound imaging and secondary screening for congenital dislocation of the hip. J Bone Joint Surg Br *76*:525, 1994.
83. Bon RA, Exner GU: Early diagnosis of hip dysplasia: Arguments for a general ultrasonographic screening. Schweiz Rundsch Med Prax *81*:519, 1992.
84. Clarke NM, Clegg J, Al-Chalabi AN: Ultrasound screening of hips at risk for CDH: Failure to reduce the incidence of late cases. J Bone Joint Surg Br *71*:9, 1989.
85. Davids JR, Benson LJ, Mubarak SJ, et al: Ultrasonography and developmental dysplasia of the hip: A cost-benefit analysis of three delivery systems. J Pediatr Orthop *15*:325, 1995.
86. Grissom LE, Harcke HT: Ultrasonography and developmental dysplasia of the infant hip. Curr Opin Pediatr *11*:66, 1999.
87. Harcke HT, Kumar SJ: The role of ultrasound in the diagnosis and management of congenital dislocation and dysplasia of the hip. J Bone Joint Surg Am 73:622, 1991.
88. Lewis K, Jones DA, Powell N: Ultrasound and neonatal hip screening: The five-year results of a prospective study in high-risk babies. J Pediatr Orthop *19*:760, 1999.

89. Poul J, Bajerova J, Skotakova J, et al: Selective treatment program for developmental dysplasia of the hip in an epidemiologic prospective study. J Pediatr Orthop B 7:135, 1998.
90. Rosendahl K: The effect of ultrasound screening on late developmental dysplasia of the hip. Arch Pediatr Adolesc Med *149*:706, 1995.
91. Rosendahl K, Aslaksen A, Lie RT, et al: Reliability of ultrasound in the early diagnosis of developmental dysplasia of the hip [see comments]. Pediatr Radiol *25*:219, 1995.
92. Rosendahl K, Markestad T, Lie RT: Ultrasound screening for developmental dysplasia of the hip in the neonate: The effect on treatment rate and prevalence of late cases. Pediatrics *94*:47, 1994.
93. Rosendahl K, Markestad T, Lie RT: Developmental dysplasia of the hip: A population-based comparison of ultrasound and clinical findings. Acta Paediatr *85*:64, 1996.
94. Taylor GR, Clarke NM: Monitoring the treatment of developmental dysplasia of the hip with the Pavlik harness: The role of ultrasound. J Bone Joint Surg Br *79*:719, 1997.
95. Jones D: Neonatal detection of developmental dysplasia of the hip (DDH) [editorial] [see comments]. J Bone Joint Surg Br *80*:943, 1998.
96. Terjesen T: Ultrasound as the primary imaging method in the diagnosis of hip dysplasia in children aged < 2 years. J Pediatr Orthop B *5*:123, 1996.
97. Marks DS, Clegg J, al-Chalabi AN: Routine ultrasound screening for neonatal hip instability: Can it abolish late-presenting congenital dislocation of the hip? J Bone Joint Surg Br *76*:534, 1994.
98. Williams PR, Jones DA, Bishay M: Avascular necrosis and the Aberdeen splint in developmental dysplasia of the hip. J Bone Joint Surg Br *81*:1023, 1999.
99. Pool RD, Foster BK, Paterson DC: Avascular necrosis in congenital hip dislocation: The significance of splintage. J Bone Joint Surg Br *68*:427, 1986.
100. Gardiner HM, Dunn PM: Controlled trial of immediate splinting versus ultrasonographic surveillance in congenitally dislocatable hips. Lancet *336*:1553, 1990.
101. Stanton RP, Capecci R: Computed tomography for early evaluation of developmental dysplasia of the hip. J Pediatr Orthop *12*:727, 1992.
102. Edelson JG, Hirsch M, Weinberg H, et al: Congenital dislocation of the hip and computerised axial tomography. J Bone Joint Surg Br *66*:472, 1984.
103. Helms CA, Goodman PC, Jeffrey RB Jr: Use of computed tomography in congenital dislocation of the hip. J Comput Tomogr 7:363, 1983.
104. Peterson HA, Klassen RA, Hoffman AD: The use of computerised tomography in dislocation of the hip and femoral neck anteversion in children. J Bone Joint Surg Br *63*:198, 1981.
105. Azuma H, Taneda H, Igarashi H: Evaluation of acetabular coverage: Three-dimensional CT imaging and modified pelvic inlet view. J Pediatr Orthop *11*:765, 1991.
106. Lafferty CM, Sartoris DJ, Tyson R, et al: Acetabular alterations in untreated congenital dysplasia of the hip: Computed tomography with multiplanar re-formation and three-dimensional analysis. J Comput Assist Tomogr *10*:84, 1986.
107. Lang P, Genant HK, Steiger P, et al: Three-dimensional digital displays in congenital dislocation of the hip: Preliminary experience. J Pediatr Orthop *9*:532, 1989.
108. Lee DY, Choi IH, Lee CK, et al: Assessment of complex hip deformity using three-dimensional CT image. J Pediatr Orthop *11*:13, 1991.
109. Robertson DD, Essinger JR, Imura S, et al: Femoral deformity in adults with developmental hip dysplasia. Clin Orthop *327*:196, 1996.
110. Sugano N, Noble PC, Kamaric E, et al: The morphology of the femur in developmental dysplasia of the hip. J Bone Joint Surg Br *80*:711, 1998.
111. Eggli KD, King SH, Boal DK, et al: Low-dose CT of developmental dysplasia of the hip after reduction: Diagnostic accuracy and dosimetry. AJR *163*:1441, 1994.
112. Hernandez RJ: Concentric reduction of the dislocated hip: Computed-tomographic evaluation. Radiology *150*:266, 1984.
113. Hernandez RJ, Tachdjian MO, Dias LS: Hip CT in congenital dislocation: Appearance of tight iliopsoas tendon and pulvinar hypertrophy. AJR *139*:335, 1982.
114. Simons GW, Flatley TJ, Sty JR, et al: Intra-articular osteocartilaginous obstruction to reduction of congenital dislocation of the hip: Report of three cases. J Bone Joint Surg Am *70*:760, 1988.
115. Anda S, Svenningsen S, Dale LG, et al: The acetabular sector angle of the adult hip determined by computed tomography. Acta Radiol Diagn (Stockh) *27*:443, 1986.
116. Anda S, Terjesen T, Kvistad KA, et al: Acetabular angles and femoral anteversion in dysplastic hips in adults: CT investigation. J Comput Assist Tomogr *15*:115, 1991.
117. Anda S, Terjesen T, Kvistad KA: Computed tomography measurements of the acetabulum in adult dysplastic hips: Which level is appropriate? Skeletal Radiol *20*:267, 1991.
118. Bos CF, Bloem JL, Obermann WR, et al: Magnetic resonance imaging in congenital dislocation of the hip. J Bone Joint Surg Br *70*:174, 1988.
119. Bos CF, Bloem JL: Treatment of dislocation of the hip, detected in early childhood, based on magnetic resonance imaging. J Bone Joint Surg Am *71*:1523, 1989.
120. Lang P, Steiger P, Genant HK, et al: Three-dimensional CT and MR imaging in congenital dislocation of the hip: Clinical and technical considerations. J Comput Assist Tomogr *12*:459, 1988.
121. Lang P, Genant HK, Jergesen HE, et al: Imaging of the hip joint: Computed tomography versus magnetic resonance imaging. Clin Orthop *274*:135, 1992.
122. Aoki K, Mitani S, Asaumi K, et al: Utility of MRI in detecting obstacles to reduction in developmental dysplasia of the hip: Comparison with two-directional arthrography and correlation with intraoperative findings. J Orthop Sci *4*:255, 1999.
123. Fisher R, O'Brien TS, Davis KM: Magnetic resonance imaging in congenital dysplasia of the hip. J Pediatr Orthop *11*:617, 1991.
124. Johnson ND, Wood BP, Jackman KV: Complex infantile and congenital hip dislocation: Assessment with MR imaging. Radiology *168*:151, 1988.
125. Toby EB, Koman LA, Bechtold RE: Magnetic resonance imaging of pediatric hip disease. J Pediatr Orthop *5*:665, 1985.
126. Hughes JR: Intrinsic obstructive factors in congenital dislocation of the hip: The role of arthrography. *In* MO Tachdjian (Ed): Congenital Dislocation of the Hip. New York, Churchill Livingstone, 1982, p 344.
127. Tachdjian MO: Treatment after walking age. *In* MO Tachdjian (Ed): Congenital Dislocation of the Hip. New York, Churchill Livingstone, 1982, p 227.
128. Jaramillo D, Villegas-Medina OL, Doty DK, et al: Gadolinium-enhanced MR imaging demonstrates abduction-caused hip ischemia and its reversal in piglets. AJR *166*:879, 1996.
129. Jaramillo D, Villegas-Medina O, Laor T, et al: Gadolinium-enhanced MR imaging of pediatric patients after reduction of dysplastic hips: Assessment of femoral head position, factors impeding reduction, and femoral head ischemia. AJR *170*:1633, 1998.
130. Hernandez RJ: Evaluation of congenital hip dysplasia and tibial torsion by computed tomography. J Comput Tomogr 7:101, 1983.
131. Sebag G, Ducou Le Pointe H, Klein I, et al: Dynamic gadolinium-enhanced subtraction MR imaging—a simple technique for the early diagnosis of Legg-Calvé-Perthes disease: Preliminary results. Pediatr Radiol *27*:216, 1997.
132. Tennant S, Kinmont C, Lamb G, et al: The use of dynamic interventional MRI in developmental dysplasia of the hip. J Bone Joint Surg Br *81*:392, 1999.
133. Bradley J, Wetherill M, Benson MK: Splintage for congenital dislocation of the hip: Is it safe and reliable? J Bone Joint Surg Br *69*:257, 1987.
134. Elsworth C, Walker G: The safety of the Denis Browne abduction harness in congenital dislocation of the hip. J Bone Joint Surg Br *68*:275, 1986.
135. Iwasaki K: Treatment of congenital dislocation of the hip by the Pavlik harness. Mechanism of reduction and usage. J Bone Joint Surg Am *65*:760, 1983.
136. Kerry RM, Simonds GW: Long-term results of late non-operative reduction of developmental dysplasia of the hip [see comments]. J Bone Joint Surg Br *80*:78, 1998.
137. Zionts LE, MacEwen GD: Treatment of congenital dislocation of the hip in children between the ages of one and three years. J Bone Joint Surg Am *68*:829, 1986.
138. Dahlstrom H, Friberg S, Oberg L: Stabilisation and development of the hip after closed reduction of late CDH. J Bone Joint Surg Br *72*:186, 1990.
139. Renshaw TS: Inadequate reduction of congenital dislocation of the hip. J Bone Joint Surg Am *63*:1114, 1981.
140. Green NE, Griffin PP: Hip dysplasia associated with abduction contracture of the contralateral hip. J Bone Joint Surg Am *64*:1273, 1982.
141. Severin E: Contribution to knowledge of congenital dislocation of the hip joint: Late results of closed reduction and arthrographic studies of recent cases. Acta Chir Scand Suppl *84*(Suppl 63):1, 1941.
142. Blockey NJ: Derotation osteotomy in the management of congenital dislocation of the hip. J Bone Joint Surg Br *66*:485, 1984.
143. Kasser JR, Bowen JR, MacEwen GD: Varus derotation osteotomy in the treatment of persistent dysplasia in congenital dislocation of the hip. J Bone Joint Surg Am *67*:195, 1985.
144. Marafioti RL, Westin GW: Factors influencing the results of acetabuloplasty in children. J Bone Joint Surg Am *62*:765, 1980.
145. Ninomiya S, Tagawa H: Rotational acetabular osteotomy for the dysplastic hip. J Bone Joint Surg Am *66*:430, 1984.
146. Barrett WP, Staheli LT, Chew DE: The effectiveness of the Salter innominate osteotomy in the treatment of congenital dislocation of the hip. J Bone Joint Surg Am *68*:79, 1986.
147. Fixsen JA: Anterior and posterior displacement of the hip after innominate osteotomy. J Bone Joint Surg Br *69*:361, 1987.
148. O'Brien T, Salter RB: Femoral head size in congenital dislocation of the hip. J Pediatr Orthop *5*:299, 1985.
149. Calvert PT, August AC, Albert JS, et al: The Chiari pelvic osteotomy: A review of the long-term results. J Bone Joint Surg Br *69*:551, 1987.
150. Hogh J, Macnicol MF: The Chiari pelvic osteotomy: A long-term review of clinical and radiographic results. J Bone Joint Surg Br *69*:365, 1987.
151. Malefijt MC, Hoogland T, Nielsen HK: Chiari osteotomy in the treatment of congenital dislocation and subluxation of the hip. J Bone Joint Surg Am *64*:996, 1982.
152. Rejholec M, Stryhal F, Rybka V, et al: Chiari osteotomy of the pelvis: A long-term study. J Pediatr Orthop *10*:21, 1990.
153. Fairbank JC, Howell P, Nockler I, et al: Relationship of pain to the radiological anatomy of the hip joint in adults treated for congenital dislocation of the hip as infants: A long-term follow-up of patients treated by three methods. J Pediatr Orthop *6*:539, 1986.

154. Harley JM, Wilkinson JA: Hip replacement for adults with unreduced congenital dislocation: A new surgical technique. J Bone Joint Surg Br *69*:752, 1987.
155. Rombouts JJ, Kaelin A: Inferior (obturator) dislocation of the hip in neonates: A complication of treatment by the Pavlik harness. J Bone Joint Surg Br *74*:708, 1992.
156. Langkamer VG, Clarke NM, Witherow P: Complications of splintage in congenital dislocation of the hip [see comments]. Arch Dis Child *66*:1322, 1991.
157. Mendez AA, Keret D, MacEwen GD: Obturator dislocation as a complication of closed reduction of the congenitally dislocated hip: A report of two cases. J Pediatr Orthop *10*:265, 1990.
158. Suzuki S, Yamamuro T: Avascular necrosis in patients treated with the Pavlik harness for congenital dislocation of the hip. J Bone Joint Surg Am 72:1048, 1990.
159. Robinson HJ, Jr., Shannon MA: Avascular necrosis in congenital hip dysplasia: The effect of treatment. J Pediatr Orthop *9*:293, 1989.
160. Kalamchi A, MacEwen GD: Avascular necrosis following treatment of congenital dislocation of the hip. J Bone Joint Surg Am *62*:876, 1980.
161. Cooperman DR, Wallensten R, Stulberg SD: Post-reduction avascular necrosis in congenital dislocation of the hip. J Bone Joint Surg Am *62*:247, 1980.
162. McQueary FG, Johnston RC: Coxarthrosis after congenital dysplasia: Treatment by total hip arthroplasty without acetabular bone-grafting. J Bone Joint Surg Am *70*:1140, 1988.
163. Smith MG: The results of neonatal treatment of congenital hip dislocation: A personal series. J Pediatr Orthop *4*:311, 1984.
164. Wechsler RJ, Schwartz AM: Ischemic necrosis of the contralateral hip as a possible complication of untreated congenital hip dislocation. Skeletal Radiol *6*:279, 1981.
165. Tredwell SJ, Davis LA: Prospective study of congenital dislocation of the hip. J Pediatr Orthop *9*:386, 1989.
166. Brougham DI, Broughton NS, Cole WG, et al: Avascular necrosis following closed reduction of congenital dislocation of the hip: Review of influencing factors and long-term follow-up. J Bone Joint Surg Br 72:557, 1990.
167. Kahle WK, Anderson MB, Alpert J, et al: The value of preliminary traction in the treatment of congenital dislocation of the hip. J Bone Joint Surg Am 72:1043, 1990.
168. Buchanan JR, Greer RB, Cotler JM: Management strategy for prevention of avascular necrosis during treatment of congenital dislocation of the hip. J Bone Joint Surg Am *63*:140, 1981.
169. Thomas IH, Dunin AJ, Cole WG, et al: Avascular necrosis after open reduction for congenital dislocation of the hip: Analysis of causative factors and natural history. J Pediatr Orthop *9*:525, 1989.
170. Fish DN, Herzenberg JE, Hensinger RN: Current practice in use of prereduction traction for congenital dislocation of the hip. J Pediatr Orthop *11*:149, 1991.
171. Smith BG, Millis MB, Hey LA, et al: Postreduction computed tomography in developmental dislocation of the hip: Part II. Predictive value for outcome. J Pediatr Orthop *17*:631, 1997.
172. Segal LS, Boal DK, Borthwick L, et al: Avascular necrosis after treatment of DDH: The protective influence of the ossific nucleus [see comments]. J Pediatr Orthop *19*:177, 1999.
173. Segal LS, Schneider DJ, Berlin JM, et al: The contribution of the ossific nucleus to the structural stiffness of the capital femoral epiphysis: A porcine model for DDH. J Pediatr Orthop *19*:433, 1999.
174. Clarke NM: Blood supply and proximal femoral epiphyseal deformity in congenital dislocatio of the hip. *In* HK Uhthoff and JJ Wiley (Eds): Behavior of the Growth Plate. New York, Raven Press, 1988, p 371.
175. Ogden JA: Changing patterns of proximal femoral vascularity. J Bone Joint Surg Am *56*:941, 1974.
176. Ogden JA: Normal and abnormal circulation. *In* MO Tachdjian (Ed): Congenital Dislocation of the Hip. New York, Churchill Livingstone, 1982, p 59.
177. Gregosiewicz A, Wosko I: Risk factors of avascular necrosis in the treatment of congenital dislocation of the hip. J Pediatr Orthop *8*:17, 1988.
178. Bennett JT, MacEwen GD: Congenital dislocation of the hip: Recent advances and current problems. Clin Orthop *247*:15, 1989.
179. Thomas CL, Gage JR, Ogden JA: Treatment concepts for proximal femoral ischemic necrosis complicating congenital hip disease. J Bone Joint Surg Am *64*:817, 1982.
180. Ozonoff MB: Pediatric Orthopedic Radiology. Philadelphia, WB Saunders, 1992, p 164.
181. Carey TP, Guidera KG, Ogden JA: Manifestations of ischemic necrosis complicating developmental hip dysplasia. Clin Orthop *281*:11, 1992.
182. Bucholz RW, Ogden JA: Patterns of ischemic necrosis of the proximal femur in non-operatively treated congenital hip disease. *In* The Hip: Proceedings of the Sixth Scientific Meeting of the Hip Society. St. Louis: CV Mosby, 1978.
183. Campbell P, Tarlow SD: Lateral tethering of the proximal femoral physis complicating the treatment of congenital hip dysplasia. J Pediatr Orthop *10*:6, 1990.
184. Gamble JG, Mochizuki C, Bleck EE, et al: Coxa magna following surgical treatment of congenital hip dislocation. J Pediatr Orthop *5*:528, 1985.
185. O'Brien T: Growth-disturbance lines in congenital dislocation of the hip. J Bone Joint Surg Am *67*:626, 1985.
186. O'Brien T, Millis MB, Griffin PP: The early identification and classification of growth disturbances of the proximal end of the femur. J Bone Joint Surg Am *68*:970, 1986.
187. Iwersen LJ, Kalen V, Eberle C: Relative trochanteric overgrowth after ischemic necrosis in congenital dislocation of the hip. J Pediatr Orthop *9*:381, 1989.
188. Fernbach SK, Poznanski AK, Kelikian AS, et al: Greater trochanteric overgrowth: Development and surgical correction. Radiology *154*:661, 1985.
189. Gage JR, Cary JM: The effects of trochanteric epiphyseodesis on growth of the proximal end of the femur following necrosis of the capital femoral epiphysis. J Bone Joint Surg Am *62*:785, 1980.
190. O'Hara JN: Congenital dislocation of the hip: Acetabular deficiency in adolescence (absence of the lateral acetabular epiphysis) after limbectomy in infancy. J Pediatr Orthop *9*:640, 1989.
191. Gibson PH, Benson MK: Congenital dislocation of the hip: Review at maturity of 147 hips treated by excision of the limbus and derotation osteotomy. J Bone Joint Surg Br *64*:169, 1982.
192. van Erve RH, Driessen AP: Developmental hip dysplasia in hereditary motor and sensory neuropathy type 1. J Pediatr Orthop *19*:92, 1999.
193. Bennet GC, Rang M, Roye DP, et al: Dislocation of the hip in trisomy 21. J Bone Joint Surg Br *64*:289, 1982.
194. Taybi H, Lachman RS: Radiology of syndromes, metabolic disorders, and skeletal dysplasias. St. Louis, CV Mosby, 1996, p 281.
195. Li YH, Hafeez M, Emery RJ, et al: The c/b ratio in the radiological monitoring of the hip joint in congenital dislocation of the hip. J Pediatr Orthop *15*:806, 1995.
196. Smith WS, Badgley CE, Orwig JB, et al: Correlation of postreduction roentgenograms and thirty-one-year follow-up in congenital dislocation of the hip. J Bone Joint Surg Am *50*:1081, 1968.

第80章

结缔组织遗传性疾病，骨骺发育不良和相关疾病

Amy Beth Goldman

本章描述了一组疾病，其中许多疾病都合并有早熟性骨关节炎。马方综合征、高胱氨酸尿、埃勒斯－当洛斯综合征、成骨不全都是结缔组织遗传疾病。它们不同程度地累及皮肤、韧带、肌腱、眼睛、心血管系统和骨骼。结缔组织异常不会首先累及肢体关节。但骨骼异常导致的关节不完整和韧带松弛造成的反复轻度损伤，则可造成早熟性骨关节炎。进行性纤维发育不良（肌炎）性骨化也是原发的结缔组织疾病。与这类的其他疾病发病过程相反，它是由于外周的骨化而影响肢体关节。骨纤维发育不良和弹性假黄瘤不会造成关节改变，但也归为这一类疾病，因为其发病机理可能相同。

骨骺发育不良是异种基因组的遗传疾病，它们都会导致骨骺端异常。关节面外形的改变造成关节面不完整，最终出现透明软骨的早期退变。患者就诊时的临床主诉经常是退行性关节病或退行性椎间盘疾病。

脂肪瘤性巨大发育和Klippel-Trenaunay-Weber综合征是先天性巨指的两个原因。手指肥大可合并关节改变。脂肪瘤性巨大发育继发的退行性改变非常严重，可以造成手指废用。Klippel-Trenaunay-Weber综合征由于有出血素质而造成关节的改变。

第一节　马方综合征

马方综合征是结缔组织家族性疾病，首先累及眼、骨骼和心血管系统。一般是常染色体显性遗传，20%~30%为自发变异[1-6, 450]。估计的流行发病率是每出生10万人中有4～6人发病[1, 5]。

马方（Marfan）在1896年第一次描述了这种综合征。他着重指出了一个5岁患者的“蜘蛛样”手指，称这种疾病为“蜘蛛脚样指”[8]。他对最初的患者没有做出疾病的诊断，因为患者合并有关节挛缩。回顾性研究发现，患者可能患有另一种家族性疾病，现在知道是先天性挛缩性蜘蛛脚样指[7, 9, 10]。

一、病理和病理生理

马方综合征的临床表现具有非常显著的多样性，使临床诊断变得复杂，诊断主要根据特有的体征表现（晶状体异位、主动脉根部扩张或分离、硬膜扩张和蜘蛛脚样指）[2, 3, 6, 7, 10]。在没有家族史的病例中这一点具有特别重要的意义。临床表现差异非常大，因此可以推测“不同部位的变异在不同的家族中可产生同样的临床表现”[2]。

基因链分析研究显示，家族病例和偶发病例的马方综合征[6]，15染色体（命名为MFS1）长臂的局部（15q15-15q21）有一个或多个变异[2, 5, 6]。研究者已经确定了15染色体同一部位的原纤维基因密码[3, 5, 6, 11]。原纤维是一种大的糖蛋白（350kDa），它是弹性蛋白原纤维的成分，连接几个更小的蛋白[6, 11]。这些原纤维存在于骨膜、悬韧带和主动脉中膜[6]。对原纤维进行免疫组化和单克隆抗体的生物学研究显示，在马方综合征不同患病家族中可出现各种异常，包括异常分泌、合成下降和细胞外异常聚集[3, 11]。自1986年以来[2, 3, 6, 11]，已经确认了15种以上氨基酸异常变异（突变、遗传密码遗漏、不成熟密码子）[448, 449]。

所以，马方综合征是由于15染色体的原纤维基

因突变造成的[2, 3, 6, 11]。基因分析对确定是其他有类似明显特征的疾病还是马方综合征有很实用的临床价值[6]。先天性挛缩性蜘蛛脚样指患者(较轻的综合征，没有眼部表现)与15染色体原纤维基因没有关系(lod评分阴性)，但是与5染色体原纤维基因有关[3, 6]。所以，马方综合征和先天性蜘蛛脚样指在基因上没有相关性。与其类似的是，单纯二尖瓣下垂和主动脉环扩张同样有15染色体原纤维基因lod评分阴性[6]。但是，单纯晶状体异位与马方综合征在基因上有相关性，不过单纯晶状体异位没有肌肉骨骼和血管异常[3, 6]。不久的将来，用基因标记法能够对马方综合征在出生前和出生后做出准确的诊断，尽管它的临床表现具有非常显著的多相性。

主动脉血管中膜的病理改变是马方综合征的特征性表现[12-16]。胶原和黏液样物质的聚集、弹性纤维的断裂，使这类患者容易出现主动脉的分离和破裂。改变最明显的部位是升主动脉，近段的早期扩张常可导致主动脉瓣功能不全和冠状窦扩张[13-16]。主肺动脉中段坏死也曾有描述。

除了大血管的异常以外，主动脉环、小叶、腱索和二尖瓣也可发生纤维黏液瘤样改变。这些改变可以造成左侧心功能不全，其与“瓣膜松弛”综合征有关[17, 18]。

在大部分马方综合征患者中出现的双色晶状体异位，与晶状体悬韧带的病理改变有关[13, 14, 18-20]。

骨骼改变的确切原因和病理特征尚有待阐明。

二、临床表现

马方综合征没有性别和种族倾向[5, 13, 21, 22]。患者的特征是身材高大和细长(年龄和性别均大于第95百分率数值)[4]。肢体较长，与躯干的比例不对称(图80-1A)，两臂的长度可以超过身高[1, 14, 19, 23]。下肢比躯干或上肢受累更明显。肢体长度增加最明显的是在远端，特别是手和脚[13, 19, 20, 24]。患者出现

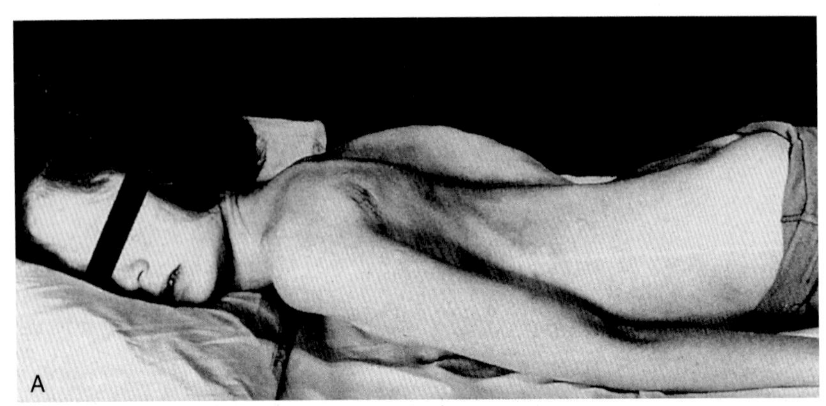

图80-1 马方综合征：青少年女性。

A 俯卧位显示上肢不成比例延长和胸椎后凸侧凸畸形。

B 手指细长。

C 拇指突出至握拳之外。

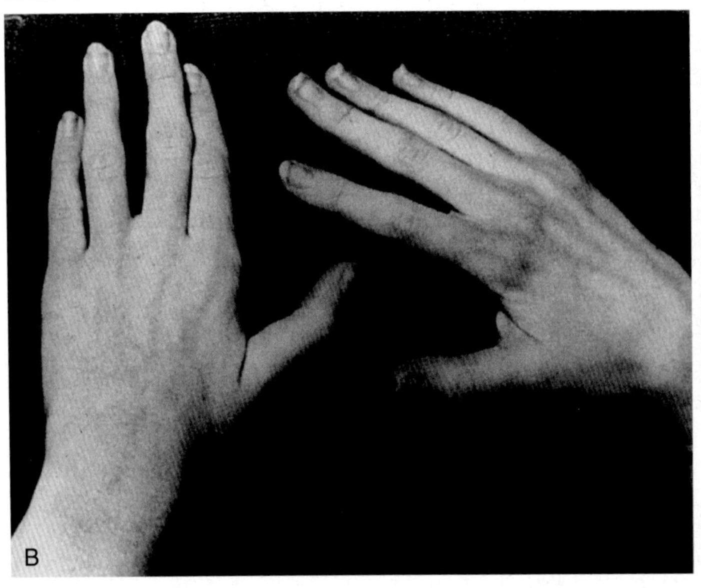

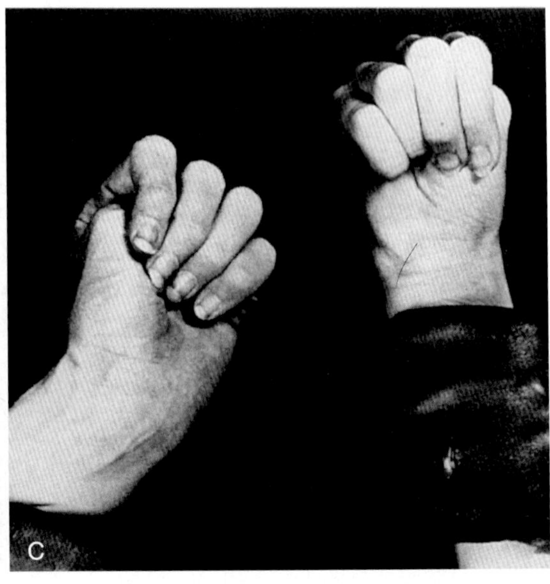

典型的蜘蛛脚样指（图 80-1B）。胸部畸形（鸡胸或漏斗胸）和脊柱侧凸（图 80-1A）更加重了肢体躯干的不对称性[1, 13, 14, 19, 20, 24]。正常的皮下脂肪减少和肌肉萎缩使肢体异常延长更为明显。颅部典型的改变是头部和面部变长，下颌突出，硬腭呈高弓状[1, 13, 21, 24]。常可出现明显的韧带松弛、关节成角畸形、平足和脊柱侧凸[25]。有时可出现蓝色巩膜和牙列不齐。智力正常。

马方综合征很少在婴儿时期就出现明显的表现[7]。在婴儿期，可观察到的表现包括特殊面容，其特征是面部较大、眼窝加深（眼球凹陷）、颧骨发育不全和额部较小，其外貌称为“焦虑面容”[7]。这些初生儿，病因最多见的是由于偶发变异引起（22名患儿仅有3例有家族史），典型的病例可以严重累及心脏[7, 26]。回声心动扫描显示主动脉窦呈苜蓿叶状扩张[7]，可以验证临床印象。幼儿期病例可采用β-肾上腺素能阻断进行治疗，以减少发病率[7]。

最常见的眼部异常是双侧晶状体异位和近视，但也可出现斜视和视网膜脱落[3, 11, 13, 14, 18-20]。白内障出现在病程晚期，继发于视网膜脱落。

马方综合征患者由于心脏异常可导致生命周期缩短[3, 27]。平均死亡年龄为28岁[22]。大多数患者出现主动脉或肺动脉中层囊性坏死，诱发动脉的剥离或破裂。主动脉瓣和二尖瓣功能不全可引起主动脉扩张或（和）“瓣膜松弛”综合征。马方综合征也可合并中隔缺损和主动脉窦血管瘤。

马方综合征的诊断比较困难，因为：（1）临床表现多变；（2）临床表现随年龄增长而逐渐明显，婴儿期可能没有临床表现；（3）没有特异性的“马方样表现”特征[7, 19, 28, 29]。确实，在20例长指和近视的儿童中，有3例是其他疾病（神经纤维瘤病，阿佩尔综合征，颅缝早闭）[26]。如果3个系统（眼，心血管，骨骼）至少有两个系统受累，并且有家族史，临床医生应当考虑马方综合征的诊断[1, 29, 30]。据Robins等报道，马方综合征在整形外科领域中，57%的病例出现双侧晶体剥离，89%的病例出现蜘蛛脚样指，62%的病例出现主动脉杂音[19]。晶状体异位是最具有诊断意义的临床改变，但不是马方综合征的所有患者都出现，出现的平均年龄是2.7岁[7]。对于大多数的马方综合征患者，基因标记的识别是准确的诊断方法[5]。

文献报道了许多种为确认马方样表现而设计的临床和影像学试验。但是这些试验在已确诊的马方综合征患者中可能出现阴性结果，而对于没有眼或心脏改变只有马方样表现的患者则呈现假阳性[31]。第一个试验是“拇指征”，由Steinberg设计[20]，突出的拇指超出了握紧拳头的界限，反映出蜘蛛脚样指的特征，手掌窄而拇指长（图 80-1C）。第二个试验是节段测量，由 Keech 等报道[29]。测量从耻骨联合到地面的距离以及股骨头顶部到地面的距离，计算两者的比率。正常成年人此比率小于0.85。马方综合征和蜘蛛脚样指患者此比率会增大[1, 29, 32]。骨骼的比率随年龄变化，在儿童需要列表[33]计算出节段指数。第三个试验是由 Parrish 描述的掌骨指数[34]，它根据手的X线片，测量出第二到第五掌骨的长度（图 80-2 和 80-3）。掌骨的长度分别除以每个掌骨干的宽度，得出比率。然后对4个比率求出平均值。正常男性，掌骨指数小于8.8，正常女性，掌骨指数小于9.4。马方综合征患者的掌骨指数比率会增大[13, 31, 33, 34]。作为临床试验，应用掌骨指数可能得出假阳性和假阴性的结果[31]。

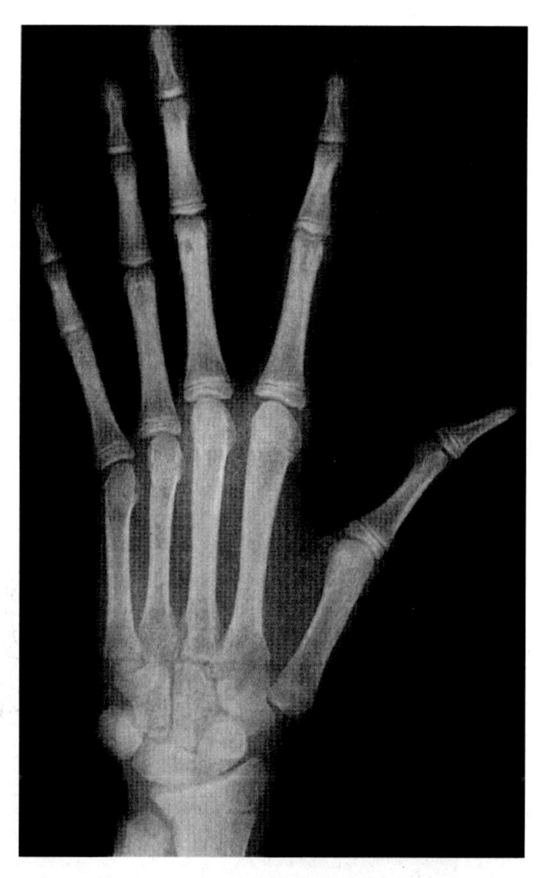

图 80-2 马方综合征。手的后前位显示皮下脂肪缺乏，指骨和掌骨延长，骨密度正常。

三、影像学表现

马方综合征通常是在儿童开始走路后才能做出诊断。在比较小的儿童中（4岁以前）[7, 35]，使用超声检查确认二尖瓣下垂或主动脉根部扩张，或在胎儿期用超声检查测量节段比率。这些检查仅在严重的病变患者中能够得到确认[35, 36]。

马方综合征的青少年或成年患者，手和足的放射照片显示蜘蛛脚样指，掌骨和指骨都延长（见图80-2和80-3）。通常会有一侧或两侧第五手指90°屈曲畸形（见图80-3）[4]，也可以看到第一足趾不成比例地延长。骨龄正常或超前。手和足的其他畸形包括踇外翻、槌状趾、畸形足和跟骨赘生物。扁平足畸形和月骨周围脱位伴发的腕部不稳定（少见）是由于韧带松弛所致[19, 20, 28, 37, 38]。

儿童在诊断方面是一个特殊的问题，可以出现一个或多个的临床表现和改变。应用骨骼比率测定术[450, 452, 453]或幼儿期出现“焦虑老人”面容（大耳朵，尖下颌），可引起人们对特征性手指的关注[453]。晶状体异位不是婴儿期（小于2~4岁）特有的表现，在儿童，更多的是瓣膜病变而不是中层囊性硬化。婴儿期的掌骨指数称为“拇指法则”，强调的是第一掌骨和其他掌骨的比例增大。Dijkstra等[450]推荐在非常年轻时测量手指，以除外已经骨化的骨骺。脊柱侧弯、韧带松弛和椎管扩张甚至可在婴儿期出现。

马方综合征患者的四肢软组织会显著减少，其与肌肉萎缩和皮下脂肪稀疏有关（见图80-2和80-3）[4, 7]。长骨狭窄细长。没有骨质疏松。两侧肢体长度可出现不一致。股骨头骨骺滑脱的发生率可增高[4]。关节的过度活动，容易导致畸形（膝反屈，髌骨顽固性疼痛）、脱位（髌骨，髋部，锁骨，下颌骨）和关节不稳定[38, 39]。韧带的过度松弛可导致关节机械性能异常、反复轻度损伤和早期关节退行性疾病[4]。

40%~60%的马方综合征患者可出现脊柱侧弯，使蜘蛛脚样指进行性加重[40]。侧弯的形式与特发性脊柱侧弯相似，主要是胸椎弯曲，凸向右侧。和特发性脊柱侧弯一样，也容易出现椎骨脱离和脊柱滑脱（图80-4）[1, 41, 42]。但是，马方综合征患者的脊柱侧凸比特发性脊柱侧凸发生得要早。没有特发性脊

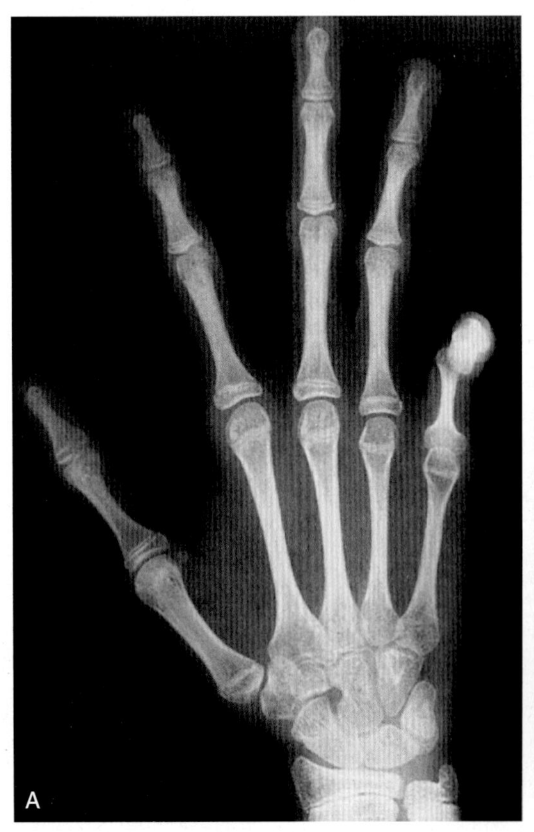

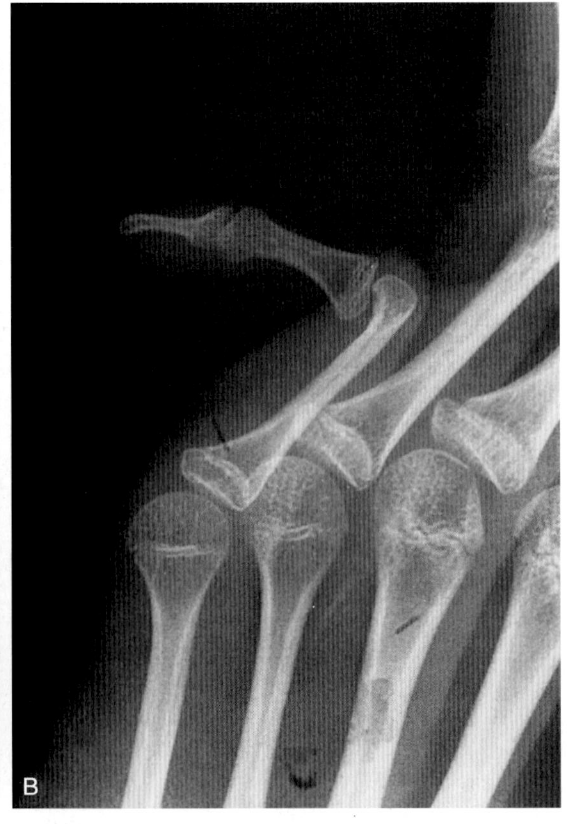

图80-3 马方综合征。手的正位（A）和斜位（B）X线片显示第5指90°屈曲挛缩和蜘蛛脚样指。

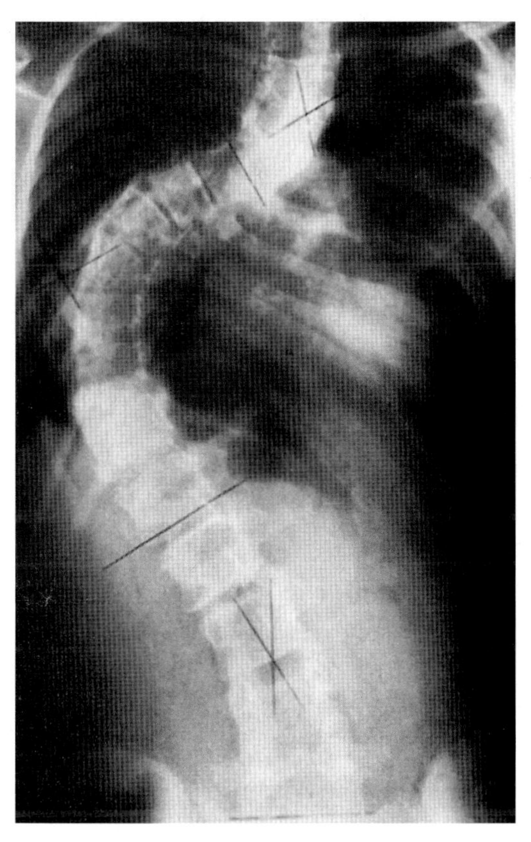

图 80-4 马方综合征：脊柱侧凸。影像学表现不能与特发性脊柱侧凸相鉴别。

柱侧凸女性多发的特点。年轻患者进展更快[4, 10]。胸椎侧凸经常伴有脊柱前凸畸形，可出现疼痛[4, 10]。治疗通常比较困难，因为马方综合征使用支具效果不佳，外科治疗容易出现并发症，包括假关节[42]。椎体后缘呈扇形已有报道，是由于硬膜扩张所致。脊柱骨软骨病的发病率也有所增高。

特别是在使用CT结合甲泛葡胺脊髓造影及MR成像以后[43]，现已确认了马方综合征的其他脊柱异常。

马方综合征的老年患者可出现骶骨的异常，其特征是中央管和神经孔局部增宽，并可能伴有软组织肿物（脑脊膜突出）[4, 22, 44, 45]。Pyeritz 等报道[44]，最初用 CT 或 MRI 检查主动脉时，有 63% 的患者有硬膜扩张。在确认脊柱改变的两种检查方法中，MRI 因为放射计量更低而优于 CT[46]。影像学研究显示，椎弓根之间的距离（椎管的侧向直径）增宽和一个或多个椎体后缘呈扇形（表明椎管的前后径增大）。最轻的病例仅局限在腰 5 和骶骨，伴有椎弓根和椎板变薄以及椎孔扩大[22, 44]。受累严重的患者，椎弓根完全或几乎完全缺失，伴有骶骨前面或后面的脊膜突出[22, 24]。脊柱改变的严重程度与眼或主动脉异常的严重程度无关[44]。马方综合征的骶部异常，造成局部的硬膜薄弱，使椎骨的压力随脑脊液的搏动而升高[22]。骶骨最容易出现病变，因为直立位时处于椎管最末端的蛛网膜压力最大。大多数腰椎或骶椎的异常是伴随表现。已有报道称，骶神经根受压可导致神经痛，但并不多见[22, 24]。更为少见的是头痛合并有肠蠕动[22]。如果前面的脊膜突出比较大，则可出现泌尿生殖系统或妇科症状，或者被误诊为肿瘤[22]。椎管局部增宽伴脊柱内或明显的脊膜突出的鉴别诊断包括神经纤维瘤病、埃勒斯－当洛斯综合征以及由于手术或创伤引起的鞘内压力增高。

寰枢椎半脱位是一种少见但严重的并发症，是由于C1-C2骨突关节附近的韧带松弛所致，可导致延髓和小脑扁桃体受压[47]。

髋臼前凸畸形合并髋关节活动受限，已经在马方综合征中描述过，也可见于其他胶原疾病，如埃勒斯－当洛斯综合征[1, 4, 10, 32]。发病原因不清楚，可能与髋臼骨的薄弱有关[32]。马方综合征的胸部畸形包括胸部不对称的漏斗胸或鸡胸，它是由于肋骨延长造成的[4, 7]。肺部囊性病变已有报道。颅骨的表现是颅骨更长、更厚，而最重要的是比正常人有更高的骨骼外形[21]。也可见前额突起、高弓硬腭合并牙列拥挤以及额窦增大[4, 22]。

影像学的鉴别诊断包括合并有马方样骨骼改变的其他综合征。高胱氨酸尿是一种先天性蛋氨酸代谢疾病，其特征是蜘蛛脚样指、脊柱侧凸、胸骨畸形和韧带松弛。但是其患者智力发育滞后，此外，骨骼可发生骨质疏松，血管病变包括有血管中膜和内膜的纤维化，以及出现动脉或静脉的血栓栓塞现象[1]。另一个结缔组织遗传疾病是先天性挛缩性蜘蛛脚样指，其特征也是肢体细长、脊柱侧凸和蜘蛛脚样指[12, 48-51]。没有眼和心脏改变而有关节挛缩和耳朵畸形，以此可以区别这两种疾病。慢性进行性肌病，特别是线状体肌病，是另一种需要鉴别诊断的疾病。对这些患者进行肌肉活检和肌电图检查，肌纤维的原发异常可为阳性。Ⅰ型多发性内泌素瘤综合征（甲状旁腺瘤和垂体瘤）和Ⅲ型多发性内泌素瘤综合征（黏膜神经瘤，嗜络细胞瘤，甲状腺髓状瘤）也可合并有马方样表现[52-54]，与埃勒斯－当洛斯综合征类似[55]。对这些疾病，为确定正确诊断需了解临床病史并行遗传学检查。Stickler综合征是一种结缔组织遗传疾病，累及眼、骨骼和口面部结构，可合并有马方样表现。依据其口面部的特征性改变可确立诊断[1]。

第二节 高胱氨酸尿

术语高胱氨酸尿包含一组功能失调的疾病，其特征是先天性蛋氨酸代谢异常以及体液含有过多的高半胱氨酸[14, 56-59]。现已阐明，由于缺乏3种不同的常染色体隐性基因酶，导致高半胱氨酸体内平衡失调[56, 58-62]。这3种酶的缺乏可导致神经、眼和骨骼异常以及早期血管闭塞病变[14, 56, 57, 62, 63]。这些已非常明确的病变是胱硫醚β–合成酶缺乏的一群综合征[59, 60-62, 64]。McKusick[12]将其归类为结缔组织纤维成分的继发病变，与Menkes的卷发综合征分为一组，其病变的特征是铜缺乏。研究者已经指出，高胱氨酸尿患者分泌物中的金属（铜，铁，锰，铅，锌，汞）含量增加，但是这些物质在头发和血浆中的含量也升高[59]。由于等位基因和遗传基因的多相性，所以高胱氨酸尿的变异很难被分离出来[58, 62]。

高胱氨酸尿的综合征在1962年第一次分别被两组研究者描述[65, 66]。1964年，Gibson等[116]确认合并有血栓栓塞与马方样骨骼特征，这些特征使很多患者被归为所谓的马方综合征。高胱氨酸尿也称为胱硫醚β–合成酶缺乏症或高半胱氨酸血症[58]。

一、病理和病理生理

高胱氨酸尿具有多种的生化表现，因为:（1）蛋氨酸转化为高半胱氨酸，此后又转化为胱硫醚或胱氨酸的整个硫化通道异常；或者（2）缺乏高半胱氨酸转化为蛋氨酸的再甲基化[58, 61, 62]。

胱硫醚β–合成酶促进高半胱氨酸转化为胱硫醚[57, 64, 67]。这种酶的缺乏，干扰了整个硫化过程，造成高半胱氨酸转化的代谢阻滞[58, 61, 62]，使胱硫醚在脑、皮肤和肝脏的含量下降[64, 67-69]。另一结果是在酶缺乏之前的代谢物质（如高半胱氨酸）异常聚集。酶缺乏后的蛋氨酸代谢物在组织中聚集，可以通过甲基化转化为蛋氨酸或氧化成为二硫化高胱氨酸[64]。高半胱氨酸、高胱氨酸、蛋氨酸在血浆中聚集，使过多的高半胱氨酸从尿液排出[68]。

维生素B_6(吡哆醇)是蛋氨酸代谢途径中两个步骤的一种辅酶。在一些高胱氨酸尿的病例中，用大剂量的维生素B_6治疗可改变临床和生化异常[56, 63, 67, 68, 70, 71]。对维生素B_6治疗敏感的患者，治疗前能够在皮肤或肝脏发现一些胱硫醚合成的活动，而对维生素B_6治疗不敏感的患者则有更为严重的酶缺乏[67, 68]。已经提出一种主张，在临床上对维生素B_6反应敏感程度变化非常大，即使患者有胱硫醚β–合成酶缺乏，也说明这种疾病具有基因的多相性[62]。但是，现在仍然不清楚为什么有些患者在生化上治疗对吡哆醇（维生素B_6）敏感，而其他一些患者则有抵制[61, 63, 72]。其他治疗措施也有推荐，包括使用胱氨酸和低剂量的蛋氨酸[14, 58, 62, 63, 73]。

蛋氨酸代谢紊乱也是由于再甲基化通道缺乏两种类型的酶[61]。缺乏5，10–亚甲基四氢叶酸盐的还原酶，阻碍了高半胱氨酸的再甲基化转化为蛋氨酸[61]。这种先天代谢异常的患者血清蛋氨酸含量低下或正常，并有中度高半胱氨酸血症[61]。第二个非常不同类型的高胱氨酸尿是由于缺乏再甲基化，导致甲基钴氨素辅因子代谢异常[61, 74, 75]。后一种酶的缺乏，干扰了维生素B_{12}（CO^{3+}）还原为维生素B_{12}（CO^{2+}）。患者缺乏5'–脱氧腺甙钴氨素和甲基钴氨素（Cb1C和Cb1D），血清蛋氨酸含量会下降，出现高胱氨酸尿和甲基丙二酸尿[61, 74, 75]。这组类型有非常显著的多相性[74]。C型通常比较严重，发生在初生儿。D型比较轻，发生在老年人[74]。单纯缺乏甲基钴氨素酶（Cb1E，Cb1G）的患者，血清蛋氨酸含量降低，出现高胱氨酸尿，但没有甲基丙二酸尿[61, 75]。钴氨素代谢异常的患者，出现巨母红细胞性贫血，以及眼、骨骼异常和严重的神经系统异常[61, 75]。

据Francis[76]、Grieco[77]、Hurwitz[78]、Kang和Trelstad[79]及他们的同事报道，试验证实高胱氨酸尿患者合成胶原缺乏。皮肤胶原研究说明皮肤的可溶性成分异常增多，复合胶原异常下降[79]。

动脉和静脉栓塞使高胱氨酸尿的病程更加复杂。几位研究者认为，这一现象是由于血小板“黏稠度”增加所致[14, 66, 80, 81, 459]。一些研究者报道，血小板异常聚集导致血管壁的变化和胶原的不稳定[57, 60, 80, 81]。但是，使用^{111}铟标记血小板的研究结果并不支持这一学说[80]。血管损伤和早期血管闭塞病变的原因还有争论，其他假设的机制包括：由于高胱氨酸激活Ⅴ因子[61]，抗凝血酶Ⅲ水平下降[61]，以及血小板残留物减少[62]。和马方综合征一样，主动脉中层囊性坏死和弹性纤维断裂也出现在高胱氨酸尿的患者[66, 69]。但与马方综合征不同，所有弹性动脉的中膜会出现同样的改变，但是，只有高胱氨酸尿出现血管内膜不规则的垫状改变或隆起[66]。另外，尽管主动脉中膜很薄，但主动脉剥离不是高胱氨酸尿特征性的表现，这一点与马方综合征不同[57]。血栓栓塞现象是高胱氨酸尿患者最常见的致死原因[58, 60, 61, 80]。治疗的方法是需要预防这些高危现象的发生，但目前还有争论[82]。在未治疗或维生素D耐受的患者中，30岁之前的死亡率是23%[62]。在大剂量维生素D治疗敏感的患者中，死亡率是4%[62]。

胱硫醚β-合成酶缺乏的结果是出现智力发育滞后、癫痫发作，甚至出现精神分裂症[64, 73]。在系列报道中，47例患者中约有30%异常智力低下[69]。胱硫醚是大脑中主要的自由氨基酸，其含量会有下降。但是，中枢神经系统异常的确切原因还不清楚。由于动脉和静脉血栓可同时存在改变以及大剂量吡哆醇治疗可造成周围神经变性，因而使这项研究变得十分复杂[63, 71]。高胱氨酸尿的婴儿，由于缺乏钴氨素的代谢，会出现畸形小头、大脑萎缩和全身张力减退[75]。如果早期使用钴氨素治疗[75]，这些异常可以恢复[75]。

高胱氨酸尿最有特征的眼部异常是双侧晶状体脱位[14, 60, 62, 71, 72]。病理改变包括睫毛体基底膜增厚和无色素上皮细胞萎缩[69]。

高胱氨酸尿患者其他的病理异常包括肝脏内脂肪性改变和肝细胞电镜下异常[66–68]。肌肉异常在肌电图上的改变也有报道[78]。

“正常”人的高半胱氨酸血清含量相当低下（<9μmol），以致仅在最近20年才发现了这种代谢产物与一组变化无常的疾病相关，这些疾病包括出生缺陷、骨质疏松和心血管疾病。其血液水平随年龄而增高，而且男性高于女性[459]。

二、临床表现

高胱氨酸尿最常见的原因是缺乏胱硫醚β-合成酶，因此首先将详细地讨论这种类型疾病的临床表现[59–62]。这种代谢紊乱多发于瑞典、德国、荷兰、英国、爱尔兰和苏格兰的北欧人[57]。估计发病率为总人口的1/260 000 ~ 1/24 000[61]。

患者在出生时和婴儿期表现正常，临床表现仅出现过敏反应[65, 72]。但是，即使在婴儿期，尿液中高胱氨酸含量也会增高[64]，而在成年期，氰化硝普盐试验呈紫红色[12, 69]。蛋氨酸增多以后，对胱硫醚β-合成酶分析和对过多高胱氨酸尿的检测在蛋氨酸过载后最为敏感[58]。用最新的技术在出生前也能做出诊断。在培养的羊膜细胞中可测定胱硫醚β-合成酶的活性[83]。在成纤维细胞中可测量酶活性的水平[83, 84]，或者在用植物血球凝集素刺激的胎儿淋巴细胞中进行测量，结果更准确[83]。将来，能够使用胎儿内窥镜直接检查胎儿的血液标本[83]。

在幼儿期，运动肌发展缓慢甚至出现倒退[85]。高胱氨酸尿患者皮肤薄，毛孔增大，主要的静脉非常明显[69, 85]。臀部和肩部出现条纹[57]。经常出现颊部潮红，轻微的外伤即出现“烟纸”样瘢痕。四肢伸肌表面和臀部可出现网状青斑[85]。头发细而稀少[85]。头发颜色不正常，可能和酪氨酸（一种含铜的酶）的活性下降有关[59]。高弓腭和牙列不齐是这种疾病的特征[69, 86]。

最常见的体征表现是双侧晶状体脱位，它在出生时即已存在，但到3~10岁时才表现明显[14, 56, 72, 85]。10岁时还未治疗的患者90%会出现晶状体异位，最常见的是双侧。对维生素D治疗敏感的病例仅55%出现眼部改变[72]。其他少见的眼部异常包括白内障、视力下降、眼睛过小和先天性青光眼。

智力发育滞后的程度是可变的，通过治疗可以缓解症状[56, 59, 60, 64, 72]。对吡哆醇敏感的患者智力滞后较轻[60–62, 71]。癫痫发作和血管意外也可产生与中枢神经系统有关的症状[56]。

自发性静脉和动脉栓塞会使高胱氨酸尿的临床病程恶化，并且常会威胁生命。尽管它是死亡的主要原因，但血管异常栓塞很少出现[60]。动脉栓塞常见的部位是管径中等的血管，包括冠状动脉、肾动脉和颈动脉，以及其他主动脉的主要分支[14, 56, 57]。静脉栓塞常见于肠系膜血管、腔静脉、髂血管和肺静脉。外科手术可加速发生重大血管意外[14]。

确定哪些人属于胱硫醚β-合成酶缺乏杂合型非常重要[58, 61]。研究者认为，这种胱硫醚β-合成酶缺乏的人，其动脉硬化的进程会加快，从而导致周围血管和脑血管疾病（“动脉硬化的高半胱氨酸理论”）[58, 61]。这种基因的估计发生率在爱尔兰占人口的1/200[58, 61]。确认杂合型的人非常困难，因为杂合型的人实验室数据与正常人相同[58]。酶缺乏不能完成合成，仅对高胱氨酸的浓度有轻微的改变，因为合成的位点和高半胱氨酸含量的控制编码具有多相性[58]。高半胱氨酸体内失衡紊乱（如肾衰竭、高蛋白摄入）可导致实验数据的假阳性[61]。

25%[56]~60%[14]的高胱氨酸患者会有骨骼异常，这与马方综合征相似[60, 72]。患者身材高大，肢体不成比例地延长，“鸭样”或“卓别林样”步态，脊柱侧弯，漏斗胸，关节松弛[14, 61, 64, 78, 85, 86]。但是有一些临床表现在这两种疾病中是不同的。首先，智力发育滞后、面颊潮红、血管栓塞在马方综合征是没有的。第二，尽管两种疾病都有特征性的两侧晶状体脱位，但是高胱氨酸尿患者在婴儿期即可出现这一体征。第三，高胱氨酸尿患者晶状体向下脱位，而马方综合征患者晶状体是向上脱位[72]。第四，马方综合征挛缩仅在第五手指，而高胱氨酸尿患者挛缩发生在多个手指以及肘关节和膝关节[14]。第五，马方综合征中主要危及生命的血管改变与主动脉及其起始部有关，而高胱氨酸尿猝死的最常见原因是由于血管栓塞或中等血管破裂[64]。最后，与马方综合征不同，高胱氨酸尿有阳性和特异性的实验室结果[14]。中高半胱氨酸、高胱氨酸和蛋氨酸的血浆水平都升高，尿中高半胱氨酸含量异常，胱氨酸硝普盐试验阳性。胱氨酸和高半胱氨酸可以通过电泳纸相鉴别[57]。特异性酶的诊断必须行肝脏和皮肤的活检[66]。

再甲基化通道缺乏的相关综合征与胱硫醚β-合成酶缺乏和硫化缺乏有关的“典型”病例有一些差别。缺乏5，10-亚甲基四氢叶酸盐的还原酶的患者可出现头小畸形、癫痫以及眼部和血管异常[61]。血管改变没有临床表现[61]。钴氨素代谢紊乱的患者体质虚弱、头小畸形、大脑萎缩和巨母红细胞性贫血[61, 74, 75]。这些表现对钴氨素治疗敏感。高胱氨酸尿与钴氨素合成受阻有关，并有非常显著多变的临床表现。Cb1C型和Cb1D型尿里都含有甲基丙二酸和高胱氨酸。Cb1E型和Cb1G型仅合并有高胱氨酸尿[61, 75]。

长期的临床观察发现，高叶酸盐饮食的正常人，从脊柱裂到无脑畸形的出生缺陷发生率均有增加[459]。1998年1月，美国食品药品管理局（FDA）降低了妊娠头3个月饮食中叶酸的“可接受”数量[459]。开始寻找其“正常”的摄入水平[459]。

三、影像学表现

这种疾病在出生时没有影像学异常[64]。骨骼的改变是在婴儿期逐渐出现的，而且与酶缺乏的程度或其对维生素B_6的反应无关。

颅骨的改变形式多样，包括腔窦增大[14, 64, 69]、板障缝隙增宽[56]、广泛的硬脑膜钙化[56]和凸额[69]。这些改变可以任意组合[14, 64, 69, 72, 85]。对经治疗的高胱氨酸尿患者的MR成像研究显示，白质区域局部的胶质增多而灰质萎缩[71]。在一项研究中，7例患者中仅有1例清晰地显示与脑梗死有关的改变[71]。所以，高胱氨酸可直接损害神经元[71]。

儿童早期脊柱检查显示整个脊柱骨质疏松和脊柱侧凸（图80-5）[14, 64, 69, 72, 85]。椎体前后径可有增加，呈两面凹形[14, 57]。常会出现压缩性骨折[56, 85]。椎体后缘呈扇形[86]和早期退变性间盘疾病也都有描述[14, 87]。

四肢的改变包括蜘蛛脚样指、骨质疏松和多发性生长愈合线（图80-6）[56-58, 60, 64, 69, 72]。常见的畸形包括骨骺变平（特别是膝关节和髋关节）和骨干增粗（见图80-6）。桡骨和尺骨远端的生长板有特征性的点画状改变，并有斑点状钙化[14, 56, 69]。关节的表现非常多样[14, 64, 85]。一些关节松弛而其他关节同时出现屈曲挛缩，特别是手指、肘关节和膝关节[14, 85]。上肢呈弓形和部分萎缩已经有个案报道[56]。

手部的特征性改变是蜘蛛脚样指（图80-7）和腕部畸形[14, 56, 69, 72]。骨龄可以正常、提前或滞后[69]。

高胱氨酸尿的非骨组织影像学异常包括静脉钙化和髓状海绵肾发生率的增高[56, 69]。

高胱氨酸尿与马方综合征主要通过影像学进行

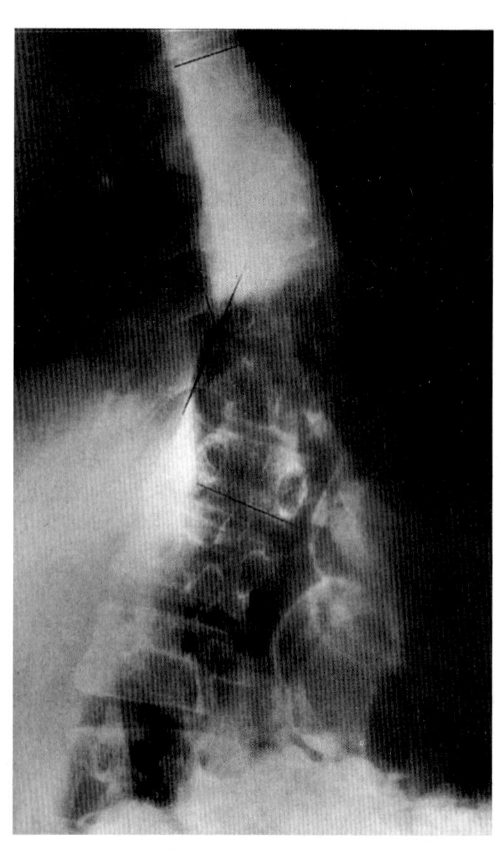

图80-5 高胱氨酸尿。在一名高胱氨酸尿患者的脊柱可见脊柱侧凸和骨质疏松。

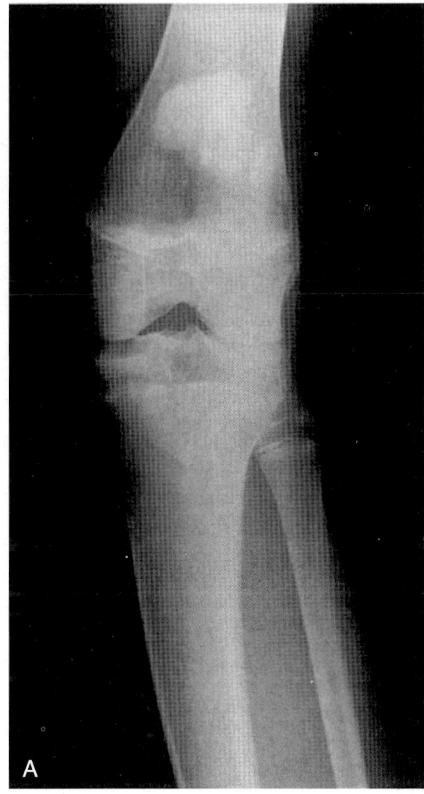

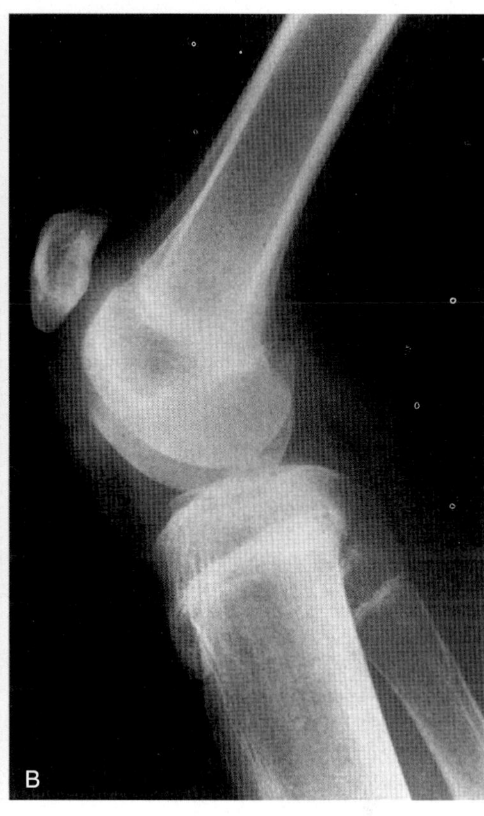

图 80-6　高胱氨酸尿。膝关节前后位（A）和侧位（B）X线片显示肢体延长、膝外翻畸形、髌骨高位。出现骨质疏松，且干骺端呈漏斗形。尽管此片显示不太明显，但仍可看到多条生长恢复线。

鉴别诊断。马方综合征和高胱氨酸尿均可出现蜘蛛脚样指，而高胱氨酸尿还会出现骨质疏松、骨干向外弯曲和多发挛缩，以此做出鉴别诊断[14, 56, 64]。

第三节　埃勒斯 - 当洛斯综合征

埃勒斯 - 当洛斯综合征是一种结缔组织遗传疾病，其特征为3个“主要”的临床异常（表 80-1）[448, 450,457]：关节过度活动，皮肤青肿松垂，威胁生命的潜在血管异常。对“枕骨角综合征”的命名仍有争论。这种原发性间充质缺乏也可累及眼、胃肠道、肺支气管树、泌尿生殖系统和心血管系统[92, 93]。

埃勒斯 - 当洛斯综合征不是单一病种，近来将其分为10种合并有基因异常的综合征，所有这些综合征都涉及胶原的合成。胶原合成具有基因的多相性、氨基酸链的多相性（如无意义的密码子、跳跃性变异）和多位基因。存在有原胶原基因的基因变异（Ⅰ型，Ⅲ型，Ⅳ型，Ⅴ型，Ⅶ型）[95, 97-106]和纤维胶原后转录变型酶的缺乏（Ⅳ型，Ⅴ型，Ⅸ型）[96, 105-110, 448, 454-457]（见表 80-1）。这种综合征的原因不再是简单的胶原Ⅰ和胶原Ⅲ连接的异常。到目前为止，12个基因有19个胶原位点涉及胶原合成[451]。另外，有近50%的综合征不能精确地分类[96, 111, 112]，因为一些综合征有共同的特征[111, 113]。近年来，Ⅳ型和Ⅵ型已合并为一种类型，但仍有研究者认为这些综合征有皮肤松垂或关节不稳定，或者是铜转运的紊乱[96, 100, 448, 449, 456, 457]。分类像异常基因位点一样形式多样。所以，诊断仍然要靠临床征象（见表80-1）。

McKusick[12]和Beighton等[89]第一次列出了埃勒斯 - 当洛斯综合征的分类。这是根据遗传的主要方式、3种基本临床表现的程度以及独特的临床异常[12, 89]进行分类的。最近的分类仍然是根据同样 3 种临床标准（如皮肤过于松弛、关节过度活动、皮肤脆性和青紫）的严重程度以及其他特有临床表现（见表 80-1）[94-98, 100, 103, 105, 108, 109, 338, 449, 456, 457]进行的。

Ⅰ型至Ⅳ型是埃勒斯 - 当洛斯综合征最常见的类型（见表 80-1）[95, 96]。Ⅰ型为重型，是这种疾病的基本类型，特征是皮肤明显的松垂、严重的关节过度活动和非常容易青肿[94-96]。Ⅱ型为轻型，比Ⅰ型要轻，有轻度的皮肤和关节的表现，但没有皮肤脆性的改变[94, 96, 105]。Ⅲ型的特征主要是关节严重过度

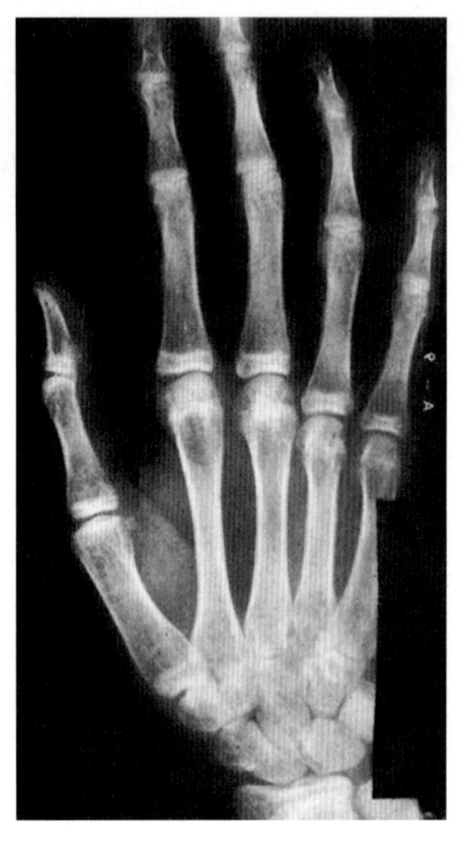

图 80-7 高胱氨酸尿。手部正位X线片显示蜘蛛脚样指和骨质疏松。

活动、缓慢的自然进程、协调性差以及小关节（颞颌关节、手指关节）和大关节（肩关节、膝关节、髋关节）的脱位[96, 454, 456, 457]。这种良性关节过度活动综合征有40%的患者需要轮椅[96]。Ⅰ型、Ⅱ型和Ⅲ型是常染色体显性遗传方式[12, 89, 114]。Ⅳ型是这种疾病最严重的类型，生命周期缩短，与小血管或中血管自发性破裂或中空脏器破裂有关[93, 96, 99-103, 115]，主动脉中隔缺损和主动脉三尖瓣功能不全使临床病程更加复杂[96]。Ⅳ型是埃勒斯－当洛斯综合征的肢皮早老型，因为患者早年就在面部和四肢出现很多皮肤皱褶，以及明显的静脉曲张[98-100, 102, 115]。这一型也称为埃勒斯－当洛斯综合征动脉型，因为有血管破裂和动脉瘤的形成。常染色体显性遗传比常染色体隐性遗传更为多见，尽管这两种遗传方式在Ⅳ型的埃勒斯－当洛斯综合征都有家族史的报道。

Ⅴ型（X连锁隐性）的特征是皮肤非常紧张。Ⅵ型（常染色体隐性）主要是眼的各种异常，包括弱视、视网膜血管样条纹、近视、青光眼、视网膜脱落和小角膜[96, 105, 107, 114, 115]。Ⅵ型有严重的脊柱后侧凸、风湿病学症状和马方样特征[106, 107]。Ⅶ型是（常染色体显性或隐性）伴发有身材矮小、严重关节过度活动和脱位。它的特征是异常的皮肤胶原呈片

表 80-1 埃勒斯－当洛斯综合征的临床表现和基因综合分类

类型	皮肤松弛和脆弱	青肿	关节过度活动	血管异常	基因突变	遗传
Ⅰ	+++	+++	+++	+	Ⅰ，Ⅲ，Ⅴ	AD
Ⅱ			++		罕见，（Ⅴ？）	AD
Ⅲ	± 瘢痕形成		+++		Ⅰ，Ⅲ，Ⅴ	AD
Ⅳ	+++	+++	手指活动受限	+++	Ⅲ胶原基因突变	AD 或 AR
Ⅴ	+++	+			罕见；类似于Ⅱ型表现	X-LR
Ⅵ	+++		+++（脊柱侧弯）		罕见；类似于Ⅱ型表现 即羟化酶基因	AR
Ⅶ	++		++		Ⅰ	AR 或 AD
Ⅷ	+		++		罕见；类似于Ⅱ型表现	
Ⅸ	Ⅺ型前身	紊乱	“枕骨角”			
Ⅹ	+		+	+（血小板淤点）	？	

+，轻度；++，中度；+++，重度；±，可能有或没有；AD，常染色体显性；AR，常染色体隐性；X-LR，X-连锁隐性。数据引自参考文献448，454-457。

状而不是条状，造成异常瘢痕，容易出现青紫、过多的皮肤皱褶和皮肤伸展过度[98, 104–106]。Ⅶ型的3种类型之一（ⅦC型）是类似家畜（牛、羊、喜马拉雅猫）的疾病，称为寄生性皮肤病[106]。Ⅷ型（常染色体显性）是一种罕见的综合征，合并有牙周病，导致10～30岁时牙齿和周围牙槽骨脱落[96, 117–120]。Ⅷ型也可以合并有胫前皮肤病变，与糖尿病脂性渐进性坏死相似[111]。皮肤脆性和过度活动比较轻微[115]。Ⅹ型（常染色体隐性）由于有血小板功能异常，可出现皮肤青肿和斑点。

这种疾病的分类，在目前发现的变化多端的15个基因点的基础上，又将埃勒斯－当洛斯综合征细分为各个亚型[448, 449, 454–457]。

一、病理和病理生理

生化异常和基因缺陷同时存在[457]。埃勒斯－当洛斯综合征患者的皮肤异常变薄而且弹力减小[91]。毛囊和皮脂腺正常[126]。各种皮肤结构的组织学研究表明，真皮的弹性纤维含量可增加[126, 127]、减少[124]或正常[90, 91]。但是现在逐渐认识到，埃勒斯－当洛斯综合征是原发性胶原合成疾病[76, 89–91, 118, 128]。显微和超显微结构的研究表明，胶原束的结构和排列异常且胶原链异常缩短[90–92, 128]。

胶原至少有12种不同的类型，现在已经确认最少有20个基因密码[98]。主要纤维类型是Ⅰ型、Ⅱ型和Ⅲ型[80]。目前已经确认，Ⅰ型、Ⅱ型和Ⅲ型的异常与特定疾病种类有关[104, 105, 111, 112, 117]。

纤维胶原是由近1000个氨基酸链组成的三重螺旋结构。Ⅰ型胶原存在于皮肤、骨骼、巩膜、肌腱、韧带和血管壁[97, 98]。它由两个α1（Ⅰ）链和一个α2（Ⅰ）链组成异型三聚体[106]。COLIA1基因（位于17染色体）转译为proα1（Ⅰ）链，COLIA2基因（位于7染色体）转译为proα2（Ⅰ）链[95, 104, 105, 112, 129–131]。Ⅲ型胶原是皮肤、血管壁、中空脏器壁层的成分[97]。它是由特定的3个链组成的同型三聚体。COL3A1基因（位于2染色体）转译为proα（Ⅲ）链[95, 104, 105, 112, 129]。原胶原分子［proα1（Ⅰ）、proα2（Ⅰ）、proα（Ⅲ）］聚集在细胞的粗面内质网。每一个链有一个氨基原缩氨酸的末端（N端）和球羟基的末端（C端）[97, 110, 131, 132]。末端的功能是聚集与分泌[97]。链的C端是以折叠方式开始[98, 106, 131, 132]。Ⅰ型和Ⅲ型胶原，在每3个螺旋结构中都有氨基已酸[98, 132]，它是三重结构的组成部分（氨基己酸－x–y，x通常是脯氨酸，y是羟基脯氨酸或赖氨酸）[131, 132]。在原胶原分子聚集的过程中，使脯氨酰基逐渐羟化[131, 132]。这是一个复杂的过程，目前，有11种后转译酶已经确定[129]。氨基己酸－x–y的顺序是重复的，羟化（链的修饰）对于稳定和连贯性非常重要[96, 98]。含有原胶原链的完整三重螺旋结构，是由细胞分泌的。蛋白酶（蛋白水解酶）分解所有链的N端和C端，形成成熟的更小纤维胶原链[97, 98, 110, 131, 132]。

成熟纤维胶原有两种交叉联合的类型：（1）可被硼氰化钠复原；（2）不复原胶原或“坚固”交叉联合（设想是由于两个可复原的交叉联合凝结为一体）[13, 23, 25, 76, 133, 134]。不能复原的交叉联合的类型，多见于纤维胶原Ⅱ型，存在于软骨、玻璃状体液和核浆[13, 23, 25, 76, 98, 133, 134]。培养的成纤维细胞合成大量的Ⅰ型和Ⅲ型的胶原[97]。细胞由真皮穿刺活检[97]和绒毛膜的绒毛获得，可以在出生前诊断出Ⅰ型和Ⅲ型胶原的变异[98]。普通的埃勒斯－当洛斯综合征Ⅰ型、Ⅱ型和Ⅲ型，可以合并Ⅴ型胶原的氨基酸异常[454–456]。对可疑埃勒斯－当洛斯综合征Ⅳ型或Ⅶ型患者变异的胶原作DNA分析，可以有复杂的亲子镶嵌性[97]。两种表现型是由于异种的变异（例如点突变、小染色体和大染色体缺失、被取代、插入或规律的变异）[97, 98]。

Ⅳ型埃勒斯－当洛斯综合征与异种基因组变异有关，这种变异造成Ⅲ型原胶原结构缺陷[25, 95–98, 100–102, 113, 115, 118, 135]。Ⅲ型原胶原结构的异常通常会影响到COL3A1基因区域的三重螺旋密码[100, 103]。不同变异的部位可以导致一样的表达[98, 100, 101]。具有家族史的Ⅳ型埃勒斯－当洛斯综合征有常染色体显性或常染色体隐性的遗传方式，但常染色体显性遗传占多数[100]。真皮的厚度减少75%[115, 123]。Pope[115]、Lewkonia和Pope[123]以及Byers等[117]从理论上认为，Ⅲ型胶原可为Ⅰ型胶原提供支撑。Ⅳ型埃勒斯－当洛斯综合征生命周期缩短，因为有血管瘤形成和中血管自发性破裂[93, 96, 100, 103]。

Ⅶ型埃勒斯－当洛斯综合征包含一组异种基因变异，这种变异改变了Ⅰ型胶原的结构，造成原胶原N蛋白酶不足或缺乏[95, 98, 104–106]。Ⅶ型埃勒斯－当洛斯综合征再分为3种遗传的病变、显性或隐性遗传，合并同一个表现型：身材矮小，肢体关节过度活动容易造成脱位，手掌和足底十字形皮纹，轻度皮肤青肿，皮肤皱褶增多和异常斑痕[104–106]。ⅦA型与COL1A1基因变异有关，导致原胶原α1（Ⅰ）的改变，ⅦB型与COL1A2基因变异有关，导致原胶原α2（Ⅰ）的改变[104-106]。到目前为止，6种不同的变异已经确认［5个proα1（Ⅰ）和1个proα2（Ⅰ）］。所有这些结果，导致译成密码顺序6出现异常拼接或缺失，这是N蛋白酶和赖氨酸（胶原交叉连接的成分）分解的部位[104-106]。异常的原胶原肽酶分解造成N端原缩氨酸和5′ proα1（Ⅰ）以及proα2（Ⅰ）尾端的分解过程异常，不能形成更小的正常胶原分子[84, 95, 98, 99, 105, 118]。ⅦC型埃勒斯－当洛斯综合征（这一疾病与家畜皮肤脆裂症非常相似）的DNA研究说明，疾病是由于N原缩氨酸的程序改变造成变异，可能是由于缺乏原胶原N蛋白酶。Ⅶ型埃勒斯－当洛斯综合征基因或酶的改变使异常纤维聚集，产生片状的皮肤胶原，类似神秘的符号[106]。成骨不全是另一个与Ⅰ型胶原变异有关的遗传疾病。Ⅶ型埃勒斯－当洛斯综合征有蓝巩膜[106]，成骨发育不全也经常有这种表现，已有报道两种综合征有共同的表现[98]。

Ⅰ型和Ⅱ型埃勒斯－当洛斯综合征（最常见的类型）患者DNA研究显示，COL1A1、COL1A2、COL3A1 Lod评级是阴性的[95, 112]。没有证据说明特定的基因缺乏。电子显微镜研究显示真皮纤维异常。

Ⅴ型和Ⅵ型埃勒斯－当洛斯综合征是由于胶原合成的后转录酶缺乏[97]。Ⅴ型埃勒斯－当洛斯综合征研究发现，一些病例氧化酵素酶下降，而不是全部病例[96, 114, 118]。Ⅵ型埃勒斯－当洛斯综合征存在3种变化[96, 106, 107]。Pinnell等[136]确认了Ⅰ型胶原的羟基化酶和羟赖氨酸含量下降。Jansen1955年的研究指出[96, 107, 128]，稳定的交叉连接的胶原合成需要羟赖氨酸[114, 117, 118]，埃勒斯－当洛斯综合征中，稳定的交叉连接的胶原合成下降。Ⅰ型胶原影响最为严重。在其他有家族史和与Ⅵ型埃勒斯－当洛斯综合征同样表现的病例，培养的成纤维细胞中羟基化酶含量下降，但皮肤中羟赖氨酸含量正常[96]。这种表现型的第三组患者，羟基化酶和羟赖氨酸含量都正常[96]。

Ⅸ型埃勒斯－当洛斯综合征的患者（这一类型将来有可能从埃勒斯－当洛斯综合征去除），像Menke综合征一样，是原发性铜代谢缺乏，继发造成胶原合成缺乏[118]。这些病例中，基因变异影响氧化酵素酶和细胞内铜的转运[122]。特别是氧化酵素，将新合成的胶原转化为它的不溶形式和最初胶原的交叉连接以及弹性硬蛋白[118, 120, 122]。氧化酵素是铜依赖酶。这一酶谱的缺乏导致铜和血浆铜蓝蛋白的含量下降而皮肤铜的含量升高[118, 122]。

Ⅹ型埃勒斯－当洛斯综合征有皮肤容易青肿和正常血小板聚集缺陷[96]。研究者认为血小板的改变是纤维蛋白异常造成的[96]。

各种类型的埃勒斯－当洛斯综合征间叶细胞的缺乏累及关节囊、韧带和椎旁的支持组织。这些综合征的临床研究显示没有骨骼的原发异常。免疫荧光显示四环素不能摄取，证实了是原发性胶原合成异常的理论[88, 91]。

类似软体动物的纤维肿瘤，主要表现是在身体受压的部位出现结缔组织增生和脂肪变性[90, 137]。脉管系统增加。皮肤出现坏死的皮下小球与轻微创伤有关[90, 137, 138]。

埃勒斯－当洛斯综合征的出血倾向是由于血管壁的异常和周围血管支持组织的缺乏，不能起到填塞的作用[80, 90-92]。Ⅹ型埃勒斯－当洛斯综合征也已经报道有血小板异常和聚集缺陷[89, 91, 96]。

二、临床表现

埃勒斯－当洛斯综合征的诊断仍然依靠皮肤脆弱、关节过度活动、血管脆弱的临床表现做出[94-96, 113, 119]。身体受压部位的软组织肿瘤和脂肪变性部位的皮下结节也考虑为诊断标准。但是埃勒斯－当洛斯综合征的临床表现变化很大，可以是危及生命的疾病，也可以是轻微的间充质组织疾病[114]。

埃勒斯－当洛斯综合征最多见于欧洲的白种人[96,127]。这种疾病通常在儿童期发病（1~4岁）[90,113]，但一些婴儿有“松软婴儿”综合征表现（Ⅺ型和Ⅻ型）[88,105-107,139]。女性患者占多数[96]，很多患者身材高大。尽管家族成员有埃勒斯－当洛斯综合征和马方综合征的特征[55,76]，但不像马方综合征和高胱氨酸尿，蜘蛛脚样指可有可无[12,127]。在儿童没有典型的特征性面容，即“焦虑老人面容”（大耳朵）[90,91,124, 127,453]。成骨不全可以看到蓝巩膜（见表80-1）。特别是在Ⅳ型和Ⅸ型，出现眼距增宽或“猫头鹰眼”[79, 82]。没有智力滞后。由于髋关节要代偿膝关节过伸畸形，埃勒斯－当洛斯综合征患者多有特征性步态[88]。平足加剧了步态失调，可能会被误诊为脊髓痨[91,127]。

皮肤柔软光滑，变薄，富有弹性。皮肤皱褶很深，不像真皮松弛的病例，它可以自行回缩。但是，随着年龄的增长，皮肤过度弹性随之下降，皱褶成为持久性的，皮肤变为松弛。皮肤也容易青肿，受到轻微的外伤就容易出现皮肤撕裂。瘢痕比较大，由很薄的皮肤覆盖。这些皮肤的改变称为“烟纸”样改变[91, 92, 137]。反复出血造成胫前区域紫色斑点。埃勒斯－当洛斯综合征有3种类型皮肤结节：身体受压点出现软体动物样肿瘤[89, 91, 127]，皮下组织出现脂肪坏死小球，以及皮下血肿[88, 90, 91, 124]。3种类型的结节都可以产生骨化块。这些患者也可出现皮肤溃疡[70]。

埃勒斯－当洛斯综合征的患者，关节主动和被动的过度活动，有许多人参加了“印度橡皮人”马戏团。患者能够：（1）拇指触摸到前臂（图80-8）或小指伸到手的背面；（2）被动屈曲小指超过90°；（3）肘关节过伸超过10°；（4）膝关节过伸超过10°（反弯）[88, 91, 140, 456]。一些患者舌头可以触到鼻子尖[91]。关节经常出现脱位，与松弛的程度有关（见表80-1）[88]。患者经常能够将脱位自行复位[86]。韧带和关节囊松弛，造成脊柱侧凸后凸、平足、腹股沟裂口疝。韧带和关节囊松弛也可以导致关节内翻、外翻、半脱位和关节不协调。这种关节改变的严重程度与韧带松弛的程度有关。治疗这些原发性过度活动或继发性退变造成的关节综合征，可以用保守的方法，包括夹板固定、休息，以及服用阿司匹林和非类固醇类抗炎药[114]。

血管壁的脆弱和缺乏压塞的作用导致胃肠道出血、支气管肺树出血和牙龈出血[91, 92]。这样的出血最严重的是Ⅳ型和Ⅹ型（合并Ⅲ型胶原和血小板异常）（见表80-1）。主动脉的动脉瘤和大血管破裂常可导致死亡。埃勒斯－当洛斯综合征合并雷诺现象也有报道[88, 90, 91, 141]。埃勒斯－当洛斯综合征患者的肢端骨质溶解的原因还不清楚[123]。有一种理论认为，血管周围的结缔组织缺乏导致外周血管和神经的支持性差，这种改变可以影响血流[88]。

眼部异常可累及角膜、巩膜、基底和晶状体的悬吊装置。已经报道的眼部改变有斜视、晶状体异位和视网膜脱落[91, 114]。Ⅵ型埃勒斯－当洛斯综合征是眼部异常类型（见表80-1）。不像马方综合征和高胱氨酸尿，其很少出现晶状体异位[127]。

肌肉无力和容易疲劳也是埃勒斯－当洛斯综合征的特征。婴儿肌张力低，到了儿童期常出现肌肉痉挛[91, 141, 142]。

内脏的表现在Ⅳ型埃勒斯－当洛斯综合征中最为严重。其中包括阶段性呼吸道和消化道扩张。肠、子宫和支气管自发性破裂已有报道（见表80-1）。心脏异常，包括二尖瓣和三尖瓣松弛，最多出现在Ⅳ型埃勒斯－当洛斯综合征。

由于有出血和伤口裂开因而使外科手术非常困难[90-92]。无论是医源性伤口还是创伤性伤口，均呈“鱼嘴”样裂开[90, 96, 124, 126]。

三、影像学表现

脂肪球的钙化可产生X线片上能看到的皮下多

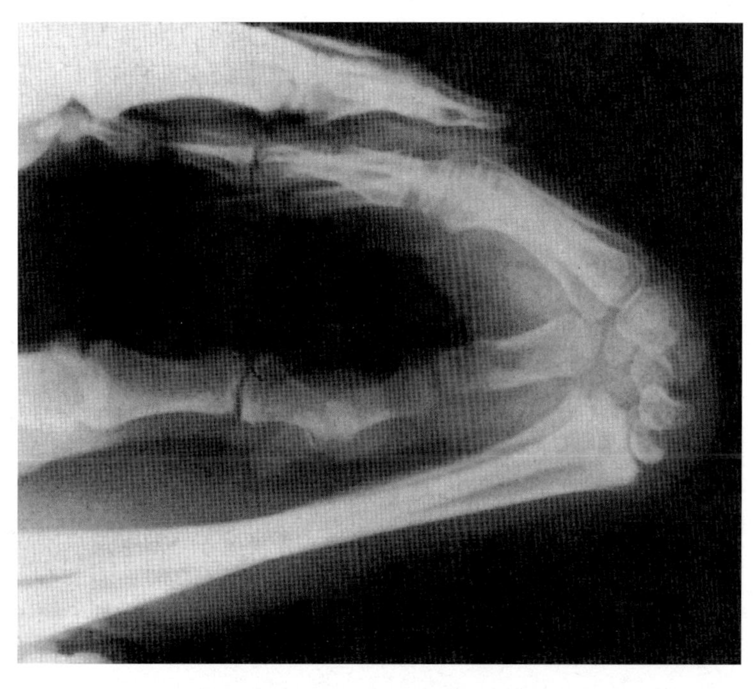

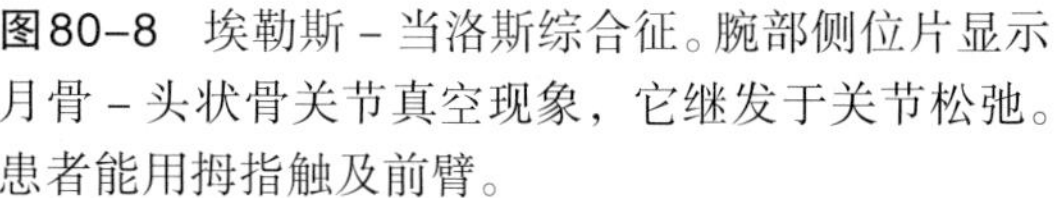

图80-8　埃勒斯－当洛斯综合征。腕部侧位片显示月骨－头状骨关节真空现象，它继发于关节松弛。患者能用拇指触及前臂。

发性致密病变[91，137，143]。它们主要出现在前臂、胫骨和肢体伸肌的表面，直径为2~8mm。这些钙化通常有一个致密的边缘，类似于静脉石。钙化偶尔也有薄片形的[138]。其他软组织钙化出现软疣样病变、瘢痕或血肿以及骨化性肌炎[84]。埃勒斯－当洛斯综合征的患者常有异位骨化。这种骨化主要出现在髋关节周围，从髂前上棘到大转子。埃勒斯－当洛斯综合征骨化性肌炎的原因和好发髋关节的原因还不清楚。被广泛接受的理论是，异位骨化的形成与血管支持性差或血管壁本身的脆弱有关[138]。

20%的埃勒斯－当洛斯综合征患者可有关节表现，包括持久的渗出或关节积血（图80–9）[88，90，91，96，140]。疼痛随年龄增长而加剧[96]。在某一项系列报道中，42例年龄超过40岁的患者有16例出现了骨关节炎[96]。膝关节和踝关节最常受累[96]。出现关节病变的原因是韧带和关节囊松弛（进而产生反复轻微的创伤[114，140]）和骨化[14，56，69]。鹰嘴和髌上囊可有同样的改变。关节的表现变化多样，但主要是由于韧带松弛造成的内翻和外翻畸形或脱位和半脱位（主要是婴儿期髋关节发育不良和青年期髌骨改变），以及关节不稳定和不协调（肩痛综合征）[14,16,85,456,457]。

Ⅳ型埃勒斯－当洛斯综合征的患者，大关节不稳定造成的骨关节炎发病率很高[454]。Ⅲ型埃勒斯－当洛斯综合征大多出现小关节脱位（例如手指、颞下颌关节）[456–458]。膝关节内翻和外翻畸形造成关节异常的间隙增宽，没有症状，膝关节站立前位照片能够显示内翻或外翻成角。膝关节站立侧位（图80–10）能够显示反屈[140]。足站立侧位片显示严重的平足（正常情况下，通过距骨长轴画线能够穿过第一跖骨干，如果画线低于第一跖骨干说明平足）。足的前后位投照，有平足和后足外翻。正常人在这种位置投照，通过距骨画线应该穿过第一足趾。平足时，画线位于第一足趾中间，后足角度增大。足趾经常呈“鹅颈”畸形。

埃勒斯－当洛斯综合征的“肩痛”在平片上没有明显的表现。MRI可显示关节盂上唇损伤和盂肱韧带松弛。

各种关节的这些表现初期可被误诊为类风湿疾病的早期表现，特别是在儿童期，对于埃勒斯－当洛斯综合征的青年患者，应当与小关节的关节炎进行鉴别诊断[114]。埃勒斯－当洛斯综合征患者，关节表面是光滑的，关节间隙可有特征性增宽（不是狭窄）。如果出现狭窄，则是继发性骨关节炎的后期表现。

正如前述，关节脱位和半脱位是韧带松弛的结

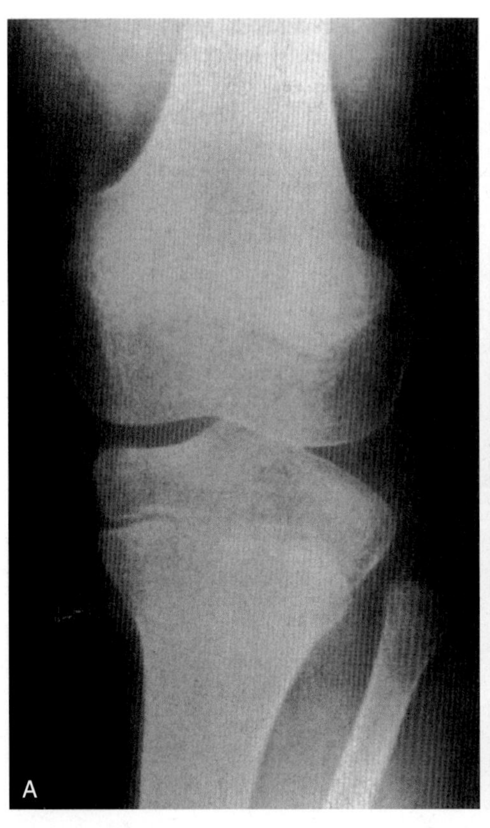

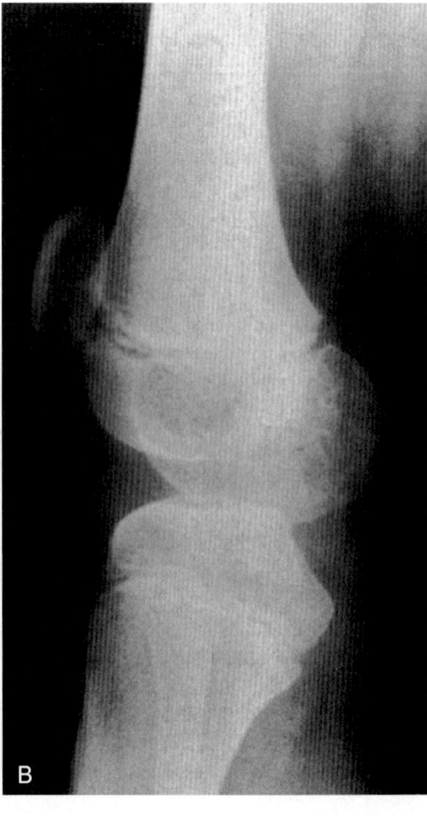

图80–9 埃勒斯－当洛斯综合征。膝关节前后位（A）和侧位（B）X线片显示渗出和膝关节反屈畸形。髌上囊区域有软组织增多，但显示不很清楚。腓骨头畸形，没有与胫骨近端相关节。

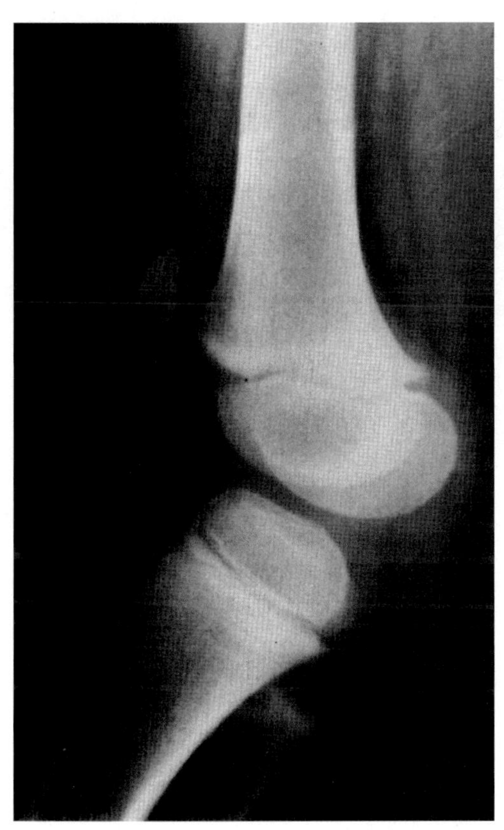

图80-10　埃勒斯 – 当洛斯综合征。膝关节侧位X线片显示腓骨头脱位和膝关节反屈畸形。

果，常使临床病程变得复杂（图80-11，也见图80-9和80-10）。脱位最多见的关节是手指关节、盂肱关节、髌股关节、颞颌关节、桡骨头、胸锁关节和肩锁关节[88, 90, 91, 143]。手指脱位经常反复出现[121]。埃勒斯 – 当洛斯综合征患者可有腕骨间不稳定合并头状骨舟骨对位不齐[121]。Ⅰ型、Ⅱ型、Ⅳ型、Ⅴ型、Ⅶ型、Ⅸ型埃勒斯 – 当洛斯综合征出现先天性髋关节脱位非常多见[88, 91, 108, 144]。20 ~ 40岁过早地出现骨关节炎是由于关节囊松弛伴发反复微小创伤的结果，反复较大的创伤可造成脱位[88, 114]。退变与韧带松弛的程度有关。最终出现挛缩合并软骨退变，取代最初的关节松弛而继发关节僵硬[114, 123]。拇指掌指关节容易受累，一项研究显示，24例埃勒斯 – 当洛斯综合征的儿童（平均年龄15.9岁），66%的患者有拇指掌指关节半脱位，29%为完全脱位，16%有退行性关节炎的特征[121]。

胸部出现不对称，并伴有鸡胸（图80-12）和肋软骨连接处突起。上部肋骨向下倾斜的角度加大，显出颈椎延长。也可出现单纯腰椎扁椎骨[145]。与Scheuermann病或关节盘炎不同，埃勒斯–当洛斯综合征患者，椎体终板是光滑的[145]。脊柱侧后凸经常出现在胸腰连接处，并伴有骨密度下降[126, 143, 446]。与特发性脊柱侧凸不同，埃勒斯 – 当洛斯综合征的脊柱异常弯曲在出生时即可出现（Ⅰ型，Ⅱ型，Ⅳ型）[107]。婴幼儿的脊柱检查可显示普遍骨密度减低和脊柱侧凸[14, 64, 69]。由于硬膜囊扩张和骨骼胶原“结构”异常，使脊柱侧弯呈“马方样类型”，即椎体后壁呈扇形[87, 456, 458]。最多见于Ⅰ型、Ⅱ型、Ⅵ型和Ⅳ型[456]。为了寻找“低骨质密度”的原因而做的努力仍

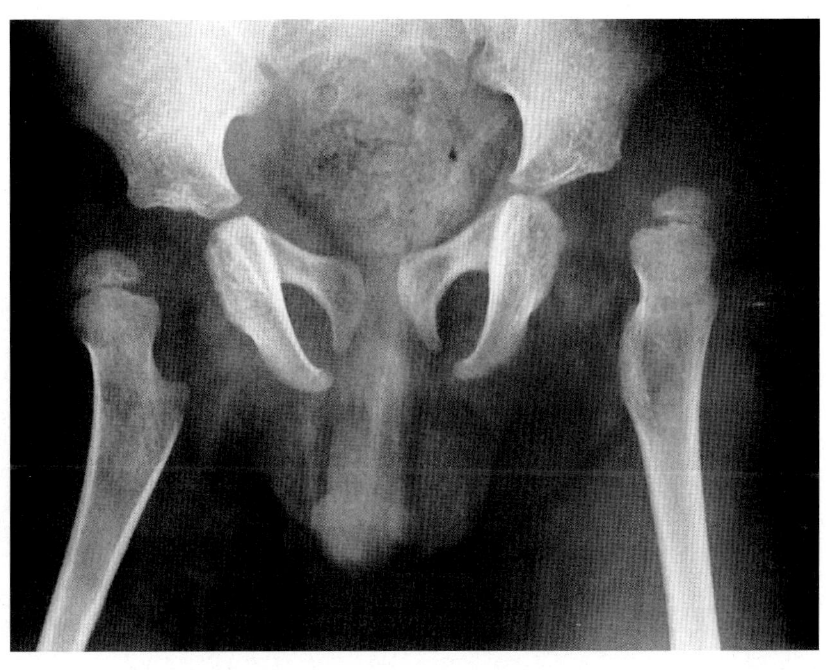

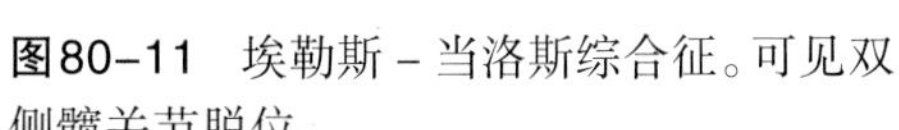

图80-11　埃勒斯 – 当洛斯综合征。可见双侧髋关节脱位。

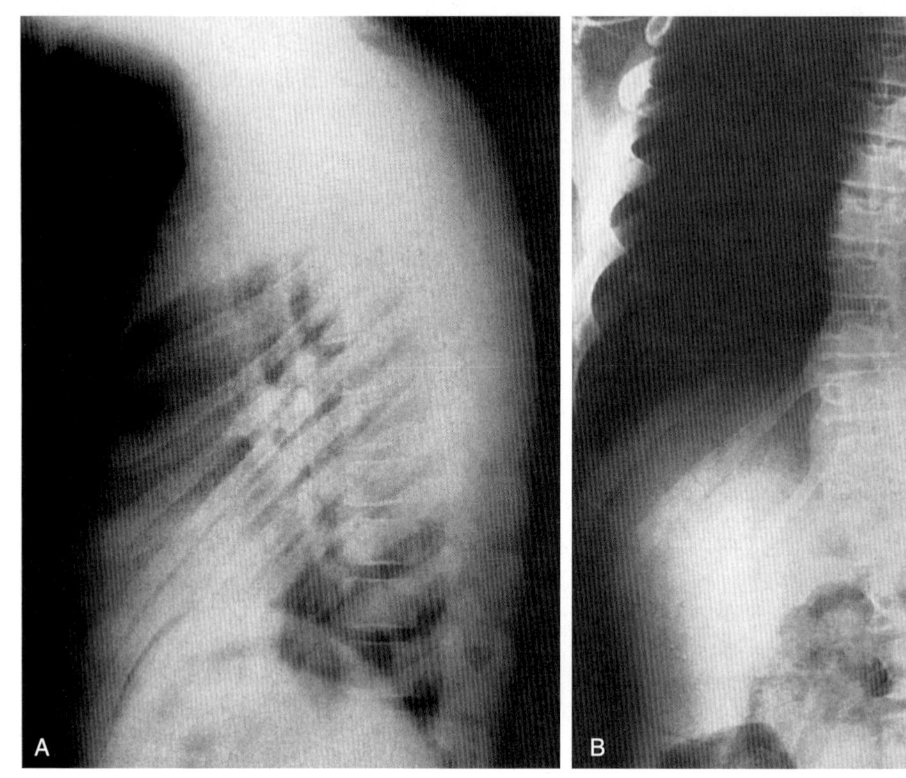

图 80–12 埃勒斯 – 当洛斯综合征。轴向畸形包括鸡胸（A）、胸腰椎脊柱侧弯（A，B）、肋骨明显向下倾斜（B）。

然没有取得成功。对埃勒斯 – 当洛斯综合征患者进行的全身和局部骨质超声检查显示，与对照组没有什么不同[458]。随着年龄的增长，椎体前后径增加可形成双凹形[14, 57]。早期退变性间盘疾病和压缩性骨折已有过报道[14, 87]。埃勒斯 – 当洛斯综合征患者合并严重的椎骨脱离和脊柱滑脱也常有报道（图 80–13）[123, 141, 143]。

如果合并有雷诺病，可出现肢端骨质溶解。这种表现，特别是有关节渗出的患者，容易产生误诊，导致初期筛查针对的是类风湿病变而不是胶原疾病[114, 123]。X线检查还能显示埃勒斯 – 当洛斯综合征的先天性畸形，包括蜘蛛脚样指、拇指三指节畸形、桡尺骨骨性连接、畸形足、多余牙齿、头骨延迟骨化伴矢状缝和额状缝的囟门大而宽、小颌、尺骨茎突延长、第五指近节指骨缩短以及桡骨头后脱位[88, 106, 107, 137, 143]。Ⅵ型埃勒斯 – 当洛斯综合征（淤斑型）患者，影像检查可显示动脉瘤、肝区坏死和其他表现（如结肠或膀胱憩室、肝管囊性扩张）[93]。这些患者可出现大肠、子宫或动脉瘤的自发性破裂。

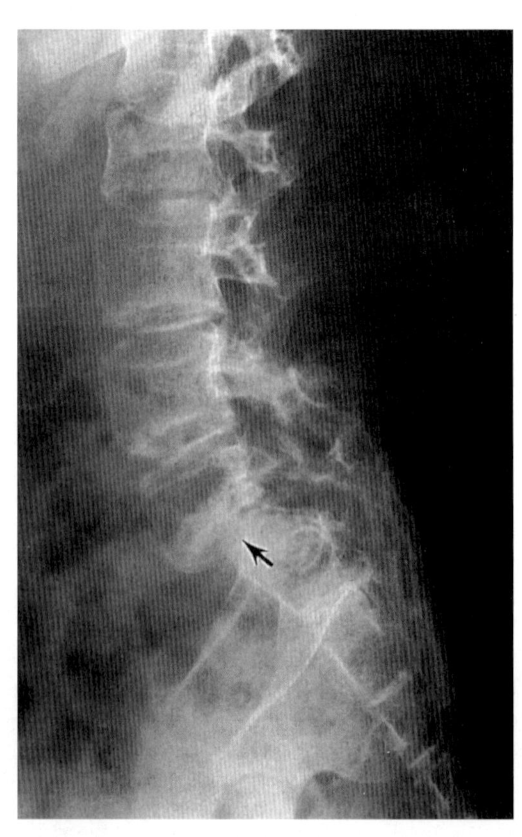

图 80–13 埃勒斯 – 当洛斯综合征。腰椎侧位 X 线片显示脊柱炎和脊柱滑脱（箭头）。椎体后缘呈扇形。

关节松弛的影像学鉴别诊断包括马方综合征、Larsen综合征、恶病质、Down综合征和神经肌肉疾病[91]。文献中曾描述过一种综合征，包括有关节反复脱位、先天性髋关节脱位发病率增高而且有韧带松弛家族史，这种综合征并不少见[144, 146, 147]。但是，这种疾病是家族性关节松弛，没有皮肤改变（脆弱或肿块），没有出血倾向[91, 114, 144, 146, 147]。

埃勒斯－当洛斯综合征软组织钙化可能和囊尾蚴病、血管肿瘤、静脉石和胶原疾病相混淆。埃勒斯－当洛斯综合征软组织钙化好发于下肢，部位在皮下组织，这些特征有助于建立正确的诊断。

Ⅸ型埃勒斯－当洛斯综合征与其他类型不同，此型有单纯的骨骼异常，包括颅骨枕部号角形赘生物和锁骨畸形[120]。长骨骨干可发生骨质疏松，弓形弯曲，且皮质变薄[120]。这些局部的骨改变在相应的部位出现膜化成骨，它是由于骨膜的Sharpey纤维缺乏胶原造成的。Ⅸ型埃勒斯－当洛斯综合征患者比较少见的其他骨骼特异性改变还有指（趾）弯曲、小颌、眼距过宽和扁平眼眶[120]。

第四节　成骨不全

成骨不全是一种结缔组织的遗传疾病，这种疾病累及骨骼、韧带、皮肤、巩膜和牙齿[130, 148–155]。大多数患者已经证实是两个基因位点中的一个出现变异，这两个基因位点转录为Ⅰ型胶原（COL1A1 和COL1A2）[97, 129, 131, 132, 154, 156]。致病的基因通过Ⅰ型胶原异常合成（量）或异常结构（质）来表达（表80–2）[97, 155, 157, 158]。85% 的遗传类型是杂合子常染色体显性变异[154]。

4个主要的临床诊断标准是:（1）骨质疏松合并骨质异常脆弱；（2）蓝巩膜；（3）牙质生成不全；（4）早期耳硬化[159, 160]。这些异常有2个存在就能够确定诊断。其他的特征是韧带松弛、体温调节异常的发作性出汗、皮肤容易青肿、便秘、增生性斑痕、早期血管钙化和不适宜的欣快感[148, 159, 161–164]。

成骨不全根据骨骼表现的严重性，传统上又分为两种综合征：先天型，婴儿的死亡率很高；迟发型，生命周期是正常的。迟发型和先天型大部分被Sillence分类取代[165, 166]，这一分类综合地依据临床表现、影像学表现和基因的因素[98, 110, 130–132, 167, 168]。变异的特征和表现形式之间的确切关系仍在研究，所以，成骨不全的分类还要继续修改[148, 152, 158, 159, 161, 164, 169, 170]。

Sillence等[171]将成骨不全分为4种类型。Ⅰ型是最多见且临床表现最轻的类型[165, 166]。估计在出生时的发病率是1/30 000[170, 171]。骨质脆弱造成多发骨折，但没有侏儒或肢体弓形弯曲畸形。患者身高正常或低于平均数2～3个标准差，这些患者早期听力丧失，终生有蓝巩膜（见表 80–2）[165]。Ⅰ型成骨不全根据有牙质生成不全（灰牙）（ⅠB型）或没有牙质生成不全（ⅠA型）分为两组。Ⅰ型成骨不全多数有家族史，基因异常还不很清楚[131, 132, 155, 172–174]。遗传的方式是常染色体显性遗传。成纤维细胞培养显示Ⅰ型胶原含量下降，但其产生的分子结构是正常的。DNA 研究显示，在 COL1A1 位点上存在无效突变遗传因子（无染色体缺失或重新排列），不能产生信使RNA（mRNA）[118, 173–175]。其他少见的基因转录模式是在Ⅰ型胶原位点（COL1A1 和COL1A2）上有结构异常，它也可有Ⅰ型的临床表现（见表80–2）[131, 132, 158, 173, 174]。但是，对于明显的Ⅰ型表现和COL1A1–无效突变遗传因子，有可能在胎儿期做出诊断[460 – 462]。其他的类型在胎儿期或围产期不能做出诊断，因为比较少见的类型变异数目非常多（到目前已有150个），而且在家族内变化也非常大（镶嵌性）[462]。在两个家族罕见的Ⅲ型成骨不全中，发现有4个不同结构的缺陷[461, 462]。这些家族也证实在链的“反折”处产生突变而继发出现异常。

Ⅱ型成骨不全是致死型的。严重的骨质脆弱导致在子宫内出现侏儒和骨折。头顶矿化很差。Ⅱ型成骨不全有小三角形面容、眼距增宽、小鸟嘴鼻子和蓝巩膜[165, 170, 171]。Ⅱ型成骨不全有3个亚型：ⅡA型（长骨短缩，串珠样肋骨），ⅡB型（在出生前或出生时死亡），ⅡC型（瘦小，结节状肋骨）。多数是在接近出生时死亡，与呼吸道的并发症有关（见表 80–2）[176]。因为婴儿在出生时有致命的表现型，而父母是正常的，所以早期的研究已经确定是常染色体隐性遗传方式[166]。最近研究者已证实，多数的Ⅱ型成骨不全既可能是由于Ⅰ型胶原（COL1A1或COL1A2）2个转录基因中的1个有新的显性位点突变，也可能是由于患者遗传性嵌合体出现常染色体显性特点（仅一部分胚胎细胞含有突变异种基因）[131, 132, 158, 174, 177, 447]。几种少见的其他遗传方式在致命表现型的家族已经确定（见表80–2）。

Ⅲ型成骨不全比较少见，多于2/3的患者在出生时出现骨折[170, 171, 178]。骨质脆弱非常严重，能够生存下来的Ⅲ型成骨不全患者，多数（低于平均值10个标准差）有非常严重的侏儒[165]。骨质脆弱是进行性的，长骨弯曲逐渐增加（见表80-2）。脊柱后突、侧凸和胸椎畸形也是进行性的，由于肺部的并发症，在20～30岁时死亡率非常高[110, 165]。Ⅲ型成骨不全的婴儿在出生时有蓝巩膜，但是到成人期巩膜变白或变灰。Ⅲ型成骨不全具有常染色体显性遗传的特性，在两个Ⅰ型胶原基因位点上有点突变[110, 131, 132, 165]。Ⅲ型成骨不全很少有家族性，是隐性遗传方式，在COL1A2位点上有"结构转移"性突变[131, 172]。

Ⅳ型成骨不全骨骼的表现变化最多，患者身高从正常到严重侏儒[165]。一些侏儒患者出生时为蓝巩膜，随着年龄增长变为白色。在一些Ⅳ型成骨不全的家族中可出现早年耳聋[110, 165]。常染色体显性遗传，病变多是由于两个Ⅰ型胶原位点中的一个出现点突变[131]。少数Ⅳ型成骨不全家族在COL1A2 Ⅰ型

表80-2 成骨不全的Sillence临床分类和基因突变

类型	骨质脆弱	巩膜	早期失听	牙质生成不全	常见遗传方式和缺陷	少见的遗传方式	其他临床表现
ⅠA	+ 身高矮（比正常少2或3标准差）	蓝色	+	-	AD,COL1A1无效等位基因（没有缺失或重新排列，不能生mRNA），50%偶发	AD，C-末端残余的甘氨酸替代pro α（Ⅰ）的末端肽	关节松弛 早期衰老弯曲 进行性脊柱后突侧弯（绝经后高度丢失）
ⅠB	+ 身高矮（比正常少2或3标准差）	蓝色	+	+		AD，pro α 2(Ⅰ)替代或缺失	
Ⅱ	++++ 侏儒 "皱纹"形长骨 串珠样肋骨 受累严重	蓝色	-	-	AD，氨基乙酰基替代pro α 1(Ⅰ)或pro α 2(Ⅰ)的三维螺旋结(经常是点突 变)；偶发或父母镶嵌性	AD，COL1A1或COLIA2基因重新排列 AD,COL1A1或COLIA2基因三维螺旋结构缺失 常染色体隐性缺失	通常由于呼吸发症在围产期死亡 小鼻子，"三角"脸
Ⅲ	+++ 侏儒，变异很大，非进行性 肢体弯曲	白色（也可能出生时蓝色）	-	-	AD，COLIA1或COLIA2基因点突变	常染色体隐性，COLIA2基因构造转移，防止与pro α 2(Ⅰ)链的不协调	颅骨有沃姆骨 由于胸部畸形，儿童死亡率高 身材矮小最严重的低于平均值超过10个标准差 进行性脊柱侧弯
Ⅳ	+→+++	白色	+	-	AD，COLIA2点突变，COLIA1少见	AD，COLIA2跳跃突变	严重程度变化很大

AD，常染色体显性。

数据引自参考文献131，132，158，165。

胶原位点上有遗传密码顺序跳跃性突变（见表 80-2）[131]。

在这 4 种类型中，基因、生化、临床表现的变化非常大[170, 179, 180, 460]。另外，有一些患者的表现与这些分类不相符[98, 170, 179, 180, 462]。使用精致的新技术（例如，在Ⅰ型胶原两个转录基因内或接近这个基因做多形态标记、皮肤活检和绒毛膜标本活检）会增加或改变 Sillence 分类[98, 110, 156, 158, 181, 182]。研究表明，Ⅴ型胶原是Ⅰ型胶原的“调节器”，与成骨不全和埃勒斯 - 当洛斯综合征的皮肤弹性增加有关[463]。

有关成骨不全的其他命名包括 Vrolik 病、van der Hoeve 综合征、胎儿骨脆症和脆骨症[170, 183]。被描述与严重成骨不全有类似症状的第一人是著名的丹麦王子，Ivar Benlos[183]。他被描述为“无骨”或“无腿”的人，而且非常小，可以躲在盾牌的后面[183]。在医学文献中，Ekman在1788[183]年第一个描述了脆骨症有家族的出现，他是瑞典外科军医。1849年，荷兰解剖学家 Vrolik 将此症命名为成骨不全。但是他仅对死亡的新生儿进行了描述。后来确定了脆骨症其他的标准。1896 年 Spurway 和 1900 年 Eddows 均观察到骨骼异常和蓝巩膜[183]。1912年Adair-Dighton和1917年van der Hoeve，都描述了第三个主要特征——早期失聪[183]。尽管早在1847年Velpeau就观察到了韧带松弛，但是直到1940年Bauer通过研究才指出，成骨不全周身缺乏间叶细胞[183]。Bauer 报道了他的学说，确定了这类疾病累及皮肤、软骨和血管的其他特征[183]。

一、病理和病理生理

成骨不全是一种遗传结缔组织综合征，在临床上有骨脆弱和韧带松弛，在基因上和生化上有Ⅰ型胶原纤维合成缺乏（量、质或两者均有）[130, 155, 175, 184, 185]。Ⅰ型胶原含有90%骨的原生质[186]。在早期，Ⅰ型、Ⅱ型、Ⅲ型胶原是纤维形式，构成结缔组织细胞外成分（如皮肤、骨、肌腱、韧带、软骨）[118, 187]。DNA链研究已确定有两种疾病合并有Ⅰ型胶原转录基因的缺乏：成骨不全和Ⅶ型埃勒斯 - 当洛斯综合征（见表 80-1）[97, 98, 131, 182]。

成骨不全的临床缺陷主要累及Ⅰ型胶原含量高的组织（骨，韧带，肌腱，筋膜，巩膜，牙齿）[118]。培养的成纤维细胞研究显示，这些疾病的所有类型的Ⅰ型胶原含量均降低，导致Ⅰ型胶原对Ⅲ型胶原的比例下降[118, 158, 170, 179, 184, 187]。目前仍在采用DNA链研究和新的基因标记来确定Sillence表现类型和突变位点的关系（见表 80-2）[110, 129, 156, 158, 182]。目前已经得到了一些基本的研究结果。首先，成骨不全是一种高度多相性疾病。同一家谱有变化多样的表达，用特定表现型进行研究的每个家族可有不同的突变，不过均在相同的数目有限的位点上[156, 158, 188]。第二，类似的突变可导致不同的表现型[132]。第三，多数Ⅰ型成骨不全的家族有Ⅰ型胶原数量上的缺乏，但其产生的分子结构是正常的[76, 118, 131, 132, 166, 172, 173, 185]。成骨不全的Ⅱ型、Ⅲ型、Ⅳ型和少数的Ⅰ型家族，都有Ⅰ型胶原合成减少和Ⅰ型胶原结构异常。proα(Ⅰ)链正常的家族，是这些疾病轻微的类型，但是有分子结构异常的家族，其临床表现可从轻微到致命[131, 155]。第四，大部分点突变的位置上都有Ⅰ型原胶原的三重螺旋结构（氨基酸 103-212）[131, 169, 188-190]。甘氨酸可以被精氨酸或丝氨酸所替代，这样的替换会使表现形式多样化[131]。第五，突变的位置与表现的严重程度有关，而突变的数目与严重程度无关[98, 132, 173, 189]。Ⅰ型原胶原分子C末端产生的突变比靠近N端链的突变所产生的临床表现更严重[98, 131, 189]。第六，在COL1A1或COL1A2三重螺旋结构上单一位点的突变可造成严重程度的成骨不全[188, 190, 191]。有几个因素会使点突变的有害作用得到增强（例如）：（1）如果甘氨酸被“笨重”的氨基酸替代（精氨酸或半胱氨酸），分子“纠缠”在一起，使分子聚集延缓和修饰（过多的羟化和过多的糖基化），如此反复会产生异常的纤维；（2）点突变影响 N 原肽与 N 末端持久的结合；（3）细胞内的异常原胶原可导致正常原胶原分子降解，产生小细胞，这一过程称为“原胶原自杀”[97, 157, 172, 191]。此外在成骨不全的病例中，骨骼组织中曾发现有Ⅲ型胶原[118, 157, 170, 187]。Ⅲ型胶原正常情况下不会存在于骨骼内。另外，生化研究还显示，氨基葡萄糖功能异常可改变原胶原链的聚集和加剧胶原交叉连接的原发缺陷[192]。

成骨不全骨组织的病理学和组织学特征性改变是细胞外骨基质原发性缺乏[193]。膜内成骨减少，干扰了正常骨生长的环境[110, 152, 194]。成骨细胞活力会下降[159, 164]，且胎儿骨不能被正常薄层骨所取代[76, 152, 161, 162, 163, 195]，从而使皮质骨变薄和机械性能减弱。严重类型的骨组织内正常的骨小梁缺乏，而在比较轻的类型中薄层骨将占多数[194]。但是，即使在受累不严重的患者中，用双倍四环素示踪组织形态测定显示，在不成熟编织骨的小区域内骨小梁含量会下降，薄层骨的皮质比正常更薄[193, 196, 197]。骨样缝隙往往明显[193]或较小[197]。基质中含有不成熟的胶原，造成薄层骨之间有颗粒样物质[76, 160, 161, 170, 193]。

每单位骨基质的成骨细胞和骨细胞的数量实际上是升高的[131, 165, 170, 195, 198]。所以，每单个成骨细胞骨合成的下降，会通过增加细胞的数量进行部分代偿[196, 199]。大多数研究者报道，细胞水平的骨代谢率会有增加，可能是代偿机制的结果[152, 163, 164, 170, 197]。骨细胞较大，呈卵圆形，且排列不均匀[193]。它们被原始的编织骨所环绕，与成熟的薄层骨正好相反[193]。

各种表现类型的成骨不全患者的组织电镜研究显示，胶原纤维的超微结构已经改变，其直径比正常的要小[177, 184, 192]。这种改变与一种或多种因素有关，包括：骨骼中异常存在Ⅲ型胶原（Ⅲ型胶原比Ⅰ型胶原要窄），由于纤维不能渗透到原胶原分子的末端而导致限制纤维的生长，以及最有可能的是成骨不全的原胶原羟赖氨酸含量升高（羟赖氨酸的数量与纤维的直径成反比）[118, 184, 187]。这些窄纤维的功能意义还不清楚[184]。其他的电镜研究显示，皮肤和软骨细胞的内质网扩张[193]。

软骨生长板异常已有报道，但其原因仍有争论。1962年，Spencer[200]观察到体内黏多糖含量增多。Bullough和Davidson[201]对致命类型患者的尸检报告显示，生长板被薄皮质海绵骨周围的不规则孤立软骨所替代。Sillence[165]、Sanguinetti等[202]证实，未成熟骨生长板的区域有“软骨结节”。目前还不清楚这些改变是原发性生长紊乱还是继发于邻近支撑骨的损伤，因为它没有足够的硬度支撑软骨柱[170, 203]。

骨骼、皮肤和牙齿含有同样的细胞基质，所以可以断言，在牙齿也缺乏纤维细胞培养基和骨组织[204]。在牙髓内已经观察到有不成熟的胶原和异常颗粒钙化[159, 162, 164]，如同骨骼一样[193]。现已确定氨基葡萄糖有异常[193]，而且牙齿缺乏正常牙齿的管状结构。牙釉质本身是正常的，但其已断裂并与不全的牙质相分离。牙齿改变的严重程度与骨折的数目无关[204]。

巩膜比较薄，而且和其他结缔组织一样都含有异常胶原。光照通过棕色脉络膜异常的外层使巩膜呈蓝色，半透明[110, 164]。电镜观察角膜的改变有纤维细胞内空泡形成、胶原纤维变细、粗面内质网扩张和两层之间含有颗粒样物质。这种改变也出现在骨骼和皮肤[170]。

成骨不全早期出现耳硬化症的确切原因还不清楚[149, 159, 164]。文献描述的病理异常与以下因素有关：（1）镫骨角变薄或不连续；（2）镫骨角板增厚变软，不能很合适地固定在卵圆窗上[110, 205-207]。鼓膜变化的特点是“透明”且呈浅蓝色或玫瑰色[205]。成骨不全也可合并感觉性听力丧失，它是由于鼓膜扭曲或外淋巴出血造成的[205, 207]。外耳郭异常（下垂耳，巨耳，耳轮狭小）可伴有或不伴有听力丧失[205, 206]。

三磷腺苷代谢紊乱可能与体温调节异常[161, 164]以及缺乏血小板聚集有关[161]。异常增大的血小板已有文献描述[161]。

二、临床表现

成骨不全发生在所有的种族。一些系列报道称男女比例相当[164]，而其他一些观察发现女性稍占多数[149, 160, 208]。严重类型（10%）的胎儿和婴儿死亡率较高，是由于胸部畸形或颅内出血引起呼吸系统的并发症所致[110, 162]。确诊的年龄取决于遗传方式[171]、临床表现的严重程度和有无已知的家族史。多数病例在出生时即可做出诊断，或使用超声在胎儿期做出诊断[159, 209-211]。出生前做超声检查有两个目的[98, 129, 156, 158, 181, 190]。第一，超声可以确认胚胎的严重病变（患有SillenceⅡ型、Ⅲ型及偶尔Ⅳ型综合征），通常在妊娠期15～34周可做出诊断[110]。第二，可在超声引导下进行精确的绒毛膜绒毛活检。绒毛活检通常在已知有成骨不全的家族成员中进行，或在超声检查有肢体弯曲和短缩的胎儿中进行[181]。

面部特征包括有颞部凸出、容貌扁平、小颏和眼距增宽。这些面部改变最多见于受累严重的患者（SillenceⅡ型和Ⅲ型），给人的印象是小三角形面孔[212]。90%病例出现蓝巩膜[159, 213]，色彩的明亮程度随患者的精神状态而变。环绕角膜的小环形巩膜仍保持正常的白色，称为“Saturn环”或者是老人环[164]。牙齿呈乳白样青灰色或棕色的异常系列，称为成齿不全[204, 206, 212]。成齿不全在临床上不如蓝巩膜多见，但是对成骨不全具有高度特异性。在致命型的新生儿尸检中发现有牙齿改变[204]。牙齿改变在SillenceⅠB型和ⅣB型综合征中是最常见表现（见表80-2）[130]。恒牙与乳牙相比不容易退色[130]。即使有正常牙齿，牙质也比较薄，且牙髓腔比较窄[97, 110]。

多数病例会出现发育滞后[152, 214]，严重的患者会成为侏儒，伴长骨短缩、弯曲（图80-14）[97, 110]。但是生长激素没有异常[168]。身材矮小的原因是胶原合成微量缺乏、明显的骨折畸形、嵌插骨折[170]和骺板断裂[203]。在胎儿期就发现有生长紊乱[210, 211, 214]。

肢体比躯干更容易受累，下肢比上肢短缩更明显（见图 80–14）[159, 164, 208, 215]。骨骼的畸形有脊柱后凸侧凸和长骨弯曲，这更加剧了肢体躯干的不对称[180]。脊柱畸形造成疼痛、感觉异常和走路困难，在严重的先天性类型的病例中，可出现呼吸衰竭或截瘫[180, 216–218]。

由正常的日常活动或轻微外伤造成的多发骨折，是成骨不全主要的临床表现。严重的先天性类型，甚至在子宫保护的环境下就会在胎儿期出现骨折[159, 162, 219]。由于激素的因素或防范意识的增强，青春期以后病理骨折的发生率下降[220]。男性和女性患者骨折出现的高峰期都是在儿童期，到青年时下降[220]。但是，妇女在绝经后骨折的发生率又重新升高，可能是由于绝经期后骨质疏松和已存在的胶原缺乏共同影响的原因[220]。治疗成骨不全的骨折要用轻柔的物理疗法，建议最好在水池中完成固定，避免加重骨丢失，骨丢失是这种疾病本身的特征[221]。Sillence 分类系统[165]虽然在遗传咨询方面有用，但不能预测治疗效果是独立行走还是需要轮椅[167, 222]。

耳硬化症在40岁之前就可出现[159, 162, 164, 205, 207]。10% 的病例出现神经性耳聋伴头晕和耳鸣[205, 207]。

和胶原合成的其他遗传性疾病一样，成骨不全的临床表现也包括皮肤变薄、有形成弹性瘢痕的倾向、早期血管钙化、关节松弛、疝气非常多见和血小板异常[149, 159, 162–164, 180, 212]。韧带松弛造成关节异常活动，但是没有关节脱位增多的报道[110]。像埃勒斯 – 当洛斯综合征一样，有毛细血管脆弱而引发的出血，但在成骨不全并不严重[110, 180, 194]。

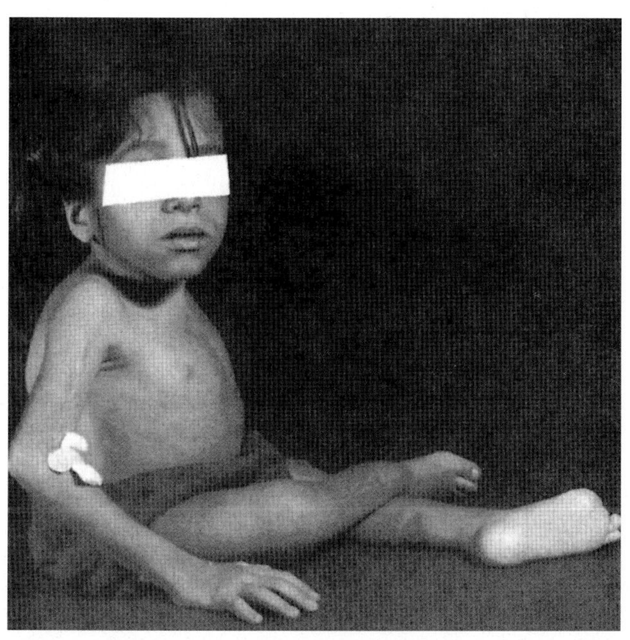

图 80–14 成骨不全。Sillence Ⅲ型综合征。肢体不成比例短缩，四肢都出现弯曲。同时有胸椎畸形。

中枢神经系统同样也可受累。扁颅底使后颅凹的容量明显减少[223, 224]。成骨不全扁颅底合并扁后脑或“宽顶无沿帽样”颅[224]。这些并发症尽管与骨折有一定的关系，但与疾病的严重程度无关。但是已有报道，这类并发症的患者迟发型比先天型更多见。所以认为颅脑的表现是胶原DNA序列缺乏的另一个例证。一旦出现扁颅底，就会阻碍脑脊液的流动（脑积水），干扰脑细胞的功能，造成脑干受压（长束征，低位颅神经受压）[224]。出生时颅内出血可导致垂体素缺乏的发生率升高[164]。颅骨脆弱、血小板异常、结缔组织缺乏均可导致下丘脑垂体轴的损害[164]。对致命Ⅱ型疾病的胎儿超声检查研究已发展为超声病理研究，显示神经系统变异的非常多（9例中有 7 例）[464]。高热和不协调欣快感的原因还不清楚[161]。多汗在儿童中多见，可能与热量通过异常薄的真皮丢失有关[193]。

成骨不全的药物治疗仍有争论[110]。几项研究已经检验了用维生素D和氟化物、降钙素、性腺激素治疗的效果[110]。在骨细胞内已发现有雄激素和雌激素的受体，但是激素治疗有早期闭合生长板的副作用[110]。

三、影像学改变

成骨不全最具特征性的影像学改变是骨密度弥漫性减低（图 80–15 至 80–17），躯干骨和四肢骨的受累程度是一致的[164, 206, 208, 213, 225–228]。但是骨质疏松的程度变化非常大，最轻的类型在平片上可有正常的骨密度[221]。骨密度的减少归类于遗传性骨质疏松，因为原发病变是胶原基质合成的受累。然而，在成骨不全时，原发性骨基质缺乏伴有继发性矿化改变，尽管没有矿化物质与基质的比例失调，但可以看到包容在基质内的矿盐排列紊乱[180, 193]。所以，这些影像学改变不能除外骨质疏松。通常骨质的快速丢失发生在中年人[110]。

根据肢体影像学的改变，Fairbank[208]将成骨不全患者进一步分为 3 种类型。第一种类型是骨骼薄而细长（见图 80–15）。这是最多见的表现，包括多数的Ⅰ型成骨不全和受累较轻的Ⅳ型成骨不全。第二种类型是肢体骨骼缩短和增粗（见图 80–16）。这一类型的影像学改变出现在 Sillence Ⅱ型或Ⅲ型疾

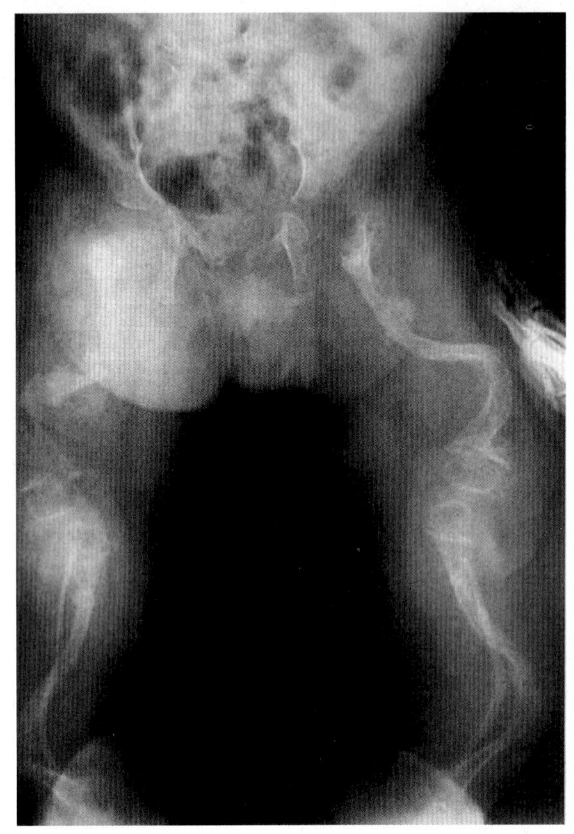

图80-15 成骨不全。骨盆和下肢的前后位X线片显示骨密度降低伴长骨细长。存在有不同愈合期的多处骨折，长骨已弯曲。

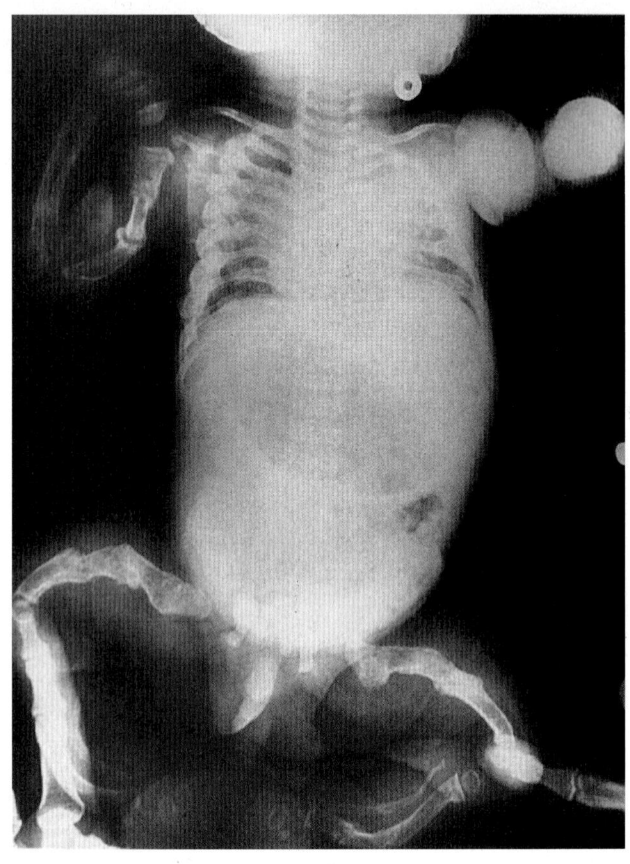

图80-16 成骨不全。骨骼的前后位X线片显示骨密度减低伴骨骼短缩增厚和嵌插骨折。上肢和下肢均弯曲。所有长骨和肋骨均出现骨折。

病患者中。由于有先天性的肢体弯曲，通常合并有严重的细肢，且预后较差。第三种类型最少见，它是一组肢体囊性改变的病例（见图80-17）。这些改变发生在受累严重的患者[160]，这一类型影像学改变的特征是干骺端呈漏斗形，有蜂窝样粗糙的过度透光分隔带穿过。Bauze等报道，囊性改变会出现应力异常，从而影响骨的塑形。和遗传学分类一样，影像学分类也是描述性的。确实，在活动生长期，患者可从一种表现转变为另一种表现[130, 229]。生存下来的Ⅱ型或Ⅳ型婴儿通常经历从粗肢型到囊性或细长类型的转变[229]。在每一个类型内也存在有很大的变化，因为影像学表现反映的是从镜下异常到肉眼骨折畸形的动态平衡。长骨的皮质可异常变薄（见图80-15至80-17）或异常变厚（图80-18）[215, 221]。干骺端可呈漏斗形（见图80-17）或塑形不全（见图80-15），而骨干可以是直的（见图80-18）或是弯曲的（见图80-15和80-16）。1992年，Hansom等制定出了新的分类系统[230]，以使影像学表现和疾病的预后更有相关性，这一分类系统还需进一步研究，结果还有待证实。

成骨不全病程中伴发的骨折最常见于下肢，通常为横行骨折（见图80-18）。撕脱损伤也常见，是由肌肉的正常收缩造成的。细肢和肢体弯曲是多发嵌插骨折的后遗症，其在妊娠期就开始出现（见图80-16）[164, 226]。颅骨骨折不多见[110, 130]。骨折通常可正常愈合[110]，但可形成肿瘤样骨痂（图80-19）[164, 227, 228, 231]和假关节（图80-20）[164]。成骨不全的肿瘤样骨痂不多见，但它是一个重要表现，因为它与骨肉瘤极相似[180, 232]。股骨是肿瘤样骨痂最多见的解剖部位，但这种异常也可以出现多处骨骼[233]。增生性骨痂可出现在创伤后或手术固定后。它可伴有低热、肿胀、疼痛和压痛。增生性骨痂最常见于Sillcnce Ⅲ型和Ⅳ型（白巩膜）综合征以及男性患者[130, 185]。胶原研究显示有过多的修饰（过多的羟化和糖基化），这与皮肤纤维细胞研究的发现相似[185]。但是，增生性骨痂没有家族倾向[130, 185]。有一些病

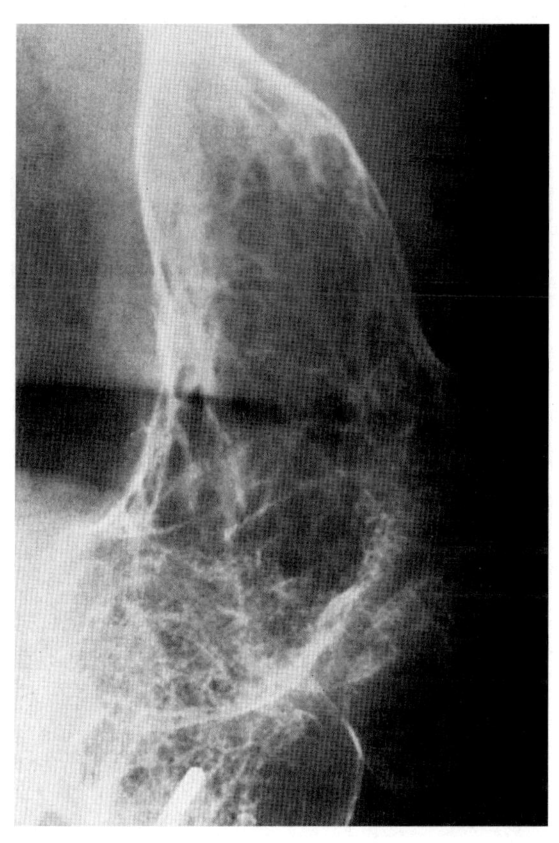

图80-17　成骨不全。膝关节侧位X线片显示少见的囊肿型病变。干骺端呈漏斗形，而且由于骨小梁增厚粗糙使其成为蜂窝状。

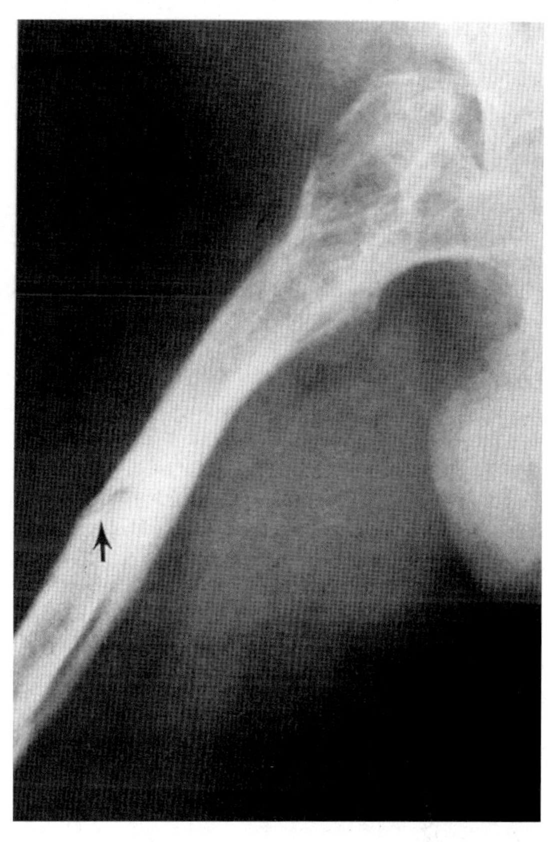

图80-18　成骨不全。股骨斜位X线片显示特征性的横行骨折（箭头）。尽管周身骨密度减低，但是由于以前的创伤和弯曲畸形使骨皮质增厚。

例，实验室研究显示血沉或血清碱性磷酸酶轻度升高（容易与肿瘤混淆）。

严重成骨不全的儿童，长骨的骨骺或干骺端呈多发性扇形透X线区伴有硬化边缘(图80-21)，称为“爆米花样钙化”，它是由于软骨生长板创伤性断裂造成的[168, 203]。这些钙化会使正常骨骺的透光表现变得不明显。移位的骨骺分离不多见[110]。

肢体各关节会在两个独立的病程中受累及，这两个病程均可导致早期退行性关节疾病。首先，骨折畸形使关节面变形，造成关节面不完整(图80-22)。关节面的不完整最终导致关节表面的早期退变。第二，韧带和关节囊的松弛会产生反复微小创伤，也会造成透明软骨的损伤(图80-23和80-24)。在Sillence Ⅰ型和Ⅲ型中，韧带和关节囊的松弛是最重要的表现[171, 463]。肌腱断裂和反复扭伤也可累及各关节[130]。

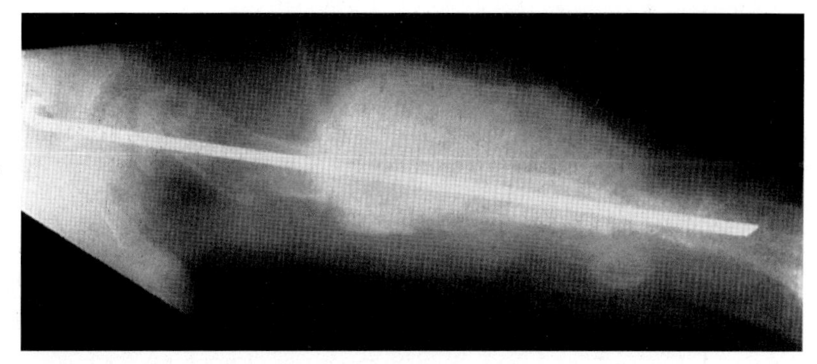

图80-19　成骨不全。在行Sofield骨切除术的周围可见肿瘤样骨痂形成。

自1959年以来，应用Sofield技术[234]、多段截骨术和髓内针固定术已改变了疾病的进程。髓内针既可矫正弯曲畸形又能保护肢体避免发生再骨折[221, 235]。矫正弯曲畸形使患者在治疗能行走的可能性增加了，特别是那些先天性类型的患者[235]。加在关节的负重应力较大，而且髓内针可能会穿入关节内，这些都会使关节病变的发生率增高[222]。Sofield的改进方法和Millar的最初方法[234]包括：（1）给非常年轻的患者皮下穿针并结合行折骨术[235]；（2）使用可延长的针（Bailey-Dubow针[236]），它随患者生长能够延长，避免了每隔两年再行手术[222, 234, 236]。使用不能延长的髓内针时，在髓内针下方可出现成角或骨折，或者随着生长发育髓内针可穿过皮质滑出（图80-25）[221, 222, 236]。但是使用可延长的髓内针有更多的技术上的并发症[221, 222]。一些研究者建议，从婴儿期开始采用可靠的理疗，以便尽量增加骨强度和降低骨折发生率[167]。

颅骨的X线片显示前额和乳突窦扩大以及缝间骨（图80-26）[130, 159, 164, 223, 227]。缝间骨是一些小的不规则的缝间骨碎片，来源于邻近膜化成骨的原始骨化中心没有愈合的部分[180]。与正常变异不同，要将其视为异常骨化的征象，至少要有10个骨碎片，而且最好呈马赛克样排列而不是线样排列[223]。出现缝间骨或许是异常颅骨发育的结果。成骨不全经常出现扁后脑畸形，伴有或不伴有扁颅底[110, 159, 164, 223, 224]。在这种疾病中它是由于枕骨髁内陷因而内侧撞击枕骨大孔所致[224]。头颅CT可显示脑室扩大合并脑积水。在严重的成骨不全病例中偶尔可见颅骨增厚而不是变薄，这种颅骨增厚与长骨增生性骨痂相似[232]。在早期骨硬化症患者中，CT扫描可显示镫骨底增厚、镫骨脚骨折、镫骨底不稳定、卵圆窗闭塞和耳蜗扁平[110]。成齿不全患者，牙齿X线片显示牙冠和牙根之间的连接减少，而且在出牙之前，牙髓腔缺如或扩大[204]。

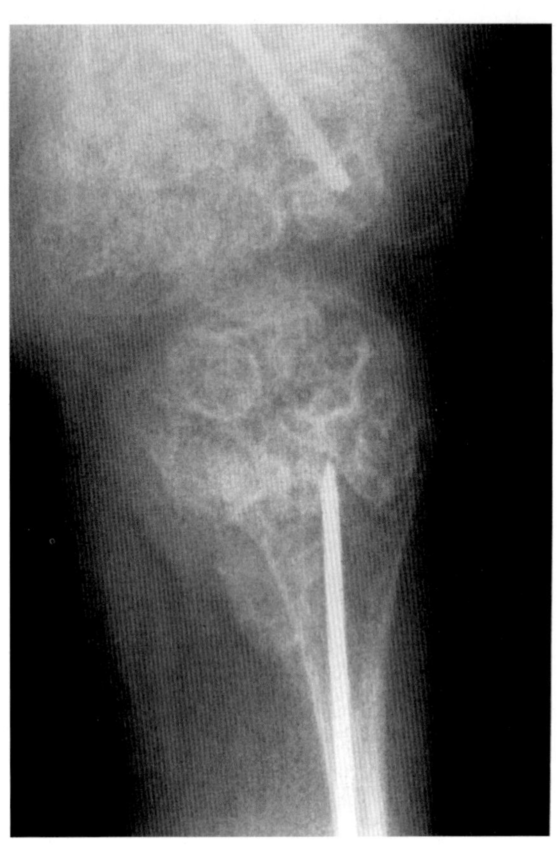

图80-21 成骨不全。膝关节斜位X线片显示爆米花样钙化。这些有钙化边缘的透亮区内，没有正常的水平生长板，伴发有严重的生长滞后。已进行了Sofield手术。

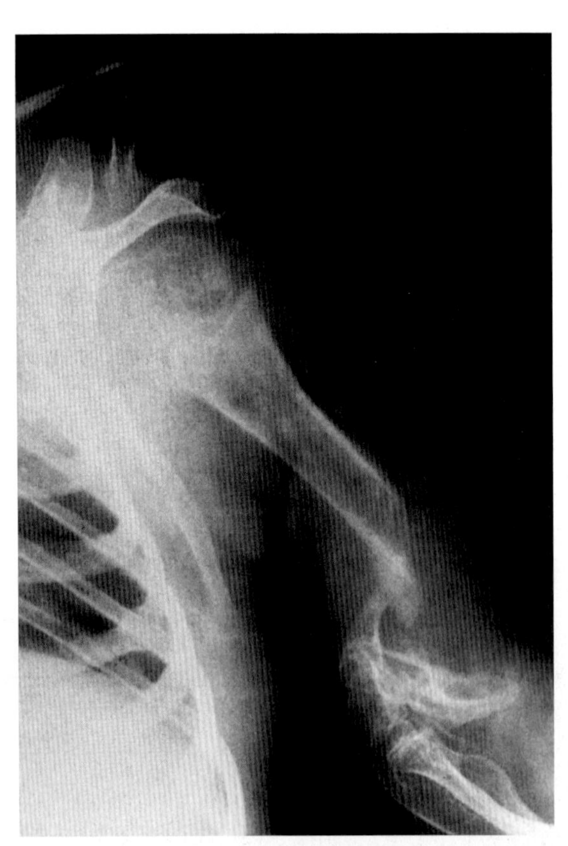

图80-20 成骨不全。肱骨和锁骨假关节形成合并骨折。

脊柱检查显示椎体变扁平，前侧呈双凹形或楔形(图80-27)[159, 164]。颈椎骨折（如悬吊者骨折）是一种不常见的并发症[237]。

大约40%的成骨不全患者可出现严重的脊柱后

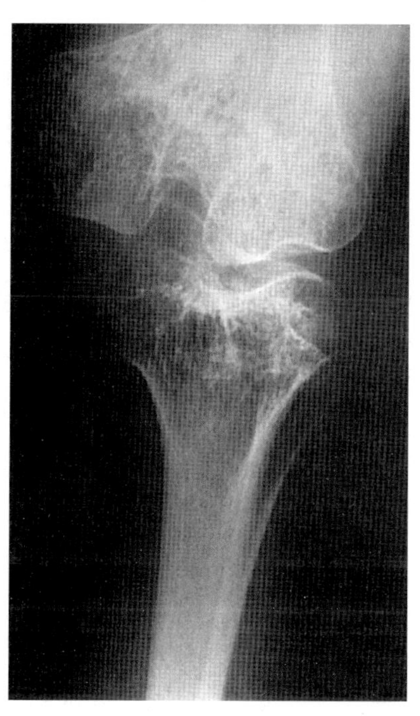

图 80-22　成骨不全。创伤后畸形造成膝关节面不规则。对侧也同样受累。

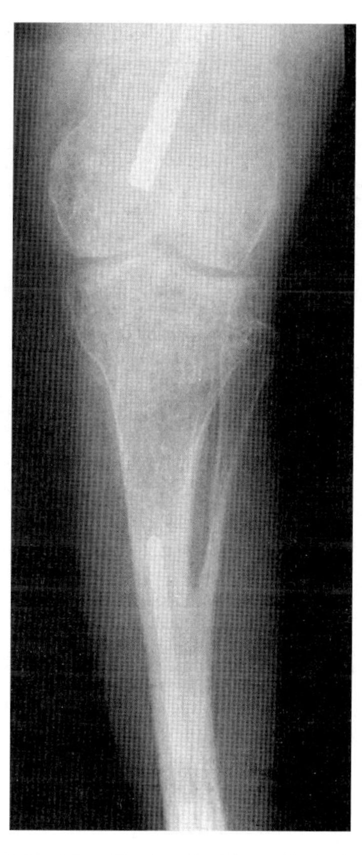

图 80-23　成骨不全。膝关节前后位 X 线片显示膝外翻。

侧凸（图 80-28）[218]。所有 4 种类型的成骨不全都可以出现，它是由于韧带松弛、骨质疏松、创伤后椎骨生长板受损和压缩骨折的综合因素造成的[3, 130, 159, 217, 220]。与特发性脊柱侧凸不同，成骨不全的脊柱弯曲发病年龄较早（5 岁之前），不一定呈现 S 形代偿性结构，而且在青春期前后以同样速度持续发展[216-218]。此外，脊柱改变可造成疼痛，并妨碍了坐立和行走[3, 130]。多发性胸部畸形，包括骨折、串珠样肋骨、鸡胸和脊柱后侧凸，都会影响到呼吸功能[153, 217, 218]。支具不仅不能有效地阻止弯曲的进展，而且还会加重肺部症状[216, 217]。由于多种技术上的困难，外科固定也是个问题。椎弓没有足够的强度支撑标准的 Harrington 棒，而且固定钩可造成骨折。尽管治疗非常困难，但由于有瘫痪的危险或严重的

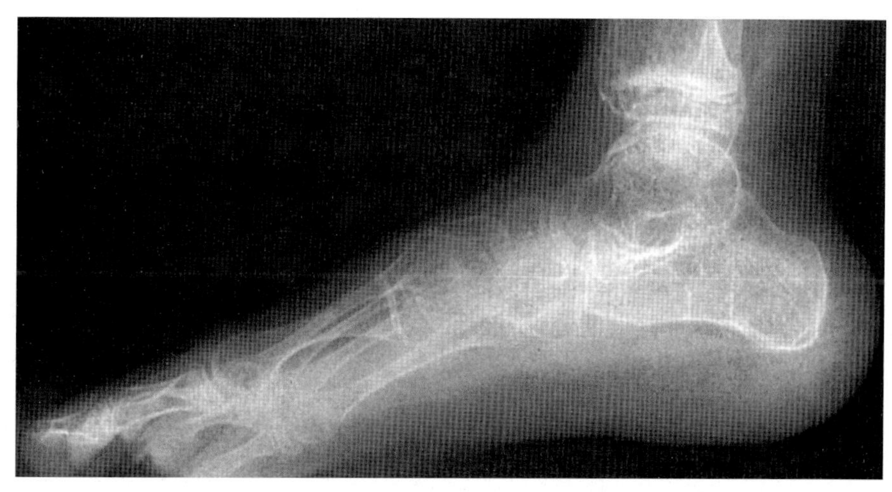

图 80-24　成骨不全。足部侧位 X 线片显示平足畸形。

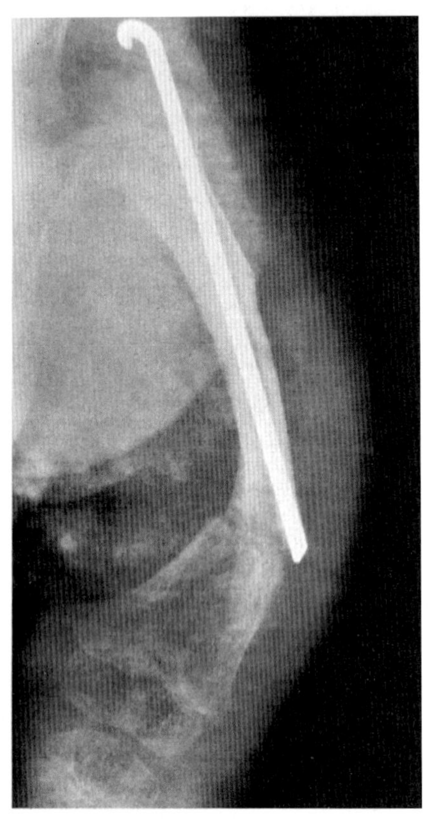

图80-25 成骨不全。股骨前后位X线片显示不扩髓髓内针固定的两个并发症：金属棒远端骨折和穿越皮质的侵蚀。

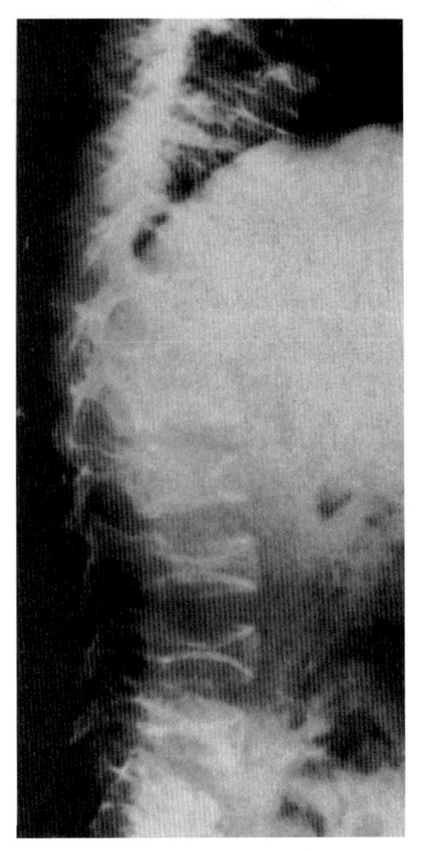

图80-27 成骨不全。脊柱侧位显示椎体双凹形和楔形。

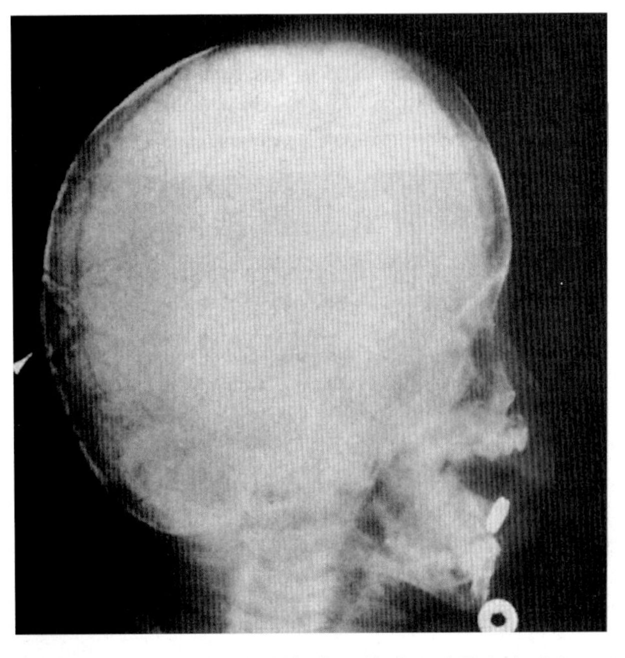

图80-26 成骨不全。颅骨侧位X线片显示骨密度减少、双骨板变薄和多个缝间骨（三角箭头）。

轴向畸形影响坐立或呼吸时，有时还仍需要进行手术治疗[180]。

骨盆变窄，通常呈三角形（图80-29），而且可伴有压缩骨折[221]。可能出现髋臼膨出畸形（图80-30，见图80-29）和股骨牧羊杖样畸形。软组织内可见早期血管钙化[159, 164]。

成骨不全的妊娠妇女，现在都使用超声探查来诊断胎儿是否患有严重的成骨不全[210, 211]。报道的最早期病例是在妊娠15周确诊的[102, 176, 229]。不能只依靠超声来鉴别Ⅱ型、Ⅲ型和严重的Ⅳ型综合征[229]。Munoz等[176]描述了依靠胎儿超声检查做出诊断的3个主要标准。第一，多发骨折造成长骨不连续，出现"皱褶"[176]。第二，头颅严重失矿质，使颅内的内容物清晰可见。第三，股骨短缩，低于股骨妊娠龄股骨长度平均值3个标准差以上[176]。胎儿成骨不全的其他超声表现还有扁平椎、厚或薄的"串珠样"肋骨、小胸廓和缝间骨[176, 181, 238]。行系列扫描非常重要，因为一些改变在第一次检查时可能看不到。

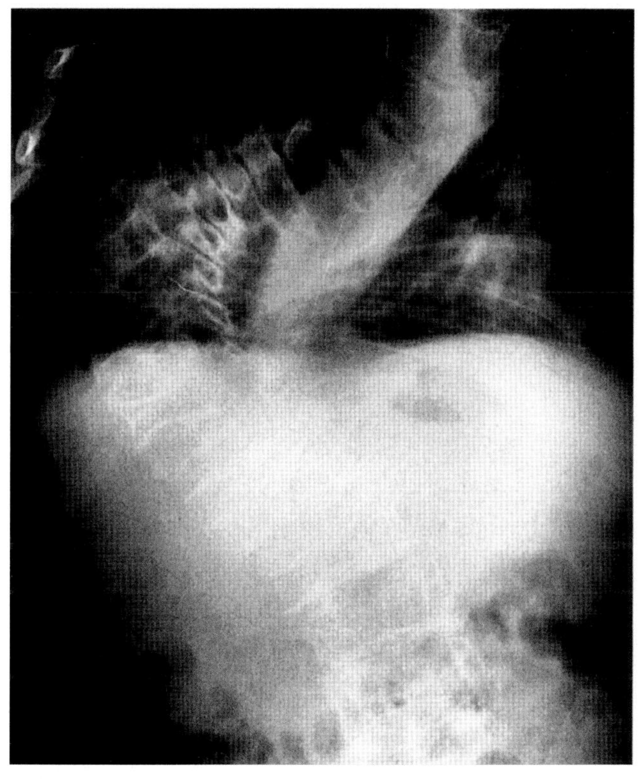

图80-28　成骨不全。脊柱前后位X线片显示脊柱后侧凸严重、骨密度减少和椎体变扁平。

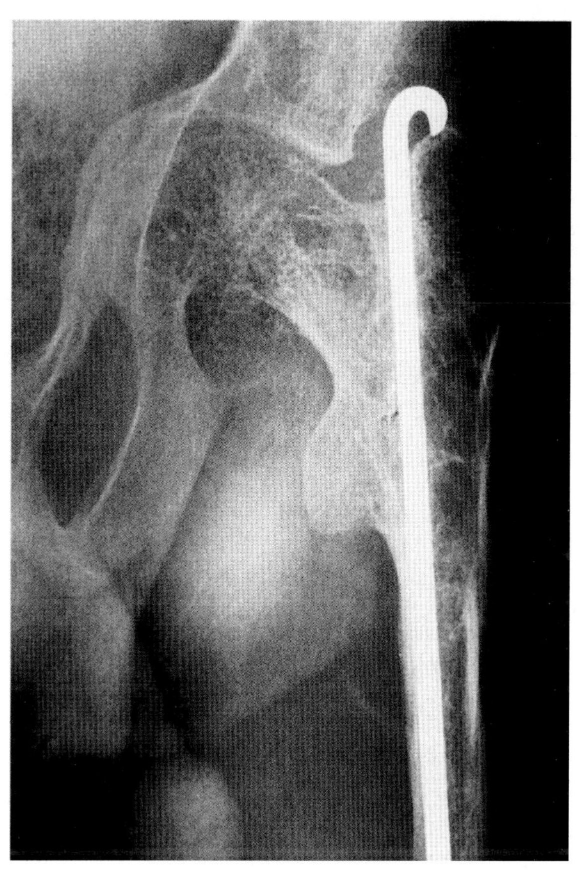

图80-30　成骨不全。髋关节前后位X线片显示髋臼前凸畸形和髋内翻畸形。由于严重的内翻畸形，大转子高于股骨头（牧羊杖样畸形）。

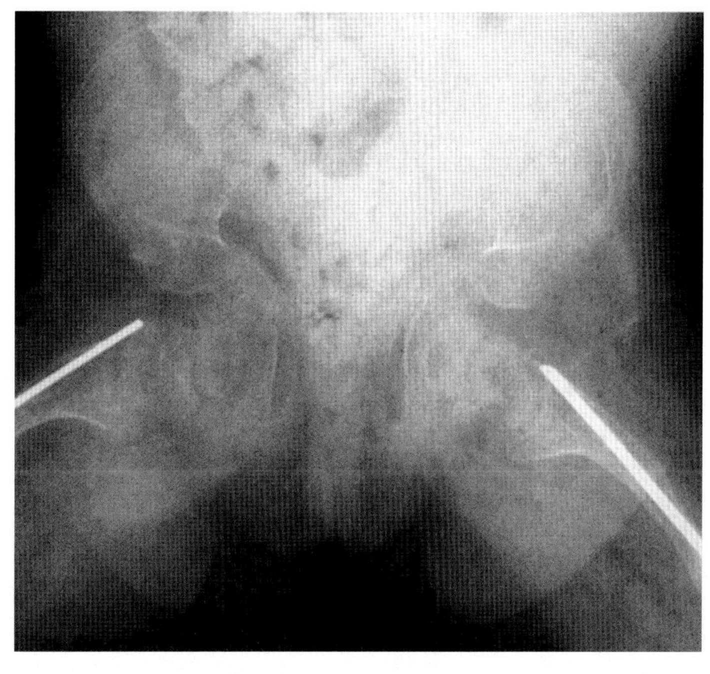

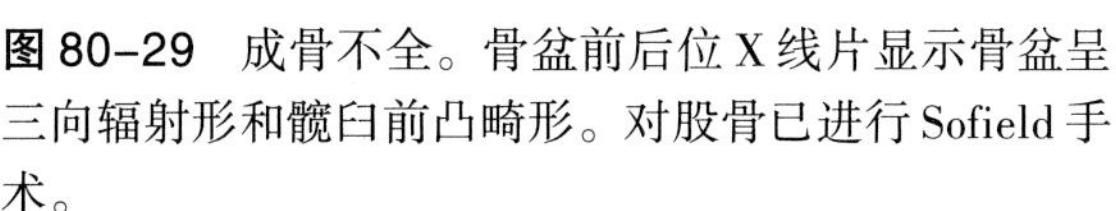

图80-29　成骨不全。骨盆前后位X线片显示骨盆呈三向辐射形和髋臼前凸畸形。对股骨已进行Sofield手术。

超声检查有助于确定预后和计划分娩的类型[181]。胎儿严重成骨不全（Ⅱ型，Ⅲ型综合征）的鉴别诊断包括发育不全性死胎、胸廓窒息性营养不良、躯干前屈性侏儒和低磷酸盐血症[130, 176, 238]。所以，高清晰度实时超声检查的主要作用是确诊合并有骨骼异常致死型疾病[465]。Ⅰ型成骨不全多伴有Ⅰ型胶原突变和无效遗传因子，对其进行DNA检查有助于发现该疾病更多的特征[461, 468]。

双能X线吸收测定法（DEXA）已经证明是研究骨结构和骨矿物质数量的新方法[466, 467]。Ⅲ型或Ⅳ型患者骨矿含量和脊柱密度不成比例偏低。这与X线片的观察结果相关。在这两种严重的骨质疏松（基质减少）中，基础物质也干扰了骨质量，造成骨软化的影像学改变。另外，DEXA在“轻微”病例中的表现，可能与年龄相匹配的正常人的表现有所重叠[466]。其他一些研究者得出的结论是，患者的身高与（年龄相匹配的）较为Z-评分相关，而骨折的数量与Z-评分成反比[466, 467]。

婴儿成骨不全的鉴别诊断包括伴有多发骨折的其他病种，如儿童受虐综合征、先天性无痛症、坏血病和Menke发缠结综合征[130]。未受累部位相对正常的骨密度和没有眼部或牙齿异常，可将这些疾病与骨脆症相鉴别。其他的鉴别诊断是造成周身骨密度下降的一些疾病。低磷血症可合并有透明骨和肢体弯曲畸形，但也有佝偻病的干骺端改变，可将其与成骨不全相鉴别。特发性青少年骨质疏松症和Cushing病的影像学改变可能难以与成骨不全相鉴别，此时需结合临床表现做出诊断。

第五节 进行性骨化性纤维发育不良（肌炎）

进行性骨化性纤维发育不良是一种遗传性疾病，其特征是踇趾和拇指对称性先天性畸形，以及横纹肌、肌腱、韧带、筋膜、腱膜和皮肤（偶发）的进行性软骨发育不良和异位骨化[239-245]。遗传方式是常染色体显性遗传[240, 246, 247, 468, 469]。临床表现多样。但是这种疾病极少见而且不能复制，许多病例是自发性变异的结果[243, 244, 246, 249]。骨形成在出生以后，手指畸形在出生时就已存在。

Patin在1692年第一次描述了这种综合征，它报道了一例年轻女性患者，用他的话说是“弯曲的木制品”。Münchmeyer第一次报道了这种疾病的系列病例，因此这种疾病常称为Münchmeyer病。它也称为进行性骨化性纤维发育不良或进行性骨化性肌炎。

一、病理和病理生理

进行性骨化性纤维发育不良是由于骨形态蛋白4及其mRNA受到广泛刺激造成的[468]。6个独立的骨形态蛋白是骨形成的特异刺激因子，它的功能是使骨折愈合、软骨内骨化[468, 469]并影响骨组织[468]。

对患者受累部位和非受累部位进行活体组织研究与体外（mRNA）研究得出结论是，进行性骨化性纤维发育不良是由于单纯骨形态蛋白4过分表达所致[468, 469]。骨形态蛋白4位于Ⅳ型胶原的基底膜。仅在受累的家族成员中可发现骨形态蛋白4含量升高[468, 469]。它是形成中的病变（骨形成之前）的极早期表现，并与血管周围组织（26-32细胞链的骨形态蛋白-mRNA）内的淋巴细胞相结合。在这一过程中淋巴细胞可起主要作用或次要作用[468]。

进行性骨化性纤维发育不良与骨形态蛋白4基因和Ⅳ型胶原有关联。但是，形态蛋白的基因位点与骨骼骨形成的基因位点并不相同，这些蛋白的特异性变异以及其基因和mRNA还不清楚[469, 470]。甚至对这些疾病的精确发病部位也有争论。

每一个病变部位的特征性病理改变相似，但与局限性骨化性肌炎并不相同[252]。最早的组织学改变是水肿以及疏松黏液基质中成纤维细胞和成肌纤维细胞的快速增殖[242, 245]。受累的肌纤维会有直径改变、横纹消失、肌纤维膜蛋白的絮凝反应、胞核数量下降和胞浆透明变性[245, 252]。间充质增生可导致多灶性互联小结的形成，小结内含有梭形细胞和嗜碱性胶原，其与正常胶原不同，它可以接受钙盐沉积[239, 241, 242, 247, 252]。这些小结逐渐联结成大的团块，这些病变将成为少细胞性，肌纤维的直径将会减小，而且异常组织也转化为膜内骨组织[247]。骨形成的各个阶段可同时存在[247]，而且有些部位骨化之前先有软骨形成[241]。在进行性骨化性纤维发育不良中，最初的骨刺可出现在小结的中心[242, 247]，其与外围式骨化（带状现象）相反，外围式骨化是局限性骨化性肌炎的特征[258]。最终，整个肌肉或一组肌肉被柱形或板状薄层骨所替代，它们像正常骨一样，也含有造血元素和脂肪组织（图80-31）[247, 252]。这种骨在结构

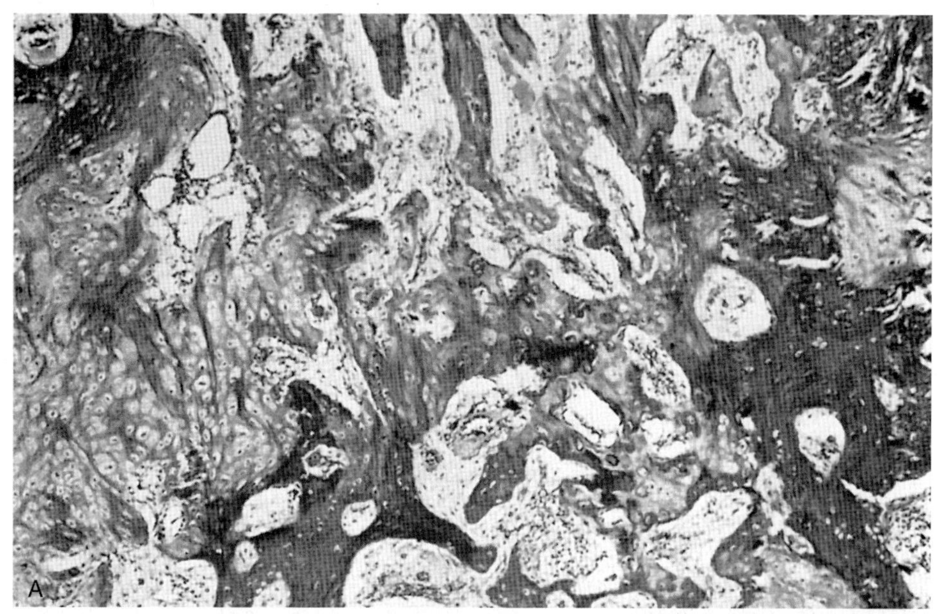

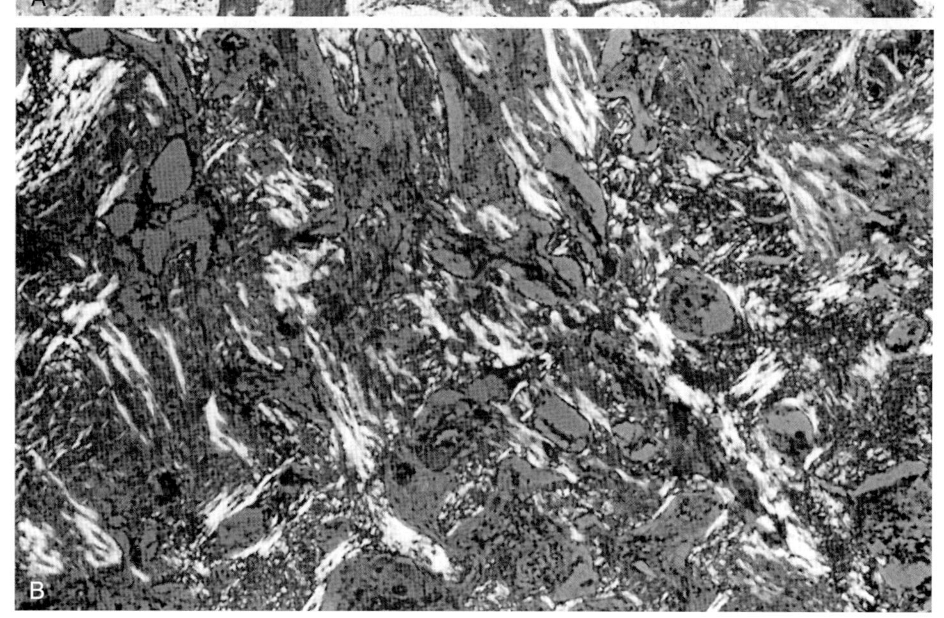

图80-31 进行性骨化性纤维发育不良。从进行性骨化性纤维发育不良患者髋关节周围的软组织中切下一块不规则的新骨。显微切片非偏振光（A）和偏振光（B）照片显示不规则的胶原纤维和片状薄层骨。也可见岛状分布的编织骨。

上和化学上与正常骨完全相同，唯一的不同是在骨块中持续存在有一些完整的肌纤维[241]。

二、临床表现

进行性骨化性纤维发育不良是一种少见的疾病。到1982年，文献上报道的仅有600例[245, 259, 260]。文献报道的这种疾病男女发病率相当[250, 252]或男性更多见[261]。尽管症状发作通常是在10岁以前，但骨化偶尔在出生时就存在[252, 260]。平均发病年龄为3岁[260]。据报道，有些少见的病例在胎儿期就有软组织改变[240, 247, 252]。最常见的症状是斜颈，是由于胸锁乳突肌内的疼痛性面团样肿块造成的[243, 245, 252, 253, 257, 259, 260, 262]。最初的临床表现与创伤、胸锁乳突肌肿瘤或感染（如耳下腺炎）相似[245]。

这种疾病通常会从肩胛带逐渐发展到上肢、脊柱和骨盆（图80-32）[241, 252, 253, 255]。肢体远端在病程的晚期受累。患者或其父母若未发现手指畸形则会使诊断更加困难[245]。用CT扫描和MRI作为平片的补充手段对诊断会有帮助[242, 243, 263]。

骨化过程从头侧向尾侧、从背侧向腹侧以及从中轴向四肢的方向进展[244]。心脏、横膈、咽、舌、括约肌以及所有平滑肌结构都不出现骨化[239-241, 253, 261]。进行性骨化性纤维发育不良的自然病史是游移性缓解和加重[252, 255, 261]。骨化进展最快的是在10～

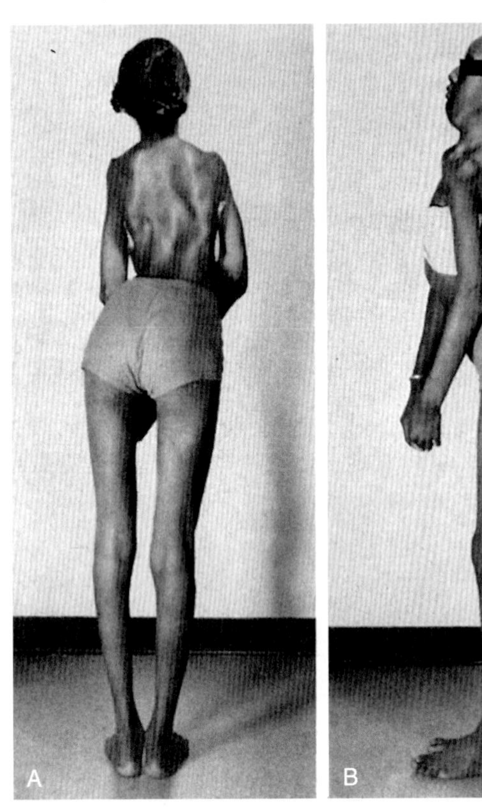

图80-32 进行性骨化性纤维发育不良。少年女性患者的后面观（A）和侧面观（B）显示肩胛带和脊柱受累最严重。

20岁，但是这种疾病终生都在持续加重[244, 260]。在一些少见的病例中，病程会有长时间的静止期[245]。静止期可持续数年，或者持续不断[264]。一个新的骨化期通常会由于微小创伤、注射或外科手术而加快[242, 245, 260]，但损伤不是原发因素，它仅决定新的骨化部位[241, 250, 252, 253]。当某部位受累时，最初的症状是发热、水肿和疼痛性肿块[252, 265]，尽管受累的肌肉没有炎症的病理改变，但临床表现与炎症相符[245]。局部病变可伴有发热和血沉增快[239-241, 243, 257, 262, 264, 266]。当僵硬加重后疼痛逐渐减轻[245]。随着新骨形成的进展和挛缩的发生肿块会缓慢变硬[250, 252]。患者躯干和头部将成为一体而一起活动[245]。关节强直是由于周围软组织骨化而不是由于原发性滑膜或软骨异常所致。髋关节通常会在20~30岁时融合，此时患者需要轮椅助行[260, 267]。颞颌关节的受累使营养受到限制[262]。

简单的手术切除异位骨块并不能恢复活动[250]。最初的病变会在瘢痕组织上再次复发出现另外的骨化[250, 259, 268]。手术干预甚至活检也会加速病程[246, 259, 268]。近年来采用手术治疗结合术前术后羟乙二磷酸双钠（EHDP）治疗，有效地防止了疾病的复发或加重[245,268,269]。现已知道EHDP可抑制羟磷灰石晶体的形成，而且从理论上讲，骨化性肌炎部位具有较高的骨周转率，因此这些部位对药物的抑制作用比正常骨更为敏感[268]。但是对这种治疗方案提出几条忠告。第一，手术和EHDP治疗后活检显示病变有一定程度的复发，不过新的病变已有不完全矿化[259, 268]。第二，大剂量应用EHDP会影响正常骨骼，造成矿物质对基质之比降低（即骨软化症）[246, 268, 270]。第三，该疾病的自然病程时有缓解时有复发，这使治疗反应的评估非常困难[246]。

传导性耳聋是进行性骨化性纤维发育不良的另一个常见并发症[245, 246, 260, 265]。这种耳聋是与镫骨肌骨化有关还是代表一种相关基因缺陷，目前还不清楚[265, 267]。神经性耳聋尽管少见，但也有报道[260, 267]。在这种疾病中发现的其他一些临床表现还包括早期秃发（特别是女性患者）、牙齿异常、性功能减退、油脂性皮肤和智力发育滞后[245, 260, 267]。和耳聋一样，这些表现可能是原发性基因缺陷所致，也可能是营养不良的结果。

早期死亡是不可避免的。死亡可继发于胸壁活动受限造成的呼吸衰竭（在许多病例中是肺炎[241, 255, 261]），或者是咬肌骨化造成饥饿而导致死亡[253, 257, 259]。

三、影像学表现

出生时即可存在对称性手指和脚趾病变，而且绝大多数病例出现在软组织骨化之前[252, 257]。最常见的异常是踇外翻畸形合并踇趾的细趾畸形、指（趾）骨发育不全或（和）骨性连接（图80-33和80-34）[241, 245, 252, 253, 260]。踇趾的近节趾骨出现外形异常（扁宽呈方形），且常与远端节趾骨相融合[249]。第一掌骨也出现异常，轻者远端关节面呈圆形，重者出现圆柱状发育不良性骨化中心且没有干骺端[249]。Connor和Evans将进行性骨化性纤维发育不良的踇趾病变细分为4种类型：（1）短趾，单一趾骨融合，第一跖趾关节外侧成角；（2）长度正常合并融合异常；（3）前期正常直至并发异位骨化，此时会造成关节僵硬；（4）其他类型的异常。患者所有足趾出现发育不全[260]或踇趾完全缺如也有报道[252]。

除踇趾异常外，复查的病例中的44%还有第五趾中节趾骨较小，而且儿童期有附属骨骺[249, 259]。与上述足部类似的病变也常会累及手部（59%的病例）

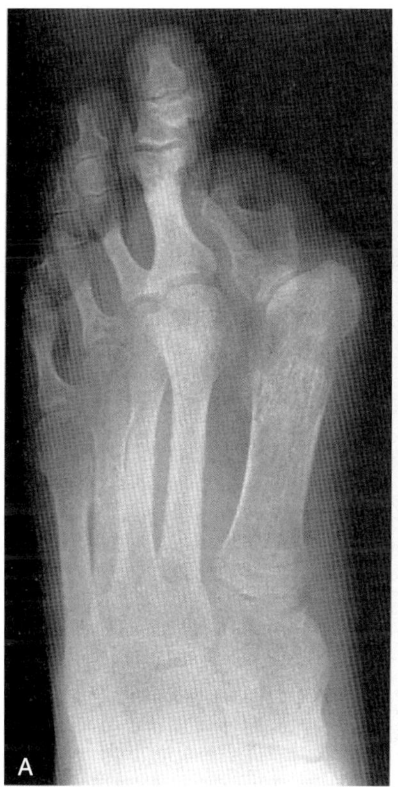

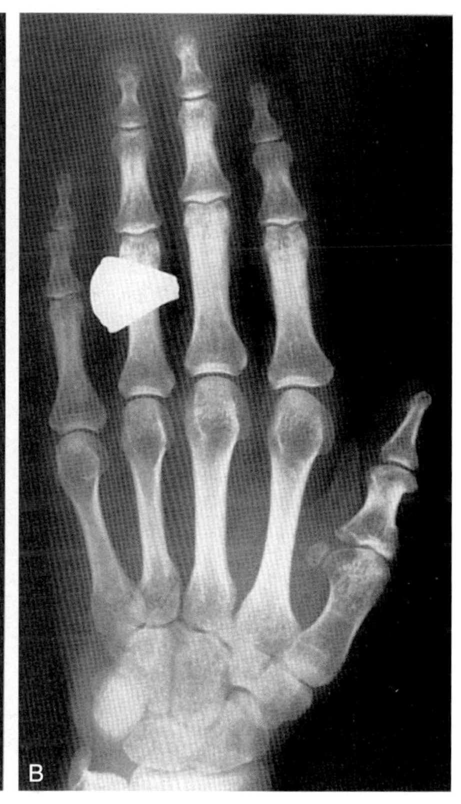

图80-33　进行性骨化性纤维发育不良。足部（A）和手部（B）正位X线片。显示拇指和踇趾出现细指（趾）畸形，且趾骨出现发育不良和融合。

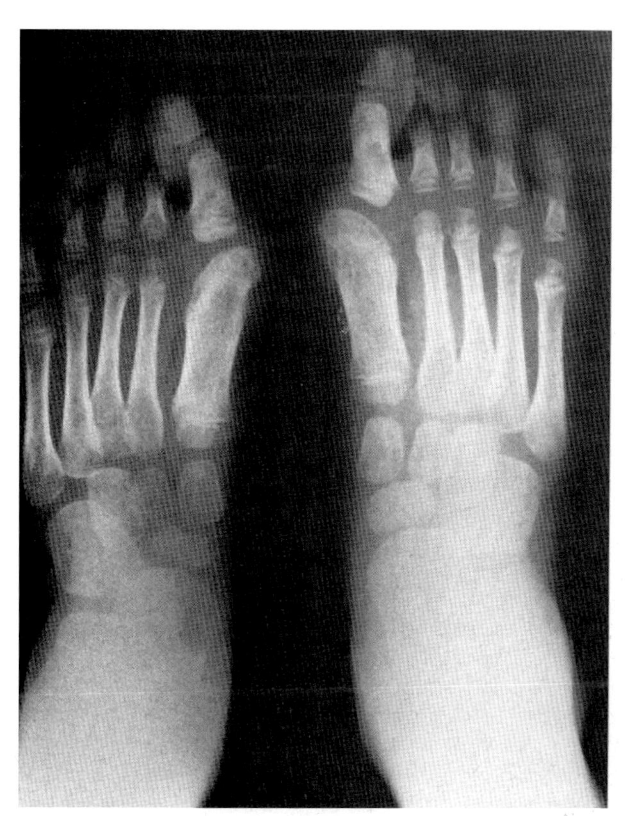

图80-34　进行性骨化性纤维发育不良。双足的前后位X线片显示踇趾的特征性先天性畸形。

（见图80-33B）[241, 257, 260, 265]。如果拇指受累，病变的严重程度低于足趾，最常见的表现是第一掌骨短缩[249]。和足部一样，第五指弯曲畸形可合并有中节指骨短小[260]。只有拇指异常而没有踇趾异常的病例尚没有报道。指（趾）畸形与发病年龄或骨化严重程度之间尚未发现有任何相关性。

进行性骨化性纤维发育不良伴发的其他先天性骨骼异常是踇外翻畸形（见图80-33A）[175]、股骨颈扁宽[253, 260, 262, 267]、双侧胫骨内侧皮质增厚[259]、肘关节臂外偏角异常[259]以及脊柱裂发生率增高[241]。儿童中曾发现骨骺增大[259]。其原因不明，可能是另一种遗传性异常或者继发于生长紊乱[259]。

症状出现后，各部位的影像学表现与创伤型骨化性肌炎类似。最早的影像学表现是软组织肿块。病变逐渐萎缩和骨化。3~4周时出现矿化，比创伤性异位骨形成要早[242, 260]。病变的最终表现往往是圆柱形密实新骨替代颈部或肢体的整个肌肉（图80-35和80-36），或者是新的板状骨以“点状面纱”样附着在背部或下颌骨的扁平筋膜[241, 253]。骨块内可出现假关节，特别是肩胛周围的柱形骨[259]。这些透亮区是由微小创伤引起的[259]。带状现象是局限性

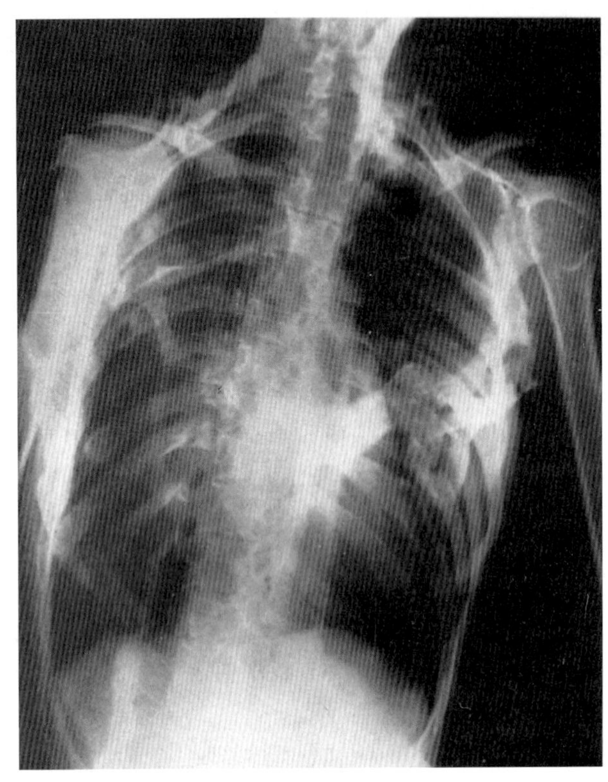

图80-35 进行性骨化性纤维发育不良。胸部前后位X线片显示出软组织骨化的早期分布：肩，颈部，颈椎。

骨化性肌炎的特征表现[258]，在进行性病例中没有这种表现。筋膜、韧带和肌腱的附着点受累可产生“假性外生骨疣”（不是真正的骨软骨瘤），它起自长骨的骨骺、枕部和跟骨（图80-37）[240, 259]。与真正的骨软骨瘤不同，这种赘疣与相邻骨没有皮质相连。籽骨可能和指（趾）骨融合，是“外生骨疣”的另一个原因[257, 271]。关节强直（图80-38）与原发性关节病变不同，是由于周围组织结构骨化造成的[250, 262, 271]。髋关节周围骨化可导致行走受限。颞颌关节相邻组织的骨化是影响营养供给的严重临床问题。在X线片上，软组织改变可合并有下颌髁的形状异常[262]。在干骺端继续生长而且股骨头或肱骨头由于杠杆作用确实已移出关节时，长骨的骨干会受到牵制，造成脱位，这种情况极少见。和髋关节发育不良的其他病因一样，这种情况下髋臼顶部会变浅，而且股骨头最终会与假髋臼相融合。

在不成熟的局限性骨化性肌炎病例中，CT扫描能够在平片发现症状之前检查出周围矿化和中央低衰减的表现[263]。1986年，Reining等报道了用CT检查出的12例进行性骨化性纤维发育不良病例[243]。CT不仅能检出早期异位骨，而且能显示肌筋膜层面

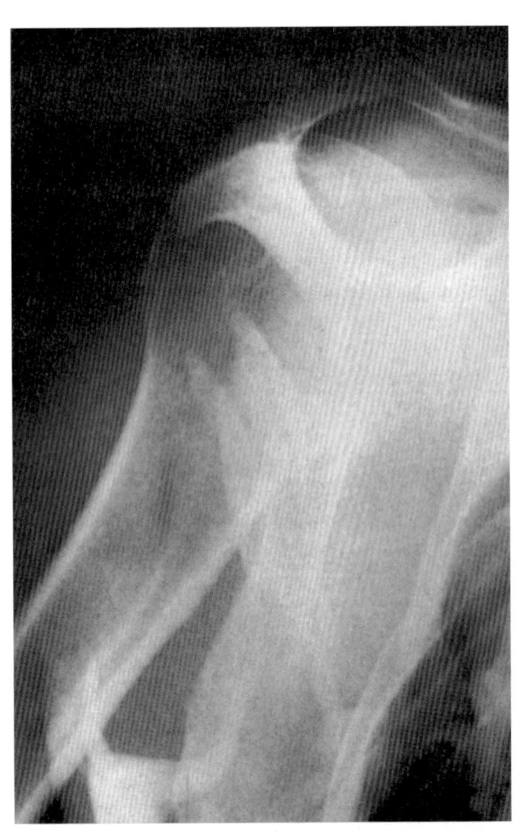

图80-36 进行性骨化性纤维发育不良。肩部后前位X线片显示柱形成熟骨替代了正常的软组织结构。

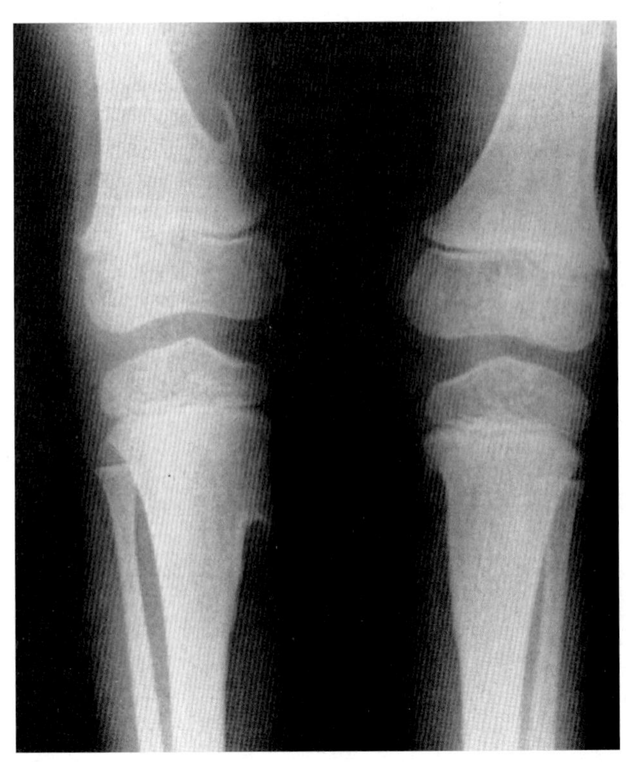

图80-37 进行性骨化性纤维发育不良。韧带附着点骨化造成干骺端“外生骨疣”。

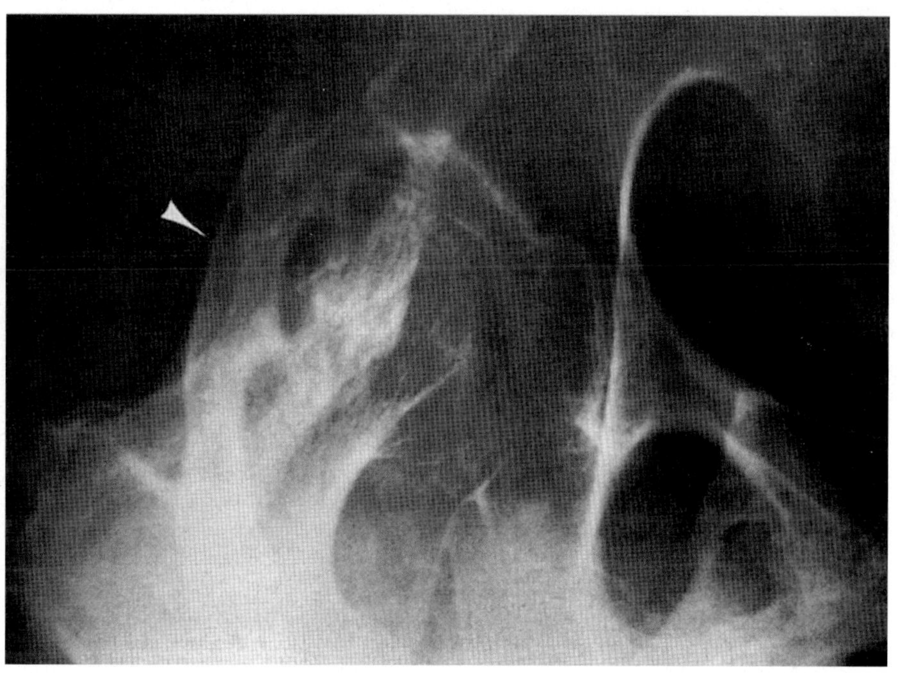

图80-38　进行性骨化性纤维发育不良。髋关节前后位X线片显示由于邻近软组织骨化（三角箭头）造成的关节周围强直。

的弥漫性肿胀，因而在出现明显的矿化之前即可做出正确诊断。在这项研究中[243]，在前8周内进行检查的患者中，颈部一侧或两侧的肌肉之间均可见广泛的水肿。水肿已扩展到临床上可触及的肿块范围以外[243]。本病最初累及的肌肉或肌束也有水肿，而且可发生肿胀或萎缩[243]。最早可在肿胀出现后4周就能发现矿化，此时病变表现为分散的扁平状小块致密区。最早的矿化出现在受累肌肉相邻部位或其周围，这种现象支持异位骨化的靶区是纤维组织的理论[243]。在比较成熟的病变中，肌肉完全被钙化或骨化所环绕，肌肉衰减值也会发生异常（增高和减低）[243]。在长期随访的病例中，所有的影像学方法均显示肌肉组织被成熟骨所替代。

在一项关于进行性骨化性纤维发育不良患者早期未骨化病变的单独发表的病例报道中曾有其MRI表现的描述[242]。如同早期局限性创伤性骨化性肌炎一样，在T1加权自旋回波MR图像上，可触及的肌肉肿块与正常肌肉具有相同的信号强度，但它取代了周围软组织层面[242, 263, 272]。如同早期创伤性骨化性肌炎一样，在T2加权自旋回波MR图像上可准确显示病变部位，表现为中等和高信号强度的不均一区域，周围环绕有水肿样信号[263, 272]。T2加权图像上的高信号可能是由于细胞过多所致[242]。对这例进行性骨化性纤维发育不良患者在第一次检查1年后进行了再次MR检查[242]。结果显示，软组织肿块体积缩小了，T2加权自旋回波MR图像上的高信号减低了，而且在所有的成像序列上，小的低信号区都越过了肿块（骨化或致密纤维组织或含铁血黄素）。用MRI对进行性和局限性异位骨化进行评估会由于以下两个因素而发生困难：第一，在早期病变，肿块周围水肿会使其边缘模糊不清[242, 263]；第二，导致出现低信号强度小区域的早期矿化区只有在事后回顾时才能识别出来[263]。

由于活动丧失可造成脊柱异常[262]。在大多数病例中，软组织（棘间韧带，棘上韧带，项韧带，椎旁肌）的骨化[271]伴随有后方结构（椎板，棘突，齿突关节）的融合（图80-39和80-40）[239, 241, 255, 271, 273]，最终在成年患者中会造成椎体融合（图80-41）[271, 273]。在软组织骨化和后方结构活动丧失之后，椎间盘会出现发育不良和钙化而且椎体前缘会变为扁平[271]。这些表现与强直性脊柱炎相似。在颈椎，椎管会增宽，椎弓根会延长[259, 262, 267, 273]。这些表现是由于椎体尺寸小造成的（特别是其前后径），运动停止后椎体生长会停止[259, 262, 267, 273]。颈椎的棘突会变短变宽（见图80-39）[262]。在胸椎和腰椎部位，椎体高度大于宽度（所谓"狗椎体"）是由于负重受限造成的[259]。常会发生脊柱侧凸畸形[259, 271]。椎旁软组织骨化可能明显也可能不明显[259, 271, 274]。脊柱弯曲通常较轻微，但也可发生严重畸形，同时凹侧出现骨化，在腰椎产生"弓弦"效应[274]。Thickman等也曾

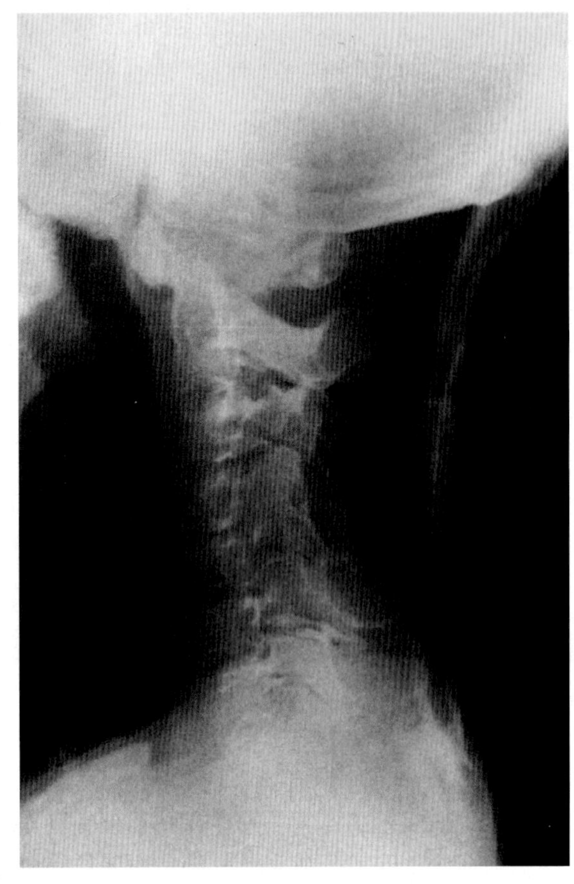

图80-39 进行性骨化性纤维发育不良。颈椎侧位X线片显示软组织骨化以及骨突关节的继发性融合。

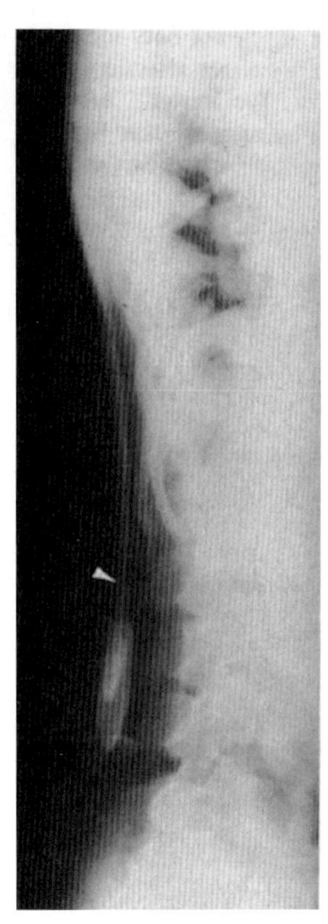

图80-40 进行性骨化性纤维发育不良。胸腰椎的侧位X线片显示因椎旁韧带（三角箭头）骨化而形成的板状骨。

报道[259]，在腰椎管的宽度减少伴椎弓根间距离减少的情况下，椎管狭窄的发生率会增加[259]。腰椎管的前后径保持正常[259]。如同其他关节，骶髂关节也可由于广泛的软组织骨化而发生融合[271]。

据报道，在用EHDP治疗的患者中可同时存在骨软化症和病理性骨折的影像学改变[246, 267, 270]。

影像学鉴别诊断包括转移性钙化的病因鉴别（例如特发性全身性钙质沉着、皮肌炎、特发性瘤样钙质沉着和钙代谢紊乱）。所有这些疾病中，致密性病变都会持续钙化，不会成熟为小梁骨。与局限性骨化性肌炎的多中心区有关的全身性疾病，包括肌强直、半身不遂和烧伤，在X线片上的表现可类似于进行性骨化性纤维发育不良。但是骨化病变的分布有不同，例如，肌强直的病变出现在伸肌的表面，半身不遂的钙化发生在受压部位附近，而烧伤的强直对称地出现在肘关节附近。另外，临床病史也可明确做出正确诊断。在颈椎，造成后方结构融合的其他病因（Klippel-Feil综合征，Still病，强直性脊

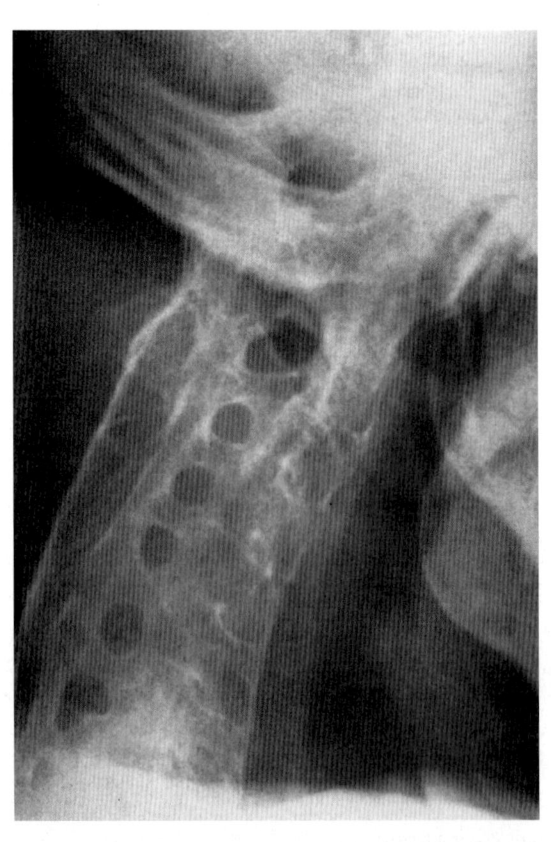

图80-41 进行性骨化性纤维发育不良。颈椎侧位X线片显示出疾病的晚期病变，表现为软组织、骨突关节和椎体的融合。

柱炎）可类似于进行性骨化性纤维不良[259, 271, 273]。进行性骨化性纤维发育不良病例中存在有软组织骨化和指（趾）骨异常，会使读片大为简化。在疾病的开始阶段，患者在颈部、面部或肩部会出现孤立性有压痛的软组织肿块，此时进行鉴别诊断最为困难，肿胀会被误诊为原发性软组织肿瘤[246, 262]。X线片上可显示出没有矿化或不完全矿化，依据其表现可确定病变的性质。活检更容易造成混淆诊断，因为组织切片可能提示是纤维肉瘤或骨外骨肉瘤[246, 247]。在这一阶段，诊断要依靠仔细的体格检查以明确有无指（趾）异常。

第六节　弹性（纤维）假黄瘤

弹性假黄瘤是一种遗传性疾病，其特征是累及皮肤、眼部和心血管系统的弹性纤维缺损[275–277]。这种异常的确切性质还不清楚，但是弹性纤维有钙化的倾向。

由于遗传上的多相性，弹性假黄瘤的临床表现变化多端[266, 277–281]。现已确定了 3 个隐性常染色体和两个显性常染色体遗传家谱（表 80–3）[266, 279]。常染色体隐性遗传 I 型家族，具有全部 3 个典型的临床表现：皮肤屈曲皱褶病变，中等血管闭塞病变，以及血管样条纹。常染色体隐性遗传 Ⅱ 型表型的特征是全身性的严重皮肤病变，但眼部和血管无异常。常染色体显性遗传 I 型家族可有严重的眼部病变伴视网膜退变和失明，常在 30 岁前发病。典型的皮肤病变呈屈侧分布并有血管闭塞疾病。常染色体显性遗传 Ⅱ 型患者的皮肤、眼部和血管异常比较轻微，但有其他的表现，包括蓝巩膜、关节过度活动和马方样特征。常染色体隐性表现的第三种形式，即弹性假黄瘤的最近描述形式，是在比利时和南非的一些家族中确认的[266, 279]。这些家谱显示，在家族成员中有密切的血缘关系，这种综合征的特征是严重眼部病变和早期失明。皮肤和血管的表现轻微。

Darier 在 1896 年报道了第一个病例并将其命名为弹性假黄瘤，因此 Mckusick[277] 认为对该病病理描述应该是 Darier。有关这种疾病的其他名称还有弹性纤维破裂和 Gronblad-Strandberg 综合征，这是以作者的名称命名，他第一次确认了眼部和皮肤表现之间具有相关性。

一、病理和病理生理

弹性假黄瘤的皮肤病变继发于各束纤维弹性成分的进行性矿化[280, 281]。弹性假黄瘤患者的皮肤活检显示，真皮的深层和中层被棒状或颗粒状物质侵占[277, 282]。这些物质染色特性与弹性纤维相似[277, 283–285]，并出现钙化或骨化[276, 277, 283]。无机物沉积中含有磷灰石（$CaPO_4$）[281]。“羊毛”样分段弹性纤维钙化[286] 和非晶形颗粒状沉积的弹性蛋白的钙化[285]，是一种早期的常见表现。表皮是正常的。未染色切片在显微荧光检查时可见，真皮的上 1/3 是光滑的，分离的纤维散发出正常的浅黄绿色自体荧光[284]。真皮的下 2/3，纤维散发出异常明亮的绿色自体荧光[284]。对皮肤病变的活检物质进行电子显微镜检查，可见弹性纤维的外面没有矿化[287]。矿化的过程是从纤维

表 80–3　弹性假黄瘤的基因和临床表现分类

类型	遗传方式	皮肤病变	眼部病变	其他
Ⅰ	常染色体隐性	橘皮样改变，屈侧分布	视网膜退变	动脉粥样硬化
Ⅱ	常染色体隐性	橘皮样改变，全身分布	—	—
Ⅰ	常染色体显性	橘皮样改变，屈侧分布	严重视网膜退变，早期失明	动脉粥样硬化，常有冠心病
Ⅱ	常染色体显性	轻度或没有	轻度视网膜退变	蓝巩膜 “马方样”特征 关节过度松弛 轻度血管病变
Ⅲ	常染色体隐性 *	橘皮样改变，轻度和无规律分布	视网膜退变	轻度动脉粥样硬化

* 在比利时和南非人家族中已有描述[266, 279]。

中心向四周进展。细小的颗粒逐渐变为针状，此后又被围绕异常纤维的宽外膜所取代[281, 287]。此外，除易受累及的皮肤部位以外，对临床上正常皮肤进行电镜检查显示弹性蛋白部分的改变是相似的[281]。患病家族中正常儿童皮肤的同一研究显示有类似的改变[281]。钙化弹性蛋白相邻区域有异常增厚的“花样”胶原纤维以及基质的明显增多（类似于埃勒斯－当洛斯综合征和成骨不全的胶原改变）[281, 287]。已变成硫酸酯的酸性黏多糖的增多[282]，多离子性沉积（可能是糖蛋白）[285]，以及造成异常弹性蛋白生成的铜缺乏，可导致弹性纤维的异常矿化[288]。

眼睛改变的特征是出现血管样条纹，这样的改变表明视网膜下方膜有裂隙和瘢痕形成[280, 282, 289]。推测与脉络膜动脉硬化有关或与Bruach膜的薄层纤维撕裂有关[276, 277, 282, 289]。

肢体、内脏和中枢神经系统大的肌肉动脉狭窄和闭塞，也是弹性假黄瘤的表现。其病理改变包括弹性纤维外膜的破裂、内膜变薄和中层纤维增生。弹性假黄瘤的血管钙化最常出现在股动脉，累及血管壁的中层，且分布均匀[282]。动脉粥样硬化时钙化更容易出现于内膜，并呈斑块样分布[282]。血管的凝血阶段也可出现异常[290]。

心内膜的超微结构检查显示，一些弹性纤维钙化严重[277, 283]。白色增厚区可累及心房和心室的心内膜[282]。

二、临床表现

弹性假黄瘤可发生于所有种族，而且女性稍占多数[277, 291]。皮肤的异常通常在10~20岁变得明显，不过发病年龄范围比较大[276, 277, 292]。皮肤病变的范围和眼部改变严重程度之间无相关性（见表80-3）[279]。皮肤改变的主要发病部位是容易受机械性磨损和撕裂的部位（屈曲皱褶处），例如颈部、面部、腋窝和腹股沟皱褶、肘部以及脐周部位[277, 281, 282, 293, 294]。心脏、软腭、口腔黏膜、胃肠道和阴道也可受累[281]。最早的临床表现是正常皮纹的加深及颈部和面部的容貌改变。特别明显的是鼻唇沟，皮肤的摩擦或拉紧使病变更为明显[277, 292]。到后期，皮肤增厚增多，皮肤沟槽加深且过度伸展[286]。皮肤的顺应性增加[285]。最具特征性的临床表现是在增厚的皱褶之间出现黄色丘疹。这些隆起的异常颜色区使皮肤呈“卵石”样质地或橘皮样外观[277, 282, 286, 293]。腹壁可见过度角化病变，与其他的结缔组织疾病相似（如马方综合征、埃勒斯－当洛斯综合征、成骨不全）[277]。

弹性假黄瘤眼部特征性改变是血管样条纹，也在10~20岁时开始出现[277]。血管样条纹呈现为从视乳头盘向外发散的灰色、红色或棕色条纹，最终会累及视网膜斑，导致中心视野下降[276, 277, 289]。Paget病、镰状细胞贫血和埃勒斯－当洛斯综合征也可出现血管样条纹[276, 282, 289, 294]。视网膜脉络炎是弹性假黄瘤患者眼部出现的第二种病变，对视力的威胁更严重[276, 277]。

肌肉动脉的受累通常发生在20~30岁，但也有一些病例是在儿童期就开始的[291]。体检显示外周动脉搏动减弱或消失[277]。血管改变可产生威胁生命的并发症。所产生的症状包括：上肢和下肢的间歇性跛行、冠状动脉供血不足、腹部绞痛、血压升高以及几乎每个器官的出血[277, 282, 291]。胃肠道是最容易出血的部位，因此，儿童出现严重的胃肠道出血应提示有弹性假黄瘤的可能[277]。弹性假黄瘤和胃出血患者的血管造影检查显示有血管瘤性畸形、一些血管的动脉瘤样扩张以及中等内脏动脉狭窄和闭塞[280]。其他出血部位还有蛛网膜下腔、视网膜、泌尿生殖道和鼻腔。有报道称，妊娠是一种诱发因素[277]。这种疾病可出现淤斑，但不会从皮肤浅层裂口过量出血。心脏病变是由高血压、冠状动脉疾病和心内膜异常联合作用造成的[283]。症状发作的年龄较早再加上上肢受累，可将这些患者与动脉硬化患者相鉴别[291]。弹性假黄瘤患者出现血清胆固醇和甘油三酯升高也有报道[276]。瓣膜异常不多见，但三尖瓣下垂发病率增高曾有报道，表明弹性假黄瘤与其他结缔组织遗传疾病（如马方综合征、埃勒斯－当洛斯综合征）有关[295]。

精神紊乱是这种疾病的另一种并发症[276]。

三、影像学表现

颅骨的X线片常会显示脑镰、脉络丛和岩床韧带的早期钙化[277]。颅顶和颅骨基底增厚也有报道[296]。四肢的X线片可显示有不同程度的钙化。纤维样线性钙化最典型的异常病变部位可见于真皮的中层和深层，即病理异常部位[275]。钙化也可发生在：（1）肌腱和韧带内；（2）掌指关节、髋关节或肘关节周围；（3）大的外周静脉和动脉内[280]。肢体的血管造影显示大动脉有局部闭塞和变窄（与纤维肌性发育不良相似）以及局部形成动脉瘤和动静脉畸形[296]。血管改变可造成远节指（趾）骨丛再吸收[277]。

已报道有 4 例弹性假黄瘤合并有骨性异常，包括骨质疏松、弓形弯曲、干骺端异位和异常透光区[296]。但难以理解的是，为什么在大的临床系列研究中没有发现这样的其他病例。这些骨化改变可能只是一种共发性发育不良。

医学文献曾报道过 4 例弹性假黄瘤伴发有肺部混浊影[277, 280, 288]。曾见大的结节和粟粒状密区[280]。这些致密区域是与出血有关的含铁血黄素沉积还是对肺弹性纤维改变的一种反应，还不清楚[288]。

超声检查可在胎儿期确诊这种疾病[297]。在叶间动脉和弓形动脉钙化之后，可在肾脏的皮髓质连接处出现回声增强[297]。

影像上的鉴别诊断包括同时伴有软组织和血管钙化的其他疾病。肾病和胶原血管病可产生软组织钙化以及远节指（趾）骨丛侵蚀。但是在这两种疾病中，动脉和骨骼异常可同时存在，依此可与弹性假黄瘤相鉴别。埃勒斯 - 当洛斯综合征和寄生性疾病也可产生软组织钙化，但是它们的分布与弹性假黄瘤不同。

第七节　骨不全性纤维发生

骨不全性纤维发生是一种罕见的胶原合成疾病[298-301]。其病因不清，且病变局限于骨骼。1950年，Baker 和 Turnbull 第一次描述了这种疾病[302]。

一、病理和病理生理

这种疾病的特征性病理改变是薄层骨内出现异常胶原[299-301]。与正常胶原不同，这种纤维在偏振显微镜下观察时不是双折射的[298, 299, 301, 303, 304]。网状组织染色显示胶原纤维数量减少[305]。这种胶原缺损反过来又造成骨质矿化不完全，并出现宽的骨样裂隙[298, 301, 304]。所以，尽管这种疾病是一种骨质疏松（异常基质），但它的病理和影像学改变大致与骨软化症相似（异常矿化）。

大体标本显示，正常的骨小梁结构被宽大、白色、不透明的柱形钙化组织所替代[298, 299, 304]。这些不规则的异常组织肿块沿应力线走向，大致平行于被取代的骨小梁[298, 304]。有些部位，髓腔也会被病变骨严重损坏[304]。早期活检标本的组织学检查显示，正常板层骨上覆盖有一层缺乏纤维的骨质[299]。当疾病进展时，异常骨的外层会变厚，正常骨与异常骨的比例会下降[298, 299]。在苏木素和伊红染色的切片上，宽大的骨样裂隙比在骨软化症中看到的颜色更浅[304]。在宽大的嗜酸性裂隙和异常骨中都存在有钙化[298, 304]。实际上，异常骨的含钙量的确会升高，因为胶原基质不像正常骨那样紧密，留有让矿物质进一步沉积的空间[298]。骨不全性纤维发生时骨组织的电镜检查显示，胶原纤维稀薄且呈随机分布[306]。在关节软骨的钙化区内也可见与骨组织类似的病理改变[298]。但是目前尚没有有关这种疾病可伴发影像学上明显的关节改变的报道。骨和钙化软骨以外的其他组织的胶原是正常的[304]。

骨不全性纤维发生的患者，皮肤胶原的可溶性正常，但骨基质的可溶性增加。对这种罕见疾病，尚未确定在遗传上起决定作用的胶原或原胶原的氨基酸序列缺陷。临床观察所见，包括发作较晚（平均年龄为 49 岁）[307]和单纯骨骼系统的主诉，与遗传性疾病不相符，更像是后天性疾病。

二、临床表现

骨不全性纤维发生是一种非常罕见的疾病，文献上报道的确诊病例仅有 12 例[305-307]。这种疾病出现在成人晚期[299, 303, 304]。自发性骨折是症状发作的先兆[303, 305]。其病变进展迅速，而且由于严重的骨和关节疼痛，患者最终会十分衰弱[298, 301, 305]。血清钙、磷水平正常[300, 301, 304]，但血清碱性磷酸酶浓度可升高[300, 304]。最有特征性的实验室异常是钙随粪便的大量排出，其水平接近于甲状旁腺功能亢进[300]。到目前为止，肾功能和胃肠道吸收的检查结果均无发现异常[304]。骨髓分布的改变已有报道[301]，而且在某些病例中血清电泳曾发现单细胞系波峰[307]。在一晚期的病例中，患者的髂棘活检所见提示，骨髓瘤和骨不全性纤维发生的改变同时存在[307]。诊断要依据影像改变并要经活检组织的胶原检查证实[298]。

用维生素 D_2 治疗这种疾病仍有争论，文献报道的症状缓解程度也很不一致，好坏都有[298, 304, 305]。

三、影像学改变

骨不全性纤维发生的影像学改变可出现在整个骨骼，颅骨的改变相对较少[303]。尸检研究证实，颅顶和骨骼的其他部分一样，也存在有异常的骨基质，但是改变不明显[298]。这种罕见疾病伴发的影像学表现类型有两种[307]。第一种也是最典型的类型是所谓的网眼样外形[305, 307]。骨小梁的数量和骨质密度下降，但仍保持粗糙和致密[298, 300, 303, 304]。粗的异常骨小梁仍沿应力线走向[298, 299, 304]。骨皮质被异常骨小梁所替代[300]，但骨的大小和外形仍然正常[303-305]。椎体终板致密，与肾性骨营养不良的橄榄球衣样脊柱相似[304, 305]。颅骨可有穹隆增宽和基底均一性硬化[305]。第二种是骨不全性纤维发生的不常见表现，表现为全身性骨密度增加伴骨小梁结构的消失[307]。同一例患者可同时有这两种类型的影像学表现（网眼和硬化），而且这两种表现在中轴骨或关节周围都最明显[300, 305]。

常会有多处骨折畸形或病理性骨折。此外，在中轴骨周围，会形成胼胝样致密骨的假性外生骨疣，可能是由于局部创伤所致[307]。韧带和肌腱附着点的广泛钙化以及弥漫性骨膜新骨形成也曾有描述[304]，但这些表现是骨不全性纤维发生本身所致还是维生素 D_2 治疗的结果，目前还不清楚[307]。

同位素骨扫描的专题报告显示，中轴骨吸收的放射核素明显增加其程度可与Paget病的吸收浓度相比[307]。

影像学鉴别诊断包括晚期的囊状纤维性骨炎（甲状旁腺功能亢进）、Paget病、氟骨症和非典型中轴性骨软化症。非典型中轴性骨软化症非常少见，其影像学改变几乎与骨不全性纤维发生相同[308]。主要的不同是，骨不全性纤维发生可出现异常胶原，而非典型性骨软化症则没有[303]，而且影像学改变的分布也有不同。骨不全性纤维发生的骨骼改变是全身性的，而非典型中轴性骨软化症的骨骼改变仅限于中轴骨骼[308]。

第八节 多发性骨骺发育不全

Spranger使用术语“多发性骨骺发育不全”来表示骨化核延迟发育缺乏[309]。与黏多糖病不同，多发性骨骺发育不全的骨密度是正常的，因此早期研究认为其原发性缺陷是软骨原基突变，因此产生的骨骺不规则不能耐受正常的周期性负重[310, 311]。Rubin[312]将这一疾病进一步分为脊柱骨骺发育不全（明显的脊柱病变，包括普遍的扁平椎和鸟嘴样改变）和多发性骨骺发育不全（脊柱病变很小或不规则的环形骨突和轻度脊柱侧弯）。视觉、听觉和内分泌异常改变多样，在多发性骨骺发育不全患者中偶有报道[313-315]。许多过时的分类方法都是以表现型为依据[316, 317]。

一、定义

骨骺发育不全现代认可的定义和分类是以基因链研究为依据的。这种疾病被定义为遗传基因突变，可导致伴有身材矮小性严重发育障碍的各种疾病[471, 473-475]，这种疾病通常是常染色体显性遗传[309, 311, 314, 317, 322-328, 471-475]，可影响软骨形成所涉及的3个已知位点（不是Ⅰ型或Ⅲ型胶原，它们是主要的骨基质）。其表现型的特征是肢体短缩、骨骼成熟之前生长板不规则、延迟骨化和不规则的终板以及早期骨关节炎[471, 473, 475]。以前多用人名来命名，如Ribbing病（在1937年描述的，轻型）[318]、Fairbank病（是1947年描述的，重型）[319]。以及“假性软骨发育不全”[311]。假性软骨发育不全，根据其不规则终板和早期骨关节炎的影像特征以及其没有在真性软骨不全中十分明显的椎管狭窄，在临床上与不伴有大脑异常的软骨不全相似，长期被认为是骨骺发育不全的一种类型[474-476]。

二、病理和病理生理

多发性骨骺发育不全的原发病变往往会累及骨骺的软骨细胞[317, 324, 332, 333]。大体标本显示生长板增宽且干骺端边缘不规则。软骨舌伸入到骨性干骺端，而且周围的骨小梁不规则。生长板的组织学标本显示，所有区域的软骨细胞数量均有减少，血管侵入到软骨，而且软骨细胞的正常柱形排列消失[332-334]。可观察到基质过多以及退变和裂隙形成区[320, 333, 334]。钙化的纤维组织棒从骨骺延伸到干骺端。生长板内的胶原是正常的，但黏多糖含量下降，特别是软骨糖胺。这种改变被认为与缺乏硫酸软骨素有关[333]。这些异常的结果是骨的骨骺端骨化延迟和紊乱。次发骨化中心的中部含有编织骨，且外周形状不规则[324]。但是生长板形态上的异常没有诊断特异性[335]。关节不协调不可避免地会导致成角畸形（内翻或外翻）和继发性退变性骨关节病（图80-42）[324, 334]。

尽管多发性骨骺发育不全的大多数病例伴发于常染色体显性遗传，但也有偶发病例的描述。3个异常位点已明确，每一个位点变异的类型均变化多样。这些位点包括：（1）染色体19的寡聚蛋白突变（COMP）[471, 474-476]；（2）染色体1的Ⅸ型胶原（COL9A2链）的第3个链变异[473, 474]；（3）染色体20的Ⅸ型胶原（COL9A3）第3个链的变异，这一类型少见[474]。

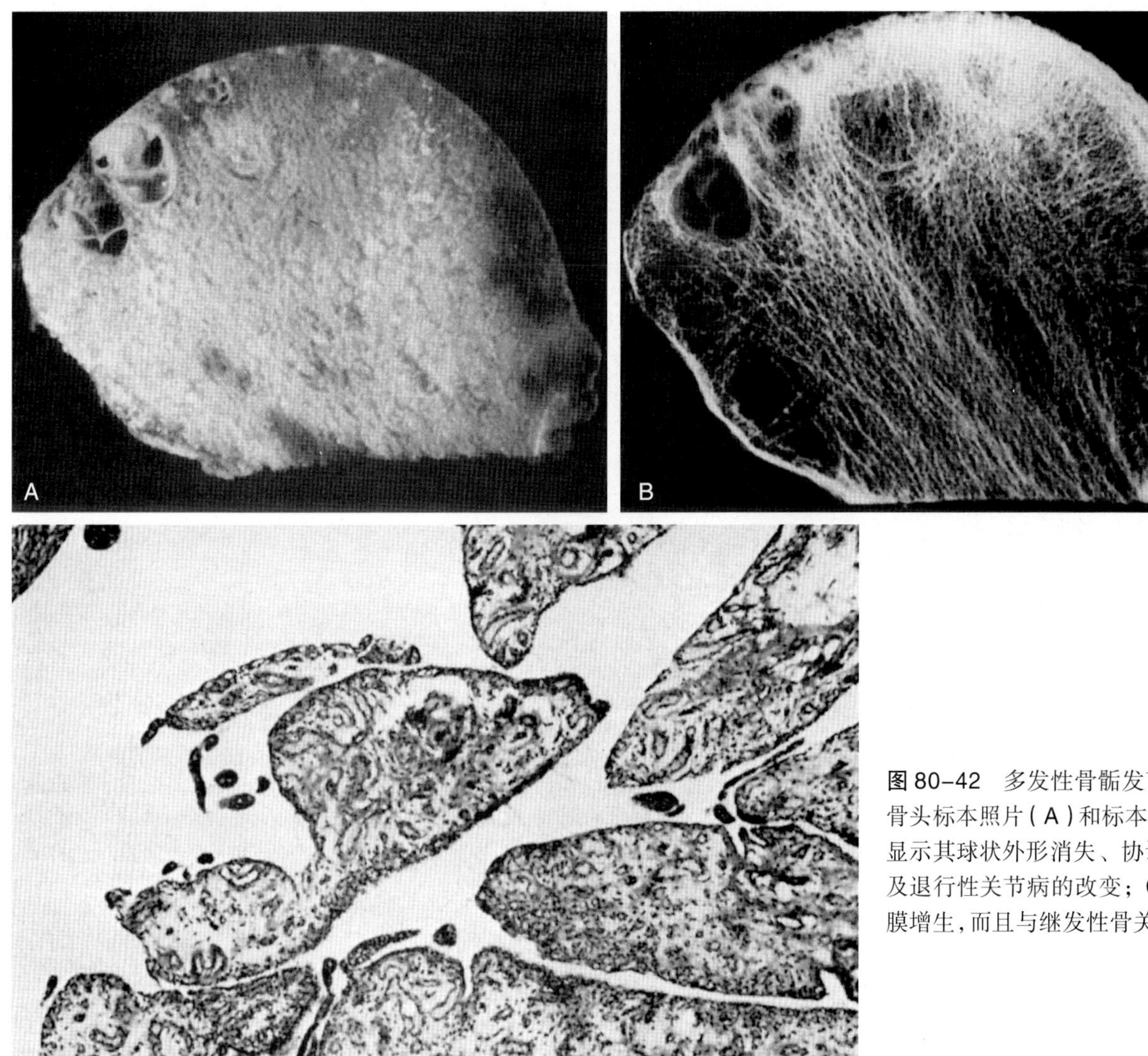

图 80–42 多发性骨骺发育不全。股骨头标本照片（A）和标本X线片（B）显示其球状外形消失、协调性丧失以及退行性关节病的改变；C 中可见滑膜增生，而且与继发性骨关节炎相符。

第一个确定的“病变基因”是染色体 19（19p–p13.1 区间），它包含多发性骨骺发育不全及假性软骨发育不全重型和轻型两种类型的突变。称之为 COMP（人类软骨寡聚蛋白）的序列证实了这些疾病之间的相关性[471, 474]。研究者也已定位了经常出现变异的“热点”和伴有严重 Fairbank 表现型变异的“重点”[476]。在 15 个人的 DNA 研究中，在这种多相型疾病中描述了 10 种不同的变异类型[475]。

第二和第三种类型伴发于Ⅸ型胶原的突变[474]：包含有3个不同链（COL9A1,COL9A2，COL9A3）的三螺旋构型。多发性骨骺发育不全与第二链（COL9A2）和第三链（COL9A3）的变异有关。在同一家族中可有不同的变异[474]。

对大多数脊柱骨骺和椎骨干骺端发育不全的诊断取得了很大进展，现已明确它是由于染色体12的Ⅱ型胶原位点（COL2A1）的变异所致[323, 336–345]。脊柱骨骺发育不全是多相性的一组疾病，其特征是骨骺不规则、广泛的椎体扁平、脊柱后侧凸、颈椎不稳定（图 80–43）、眼部异常（近视，视网膜分离）和口腔异常表现（腭裂）[336, 338–340, 346]。临床表现最严重时，脊柱骨骺发育不全可造成严重的侏儒，而且在出生时就能确认[339–342, 346]。临床表现最轻的是一组称之为软骨发育不良的疾病[323, 347]。软骨发育不良在由于关节面不协调导致过早的继发性骨关节炎时会引起临床关注[339, 341, 342, 345, 346]。回顾性研究发现，在关节疼痛发作之后可出现脊柱遗传性病变。

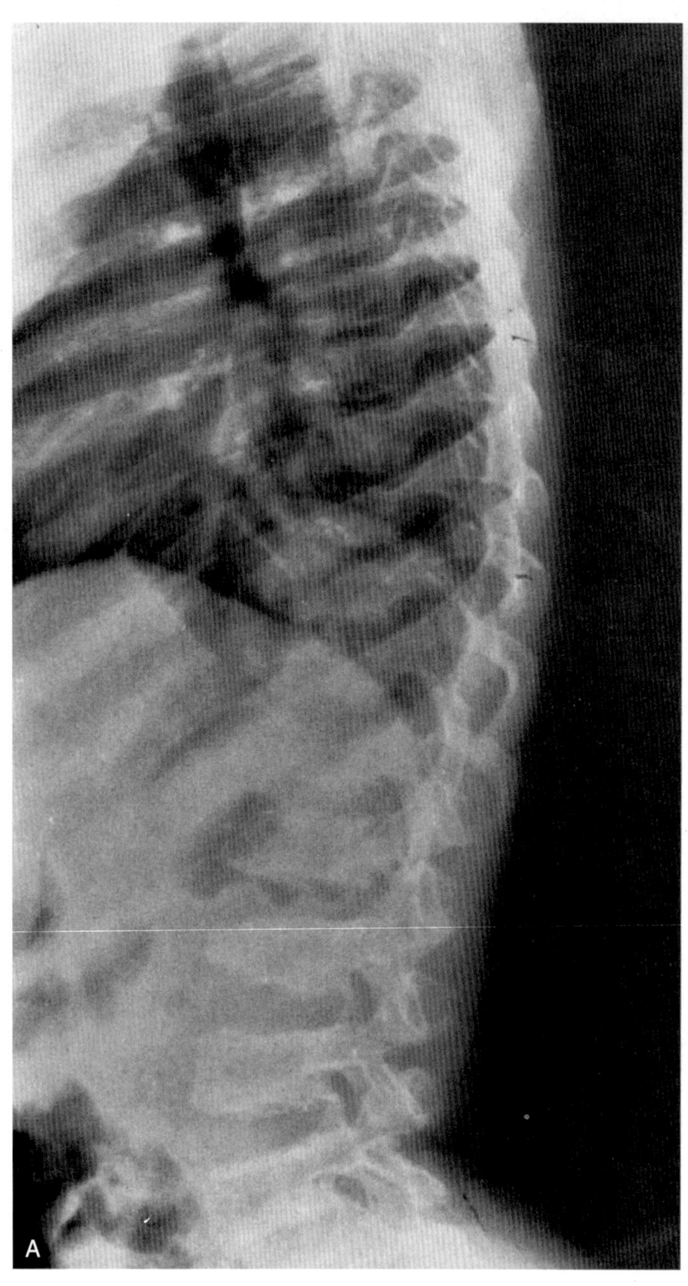

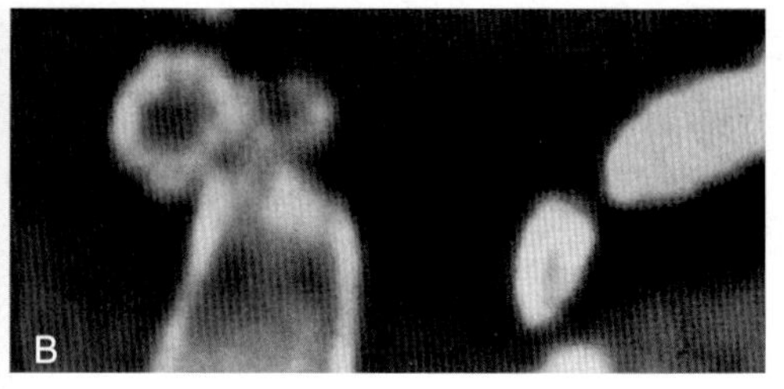

图 80–43 脊柱骨骺发育不良。

A 胸腰椎侧位X线片显示普遍的扁平椎、椎体裂隙和终板不规则。

B 寰枢连接处矢状位重建CT扫描显示齿状突发育不良性未融合。

三、临床表现

多发性骨骺发育不全的男女性发病率相等[317, 319, 324, 332]。智力正常[320, 329, 330]，且累及骨骼是双侧对称性的[311]。家族之间以及同一家族的不同成员之间的疾病严重程度变化范围很大[316, 324, 330, 350]。这组疾病的特征是：两对或更多对骨骺紊乱[310, 311]；骨骺生长不规则；椎骨终板轻微不规则，特别是胸腰段连接处；而且没有提示其他疾病的特征[311, 322, 323, 328]。最常见的受累部位是髋关节、膝关节、肩关节、踝关节和腕关节[328]。在没有侏儒症的情况下，患者通常首先表现为儿童早期疾病，常见的主诉有关节疼痛[309, 324, 334]、步态异常以及跑步和爬楼困难。后期的主诉症状是由于不协调关节活动受限和继发性内翻或外翻畸形联合导致。在比较轻的病例中，直到成年的期才会出现症状，此时可出现继发性退行性关节病，通常是在下肢的大关节[311, 351]。

体检可见身材矮小，但只有在严重病例中才出现侏儒症。如果脊柱受累（图 80–44）[326]，生长紊乱可导致骨骼对称性短缩，如果仅肢体受累[322]则可导致肢体短小。手和足出现特征性短粗外形。正常人，在上肢放在身体两侧时，指尖通常可以触及大转子水平，而多发性骨骺发育不全患者，由于主要影响到身体的下部分，下肢长度缩短，指尖可以触及大腿的中部[328, 332, 335]。蹒跚步态常见，其伴发的畸形有髋内翻、膝外翻、膝内翻和踝穴倾斜。肌肉发育正常[329, 330]。青少年和年轻的成人患者，过早的退变性关节病会导致关节僵硬和活动范围减少[322, 328]。肘关节和膝关节不能完全伸直[311, 335, 339]。同一家族中的患病成员受累骨骺的分布往往相同，而且继发性骨关节炎的易感性是一样的[310, 322, 328, 335]。血液和尿液的检查结果是正常的。多发性骨骺发育不全要依靠影像学阳性表现，同时结合没有生化异常来做出诊断[320, 327]。脊柱骨骺发育不全常染色体显性家族的确诊依靠特征性表现、Ⅱ型胶原的电泳检查结果以及基因链的研究结果[336–341, 343, 346]。

四、影像学表现

影像学异常出现在 1~3 岁时，最明显的异常在髋关节、膝关节和踝关节。外周的负重和不负重关节可受累及[339, 346]。同一家族的成员中，受累关节的数量和严重程度变化很大[316, 324, 330, 350]。骨骼受累总是双侧对称性的。

在幼儿中，长骨的骨骺中心出现较晚，矿化较慢，而且开始骨化时呈不规则的碎片状（图 80–45 至80–47）。骨骺通常是多中心骨化，呈桑葚状外观（见图 80–45）[327, 332]，或者是中心骨化核被钙化的“斑点”所围绕[328]。次发中心较小（见图 80–45 至 80–47）或扁平，且一致性或包容性较差（图 80–48）[310]。骨骼的末端偶尔可增大，呈蘑菇状（图 80–49）。在一项研究中，连续影像学检查显示，股骨头骨骺进行性变平，可能是周期性负重的结果[311]。但是，骨骺不规则的程度与侏儒的严重程度无关[328]。

在年龄较大的儿童中，滑脱的骨骺合并有髋内翻畸形（图 80–50）[352]。颈干角减小使生长板比正常时更向垂直方向旋转，这样会增加软骨上所承受的剪切应力。这种疾病中所出现的生长板增宽和软骨细胞柱形排列紊乱也容易使骨骺分离[333]。关节不协调和成角畸形，特别是膝关节和髋关节[317, 334]，可导致早期骨关节炎[310, 346]。关节的症状（疼痛、活动受

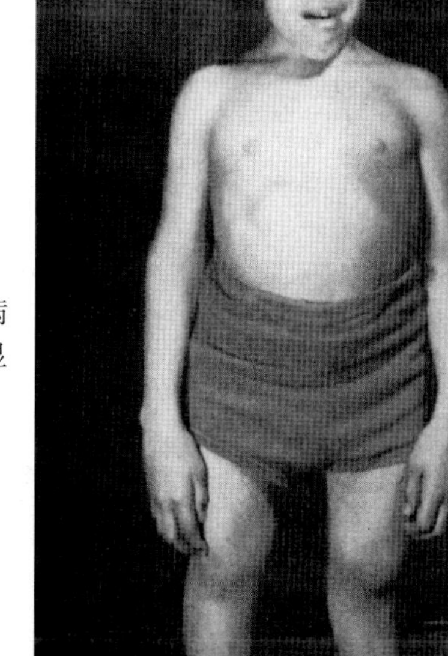

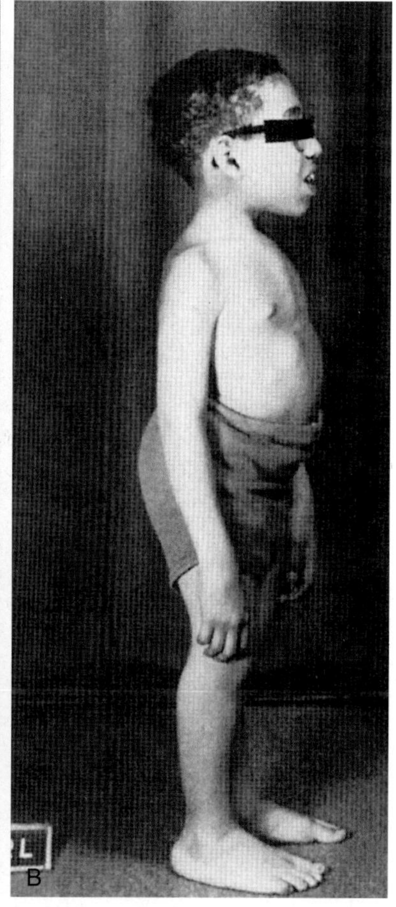

图 80–44　多发性骨骺发育不全。本病患者的正位（A）和侧位（B）X 线片显示身材矮小、关节隆起和脊柱侧凸。

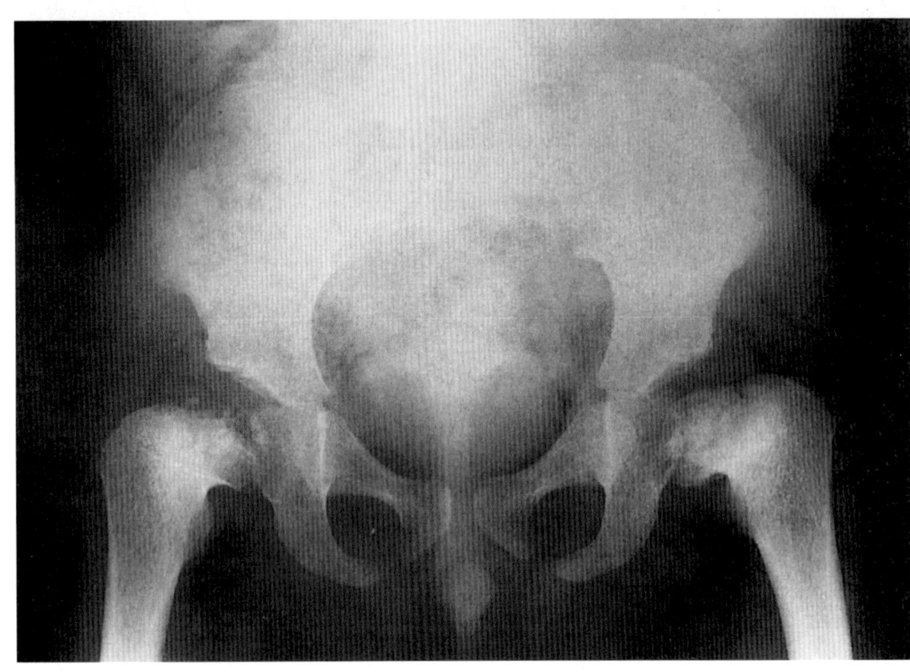

图 80–45 多发性骨骺发育不全。骨盆前后位X线片显示股骨骨骺不规则和多个骨骺骨化中心。双侧髋关节内翻畸形。干骺端可见轻度不规则，髋臼的不规则轻微。

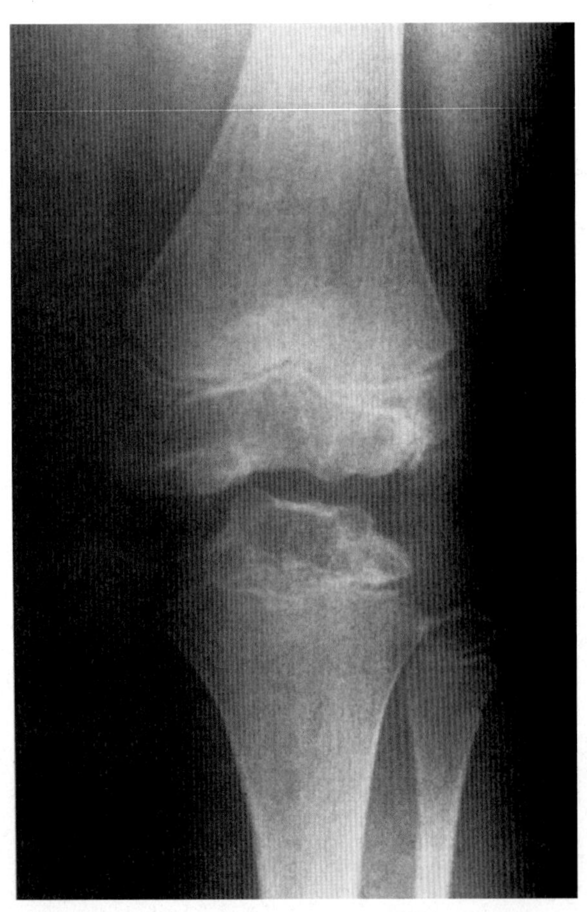

图80–46 多发性骨骺发育不全。膝关节前后位X线片显示股骨髁扁平以及骨骺的轮廓不规则。

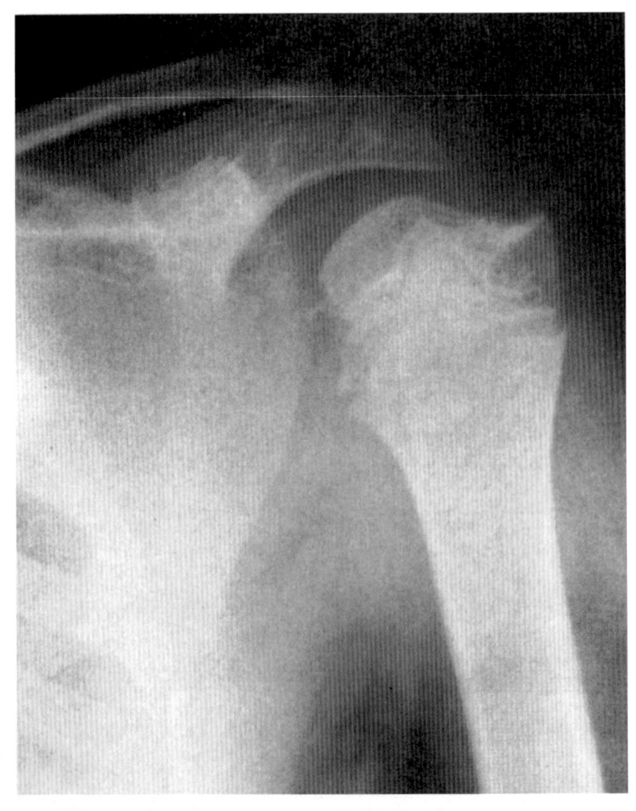

图80–47 多发性骨骺发育不全。肩部前后位X线片显示肩关节轮廓不规则以及肱骨头形状异常。

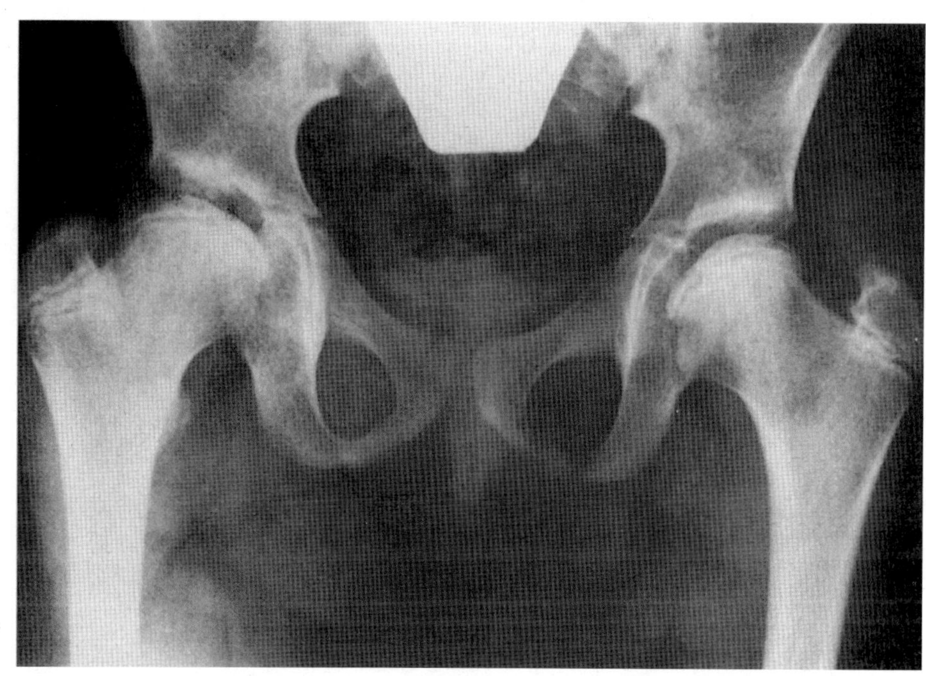

图 80-48　多发性骨骺发育不全。双侧髋关节前后位 X 线片显示股骨头变扁平以及髋臼缘不规则。

限、积液和挛缩）偶尔可早在10岁之前出现（图80-51，见图 80-50）[334，339，341，346]。在多发性骨骺发育不全年轻患者中，当次发中心延迟骨化在平片上不能准确诊断骨骺滑脱、退变性关节炎或关节内游离体时，通常需要行关节造影来确定关节疼痛的原因[352]。骨化中心的融合也可延迟，而且在膝关节或肘关节，破碎的次发中心骨块仍未融合，并形成关节内游离体（图 80-52）[320，328]。

据报道,在青少年中由于青春期的原因,影像学表现会有明显的改善[320，327，334]。但是，骨骼末端更加光滑只是骨骼生长完成和多骨化中心融合的结果。如果对多发性骨骺发育不全的儿童做关节造影检查，透过X线的软骨表面看上去总比其里面的多发骨化核“更好”（见图 80-51）。即使在青春期以后，长骨的受累关节面仍会有不规则和形状异常（图80-53 和 80-54，见图 80-52）。股骨头和股骨髁变扁平[320，330]。胫骨近端变为方形而不是双凹形（图80-55）[320]。距骨关节面也变平[320，332]。同一个骨骺板内生长速度的不同可导致骨骺呈楔形，最终使关节面成角畸形。常见的畸形有髋内翻（见图80-45和80-50）[324，327]、膝外翻（见图 80-55）[333]、膝内翻（图80-56）[333]、踝穴倾斜（图 80-57）[332]和腕关节 V 形畸形（图 80-58）[324]。多发性骨骺发育不全伴发的异常生长紊乱，是发育不全性不规则的“双髌骨”[320，353]。侧位和Merchant位投照时，可看到两个新月形骨化中心，一个在另一个中心之内（图80-59）[320，353]。这种异常在其他发育不全中还没有被描述，它可导致慢性半脱位和脱位[353]。

在大多数的多发性骨骺发育不全病例中，继发退变性关节疾病的改变可出现在 20~40 岁之前（图

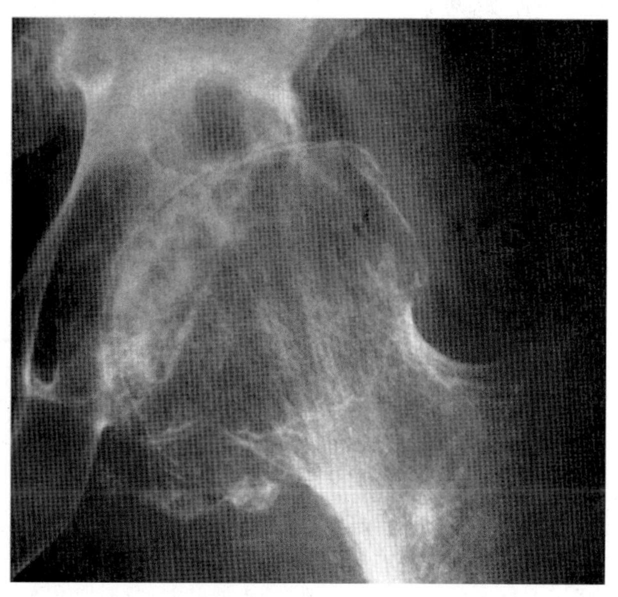

图80-49　多发性骨骺发育不全。髋关节前后位X线片显示股骨骨骺增大。存在有早期退变性关节疾病。

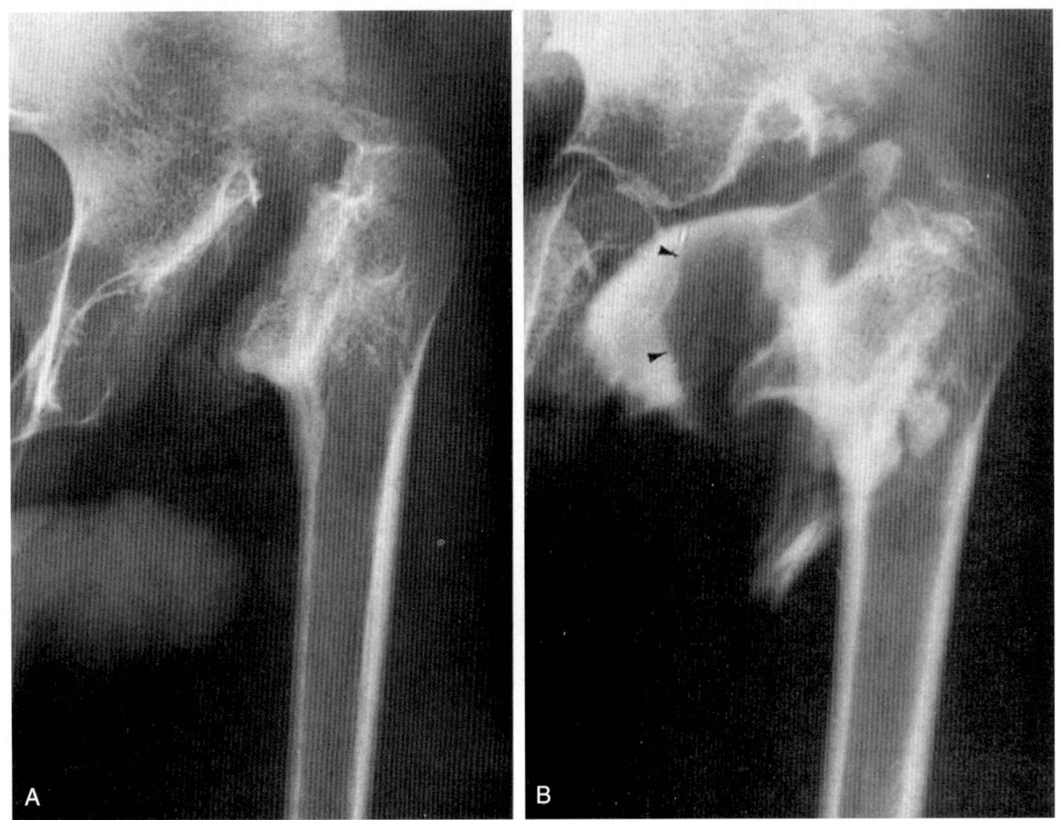

图 80-50 多发性骨骺发育不全。

A 髋关节前后位 X 线片显示股骨头骨化中心小而且不规则，并有明显的髋内翻畸形。

B 关节造影显示软骨性股骨头移位（三角箭头）合并骨骺滑脱。

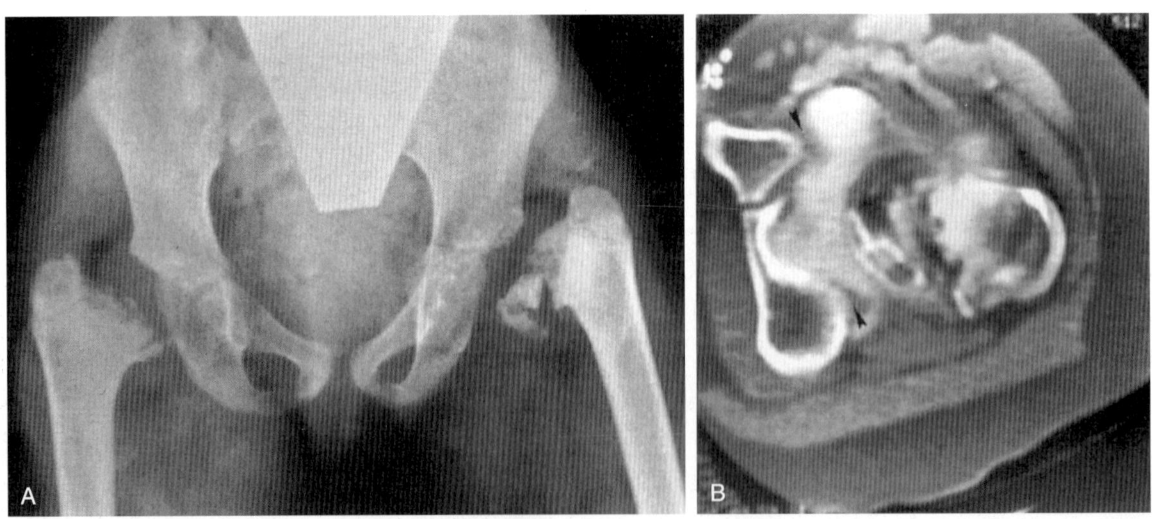

图 80-51 多发性骨骺发育不全。骨盆前后位 X 线片（A）显示骨骺小而不规则，股骨头延迟骨化（右侧大于左侧），以及严重的髋内翻畸形。左侧髋关节造影后获得的横断 CT 扫描（B）显示：（1）软骨性股骨头大小相对正常；（2）髋关节严重不协调，且内侧关节间隙有过多的造影剂蓄积。软骨股骨头与髋臼相容性差，导致过早的退行性关节病。即使这例仅 8 岁的患者髋臼软骨面也可见不规则（三角箭头）。

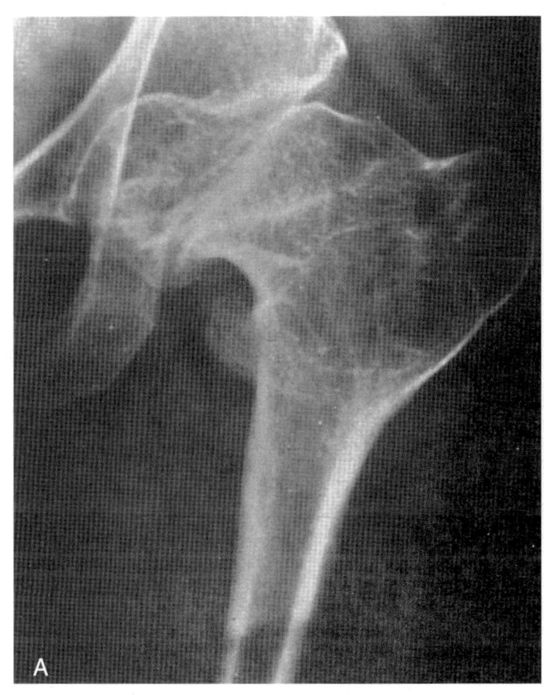

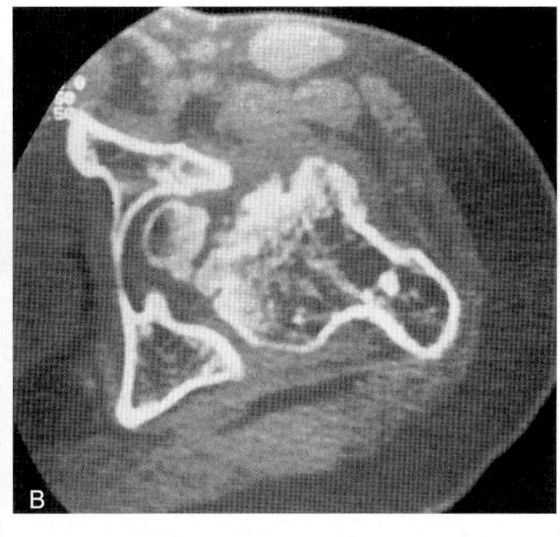

图 80–52　多发性骨骺发育不全。左侧髋关节前后位 X 线片（A）显示，这名骨骼成熟患者的股骨头和股骨颈之间持续存在有一条透光线；横断 CT 扫描（B）显示股骨头有一大块和几小块未融合的骨碎片，与股骨头的其余部分未融合。

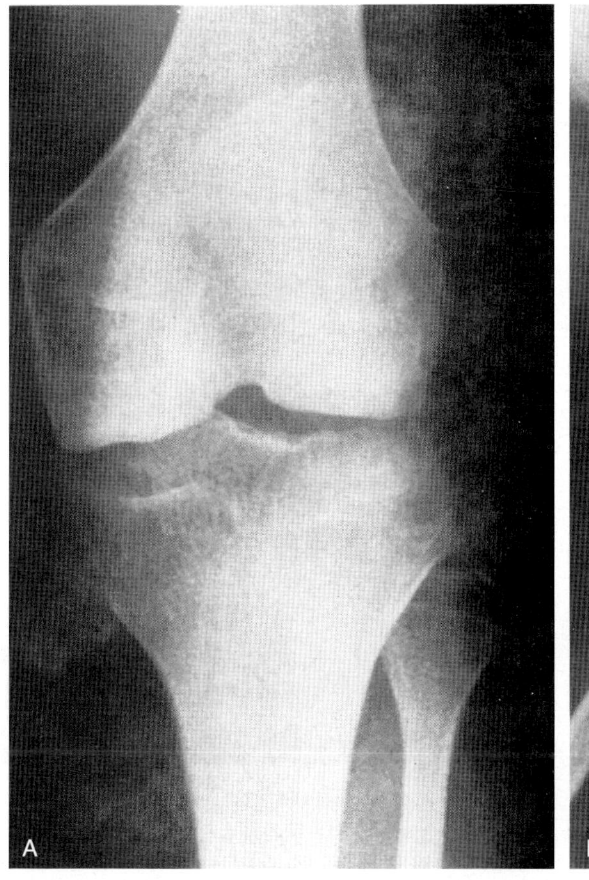

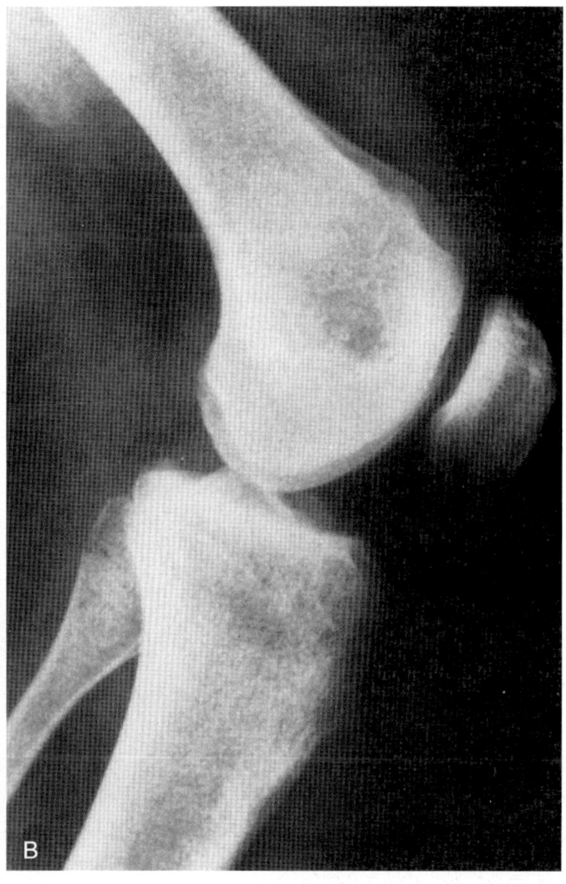

图 80–53　多发性骨骺发育不全。膝关节前后位（A）和侧位（B）X 线片显示股骨髁变扁平和关节面不规则。

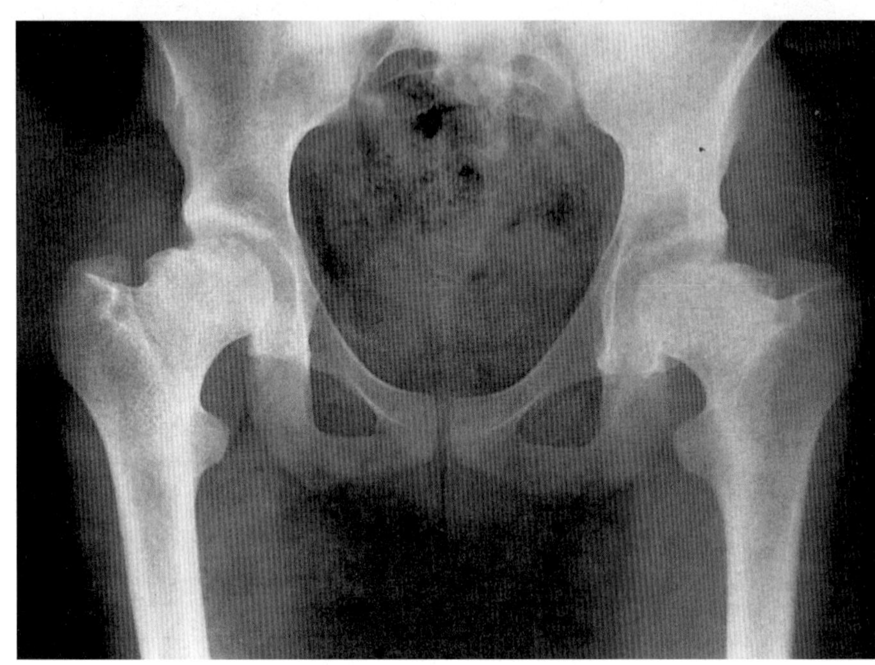

图 80-54 多发性骨骺发育不全。骨盆前后位 X 线片显示股骨头表面变扁平和不规则。髋臼没有完全包容股骨头。

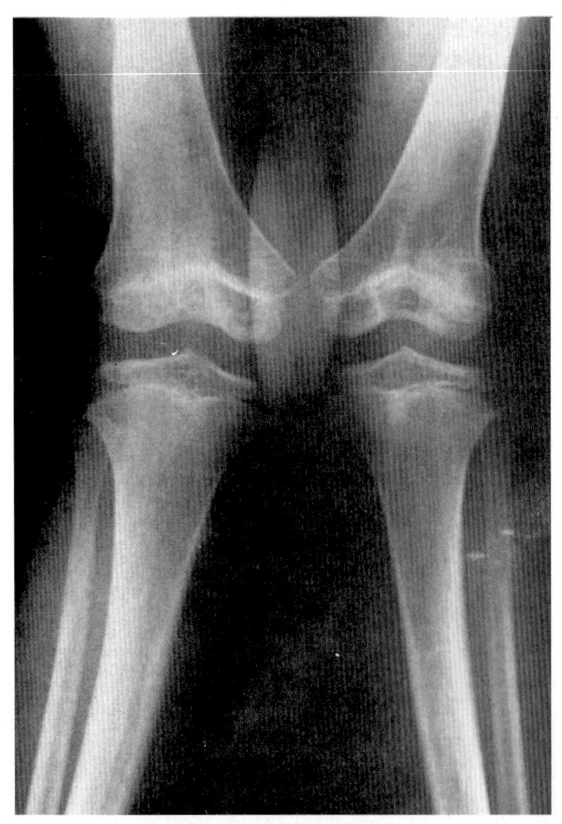

图80-55 多发性骨骺发育不全。膝关节前后站立位X线片显示骨骺扁平不规则以及膝外翻畸形。

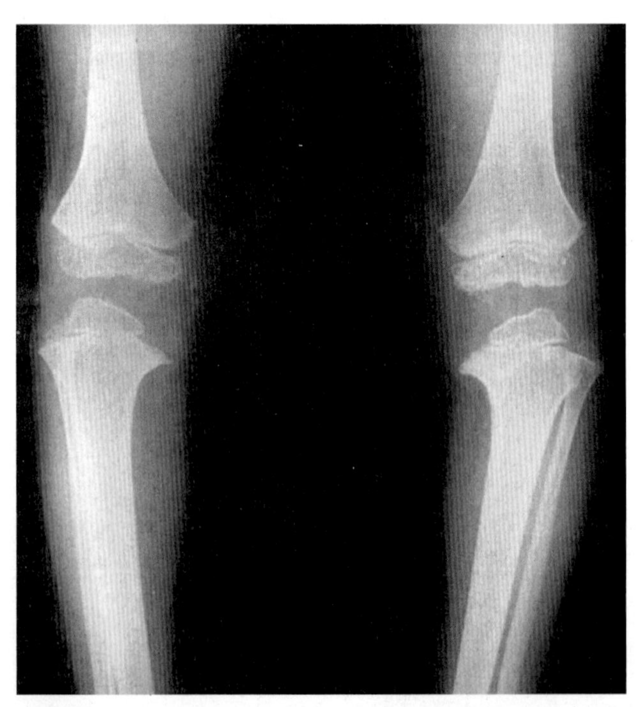

图80-56 多发性骨骺发育不全。膝关节前后站立位X线片显示膝内翻畸形以及胫骨近端干骺端呈喙状。骨骺显示有特征性的不规则骨化。

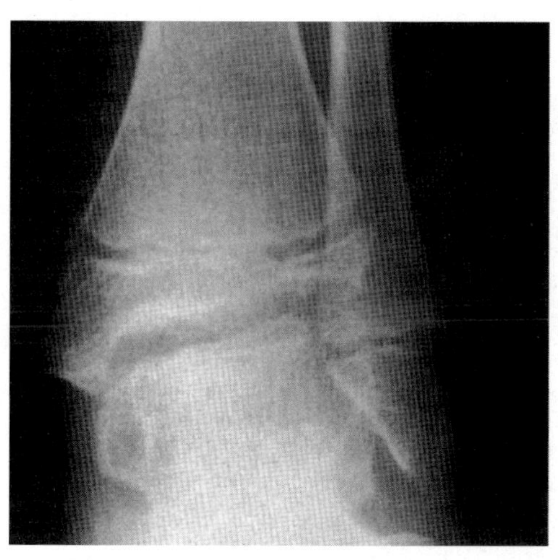

图80-57 多发性骨骺发育不全。踝关节前后位X线片显示胫距关节倾斜伴胫骨远端骨骺呈楔形。

80-60）[310]。软骨病变是由以下两种因素联合导致的：关节表面形状异常引起的关节不协调，以及关节面错位引起的负重力异常。在一些病例中可看到干骺端轻微的漏斗形和不规则（见图80-45）。在儿童，干骺端可出现磨损和不规则矿化。掌骨和趾骨干骺端的改变特别明显（图80-61）。但是，如果干

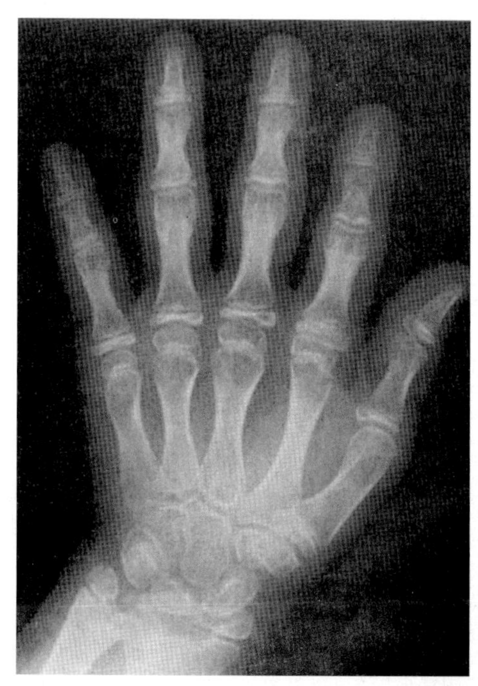

图80-58 多发性骨骺发育不全。手的正位X线片显示指骨特征性的短粗以及腕关节V形畸形。桡骨和尺骨的干骺端呈异常的楔形。

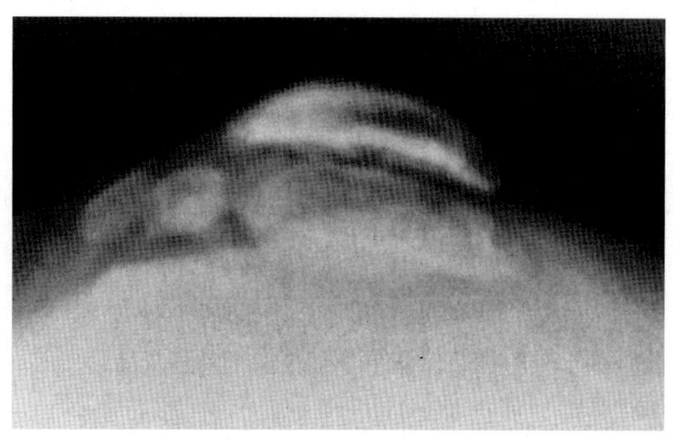

图80-59 多发性骨骺发育不全。膝关节Merchant位摄片显示新月形发育不良的“双髌骨”。

骺端有明显改变，应诊断为骨骺旁或干骺端上发育不良。

多发性骨骺发育不全患者的手和足较小，指（趾）骨宽，有时骨的骺端和非骺端均不规则（见图80-58和80-61）。这种疾病也可合并腕骨融合性畸形或发育不全[313, 316, 326]。骨龄滞后[322, 328, 351]。

2/3的患者会有脊柱受累，其影像学改变类似于Scheuermann病（图80-62）。脊柱的发病率与外周骨骼病变的严重程度无关[350]。这种疾病的椎骨异常包括椎体终板的前面不规则、椎体呈前楔形、椎体轻度扁平和脊柱侧凸。这些改变通常局限于胸椎的中段。在18例多发性骨骺发育不全患者中，齿状突缺乏有6例，不过神经性并发症少见[354]。

Maroteaux[317]根据骨骺改变的分布（脊柱和四肢），对多发性骨骺发育不全进行了分类。Ⅰ型疾病主要累及四肢，包括手和足。脊柱很少或没有受累。Ⅱ型疾病是中心性分布，累及脊柱和大关节，但不累及肢体的远端。Ⅲ型疾病合并有多处局限性发育不全[316, 317]。在所有病例中，颅骨和胸部均不受累[326]。

影像学鉴别诊断包括关节表面不规则的其他原因，如青少年炎症性关节炎[339, 341, 346]、骨坏死[311]、呆小症、黏多糖病[323, 344, 349]和其他发育不良。Still病可产生骨骺异常，但是骨骼病变不一定总是对称的，并可伴有关节积液和关节周围骨质疏松。Legg-Calvé-Perthes病有10%的病例是双侧的。但是其影像学改变是不对称的，而且仅限于髋关节[331]。另外，骨坏死的早期病变仅发生在骨骺的上侧方，而骨骺发育不全则累及整个关节面[310]。呆小症也可合并有

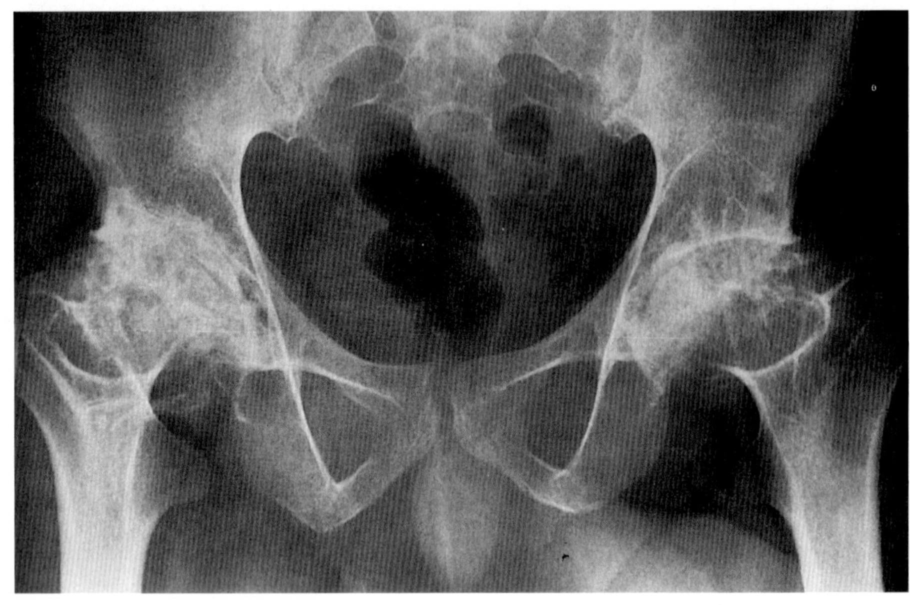

图80-60 多发性骨骺发育不全。髋关节前后位X线片显示合并有骨骺发育不良的继发性退行性改变。

骨骺的不规则，但这种患者还有骨龄滞后、全身性骨质疏松、缝间骨和股骨颈宽平。脊柱骨骺发育不全和黏多糖病的影像学特征表现是，脊柱的病变比多发性骨骺发育不全更为严重[320, 326, 330]。前者椎体呈喙状和普遍的椎体扁平，可与后者相鉴别，但影像学鉴别有时不够明确。与多发性骨骺发育不全不同的是，绝大多数常染色体显性遗传和X连锁性脊柱骨骺发育不全和脊柱干骺端发育不全，是由于Ⅱ胶原（COL2A1基因）变异造成的，因此可根据基因连锁的研究结果结合脊柱的影像学改变做出诊断[336, 338-340, 342, 343, 346]。存在有发育不全均可合并有骨骺和干骺端异常[315]。通常将这一类综合征统称为干骺旁发育不全或干骺上发育不全[315]。

五、点状软骨发育异常

点状软骨发育异常的特征是软骨内软骨出现广

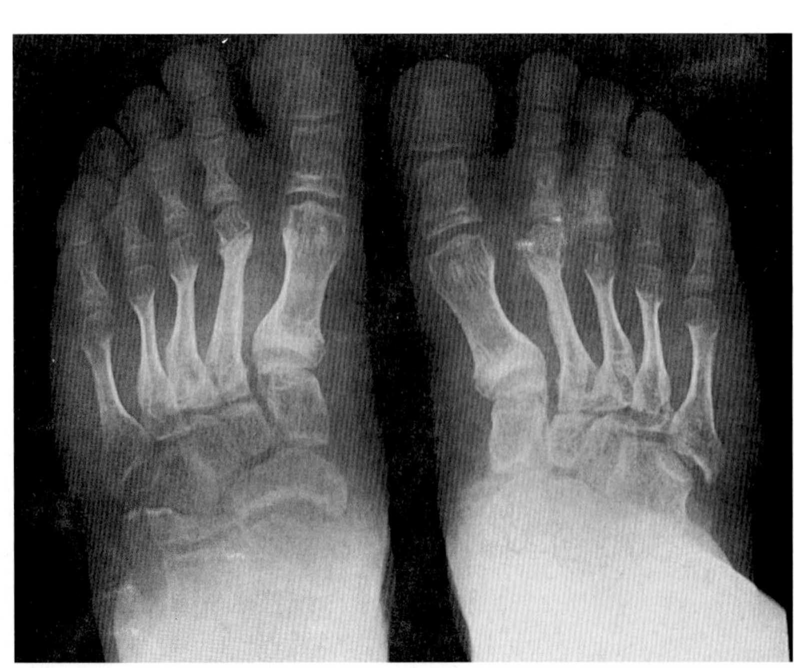

图80-61 多发性骨骺发育不全。双足的前后位X线片显示骨骺不规则、足前段内收畸形和趾骨短粗。也可见干骺端呈轻度漏斗形。

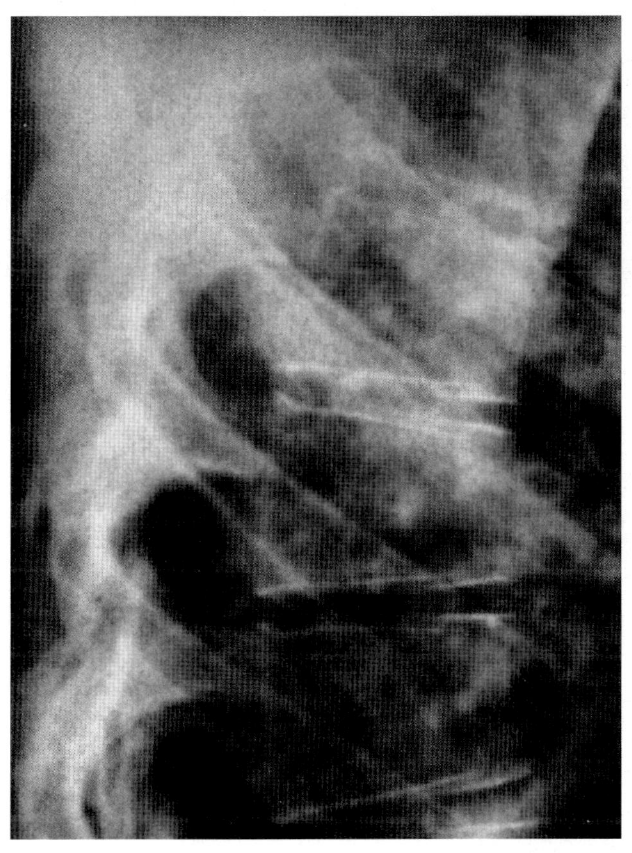

图 80-62　多发性骨骺发育不全。脊柱侧位 X 线片显示有伴发于骨骺发育不全的轻度病变。椎体和椎间盘呈楔形，椎体终板有轻微不规则。

泛异常，这类异常的特征是在围生期出现一过性骨端圆形钙化区。典型的表现出现在围生期，妊娠期 4～9 个月内（通过超声）可进行子宫内诊断，在出生后的头几个月可通过 X 线片对婴儿做出诊断（图 80-63）[309, 354, 480]。

1. 病理生理

综合遗传类型、影像学表现、羊水诊断和基因链研究已证实，点状软骨发育异常的病因学具有广泛发散性，它的 4 种全身性和 2 种局限性类型尚有待明确[356-364, 372-378]。这种对称性累及髋和肩关节的致命性类型是一种常染色体隐性遗传疾病，可导致磷酸烷基二氢丙酮酰基转移酶（DHAP-AT）的合成缺乏；DHAP-AT的缺乏又会造成髓磷脂缺乏[358,359]。第二种是维生素 K 胚胎病，它可由于芳基硫酸脂酶的偶发变异或由于妊娠第6～9周期间母亲行抗凝治疗而导致[480-482]。维生素K胚胎病偶尔可由于吸收不良综合征而导致[480-482]。第三种是一种罕见的以皮肤病变为特征的 X 连锁显性遗传疾病[482]。第四种是非致命性非对称性类型，可造成骨骼发育不良或脊椎骨骺发育不良。它可以是常染色体显形遗传或偶发[482]。最后还有两种局限性类型，可见于胫骨和掌骨。

2. 影像学表现

由于病因非常广泛，因此很难理解为什么将这些疾病分为一类。从历史上看，这是按临床和 X 线片异常表现分类造成的。影像表现的细微差异以及基因链新技术研究和胎儿研究的结果已导致诊断和预后上的分歧[357]。

它们有4种共有的影像学明显异常[356, 357, 360, 373]。第一种，也是最熟知的一种，是骨端软骨原基钙化。一过性钙化的分布在不同的综合征中可有不同[323, 355, 480-482]。这些综合征患者还都共同具有中部骨骼发育不良和鼻骨扁平[481]。椎体缺乏骨化可伴发短暂的透 X 线性椎体裂隙，这一裂隙可替换成脊柱变扁平（特别是 Conradi-Hunermann 综合征）或者伴有颈椎和胸椎后凸和侧凸的节段性异常[376]。还曾发现有齿状骨[377]。在脊柱，钙化最常见于肋骨软骨连接处。神经系统异常最常见的是Dancly-Walker综合征（小脑发育不良和囊肿），可合并轻微的 Conradi-Hunermann 表现型，并有白内障[480-482]。手部可出现腕骨延迟骨化或短指畸形[375]。

有文献认为，Sheffield 类型是 X 连锁的隐性遗传，因为男婴的发病数量非常多（66%）[323, 355]。这种表现型合并有轻度对称性肢体短缩、智力滞后和扁平鼻。华法林胚胎病与Sheffild表现型最为相似[323, 353, 365-369]。

病变仅限于胫骨和掌骨的这种表现型，其遗传方式还不清楚，而且其基因突变位点也不清楚。肢体短缩为对称性且在肢体中段[355]。这种表现型合并有整个面中部的发育不良。

除了点状软骨发育异常的这些表现型以外，许多其他综合征也可合并有局部或全身性软骨原基斑点状改变。继发性病因有：（1）Zellweger综合征（图 80-64）；（2）与母亲使用华法林、苯妥英或酒精有关的胚胎病；（3）风疹感染；（4）18 和 21 三体；（5）维生素 K 还原酶缺乏；（6）某些谱系的多发性骨骺发育不全（图 80-65）[355]。

点状软骨发育异常中骨骺中心文献描述的病理改变有黏液样变性、囊肿形成和钙化[309, 370, 371]。尽管在出生时就有钙化，这些钙化在出生后的头一年

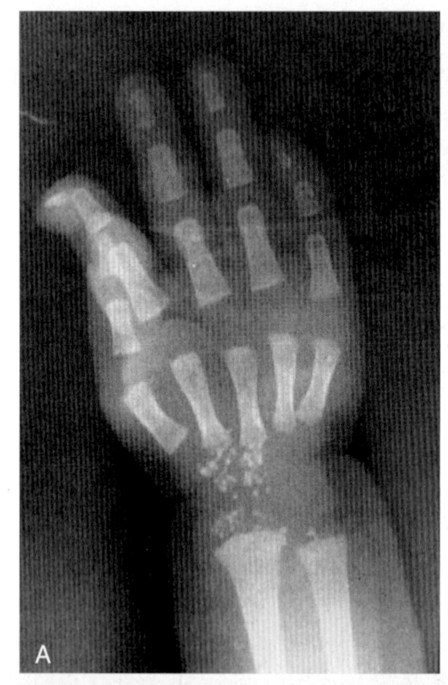

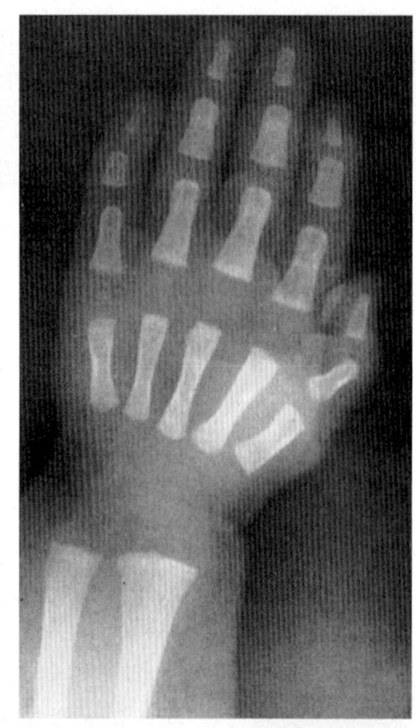

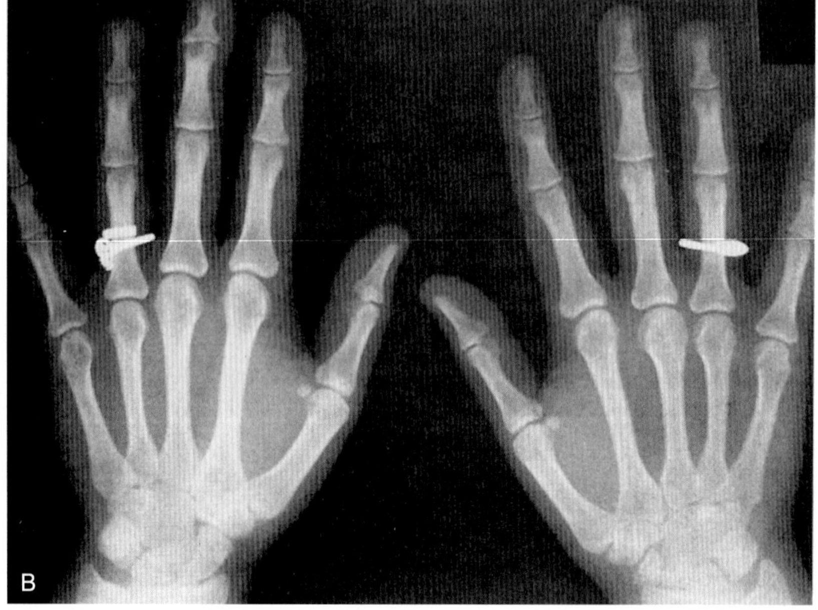

图 80–63 点状软骨发育异常。

A 出生时双手的后前位X线片显示软骨骨骺不对称性斑点状表现。

B 13岁时双手的后前位X线片显示骨化几乎正常。仅有腕舟骨仍有异常。

可被吸收，但是在生长过程中，骨骺的骨化不规则。

点状软骨发育异常的影像学鉴别诊断包括其他原因的“骨骺斑点状改变”。胎儿期超声检查可确诊点状软骨发育异常（短肢侏儒合并斑点状骨骺、喇叭形干骺端、肢根部或肢中部不成比例缩短，以及某些病例的椎体裂隙）[354, 379]。但有关家族史和既往治疗史的信息，对于鉴别原发性和继发性骨骺斑点状改变是必不可少的。最需要鉴别诊断的是Zellweger小脑肝肾综合征（过氧化疾病）[483]。这种综合征的骨骺斑点状改变仅限于髌骨，胎儿期超声检查可见腹部囊肿[483]。

六、Meyer发育不良

Meyer发育不良也称为骨骺头发育不良，文献认为它是股骨头轻度局限性发育不良[4, 77, 380, 381, 478]。患者及其家族成员都不是发展为弥漫性骨骺发育不全高危人群。病理改变的性质还不清楚。大多数病例是因为其他原因行髋关节或骨盆影像检查偶然发现的[383]。这种疾病男孩比女孩更多见[383, 477]，50%的病例是双侧的[477]。患者偶尔有轻度疼痛和跛行的

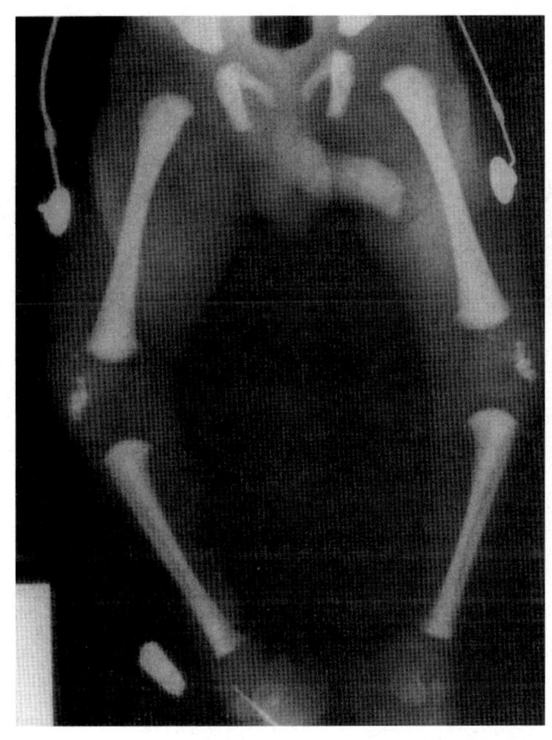

图 80–64　Zellweger 综合征。新生儿下肢 X 线片显示局限于髌骨的点状软骨发育异常。

主诉[381]。最严重的问题是将该病误诊为Legg-Calvé-Perthes 病。

影像学检查显示股骨头延迟骨化，大约 2 岁时才骨化，正常是6个月时出现骨化[380-382]。骨龄滞后，比 Legg-Calvé-Perthes 病的骨化延迟更严重[381]。在单侧性病例中，因为受累侧软骨性股骨头比较小，所以在骨化前可做出疑似诊断[383]。此外，患侧股骨干骺端和Hilgenreiner线之间的距离与健侧相比可减小30%~50%[383]。当股骨头骨骺开始骨化时，会出现颗粒状病灶或多个不规则的骨化中心，伴异常扁平外形（图 80–66）。当继续生长发育时，系列影像学检查显示，各颗粒状骨化核连为一体，并恢复股骨头正常的半球形[381]。

鉴别诊断包括 Legg-Perthes 病、多发性骨骺发育不全和脊柱骨骺迟缓性发育不良。Legg-Perthes病的双侧病变（当存在时）是不对称的，而 Meyer 发育不良若为双侧则是对称性的。与 Legg-Perthes 病不同，Meyer发育不良是整个股骨头受累，而不仅仅是负重的上外侧。与Legg-Perthes 病不同，Meyer 发育不良的股骨头呈“点状”而不是圆形，而且三相骨扫描时放射性核素吸收正常或轻微下降；最重要的是，Meyer发育不良的MR成像显示股骨头多个圆形骨化中心内含有正常的骨髓[383, 477-479]。另外，Meyer发育不良患儿的发病年龄更小（见图80–66）[383]。如果能进行系列摄片，则对诊断更有帮助，因为 Meyer 发育不良患儿初始时股骨近端可有异常，而随着年龄的增长股骨病变会有改善[477]。Meyer 发育不良可出现关节面轻度变扁平，但到 5 岁时受累骨骺颗粒状病灶已出现融合，影像学表现已接近正常（图 80–67）[477]。Legg-Calvé-Perthes 病患儿；初始时股骨头是正常的，随着病程的进展股骨头畸形会加重[381]。与多发骨骺发育不全不同，Meyer 发育不良中髋臼是正常的，患儿身高正常，而且肢体没有不成比例的短缩。

第九节　脂瘤性巨大发育

脂瘤性巨大发育是一种少见型局部性巨大发育，其特征是手指的所有间质成分先天性进行性过度生长，伴纤维脂肪组织不成比例增多[384-387]。这种疾病偶尔可累及整个肢体的各部分[388-390]；在这些病例中通常会累及上肢的外侧面和下肢的内侧角[390, 391]。它属于一种发育性异常，不是遗传性疾病[387]。

1967 年，Barsky[384]把真性巨指（趾）定义为一种“以一个或多个手指（趾）的所有成分或结构尺寸增大为特征的先天性罕见畸形”。根据这一定义，仅有56例已报道的病例和他自己的7例患者患有真性的巨指（趾）。到 1985 年，文献报道的全部病例仅有 76 例[389, 392]。1925 年 Feriz 根据 Kelikian[385]的文献将其命名为脂瘤性巨大发育，此命名仅指局限于下肢的巨大发育。1966 年，Ranawat 等[393]认为“脂瘤性巨大发育”这一术语也可用于上肢的巨大发育。

脂肪组织明显增生伴局部巨大发育在文献上曾用许多名称进行过描述，包括部分肢端肥大症、巨体、橡皮病、巨指（趾）和球杆指。近来研究者将这一组疾病归类为纤维脂瘤性错构瘤（FLH）[484, 486]。这些疾病，包括神经纤维瘤病和 Klippel-Trenaunay-Weber综合征，2/3病例发病较早或者有纤维脂肪增生伴神经纤维束和巨指（趾）。

一、病理和病理生理

脂瘤性巨大发育的病因尚不清楚，有关理论包括脂瘤性退变[385]、胎儿循环紊乱[394]、细胞分裂错

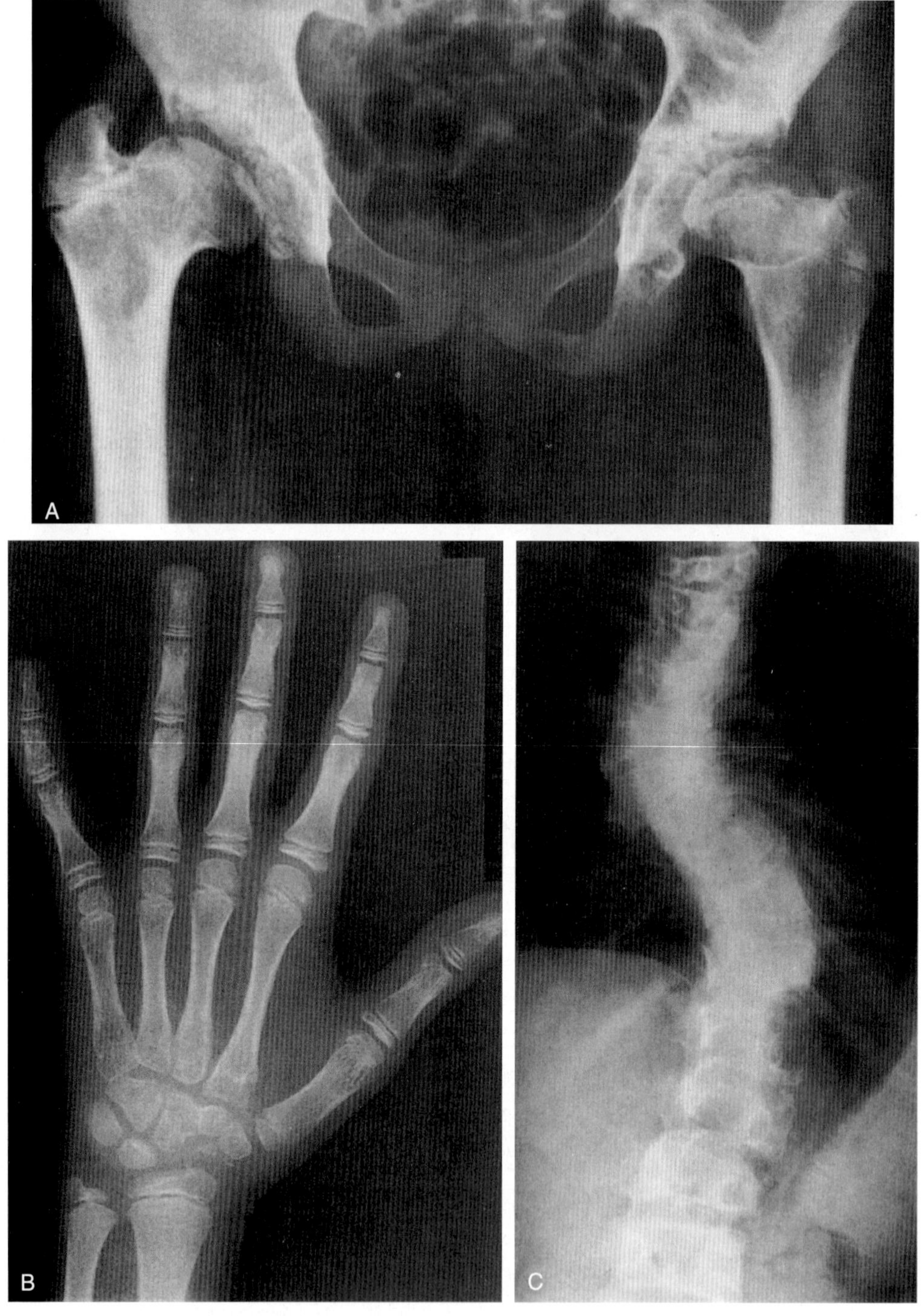

图 80-65 点状软骨发育异常。

A 髋关节前后位 X 线片显示 Conradi-Hünermann 综合征导致的骨骺发育不良。

B 患者腕部骨化延迟，舟骨残留斑点状表现，尚未钙化。

C 脊柱前后位 X 线片显示严重脊柱侧凸。

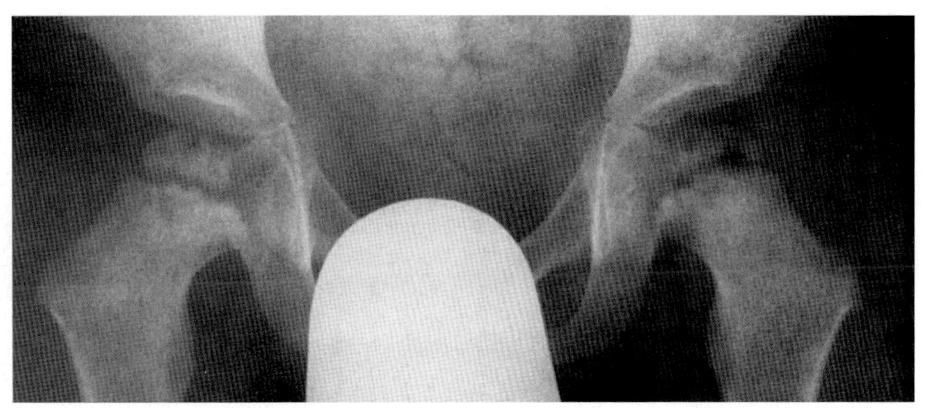

图 80-66　2 岁男孩的 Meyer 发育不良。骨盆前后位 X 线片显示双侧股骨头不规则骨化。不规则改变累及整个骨骺，呈对称性。股骨头的骨密度正常。

误[394]、肿大神经的营养影响[385]和宫内生长限制因子紊乱[384]。Gupta 等[391]认为，子宫内损害发生在肢芽的顶端。其他几位作者认为，脂瘤性巨大发育是神经纤维瘤病的一种表现[395-397]。支持这一理论的证据有：（1）好发部位在手部，是正中神经的支配区域[394, 397]；（2）病理改变相似，包括神经增大[394, 397]；（3）主要累及神经控制下的那些间充质成分[394]；（4）观察发现巨指（趾）发生于神经纤维瘤病的确诊患者中[395, 398]。

反对脂瘤性巨大发育和神经纤维瘤病有关系的证据，依据的是：（1）脂瘤性巨大发育患者没有皮神经或其他系统性异常[384, 385, 387]；（2）在其家族成员中，局部性巨大发育或其他异常的发病率没有增加，而且与神经纤维瘤病相对照，神经纤维瘤病显然是遗传性疾病[387]；（3）神经增大不是所有病例都出现，它是神经鞘纤维化结果，而不是神经肿胀所致[394]；（4）脂肪组织不成比例的增加[384, 385]；（5）影像学表现不同。根据后面这些证据，大多数研究者[384, 385, 387, 399-401]认为，缺乏神经纤维瘤病的皮肤表现，单纯的先天性巨指（趾）是一种独立的病理过程。

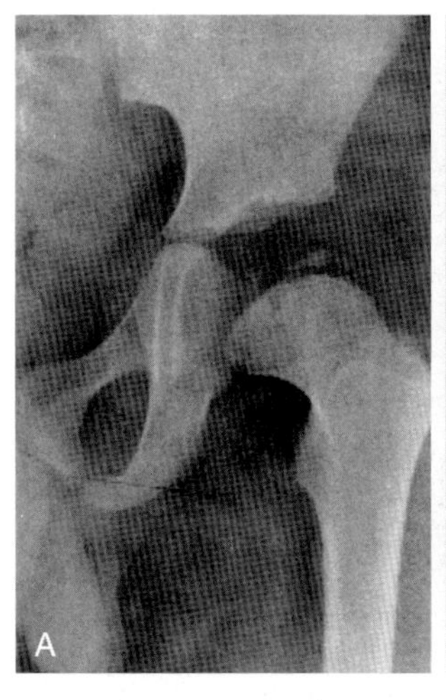

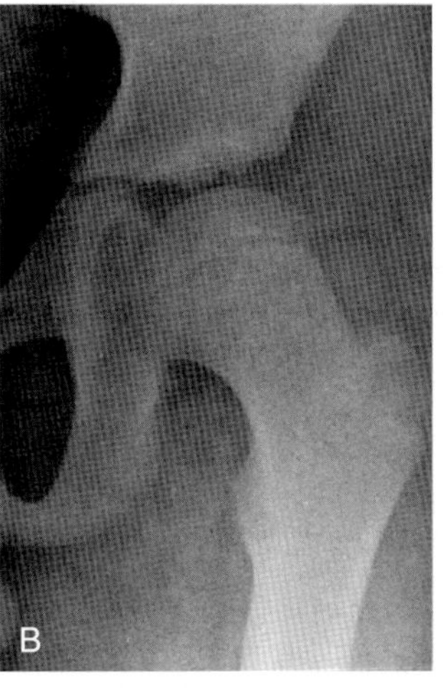

图 80-67　Meyer 发育不全。

A　2岁儿童左侧髋关节前后位X线片显示股骨头骨骺有多个骨化中心。骨化核的密度正常。对侧髋关节也同样受累。

B　6岁时的髋关节前后位X线片显示股骨头几乎正常，仅伴有轻度残留扁平。

最明显的病理改变是：脂肪组织增加，分散在纤维组织纤细的网眼中，受累的部位有骨髓、骨膜、肌肉、神经鞘和皮下组织（图 80-68）[385, 394, 397, 398]。主要表现是神经增大和不规则，最常累及手的正中神经和足的足底神经[384, 388, 389, 391, 394, 397]。显微切片检查可见，神经体积增大是由于纤维脂肪组织浸润神经鞘[394]而不是由于轴突数目增加[399]所致。由于骨内和骨膜都有骨沉积而使指骨增大[385]。骨膜上镶嵌有大约 1mm 直径的结节，其内包含有成软骨细胞和成骨细胞，而且越靠近指骨的远端数量越多且越大[395]。这可能是骨结构远端增大的主要原因。

一项 26 例巨指（趾）病例的病理研究强调指出，纤维脂瘤性错构瘤常合并有一个或多个巨指（趾）[392]。纤维脂肪增生散布于皮质层的骨膜和骨内表面、皮下脂肪以及会阴（轴突数量没有增加）。脂肪线样条纹贯穿肌束。在这 26 例神经纤维脂肪增多患者中，7 例有神经支配下的指（趾）过度生长。所有 26 例患者都有神经局部纺锤样增大，它是由于源自神经鞘的过度成熟脂肪造成的。这项研究的大多数病例第一个临床表现是神经压迫症状，包括腕管综合征。只有那些出现正中神经异常或足底神经异常的患者合并有巨指（趾）。源自神经鞘的错构瘤改变与脂瘤性巨大发育之间的因果关系尚不清楚。这两种疾病都主要累及正中神经且原因不明。基于这些研究[392,

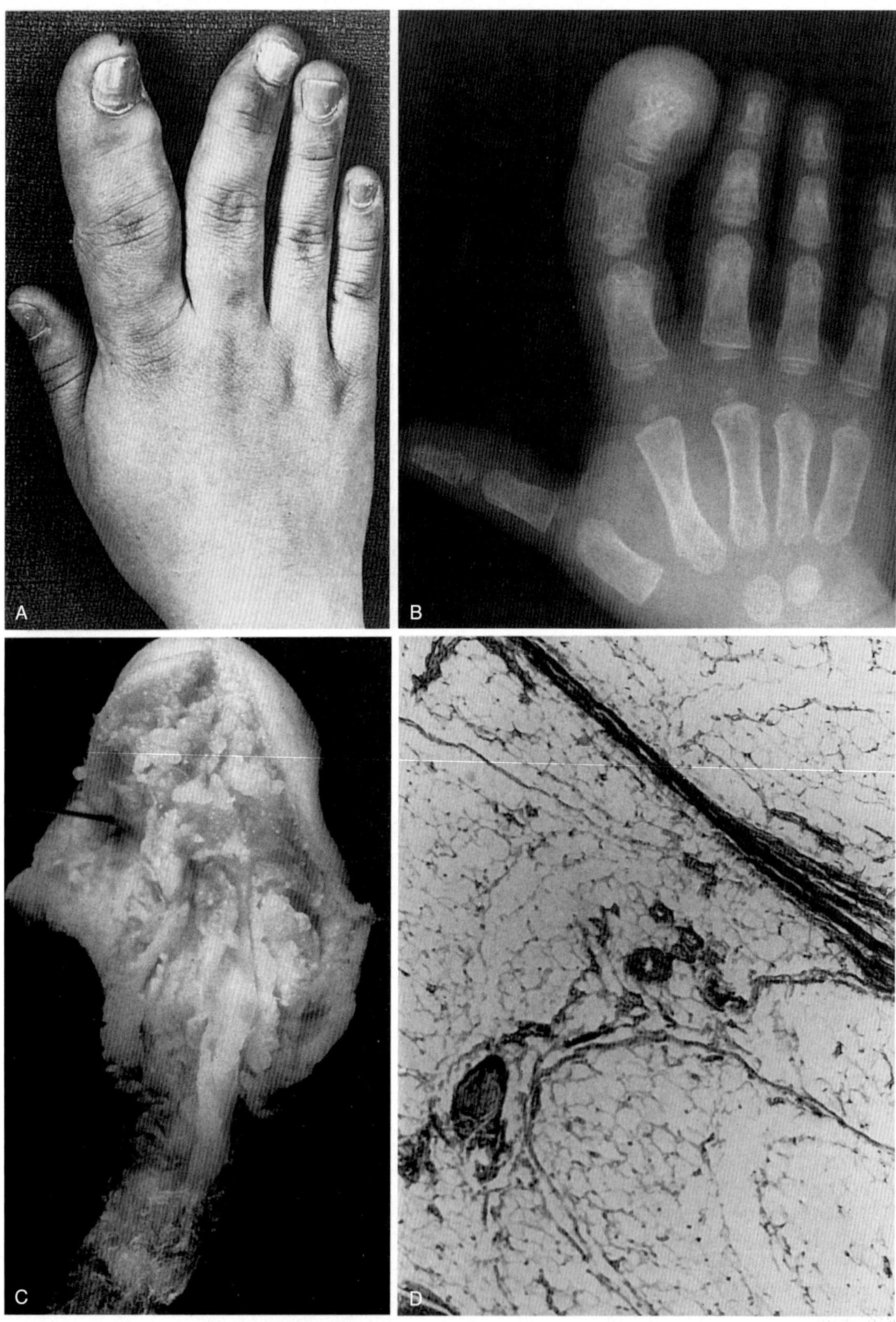

图 80–68 脂瘤性巨大发育。

A 第二指和第三指受累的临床表现。

B 手的后前位 X 线片显示骨和软组织增大，主要累及第二指的远端受累明显，且指骨端部外张。

C,D 大体标本（C）和组织切片（D）显示手指脂肪堆积。大体标本上可见神经增粗。（From Goldman AB, Kaye JJ: AJR 128:101, 1977. Copyright 1977, American Roentgen Ray Society.）

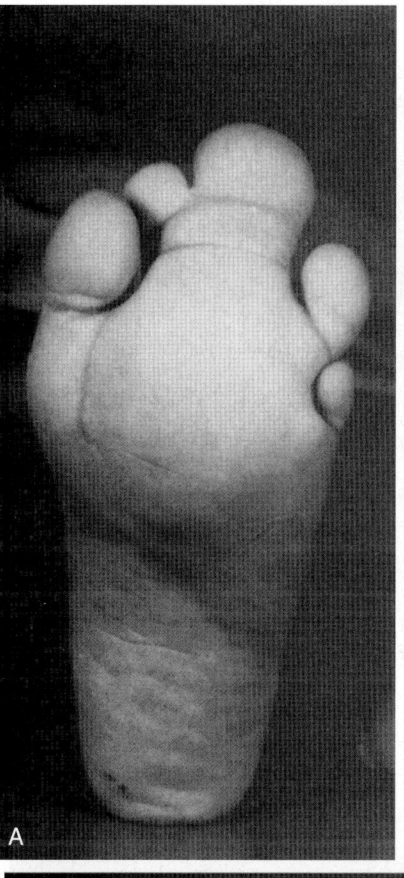

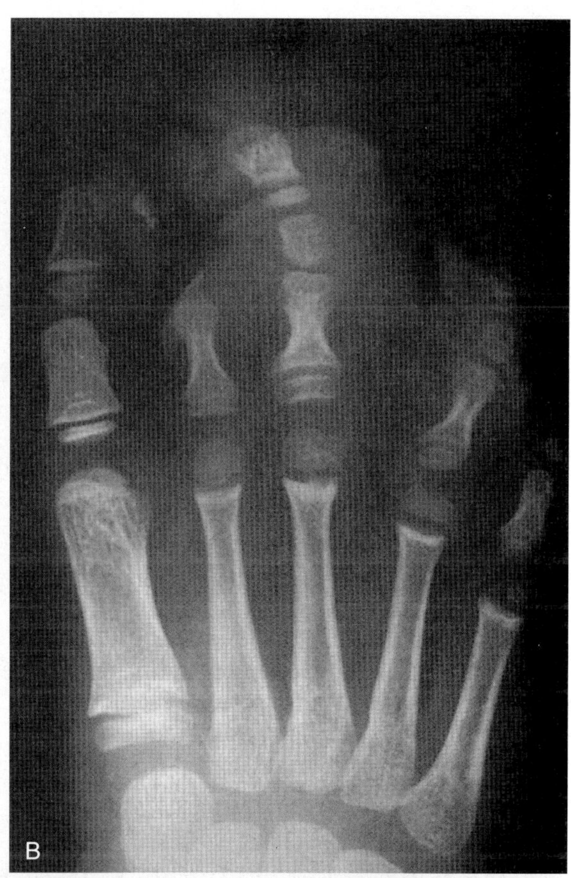

图 80-69　脂瘤性巨大发育。

A　软组织并趾的第二、三趾的临床表现。

B,C　前后位（B）和侧位（C）X 线片显示软组织和骨组织过度生长，主要累及趾骨远端和足的跖面。可见明显的软组织透亮区。

401, 402]，给脂瘤性巨大发育增加了一个新的同义词：神经支配区域型巨指（趾）。

二、临床表现

出生时即可出现伴有巨指（趾）的局部巨大发育[384, 385, 387]。好发性别尚不清楚。增快的生长速率在患者之间甚至各指（趾）之间也不相同[385]。尽管同一肢体的一个或多个相邻指（趾）可发生增大，但病变几乎总是单侧性（图 80-69，见图 80-68）。下肢受累多于上肢。双侧上肢（即正中神经支配区）和下肢的第二、三指（趾）是好发部位[385, 391, 394, 397, 398, 403]。第五指（趾）很少受累[404]。仅有一例个案报道巨指（趾）是在尺神经支配区域，仅第四、五指出现增大[404]。进行手术矫正的常见原因是出于美容[387]。症状是由支配指（趾）的神经出现纤维脂瘤性错构瘤所致（疼痛、局部运动和感觉神经症状）。神经受累可出现在从出生到30岁的年龄段[486]。其他的神经表现是由神经撞击（腕管综合征）造成的[392, 393]。直到青少年才会出现机械力学问题，此时继发性退变性关节疾病会使关节功能下降而且大的骨赘会造成神经血管结构受压[384，391，394，404]。

受累部位的长度和周径都会增大[391，400]。皮肤会增厚、苍白和光滑[385-387,398]。指（趾）在青春期会停止生长[404]。

三、影像学表现

脂瘤性巨大发育患者，X线片上可显示有软组织和骨结构的异常（见图80-68和80-69）[401]。指（趾）远端以及沿正中神经和足底神经分布的掌侧（跖侧）软组织过度生长最为明显[387-389，391，401]。掌（跖）侧过度生长可造成受累部位背偏，小的透亮区表明脂肪过度生长通常在软组织内，可见于指（趾）骨较长较宽，远端常呈喇叭形[387]。骨小梁正常[391]。受累部位的骨膜和骨内膜皮质不规则，说明组织学上可见纤维脂肪组织网状结构的浸润[484]。指（趾）骨远端呈蘑菇形[391]。如果是多指（趾）受累，受累指（趾）总是彼此相邻。偶尔有双侧受累的病例[404]。所有组织均可受累，但只有成熟脂肪会有不成比例增多[484]。

脂瘤性巨大发育的两个亚型已有描述[392，393]。第一种是所谓的静止型，增大的指（趾）与正常的指（趾）以同样的速度生长[404]。第二种是进展型，增大的指（趾）生长速度快于该肢体的其余指（趾）[387，404]。进展型比静止型更好发于近端骨（掌骨和跖骨），但是两种类型在指（趾）远端都比较严重[404]。关节面会发生倾斜，而且在儿童后期会出现严重的继发性退变性关节病（图80-70和80-71）[385，394，398]。骨赘和反应性新骨增大得不成比例，以致造成关节间隙变窄，这可能是骨膜结节合并过度生长所致（图80-70）[401]。很多病例合并局部异常，包括并指（趾）（见图80-69）和多指（趾）。几乎都伴有指（趾）弯曲，是由加速生长中侧向并由变异所致（见图80-68至80-70）[401]。

超声检查显示，沿增大的神经根有强回声和低回声信号交替带[486]。尽管有些病例在平片上可观察到脂肪性密度，MR成像显示皮质两侧表面均呈结节性。MR成像也可显示肌肉中有垂直向脂肪条纹，证实它与皮下脂肪有同样的信号强度[485]。MR成像还可显示脂肪瘤性神经受累（形状为纺锤形T1和T2加权成像序列上均为低信号强度），它比骨骼改变更向近端延伸。受累的分支神经内可看到脂肪，表明在神经周和神经弓上组织中含有纤维脂肪网。皮下脂肪增多的量可有很大不同[485]，这种脂肪含有黑色的线样纤维变性条纹。

局部性巨大发育的影像学鉴别诊断包括有各种后天性和先天性疾病。根据病史，可从脂瘤性巨大

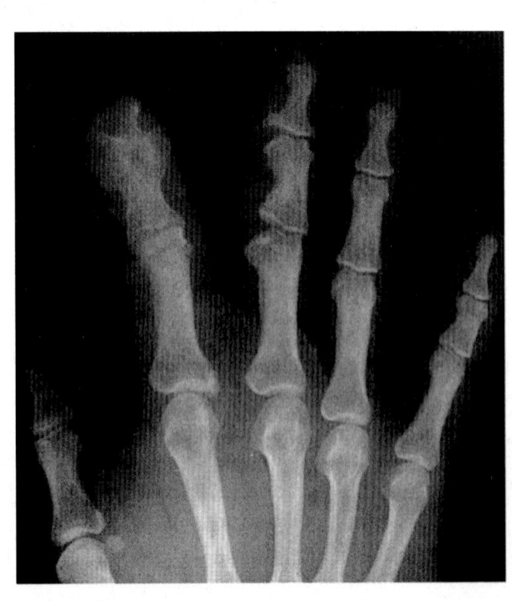

图80-70 脂瘤性巨大发育。成年患者第二、三手指受累。X线片显示骨骼过度生长以及明显的继发性退变性关节病。

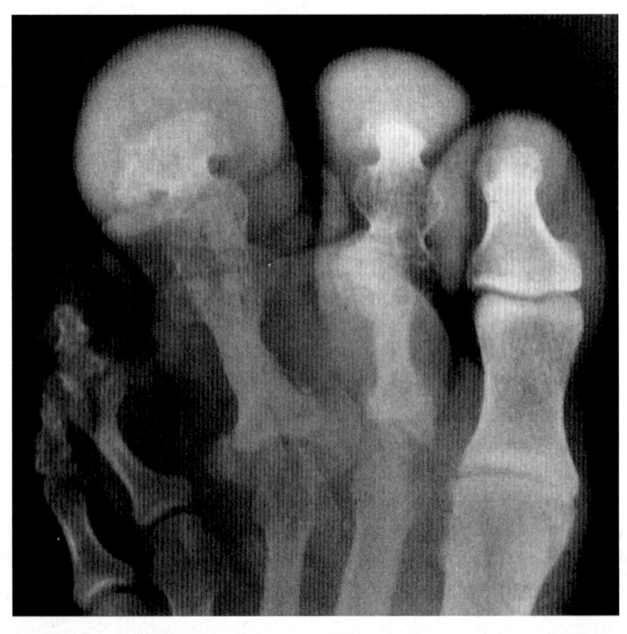

图80-71 脂瘤性巨大发育合并继发性退变性关节炎。足前部的前后位X线片显示二、三趾过度生长、软组织的异常X线透亮区以及第三远节趾骨呈蘑菇形。第三跖趾关节的倾斜关节面上长出大骨赘。

发育的鉴别诊断中排除一些后天性病因［继发于感染、创伤、梗死或Still病的指（趾）炎，骨样骨瘤，肢骨纹状肥大[386，405–408]］。大多数的先天性病因也可被排除。继发于血管瘤和淋巴瘤性组织肿瘤性过度生长的充血可造成软组织肥厚和骨骼的对称性过度生长[386，405]。Klippel-Trenaunay-Weber综合征有明显的皮肤异常[386，393，409]。没有内生软骨瘤可排除Ollier病的可能性[387，396]。此外，脂瘤性巨大发育患者的CT扫描和MR成像还可确定正常成熟脂肪不相称的数量[388]。在Klippel-Trenaunay-Weber综合征中，这些检查可显示皮肤中静脉曲张或毛细血管瘤[389]。在淋巴性水肿中，肌肉可呈现异常信号强度，其特征是与正常肌肉相比，在T1加权自旋回波图像上信号强度减低，而与皮下脂肪相比，T2加权自旋回波图像上信号强度增强[389]。

与病理学检查一样，影像学上最困难的鉴别诊断也是神经纤维瘤病（图80–72）。von Recklimghausen病患者的巨指（趾）是由于丛状神经纤维瘤（伴有血管瘤和淋巴瘤样因素）合并中胚层发育不良造成的[410，411]。一些影像学表现有助于将脂瘤性巨大发育与神经纤维瘤病相鉴别。第一，神经纤维瘤病的局部性巨大发育分布与脂瘤性巨大发育是完全不同的。与脂瘤性巨大发育不同，神经纤维瘤病的指（趾）增大可以是双侧的，一侧上或下肢受累不一定累及相邻的指（趾），而且远节指骨的受累并不是最严重[401]。第二，丛状神经纤维瘤的血管瘤因素可造成生长板的早期融合[410]。受脂瘤性巨大发育累及的指（趾）在青春期将停止发育。第三，神经纤维瘤病中增大的骨结构往往有波状皮质和延长的弯曲状外观[410，411]。后一种畸形与神经纤维瘤病的骨膜异常有关。第四，具有神经纤维瘤病皮神经表现的巨指（趾）患者，尚没有观察到软组织透亮区的报道。最后，如有必要可进行MR成像检查，成像时神经纤维瘤表现为在神经结构相邻部位出现多处局限性信号增强区[389]。

第十节 Klippel-Trenaunay-Weber综合征

Klippel-Trenaunay-Weber综合征的特征是具有临床三联征，包括皮肤毛细血管瘤（深红色斑点）、静脉曲张和局部巨大发育伴软组织和骨组织过度生长，通常呈单肢分布（图80–73）[412–418,487,488]。尽管动静脉畸形没有包括在本病的3个主要临床标准内，但也经常出现并会引起一些严重并发症[419]。这种疾病可合并有淋巴异常，所以也称为血管骨肥大综合征[420]。

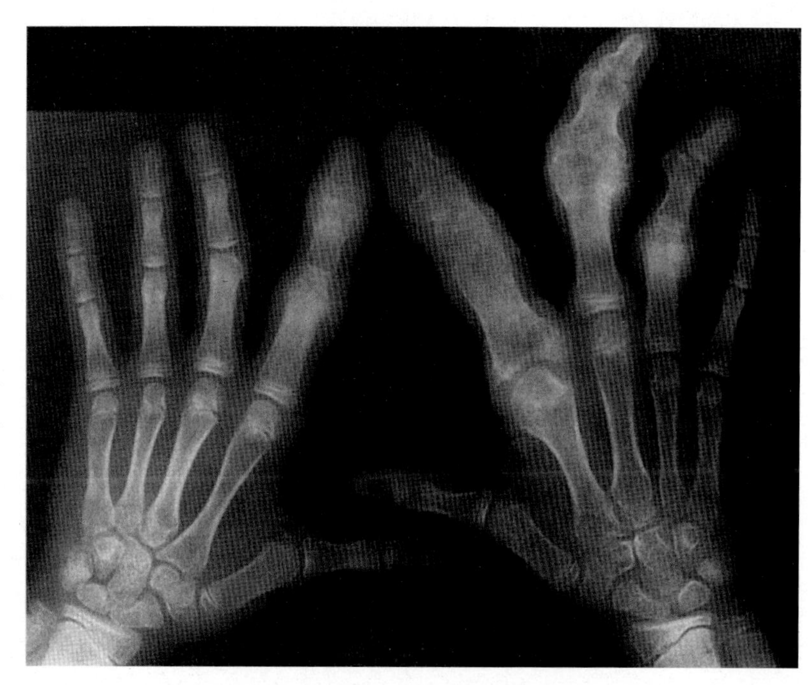

图80–72 神经纤维瘤病。该病可出现双侧巨指（趾）。此外，指骨过度生长在远节指骨并不是最严重，已发生生长板早期融合，而且受累指骨的皮质呈致密性波状。（From Goldman AB, Kaye JJ: AJR 128:101, 1977. Copyright 1977, American Roentgen Ray Society.）

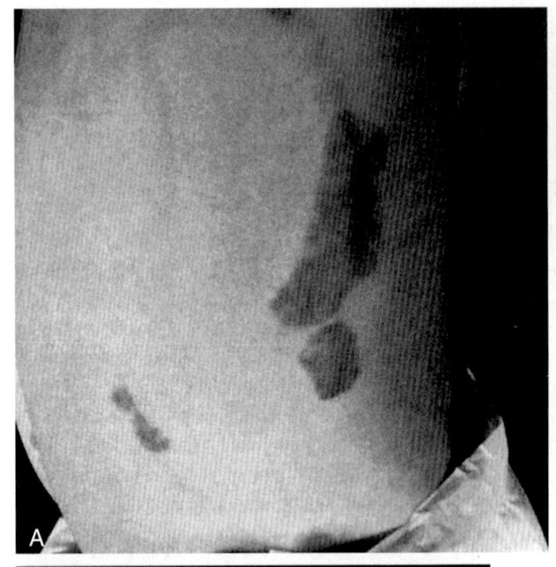

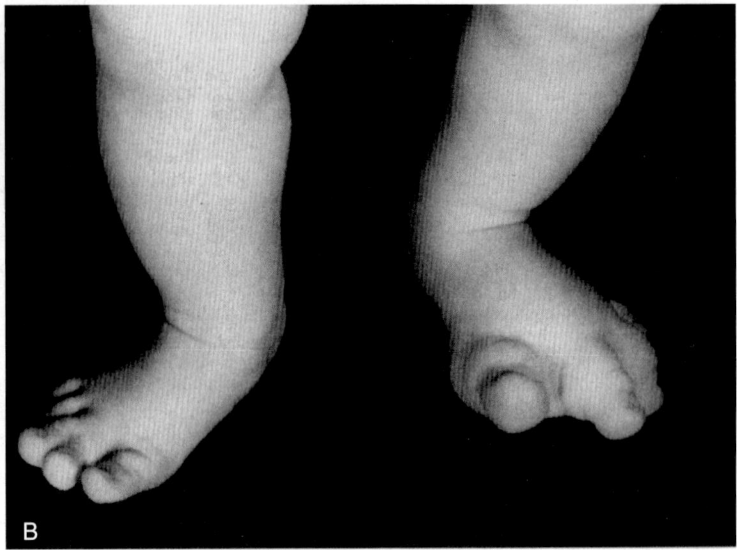

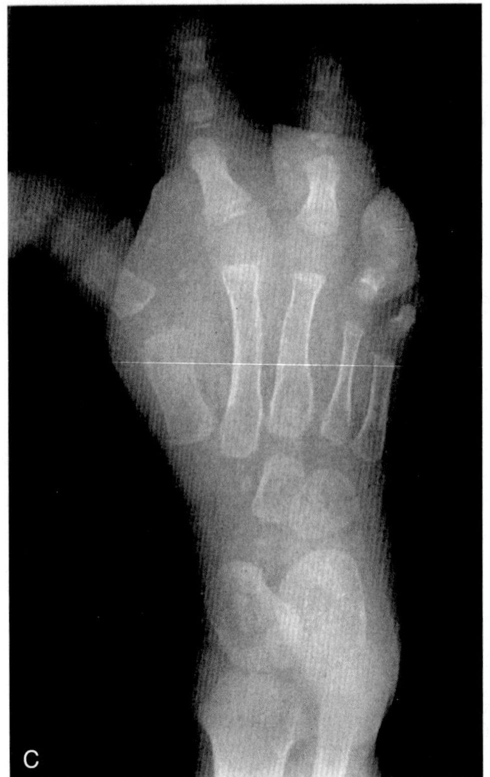

图 80-73 Klippel-Trenaunay-Weber 综合征。
A 腹部照片显示皮肤血管瘤，使静脉斑记变得明显。
B 小腿照片显示一侧肢体过度生长。
C 足的后前位 X 线片显示骨和软组织过度生长。

Klippel-Trenaunay-Weber综合征的病因尚不清楚[421]。多数病例是偶发的，在Mayo诊所的252例患者的系列报道中无一例有家族史[488]。其他两项研究发现，以前报道过的4个病例可能具有常染色体显性遗传方式的家族史[418, 422, 423, 489-491]。有一个病例他们认为是“嵌合体基因”[489]，另一个病例亲代年龄偏大和多次妊娠可能是发病原因[490]。在第三个家族中，一位近亲曾患有Beckwith-Wiedemann综合征（巨舌和心脏肥大），该综合征已知具有“胰岛素样生长因子”，与染色体11有关。在Klippel-Trenaunay-Weber综合征中，这一基因位点是正常的，但作者认为“印迹中断和过度表达”是其原因[496]。这些研究认为，大多数患者的发病是由于自发性突变所致，但骨或血管病变（但不是颇具特征的综合征）可能是遗传性的[422, 423]。

Klippel和Trenaunay在1900年[424]，Parke-Weber在1907年[425]，分别报道了肢体肥大的和深红色血管瘤的相关性。后一位作者在以后的出版物中，描述了另外一些合并有动静脉畸形的病例。一些研究者[413, 426]更喜欢将这种综合征分为两种类型：没有动静脉畸形（Klippel-Trenaunay 综合征）和有动静脉畸形（Parke-Weber综合征），但是，大多数作者认为应将它们合并为一种疾病，命名为 Klippel-Trenaunay-Weber 综合征[417, 419, 427]。这种疾病的其他名称还有血管骨肥大、肢端骨软骨肥大、局部肥大合并血管扩张、先天性血管扩张性肥大和静脉曲张性骨肥大[417, 428, 429]。

一、病理和病理生理

大多数研究者把Klippel-Trenaunay-Weber综合征归因于胚胎形成紊乱[418, 427, 430]。有文献提出，这种疾病的病理生理是肢芽内持续存在胚胎的纤细动静脉交通，并能解释 3 个主要的临床异常[420]。这类病变往往发生于妊娠第 3 ~ 6 周[418, 422]。关于其靶组织尚存在争论。病因学的理论包括：（1）血管分化时间紊乱，伴肢芽受到侵害；（2）交感神经节或中间外侧束受损，伴血管控制机制继发性丧失[418, 428]。在一个报道的病例中，Klippel-Trenaunay-Weber综合征伴发于母亲滥用布塔巴比妥[431]。这种综合征可合并有多种血管异常，包括浅表性蓝色和色素沉着性血管瘤、静脉曲张、动静脉瘘、淋巴瘤以及深层静脉系统缺失[416, 417, 432]。受累肢体皮肤活检显示有散在成组的薄壁血管和胶原增殖的增加[429, 433]。如果有动静脉畸形，会使心输出通道阻力减低[416, 434]。动静脉畸形随年龄进行性加重，可造成局部和全身性并发症（出血，高输出性心力衰竭）。已观察到脊柱的动静脉瘘发病率较高，Djindjian 等[435]认为这可追溯到来源于成对的背外侧动脉的脊柱和皮肤血供的胚胎形成期。

深静脉系统发育不全、闭锁或受压可造成浅表静脉曲张和水肿[436]。淋巴异常也与深静脉缺陷有关[436]。静脉异常可造成淤血性溃疡或血栓性静脉炎[420]。

作为Klippel-Trenaunay-Weber综合征特征性表现的骨和软组织过度生长发生在与血管畸形相同的部位（见图 80-73）[426]。往往不会发生特异性的原发性骨骼异常，而且局部巨大发育是由异常血供造成的[412, 415, 416, 418, 419, 425]。Brooksaler[428]根据动物模型的研究结果认为，骨骼过度生长与正常的血管收缩机制麻痹有关。Lindenauer[413, 426]观察到，动静脉畸形患者中，血流加快可能是过度生长的主要原因。Barek 等[419]认为，巨大发育是由于动脉过度灌注和静脉容量增大共同造成的。

二、临床表现

Klippel-Trenaunay-Weber综合征的发病率没有性别差异[419, 437]。它通常是单侧的。受累肢体的周长通常大于其长度，二者差异一般在 2cm 以内[488]。下肢（见图 80-73）比上肢和躯干更容易受累[488]。血管异常可出现在上肢、同侧的上下肢、面部或躯干[427-429]。但是，偏身肥大、双侧受累和交叉型受累比较少见[422]。

从出生到成年期的任何时候都可以做出明确诊断[418]。在一项临床系列研究中，患者就诊的平均年龄为 13.2 岁[413]。最多见的主诉是静脉曲张。疾病的进展在十多岁或二十多岁停止[419]。

深红色皮肤血管瘤（葡萄酒色痣）是最早的临床表现[296, 415, 419, 426, 427, 437]。它在出生时即可存在或者在出生后头几个月内出现[415]。皮肤病变有多种颜色，从亮橙色到暗紫色和暗粉色[413]。病变在中线处突然停止[413,426]，当站立时更为明显（图80-73A）[297]。出现皮肤血管瘤的部位伴有皮温增高、出汗异常、毛发脱落和角化不良[414, 418, 429]。盆腔内出现血管瘤病变非常多见，可累及内脏使脏器增大[418, 419]。累及面部可造成流泪和流涎异常[428]。

儿童开始走路时，静脉曲张会变得明显[415, 418, 419, 426-428]。静脉曲张的程度从轻微扩张到手指样粗细[415]。溃疡、血栓性静脉炎和水肿静脉病变进一步发展的并发症[418, 419, 432]。这种综合征也可合并有肺部静脉曲张[414, 427]。相关的淋巴管扩张也有报道，可造成乳糜尿或乳糜胸[436]。

局部性巨大发育出现于儿童早期，可累及所有肢体或仅累及一部分肢体（见图 80-73）[416, 418, 427, 430]。这种肥大对肢体的长度和周长都有影响，但在一项系列报道中，46例中仅有17例两腿长度差异大于 2cm[420, 488]。快速增长期与无变化期交替出现[415, 428]。增长速度不可预测[438]，而且当患者成年后，肢体不对称既可能改善也可能会加重[418]。青春期前的快速增长期和妊娠期是病情突然加重的最危险时期[418]。如果上肢受累，会由于组织肥厚和血供增加的联合作用造成腕管综合征[427]。面部受累通常累及下颌骨和上颌骨，伴单侧眼球突出[414]和早期长出恒牙[427,428]。

动静脉畸形常伴有血管动脉瘤样扩张，可产生局部和全身性并发症[418, 434]。病变的大小和范围在很大程度上决定了总体预后[418, 419, 434]。肢体的血管瘘可产生间歇性跛行或高输出性充血性心力衰竭[414, 416, 434]。体检可见震颤、杂音和搏动性肿块[426]。在结肠曾报道有内脏血管畸形，造成便血和溃疡[418, 432, 436, 439]。累及膀胱可导致血尿[418, 440]，累及椎管可造成蛛网膜下腔出血[435]。中枢神经受累可导致癫痫、智力发育滞后、偏头痛、巨大脑病或微小脑病、血管瘤、瘘、双额面静脉曲张、缺血性梗死、颈内动脉发育不全、Willis 动脉环畸形以及视神经异常[421]。

由于血管发育不良具有广泛性，因此美容手术、放疗以及软组织复位术的作用并不可靠[418, 419, 432]。治疗通常仅限于抬高患肢和使用长袜压迫。对于严重的病例，当有许多动静脉瘘并有高输出性衰竭时，则需要行截肢手术[416, 419]。在少见的因动静脉畸形造成腿长不对称或出血的严重病例中，也是治疗的适应证。有一例报道，单一血管畸形采用放疗后，造成血管肉瘤的发生[492]。据一项大宗病例研究报道，截肢会面临伤口愈合问题[488, 493]。只有当出现腿长明显不对称且几乎没有并发症时才进行了骺骨干固定术[488, 494]。经导管取栓是唯一有希望的专项治疗。曾对一例C6-C7骨性血管瘤成功进行了止血，该病例合并有软组织的动静脉畸形[419, 493-495]。

Klippel-Trenaunay-Weber综合征的顿挫型也曾有描述，并将其细分为痔型、骨肥大型和静脉曲张型[428]。血管骨肥大也可合并有出血素质型 Kasab - ach - Merritt综合征[439]或Sturge - Weber综合征[421]。

三、影像学表现

Klippel-Trenaunay-Weber综合征伴发的巨大发育可累及整个肢体或仅累及远端指（趾）[419, 430]。增生肥大累及软组织和骨组织结构的所有层面[418,419]。受累部位长度和周长都会增加[413, 418, 419, 426, 436]。在一项系列研究中[438]，肢体长度的平均差异为5.4cm。但是在 Mayo 诊所的系列研究中，宽度的增大更具一致性[488]。放射核素骨扫描显示，生长板的骨代谢率增加，而且软组织在骨扫描的血流相和血池相的吸收均出现快速增加[416, 420]。指（趾）骨、掌骨和跖骨在体积上均有增加并显示有皮质增厚（见图80-73）[415, 433]。有血管瘤性异常的肢体偶尔可短于正常肢体[426, 427]。在单独的骨骼（颅骨，手）曾发现有骨内血管瘤特征性的“日光”样粗糙骨小梁[431, 432]。先天性骨骼畸形常见，包括并指（趾）、多指（趾）和先天性髋脱位[415, 427, 428]。腿长不对称可导致脊柱侧凸[415, 418, 428, 433]。软组织内可观察到钙化的静脉石。

Klippel-Trenaunay-Weber综合征患者的静脉造影显示有多种异常[412, 413, 418, 419, 436]。深静脉系统可全部缺如或出现局部发育不良、闭锁或者因纤维性血管束或动脉导致的严重闭塞[412, 413, 418, 419, 436, 438]。使用穿孔器不起作用[418]。浅表静脉可扩张而且没有瓣膜[419]。网状的异常表浅静脉是患肢静脉回流的主要通道[419]。股静脉和腘静脉比腓深静脉更容易受累。静脉曲张内的静脉石可产生多个软组织钙化区。动静脉畸形如果有的话通常也比较小，但数量比较多[419]。动脉造影表现多样。一些病例的动脉造影像是正常的。而另一些病例，动静脉畸形间接表现为早期静脉引流或营养血管增生。还有一些病例，血管畸形比较大，使用造影剂能够直接观察到[419, 442]。动静脉畸形也可造成骨骼改变，包括多发性溶骨病变[416,442]。内脏受累在平片上可以看到固定的静脉石聚集[439]。与正常成人出现的静脉石不同，这些致密结构在儿童期即可出现，且位于非典型部位[439, 443]。Barium对结肠血管瘤患者进行的研究发现有继发于静脉曲张的皱襞增厚、软组织的外面压迫、肠壁浸润以及继发性黏膜溃疡[439, 443]。

肺部结节可能是错构瘤或肺部静脉曲张[414, 419, 427]。如果同时有Kasabach-Merritt综合征的病变，可出现关节表现，其类似于血友病的表现[439]。

胎儿期可用超声检查确定 Klippel - Trenau - nay-Weber 综合征的特征[444]，特别是提示皮肤血管瘤和淋巴血管瘤的超声透亮区。据报道，早在妊娠期的14周即可做出胎儿诊断[495, 496]。其表现包括胸内肿物和进行性下肢增大。彩色多普勒不能清楚地显示皮肤病损[495, 496]。诊断要依靠临床表现，而且比较轻的病例，要到30岁才能确诊，此时患者会以增大的大腿肿块（动静脉畸形）和增大的足趾来就诊[497]。出生以后，超声检查和CT扫描对确诊内脏受累的患者很有帮助，这类患者是出血并发症的危险人群[443]。和胚胎一样，血管瘤也呈超声透亮区[443, 444]，但在儿童也可出现强超声斑点，可能与静脉石相符。口服和静脉给予对比剂后的CT扫描显示盆腔内、腹腔内和受累脏器内有低密度区。静脉石丛的部位有钙化出现，且正常结构被血管病变所取代。如同钡剂灌肠检查，CT也能显示结肠壁增厚合并直肠乙状结肠的肠腔受累，说明有血管病变和静脉曲张。

肢体过度生长的围生期鉴别诊断项目有：（1）血管、淋巴和神经系统疾病（Klippel-Trenaunay-Weber综合征，神经纤维瘤病Ⅰ型）；（2）脂瘤性病变（脂瘤性巨大发育，Beckwith-Wiedemann综合征，变形杆菌综合征，Banyan-Zonana综合征）；（3）骨性言语困难（Ollier综合征和Maffucci综合征）[496]。超声和产后即时检查，根据病变的严重程度，可限定或确定诊断。

静脉应用钆化合物后进行的头颅MR成像发现，脉络膜和软脑膜信号增强以及大脑萎缩[421]。MRI表现多种多样[497, 498]，包括T2加权成像序列上出现多相混合信号以及动静脉畸形部位有大的信号空缺区。据报道，40例患者有21例坐骨静脉持续显影，可能表明有动静脉畸形[498]，正常人很少有这种表现。据报道，采用重度T2加权像的MRI淋巴造影和MR静脉造影技术可确定和鉴别血管病变。笔者曾报道过深部结构的中断和缺如以及浅表非静脉结构和浅表静脉的轴径增大[499]。

影像学上主要的鉴别诊断包括Maffucci综合征、脂瘤性巨大发育和神经纤维瘤病[445]。Maffucci综合征，和Klippel-Trenaunay-Weber综合征一样，也有软组织和骨组织增大、软组织静脉石和短指（趾）畸形。但是，与Klippel-Trenaunay-Weber综合征不同的是，它有骨内生软骨瘤或软骨性“风琴管”样畸形，而没有软组织静脉曲张。脂瘤性巨大发育可与Klippel-Trenaunay-Weber综合征相鉴别，因为其过度生长局限于指（趾），远节指（趾）骨周围的增大最为明显，而且软组织过度生长伴有脂肪沉积的透亮区[401]。与神经纤维瘤病的鉴别诊断最为困难[445]。这种系统性疾病中的巨大发育通常伴有丛状神经纤维瘤——神经肿瘤内含有血管瘤和淋巴瘤成分的软组织病变。但是在神经纤维瘤中，患者或其家族成员具有这个遗传性疾病的两个典型特征（咖啡乳色斑或皮下神经纤维瘤）。另外，与Klippel-Trenaunay-Weber综合征不同的是，神经纤维瘤病的肢体过度生长伴有骨骼发育不良，而且骨骼肥大畸形，常伴有皮质弯曲不规则。

小　结

本章讨论了一些可导致明显影像学改变的结缔组织疾病。讨论中涉及的是结缔组织生成性疾病和骨骺生长障碍。其影像学改变多种多样，从关节不协调伴继发性退变到软组织钙化或骨化伴或不伴骨骼过度生长。尽管这些疾病中有些疾病具有临床和实验室检查特征，可为正确诊断提供重要的线索，但是对于在诊断比较模糊的病例，认识其影像学改变可对其做出早期和恰当的评估。

（孙景城 译　李世民 校）

参考文献

1. Fast A, Otremsky Y, Pollack D, Floman Y: Protrusio acetabuli in Marfan's syndrome: Report of two cases. J Rheumatol *11*:549, 1984.
2. Kainulainen K, Pulkkinen L, Savolainen A, et al: Location on chromosome 15 of the gene defect causing Marfan syndrome. N Engl J Med *323*:935, 1990.
3. Tsipouras P: Marfan syndrome: A mystery solved. J Med Genet *29*:73, 1992.
4. Magid D, Pyeritz RE, Fishman EK: Musculoskeletal manifestations of the Marfan syndrome: Radiologic features. AJR *155*:99, 1990.
5. Sararazi M, Tsipouras P, Del Mastro R, et al: A linkage map of 10 loci flanking the Marfan syndrome locus on 15q: Results of an international consortium study. J Med Genet *2*:75, 1992.
6. Tsipouras P, Del Mastro R, Sarafaraz M, et al: The International Marfan Syndrome Collective Study: Genetic linkage of the Marfan syndrome, ectopia lentis, and congenital contractural arachnodactyly to the fibrillin genes on chromosomes 15 and 5. N Engl J Med *326*:905, 1992.
7. Morse RP, Rockenmacher S, Pyeritz RE, et al: Diagnosis and management of infantile Marfan syndrome. Pediatrics *86*:888, 1990.
8. Marfan AB: Un cas de déformation congénitale des quatre membres, trés prononcée aux extrémitiés caracterisée par d'allongement des os avec un certain degré d'amincissement. Bull Mém Soc Méd Hôp Paris, 3rd Series, *13*:220, 1896.
9. Langenskiold A: Congenital contractural arachnodactyly: Report of a case and of an operation for knee contracture. J Bone Joint Surg Br *67*:44, 1985.
10. Joseph KN, Kane HA, Milner RS, et al: Orthopedic aspects of the Marfan phenotype. Clin Orthop *277*:251, 1992.
11. Milewicz DM, Pyeritz RT, Crawford ES, et al: Marfan syndrome: Defective synthesis, secretion, and extracellular matrix formation of fibrillin by cultured dermal fibroblasts. J Clin Invest *89*:79, 1992.
12. McKusick VA: The classification of heritable disorders of connective tissue. Birth Defects *11*:1, 1975.
13. McKusick VA: Heritable Disorders of Connective Tissue. 4th Ed. St. Louis, CV Mosby, 1972, p 61.
14. Brenton DP, Dow CJ: Homocystinuria and Marfan's syndrome: A comparison. J Bone Joint Surg Br *54*:277, 1972.
15. Baer RW, Taussig HB, Oppenheimer FH: Congenital aneurysmal dilatation of aorta associated with arachnodactyly. Bull Johns Hopkins Hosp 72:309, 1943.
16. Murdoch JL, Walker BA, Halpern BL, et al: Life expectancy and causes of death in Marfan syndrome. N Engl J Med *286*:804, 1972.
17. Case records of the Massachusetts General Hospital. N Engl J Med *277*:92, 1967.
18. Papaioannou AC, Matsaniotis N, Cantez T, Durst MD: Marfan syndrome: Onset and development of cardiovascular lesions in Marfan syndrome. Angiology *21*:580, 1970.
19. Robins PR, Moe JH, Winter RB: Scoliosis in Marfan's syndrome: Its characteristics and results of treatment in thirty-five patients. J Bone Joint Surg Am *57*:358, 1975.
20. Steinberg I: A simple screening test for the Marfan syndrome. AJR *97*:118, 1966.
21. Beals RK, Mason L: The Marfan skull. Radiology *140*:723, 1981.
22. Arroyo JF, Garcia JF: Case report 582. Skeletal Radiol *18*:614, 1989.
23. Hirst AE, Gore I: Marfan's syndrome: A review. Prog Cardiovasc Dis *16*:187, 1973.
24. Stinson HK, Cruess RL: Marfan's syndrome with marked limb-length discrepancy: A case report. J Bone Joint Surg Am *49*:735, 1967.
25. Pyeritz RE, McKusick VA: Basic defects in the Marfan syndrome. N Engl J Med *305*:1011, 1981.
26. Tayel S, Kurczynski TW, Levine M, et al: Marfanoid children: Etiology, heterogeneity and cardiac findings. Am J Dis Child *145*:90, 1991.
27. Phornphutkeil C, Rosenthal A, Nadas AS: Cardiac manifestations of Marfan syndrome in infancy and childhood. Circulation *47*:587, 1973.
28. McKusick VA: More speculation on Marfan syndrome. J Pediatr *80*:530, 1972.

29. Keech MR, Wendt VE, Reed RC, et al: Family studies of the Marfan syndrome. J Chronic Dis *19*:57, 1966.
30. Lee JD: Marfan syndrome. JAMA *218*:597, 1961.
31. Joseph KN: The metacarpal index—obsolete in Marfan syndrome. Skeletal Radiol *21*:371, 1992.
32. Wenger DR, Ditkoff TJ, Herring JA, Mauldin DM: Protrusio acetabuli in Marfan's syndrome. Clin Orthop Rel Res *147*:134, 1980.
33. Joseph MC, Meadow SR: The metacarpal index of infants. Arch Dis Child *44*:515, 1969.
34. Parrish JG: Heritable disorders of connective tissue. Proc R Soc Med *53*:515, 1960.
35. Sisk HE, Zahka KG, Pyeritz RE: The Marfan syndrome early in childhood: Analysis of 15 patients at less than 4 years of age. Am J Cardiol *52*:353, 1983.
36. Konigsberg M, Factor S, Cho S, et al: Fetal Marfan syndrome: Prenatal ultrasound diagnosis with pathological confirmation of skeletal and aortic lesions. Prenat Diagn *1*:241, 1981.
37. Heldrich FJ Jr, Wright CE: Marfan's syndrome: Diagnosis in the neonate. Am J Dis Child *114*:419, 1967.
38. Pennes DR, Braunstein EM, Shiraz KK: Carpal ligamentous laxity with bilateral perilunate dislocation in Marfan syndrome. Skeletal Radiol *13*:62, 1985.
39. Walker BA, Beighton PH, Murdock JL: The marfanoid hypermobility syndrome. Ann Intern Med *71*:349, 1969.
40. Amis J, Herring JA: Iatrogenic kyphosis: A complication of Harrington instrumentation in Marfan's syndrome. J Bone Joint Surg Am *66*:460, 1984.
41. Ogden JA, Southwick WO: Contraposed curve patterns in monozygotic twins. Clin Orthop Rel Res *116*:35, 1976.
42. Winter RB: Severe spondylolisthesis in Marfan's syndrome: Report of two cases. J Pediatr Orthop *2*:51, 1982.
43. Fishman EK, Zinreich J, Kumar AJ, et al: Sacral abnormalities in Marfan syndrome. J Comput Assist Tomogr 7:851, 1983.
44. Pyeritz RE, Fishman EK, Bernhardt BA, et al: Dural ectasia is a common feature of the Marfan syndrome. Am J Hum Genet *43*:726, 1988.
45. Harkens KL, El-Khoury GY: Intrasacral meningocoele in a patient with Marfan syndrome. Spine *15*:610, 1990.
46. Soulen RL, Fishman EK, Pyeritz RE, et al: Marfan syndrome: Evaluation with MR imaging versus CT. Radiology *165*:697, 1987.
47. Levander B, Mellström A, Grepe A: Atlantoaxial instability in Marfan's syndrome: Diagnosis and treatment. Neuroradiology *21*:43, 1981.
48. Bjerkreim I, Skogland LB, Trygstad O: Congenital contractural arachnodactyly. Acta Orthop Scand *47*:250, 1976.
49. Epstein CJ, Graham CB, Hodgkin WE, et al: Hereditary dysplasia of bone with kyphoscoliosis, contractures and abnormally shaped ears. J Pediatr *73*:379, 1968.
50. Ghosh S: Marfan syndrome or variant. J Pediatr *74*:840, 1969.
51. MacLeod PM, Fraser C: Congenital contractural arachnodactyly: A heritable disorder of connective tissue distinct from Marfan syndrome. Am J Dis Child *126*:810, 1973.
52. Manning GS, Stevens KA, Stock JL: Multiple endocrine neoplasia, type I: Association with marfanoid habitus, optic atrophy and other abnormalities. Arch Intern Med *143*:2315, 1983.
53. Forsman PJ, Jenkins ME: Medullary carcinoma of the thyroid with Marfan-like habitus. Pediatrics *52*:188, 1973.
54. Gutjahr P, Spranger J: Thyroidectomy in type IIb multiple-endocrine-neoplasia syndrome. Lancet *1*:1149, 1977.
55. Goodman RM, Wooley CF, Frazier RL, Covault L: Ehlers-Danlos syndrome occurring together with the Marfan syndrome. N Engl J Med *273*:514, 1965.
56. Brill PW, Mitty JA, Gaull GE: Homocystinuria due to cystathionine synthetase deficiency: Clinical-roentgenologic correlations. AJR *121*:45, 1974.
57. Schimke RN, McKusick VA, Pollack AD: Homocystinuria simulating the Marfan syndrome. Trans Assoc Am Physicians *78*:60, 1965.
58. McGill JJ, Mettler G, Rosenblatt DS, et al: Detection of heterozygotes for recessive alleles. Homocyst(e)inemia: Paradigm of pitfalls in phenotypes. Am J Med Genet *36*:45, 1990.
59. Yoshida Y, Nakana A, Hamada R, et al: Patients with homocystinuria: High metal concentrations in hair, blood and urine. Acta Neurol Scand *86*:490, 1992.
60. Cochran FB, Sweetman L, Schmidt K, et al: Pyridoxine unresponsive homocystinuria with an unusual clinical course. Am J Med Genet *35*:519, 1990.
61. Skovby F: Introduction: Inborn errors of metabolism causing homocysteinemia and related vascular involvement. Haemostasis *19*(Suppl 1):1, 1989.
62. Mudd SH, Skovby F, Levy HL, et al: The natural history of homocystinuria due to cystathionine β-synthase deficiency. Am J Hum Genet *37*:1, 1985.
63. Mpofu C, Alani SM, Whitehouse C, et al: No sensory neuropathy during pyridoxine treatment in homocystinuria. Arch Dis Child *66*:1081, 1991.
64. Smith SW: Roentgen findings in homocystinuria. AJR *100*:147, 1967.
65. Carson NAJ, Dent CE, Field CMB, Gaull GE: Homocystinuria: Clinical and pathological review of ten cases. J Pediatr *66*:565, 1965.
66. Gerittsen T, Waisman HA: Homocystinuria, an error in metabolism of methionine. Pediatrics *33*:413, 1964.
67. Gaull G, Sturman JA, Schaffner F: Homocystinuria due to cystathionine synthase deficiency: Enzymatic and ultrastructural studies. J Pediatr *84*:381, 1974.
68. Gaull GE: Homocystinuria, vitamin B_6 and folate: Metabolic interrelationships and clinical significance. J Pediatr *81*:1014, 1972.
69. McKusick VA: Heritable Disorders of Connective Tissue. 4th Ed. St. Louis, CV Mosby, 1972, p 224.
70. Maddocks JJ, MacLochlan J: Application of new fluorescent thiol reagent to diagnosis of homocystinuria. Lancet *2*:1043, 1991.
71. Ludolph AC, Ullrich K, Bick U, et al: Functional and morphological deficits in late treated patients with homocystinuria: A clinical, electrophysiologic and MRI study. Acta Neurol Scand *83*:161, 1991.
72. Cacciari E, Salardi S: Clinical and laboratory features of homocystinuria. Haemostasis *19* (Suppl 1):10, 1989.
73. London Letter. Can Med Assoc J *99*:1013, 1968.
74. Ribes A, Briones P, Vilaseca MA, et al: Methylmalonic aciduria with homocystinuria: Biochemical studies, treatment and clinical course of a cbl-C patient. Eur J Pediatr *149*:412, 1990.
75. Watkins D, Rosenblatt DS: Functional methionine synthase deficiency (CblE and CblG): Clinical and biochemical heterogeneity. Am J Med Genet *34*:427, 1989.
76. Francis MJO, Smith R: Polymeric collagen of skin in osteogenesis imperfecta, homocystinuria, and Ehlers-Danlos and Marfan syndromes. Birth Defects *11*:15, 1975.
77. Grieco AJ: Homocystinuria: Pathogenic mechanisms. Am J Med Sci *273*:120, 1977.
78. Hurwitz LJ, Chopra JS, Carson NAJ: Electromyographic evidence of a muscle lesion in homocystinuria. Acta Paediatr Scand *57*:401, 1968.
79. Kang AH, Trelstad RL: A collagen defect in homocystinuria. J Clin Invest *52*:2571, 1973.
80. Davis JW, Flournoy LD, Phillips PE: Amino acids and collagen-induced platelet aggregation: Lack of effect of three amino acids that are elevated in homocystinuria. Am J Dis Child *129*:1020, 1975.
81. Hill-Zobel RL, Pyeritz RE, Scheffel U, et al: Kinetics and distribution of ^{111}indium-labeled platelets in patients with homocystinuria. N Engl J Med *307*:781, 1982.
82. Shulman JD, Agarwal B, Mudd HS, Shulman NR: Pulmonary embolism in homocystinuria patient during treatment with dipyridamole and acetylsalicylic acid. N Engl J Med *299*:661, 1978.
83. Fensom AA, Benson PF, Crees MJ, et al: Prenatal exclusion of homocystinuria (cystathionine-β-synthetase deficiency) by assay of phytohaemagglutinin-stimulated lymphocytes. Prenat Diagn *3*:127, 1983.
84. Fowler B, Borresen AL, Bowman N: Prenatal diagnosis of homocystinuria. Lancet *2*:875, 1982.
85. Beals RK: Homocystinuria: A report of two cases and review of the literature. J Bone Joint Surg Am *51*:1561, 1969.
86. Leonard MS: Homocystinuria: A differential diagnosis of Marfan syndrome. Oral Surg *36*:214, 1973.
87. Mitchell GE, Lourie H, Berne AS: The various causes of scalloped vertebrae with notes on their pathogenesis. Radiology *89*:67, 1967.
88. Beighton P, Horan F: Orthopaedic aspects of the Ehlers-Danlos syndrome. J Bone Joint Surg Br *51*:444, 1969.
89. Beighton P, Trice A, Lord T, Dickson E: Variants of Ehlers-Danlos syndrome: Clinical, biochemical, haematological and chromosomal features of 100 patients. Ann Rheum Dis *28*:251, 1969.
90. Svane S: Ehlers-Danlos syndrome: A case with some skeletal changes. Acta Orthop Scand *37*:49, 1966.
91. McKusick VA: Heritable Disorders of Connective Tissue. 4th Ed. St. Louis, CV Mosby, 1972, p 292.
92. Rybka FJ, O'Hara ET: The surgical significance of Ehlers-Danlos syndrome. Am J Surg *113*:431, 1967.
93. Schippers E, Dittler HJ: Multiple hollow organ dysplasia in Ehlers-Danlos syndrome. J Pediatr Surg *24*:1181, 1989.
94. Sarra-Carbonell S, Jimenez SA: Ehlers-Danlos syndrome associated with acute pancreatitis. J Rheum *16*:1390, 1989.
95. Sokolov BP, Prytkov AN, Tromp G, et al: Exclusion of COL1A1, COL1A2 and COL3A1 genes as candidate genes for Ehlers-Danlos syndrome type I in one large family. Hum Genet *88*:125, 1991.
96. Ainsworth SR, Aulicino PL: A survey of patients with Ehlers-Danlos syndrome. Clin Orthop *286*:250, 1993.
97. Cohn DH, Byers PH: Clinical screening for collagen defects in connective tissue diseases. Clin Perinatol *17*:793, 1990.
98. Pope FM, Daw CM, Narcisi P, et al: Prenatal diagnosis and prevention of inherited abnormalities with collagen. J Inherit Metab Dis *12*(Suppl 1):135, 1989.
99. Richards AJ, Ward PN, Narcisi P, et al: A single base mutation in the gene for type III collagen (COL3A1) converts glycine 847 to glutamic acid in a family with Ehlers-Danlos syndrome type IV: An unaffected family member is mosaic for the mutation. Hum Genet *89*:414, 1992.
100. Superti-Furga A, Steinmann B, Ramirez F, et al: Molecular defects of type III procollagen in Ehlers-Danlos syndrome type IV. Hum Genet *82*:104, 1989.
101. Richards AJ, Lloyd JC, Narcisi P, et al: A 27-bp deletion from one allele of the type III collagen gene (COL3A1) in a large family with Ehlers-Danlos syndrome type IV. Hum Genet *89*:325, 1992.
102. Kontusaari S, Tromp SG, Kuivaniemi H, et al: Substitution of aspartate for glycine 1018 in the type III procollagen (COL3A1) gene causes type IV Ehlers-Danlos syndrome: The mutated allele is present in most leukocytes of the asymptomatic mosaic mother. Am J Hum Genet *51*:497, 1992.

103. Lee B, D'Alesso M, Vissing H, et al: Characterization of large deletion associated with a polymorphic block of repeated dinucleotides in type III procollagen gene (COL3A1) of a patient with Ehlers-Danlos syndrome type IV. Am J Hum Genet *48*:511, 1991.
104. Vasan NS, Kuivaniemi H, Vogel BE, et al: A mutation in the proα2(I) gene (COL1A2) for type I procollagen in Ehlers-Danlos syndrome type VII: Evidence suggesting that skipping of exon 6 in RNA splicing may be a common cause of phenotype. J Hum Genet *48*:305, 1991.
105. Pope FM, Nicholls AC, Palan A, et al: Clinical features of an affected father and daughter with Ehlers-Danlos syndrome type VIIIB. Br J Dermatol *126*:77, 1992.
106. Wertelecki W, Smith LT, Byers PH: Initial observation of human dermatosparaxis: Ehlers-Danlos syndrome type VIIC. J Pediatr *121*:558, 1992.
107. Wenstrup RJ, Murad S, Pinnell SR: Ehlers-Danlos syndrome type VI: Clinical manifestations of collagen lysyl hydroxylase deficiency. J Pediatr *115*:405, 1989.
108. Horton WA, Collins DL, DeSmet AA, et al: Familial joint instability syndrome. Am J Med Genet *6*:221, 1980.
109. Beighton P, dePaepe AV, Danks D, et al: International nosology of heritable disorders of connective tissue, Berlin, 1986. Am J Med Genet *29*:581, 1988.
110. Gertner JM, Root L: Osteogenesis imperfecta. Orthop Clin North Am *21*:151, 1990.
111. Hartsfield JK, Kousseff BG: Phenotypic overlap of Ehlers-Danlos syndrome types IV and VIII. Am J Med Genet *37*:465, 1990.
112. Wordsworth BP, Ogilvie DJ, Sykes BC: Segregation analysis of the structural genes of the major fibrillar collagens provides further evidence of molecular heterogeneity in type II Ehlers-Danlos syndrome. Br J Rheumatol *30*:173, 1991.
113. Hamada S, Hiroshima K, Oshita S, et al: Ehlers-Danlos syndrome with soft tissue contractures. J Bone Joint Surg Br *74*:902, 1992.
114. Osborn TG, Lichtenstein JR, Moore TL, et al: Ehlers-Danlos syndrome presenting as rheumatic manifestations in the child. J Rheumatol *8*:79, 1981.
115. Pope FM, Jones PM, Wells RS, Lawrence D: Ehlers-Danlos syndrome IV (acrogeria): New autosomal dominant and recessive types. J R Soc Med *73*:180, 1980.
116. Gibson JB, Carson MDJ, Neill DW: Pathological findings in homocystinuria. J Clin Pathol *17*:427, 1964.
117. Byers PH, Barsh GS, Holbrook KA: Molecular mechanisms of connective tissue abnormalities in the Ehlers-Danlos syndrome. Coll Relat Res *5*:475, 1981.
118. Prockop DJ, Kivirikko KI: Heritable diseases of collagen. N Engl J Med *311*:376, 1984.
119. Kornberg M, Aulicino PL: Hand and wrist problems in patients with Ehlers-Danlos syndrome. J Hand Surg [Am] *10*:193, 1985.
120. Sartoris DJ, Luzzatti L, Weaver DD, et al: Type IX Ehlers-Danlos syndrome: A new variant with pathognomonic radiologic features. Radiology *152*:665, 1984.
121. Gamble JG, Mochizuki C, Rinsky LA: Trapeziometacarpal abnormalities in Ehlers-Danlos syndrome. J Hand Surg *14*:89, 1989.
122. Kuivaniemi H, Peltonen L, Palotie A, et al: Abnormal copper metabolism and deficient lysyl oxidase activity in a heritable connective tissue disorder. J Clin Invest *69*:730, 1982.
123. Lewkonia RM, Pope FM: Joint contractures and acroosteolysis in Ehlers-Danlos syndrome type IV. J Rheumatol *12*:140, 1985.
124. Brown A, Stock VF: Dermatorrhexis: Report of a case. Am J Dis Child *54*:956, 1967.
125. Pearl W, Spicer M: Ehlers-Danlos syndrome. South Med J *74*:80, 1981.
126. Freeman JT: Ehlers-Danlos syndrome. Am J Dis Child *79*:1049, 1950.
127. Coventry MB: Some skeletal changes in the Ehlers-Danlos syndrome: A report of two cases. J Bone Joint Surg Am *43*:855, 1961.
128. Jansen LH: The structure of the connective tissue, an explanation of the symptoms of the Ehlers-Danlos syndrome. Dermatologica *110*:108, 1955.
129. Tsipouras P, Myers JC, Ramirez F, et al: Restriction fragment length polymorphism associated with the proα2(I) gene of human type I procollagen: Application to a family with an autosomal dominant form of osteogenesis imperfecta. J Clin Invest 72:1262, 1983.
130. Stoltz MR, Dietrich SL, Marshall GJ: Osteogenesis imperfecta perspectives. Clin Orthop *242*:120, 1989.
131. Byers PH: Brittle bones—fragile molecules: Disorders of collagen gene structure and expression. Trends Genet *6*:293, 1990.
132. Byers PH, Steiner RD: Osteogenesis imperfecta. Annu Rev Med *43*:269, 1992.
133. Bacchus H: A quantitative abnormality in serum mucoproteins in the Marfan syndrome. Am J Med *25*:744, 1958.
134. Boucek RJ, Noble NL, Gunja-Smith Z, Butler WT: The Marfan syndrome: A deficiency in chemically stable collagen cross-links. N Engl J Med *305*:988, 1981.
135. Stolle CA, Pyeritz RE, Myers JC, Prockop DJ: Synthesis of an altered type III procollagen in patients with Type IV Ehlers-Danlos syndrome. J Biol Chem *260*:1937, 1985.
136. Pinnell SR, Krane SM, Kenzora JE, Glimcher MJ: A heritable disorder of connective tissue: Hydroxylysine-deficient collagen disease. N Engl J Med *286*:1013, 1972.
137. Holt JF: The Ehlers-Danlos syndrome. AJR *55*:420, 1946.
138. Katz I, Stuner K: Ehlers-Danlos syndrome with ectopic bone formation. Radiology *65*:352, 1955.
139. Badelon O, Bensahel H, Csukonyi Z, et al: Congenital dislocation of the hip in Ehlers-Danlos syndrome. Clin Orthop *255*:138, 1990.
140. Sutro CJ: Hypermobility of bones due to "overlengthened" capsular and ligamentous tissue: A case for recurrent intra-articular effusions. Surgery *21*:67, 1947.
141. Newton TH, Carpenter ME: The Ehlers-Danlos syndrome with acroosteolysis. Br J Radiol *32*:739, 1959.
142. Kirk JA, Ansell BM, Bywaters EGL: The hypermobility syndrome—musculoskeletal complaints associated with generalized joint hypermobility. Ann Rheum Dis *26*:419, 1967.
143. Beighton P, Thomas ML: The radiology of Ehlers-Danlos syndrome. Clin Radiol *20*:354, 1969.
144. Carter C, Wilkinson T: Persistent joint laxity and congenital dislocation of the hip. J Bone Joint Surg Br *46*:40, 1964.
145. Koslowski K, Padilla C, Sillence D: Lumbar platyspondyly—characteristic sign of Ehlers-Danlos syndrome. Skeletal Radiol *20*:589, 1991.
146. Carter C, Sweetran R: Familial joint laxity and recurrent dislocation of the patella. J Bone Joint Surg Br *40*:664, 1958.
147. Carter C, Sweetran R: Recurrent dislocation of the patella and of the shoulder: Their association with familial joint laxity. J Bone Joint Surg Br *42*:721, 1960.
148. Haebara H, Yamasaki Y, Kyogoku M: An autopsy case of osteogenesis imperfecta congenita: Histochemical and electron microscopical studies. Acta Pathol Jpn *19*:377, 1967.
149. Ibsen KH: Distinct varieties of osteogenesis imperfecta. Clin Orthop Rel Res *50*:279, 1967.
150. Sykes B, Francis MJO, Smith R: Altered relation of two collagen types in osteogenesis imperfecta. N Engl J Med *296*:1200, 1977.
151. Fugi K, Tanzer ML: Osteogenesis imperfecta: Biochemical studies of bone collagen. Clin Orthop Rel Res *124*:271, 1977.
152. King JD, Bobechko WP: Osteogenesis imperfecta: An orthopedic description and surgical review. J Bone Joint Surg Br *53*:72, 1971.
153. Versfeld GA, Beighton PH, Katz K, et al: Costovertebral anomalies in osteogenesis imperfecta. J Bone Joint Surg Br *67*:602, 1985.
154. Cohn DH, Byers PH: Cysteine in triple helical domain of proα2(I) chain of type I collagen in nonlethal forms of osteogenesis imperfecta. Hum Genet *87*:167, 1991.
155. Edwards MS, Graham JM Jr: Studies of type I collagen in osteogenesis imperfecta. J Pediatr *117*:67, 1990.
156. Lynch JR, Ogilvie D, Priestly L, et al: Prenatal diagnosis of osteogenesis imperfecta by identification of concordant collagen I allele. J Med Genet *28*:145, 1991.
157. Tenni R, Valli M, Rossi A, et al: Possible role of overglycosylation in type I collagen triple helical domain in the molecular pathogenesis of osteogenesis imperfecta. Am J Med Genet *45*:252, 1993.
158. Sykes B, Ogilvie D, Wordsworth P, et al: Consistent linkage of dominantly inherited osteogenesis imperfecta to type I collagen loci: COL1A1 and COL1A2. Am J Hum Genet *46*:293, 1990.
159. Falvo KA, Root L, Bullough PG: Osteogenesis imperfecta: Clinical evaluation and management. J Bone Joint Surg Am *56*:783, 1974.
160. Bauze RJ, Smith R, Francis MJO: A new look at osteogenesis imperfecta. J Bone Joint Surg Br *57*:2, 1975.
161. Solomons CC, Millar EA: Osteogenesis imperfecta: New perspectives. Clin Orthop Rel Res *96*:299, 1973.
162. Falvo KA, Bullough PG: Osteogenesis imperfecta: A histometric analysis. J Bone Joint Surg Am *55*:275, 1973.
163. Castells S: New approaches to treatment of osteogenesis imperfecta. Clin Orthop Rel Res *93*:239, 1973.
164. McKusick VA: Heritable Disorders of Connective Tissue. 4th Ed. St Louis, CV Mosby, 1972, p 399.
165. Sillence D: Osteogenesis imperfecta: An expanding panorama of variants. Clin Orthop *159*:11, 1981.
166. Sillence DO, Senn A, Danks DM: Genetic heterogeneity in osteogenesis imperfecta. J Med Genet *16*:101, 1979.
167. Gerber LH, Binder H, Weintrob J, et al: Rehabilitation of children and infants with osteogenesis imperfecta: A program for ambulation. Clin Orthop *251*:254, 1990.
168. Vetter U, Pontz B, Zauner E, et al: Osteogenesis imperfecta: A clinical study of the first ten years of life. Calcif Tissue Int *50*:36, 1992.
169. Starman BJ, Eyre E, Charbonneau H, et al: Osteogenesis imperfecta: The position of substitution for glycine by cysteine in triple helical domain of the proα1(I) chains of type I collagen determines the clinical phenotype. J Clin Invest *84*:1206, 1989.
170. Sillence D: Osteogenesis imperfecta: An expanding panorama of variants. Clin Orthop Rel Res *159*:11, 1981.
171. Sillence DO, Senn A, Danks DM: Genetic heterogeneity in osteogenesis imperfecta. J Med Genet *16*:101, 1979.
172. Willing MC, Cohn DH, Byers PH: Frameshift mutation near 3′ end of COL1A1 gene of type I collagen predicts an elongated proα1(I) chain and results in osteogenesis imperfecta type I. J Clin Invest *85*:282, 1990.
173. Wenstrup RJ, Willing MC, Starman BJ, et al: Distinct biochemical phenotypes predict clinical severity in nonlethal variants of osteogenesis imperfecta. Am J Hum Genet *46*:975, 1990.
174. Willing MC, Pruchno CJ, Atkinson M, et al: Osteogenesis imperfecta type I is commonly due to a COL1A1 null allele of type I collagen. Am J Hum Genet *51*:508, 1992.

175. Barash GS, David KE, Byers PH: Type 1 osteogenesis imperfecta: A nonfunctional allele for pro alpha 1(I) chains of type 1 procollagen. Proc Natl Acad Sci U S A *79*:3938, 1982.
176. Munoz C, Filly RA, Golbus MS: Osteogenesis imperfecta type II: Prenatal sonographic diagnosis. Radiology *174*:181, 1990.
177. Stoss H, Freisinger P: Collagen fibrils of osteoid in osteogenesis imperfecta: Morphometrical analysis of fibril diameter. Am J Med Genet *45*:257, 1993.
178. Paterson CR, McAllison S, Miller R: Osteogenesis imperfecta with dominant inheritance and normal sclera. J Bone Joint Surg Br *65*:35, 1983.
179. Byers PH, Bonadio JF, Steinmann B: Osteogenesis imperfecta: Update and perspective. Am J Med Genet *17*:429, 1984.
180. Beighton P, Spranger J, Versveld G: Skeletal complications in osteogenesis imperfecta. S Afr Med J *64*:565, 1983.
181. Thompson EM: Non-invasive prenatal diagnosis of osteogenesis imperfecta. Am J Med Genet *45*:201, 1993.
182. Sykes B: Linkage analysis in dominantly inherited osteogenesis imperfecta. Am J Med Genet *45*:212, 1993.
183. Weil VH: Osteogenesis imperfecta: Historical background. Clin Orthop Rel Res *159*:7, 1981.
184. Jones CJP, Cummings C, Ball J, Beighton P: Collagen defect of bone in osteogenesis imperfecta (type I): An electron microscopic study. Clin Orthop Rel Res *183*:208, 1984.
185. Brenner RE, Vetter U, Nerlich A, et al: Biochemical analysis of callus tissue in osteogenesis imperfecta type IV: Evidence for transient overmodification in collagen types I and III. J Clin Invest *84*:915, 1989.
186. Vetter U, Fisher LW, Mintz KP, et al: Osteogenesis imperfecta: Changes in noncollagenous proteins in bone. J Bone Miner Res *6*:501, 1990.
187. Eyre DR: Concepts in collagen biochemistry: Evidence that collagenopathies underlie osteogenesis imperfecta. Clin Orthop *159*:97, 1981.
188. Superti-Furga A, Pistone F, Romano C, et al: Clinical variability of osteogenesis imperfecta linked to COL1A2 and associated with a structural defect in type I collagen molecule. J Med Genet *26*:358, 1989.
189. Bachinger HP, Morris NP, Davis JM: Thermal stability and folding of the collagen triple helix and effects of mutations in osteogenesis imperfecta on the triple helix of type I collagen. Am J Med Genet *45*:152, 1993.
190. Pruchno CJ, Cohn DH, Wallis GA, et al: Osteogenesis imperfecta due to recurrent point mutations at GpG dinucleotides in COL1A1 gene of type I collagen. Hum Genet *87*:33, 1991.
191. Prockop DJ, Constantinou CD, Dombrowski KE, et al: Type I procollagen: The gene-protein system that harbors most of the mutations causing osteogenesis imperfecta and probably more common hereditable disorders of connective tissue. Am J Med Genet *34*:60, 1989.
192. Brown DM: Biochemical abnormalities in osteogenesis imperfecta. Clin Orthop *159*:95, 1981.
193. Bullough PG, Davidson D, Lorenzo JC: The morbid anatomy of the skeleton in osteogenesis imperfecta. Clin Orthop *159*:42, 1981.
194. Ramser JR, Villanueva AR, Pirok D, Frost HM: Tetracycline-based measurement of bone dynamics in 3 women with osteogenesis imperfecta. Clin Orthop Rel Res *49*:151, 1966.
195. Doty SB, Mathews RS: Electron microscope and histochemical investigation of osteogenesis imperfecta tarda. Clin Orthop Rel Res *80*:191, 1971.
196. Deak SB, Nicholls A, Pope FM, Prockop DJ: The molecular defect in a nonlethal variant of osteogenesis imperfecta: Synthesis of proα2(I) chains which are not incorporated into trimers of procollagen. J Biol Chem *258*:15192, 1983.
197. Baron R, Gertner JM, Lang R, Vignery A: Increased bone turnover with decreased bone formation by osteoblasts in children with osteogenesis imperfecta tarda. Pediatr Res *17*:204, 1983.
198. Engfeldt B, Engstrom A, Zetterstorm R: Bio-physical studies of bone tissue in osteogenesis imperfecta. J Bone Joint Surg Br *36*:654, 1954.
199. Ste-Marie LG, Charhon SA, Edouard C, et al: Iliac bone histomorphometry in adults and children with osteogenesis imperfecta. J Clin Pathol *37*:1081, 1984.
200. Spencer AT: A histochemical study of long bones in osteogenesis imperfecta. J Pathol Bacteriol *83*:423, 1962.
201. Bullough PG, Davidson D: The morphology of the growth plate in osteogenesis imperfecta [abstract]. Clin Orthop Rel Res *116*:259, 1976.
202. Sanguinetti C, Greco F, DePalma L, et al: Morphologic changes in growth-plate cartilage in osteogenesis imperfecta. J Bone Joint Surg Br *72*:475, 1990.
203. Goldman AB, Davidson D, Pavlov H, Bullough PG: "Popcorn calcifications": A prognostic sign of osteogenesis imperfecta. Radiology *136*:351, 1980.
204. Levin LS: The dentition in osteogenesis imperfecta syndromes. Clin Orthop *159*:64, 1981.
205. Bergstrom L: Fragile bones and fragile ears. Clin Orthop *159*:58, 1981.
206. Smith R, Francis MJO, Houghton CR: The Brittle Bone Book. London, Butterworths, 1983.
207. Tabor E, Curtin HD, Hirsch BE, et al: Osteogenesis imperfecta tarda: Appearance of the temporal bones at CT. Radiology *175*:181, 1990.
208. Fairbank T: Atlas of General Affectations of the Skeleton. Edinburgh, E & S Livingstone, 1951.
209. Bailey JA: Forms of dwarfism recognized at birth. Clin Orthop Rel Res *76*:150, 1971.
210. Aylsworth AS, Seeds JW, Guildford WB, et al: Prenatal diagnosis of a severe deforming type of osteogenesis imperfecta. Am J Med Genet *19*:707, 1984.
211. Milson I, Matteson L-A, Dahlen-Nilsson I: Antenatal diagnosis of osteogenesis imperfecta by real time ultrasound: Two case reports. Br J Radiol *55*:310, 1982.
212. Wynne-Davies R, Gormley J: Clinical and genetic patterns in osteogenesis imperfecta. Clin Orthop *159*:26, 1981.
213. Caffee J: Pediatric X-Ray Diagnosis. 6th Ed. Chicago, Year Book Medical Publishers, 1973, pp 54, 1037.
214. Elias S, Simpson JL, Griffin LP: Intrauterine growth retardation in osteogenesis imperfecta. JAMA *239*:23, 1978.
215. Wright PG, Gernsetter SL, Greenblatt RB: Therapeutic acceleration of bone age in osteogenesis imperfecta. A case report. J Bone Joint Surg Br *36*:654, 1954.
216. Gitelis S, Whiffen J, DeWald RL: The treatment of severe scoliosis in osteogenesis imperfecta: Case report. Clin Orthop *175*:56, 1983.
217. Norimatsu H, Mayuzumi T, Takahashi H: The development of spinal deformities in osteogenesis imperfecta. Clin Orthop *162*:20, 1982.
218. Yong-Hing K, MacEwen GD: Scoliosis with osteogenesis imperfecta: Results of treatment. J Bone Joint Surg Br *64*:36, 1982.
219. Falvo KA, Root L: Osteogenesis imperfecta tarda. J Hosp Special Surg *1*:44, 1975.
220. Patterson CR, McAllison S, Stellman JL: Osteogenesis imperfecta after menopause. N Engl J Med *310*:1694, 1984.
221. Root L: The treatment of osteogenesis imperfecta. Orthop Clin North Am *15*:775, 1984.
222. Porat S, Heller E, Seidman DS, et al: Functional results of operation in osteogenesis imperfecta: Elongating and nonelongating rods. J Pediatr Orthop *11*:200, 1991.
223. Cremin B, Goodman H, Spranger J, Beighton P: Wormian bones in osteogenesis imperfecta and other diseases. Skeletal Radiol *8*:35, 1982.
224. Pozo JL, Crockard HA, Ransford AO: Basilar impression in osteogenesis imperfecta: A report of three cases in one family. J Bone Joint Surg Br *66*:233, 1984.
225. Brailsford JF: The Radiology of Bones and Joints. Baltimore, Williams & Wilkins, 1948, p 547.
226. Edeiken J, Hodes PJ: Roentgen Diagnosis of Diseases of Bone. 2nd Ed. Baltimore, Williams & Wilkins, 1973, p 145.
227. Greenfield GB: Radiology of Bone Disease. Philadelphia, JB Lippincott, 1979, p 209.
228. Currano G, Brooksaler F: Osteogenesis imperfecta. *In* HJ Kaufman (Ed): Intrinsic Disease of Bones. Progress in Pediatric Radiology. Vol 4. Basel, S Karger, 1973, p 346.
229. Pendola F, Borrone C, Filocamo M, et al: Radiological "metamorphosis" in a patient with severe congenital osteogenesis imperfecta. Eur J Pediatr *149*:403, 1990.
230. Hanscom DA, Winter RB, Lutter L, et al: Osteogenesis imperfecta: Radiographic classification, natural history and treatment of spinal deformity. J Bone Joint Surg Am *74*:598, 1992.
231. Laurent LE, Salenius P: Hyperplastic callus formation in osteogenesis imperfecta: Report of a case simulating sarcoma. Acta Orthop Scand *38*:280, 1967.
232. Campbell JB: Case report 217. Skeletal Radiol *9*:141, 1982.
233. McCall RE, Bax JA: Hyperplastic callus formation in osteogenesis imperfecta. Pediatr Orthop *4*:361, 1984.
234. Sofield HA, Millar EA: Fragmentation realignment and intramedullary rod fixation of deformities of the long bones in children: A ten year appraisal. J Bone Joint Surg Am *41*:1371, 1959.
235. Middleton RWD: Closed intramedullary rodding for osteogenesis imperfecta. J Bone Joint Surg Br *66*:652, 1984.
236. Lang-Stevenson AI, Sharrard WJW: Intramedullary rodding with Bailey-Dubow extensible rods in osteogenesis imperfecta: An interim report of results and complications. J Bone Joint Surg Br *66*:227, 1984.
237. Rush GA, Burke SW: Hangman's fracture in a patient with osteogenesis imperfecta: Case report. J Bone Joint Surg Am *66*:778, 1984.
238. Constantine G, McCormack J, McHugo J, et al: Prenatal diagnosis of severe osteogenesis imperfecta. Prenat Diagn *11*:103, 1991.
239. Simpson AJ, Friedman S: Myositis ossificans progressiva. Mt Sinai J Med *38*:416, 1971.
240. McKusick VA: Fibrodysplasia ossificans progressiva: *In* Heritable Disorders of Connective Tissue. 4th Ed. St Louis, CV Mosby, 1972, p 687.
241. Kalukas BA, Adams RD: Disease of Muscle. 4th Ed. Philadelphia, Harper & Row, 1985, p 659.
242. Caron KH, Dipietro MA, Aisen AM, et al: MR imaging of early fibrodysplasia ossificans progressiva. J Comput Assist Tomogr *14*:318, 1990.
243. Reinig JW, Hill SC, Fang M, et al: Fibrodysplasia ossificans progressiva. Radiology *159*:153, 1986.
244. Kaplan FS, Tabas JA, Zasloff MA: Fibrodysplasia ossificans progressiva: A clue from the fly. Calif Tissue Int *47*:117, 1990.
245. Smith R: Myositis ossificans progressiva: A review of current problems. Arthritis Rheum *4*:369, 1975.
246. Rogers JG, Geho WB: Fibrodysplasia ossificans progressiva: A survey of forty-two cases. J Bone Joint Surg Am *61*:709, 1979.
247. Cramer SF, Ruehl A, Mandel MA: Fibrodysplasia ossificans progressiva. Cancer *48*:1016, 1981.
248. Rogers JG, Chase GA: Paternal age effect on fibrodysplasia ossificans progressiva. J Med Genet *16*:147, 1979.

249. McKusick VA, Pyeritz RE: The hand and foot malformations in fibrodysplasia ossificans progressiva. Johns Hopkins Med J *147*:73, 1980.
250. Letts RM: Myositis ossificans progressiva: A report of two cases with chromosome studies. Can Med Assoc J *99*:856, 1976.
251. Connor JM, Woodrow JC, Evans DAP: Histocompatibility antigens in patients with ectopic ossification due to fibrodysplasia ossificans progressiva. Ann Rheum Dis *41*:646, 1982.
252. Ludwak L: Myositis ossificans progressiva: Mineral, metabolic, and radioactive calcium studies of the effects of hormones. Am J Med *37*:269, 1964.
253. Illingworth RS: Myositis ossificans progressiva (Münchmeyer's disease): Brief review with report of 2 cases treated with corticosteroids and observed for 16 years. Arch Dis Child *46*:264, 1971.
254. Letts RM: Myositis ossificans progressiva. Can Med Assoc J *100*:133, 1969.
255. Smith DM, Zerman W, Johnston CC, Deiss WP: Myositis ossificans progressiva: Case report with metabolic and histochemical studies. Metabolism *15*:521, 1966.
256. Blumenkrantz N, Asboe-Hansen G: Fibrodysplasia ossificans progressiva: Biochemical changes in blood serum, urine, skin, bone and ectopic ossification. Scand J Rheum 7:85, 1978.
257. Fletcher E, Moss MS: Myositis ossificans progressiva. Ann Rheum Dis *24*:267, 1965.
258. Ackerman LV: Extraosseous localized non-neoplastic bone and cartilage formation (so-called myositis ossificans): Clinical and pathological confusion with malignant neoplasms. J Bone Joint Surg Am *40*:279, 1958.
259. Thickman D, Bonakdar-pour A, Clancy M, et al: Fibrodysplasia ossificans progressiva. AJR *139*:935, 1982.
260. Connor JM, Evans DAP: Fibrodysplasia ossificans progressiva: The clinical features and natural history of 34 patients. J Bone Joint Surg Br *64*:76, 1982.
261. Gwinn JL: Radiological case of the month: Progressive myositis ossificans. Am J Dis Child *116*:655, 1968.
262. Cremin B, Connor M, Beighton P: The radiological spectrum of fibrodysplasia ossificans progressiva. Clin Radiol *33*:499, 1982.
263. Kransdorf MJ, Meis JM, Jelinek JS: Myositis ossificans: MR appearance with radiologic-pathologic correlation. AJR *157*:1243, 1991.
264. Seibert JJ, Morrissy RT, Fuller J, Young LW: Radiological case of the month. Am J Dis Child *137*:77, 1983.
265. Ludman H, Hamilton EBD, Eade AWT: Deafness in myositis ossificans progressiva. J Laryngol *82*:57, 1968.
266. Viljoen D: Pseudoxanthoma elasticum (Gronblad-Strandberg syndrome). J Med Genet *25*:488, 1988.
267. Connor JM, Evans DAP: Fibrodysplasia ossificans progressiva: The clinical features and natural history of 34 patients. J Bone Joint Surg Br *64*:76, 1982.
268. Russell RGG, Smith R, Bishop MC, Price DA: Treatment of myositis ossificans progressiva with diphosphonate. Lancet *1*:10, 1972.
269. Holmsen H, Ljunghall S, Hierson T: Myositis ossificans progressiva: Clinical and metabolical observations in a case treated with diphosphonate (EHDP) and surgical removal of ectopic bone. Acta Orthop Scand *50*:33, 1976.
270. Hall JG, Schaller JG, Worsham NG, et al: Fibrodysplasia ossificans progressiva (myositis ossificans progressiva) treatment with disodium etidronate [letter]. J Pediatr *94*:679, 1979.
271. Resnick D: Case report 240. Skeletal Radiol *10*:131, 1983.
272. Ehara S, Nakosato T, Tamakawa Y, et al: MRI of myositis ossificans circumscripta. Clin Imaging *15*:130, 1991.
273. Connor JM, Smith R: The cervical spine in fibrodysplasia ossificans progressiva. Br J Radiol *55*:492, 1982.
274. Ferdinand R, Stefanelli A: Myositis ossificans progressiva associated with severe scoliosis. Clin Orthop Rel Res *139*:49, 1979.
275. Najjar SS, Farah FS, Kurban AK, et al: Tumoral calcinosis and pseudoxanthoma elasticum. J Pediatr 72:243, 1968.
276. Alinder I, Boström H: Clinical studies on a Swedish material of pseudoxanthoma elasticum. Acta Med Scand *191*:273, 1972.
277. McKusick VA: Heritable Disorders of Connective Tissue. 4th Ed. St. Louis, CV Mosby, 1972, p 475.
278. Pope FM: Two types of autosomal recessive pseudoxanthoma elasticum. Arch Dermatol *110*:209, 1974.
279. De Palpe A, Viljoen D, Matton M, et al: Pseudoxanthoma elasticum: Similar autosomal recessive subtype in Belgian and Afrikaner families. Am J Med Genet *38*:16, 1991.
280. Belli A, Cawthorne S: Visceral angiographic findings in pseudoxanthoma elasticum. Br J Radiol *61*:368, 1988.
281. Hausser I, Anton-Lamprecht I: Early preclinical diagnosis of dominant pseudoxanthoma elasticum by specific ultrastructural changes of dermal elastic and collagen tissue in a family at risk. Hum Genet *87*:693, 1991.
282. Shevick M: Pseudoxanthoma elasticum. Angiology *122*:629, 1971.
283. Akhtar M, Brody H: Elastic tissue in pseudoxanthoma elasticum: Ultrastructural study of endocardial lesions. Arch Pathol *99*:667, 1975.
284. Fellner MJ, Chen AS, McCabe JB: Pseudoxanthoma elasticum. Arch Dermatol *114*:288, 1978.
285. Sandberg LB, Soskel NT, Leslie JG: Elastin structure, biosynthesis, and relation to disease states. N Engl J Med *304*:566, 1981.
286. Eng AM: Pseudoxanthoma elasticum in hyperphosphatasia. Arch Dermatol *111*:271, 1975.
287. Walker ER, Frederickson RG, Mayes MD: The mineralization of elastic fibers and alterations of extracellular matrix in pseudoxanthoma elasticum: Ultrastructure, immunocytochemistry and x-ray analysis. Arch Dermatol *125*:70, 1989.
288. Mamtora H, Cope V: Pulmonary opacities in pseudoxanthoma elasticum: Report of two cases. Br J Radiol *54*:65, 1981.
289. Hogan JF, Heaton CL: Angioid streaks and systemic disease. Br J Dermatol *89*:411, 1973.
290. Cocco AE, Grayer DI, Walker BA, Martyn LJ: The stomach in pseudoxanthoma elasticum. JAMA *210*:2381, 1972.
291. Schachner L, Young D: Pseudoxanthoma elasticum with severe cardiovascular disease in a child. Am J Dis Child *127*:571, 1974.
292. Judd KP: Hyperelasticity syndromes. Cutis *33*:494, 1984.
293. Engelman MW, Fliegelman MT: Pseudoxanthoma elasticum. Cutis *21*:837, 1978.
294. Mehta HK: Grönblad-Strandberg syndrome. Proc R Soc Med *61*:548, 1968.
295. Lebwohl MG, Distefano D, Prioleau PG, et al: Pseudoxanthoma elasticum and mitral valve prolapse. N Engl J Med *307*:229, 1982.
296. Prick JJG, Thijssen HDM: Radiodiagnostic signs in pseudoxanthoma elasticum generalisatum (dysgenesis elastofibrillaris mineralisans). Clin Radiol *28*:549, 1977.
297. Suarez MJ, Garcia JB, Orense M, et al: Sonographic aspects of pseudoxanthoma elasticum. Pediatr Radiol *21*:538, 1991.
298. Baker SL: Fibrogenesis imperfecta ossium. J Bone Joint Surg Br *34*:378, 1956.
299. Baker SL, Dent CE, Freidman M, Watson L: Fibrogenesis imperfecta ossium. J Bone Joint Surg Br *48*:804, 1966.
300. Golding FC: Fibrogenesis imperfecta. J Bone Joint Surg Br *50*:619, 1968.
301. Golde D, Greipp P, Sanzenbacher L, Gralnick HR: Hematologic abnormalities in fibrogenesis imperfecta ossium. J Bone Joint Surg Am *53*:365, 1971.
302. Baker SL, Turnbull HM: Two cases of a hitherto undescribed disease characterized by a gross defect in collagen matrix. J Pathol Bacteriol *62*:132, 1950.
303. Murray RO, Jacobson JG: The Radiology of Skeletal Disorders. 2nd Ed. Edinburgh, Churchill Livingstone, 1977, p 1170.
304. Swan CHJ, Shah K, Brewer DB, Cooke WT: Fibrogenesis imperfecta ossium. Q J Med *178*:233, 1976.
305. Byers PD, Stamp TCK, Stoker DJ: Case report 296. Skeletal Radiol *13*:77, 1985.
306. Stamp TCB, Byers PD, Ali SY, et al: Fibrogenesis imperfecta ossium: Remission with melphalan. Lancet *1*:582, 1985.
307. Stoddart PGP, Wickremaratchi T, Watt I: Fibrogenesis imperfecta ossium. Br J Radiol *57*:744, 1984.
308. Frost HM, Frame B, Ormond RS, Hunter RB: Atypical axial osteomalacia: A report of three cases. Clin Orthop Rel Res *23*:283, 1962.
309. Spranger J: The epiphyseal dysplasias. Clin Orthop Rel Res *114*:46, 1976.
310. Trebel NJ, Jensen FO, Bankier A, et al: Development of the hip in multiple epiphysical dysplasia: Natural history and susceptibility to osteoarthritis. J Bone Joint Surg Br 72:1061, 1990.
311. Bassett GS: Orthopaedic aspects of skeletal dysplasias. Instr Course Lect *39*:381, 1990.
312. Rubin P: Dynamic Classification of Bone Dysplasias. Chicago, Year Book Medical Publishers, 1964, p 120.
313. Pfeiffer RA, Jünemann G, Polster J, Bauer H: Epiphyseal dysplasia of the femoral head, severe myopia and perceptive hearing loss in three brothers. Clin Genet *4*:141, 1973.
314. Wolcott ED, Rallison ML: Infancy-onset diabetes mellitus and multiple epiphyseal dysplasia. J Pediatr *80*:292, 1972.
315. Koslowski K, Budzinska A: Combined metaphyseal and epiphyseal dystosis: Report of two cases—one in which metaphyseal changes predominate, and a second one in which epiphyseal changes are more marked. AJR *97*:21, 1966.
316. Lie SO, Siggers DC, Dorst JP, Kopits SE: Unusual multiple epiphyseal dysplasia. Birth Defects *10*:165, 1974.
317. Maroteaux P: Epiphyseal dysplasia, multiple. *In* D Bergsma (Ed): Birth Defects Compendium. New York, National Foundation, March of Dimes, Alan R Liss, 1979, p 409.
318. Ribbing S: Studien über hereditäre, multiple Epiphysenstörungen. Acta Radiol Suppl *34*:1, 1937.
319. Fairbank T: Dysplasia epiphysialis multiplex. Br J Surg *34*:225, 1947.
320. Mansoor IA: Dysplasia epiphysealis multiplex. Clin Orthop Rel Res 72:287, 1970.
321. Juberg RC: Hereditary and multiple epiphyseal dysplasia. JAMA *237*:2600, 1977.
322. Villarreal T, Carnevale A, Mayén DG, et al: Anthropometric studies in five children and their mothers with a severe form of multiple epiphyseal dysplasia. Am J Med Genet *42*:415, 1992.
323. Beighton P, Giedon A, Gorlin R, et al: International classification of osteochondrodysplasias. Eur J Pediatr *151*:407, 1992.
324. Hoefnagel D, Sycamore LK, Russel SW, Bucknall WE: Hereditary multiple epiphyseal dysplasia. Ann Hum Genet *30*:201, 1967.
325. Koslowski K, Lipska E: Hereditary dysplasia epiphysealis multiplex. Clin Radiol *18*:330, 1967.
326. Felman AH: Multiple epiphyseal dysplasia: Three cases with unusual vertebral anomalies. Radiology *93*:119, 1969.

327. Mena HR, Pearson EO: Multiple epiphyseal dysplasia. JAMA *236*:2629, 1976.
328. Versteylen RJ, Zwemmer A, Lorié CAM, et al: Multiple epiphyseal dysplasia complicated by severe osteochondritis dissecans of the knee: Incidence in two families. Skeletal Radiol *17*:401, 1988.
329. Gamboa I, Lisker R: Multiple epiphyseal dysplasia tarda: A family with autosomal recessive inheritance. Clin Genet *6*:15, 1974.
330. Juberg RC, Holt JF: Inheritance of multiple epiphyseal dysplasia tarda. Am J Hum Genet *20*:549, 1968.
331. Crossan JF, Wynne-Davies R, Fulford GE: Bilateral failure of the capital femoral epiphyses: Bilateral Perthes' disease, multiple epiphyseal dysplasia, pseudoachondroplasia, spondyloepiphyseal dysplasia, congenita and tarda. J Pediatr Orthop *3*:297, 1983.
332. Berg PK: Dysplasia epiphysialis multiplex. AJR *97*:31, 1966.
333. Hunt DD, Ponseti IV, Pedrine-Mille A, Pedrini V: Multiple epiphyseal dysplasia in two siblings. J Bone Joint Surg Am *49*:1611, 1967.
334. Pattrone NA, Kredich DW: Arthritis in children with multiple epiphyseal dysplasia. J Rheumatol *12*:1, 1985.
335. Shapiro F: Epiphyseal disorders. N Engl J Med *317*:1702, 1987.
336. Murray LW, Bautista J, James PL, et al: Type II collagen defects in chondrodysplasias: Spondyloepiphyseal dysplasias. Am J Hum Genet *45*:5, 1989.
337. Byers PH: Molecular heterogeneity in chondrodysplasias. Am J Hum Genet *45*:1, 1989.
338. Lee B, Vissing H, Ramirez F, et al: Identification of molecular defect in a family with spondyloepiphyseal dysplasia. Science *244*:978, 1989.
339. Knowlton RG, Katzenstein PL, Moskowitz RW, et al: Genetic linkage of a polymorphism in the type II procollagen gene (COL2A1) to primary osteoarthritis associated with mild chondrodystrophy. N Engl J Med *322*:526, 1990.
340. Anderson IJ, Goldberg RB, Marion RW, et al: Spondyloepiphyseal dysplasia congenita: Genetic linkage to type II collagen (COL2A1). Am J Hum Genet *48*:896, 1990.
341. Sher C, Ramesar R, Martell R, et al: Mild spondyloepiphyseal dysplasia (Namaqualand type): Genetic linkage to type II collagen gene (COL2A1). Am J Hum Genet *48*:518, 1991.
342. Eyre DR, Weis MA, Moskowitz RW: Cartilage expression of a type II collagen mutation in an inherited form of osteoarthritis associated with a mild chondrodysplasia. J Clin Invest *87*:357, 1991.
343. Ramesar R, Beighton P: Spondyloepiphyseal dysplasia in Cape Town family: Linkage with gene for type II collagen (COL2A1). Am J Med Genet *43*:833, 1992.
344. Temple JK: Stickler's syndrome. J Med Genet *26*:119, 1989.
345. Anderson IJ, Tsipouras P, Sher C, et al: Spondyloepiphyseal dysplasia, mild autosomal dominant type is not due to primary defects in type II collagen. Am J Med Genet *37*:272, 1990.
346. Robinson D, Tuder M, Halperin N, et al: Spondyloepiphyseal dysplasia associated with progressive arthropathy. Acta Orthop Trauma Surg *108*:397, 1989.
347. Poulos A, Sheffield L, Sharp P, et al: Rhizomelic chondrodysplasia punctata: Clinical, pathologic, and biochemical findings in two patients. J Pediatr *113*:685, 1988.
348. Oestreich AE, Prenger EC: MR demonstrates megaepiphyses of the hips in Kniest dysplasia of the young child. Pediatr Radiol *22*:302, 1992.
349. Schantz K, Anderson PE Jr, Justesen P: Spondyloepiphyseal dysplasia tarda: Report of a family with autosomal dominant transmission. Acta Orthop Scand *59*:716, 1988.
350. Hulvey JT, Keats T: Multiple epiphyseal dysplasia: A contribution to the problem of spinal involvement. AJR *106*:170, 1969.
351. Ingram RR: Early diagnosis of multiple epiphyseal dysplasia. J Pediatr Orthop *12*:241, 1992.
352. Goldman AB: Procedures in Skeletal Radiology. Orlando, Fla, Grune & Stratton, 1984, p 15.
353. Dahners LE, Francisco WD, Halleran WJ: Findings of arthrotomy in a case of double layered patellae associated with multiple epiphyseal dysplasia. J Pediatr Orthop *2*:67, 1982.
354. Wardinski TD, Pagon RA, Powell BR, et al: Rhizomelic chondrodysplasia punctata and survival beyond one year: A review of the literature and five case reports. Clin Genet *38*:84, 1990.
354a. Wynne-Davies R: Instability of the upper cervical spine: Skeletal dysplasia group. Arch Dis Child *64*:283, 1989.
355. Wulfsberg EA, Curtis J, Jayne CH: Chondrodysplasia punctata: A boy with X-linked recessive chondrodysplasia punctata due to an inherited X-Y translocation with a current classification of these disorders. Am J Med Genet *43*:823, 1992.
356. Mason RC, Kozlowski K: Chondrodysplasia punctata: A report of 10 cases. Radiology *109*:145, 1973.
357. Silengo MC, Luzzatti L, Silverman FN: Clinical and genetic aspects of Conradi-Hünermann disease: A report of three familial cases and review of the literature. J Pediatr *97*:911, 1980.
358. Hoefler G, Hoefler S, Watkins PA, et al: Biochemical abnormalities in rhizomelic chondrodysplasia punctata. J Pediatr *112*:726, 1988.
359. Heselson NG, Cremin BJ, Beighton P: Lethal chondrodysplasia punctata. Clin Radiol *29*:679, 1978.
360. Lawrence JJ, Schlesinger AE, Kozlowski K, et al: Unusual radiographic manifestations of chondrodysplasia punctata. Skeletal Radiol *18*:15, 1989.
361. Agematsu K, Koike K, Morosawa H, et al: Chondrodysplasia punctata with X; −Y translocation. Hum Genet *80*:105, 1988.
362. Wohrle D, Gotthold B, Schulz W, et al: Heterozygous expression of X-linked chondrodysplasia punctata: Complex chromosome aberration including deletion of MIC2 and STS. Hum Genet *86*:215, 1990.
363. Petit C, Melki J, Levilliers J, et al: An interstitial deletion in Xp 22.3 in a family with X-linked recessive chondrodysplasia punctata and short stature. Hum Genet *85*:247, 1990.
364. Curry CJR, Magenis RE, Brown M, et al: Inherited chondrodysplasia punctata due to deletion of terminal short arm of an X chromosome. N Engl J Med *311*:1010, 1984.
365. Shaul WL, Emery J, Hall JG: Chondrodysplasia punctata and maternal warfarin use during pregnancy. Am J Dis Child *129*:360, 1975.
366. Warkany J: A warfarin embryopathy? Am J Dis Child *129*:287, 1975.
367. Whitfield MF: Chondrodysplasia punctata after warfarin early in pregnancy: Case report and summary of the literature. Arch Dis Child *55*:139, 1980.
368. Happle R: X-linked dominant chondrodysplasia punctata: Review of the literature and report of a case. Hum Genet *53*:65, 1979.
369. Manzke H, Chrisophers E, Wiederman HR: Dominant sex-linked inherited chondrodysplasia punctata: A distinct type of chondrodysplasia punctata. Clin Genet *17*:97, 1979.
370. Rasmussen PG, Reimann I: Multiple epiphyseal dysplasia with special reference to histologic findings. Acta Pathol Microbiol Scand *81*:381, 1973.
371. Sugarman GI: Chondrodysplasia punctata (rhizomelic type): Case report and pathologic findings. Birth Defects *10*:399, 1974.
372. Rasmussen PG: Multiple epiphyseal dysplasia: Two morphological and histochemical investigations of cartilage matrix, particularly in the precalcification stage. Acta Pathol Microbiol Scand *83*:493, 1975.
373. Gwinn JL, Lee FA: Radiological case of the month. Am J Dis Child *129*:287, 1975.
374. Ikegawa S, Nagano A, Nakamura K: Chondrodysplasia punctata mimicking Blount's disease: A case report. Acta Orthop Scand *61*:580, 1990.
375. Wenger DR, Ezaki M: Bilateral femoral head collapse in an adolescent with brachydactyly (multiple epiphyseal dysplasia tarda type 1 c). Pediatr Orthop *1*:267, 1981.
376. Herring JA: Rapidly progressive scoliosis in multiple epiphyseal dysplasia. J Bone Joint Surg Am *50*:703, 1976.
377. Bethem D, Falls C: Os odontoideum in chondrodysplasia calcificans congenita: A case report. J Bone Joint Surg Am *64*:1385, 1982.
378. Curless RG: Dominant chondrodysplasia punctata with neurologic symptoms. Neurology *33*:1095, 1983.
379. Spirt BA, Oliphant M, Gottlieb RH, et al: Prenatal sonographic evaluation of short-limbed dwarfism: An algorithmic approach. Radiographics *10*:217, 1990.
380. Meyer J: Dysplasia epiphysealis capitis femoris: A clinico-radiological syndrome and its relationship to Legg-Calvé-Perthes' disease. Acta Orthop Scand *34*:183, 1964.
381. Harrison S: Dysplasia epiphysealis capitis femoris. Clin Orthop Rel Res *80*:118, 1971.
382. Brower AC: The osteochondroses. Orthop Clin North Am *14*:99, 1983.
383. Khermosh O, Wientroub S: Dysplasia epiphysealis capitis femoris: Meyer's dysplasia. J Bone Joint Surg Br *73*:621, 1991.
384. Barsky AJ: Macrodactyly. J Bone Joint Surg Am *49*:1255, 1967.
385. Kelikian H: Macrodactyly. *In* H Kelikian (Ed): Congenital Deformities of the Hand and Forearm. Philadelphia, WB Saunders, 1974, p 610.
386. Posnanski AK: The Hand in Radiologic Diagnosis. Philadelphia, WB Saunders, 1974, pp 193, 328, 416.
387. Moran B, Butler F, Colville J: X-ray diagnosis of macrodystrophia lipomatosa. Br J Radiol *57*:523, 1984.
388. Jain R, Sawhney S, Berry M: CT diagnosis of macrodystrophia lipomatosa: A case report. Acta Radiol *33*:554, 1992.
389. Blacksin M, Barnes FJ, Lyons MM: MR diagnosis of macrodystrophia lipomatosa. AJR *158*:1295, 1992.
390. Viola RW, Kahn A, Pottenger LA: Case Report: Paraxial macrodystrophia lipomatosa of the medial right lower limb. J Pediatr Orthop *11*:671, 1991.
391. Gupta SK, Sharma OP, Sharma SV, et al: Macrodystrophia lipomatosa: Radiographic observations. Br J Radiol *65*:769, 1992.
392. Silverman TA, Enzinoer FM: Fibrolipomatous hamartoma of nerve: A clinicopathologic analysis of 26 cases. Am J Surg Pathol *9*:7, 1985.
393. Ranawat CS, Arora MM, Singh RG: Macrodystrophia lipomatosa with carpal tunnel syndrome: A case report. J Bone Joint Surg Am *50*:1242, 1968.
394. Littler JW, Cramer LM, Smith JW: Symposium on Reconstructive Hand Surgery. St. Louis, CV Mosby, 1974, p 218.
395. Moore BH: Macrodactylism and associated peripheral nerve changes associated with congenital deformities. J Bone Joint Surg *26*:282, 1944.
396. Inglis K: Local gigantism (a manifestation of neurofibromatosis): Its relation to general gigantism and to acromegaly. Illustrating the influence of intrinsic factors in disease when development of the body is abnormal. Am J Pathol *26*:1059, 1950.
397. Tuli SM, Khanna NN, Sinha GP: Congenital macrodactyly. Br J Plast Surg *22*:237, 1969.
398. Thorne FL, Posch JL, Mladick RA: Megalodactyly. Plast Reconstr Surg *41*:232, 1968.
399. Minkowitz S, Minkowitz F: A morphological study of macrodactylism: A case report. J Pathol Bacteriol *90*:323, 1965.

400. Ben-Bassat M, Casper J, Kaplan I, Laron Z: Congenital macrodactyly: A case report with three-year follow-up. J Bone Joint Surg Br *48*:359, 1966.
401. Goldman AB, Kaye JJ: Macrodystrophia lipomatosa: Radiographic diagnosis. AJR *128*:101, 1977.
402. Kelikian H: Congenital Deformities of the Hand and Forearm. Philadelphia, WB Saunders, 1974, p 610.
403. Herring JA: Macrodactyly. Pediatr Orthop *4*:503, 1984.
404. Stern PJ, Nyquist SR: Macrodactyly in ulnar nerve distribution associated with cubital tunnel syndrome. J Hand Surg *7*:569, 1982.
405. Cockshott WP: Dactylitis and growth disorders. Br J Radiol *36*:19, 1963.
406. Rosborough D: Osteoid osteoma. Report of a lesion in the terminal phalanx of a finger. J Bone Joint Surg Br *48*:485, 1966.
407. McCarthy DM, Dorr CA, Mackintosh CE: Unilateral localized gigantism of the extremities with lipomatosis, arthropathy, and psoriasis. J Bone Joint Surg Br *51*:348, 1969.
408. Bloem JJ, Donner R: Hyperplasia of palmar plates and macrodactyly in a young child. J Bone Joint Surg Br *63*:114, 1981.
409. Johnson EW, Ghormley RK, Dockerty MB: Hemangiomas of the extremities. Surg Gynecol Obstet *102*:531, 1956.
410. Meszaros WT, Guzzo F, Schorsch H: Neurofibromatosis. AJR *98*:557, 1966.
411. Pitt MJ, Mosher JF, Edeiken J: Abnormal periosteum and bone in neurofibromatosis. Radiology *103*:143, 1972.
412. Gamsu G: The Klippel-Trenaunay syndrome: A case report. J Can Assoc Radiol *21*:287, 1970.
413. Lindenauer SM: Congenital arteriovenous fistula and the Klippel-Trenaunay syndrome. Ann Surg *174*:248, 1971.
414. Belovic B, Nethercott J, Donsky HJ: An unusual variant of Klippel-Trenaunay-Weber syndrome. Can Med Assoc J *111*:439, 1974.
415. Gellis SS, Feingold M: Picture of the month: Klippel-Trenaunay-Weber syndrome (angioosteohypertrophy). Am J Dis Child *128*:213, 1974.
416. Letts RM: Orthopaedic treatment of hemangiomatous hypertrophy of the lower extremity. J Bone Joint Surg Am *59*:777, 1977.
417. MacPherson RI, Letts RM: Skeletal disease associated with angiomatosis. J Can Assoc Radiol *29*:90, 1978.
418. You CK, Rees J, Gillis DA, Steeves J: Klippel-Trenaunay syndrome: A review. Can J Surg *26*:399, 1983.
419. Barek L, Ledor S, Ledor K: The Klippel-Trenaunay syndrome: A case report and review of the literature. Mt Sinai J Med *49*:66, 1982.
420. Snow RD, Lecklitner ML: Musculoskeletal findings in Klippel-Trenaunay syndrome. Clin Nucl Med *16*:928, 1991.
421. Williams DW III, Elster AD: Cranial CT and MR in Klippel-Trenaunay-Weber syndrome. AJNR *13*:291, 1992.
422. McGrory BJ, Amadio PC, Dobyns JH, et al: Anomalies of the fingers and toes associated with Klippel-Trenaunay syndrome. J Bone Joint Surg Am *73*:153, 1991.
423. Aelvoet GE, Jorens PG, Roelen LM: Genetic aspects of the Klippel-Trenaunay syndrome. Br J Dermatol *126*:603, 1992.
424. Klippel M, Trenaunay P: Du naevus variqueux ostéohypertrophique. Arch Gen Med *3*:641, 1900.
425. Parke-Weber F: Angioma formation in connection with hypertrophy of the limbs and hemihypertrophy. Br J Dermatol *19*:231, 1907.
426. Lindenauer SM: The Klippel-Trenaunay syndrome: Varicosity, hypertrophy and hemangioma with no arteriovenous fistula. Ann Surg *162*:303, 1965.
427. Owens DW, Garcia E, Pierce RR, Castrow FF II: Klippel-Trenaunay-Weber syndrome with pulmonary vein varicosity. Arch Dermatol *108*:111, 1973.
428. Brooksaler F: The angioosteohypertrophy syndrome, Klippel-Trenaunay-Weber syndrome. Am J Dis Child *112*:161, 1966.
429. Inui M, Chiba R, Shike S: An autopsy case of Klippel-Trenaunay-Weber disease. Acta Pathol Jpn *19*:251, 1969.
430. Moynahan JA: Nevoid hypertrophy of the lower limbs, with gigantism of digits (Klippel-Trenaunay-Weber syndrome). Proc R Soc Med *54*:695, 1961.
431. Baar AJ: Klippel-Trenaunay's syndrome in connection with a possible teratogenic effect of butobarbital. Dermatologica *154*:314, 1977.
432. Baskerville PA, Ackroyd JS, Thomas ML, Browse NL: The Klippel-Trenaunay syndrome: Clinical, radiological and haemodynamic features and management. Br J Surg *72*:232, 1985.
433. Harper PS, Horton WA: Klippel-Trenaunay-Weber syndrome. Birth Defects *78*:315, 1971.
434. Gwinn DL, Lee FA: Radiologic case of the month. Am J Dis Child *131*:89, 1977.
435. Djindjian M, Djindjian R, Hurth M, et al: Spinal cord arteriovenous malformations and Klippel-Trenaunay-Weber syndrome. Surg Neurol *8*:229, 1977.
436. Seville M: Klippel and Trenaunay's syndrome: 768 operated cases. Ann Surg *201*:365, 1985.
437. Sehgal VN, Aggarwal SP, Gupta RC: Klippel-Trenaunay-Parke-Weber syndrome. Derm Int *7*:212, 1968.
438. McCullough CJ, Kenwright J: The prognosis in congenital lower limb hypertrophy. Acta Orthop Scand *50*:307, 1979.
439. Ghahremani GG, Kangarloo H, Volberg F, Meyers MA: Diffuse cavernous hemangioma of the colon in the Klippel-Trenaunay syndrome. Radiology *118*:637, 1976.
440. Hall BD: Bladder hemangiomas in Klippel-Trenaunay-Weber syndrome. N Engl J Med *285*:1032, 1971.
441. Johnson JF: Hemangiomatous calvarial trabecular pattern in newborns. AJNR *2*:48, 1981.
442. Ekerot L, Jonsson K, Eiken O, Cederholm C: Hemangioma of the lunate (Klippel-Trenaunay syndrome): Case report. Scand J Plast Surg *15*:153, 1981.
443. Jafri SZH, Bree RL, Glazer GM, et al: Computed tomography and ultrasound findings in Klippel-Trenaunay syndrome. J Comput Assist Tomogr *7*:457, 1983.
444. Hatjis CG, Philip AG, Anderson GG, Mann LI: The in utero ultrasonographic appearance of Klippel-Trenaunay-Weber syndrome. Am J Obstet Gynecol *139*:972, 1981.
445. Pear J, Viljoen D, Beighton P: Limb overgrowth: Clinical observations and nosological considerations. S Afr J Med *64*:905, 1983.
446. Nerlich AG, Brenner RE, Wiest I, et al: Immunohistochemical localization of interstitial collagens in bone tissue from patients with various forms of osteogenesis imperfecta. Am J Med Genet *45*:258, 1993.
447. Cohn DH, Starman BJ, Blumberg B, et al: Recurrence of lethal osteogenesis imperfecta due to parental mosaicism for a dominant mutation in a human type I collagen gene (COL1A1). Am J Hum Genet *45*:591, 1990.
448. Schizvink MD, Michels MV, Pizp DG: Neurovascular manifestations of heritable connective tissue disorders: A review. Stroke *25*:889, 1994.
449. Tilstra DJ, Byers PB: Molecular basis of hereditary disorders of connective tissue. Rev Med *45*:149, 1994.
450. Dijkstra FF, Cole TAE, Oosting VJ, et al: Metacarpophalangeal pattern profile analysis in Sotos and Marfan Syndrome. Am J Med Genet *51*:55, 1994.
451. Kivirikko KI: Collagens and their abnormalities: A wide spectrum of diseases. Am Med *25*:113, 1993.
452. Joseph KN: The metacarpal index 1/m obsolete in Marfans. Skeletal Radiol *37*:371, 1992.
453. Fouriz DT, Colyn EL, Van der Vyver JD, et al: Picture of the month: Infantile Marfan. Am J Dis Child *147*:313, 1993.
454. Pepin M, Schwartz U, Superti-Furga, et al: Clinical and genetic features of Ehlers-Danlos syndrome Type IV, the vascular type. N Engl J Med *242*:673, 2000.
455. Brinckmann J, Behrens P, Brenner R, et al: Ehlers-Danlos syndrome [review in English]. Hautarzt *50*:257, 1999.
456. Beighton P, DePaepe A, Steinmann B, et al: Ehler-Danlos syndromes: Revised nosology. Am J Med Genet *77*:31, 1998.
457. Brighton P, DePaep A, Danks D, et al: International Disorder of Connective Tissue, Berlin, 1986.
458. Cheng S, Tylavsky FA, Orwoll ES, et al: The role of collagen abnormalities in ultrasound and densitometry assessment: In vitro evidence. Calif Tissue Int *64*:470, 1999.
459. Brody JE: Health sleuths assess homocysteine as culprit. The New York Times, June 13, 2000.
460. Nuytinck L, Sayli BS, Karen W, et al: Prenatal diagnosis of osteogenesis imperfecta Type I by COL1A1 null-allele testing. Prenat Diagn *19*:873, 1999.
461. Slayton RL, Deschenes SP, Willing MC: Nonsense mutations in the COL1A1 gene preferentially reduce nuclear levels of mRNA but not hnRNA in osteogenesis imperfecta type I cell strains. Matrix Biol *19*:1, 2000.
462. Lund AM, Astrom E, Soderhall S, et al: Osteogenesis imperfecta: Mosaicism and refinement of the genotype-phenotype map of OI type III. Hum Mutat *13*:503, 1999.
463. Nuytinck L, Freund M, Lagae L, et al: Classical Ehlers-Danlos syndrome caused by a mutation in type I collagen. Am J Hum Genet *66*:1398, 2000.
464. Emery SC, Karpinski NC, Hansen L, et al: Abnormalities in central nervous system development in osteogenesis imperfecta type II. Pediatr Devel Pathol *2*:124, 1999.
465. Azouz EM, Teebi AS, Eydoux P, et al: Bone dysplasia: An introduction. Can Assoc Radiol J *49*:105, 1998.
466. Lund AM, Molgaard C, Muller J, et al: Bone mineral content and collagen defects in osteogenesis imperfecta. Acta Paediatr *88*:1083, 1999.
467. Reinus WR, McAlister WH, Schranck F, et al: Differing lumbar vertebral mineralization rates in ambulatory pediatric patients with osteogenesis imperfecta. Calcified Tissue Int *62*:17, 1998.
468. Shafritz AB, Shore EM, Gannon FH, et al: Overexpression of an osteogenic morphoaen in fibrodysplasia ossificans progressiva. N Engl J Med *335*:555, 1996.
469. Virdi AS, Shore EM, Oreffo RO, et al: Phenotypic and molecular heterogeneity in fibrodysplasia ossificans progressiva. Calcified Tissue Int *65*:250, 1999.
470. Xu M, Shore EM: Mutational screening of bone morphogenic protein 4 in a family with fibrodysplasia ossificans progressiva. Clin Orthop *346*:53, 1998.
471. Li QY, Lennon GG, Brook J: The identification of exons from the MED/PSACH region of human chromosome 19. Genomics *32*:218, 1966.
472. Cohn DH, Briggs MD, King IM, et al: Mutations in cartilage oligomatrix protein (COMP) gene in pseudoachondroplasia of multiple epiphyseal dysplasia. Ann N Y Acad Sci *785*:188, 1996.
473. Paassita P, Lohiniva J, Annumen S, et al: COL9A3: A third locus for multiple epiphyseal dysplasia. Am J Hum Genet *64*:1036, 1999.

474. Holden P, Canty EG, Mortier GR, et al: Identification of novel pro-alpha 2 (IX) collagen gene mutations in two families with distinctive oligo-epiphyseal forms of multiple epiphyseal dysplasia. Am J Hum Genet *65*:31, 1999.
475. Ikegawa S, Ohashi H, Nishimora G, et al: Novel and recurrent COMP (cartilage oligomeric matrix proteins) mutations in pseudoachondroplasia and multiple epiphyseal dysplasia. Hum Genet *103*:633, 1998.
476. Briggs MD, Mortier GR, Cole WG, et al: Diverse mutations in the gene for cartilage oligomeric matrix protein in the pseudoachondroplasia multiple epiphyseal dysplasia spectrum. Am J Hum Genet *62*:311, 1998.
477. Kermosh O, Weintroub S: Dysplasia epiphysealis capitis femoris: Meyer's dysplasia. J Bone Joint Surg Br *73*:621, 1991.
478. Bensahel H, Bok B, Cavailloles F, et al: Bone scintigraphy in Perthes disease. J Pediatr Orthop *3*:302, 1983.
479. Crossan JF, Wynne-Davies R, Fulford GE: Bilateral failure of the capital femoral epiphyses: Legg-Perthes disease, multiple epiphyseal dysplasia, pseudoachondroplasia, and spondyloepiphyseal dysplasia tarda. J Pediatr Orthop *3*:297, 1983.
480. Brookhyser KM, Lipsom MH, Moser AB, et al: Prenatal diagnosis of chondrodysplasia punctata due to isolated alkyldihydroacetonephosate acyltransferase synthesis deficiency. Prenat Diagn *19*:383, 1999.
481. Menger H, Lin AE, Toriello HV, et al: Vitamin K deficiency embryopathy: A phenocopy of Warfarin embryopathy due to disorder of embryonic vitamin K metabolism. Am J Med Genet 72:129, 1997.
482. Goodman P, Dominguez R: Cervicothoracic myelopathy in Conradi-Hunermann disease: MRI diagnosis. Magn Res Imaging *8*:647, 1990.
483. Vander Knapp MS, Valk J: The MR spectrum of peroxisomal disorders. Neuroradiology *33*:30, 1991.
484. Wang YC, Jeng CM, Marcantonio DR, et al: Macrodystrophia lipomatosa: MR imaging in three patients. Clin Imaging *21*:323, 1997.
485. De Maeseneer M, Jaovisidha S, Lenchik L, et al: Fibrolipomatous hamartoma: MR imaging findings. Skeletal Radiol *26*:155, 1997.
486. Anonymous: Imaging interpretation session, 1996: Fibrolipomatous hamartoma of the median nerve and macrodystrophia lipomatosa (MDL). Radiographics *17*:358, 1997.
487. Berry SA, Peterson, C, Mise W, et al: Klippel-Trenaunay-Weber syndrome. Am J Med Genet *79*:319, 1998.
488. Jacob AG, Driscoll DJ, Shaughnessy WJ, et al: Klippel-Trenaunay Spectrum and management. Mayo Clin Proc *73*:28, 1998.
489. Hamm H: Cutaneous mosaicism of lethal mutations. Am J Med Genet *85*:342, 1999.
490. Lorda-Sanchez I, Prieto L, Rodriguez-Pinseua E, et al: Increased parental age and number of pregnancies in Klippel-Trenaunay-Weber syndrome. Ann Hum Genet *62*:235, 1998.
491. Sperandeo MP, Ungaro P, Vernucci M, et al: Relaxation of insulin-like growth factor 2 imprinting and discordant methylation of KvDMR1 in two first cousins affected with Beckwith-Wiedemann and Klippel-Trenaunay-Weber syndromes. Am J Hum Genet *66*:841, 2000.
492. Lezarma-del Valle P, Gerald WL, Tsai J, et al: Malignant vascular tumors in young patients. Cancer *83*:1634, 1998.
493. Gates PE, Drvaric DM, Kruger L: Wound healing in orthopaedic procedures for Klippel-Trenaunay-Weber Syndrome. J Pediatr Orthop *16*:701, 1996.
494. Szajner M, Weill A, Piotin M, et al: Endovascular treatment of a cervical paraspinal arteriovenous malformation via arterial and venous approaches. AJNR *20*:1097, 1999.
495. Roberts RV, Dickinson JE, Hugo PJ, et al: Prenatal sonographic appearance of Klippel-Trenaunay-Weber syndrome. Prenatal Diagn *19*:369, 1999.
496. Shih JC, Shyu MK, Chang CY, et al: The application of the surface rendering technique of three-dimensional ultrasound in prenatal diagnosis and counseling of Klippel-Trenaunay-Weber syndrome. Prenatal Diagn *18*:298, 1998.
497. D'Costa H, Hunter JD, O'Sullivan GO, et al: Magnetic resonance imaging in macromelia and macrodactyly. Br J Radiol *69*:502, 1996.
498. Cherry KJ, Jr, Gloviczki P, Stanton AW: Persistent sciatic vein: Diagnosis and treatment of a rare condition. J Vasc Surg *23*:490, 1996.
499. Laor T, Hotter FA, Burroughs PE, et al: MR lymphangiography in infants, children, and young adults. AJR *171*:1111, 1998.

第81章

骨软骨发育不良，骨发育不全，染色体畸变，黏多糖病和黏脂糖病

William H. Mcalister
Thomas E. Herman

长期以来，骨骼发育不良的分类一直依据影像学特征和临床表现。但是，由于对人类基因病理解剖学的快速深入了解，骨骼发育不良的基因图分类方法，在对遗传性疾病分类上越来越起着重要作用[1a, 1b]。因为有些骨软骨发育不良还没有已证实的基因位点，目前尚未确定一种可行的染色体分类方法。因此本章将使用骨软骨发育不良最新的国际分类改良版本[1c]。了解这些遗传性疾病的基础知识对于影像科医生、儿科医生、矫形外科医生和其他从事骨骼发育不良研究的非遗传工作者具有重要的价值。

一些系统可用来简洁地表达骨骼发育不良基因异常部位的信息——基因符号，MIM（Mendelian Inheritance in Man，人类孟德尔遗传）数字，染色体部位，基因名称。基因符号是由人类基因图工作组命名协会批准的字母顺序符号。MIM数字是每个基因位点的数字。基因名称通常是缩写形式，例如，Ⅵ型胶原α1成分的基因称为COL11A1。基因名称在用于骨骼发育不良的分类上近来得到了最广泛的应用。许多骨骼发育不良均涉及胶原亚成分和成纤维生长因子受体（FGFR）。所以，遗传上和临床表现上非常相似的疾病可用基因符号组合在一起，例如，Ⅵ型胶原疾病或Ⅱ型FGFR疾病。

研究这些骨骼发育不良要依据原始的影像表现和相关的临床资料，包括遗传类型。有些疾病，例如纤维发育不良、成骨不全、骨骺发育不全、全身脆性骨硬化、条纹状骨病和肢骨纹状肥大，将在其他章节中讨论。读者可参考一些优秀的参考文献[2-11]和本章在讨论每个疾病时引用的参考文献。

第一节　骨软骨发育不良

一、软骨发育不全组

本组发育不全是位于4q16染色体的FGFR3基因突变。

1. 致命性发育不全

自从1967年首次描述以来，致命性或“出生死亡”性发育不全在临床和病理方面已有很深入的认识[12, 12a]。受累儿童通常为死胎，或由于肺发育不全在出生后不久死亡，但是偶尔也可存活至婴儿期。羊水过多和胎儿活动性差比较常见，妊娠18周时超声检查可以确诊[13, 13a]。胎儿或婴儿有明显的肢体短小侏儒症，大头合并前额突出和鼻梁塌陷。有许多皮肤皱褶。胸廓前后径狭窄，儿童具有相对较长的躯干。

影像表现包括：肢根分布形式的长管状骨短缩，干骺端呈漏斗形，以及骨骼弯曲变粗（图81-1A）[14, 15]。弯曲的股骨像电话筒。椎体显著扁平，中间部分明显狭窄，椎间盘间隙增宽（见图81-1B）。由于背弓比椎体发育更好，每个椎体在正位X线片上呈倒置的U形或H形。椎管狭窄在腰椎最明显。由于短肋和肋骨前端膨胀，胸椎显得细长。可见小的方形髂骨，骶髂切迹变小，短而宽的耻骨和坐骨。指骨短小，相对比较宽，呈杯状（见图81-1C）。颅骨基底较短，枕骨大孔比较小。尸检表明枕骨大孔狭窄使脊髓凹陷。一些颅骨外的畸形已有描述，包括颞骨皮质和基底神经节发育不全[16]、巨头畸形、多

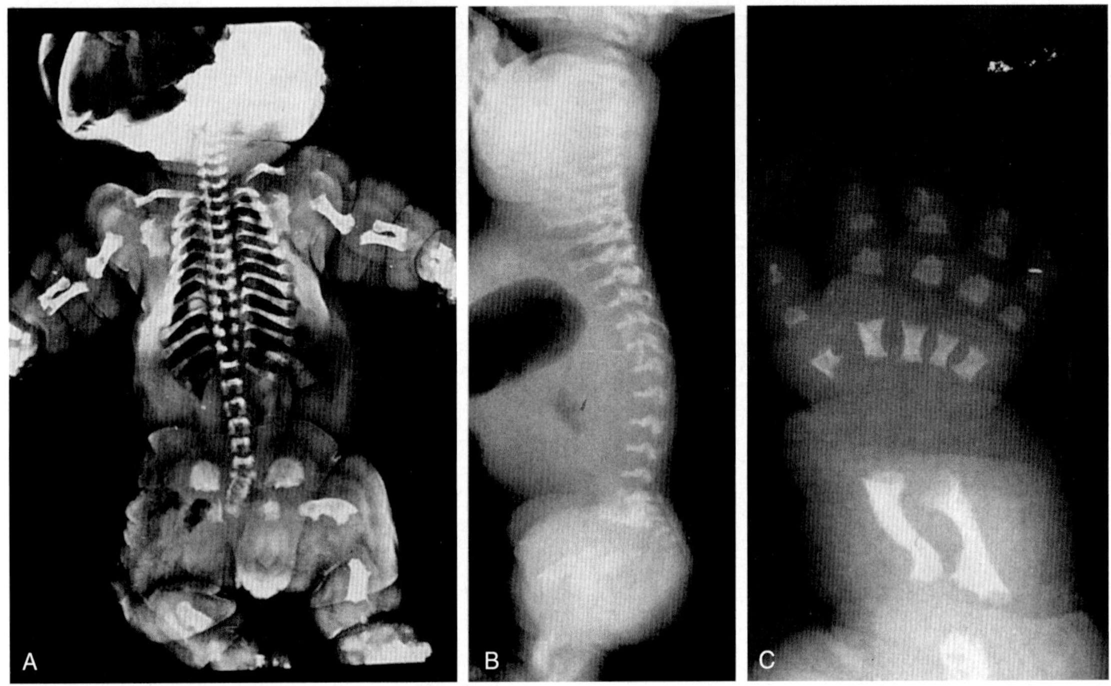

图 81-1 致命性软骨发育不良。3 例患者的影像学改变。

A 影像学改变有管状骨变短，干骺端漏斗形，髂骨呈方形，肋骨短缩。

B 椎体明显扁平，间盘间隙增宽。

C 手的管状骨明显短缩，相对较宽。前臂骨弯曲，干骺端漏斗形。

小脑畸形、心脏缺陷以及某种程度的肾积水。

组织病理学特征包括不规则的软骨内骨形成，缺乏排列有序的软骨细胞和软骨细胞肥大[17]。基本的发病机理是异常的胎儿间质持续存在，这些间质转变为严重异常的骨和软骨[18]。与骨膜或软骨膜相连续的纤维束可延伸至生长区域[19]。致命性发育不全有苜蓿叶形颅骨和枕骨血管瘤[20–22]。致命性软骨发育不全又分为两种类型，有分叶状颅骨（Ⅱ型）和无分叶状颅骨（Ⅰ型）。Ⅱ型致命性发育不全与Ⅰ型相比，长骨稍长，弯曲不如Ⅰ型明显。Ⅰ型和Ⅱ型致命性发育不全是同一种疾病，是不同时期突变出现的不同特征[22a]。

这种疾病的遗传方式还不清楚，最可能的病因是新突变的显性遗传[23]。影像学表现不能与同型的软骨发育不全相鉴别。

2. 典型（杂合子）软骨发育不全

典型的软骨发育不全是比较常见的侏儒型常染色体显性遗传，出生时就非常明显，并有正常的生命周期。临床表现包括：短肢，特别是肢体的近端部分（肢根部小肢畸形）；大头合并前额突出和鼻梁下陷；婴儿时胸腰椎后突；儿童和成人腰椎前突加剧伴臀部突出[24]。双手短粗呈三叉状，常有肘部活动受限。由于颅底、枕骨大孔和椎管的缩窄，软骨发育不全的患者在任何年龄都可能出现脊髓、下脑干、马尾和神经根压迫。由枕骨大孔导致的压迫可伴有严重的神经系统症状[25]，这种压迫可导致窒息和突然死亡[26–31]。脊柱退行性改变、椎间盘突出和脊柱弯曲加重（特别是后突）会使已经狭窄的椎管更加明显[31]。应用重组人类生长激素可适度增加身高[32]。

影像学表现包括颅部比面部增大，伴颅骨基底生长不完全，导致颅底挤压（图 81–2）。CT 能够清楚地显示枕骨大孔变小[25]。枕颈连接、颅骨和脑的 MRI 检查显示蛛网膜下腔在枕骨大孔水平狭窄[33]。一些患者有颈延髓连接的压迫畸形、脑水肿、视神经和垂体干牵拉以及蛛网膜下腔双额面增宽[33]。脑积水最常见为交通性[33a]。下腰椎的椎弓根间距正常情况下在靠近远端处会增大，而此时则在任何节段上均保持一致或减小（图 81–3）。脊柱侧位投照显示椎弓根缩短，椎体背侧常呈凹形，且椎管变小（图 81–4）。髓椎体软骨结合处会有发育停止。婴幼儿椎

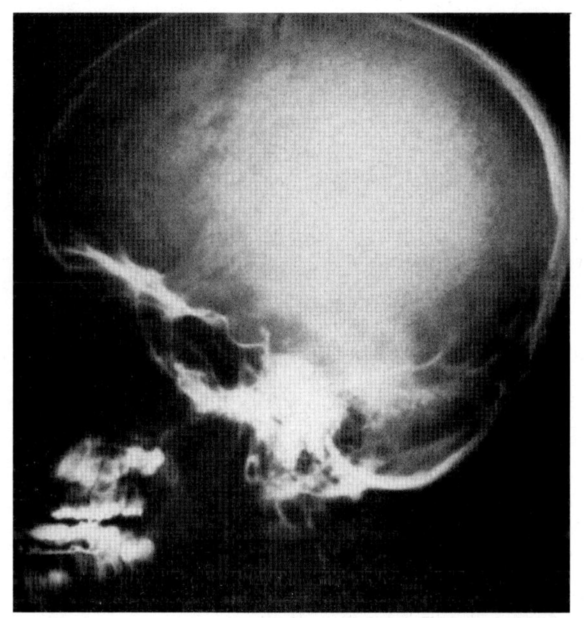

图 81-2　杂合子软骨发育不全：颅骨。显示有颅底挤压。

体扁平，呈子弹头状。髂骨呈方形，伴骶坐切迹变小和髋臼角扁平（图81-5）。可见管状骨短缩（特别是在近侧部分）和干骺端呈漏斗形（图81-6）。股骨近端变圆，婴儿期为透亮区。腓骨不成比例延长（见图 81-6）。可见股骨远端生长板呈 V 形。手和足的管状骨明显短缩，近节指骨和中节指骨短缩增宽最为严重（图 81-7）。肋骨也变短，胸腔的前后径减

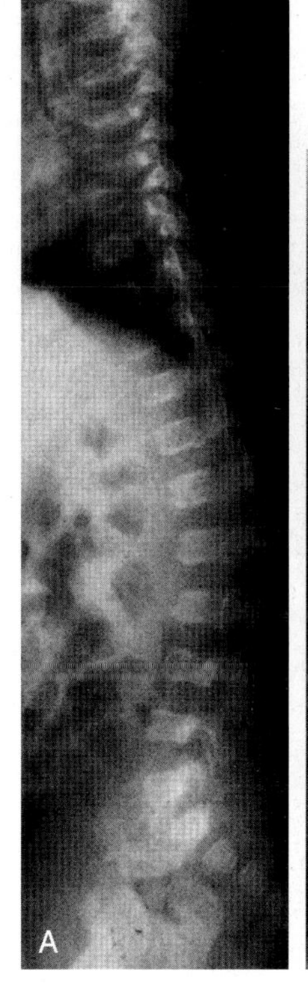

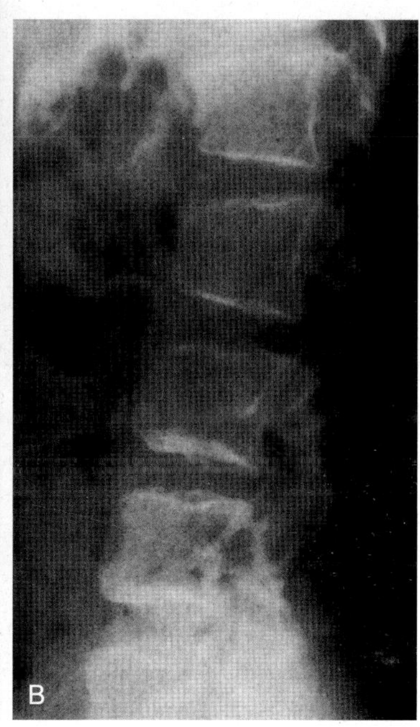

图 81-4　杂合子软骨发育不全：脊柱侧位。

A　4 月龄幼儿。可子弹头形椎体，伴椎体高度减小和间盘间隙增宽。

B　大龄儿童，椎体出现后侧凹陷、高度减少、前侧楔形变和椎弓根缩短，且椎管变小。

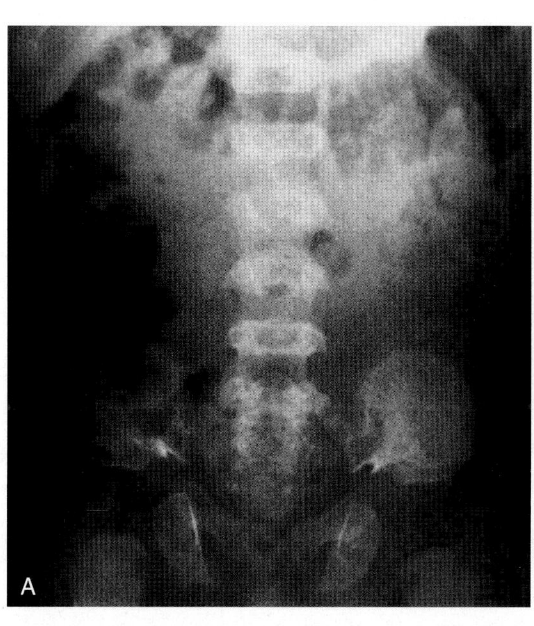

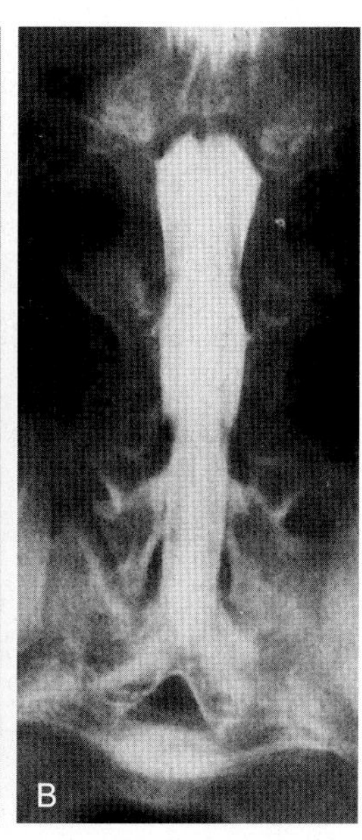

图 81-3　杂合子软骨发育不全：脊柱。

A　下腰椎椎弓根间距狭窄。髂骨呈方形，骶坐切迹变小，且坐骨短缩。

B　大龄儿童脊髓造影显示明显的椎管狭窄。

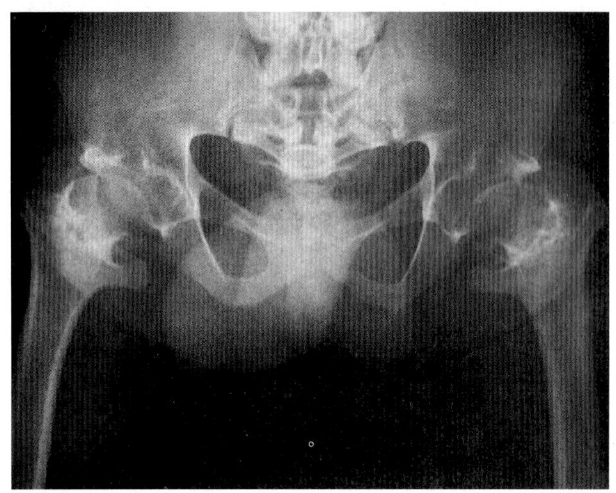

图 81-5 杂合子软骨发育不全：骨盆。成年患者，表现为椎管狭窄、没有漏斗形髂骨翼(已变成圆角)，以及用股骨颈短缩。

小。肋骨的前端可呈漏斗形。肺活量减少，胸腔内狭窄可导致气道受压（图 81-8）[34，35]。

软骨发育不全的骨骼异常是普遍缺乏软骨内成骨的结果。尽管软骨内成骨的组织学特征仅有轻微的改变，但是成骨的速度受到抑制。

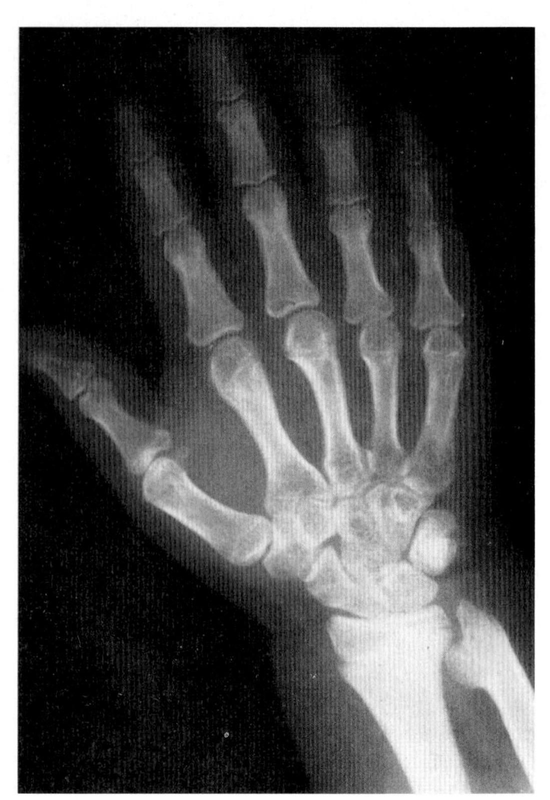

图 81-7 杂合子软骨发育不全：手。各管状骨均短缩。尺骨远端畸形，尺骨茎突突出，且桡骨干骺端呈漏斗形。

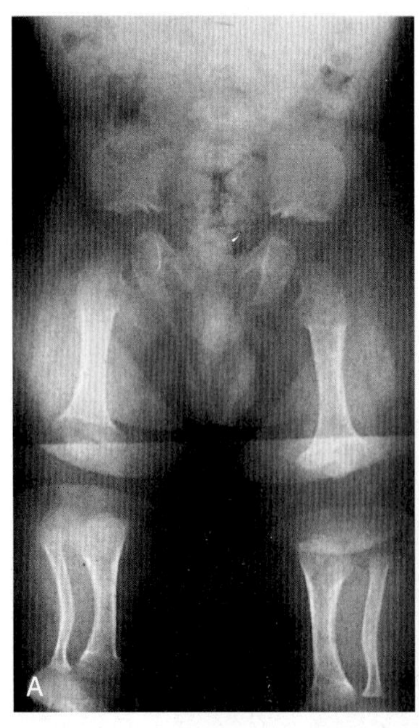

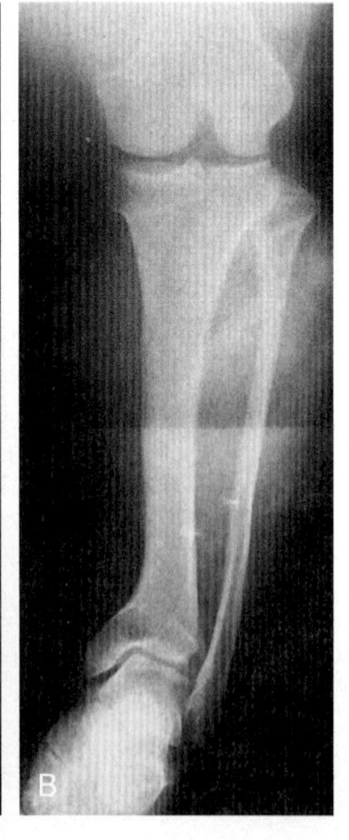

图 81-6 杂合子软骨发育不全：下肢。

A 新生儿。可见管状骨肢根部短缩伴干骺端呈漏斗形以及股骨远端干骺端中度倾斜。

B 成年人。股骨远端骨骺呈V形，腓骨不成比例延长，从而导致足内翻。

3. 纯合子软骨发育不全

纯合子软骨发育不全是先天性短肢侏儒少见的类型，是致命性的；患儿往往在出生后数天或数周内死亡[36，36a]。患儿的父母有软骨发育不全可造成这种结果。本病的临床特征有颅骨增大、鼻梁塌陷、婴儿短肢合并呼吸系统症状。影像改变比典型（杂合子）软骨发育不全更为严重，但是这些影像改变不能与致命性软骨发育不全相鉴别（图 81-9）。

纯合子软骨发育不全的软骨内成骨异常比杂合子软骨发育不全更为明显，而且与致命性软骨发育不全更为相似[37-39]。

4. 季肋发育不全

季肋发育不全是常染色体显性疾病，儿童时期最初的临床表现和影像学表现与软骨发育不全相似，但不如它严重（图 81-10 至 81-12）[40-45]。临床检查可见身材矮小、腰椎前凸增大、弓形腿和肘关节伸展受限。影像学表现包括：腰椎的椎弓根间距狭窄和腰椎椎体后凹加剧，轻度扁平椎，椎管狭窄，管状骨短缩，以及股骨颈短宽。干骺端可轻度膨胀。髂

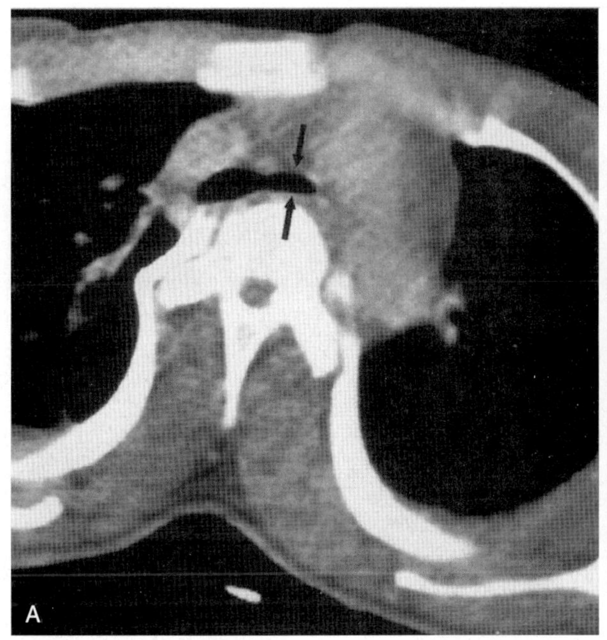
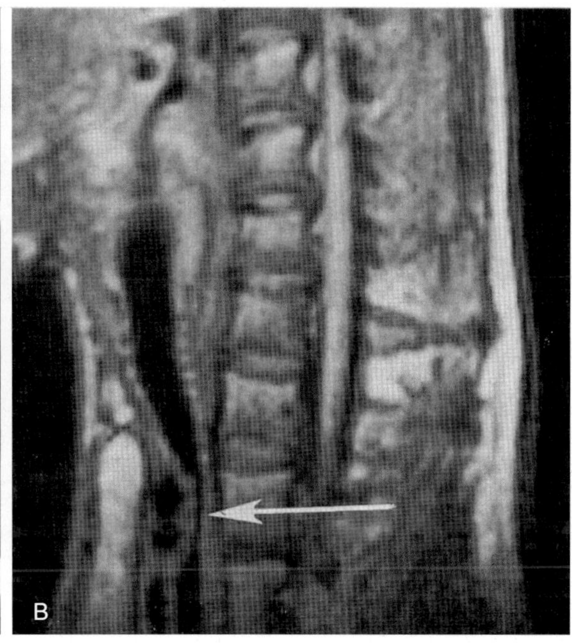

图 81–8　杂合子软骨发育不全：胸部和颈部。

A　胸部横断 CT 扫描。气管分叉处受压（箭头）。肋骨的后部偏向后方而椎体则位于前方。

B　颈椎和胸廓入口矢状位 T1 加权自旋回波 MR 图像。在纵隔上方大血管水平可见气管明显狭窄（箭头）。在前方胸骨和后方椎体之间气管缩窄。无名动脉和头臂静脉位于气管前面。椎管已缩窄。

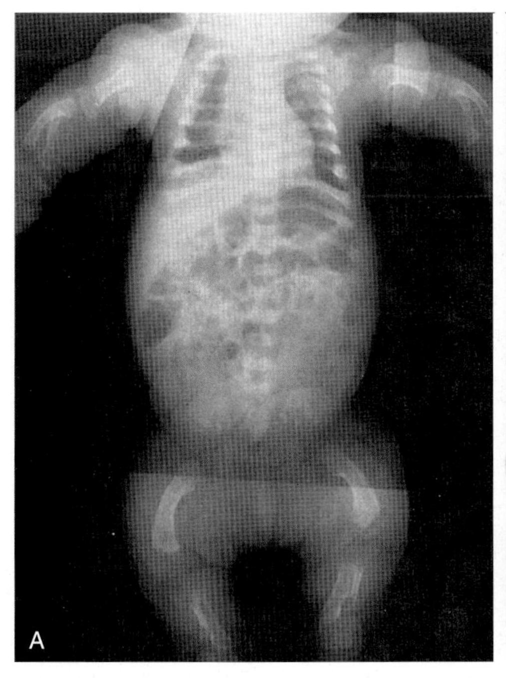
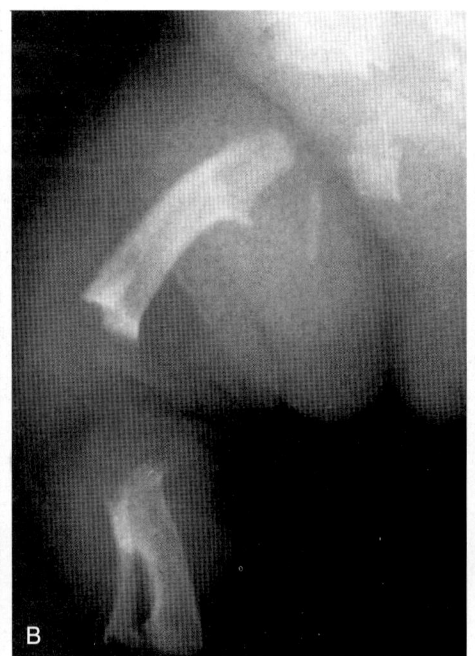
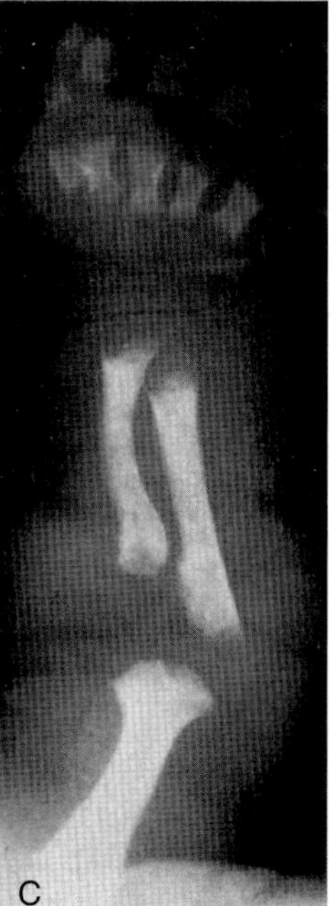

图 81–9　纯合子软骨发育不良。

A　新生婴儿，其病变比杂合子软骨发育不良严重，但比致命性软骨发育不良要轻。

B,C　第二个新生婴儿，管状骨可见严重短缩、弯曲、增宽和干骺端漏斗形，且髂骨呈方形。这些改变不能与致命性软骨发育不良相鉴别。

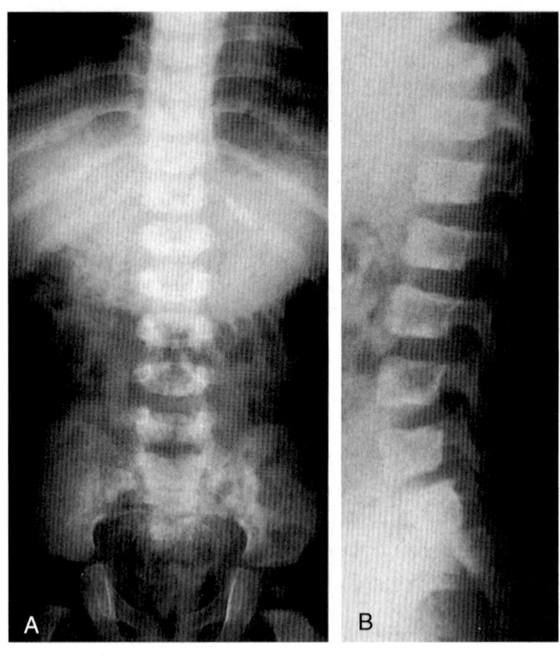

图81-10 季肋软骨发育不全：脊柱。

A 7月龄幼儿的腰椎，下腰椎未见在正常情况下所见的椎弓根间距增宽。可见髂骨短缩和骶坐切迹变小。

B 8岁患儿，可见椎体后侧凹陷以及椎管轻度缩窄。

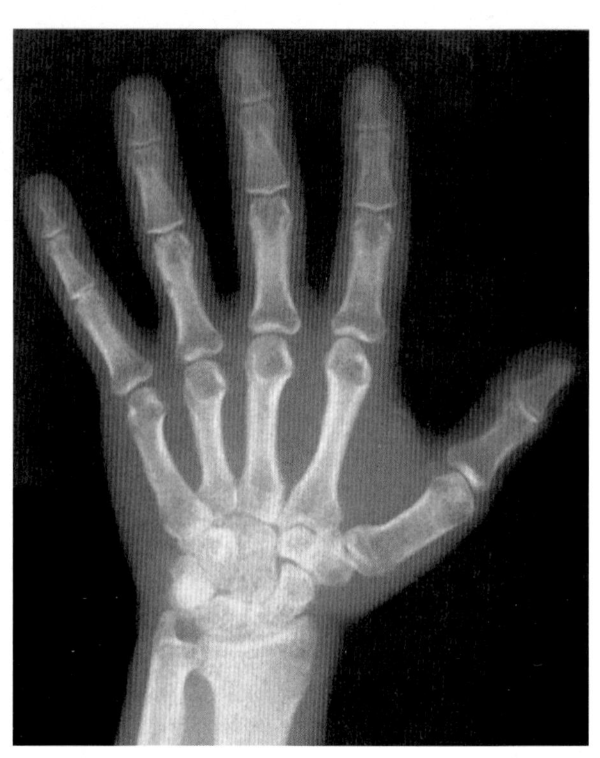

图81-12 季肋软骨发育不全：手。各管状骨均短缩，而尺骨茎突则增长。

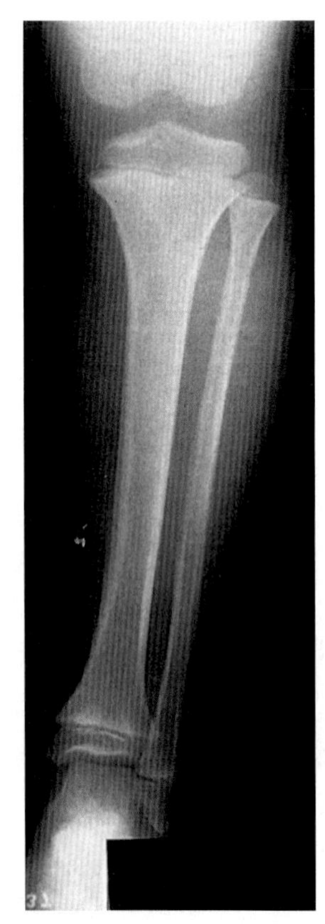

图81-11 季肋软骨发育不全：长管状骨。尽管胫腓骨长度减小，但腓骨比胫骨要长。

骨短缩，伴髋臼顶变平和坐骨切迹减少。腓骨可稍长，尺骨远端短小伴尺骨茎突突起。尽管可有巨头、颅骨基底短缩和枕骨大孔变小，但颅骨并没有明显受累[44]。出生时即可有轻度的影像学改变。产前超声检查曾发现有这些改变[46]。季肋软骨生成不全曾见分叶状头颅[46a]。

软骨发育不全与季肋发育不全综合征已有描述，其影像学表现与母亲患有季肋发育不全及父亲患有软骨发育不全任何一种情况所生婴儿的表现完全不同[47, 47a]。与季肋发育不全相似，也是常染色体隐性遗传，但伴发的肱骨短缩更为明显，胫骨和尺骨没有短缩，而椎弓根间距正常[48]。

二、脊柱发育不全与其他围生期致命型组

一些致命型新生儿扁平脊柱发育不全的肢体短小侏儒症病例被归为致命变异型，例如Tomance型、San Dieogo型和Luton型。但是，这些是独立的病种，非常少见[48a]。San Dieogo型是FGFR3基因突变。

软骨成长不全

软骨成长不全是新生儿侏儒症的一种类型，其

特征是不成比例的大颅、短躯干、腹部突出、重度小肢畸形和水肿[49]。本病在双胞胎中有报道，多合并有羊水过多[50]。软骨成长不全分为两类：Ⅰ型和Ⅱ型[51]。两种类型共有的影像改变包括：椎体骨化严重不足（特别是尾侧），髂骨小且畸形，坐骨、耻骨、跟骨和距骨缺乏骨化或骨化不良，管状骨短粗畸形，伴末端呈杯状，以及肋骨短缩伴末端呈杯状和膨胀。Ⅰ型又细分为有肋骨骨折的ⅠA型（Houston-Harris）和没有肋骨骨折的ⅠB型（Fraccaro）。ⅠB型又被归类为畸形性发育不良组和Ⅱ型软骨成长不全合并Ⅱ型胶原疾病。ⅠB型的新生儿有更广泛的颅骨骨化，但肢体短小且腓骨没有骨化[52]。ⅠA型患者可有一定程度的坐骨骨化。在Ⅰ型综合征中可见有更严重的管状骨短缩和弯曲，伴有一定程度的增宽（长方形骨）和干骺端骨赘形成，而且椎体和颅骨骨化不良（图 81-13A）。

Ⅱ型（Langer-Saldino）或软骨形成不全，是脊柱骨骺先天性发育不良组中最严重的。根据髂骨的特征可将Ⅰ型与更严重的Ⅱ型病变相区别：Ⅱ型病变中髂骨光滑、较长且畸形不明显，具有新月形内缘（见图 81-13B）。另外，颅骨的骨化比较好，管状骨的改变不严重，且肋骨短缩较小。

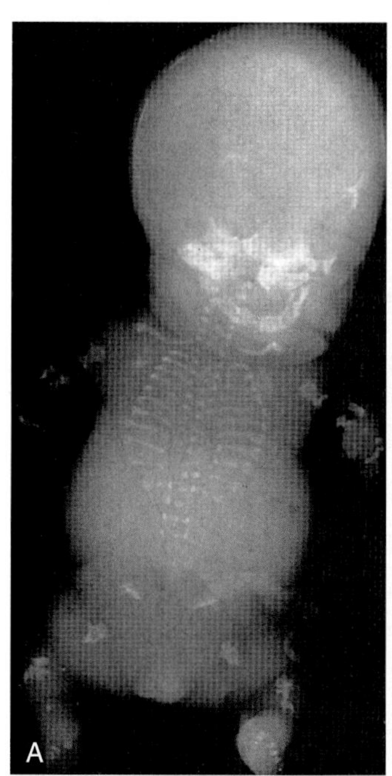
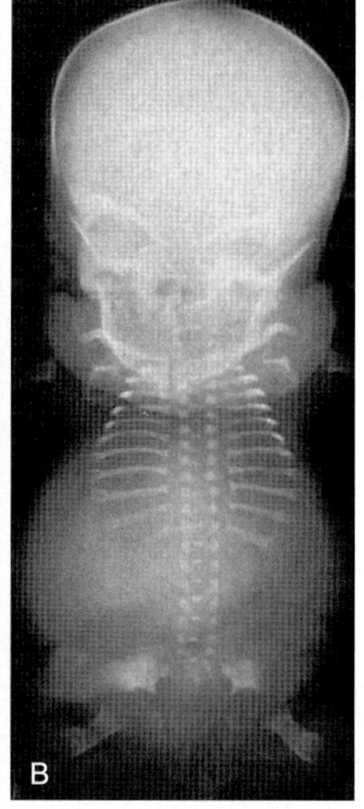

图 81-13　软骨成长不全。

A　ⅠA型（Houston-Harris综合征）。脊椎骨化不良。管状骨短缩、弯曲、畸形，伴末端变宽呈杯形以及干骺端骨赘。也可见髂骨畸形且较小以及肋骨短缩合并骨折和末端呈杯形。

B　Ⅱ型（Langer-Saldino综合征）。肋骨短缩，椎体骨化不良，管状骨短缩伴股骨呈蘑菇杆状，髂骨内缘呈新月形。

现已制定出软骨成长不全的其他一些分类方案。Whitley 和 Gerlin 回顾了 79 例病例后提出，从Ⅰ型典型软骨成长不全到轻度Ⅳ型或软骨形成不全这 4 种类型均有存在[53]。Ⅱ型（Langer-Saldino）有从轻度到重度的骨骼改变，变化范围较大[54]。超声检查曾在产前做出软骨成长不全的诊断[55, 55a]。Ⅰ型是常染色体隐性遗传，Ⅱ型是常染色体显性遗传。Ⅱ型软骨成长不全／软骨形成不全是 COL2A1 基因突变[56, 57]。

三、Ⅱ型胶原病组

1. 软骨形成不全

有文献认为软骨形成不全是Ⅱ型软骨成长不全（Langer-Saldino），患者可存活数月[58]；其组织病理特征与软骨成长不全相同。但是，Ⅱ型软骨成长不全与软骨形成不全是有区别的，因为其表型比较轻。它们都是常染色体 COL2A1 基因显性突变。软骨形成不全是具有轻度临床和影像表现的先天性脊柱干骺端发育不良的一部分。患者有头大、鼻梁塌陷、肢小畸形以及短颈和短躯干。影像表现包括：管状骨短小但发育良好，干骺端呈漏斗形伴轻度不规则，骨骺延迟骨化，腓骨相对较长，没有肋骨骨折，髂骨发育适度伴耻骨发育不良和髋臼扁平，椎体轻度扁平或卵圆形，枕骨大孔后面的颅骨缺乏骨化（图 81-13B 和 81-14）[59]。在严重病例，长管状骨呈蘑菇杆状。软骨形成不全可能是常染色体隐性遗传。

2. 先天性脊柱骨骺发育不良

这种躯干短小侏儒症的特征是肢体轻度短缩、扁平面容、腭裂、短颈、胸廓前后径增大以及关节活动受限[60]。在生长过程中可出现进行性脊柱后侧突、脊柱后凸或腰椎前凸。除有马蹄内翻足畸形外，手和足通常是正常的。其他的重要特征还有：近视和视网膜脱离，可导致失明；以及寰枢椎不稳定，可导致在 MRI 上清晰可见的脊髓受压。尽管遗传方式通常是常染色体显性遗传，但也可能有隐性遗传。呼吸系统的并发症往往非常严重[61]。

影像学改变包括有：椎体高度减小，以及婴儿期出现梨形椎体（图 81-15A）[60]，其与椎体后部没有发育有关。在儿童期，椎体可出现前缘楔形变、不规则以及普遍变扁平，同时出现脊柱后侧凸和腰椎

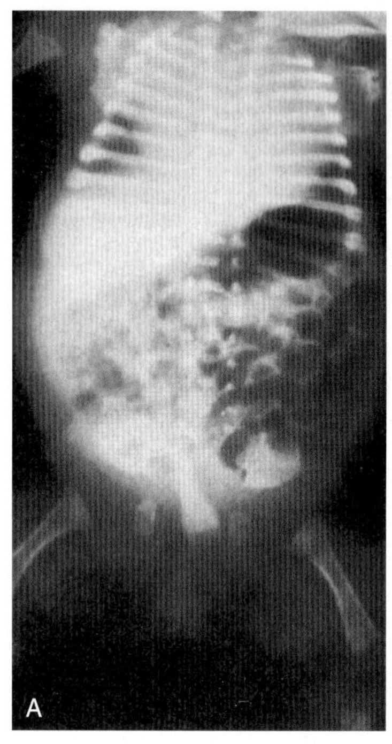

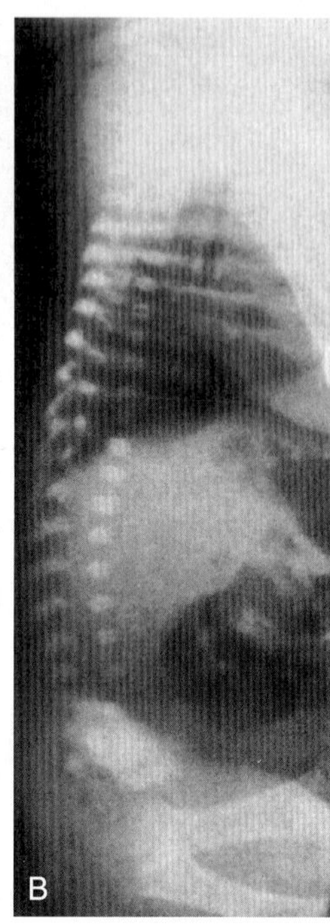

图 81–14 软骨形成不全：正位（A）和侧位（B）X 线片显示肋骨、椎体、骨盆和管状骨受累程度不如 I 型软骨成长不全严重。

前凸。下腰椎的椎弓根间距可能缩窄。齿状突发育不良可合并有寰枢椎脱位（见图 81–15B）。骨盆典型的影像学改变是耻骨和股骨近端的骨化明显延迟（图 81–16A）。股骨头通常从多个中心开始骨化，逐渐发展为髋内翻并有早期骨关节炎。股骨颈可出现明显短缩，且股骨头比较小，正位于大转子水平下方（见图 81–16B）。胸腔较宽，呈钟状且高度减少。肩胛骨短小呈方形。肋骨末端向前面膨胀，并可出现鸡胸畸形和胸骨骨化延迟。长管状骨骨骺骨化延迟。骨骺不规则，且干骺端显示不同程度的不规则并呈漏斗形（见图 81–16A）。可有膝内翻或膝外翻。腕骨和跖骨近端因延迟骨化而比较小（图 81–17）。出生时跟骨和距骨可能没有骨化。

这种疾病有非常明显的遗传多相性，包括致命性变异（图 81–18）[61a, 62]。已发现 COL2A1 Ⅱ型胶原的基因突变[64]。组织病理学改变具有特征性[63]。

四、进展性发育不良组

1. 纤维性软骨形成

纤维性软骨形成是一种出现在新生儿的胎儿致命性侏儒症，可能是常染色体隐性遗传，其特征是：胸椎和腰椎椎体后侧变扁平呈梨形，并有冠状裂隙；肢体短小伴干骺端明显增宽和轻度不规则；肋骨短而薄，末端呈杯状；锁骨长且薄；肩胛骨小；髂骨外形减小且外侧缘呈圆形；坐骨切迹变小；以及生长板典型的形态学改变（图 81 19）[65–66a]。

2. 进展性发育不全

进展性发育不良的特征是出生时肢体短小而躯干正常或延长，晚期出现短躯干伴脊柱后侧凸。进展性就是指在“不断变化”，Maroteaux 选择这一术语旨在强调这种疾病的不断演变过程。出生时，长管状骨的末端是突出的，因此关节活动受限。婴儿期，胸廓往往变长变窄，而且骶尾部有一小的软组织皱褶，像一条尾巴。手和足最初时细长，到后期会相对变短。患者会有进行性（有时是明显的）脊

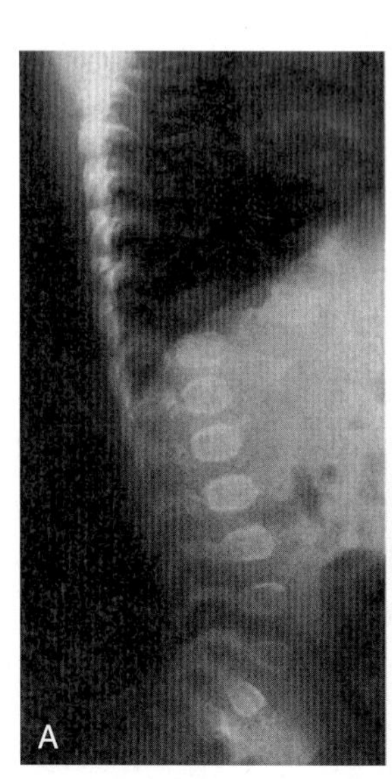

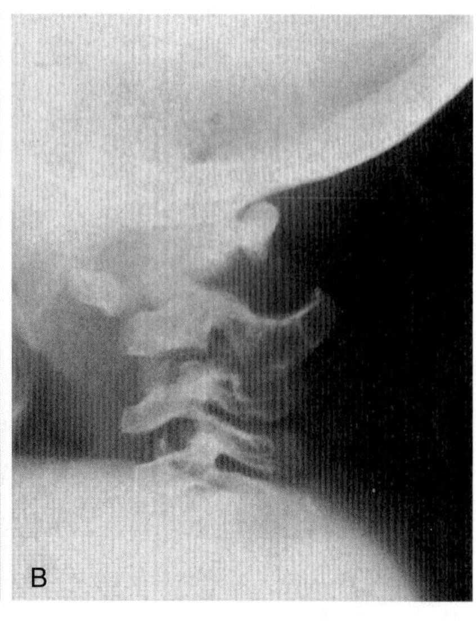

图 81–15 先天性脊柱骨骺发育不良。

A 可见椎体高度减小，胸段和下腰段可见椎体呈梨形。

B 齿状突发育不良已造成寰枢椎不稳定。椎体呈扁平状。

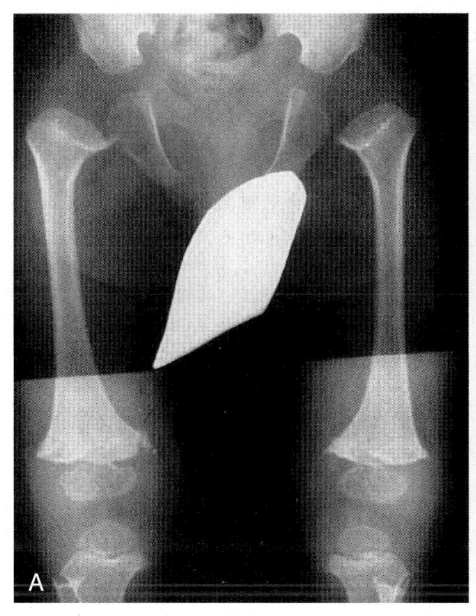

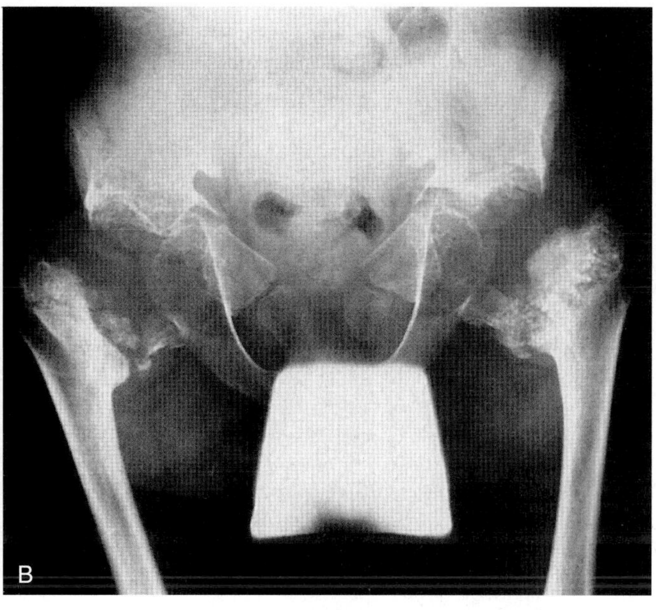

图 81–16 先天性脊柱骨骺发育不良。

A 2 岁大患儿，可见耻骨和股骨近端延迟骨化。髂骨较小，而且膝关节周围各骨的干骺端均可见不规则。

B 另一名 11 岁患儿，股骨头较小且下移，股骨颈和耻骨发育不良。

柱后侧凸，且胸骨严重前弯。

影像学改变非常明显。肢体的管状骨较短，干骺端明显增宽，外观如同喇叭形或哑铃形（图 81–20）[67, 67a]。大小转子都非常大，小转子尤为明显，而且其外形呈“战斧”状，尤其是婴儿期。腓骨可相对较长。骨骺延迟出现，且较小、扁平并有畸形。婴儿期椎体呈长方形或菱形，高度明显减小，而且椎间盘间隙较大。尽管椎体体积可增大，但仍保持扁

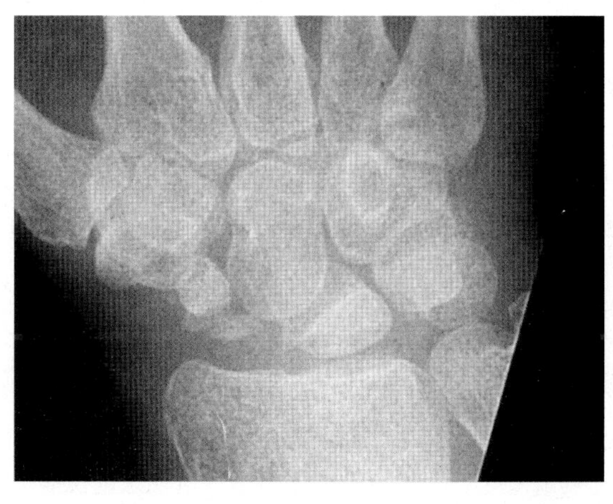

图 81–17 先天性脊柱骨骺发育不良。腕骨小而畸形。

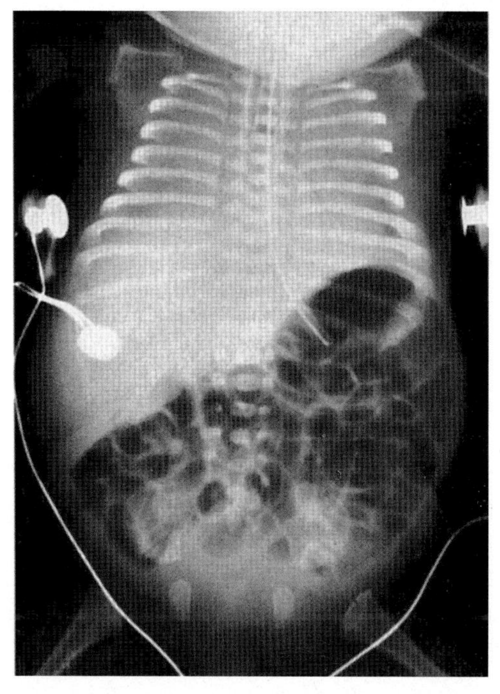

图81–18 先天性脊柱骨骺发育不良。这个严重受累的新生儿，胸廓呈钟形，椎体变扁平，耻骨缺乏骨化，肩胛骨较小，且患有透明膜性疾病。

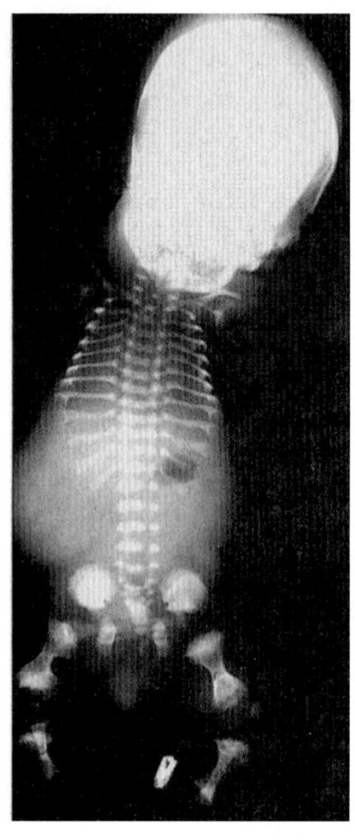

图 81-19 纤维性软骨形成。椎体变扁平，管状骨短缩伴干骺端呈漏斗形，肋骨短且薄末端呈杯形。髂骨翼呈圆形伴骶坐切迹狭窄。(Courtesy of H. Taybi, M.D., Oakland, California.)

平和不规则，且前缘呈楔形（图 81-21）。神经弓发育较好。由于齿状突异常发育和继发性神经系统缺陷，可出现寰枢椎不稳定（图 80-22）[68]。骨盆的特征是髂骨缩短伴曲线状外侧缘、扁平髋臼顶，以及偏小的坐骨切迹和外侧髂切迹（图 81-23）。Y 形三叉软骨较宽。在婴儿期，由于肋骨较短且前端呈漏斗形，胸廓延长而且前后径减小；儿童期出现脊柱侧后凸和胸骨突出，导致胸廓畸形。手和足的管状骨干骺端扩张，且骨骺骨化延迟和不规则（图 81-24）。腕骨和跖骨也有不规则和延迟骨化。

这种疾病的遗传方式还不清楚，可能有 4 种遗传方式：（1）具有典型特征的致命型是常染色体隐性遗传；（2）存活至儿童期的非致命型是常染色体隐性遗传；（3）非致命型是常染色体显性遗传；（4）轻型的遗传方式还不清楚（图 81-25）[68-70a]。尽管这种疾病有明显的遗传多相性，但对各种变异型的划分仍有争议[71]。

五、短肋发育不良组

许多综合征的特征均为胸廓狭窄合并短肋、四

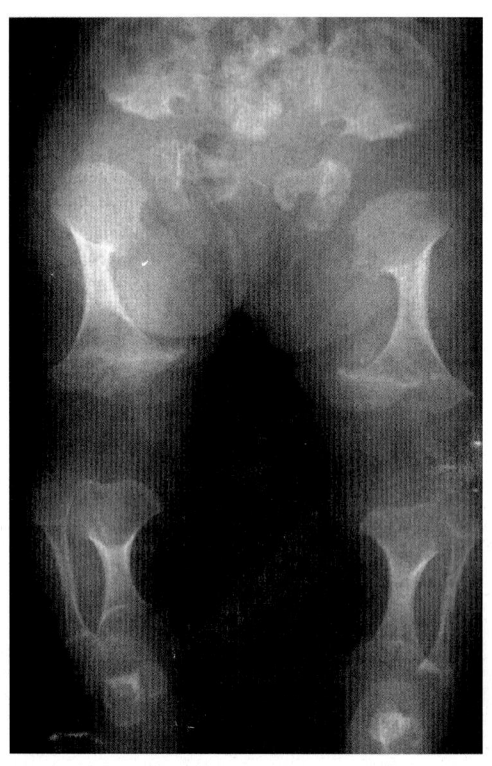

图 81-20 进展性发育不良。这个新生婴儿的骨骼均短缩，干骺端呈明显漏斗形且股骨大小转子均偏大。髂骨较短缩，伴曲线状外侧缘和偏小的骶坐切迹。

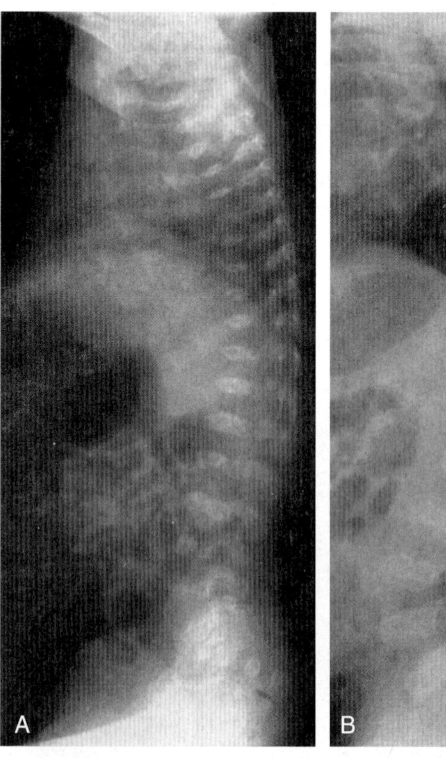

图 81-21 进展性发育不良。新生儿期（A）和14个月时（B）脊柱侧位X线片显示，椎体明显变扁平且前缘呈楔形。最初显示椎体有冠状裂隙，特别是在第 4 腰椎，已进一步骨化。

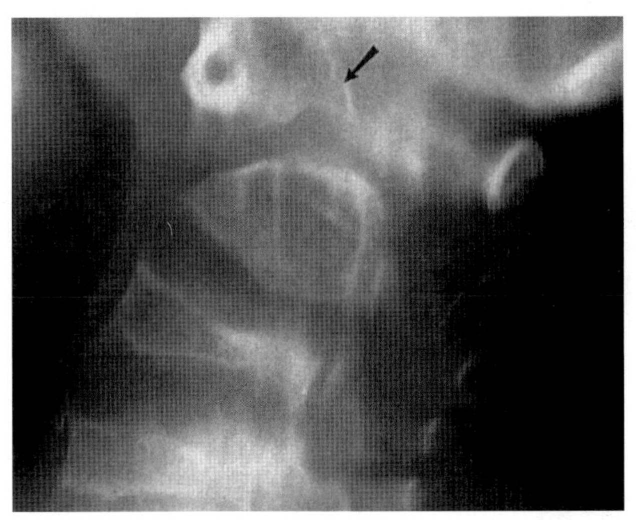

图 81-22 进展性发育不良。7 岁患儿，上颈椎的传统 X 线断层片显示，齿状突变小、畸形和分离（箭头）以及椎体变扁平。

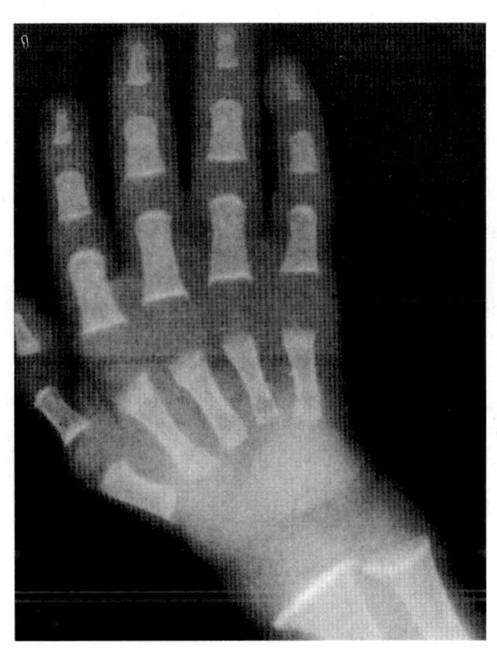

图 81-24 进展性发育不良。可见干骺端膨胀以及腕骨和骨骺延迟骨化。

肢短小且常见多指（趾）畸形。肺功能发育不良可引起早期死亡。下面将讨论 4 种短肋多指（趾）综合征；有文献认为这 4 种类型均为常染色体隐性遗传，而且是连续可变表现性范围的一部分[71a]。其中还包括窒息性胸廓发育不良和软骨外胚层发育不良。

1. 短肋多指（趾）综合征

（1）Ⅰ型（Saldino-Noonan）。患这种疾病的新生婴儿会出现水肿，而且有肢体短缩、轴后性多指（趾）和胸廓狭窄[72, 73]。多指（趾）偶尔为轴前性。影像学特征有水平位严重短肋、小肩胛骨和锁骨畸形（图 81-26）。管状骨非常短，骨端不规则，有时会变尖（见图 81-26）。股骨往往缺乏皮髓质分化，而且腓骨可缺如。手指短小，指骨骨化可缺乏呈圆形也可不规则。掌骨可有类似的改变。椎体变形，变扁平或呈方形且不规则；可出现冠状缝（见图 81-26B）。髂骨偏小，髋臼顶扁平且内缘和外缘有骨刺，骶髂切迹短小。可见长头和小下颌骨。可

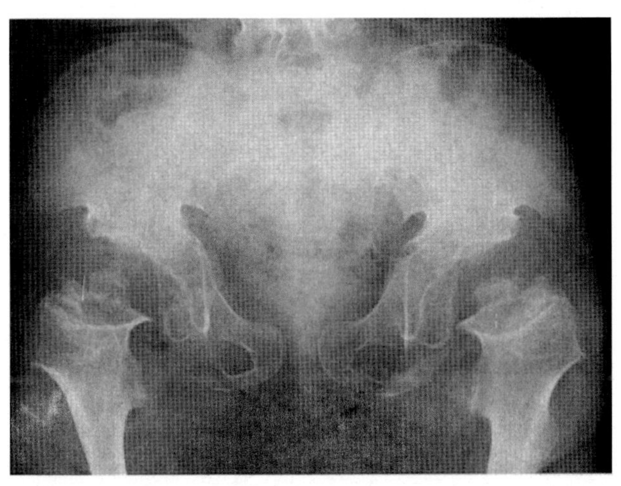

图 81-23 进展性发育不良。髂骨呈“战斧”状，而且骶坐切迹较小，股骨头骨骺畸形，且股骨颈较宽。

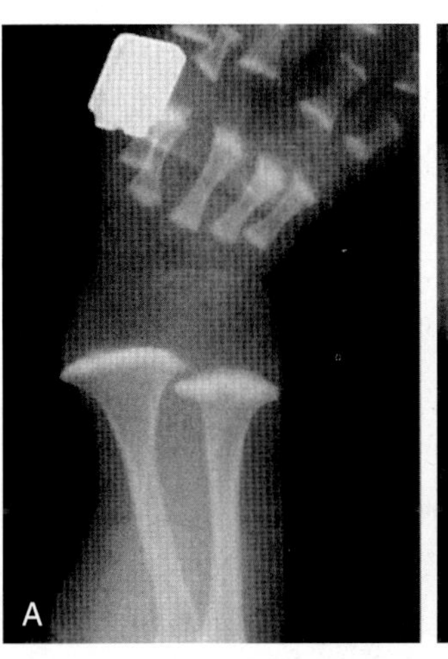

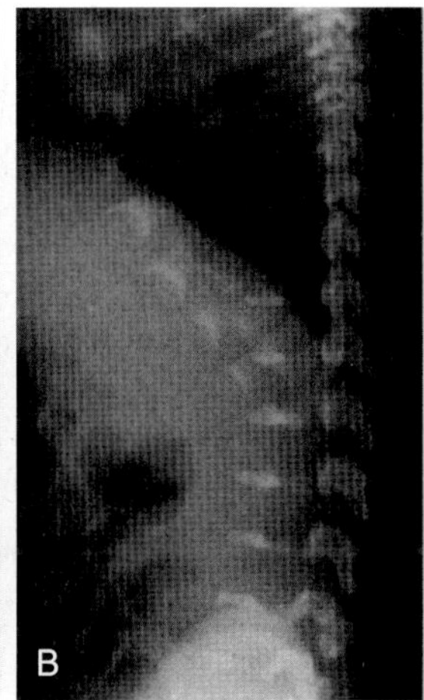

图 81-25 进展性发育不良。这种疾病的更加致命型可伴有尺桡骨干骺端明显扩展（A）以及椎体的明显变扁平（B）。

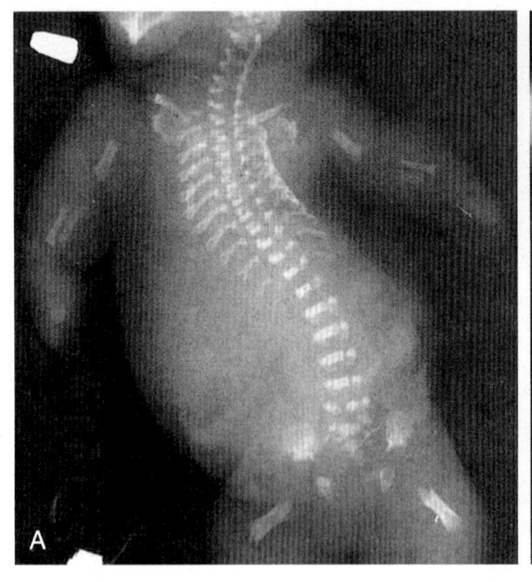

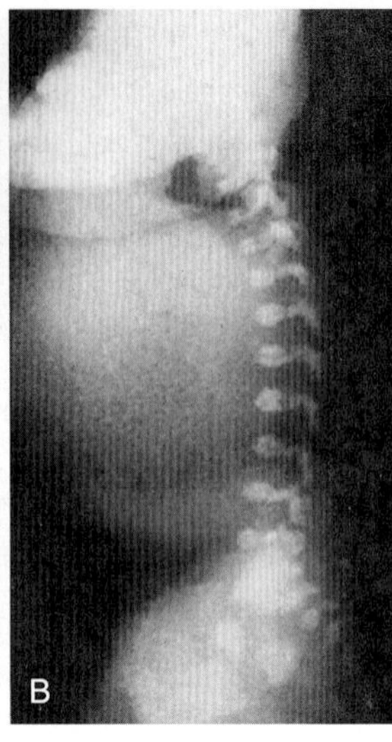

图81-26 短肋多指(趾)综合征，Ⅰ型(Saldino-Noonan)。所示为两个不同婴儿的X线片(A，B)。肋骨严重短缩，肩胛骨较小，管状骨短缩伴末端不规则，髂骨呈方形伴内缘和外缘赘生物，且椎体轻度变扁平和不规则。

有呼吸道、心脏系统、生殖系统、胃肠道的多发畸形。妊娠期使用超声或胎儿镜可确诊[74, 75]。

(2)Ⅱ型(Majewski)。在Ⅱ型变异中，除了有严重的肋骨短缩和多指(趾)外，患者还有水肿、小扁平鼻、低位耳以及唇裂或腭裂[76]。与Ⅰ型综合征相比，Ⅱ型综合征的影像学改变是长管状骨的干骺端呈圆形但并无不规则。胫骨可不成比例的短缩并呈卵圆形。脊柱和骨盆仅轻度受累。股骨近端的股骨骺在出生时可能就已骨化。下颌骨较小，而颅骨可有轻度骨化异常。心血管、胃肠道、生殖系统和大脑的多发畸形已有报道，还有发育不良性会厌炎和肾囊肿[77]。显微镜下改变与Ellis-van Creveld综合征相似[78]。

(3)Ⅲ型(Verma-Naumoff)。这一综合征，除了窄胸、短肋以及短方形肩胛骨和髂骨外，椎体也有增大伴血管突出[79, 80]。管状骨形成较好，且干骺端有特征性的骨刺，特别是股骨(图81-27)[79, 80]。颅骨基底短小，额骨突出。其他器官有多发性先天性畸形。Ⅰ型和Ⅲ型综合征的鉴别有时很困难，两者都是同一疾病范畴的一部分，不过Ⅲ型的改变较轻，其中包括管状骨形成较好伴干骺端骨刺以及腓骨和肋骨形成较好[81]。

(4)Ⅳ型(Breemer)。Ⅳ型与Ⅱ型相似，但有轻度扁平椎体、小髂骨翼、管状骨弯曲且胫骨长于腓骨[82]。

2. 窒息性胸廓发育不良(Jeune综合征)

这种常染色体隐性遗传性疾病的最初报道描述是，患婴胸廓受限以及肢体轻度短缩，因肺功能低下而死亡。后来的报道包括呼吸系统症状不太严重的患儿[83-85]，患儿可存活至儿童期，通常死于进行性加重的肾脏疾病[86]。根据恰当的家族史、扁平胸和肢体短缩，胎儿期超声检查可对本病做出诊

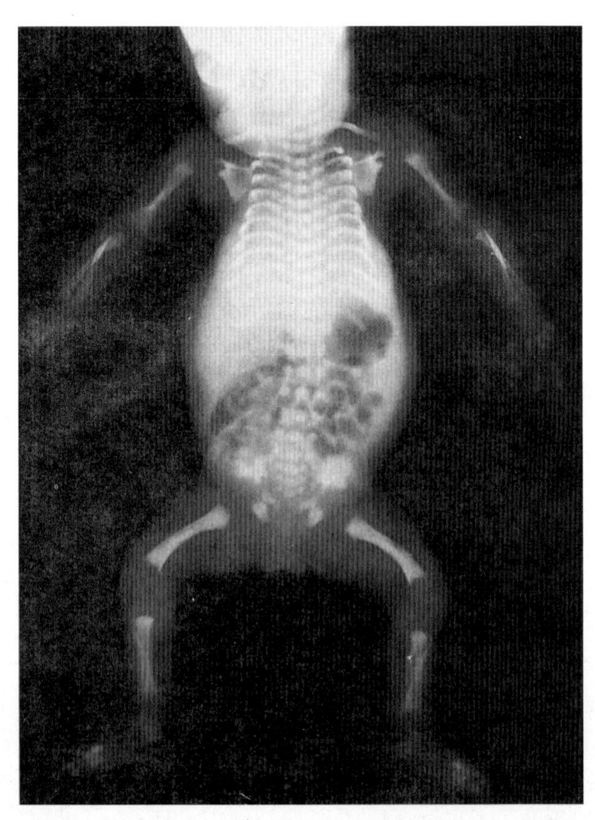

图81-27 短肋多指(趾)综合征，Ⅲ型(Verma-Naumoff)。肋骨明显短缩，管状骨的形成比Ⅰ型要好，且干骺端有明显赘生物。髂骨呈方形伴髋臼下缘赘生物。脊柱仅有轻度改变。

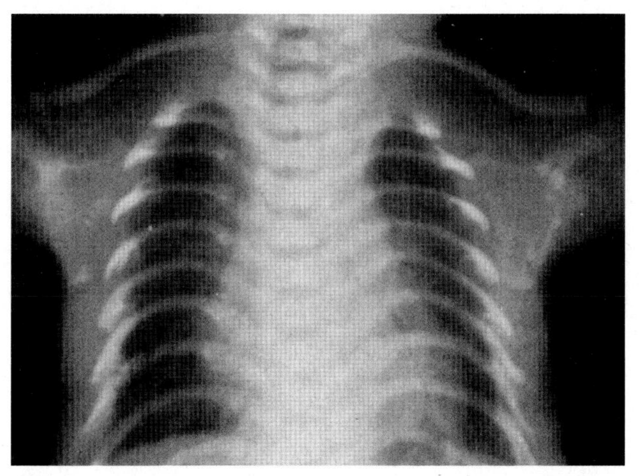

图81–28　窒息性胸廓发育不良：胸腔。可见肋骨短缩和锁骨呈手柄状。

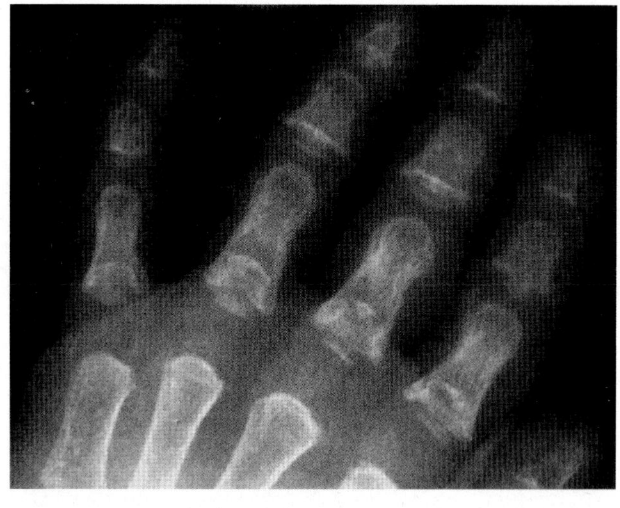

图81–30　窒息性胸廓发育不良：手。指骨骨骺呈圆锥形且指骨较短。

断[87，88]。

明显的影像学特征是胸廓狭窄、肋骨较短呈水平向且肋软骨结合处宽而不规则（图81–28）。锁骨高位，呈手柄状。新生儿骨盆的改变与软骨外胚层发育不良相似，表现为髂骨、耻骨和坐骨变短，且髂骨的外侧缘呈圆形。髋臼顶扁平，髋臼顶的内侧、外侧有时还有中部呈穗状向下突起，既所谓的三射状或三叉形髋臼（图81–29）。大多数患者股骨近端骨骺会发生早期骨化。骶坐切迹较小。骨盆随年龄增长而逐渐正常，但股骨近端干骺端可逐渐变得不规则。长管状骨轻度缩短，且干骺端轻度扩展。手部可有明显的改变（图81–30）。婴儿有轻度的指（趾）短缩，特别是远节指（趾）骨，并有多变的多指（趾）畸形。后期，骨骺会变成圆锥状并过早融合，使中节和远节指（趾）骨进一步短缩。足部可出现同样的改变。颅骨和脊柱正常。

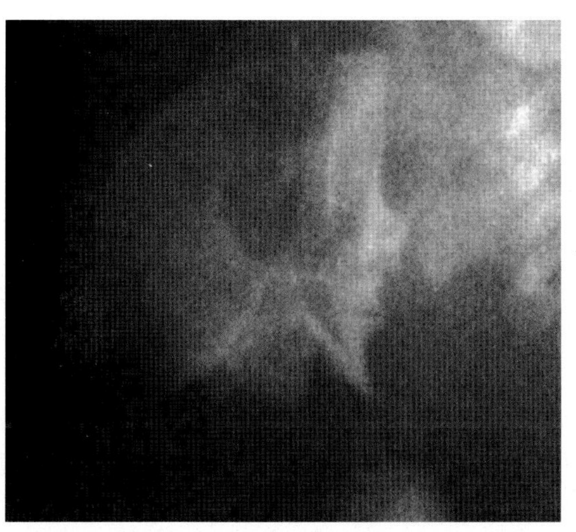

图81–29　窒息性胸廓发育不良：骨盆。可见3个向下突出的髋臼棘。

窒息性胸廓发育不良有许多影像学和组织病理学特征，与软骨外胚层发育不良相似[89]，但与后者不同的特征表现是肋骨短小、进展性肾病高发、肝脏纤维化、指甲改变不明显而且很少有多指（趾）畸形，特别是手部。另外，它没有先天性心脏病或胫骨近端改变。

3. 软骨外胚层发育不良（Ellis-van Creveld发育不良）

Ellis-van Creveld 发育不良是一种短肢侏儒症，其特征是外胚层发育不良、多指（趾）和先天性心脏病[90–96]。这种疾病是常染色体隐性遗传，出生时即有症状。染色体 4p16 基因图接近软骨发育不全组的FGFR3基因突变。常见的表现有：身材矮小，肢体远端短缩，多指（趾），手指甲或足趾甲缺乏或发育不良，牙齿发育不良，以及上唇异常。60%的患者有心脏缺陷（主动脉间隔缺损或单心房）[96a]。另外，一些患者还有肾脏异常和脑积水。有些影像学特征与家族性窒息性胸廓发育不良的特征相似，包括胸部延长、短肋伴前端骨性膨胀、髂坐切迹较小、髂骨发育不良、三叉形骨盆以及股骨近端骨骺早期骨化。此外，一些患者还有管状骨短缩（特别是指骨）、多指（趾）（特别是手）、腕骨融合、多余腕骨、圆锥形骨骺、尺

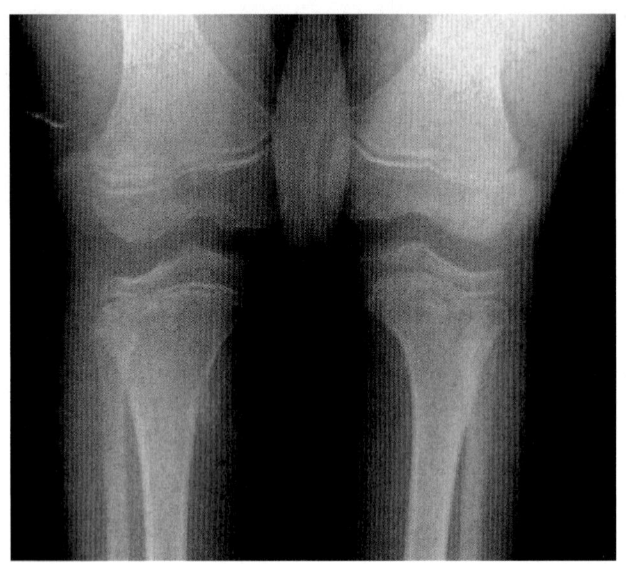

图81-31 软骨外胚层发育不良。管状骨短缩伴干骺端扩展。胫骨近端骨骺外侧发育不良。胫骨的内侧骨干中间有赘生物，且髌骨脱位。

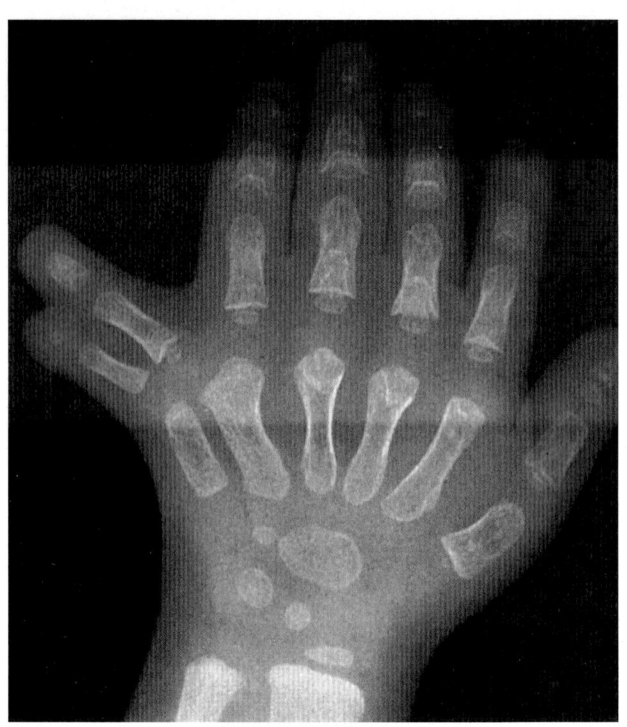

图81-33 软骨外胚层发育不良。可见轴后性多指和管状骨短缩（特别是远节指骨，呈线样条纹形）。中节指骨的圆锥形骨骺最明显。头状骨和钩状骨相融合，在钩骨的外侧可见一块多余腕骨。

骨近端和桡骨远端扩大（鼓槌状）以及桡骨头前脱位。胫骨近端外侧较宽且发育不良、胫骨内侧骨干外生骨疣、膝外翻和腓骨缩短都是其典型表现（图81-31至81-33）。颅骨和脊柱一般正常。胎儿组织病理学的表现与稍大婴儿和较大儿童有所不同[97]。

患儿在儿童期常由于心肺并发症而死亡，妊娠期可确诊本病[97a]。

六、成骨不全组

1. 成骨不全性发育不良

Maroteaux等使用的术语成骨不全源自希腊语“atelas”，意指“不完全”[98]。这种致命型的短肢侏儒至少有3种类型。患者表现为大关节脱位、畸形足、弓形腿、面中部发育不良、小颌畸形、鼻梁扁平和腭裂。影像学改变包括有：椎体骨化不完全（椎体还有冠状裂或矢状裂），以及上胸段椎体发育不良和颈椎后凸（图81-34）[99]。肋骨可有发育不良。肱骨和股骨呈棒状且远端变窄（见图81-34）。肱骨和腓骨可缺如或发育不良。其他长管状骨会有短缩或弯曲。有些短管状骨，特别是近节指骨尚未骨化。远节指骨比其他手和足的其他各骨的骨化要好。手和足的骨骼可有明显的发育不良和发育不全性改变[100]。趾骨骨化往往不良，或另有骨化中心[101]。

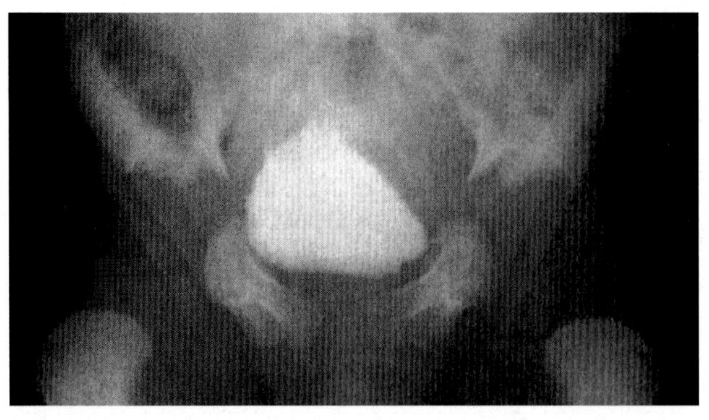

图81-32 软骨外胚层发育不良。这个新生儿的X线片上可见3个向下突出的髋臼棘。膀胱内可见对比剂。

Ⅲ型综合征患者可存活到新生儿期之后。Ⅰ型患者的远节指骨骨化良好，较短且较宽。其他的短管状骨没有骨化或发育不全。Ⅱ型患者的所有手部管状骨均已骨化但发育不全。第二或（和）第三掌骨往往比其他管状骨大。腓骨较小但已骨化。与Ⅰ型相比，椎体的异常较少。Ⅲ型患者的掌骨较短但骨化更均衡。近节指骨可呈墓碑状[102]。Ⅱ型被划归为弯曲畸形性发育不良组。反复性发育不良是成骨不全范围内的变异性疾患。

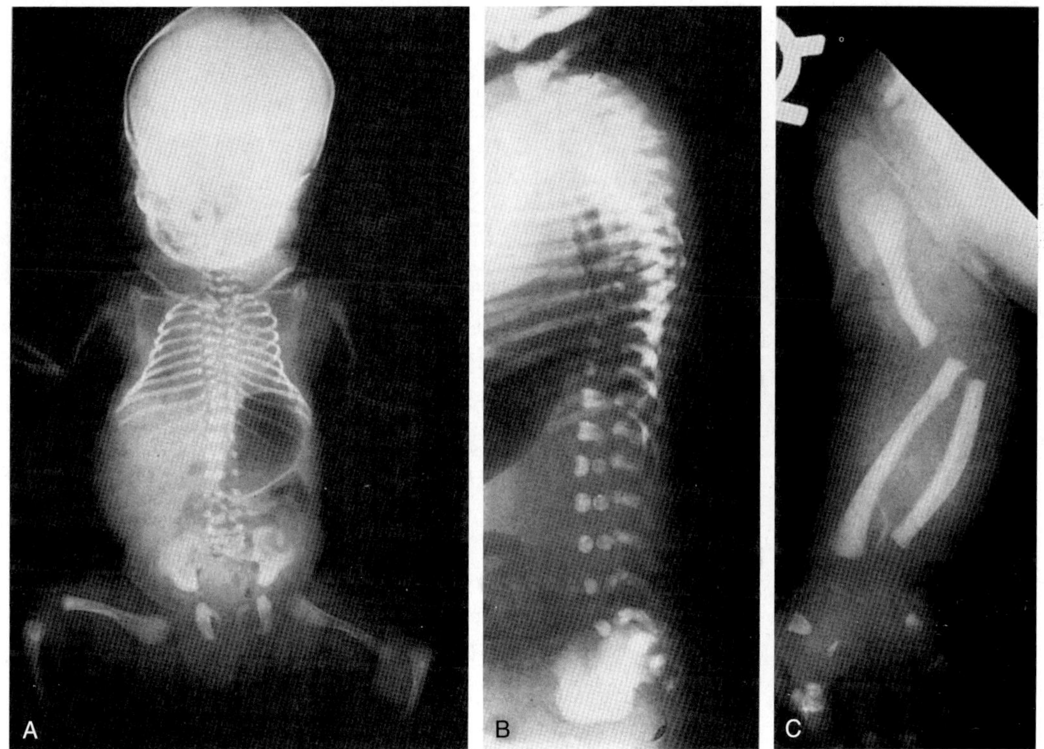

图 81–34　成骨不全性发育不良。

A　肱骨和股骨呈棒形，肋骨较短，肘关节和左膝关节脱位，上部胸椎发育不良。腓骨缺如。

B　椎体冠状裂清晰可见。

C　肱骨呈棒形，且远端呈钩状。肘关节脱位，且手部骨化延迟。

（Courtesy of R. Lachman, M.D., Los Angeles, California.）

2. 耳腭指综合征

有两种类型的耳腭指综合征，Ⅰ型比较常见，症状较轻。Ⅱ型与成骨不全有很多共同的特征。Ⅱ型综合征有特征性的面容、听觉缺陷，而且手指和足趾畸形类似于雨蛙的趾，第一指（趾）骨短小，末节指（趾）骨较宽[103]。由于前额突出伴眼距加宽、鼻宽阔以及双眼外侧倾斜，从而呈现“职业拳击手”面容。腭裂常见。遗传方式有X连锁和常染色体隐性两种类型，男孩受累更严重[104]。隐性遗传合并有生长滞后以及各种轻微的临床和影像特征[105]。可伴有脐疝[106]。

Ⅰ型中最具特征性的影像学在手和足部，包括第一指（趾）短缩以及远节指（趾）骨宽大（图 81–35）[107]。掌骨和跖骨可明显增宽并出现假骨骺，而第一指（趾）较短，特别是足部。腕骨畸形多见，并可出现横行头状骨、腕骨融合以及附属骨。跗骨可出现类似的异常。四肢各骨可表现为没有正常的管

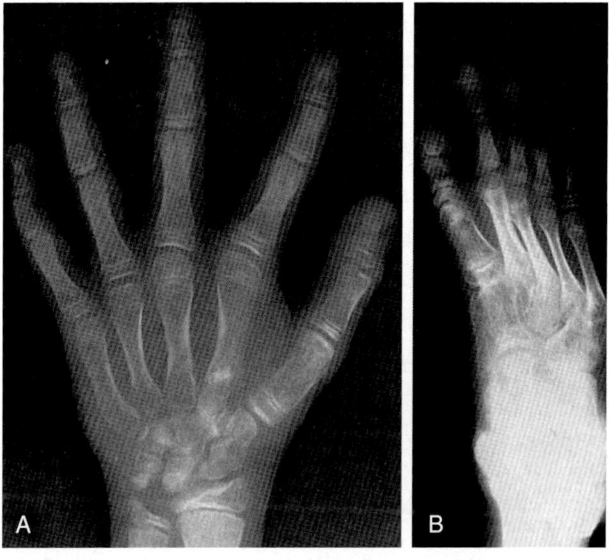

图 81–35　耳腭指综合征。12 岁患儿，其表现包括：骨骼短缩，特别是第一指（趾），第二掌骨有一指向近端假骨骺，腕骨畸形，骨骺变扁平，以及跗骨融合。

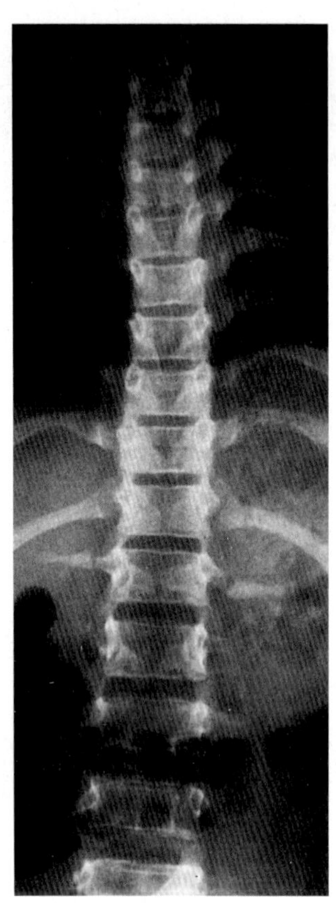

图 81–36　耳腭指综合征。下胸椎和腰椎可见椎弓根间距增宽，伴神经弓没有骨化。

状和轻度弯曲。可出现髋外翻畸形。也可出现桡骨头脱位和桡骨近端欠发育。

颅骨的表现包括：突出的眶上嵴伴额骨增厚，额窦缺失，垂直向斜坡，后顶骨和枕骨突出，以及在人字缝中出现小的沃尔姆骨。乳突气化不良。胸廓呈漏斗胸。上部颈椎的椎体和神经弓以及某些棘突会发生没有骨化。腰骶管可有增宽（图 81–36）。偶尔可见骨硬化[108]。正如上文所述，Ⅱ型耳腭指综合征的特征与Ⅰ型成骨不全有一些相同之处[102]。患Ⅱ型综合征的大多数婴儿可因呼吸系统并发症死亡。Ⅱ型患者会有长骨弯曲、大的波形肩胛骨、薄的波形肋骨、长的钩状锁骨、腓骨发育不全或缺失、肘关节脱位、下颌骨发育不全、髂骨膨胀以及手和足部畸形（包括掌骨、跖骨、指骨和趾骨发育不全）[109]。

七、弯曲畸形性发育不良组

Lamy 和 Maroteaux 使用术语“diastrophic 弯曲畸形”，意指扭曲或弯曲，旨在强调这种常染色体隐性遗传疾病中常见的四肢和脊柱扭曲，其特征是身材矮小、进行性脊柱侧弯和后凸、畸形足、关节多发性挛缩和脱位以及手足耳的明显异常[110]。除了手足短宽外，拇指和踇趾还保持在搭叠位。在出生后头几个月内因囊性肿块可使耳垂畸形。腭裂常见。尽管预后比较好，但由于支气管塌陷所致的呼吸系统并发症可导致婴儿死亡。这种疾病的表达变化多样，甚至在同胞患者之间也如此[110a]，有些患者的症状轻微。这种情况可见于 E 三体细胞镶嵌性患者中[111]。弯曲畸形性发育不良组在染色体 5 的弯曲畸形性发育不良硫酸盐转移基因（DTDST）上存在有隐性突变。假性弯曲畸形性发育不良是一种不同的疾病，具有多指（趾）、近节指间关节脱位、对治疗敏感的畸形足但没有增大的囊状耳[112]。

弯曲畸形性发育不良的影像改变包括管状骨明显短缩伴干骺端增宽且变圆（图 81–37）[113]。骨骺延迟出现，特别是股骨的近端骨骺，而且骨骺变扁平和畸形（图 81–38）。股骨远端骨骺的外侧部分变扁平特别明显。婴儿胫骨骨化中心位于内侧。尺骨和腓骨可发生不成比例的缩短。桡骨头可能脱位。手足骨骼较小，特别是第一掌骨，呈圆形或卵圆形（见图 81–37）。手部骨骺可有不规则、变形和增宽。腕骨可早期骨化（见图 81–37），出现畸形或多个骨化

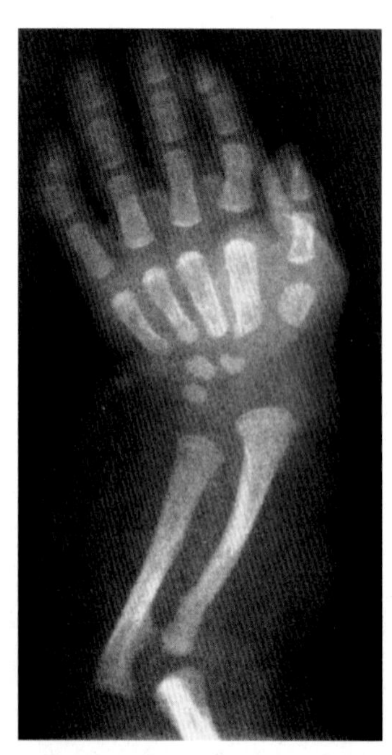

图 81–37　弯曲畸形性发育不良。前臂的管状骨短缩，特别是尺骨远端，并可见桡骨远端弯曲。还存在有腕骨早期骨化、第一掌骨呈圆形以及第 5 指弯曲。

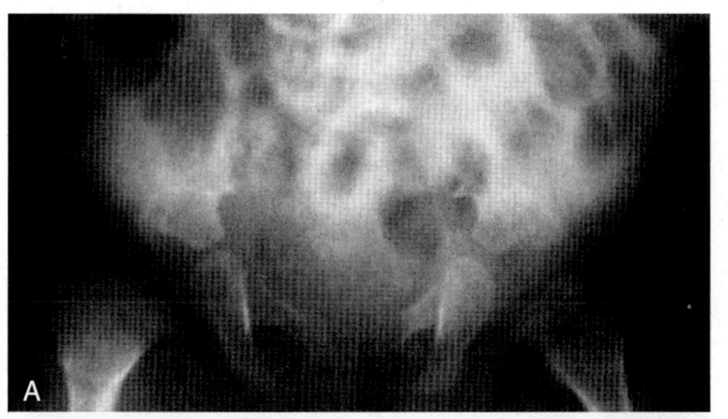

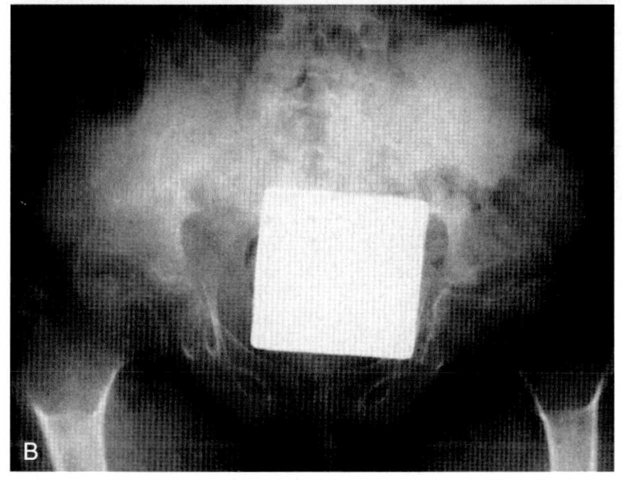

图 81–38　弯曲畸形性发育不良。

A　新生儿。髋关节狭窄，股骨颈短缩，股骨的转子间区增宽。

B　这些改变5年后持续存在。此时股骨骨骺小而且扁平。

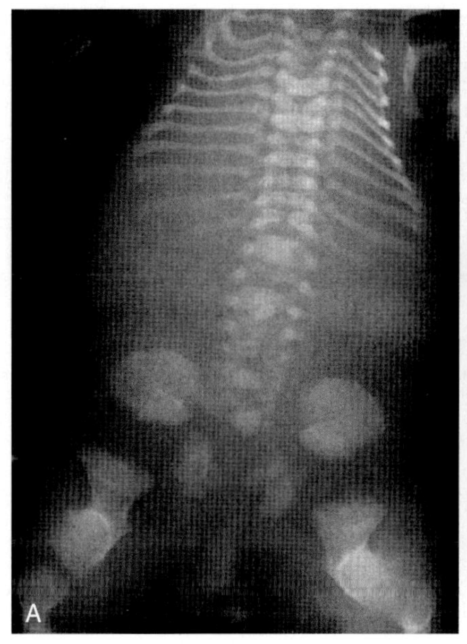

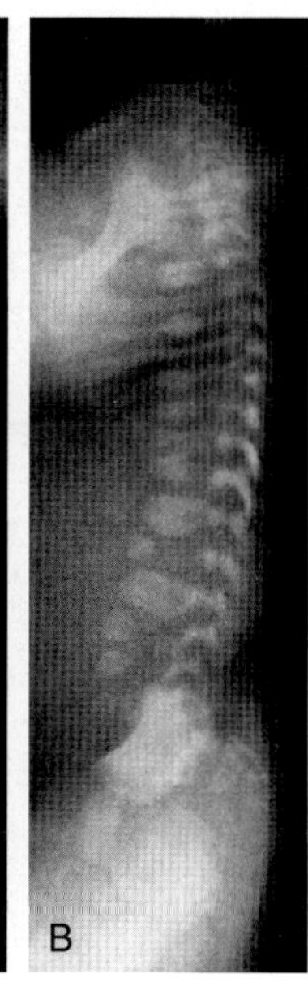

图81–39　节段障碍性发育不良。椎体大小改变，表现为分节段错误和冠状裂。管状骨短缩，且有末端增宽和成角畸形。髂骨也短缩，侧缘呈圆形。(Courtesy of A. Poznanski, M. D., Chicago, Illinois.)

中心。足部除马蹄内翻足以外也有类似的改变。足部最常见的表现是后足外翻畸形和跖骨内收畸形[114]。关节间隙可明显变窄，特别是髋关节和肘关节，且晚期可出现退行性改变。股骨转子间比较宽而股骨颈比较短（见图 81–38）。脊柱侧凸有时在出生时或出生后不久即可出现，并呈进行性和强直。颈椎椎体可有发育缺陷，导致后凸、脊柱不稳定、椎管狭窄、早期退变、脊髓受压和死亡[115–116a]。下腰椎的椎弓根间距可见轻度狭窄。偶尔可见耳部和气道软骨钙化。

八 、节段障碍性发育不良组

节段障碍性发育不良是一种新生儿疾病，其特征是肢体短缩弯曲、胸廓狭窄、短颈和关节活动受限，因此容易和Kniest发育不良相混淆[117]。有两种类型：致命的 Silverman-Handmaker 型（图 81–39）和不太严重的Rolland-Desbuquois型[118, 119]。其他各种表现还有脑积水、肾盂积水、腭裂和腹股沟疝。这种疾病是常染色体隐性遗传。Silverman-Handmaker型患者可存活 8 个月[119a]。

脊柱的影像学特征有：椎体的体积、宽度和形状明显改变，冠状裂，矢状裂，椎体呈楔形，以及下腰椎的椎弓根间距缺乏正常变宽(见图81–39)。椎体不等这一术语用于描述形状上与正常椎体不相符的异常椎体[120]。长管状骨短粗，并有干骺端增宽、杯形改变、成角畸形，甚至出现假骨折。骨骺延迟骨化，但腕骨的骨化可不延迟。短管状骨变短且增粗。第一掌骨扩大。胸廓偏小伴呈漏斗形不规则的肋骨末端。肩胛骨可出现发育不良。髂骨高度减小，且外侧轮廓呈圆形以及骶坐切迹偏小。耻骨和坐骨变宽变短。面中部和下颌骨可出现发育不良。Silverman-Handmaker型的脊柱改变比较严重，而且在脊柱的正侧位片上比较容易观察到。

这种综合征的异常改变与早期胚胎分节过程中的缺陷有关。决定遗传的错误出现在胶原发育上[121]。在胎儿期可做出诊断[122]。

九、其他 Ⅱ 型和Ⅺ型胶原疾病

1. Kniest 发育不良

Kniest发育不良的临床表现包括有：短躯干，关

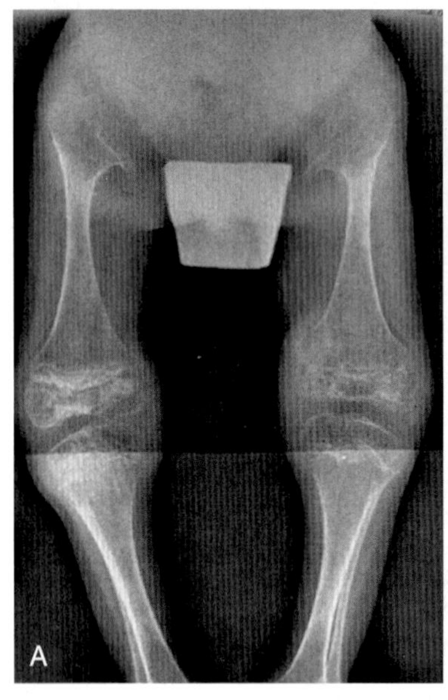

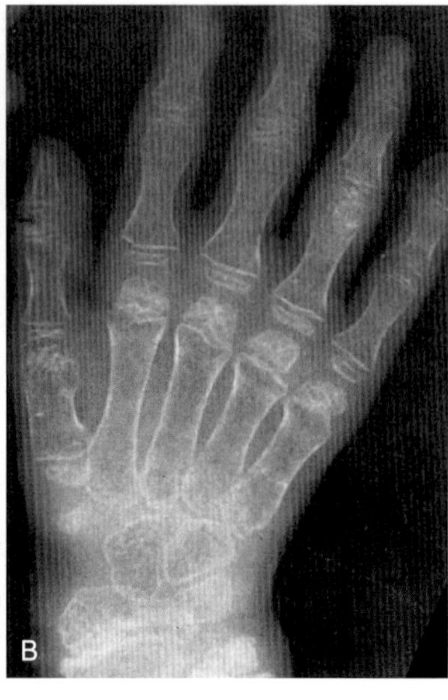

图 81-40 Kniest 发育不良。

A 下肢可见干骺端扩张和骨骺骨化不规则。并可见股骨头骨骺骨化延迟。

B 手部可见骨质减少、关节周围肿大、腕骨不规则以及骨骺不规则和变扁平。

节隆凸（特别是膝关节），以及面部扁平伴鼻梁塌陷。可出现眼部异常（特别是近视和视网膜脱离）、关节僵硬、耳聋、腹股沟疝、髋关节脱位、行走延迟、腭裂和畸形足。可发生明显的脊柱背侧后凸或脊柱后侧凸和腰椎前凸。这种疾病可合并有 Pierre Robin 综合征的严重型以及外源性脑积水[123]。它是常染色体显性遗传。

影像学改变有管状骨短缩，而且干骺端和骨骺这两种骨端均呈漏斗形[124]。骨骺发育延迟，特别是股骨近端（图 81-40A）。MRI 显示小的骨化的股骨头被大的软骨性股骨头包绕[125]。骨骺可变为扁平和不规则，不过随着儿童长大膝关节周围的骨骺会有所增大。病变是进行性的。生长板的两侧可出现不规则。手的骨骺呈碎裂状，并变扁方形。指间关节周围肿胀可伴有关节周围骨性增大，类似于 Heberden结节和Bouchard结节。腕骨小而不规则，且相邻间隙可变窄（见图81-40B）。脊柱表现为广泛的骨性扁平伴椎体前方逐渐变细（图 81-41）。有些椎体终板可出现不规则。腰椎常见的冠状缝往往在婴儿期就比较明显。可出现脊柱后侧凸。齿状突可有增大。除了股骨头骨骺和耻骨的骨化有明显延迟外，骨盆的异常还有股骨颈短宽、明显的髋内翻和髋关节挛缩。髂骨高度减小，呈圆形，且下缘欠发育。

组织学检查显示脆性软骨伴细胞大小和基质染色不规则。肥大软骨细胞和含有大孔的周围松散基质就像瑞士干酪[126, 127]。这一综合征伴有 Ⅱ 型胶原

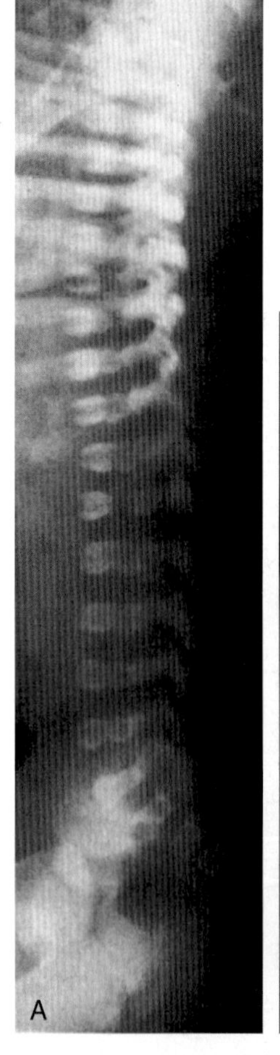

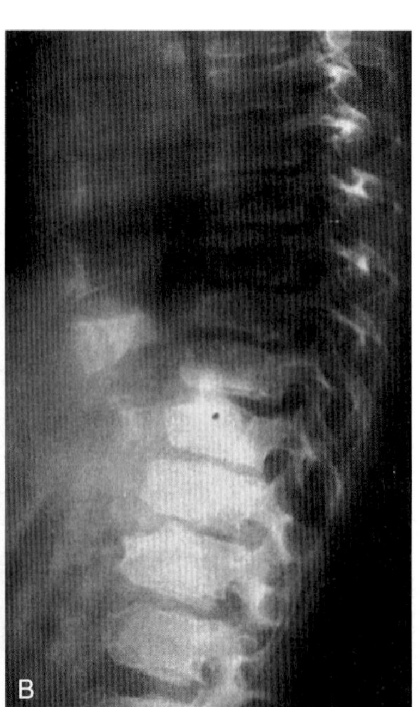

图 81-41 Kniest 发育不良。

A 新生儿。图中可见一些椎体扁平（前缘逐渐变细）以及椎体冠状裂。

B 儿童。可见椎体变为扁平和不规则。

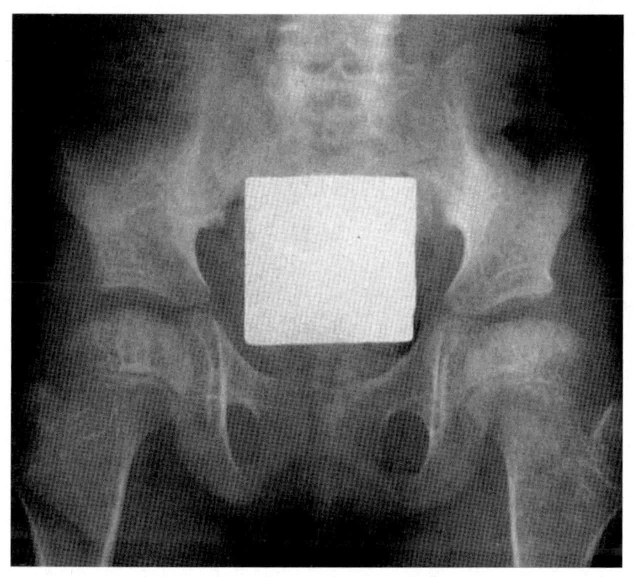

图81-42 巨大骨骺性发育不良伴骨质疏松、皮肤皱褶和外貌衰老。这名5岁儿童有骨质疏松和股骨头骨骺明显增大。

三维螺旋结构的少量缺失[128，128a]。

2. 耳脊椎巨大骨骺性发育不良

Giedion 等在 1982 年介绍了 4 例新病例并回顾了以前报道的 2 个病例，从而确定了一种包括有耳聋、肢体短缩、膝关节和肘关节扩大、背痛以及手部近侧指间关节突出的综合征[129]。据推测，这是一种常染色体隐性遗传。这种疾病伴有COL11A2基因突变[129a]。婴儿期之后X线片即可见增大的骨骺，特别是膝关节。下胸椎的椎体变扁平。非常年幼时即可见椎体冠状缝。齿状突可出现增大。手指的软组织可有增多，腕骨和跗骨以及掌骨和跖骨的骨骺均较大。髂骨翼可成方形。

McAlister 等描述了一例患者，表现为骨骺增大、骨质疏松、皮肤皱褶和外貌衰老（图81-42）[130]。Silverman 和 Reiley 报道了 8 例患者，表现为巨大骨骺、椎体和骨盆骨化缺陷以及干骺端发育不良[131]。

3. Stickler 发育不良

1965年，Stickler等描述了一个有眼睛症状和关节肿胀的家族[132]。Stickler综合征是由Ⅱ型胶原突变引起的[136]。这种常染色体显性遗传性疾病（也称为关节眼病）的明显眼部特征是严重近视、视网膜脱离、玻璃体视网膜退变和失明。儿童期可见关节增大、红肿，特别是膝关节、踝关节和腕关节。面部可出现鼻梁塌陷、腭裂和小下颌骨。Pierre Robin综合征常见于婴儿期。常出现神经感觉性失聪[133]。

影像学特征（往往是对诊断最有帮助的线索）[134]

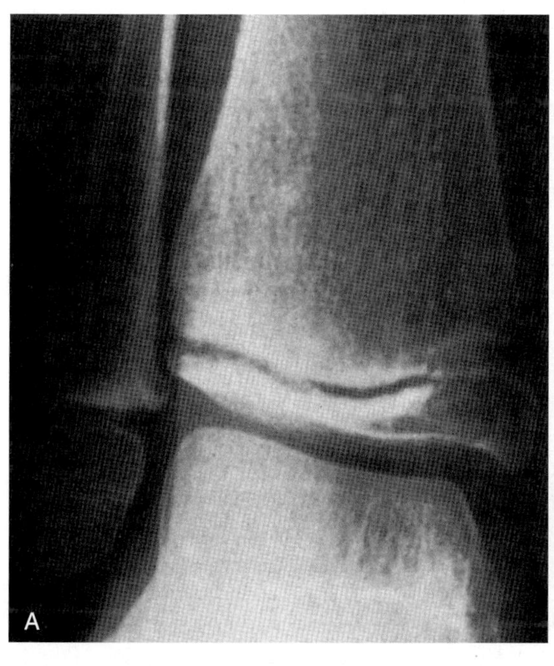

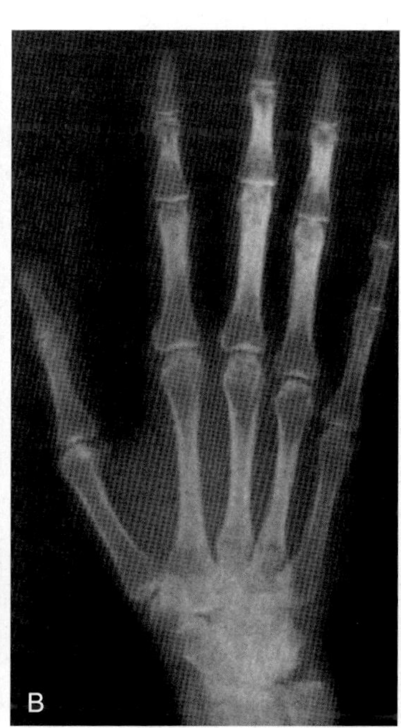

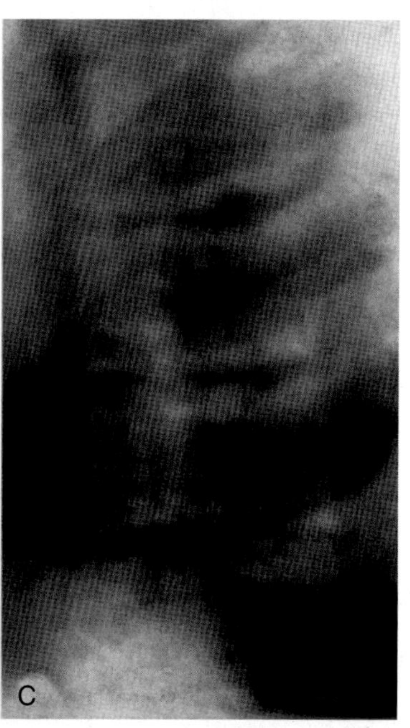

图 81-43 关节眼病（Stickler 发育不良）。

A 7岁儿童，胫骨远端骨骺欠发育，最明显的是在外侧，造成距骨倾斜。

B 手和腕部可见关节间隙轻度狭窄。

C 脊柱的 X 线片显示椎间盘变窄和终板不规则，类似于 Scheuermann 病的表现。

有骨骺扁平以及关节间隙变窄。特别具有特征性的是胫骨远端骨骺外侧欠发育（图81–43A）。成年期可出现早期退变性关节病。手的掌骨比较宽，伴相邻关节间隙缩窄、出现附属骨和第5指弯曲畸形（见图81–43B）。还有可见掌骨相对扩张、股骨颈增宽、髋内翻和髂骨翼发育不良。常见上颌骨的前部欠发育[135]。一些椎体终板的轻度改变与Scheuermann病相似（见图81–43C）。除椎体前缘呈楔形外还可见胸椎后凸和侧凸[135a]。

十、其他脊柱干骺端外发育不良

1. X连锁迟发性脊椎骨骺发育不良

迟发性脊椎骨骺发育不良的X连锁隐性遗传疾病，仅发生于男性，由于脊柱生长受到影响，一般在5～10岁之间症状才明显[137]。另外，还有常染色体显性遗传和隐性遗传方式[138]。基因位点是Xp22[139a]。患者常主诉背痛和髋关节疼痛，特别是成人患者。肢体和面部正常。脊柱的影像学改变主要在腰椎节段并具有特征性，包括椎体终板的中心和后部有驼峰形的致密骨（图81–44）。间盘间隙表现为后侧窄前侧宽。齿状突可有畸形。成年早期可出现退变性脊柱改变[139]。骨盆骨和股骨颈可有轻度变小。可有髋内翻畸形。胸腔的前后径相对增大。大关节周围的骨骺可有轻度扁平，特别是髋关节和肩关节。骨关节炎最终可导致残废，特别是髋关节[140]。患者可有胸椎间盘脱出[141]。

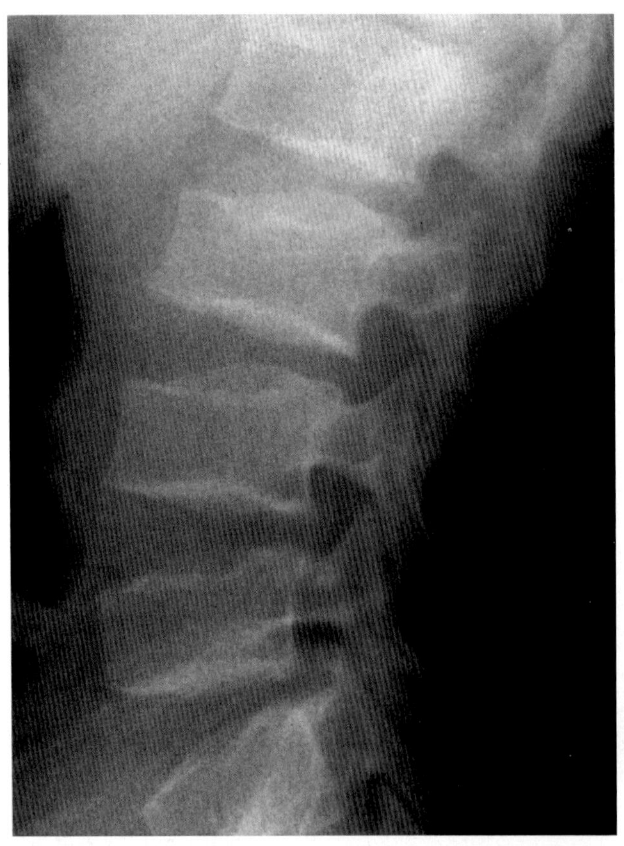

图81–44 迟发性脊椎骨骺发育不良，X连锁隐性遗传综合征。特征性的骨性“驼峰”在椎体终板中间和后缘最明显。间盘间隙后面窄前面宽。

2. 脊柱干骺端外发育不良

脊柱干骺端外发育不良包括一组异种基因疾病，其特征是累及脊柱、骨骺和干骺端，造成其骨性短缩和畸形。这些疾病要与其他累及类似骨骼部位的疾病相鉴别，例如进展性发育不良和假性软骨发育不良。1974年，Kozlowski描述了小肢型脊柱干骺端外发育不良，推测是常染色体隐性遗传，肢体近端短缩最严重，手足相对较长，且有膝外翻[142]。患者有脊柱侧凸、脊柱明显前凸、面部扁平和眼距过宽；另一种变异是Irapa型（以委内瑞拉的Irapa印第安部落命名，本病在当地多见），特征是管状骨缩短、骨骺外发育不良、扁平椎体、骨质减少、腕骨异常、骨盆骨骼体积减小、髋内翻和早期退行性关节病[143]。其他类型有的合并有关节脱位[143a]、圆锥形骨骺、严重扁平椎体和毛发稀少[144]。

1980年，Beighton和Kozlowski报道了7例短肢侏儒症患儿，也表现为脊柱上段背侧严重进行性后侧凸、关节过度活动、拇指短缩但不僵硬、卵圆形面部伴眼睛突出、腭裂和智力正常[274]，并将这种疾病命名为脊柱干骺端外发育不良合并关节松弛[274,274a]。它是常染色体隐性遗传[275]。影像学改变有全身性骨质疏松以及椎体扁平或卵圆形和不规则。骨骺发育延迟。骨骺变宽并有囊性区域。桡骨特征性短缩和弯曲，肘关节脱位。膝外翻和畸形足常见。手和足部的管状骨短缩，远节指（趾）骨增宽。髂骨翼较大呈漏斗状，伴髂骨轻度发育不良，髋臼欠发育。股骨近端骨骺扁平，不规则且较小，髋关节常有脱位。患者有股骨颈短缩和髋内翻。由于肋骨短缩合并胸椎后侧凸，使胸廓不对称。进行性脊柱后侧凸可导致脊髓和神经根受压、瘫痪以及心脏呼吸严重衰竭。

1983年，Anderson等[145]回顾了14例独特类型的脊柱干骺端外发育不良，即Strudwick型（图81–45），它是一种Ⅱ型胶原疾病[146]。这种疾病具有遗传异质性。在新生儿期，这种类型脊柱干骺端外发育不良的影像学改变与先天性脊椎骨骺发育不良相

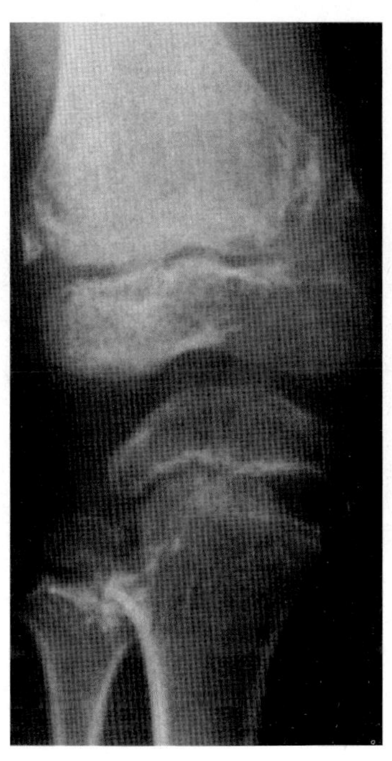

图 81-45　脊柱干骺端外发育不良（Strudwick 型）。可见明显的骨骺扁平和干骺端不规则骨化。

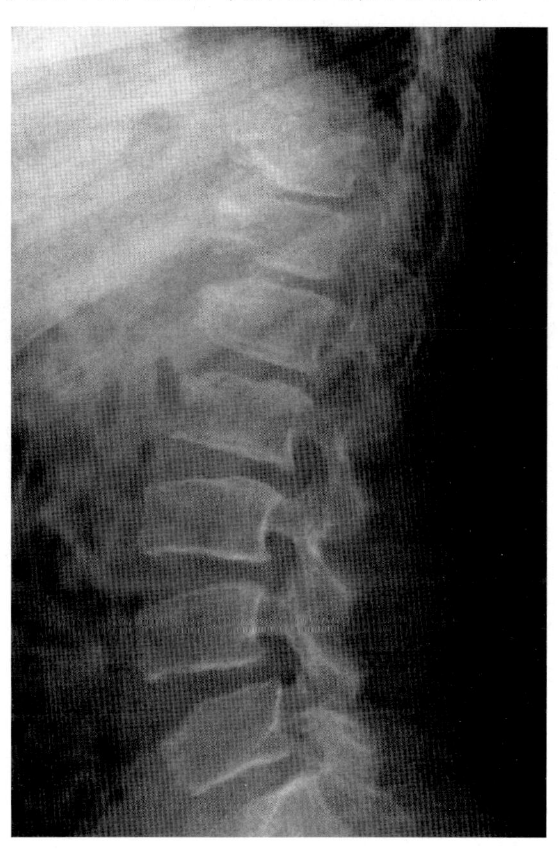

图 81-46　进行性假类风湿性软骨发育不良。11 岁患儿的腰椎侧位 X 线片显示终板不规则以及椎体轻度扁平。

似，骨骺扁平且骨化延迟。骨骺的骨化缺陷在股骨近端特别明显。干骺端出现斑点状改变，且有硬化和透光区（见图 81-45）。腓骨比胫骨更多见受累，尺骨比桡骨更多见受累。婴儿期的干骺端发育不规则，可以和先天性脊椎骨骺发育不良相鉴别[147]。骨盆和髋关节的改变包括有髋内翻（可能较严重）、骶坐切迹变小、耻骨延迟骨化和股骨近端突出。椎体呈梨形伴后缘发育不良，这种改变在腰椎最为明显。肋骨前缘呈漏斗形。齿状突发育不良和寰枢椎不稳定可造成脊髓受压。

其他许多相关的疾病很难进行分类，但其中某些疾病具有典型的影像学改变。相似型发育不良是一种具有严重扁平椎体、管状骨短缩、干骺端呈杯形和骨骺骨化明显延迟的疾病[148]。

3. 进行性假类风湿性软骨发育不良

进行性假类风湿性软骨发育不良是一种常染色体隐性遗传疾病，其特征是进行性关节病和扁平椎体[149-150a]。在 3 ~ 8 岁之间，多个关节周围出现疼痛、肿胀和僵硬，特别是手部。但是这种疾病可在婴儿早期开始发病[151]。其症状与类风湿性关节炎相似，但是没有滑膜炎。进行性关节疾病和挛缩使患者出现跛行。脊柱异常（包括椎体普遍扁平偶尔合并脊柱后凸或侧凸）导致患者身材矮小（图 81-46）。各椎体前缘可见骨化不完全[149]。别处可出现普遍的骨骺不规则和程度不同的扁平[152]。手部骨骼的骨骺和干骺端均明显增大，特别是近侧指间关节，随后可出现关节间隙变窄。关节周围骨质疏松常见。股骨颈偏短，而股骨近端骨骺偏大。最终可出现骨骺变扁平和继发性骨关节炎[153]。

4. Dyggve-Melchior-Clausen 发育不良

Dyggve、Melchior 和 Clausen 第一次描述了 3 个侏儒症和智力滞后同胞姐妹的发育不良[154]。同一种综合征若没有智力滞后则称为 Smith-McCort 发育不良[154a]。患者表现为短躯干、胸骨突出、腰椎前凸、膝外翻、蹒跚步态和小头。关节活动受限。

脊柱的影像改变包括有椎体扁平且前缘变尖[155, 156]，而且常有切迹样缺损，导致驼峰形外观（图 81-47A）。可见脊柱侧凸或后凸以及腰椎前凸增大。齿状突发育不良可导致寰枢椎不稳定。髂骨短宽并有花边样边缘。髂骨嵴呈花边样外观是这种疾病更具特征性的改变（见图 81-47B）。患者的骨盆入口横径可相对增大。坐骨增宽变短并有些不规则。股骨

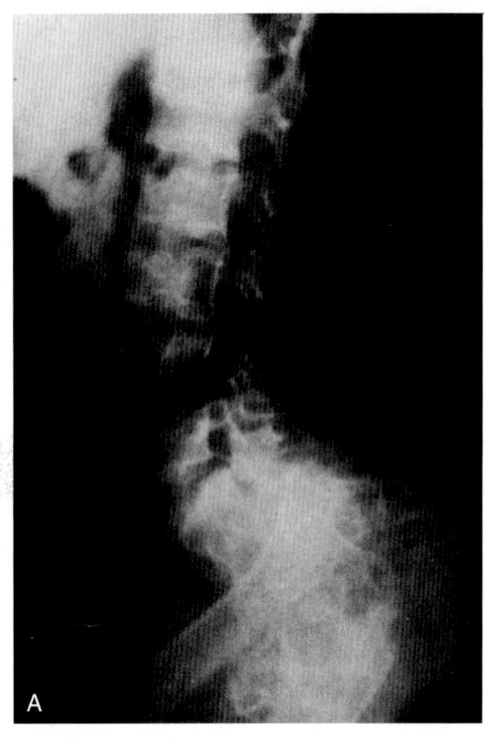

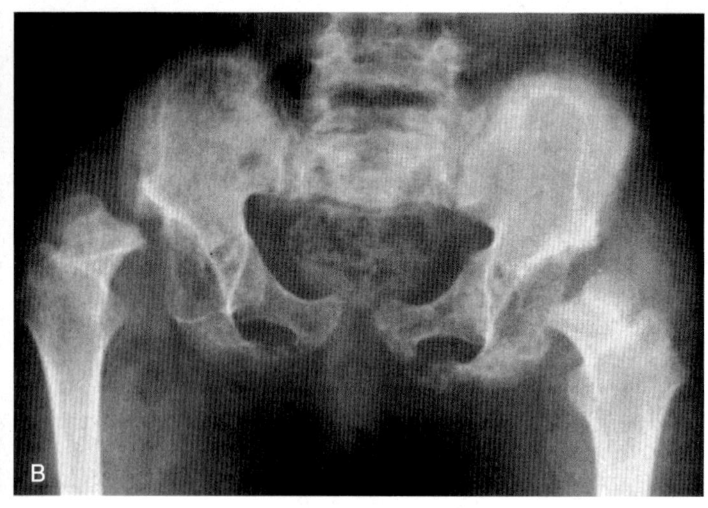

图 81–47 Dyggve-Melchior-Clausen 发育不良。
A 腰椎椎体可见终板上下缺损，因此呈“驼峰”形。
B 11 岁儿童，可见髂骨嵴呈花边形。右侧髋关节脱位而左侧股骨头半脱位。

头骨化延迟。由于髋关节脱位而使髋臼进行性发育不良。在年轻患者中，股骨近端生长板可呈水平位，同时干骺端向内侧突出且不规则。在手部，管状骨可短缩（特别是第一指）；此外，第二掌骨近侧部分可出现假骨骺，而且近节指骨和中节指骨可出现圆锥形骨骺。在发育过程中，腕骨可变小和不规则。胸部可见胸骨前弯、肩胛骨变小和肋骨前端增宽。长管状骨可出现扁平骨骺伴相邻关节间隙变窄。此外，儿童还可见干骺端缺损。

活检标本的组织病理和组织化学研究已有描述[157, 158]。认为这种综合征是常染色体隐性疾病，不过也有文献报道认为是 X 连锁隐性遗传方式[159]。

5. Wolcott-Rallison 发育不良

Wolcott-Rallison发育不良是一种轻度脊椎骨骺发育不良合并婴儿期糖尿病[160]。骨骺发育延迟，且股骨近端骨骺被吸收，伴髋关节脱位。有轻度扁平椎体。

6. 软骨营养障碍性肌强直(Schwartz-Jampel综合征)

软骨营养障碍性肌强直是一种常染色体隐性遗传疾病，其特征是身材矮小、肌强直、面容呆滞或面具样面容、睑裂狭小、关节挛缩、脊柱后凸和鸡胸。这种疾病进一步的精确分类还不清楚，不过有些患者有免疫缺陷[167]。影像学表现包括：股骨头骨骺改变（包括延迟骨化骨性不规则和变扁平），早期退行性改变，髋内翻或髋外翻，以及骨盆呈三角形畸形伴髂骨翼呈漏斗形[168]。还可见弥漫性扁平椎体、椎体冠状裂、脊柱后凸或后侧凸以及扁颅底（图 81–48）。除髋关节外，管状骨的骨骺和干骺端改变均较轻，不过可出现胫骨弯曲。一名 16 岁的患者继发于颈椎管狭窄而发生 Brown-Sequard 综合征[169]。

最近已确认了 Schwartz-Jampel 综合征的 3 种类型：ⅠA 型，儿童期可发现有中度骨骼发育不良；ⅠB 型，出生时可发现有较明显的发育不良；Ⅱ型，出生时即可确认，死亡率高且骨骼发育不良（与Pyle发育不良类似）[169a]。

十一、脊柱干骺端发育不良

脊柱干骺端发育不良是一组十分复杂并且没有明确定义的疾病，其特征是椎体和管状骨干骺端异常。临床和放射学表现显示有明显的遗传多相性[170-172]。Maroteaux 和Spanger试图根据股骨颈的形态将这种疾病分为 3 个亚型和一种独特的 Kozlowski 型[173]。

Kozlowski型是脊柱干骺端发育不良最常见的类型，是 1967 年由 Kozlowski 描述的，其伴有身材矮小、脊柱后凸和脊柱侧凸、手足短小、骨弯曲以及下肢关节活动受限和步态异常。它是常染色体显性遗传[170]。影像上可见椎体明显变平，而且在脊柱弯

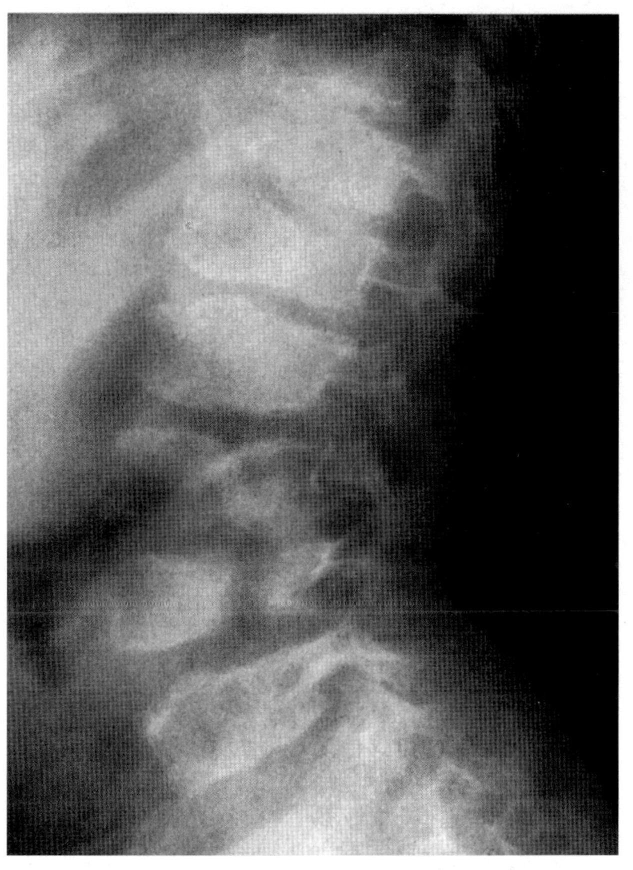

图 81–48　软骨营养障碍性肌强直（Catel-Schwartz-Jampel 发育不良）。可见弥漫性椎体扁平以及椎体残留的冠状裂隙。

曲时椎体变形加重（图 81–49A）。椎弓根位置偏内侧。股骨近端的干骺端不规则最为明显，并可见明显的髋内翻（见图 81–49B）；制动支具可改善干骺端的病变[174]。髂骨头尾径短缩，髂坐切迹较小。髋臼顶呈水平走向并有些不规则（见图 81–49B）。尽管各关节可有早期退行性改变，但骨骺的扁平和不规则通常较轻。腕骨和跗骨可见骨骼成熟明显迟缓。

边角骨折型脊柱干骺端发育不良患者的病变包括：伴严重髋内翻，邻近生长板的干骺端周围有小的三角形骨碎块（端角骨折表现），下胸椎和上腰椎终板凸面增大，椎体呈正方形或卵圆形，以及部分椎体前缘呈楔形[175，175a]。

十二、多发性骨骺发育不良和假性软骨发育不良

多发性骨骺发育不良在第 80 章已经讨论。

1. 假性软骨发育不良

1959 年 Maroteaux 和 Lamy 描述了一种与软骨发育不良类似的侏儒症，身材矮小是在 2 岁后逐渐出现的。假性软骨发育不良中，头部正常，而手和足则较真性软骨发育不良更加短缩[161]。腿部可出现弯曲，且有蹒跚步态。

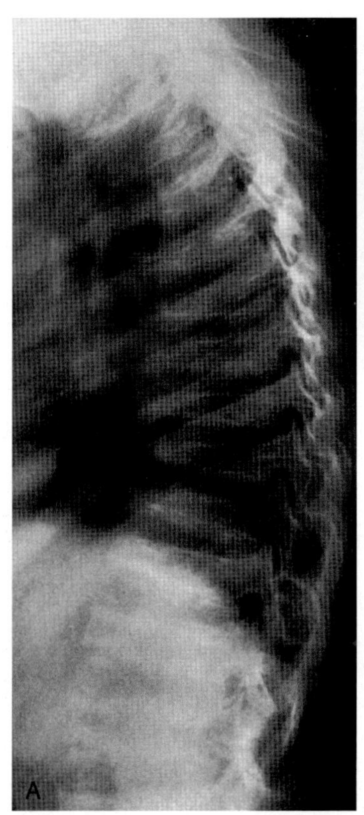

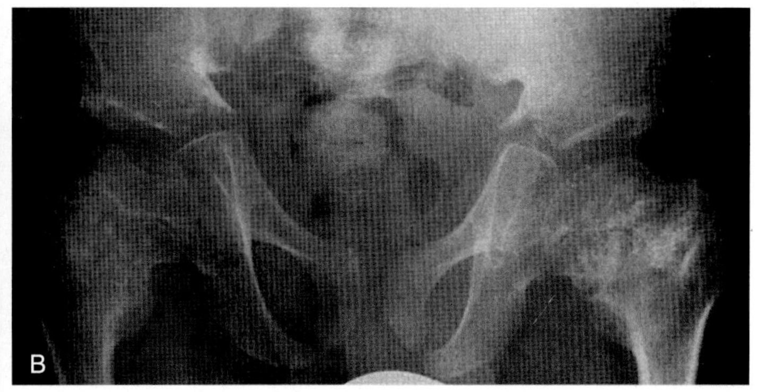

图 81–49　脊柱干骺端发育不良，Kozlowski 型。

A　可见胸椎椎体明显扁平伴前缘楔形变。

B　骨盆可见股骨颈短缩、干骺端和骨骺不规则、髋臼扁宽以及骶坐切迹狭窄。

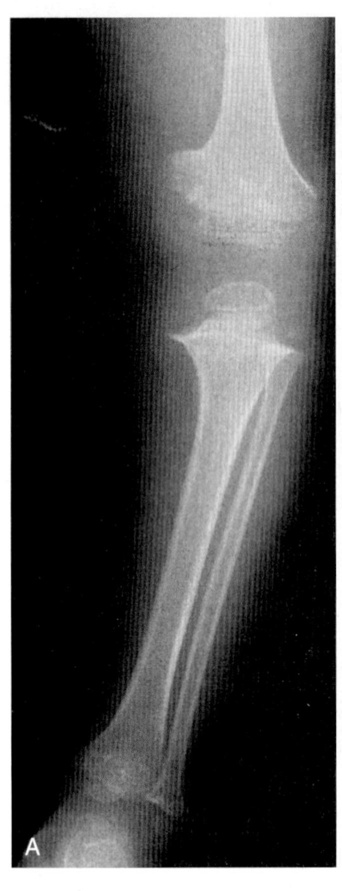
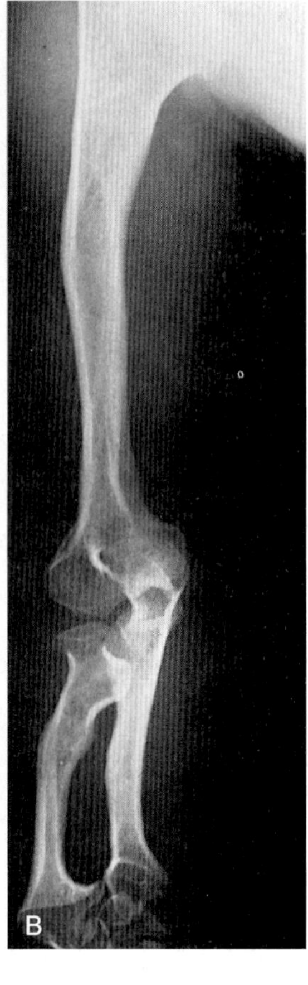

图 81-50 假性软骨发育不良。

A 5岁儿童，可见骨骺偏小和干骺端扩展。

B 成人，上肢骨骼偏短，特别是前臂，并可见干骺端扩展。

影像学改变在婴儿后期才明显，而在经过儿童期后会有所减轻[162]。最初，骨骺较小且扁平（图81-50A）。干骺端较宽，伴有致密的蘑菇状临时钙化带（见图81-50A）。在成人，管状骨短缩并且末端膨大（见图81-50B）。骨骺仍异常，而且随着干骺端不规则的缓解而出现早期退变性关节炎。可见腓骨较长。椎体最初呈卵圆形或双凸形，中心有舌状前向突起（图81-51A）；后期椎体变为楔状或扁平，但椎体在成人时可变得比较正常。大约半数患者在儿童期有不规则的椎体终板。常见轻度至中度脊柱侧凸伴腰椎后凸；也可出现寰枢不稳定和齿突发育不良。在儿童早期，可见小的股骨头骨骺以及耻骨和坐骨发育延迟。其特征是Y型软骨增宽和发育延迟。髂骨下缘有一倾斜的髋臼角并呈棘状外观（见图81-51B）。髂骨翼可有轻度发育不全。随患者生长，骨盆外形会变得比较正常，不过仍会有髋内翻和股骨头畸形。手和足的管状骨均为短宽型伴不规则骨骺。掌骨近端的逐渐变细可在儿童后期有所减轻。最初腕骨外形可有发育延迟和不规则，但在成人阶段外形可变得比较正常。桡骨和尺骨远端可彼此成角。儿童期肋骨后端呈杯状，而且肩胛骨下角发育较慢。

根据组织学研究，认为假性软骨发育不良是一种全身性软骨异常疾病，与蛋白聚糖异常有关[163]。这种疾病是由软骨寡聚基质蛋白（COMP）转译基因

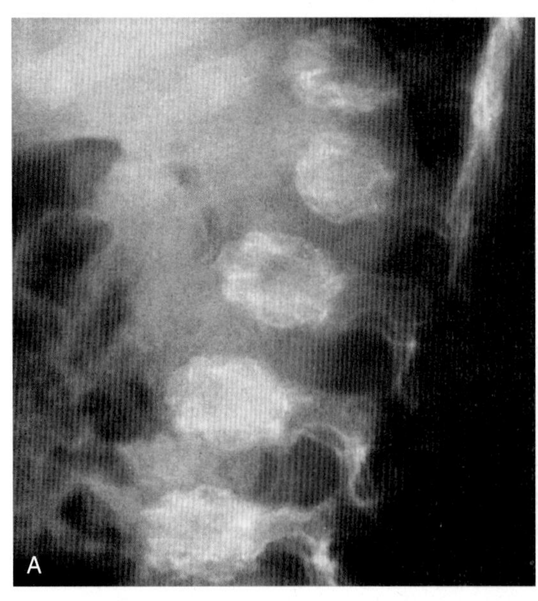
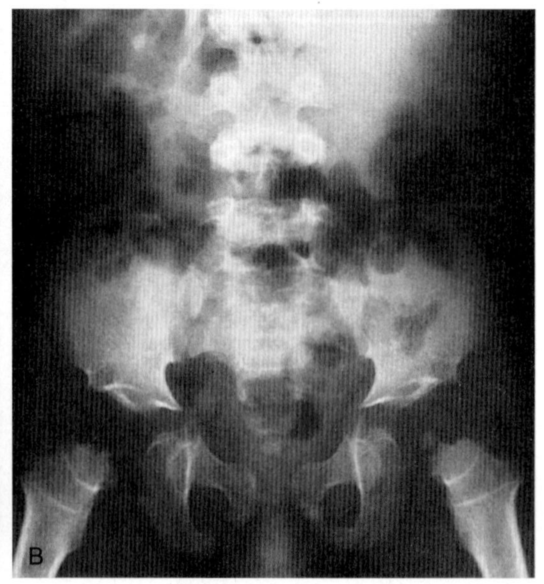

图 81-51 假性软骨发育不良。

A 5岁儿童，椎体呈圆形伴前缘舌形突。第一腰椎可见发育不良。

B 典型的骨盆改变包括：股骨头骨骺细小，髋臼顶倾斜伴内侧和外侧骨性棘，以及耻骨骨化延迟。

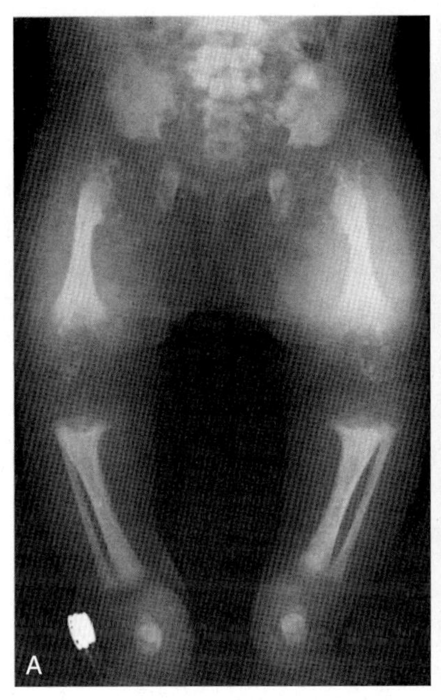

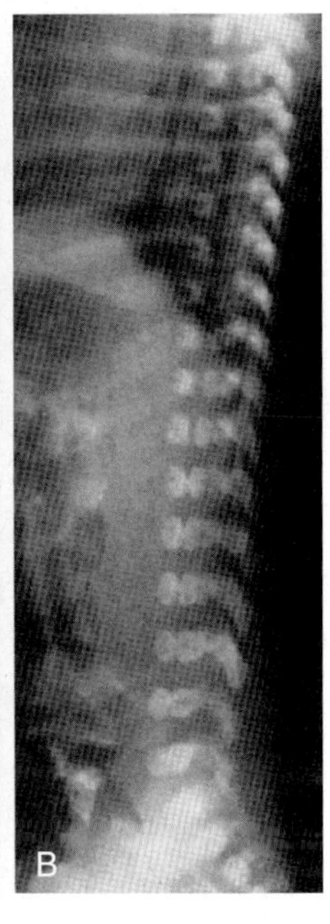

图 81–52　点状软骨发育不良：常染色体隐性肢根型。

A　下肢可见肢根部短缩、点状钙化（特别是在髋关节和膝关节周围）以及干骺端扩展。

B　可见椎体冠状裂隙。

突变引起的[163a]。尽管这种疾病可分为几种不同类型,但由于常染色体显性和隐性形式不能明确区分，因此这种描述并不完全[164, 165]。Wynn-Davis 等建议这两种形式应再分为轻度和重度两种类型[166]。

十三、点状软骨发育不良（点状骨骺）组

由于其临床表现的多样性和点状骨骺伴发疾病数量的众多，使这种点状软骨发育不良存在有很多混淆。为减少混淆，这种疾病至少要分为4种类型。

1. 肢根型

肢根型是认识最清楚的一型，为常染色体隐性遗传，特征是肢体根部短缩、扁平脸、低鼻梁、头小畸形、颊部淋巴水肿、精神呆滞、白内障和关节挛缩[178]。皮肤可增厚，呈鳞状且干燥。多数婴儿死于生长衰竭或反复感染。

影像学改变有严重的对称性管状骨肢根部短缩，伴干骺端扩张和长骨末端大量的点状钙化（图 81–52A）。骨骺钙化延迟。在脊柱周围可见钙化，特别是颈椎和骶椎区域，而且在邻近耻骨、髂骨、跗骨、腕骨、髌骨和肋骨处也可出现钙化。咽喉部和气管软骨的异常钙化可导致呼吸道狭窄。脊柱侧位 X 线片显示椎体前缘和后缘骨化中心被一条透亮带分隔开。所谓的冠状裂隙是由于椎体背侧和中央骨化中心之间产生过多软骨所致（见图 81–52B）[179]。椎体不规则，并可出现脊柱侧后凸。髂骨翼缺乏正常的扩展。这种点彩有缓解的趋势，特别是婴儿期后仍存活的患者，而且骨质会变得更加稀疏。

最明显的组织学改变是在长骨的生长板，此处软骨细胞的成熟受到干扰而且缺少软骨细胞正常的柱形排列[180]。Conradi-Hünermanna型可见类似的改变但不太严重（见随后的讨论）。肢根型软骨发育不良和Zellweger综合征中的过氧化物酶体聚集紊乱是由 PEX 基因缺陷造成的，不过在影像学上 Zellweger 综合征与Conradi-Hünermann型点状软骨发育不良更加相似[180a]。肢根型点状软骨发育不良可通过生化分析在胎儿期做出诊断[181]。

2. Conradi-Hünermann 型或 Conradi 型

Conradi-Hünermann型也称为Conradi 型[182, 183]，是常染色体显性遗传方式，女孩发病多于男孩。出生时即可明确，因为有其面部特征，包括鼻尖扁平伴鼻梁凹陷以及额头突出。大部分患者有一定程度的肢体短缩但可能是不对称的。常有关节活动受限和关节挛缩。其他表现包括“方形”和畸形手、畸形足、髋脱位、膝外翻、脊柱后侧凸以及身材矮小。白内障远比肢根型少见。其他眼部异常包括青光眼、角膜混浊和眼睛过小。大约20% 的患者可出现皮肤表现；这些表现包括皮肤变厚和脱鳞屑、皮肤橘皮样变、眼眉和睫毛稀疏以及秃头。大约 10% 的患者有先天性心脏畸形。3β- 羟基类固醇 -δ8 、δ7- 异构醇的转译基因突变是引起这一类型疾病的原因[183a]。

影像学表现包括骨骺内和骨骺周围以及其他软骨区（例如气管）有钙盐沉积（图 81–53）。这些钙化通常在儿童早期消退[184]。常受累及的区域包括髋臼、股骨近端、髌骨、脊柱、腕骨和跗骨（图81–54）。可见单侧或双侧的长管状骨短缩。干骺端部位正常。除了点彩以外，还可出现脊柱侧凸，部分可归因由于肢体短缩。椎体冠状裂不常见。在比较严重的病例中，骨骺发育不良和早期退变往往比较明显。

Lawrence 等描述了这种疾病中可见的 5 种非典型性表现，即：长骨缺乏，单侧点状软骨，指骨远端增厚的锥形骨骺，严重的长骨弯曲，单一手指短缩[185]。

3. X 连锁隐性型

Curry 等[186]报道了有 X 染色体短臂缺失遗传的两个家族4个男孩，其特征与Conradi-Hünermann型

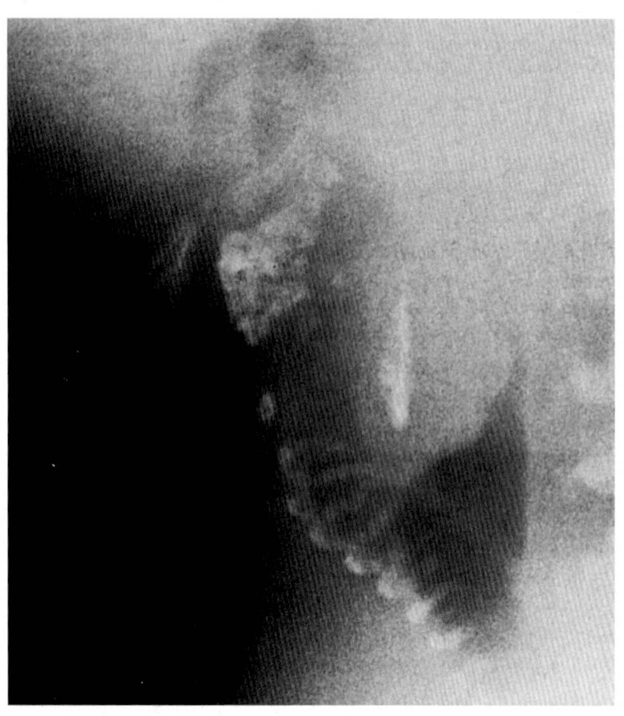

图 81–53 点状软骨发育不良：Conradi–Hünermann 型。咽和气管软骨均有不规则钙化。

非常相似。患者智力发育滞后，婴儿期就有对称分布的骨骺点彩（图 81–55）以及指骨远端发育不良。女性携带者可有腕部增宽、短臂和腕骨角减小也可完全正常。

这种疾病的特征为：婴儿早期有点状钙化和鱼鳞病的皮肤病损；后期出现皮肤萎缩[187]。还可见脊柱侧凸和脊柱后凸、管状骨非对称性短缩、身材矮小以及关节脱位。这种疾病有鼠类实验模型[188]，而且在实验模型中该疾病伴有染色体异常[189]。可能存在 X 连锁显性遗传形式。

4. 胫骨 – 掌骨型

胫骨 – 掌骨型的特征有：面中部发育不良，鼻梁塌陷，小上颚，以及颈部和肢体短缩[190, 190a]。影像学改变有掌骨短缩（特别是第 4 掌骨）伴钙化点彩。胫骨较短而腓骨相对较长。尺骨远端发育不良，伴桡骨近端脱位和弯曲。指骨、肱骨和股骨的远端也可变短。可见跗骨点彩。颈椎的椎体缺乏骨化，有冠状裂，且婴儿期有骶骨点彩[190]。

骨骺点彩也可出现在服用华法林钠或苯妥英母亲所生的婴儿以及胎儿酒精综合征、染色体异常、

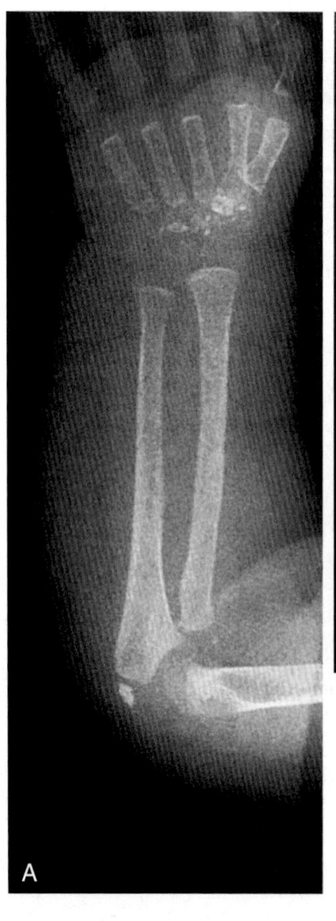

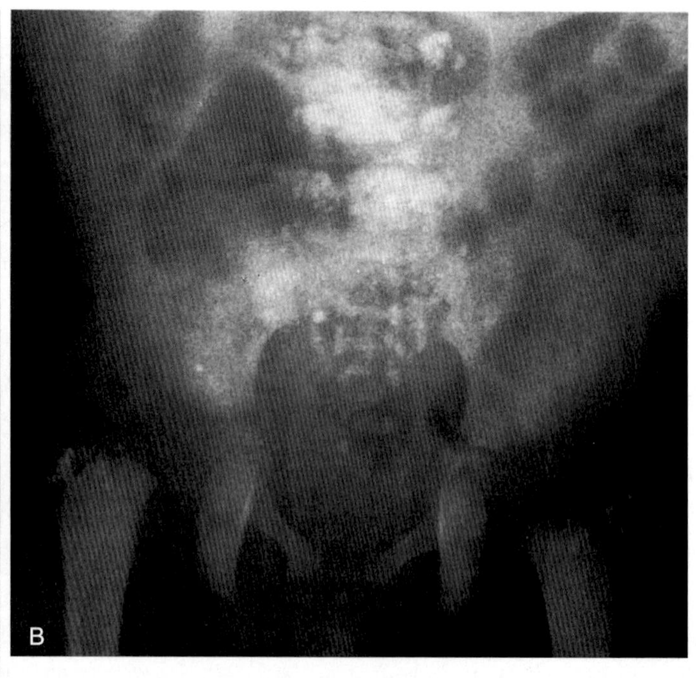

图 81–54 点状软骨发育不良：Conradi–Hünermann 型。
A 肘关节和腕关节周围可见钙化。其他骨骼相对正常。
B 新生婴儿，脊柱、髋臼和股骨近端可见广泛钙化。

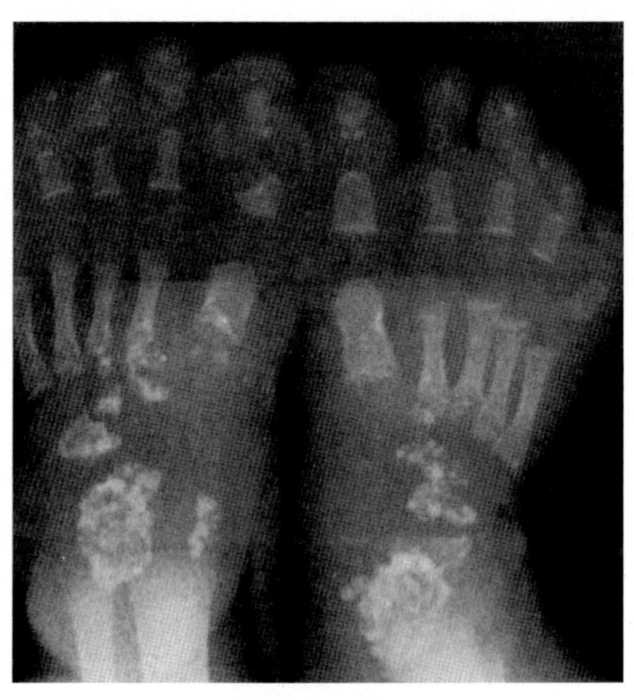

图 81–55　点状软骨发育不良：X 连锁隐性型。这个新生儿的多发性钙化（特别是跗骨周围）伴有趾骨畸形。

出生前风疹感染、CHILD综合征和Zellweger综合征的患者。最后所提到的这种疾病的特征表现是颅面畸形、深部张力过低、大脑发育不良、肾皮质囊肿和软组织钙化（特别是髌骨和髋关节周围）。

十四、干骺端发育不良

干骺端发育不良这一术语适用于一系列主要累及干骺端的疾病，其干骺端扩展和不规则；但骨骺和骨干也可出现异常。脊柱正常或轻度受累。下面将讨论Jansen综合征、Schmid综合征、McKusick综合征、Schwachman-Diamond综合征、阿糖腺苷脱氨基酶缺陷以及干骺端过度发育不良。较少见的类型，如Vaandrager、Spahr、Koslowski、Pena、Wiedemann、Spranger、Jequier 和 Kaitila 所描述的干骺端发育不良以及伴有遗传性淋巴细胞性无 γ 球蛋白血症和锥形骨骺的干骺端发育不良，不在此讨论[191, 192]。

1. Jansen 型

Jansen 型是一种少见而又严重的疾病，其特征是严重侏儒症，关节肿胀以及前臂和小腿弯曲[193]。这种疾病由甲状旁腺激素受体突变所引起[193a]。面部典型的特征有：额鼻肥大，眼距过远，下颚短缩。遗传类型为常染色体显性遗传。影像学改变依患者年龄而有不同。在婴儿期，可见干骺端明显不规则、生长板增宽、弥漫性骨量减少以及长管状骨轻度弯曲。短管状骨的干骺端改变也很明显。在这一年龄组，整个长骨可见透 X 线区。骨膜下骨吸收和骨折导致其诊断常与甲状旁腺功能亢进相混淆，临床上的这种困难是由于有些患者合并有高钙血症。在儿童期，干骺端会变成杯形，伴广泛的不规则钙化区（到成人期随生长板的闭合而最终消失）。受累骨骼短缩，弯曲，且干骺端扩展（图 81–56）[194]。手的指骨比掌骨更容易受累。颅骨骨质减少，伴颅底和眶上嵴硬化、乳突气泡和腔窦欠发育以及下颌骨发育不良[195]。脊柱有轻度扁平。肋骨前端扩展。Ozonoff 报道 1 例患者在 6 岁时因继发于肋骨进展性病变而致的肺源性心脏病而死亡，而与此同时其长骨的病变却有所改善[106]。

2. Schmid 型

Schmid 型是常染色体显性遗传，这种病变是由于 X 型胶原（COL10A1）基因突变引起的。患者表现为严重度不同的身材矮小和小腿弯曲，病变通常在婴儿期之后加重[197]。影像学改变可见干骺端不规则、扩展和生长板增宽，膝关节和髋关节最为明显（图 81–57）。常在 3 岁以后出现股骨近端干骺端受累，导致髋内翻[198]。肋骨前端扩展，但脊柱和手没有受累。骨骺闭合以后，仍会有骨性短缩和畸形。组织学可见生长板软骨非特异性的结构紊乱和软骨内

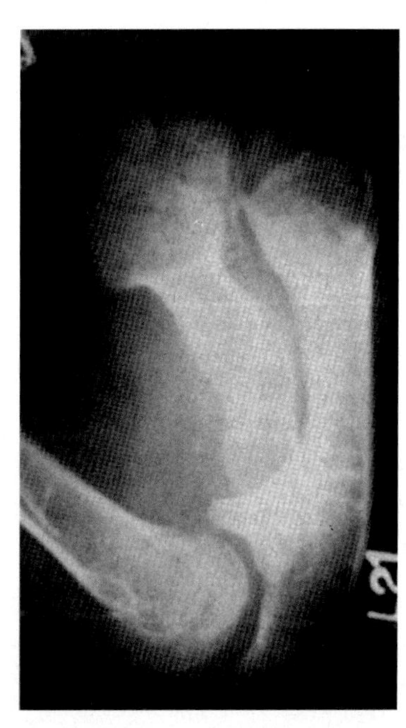

图 81–56　干骺端发育不良：Jansen 型。11 岁患儿，可见前臂骨骼明显短缩、弯曲和干骺端扩张。

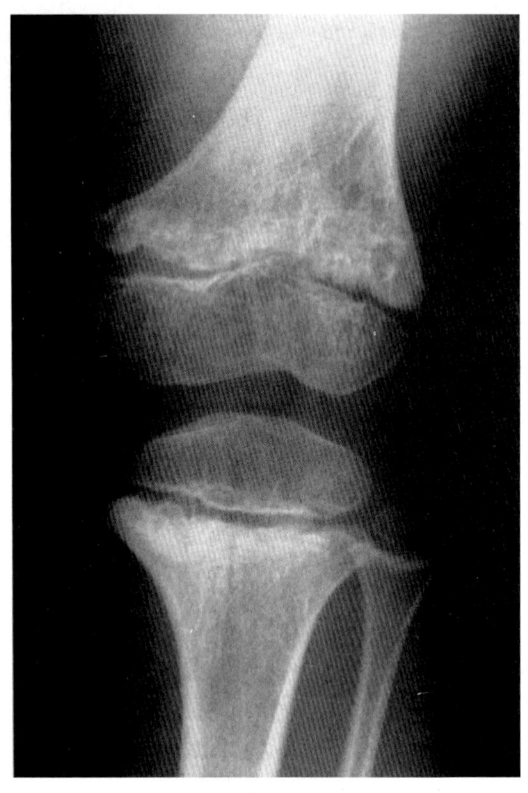

图81-57 干骺端发育不良：Schmid型。5岁儿童，管状骨均较短，且干骺端不规则，呈V形，股骨最明显。

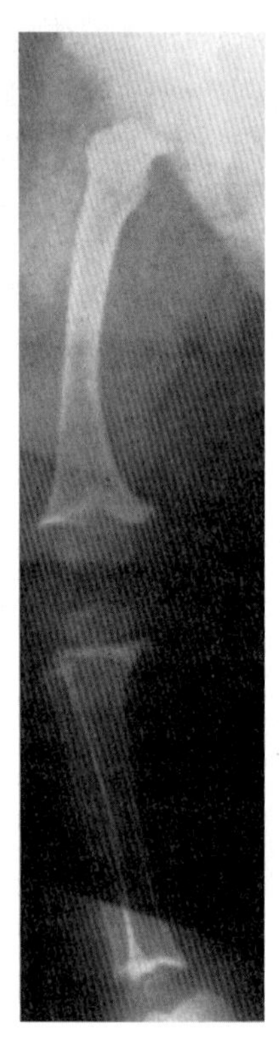

图81-58 干骺端发育不良：McKusick型。9月龄幼儿，管状骨均较短，且干骺端不规则，呈V形，股骨最明显。

成骨滞后[199]。这种病变的异常可与儿童受虐的骨骼改变相混淆[200]。Schmid型干骺端发育不良有许多等位基因变异。

3. McKusick型

McKusick型是McKusick等1965年首次在安曼派教徒中描述了这种疾病[201]。它是常染色体隐性遗传，通常称为软骨毛发发育不良。患者智力正常，身材非常矮小，伴有浅色细毛发、小手、弓形腿和关节松弛。先天性巨结肠多见。可见复合免疫缺陷，导致感染（有些是致命的）和恶性肿瘤的发生率增高[202, 203]。影像改变有轻度骨骺扁平和暂时性不规则钙化区，且干骺端呈杯状并扩展（图81-58）[204]。干骺端分离的圆形或囊性不规则点缀有正常出现的暂时性钙化区。干骺端异常最明显的部位是在下肢，而且严重时可合并有身材矮小[205]。腓骨相对较长，从而导致某些患者出现足部畸形。偶尔有桡骨头半脱位或脱位。手足骨骼比较小，腕骨可有不规则。椎体较小。其他脊椎异常还有寰枢椎半脱位伴齿状突发育不良[206]、终板轻度异常（可能是Schmorl结节）、轻度脊柱侧凸以及腰椎前凸加大。也可见肋骨前端变宽和透光区、胸骨短小以及胸骨向前成角[206a]。

4. Schwachman-Diamond型

Schwachman-Diamond型干骺端发育不良伴有胰腺外分泌不足和周期性中性白细胞减少，其特征为贫血、白细胞减少、中性白细胞减少、血小板减少、生长衰竭、生长迟缓、外胚层发育不良、反复肺感染以及与胰腺疾病有关的吸收障碍[207]。几乎均有腹泻。骨骼异常有干骺端改变，且下肢比上肢更为常见，不过轻重可有不同。临时性钙化区可增宽并表现为透X线性，干骺端可见硬化区（图81-59A）[208]。异常的干骺端与正常区域邻近。可导致髋内翻或股骨头骨骺滑脱。第5指可短缩，且骨成熟延迟[209]。骨量减少常见，可能继发于胃肠道疾病。脊柱改变常见且与Scheuermann病相似[210]。肋骨短缩伴前端扩展和不规则可导致临床小笼状胸，但这并不是该病的主要特征[211]。CT扫描可清晰显示胰腺内的脂肪替代（见图81-59B）[207]。

5. 腺苷脱氨酶缺乏症

腺苷脱氨酶缺乏合并有严重的复合免疫缺陷、肋骨前端扩展呈杯状以及干骺端扩展[212]。应用骨髓

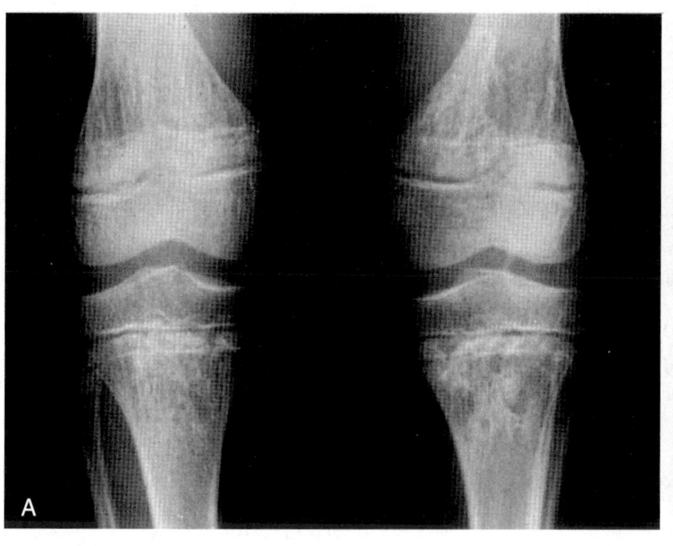
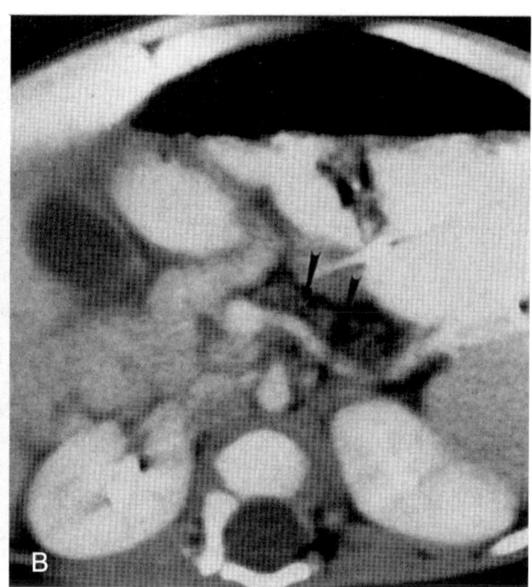

图 81-59　干骺端发育不良伴胰腺外分泌不足和中性白细胞减少（Schwachman-Diamond 综合征）。
A　膝关节周围干骺端可见多发性硬化和透 X 线区。
B　腹部 CT 显示胰腺被脂肪替代（箭头）。

移植可使这些骨骼病变逆转。

6. 干骺端过度发育不良

干骺端过度发育不良中可见，婴儿期出现的轻微生长受损和干骺端不规则会在儿童期有所改善[213]。Ⅰ型发生在男性，是男性特异的X连锁遗传，其特征是轻度弯曲、股骨干骺端严重的改变以及出生时股骨颈的发育不良。Ⅱ型发生在男性和女性，呈散发性，影像学表现包括膝关节和腕关节受累以及髋关节轻度受累[213a]。

十五、短小型脊柱发育不良

短小型脊柱发育不良是一种轻度躯干侏儒症，包含一组异型遗传疾病，其特征是广泛性扁平椎伴肢体轻度受累。已提出 4 种类型，所有类型均有扁平椎体而肢体无明显影像学改变。Hoback型伴有中度椎体扁平、终板不规则以及椎体外侧缘延长（图 81-60）; Toledo型伴有角膜混浊和肋软骨过早骨化。Hoback型和Toledo型可能为同种疾病。Maroteaux型的特征是椎体前缘和后缘变圆，侧位片上椎体有轻度延长而正位片上椎体有轻度侧向扩展; 常染色体显性遗传伴有非常严重的脊柱改变[214]。除了 Maroteaux 型以外其他各型均为常染色体隐性遗传。在隐性遗传型疾病中生长板可有组织病理学改变[215]。

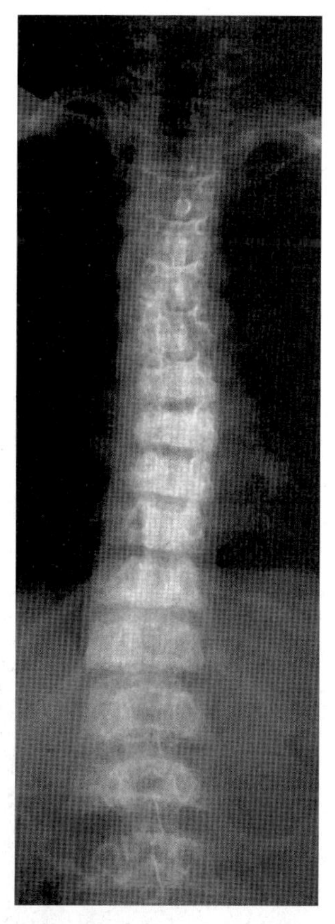

图 81-60　短小型脊柱发育不良。14 岁患者具有椎体扁平。可见椎体向侧方突出到椎弓根之外。

十六、肢中部型发育不良

肢中部型发育不良是指由于前臂和小腿的原发

性病变造成的肢体短缩。这里仅讨论4种类型。这些类型的侏儒症都有正常的生命周期，通常为常染色体显性遗传。

1. 软骨骨生成障碍

软骨骨生成障碍也称作 Léri-Weill 综合征，是一种常见疾病，其特征为轻度肢中部型肢体短缩伴前臂 Madelung 畸形[216, 217]。遗传形式为常染色体显性遗传，女性患者更常见且更严重[218]。软骨生成障碍是由SHOX假染色体基因突变造成的[217a]。影像学改变包括桡骨短缩（桡骨向背外侧弯曲）和尺骨远端通常向背侧半脱位或脱位（图81-61）[219]。桡骨远端发育不全并向尺侧和掌侧倾斜。桡骨远端骨骺发育缺如伴中间骨骺早期融合是软骨生成障碍最突出的特征。腕骨的形状与尺桡骨的V字畸形相适应。尺桡骨之间的距离增大，而且桡骨头变平和脱位。胫腓骨可见轻度的短缩，胫骨近端可有针状骨突起。当伴有胫骨内翻时，相对延长的腓骨可使踝穴扭曲，因此可能需要外科处理[217]。也可出现髋内翻以及手足管状骨的短缩。

2. Nievergelt 型

Nievergelt型是肢中部型发育不良中最严重的一种类型[218]。肢中部短缩伴小腿骨性隆凸。可见手足畸形、关节活动受限和膝外翻。影像学改变有前臂和小腿骨骼的明显发育不良，胫骨呈菱形或三角形。尽管胫腓骨均有发育不良，但腓骨比胫骨更长，且生长板倾斜，特别是在胫骨。可见上尺桡关节骨性融合伴肘关节脱位以及腕骨和跗骨融合。腓骨可缺失[219]。

3. Langer 型

Langer型的肢体短缩不如Nievergelt型的严重。下颌骨可有发育不良。影像学改变有桡骨短缩并向背外侧弯曲，其宽度相对于长度明显增大（图81-62）[220, 221]。桡骨远端向尺侧倾斜。尺骨远端的发育不良最严重。腕骨角减小，且双手均有尺偏。胫骨的特点是短宽，伴干骺端扩展。腓骨发育不良，且其近侧部分缺失或发育不良。胫骨骨骺骨化延迟，且与干骺端早期融合。这种疾病是常染色体隐形遗传，但也可以是常染色体显性遗传[220, 222]。SHOX基因的纯合子缺失引起Langer型，而在杂合状态这种缺失可引起 Léri-Weill 软骨生成障碍。

4. Robinow 型

Robinow 型伴有轻度肢中部短缩，特别是在上肢。患者有特征性面容（称为“胎儿”面容[223,224]）、前额突出伴眼距过远、小朝天鼻和小下巴。其他报道的异常还有生殖器发育不良和生长迟缓。影像学改变有前臂和小腿的骨骼短缩伴桡骨头脱位。尺骨远端严重发育不良。拇指远节指骨可有裂隙。可见累及第5指的弯曲变形。常见椎体异常，特别是半椎体。遗传方式为隐形和显性遗传。

也可发生其他类型的肢中部型侏儒[225]，包括Werner型，其伴有胫骨缺失或极度发育不良、多指（趾）和拇指缺失。先天性心脏病和Hirschsprung病

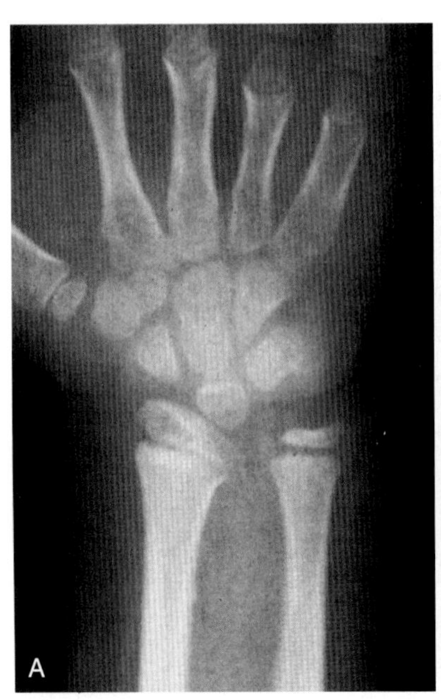

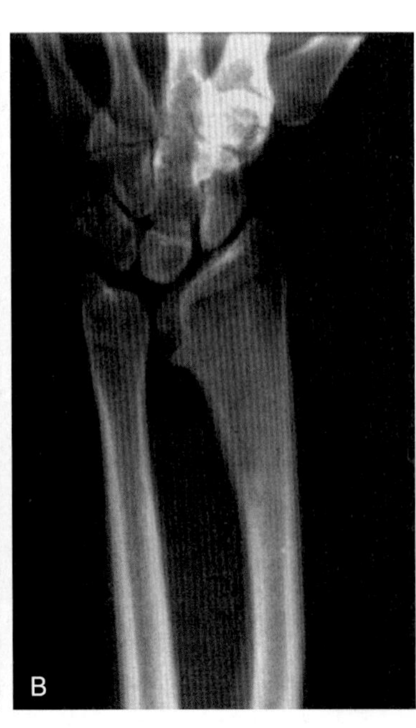

图81-61 软骨骨生成障碍。

A 5岁女孩，X线片显示桡骨和尺骨分离以及桡骨中部发育不全。腕骨进入V形畸形的腕关节内。

B A中患儿的母亲，可见桡腕关节典型的V形畸形。

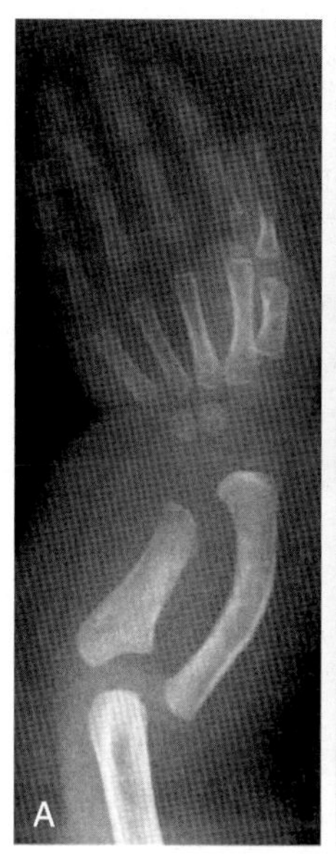
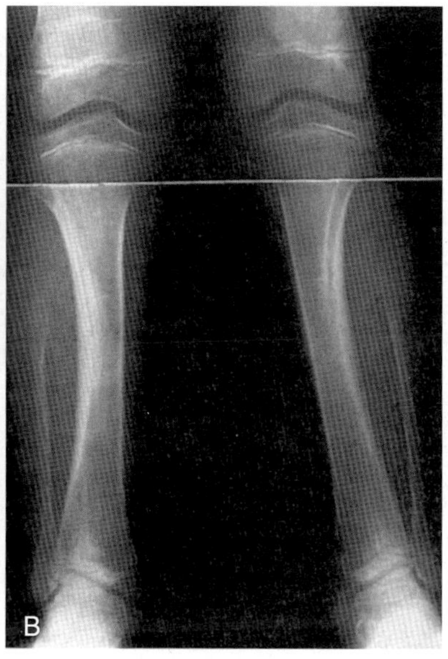

图 81-62　肢中部型发育不良：Langer 型。

A　2岁儿童，可见尺骨远端明显发育不良以及桡骨弯曲。

B　5岁儿童，可见腓骨发育不良、胫骨短缩伴干骺端扩展以及距骨倾斜。

（B, Courtesy of A. Oestreich, M.D., Clincinnati, Ohio.）

可伴有 Werner 型肢中部型发育不良[226]。

十七、肢端和四肢中部发育不良

肢端和四肢中部发育不良包括有多种疾病，但这里只讨论其中一部分。

1. 四肢中部发育不良

四肢中部发育不良是一种常染色体隐形遗传的短肢型侏儒病，1971 年首次描述，其特征是主要累及前臂、手、小腿和足。肢体短缩随年龄增长而更加明显，上肢比较严重[227, 228]。可见下胸段后凸和腰椎前凸增大。影像学改变包括有管状骨中部变短、桡骨弯曲以及桡骨头脱位。尺骨通常短于桡骨或腓骨。短管状骨增宽在近节和中节指骨最明显（图81-63）。可见指骨和掌骨的骨骺呈锥形、手足的骨骺早期融合以及足趾过大。胸腰段可见轻度扁平椎和局限性椎体发育不良，其可导致脊柱后凸[229]。髂骨基底相对发育不良。可出现脑积水[230]。至少有 3 种类型的四肢中部发育不良。Hunter-Thompson 型和 Grebe型软骨发育不良的患者，中轴骨正常，而手和足的骨骼结构可有融合或缺失，这与Maroteaux型患者正好相反。Maroteaux 型与 9 号染色体异常有关，而 Hunter-Thompson 型是由软骨衍生形态蛋白基因 1（CDMP1）的突变引起的[230a]。

手、足和前臂骨骼的明显短缩以及脊柱的病变可以区分四肢中部发育不良和其他肢中部型发育不良以及假性甲状旁腺功能低下症。肢端发育不良的特征是轻度面部异常、生长迟缓、轻度管状骨短缩以及近节和中节指骨的增宽。第二、三、四、五掌骨的近侧部变尖[231]。Geleophysic 发育不良患者面部呈快乐表情。管状骨短缩导致手足变小。也可见身材矮小和进行性心脏瓣膜疾病[232]。

2. 毛发鼻指骨发育不良

毛发鼻指骨发育不良包括两种类型。Ⅰ型是常染色体显性遗传，临床表现包括脱发（毛发稀疏和生长缓慢）、大的梨状鼻、近节指间关节畸形（类似于类风湿性关节炎）、身材矮小和关节松弛[233-235]。最典型的影像学表现是在手部；圆锥状骨骺呈 U 形，且骨骼短缩，特别是中节指骨（图 81-64A）。圆锥形骨骺好发部位是第二中节指骨，其次是第三中节指骨[235a]。象牙化骨骺常见于远节指骨。股骨头近侧骨骺偏小，其改变通常类似于 Legg-Calvé-Perthes 病（见图 81-64B）。可导致髋膨大和退行性关节病，患者在后期可有髋关节、肘关节、手指和胸椎的症状和体征。也可见鸡胸、轻度脊柱后凸和侧后凸[236]。病因是特异性锌指蛋白单一缺陷，它是认定的转译因子（TRPS1）[236a]。

Ⅱ型（Giedion-Langer）毛发鼻指骨发育不良也称为指端发育不良伴外生骨疣，其临床表现与Ⅰ型

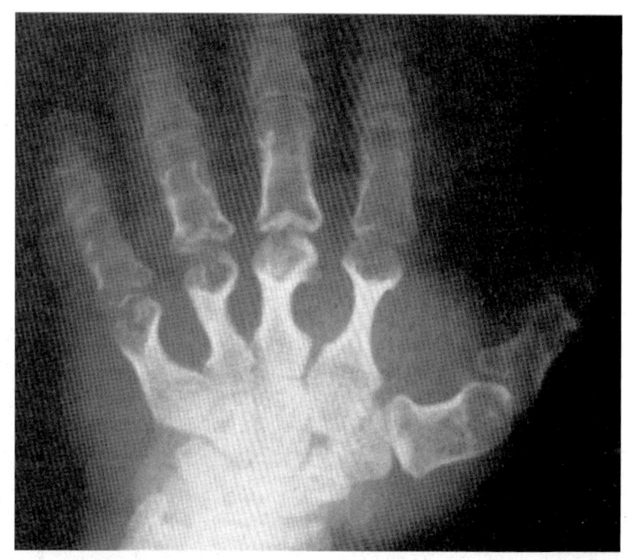

图 81-63　四肢中部发育不良。26 岁患者，管状骨明显短缩和增宽。

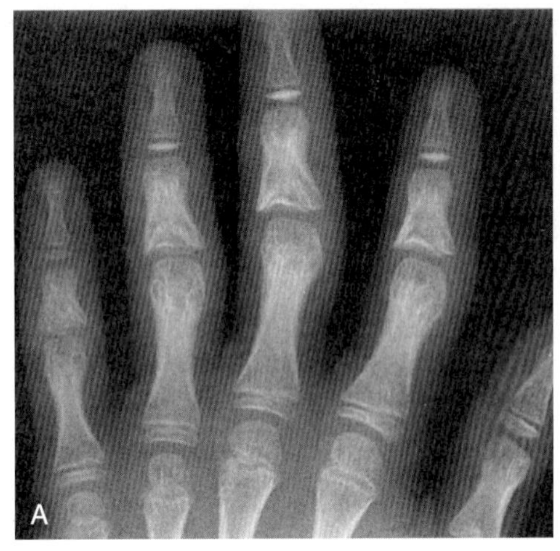

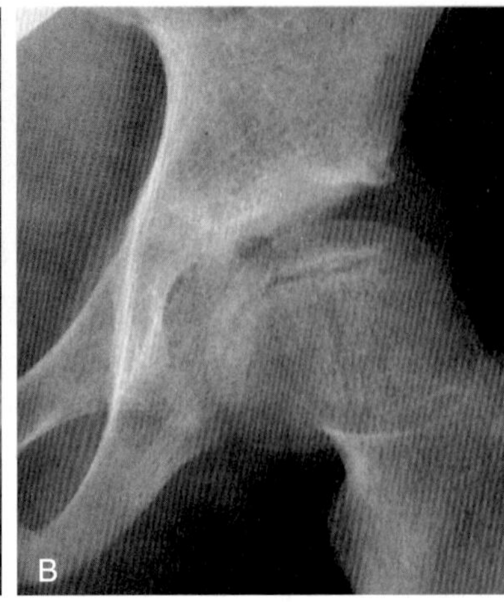

图81-64 毛发鼻指骨发育不良，I 型。

A 10岁儿童，近侧指间关节肿胀，可见骨骺呈圆锥形，呈现U形以及象牙化骨骺（远节指骨）。

B 一名青少年的骨盆X线片显示左侧股骨头增宽变扁平。

类似。但面部、手和其他部位的某些特征不同，如智力滞后和多发性外生骨疣[237, 238]。这种外生骨疣在 I 型毛发鼻指骨发育不良中没有报道[238, 239]。Ⅱ型的遗传方式为常染色体显性遗传，有 8 号染色体长臂缺失[239]。本病与TRPS1和EXT1基因的复制功能丧失有关。Ⅱ型在男性更为常见。外生骨疣在1~5岁期间发生，并逐渐增大直到骨成熟[240]。与多发软骨性骨疣的骨性赘疣不同，这些外生骨疣通常会使受累骨扭曲和扩大（图 81-65）。除了外生骨疣外，影像学改变还包括：拇指和其他手指骨骺呈圆锥形，导致 U 形畸形（见图 81-65B），以及髋关节改变类似于 Legg-Calvé-Perthes 病[241]。其他表现有腓骨偏短、胫腓骨骨性联合、股骨颈较宽、脊柱节段性异常、肢体生长不对称、足畸形以及小头畸形。

Ⅲ型病变的特征是所有指骨和掌骨广泛性严重短缩（这可与 I 型相鉴别），而且无外生骨疣和智力缺陷（这可与Ⅱ型相鉴别）。

3. Saldino-Mainzer 发育不良

Saldino-Mainzer 综合征也称为肢端发育不良合并色素性视网膜炎和肾病，其中包括手的骨骺呈圆锥形（图 81-66）、尿毒症、色素性视网膜炎、脑性共济失调以及肾病（其特点是远曲小管和收集管功能缺失，表现为尿液浓缩和酸化功能衰竭）。肾脏病变表现为肾消耗病性。股骨头骨骺常有发育不良。

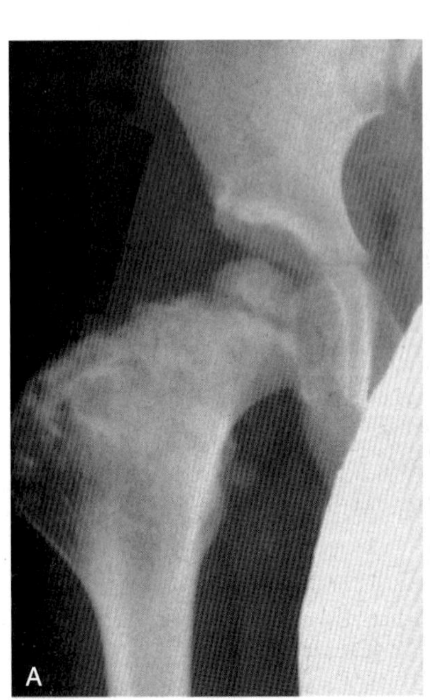

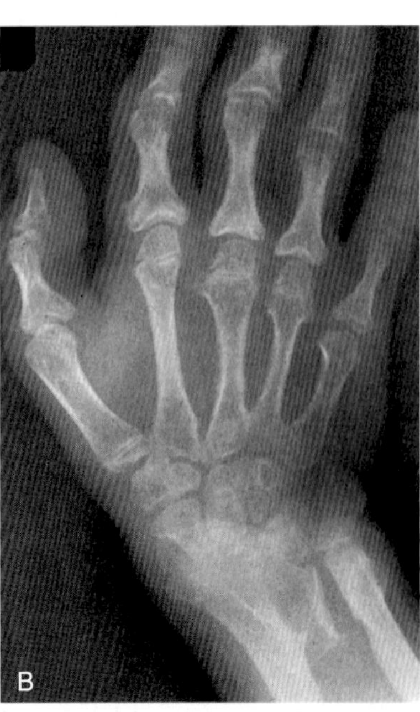

图81-65 毛发鼻指骨发育不良，Ⅱ型（Giedion-Langer 综合征）。

A 骨盆显示外生骨疣伴股骨近端膨胀。

B 另一患者的手部显示外生骨疣和圆锥形骨骺。

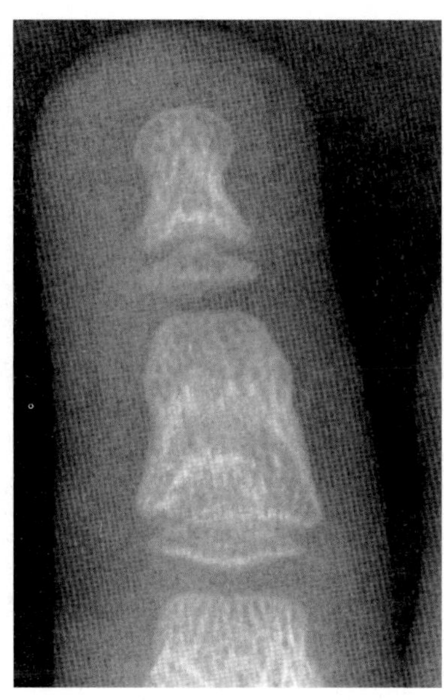

图81-66 肢端发育不良伴有色素性视网膜炎和肾病（Saldino-Mainzer综合征）。7岁儿童的手指可见圆锥形骨骺。

Mainzer等[242]和Giedion[243]曾讨论过肾病伴手骨骺呈圆锥形的其他疾病。

4. 假性甲状旁腺功能低下

相关内容在第52章讨论。

十八、骨膜明显受累的发育不良

1. 锁骨颅骨发育不良

锁骨颅骨发育不良是一种遗传外显率很高的常染色体显性遗传，具有多种临床表现[244]。病变的基因是在含有CBFA1转录因子区域内的6p21染色体[244a]。可见身材轻度矮小。头大而短，面部较小，前额和顶骨突起。骨缝较宽，且闭合延迟。口部改变包括有高弓上腭伴形成不良的[245]多余齿的延迟萌出（图81-67）。肩部可低垂，且盂肱关节活动度增加。由于听小骨异常常造成听力丧失[246]。可见膝外翻和短手指。婴儿胸廓窄小导致呼吸窘迫。

影像学改变有颅骨骨化不良，伴宽颅缝和多发性沃尔姆（缝间）骨，人字缝最为明显（见图81-67）[247]。出生时顶骨往往没有骨化。成人时前额骨常增厚[248]。枕骨大孔往往较大且畸形，颅骨基底角可增大，而且通常有颅底受压（见图81-67）。可出现枕骨尾侧膨出。鼻旁窦和乳突发育欠佳。下颌骨往往较宽，伴有持续存在的软骨联合。尽管锁骨完全缺失不常见，但锁骨的一部分可能缺失；中部或外部受累最常见（图81-68）。肩胛骨发育不良伴肩胛盂腔偏小，而且胸廓往往呈钟形，特别是锁骨畸形比较严重的患者。骨盆改变常见，包括耻骨骨化延迟、耻骨联合偏宽和髂骨翼狭窄（图81-69）。尽管髋外翻畸形比较常见，也可出现单侧或双侧髋内翻畸形，并导致步态异常（见图81-69A）。管状骨可有骨干轻度变窄和干骺端扩张。脊柱改变主要包括隐性脊柱裂，其在颈椎和上胸椎最明显，但一些患者可有多个椎体骨化中心、楔形椎伴脊柱侧凸或腰椎关节椎间部缺损。手部改变有远节指骨呈小锥形、中节指骨轻度变小、掌骨假骨骺、指骨骨骺轻度增大（特别是在远节指骨）、骨骺呈圆锥形以及腕骨骨化延迟（图81-70）。也在类似于锁骨颅骨发育不良的遗传性疾病中也可有多发性异常。这些异常包括严重的小颚、拇指缺失和远节指骨缺乏骨化[249]。

2. 骨性发育不良（Melnick-Needles综合征）

骨性发育不良是在1966年由Melnick和Needles首次报道的[250]。患者的临床表现有一定特征性。典型的是面部较小，伴大耳朵、突眼睛、小颚和牙齿排列不齐；手臂上部较短，且胸廓狭窄。可出现肢体弯曲和脊柱侧凸。其遗传方式是X连锁常染色体显性遗传，而且大多数（但并非所有）男性患者是致命型的[251, 252]。

影像学改变有管状骨的皮质不规则，呈波浪状轮廓以及多发性髓腔缩窄（图81-71）[253]。典型的表现是胫骨侧弯。肋骨可呈带状且皮质不规则。锁骨的正常弯曲加剧，而且其皮质不规则和内侧端增宽。也可见鸡胸畸形。肩胛骨小而且畸形。髂骨翼变薄呈喇叭口状，伴髂骨基底缩窄和髂坐切迹明显凹陷；耻骨和坐骨狭窄。可见髋外翻、长股骨颈和转子下变窄。手部改变轻微，不过远节指骨也可有发育不良。颅骨基底和乳突可出现硬化，且颅窝前部较小。前囟门闭合延迟。下颌骨薄而且小，伴角度变大和冠状突发育不良[254, 255]。在脊柱，椎体可有高度和前凹增加；腰段可见椎管增大，椎板变薄。可有脊柱侧凸或后侧凸。骨骼外表现有尿道膀胱梗阻和继于发肺性高血压的心脏增大[253]。

骨性发育不良和耳腭指综合征有一些共同的特征。骨性发育不良的确切发病机制还不清楚，但可能有胶原合成的变异[256]。

十九、骨弯曲型发育不良组

1. 肢体弯曲（campomelic）发育不良

肢体弯曲发育不良描述了一种与其他伴有肢体

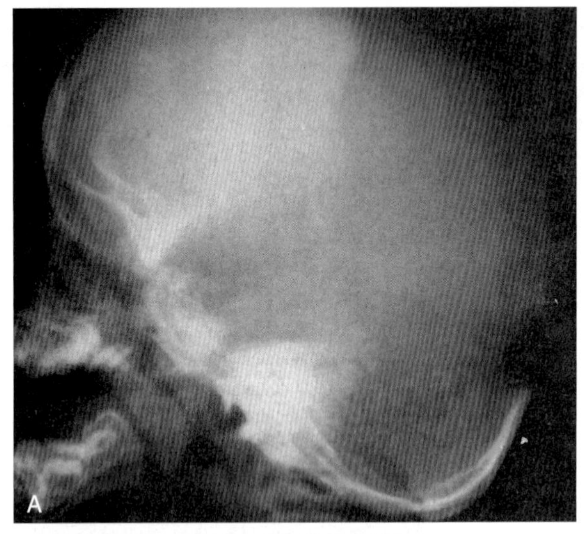
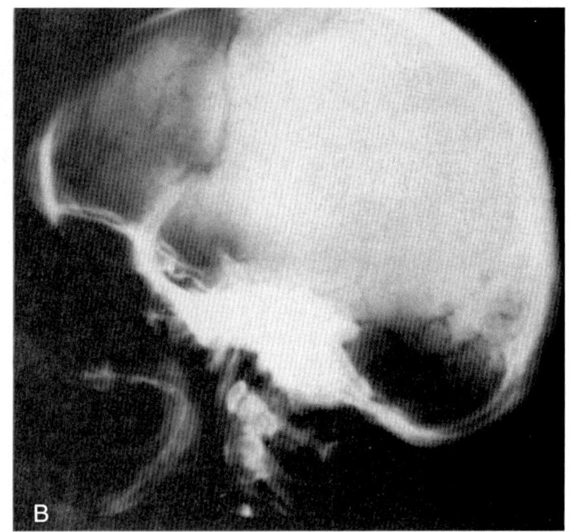
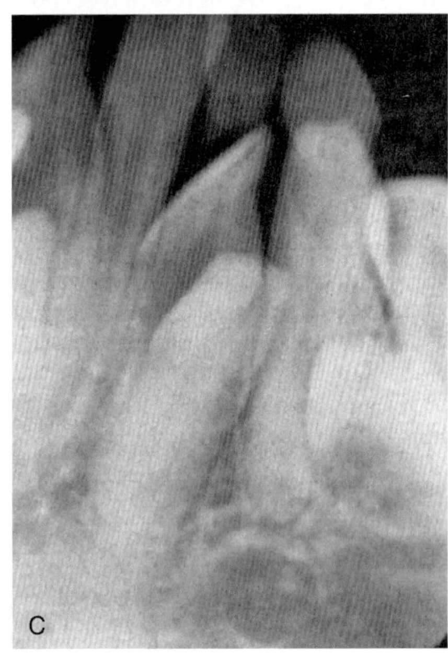

图81-67 锁骨颅骨发育不良。

A 15月龄患儿的颅骨X线片显示颅缝较宽、部分骨骼骨化不良以及多发性沃尔姆骨。

B 成年人，可见枕骨向下突出、人字缝内有沃尔姆骨以及额骨眶上缘节段性增厚。

C 牙萌出延迟且有额外牙齿。

弯曲疾病完全不同的疾病[257，258]。受累的新生儿有头大、短躯体和短肢体。腿部肢体的前外侧弯曲最明显。弯曲的胫骨部位可有凹陷。可见畸形足、关节挛缩、前臂骨弯曲、小手和短颈。颅顶较大，且有面部较小、鼻梁深陷、低位耳、小下巴和腭裂。这种疾病可能是常染色体隐性遗传，在婴儿期通常是致命的，不过也有较长存活的报道。可在胎儿期做出诊断[259]。

影像学改变在肢体最为明显，包括股骨在骨干中1/3稍偏上出现前外侧成角（图81-72）。胫骨主要在中下1/3交界处向前弯曲。皮质在弯曲的凸侧明显变薄。腓骨发育不良。上肢长管状骨轻度短缩和成角。患者手小，且伴有短缩（特别是中节和远节指骨）以及第5指弯曲。胸部呈钟形，前后径变小；其他特征有肋骨变薄呈波浪状、锁骨变细以及所管支气管软骨缺陷引起的气管直径狭窄。肩胛骨变小，而且通常只有11对肋骨。骨盆的典型改变包括骶骨翼缺失、髂骨狭窄、髋臼发育不良、耻骨骨化不良以及分离增宽的短坐骨。髋关节常发生脱位。膝关节周围骨骺、距骨内和胸骨内骨化延迟。脊柱异常（特别是上胸椎椎弓根和下颈椎椎体发育不良伴椎弓根间距狭窄）和颈椎发育不良是其特征性表现（见图81-72B，C）。在没有肢体弯曲的病例中，可出现胸椎、肩胛骨和骨盆的异常以及临床表现[260]。脊柱曲度异常常见[261]。最有特征性的影像学改变是股骨和胫骨弯曲、小肩胛骨、胸椎椎弓根发育不良以及

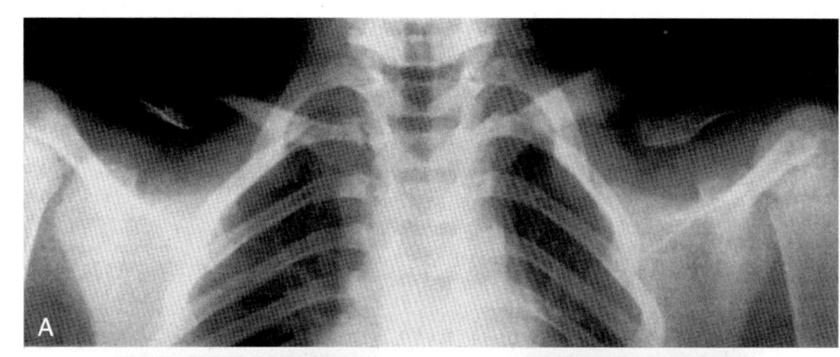

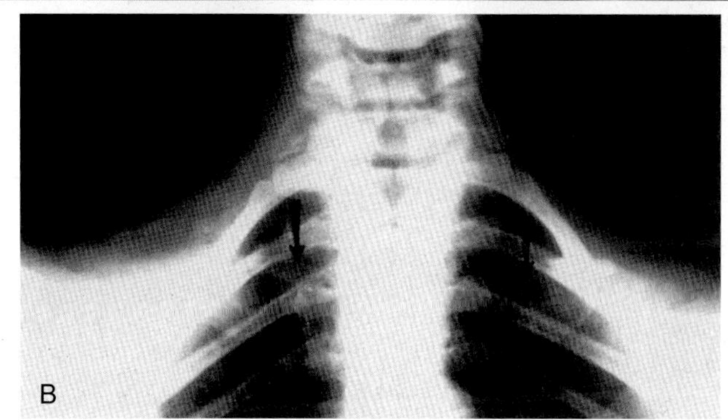

图 81-68　锁骨颅骨发育不良。

A　8 岁患儿，可见锁骨外中 1/3 结合处有缺损。

B　成年人，可见较细的残余锁骨（箭头）。

颈椎发育不良。这些特征性异常可用来区分肢体弯曲发育不良和其他伴有骨弯曲的疾病[262]。

肢体弯曲发育不良可有各种内部器官异常，包括肺发育不良、肾盂积水、输尿管积水、先天性心脏病、嗅球和嗅管缺失以及脑积水。

肢体弯曲发育不良和性腺发育不良的男孩缺乏 H-Y 抗原。研究表明，COL2A1 的表达由体内 50X9 蛋白直接调控，而且在软骨生成过程中，COL2A1 的异常调控是肢体弯曲发育不良伴发骨骼异常的原因[262a]。

2. 肢体后凸发育不良

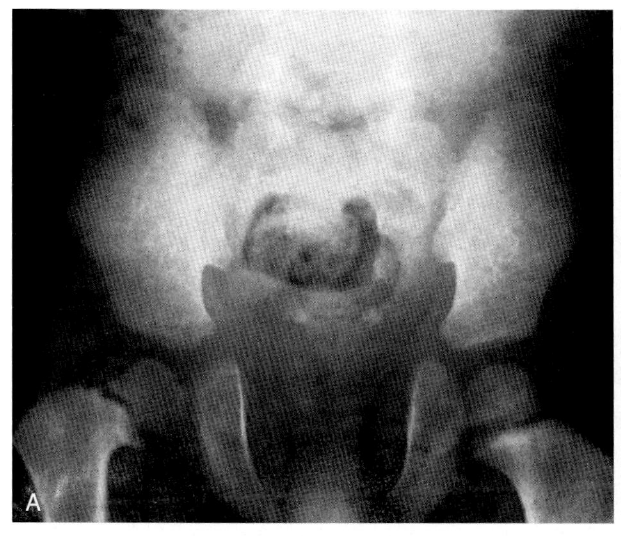

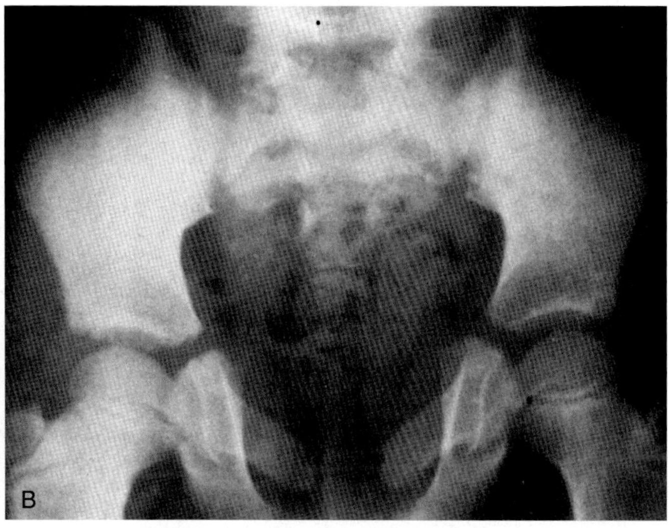

图 81-69　锁骨颅骨发育不良：骨盆。

A　5 岁儿童的 X 线片显示耻骨没有骨化以及右侧股骨出现特发性髋内翻。

B　8 岁儿童，可见耻骨不完全骨化以及髂骨翼狭窄。

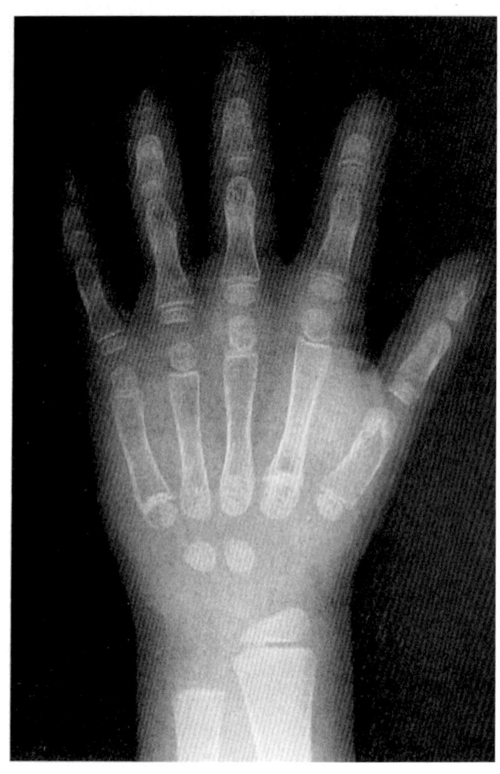

图81-70 锁骨颅骨发育不良。指骨骨骺较大，而远节指骨和腕骨较小。可见掌骨有假骨骺以及尺骨远端发育不良。

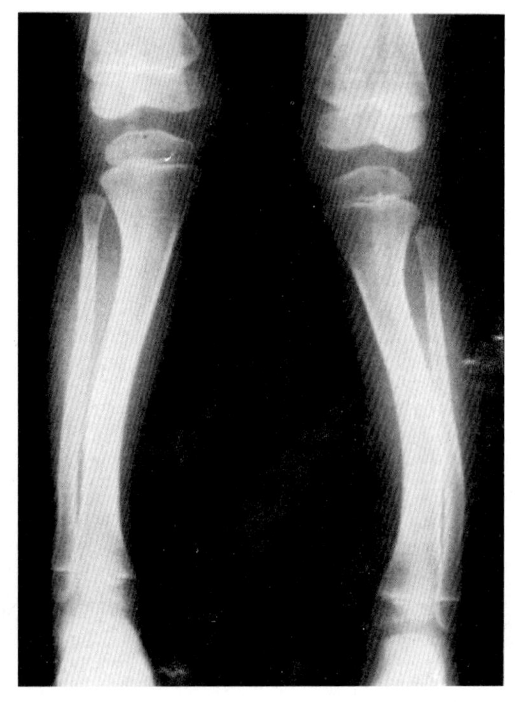

图81-71 骨性发育不良（Melnick-Needles综合征）。可见胫骨特征性的侧弯。

肢体后凸发育不良是常染色体隐性遗传，其特征为股骨短宽弯曲伴干骺端扩展和不规则（图81-73）。弯曲股骨的顶点可见凹陷。另外的表现还有轻度扁平椎体、其他长管状骨（特别是肱骨）的短缩和弯曲以及肋骨扩展变短[263]。有轻度面部畸形表现。骨骼病变随年龄的增长可有改善[263a]。

二十、多发脱位伴发育不良

1. Larsen综合征

1950年Larsen等描述了6例患者，都具有多发性脱位、畸形足以及特征性临床表现，其中包括面中部凹陷、眼距宽和鼻梁塌陷[264]。Larsen综合征是一种结缔组织和胶原的全身性疾病。其他的表现还有腭裂、拇指宽以及脊柱受累（可导致进行性神经损害）。可见喉软化、气管软化或气管狭窄。影像学显示有关节脱位、通常为大关节，如膝关节、髋关节和肘关节（图81-74）[265, 266]。骨端发生扭曲（见图81-74B）。肘关节脱位后可见多发性骨化中心[267]。腕骨和跗骨数量增多或有异常形态（图81-75），跟骨骨化通常有两个独立的骨化中心（图81-76）。手足的管状骨较宽并短缩，掌骨和跖骨常有假骨骺（见图81-75）。椎体异常（特别是颈椎），有异常分节或变扁平，并可伴有后凸或后侧凸（图81-77）。脊柱后凸的顶点处曾见硬膜下间隙侵占[268]。颅骨X线片可见眼距过远、小下巴和短头畸形。

由于关节脱位的治疗非常困难，因此患者可发生严重残疾和继发性退行性改变。这种综合征曾有多种骨骼外异常的报道，包括主动脉根部扩张、其他心脏畸形以及颅内动脉和腹部动脉的扭曲和扩张[270-272]。常染色体显性遗传和常染色体隐性遗传均有报道[269]。基因图谱位于3p21.1-p14.4。Becker等报道了1例父亲轻度受累而超声检查发现胎儿严重受累的病例[272a]。

2. Desbuquois发育不良

Desbuquois发育不良的特征是身材矮小、多发性脱位、骨量减少和髋关节周围的特征性（表现包括小结节增大变尖伴股骨颈的“活动扳手”状改变[273]。示指和第二掌骨之间可见多余的骨化中心。可存在有不同程度的拇指病变、关节松弛以及第一和第二掌骨的短缩。椎体可有不规则骨化或冠状裂。

二十一、骨发育异常性纤细骨组

骨发育异常性发育不良有3种类型，都伴有智

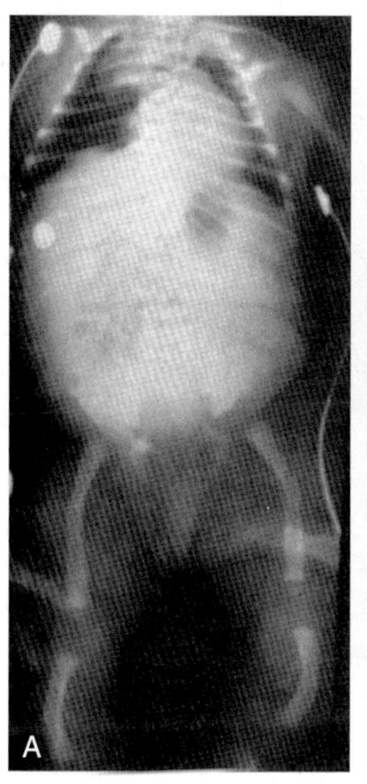
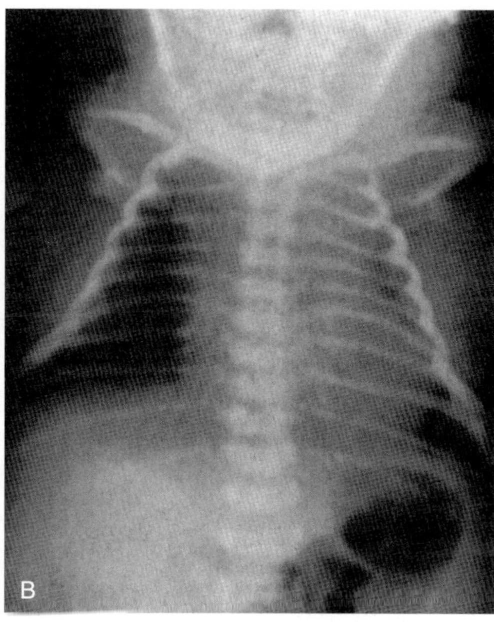
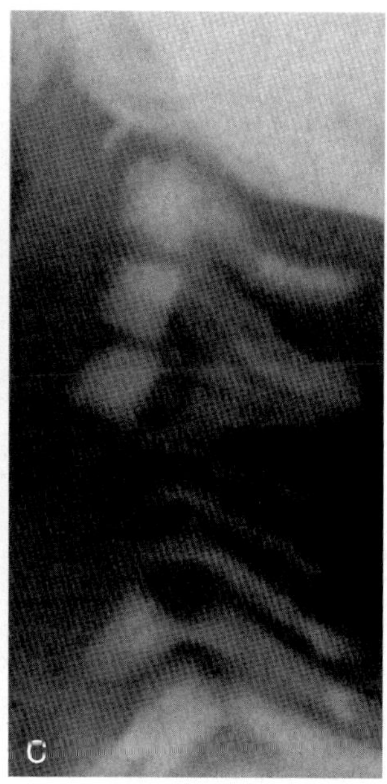

图 81-72　肢体弯曲发育不良。

A　在下肢，胫骨出现前侧方弯曲。髂骨、肩胛骨、腓骨和肺部均发育不良，且髋关节脱位。11 对肋骨和锁骨均细薄，且胸椎的椎弓根发育不良。

B　另一患者，可见椎体和肩胛骨发育不良以及肋骨细薄。

C　此患者存在下颈椎发育不良。

力发育滞后。Ⅰ型患者有肱骨和股骨的弯曲和短缩。骨盆下部发育不良，而且有腰椎体扁平和小头畸形。Ⅱ型患者的小腿和前臂短缩，伴有桡骨中部弯曲、尺骨短缩和髋内翻（图 81-78A）。股骨远端和近端骨骺本身相互成一条直线，但邻近骨干处有中心凹陷（见图 81-78B）[276]。出生前后的生长均明显延迟。

二十二、发育不良伴骨密度减低

成骨不全、高胱氨酸尿和青少年特发性骨质疏松在本书的其他章节中讨论。

Menkes 综合征（或 Menkes 发绞缠综合征）是一种X连锁性疾病，可导致肠道铜吸收缺陷。Menkes 基因（即 ATP7A）位于 X13.3 染色体，转译铜转运 ATP 酶[276a]。Menkes 基因突变的变异较大。典型患者为男性婴儿，表现为：头发稀疏、色浅和卷曲，生长不良，以及中枢神经系统进行性退变。铜和血浆铜蓝蛋白的血清水平降低。影像学改变有骨质减少和干骺端骨刺，与儿童受虐综合征和佝偻病的改变极相似（图 81-79）。常有骨膜新骨形成，人字缝内可见沃尔姆骨。其他影像学表现还有细管状骨、某些骨化中心呈羊毛样、肋骨末端扩展、小下颌以及椎体后面呈扇形[277]。血管有明显的改变，特别是脑部，可能继发于弹力层碎裂导致脑部和全身血管扭曲[278]。此病曾见膀胱憩室[279]、尿道扩张和肺气肿。脑部 CT 和 MRI 显示脑萎缩、脑梗死、硬膜下积液以及明显的血管弯曲[280]。

二十三、发育不全伴矿化缺乏

低磷酸酯酶症、佝偻病、新生儿甲状旁腺功能亢进在第 48 章和第 52 章中讨论。

二十四、发育不全伴骨密度增加

1. 骨硬化病

骨硬化病是一种至少包括 4 种不同类型的复杂疾病，各种类型在临床、影像和组织病理上都各有不同。

（1）过早型。过早型是常染色体隐性遗传疾病，也称致命型，但是这一名称容易造成误解，因为有些患者可以存活许多年。临床异常包括生长障碍、肝脾肿大以及颅神经功能障碍，特别是失明[281]和耳聋。由于有脑积水头颅往往偏大。多数患者因异常骨堵塞髓腔可造成贫血和血小板减少，而且容易造

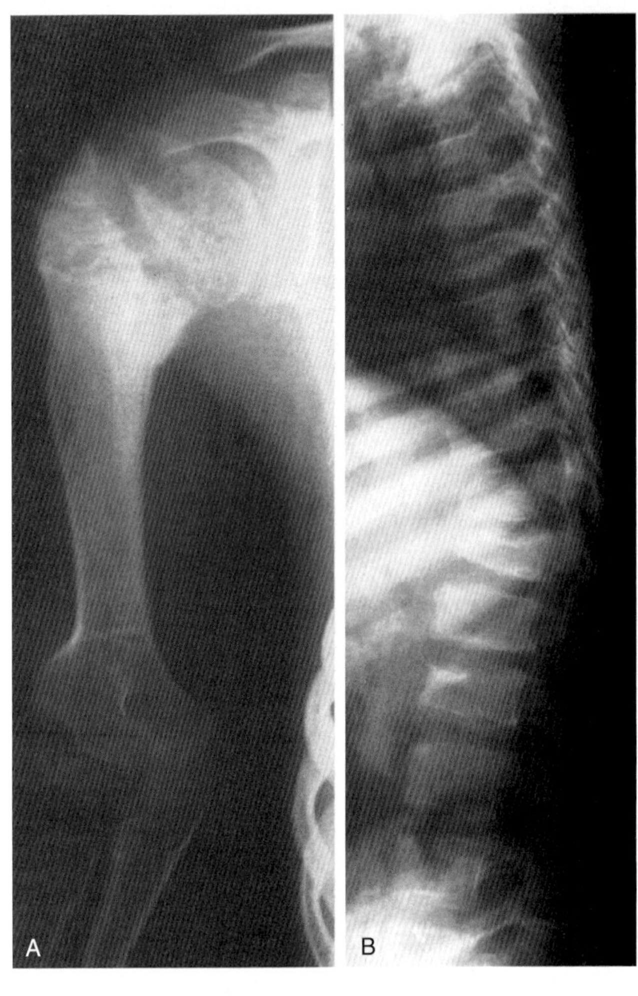

图81-73 肢体后突发育不良。

A 4岁患儿的右肱骨可见弯曲和干骺端不规则。

B 同一患儿，脊柱可见扁平椎，伴T11和T12之间的明显病变。

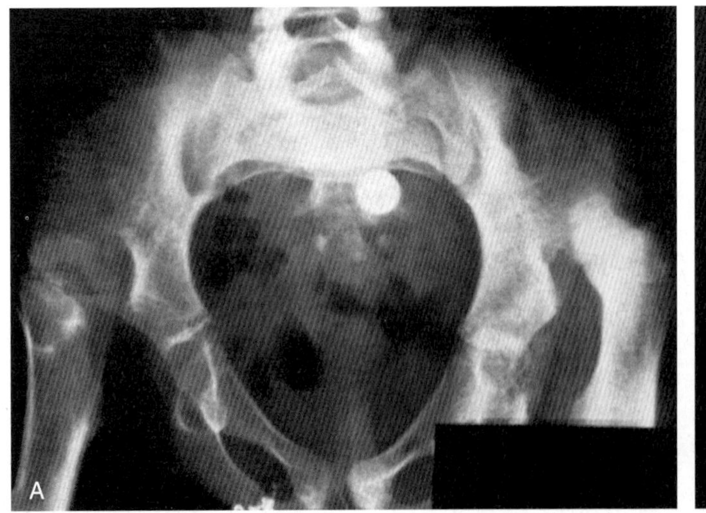

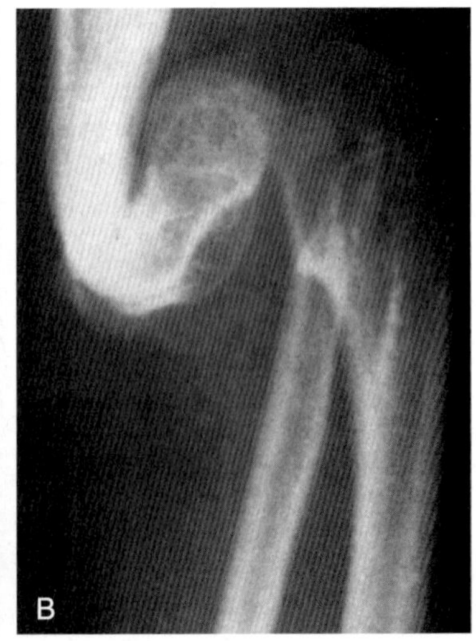

图81-74 Larsen综合征。

A 可见髋关节双侧脱位。

B 可见肘关节脱位伴明显的骨畸形。

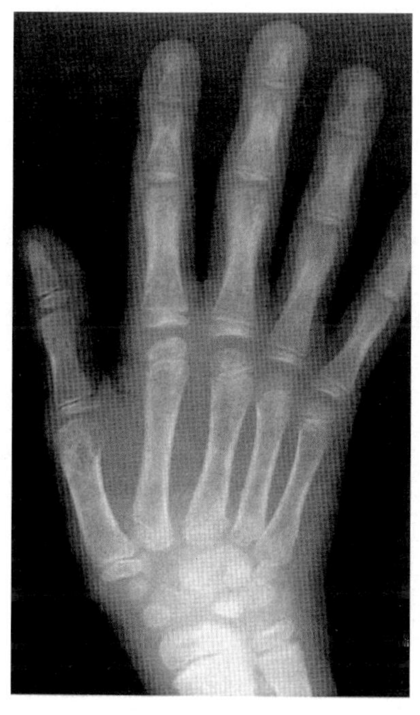

图81–75　Larsen综合征。可见多块腕骨均偏小、掌骨假骨骺以及一定程度的骨骺变扁平。

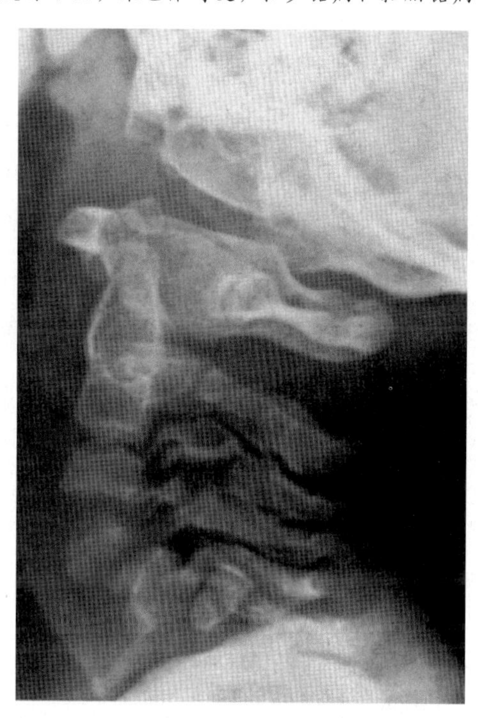

图81–77　Larsen综合征。颈椎可见椎体发育不良。

成反复感染而早期死亡。

影像学表现的特征是全身性骨硬化。管状骨表现为不能区分皮质和髓腔（图81–80和81–81）。这些骨骼的塑形有缺陷，而且在某些病例中可导致骨骼呈棒状（见图81–81）。婴儿的骨骼末端呈佝偻病样外观，呈斑点状放射线透亮区，这与过多的萎缩性退变的软骨细胞有关（见图81–81）[282]。偶尔可见的纵向条纹是血管周围被结缔组织包绕形成的；更为多见的横行条纹与骨基质改变以及骨组织极度硬化和紊乱有关（见图81–80B和81–81C）。“骨中骨”（或“内生骨”）不常见，但却是其特征性改变。根据Engfeld等的研究[283]，小型中心骨块是较为原始的、主要是原纤维和细胞的骨组织的骨化核，其由未硬化的骨或残留的髓腔与周围的皮质相分隔。可出现骨膜炎，特别是婴儿，常见通常可愈合的骨折。

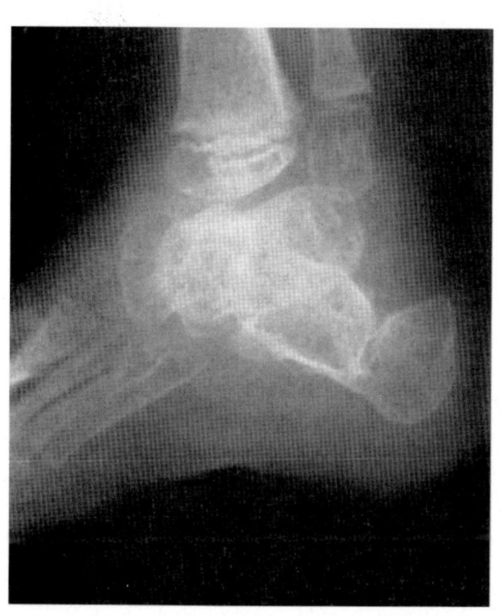

图81–76　Larsen综合征。可见足畸形以及跟骨的两个骨化中心部分融合。

MRI显示1岁以内儿童的颅骨基底和长管状骨末端均有骨髓储备。在3～5岁之间，骨髓储备转移到长管状骨的骨骺和颅顶。在长管状骨，骨髓的最大聚集部位在X线片上对应于不透X线减少的部位[284]。

整个颅骨均有受累，但颅骨基底的软骨部分是最常见且最严重的受累部位（图81–82A）。颅孔较小。Elster等[285]用MR成像和CT扫描进行的一项详细研究显示，患者有小头畸形、颅顶增厚伴内板和外板致密以及板障间隙增宽伴边缘不明确。后者可出现竖毛样表现。颅骨基底尽管有骨硬化，但颅骨具有可观察到骨髓活动（如MR成像所显示）[284]。牙齿可有畸形，下颌骨会有与髁软骨中心相对应的

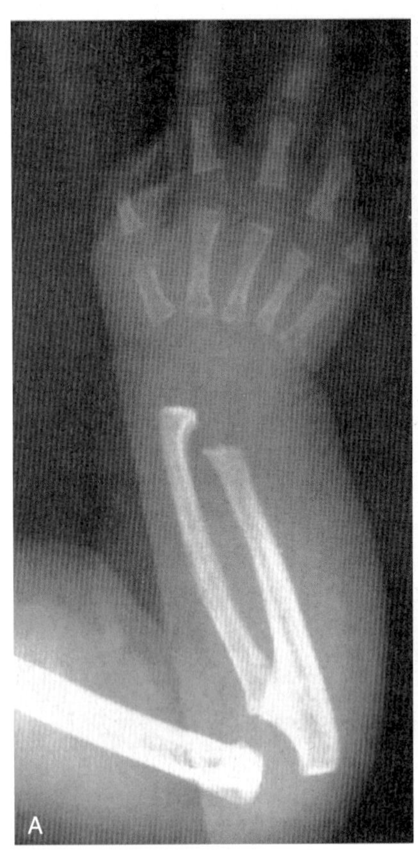

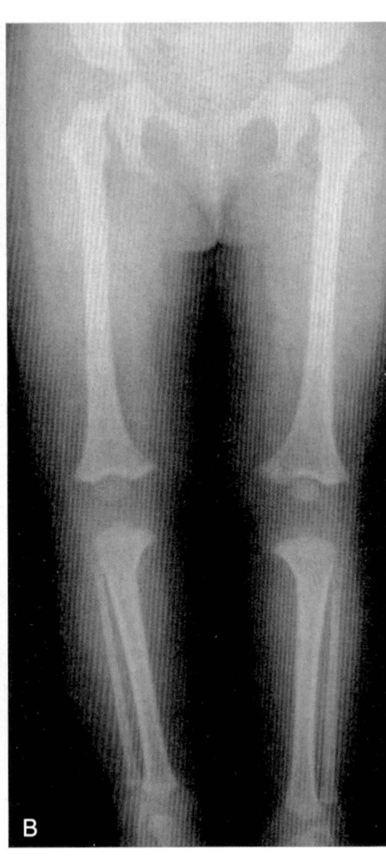

图81–78 骨发育不良性原始侏儒症，Ⅱ型。

A 桡骨延长并向尺侧弯曲。

B 股骨远端骨骺呈三角形（骨骺进入股骨中心切迹）。干骺端轻度扩展。腓骨比胫骨短。

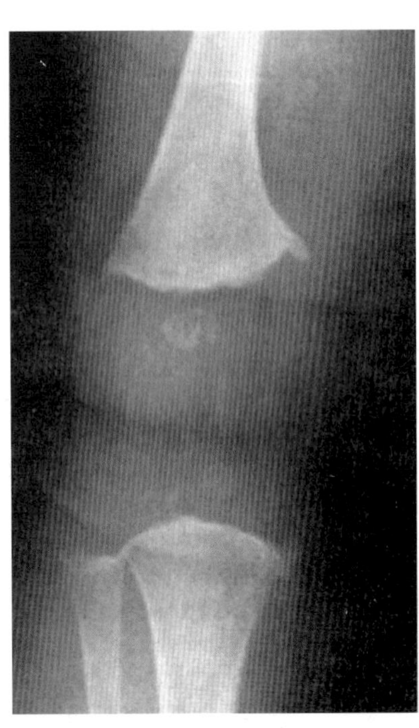

图81–79 Menkes发绞缠综合征。3月龄婴儿，可见股骨和胫骨的干骺端赘疣。

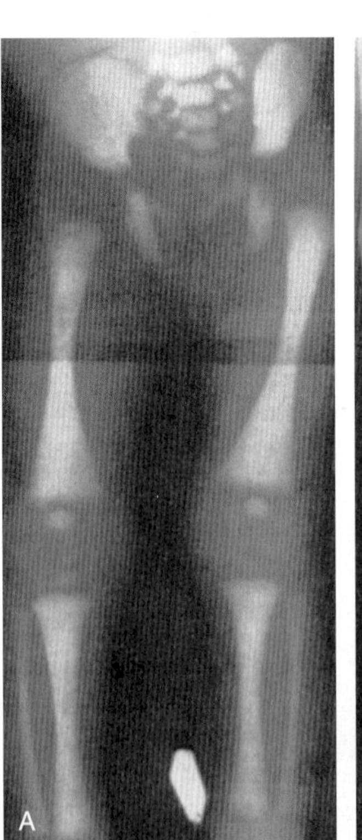

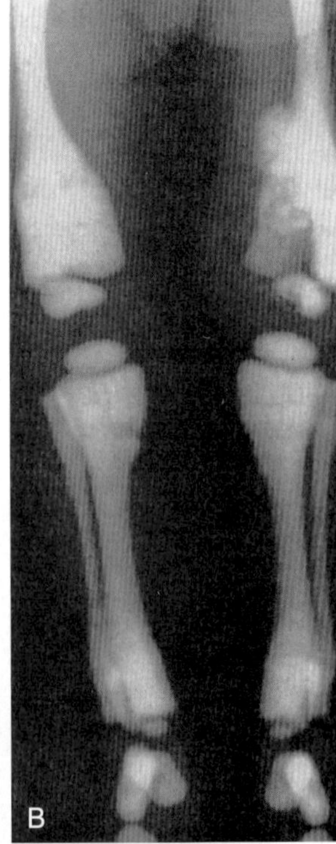

图81–80 骨硬化病：过早型或常染色体隐性致命型。

A 新生婴儿，可见弥漫性骨硬化和管状骨干骺端轻度膨胀。

B 第二例患者，16个月大，可见明显的骨硬化和骨膨胀。左股骨骨骺可见横行和水平向透X线条形影以及病理骨折。

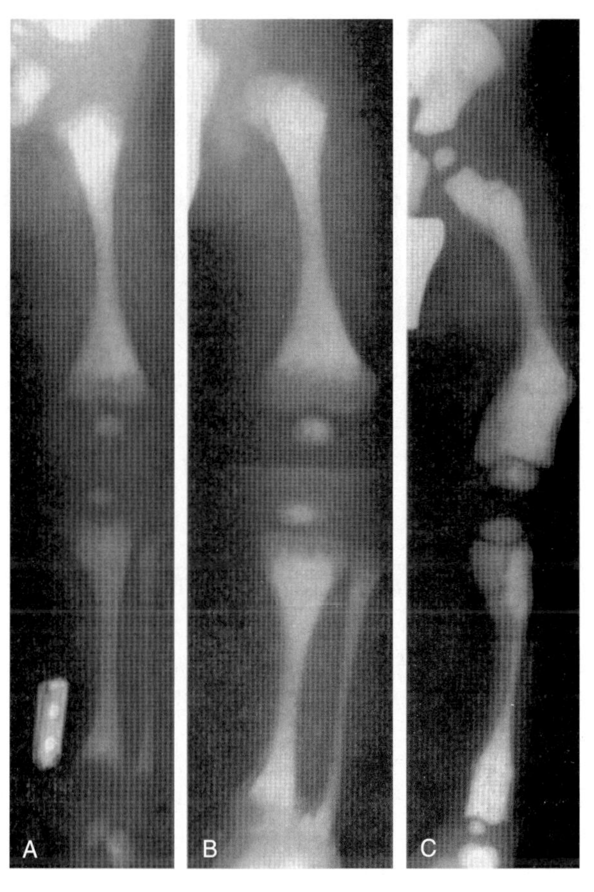

图81-81　骨硬化病：过早型或常染色体隐性致命型。同一个患儿在4个月（A）、8个月（B）和24个月（C）时的X线片。最初有骨硬化、干骺端透X线区以及长骨体生长部增宽。随后透X线区消失，代之以干骺端膨胀的逐渐增加和病理骨折。

致密骨中骨[285]。乳突区和鼻旁窦发育不良。上下颌骨可见骨髓炎。内耳道可能缩窄，或者通过面神经的管道可能狭窄。在脊柱，椎体的X线密度往往均匀一致，前缘伴有明显的血管切迹（见图81-82B）。随着儿童成长发育，椎体终板会加速骨硬化。脑部可有髓鞘形成延迟、白质病变、基底节和大脑深部的钙化、脑萎缩、脑积水以及视神经萎缩[286]。

这种综合征的组织病理和生化特征已做过广泛研究[282, 287-291]。原发性脑实质疾病合并神经细胞胞质体蓄积已有文献报道[292]。据报道，骨髓移植后临床症状可有改善[293]，而且对破骨细胞没有边缘皱褶的婴儿可使用大剂量钙三醇进行治疗[294]。

（2）延迟型。延迟型是一种骨硬化常染色体显性变异，最早由德国放射学家Llbers-Schönberg描述。患者可相对没有症状。该病可能是因病理骨折、拔牙后出问题、轻度贫血或脑神经麻痹而发现的[295-298]。影像学改变与该病的常染色体隐性遗传型相似但不如它严重（图81-83A）。骨骼弥漫性硬化，伴皮质增厚和管状缺陷。椎体终板病变更为严重，尤其是年龄增大的（见图81-83B）。骨骺的末端有时可见“骨中骨”或透X线带（图81-84）。

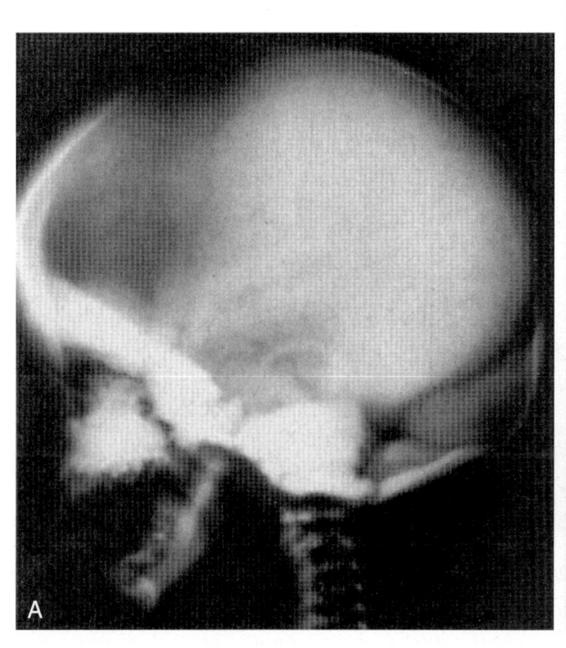

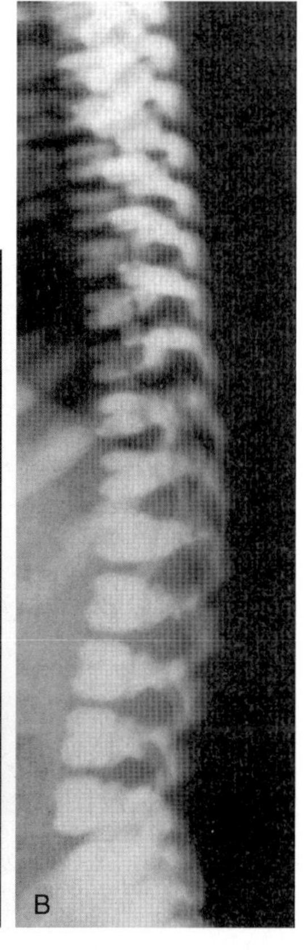

图81-82　骨硬化病：过早型或常染色体隐性致命型。

A　可见颅骨弥漫性骨硬化，最明显的是在基底部。

B　可见弥漫性椎体硬化以及椎体前缘明显的血管切迹。

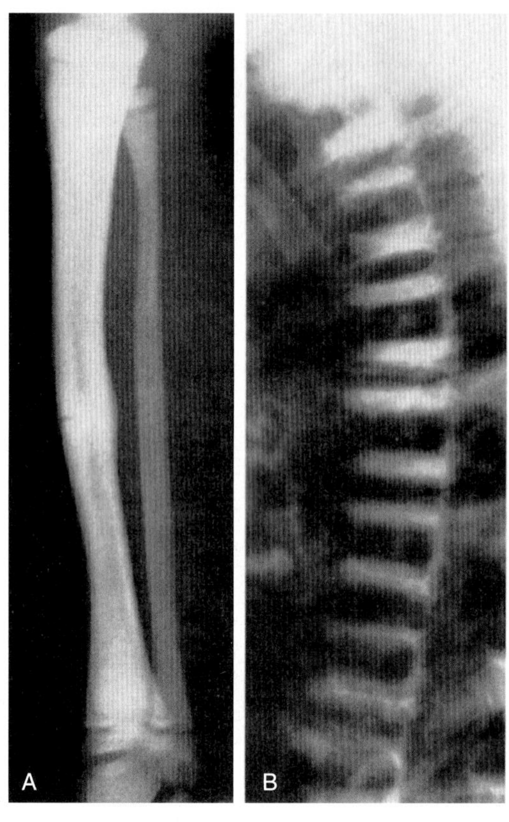

图 81–83 骨硬化病：延迟型或常染色体显性型。
A 可见骨硬化、皮质增厚和不完全骨折。
B 椎体上下缘骨硬化造成“三明治”样外观。

有两种类型的常染色体显性遗传性骨硬化。Ⅰ型时，脑穹隆硬化明显而脊柱几乎不受累。Ⅱ型时，颅骨基底硬化最为明显，椎体往往有终板增厚，而骨盆的髂骨翼有凸弧形硬化骨[298a]。

（3）中间隐性型。Beighton 等[298]描述了一种比较轻的隐性遗传型骨硬化，其与婴儿期所见的比较严重的隐性遗传类型和不太严重的常染色体显性遗传类型均有所区别。患者常有身材矮小伴病理骨折、贫血和肝脏肿大（图 81–85）[299]。影像改变的特征是弥漫性骨硬化（特别是在颅骨基底）、妨碍正常的骨塑形、“骨中骨”表现以及乳牙保留和恒牙阻生。面骨也可受累。这种类型疾病中股骨头出现缺血性坏死已有报道[300]。

（4）肾小管酸中毒型。肾小管酸中毒型也称为“大理石脑”病或 Sly 病，最初在 1972 年报道，此型包括有骨硬化、肾小管酸中毒和脑组织钙化[301]。遗传方式是常染色体隐性遗传，临床病程可兼有长期存活。但是许多患者有智力发育滞后。曾发现一些患者缺乏碳酸酐酶[302]。典型的临床改变包括生长衰竭、与肾小球酸中毒有关的症状、肌无力及张力减

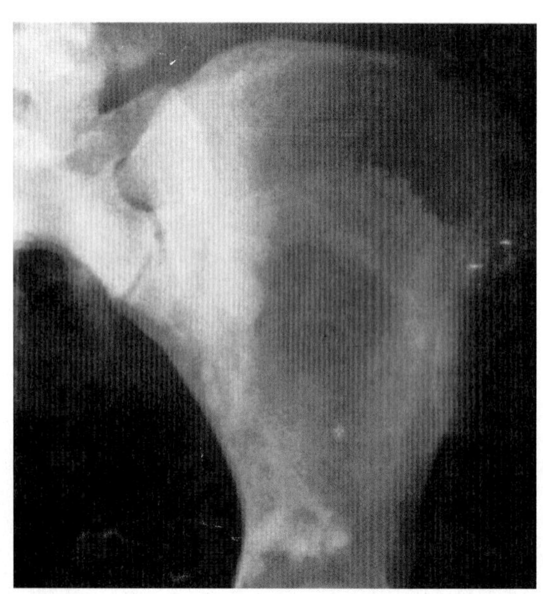

图 81–84 骨硬化病：延迟型或常染色体显性型。成人患者的髂骨可见“骨中骨”表现。

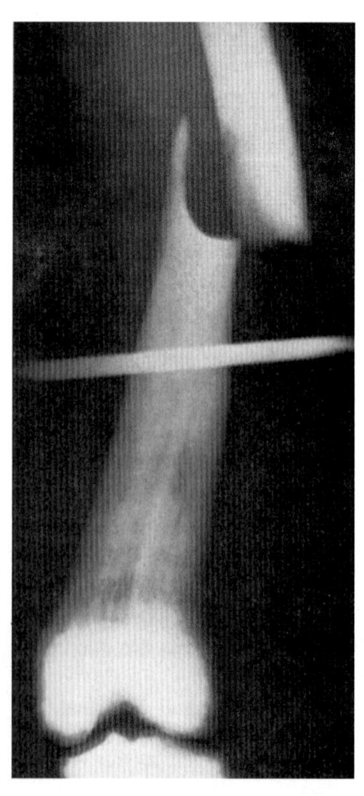

图 81–85 骨硬化病：中间隐性型。18 岁患者，轻微外伤后股骨出现病理骨折。可见弥漫性骨硬化以及缺乏正常骨塑形。

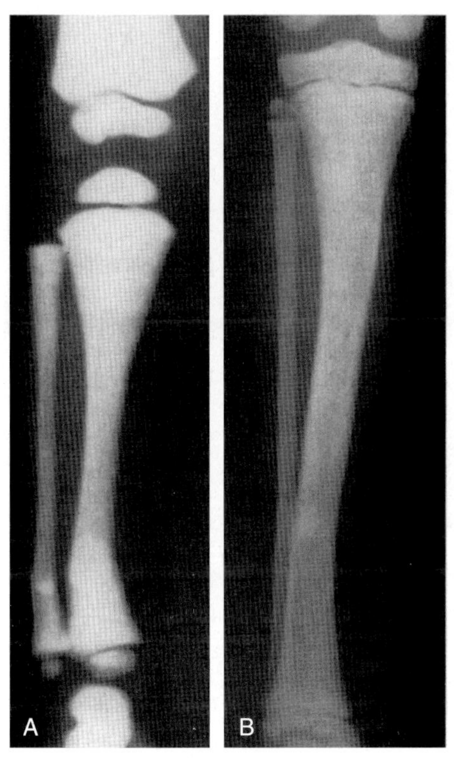

图81-86　骨硬化病：隐性型合并肾小管酸中毒（患者缺乏Ⅱ型碳酸酐酶）。

A　2岁患者，可见弥漫性骨硬化、没有正常骨塑形以及胫腓骨骨折。

B　10岁患者，骨硬化不太明显，骨弯曲明显，而且腓骨发生新鲜骨折。

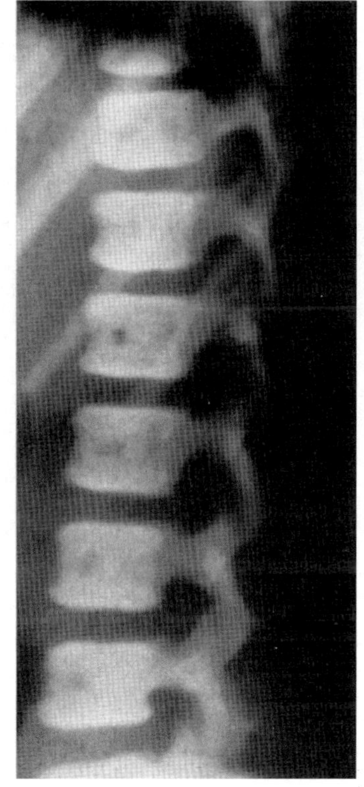

图81-87　骨硬化病：隐性型合并肾小管酸中毒（患者缺乏Ⅱ型碳酸酐酶）。脊柱可见弥漫性骨硬化。

低[303，304]。

整个骨骼均有影像学改变，包括骨骼骨硬化、髓腔闭塞和病理性骨折（图81-86和81-87）。本病不同寻常的表现是影像异常会逐渐改善，与其他类型的骨硬化相比这是该综合征更具特征性的表现（见图81-86）。尽管颅内钙化可在常规X线片上发现，但最好行CT扫描[305]。这种钙化可位于脑内的任何部位，但一般是在基底神经节和脑室周围区域（图81-88）。

2. 致密性骨发育不全

致密性骨发育不全综合征包括骨硬化、身材矮小、前额和枕骨突出、小脸尖下巴、手短宽以及甲发育不良。这种疾病是常染色体隐性遗传，常伴有多发骨折。基本缺陷在组织蛋白酶K基因[312a]。著名画家土鲁斯－劳特累克就患有这种综合征。影像改变为全身均匀一致的骨硬化（图81-89）[308，309]。在管状骨，干骺端塑形仅有轻微异常，而髓腔可能缩窄。手足管状骨较短，伴远节指骨发育不良或骨质

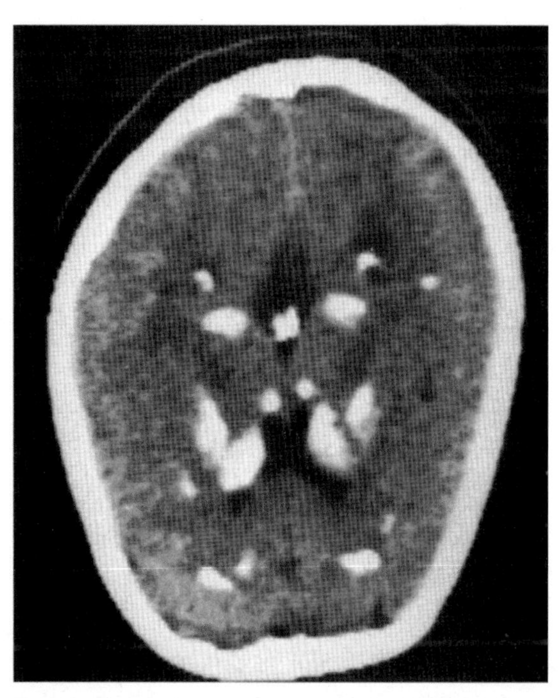

图81-88　骨硬化病：隐性型合并肾小管性酸中毒（患者缺乏Ⅱ型碳酸酐酶）。可见弥漫性颅内钙化，特别是基底神经节和脑室周围。

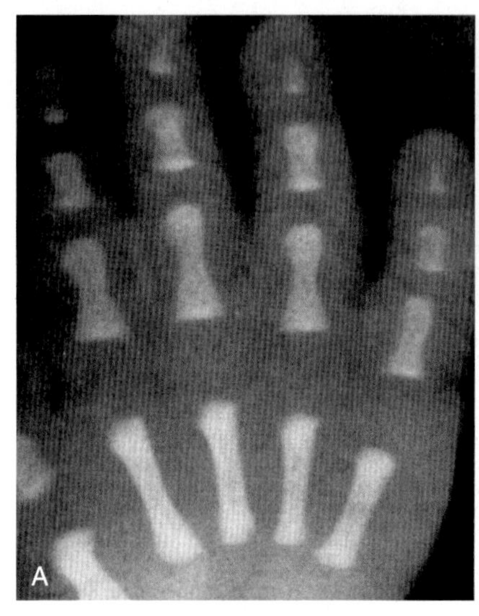

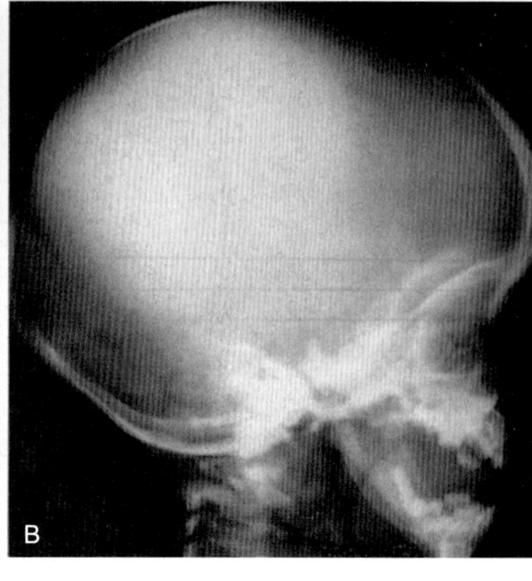

图 81-89 致密性骨发育不全。
A 新生婴儿，可见弥漫性骨硬化伴远节指骨发育不良。
B 4个月婴儿，颅缝宽和基底硬化表明颅顶明显畸形。下颌骨发育不良。

溶解，这些改变可进行性加重（这是该疾病的特征表现）（见图 81-89A）。在颅骨，骨缝闭合有明显延迟（见图 81-89B），而且前囟保持开放甚至到成年。沃尔姆骨常见，特别是人字缝内。这种疾病颅骨的其他表现是颅骨基底增厚硬化及穹隆变薄但没有明显的板障骨。乳突发育不良，眼眶不透 X 线，下颌骨发育不全没有正常的下颌角，上颌骨较小，而且牙齿畸形、对位不正和发育不良[310]。悬雍垂长且伴有面骨减小使鼻咽部受阻，导致睡眠时通气不良、肺源性心脏病以及肝功能衰竭[311, 312]。椎体硬化，且上颈椎椎体可有椎体分节异常。下腰椎还可见脊椎前移。锁骨肩峰端可出现吸收。

3. Stanescu 型骨硬化

Stanescu 型骨硬化是一种少见的常染色体显性遗传疾病，其特征是身材矮小、短头、短指、小颌以及长骨皮质增厚[313]。上肢比下肢短缩明显。颅骨小和短头畸形，伴腔窦和乳突发育不良。脊柱可有硬化，短管状骨（远节指骨除外）长度缩短。

4. 中轴型骨硬化

（1）骨中部致密。骨中部致密的临床表现一般在 10 ~ 20 岁开始，包括背痛和不适[314]。X 线片显示椎体终板、骨盆和股骨近端有斑片状骨硬化区（图 81-90）。股骨还可见囊性改变。颅骨、手足和其余管状骨可正常。最常见常染色体显性遗传[315]。

（2）中枢性骨硬化伴外胚层发育不良。这种疾病的特征是鱼鳞病、毛发脆弱、智力损害、生育能力下降以及身材矮小[316]。骨硬化主要发生于颅骨、脊柱、肋骨、锁骨、骨盆以及长管状骨的近端（图 81-91）。肢体的管状骨可有骨质减少（见图 81-91C）。这种疾病也是毛发缺硫性营养不良的一种类型。

（3）中轴性骨硬化伴脆发。这种疾病也称 Netherton 综合征，可合并有中枢骨硬化和先天性鱼

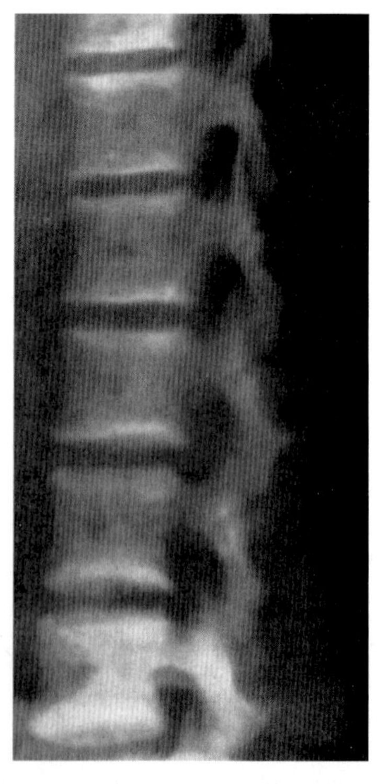

图 81-90 中轴型骨硬化。青少年患者，脊柱可见斑片状骨硬化区。

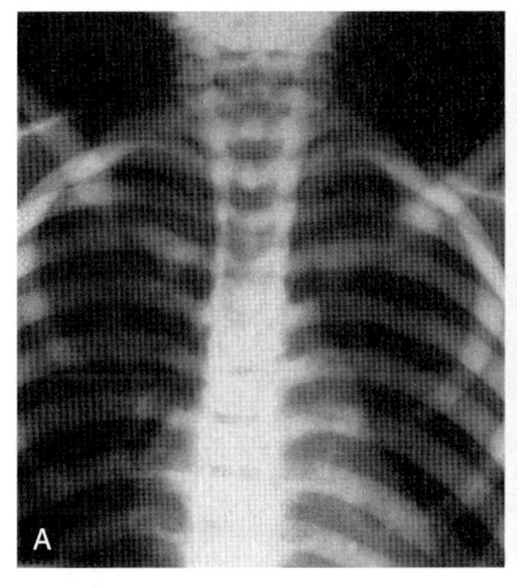
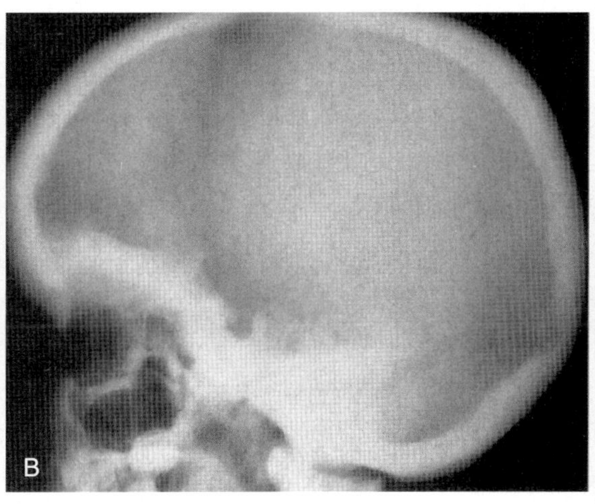
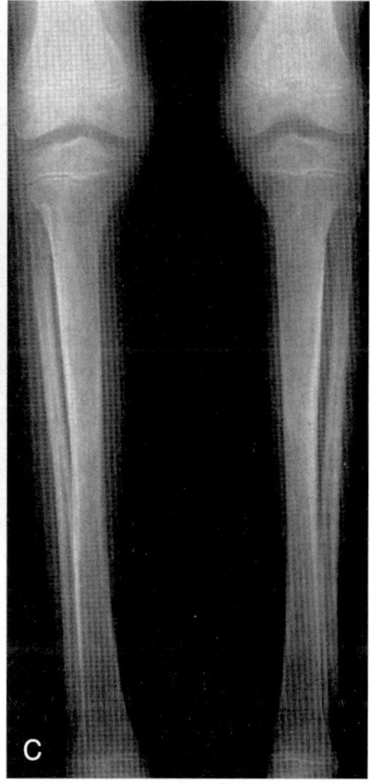

图 81-91　中枢性骨硬化伴外胚层发育不良。
A　胸部可见脊柱、肋骨和锁骨的骨硬化。
B　颅骨可见明显骨硬化。
C　长管状骨可见骨质减少但没有骨硬化。

鳞癣样红皮病（脆发）[316, 317]。

（4）全身脆弱性骨硬化、肢骨纹状肥大和纹状体骨病。这些疾病在第 88 章中讨论。

二十五、骨密度增加伴骨干受累

1. 骨干发育不良（Camurati-Engelmann 病）

Camurati-Engelmann 病是一种全身性双侧对称性骨发育不良，其特征是皮质增厚、髓腔变窄以及由于骨膜和骨内膜骨形成造成的骨干节段扩张[318～323]。骨骺可不受累及。骨干发育不良是一种常染色体显性遗传疾病，临床表达变化多样而且偶尔有基因外显率完全缺失。造成骨干发育不良的基因位于染色体 19q13[325]。有些患者，10 岁前开始出现症状，而其他患者则在10～40岁开始发病。可出现肌肉和皮下脂肪减少、肌无力、异常步态、骨骼增大以及小腿痛。偶尔有血沉增高。影像学特征表现有皮质增厚和管状骨骨干的骨硬化（图81-92）。骨硬化可不规则和不均匀一致，而且骨内膜受累比骨膜受累大[324]。按受累概率依次递减的顺序，可分别累及胫骨、股骨、肱骨、尺骨、桡骨和手足骨。另外，腓骨、锁骨、肋骨和骨盆也可受累。典型的分布是对称性的，但并非一成不变。颅骨基底硬化常见。脊椎的硬化以椎体后部和神经弓最为明显[324]。

这种疾病的病程变化很大。常见进行性改变，但也曾见到青少年时会自然改善。内压增高和侵及颅神经可导致一些患者出现严重并发症。

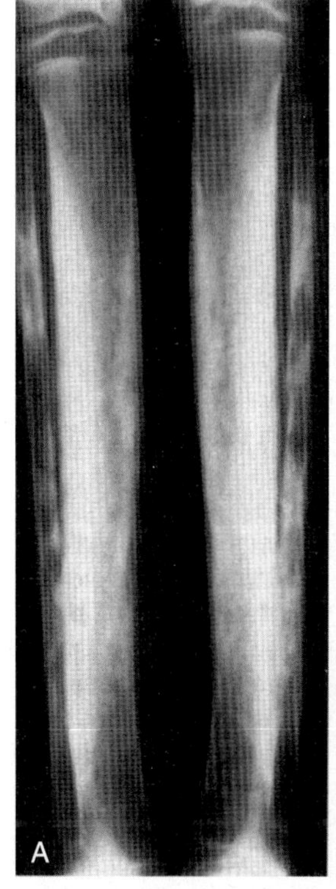
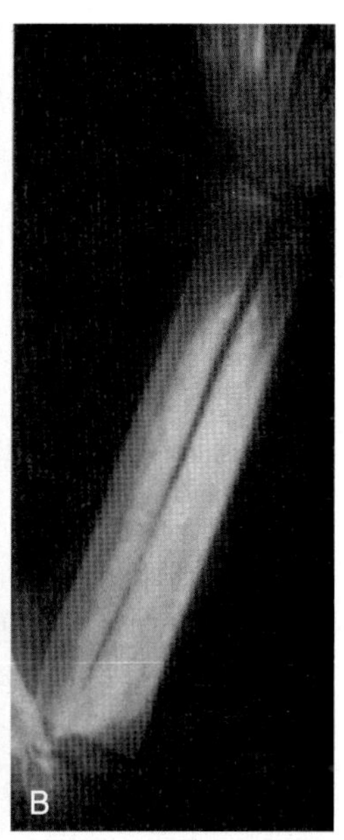

图 81-92　骨干发育不良（Camurati-Engelmann 病）。管状骨较宽伴皮质增厚和髓腔狭窄。可见斑状稀疏区，腓骨最为明显。

2. 颅骨骨干发育不全

颅骨骨干发育不全是一种常染色体隐性遗传疾病，其特征是因颅骨（包括下颌骨）明显硬化和增厚造成的面部早期畸形[325a, 326]。头部较大，鼻梁扁平，且前额高而宽。骨肥大也可引起鼻和泪道梗阻以及颅神经麻痹。患者有身材矮小和智力发育滞后。出生时影像上可见的颅骨和面骨的大量进展性骨肥厚，导致鼻旁窦闭塞[327]。长管状骨和短管状骨受累的严重程度变化不一，不过典型的是有皮质增厚和缺乏正常的骨塑形。可见不同程度的骨扩张和骨硬化。肋骨、锁骨和髂骨增宽并硬化，而脊柱的改变比较轻微而且主要累及椎弓[328]。

3. Lenz-Majewski 发育不良

Lenz-Majewski发育不良可能是常染色体显性遗传疾病，其特征是头大、皮肤松弛、大耳朵、生长不健壮以及智力和生长滞后。影像上可见前囟延迟闭合以及颅骨增厚和硬化，特别是基底、眶缘和面骨[329]。骨干塑形不全且骨干中部皮质增厚。手足可有类似的改变。中节指骨较短。肋骨、椎体、髂骨和坐骨中部以及锁骨均有硬化。锁骨和肋骨均较宽。

4. 颅干骺端发育不良，沃尔姆骨型

颅干骺端发育不良沃尔姆骨型是一种少见的常染色体隐性遗传疾病，合并有颅骨骨化不良和多发性沃尔姆骨。晚期可见颅骨轻度硬化。长骨较宽，有正常的干骺端膨大。短管状骨也较宽，没有骨干缩窄，而且锁骨和肋骨较宽[330, 330a]。

5. 骨内膜骨肥大

尽管用于描述称之为骨内膜骨肥大这组疾病的术语尚不统一而且最终的分类系统还有待提出，但本文仍认定有3种类型骨肥大：发生在儿童的常染色体隐性型（Van Buchem 型），比较严重的常染色体隐性综合征（硬化型），以及出现在儿童后期的常染色体显性型（Worth 型）。

（1）Van Buchem型。 Van Buchem型的症状和体征比常染色体显性型出现得要早，其特征是下颌骨增大更严重，而且更常见颅神经受累，包括面神经麻痹和耳聋[331-333]。患者还有前额突出和鼻梁增宽，而且血清碱性磷酸酶水平可有升高。与骨硬化病例不同，这种类型的身材正常。影像改变与显性型相似，但比其严重（图81-93）。特异性异常包括管状骨骨膜赘疣、肋骨和锁骨硬化并增大以及脊柱的X线密度增加（特别是棘突最为明显）。这种疾病的基因图在17q12-q21[333a]。

（2）硬化型。 Truswell在1958年第一次描述了这种常染色体隐性型，Hansen在1967年使用了“硬化型”这一术语。这种疾病通常在婴儿或儿童早期变得明显[334-336]。临床表现是身高和体重超常、特殊面容伴鼻梁扁宽、眼距过远、下颌骨突出、耳聋、面部麻痹、第二和第三指皮性或骨性并指、指甲缺失或发育不良以及末节指骨桡侧偏斜。在成人曾见因颅内压升高而出现头痛。

X线片显示颅骨和下颌骨有明显的进行性骨肥厚[337]。椎体终板、椎弓根和骨盆均有硬化。长管状骨增大，伴皮质骨肥厚、骨外形中度改变以及缺乏正常的骨干缩窄。不会发生病理性骨折。

（3）Worth型。 Worth综合征是一种常染色体显性遗传型骨内膜骨肥厚，可因不相关的原因偶尔在X线片上发现；但是面部不对称增大（特别是下巴[338]）和腭部肿块（腭隆凸）是其重要的临床体征。影像学改变包括管状骨皮质的骨膜内增厚伴髓腔侵犯（图81-94A）[339]。骨骼没有扩大，且骨塑形正常。在颅骨，骨硬化开始于颅底，接着累及颜面骨，尤其是下颌骨。下颌骨没有正常的前下颌角切迹，而且下颌骨管腔可变得突出（见图81-94B）。在脊柱，棘

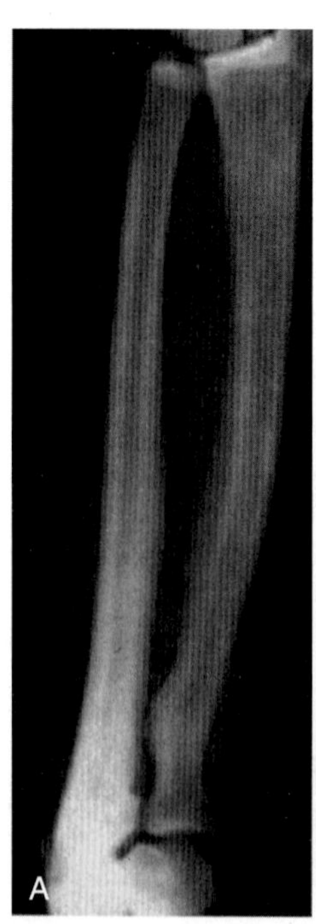

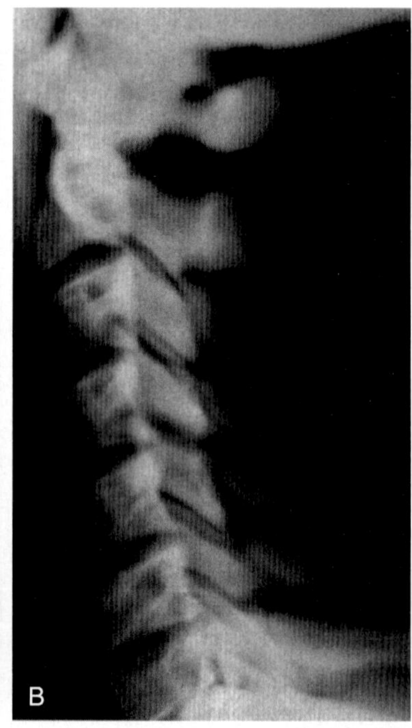

图81-93 骨内膜骨肥大：常染色体隐性综合征（Van Buchem综合征）。

A 可见弥漫性骨硬化和皮质增厚。

B 神经弓和棘突的骨硬化特别明显。

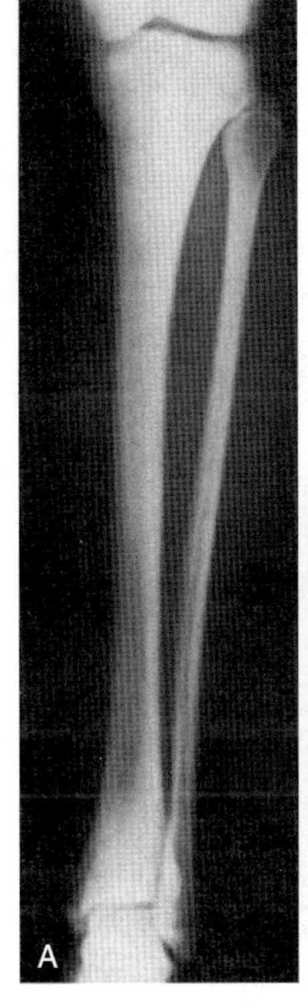
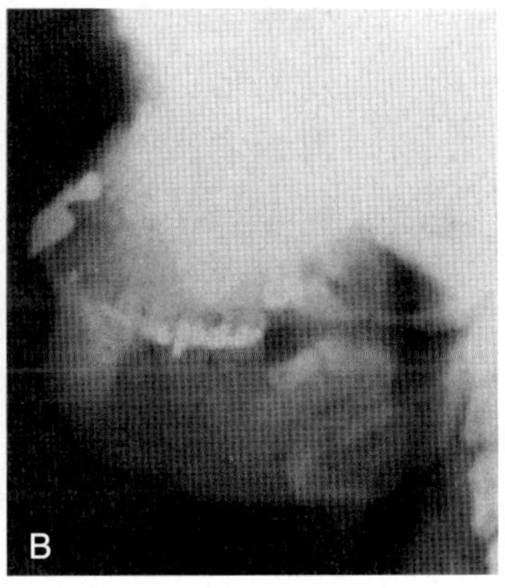

图81-94　骨内膜骨肥大：常染色体显性综合征（Worth综合征）。

A　成年人，皮质骨内膜增厚已导致髓腔受侵犯。

B　下颌骨的改变有骨硬化、正常前角切迹缺失、骨小梁粗糙以及下颌骨管腔突出。

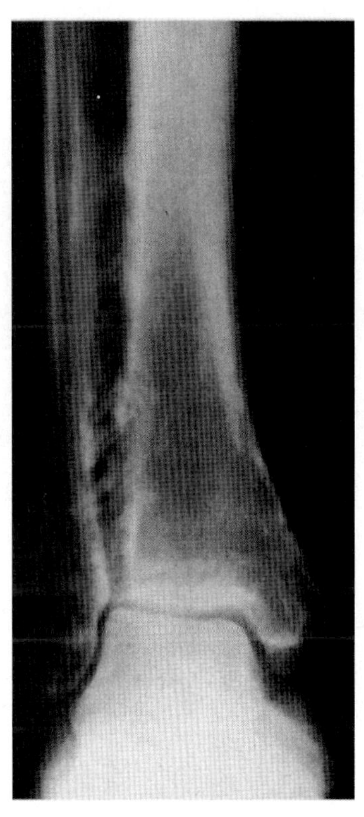

图81-95　厚皮性骨膜病。这种疾病的特征是骨膜成骨不规则。

突的硬化最为明显。肋骨和骨性骨盆仅轻微受累。与隐性型疾病不同，Worth型的血清碱性磷酸酶水平可正常，基底大孔不受累，颅神经很少受累，而且临床病程是良性的[340, 341]。

6. 厚皮性骨膜病

厚皮性骨膜病的临床和影像特征[338-341]部分与继发性肥大性骨关节病相似（图81-95），将在第88章中讨论。

7. 骨膨胀症伴血碱性磷酸酯酶过多

骨膨胀症伴血碱性磷酸酯酶过多也称为青少年Paget病、慢性骨病伴血碱性磷酸酯酶过多以及遗传性血碱性磷酸酯酶过多，它是一种发生在婴儿和儿童期的少见疾病，其特征是骨皮质普遍性增厚而且血清碱性磷酸酶慢性持续升高[356-359a]。它是由Bakwin和Elger在1956年第一次描述的[360]，是在早期因骨塑形异常导致明显骨骼畸形而发现的。似乎为常染色体隐性遗传，且表达变化非常大。受累程度可轻可重，而且临床变化即使在同一家族受累也很明显。表现为骨细胞过多生成骨和骨胶原，而原始纤维性骨却未能成熟为致密的板层骨或哈弗骨，因而出现骨更新加快。受累儿童会出现身材矮小、颅骨增大、管状骨纺锤状肿胀和弯曲以及易骨折倾向。患者可出现活动严重受限，而且不能行走、爬行或坐立。除血清碱性磷酸酶升高以外，实验室异常还有：血清酸性磷酸酶、尿酸、亮氨酸氨基肽酶升高，以及肽结合羟脯氨酸的尿中含量升高。根据影像学分析，几乎每一块骨都可有受累（图81-96）。可见颅顶明显增厚，伴板障间隙增宽和颅骨不均匀的斑点状矿化。管状骨弯曲且增宽。皮质较厚伴粗的骨小梁。值得注意的是没有稀疏的皮质影。髓腔常增宽，但也可变窄。可见椎体扁平和髋臼前突。到10～30岁时，大多数患者会有严重畸形和功能障碍。最近有文献对应用降钙素或氨羟二磷酸来治疗这种疾病给予了关注[361, 361a]。

二十六、骨密度增加伴干骺端受累

1. 额干骺端发育不良

额干骺端发育不良最初由Gorlin和Cohen在

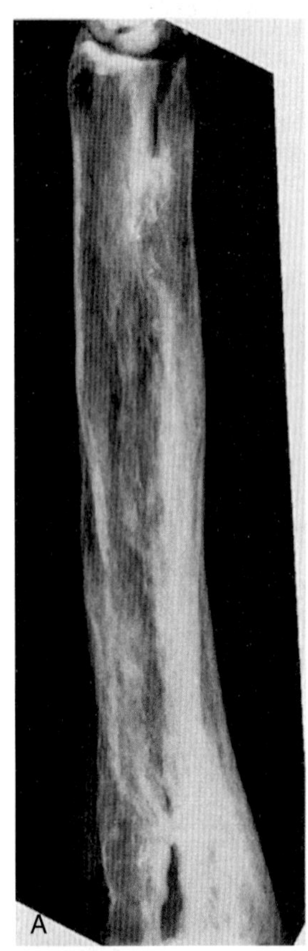

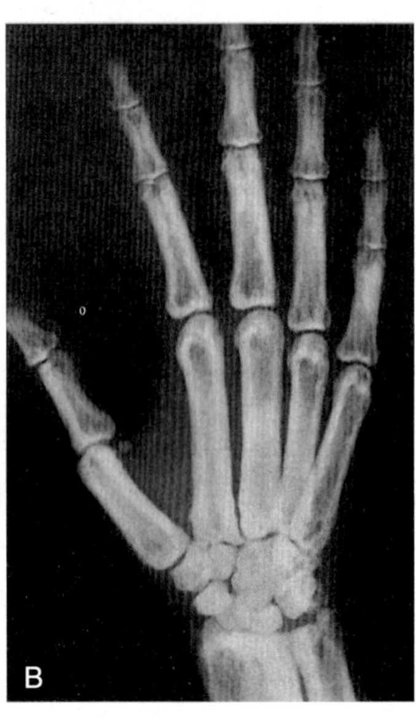

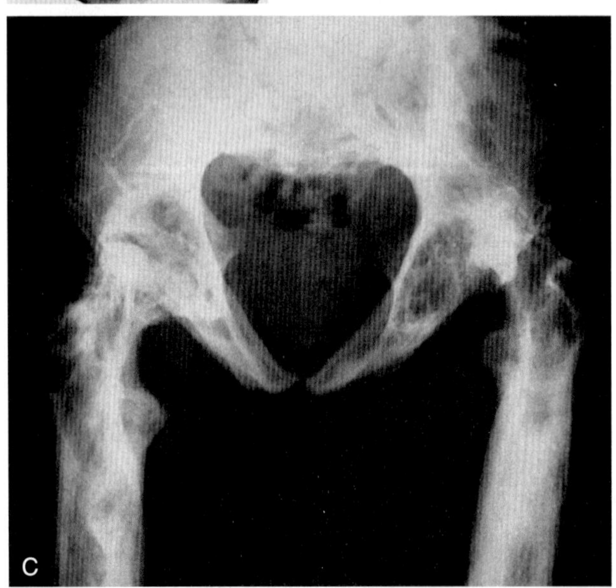

图81–96 遗传性血碱性磷酸酯酶过多。

A 桡骨和尺骨的皮质增厚伴有皮质骨和髓质骨之间的界限消失。

B 手部有类似的改变。

C 骨盆出现变形性骨炎样改变。左侧股骨头出现半脱位。

1969年描述[342]，包括颅顶骨肥厚、圆柱形骨异常形成管状以及其他的骨骼和骨骼外异常[343–346]。临床表现包括：儿童期发病，眶上嵴突出呈号角形，小颌，牙列缺陷，宽鼻梁，高腭弓，失聪，视觉异常，躯干短而肢体长，手指增长伴手的尺偏，膝外翻，关节活动度下降，以及挛缩。早期临床表现通常与颅面部异常有关。可能是X连锁隐性遗传。

影像特征有眶上嵴突出、颅顶骨肥厚、额窦缺失、下颌骨体前下颌角切迹、下颌骨的髁突和前角发育不良、牙齿畸形、髂骨翼明显扩展、管状骨干骺端歪斜、胫腓骨呈波状和弯曲、膝外翻、胫骨反弯以及掌骨和指骨延长和增宽（图81–97）。肋骨轮廓可有不规则。坐骨可增宽，而且可能有髋外翻。老年患者可见腕骨和跗骨的进行性侵蚀和融合，这些改变与青少年慢性关节炎或各种骨溶解综合征相似。

尽管额干骺端发育不良与其他颅管疾病的确切关系还不清楚，但颅顶明显异常可以和Pyle发育不良相鉴别。额干骺端发育不良的特征与颅顶干骺端发育不良相似，不过颅顶干骺端发育不良有颜面骨和枕骨受累而骨盆外形正常，依此可区分这两种疾病。

2. 颅顶干骺端发育不良

颅顶干骺端发育不良有常染色体显性遗传和隐性遗传两种类型，基本特征都是面部畸形、颅骨肥厚以及管状骨没有正常塑形[347–349]。常染色体显性遗传基因图位于染色体5q[349a]。隐性遗传型合并有更严重的面部受累，有些病例可导致严重的异常，包括鼻部基底宽大以及眼距加宽。骨质增生造成的鼻腔梗阻的确使许多患者只能用口腔呼吸。经常出现牙齿对合不良和面瘫。耳聋部分是由于耳孔缩窄伴听觉神经受损以及内耳听小骨直接受累造成的（图81–98）。类似的骨质增生导致视神经萎缩和脑干受压。尽管有些患者有智力滞后、脑积水和脑白质病变，但患者寿命通常在正常范围内。

影像上可见颅骨基底和颅缝周围进行性硬化、鼻旁窦闭塞以及牙齿周围的板状硬膜消失[350]。婴儿可见管状骨骨骺的骨硬化，类似于骨干发育不良中所见；这些骨硬化随后会消失，被严重塑形缺陷所替代，表现为干骺端膨胀、皮质变薄以及骨骺呈杯状（见图81–98）。脊柱很少受累，不过肋骨和锁骨中段可有增宽。颅骨和管状骨的骨干在放射性核素扫描时可见药剂浓集[351]。

3. Pyle发育不良

Pyle（或干骺端）发育不良是一种少见的常染

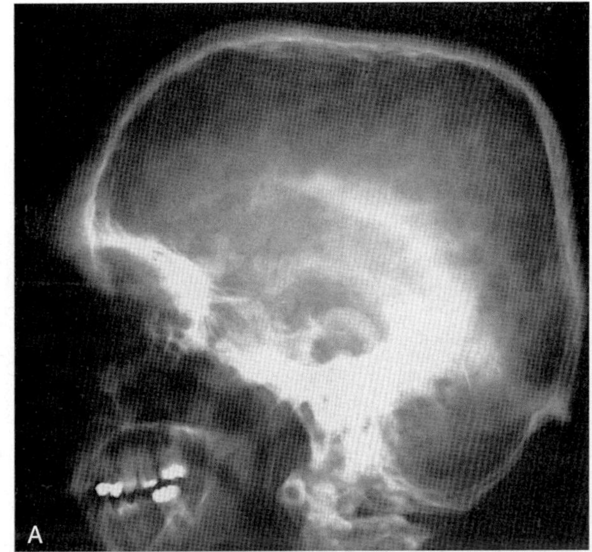

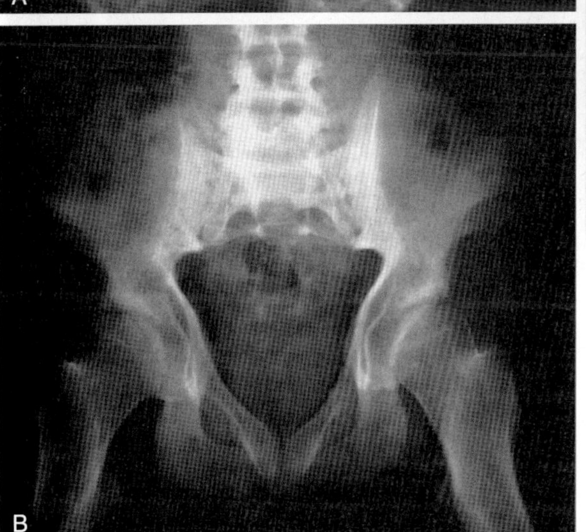

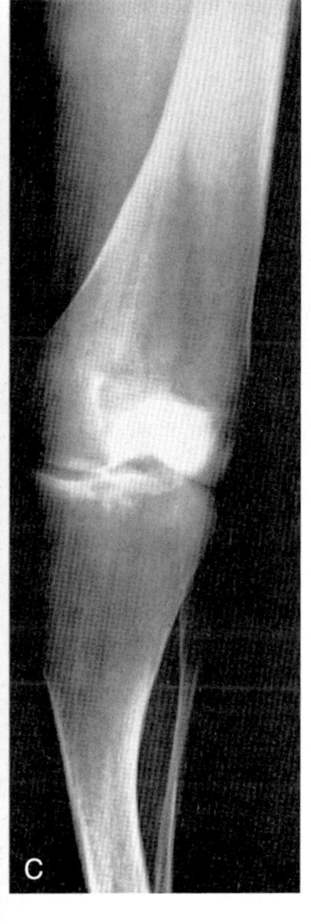

图81-97　额干骺端发育不良。

A　眶上嵴可见明显增厚。

B　长管状骨可见干骺端扩张。

C　可见髂骨翼扩展、坐骨和股骨颈增宽以及髋外翻。

（Courtesy of L. Langer, M.D., Minneapolis, Minnesota.）

色体隐性或显性遗传疾病，发病年龄变化很大，临床症状和体征轻微，包括关节疼痛、肌无力、脊柱侧凸、膝外翻、牙齿对合不良以及骨质脆弱[352-355]。影像异常比较明显（图81-99）。管状骨的干骺端明显膨胀导致出现锥形瓶样改变，特别是股骨远端和胫腓骨近端。上肢的改变与此相似，但不太广泛。在上下肢，各骨的圆柱形部位和喇叭形部位之间可发生比较突然的转换。颅骨的轻度改变包括眶上嵴突出、下颌角呈钝角以及颅骨穹隆的轻度硬化。脊柱可出现扁平椎或双凹椎[355a]。骨盆各骨、锁骨中段和肋骨的胸骨端可有扩张。

4. 异常骨硬化

异常骨硬化是一种常染色体隐性遗传疾病，儿童早期发病，表现为身材矮小、牙齿畸形、骨脆性增加以及偶尔的神经异常，包括神经麻痹[306, 307]。虽然颅骨穹隆、颅骨基底、肋骨和管状骨的增厚和硬化与骨硬化症的表现相似，但由于存在有扁平椎伴椎体终板不规则以及长骨致密的骨干旁膨大段包含有更为致密的横线和不太致密的骨干段，因此可辨认此综合征（图81-100）。指骨丛可出现吸收。

5. 眼牙骨性发育不良（眼牙指综合征）

患者有典型的面部异常，包括小眼、小鼻和窄鼻孔、大下巴以及牙釉质发育不全[362]。患者还可能有并指（趾）或指（趾）弯曲、毛发稀疏（特别是眼周围）及青光眼。这种疾病的临床表现变化非常大，而且尽管认为其是常染色体显性遗传，但其他遗传方式也有可能[363]。

颅骨的X线片显示有骨硬化（特别是基底部位）

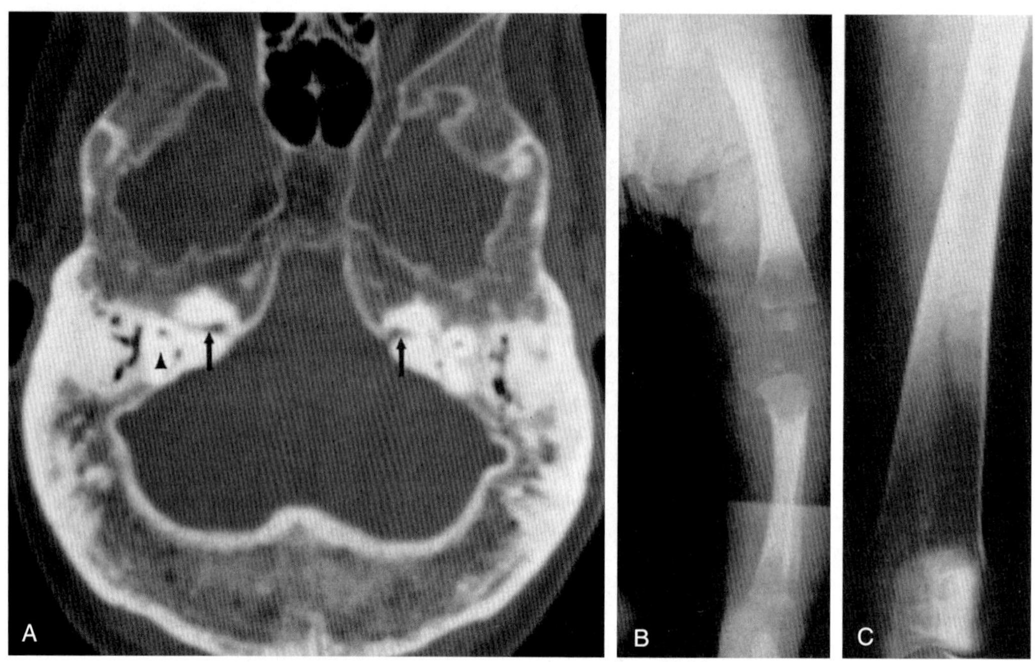

图 81-98 颅顶干骺端发育不良。

A 颞骨 CT 扫描显示板障间隙增宽、内耳道狭窄（箭头）以及耳囊硬化（三角箭头）。

B,C 2 个月婴儿（B）和她母亲（C）的 X 线片显示出影像学异常的变化。婴儿的主要异常表现是骨干硬化，母亲的主要异常表现是干骺端膨胀。

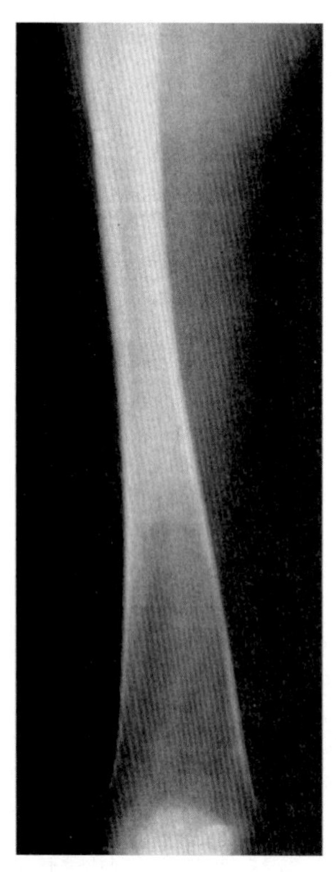

图 81-99 干骺端发育不良（Pyle 发育不良）。股骨有“锥形瓶”样改变。

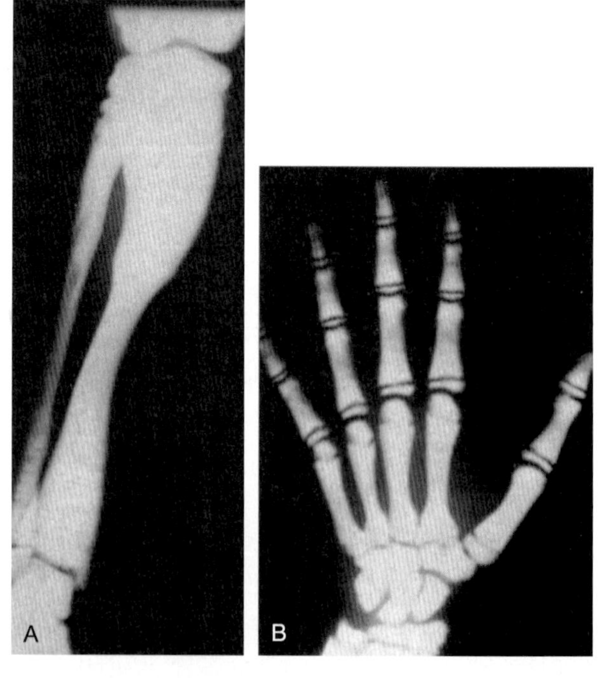

图 81-100 异常骨硬化。

A 可见没有正常的管状形成，且骨硬化伴有数个横行透 X 线区。

B 手部有类似的改变。

（Courtesy of R. Lachman, M.D., Los Angeles, California.）

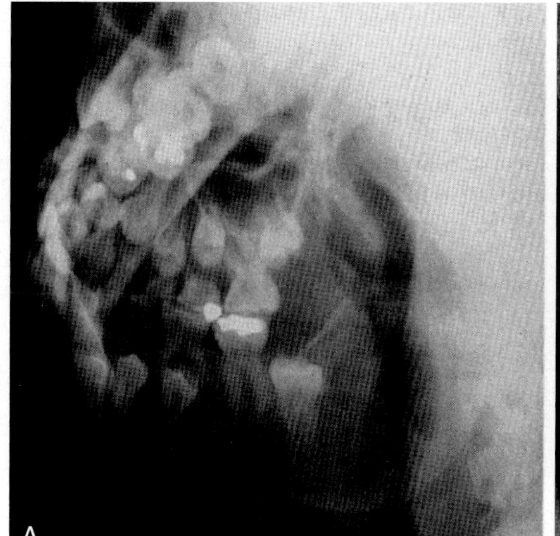
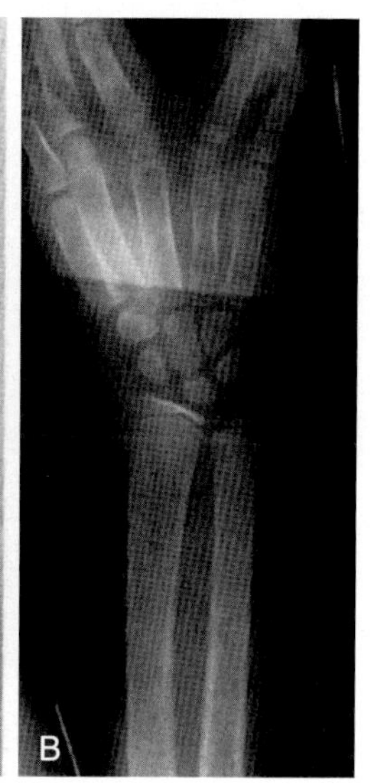

图 81–101　眼牙骨发育不良。

A　11 岁儿童，下颌骨扩张。

B　上肢可见骨骼没有正常的管状形成。第二和第三指之间以及第四和第五指之间可见软组织并指。

和下颌骨增大（图81–101A）。在X线片上可见眼眶和基底神经节钙化，不过在CT扫描上更容易观察到[364]。管状骨可见干骺端增宽和皮质增厚（见图 81–101B）。肋骨和锁骨中部有类似的增宽。其他的影像改变还有胸椎椎体轻度扁平、并指（趾）、指（趾）骨缺失或骨性融合、指（趾）弯曲以及内耳的骨性异常。

二十七、骨骼的软骨和纤维成分结构紊乱

1. 骺发育不全半肢畸形

骺发育不全半肢畸形也称为Trevor病或跗骨骺性续连症，其特征是腕骨或跗骨或者一个或多个骨骺的软骨不对称性过度生长（在组织病理学上与骨软骨病相同）[365, 366]。关节周围无痛性骨肿胀或畸形（通常在下肢特别是踝或膝关节附近）十分明显，发病时患者通常为 2 ~ 14 岁，不过偶尔也可出现在婴儿[367]。男孩比女孩更容易受累，临床表现变化多样，因而已确认这种疾病有局部、典型性和全身性 3 种类型[368, 369]。

影像学特征表现为受累骨骺早期出现且过度生长，造成从骨骼或者腕骨或跗骨突出一个不规则钙化或部分骨化的团块（图 81–102）。尽管不规则团块最初出现在与其不同的周围骨，但最终会与其邻近的骨骺相融合。事实上整个骨骺都可能受累。畸形累及身体一侧的骨骺时，可合并有偏身肥大。可发生脊柱异常，包括脊柱侧凸。尽管这种团块通常在骨骼成熟时会停止生长，但偶尔也有在成人期复发生长。关节功能障碍或畸形往往需要行外科手术治疗。MRI和CT扫描可用于确定骨化块和其余正常骨骺之间的分界面（图 81–103）[370, 371]。MRI可显示半月板、肌腱、韧带和肌肉的继发改变[371a]。尽管一个家族中可有几个成员发病，但普遍认为这种疾病是非遗传性的[372]。

2. 多发性软骨外生骨疣

多发性软骨外生骨疣也称为骨干性续连症，是一种常染色体显性遗传疾病，其真正的发病率尚不清楚，但它是一种常见病，其特征是通常在生长线

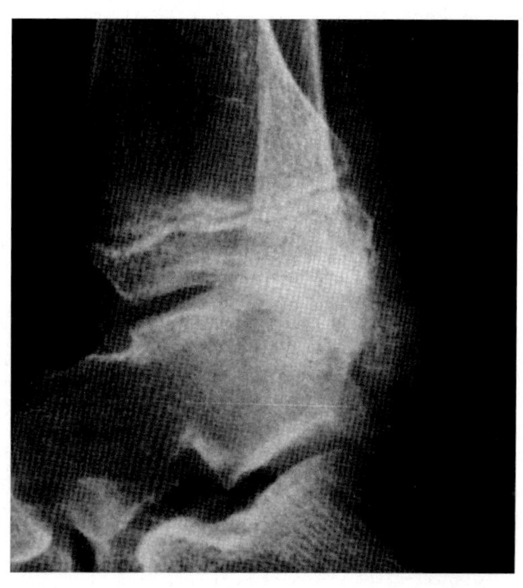

图 81–102　骺发育不全半肢畸形。可见起自距骨的后表面的骨性团块。

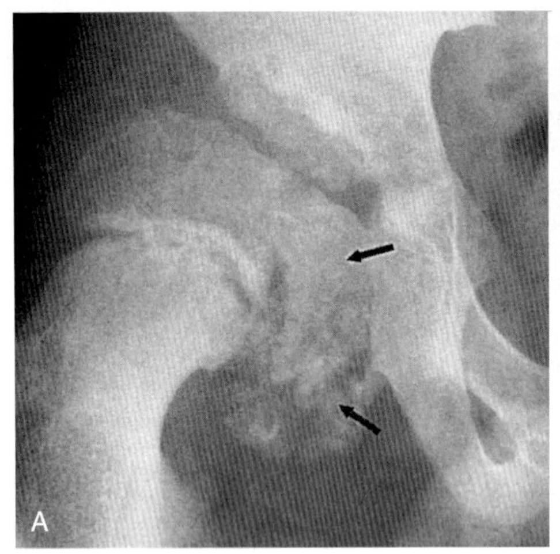

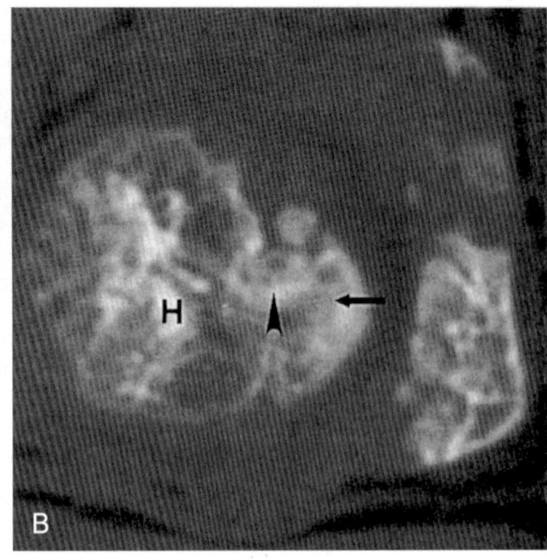

图81-103 骺发育不全半肢畸形。X线片（A）和CT扫描（B）显示部分与右侧股骨骺（H）分离（箭头）和部分与其相连（三角箭头）的骨化块。

骨干侧附近出现带软骨帽的外生骨疣[373]。患儿通常是男孩，常在长管状骨的末端附近生成无痛性肿块，患儿有轻微身材矮小。这种疾病的基因谱系定位至少发现有3个位点，分别位于染色体8、11、19[373a]。基因图位于8q24，11q24.13。

影像学改变和外生骨疣的大小变化很大，部分取决于其发生部位（图81-104）[374]。外生骨疣生成于生长板的干骺端侧，其尖端指向远离骨骺的方向。但外生骨疣也可起自骨骺，通常发生在手部。除非病变比较小，否则伴发的干骺端膨胀和畸形均邻近外生骨疣的基底部。其中非常重要的一点是，只要邻近长骨体生长部的软骨内钙化仍在进行，骨软骨瘤的生长就非常明显，而当正常骨化随着生长板闭合而停止时骨软骨瘤的生长也应停止。

在特殊部位异常方面，前臂各骨常有畸形，表现为桡骨远端关节面的尺侧成角、桡骨弯曲、腕骨尺侧移位、尺骨短缩以及桡骨头脱位（见图81-104B）[376]。腓骨也可短缩，伴踝关节侧斜。虽然长

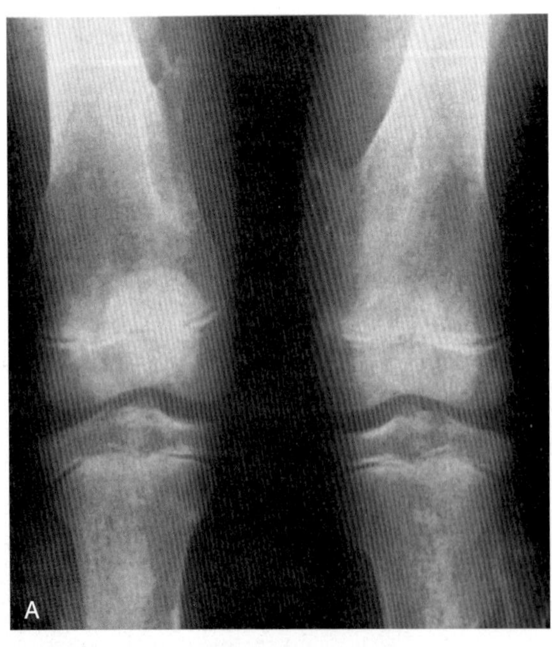

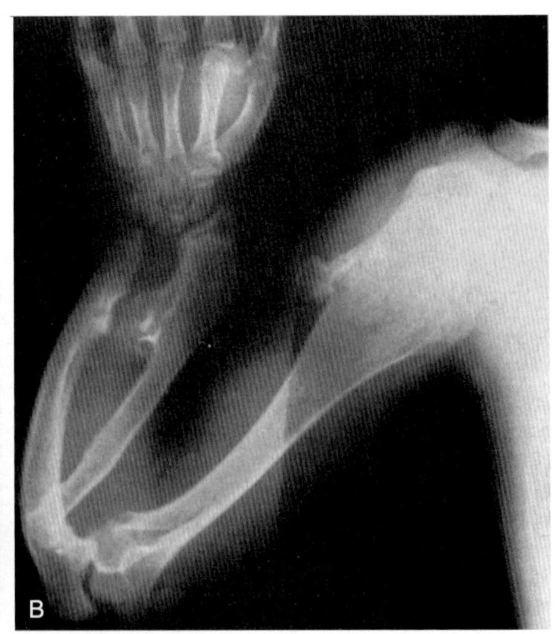

图81-104 多发性软骨外生骨疣。

A 可见源自膨胀干骺端的多发性外生骨疣。

B 可见类似的外生骨疣，合并有干骺端膨胀、骨骼短缩和弯曲。桡骨头已脱位。

管状骨的末端最常受累，但肋骨、肩胛骨和髂骨也常受累及。椎体受累虽不常见，但可导致脊髓和神经根受压。指骨或掌骨干骺端处的小病损可造成V形生长线[376]。

骨软骨瘤的相关并发症是：妨碍生长；周围的结构受压，包括血管[377]、神经和肌腱；并可出现恶变。尽管骨软骨瘤恶变为骨软骨肉瘤的发病率还不清楚，但报道估计的发病率高达25%。Gordon等[378]认为，比较现实的发病率估计是3%。发病率可能低到0.5%。在长骨体生长闭合之前恶变的影像学诊断非常困难，因为软骨帽的结构变异很大，而且看上去和恶性肿瘤相似。提示恶变的表现有：正常的生长发育停止后骨软骨瘤还继续生长，软骨帽钙化区发生改变，骨软骨瘤轮廓不规则，外生骨疣的基底出现骨质破坏，以及血管造影的病变表现（包括邻近骨软骨瘤的血管数量增多伴早期静脉充盈和被周围结构所替代）[378]。CT扫描、MR成像和骨闪烁造影可有助于对骨软骨瘤的恶变做出诊断。

3. 内生软骨瘤病（Ollier 病）

Ollier病是一种是非遗传疾病，其特征是分布在全身各管状骨和扁平骨的多发性骨软骨瘤。临床表现是肿块随着儿童生长而增大、不对称性肢体短缩以及膝内翻畸形或膝外翻畸形[379]。股骨和胫骨受累最常见[380]。在X线片上可清晰显示婴儿的病变，透X线的肿块可呈圆形、三角形或线形（图81–105和81–106）。管状骨可有明显扩张，特别是手部。可出现病理性骨折。肿块内可出现局灶性钙化区。从生长部延伸出的软骨区会妨碍生长发育，导致骨短缩和畸形。股骨远端的成角畸形最常见，并可伴有干骺端非均一性受累[380]。在骨盆，髂骨嵴可出现V形透X线区。

内生软骨瘤通常在成人期稳定下来甚至发生退化。到40岁时，多达25%的患者会恶变为软骨肉瘤[381]。1名患者在11年间出现了4处原发性软骨肉瘤[382]。其他恶性肿瘤也可以发生。Spranger等[383]描述了6种类型的内生软骨瘤病，包括以手足严重受累、轻度扁平椎和颅骨畸形为特征的类型。

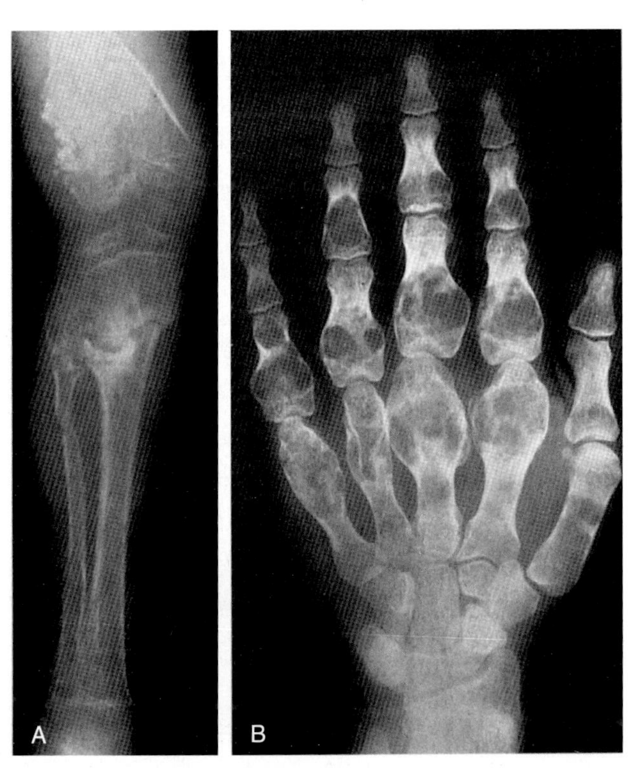

图 81–105 内生软骨瘤病（Ollier 病）。

A 可见形状各异的透X线肿块，肿块有钙化，在股骨和腓骨最为明显。

B 可见多发性膨大的透X线病灶。

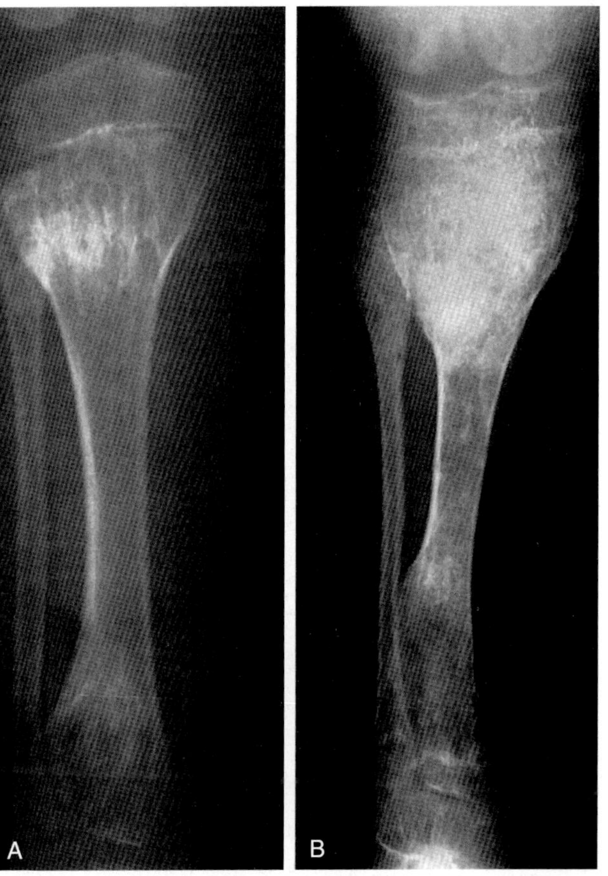

图81–106 内生软骨瘤病（Ollier病）。一名患儿在2岁（A）和12岁（B）之间的进行性改变。

4. 内生软骨瘤病合并血管瘤（Maffucci 综合征）

Maffucci综合征是内生软骨瘤病和软组织血管瘤的并发症[384]。血管瘤在出生时或出生后很短时间内即可发现，其大小和数量可有不同。它可产生大的肿块和骨骼生长变形，包括脊柱侧凸[385]。血管瘤的分布与内生软骨瘤的分布无关。血管瘤可出现在其他器官，包括胃肠道。头和颈部的血管瘤可使气管扭曲，造成吞咽困难或鼻出血[386]。CT扫描和MR成像可用于评估软组织和骨病变的性质、范围和血管分节[387]。

Maffucci综合征的影像学特征与Ollier病相似，此外还有静脉石和软组织肿块（图 81-107）。手和足部经常受累且比较严重。Maffucci综合征的内生软骨瘤恶变率高于Ollier病[387-389]。

5. 脊柱内生软骨瘤病

Schorr等[176]描述了两个兄弟，表现为长管状骨有内生软骨瘤病样改变、扁平椎体和椎体终板不规则[176a]。可见椎体后部有孤立性透X线区，以及干骺端的硬化透光条纹影已延伸至肢体骨干内。腓骨和尺骨的病变比胫骨或桡骨更明显[177]。也可出现基底神经节钙化。这种疾病的遗传方式可能是常染色体隐性遗传。

6. 混合性软骨瘤病

混合性软骨瘤病是一种常染色体显性遗传疾病，其特征是多发性软骨外生骨疣和内生软骨瘤伴明显的边缘钙化[390, 391]。一些面部特征可类似于毛发鼻指综合征[391a]。外生骨疣的主要部位是手和足（图 81-108），不过整个骨骼（包括脊柱）都可以受累。与典型的软骨外生骨疣不同，这一综合征的外生骨疣尖端朝向生长板，较小，而且体积可变小或完全吸收。髂骨嵴和管状骨的干骺端可见内生软骨瘤，表现为不规则的钙化病变[392, 393]。关节外钙化和骨化常见。骨骼生长停滞和肢体扭曲不常见。

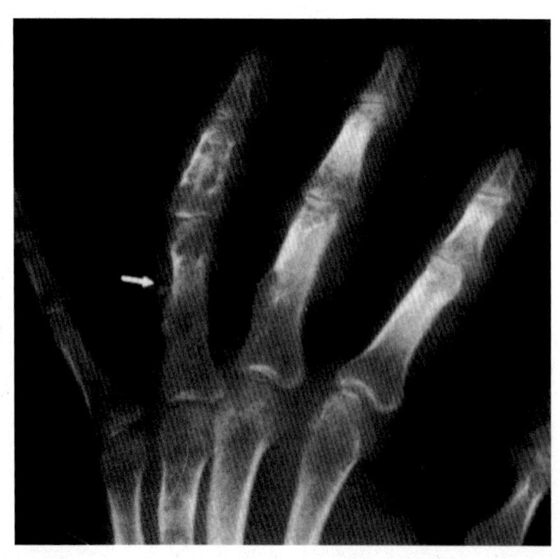

图 81-107 内生软骨瘤病合并血管瘤（Maffucci 综合征）。除了多发性内生软骨瘤以外，在第4指骨近节还可见静脉石伴钙化（箭头）。

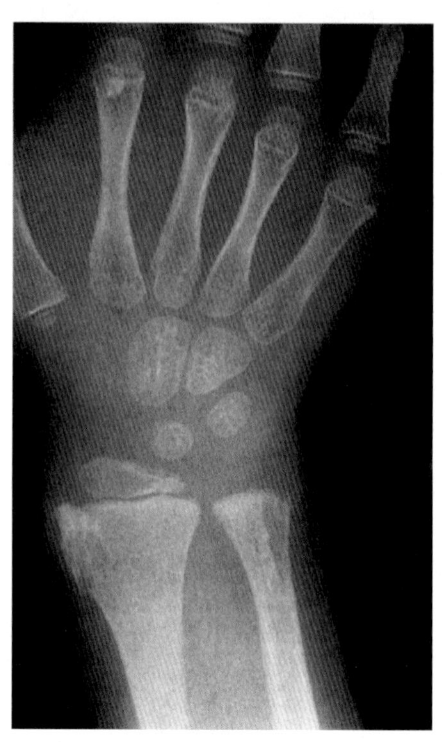

图 81-108 混合性软骨瘤病。桡骨和尺骨远端存在有外生骨疣（第 5 掌骨和桡骨最明显）和软骨条纹。

7. Osteoglophonic 发育不全

Osteoglophonic 发育不全是严重型肢根性侏儒症，其特征是面部异常，包括鼻梁扁平、前额隆起、眼距加宽和下颌增大[394, 394a]。影像学改变有颅狭小、凸额、下颌囊性病变、轻度扁平椎体、干骺端多发性透 X 线区（股骨远端最多见）以及骨骺病变[395]。术语Osteoglophonic指的是干骺端挖空状。腕骨和跗骨较小且有畸形，手部各骨的骨骺呈锥形。手和足都为短宽形。肋骨呈进行性膨胀。

8. 纤维发育不良和其他

这些疾病在第 76 章、77 章和 87 章中讨论。

二十八、其他类型

1. 管状狭窄（Kenny-Caffey 综合征）

Kenny-Caffey综合征的特征是身材矮小、一过性低钙血症（可导致手足搐搦）、前囟门延迟闭合、颅缝增宽以及多骨骼的髓腔狭窄[396, 397]。低钙血症是甲状旁腺功能低下的后遗症，可随年龄增长而改善[398]。这一综合征是常染色体显性和隐性遗传[399]，可合并有生长激素缺乏。隐性遗传的基因图位点是1q42-q43[399a]。眼部表现为近视、远视和小眼[400]。X线片显示长短管状骨的骨干变薄伴髓腔狭窄（图81-109）。皮质增厚，干骺端扩展。气管支气管扩张已有报道[401]。

2. 类扭伤性发育不良

类扭伤性发育不良描述的是一种严重型侏儒症，可能是常染色体显性遗传，这一术语来自于希腊语“扭曲的肢体”。主要的非对称性改变发生在下肢，包括扭曲型畸形、进行性脊柱后侧凸和多发性关节挛缩。手足均短粗。影像特征为骨骺和干骺端的明显不规则骨化（表现为“毛绒”样骨）（图81-110）[404]。管状骨较短，末端扩张，而且有骨质减少和肥大畸形。椎体呈扁平状，伴终板不规则骨化。脊柱侧凸或后侧凸往往较严重[403]。骨盆骨较小，且髂骨有不规则的花边状边缘（见图81-110B）。股骨颈

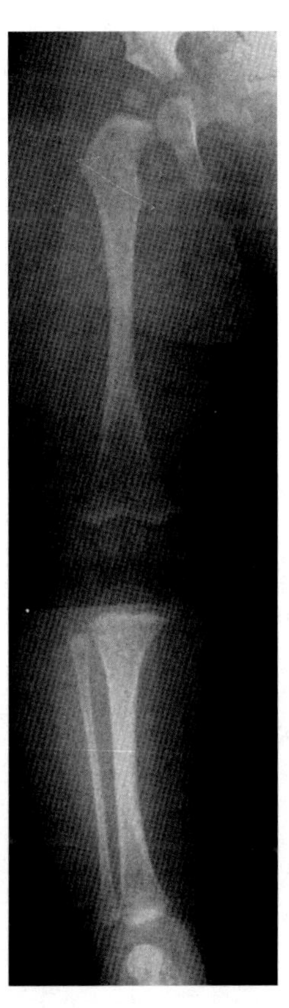

图81-109　管状狭窄（Kenny-Caffey综合征）。9月龄患儿，下肢骨可见明显的管状狭窄。

缺乏骨化，股骨头小而且常发生脱位。肋骨末端呈杯状。腕骨和跗骨的形状和结构均不规整。

3. 枕骨角综合征

枕骨角综合征是一种罕见的铜代谢疾病，伴有异常的骨骼发育不良，也称为Ⅸ型Ehlers-Danlos综合征[404]。基因突变与Menkes综合征相似[405]。这种X连锁隐性遗传疾病的特征是从枕骨长出旁矢状位的外生骨疣（即角骨）（图81-111A）[406]。其他的骨骼异常还包括：肘关节周围各骨的异常，箱体样畸形伴桡骨头脱位（见图81-111B），锁骨外侧面呈异常的锤形（见图81-111C），髋关节和骨盆异常，扁平椎体，以及长骨的皮质呈波浪形增厚。也可见血管弯曲、尿路梗阻性病变和膀胱憩室。血清铜和血浆铜蓝蛋白降低，形成胶原合成和弹性交联所需要的赖氨酰氧化酶（它是铜依赖酶）的血清水平也降低[407]。

第二节　骨发育不全

一、颅缝早闭

颅缝早闭系指一个或多个颅缝早期融合。这些颅缝不是真正的生长中心，而是对容纳新骨使颅内容物增大所产生刺激的反应[408]。胎儿的头部受到约束可能是导致颅缝单独关闭的原因之一[409]。颅缝早闭导致局部生长停止和颅骨结构扭曲。准确的影像学解释应针对受累骨缝的识别而不是用特殊（但有时会造成混淆）的术语来描述颅骨的异常形状。通过透X线影是直线而不是锯齿状、骨缝线上有骨质增生或明显的骨性融合，可识别受累骨缝。作为常规X线检查的一种补充，CT扫描可用于显示面部和中枢神经系统的任何伴发异常[410]。偶尔也可使用骨闪烁造影术[411]。

单一的矢状缝闭合是颅缝早闭最常见形式，占病例的50%以上。矢状缝关闭造成颅骨前后径的增大和两侧径的减小（图81-112A，B）。两个冠状缝的早闭使颅骨的前后径缩短，常伴有眼眶深度的减小和下颌骨发育不良（见图81-112C）。单侧冠状缝闭合导致受累侧眼眶变扁平，在颅骨颏下头顶投照时显示最清楚；在额状面投照时，可见典型的眼镜蛇样眼眶（见图81-112D）。单侧人字缝关闭导致头后方一侧扁平或斜头畸形。为防止发生婴儿突然死亡综合征而强调仰卧位睡眠，可导致“流行”性头后侧扁平而没有骨缝闭合。单独额状缝骨性连接导

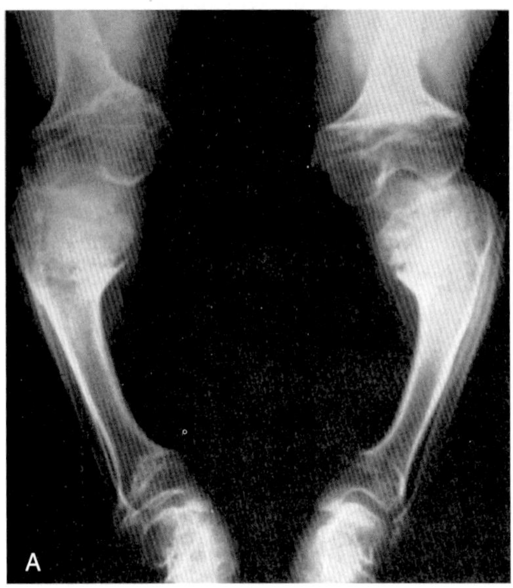

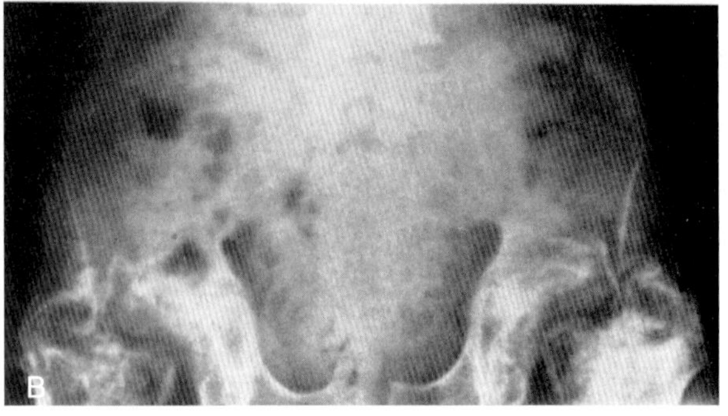

图81-110 类扭伤性发育不良。骨骺发育不良，髂骨呈花边样边缘，而且膝关节和髋关节周围可见“毛绒”样骨。（Courtesy of E. Miller, M.D., Chicago, Illinois.）

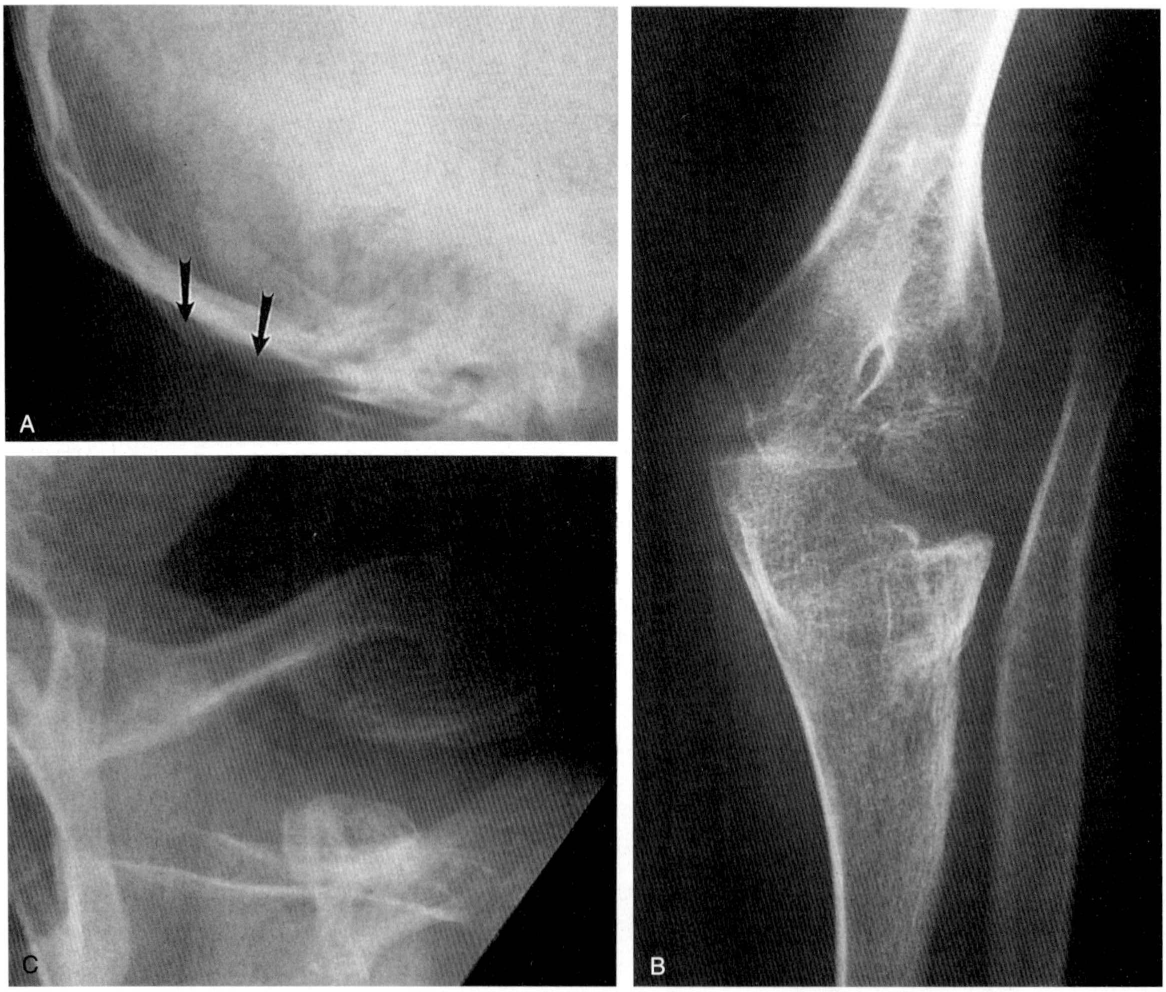

图81-111 枕骨角综合征。

A 枕骨大孔中线后侧可见小的枕骨角（箭头）。

B 可见尺骨近端箱体样畸形和桡骨头脱位。

C 锁骨外侧呈锤形外观。

致三角形前额伴眼距过近（见图81-112E）。在多发性骨缝关闭病例中，颅骨的形状变化较大，一般为短头畸形，但颅骨的指纹样斑纹相当明显（见图81-112F）。多发性颅缝早期骨性连接也可伴发三叶草状颅或苜蓿状颅（见图81-112G，H）。这种疾病常伴有面中部发育不良、脑积水和智力发育滞后。CT检查，特别是三维重建，有助于制定手术方案（图81-113）。致命性侏儒症，Pfeiffer综合征、肢体畸形以及无法分类的骨发育不良，均可合并有苜蓿状颅。

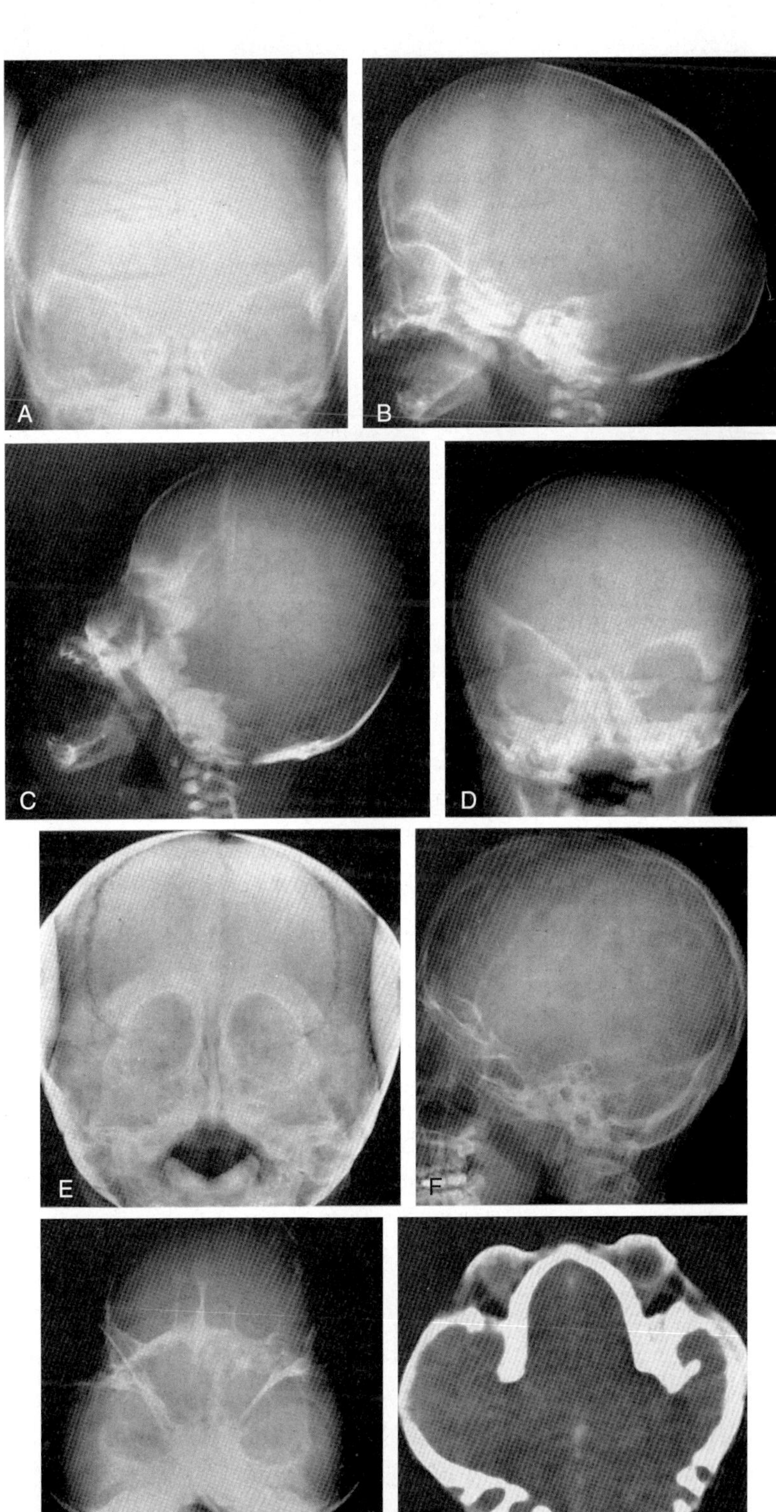

图 81-112　颅缝早闭。

A,B　矢状缝关闭。出现长头畸形。

C　两个冠状缝关闭。颅骨有短头畸形，伴颅前窝变小和下颌骨发育不良。

D　一个冠状缝关闭。可见眼镜蛇形右眼眶。

E　额缝关闭。可见眼距过近和三角形前额。

F　所有颅缝关闭。颅骨有短头畸形伴明显的指纹样斑纹。

G,H　苜蓿状颅。可见骨质呈扇贝形和三叶形颅穹隆。脑组织突入到多个骨沟内。

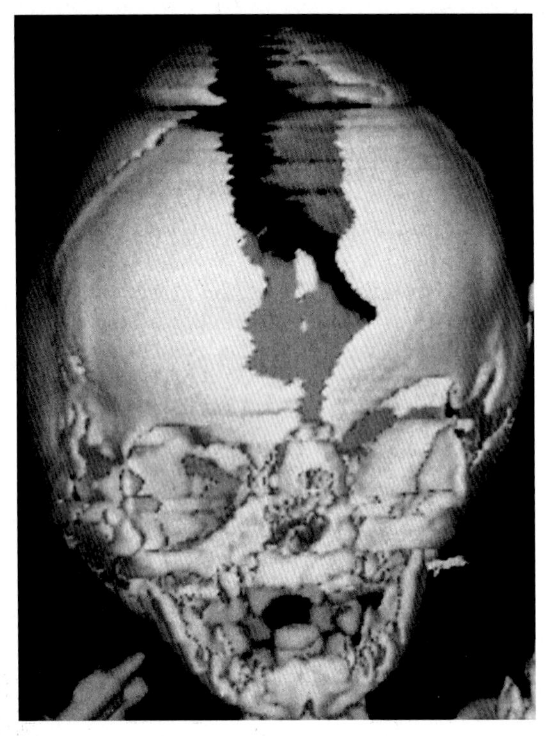

图 81-113 Apert 综合征。新生婴儿颅脑三维重建 CT 显示冠状缝牢固闭合而矢状缝开放。

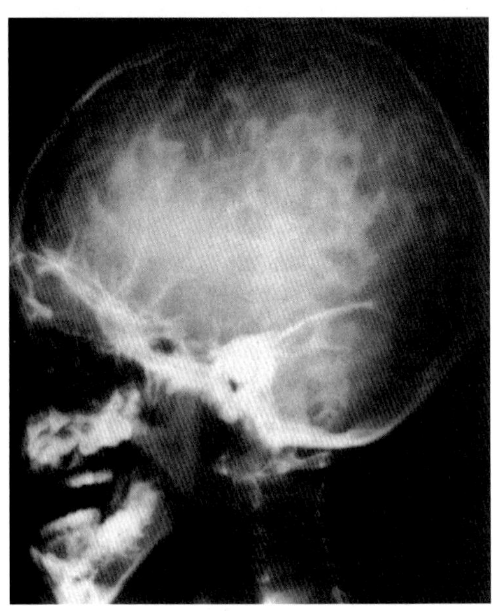

图 81-114 颅面部骨化不全（Crouzon 综合征）。颅骨呈短头畸形，下颌骨可见轻度发育不良。并存在颈椎异常的骨性融合。

颅缝早闭可进一步分为原发性和继发性。原发性颅缝关闭有时是一种孤立现象，或者合并有其他畸形综合征。继发性骨缝闭合可见于佝偻病、低磷酸盐血症、甲状腺疾病和高钙血症，也可发生于颅内容物减压术之后。一些颅缝早闭患者有特征性的肢体异常，而且这些表现的特异性组合是某些常见且可识别综合征的基本表现。颅狭小在病因学和发病机制方面均有异质性，而且描述过许多综合征。

二、颅面部骨化不全（Crouzon 综合征）

Crouzon综合征的特征是颅缝早闭、突眼和面中部后移[412]。它是常染色体显性遗传，但其表达可有不同。这种疾病是因成纤维细胞生长因子基因的突变引起的[412a]。颅骨通常有短头畸形伴冠状缝和矢状缝融合（图 81-114）。另外据报道，80% 的患者有人字缝融合[412]。这种颅缝早闭通常出现在3岁前。其他表现包括：超过90% 的患者颅骨有明显的指纹样斑纹，茎突舌骨韧带钙化，以及鼻中隔偏曲。上颌骨发育不良，在合并有颅缝关闭时会影响发生眼球突出的程度。下颌骨突出在很大程度上也与上颌骨发育不全有关。眼距过远常见，也可出现脑积水。尽管没有手和足部的明显畸形来帮助Crouzon综合征与其他伴颅缝早闭疾病相鉴别，但仔细分析可发现这些部位的微小改变[413]。将近 1/3 的患者有脊柱畸形，通常是第二和第三颈椎融合（见图 81-114）。也可出现桡骨头半脱位和肘关节强直。肺源性心脏病是这种疾病的并发症，其与鼻咽气道受阻有关[414]。

三、尖头并指（趾）畸形

尖头并指（趾）畸形包括许多疾病，这些疾病都没有明显的区别。

1. Apert 综合征

Apert综合征是一种常染色体显性遗传疾病，伴颅缝闭合、面中部发育不全以及手足的对称性并指（趾），至少可累及第二、第三和第四指（趾）[415]。这种综合征是因成纤维细胞生长因子受体-2的转录基因突变引起的[415a]。Apert综合征中发生的颅缝异常，最好将其视为颅缝发育不全，而不应将其视为正常颅缝的早闭。出生时颅骨的特征表现是冠状缝已关闭而从眉间到后囟门的颅骨中线有广泛缺损，常形成宽大的额状缝（见图 81-112C，D）。颅盖变薄且矿化不良。在 4 岁期间，中线缺损处会出现一些骨化岛，接着相互融合，最终关闭矢状缝（图 81-115A）[416]。短头畸形有大类型：过高型短头畸形，过宽型短头畸形，龙骨状额型短头畸形[417]。面部异常有眼眶变小合并眼球突出、上颌骨发育不良和后移以及鼻咽变小（见图 81-112C）[417]。CT 三维重建对于 Apert 综合征患者的手术治疗非常有价值[418]。手部异常包括：拇指短缩偏斜，第二、三、四指的远节指骨骨软骨性复合并指，以及第四和第五指的简单并指。手部畸形有 3 种类型，有时将这 3 种类型分别称为锹状手、连指手套状手和蔷薇花芽状手（见图 81-115B，C）[419]。足部畸形有：完全性简单并趾（但没有骨软骨性复合并趾），第一近节趾骨呈三角形，以及跗骨和跖骨的进行性骨性融合（见图 81-115C）[419]。

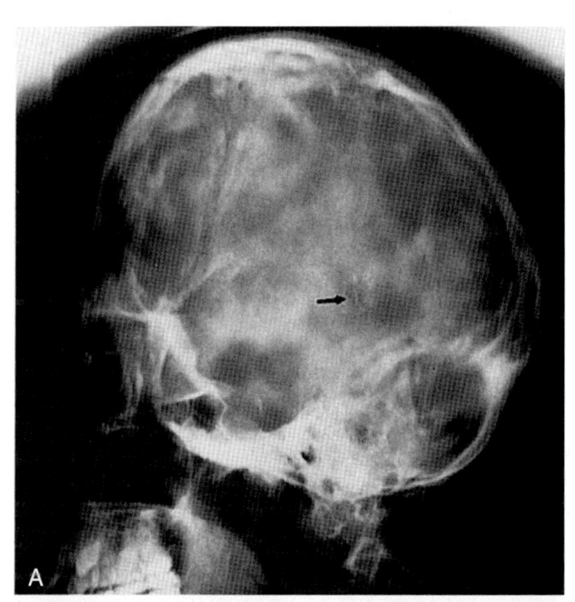

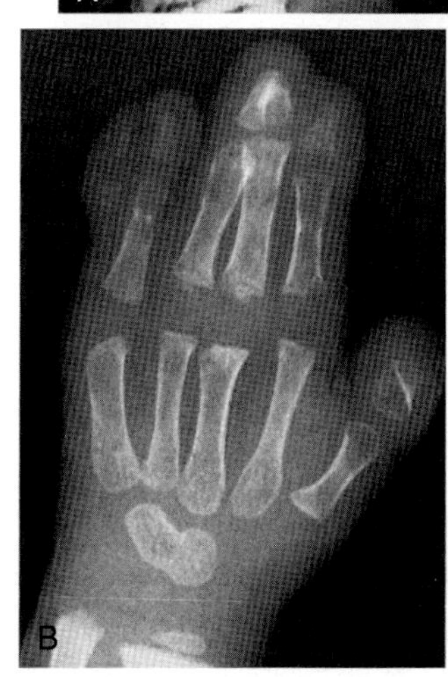

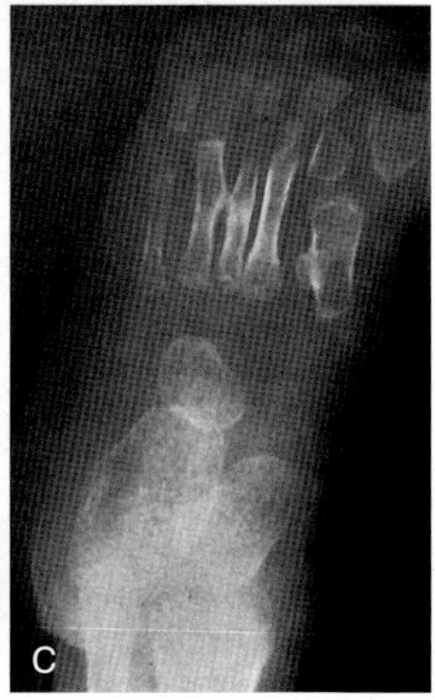

图 81-115　尖头并指畸形—— Apert 综合征。

A　颅骨的改变包括短头、前颅窝发育不良、蝶鞍突出以及脉络膜钙化（箭头）。这一成年人还存在有颈椎异常。

B　儿童手部，可见指关节粘连、骨性和软组织性并指、拇指指骨畸形、多指以及腕骨融合。

C　足部可见类似的改变。

大脑异常多见，包括：脑积水，胼胝体发育不全，脑中隔发育不全，鼻 - 眼发育不良，巨头畸形，脑回异常，脑膨出，白质发育不良，以及灰质异位[420, 421]。

其他肢体关节也可出现骨性融合，而且肢体可有短缩[422, 423]。另外还可见盂肱关节半脱位、关节盂不规则以及椎体进行性融合（特别是颈椎）[424, 425]。颈椎融合常见，而且几乎都会累及 C5-C6，相比之下，Crouzon 综合征则通常累及 C2-C3[426]。

2. Saethre-Chotzen 尖头并指（趾）畸形

Saethre-Chotzen 综合征的特征是颅缝早闭、前额低发迹、上睑下垂、短指（趾）以及手指和第二、第三趾的皮肤性并指（趾）。这种疾病是因TWIST基因突变引起的[426a]。Saethre-Chotzen 综合征比较常见，但临床表现变化多样且通常较轻[427]。短头畸形与颅缝早闭有关，不过也有单一家族的某些成员虽有肢体畸形而无颅缝早闭[428]。其他的骨骼异常还有：踇趾的远节趾骨分两叉，短指（趾），髋外翻，小髂骨，以及锁骨发育不全[429]。颅骨异常变化多样[430]。颅骨基底后部通常较短并呈垂直向，而且蝶鞍的位置异常低。下颌支长度减小。

3. Pfeiffer 综合征

Pfeiffer 综合征是一种常染色体显性遗传疾病，其特征是颅缝早闭、拇指和足趾短宽、上颌骨不同程度后移以及部分软组织并指。颅骨和颅骨外的病变表现变化多样，但冠状缝早期闭合具有典型性[431, 432]。这一综合征与成纤维细胞生长因子受体-2的基因突变有关[432a]。Pfeiffer综合征有3种临床亚型。Ⅰ型是典型的Pfeiffer综合征，其智力正常而且预后良好。Ⅱ型表现为三叶草叶状颅骨、严重突眼以及肘关节强直。Ⅲ型的表现是没有三叶草叶状颅骨但有肘关节强直且婴儿的死亡率较高[433]。常见踇外翻畸形伴踇趾近节趾骨呈三角形，而且第一跖骨增大（图 81-116）。在手部和足部，常见第二和第三指（趾）的皮肤性并指以及中节指（趾）骨的短缩。拇指变宽和畸形，而且常有指间关节融合。其他指（趾）关节粘连、腕骨和跗骨融合以及附属骨骺均属于手部和足部的附加异常畸形。还可见颈椎融合、锥形骨骺以及肘部骨骼的发育不良[434]。

4. Jackson-Weiss 综合征

Jackson-Weiss综合征较少见，是一种常染色体显性遗传疾病，其特征是面中部发育不全、颅缝早

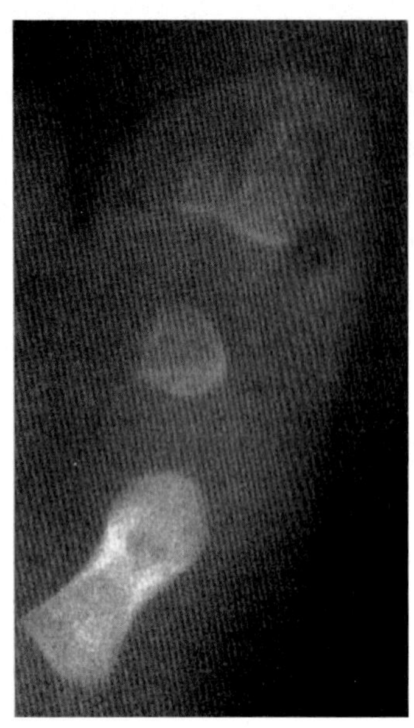

图 81-116 尖头并指（趾）畸形——Pfeiffer 综合征。踇趾增宽伴近节指骨呈三角形和远节趾骨分两叉。

闭和足部畸形[435]。手部改变不多见，有锥形骨骺、远节和中节指骨发育不全以及腕骨分节异常。足部畸形有很多种，从踇趾畸形（如同 Pfeiffer 综合征）到更广泛的骨性连接（如同 Apert 综合征）。Jackson-Weiss 综合征患者的面部表现与 Crouzon 综合征相似，但没有明显的眼球突出。

四、尖头多指（趾）并指（趾）畸形

尖头多指（趾）并指（趾）综合征的基本特征是颅缝早闭和多指（趾）并指（趾）。这些疾病中最著名的是 Carpenter 综合征，它是常染色体隐性遗传。它可伴发有多种异常，其中有尖头畸形、肥胖症、性腺发育不全、腹疝和先天性心脏病[436]。可有智力发育滞后，但不一定都出现[437]。影像学改变有冠状缝相对延迟关闭以及手和足部的各种畸形。手的管状骨，特别是中节指骨和掌骨[438]，会有短缩，而且第三和第四指之间常出现并指（图 81-117A）。踇指近节指骨通常较宽或重叠。第二指近节指骨骨骺的桡侧呈"舌形"。足部的典型改变有：第一或第二趾的轴前多趾伴叠趾，软组织并指（见图 81-117B），以及第一跖骨的短缩增宽。也可出现髋外翻、髂骨翼扩展、膝外翻和脊柱畸形。

应注意其他两种尖头并指（趾）多指（趾）综合征。Noack 综合征患者表现拇指增大和踇趾叠趾，现在认为这种疾病是 Pfeiffer 综合征的一部分。Sakati 综合征的特征是颅缝早闭、多指（趾）、胫腓骨短缩以及股骨弯曲。Goodman 综合征和 Summit 综合征现在认为是 Carpenter 综合征的变异型，其患者有正常智力（Summit 综合征）或是鞍形短指（趾）畸形(Goodman 综合征)[439]。

五、其他颅缝早闭综合征

1. Baller-Gerold 综合征

Baller-Gerold 综合征是一种常染色体隐性遗传颅缝早闭综合征，合并有桡骨发育不良。没有典型性颅缝关闭，而形头、尖头和三角头都曾有文献描述[440]。桡骨异常常为不对称性，包括桡骨双侧发育不良以及拇指和第一掌骨不对称。1/3以上患者可见肛门畸形（特别是肛门闭锁）合并泌尿生殖系统畸形[441, 442]。脊柱和骨盆也可见骨骼畸形。这些异常与 Roberts 综合征和 VACTERL 综合征有一些共同的特点[442a]。

2. Antley-Bixler 综合征

Antley-Bixler 综合征是颅缝早闭合并有桡肱骨

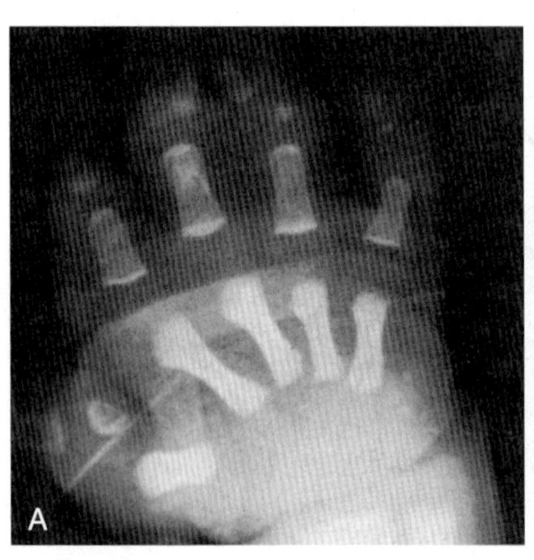

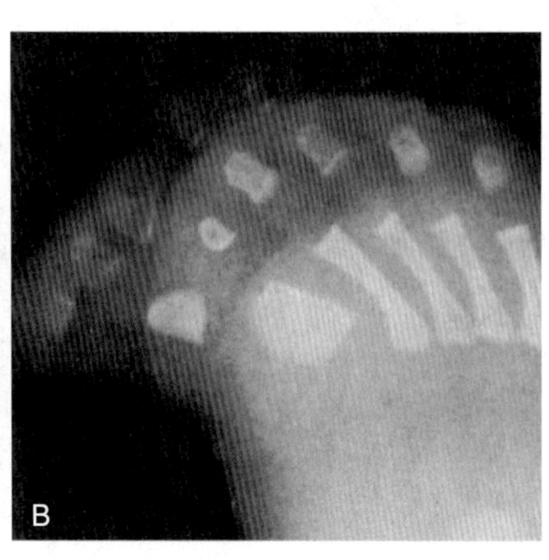

图 81-117 尖头多指（趾）并指（趾）畸形（Carpenter 综合征）。

A 手。软组织并指累及第三和第四指。中节指骨缺如或发育不良，且拇指近节指骨发育不良。

B 足。可见软组织并趾合并轴前性多趾以及某些趾骨畸形。第一跖骨短缩增宽。

骨性连接、鼻后孔狭窄、面中部发育不良、股骨弯曲和泌尿生殖系统异常[442b]。可能是常染色体隐性遗传[443, 444]。颅骨基底的骨性连接最常见，但也有冠状缝、人字缝和额状缝的骨性连接。出生时可存在有股骨最大弯曲点骨折。

3. 三角头综合征

三角头是指头部呈三角形合并有前额龙骨样突出，通常是由于额状缝骨性连接造成的，不过对骨性连接是原发性还是继发性尚有争议[445]。筛骨发育不良和眼眶距离过近也是其重要的特征。三角头畸形可能是常染色体显性遗传疾病但没有其他系统异常。三角头畸形可作为几种综合征的偶发表现而出现，包括Baller-Gerold综合征和Saethre-Chotzen综合征。但它是Opitz C综合征和其他几种少见疾病的表现型特征。Opitz C综合征是一种常染色体隐性遗传疾病，伴肢体畸形，特别是并指、高腭弓、多发口腔系带和精神运动性阻滞[446]。常见心脏异常，特别是中膈和房室管道缺损。

4. 头多指（趾）并指（趾）畸形（Greig综合征）

Greig综合征的特征是轴前（足部）和轴后（手部）两种多指（趾）畸形[447]、并指畸形、头大和轻度颅面部异常（图81-118）[448, 449]。眼眶距离过远不再是这一种综合征的基本表现，既没有颅缝早闭也随智力发育滞后。颅骨狭窄不常见。前额常较高和突出，伴宽鼻梁和内眦赘皮。

肢端胼胝体综合征的特征与Greig综合征相似，但还有严重智力发育滞后、张力过低和有胼胝体缺失[449]。

5. 下颌骨颜面骨发育不全(Treacher Collins综合征)

Treacher Collins综合征是一种常染色体显性遗传疾病，具有特征性临床表现，包括反相先天愚型样斜眼、扁平颊骨、小下颌骨、耳部发育不良、失听、眼部组织缺损以及下眼裂睫毛不足。影像学改变包括明显的颧弓、上颌骨和鼻旁窦发育不良。眼眶呈卵圆形，且下颌骨发育不良，且下颌骨体下缘呈宽凹形弯曲（图81-119）。下颌骨的基本形状显然是在子宫内形成的，而且出生后会继续发展[450]。冠状突可较宽，而髁突较小。外耳道有时可缺失，耳中部形成不良，包括听小骨异常[451, 452]。气道上部狭窄与面部受累有关，这可以导致睡眠时呼吸暂停，这 症状经下颌骨外科手术可获得改善[453]。偶尔也可有肢体和椎体异常。

6. 肢端颜面骨发育不全

（1）轴前型（Nager综合征）。Nager综合征是一种常染色体隐性遗传疾病，其面部特征与下颌骨颜面骨发育不全相似[454]。另外，这种综合征还合并有上肢的轴前缩短畸形[455]。拇指和桡骨可能缺如（图81-120）。足部也可见并趾。一些患者可有更严重的畸形。具有常染色体显性遗传和隐性遗传。

（2）轴后型（Miller综合征）。Miller综合征可能是常染色体显性遗传，其面部特征与Treacher Collins综合征相似，但双侧手足的第五指（趾）都

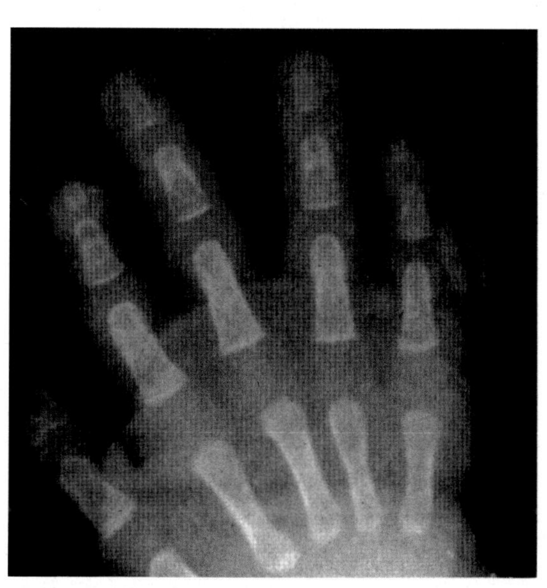

图81-118 头多指（趾）并指（趾）畸形（Greig综合征）。可见拇指远节指骨分叉和多指畸形。

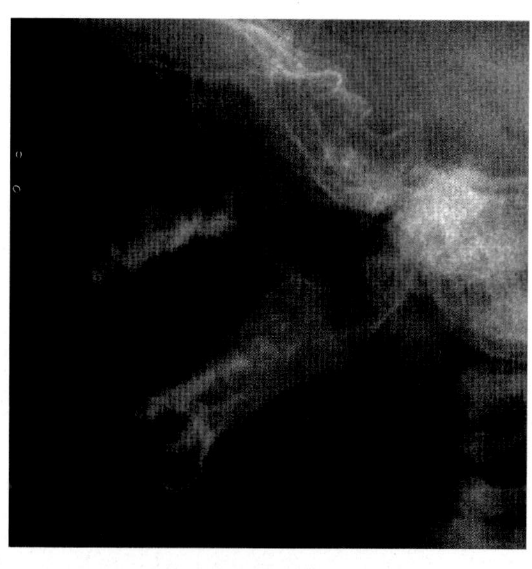

图81-119 下颌骨颜面骨发育不全（Treacher Collins综合征）。可见下颌骨发育不良，其下部伴有宽的凹形弯曲。

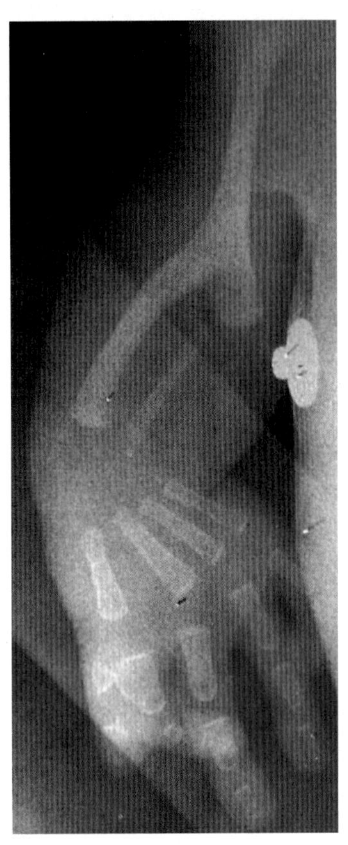

图81-120 肢端颜面骨发育不全（Nager综合征）。1月龄婴儿，可见尺骨和肱骨骨性融合、桡骨发育不良、4个而不是5个掌骨、手部桡偏以及手的尺侧有两个附加指骨伴软组织并指。

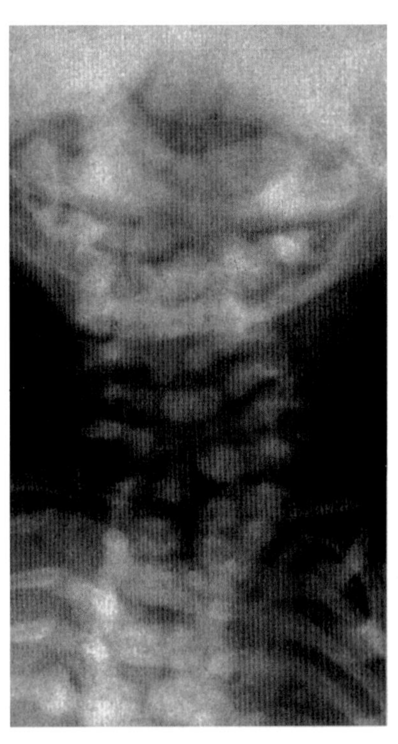

图81-121 眼耳脊椎发育不良（Goldenhar综合征）。在颈椎和上胸椎可见多处发育异常。

有发育不良而且有附属乳头[456]。桡骨和尺骨常较短缩并常见桡尺骨性连接[457]。

7. 眼耳脊椎发育不良（Goldenhar综合征）

Goldenhar综合征是一种眼、关节和骨骼缺陷的综合畸形，病因不清，往往是单卵双胞胎的相异性表现[458]。尽管有些病例是常染色体显性遗传，但病因学可能有明显的多相性[458，459]。其主要特征是面部发育不良（通常是单侧）、耳部异常（包括有耳前赘成窝以及耳郭畸形或缺损）以及眼部异常（包括眼球上的皮样囊肿，脂质皮样囊肿或脂肪瘤以及上眼睑缺损）。影像学表现证实有下颌骨、上颌骨和乳突的发育不良[460]。外耳道和听小骨可有不同程度的发育不良或者一起缺如[460]。同样，颧骨和颞颌关节也有发育不良。椎体异常常见，最常见于颈椎，包括骨性融合、半椎体、额外椎体和齿状突延长；脊柱侧凸和肋骨受累也是其伴发异常（图81-121）[460a]。还有其他一些异常，包括桡骨发育不良、指（趾）缺如、肾脏异常、肛门闭锁、先天性心脏病、支气管肺部畸形[461]、颅顶缺损、脑积水以及胼胝体脂肪瘤[462，463]。

8. 半侧面部短小

半侧面部短小的特征是耳部单侧畸形和面部一侧发育不良[464]。此外还有巨口畸形以及下颌支和髁突畸形。尽管这种综合征的临床表现非常多样[465]，但与眼耳脊椎发育不良有许多相似之处，而且这两种疾病还不能很清楚地区分开。大多数病例的半侧面部短小是偶发的，但这种疾病可能是常染色体显性或隐性遗传[466]。

9. 眼下颌颜面综合征（Hallermann-Streiff-Francois综合征）

眼下颌颜面综合征包括有颅面部畸形、眼和牙齿畸形以及成比例的侏儒症（往往较严重）[467]。面部和下颌骨短小，鼻子较窄呈鸟嘴样。前额隆起，而且患者有毛发稀少和皮肤萎缩。眼部异常有小眼畸形和白内障。牙齿可有畸形并有其他各种异常。曾发现有人类免疫缺陷和甲状旁腺功能低下[468]。

X线片显示下颌骨小，且主要累及下颌骨升支[469]。可有颞颌关节发育不全和上颌骨发育不良。颅骨形态多样，但较常见的是短头伴前额和顶骨隆起（图

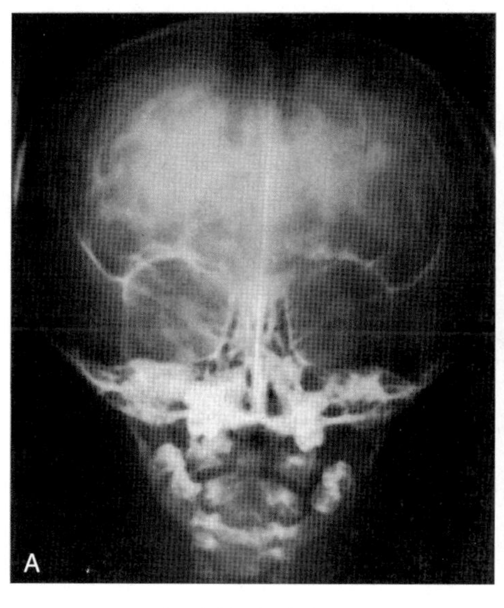
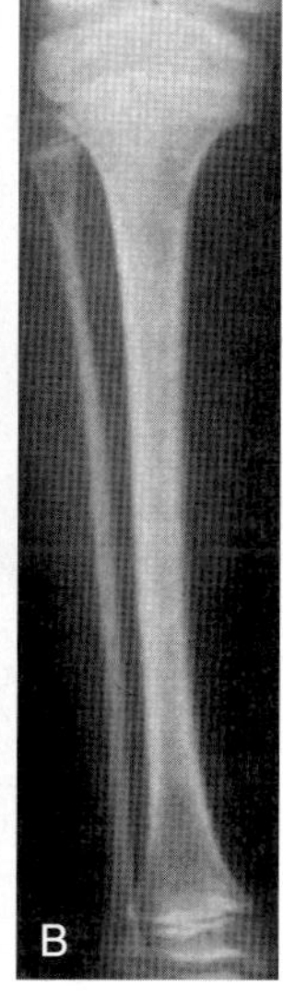

图81-122 眼下颌颜面综合征（Hallermann-Streiff-Francois 综合征）。

A 病变表现包括顶骨局部隆起、明显指纹样斑纹以及下颌骨发育不良。

B 管状骨缩窄。

81-122A）。长管状骨、肋骨和锁骨变薄（见图 81-122B）。其他的表现还有椎体扁平、关节脱位、大脑镰钙化、翼状肩胛骨、并指（趾）掌骨短缩以及骨质疏松[470]。呼吸道梗阻，特别是上呼吸道，可导致呼吸系统并发症。

第三节 染色体畸变

染色体异常往往因基因不平衡所致，可累及常染色体或性染色体。由于它们会造成正常形态的严重缺陷，因此许多染色体异常是致命性的。染色体异常可分为三体性（不是正常的一对染色体而是三个染色体）、异位性（染色体的一部分转移到另一个染色体）和缺失性（染色体的一部分缺如）。本文仅对比较常见的染色体异常加以综述。

一、4p- 综合征（Wolf-Hirschhorn 综合征）

染色体 4 的短臂缺失的患者会出现智力和生长发育滞后、癫痫发作、眼部畸形、唇裂和腭裂、皮嵴发育不全以及非特异性骨骼改变，骨骼改变包括长头畸形合并严重的微小退缩颌（形成 Greek-helmet 颅面外形）、眼距过远、足畸形、髂骨发育不全、肋骨后侧变薄以及椎体异常[471，472]。影像上的主要表现是耻骨、骶骨翼和颈椎的骨化不良（图 81-123）。肾脏异常非常多见，特别是严重的肾脏发育不良伴肾单位减少性肾病[471]。

二、5p- 综合征

染色体 5 的短臂缺乏导致一种众所周知的综合征，它是按患者发出的特征性叫声命名的（猫叫声，即命名为猫叫综合征）。智力发育严重滞后，生长缓慢，并可见小头畸形、圆脸、眼距过远、内眦赘皮和反相先天愚型样倾斜眼裂。非特异性的影像学表现有小头畸形、眼距过远、长骨异常发育（可能是由肌肉发育不良所致）、脊柱侧凸、部分掌骨短缩以及髂骨翼偏小[473]。

三、8 三体性综合征

8 三体性综合征患者的头颅增大，合并有前额

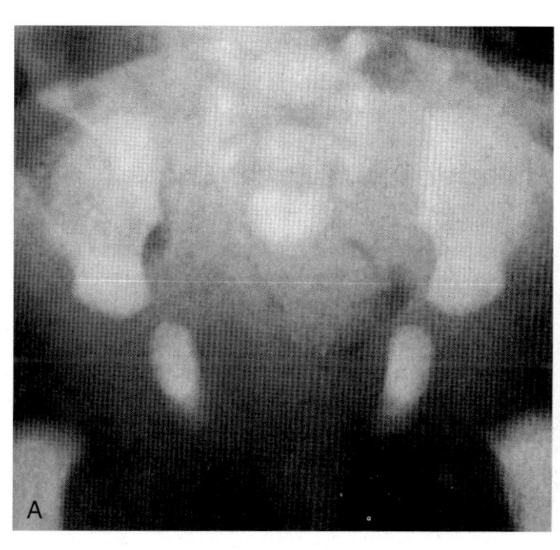
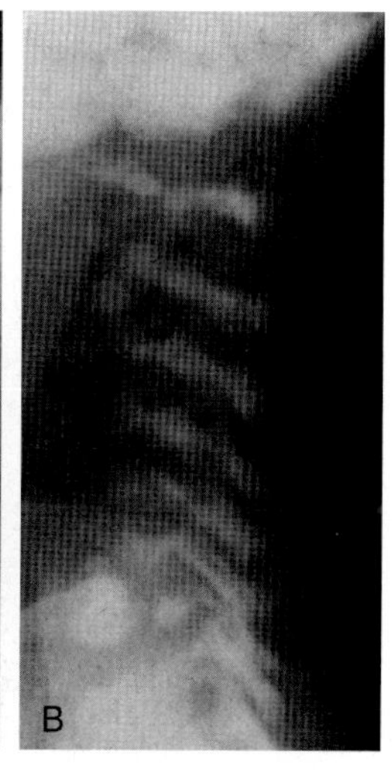

图 81-123 4p- 综合征（Wolf-Hirschhorn 综合征）。

A 新生婴儿，可见趾骨骨化不良、髂骨发育不良和骶骨骨化不良。

B 也可见颈椎发育不良。

突出、眼距过近、鼻子低宽、厚嘴唇、小下颌和短颈[474]。躯干有些细长，并可见多发性关节挛缩和畸形足。智力发育滞后比较轻微。影像学上可见全身性骨质疏松、多发性关节脱位或半脱位、髂骨发育不良伴侧翼缺失、小髌骨、髋外翻以及管状骨的干骺端扩展[475]。骨骼成熟延迟。脊柱的多发异常包括额外椎体、脊柱裂、半椎体和其他脊柱分节异常。腰椎的椎弓根间距通常较窄。锁骨可有硬化，肩胛骨较小，而且有时会出现Sprengel畸形。常见附属肋骨和肋骨狭窄，并可见漏斗胸和胸骨异常骨化。也可发生心脏和肾脏异常，包括囊性肾母细胞瘤[476]。

San Luis Valley重组体（SLVR）染色体8是在美国西南部西班牙居民中发现的一种染色体异常。可出现有眼距过远、指（趾）弯曲和小髌骨。值得注意的是，本病中先天性心脏病的发病率为93%，椎体躯干异常的发病率为55%[477]。

四、9p三体性综合征

9p三体性综合征合并有生长紊乱和智力发育滞后、眼距过远、大鼻子、杯形耳、脊柱后侧凸、手足小且指（趾）骨短、指（趾）弯曲、并指（趾）、末节指（趾）骨和指（趾）甲发育不全以及特征性的皮纹改变[478-480]。影像学表现在手、足和骨盆的生长期比较明显，包括骨骼成熟延迟、假骨骺以及耻骨延迟骨化。

五、13三体性综合征

13三体性综合征是非常明确的染色体疾病，Patau等[481]在1960年首次发现，随后由其他研究者进行了描述[482-485]。患婴有严重的畸形、伴智力发育滞后、癫痫发作及呼吸暂停。可出现小颅骨、无嗅脑畸形、前脑无裂畸形（发生于66%的患者）[486]、眼耳异常、唇裂、腭裂、皮肤血管瘤、手指屈曲畸形、先天性心脏病以及肾囊性病变[486]。骨骼最多见的改变是多指（趾）、并指（趾）、胸廓不对称、跟骨突起、中线颅面部异常、第一肋骨较小以及凸底外翻足（图81-124）。

六、18三体性综合征

18三体性综合征患儿的母亲年龄常偏大，这与Down综合征相似。患婴出生体重偏低，而且有头部狭窄、枕骨隆起、耳部畸形、小颌、高腭弓、手指

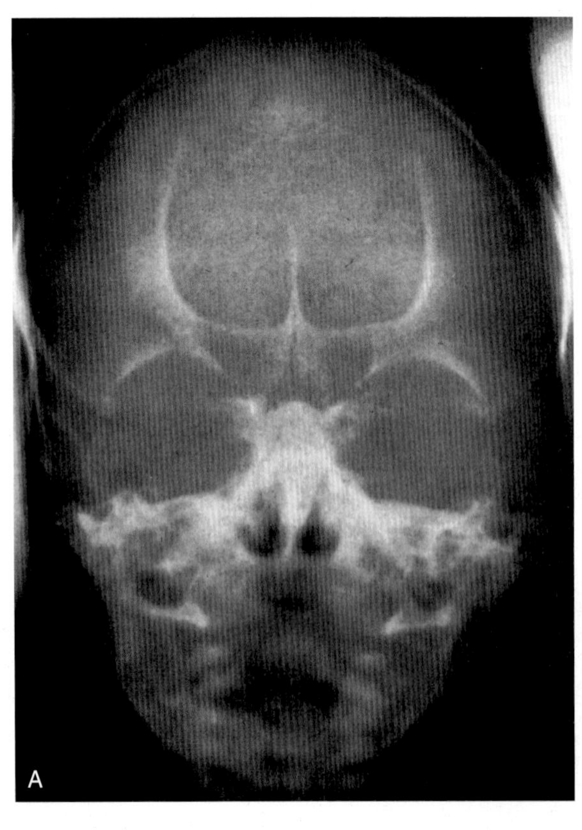

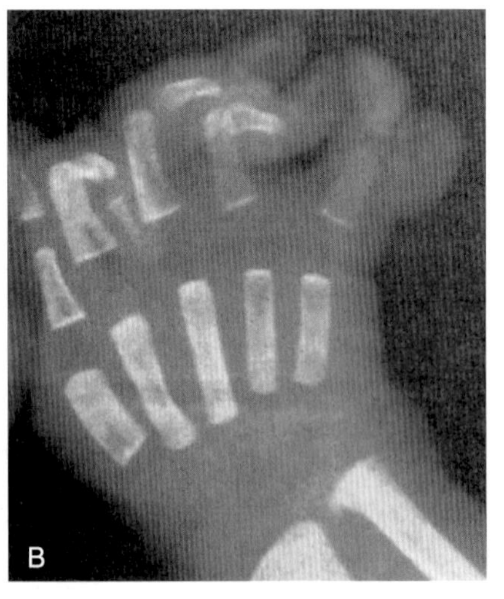

图81-124 13三体性综合征。

A 新生婴儿，可见眼距过近、腭裂、颅骨缺损和小颅。

B 还可见屈曲挛缩和轴后性多指。

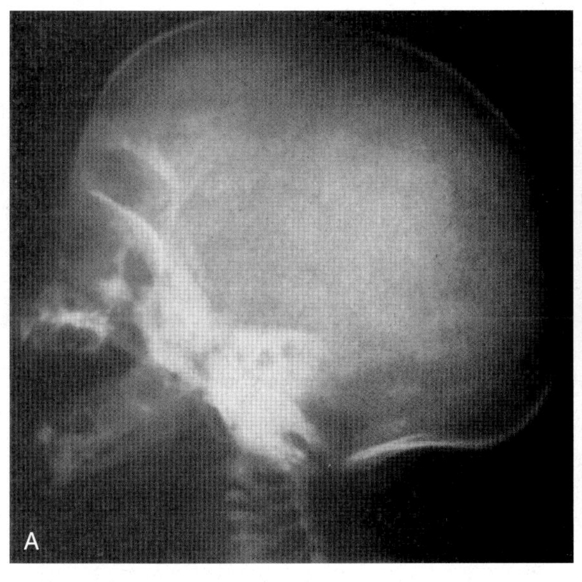

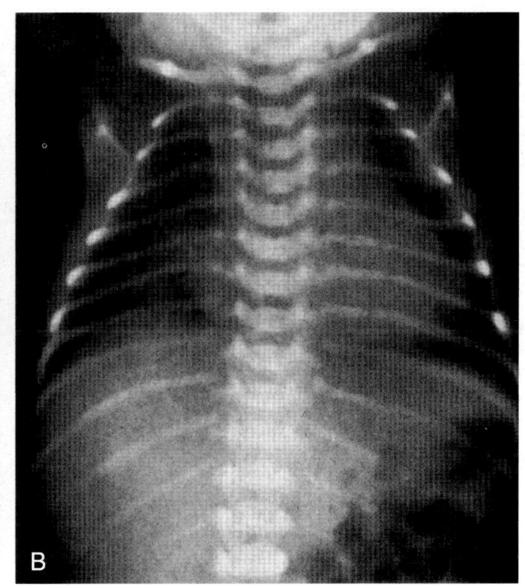

图 81-125　18 三体性综合征。
A　颅骨延长伴枕骨突出和下颌骨发育不良。
B　锁骨和肋骨薄细。存在有心脏异常。

畸形，高张性以及疝[487-490]。这种综合征的常见特征是心脏异常（特别是室间隔缺损）、脐膨出（10%～20% 的患者）以及肾脏异常（特别是马蹄形肾）[491, 492]。手部 X 线片显示有拇指外展、第二指和第三指重叠以及第一掌骨发育不良。影像学表现还有：凸底外翻足，掌骨外翻，第一足趾短缩，末节趾骨发育不良，肋骨、锁骨和胸骨发育不良，以及骨盆畸形（图 81-125）。脑部异常包括小脑发育不良和大脉络丛囊肿[492]。在出生前可做出诊断[492a]。

七、21 三体性综合征（Down 综合征）

1959 年 Lejeune 等[493]发现，一些具有 Down 综合征某些表型特征的患者有47个染色体。这种综合征的 90%～95% 患者具有命名为 21 号的多余染色体。这种综合征患者在出生时可通过眼部异常（包括睑裂歪斜、内眦赘皮、白内障、Brushfield 斑点、眼球震颤和斜视），低张力、短头畸形、智力发育滞后和大舌头来识别。约40% 的患婴有髋关节发育不良。常见的病变还有胃肠道异常，包括十二指肠闭锁[494]、Hirschsprung 病[495]以及气管食管和肛门直肠畸形[496]。肺动脉高血压发病率较高[497]，可能继发于肺动脉、气管和鼻咽部异常[498, 499]。

骨盆的X线片显示有髂骨翼扩展和髋臼顶扁平（图 81-126）[500-504]，这些改变可持续到成年[500]。还可发现第五指中节指骨发育不良伴弯曲、掌骨短缩而不规则、附属骨骺、胸骨柄额外的骨化中心、方形椎体、11对肋骨、小头畸形、高弓短腭、颅缝延迟闭合、腔窦发育不良以及腰椎椎弓根间距没有增宽[504a]。这些异常的发生率变化不一，部分与患者是21三体性还是染色体异位和镶嵌有关[505]。

寰枕[506]和寰枢[503]不稳定可合并有神经缺陷（见图 81-126C）。神经改变的确切机制还不清楚，怀疑有严重的韧带松弛合并脊髓受压[507, 508]。造成寰枢不稳定的其他因素可能有创伤、咽部感染、齿状突骨性异常以及寰椎后弓发育不良[509]。这种不稳定一般没有症状，而且随患者年龄增长不稳定可有减轻。出生前超声检查有助于在其他表现中进行筛选，以确认颈背部皱褶增厚、肢体短缩以及有肠回声波的产生[509a]。

八、21 单体综合征

21 单体综合征的特征与先天性多关节弯曲相似，包括关节挛缩、脱位和脊柱后侧凸。患者有严重的生长滞后和典型的面部表现，包括宽鼻梁、反相先天愚型倾斜睑裂、鲤鱼嘴、大而低位耳朵以及小下颌骨。可有骨性并指（趾）、椎体畸形、胸廓短粗、骨盆狭窄、手指弯曲、趾骨发育不良以及其他多变的骨骼畸形[510, 511]。

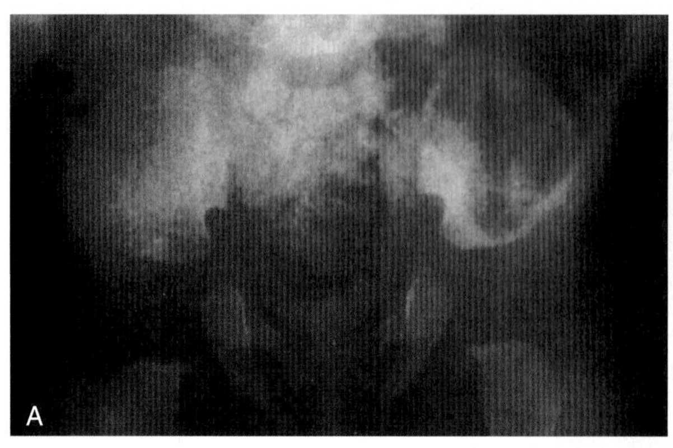

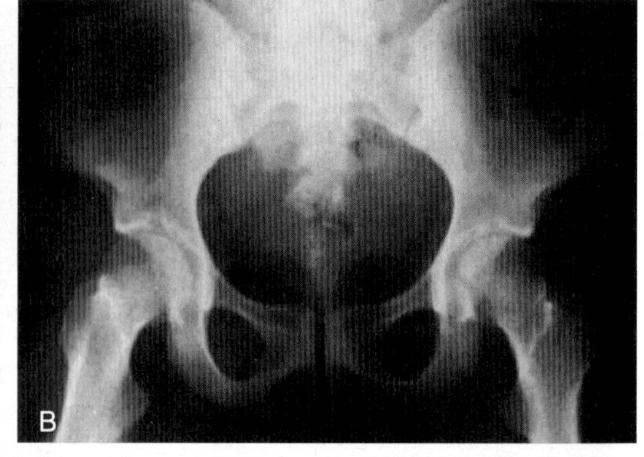

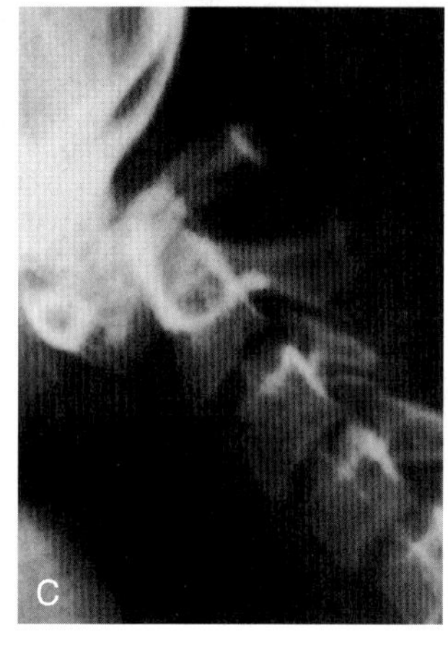

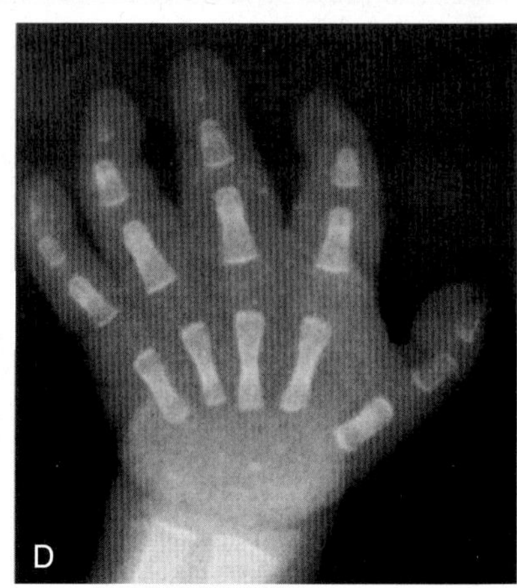

图 81-126 21 三体性综合征（Down 综合征）。

A 新生婴儿，可见髂骨翼扩展伴髋臼和髂骨角减小。

B 成年人，髂骨翼仍有扩展。

C 可见寰枢椎明显半脱位。

D 可见第五指中节指骨发育不良和指弯曲。

九、Turner 综合征

Turner综合征发生于具有女性表型和45，XO染色体补体的人群。具有这种染色体补体的胎儿多达99.9%会在妊娠期头3个月自然流产。Turner综合征活产婴儿中遗传镶嵌性较多见。事实上，胎儿或胎盘中的一些染色体正常细胞可能是存活所必需的[512,513]。新生儿可出现手足水肿，而且颈部周围可出现大的水肿性肿块，这些改变在胎儿期即可发现[514]。没有第二性特征，原发性闭经常见，而且卵巢小并呈条索状[515]。临床表现包括有下肢淋巴水肿、颈部周围皮肤松弛、心脏先天性异常、血管[516]、大肾脏、身材矮小以及在盾牌形胸腔上乳头向侧方移位。

这种综合征可有许多影像学异常（图 81-127）[517-520]。除极年幼患者外都存在有骨质疏松，可能与早期缺乏雌激素有关[521]。骨密度减低在脊柱、腕部和跗骨最为明显。尽管骨骼成熟可正常，但骨骺融合会延迟，直到20多岁才会发生。掌骨和跖骨可发生短缩，特别是第四掌骨。曾发现有锤状指（趾）。这种综合征曾见腕骨角减小，但是并不常见[522]。可发现膝关节畸形伴内侧胫骨平台扁平、胫骨近端和内侧呈鸟嘴形或外生骨疣以及股骨内侧髁增大。也可见肘外翻、锁骨和肋骨变薄、椎体不规则以及齿状突和寰椎畸形。颅面部的改变有短头畸形、小面骨、下颌突出、窦腔增大以及蝶岩韧带钙化。骨骼外的表现有垂体腺增生或赘生物[523]、主动脉缩窄、血管瘤、肠道毛细血管扩张、炎症性肠道疾病[524]、肾脏异常（如旋转不良和马蹄肾）以及各种其他肿瘤[525]。

十、Klinefelter 综合征

Klinefelter综合征通常因存在有两个或多个X染色体和一个Y染色体而引起，不过还曾确认出多种染色体变异型，例如XXYY[526-528]。常见的表现有肌无力、智力发育滞后、青春期延迟、精子缺乏以及不育症。有许多非特异性影像学改变，包括掌骨短缩、指（趾）弯曲、附属骨骺、尺骨茎突扁平、指（趾）骨丛变尖、桡尺骨性连接以及骨龄滞后（图 81-128）。

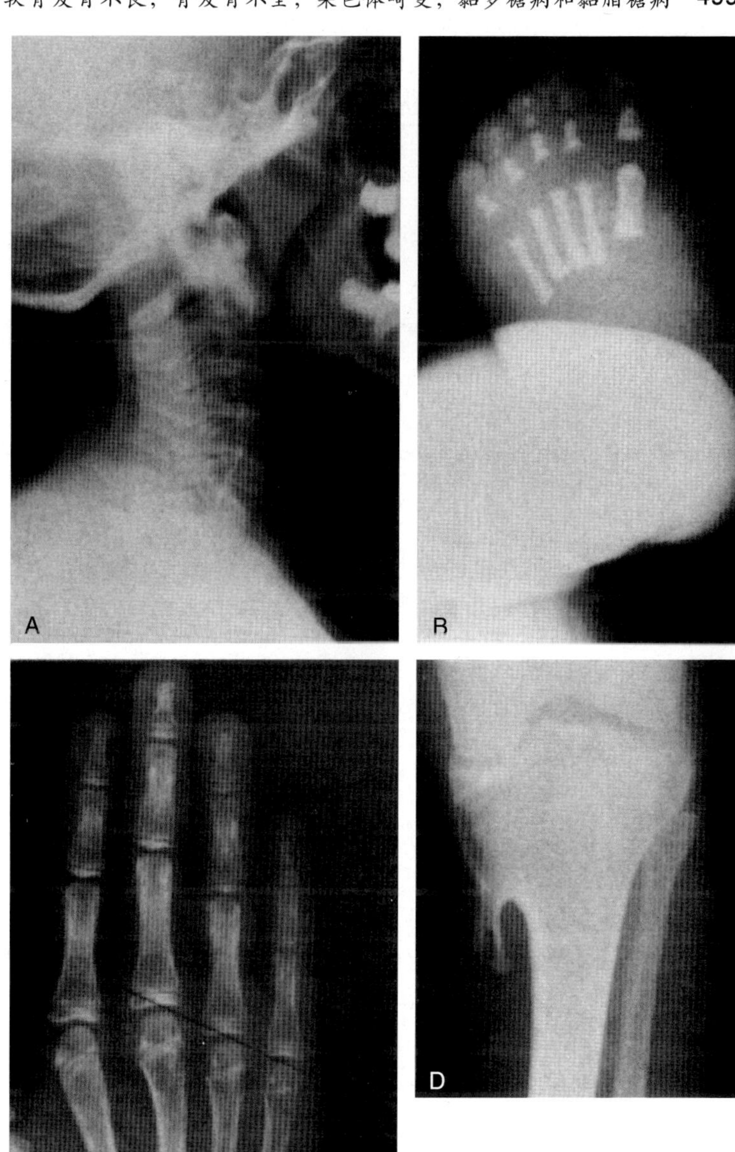

图 81-127　Turner 综合征。

A　8 岁患儿，与网状颈椎相关的软组织异常投照在该颈椎的后侧。骨质减少很明显。

B　新生婴儿，可见软组织水肿。

C　第四掌骨相对短小，而指骨相对较长，因而呈鼓槌状。

D　病变表现包括胫骨内侧的外生骨疣以及股骨内侧髁突起。

第四节　脂肪软骨营养不良组

黏多糖病（MPS）这一术语是 Brante[529]在 1952 年描述脂肪软骨营养不良患者的组织学改变时第一次使用的，其组织学改变为肿胀的胶原组织内充有水溶性物质。在其他部位和器官内也发现有同样物质。后来的研究表明，患者的尿中含有大量的多种黏多糖[530]。此后数年间，在类似型侏儒症患者的尿中发现了不同的化学物质，表明它与侏儒症密切相关，但不是一种疾病。最近，将 MPS 分为许多种类型，并确认出另外一些疾病，其中有些是黏脂病，其临床表现和影像学表现与黏多糖病相似（表 81-1）。各型MPS和黏脂病的某些临床和影像学特征是相同的；这些影像学异常被命名为脂肪软骨营养不良，将在随后章节中描述。

颅骨通常较大且头长，伴矢状缝早期闭合（图 81-129）。乳突和鼻旁窦发育不良。常可见蝶鞍延长呈J形（见图 81-129）、腺样体突出、牙齿畸形、下

表 81-1 黏多糖病，黏脂病以及其他伴有脂肪软骨营养不良的疾病

名称	人名名称或同义名称	酶缺乏	临床特征
黏多糖病（MPS）			
MPS Ⅰ-H	Hurler综合征	α-L-艾杜糖苷酸酶	早期角膜混浊，智力发育滞后，心脏病，面容粗糙
MPS Ⅰ-S	Scheie综合征	α-L-艾杜糖苷酸酶	晚期发病，关节僵硬，角膜混浊，主动脉瓣疾病，智力未受损，轻度面容异形
MPS Ⅰ-H-S	Hurler-Scheie综合征	α-L-艾杜糖苷酸酶	介于Hurler综合征和Scheie综合征之间
MPS Ⅱ	Hunter综合征	艾杜糖醛酸-2-硫酸脂酶	严重：早期确诊，智力发育滞后，十几岁死亡 轻型：存活至成年，很有智力障碍
MPS Ⅲ	Sanfilippo综合征（A，B，C，D型）	Ⅲ A 乙酰肝素-硫酸脂酶 Ⅲ Bα-N-乙酰氨基葡萄糖苷酶 Ⅲ C 乙酰氨基 CoA：a-氨基葡萄糖-N-乙酰转移酶 Ⅲ N-乙酰氨基葡萄糖-6-磷酸酶	严重智力发育滞后，骨骼和躯体特征表现非常轻
MPS Ⅳ	Morquio综合征（A型和B型）	ⅣA：氨基半乳糖-6-磷酸酶	严重侏儒症，短躯干和短颈，弹响膝，角膜改变（裂隙灯观察），智力未受损
MPS Ⅵ	Maroteaux-Lamy综合征	N-乙酰氨基半乳糖-4-磷酸酶	侏儒症，粗糙面容，角膜混浊，正常智力
MPS Ⅶ	Sly综合征	β-葡萄糖醛酸糖苷酶	肝脾肿大，智力发育滞后程度不等
其他疾病			
天门冬-氨基葡萄糖苷尿		天冬氨酚-氨基葡萄糖苷酶	智力衰退，粗糙面容
α-β-甘露糖苷病		α-β-甘露糖苷酶	表现多样，智力发育滞后
岩藻糖苷病		α-岩藻糖苷酶	上呼吸道感染，发育延迟
GM_1 神经节苷脂病（严重型）	GM_1 神经节苷脂病	β-半乳酸苷酶	严重到轻度躯体症状，婴儿发病
黏脂病（ML）			
ML Ⅰ(唾液酸蓄积症)	黏脂多糖储积症	N-乙酰-神经氨酸苷酶	轻度躯体症状，进行性神经肌肉症状
ML Ⅱ	Ⅰ细胞疾病	UDP-N-乙酰-氨基葡萄糖-磷酸转移酶	躯体症状加重，明显牙龈发育不良
ML Ⅲ	Pseudo-Hurler多种营养障碍	UDP-N-乙酰-氨基葡萄糖-磷酸转移酶	躯体症状变化不一，关节僵硬，角膜混浊，身材矮小

From P Blighton(Ed): Heritable Disorders of Connective Tissue. 5th Ed.St. Louis, CV Mosby, 1993.

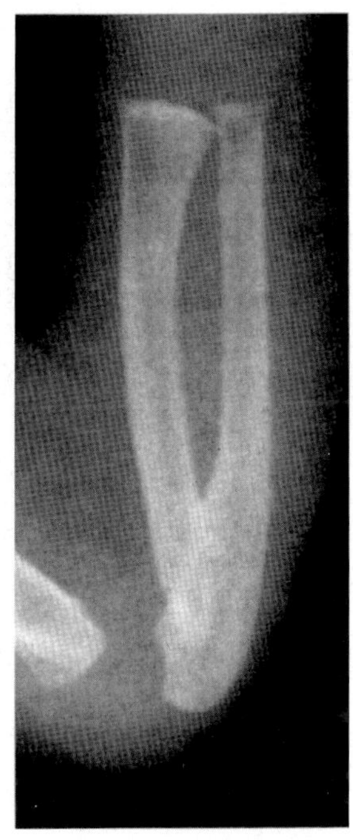

图 81–128　Klinefelter 综合征。XXY 染色体类型儿童，可见桡尺骨骨性连接。

颌骨髁扁平、大舌头及板障间隙增厚。中枢神经系统改变将在讨论 Hurler 综合征的章节中讨论。在脊柱，胸腰椎连接处可见椎体前后部分欠发育，以及由于椎体呈钩形而出现驼背（图 81–130）。椎体呈卵圆形、高度轻度减少或扁平（图 81–131）。在骨盆，髋臼上缘欠发育，造成髋臼顶增宽和髋臼角增大（图 81–132）。髋外翻多见，而且股骨头延迟发育并造成发育不全。在胸部，肋骨增宽且在靠近椎体缘处逐渐变细（见图 81–132）。锁骨短粗且增宽。长管状骨的改变上肢比下肢严重，伴有骨干和干骺端扩张、骨骺骨化延迟和皮质变薄（图 81–133A）。肱骨和股骨颈可出现狭窄，导致内翻畸形（见图 81–133B）。在手部可见弥漫性骨质减少、皮质变薄以及第二至第五掌骨近端逐渐变细（图 81–134）。近节指骨和中节指骨短宽，末节指骨发育不全。腕骨较小且畸形。足趾、跖骨和跗骨也可出现类似改变，但不如手部病变严重。桡骨和尺骨远端逐渐变细，使腕骨角发生改变。另外还可见心脏肥大、肝脾肿大、屈曲挛缩、脐疝和腹股沟疝。

更精确的诊断需要临床信息（包括遗传方式）以及有关酸性黏多糖尿液排泄增多的生化资料。现在已确认有 3 种因 α-L-艾杜糖苷酸酶缺乏所致的临床遗传综合征：MPS I-H（Hurler 综合征），MPSI-S（Scheie 综合征），以及 MPS I-H-S（介于中间的另一种综合征）。Hurler 综合征是最严重的一种类型。

一、MPS I-H（Hurler 综合征）

MPS I-H（Hurler 综合征）是一种常染色体隐性

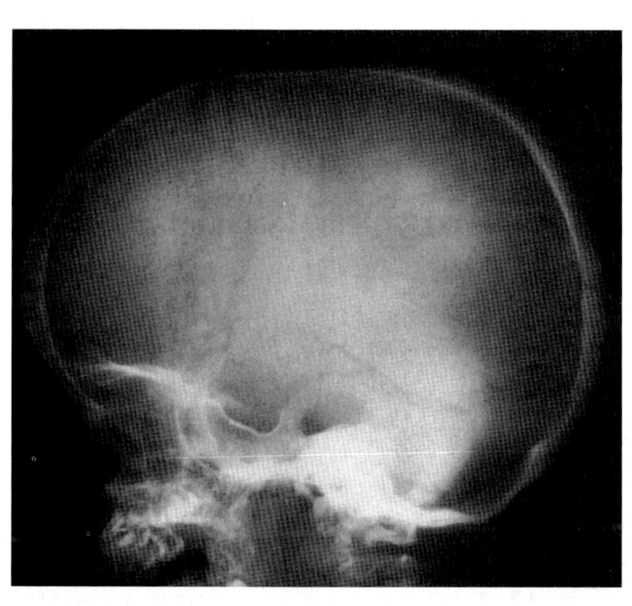

图 81–129　脂肪软骨营养不良（MPS I，Hurler 综合征）。颅骨偏大，乳突发育不良，且蝶鞍呈 J 形。

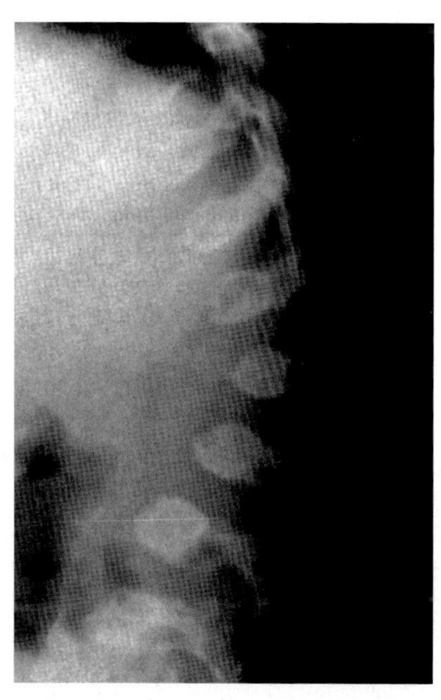

图 81–130　脂肪软骨营养不良（MPS I，Hurler 综合征）。可见椎体呈钩形以及胸腰结合部的驼背畸形。

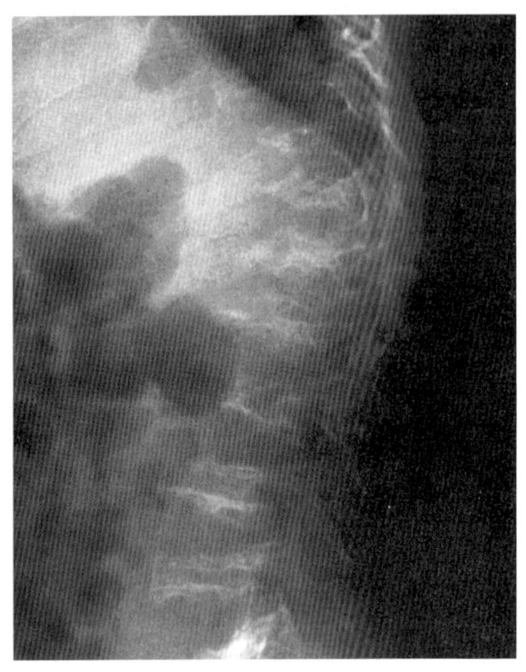

图81-131 脂肪软骨营养不良(MPS Ⅳ，Morquio综合征)。椎体变扁平且前缘呈舌形。

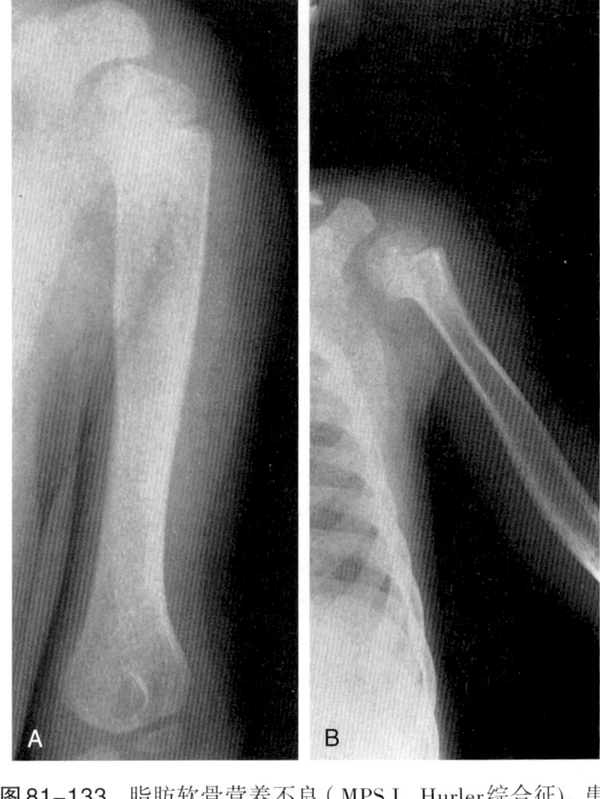

图81-133 脂肪软骨营养不良(MPS I，Hurler综合征)。患儿在18个月(A)和4岁(B)时的上肢X线片显示肱骨近端的最初骨性膨胀以及随后的骨性缩窄。

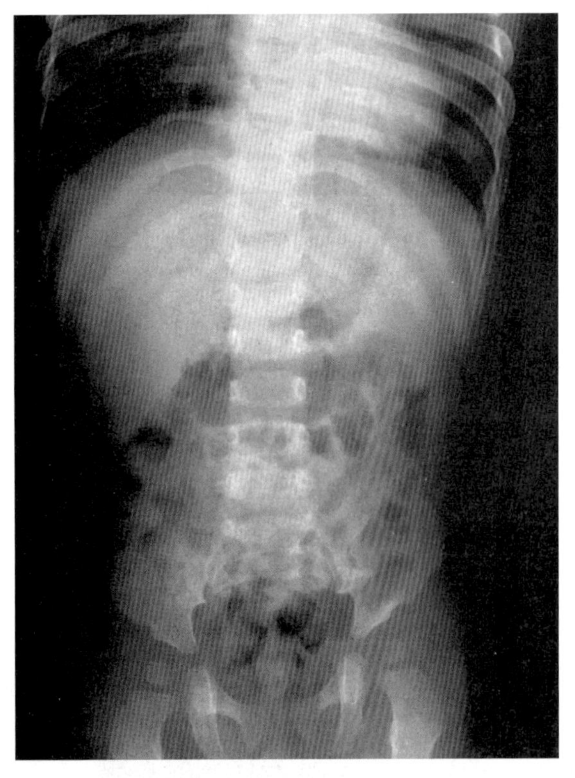

图81-132 脂肪软骨营养不良(MSP Ⅱ，Hunter综合征)。可见髋臼上缘欠发育、股骨颈增宽、髋外翻畸形以及肋骨增宽伴后缘逐渐变细。

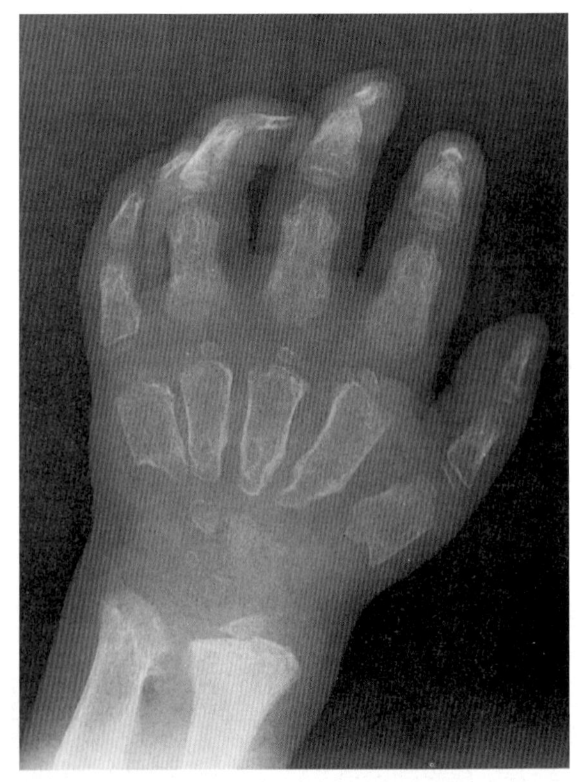

图81-134 脂肪软骨营养(MPS I，Hurler综合征)。可见明显的骨质减少、掌骨近端变尖、近节和中节指骨增宽、腕骨变小以及桡骨和尺骨远端的V字形畸形。

遗传疾病，在出生后头几年出现症状[531]。患者有独特的面容、智力发育滞后、耳聋、侏儒症、角膜混浊、肝脾肿大、心脏增大和心脏杂音。实验室检查发现有硫酸皮肤素和硫酸乙酰肝素尿液排泄增多、骨髓和周围白细胞内黏多糖异常聚集以及各组织内α-L-艾杜糖苷酸酶活性低下或缺乏。基因图位点是4p16.3。X线片显示有大头畸形、颅缝早闭、J形蝶鞍、肋骨前部增宽、卵圆形椎体伴胸腰椎连接处的椎体发育不良（导致脊柱侧凸）、寰枢椎半脱位[532]、髂骨基底发育不良和狭窄伴髋臼假骨骺和髋外翻、长管状骨的骨干短缩和增粗、掌骨近端变尖以及骨质疏松（见图81-129、81-130、81-133和81-134）。智力发育滞后和骨骼畸形可进行性加重，导致严重残疾。通常因心力衰竭或呼吸系统并发症而在出生后头十年内死亡[533]。Hurler综合征中常见胸主动脉和腹主动脉的严重受累，导致肋动脉和腰动脉缩窄和闭锁，临床表现类似于高血压[534]。可出现冠状动脉疾病[535]。由于种种原因，气道梗阻多见，这些原因包括黏多糖浸润咽部和气管、高位会厌、腺样体增大、异常颈椎以及胸腔活动和形态异常[536, 537]。骨髓移植可成功地减慢精神运动性退化[537a]。

在其他影像学技术方面，脑部CT扫描可显示脑水肿（可为进行性）、脑半球间裂隙和沟回的增大以及白质对称性低减区[538]。MRI可显示脑髓鞘形成延迟或缺乏（可在骨髓移植后得到改善），灰白质分化减少以及脑室周围和脑室上方白质的囊性改变（常累及胼胝体和基底神经节）[539]。

二、MPS I-S（Scheie综合征）

MPS I-S（Scheie综合征）是一种常染色体隐性遗传疾病，其特征是缺乏α-L-艾杜糖苷酸酶，主要表现为角膜外周混浊、智力正常、身材正常或轻度矮小、关节僵硬、多毛症、手屈曲以及主动脉反流[540]。兼有主动脉狭窄和二尖瓣狭窄已有报道[540a]。气道梗阻导致睡眠时呼吸暂停，且需要手术治疗[541]。可见硫酸皮肤素和硫酸乙酰肝素分泌增加。X线片可见掌骨近端逐渐变细、肋骨增宽以及脊柱和颅骨轻度改变[542]。Scheie综合征的成人患者出现关节病变已有描述。手、腕和髋可见关节周围囊肿[543, 544]。

三、MPS I-H-S

MPS I-H-S的临床表现和影像学改变严重程度介于MPS I-H和MPS I-S之间，它是因α-L-艾杜糖苷酸酶基因位点的不同等位基因突变所致[545, 546]。脊髓造影显示有脊髓受压，特别是颈椎区域，这与硬膜增厚有关[547]。

四、MSP Ⅱ(Hunter综合征)

Hunter综合征是一种X连锁隐性遗传疾病，起因于艾杜糖醛酸缺乏，和MPS I不同之处是：仅在男性发病，轻度智力发育滞后，没有角膜混浊，无明显的听力受损，以及相对良性的临床病程。但是除了轻型以外，这种疾病还有严重类型[548-552]。严重型患者常在10～20岁期间死亡，合并有智力发育滞后以及更为明显的影像学和临床特征。较轻的类型有正常智力而没有明显的影像学异常（图81-135），不过可发生髋关节骨关节炎[552]。尽管有累及心脏或肺的严重病变可导致患者死亡，但生存到中年或中年以后也不少见。

五、MPS Ⅲ（Sanfilippo综合征）

Sanfilippo综合征包括一组疾病，是因参与硫酸乙酰肝素降解的溶酶体酶缺乏所致。这些疾病依据特异性缺乏的性质分为A型、B型、C型和D型[553, 554]。不同类型的临床症状相似[553-555]，但A型一般较为严重。异常的面部特征、关节活动受限、肝脾肿大以及智力发育滞后，通常在2岁或3岁后变得明显。脂

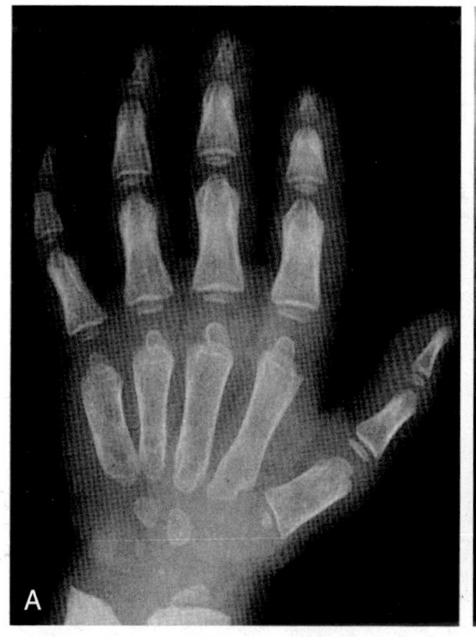
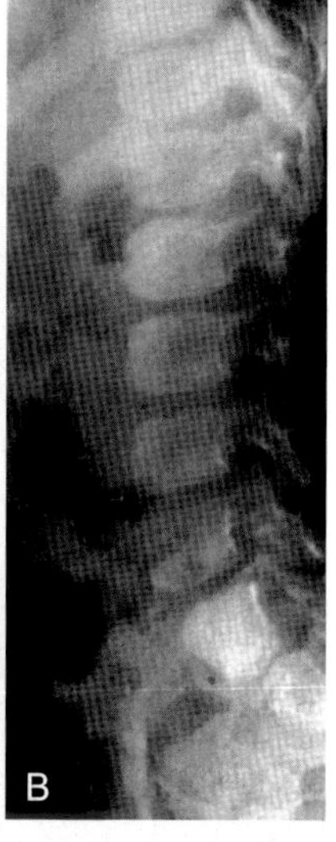

图81-135 脂肪软骨营养不良（MSP Ⅱ，Hunter综合征）。

A 脂肪软骨营养不良的病变轻微，表现为指骨增宽、掌骨变尖和腕骨骨化延迟。

B 椎体轻度变圆，后缘凹陷加重。

肪软骨营养不良的影像学改变相对较轻（图 81–136）；颅骨软厚且乳突欠发育。脊柱可有轻度驼背畸形和卵圆形椎体偶尔伴有前侧小骨赘。死亡的主要原因是肺炎。中枢神经系统的改变与Hunter综合征相似。

六、MPS Ⅳ（Morquio及其相关综合征）

MPS Ⅳ包括A型综合征（即Morquio综合征）和B型综合征，A型综合征与氨基半乳糖-6-硫酸脂酶缺乏有关，B型综合征与β-半乳糖苷酶缺乏有关[556]。这些综合征的临床表现变化很大[557]，典型的表现包括有严重侏儒症，脊柱短缩和脊柱后侧凸、胸骨前侧隆起、关节松弛、脸下方突出、乳牙和恒牙的牙釉质发育不良、短颈、腰椎前凸加剧以及扁平足。也可出现角膜混浊和耳聋。智力正常以及寿命长短不一是其附加的特征。

脊柱X线片的异常表现对准确诊断MPS Ⅳ最有帮助。婴儿早期，椎体可轻度变圆，前端呈小鸟嘴样[558]。伴随着生长，中间呈舌形或突出，从椎体前表面向外突出。在成人，椎体呈扁平长方形，伴边缘不规则（图 81–131 和 81–137A）。齿状突发育不良，导致寰枢椎不稳定，在麻醉过程中容易造成上段脊髓损害（见图 81–137B）。

胸腔的前后径增大，而且高度减小。早期融合胸骨前弯伴有端部呈球形的短宽肋骨。由于主动脉瓣受累可造成心脏增大。在骨盆，可见髋臼顶侧面的斜度增加以及髂骨翼的明显扩展。也可见髋外翻畸形以及股骨头骨骺的进行性发育不良（见图 81–137A）[559]。其他表现包括：下颌骨髁变扁平和畸形，掌骨轻度扩张伴近端变尖，腕骨小而不规则以及桡骨和尺骨远侧关节面的倾斜。长管状骨可出现生长减缓、干骺端扩展以及骨骺畸形。

七、MPS Ⅵ（Maroteaux-lamy 综合征）

Maroteaux-lamy 综合征是一种常染色体隐性遗传疾病，其特征是：身材矮小（通常在 2 岁时比较明显）伴腰椎后凸、胸骨突出、膝关节弹响、面部异常、肝脾肿大以及关节挛缩[560, 561]。异常的程度变化很大，从轻度到重度均有。角膜混浊和智力正常是另外的临床特征。X 线片显示有：小头畸形，蝶鞍增大，髂骨发育不良，髂骨嵴扩展，股骨头骨骺发育不良，近端股骨和肱骨颈缩窄，髋外翻，椎体终板双凹畸形，腰上段椎体前侧和齿状突发育不良，长管状畸形，肋骨靠近椎体端缩窄，锁骨中部增宽以及掌骨的缩短、增粗和近端逐渐变细（图 81–138）。在青春期和成人期可出现心脏疾病，并可发展成为严重的心肌病，包括心内膜纤维弹性组织增生或心脏瓣膜受累[562]。骨髓移植后长期随访显示面部粗糙和心脏症状有所改善，但骨骼病变没有改善[562a]。

八、MPS Ⅶ（Sly 综合征）

1973 年，Sly 等描述婴儿的 MPS Ⅶ，其特征有身材矮小、智力发育滞后，β- 葡萄糖醛酸苷酶缺乏和典型的MPS影像学表现[563]。根据临床标准这种疾

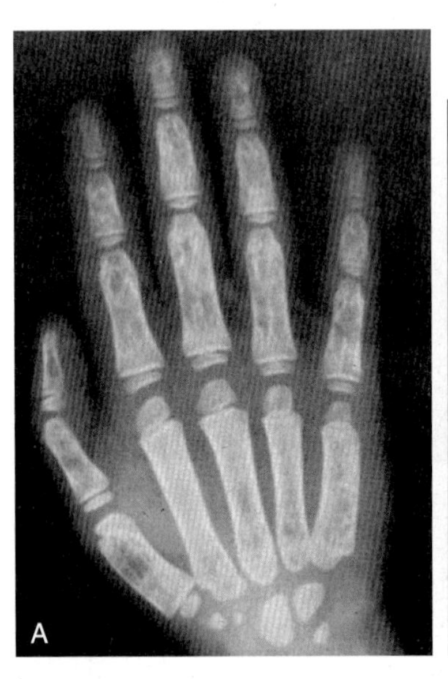

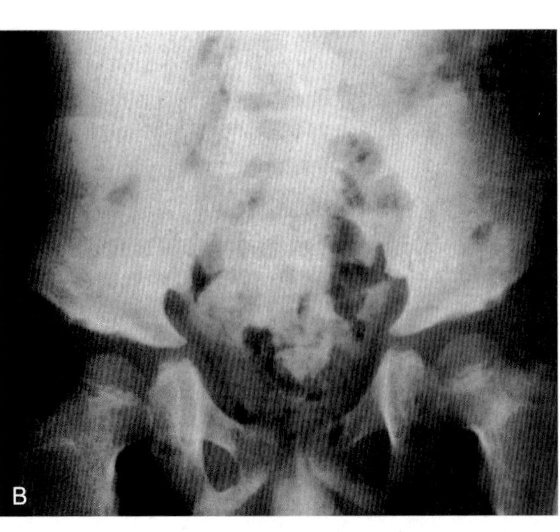

图81–136 MPS Ⅲ（Sanfilippo 综合征）。

A 可见骨质减少和脂肪软骨营养不良的轻度改变。

B 可见髂骨轻度扩展，伴髋臼上缘欠发育和股骨颈轻度增宽。

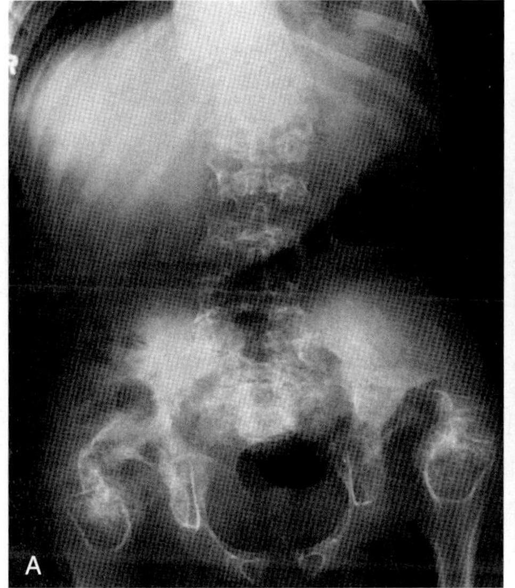
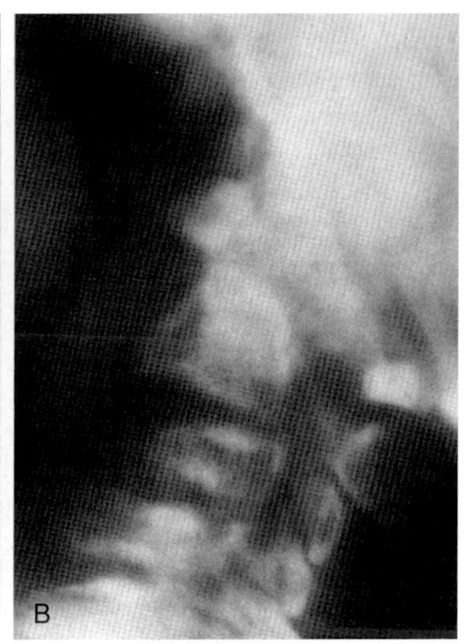

图 81-137　MPS Ⅳ（Morquio 综合征）。

A　10 岁患儿，可见明显的扁平椎体、髂骨翼扩展和髋关节周围严重病变。

B　颈椎的侧位常规 X 线断层片显示齿状突发育不良以及椎管变窄。

病至少有 3 种类型：新生儿致命型；婴儿型，早期发病且临床特征和病程与 Hunter 综合征相似；非常轻微的少年型，临床症状晚期发作[564, 565]。股骨近端骨骺的缺血性坏死和脊柱异常是其最明显的影像学改变（图 81-139）。脂肪软骨营养不良的病变最为明显并呈进展性。

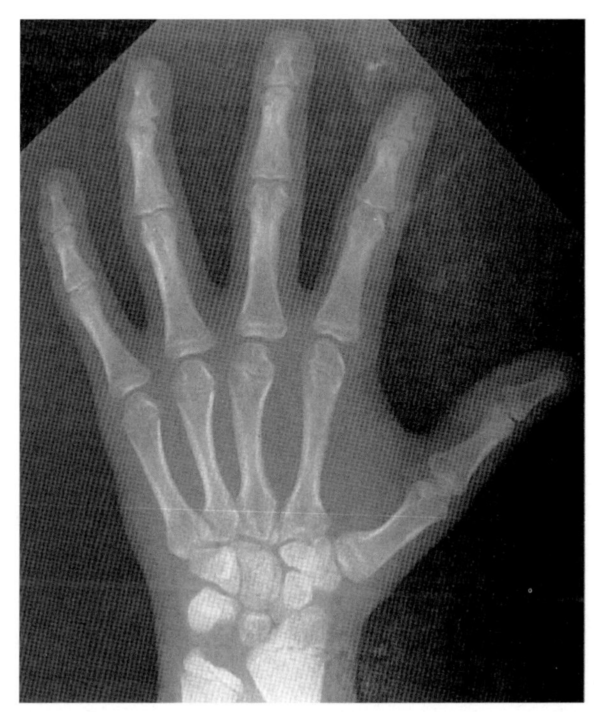

图 81-138　MPS Ⅵ（Maroteaux-Lamy 综合征）。13 岁患儿，可见手指轻度屈曲挛缩以及桡骨和尺骨远端的畸形。

九、天冬氨酰基葡萄糖胺尿

天冬氨酰基葡萄糖胺尿患者都有智力发育滞后，其面部特征与 Hurler 综合征相似，并有背侧后凸，以及天冬氨酰基葡萄糖胺尿液分泌异常[566]。影像学改变轻微，表现为骨质减少、颅骨小伴板障部增厚、胸腰段椎体发育不良以及骨质疏松。

十、甘露糖苷过多病

甘露糖苷过多病是蓄积性疾病，表现为肝脏缺乏α-D-甘露糖苷酶。这种酶的缺乏导致含有低聚糖的甘露糖在细胞内聚集和尿液中过度分泌。X 线片显示锁骨增厚、椎体扁平畸形、髂骨发育不良以及手部管状骨轻度扩张[567, 568]。有婴儿型和青少年型，前者伴有严重的影像学改变、智力低下且在儿童期死亡。青少年型伴有比较轻的脂肪软骨营养不良的

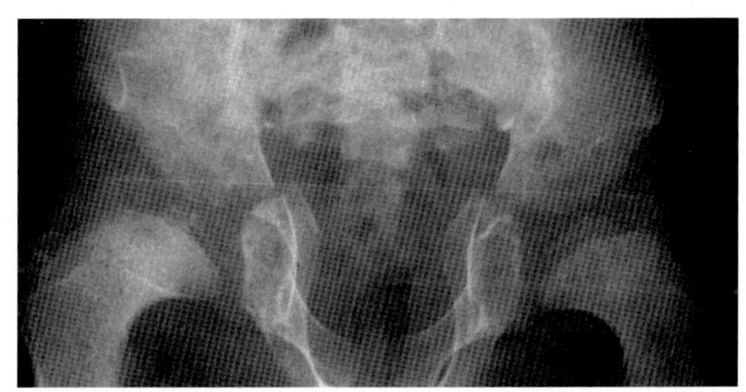

图 81-139　MPS Ⅶ（Sly 综合征）。8 岁患儿，可见股骨头骨骺明显变扁平和碎裂。

临床和影像学改变。

十一、岩藻糖苷贮积病

岩藻糖苷贮积病是溶酶体蓄积性疾病，导致精神运动性退化甚至死亡。大多数患者是意大利血统[569]。α-岩藻糖苷酶的缺乏导致岩藻糖成分在溶酶体内异常聚集。

这种常染色体隐性遗传疾病有3种类型。Ⅰ型疾病的临床发作在出生后的头几个月内，伴精神运动性退化发展迅速和早期死亡。Ⅱ型疾病的症状和体征开始于出生后第2年，与进行性脑退变有关。Ⅲ型综合征的特征是发病较晚且病程进展缓慢。在各种类型中，脂肪软骨营养不良的影像学异常比较轻微[570, 571]。一些回顾性研究认为，不同类型的这种疾病都是临床表现严重程度范围的一部分[569]。

十二、GM_1 神经节苷脂沉积病

GM_1 神经节苷脂沉积病是一种常染色体隐性遗传疾病，与β-半乳糖苷酶有关。临床表现包括：进行性脑退变；内脏增大，特征与Hurler综合征相似；以及脂肪软骨营养不良[572]。这种疾病有3种类型：婴儿型，青少年型和成年型[573]。婴儿型的特征是严重的神经系统病变、肝脾肿大、失明、癫痫、桃红色斑疹和早期死亡。新生儿水肿多见，有些新生儿可有明显的腹水。影像学改变比较严重，表现为管状骨短缩、扩张和骨质减少，伴干骺端不规则和骨膜呈斗篷状（图81-140）。骨折多见。髂骨的髋臼上缘欠发育和髂骨翼扩展较明显。椎体发育不良。在一项报道中，驼背畸形部位的腰椎缺损切迹处有透明软骨的过度聚集[574]。Morrone等报道了8例本病严重型婴儿，其中6例有心脏受累[574a]。青少年型发病较晚，病程较慢，且临床和影像学表现较轻[573]。成年型的临床和影像学特征表现变化很大[575]。

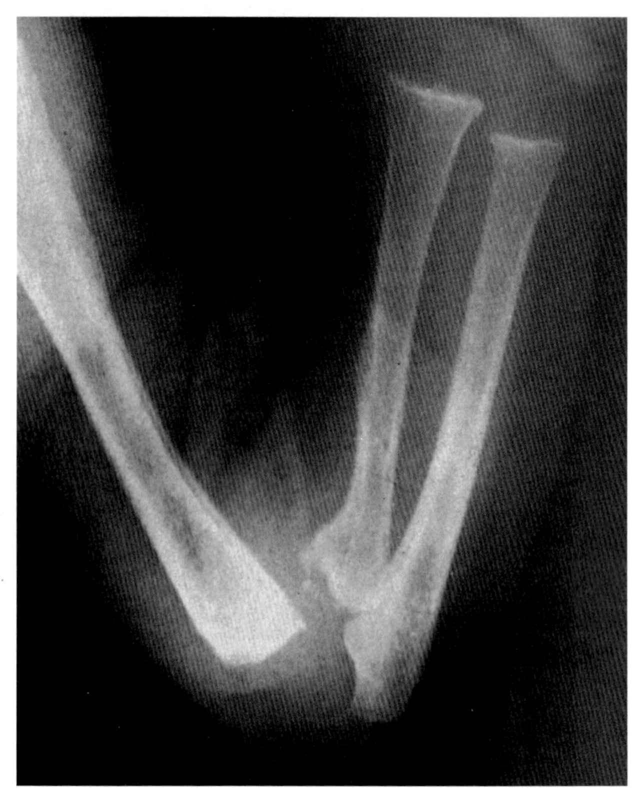

图81-140 GM神经节苷脂沉积病。可见骨膜炎，特别是肱骨和桡骨。

十三、黏脂（贮积）病

黏脂贮积病包括一组疾病，其临床和影像学特征与Hurler综合征相似，没有异常的黏多糖尿但有明显的复合脂质聚集。有4种类型，但Ⅳ型不伴有骨骼的表现。

1. Ⅰ型黏脂病（唾液酸蓄积症）

Ⅰ型黏脂病也称为唾液酸蓄积症，是一种溶酶体蓄积性疾病，由N-神经氨酸苷酶缺乏所引起[576]。可见明显的表型多样性。典型患者的身体特征与Hurler综合征相似，表现为脑部神经退变影响到大脑白质和灰质、桃红色斑疹以及肝脾肿大。X线片可见颅骨增厚、蝶鞍变小、管状骨细长、严重的胸腰段脊柱侧凸以及髋关节和其他关节的脱位[577]。另外一些表现还有二分跟骨、额状缝早期闭合以及齿状突发育不良[578]。

2. Ⅱ型黏脂病（Ⅰ细胞病）

Ⅰ细胞病或Leroy综合征是一种常染色体隐性遗传疾病，在几个月大时发病，临床和影像学特征与Hurler综合征相似（图81-141），但是葡萄糖胺聚糖分泌水平正常[579-581]。这种疾病的特征是含有异常的成纤维细胞包涵体[582]。

在新生儿期，影像学异常包括骨质疏松、长管状骨有骨膜沉积、干骺端不规则、皮质破坏、骨折、卵圆形椎体、胸腰段连接处驼背畸形、髋臼上缘狭窄、坐骨延长和指骨短缩。在婴儿晚期和儿童期，可见严重的脂肪软骨营养不良的病变。髋关节可发生脱位。这种疾病的预后较差，许多患者在儿童早期因呼吸和心脏功能衰竭而死亡。新生儿骨骼病变的组织学改变与佝偻病和甲状旁腺功能亢进相似[583,

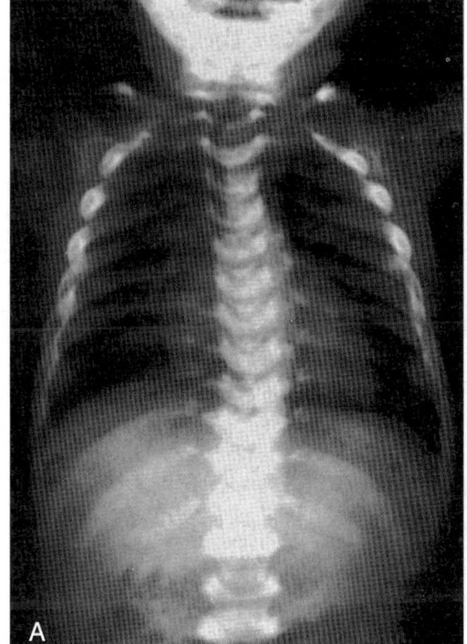

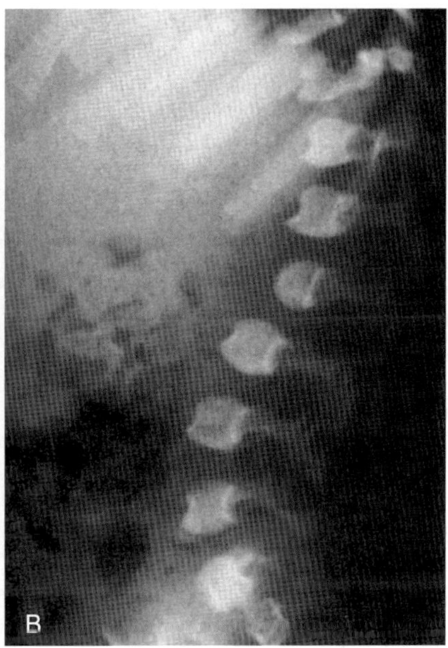

图 81-141　Ⅱ型黏脂病（Ⅰ细胞病）。病变表现包括肋骨增宽、肩胛骨畸形、肱骨内翻畸形以及椎体呈钩形或沙漏形。

585]。在影像学上这种疾病容易和甲状旁腺功能亢进相混淆。

3. Ⅲ型黏脂病（假性 Hueler 多种营养不良）

Ⅲ型黏脂病是一种常染色体隐性遗传疾病，其特征是：成纤维细胞、内脏和间质组织含有黏多糖，尿液中黏多糖分泌正常，侏儒症，关节活动受限，特殊面容，角膜混浊，以及轻度或中度智力发育滞后[585-587]。影像学异常与MPS Ⅰ和MPS Ⅱ相似，且严重程度变化不一（图 81-142）。可出现爪形手、股骨骨骺扁平、扁平椎以及髂骨翼扩展。

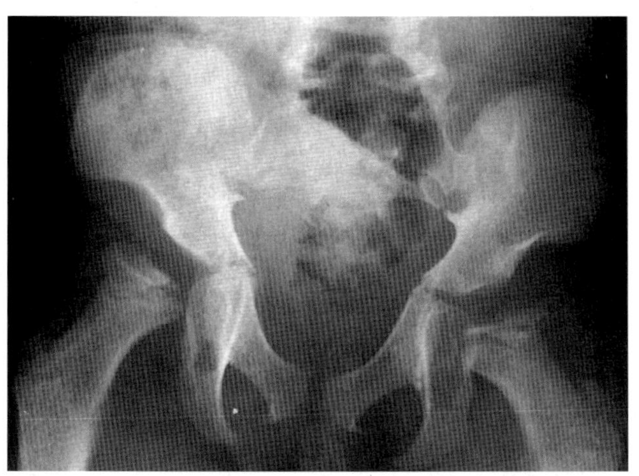

图 81-142　Ⅲ型黏脂病。9 岁儿童，可见髂骨的髋臼上缘狭窄，股骨头小而不规则、髋外翻和坐骨逐渐变细。

（孙景城 译　李世民 校）

参考文献

1. Spranger JW: International classification of osteochondrodysplasias. Eur J Pediatr *151*:407, 1992.
1a. Frezal J, Le Merrer ML, Chauvet ML: Osteochondrodysplasias, dysostoses, disorders of calcium metabolism, congenital malformations with skeletal involvement mapped on human chromosomes. Pediatr Radiol *27*:366, 1997.
1b. Dreyer SD, Zhou G, Lee B: The long and the short of it: Developmental genetics of the skeletal dysplasias. Clin Genet *54*:464, 1998.
1c. Lachman RS: International nomenclature and classification of the osteochondrodysplasias (1997). Pediatr Radiol *28*:737, 1998.
2. Spranger JW, Langer LO Jr, Wiedemann H-R: Bone Dysplasias. An Atlas of Constitutional Disorders of Skeletal Development. Philadelphia, WB Saunders Company, 1974.
3. Silverman FN: Caffey's Pediatric X-Ray Diagnosis: An Integrated Imaging Approach. Chicago, Year Book Medical Publishers, 1985.
4. Kozlowski K, Beighton P: Gamut Index of Skeletal Dysplasias. New York, Springer-Verlag, 1984.
5. Taybi H, Lachman R: Radiology of Syndromes, Metabolic Disorders and Skeletal Dysplasias. 3rd Ed. Chicago, Year Book Medical Publishers, 1990.
6. Wynne-Davies R, Hall CM, Apley AG: Atlas of Skeletal Dysplasias. New York, Churchill Livingstone, 1985.
7. Rimoin DL, Lachman RS: Genetic Disorders of the Osseous Skeleton. *In* P Beighton (Ed): McKusick's Heritable Disorders of Connective Tissue. 5th Ed. St. Louis, CV Mosby, 1993, pp 557–689.
8. Gorlin RJ, Cohen MM, Levin LS: Syndromes of the Head and Neck. 3rd Ed. New York, Oxford University Press, 1990.
9. Wiedemann HR, Kunze J, Grosse FR, et al: Atlas of Clinical Syndromes. 3rd Ed. St. Louis, Mosby-Year Book, 1992.
10. Poznanski AK: The Hand in Radiologic Diagnosis. 2nd Ed. Philadelphia, WB Saunders, 1984.
11. Beighton P, Cremin BJ: Sclerosing Bone Dysplasias. New York, Springer-Verlag, 1980.
12. Maroteaux P, Lamy M, Robert JM: Le nanisme thanatophore. Presse Med *75*:2519, 1967.
12a. Lemyre E, Azouz EM, Teebi AS, et al: Bone dysplasia series. Achondroplasia, hypochondroplasia and thanatophoric dysplasia: A review and update. Can Assoc Radiol J *50*:185, 1999.
13. Burrows PE, Stannard MW, Pearrow JK, et al: Early antenatal sonographic recognition of thanatophoric dysplasia with cloverleaf skull deformity. AJR *143*:841, 1984.
13a. Yuce MA, Yardim T, Kurtul M, et al: Prenatal diagnosis of thanatophoric dwarfism in second trimester. A case report. Clin Exp Obstet Gynecol *25*:149, 1998.

14. McAlister WH: Thanatophoric dwarfism. Semin Roentgenol *8*:158, 1973.
15. Kaufman RL, Rimoin DL, McAlister WH, et al: Thanatophoric dwarfism. Am J Dis Child *120*:53, 1970.
16. Wongmongkolrit T, Bush M, Roessmann U: Neuropathological findings in thanatophoric dysplasia. Arch Pathol Lab Med *107*:132, 1983.
17. Rimoin DL, McAlister WH, Saldino RM, et al: Histologic appearances of some types of congenital dwarfism. *In* H Kaufman (Ed): Intrinsic Diseases of Bones. Progress in Pediatric Radiology, Vol 4. Basel, S Karger, 1973, p 68.
18. Ornoy A, Adomian GE, Burgeson RE, et al: The role of mesenchyme-like tissue in the pathogenesis of thanatophoric dysplasia. Am J Med Genet *21*:613, 1985.
19. Sundkvist L: Thanatophoric dysplasia. Acta Pathol Microbiol Immunol Scand, Sect A, *91*:335, 1983.
20. Isaacson G, Blakemore KJ, Chervenak FA: Thanatophoric dysplasia with cloverleaf skull. Am J Dis Child *137*:896, 1983.
21. Kremens B, Kemperdick H, Borchard F, et al: Thanatophoric dysplasia with cloverleaf skull. Case report and review of the literature. Eur J Pediatr *139*:298, 1982.
22. Langer LO, Yang SS, Hall JG, et al: Thanatophoric dysplasia and cloverleaf skull. Am J Med Genet *3*(Suppl):167, 1987.
22a. Weber M, Johannisson T, Thomsen M, Rehder H, Niethard FU: Thanatophoric dysplasia type I: New radiologic, morphologic, and histologic aspects toward the exact definition of the disorder. J Pediatr Orthop B 7:1, 1998.
23. Serville F, Carles D, Maroteaux P: Thanatophoric dysplasia of identical twins. Am J Med Genet *17*:703, 1984.
24. Langer LO, Baumann PA, Gorlin RJ: Achondroplasia. AJR *100*:12, 1967.
25. Hecht JT, Nelson FW, Butler IJ, et al: Computerized tomography of the foramen magnum: Achondroplastic values compared to normal standards. Am J Med Genet *20*:355, 1985.
26. Pauli RM, Scott CI, Wassman ER, et al: Apnea and sudden unexpected death in infants with achondroplasia. J Pediatr *104*:342, 1984.
27. Fremion AS, Garg BP, Kalsbeck J: Apnea as the sole manifestation of cord compression in achondroplasia. J Pediatr *104*:398, 1984.
28. Stokes DC, Phillips JA, Leonard CO, et al: Respiratory complications of achondroplasia. J Pediatr *102*:534, 1983.
29. Pierre-Kahn A, Hirsch JF, Renier D, et al: Hydrocephalus and achondroplasia: A study of 25 observations. Child's Brain 7:205, 1980.
30. Hall JG, Horton W, Kelly T, et al: Head growth in achondroplasia: Use of ultrasound studies. Am J Med Genet *13*:105, 1982.
31. Wynne-Davis R, Walsh WK, Gormley J: Achondroplasia and hypochondroplasia: Clinical variation and spinal stenosis. J Bone Joint Surg Br *63*:458, 1981.
32. Horton WAH, Hecht JT, Hood OJ, et al: Growth hormone therapy in achondroplasia. Am J Med Genet *42*:667, 1992.
33. Kao SCS, Wazin MH, Smith WL, et al: MR imaging of the craniovertebral junction, cranium, and brain in children with achondroplasia. AJR *153*:565, 1989.
33a. Gordon N: The neurological complications of achondroplasia. Brain Dev *22*:3, 2000.
34. Stokes DC, Wohl ME, Wise RA, et al: The lungs and airways in achondroplasia. Chest *98*:145, 1990.
35. Herman TE, Siegel MJ, McAlister WH: Chest wall deformity and respiratory distress in a 17-year-old patient with achondroplasia: CT and MRI evaluation. Pediatr Radiol *22*:233, 1992.
36. Pauli RM, Conroy MM, Langer LO, et al: Homozygous achondroplasia with survival beyond infancy. Am J Med Genet *16*:459, 1983.
36a. Patel MD, Filly RA: Homozygous achondroplasia: US distinction between homozygous, heterozygous, and unaffected fetuses in the second trimester. Radiology *196*:541, 1995.
37. Stanescu R, Stanescu V, Maroteaux P: Homozygous achondroplasia: Morphologic and biochemical study of cartilage. Am J Med Genet *37*:412, 1990.
38. Rimoin DL, Hughes GN, Kaufman RL, et al: Endochondral ossification in achondroplastic dwarfism. N Engl J Med *283*:728, 1970.
39. Aterman K, Welch JP, Taylor PG: Presumed homozygous achondroplasia: A review and report of a further case. Pathol Res Pract *178*:27, 1983.
40. Glascow JFT, Nevin NC, Thomas PS: Hypochondroplasia. Arch Dis Child *53*:868, 1978.
41. Hall BD, Spranger J: Hypochondroplasia: Clinical and radiological aspects in 39 cases. Radiology *133*:95, 1979.
42. Bridges NA, Hindmarsh PC, Brook CGD: Growth of children with hypochondroplasia treated with growth hormone for up to three years. Horm Res *36*(Suppl 1):56, 1991.
43. Heselson NG, Cremin BJ, Beighton P: Radiographic manifestations of hypochondroplasia. Clin Radiol *30*:79, 1979.
44. Oberklaid F, Danks DM, Jensen F, et al: Achondroplasia and hypochondroplasia. J Med Genet *16*:140, 1979.
45. Dominguez R, Young LW, Stelle MW, et al: Multiple exostotic hypochondroplasia: Syndrome of combined hypochondroplasia and multiple exostoses. Pediatr Radiol *14*:356, 1984.
46. Jones SM, Robinson LK, Sperrazza R: Prenatal diagnosis of skeletal dysplasia identified postnatally as hypochondroplasia. Am J Med Genet *36*:404, 1990.
46a. Angle B, Hersh JH, Christensen KM: Molecularly proven hypochondroplasia with cloverleaf skull deformity: A novel association. Clin Genet *54*:417, 1998.
47. Sommer A, Young-Wee T, Frye T: Anchondroplasia-hypochondroplasia complex. Am J Med Genet *26*:949, 1987.
47a. Huggins MJ, Smith JR, Chun K, et al: Achondroplasia-hypochondroplasia complex in a newborn infant. Am J Med Genet *84*:396, 1999.
48. Desch LW, Horton WA: An autosomal recessive bone dysplasia syndrome resembling hypochondroplasia. Pediatrics *75*:786, 1985.
48a. van der Harten HJ, Brons JT, Dijkstra PF, et al: Some variants of lethal neonatal short-limbed platyspondylic dysplasia: A radiological ultrasonographic, neuropathological and histopathological study of 22 cases. Clin Dysmorphol *2*:1, 1993.
49. Houston CS, Awen CF, Kent HP: Fatal neonatal dwarfism. J Can Assoc Radiol *23*:45, 1972.
50. Anderson PE Jr: Achondrogenesis Type II in twins. Br J Radiol *54*:61, 1981.
51. Chen H, Liu CT, Yang SS: Achondrogenesis. A review with special consideration of Type II (Langer-Saldino). Am J Med Genet *10*:379, 1971.
52. van der Harten HJ, Brons JTJ, Dijkstra PF, et al: Achondrogenesis-hypochondrogenesis: The spectrum of chondrogenesis imperfecta. A radiological, ultrasonographic, and histopathologic study of 23 cases. Pediatr Pathol *8*:571, 1988.
53. Whitley CB, Gorlin RJ: Achondrogenesis: New nosology with evidence of genetic heterogeneity. Radiology *148*:693, 1983.
54. Borochowitz Z, Ornoy A, Lachman R, et al: Achondrogenesis II-hypochondrogenesis: Variability versus heterogeneity. Am J Med Genet *24*:273, 1986.
55. Mohony BS, Filly RA, Cooperberg PL: Antenatal sonographic diagnosis of achondrogenesis. J Ultrasound Med *3*:333, 1984.
55a. Benacerraf B, Osathanondh R, Bieber FR: Achondrogenesis type I: Ultrasound diagnosis in utero. J Clin Ultrasound *12*:357, 1984.
56. Batge B, Nerlich A, Brenner R, et al: Collagen type II in Langer-Saldino achondrogenesis: Absence of major abnormalities in a less severe case. Acta Paediatr *81*:158, 1992.
57. Korkko J, Cohn DH, Ala-Kokko L, et al: Widely distributed mutations in the COL2A1 gene produce achondrogenesis type II/hypochondrogenesis. Am J Med Genet *92*:95, 2000.
58. Maroteaux P, Stanescu V, Stanescu R: Hypochondrogenesis. Eur J Pediatr *141*:14, 1983.
59. Hendrickx G, Hoefsloot F, Kramer P, et al: Hypochondrogenesis: An additional case. Eur J Pediatr *140*:278, 1983.
60. Spranger JW, Langer LO: Spondyloepiphyseal dysplasia congenita. Radiology *94*:313, 1970.
61. Harding CO, Green CG, Perloff WH, et al: Respiratory complications in children with spondyloepiphyseal dysplasia congenita. Pediatr Pulmonol *9*:49, 1990.
61a. Macpherson RI, Wood BP: Spondyloepiphyseal dysplasia congenita: A cause of lethal neonatal dwarfism. Pediatr Radiol *9*:217, 1980.
62. Harrod ME, Friedman JM, Currarino G, et al: Genetic heterogeneity in spondyloepiphyseal dysplasia congenita. Am J Med Genet *18*:311, 1984.
63. Engfeldt B, Bolme P, Eklof O, et al: Congenital spondyloepiphyseal dysplasia: Morphological and biochemical examination of skeletal tissue in an unusual case of this disorder. Pediatr Radiol *14*:118, 1984.
64. Cole WG, Hall RK, Rogers JG: The clinical features of spondyloepiphyseal dysplasia congenita resulting from the substitution of glycine 997 by serine in the {alpha} (II) chain of type II collagen. J Med Genet *30*:27, 1993.
65. Whitley B, Langer LO, Ophoven J, et al: Fibrochondrogenesis: Lethal, autosomal recessive chondrodysplasia with distinctive cartilage histopathology. Am J Med Genet *19*:265, 1984.
66. Eteson DJ, Adomian GE, Ornoy A, et al: Fibrochondrogenesis: Radiologic and histologic studies. Am J Med Genet *19*:277, 1984.
66a. al-Gazali LI, Bakir M, Dawodu A, Haas D: Recurrence of fibrochondrogenesis in a consanguineous family. Clin Dysmorphol *8*:59, 1999.
67. Batge B, Nerlich A, Brenner R, et al: Collagen type II in Langer-Saldino achondrogenesis: Absence of major abnormalities in a less severe case. Acta Paediatr *81*:158, 1992.
67a. McAlister WH: Metatropic dwarfism. Semin Roentgenol *8*:154, 1973.
68. Beck M, Roubicek M, Rogers JG, et al: Heterogeneity of metatropic dysplasia. Eur J Pediatr *140*:231, 1983.
69. Perri G: A severe form of metatropic dwarfism. Pediatr Radiol 7:183, 1978.
70. Shanske AL, Baden M, Fernando M, et al: A possible lethal variant of metatropic dwarfism. Birth Defects *18*:135, 1982.
70a. O'Sullivan MJ, McAlister WH, Ball RH, et al: Morphologic observations in a case of lethal variant (type I) metatropic dysplasia with atypical features: Morphology of lethal metatropic dysplasia. Pediatr Dev Pathol *1*:405, 1998.
71. Kozlowski K, Morris L, Reinwein H, et al: Metatropic dwarfism and its variants: Report of six cases. Aust Radiol *20*:367, 1976.
71a. Sarafoglou K, Funai EF, Fefferman N, et al: Short rib-polydactyly syndrome: More evidence of a continuous spectrum. Clin Genet *56*:145, 1999.
72. Saldino RM, Noonan CD: Severe thoracic dystrophy with striking micromelia: abnormal osseous development including the spine and multiple visceral anomalies. AJR *114*:257, 1972.

73. Kaibara N, Eguchi M, Shibata K, et al: Short rib-polydactyly syndrome Type I, Saldino-Noonan. Eur J Pediatr *133*:63, 1980.
74. Johnson VP, Petersen LP, Holzwarth DR, et al: Midtrimester prenatal diagnosis of short-limb dwarfism (Saldino-Noonan syndrome). Birth Defects *18*:133, 1982.
75. Toftager-Larsen K, Benzie RJ: Fetoscopy in prenatal diagnosis of the Majewski and the Saldino-Noonan types of the short rib-polydactyly syndromes. Clin Genet *26*:56, 1984.
76. Walley VM, Coates CF, Gilbert JJ, et al: Brief clinical report: Short rib–polydactyly syndrome, Majewski type. Am J Med Genet *14*:445, 1983.
77. Chen H, Yang SS, Gonzalez E, et al: Short rib-polydactyly syndrome, Majewski type. Am J Med Genet 7:215, 1980.
78. Bergstrom K, Gusafson K-H, Jorulf H, et al: A case of Majewski syndrome with pathoanatomic examination. Skel Radiol *4*:134, 1979.
79. Naumoff P, Young LW, Mazer J, et al: Short rib-polydactyly syndrome Type 3. Radiology *122*:443, 1977.
80. Yang SS, Lin C-S, Al Saadi A, et al: Short rib-polydactyly syndrome, type 3 with chondrocytic inclusions: Report of a case and review of the literature. Am J Med Genet 7:205, 1980.
81. Sillence DO: Non-Majewski short rib-polydactyly syndrome. Am J Med Genet 7:223, 1980.
82. Lungarotti MS, Martello C, Marinelli I, et al: Lethal short rib syndrome of the Beemer type without polydactyly. Pediatr Radiol *23*:325, 1993.
83. Langer LO Jr: Thoracic-pelvic-phalangeal dystrophy: Asphyxiating thoracic dystrophy of the newborn, infantile thoracic dystrophy. Radiology *91*:447, 1968.
84. Koslowski K, Masel J: Asphyxiating thoracic dystrophy without respiratory disease. Report of two cases of the latent form. Pediatr Radiol *5*:30, 1976.
85. Cortina H, Beltran J, Olague R, et al: The wide spectrum of the asphyxiating thoracic dysplasia. Pediatr Radiol *8*:93, 1979.
86. Shah KJ: Renal lesion in Jeune's syndrome. Br J Radiol *53*:432, 1980.
87. Lipson M, Waskey J, Rice J, et al: Prenatal diagnosis of asphyxiating thoracic dysplasia. Am J Med Genet *18*:273, 1984.
88. Schinzel A, Savoldelli G, Briner J, et al: Prenatal sonographic diagnosis of Jeune syndrome. Radiology *154*:777, 1985.
89. Oberklaid F, Danks DM, Mayne V, et al: Asphyxiating thoracic dysplasia. Arch Dis Child *52*:758, 1977.
90. McKusick FA, Egeland JA, Eldridge R, et al: Dwarfism in the Amish I: The Ellis-van Creveld syndrome. Bull Johns Hopkins Hosp *115*:306, 1964.
91. Da Silva EO, Janovitz D, De Albuquerque SC: Ellis–van Creveld syndrome: Report of 15 cases in an inbred kindred. J Med Genet *17*:349, 1980.
92. Muller LM, Cremin BJ: Ultrasonic demonstration of fetal skeletal dysplasia. S Afr Med J *67*:222, 1985.
93. Bui T-H, Marsk L, Eklof O: Prenatal diagnosis of chondroectodermal dysplasia with fetoscopy. Prenat Diagn *4*:155, 1984.
94. Taylor GA, Jordan CE, Dorst SK, et al: Polycarpaly and other abnormalities of the wrist in chondroectodermal dysplasia: The Ellis–van Creveld syndrome. Radiology *151*:393, 1984.
95. Jequier S, Dunbar JS: The Ellis–van Creveld syndrome. *In* H Kaufman (Ed): Intrinsic Diseases of Bones. Progress in Radiology, Vol 4. Basel, S Karger, 1973, p 167.
96. Rosemberg S, Carneiro PC, Zerbini MCN, et al: Brief clinical report: Chondroectodermal dysplasia (Ellis–van Creveld) with anomalies of CNS and urinary tract. Am J Med Genet *15*:291, 1983.
96a. Ruiz-Perez VL, Ide SE, Strom TM, et al: Mutations in a new gene in Ellis–van Creveld syndrome and Weyers acrodental dysostosis. Nat Genet *24*:283, 2000.
97. Qureshi F, Jacques SM, Evans MI, et al: Skeletal histopathology in fetuses with chondroectodermal dysplasia (Ellis–van Creveld Syndrome). Am J Genet *45*:471, 1993.
97a. Tongsong T, Chanprapaph P: Prenatal sonographic diagnosis of Ellis–van Creveld syndrome. J Clin Ultrasound *28*:38, 2000.
98. Maroteaux P, Spranger J, Stanescu V, et al: Atelosteogenesis. Am J Genet *31*:15, 1982.
99. Kozlowski K, Tsuruta T, Kameda Y, et al: New forms of neonatal death dwarfism: Report of three cases. Pediatr Radiol *10*:155, 1981.
100. Sillence DO, Kozlowski K, Rogers JG, et al: Atelosteogenesis: Evidence for heterogeneity. Pediatr Radiol *17*:112, 1987.
101. Nores JA, Rotmensch S, Romero R, et al: Atelosteogenesis type II: Sonographic and radiological correlation. Prenatal Diagn *12*:74, 1992.
102. Stern HJ, Graham JM, Lachman RS, et al: Atelosteogenesis type III: A distinct skeletal dysplasia with features overlapping atelosteogenesis and oto-palato-digital syndrome type II. Am J Med Genet *36*:183, 1990.
103. Langer LO: The roentgenographic features of oto-palato-digital (OPD) syndrome. AJR *100*:63, 1967.
104. Gall JC Jr, Stern AM, Poznanski AK, et al: Oto-palato-digital syndrome. Am J Hum Genet *124*:24, 1972.
105. Fitch N, Jequier S, Gorlin R: The oto-palato-digital syndrome, proposed Type II. Am J Med Genet *15*:655, 1983.
106. Young K, Barth CK, Moore C, et al: Otopalatodigital syndrome type II associated with omphalocele: Report of three cases. Am J Med Genet *45*:481, 1993.
107. Poznanski AK, MacPherson RI, Gorlin RJ, et al: The hand in the oto-palato-digital syndrome. Ann Radiol *16*:203, 1973.
108. Kozlowski K, Turner J, Scougall J, et al: Oto-palato-digital syndrome with severe x-ray changes in two half brothers. Pediatr Radiol *6*:97, 1977.
109. Gendall PW, Kozlowski K: Oto-palato-digital syndrome Type II. Pediatr Radiol *22*:267, 1992.
110. Langer LO: Diastrophic dwarfism in early infancy. AJR *93*:399, 1965.
110a. Hall BD: Diastrophic dysplasia: Extreme variability within a sibship. Am J Med Genet 63:28, 1996.
111. Holmgren G, Jagell S, Lagerkvist B, et al: A pair of siblings with diastrophic dysplasia and E trisomy mosaicism. Hum Hered *34*:266, 1984.
112. Eteson DJ, Beluffi G, Burgio GR, et al: Pseudodiastrophic dysplasia: A distinct newborn skeletal dysplasia. J Pediatr *109*:635, 1986.
113. Lachman R, Sillence D, Rimoin D, et al: Diastrophic dysplasia: The death of a variant. Radiology *140*:79, 1981.
114. Ryoppy S, Poussa M, Merikanto J, et al: Foot deformities in diastrophic dysplasia. J Bone Joint Surg Br *74*:441, 1992.
115. Bethen D, Winter RB, Lutter L: Disorders of the spine in diastrophic dwarfism. J Bone Joint Surg Am *62*:529, 1980.
116. Poussa M, Merikanto J, Ryoppy S, et al: The spine in diastrophic dysplasia. Spine *16*:881, 1991.
116a. Remes V, Tervahartiala P, Poussa M, Peltonen J: Cervical spine in diastrophic dysplasia: An MRI analysis. J Pediatr Orthop *20*:48, 2000.
117. Handmaker SD, Campbell JA, Robinson LD, et al: Dyssegmental dwarfism: A new syndrome of lethal dwarfism. Birth Defects *13*:79, 1977.
118. Fasanelli S, Kozlowski K, Reiter S, et al: Dyssegmental dysplasia (report of two cases with a review of the literature). Skel Radiol *14*:173, 1985.
119. Aleck KA, Grix A, Clericuzio C, et al: Dyssegmental dysplasias: Clinical, radiographic, and morphologic evidence of heterogeneity. Am J Med Genet *27*:295, 1987.
119a. Prabhu VG, Kozma C, Leftridge CA, et al: Dyssegmental dysplasia Silverman-Handmaker type in a consanguineous Druze Lebanese family: Long term survival and documentation of the natural history. Am J Med Genet *75*:164, 1998.
120. Gruhn JG, Gorlin RJ, Langer LO: Dyssegmental dwarfism: A lethal and anisospondylic camptomicromelic dwarfism. Am J Dis Child *132*:382, 1978.
121. Svejcar J: Biochemical abnormalities in connective tissue of osteodysplasty of Melnick-Needles and dyssegmental dwarfism. Clin Genet *23*:369, 1983.
122. Anderson PE Jr, Hauge M, Bang J: Dyssegmental dysplasia in siblings: Prenatal ultrasonic diagnosis. Skel Radiol *17*:29, 1988.
123. Silengo MC, Davi GF, Bianco R, et al: Kniest disease with Pierre Robin and hydrocephalus. Pediatr Radiol *13*:106, 1983.
124. Lachman RS, Rimoin DL, Hollister DW, et al: The Kniest syndrome. AJR *123*:805, 1975.
125. Oestreich AE, Prenger EC: MR demonstrates cartilaginous megaepiphyses of the hips in Kniest dysplasia of the young child. Pediatr Radiol *22*:302, 1992.
126. Rimoin DL, Hollister DW, Siggers DC, et al: Clinical, radiographic, histologic and ultrastructure definition of the Kniest syndrome. Pediatr Res 7:348, 1973.
127. Chen H, Yang SS, Gonzales E: Kniest dysplasia: Neonatal death with necroscopy. Am J Med Genet *6*:171, 1980.
128. Poole AR, Rosenberg L, Murray L, et al: Kniest dysplasia: A probable type II collagen defect. Pathol Immunopathol Res 7:95, 1988.
128a. Wilkin DJ, Artz AS, South S, et al: Small deletions in the type II collagen triple helix produce Kniest dysplasia. Am J Med Genet *85*:105, 1999.
129. Giedion A, Brandner M, Lecannellier J, et al: Oto-spondylo-mega-epiphyseal dysplasia (OSMED). Helv Paediatr Acta *37*:361, 1982.
129a. Melkoniemi M, Brunner HG, Manouvrier S, et al: Autosomal recessive disorder otospondylomegaepiphyseal dysplasia is associated with loss-of-function mutations in the COL11A2 gene. Am J Hum Genet *66*:368, 2000.
130. McAlister WH, Coe JD, Whyte MP: Macroepiphyseal dysplasia with symptomatic osteoporosis, wrinkled skin, and aged appearance. A presumed autosomal recessive condition. Skel Radiol *15*:47, 1986.
131. Silverman FN, Reiley MA: Spondylo-megaepiphyseal-metaphyseal dysplasia: A new bone dysplasia resembling cleidocranial dysplasia. Radiology *156*:365, 1985.
132. Stickler GB, Belau PG, Farrell FJ, et al: Hereditary progressive arthro-ophthalmopathy. Mayo Clin Proc *40*:433, 1965.
133. Liberfarb RM, Hirose T, Holmes LB: The Wagner-Stickler syndrome: A study of 22 families. J Pediatr *99*:394, 1981.
134. Schreiner RL, McAlister WH, Marshall RE, et al: Stickler syndrome in a pedigree of Pierre Robin syndrome. Am J Dis Child *126*:86, 1973.
135. Hall JG, Herrod H: The Stickler syndrome presenting as a dominantly inheritance, cleft palate and blindness. J Med Genet *12*:397, 1975.
135a. Letts M, Kabir A, Davidson D: The spinal manifestations of Stickler's syndrome. Spine *24*:1260, 1999.
136. Ahmad NN, McDonald-McGinn DM, Zackai EH, et al: A second mutation in the type II procollagen gene (COL2A1) causing Stickler syndrome (arthro-ophthalmopathy) is also a premature termination codon. Am J Hum Genet *52*:39, 1993.
137. Langer LO: Spondyloepiphyseal dysplasia tarda, hereditary chondrodysplasia with characteristic vertebral configuration in the adult. Radiology *82*:833, 1964.
138. Schantz K, Andersen PE Jr, Justesen P: Spondyloepiphyseal dysplasia

tarda: Report of a family with autosomal dominant transmission. Acta Orthop Scand *59*:716, 1993.

139. Poker N, Finby N, Archibald RM: Spondyloepiphyseal dysplasia tarda: Four cases in childhood and adolescence, and some considerations regarding platyspondyly. Radiology *85*:474, 1965.

139a. Gedeon AK, Colley A, Jamieson R, et al: Identification of the gene (SEDL) causing X-linked spondyloepiphyseal dysplasia tarda. Nat Genet 22:400, 1999.

140. Kozlowski K, Masel J: Spondyloepiphyseal dysplasia tarda (report of 7 cases). Australas Radiol *27*:285, 1983.

141. Ikegawa S, Nakamura K, Hoshino Y, et al: Thoracic disc herniation in spondyloepiphyseal dysplasia. Acta Orthop Scand *64*:105, 1993.

142. Kozlowski K: Micromelic type of spondylo-meta-epiphyseal dysplasia. Pediatr Radiol *2*:61, 1974.

143. Hernandez A, Ramirez ML, Nazara Z, et al: Autosomal recessive spondylo-epi-metaphyseal dysplasia (Irapa type) in a Mexican family: Delineation of the syndrome. Am J Med Genet *5*:179, 1980.

143a. Hall CM, Elcioglu NH, Shaw DG: A distinct form of spondyloepimetaphyseal dysplasia with multiple dislocations. J Med Genet *35*:566, 1998.

144. Whyte MP, Petersen DJ, McAlister WH: Hypotrichosis with spondyloepimetaphyseal dysplasia in three generations: A new autosomal dominant syndrome. Am J Med Genet *36*:288, 1990.

145. Anderson CE, Sillence DO, Lachman RS, et al: Spondylo-meta-epiphyseal dysplasia. Strudwick type. Am J Med Genet *13*:243, 1983.

146. Kousseff BG, Nichols P: Autosomal recessive spondylo-meta-epiphyseal dysplasia, type Strudwick. Am J Med Genet *17*:547, 1984.

147. Shebib SM, Chudley AE, Reed MH: Spondylometaepiphyseal dysplasia congenita, Strudwick type. Pediatr Radiol *21*:298, 1991.

148. Maroteaux P, Stanescu V, Stanescu R, et al: Opsismodysplasia: A new type of chondrodysplasia with predominant involvement of the bones and the hand and the vertebrae. Am J Med Genet *19*:171, 1984.

149. Spranger J, Albert C, Schilling F, et al: Progressive pseudorheumatoid arthritis of childhood (PPAC): A hereditary disorder simulating rheumatoid arthritis. Eur J Pediatr *140*:34, 1983.

150. Al-Awada SA, Farag TI, Naguib K, et al: Spondyloepiphyseal dysplasia tarda with progressive arthropathy. J Med Genet *21*:193, 1984.

150a. Adak B, Tekeoglu I, Sakarya ME, Ugras S: Progressive pseudorheumatoid chondrodysplasia: A hereditary disorder simulating rheumatoid arthritis. Clin Rheumatol *17*:343, 1998.

151. Lewkonia RM, Bech-Hansen NT: Spondyloepiphyseal dysplasia tarda simulating juvenile arthritis: Clinical and molecular genetic observations. Clin Exp Rheum *10*:411, 1992.

152. Kaibara N, Takagishi K, Katsuki I, et al: Spondyloepiphyseal dysplasia tarda with progressive arthropathy. Skel Radiol *10*:13, 1983.

153. Wynne-Davies R, Hall C, Ansell BM: Spondyloepiphyseal dysplasia tarda with progressive arthropathy. A "new" disorder of autosomal recessive inheritance. J Bone Joint Surg Br *64*:44, 1982.

154. Dyggve HV, Melchoir JC, Clausen J: Morquio-Ullrich's disease: An inborn error of metabolism? Arch Dis Child *37*:525, 1962.

154a. Nakamura K, Kurokawa T, Nagano A, et al: Dyggve-Melchior-Clausen syndrome without mental retardation (Smith-McCort dysplasia): Morphological findings in the growth plate of the iliac crest. Am J Med Genet 72:11, 1997.

155. Kaufman RL, Rimoin DL, McAlister WH: The Dyggve-Melchior-Clausen syndrome. Birth Defects 7:144, 1971.

156. Spranger J, Maroteaux P, DerKaloustian VM: The Dyggve-Melchior-Clausen syndrome. Radiology *114*:415, 1975.

157. Horton WA, Scott CI: Dyggve-Melchior-Clausen syndrome: A histochemical study of the growth plate. J Bone Joint Surg Am *64*:408, 1982.

158. Rimoin DL, Hollister DW, Lachman RS, et al: Histologic studies in the chondrodystrophies. Birth Defects *10*:274, 1974.

159. Yunis E, Fontalvo J, Quintero L: X-linked Dyggve-Melchior-Clausen syndrome. Clin Genet *18*:284, 1980.

160. Stob H, Pesch HJ, Pontz B, et al: Wolcott-Rallison syndrome: Diabetes mellitus and spondyloepiphyseal dysplasia. Eur J Pediatr *138*:120, 1982.

161. Horton WA, Hall JG, Scott CI, et al: Growth curves for height for diastrophic dysplasia, spondyloepiphyseal dysplasia congenita, and pseudoachondroplasia. Am J Dis Child *136*:316, 1982.

162. Heselsonn GL, Beighton P: Pseudoachondroplasia: Report of 13 cases. Br J Radiol *50*:473, 1977.

163. Pedrini-Mille A, Maynard JA, Pedrino VA: Pseudoachondroplasia: Biochemical and histochemical studies of cartilage. J Bone Joint Surg Am *66*:1408, 1984.

163a. Deere M, Sanford T, Francomano CA, et al: Identification of nine novel mutations in cartilage oligomeric matrix protein in patients with pseudoachondroplasia and multiple epiphyseal dysplasia. Am J Med Genet *85*:486, 1999.

164. Maroteaux P, Stanescu R, Stanescu V, et al: The mild form of pseudoachondroplasia. Identity of the morphologic and biochemical alterations of growth cartilage with those of typical pseudoachondroplasia. Eur J Pediatr *133*:227, 1980.

165. Dennis NR, Renton P: The severe recessive form of pseudoachondroplastic dysplasia. Pediatr Radiol *3*:169, 1975.

166. Wynne-Davies R, Hall CM, Young ID: Pseudoachondroplasia: Clinical diagnosis at different ages and comparison of autosomal dominant and recessive types. A review of 32 patients (26 kindreds). J Med Genet *23*:425, 1986.

167. Pavone L: Immunologic abnormalities in Schwartz-Jampel syndrome. J Pediatr *98*:512, 1981.

168. Horan F, Beighton P: Orthopedic aspects of Schwartz syndrome. J Bone Joint Surg Am *57*:542, 1975.

169. Smith DL, Shoumaker R, Shuman R: Compressive myelopathy in the Schwartz-Jampel syndrome. Ann Neurol *9*:497, 1981.

169a. Giedion A, Boltshauser E, Briner J: Heterogeneity in Schwartz-Jampel chondrodystrophic myotonia. Eur J Pediatr *156*:214, 1997.

170. Kozlowski K: Spondylometaphyseal dysplasia. Prog Pediatr Radiol *4*:299, 1973.

171. Thomas PS, Nevin NC: Spondylometaphyseal dysplasia. AJR *128*:89, 1977.

172. Lachman R, Zonana J, Khajavi A, et al: Spondylometaphyseal dysplasia. Clinical, radiologic and pathologic correlations. Ann Radiol *22*:125, 1979.

173. Maroteaux P, Spranger J: The spondylometaphyseal dysplasias: A tentative classification. Pediatr Radiol *21*:293, 1991.

174. Kim GS, McAlister WH, Whyte MP: Intermittent radiographic changes of rickets without defective trabecular bone mineralization in a case of spondylometaphyseal dysplasia. Bone 7:1, 1986.

175. Langer LO Jr, Brill PW, Ozonoff MB, et al: Spondylometaphyseal dysplasia, corner fracture type: A heritable condition associated with coxa vara. Radiology *175*:761, 1990.

175a. Currarino G, Birch JG, Herring JA: Developmental coxa vara associated with spondylometaphyseal dysplasia (DCV/SMD): "SMD-Corner fracture type" (DCV/SMD-CF) demonstrated in most reported cases. Pediatr Radiol *30*:14, 2000.

176. Schorr S, Legum C, Ochshorn M: Spondyloenchondrodysplasia: Enchondromatosis with severe platyspondyly in two brothers. Radiology *118*:133, 1976.

176a. Uhlmann D, Rupprecht E, Keller E, Hormann D: Spondyloenchondrodysplasia: Several phenotypes—the same syndrome. Pediatr Radiol *28*:617, 1998.

177. Frydman M, Bar-Ziv J, Preminger-Shapiro R, et al: Possible heterogeneity in spondyloenchondrodysplasia: Quadriparesis, basal ganglia calcifications, and chondrocyte inclusions. Am J Med Genet *36*:279, 1990.

178. Spranger JW, Opitz JM, Bidder U: Heterogeneity of chondrodysplasia punctata. Humangenetik *11*:190, 1971.

179. Wells TR, Landing BH, Bostwick FH: Studies of vertebral coronal cleft in rhizomelic chondrodysplasia punctata. Pediatr Pathol *12*:593, 1992.

180. Gilbert EF, Opitz JM, Spranger JW, et al: Chondrodysplasia punctata: Rhizomelic form. Eur J Pediatr *123*:89, 1976.

180a. Raymond GV: Peroxisomal disorders. Curr Opin Pediatr *11*:572, 1999.

181. Schutgen RBH, Wanders RJA, Nijenhues HA, et al: Rhizomelic chondrodysplasia punctata. Prenatal diagnosis by biochemical analyses. Int Pediatr *8*:45, 1993.

182. Sheffield LJ, Danks DM, Mayne V, et al: Chondrodysplasia punctata: 23 cases of a mild and relatively common variety. J Pediatr *89*:916, 1976.

183. Silengo MC, Luzzatti L, Silverman FN: Clinical and genetic aspects of Conradi-Hünermann disease. J Pediatr *97*:911, 1980.

183a. Braverman N, Lin P, Moebius FF, et al: Mutations in the gene encoding 3 beta-hydroxysteroid-delta 8, delta 7-isomerase cause X-linked dominant Conradi-Hünermann syndrome. Nat Genet *22*:291, 1999.

184. Theander G, Pettersson H: Calcification in chondrodysplasia punctata. Relation to ossification and skeletal growth. Acta Radiol (Diagn) *19*:205, 1978.

185. Lawrence JJ, Schlesinger AE, Kozlowski K, et al: Unusual radiographic manifestations of the chondrodysplasia punctata. Skel Radiol *18*:15, 1989.

186. Curry CJR, Magenis RE, Brown M, et al: Inherited chondrodysplasia punctata due to a deletion of the terminal short arm of an X chromosome. N Engl J Med *311*:1010, 1984.

187. Manzke H, Christophers E, Wiedemann HR: Dominant sex-linked inherited chondrodysplasia punctata: A distinct type of chondrodysplasia punctata. Clin Genet *17*:97, 1980.

188. Happle R, Phillips RJS, Roessner A, et al: Homologous genes for X-linked chondrodysplasia punctata in man and mouse. Hum Genet *63*:24, 1983.

189. Hunter AG, Rimoin DL, Koch UM, et al: Chondrodysplasia punctata in an infant with duplication 16p due to a 7;16 translocation. Am J Med Genet *21*:581, 1985.

190. Rittler M, Menger H, Spranger J: Chondrodysplasia punctata, tibia-metacarpal (MT) type. Am J Med Genet *37*:200, 1990.

190a. Argo KM, Toriello HV, Jelsema RD, Zuidema LJ: Prenatal findings in chondrodysplasia punctata, tibia-metacarpal type. Ultrasound Obstet Gynecol *8*:350, 1996.

191. Jequier S, Bellini F, Mackenzie DA: Metaphyseal chondrodysplasia with ectodermal dysplasia. Skel Radiol 7:107, 1981.

192. Kaitila II, Halttunen P, Snellman O, et al: A new form of metaphyseal chondrodysplasia in two sibs: Surgical treatment of tracheobronchial malacia and scoliosis. Am J Med Genet *11*:415, 1982.

193. Nazara Z, Hernandez A, Corona-Rivera E, et al: Further clinical and radiological features in metaphyseal chondrodysplasia Jansen type. Radiology *140*:697, 1981.

193a. Schipani E, Jensen GS, Pincus J, et al: Constitutive activation of the cyclic adenosine 3-prime, 5-prime monophosphate signaling pathway by parathyroid hormone (PTH)/PTH-related peptide receptors mutated at the two loci for Jansen's metaphyseal chondrodysplasia. Molec Endocrinol *11*:851, 1997.

194. Charrow J, Poznanski AK: The Jansen type of metaphyseal chondrodysplasia: Confirmation of dominant inheritance and review of the radiographic manifestations in the newborn and adult. Am J Med Genet *18*:321, 1984.
195. Holthausen W, Holt JF, Stoeckenius M: The skull and metaphyseal chondrodysplasia type Jansen. Pediatr Radiol *3*:137, 1975.
196. Ozonoff MB: Asphyxiating thoracic dysplasia as a complication of metaphyseal chondrodysplasia (Jansen type). Birth Defects *10*:72, 1974.
196a. Bonaventure J, Chaminade F, Maroteaux P: Mutations in three subdomains of the carboxy-terminal region of collagen type X account for most of the Schmid metaphyseal dysplasias. Hum Genet *96*:58, 1995.
197. Pavone L, Mollica F, Giovanni S, et al: Metaphyseal chondrodysplasia Schmid type. Am J Dis Child *134*:699, 1980.
198. Lachman RS, Rimoin DL, Spranger J: Metaphyseal chondrodysplasia, Schmid type. Clinical and radiographic delineation with a review of the literature. Pediatr Radiol *18*:93, 1988.
199. Wasylenko MJ, Wedge JH, Houston CS: Metaphyseal chondrodysplasia, Schmid type. A defect in ultrastructure metabolism: Case report. J Bone Joint Surg Am *62*:660, 1980.
200. Kleinman P: Schmid-like metaphyseal chondrodysplasia simulating child abuse. AJR *156*:576, 1991.
201. McKusick VA, Eldridge R, Hostetler JA, et al: Dwarfism in the Amish. II. Cartilage-hair hypoplasia. Bull Johns Hopkins Hosp *116*:285, 1965.
202. Pierce GF, Palmar SH: Lymphocyte dysfunction and cartilage-hair hypoplasia. II. Evidence of a cell cycle specific deficit in T-cell growth. Clin Exp Immunol *50*:621, 1982.
203. Makitie O, Kaitila I: Cartilage-hair hypoplasia: Clinical manifestations in 108 Finnish patients. Eur J Pediatr *152*:211, 1993.
204. McAlister WH: Metaphyseal chondroplasia, type McKusick. Semin Roentgenol *8*:222, 1973.
205. Makitie O, Marttinen E, Kaitila I: Skeletal growth in cartilage-hair hypoplasia: A study of 82 patients. Pediatr Radiol *22*:434, 1992.
206. Ray HC, Dorst JP: Cartilage-hair hypoplasia. *In* H Kaufman (Ed): Intrinsic Diseases of Bones. Progress in Pediatric Radiology. Vol 4. Basel, S Karger, 1973, p 270.
206a. Glass RB, Tifft CJ: Radiologic changes in infancy in McKusick cartilage hair hypoplasia. Am J Med Genet *86*:312, 1999.
207. Robberecht E, Nachtegaele P, Van Rattinghe R, et al: Pancreatic lipomatosis in the Schwachman-Diamond syndrome. Identification by sonography and CT-SCAN. Pediatr Radiol *15*:348, 1985.
208. McClennan TW, Steinbach HL: Schwachman's syndrome: A broad spectrum of bony abnormality. Radiology *112*:167, 1974.
209. Stanley P, Sutcliffe J: Metaphyseal chondrodysplasia with dwarfism, pancreatic insufficiency and neutropenia. Pediatr Radiol *1*:119, 1973.
210. Aggett PJ, Cavanagh NPC, Matthew DJ, et al: Schwachman's syndrome. Arch Dis Child *55*:331, 1980.
211. Michels VV, Donovan GK: Schwachman syndrome: Unusual presentation as asphyxiating thoracic dystrophy. Birth Defects *18*:129, 1982.
212. Chakravarti VS, Borns P, Lobell J, et al: Chondroosseous dysplasia in severe combined immunodeficiency due to adenosine deaminase deficiency (chondroosseous dysplasia in ADA deficiency SCID). Pediatr Radiol *21*:447, 1991.
213. Maroteaux P, Verloes A, Stanescu V, et al: Metaphyseal anadysplasia: A metaphyseal dysplasia of early onset with radiological regression and benign course. Am J Med Genet *39*:4, 1991.
213a. Le Merrer M, Maroteaux P: Metaphyseal anadysplasia type II: A new regressive metaphyseal dysplasia. Pediatr Radiol *28*:771, 1998.
214. Shohat M, Lachman R, Gruber HE, et al: Brachyolmia: Radiographic and genetic evidence of heterogeneity. Am J Med Genet *33*:209, 1989.
215. Horton WA, Langer LO, Collins DL, et al: Brachyolmia, recessive type (Hobaek): A clinical, radiographic, and histologic study. Am J Med Genet *16*:201, 1983.
216. Langer LO: Dyschondrosteosis of the inheritable bone dysplasia with characteristic roentgenographic features. AJR *95*:178, 1965.
217. Dawe C, Wynne-Davies R, Fulford GE: Clinical variation in dyschondrosteosis: A report of 13 individuals in 8 families. J Bone Joint Surg Br *64*:377, 1982.
217a. Cormier-Daire V, Belin V, Cusin V, et al: SHOX gene mutations and deletions in dyschondrosteosis or Leri-Weill syndrome. Acta Paediatr Suppl *88*:55, 1999.
218. Linchenstein JR, Sindaramn M, Burdge R: Sex influence expression of Madelung's deformity in a family with dyschondrosteosis. J Med Genet *17*:41, 1980.
219. Mohan V, Shrivastava K, Bhushan B, et al: Dyschondrosteosis. Australas Radiol *28*:39, 1984.
220. Langer LO: Mesomelic dwarfism of hypoplastic ulna, fibula, mandible type. Radiology *89*:654, 1967.
221. Kaitila II, Liessti JT, Rimoin DL: Mesomelic skeletal dysplasia. Clin Orthop *114*:94, 1976.
222. Espiritu C, Chen H, Woolley PV: Mesomelic dwarfism as the homozygous expression of dyschondrosteosis. Am J Dis Child *129*:375, 1975.
223. Wadlington WB, Tucker VL, Schimke RN: Mesomelic dwarfism with hemivertebrae and small genitalia (the Robinow syndrome). Am J Dis Child *126*:202, 1973.
224. Petit P, Fryns JP, Goddeeris P, et al: The Robinow syndrome. Ann Genet *23*:221, 1980.
225. Sandomenico C, Sandomenico ML: Mesomelic dysplasia with "normal and relative long fibula," slight micrognathia and brachymetatarsals (IV–V) in a six-year-old girl. Pediatr Radiol *13*:47, 1983.
226. Hall CM: Werner's mesomelic dysplasia with ventricular septal defect and Hirschsprung's disease. Pediatr Radiol *10*:247, 1981.
227. Langer LO Jr, Garrett RT: Acromesomelic dysplasia. Radiology *137*:349, 1980.
228. Borrelli P, Fasanelli S, Marini R: Acromesomelic dwarfism in a child with an interesting family history. Pediatr Radiol *13*:165, 1983.
229. Hall CM, Stoker DJ, Robinson DC, et al: Acromesomelic dwarfism. Br J Radiol *53*:999, 1980.
230. Fernandez del Moral R, Santolaya Jimenez JM, Rodriguez Gonzalez JI, et al: Report of a case: Acromesomelic dysplasia. Radiologic, clinical, and pathological study. Am J Med Genet *33*:415, 1989.
230a. Kant SG, Polinkovsky A, Mundlos S, et al: Acromesomelic dysplasia Maroteaux type maps to human chromosome 9. Am J Hum Genet *63*:155, 1998.
231. Maroteaux P, Stanescu R, Stanescu V, et al: Acromicric dysplasia. Am J Med Genet *24*:447, 1986.
232. Spranger J, Gilbert.EF, Arya S, et al: Geleophysic dysplasia. Am J Med Genet *19*:487, 1984.
233. Giedion A, Burdea M, Fruchter Z, et al: Autosomal-dominant transmission of trichorhinophalangeal syndrome: Report of four unrelated families, review of 60 cases. Helv Paediatr Acta *28*:249, 1973.
234. Felman AH, Frias JL: The trichorhinophalangeal syndrome: Study of 16 patients in one family. AJR *129*:631, 1977.
235. Ferrandez A, Remirez J, Saenz P, et al: The trichorhinophalangeal syndrome: Report of 4 familial cases belonging to 4 generations. Helv Paediatr Acta *35*:559, 1980.
235a. Giedion A: Phalangeal cone-shaped epiphyses of the hand: Their natural history, diagnostic sensitivity, and specificity in cartilage hair hypoplasia and the trichorhinophalangeal syndromes I and II. Pediatr Radiol *28*:751, 1998.
236. Hornsby VPL, Pratt AE: The tricho-rhino-phalangeal syndrome. Clin Radiol *35*:243, 1984.
236a. Momeni P, Glockner G, Schmidt O, et al: Mutations in a new gene, encoding a zinc-finger protein, cause tricho-rhino-phalangeal syndrome type I. Nat Genet *24*:71, 2000.
237. Giedion A, Kesztler R, Muggiasca F: The widened spectrum multicartilaginous exostosis (MCE). Pediatr Radiol *3*:93, 1975.
238. Buhler EM, Malik NJ: The tricho-rhino-phalangeal syndrome(s): Chromosome 8 long arm deletion: Is there a shortest region of overlap between reported cases? TRP I and TRP II syndromes: Are they separate entities? Am J Genet *19*:113, 1984.
239. Langer LO Jr, Krassikoff N, Laxova R, et al: The tricho-rhino-phalangeal syndrome with exostoses (or Langer-Giedion syndrome): Four additional patients without mental retardation and review of the literature. Am J Med Genet *19*:81, 1984.
240. Bauermeister S, Letts M: The orthopaedic manifestations of the Langer-Giedion syndrome. Orthop Rev *21*:31, 1992.
241. Kozlowski K, Harrington G, Barylak A, et al: Multiple exostosis-mental retardation syndrome (Ale-Calo or MEMR syndrome). Description of 2 childhood cases. Clin Pediatr *16*:219, 1977.
242. Mainzer F, Saldino RM, Ozonoff MB, et al: Familial nephropathy associated with retinitis pigmentosa, cerebellar ataxia, and skeletal abnormalities. Am J Med *49*:556, 1970.
243. Giedion A: Phalangeal cone shaped epiphysis of the hands (PhCSEH) and chronic renal disease: The conorenal syndromes. Pediatr Radiol *8*:32, 1979.
244. Chitayat D, Hodgkinson KA, Azouz EM: Intrafamilial variability in cleidocranial dysplasia: A three generation family. Am J Med Genet *42*:298, 1992.
244a. Mundlos S: Cleidocranial dysplasia: Clinical and molecular genetics. J Med Genet 36:177, 1999.
245. Monasky GE, Winkler S, Icenhower JB, et al: Cleidocranial dysostosis: Two case reports. NY State Dent J *49*:236, 1983.
246. Hawkins HB, Shapiro R, Petrillo CJ: The association of cleidocranial dysostosis with hearing loss. AJR *125*:944, 1975.
247. Tan KL, Tan LKA: Cleidocranial dysostosis in infancy. Pediatr Radiol *11*:114, 1981.
248. Jarvis JL, Keats TE: Cleidocranial dysostosis. The review of 40 cases. AJR *121*:5, 1974.
249. Yunis E, Varon H: Cleidocranial dysostosis, severe micrognathism, bilateral absence of thumbs and first metatarsal bone, and distal aphalangia. Am J Dis Child *134*:649, 1980.
250. Melnick JC, Needles CF: An undiagnosed bone dysplasia: A two family study of four generations and three generations. AJR *97*:39, 1966.
251. Gorlin RJ, Knier J: X-linked or dominant, lethal in the male, inheritance of Melnick-Needles (osteodysplasty) syndrome? A reappraisal. Am J Med Genet *13*:465, 1982.
252. Oeyen P, Holmes LB, Trelstad RL, et al: Omphalocele and multiple severe congenital anomalies associated with osteodysplasia (Melnick-Needles syndrome). Am J Med Genet *13*:453, 1982.
253. Klint RV, Agustsson NH, McAlister WH: Melnick-Needles osteodysplasia associated with pulmonary hypertension, obstructive uropathy, and marrow hypoplasia. Pediatr Radiol *6*:49, 1977.

254. Leonard MS, Gorlin RJ: The nature of the mandibular lesion in Melnick-Needles syndrome. Radiology *150*:844, 1984.
255. Eggli K, Giudici M, Ramer J, et al: Melnick-Needles syndrome. Four new cases. Pediatr Radiol *22*:257, 1992.
255a. Corona-Rivera JR, Corona-Rivera E, Corona-Rivera A, et al: Infant with manifestations of oto-palato-digital syndrome type II and of Melnick-Needles syndrome. Am J Med Genet *85*:79, 1999.
256. Svejcar J: Biochemical abnormalities in connective tissue of osteodysplasia of Melnick-Needles and dyssegmental dwarfism. Clin Genet *23*:369, 1983.
257. Hall BD, Spranger JW: Camptomelic dysplasia. Am J Dis Child *134*:285, 1980.
258. Kozlowski K, Butzler HO, Galatius-Jensen F, et al: Syndromes of congenital bowing of the long bones. Pediatr Radiol 7:40, 1978.
259. Balcar I, Bieber FR: Sonographic and radiologic findings in camptomelic dysplasia. AJR *141*:481, 1983.
260. Macpherson RI, Skinner SA, Donnenfeld AE: Acamptomelic camptomelic dysplasia. Pediatr Radiol *20*:90, 1989.
261. Coscia MF, Bassett GS, Bowen JR, et al: Spinal abnormalities in camptomelic dysplasia. J Pediat Orthop 9:6, 1989.
262. Houston CS, Opitz JM, Spranger JW, et al: The camptomelic syndrome: Review, report of 17 cases, and follow-up on the currently 17-year-old boy first reported by Maroteaux et al in 1971. Am J Med Genet *15*:3, 1983.
262a. Kanai Y, Koopman P: Structural and functional characterization of the mouse Sox9 promoter: Implications for camptomelic dysplasia. Hum Mol Genet *8*:691, 1999.
263. Viljoen D, Beighten P: Kyphomelic dysplasia. Dysmorph Clin Genet *1*:136, 1988.
263a. Pallotta R, Ehresmann T, Roggini M, Fusilli P: Kyphomelic dysplasia: Clinical and radiologic long-term follow-up of one case and review of the literature. Radiology *212*:847, 1999.
264. Larsen LJ, Schottstaedt ER, Boist FC: Multiple congenital dislocations associated with a characteristic facial deformity. J Pediatr *37*:574, 1950.
265. McAlister WH: Larsen's syndrome. Semin Roentgenol *8*:246, 1973.
266. Kozlowski KA, Robertson F, Middleton R: Radiographic findings in Larsen syndrome. Australas Radiol *18*:336, 1974.
267. Houston CS, Reed MH, Desautels JEL: Separating Larsen syndrome from the "arthrogryposis basket." J Can Assoc Radiol *32*:206, 1981.
268. Micheli LJ, Hall JE, Watts HG: Spinal instability in Larsen's syndrome. Report of 3 cases. J Bone Joint Surg Am *58*:562, 1976.
269. Trigueros AP, Vazquez JL, DeMiguel CF: Larsen's syndrome: Report of three cases in the family, mother and two offsprings. Acta Orthop Scand *49*:582, 1978.
270. Swensson RE, Linnebur AC, Paster SB: Striking aortic root dilatation in a patient with Larsen syndrome. J Pediatr *86*:914, 1975.
271. Strisciuglio P, Sebastio G, Andria G, et al: Severe cardiac anomalies in sibs with Larsen syndrome. J Med Genet *20*:422, 1983.
272. Rasooly R, Gomori JM, BenEzra D: Arterial tortuosity and dilatation in Larsen syndrome. Neuroradiology *30*:258, 1988.
272a. Becker R, Wegner RD, Kunze J, Runkel S, Vogel M, Entezami M: Clinical variability of Larsen syndrome: diagnosis in a father after sonographic detection of a severely affected fetus. Clin Genet *57*:148, 2000.
273. LeMerrer M, Young ID, Stanescu V, et al: Desbuquois syndrome. Eur J Pediatr *150*:793, 1991.
274. Beighton P, Kozlowski K: Spondylo-epimetaphyseal dysplasia with joint laxity and severe progressive kyphoscoliosis. Skel Radiol *5*:205, 1980.
274a. Smith W, Ji HP, Mouradian W, Pagon RA: Spondyloepimetaphyseal dysplasia with joint laxity (SEMDJL): Presentation in two unrelated patients in the United States. Am J Med Genet *86*:245, 1999.
275. Beighton P, Gericke G, Kozlowski K, et al: The manifestation and natural history of spondylo-epi-metaphyseal dysplasia and joint laxity. Clin Genet *26*:308, 1984.
276. Herman TE, Mendelsohn NJ, Dowton SB, et al: Microcephalic osteodysplastic primordial dwarfism, type II. A report of a case with characteristic skeletal features. Pediatr Radiol *21*:602, 1991.
276a. Kodama H, Murata Y: Molecular genetics and pathophysiology of Menkes disease. Pediatr Int *41*:430, 1999.
277. Kozlowski K, McCrossin R: Early osseous abnormalities in Menkes' kinky hair syndrome. Pediatr Radiol *8*:191, 1980.
278. Farrelly C, Stringer DA, Daneman A, et al: CT manifestations in Menkes' kinky hair syndrome (trichopoliodystrophy). J Can Assoc Radiol *35*:406, 1984.
279. Harcke HT, Capitanio MA, Grover WD, et al: Bladder diverticulum in Menkes' syndrome. Radiology *124*:459, 1977.
280. Menkes JH: Kinky hair disease: Twenty five years later. Brain Dev *10*:77, 1988.
281. Hoyt CS, Billson FA: Visual loss in osteopetrosis. Am J Dis Child *133*:955, 1979.
282. Bonucci E, Sartori E, Spina M: Osteopetrosis fetalis. Report on a case, with special reference to ultrastructure. Virchows Arch Pathol Anat *368*:109, 1975.
283. Engfeld B, Fajers CM, Lodin H, et al: Studies of osteopetrosis. Roentgenological and pathologic-anatomical investigations on some of the bone changes. Acta Pediatr *49*:391, 1960.
284. Elster AD, Theros EG, Key LL, et al: Autosomal recessive osteopetrosis: Bone marrow imaging. Radiology *182*:507, 1992.
285. Elster AD, Theros EG, Key IL, et al: Cranial imaging in autosomal recessive osteopetrosis. Part I. Facial bones and calvarium. Radiology *183*:129, 1992.
286. Elster AD, Theros EG, Key IL, et al: Cranial imaging in autosomal recessive osteopetrosis. Part II. Skull base and brain. Radiology *183*:137, 1992.
287. Shapiro F, Glimcher MJ, Holtrop ME, et al: Human osteopetrosis: A histological, ultrastructural, and biochemical study. J Bone Joint Surg Am *62*:384, 1980.
288. Teitelbaum SL, Coccia PF, Brown DM, et al: Malignant osteopetrosis: A disease of abnormal osteoclast proliferation. Metab Bone Dis Rel Res *3*:99, 1981.
289. Milgram JW, Jasty M: Osteopetrosis: A morphological study of twenty-one cases. J Bone Joint Surg Am *64*:912, 1982.
290. Marks CR, Seifert MF, Marks SC III: Osteoclast populations in congenital osteopetrosis: Additional evidence of heterogeneity. Metab Bone Dis Rel Res *5*:259, 1984.
291. Milhaud G, Labat M-L, Litwin I, et al: Osteopetro-rickets: A new congenital bone disorder. Metab Bone Dis Rel Res *3*:91, 1981.
292. Ambler MW, Trice J, Grauerholz J, et al: Infantile osteopetrosis and neuronal storage disease. Neurology *33*:437, 1983.
293. Coccia PF, Krivit W, Cervenka J, et al: Successful bone marrow transplantation for infantile malignant osteopetrosis. N Engl J Med *302*:701, 1980.
294. Blazar BR, Fallon MD, Teitelbaum SL, et al: Calcitriol for congenital osteopetrosis. N Engl J Med *311*:55, 1984.
295. Hinkel CL, Beiler D: Osteopetrosis in adults. AJR *74*:46, 1955.
296. Johnson CC Jr, Lavy N, Lord T, et al: Osteopetrosis. A clinical genetic, metabolic and morphologic study of the dominantly inherited benign type. Medicine *47*:149, 1968.
297. Fish RM: Osteopetrosis in trauma. J Emerg Med *1*:125, 1983.
298. Beighton P, Hamersma H, Cremin BJ: Osteopetrosis in South Africa. The benign, lethal and intermediate forms. S Afr Med J *55*:659, 1979.
298a. Benichou OD, Laredo JD, de Vernejoul MC: Type II autosomal dominant osteopetrosis (Albers-Schonberg): Clinical and radiological manifestations in 42 patients. Bone *26*:87, 2000.
299. Kahler SG, Burns JA, Aylsworth AS: A mild autosomal recessive form of osteopetrosis. Am J Genet *17*:451, 1984.
300. Kivara N, Katsuki I, Hotokebuchi T, et al: Intermediate form of osteopetrosis with recessive inheritance. Skel Radiol *9*:47, 1982.
301. Sly WS, Lang R, Avioli L, et al: Recessive osteopetrosis. A new clinical phenotype. Am J Hum Genet *24*:34, 1972.
302. Sly WS, Whyte MP, Sundaram V, et al: Carbonic anhydase II deficiency in twelve families with autosomal recessive syndrome of osteopetrosis and renal tubular acidosis and cerebral calcification. N Engl J Med *313*:139, 1985.
303. Whyte MP, Murphy WA, Fallon MD, et al: Osteopetrosis renal tubular acidosis and basal ganglia calcification in three sisters. Am J Med *69*:74, 1980.
304. Bergman H, Brown J, Rodgers A, et al: Osteopetrosis with combined proximal and distal renal tubular acidosis. Am J Kidney Dis *2*:357, 1982.
305. Cummings WA, Ohlsson A: Intracranial calcification in children with osteopetrosis caused by carbonic anhydrase II deficiency. Radiology *157*:325, 1985.
306. Houston CS, Gerrard JW, Ives EJ: Dysosteosclerosis. AJR *130*:988, 1978.
307. Leisti J, Kaitila I, Lachman RS, et al: Dysosteosclerosis. Birth Defects *11*:349, 1975.
308. Canalis D, Reardon GE, Baron R: Dynamic bone morphometry and studies on the effects of serum on bone metabolism in vitro in a case of pycnodysostosis. Metab Bone Dis Rel Res *2*:99, 1980.
309. Elmore SM: Pycnodysostosis. A review. J Bone Joint Surg Am *49*:153, 1967.
310. Zachariades N, Koundouris I: Maxillofacial symptoms in two patients with pyknodysostosis. J Oral Maxillofac Surg *42*:819, 1984.
311. Yousefzadeh DK, Agha AS, Reinertson J: Radiographic studies of upper airway obstruction with cor pulmonale in a patient with pycnodysostosis. Pediatr Radiol *8*:45, 1979.
312. Aronson DC, Heymans HSA, Bijlmer RPGM: Cor pulmonale and acute liver necrosis, due to upper airway obstruction as part of pycnodysostosis. Eur J Pediatr *141*:251, 1984.
312a. Gelb BD, Shi GP, Chapman HA, Desnick RJ: Pycnodysostosis, a lysosomal disease caused by cathepsin K deficiency. Science *273*:1236, 1996.
313. Dipierri JE, Guzman JD: A second family with autosomal dominant osteosclerosis: Type Stanescu. Am J Med Genet *18*:13, 1984.
314. Proschek R, Labelle H, Bard C, et al: Osteomesopyknosis. J Bone Joint Surg Am *67*:652, 1985.
315. Renowden SA, Cole T, Hall M: Osteomesopyknosis: A benign familial disorder of bone. Clin Radiol *46*:46, 1992.
316. Civitelli R, McAlister WH, Teitelbaum SL, et al: Central osteosclerosis with ectodermal dysplasia: Clinical laboratory, radiologic, and histopathologic characterization with review of the literature. J Bone Miner Res *4*:863, 1989.
317. Porter PS, Starke JC: Netherton's syndrome. Arch Dis Child *43*:319, 1968.
318. Girdany BR, Sane F, Graham CB: Engelmann's disease. *In* H Kaufman

(Ed): Intrinsic Diseases of Bones. Progress in Pediatric Radiology. Vol 4. Basel, S Karger, 1973, p 414.
319. Crisp AJ, Brenton DP: Engelmann's disease of bone: A systemic disorder? Ann Rheum Dis *41*:183, 1982.
320. Naveh Y, Kaftori JK, Alan V, et al: Progressive diaphyseal dysplasia: Genetics and clinical and radiographic manifestations. Pediatrics *74*:399, 1984.
321. Kumar B, Murphy WA, Whyte MP: Progressive diaphyseal dysplasia (Engelmann disease): Scintigraphic-radiographic-clinical correlations. Radiology *140*:87, 1981.
322. Minford M, Hardy GH, Forsythe WI, et al: Engelmann's disease and effects of cortical steroids. Case report. J Bone joint Surg [Br] *63*:597, 1981.
323. Wirth CR, Kay J, Bourke R: Diaphyseal dysplasia (Engelmann's syndrome). A case report demonstrating a deficiency in cortical Haversian system formation. Clin Orthop *171*:186, 1982.
324. Kaftori JK, Kleinhaus U, Naveh Y: Progressive diaphyseal dysplasia (Camurati-Engelmann): Radiographic follow-up and CT findings. Radiology *164*:777, 1987.
325. Janssens K, Gershoni-Baruch R, Van Hul E, et al: Localisation of the gene causing diaphyseal dysplasia Camurati-Engelmann to chromosome 19q13. J Med Genet *37*:245, 2000.
325a. Tucker AS, Klein L, Anthony GL: Craniodiaphyseal dysplasia. Evolution of a five year period. Skel Radiol *1*:47, 1976.
326. MacPherson RI: Craniodiaphyseal dysplasia, a disease or group of diseases. J Can Assoc Radiol *25*:22, 1974.
327. Kaitila I, Stewart RE, Landow E, et al: Craniodiaphyseal dysplasia. Birth Defects *11*:359, 1975.
328. Brueton LA, Winter RM: Craniodiaphyseal dysplasia. J Med Genet *27*:701, 1990.
329. Gorlin RJ, Whitley CB: Lenz-Majewski syndrome. Radiology *149*:129, 1983.
330. Langer LO Jr, Brill PW, Afshani E: Radiographic features of craniometadiaphyseal dysplasia, wormian bone type. Skel Radiol *20*:37, 1991.
330a. Santolaya JM, Hall CM, Garcia-Minaur S, Delgado A: Craniometadiaphyseal dysplasia, wormian bone type. Am J Med Genet 77:241, 1998.
331. Eastman JR, Bixler D: Generalized cortical hyperostosis (Van Buchem's disease): Nosological considerations. Radiology *125*:297, 1977.
332. Jacobs P: Van Buchem's disease. Postgrad Med *53*:479, 1977.
333. Dixon JM, Cull RE, Gamble P: Two cases of Van Buchem's disease. J Neurol Neurosurg Psychiatry *45*:913, 1982.
333a. Van Hul W, Balemans W, Van Hul E, et al: Van Buchem disease (hyperostosis corticalis generalisata) maps to chromosome 17q12–q21. Am J Hum Genet *62*:391, 1998.
334. Cremin BJ: Sclerosteosis in children. Pediatr Radiol *8*:173, 1979.
335. Beighton P, Hamersma H: Sclerosteosis in South Africa. S Afr Med J *55*:783, 1979.
336. Stein SA, Witkop C, Hill S, et al: Sclerosteosis: Neurogenic and pathophysiologic analysis of American kinship. Neurology *33*:267, 1983.
337. Beighton P: Sclerosteosis. J Med Genet *25*:200, 1988.
338. Rimoin DL: Pachydermoperiostitis (idiopathic clubbing and periostitis). Genetic and physiologic considerations. N Engl J Med *272*:923, 1965.
339. Currarino G, Tierney RC, Giesel RJ, et al: Familial idiopathic osteoarthropathy. AJR *84*:633, 1961.
340. Cremin BJ: Familial idiopathic osteoarthropathy of children: A case report and progress. Br J Radiol *43*:568, 1970.
341. Irie T, Takahashi M, Kaneko M: Case report 546. Skel Radiol *18*:310, 1989.
342. Gorlin RJ, Cohen MM Jr: Frontometaphyseal dysplasia: A new syndrome. Am J Dis Child *118*:487, 1969.
343. Beighton P, Hamersma H: Frontometaphyseal dysplasia: autosomal dominant or X-linked? J Med Genet *17*:53, 1980.
344. Gorlin RJ, Winter RB: Frontometaphyseal dysplasia: Evidence of X-linked inheritance. Am J Med Genet *5*:81, 1980.
345. Fitzsimmons JS, Fitzsimmons EM, Barrow M, et al: Frontometaphyseal dysplasia: Further delineation of the clinical syndrome. Clin Genet *22*:195, 1982.
346. Jend-Rossnann I, Jend HH, Ringe JD, et al: Frontometaphyseal dysplasia: Symptoms and possible mode of inheritance. J Oral Maxillofac Surg *42*:743, 1984.
347. Carnevale A, Grether P, Del Castillo V, et al: Autosomal dominant craniometaphyseal dysplasia: The clinical variability. Clin Genet *23*:17, 1983.
348. Penchaszadeh VB, Gutierrez ER, Figueroa E: Autosomal recessive craniometaphyseal dysplasia. Am J Med Genet *5*:43, 1980.
349. Beighton P, Hamersma A, Turan F: Craniometaphyseal dysplasia: Variability of expression within a large family. Clin Genet *15*:252, 1979.
349a. Nurnberg P, Tinschert S, Mrug M, et al: The gene for autosomal dominant craniometaphyseal dysplasia maps to chromosome 5q and is distinct from the growth hormone-receptor gene. Am J Hum Genet *61*:918, 1997.
350. Bricker SL, Langlais RP, Van Dis ML: Dominant craniometaphyseal dysplasia. Literature review and case report. Dentomaxillofac Radiol *12*:95, 1983.
351. Ramseyer LTH, Leonard JC, Stacy TM: Bone scan findings in craniometaphyseal dysplasia. Clin Nucl Med *18*:137, 1993.
352. Gorlin RJ, Koszalk MS, Spranger J: Pyle's disease (familial metaphyseal dysplasia). A presentation of 2 cases and argument for its separation from craniometaphyseal dysplasia. J Bone Joint Surg Am *52*:347, 1970.
353. Shibuya H, Suzuki S, Okuyama T, Yukawa Y: The radiological appearances of familial metaphyseal dysplasia. Clin Radiol *33*:439, 1982.
354. Heselson NG, Raad MS, Hamersma H, et al: Radiologic manifestations of metaphyseal dysplasia (Pyle's disease). Br J Radiol *52*:431, 1979.
355. Beighton P: Pyle disease (metaphyseal dysplasia). J Med Genet *24*:321, 1987.
355a. Turra S, Gigante C, Pavanini G, Bardi C: Spinal involvement in Pyle's disease. Pediatr Radiol *30*:25, 2000.
356. Caffey J: Familial hyperphosphatemia with ateliosis and hypermetabolism of growing membranous bone. Prog Pediatr Radiol *4*:438, 1973.
357. Iancu TC, Almagor G, Friedman E, et al: Chronic familial hyperphosphatasemia. Radiology *129*:669, 1978.
358. Whalen JP, Horwith M, Krook L, et al: Calcitonin treatment in hereditary bone dysplasia with hyperphosphatasemia. A radiographic and histologic study of bone. AJR *129*:29, 1977.
359. Dunn V, Condon VR, Rallison ML: Familial hyperphosphatasemia. Diagnosis in early infancy and response to human thyrocalcitonin therapy. AJR *132*:541, 1979.
359a. Golob DS, McAlister WH, Mills BG, et al: Juvenile Paget disease: Life-long features of a mildly affected young woman. J Bone Miner Res *11*:132, 1996.
360. Bakwin H, Elger MS: Fragile bones with macrocranium. J Pediatr *49*:558, 1956.
361. Spindler A, Berman A, Mautalen C, et al: Chronic idiopathic hyperphosphatasia. Report of a case treated with pamidronate and a review of the literature. J Rheumatol *19*:642, 1992.
361a. Tuysuz B, Mercimek S, Ungur S, Deniz M: Calcitonin treatment in osteoectasia with hyperphosphatasia (juvenile Paget's disease): Radiographic changes after treatment. Pediatr Radiol *29*:838, 1999.
362. Reisner SH, Kott E, Bornstein B, et al: Oculo-dento-digital dysplasia. Am J Dis Child *118*:600, 1969.
363. Patton MA, Laurence KM: Three new cases of oculodentodigital (ODD) syndrome: Development of the facial phenotype. J Med Genet *22*:386, 1985.
364. Beighton P, Hamersma H, Raad M: Oculodento-osseous dysplasia: Heterogeneity or variable expression? Clin Genet *16*:169, 1979.
365. Carlson DH, Wilkinson RH: Variability of unilateral epiphyseal dysplasia (dysplasia epiphysealis hemimelica). Radiology *133*:369, 1969.
366. Lamesch AJ: Dysplasia epiphysealis hemimelica of the carpal bones: Report of a case and review of the literature. J Bone Joint Surg Am *65*:398, 1983.
367. Wiedemann HR, Mann M, von Kreudenstein PS: Dysplasia epiphysealis hemimelica—Trevor disease. Severe manifestations in a child. Eur J Pediatr *136*:311, 1981.
368. Azour EM, Slomic AM, Marton D, et al: The variable manifestations of dysplasia epiphysealis hemimelica. Pediatr Radiol *15*:44, 1985.
369. Cruz-Condi R, Amaya S, Valdivia P, et al: Dysplasia epiphysealis hemimelica. J Pediatr Orthop *4*:625, 1984.
370. Keret D, Spatz DK, Caro PA, et al: Dysplasia epiphysealis hemimelica: Diagnosis and treatment. J Pediatr Orthop *12*:365, 1992.
371. Gerscovich EO, Greenspan A: Computed tomography in the diagnosis of dysplasia epiphysealis hemimelica. J Can Assoc Radiol *40*:313, 1989.
371a. Peduto AJ, Frawley KJ, Bellemore MC, et al: MR imaging of dysplasia epiphysealis hemimelica: Bony and soft-tissue abnormalities. Am J Roentgenol *172*:819, 1999.
372. Connor JM, Horan FT, Beighton P: Dysplasia epiphysealis hemimelica: A clinical and genetic study. J Bone Joint Surg Br *65*:350, 1983.
373. Crandell BF, Field LL, Sparkes RS, et al: Hereditary multiple exostoses: Report of a family. Clin Orthop *190*:217, 1984.
373a. Carroll KL, Yandow SM, Ward K, Carey JC: Clinical correlation to genetic variations of hereditary multiple exostosis. J Pediatr Orthop *19*:785, 1999.
374. Shapiro F, Simon S, Glimcher MJ: Hereditary multiple exostoses: Anthropometric, roentgenologic and clinical aspects. J Bone Joint Surg Am *61*:815, 1979.
375. Burgess RC, Cates H: Deformities of the forearm in patients who have multiple cartilaginous exostosis. J Bone Joint Surg Am *75*:13, 1993.
376. Shupe JL, Leone NC, Gardner EJ, et al: Hereditary multiple exostoses: Hereditary multiple exostoses in horses. Am J Pathol *104*:285, 1981.
377. deMatos AN, Mendonca JM, Pereira MC: Hereditary multiple exostoses: A rare cause of arterial insufficiency. Angiology *34*:362, 1983.
378. Gordon SL, Buchanan JR, Ladda RL: Hereditary multiple exostosis: Report of a kindred. J Med Genet *18*:428, 1981.
379. Mainzer F, Minagi H, Steinbach HL: The variable manifestation of multiple enchondromatosis. Radiology *99*:377, 1971.
380. Shapiro F: Ollier's disease: An assessment of angular deformity, shortening, and pathological fracture in twenty-one patients. J Bone Joint Surg Am *64*:95, 1982.
381. Schwartz HS, Zimmerman NB, Simon MA, et al: The malignant potential of enchondromatosis. J Bone Joint Surg Am *69*:269, 1987.
382. Cannon SR, Sweetnam DR: Multiple chondrosarcomas in dyschondroplasia (Ollier's disease). Cancer *55*:836, 1985.
383. Spranger J, Kemperdieck H, Bakowski H, et al: Two peculiar types of enchondromatosis. Pediatr Radiol 7:215, 1978.

384. McAlister WH: Enchondromatosis with hemangioma. Semin Roentgenol *8*:230, 1973.
385. Niechajev IA, Hansson LI: Maffucci's syndrome. Case report. Scand J Plast Reconstr Surg *16*:215, 1982.
386. Lowell SH, Mathoy RH: Head and neck manifestations of Maffucci's syndrome. Arch Otolaryngol *105*:427, 1979.
387. Collins PS, Han W, Williams LR, et al: Maffucci's syndrome (hemangiomatosis osteolytica): A report of four cases. J Vasc Surg *16*:364, 1992.
388. Kessler HB, Recht MP, Dalinka MK: Vascular anomalies in association with osteodystrophies: A spectrum. Skel Radiol *10*:95, 1983.
389. Lewis RJ, Kotchan AS: The Maffucci's syndrome: Functional and neoplastic significance. J Bone Joint Surg Am *55*:1465, 1973.
390. Beals RK: Metachondromatosis. Clin Orthop *169*:167, 1982.
391. McAlister WH, Cacciarelli AA, Gilula LA: Roentgen rounds #89. Orthop Rev *16*:71, 1987.
391a. Herman TE, Chines A, McAlister WH, et al: Metachondromatosis: Report of a family with facial features mildly resembling trichorhinophalangeal syndrome. Pediatr Radiol 27:436, 1997.
392. Kennedy LA: Metachondromatosis. Radiology *148*:117, 1983.
393. Lachman RS, Cohen A, Hollister D, et al: Metachondromatosis. Birth Defects *10*:171, 1974.
394. Beighton P, Cremin BJ, Kozlowski K: Osteoglophonic dwarfism. Pediatr Radiol *10*:46, 1980.
394a. Azouz EM, Kozlowski K: Osteoglophonic dysplasia: Appearance and progression of multiple nonossifying fibromata. Pediatr Radiol *27*:75, 1997.
395. Beighton P: Osteoglophonic dysplasia. J Med Genet *26*:572, 1989.
396. Frech RS, McAlister WH: Medullary stenosis of the tubular bones with associated hypercalcemic convulsions and short stature. Radiology *91*:45, 1968.
397. Caffey J: Congenital stenosis of the medullary spaces and tubular bones and calvaria in two proportionate dwarfs: Mother and son; coupled with transient hypercalcemic tetany. AJR *100*:1, 1967.
398. Lee WK, Vargas A, Barnes J, et al: The Kenny-Caffey syndrome: Growth retardation and hypercalcemia in a young boy. Am J Med Genet *14*:773, 1983.
399. Majewski F, Rosendahl W, Ranke M, et al: The Kenny syndrome, a rare type of growth deficiency with tubular stenosis, transient hypoparathyroidism and anomalies. Eur J Pediatr *136*:21, 1981.
399a. Diaz GA, Khan KTS, Gelb BD: The autosomal recessive Kenny-Caffey syndrome locus maps to chromosome 1q42–q43. Genomics *54*:13, 1998.
400. Abdel-Al YK, Auger LT, El-Gharbawy F: Kenny-Caffey syndrome: Case report and literature review. Clin Pediatr *28*:175, 1989.
401. Sane AC, Effmann EL, Brown SD: Tracheobronchiomegaly: The Mounier-Kuhn syndrome in a patient with the Kenny-Caffey syndrome. Chest *102*:618, 1992.
402. Langer LO, Petersen D, Spranger JW: An unusual bone dysplasia: Parastremmatic dwarfism. AJR *110*:550, 1970.
403. Horan F, Beighton P: Parastremmatic dwarfism. J Bone Joint Surg Br *58*:343, 1976.
404. Herman TE, McAlister WH, Boniface A, et al: Occipital horn syndrome: Additional radiographic findings in two new cases. Pediatr Radiol *22*:363, 1992.
405. Sartoris DJ, Luzzatti L, Weaver DD, et al: Type 1X Ehlers-Danlos syndrome. Radiology *152*:665, 1984.
406. Sartoris DJ, Resnick D: The horn: A pathognomonic feature in pediatric bone dysplasias. Aust Paediatr J *23*:347, 1987.
407. Kuivaniemi H, Peltonen L, Kivirikko KI: Type IX Ehlers-Danlos syndrome and Menkes' syndrome: The decrease in lysyl oxidase activity is associated with a corresponding deficiency in the enzyme protein. Am J Hum Genet *37*:798, 1985.
408. Marsh JL, Vannier MW: Comprehensive Care for Craniofacial Deformities. St. Louis, CV Mosby, 1985.
409. Graham JM Jr: Craniostenosis: A new approach to management. Pediatr Ann *10*:258, 1981.
410. Pilgram TK, Vannier MW, Hildebolt CF, et al: Craniosynostosis: Imaging quality, confidence, and correctness in diagnosis. Radiology *173*:675, 1989.
411. Gellad FE, Haney PJ, Sun JCC, et al: Imaging modalities of craniosynostosis with surgical and pathological correlation. Pediatr Radiol *15*:285, 1985.
412. Kreiborg S: Crouzon syndrome: A clinical and roentgencephalometric study. Scand J Plast Reconstr Surg (Suppl) *18*:1, 1981.
412a. Glaser RL, Jiang W, Boyadjiev SA, et al: Paternal origin of FGFR2 mutations in sporadic cases of Crouzon syndrome and Pfeiffer syndrome. Am J Hum Genet *66*:768, 2000.
413. Kaler SG, Bixler D, Yu P: Radiographic hand abnormalities in fifteen cases of Crouzon syndrome. J Craniofac Genet Dev Biol *2*:205, 1982.
414. Dawn N, Sigger DC: Cor pulmonale and Crouzon's disease. Arch Dis Child *46*:394, 1971.
415. Cohen MM, Kreiborg S: Visceral anomalies in the Apert syndrome. Am J Med Genet *45*:758, 1993.
415a. Lomri A, Lemonnier J, Hott M, et al: Increased calvaria cell differentiation and bone matrix formation induced by fibroblast growth factor receptor 2 mutations in Apert syndrome. J Clin Invest *101*:1310, 1998.
416. Kreiborg S, Cohen MM: Characteristics of the infant Apert skull and its subsequent development. J Craniofac Genet Dev Biol *10*:399, 1990.
417. Marsh JL, Galic M, Vannier MW: The craniofacial anatomy of Apert syndrome. Clin Plast Surg *18*:237, 1991.
418. Vannier MW, Hildebolt C, Marsh JL: Craniosynostosis: Diagnostic value of 3-D CT reconstruction. Radiology *173*:669, 1989.
419. Upton J: Classification and pathology anatomy of limb anomalies: Apert syndrome. Clin Plast Surg *18*:321, 1991.
420. Cohen MM, Kreiborg S: Agenesis of the corpus callosum: Its associated anomalies and syndromes with special reference to Apert syndrome. Neurosurg Clin North Am *2*:565, 1991.
421. Teng RJ, Wang PJ, Wang TS, et al: Apert syndrome associated with septo-optic dysplasia. Pediatr Neurol *5*:384, 1989.
422. Yonenobu K, Tada K, Tsuyuguchi Y: Apert's syndrome: A report of five cases. Hand *14*:317, 1982.
423. Green SM: Pathologic anatomy of the hands in Apert's syndrome. J Hand Surg 7:450, 1982.
424. Beligere N, Harris V, Pruzansky S: Progressive bone dysplasia in Apert syndrome. Radiology *139*:593, 1981.
425. Schauerte EW, St Aubin PM: Progressive synostosis in Apert's syndrome (acrocephalosyndactyly) with description of roentgenographic changes in the feet. AJR *97*:67, 1966.
426. Kreiborg S, Barr M, Cohen MM: Cervical spine in the Apert syndrome. Am J Med Genet *43*:704, 1992.
426a. Gripp KW, Zackai EH, Stolle CA: Mutations in the human TWIST gene. Hum Mutat *15*:150, 2000.
427. Cristofori G, Fillippi G: Saethre-Chotzen syndrome with trigonencephaly. Am J Med Genet *44*:611, 1992.
428. Friedman JM, Hanson JW, Graham CB, et al: Saethre-Chotzen syndrome: A broad and variable pattern of skeletal malformations. J Pediatr *91*:929, 1977.
429. Kopysz Z, Stanska N, Ryzko J, et al: The Saethre-Chotzen syndrome with partial bifid of the distal phalanges of the great toes. Observations of three cases in one family. Hum Genet *56*:195, 1980.
430. Evans CA, Christiansen RL: Cephalic malformations in Saethre-Chotzen syndrome. Acrocephalosyndactyly type II. Radiology *121*:399, 1976.
431. Baraitser M, Bowen-Bravery M, Saldana-Garcia P: Pitfalls in genetic counseling in Pfeiffer syndrome. J Med Genet *17*:250, 1980.
432. Sanchez JM, DeNegrotti TC: Variable expression of Pfeiffer syndrome. J Med Genet *18*:73, 1981.
432a. Tsukuno M, Suzuki H, Eto Y: Pfeiffer syndrome caused by haploinsufficient mutation of FGFR2. J Craniofac Genet Dev Biol *19*:183, 1999.
433. Cohen MM: Pfeiffer syndrome update, clinical subtypes and guidelines for differential diagnosis. Am J Med Genet *45*:300, 1993.
434. Saldino RM, Steinbach HL, Epstein CJ: Familial acrocephalosyndactyly (Pfeiffer syndrome). AJR *116*:609, 1972.
435. Jackson C, Weiss L, Reynolds WA, et al: Craniosynostosis, midfacial hypoplasia, and foot abnormalities: An autosomal dominant phenotype in a large Amish kindred. J Pediatr *88*:963, 1976.
436. Frias JL, Felman AH, Rosenbloom AL, et al: Normal intelligence in two children with Carpenter's syndrome. Am J Med Genet *2*:191, 1978.
437. Robinson LK, Jameds HE, Mubarak SJ, et al: Carpenter syndrome: Natural history and clinical spectrum. Am J Med Genet *20*:461, 1985.
438. Kaler SG, Bixler D, Yu P: Metacarpophalangeal pattern profile in ACPS Type II (Carpenter syndrome). J Craniofac Genet Dev Biol *1*:373, 1981.
439. Gershoni-Baruch R: Carpenter syndrome: Marked variability of expression to include the Summitt and Goodman syndromes. Am J Med Genet *35*:236, 1990.
440. Mandergem LV, Verloes A, Lejeune L, et al: The Baller-Gerold syndrome. J Med Genet *29*:266, 1992.
441. Dallapiccola B, Zalente L, Mingorelli R, et al: Baller-Gerold syndrome: Case report and clinical and radiological review. Am J Med Genet *42*:365, 1992.
442. Lin AE, McPherson E, Nwokoro MA, et al: Further delineation of the Baller-Gerold syndrome. Am J Med Genet *45*:519, 1993.
442a. Rossbach HC, Sutcliffe MJ, Haag MM, Grana NH, Rossi AR, Barbosa JL: Fanconi anemia in brothers initially diagnosed with VACTERL association with hydrocephalus, and subsequently with Baller-Gerold syndrome. Am J Med Genet *61*:65, 1996.
442b. Rumball KM, Pang E, Letts RM: Musculoskeletal manifestations of the Antley-Bixler syndrome. J Pediatr Orthop B *8*:139, 1999.
443. Jacobsen RL, Dignan PSJ, Miiodovnik M, et al: Antley-Bixler syndrome. J Ultrasound Med *11*:161, 1992.
444. Escobar LF, Bixler D, Sadove M, et al: Antley-Bixler syndrome from a prognostic perspective. Am J Med Genet *29*:829, 1988.
445. Zanini SA, Paglioli E, Viterbo F, et al: Trigonocephaly. J Craniofac Surg *3*:85, 1992.
446. Schaap C, Schrander-Stumpel CT, Fryns JP: Opitz-C syndrome: On the nosology of mental retardation and trigonocephaly. Genet Counseling *3*:209, 1992.
447. Gollop TR, Fontes LR: The Greig cephalopolysyndactyly syndrome: Report of a family and review of the literature. Am J Med Genet *22*:59, 1985.
448. Duncan PA, Greig L, Klein RM, et al: Cephalosyndactyly syndrome. Am J Dis Child *133*:818, 1979.
449. Chudley AE, Houston CS: The Greig encephalopolysyndactyly syndrome in a Canadian family. Am J Med Genet *13*:269, 1982.
450. Behrent RG: The continuity of mandibular form in mandibulofacial dysostosis. J Dent Res *61*:1240, 1982.

451. Lloyd GAS, Phelps PD: Radiology of the ear in mandibulo-facial dysostosis: Treacher-Collins syndrome. Acta Radiol *20*:233, 1979.
452. Mafee MF, Schild JA, Kumar A, et al: Radiographic features of the ear-related developmental anomalies in patients with mandibulofacial dysostosis. Int J Pediatr Otorhinolaryngol 7:229, 1984.
453. Johnson C, Taussig LM, Koopmann C, et al: Obstructive sleep apnea in Treacher-Collins syndrome. Cleft Palate *17*:103, 1980.
454. Bowen AD, Harley F: Mandibulofacial dysostosis with limb malformations (Nager acrofacial dysostosis). Birth Defects *10*:109, 1974.
455. Krauss CM, Hassell LA, Gang DL: Brief clinical report: Anomalies in an infant with Nager acrofacial dysostosis. Am J Med Genet *21*:761, 1985.
456. Ogelvy-Stuart AL, Parsons AC: Miller syndrome (postaxial acrofacial dysostoses): Further evidence for autosomal recessive inheritance and expansion of the phenotype. J Med Genet *28*:695, 1991.
457. Miller M, Fineman R, Smith DW: Postaxial acrofacial dysostosis syndrome. J Pediatr *95*:970, 1979.
458. Schrander-Stumpel CTRM, Die Smulders CEM, Hennekam RCM, et al: Oculoauriculovertebral spectrum and cerebral anomalies. J Med Genet *29*:326, 1992.
459. Setzer E, Ruiz-Castaneda N, Severn C, et al: Etiologic heterogeneity in the oculo-auriculo-vertebral syndrome. J Pediatr *98*:88, 1981.
460. Rees DO, Collum LMT, Bowen DI: Radiologic aspects of oculo-auriculo-vertebral dysplasia. Br J Radiol *45*:15, 1972.
460a. Gibson JNA, Sillence DO, Taylor TF: Anomalies of the spine in Goldenhar syndrome. J Pediatr Orthop *16*:344, 1996.
461. Bowen AD, Parry WH: Bronchopulmonary foregut malformation in Goldenhar anomaly. AJR *134*:186, 1980.
462. Pauli RM, Jung JH, McPherson EW: Goldenhar association and cranial defects. Am J Med Genet *15*:177, 1983.
463. Beltinger C, Saule H: Imaging of lipoma of the corpus callosum and intracranial dermoids in the Goldenhar syndrome. Pediatr Radiol *18*:72, 1988.
464. Gorlin RJ, Pindborg JJ, Cohen MM Jr: Syndromes of the Head and Neck. 2nd Ed. New York, McGraw-Hill, 1976.
465. Rollnick BR, Kaye CI: Hemifacial microsomia and variants: Pedigree data. Am J Med Genet *15*:233, 1983.
466. Burch U: Genetic aspects of hemifacial microsomia. Hum Genet *64*:291, 1983.
467. Steel RW, Bass JW: Hallerman-Streiff syndrome. Clinical and prognostic consideration. Am J Dis Child *120*:462, 1970.
468. Chanddra RK, Joglekar S, Antonio Z: Deficiency of humoral immunity in hypoparathyroidism associated with the Hallermann-Streiff syndrome. J Pediatr *93*:892, 1978.
469. Kurlander GJ, Lavy NW, Campbell JA: Roentgen differentiation of the oculodento-digital syndrome and the Hallermann-Streiff syndrome in infancy. Radiology *86*:77, 1966.
470. Dinwiddie R, Gewitz M, Taylor JFN: Cardiac defects in Hallermann-Streiff syndrome. J Pediatr *92*:77, 1978.
471. Magill HI, Shackelford GD, McAlister WH, et al: 4p- (Wolf-Hirschhorn) syndrome. AJR *135*:283, 1980.
472. Tachdjian G, Fondacci C, Tapia S, et al: The Wolf-Hirschhorn syndrome in fetuses. Clin Genet *42*:281, 1992.
473. James AE, Adkins L, Feingold M, et al: The cri-du-chat syndrome. Radiology *92*:50, 1969.
474. Breg WR, Steele MW, Miller OJ, et al: The cri du chat syndrome in adolescents and adults: Clinical findings in 13 older patients with partial deletion of the short arm of chromosome No. 5 (5p-). J Pediatr 77:782, 1970.
475. Riccardi VM: Trisomy 8: An international study of 70 patients. Birth Defects *13*:171, 1977.
476. Silengo MC, Davi CF, Franceschini P: Radiological features of trisomy 8. Pediatr Radiol *8*:116, 1979.
477. Gelb B, Towbin JA, McCabe RB, et al: San Luis Valley recombinant chromosome 8 and tetralogy of Fallot: A review of chromosome 8 anomalies and congenital heart disease. Am J Med Genet *4*:471, 1991.
478. Pilling DW, Levick RK: Radiologic abnormalities associated with anomalies of the 9th chromosome. Pediatr Radiol *6*:215, 1978.
479. Schinzel A: Trisomy 9p, a chromosomal aberration with distinct radiologic findings. Radiology *130*:125, 1979.
480. Wilson GN, Raj AN, Baker D: The phenotypic and cytogenetic spectrum of partial trisomy 9. Am J Med Genet *20*:277, 1985.
481. Patau K, Smith DW, Therman E, et al: Multiple congenital anomalies caused by an extra autosome. Lancet *1*:790, 1960.
482. James AE, Belcourt CL, Atkins L, et al: Trisomy 13–15. Radiology *92*:44, 1969.
483. Scarbough PR, Finley WH, Finley SC: A review of trisomies 21, 18, and 13. Ala J Med Sci *19*:174, 1982.
484. Cabin HS, Lester LA, Roberts WC: Congenital heart disease with trisomy 13: Use of the echocardiogram in delineating the location of a left to right shunt. Am Heart J *100*:563, 1980.
485. Franceschini P, Fabris C, Bogetti G, et al: First rib hypoplasia in Patau's disease. Pediatr Radiol *2*:65, 1974.
486. Moerman P, Fryns JP, van der Steen K, et al: The pathology of trisomy 13 syndrome: a study of 12 cases. Hum Genet *80*:341, 1988.
487. James AE, Belcourt CL, Atkins L, et al: Trisomy 18. Radiology *92*:37, 1969.
488. Christianson AL, Nelson MM: Four cases of trisomy 18 syndrome with limb reduction malformations. J Med Genet *21*:293, 1984.
489. Moerman P, Fryns JP, Goddeeris P, et al: Spectrum of clinical and autopsy findings in trisomy 18 syndrome. J Hum Genet *30*:17, 1982.
490. Robinson MG, McCorquodale MM: Trisomy 18 and neurogenic neoplasia. J Pediatr *99*:428, 1981.
491. Kinoshita M, Nakamura Y, Nakano R, et al: Thirty-one autopsy cases of trisomy 18: Clinical features and pathologic findings. Pediatr Pathol *9*:445, 1989.
492. Nyberg DA, Kramer D, Resta RG, et al: Prenatal sonographic findings of trisomy 18: Review of 47 cases. J Ultrasound Med *2*:103, 1993.
492a. Kurjak A, Kos M, Stipoljeu F, et al: Ultrasound markers of fetal chromosomal abnormalities. Eur J Obstet Gynecol Reprod Biol *85*:105, 1999.
493. Lejeune J, Gautier M, Turpin R: Etude des chromosomes somatiques de neuf enfants mongoliens. C R Acad Sci *248*:1721, 1959.
494. Smith GV, Teele RL: Delayed diagnosis of duodenal obstruction in Down's syndrome. AJR *134*:937, 1980.
495. Ryan ET, Ecker JL, Christakis NA, et al: Hirschsprung's disease: Associated abnormalities and demography. J Pediatr Surg *27*:76, 1992.
496. Torfs CP, Bateson TF, Curry CJR: Anorectal and esophageal anomalies with Down syndrome. Am J Med Genet *44*:847, 1992.
497. Laughlin GM, Wynne JW, Victorica BE: Sleep apnea as a possible cause of pulmonary hypertension in Down's syndrome. J Pediatr *98*:435, 1981.
498. Aboussouan LS, O'Donovan PB, Moodie DS, et al: Hypoplastic trachea in Down's syndrome. Am Rev Respir Dis *147*:72, 1993.
499. Cooney TP, Thurlbeck WM: Pulmonary hypoplasia in Down's syndrome. N Engl J Med *307*:1170, 1982.
500. Roberts GM, Starey N, Harper P, et al: Radiology of the pelvis and hips in adults with Down's syndrome. Clin Radiol *31*:475, 1980.
501. Austin JHM, Preger L, Siris E, et al: Short hard palate in newborn: Roentgen sign of mongolism. Radiology *92*:775, 1969.
502. Ieshima A, Kisa T, Yoshino K, et al: A morphometric CT study of Down's syndrome showing small posterior fossa and calcification of basal ganglia. Neuroradiology *26*:493, 1984.
503. Hungerford GD, Akkaraju V, Rawe SE, et al: Atlanto-occipital and atlanto-axial dislocations with spinal cord compression in Down's syndrome: A case report and review of the literature. Br J Radiol *54*:758, 1981.
504. Currarino G, Swanson GE: A developmental variant of ossification in manubrium sterni in mongolism. Radiology *82*:916, 1964.
504a. Kriss VM: Down syndrome: Imaging of multiorgan involvement. Clin Pediatr *38*:441, 1999.
505. Willich E, Fuhr U, Kroll W: Skeletal manifestations in Down's syndrome. Correlation between roentgenologic and cytogenetic findings. Ann Radiol *18*:355, 1975.
506. Stein SM, Kirchner SG, Horev G, et al: Atlanto-occipital subluxation in Down syndrome. Pediatr Radiol *21*:121, 1991.
507. Tishler JM, Martel W: Dislocation of the atlas in mongolism: A preliminary report. Radiology *84*:904, 1965.
508. Martel W, Tishler JM: Observations on the spine in mongoloidism. AJR *97*:630, 1966.
509. Martich V, Ben-Ami T, Yousefzadeh DK, et al: Hypoplastic posterior arch of C-1 in children with Down syndrome: A double jeopardy. Radiology *183*:125, 1992.
509a. Nyberg DA, Luthy DA, Resta RG, et al: Age adjusted ultrasound risk assessment for fetal Down's syndrome during second trimester: description of method and analysis of 142 cases. Ultrasound Obstet Gynecol *12*:8, 1998.
510. Houston CS, Chudley A: Separating monosomy-21 from the "arthrogryposis basket." J Can Assoc Radiol *32*:220, 1981.
511. Herva R, Koivisto M, Seppanen U: 21-Monosomy in a liveborn male infant. Eur J Pediatr *140*:57, 1983.
512. Hall JG, Gilchrist DM: Turner syndrome and its variants. Pediatr Clin North Am *37*:1421, 1990.
513. Lippe B: Turner syndrome. Endocrinol Metab Clin North Am *20*:121, 1991.
514. Robinow M, Spisso K, Buschi AJ, et al: Turner's syndrome: Sonography showing fetal hydrops simulating hydramnios. AJR *135*:846, 1980.
515. Lester PD, McAlister WH: Pneumopelvigraphy in childhood. AJR *131*:607, 1978.
516. Herman TE, Kusner DC, Cleveland RH: Premature sternal fusion in gonadal dysgenesis with coarctation. Pediatr Radiol *15*:350, 1985.
517. Baker DH, Berdon WE, Morishima A, et al: Turner syndrome and pseudo-Turner's syndrome. AJR *100*:40, 1967.
518. Kosowicz J: The roentgen appearance of the hand and wrist in gonadal dysgenesis. AJR *93*:354, 1965.
519. Cleveland RH, Done S, Correia JA, et al: Small carpal bone surface area, a characteristic of Turner's syndrome. Pediatr Radiol *15*:168, 1985.
520. Rzymski K, Kosowicz J: The skull and gonadal dysgenesis and roentgenometric study. Clin Radiol *26*:379, 1975.
521. Brown DM, Jowsey J, Bradford DS: Osteoporosis in ovarian dysgenesis. J Pediatr *84*:816, 1974.
522. Poznanski AK, Garn SM, Shaw HA: The carpal angle in the congenital malformation syndromes. Ann Radiol *19*:141, 1976.
523. Nishi Y, Sakano T, Hyodo S, et al: Pituitary abnormalities detected by high resolution computed tomography with thin slices in primary hypothyroidism and Turner syndrome. Eur J Pediatr *142*:25, 1984.

524. Arulananthan K, Kramer MS, Gryboski JD: The association of inflammatory bowel disease in X-chromosomal abnormalities. Pediatrics *66*:63, 1980.
525. Ochi H, Takeuchi J, Sandberg AA: Multiple cancers in Turner's syndrome with 45,X/46,XXp-/46,XX/47,XXX karyotype. Cancer Genet Cytogenet *16*:335, 1985.
526. Ohsawa T, Furuse M, Kikuchi Y, et al: Roentgenographic manifestation of Kleinfelter syndrome. AJR *112*:78, 1971.
527. Kosowicz J, Rzymski K: Radiologic features of the skull in Kleinfelter's syndrome and male hypogonadism. Clin Radiol *26*:371, 1975.
528. Houston CS: Roentgen findings in XXXXY chromosomal anomaly. J Can Assoc Radiol *18*:258, 1967.
529. Brante G: Gargoylism: A mucopolysaccharidosis. Scand J Clin Lab Invest *4*:43, 1952.
530. Dorfman A, Lorincz AE: Occurrence of urinary acid mucopolysaccharides in the Hurler syndrome. Proc Natl Acad Sci *43*:443, 1957.
531. Hurler G: Uber einen Typ multipler Abartungen, vorwiegend am Skelettsystem. Z Kinderheilkd *24*:220, 1919.
532. Thomas SL, Childress MH, Quinton B: Hypoplasia of the odontoid with atlanto-axial subluxation in Hurler's syndrome. Pediatr Radiol *15*:353, 1985.
533. Peters ME, Arya S, Langer LO, et al: Narrow trachea in mucopolysaccharidoses. Pediatr Radiol *15*:225, 1985.
534. Taylor DB, Blaser SI, Burrows PE, et al: Arteriopathy and coarctation of the abdominal aorta in children with mucopolysaccharidosis: Imaging findings. AJR *157*:819, 1991.
535. Braunlin EA, Hunter DW, Krivit W, et al: Evaluation of coronary artery disease in the Hurler syndrome by angiography. Am J Cardiol *69*:1489, 1992.
536. Myer CM: Airway obstruction in Hurler's syndrome: Radiographic features. Int J Pediatr Otorhinolaryngol *22*:91, 1991.
537. Bredenkamp JK, Smith ME, Dudley JP, et al: Otolaryngologic manifestations of the mucopolysaccharidoses. Ann Otol Rhinol Laryngol *101*:472, 1992.
537a. Peters C, Shapiro EG, Krivit W: Neuropsychological development in children with Hurler syndrome following hematopoietic stem cell transplantation. Pediatr Transplant *2*:250, 1998.
538. Watts RWE, Spellacy E, Kendall BE, et al: Computed tomography studies on patients with mucopolysaccharidosis. Neuroradiology *21*:9, 1981.
539. Murata R, Nakajima S, Tanaka A, et al: MR imaging of the brain in patients with mucopolysaccharidosis. AJNR *10*:1165, 1989.
540. Stevenson RE, Howell RR, McKusick VA, et al: The iduronidase-deficient mucopolysaccharidoses: Clinical and roentgenographic features. Pediatrics *57*:111, 1976.
540a. Fischer TA, Lehr HA, Nixdorff U, Meyer J: Combined aortic and mitral stenosis in mucopolysaccharidosis type I-S (Ullrich-Scheie syndrome). Heart *81*:97, 1999.
541. Perks WH, Cooper RA, Bradbury S, et al: Sleep apnea in Scheie syndrome. Thorax *35*:85, 1980.
542. Lamon MJ, Trojak JE, Abbott MH: Bone cysts in mucopolysaccharide I-S Scheie syndrome. Johns Hopkins Med J *146*:73, 1980.
543. Hamilton E, Pitt P: Articular manifestations of Scheie's syndrome. Ann Rheum Dis *51*:542, 1992.
544. Lamon JM, Trojak JE, Abbott MH: Bone cysts in mucopolysaccharidosis I S (Scheie syndrome). Johns Hopkins Med J *146*:71, 1980.
545. Kaibara N, Katsuki I, Hotokebuchi T, et al: Hurler-Scheie phenotype with parental consanguinity: Report of additional case supporting the concept of genetic heterogeneity. Clin Orthop *175*:233, 1983.
546. Roubicek M, Gehler J, Spranger J: The clinical spectrum of alpha-L-iduronidase deficiency. Am J Med Genet *20*:471, 1985.
547. Sostrin RD, Hasso AN, Peterson DI, et al: Myelographic features in mucopolysaccharidosis: A new sign. Radiology *125*:421, 1977.
548. Young ID, Harper PS, Newcombe RG, et al: A clinical and genetic study of Hunter's syndrome. II. Differences between mild and severe forms. J Med Genet *19*:408, 1982.
549. Young ID, Harper PS: The natural history of the severe form of Hunter's syndrome: A study based on 52 cases. Dev Med Child Neurol *4*:481, 1983.
550. Grossman H, Dorst JP: Mucopolysaccharidosis and mucolipidosis. *In* H Kaufman (Ed): Intrinsic Diseases of the Bone: Progress in Pediatric Radiology. Vol 4. Basel, S Karger, 1973, p 395.
551. Archer IM, Kingston HM, Harper PS: Prenatal diagnosis of Hunter syndrome. Prenat Diagn *4*:195, 1984.
552. Zlotogora J, Bach G: Heterozygote detection in Hunter syndrome. Am J Med Genet *17*:661, 1984.
553. Van de Kamp JJP, Niermeijer MF, Von Figura K, et al: Genetic heterogeneity and clinical variability in the Sanfilippo syndrome, types A, B, and C. Clin Genet *20*:152, 1981.
554. Coppa GV, Giorgi PL, Felici L, et al: Clinical heterogeneity in Sanfilippo disease (mucopolysaccharidosis III) type D: Presentation of two new cases. Eur J Pediatr *140*:130, 1983.
555. Andria G, Di Natale P, Del Gieidice E, et al: Sanfilippo B syndrome (MPS): Mild and severe forms in the same sibling. Clin Genet *15*:500, 1979.
556. Holzgrave W, Grobe H, von Figura K, et al: Morquio syndrome: Clinical findings of 11 patients with MPS IV-A and 2 patients with MPS IV-B. Hum Genet *57*:360, 1981.
557. van Gemund JJ, Giesberts NAH, Eerdmans RF, et al: Morquio-B disease, spondyloepiphyseal dysplasia associated with acid {beta}-galactosidase deficiency. Report of three cases in one family. Hum Genet *64*:50, 1983.
558. Grossman H, Dorst JP: Mucopolysaccharidosis and mucolipidosis. *In* H Kaufman (Ed): Intrinsic Diseases of Bones. Progress in Pediatric Radiology, Vol 4. Basel, S Karger, 1973, p 495.
559. Hecht JT, Scott CI, Smith TK, et al: Mild manifestations of the Morquio syndrome. Am J Med Genet *18*:369, 1984.
560. Wald SL, Schmidek HH: Compressive myelopathy associated with type IV mucopolysaccharidosis (Maroteaux-Lamy syndrome). J Neurol *14*:83, 1984.
561. Krivit W, Pierpont ME, Ayaz KL, et al: Bone-marrow transplantation in Maroteaux-Lamy syndrome (mucopolysaccharidosis type VI biochemical and clinical status 24 months after transplantation). N Engl J Med *311*:1606, 1984.
562. Hayflick S, Rowe S, Kavanaugh-McHugh A, et al: Acute infantile cardiomyopathy as a presenting feature of mucopolysaccharidosis VI. J Pediatr *120*:269, 1992.
562a. Herskhovitz E, Young E, Rainer J, et al: Bone marrow transplantation for Maroteaux-Lamy syndrome (MPS VI): Long-term follow-up. J Inherit Metab Dis 22:50, 1999.
563. Sly WS, Quinton BA, McAlister WH, et al: Beta glucuronidase deficiency: Report of clinical, radiologic, and biochemical features of a new mucopolysaccharidosis. J Pediatr *82*:249, 1973.
564. Gitzelman R, Wiesmann UN, Spycher MA, et al: Unusually mild course of beta glucuronidase deficiency in two brothers (mucopolysaccharidosis VII). Helv Paediatr Acta *33*:413, 1978.
565. Hoyme HE, Jones KL, Higginbottom MC, et al: Presentation of mucopolysaccharidosis VII (beta glucuronidase deficiency in infancy). J Med Genet *18*:237, 1981.
566. Gehler J, Sewell AC, Becker C, et al: Clinical and biochemical evaluation of aspartyl-glucosaminuria as observed on two members of an Italian family. Helv Pediatr Acta *36*:179, 1981.
567. Spranger J, Gehler J, Cantz M: The radiographic features of mannosidosis. Radiology *119*:401, 1976.
568. Mitchell ML, Erickson RP, Schmid D, et al: Mannosidosis of two brothers with different disease severity. Clin Genet *20*:191, 1981.
569. Willems PJ, Gatti R, Darby JK, et al: Fucosidosis revisited: A review of 77 patients. Am J Med Genet *38*:111, 1991.
570. Brill PW, Beratis NJ, Kousseff BG, et al: Roentgenographic findings in fucosidosis Type II. AJR *124*:75, 1975.
571. Lee FL, Donnell GN, Gwinn JL: Radiographic features of fucosidosis. Pediatr Radiol *5*:204, 1977.
572. O'Brien JS: Generalized gangliosidosis. *In* JB Stanbury, et al (Eds): Metabolic Basis of Inherited Disease. 4th Ed. New York, McGraw-Hill Book Company, 1982.
573. Farrell DF, Och U: GM-I gangliosidosis phenotypic variation in a single family. Ann Neurol *9*:225, 1981.
574. Rabinowitz JC, Sacher M: Gangliosidosis (GM-I): A re-evaluation of vertebral deformity. AJR *121*:155, 1974.
574a. Morrone A, Bardelli T, Donati MA, et al: Beta-galactosidase gene mutations affecting the lysosomal enzyme and the elastin-binding protein in GM1-gangliosidosis patients with cardiac involvement. Hum Mutat *15*:354, 2000.
575. Rosenberg H, Frewen TC, Li MD, et al: Cardiac involvement in diseases characterized by beta-galactosidase deficiency. J Pediatr *106*:77, 1985.
576. Spranger J, Gehler J, Cantz M: Mucolipidosis I: A sialidosis. Am J Med Genet *1*:21, 1977.
577. Staalman CR, Bakker HD: Mucolipidosis. Skel Radiol *12*:153, 1984.
578. Kelly TE, Vartosheski L, Harris DJ, et al: Mucolipidosis I (acid neuraminidase deficiency). Am J Dis Child *135*:703, 1981.
579. Lemaitre L, Remy J, Farriaux JP, et al: Radiologic signs of mucolipidosis II or I-cell disease. Pediatr Radiol 7:97, 1978.
580. Babcock DS, Bove KE, Hug G, et al: Fetal mucolipidosis II (I-cell disease): Radiologic and pathologic correlation. Pediatr Radiol *16*:32, 1986.
581. Patriquin HB, Kaplan P, Kind HP, et al: Neonatal mucolipidosis II (I-cell disease): Clinical and radiologic features in three cases. AJR *129*:37, 1977.
582. Brown WJ, Farquhar MG: Accumulation of coated vesicles bearing mannose-6-phosphate receptors for lysosomal enzymes in the Golgi region of I-cell fibroblasts. Proc Natl Acad Sci USA *81*:5135, 1984.
583. Pazzaglia UE, Beluffi G, Danesino C, et al: Neonatal mucolipidosis II. The spontaneous evolution of early bone lesions and the effect of vitamin D treatment. Pediatr Radiol *20*:80, 1989.
584. Pazzaglia UE, Beluffi G, Campbell JB, et al: Mucolipidosis II: Correlation between radiological features and histopathology of the bones. Pediatr Radiol *19*:406, 1989.
585. Herd JK, Dvorak AD, Wiltse HE, et al: Mucolipidosis type III: Elevated serum and urine enzyme activities. Am J Dis Child *33*:1181, 1978.
586. Nolte K, Spranger J: Early skeletal changes in mucolipidosis III. Ann Radiol *19*:151, 1976.
587. Melhem R, Dorst JP, Scott CI, et al: Roentgen findings in mucolipidosis III (pseudo-Hurler's polydystrophy). Radiology *106*:153, 1973.

第 82 章

脊柱畸形和弯曲

M.B. Ozonoff

本章讨论各种脊柱畸形和异常弯曲。讨论虽然简明扼要但重点放在椎体或（和）椎弓的某些重要结构异常，以及颅椎连接和骶骨的异常。此外还综述了导致开放或闭合（隐性）椎管闭合不全的疾病并总结了先天性脊柱侧凸、后凸、前凸以及其他各种特发性和与其他疾病或综合征有关的脊柱侧凸的病因和特征表现。

第一节 脊柱先天性畸形

一、结构异常

许多椎骨先天性畸形程度非常轻微，并会随着骨骼生长和成熟而很快消失，因此完全可认为是正常的发育性变异；典型的例子是婴儿出现的椎骨短暂性冠状裂隙[1,2]。其他缺陷是早期胚胎期尚未完全发育的遗留物。但其没有或很少有临床意义（如腰椎或骶椎的神经弓未融合）。但很多缺陷（如脊膜膨出）在结构上和临床上都有重要意义。

一些畸形局限在骨骼的结构上，可孤立在一个或两个节段上，或是大复合体的一部分。还有一些畸形合并有神经管缺陷（脊膜膨出、脊髓纵裂以及先天性脊柱内肿瘤）。另外，骨骼和神经异常还可以是多系统异常的一部分，如 VATER（椎体、肛门、气管、食管、肾脏或直肠）综合征[3-5]以及多种其他发育不良和综合征。神经管闭合不全是指神经管未完成中线融合和发育，因此这一术语通常与脊柱的任何先天性畸形（即使无融合异常）是同义词。

脊柱结构异常一般可分为未发育型、未融合型或胚胎结构未分节型[6]。详细的分析研究已证实患者有明显的空间定向障碍，但是没有组织形态异常能解释这一现象。

1. 椎体畸形

椎体发育源于成对的软骨中心，后期发育源于单一的骨化中心，这一骨化中心被脊索残留物暂时分隔为前后中心。整个椎体发育不全可解释为受累节段中胚层没有发育。成对的软骨中心其中之一没有发育可造成侧面半椎体畸形，而如果在骨化节段停止发育，则前面的发育不全会造成后面半椎体畸形。

半椎体畸形在大小上可有不同，而且同一水平对侧节段可完全缺如或发育不良（图 82-1）。半椎体畸形一侧的椎弓根可正常或增大，同一节段的相对椎弓根可缺如或发育不全。肋骨的情况也如此，而且椎体的发育不全或发育不全一侧很少有肋骨。半椎体畸形可存在于椎骨正常的部位，或者是一种多余结构，常与脊柱的主轴有轻度移位。在许多病例中，椎体上存在的这种畸形伴有神经弓的融合或分节缺陷。

椎体偶尔可发生中间缩窄，最大的可能是两个软骨中心融合不完全，伴它们的连接处发育不全（蝴蝶椎）。两个或多个椎体节也容易出现未分节段，这种情况可形成阻滞椎。椎间盘可完全缺如或被发育不完全的不规则钙化结构所替代。通常在椎间盘水平有呈腰形缩窄的融合结构（造成沙漏形外观），而且阻滞椎的总高度通常小于受累节段数的预期高度。在颈椎，这种先天性畸形往往难以与青少年慢性关节炎引起的异常相鉴别。分析椎骨融合的成人颈椎发现，有 13% 是先天性的[7]。

2. 椎弓畸形

同样的形成、分节和成熟畸形可影响到神经弓。每个神经弓均源自单独的软骨化（及随后的钙化）中心。这些成对的弓状结构正常情况下到 2 岁

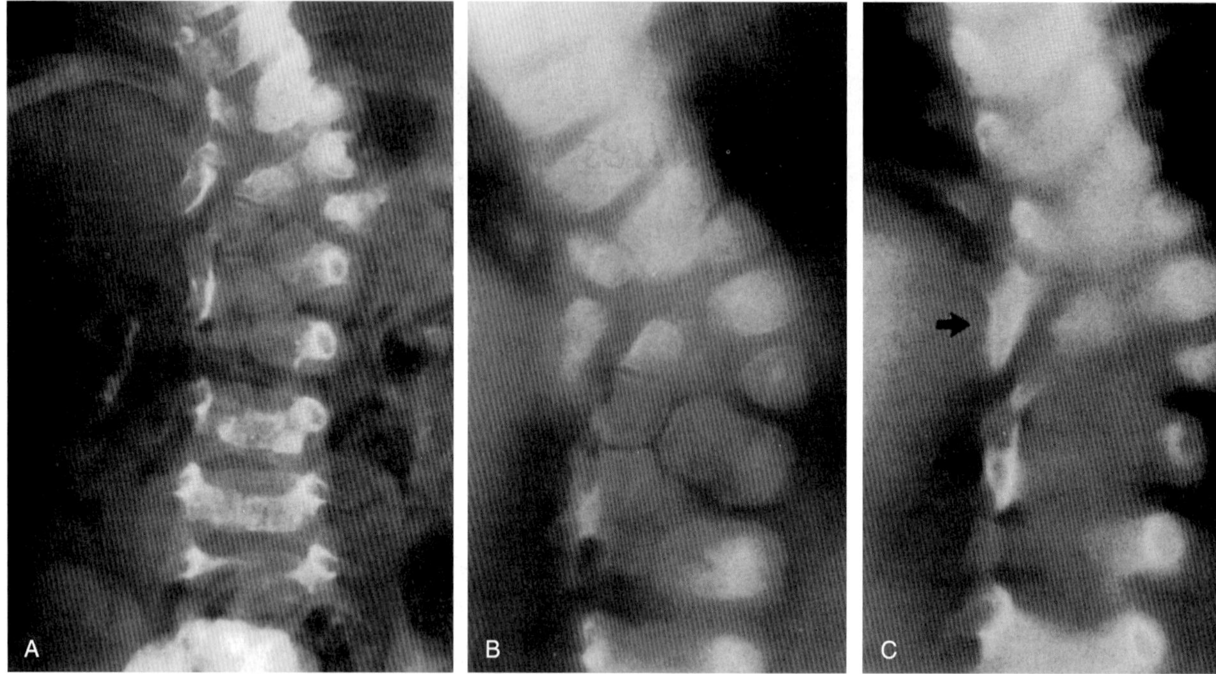

图 82-1 先天性脊柱侧凸。左侧胸腰段侧凸合并有右侧上段腰椎椎弓根嵴和左侧有多发性额外半椎体畸形。

A 在常规额状位 X 线片上，椎体异常难以与背侧弓异常相鉴别。

B 这些椎体层面的多向层面断层成像显示有多个半椎体畸形，其中几个骨化中心彼此融合在一起。

C 椎体更后侧多向层面断层成像显示左侧的正常椎弓根和右侧椎弓根 – 椎板嵴（箭头）。

（From Ozonoff MB: Scoliosis. In EG Theros, JH Harris Jr [Eds]: American College of Radiology Bone Syllabus IV. Chicago, American College of Radiology, 1989.）

时在中线融合，但常在 L5 和 S1 脊椎水平仍保持开放，偶尔在 T11 或 T12 脊椎水平也可有不融合[8-10]。这种未融合的病例发生率非常高，因此肯定它是正常变异而不是畸形，许多表面上的脊柱“裂口”实际上是由软骨和纤维组织构成的。用术语“隐性脊柱裂”来描述这种微小的融合缺陷非常不妥，因为这一术语是指明显的临床畸形或实际的解剖分离，可这两者都不存在。如果都用术语“脊柱裂”，应当限于严重的伴有神经症状的神经管闭合不全。

神经弓（包括起源于同一个发育中心的椎弓根）畸形包括全部缺如、发育不良伴宽的骨性分离以及未分节（图 82-2）。另外，非常罕见的脊柱畸形也有报道，包括腰骶小关节缺如[11]、双椎管[12]和双脊柱[13, 387]。

发生椎弓根发育不全时，最常见于颈椎和腰椎。尽管其出现在胸椎和腰椎节段通常没有症状，但出现在颈椎节段时有 2/3 的患者会有颈部疼痛和神经症状[14-19]。在一小系列病例报道中，近 50% 还存在有泌尿生殖系统异常[20]。

受累侧椎弓根外形缺如且同一节段的对侧椎弓根常有增生，但这种表现成人多于儿童[19, 20]。同侧上关节突可存在发育不全，而且上一椎体的下关节突可有异常。受累节段的棘突常斜向异常侧，其横突比正常更靠前侧[21-23]。这种情况可合并有关节突、椎板或棘突的融合。

用CT扫描检查这些畸形显示，一些病例的椎弓根实际上并不缺如，而仅仅是严重发育不全且起始部更偏向冠状位，所以在 X 线平片上显示为椎弓根缺如；通常合并有逆行峡部的应力相关性椎板缺如[24, 388]。

不分节可造成相邻椎板或椎弓根连接和融合，这种异常称之为先天性椎骨嵴[25]。尽管这种椎骨嵴可发生在双侧，但通常为单侧且有临床意义，因为它会对所在的这一侧起限制生长的作用。在 X 线片上，椎弓根嵴显示为在两个或多个椎节上环绕椎弓根的分离性骨线（见图 82-1C）。

椎板融合在平片上很难显示，最好使用平面断层扫描或CT冠状面重建来显示。椎板融合常合并有椎体融合或半椎体畸形。在年幼儿童中，这种融合

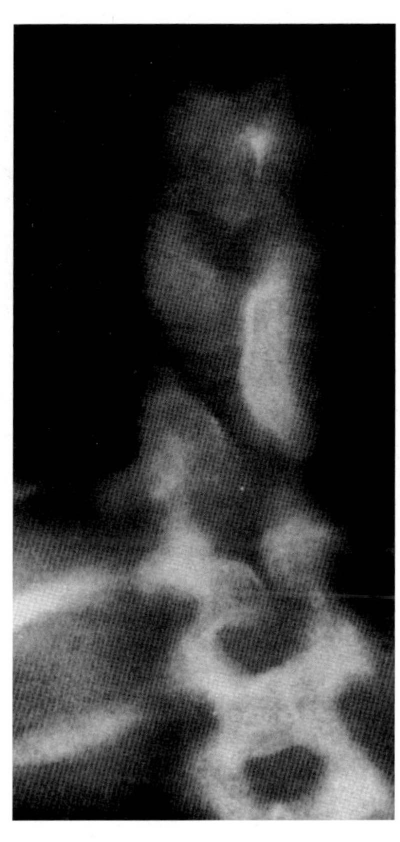

图82-2 先天性脊柱侧凸。4岁女孩的多向层画断层成像显示神经弓未融合而相邻椎板融合。

可能是软骨性的，因此X线片上不能显示；系列检查可显示在骨性融合前单侧限制所产生的功能影响。

3. 克－费综合征

克－费综合征（Klippel-Feil综合征）最初描述的是一种重型融合异常，颈椎和上部胸椎融合为一个骨块并伴有颈蹼和低发际[26]。后来，用克－费综合征来标示任何类型和程度的颈椎先天性融合，不论临床上是否有三联征。事实上，所报道的病例中不足半数是所有表现都具备的综合征[27, 28]。

由于融合的节段呈块状，所以未融合节段可存在有活动度异常，有时还伴有神经结构损害（图82-3）。

克-费综合征及其伴发的异常（脊柱侧凸[389]、高位肩胛和肾脏异常[29-31]）将在第83章中详细讨论。

4. 颅椎连接异常

颅椎连接和胸腰连接及腰骶连接一样，是发育上不稳定的过度区域，此处常见先天性畸形[32-41]。胚胎时期，第一生骨节的头侧一半融合为枕骨髁，仅在齿状突顶部有这部分的残留。这一生骨节的尾侧一半形成寰椎的前块、侧块、后块和寰椎弓。齿状突主要是由第二颈椎生骨节形成的。这一区域未完全融合或停止分节，导致融合范围异常和附属结构异常[42]。许多这种异常较轻微且没有症状，但有一些尽管还没有出现症状和体征也有重要的临床意义[43]。

成年人正常齿状突的长度是16～18mm，这个长度与椎体高度和椎管的直径成正相关[44]。在儿童，骨化结构明显偏小；因为儿童有大量的软骨，寰枢椎间隙成人宽度若超过3mm即为异常，而在年幼儿童5mm的宽度则为正常[45, 46]。婴儿的齿状突可有矢状裂隙，但这一裂隙通常在出生后的第二年融合[47, 48]。

这一部位的很多异常都曾有描述[49]，包括齿状突及其基底或单纯齿状突发育不全、齿状突顶部形成不完全（即齿状突骨）以及齿状突顶部突起未融合（末端小骨）。2/3的患者在颈椎其他部位可存在异常[50]。

齿状突发育不良时，齿状突没有从枢椎椎体上方延伸出去。齿状突发育不全（或发育不良）可以是单独的先天性异常，也可合并有黏多糖病和其他综合征。已经骨化的齿状突在创伤后又被分解也有报道[51, 52]。

齿状骨是位于齿状突上方的小骨，其大小大约相当于正常齿状突的一半[53,54]。有力的证据表明，这块小骨是获得性的而不是先天性病变，因为它是在以前正常的齿状突创伤后出现的[53, 55]。C1前弓的肥大，表明它的形成是一个漫长的过程，有助于对齿状骨和急性骨折进行鉴别[56]。

寰椎枕骨化或寰枕骨性接合（同化作用）是寰椎的正常变异，大多数病例没有症状。典型表现是寰椎的前弓与颅骨基底融合，寰椎环的其他部位在许多病例中也一样融合。多达一半的寰椎枕骨化患者在C2－C3节段也有椎体融合。尽管齿状突较高，位于枕骨大孔的正下方，但后颅凹陷和基底压迹并不常见。寰椎前弓与齿状突融合作为少见病例也有报道[57]。

由于高颈段结构复杂和影像的重叠，因此用普通X线片评价其异常会有一定困难。显示这些异常通常需要CT扫描联合二维或三维CT重建；MRI有助于确定相邻神经结构受损。

5. 骶骨发育不全

骶骨发育不全是众所周知的脊柱畸形，具有特

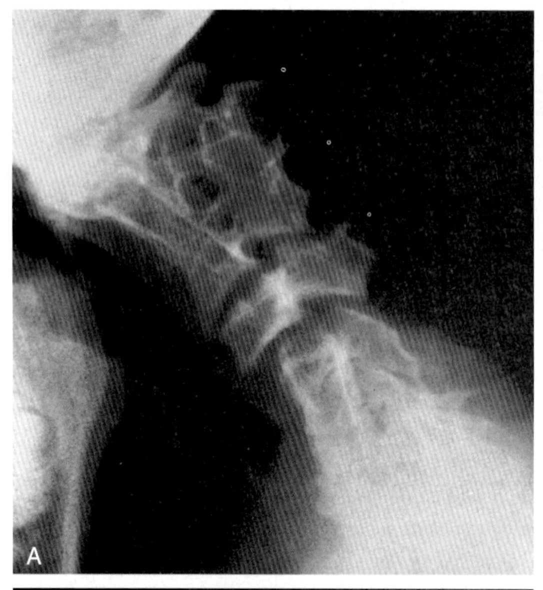

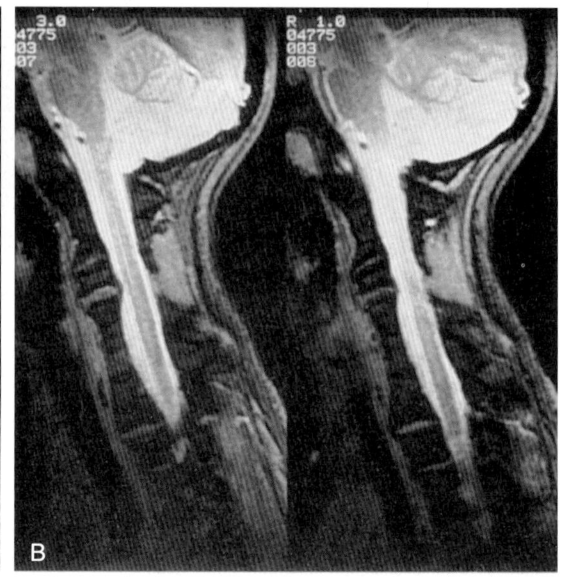

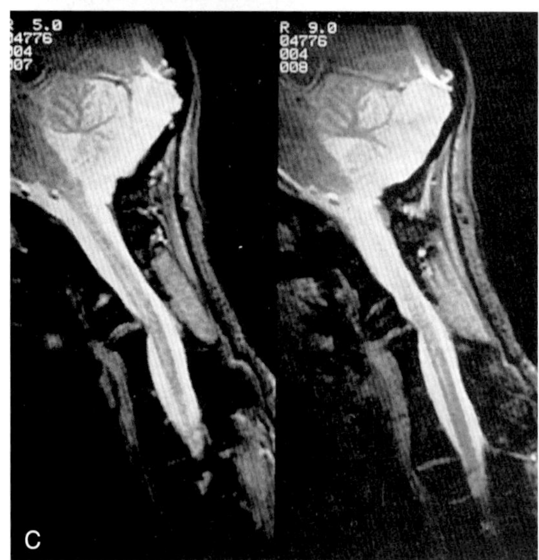

图 82-3 17岁女孩，Klippel-Feil颈椎融合，近来出现上肢感觉异常。

A 椎体以及C2-C4和C6-T1椎板融合形成两个单独的阻滞区，颈部所有的活动都在C5的上下。

B 颈椎中立位MRI显示，C5水平出现骨性融合和骨赘（梯度回波技术，脑脊液呈高信号强度）。

C 颈椎屈曲位MRI显示，C5脊髓受损（梯度回波技术）。

（From Ozonoff MB: Pediatric Orthopedic Radiology. 2nd Ed. Philadelphia, WB Saunders, 1992.）

征性的临床表现[58-60, 390]。大约1/3的患者骶骨完全缺如，其余患者有一个或多个骶骨节段，但有些患者不仅骶骨缺如，而且腰椎甚至下胸椎也可缺如[61, 62]。局部腰椎发育不全而骶骨完整在13q染色体缺失综合征中已做过描述[63]，或者是一种独立的畸形[391]。许多骶骨发育不全的患者，合并有脊膜膨出和胃肠道或泌尿生殖系统异常[3, 64, 65]。这类患者的母亲19%患有糖尿病，糖尿病母亲所产婴儿有0.1%～0.2%可发生骶骨发育不全。这种畸形在很大程度上是VATER和VACTERL（椎体、肛门直肠、心脏、气管、食管、肾脏、肢体）综合征的组成部分[66]。常存在有髋关节和膝关节屈曲挛缩以及髋关节脱位[58]。常有严重的神经系统异常。部分骶骨发育不全可表现为一节或多节骶骨远侧节段的完全缺如，或表现为骶骨一侧发育不全或发育不良的轴旁缺如，骶骨前脊膜通过经此缺损处膨出[67-69]。

可见几种影像学表现。整个骶骨（或腰骶部）发育不全时，髂骨可在中线融合（图82-4）或在末节椎体节段下彼此相关节。在另一些病例中，髂骨和最下方椎体相关节而不是彼此相关节。部分骶骨发育不良时，剩余的节段位于其通常所在的髂骨翼之间（图82-5）。这些患者中半数以上出现脊柱侧凸，许多患者在骶骨水平以上有脊柱畸形（半椎体畸形、椎弓根峭、脊髓纵裂或特发性脊柱侧凸）[70]。

影像学检查应包括屈位和伸展位X线片，以确定脊柱和骨盆的稳定性[70]。可出现硬膜囊狭窄（蛛

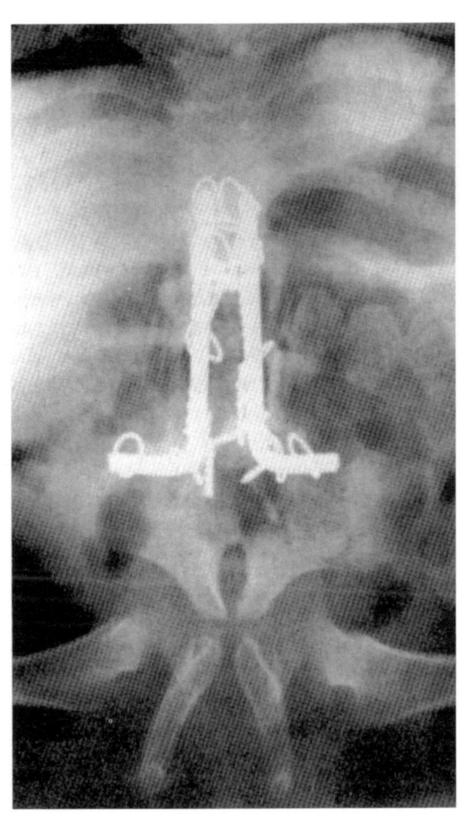

图 82-4 腰椎和骶椎发育不全。为稳定下胸椎和骨盆已用 Luque 固定棒进行骨节段融合。髂骨在中线融合。骨盆下部和髋臼均发育不良。

网膜下腔终止在缺损水平以上）以及下方脊髓圆锥伴受限和蛛网膜粘连[71]。MRI 可发现这些异常和其他神经系统异常。因为这些患者有膀胱功能不全且常有上尿道异常，因此必须进行肾脏超声检查或尿路造影和膀胱造影[72]（见图 82-5）。骶骨的前脊膜膨出最好用 CT 扫描和 MR 成像进行评价。

二、脊管闭合不全综合征

闭合不全是指椎体在中线未融合，不仅包括有椎体结构缺陷，而且还伴有与神经管同期发育的各器官系统（包括神经系统、胃肠道和泌尿生殖系统）的胚胎组织异常。闭合不全异常分为开放（没有覆盖）或闭合（覆盖或隐性）病变。开放缺损（如脊膜膨出）临床上通常在出生时就能明显看到或者通过产前超声检查发现[73]。闭合或隐性病变则有可能提示存在潜在异常的皮肤标记，例如痣、毛状斑点、血管瘤或脂肪瘤；大多数病例在 X 线片上有明显的椎骨畸形，但偶尔脊柱也可正常。诊断评估开放性闭合不全或探查隐性闭合不全可能需要整套的影像学检查设备（X 线摄片、传统断层扫描、CT 扫描、超声和 MRI），以便完整描述这些复杂的病变[74-84, 392-395]。手术闭合部位的后期继发性脊髓再次受限可通过MRI或超声进行评估，超声曾成功地确认粘连（任何年龄都可以通过神经弓的骨缺损来确认）和证实正常的脊髓搏动[396, 397]。

1. 脊髓脊膜膨出

脊髓脊膜膨出是开放性脊管闭合不全的典型病例，出生时即有明显的临床表现。这种异常的起源还不完全清楚，一种理论认为它与胎儿脑积水和脊髓积水后脊髓破裂有关[85]。在靠近明显神经异常的那部分脊髓常有内在异常（例如脊髓纵裂和脊髓积水空洞症）[86]。

普通 X 线平片通常完全可以用作术前引导，但常被推迟直到急症手术完成之后进行。提示病变最

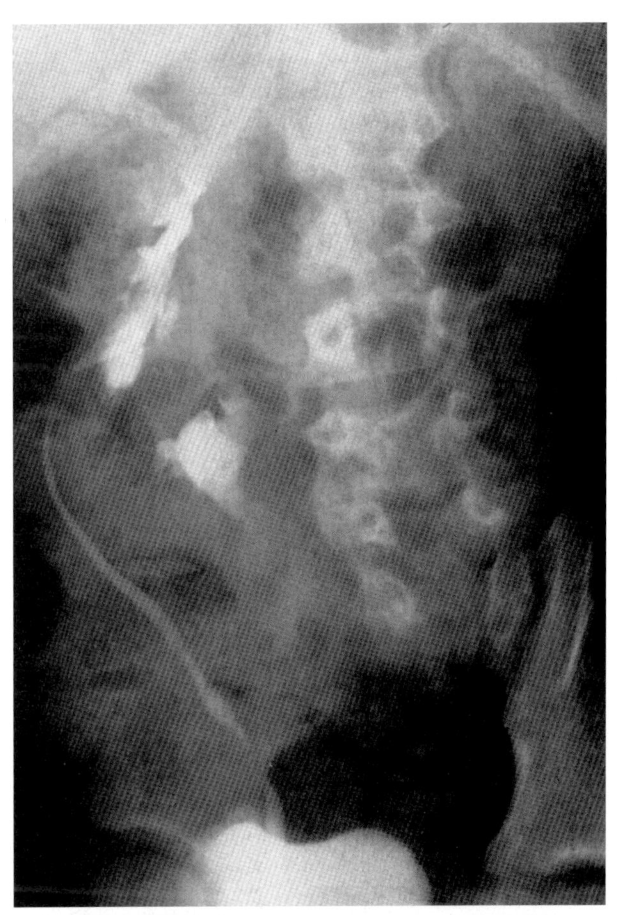

图 82-5 部分骶骨发育不全。L5 畸形且发育不良，在 S1 水平有两个椎弓根，S2 左侧残留的椎弓根已与上方椎弓根融合。这一节段以下骶骨缺如。发育不良的骶骨上部与髂骨相关节。尿路静脉造影显示左肾交叉性融合异位。

上界的影像学标记是脊柱结构有明显异常的部位。但是在婴儿，通常很难确定这一部位。椎弓根间距和椎体增宽的部位通常是畸形的最上界，但是影像学上预测的病变上界可能与神经功能水平没有相关性。

神经和硬膜囊的扩张，使椎板从斜位变为矢状位甚至冠状位（图82-6至82-8）。椎弓根被推向侧方，从矢状位移到更靠冠状位，横突出现类似的重新排列。许多这些改变用常规X线片难以发现，所以必须用CT扫描（使用或不使用对比剂均可）或MRI才能显示椎骨和神经异常[87-90]（见图82-7C）。

椎体发育不良、半椎体畸形、椎板和椎弓根融合、脊髓纵裂以及脂肪瘤均可合并有脊髓脊膜膨出。神经缺陷水平的上方也可存在有先天性脊柱畸形。尽管大约1/3的患者初期没有脊柱弯曲异常，但所有这类患者的一半在儿童早期存在有脊柱侧凸[73]，80%的患者在10岁以后会出现脊柱侧凸。1/5的患者有脊柱后凸[91]。脊柱缺陷节段的侧凸弯曲常为进行性，但在神经和脊柱缺陷水平上方也常出现侧凸。这种表现与持久性和进行性脊髓积水有关[92, 395]，常可通过脑室分流术使其停止[93-95]。

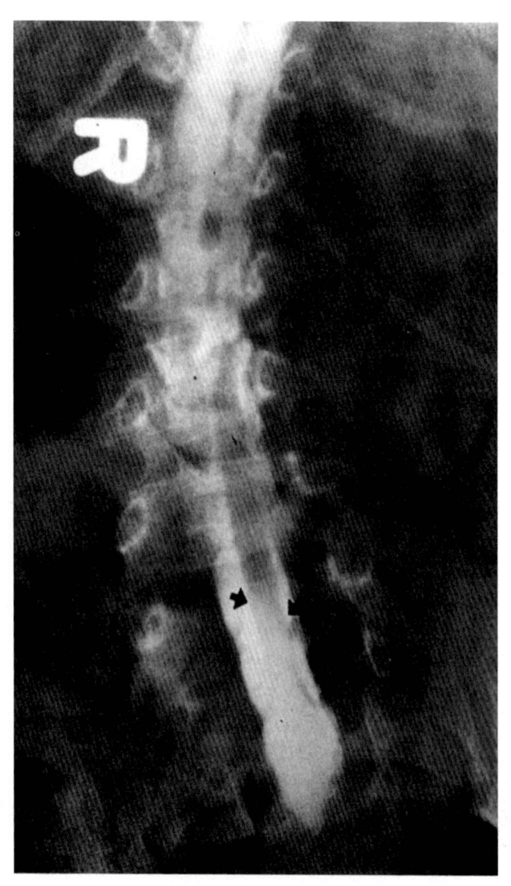

图82-6 脊髓脊膜膨出。闭合不全性异常包括L3和L3以下节段椎弓根间距的增宽。这张脊髓造影片显示在骶骨区域有脊髓栓系（箭头）。

尿道的状况应在标准间隔时间通过膀胱造影、尿路造影和超声检查进行评估。MRI或超声[397]对在儿童后期需要外科修补脊柱关闭部位的有症状患者，会有一定帮助。大多数患者在原来的修补部位可出现脊髓栓系（受限），但不一定有重要的临床意义[88, 90, 96, 396]（见图82-7）。主动脉发育不良伴分支畸形可妨碍前路手术[97]。

骶骨前方脊膜膨出比典型的后膨出更为少见。脊膜前膨出常合并有单侧弯刀样半骶骨骨性缺损以及通过这一缺损突出的肿块，其可通过直肠钡造影[67, 68]或者用CT扫描或MRI来发现。常伴发有胃肠道或泌尿生殖系统异常。

2. 隐性脊管闭合不全

起源于原始胚芽层但有皮肤覆盖的各系统内的闭合不全性改变称为隐性、闭合性或有覆盖的脊管闭合不全。其基本的致病过程与造成开放性病变的过程是相同的：中线未愈合，脊髓纵裂畸形，正常组织过度生长（脂肪瘤，皮样囊肿），一个胚层通过另一个胚层的疝出（神经管源肠囊肿）[98]，以及神经和骨骼结构生长方式差异引起的异常或异常固定（脊髓栓系）。在可出现的一些单一或组合病损中，包括有异常或额外的神经根、硬膜和蛛网膜粘连、脊髓血管瘤和错构瘤以及圆锥分化缺陷[99-101]。

隐性闭合不全女孩的发生率是男孩的两倍，而开放性病变二者的发病变相当。将近一半的这类异常有皮肤标记[102]，其他临床表现还包括有腿长和运动力不一致、弓形足和其他足畸形、步态异常以及神经病性膀胱。

影像学检查一般能显示椎骨结构的缺陷，不过15%的患者没有影像学异常。神经弓异常多见，而且常累及两个以上节段。常出现椎弓根间距增宽和脊椎管扩大，而且椎体可有畸形或呈扇形。可合并有纵隔肿块。需进行MRI检查，以显示合并有结构性骨骼异常的神经缺损[103-105]。

隐性脊管闭合不全最常见的病变是脊髓纵裂、低位圆锥（拴系丝）以及先天性椎管内肿瘤（脂肪瘤和皮样囊肿）。

脊髓纵裂畸形，也称为脊髓分裂畸形[398]，是一种先天性脊髓纵向分离，通常使其成为等分的两部分[106-108]。尽管在两部分脊髓之间可存在有骨性隔膜，

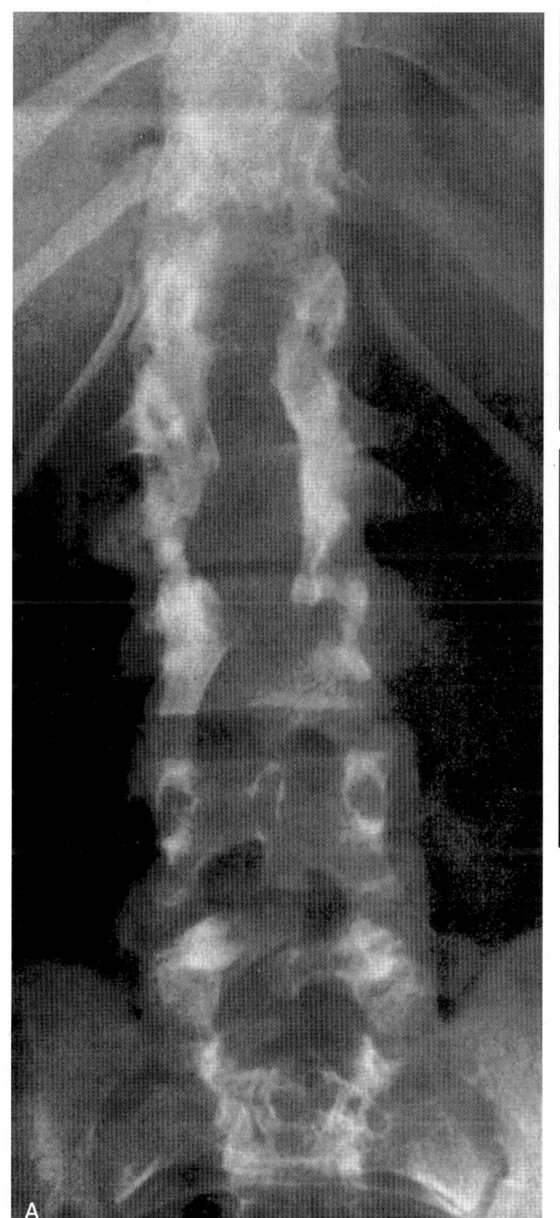

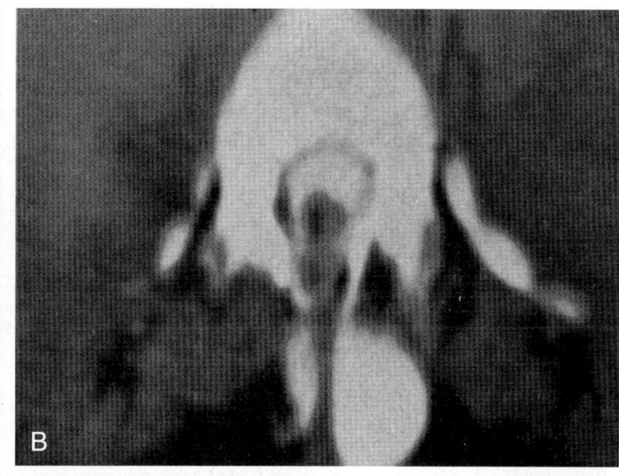

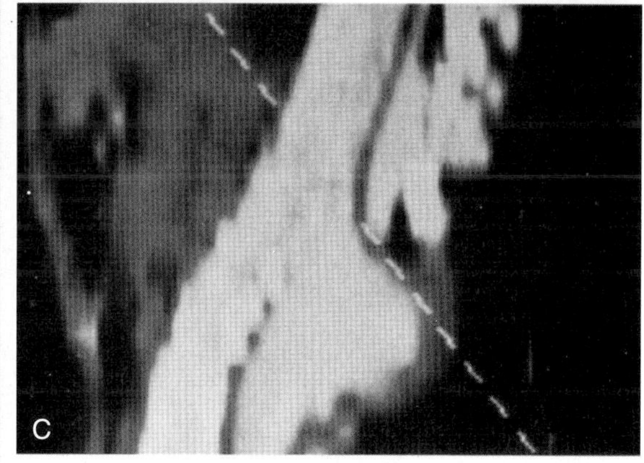

图 82–7　脊髓脊膜膨出和复发性脊膜疝。

A　存在有椎板和背弓分离，并伴有椎板和椎弓根硬化。这种影像学改变是不正常的。

B,C　在水溶性造影剂行脊髓造影后 CT 矢状面图像重建显示有脊膜和脊髓从神经弓分离处疝出。脊髓与囊背粘连。

但将近一半这种畸形的患者，二者之间没有真正的隔膜[109]。

尚不明确对这种隔膜（如果存在）的牵拉是否会引起脊髓纵裂畸形症状，因为在出生后的头几个月内脊髓已到达其脊柱上的最末端而症状特征性地出现于更晚期[105]。另外，这种隔膜常不在脊髓裂的上端，而且将其切除也很少能使神症状缓解[110]。

所有先天性脊柱侧凸患者中有15%可出现脊髓纵裂[110,111]，女孩更为多见，是男孩的两倍。大约80%的患者会有皮肤改变，这些皮肤改变与其他类型的隐性脊管闭合不全类似，而且在分布上与任何隔膜或骨性隔膜的水平不一致。后者最多见于 L1–L4 节段，75% 的病例能看到异常的骨性结构（见图 82–8）。CT扫描发现，仅50%的骨性隔膜能在平片上识别，但是一旦用CT扫描或MRI确认了隔膜所在节段之后许多骨性隔膜用平片还是可以回顾性发现的[112,113]。CT扫描对于确认隆起样骨性异常也有帮助，而且在鞘内使用造影剂时可显示非骨性隔膜。出现骨性隔膜时（见图 82–10），常从神经弓向前延伸，不一定与前面的椎体融合。当有单侧椎板融合时，骨性隔膜从融合侧延伸出。

脊髓纵裂畸形最常见的影像学表现是在节间椎

板融合伴同一水平或相邻水平神经弓缺损[114]。大约有 2/3 的患者[109]出现椎弓根间距增宽和脊柱侧凸[115]。不足 10% 的患者，脊柱完全正常。

单纯脊髓造影或者联合应用显影对比剂 CT 扫描或 MR 成像[116]可显示脊髓正常部位和分裂部位周围的髓周间隙[117]（图 82-9）。在髓内间隙和分裂的脊髓之间可发现有薄的纤维性、软骨性或骨性隔膜，或者有一大块畸形骨。脊髓分裂的长度平均是 5 个椎节[115]，但也有长达 15 个椎节。经轴位 CT 和 MRI 显示，脊髓分裂的两部分大小不相等[113]（图82-10）。

脊膜膨出、皮样囊肿、神经管源肠囊肿或错构瘤可与脊髓纵裂畸形同时存在。

许多研究者认为，低位圆锥（圆锥拴系、终丝紧张、脊髓牵拉）综合征是隐性脊管闭合不全的另一种表现[118]。椎管内皮样囊肿、脂肪瘤、先天性条索和脊髓脊膜膨出（见图 82-6）都可以引起圆锥拴系，但在许多这种拴系病例中，没有任何伴发的病变[110, 118]。到底是由于粘连妨碍了脊髓圆锥在发育过程中从下腰段正常上升至上腰段，还是这种低位只是脊髓发育异常的一项体征，现在仍存在争论[99]。几乎没有证据说明手术松解能改善预后[399]。在出生 2 个月时，脊髓圆锥位于 L2-L3 以下水平视为异常低位[105]。脊髓精确的位置在婴儿 6 个月或更小的时候可通过超声确定[119]，也可通过 MR 成像确定[120]。低位圆锥使神经根的发出比正常更趋于水平。硬膜囊的容积常会增加。终丝可增粗，通常是由脂肪浸润所致；直径超过 2mm 视为异常[105]。

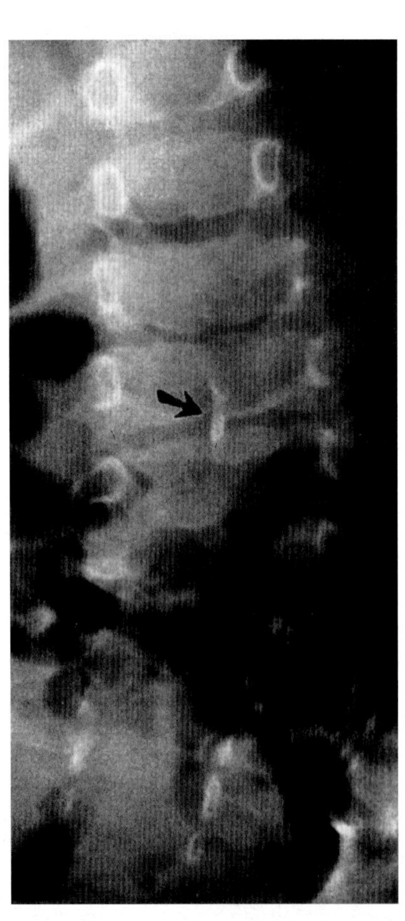

图 82-8 脊髓纵裂。2 岁女孩确诊为脊髓脊膜膨出，在第三腰椎有骨刺突出（箭头）。合并的闭合不全改变包括椎弓根间距增宽、下方椎体发育不对称以及骶骨神经弓未发育。

先天性椎管内肿瘤合并有椎骨的特发性改变、皮肤表现以及与其他类型隐性脊管闭合不全相同的临床症状。在这些先天性肿瘤中，皮样囊肿和脂肪瘤占很大比例。脂肪瘤可位于髓内、硬膜内或硬膜外，常合并有脂性脑膜膨出型开放性闭合不全[121-124, 400]。也可以出现特征性的先天性髂骨异常[125, 126]。椎管内肠生性囊肿也有报道[127]。

椎管内肿瘤所在节段的椎体常呈扇形样[122]。圆锥位置偏低，并可见硬膜外异常，包括平滑受压或引起折襞的硬膜粘连或条索，伴有明确界定的异常或不规则畸形。横断面成像检查特别适用于硬膜外脂肪瘤或脂性脑膜膨出的评估[87]。

第二节 脊柱弯曲

脊柱侧凸（源自希腊语，意为弯曲）是指脊柱在冠状面上侧向弯曲。脊柱侧凸的原因，包括先天性结构不平衡或生长不对称，赘生性、创伤性或感染性损害，放射损伤，神经刺激引起的反射性扶持，骨发育不全，或神经肌肉支配不对称[128]。但大多数病例的发病原因不清楚（特发性脊柱侧凸），而且是在儿童时期发病并不是在出生时就存在。

一、评价脊柱侧凸的影像学技术

在临床检查（包括患者在站立位和前屈位的脊柱弯曲望诊）之后，应对患者进行X线平片检查。尽管一些研究者应用了网纹屏和其他投照技术，但并不比简单的望诊有更多的帮助[129]。初始影像学检查主要是确定脊柱异常弯曲的存在，估计它的程度和部位，以及发现任何的先天性畸形。患者脱鞋站立，在直立位对脊柱进行完整的检查。如果为评价伴发的后凸需拍摄侧位片，患者应站立，并将前臂放在

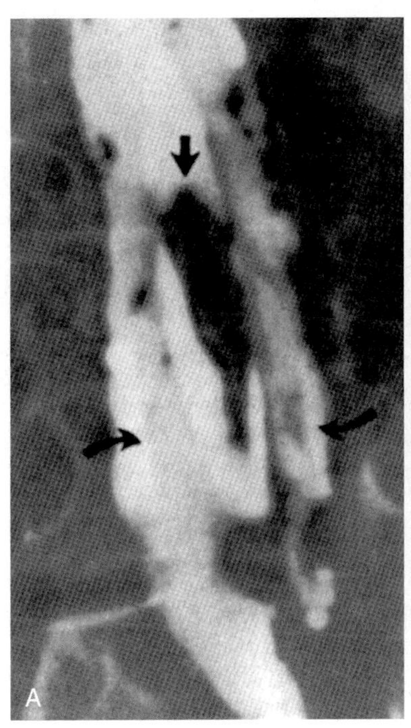

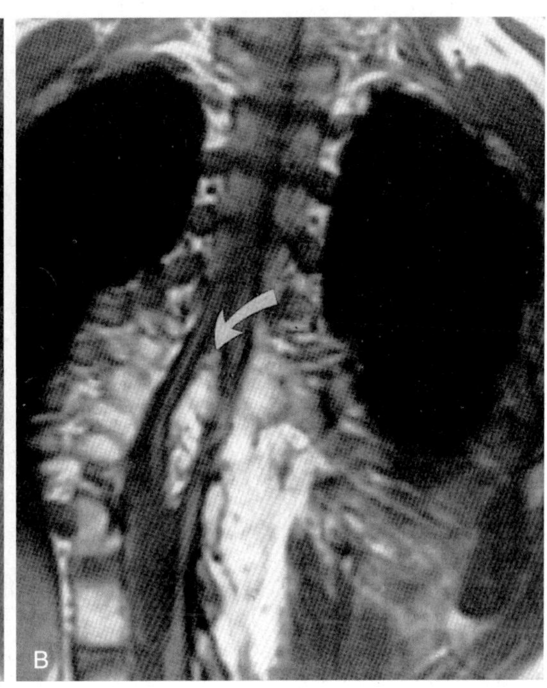

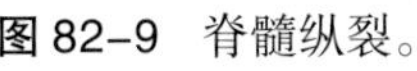

图 82-9　脊髓纵裂。

A　阳性对比剂脊髓造影显示出两条分开的脊髓（下方弯曲箭头）以及位于髓内间隙的骨块（上方直箭头）。

B　另一位患者，冠状面 T1 加权（TR/TE，450/16）自旋回波 MRI 显示有大的骨块（箭头），伴相邻脊髓分裂。

（From Ozonoff MB: Pediatric Orthopedic Radiology. Philadelphia, WB Saunders, 1979.）

支架上，使其完全处于水平位，这样能减少上肢躯干的重量，避免向前或向后倾斜。所有患者均应遮挡性器官，女孩还应遮挡住骨盆入口的下半部。年龄特别小的患者，由于身体平衡性差，直立位拍片容易出现误差，可采用仰卧位拍片；但应认识到，在这种情况下仰卧位会使实际的弯曲程度减小[130]。

多次系列检查产生的累积辐射剂量，估计可使患乳腺癌的相对风险提高 1.35%[131，401，402]。因此，

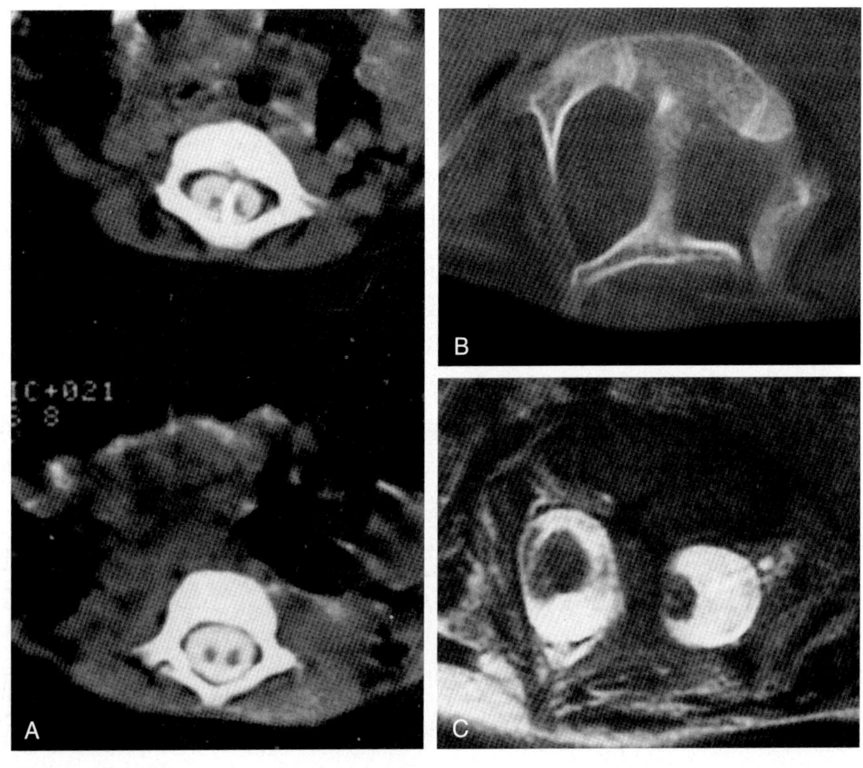

图 82-10　脊髓纵裂。

A　鞘内用水溶性对比剂的CT扫描显示出两条分开的脊髓以及分隔二者的骨性隔膜（与图 82-8 为同一患者）。

B,C　第二例患者，4岁男孩，CT横断面扫描（B）显示从椎体到畸形神经弓延伸的完整骨性隔膜。横断位快速自旋回波MRI（C）显示脊髓裂开的两部分大小不等。

每一次检查应尽可能使辐射剂量减少到最低水平[132]。降低辐射剂量的技术包括使用后前位投照[133，134]、丙烯酸铅滤光器[135]、高速屏片组合、准直器加上滤光板以及乳腺遮挡，可使甲状腺的放射剂量比不使用这些技术时减少1/20，乳腺接受的剂量减少得更多[136，137]。使用梯度屏也可降低辐射剂量而增强显影[138]。

常规使用建议用后前位投照而不是前后位投照，主要优点是减少对乳腺的辐射剂量[137，138，403]。虽然此时脊柱后凸患者的椎体上终板显影稍欠佳，而且因为放大作用使椎体边缘的清晰度轻度降低，但骶髂关节的显影更为清晰[137，138]。

上文所述的脊柱全长像并不能清晰显示特殊部位的细节，因此如果考虑有病变或先天性畸形应使用仰卧位点片[139]。如果准备手术或还不能肯定是否需要行矫形治疗（支具），仰卧或俯卧[404]屈体位片可用于确定弯曲是否是结构性的以及可矫正的程度。顶着某一支点的卧位屈曲片比仰卧侧弯技术能更好地预测术后最终的弯曲[405]，而且据报道，纵向牵引检查在弯曲超过50° 时也能达到优良的预测结果[406，407]。影像学检查的间隔时间要根据患儿的年龄以及脊柱弯曲的程度而定。青少年生长旺盛期，脊柱弯曲快速进展，这一时期的检查间隔应当更短。应当注意的是，与理论上每个月最大进展1° 相比，测量值的不确定性在3° 或4° ，提示摄片间隔如果小于3个月或4个月，结果会不可靠。

专化的影像技术对某些病变有一定帮助[140–143，408]。推荐应用分节段X线片，以减少整个脊柱的辐射剂量[144]。数字或X线片[145，409，410]也可减低辐射剂量并使边缘增强，但不同观察者之间的误差较大。脊柱屈曲位轴向切线投照X线片适于检查婴儿期的神经弓缺损[146]，但目前CT扫描和超声检查是其标准方法。尽管温度记录法已显示脊柱侧凸患者脊柱两侧有不同的温度模式[147]，但其临床价值值得怀疑。骨闪烁扫描在确定骨样骨瘤、成骨细胞瘤或其他刺激病变方面有一定价值[148]，对检查术后假关节形成也有一定帮助[149]。

MR成像和超声检查也是一些可用的检查技术[102，119，150–154]。特别是超声检查可用于评价小于6个月正常婴儿，以及神经弓开放或以前做过椎板切除手术的较大患儿的椎管内容物[102，119，150，151，396，397]。胎儿超声同样能发现先天性脊柱畸形[152]。

脊髓造影不适用于特发性脊柱侧凸患者；对其在评价先天性脊柱侧凸中的价值尚有争论[6，110，155]，因此现在已被MRI所取代。尽管MRI对检查先天性脊柱侧凸有毋庸置疑的价值，但对其在检查青少年特发性脊柱侧凸中的作用仍有争论，因为它只能发现为数不多的一些预料之外的病变[411，412]。但是在青少年发病脊柱侧凸患者中，一项研究显示，26%没有临床症状的患者有神经解剖性病变[413]。MRI发现，疼痛、无力和异常神经表现的患者其异常病变发生率较多。以前描述的脊髓积水空洞症[156]合并的特发性左侧胸椎和胸腰椎弯曲，在后来的报道中没有被证实[414–416]。

从髂嵴骨突的发育程度可粗略估计成熟期[157]。如果需要更可靠地检查成熟期，则应对腕部和手部进行骨龄分析。尽管在身体不同部位之间成熟期是不同的，但其差异的大小可能没有临床意义。

先天性脊柱侧凸患者应进行泌尿生殖道检查，可通过超声筛检来完成，然后再根据需要进行其他尿路造影检查。

二、脊柱侧凸的影像学分析

在正位X线片上，正常儿童脊柱是直的，冠状面上没有弯曲。在侧位X线片上，新生婴儿的脊柱相对较直，但当儿童在站立位时会出现胸椎后凸和腰椎前凸。正常大龄儿童的T5–T12的中位胸椎后凸是27°（第90百分位点是40° ）。L1–L5的中位腰椎前凸正常情况是40°（第90百分位点是54° ）[158]。应当注意的是，腰椎前凸应在L1和L5之间测量，而不是测量到骶骨上表面。因为L5下缘和S1上缘之间的角度有5° ~21° 的变化范围，如果从骶骨上缘进行测量会使表观腰椎前凸增大。

根据脊柱侧凸研究协会采用的标准化术语[111，159]，确认脊柱侧凸性弯曲分为非结构性（有伸缩性，通过侧向弯曲可矫正为直线对位）和结构性（通过侧向弯曲不能完全矫正），结构性弯曲常伴有结构不对称。尽管试图把脊柱弯曲明确为原发性或继发性通常是不现实的，但结构性弯曲最突出部位上下水平处出现的弯曲一般是代偿性的，这样可使患者头部可到与骶骨中线的常规关系上。这些代偿性弯曲通常是非结构性的，可通过侧向弯曲加以矫正；不过当代偿时间很长时，由于不对称生长发育可变为永久的结构性改变。

影像学分析脊柱侧凸的首要任务是确定出处于弯曲上下端的椎体（末端椎体）。将侧方移位和旋转最明显的椎体称为顶端椎体，它位于两个末端椎体之间。偏离顶端椎体上下方椎体中线的移位和旋转的程度向上下两端会逐渐减少，直到顶端椎体，在这一点上脊柱将变直，或在相反方向出现第二个弯曲。每个末端椎体相邻的椎间盘的楔形变程度最大。在腰椎弯曲的凹侧通常看不到腰大肌的边缘[160]。

脊柱弯曲传统上是通过沿最高末端椎体的上终板和沿最低末端椎体的下终板画线来测量的（图82-11）。如果这些标志模糊不清，可以用椎弓根顶端或下端作为替代标志。(在轻度或中度弯曲病例中，垂直于这些终板线画出的直线，更容易测量出脊柱侧凸的角度。) 这一技术（Cobb方法）常由于末端椎体有楔形变而使测出的脊柱侧凸角度偏大[161, 162, 417]。Cobb方法也可使治疗后的矫正度出现误算。尽管有这些和其他一些缺点[163-166]，包括研究者之间和研究者本身的误差较大[418]，尽管新方法和改进方法已有报道[419]，但这种方法仍然是标准的描述方法。后前位拍片和前后位拍片测量出脊柱弯曲角度会有轻微的差异(将近2°)[137, 138]，弯曲角度后者比前者要稍微大些[138]。这种测量差异对患者的临床检查几乎没有影响。另外，在没有和以前检查进行对比的情况下，检查者本身多次测量的误差也会使测量出的弯曲角度出现不一致。几位检查者测量同一张X线片，测出的脊柱弯曲角度可相差4° [167-169]。由于这一原因现已明确，至少必须有23° 的改变才能将其视为具有完全统计学可靠性“意义”的病情进展[418]。应用数字式X线片时，由于影像尺寸较小测量的误差会增加[145]。

在顶端椎体水平脊柱旋转角度最大，但不同患者在程度上相差很大。两个患者有同样幅度的脊柱侧凸弯曲，但椎体旋转程度可有明显不同。一般来说，小于40° 的弯曲其旋转程度要成比例地大于40° 以上的弯曲[161, 170]。尽管以前曾认为脊柱旋转总是朝向凹侧并且以弯曲程度为限，但这种情况实际上并不多见[171]。这种旋转有22%的患者超出了弯曲的限度，而且一些没有脊柱侧凸的患者也可出现这种旋转。

正常情况下，椎弓根的位置相对于椎体边缘是对称的，而当脊柱旋转时，椎弓根从椎体边缘移向内侧；很多方法可计算出旋转的程度[172-174]。椎体旋转也可通过超声[175]、CT[420, 421]或MRI[422]进行分析，而且似乎与弯曲的大小有关，而与其长度或位置无关。也可应用计算机分析在常规X线片上确定脊柱弯曲的程度[176, 177]。

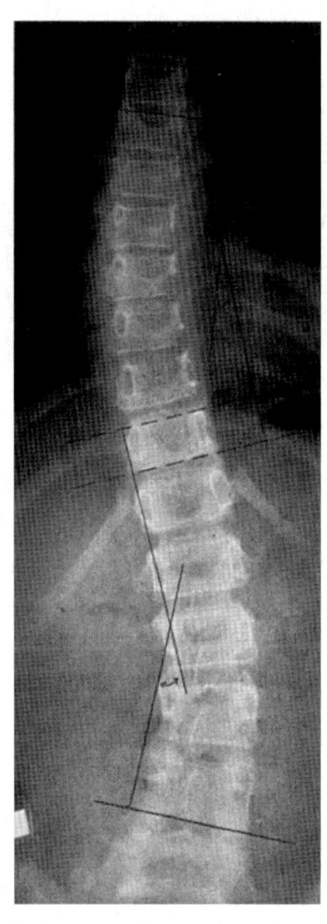

图82-11 特发性脊柱侧凸的测量方法（Cobb方法）。10岁女孩，T4-T11节段脊柱向右侧弯曲20°，T11-L4节段脊柱向左侧弯曲27°。注意，在两项弯曲的测量中都包括有T11。胸段有很微小的旋转，而腰段基本上没有旋转。(From Ozonoff MB:Pediatric Orthopedic Radiology. 2nd Ed. Philadelphia, WB Saunders, 1992.)

在侧位片上，通过沿椎体终板画线可以同样方法测量出脊柱后凸和前凸。严重脊柱侧凸时，脊柱正常的后凸和前凸会减小，而且脊柱的侧面外形会变直[178]。

骨骼成熟期评估是一种有用的临床方法，因为大多数的轻度或中度脊柱弯曲在生长停止后不再会进展。这种常规也有例外，许多严重的脊柱弯曲在患者的一生都在进展[179]。人们一直认为，通过分析髂嵴骨突的进行性骨化可以确定骨骼的成熟期。但Risser[180]报道，大多数弯曲在髂骨突完全骨化后(女孩平均在15岁3个月，男孩再延长6个月）将不再增大[181, 182]。对这些观察结果的正确性还有疑问，在一些患者中，髋骨突完全融合而不是全部骨化似乎与脊柱弯曲停止进展有很好的相关性。另外，前后位和后前位拍片，髂骨突骨化的表现是不同的，这使得这种分析很不可靠[423]。在一些需要精确判定骨骼成熟期的病例中，最好使用标准方法来测定骨龄。

三、先天性脊柱侧凸

由脊柱先天性异常引起并使其永久保持的脊柱侧凸称为先天性脊柱侧凸。脊柱成角是由结构不平衡和脊柱两侧发育潜能不同造成的[6,183]。先天性脊柱侧凸的原因可包括有：形成期缺陷（楔形椎或半椎体畸形），局部双重结构（额外的半椎体畸形），椎体分节缺陷（单侧阻滞椎、椎弓根棒、神经弓融合），或者是这些病变的组合[6,184-187,424,425]。可出现神经系统异常（脊髓空洞症、脊髓纵列、脊髓拴系、脂肪瘤），甚至可出现于没有症状的患者[426]。脊柱同一部位可存在有几种不同的畸形，或者不同的畸形可出现于脊柱不同的节段。胸腰段是最常见的受累部位[183]。

大约75%的先天性脊柱侧凸患者是进行性的，预后最差的是单侧椎弓根棒合并对侧半椎体畸形；半椎体畸形所引起的异常发育潜能和椎弓根棒拴系效应的共同作用，会使脊柱成角进行性加重。伴发的肋骨异常较多见，不过发生在远离脊柱部位的肋骨骨性连接对脊柱弯曲进行性加重没有明显的影响。

先天性脊柱侧凸的影像学检查应包括整个脊柱的站立位X线片以及初始检查中发现的异常部位的卧位细节点片和斜位X线片。对年幼儿童偶尔也采用脊柱屈曲且线束切线成角的轴位投照；据报道，正常的神经弓裂口弯向内侧，而在闭合不全时则弯向外侧[146]。当椎体和神经弓都存在有异常时，传统断层扫描或CT（特别是联合三维重建[427]）对检查椎板融合和确定异常特别有帮助（见图82-1）。

胎儿期[152,188]、低月龄婴儿和伴有较大骨缺损的婴儿[102,151,152,396,397]，适宜用超声检查来评价先天性脊柱侧凸和闭合不全时的脊柱内容物。MRI能精确显示椎管内的神经组织[426]并可确定是否需行外科手术[189,190]。当比较简单的方法不能显示手术修补骨结构所需的信息时，可使用手术CT扫描，必要时可联合行脊髓造影[96,191-196]。

所有先天性脊柱畸形的患者均应进行泌尿生殖道检查[64,197-199]。研究发现，先天性脊柱侧凸伴发的泌尿生殖道异常，特别是单侧肾脏发育不全、马蹄肾、双重肾和异位肾，比较常见，而且与脊柱病变的节段、侧位或严重程度无关。先天性脊柱侧凸伴发的其他异常包括先天性心脏病、高肩胛和拇指畸形。

先天性脊柱侧凸患者应仔细监测其脊柱弯曲的进展情况[184-186,200,418]。对于预期弯曲程度难以接受的病例应当行手术融合；手术融合要尽可能延期进行，而且手术融合应限制在能达到满意效果所需的最短脊柱长度。因为任何脊柱节段在融合后都不会再继续生长，所以少幼儿童的广泛融合会导致脊柱长度显著减少。在胸椎节段，这种融合会造成严重的生长限制和呼吸问题。

四、先天性脊柱前凸和后凸

先天性脊柱前凸不多见，通常局限于胸椎节段，此处生长受抑制将导致胸椎严重限制性发育不良。脊柱前凸是由于后方神经结构融合而椎体前侧继续生长造成的。肋骨后部的骨性连接也可加重生长抑制，是脊柱肋骨型和脊柱胸廓型发育不良中脊柱前突过度的常见表现[201]。先天性前凸和过伸作为罕见表现也曾有报道，它继发于宫内体位畸形[202]。

先天性后凸比先天性前凸要常见得多，与椎体前部发育不良或欠发育有关，结果会造成后侧半椎体畸形（图82-12）；有时也与前侧椎体分节缺陷有关，其结果是在两个椎体之间形成先天性棒状结构[6,203,418]（图82-13）。这种先天性病变必须与儿童期发生的发育性椎体前部融合（称之为进行性非感染性椎体前部融合）相鉴别。这种融合最终将类似于先天性棒[204]（图82-14）。和先天性脊柱侧凸一样，也常伴有泌尿生殖系统异常。一些先天性脊柱后凸患者还伴有颈椎Klippel-Feil融合异常。先天性脊柱后凸多见于脊膜膨出、畸形性侏儒症和其他一些发育不良症[205,206]。

胸腰段是最典型的受累部位，2/3的病例出现在T10-L1节段[429]。椎体可有侧方和前方缺陷，并可合并有脊柱侧凸。异常节段上方脊柱的前向半脱位可以导致发育不全的椎体移位进入神经管[207]，引起神经鞘畸形或脊髓受损（见图82-12）。截瘫是手术前和手术中出现的潜在并发症[208]。

五、特发性脊柱侧凸

正常人群中特发性脊柱侧凸的发生率取决于所述弯曲的程度。Kane[209]估计，10°或10°以上的脊柱侧凸的发生率是25/1000，大于20°的脊柱侧凸为5/1000；另一项研究表明，大于10°的脊柱侧凸在青少年中的发生率为2%~3%[210]。大于25°的脊柱侧凸发生率据文献报道，在美国为1.5/1000，英国是4/1000，瑞典是3/1000。De Smet[111]曾综述了特发性

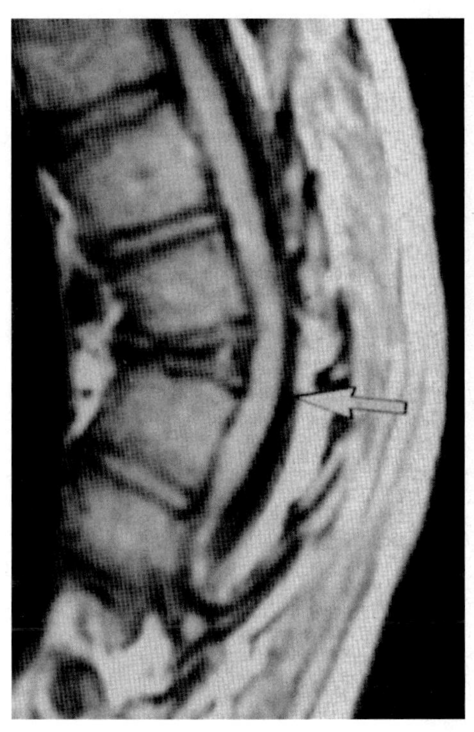

图82-12 15岁女孩的先天性脊柱后凸伴后侧半椎体畸形。矢状面T1加权（TR/TE，550/20）自旋回波MRI显示，脊髓向前移位（箭头）并围绕后凸部位弯曲。（From Ozonoff MB: Pediatric Orthopedic Radiology. 2nd Ed. Philadelphia, WB Saunders, 1992.）

脊柱侧凸的流行病学、病程进展、性别分布和发病类型。

世界许多地区开展了在校人群脊柱侧凸的强制性筛查[211]。一项临床研究[212]显示，7 年级和 8 年级学生的脊柱侧凸发生率为 13.6%，但另一项研究显示，儿童需要影像分析随诊的病例只有3%，而且仅有1%的儿童脊柱侧凸大于5°[213]。根据上述事实以及所发现的许多小弯曲无临床意义（“校园脊柱侧凸”）[210, 214]，校园普查所付出的经济和辐射代价曾受到严厉的审查，因为这样的检查对预测进行性脊柱弯曲的价值十分有限[215-218, 430, 431]。

特发性脊柱侧凸的人口统计学和流行病学变化不一[219]。在欧洲，半数特发性脊柱侧凸患者在 8 岁之前出现，而在美国，这个年龄发现类似病例仅为 8%。脊柱侧凸似乎在身高体胖人群中[220, 221]，以及骨骼发育成熟减缓的人群中更为多见。青少年脊柱侧凸的发生率，女孩是男孩的 4~8 倍。但有些证据表明，在比此年幼的儿童中男女发病率几乎相等；女孩的脊柱弯曲更具进行性且更具临床意义，但原因不明。

特发性脊柱侧凸可见于多达16%的先天性心脏病患者[222-224]。而且也多见于 Scheuermann 畸形[225]、脊椎滑脱[226]、无肢畸形或短肢畸形[227, 228]以及很多其他综合征和间质性疾病的患者[229-231]。

能够预测什么样的脊柱弯曲将会进展、可以消退或者保持稳定，显然在临床上具有非常重要的意义。脊柱弯曲进行性发展的报道发生率差异非常大，从5%到79%不等[232, 233]。迅速发育的青春期前儿童，60% 的脊柱弯曲为进展性[233, 234]；在较大儿童中10%~20%的弯曲会有改善，特别是开始时小于15°的弯曲。小于30° 的弯曲在儿童成熟期后一般不再进展，但是严重的弯曲（50~75° ）在成年期将以每年大约 1° 的速度继续增加。在严重特发性脊柱侧凸老年患者中，椎体会出现明显的倾斜和侧向半脱位[235]（图82-15）。这种情况要与退变性间盘疾病以及与青少年特发性疾病无关的小关节疾病造成的老

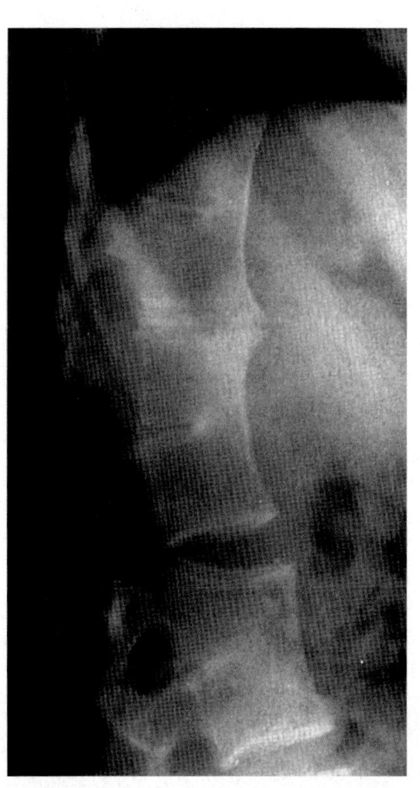

图82-13 继发于椎骨前缘未分节段的先天性脊柱后凸。先天性融合不完全，在几个节段上有明显的后方间盘残留。完整间盘间隙的活动量增大，造成骨质增生。（From Ozonoff MB: Scoliosis.In EG Theros, JH Harris Jr [Eds]: American College of Radiology Bone Syllabus IV. Chicago, American College of Radiology, 1989.）

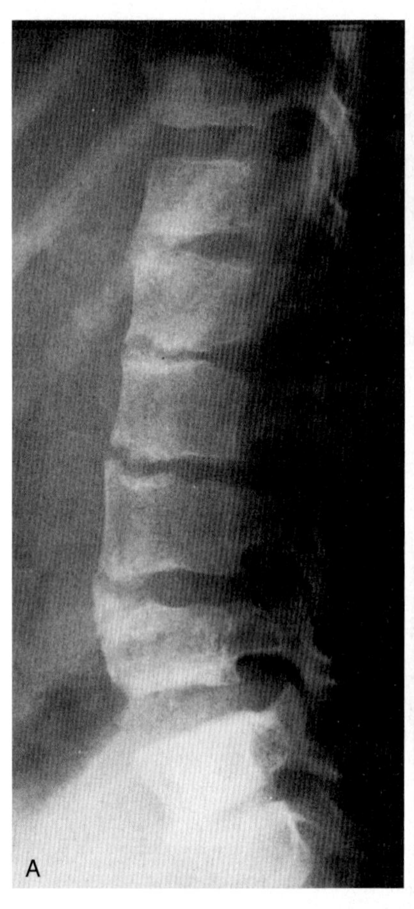

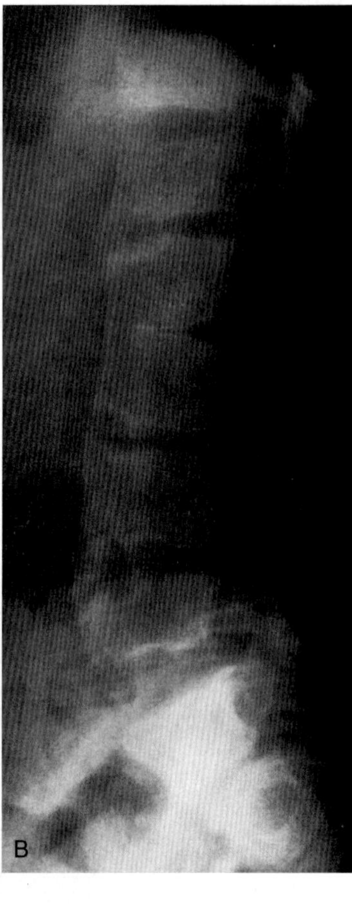

图 82-14 进行性非感染性椎体前缘融合综合征，其与椎体前缘骨棒形成十分相似。

A 6岁患儿，出现间盘前缘狭窄伴局部终板不规则。

B 2年以后，L1-L2节段发生融合。

（From Ozonoff MB: Pediatric Orthopedic Radiology. 2nd Ed. Philadelphia, WB Saunders, 1992.）

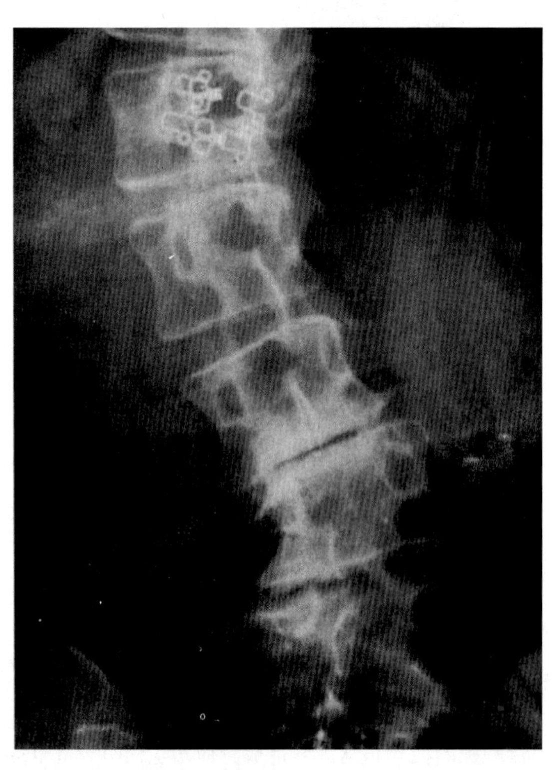

图 82-15 特发性青少年型脊柱侧凸。在一位43岁女性中可见这种疾病的残留影响。患者存在有间盘间隙缩窄、骨赘形成、椎体硬化和椎体侧方半脱位。

年患者脊柱侧凸相鉴别；据文献报道，70%的老年患者（50~84岁）有脊柱侧凸，其中30%的弯曲大于10°[236, 237]。这些老年患者的下腰部疼痛的发生率与普通人群一样，甚至还经常出现侧向半脱位和退行性病变[238]。但是，脊柱侧凸大于65°的患者心肺功能会有明显降低。

已对特发性脊柱侧凸进行了广泛的研究，包括神经和内分泌状态、迷路敏感性、姿态平衡反应、黑色素水平、全身骨质疏松、肌肉纤维特性以及脊柱各部位的生长速度和方式[239]，但是其发病原因仍不明确[240, 432]。脊柱侧凸患者的直系亲属中有1/3具有10°和10°以上的脊柱弯曲。如果父母都有特发性脊柱侧凸，他们的子女出现脊柱侧凸的可能性增加50倍。尽管一些证据提示它是X连锁显性遗传方式，具有外显率不完全和表现性多样的特点[240]，但大多数研究倾向于它是一种多因素遗传方式[241, 242]。

1. 临床类型

特发性脊柱侧凸根据患者发病时的年龄分为3种类型（婴儿型，少年型，青少年型）。

婴儿型脊柱侧凸出现在4岁以前[243-248, 433]。它有明显的地理分布，例如，在英国比较多见而在美国则罕见。74% 的婴儿型脊柱侧凸病例脊柱弯曲会逐渐消退，但弯曲大于 50° 的脊柱侧凸通常是进行性的。86% 的脊柱侧凸婴儿合并有斜头畸形，颅骨窝总是位于弯曲的凹侧。因为颅骨变扁平和脊柱侧凸两者都是在出生后头6个月内发生的，而在出生时很少出现，所以这两种畸形都是由于婴儿被紧裹和斜卧位放在婴儿床上使骨骼发生可塑性变形造成的[248, 433]。

少年型脊柱侧凸出现在 4~10 岁之间[249]。大约 13% 的脊柱侧凸是在这一年龄段发现的。但是因为许多后期发现的异常弯曲在少年时就已开始发病，所以将对少年脊柱侧凸定为一种单独类型的合理性尚有争论[250]。与青少年型脊柱侧凸不同的是，在 6 岁以前确诊为脊柱侧凸的病例中男孩占多数；在 7~10 岁确诊的病例中，女孩占多数[249]。少年型脊柱侧凸几乎总是随着生长发育而不断进展[434]。

青少年型脊柱侧凸出现于10岁和骨骼成熟期之间，是美国最为常见的行发性脊柱侧凸类型。女孩和男孩的发病比例是4：1~8：1。尽管特发性脊柱侧凸本身没有症状，但是23% 的这类患者会由于一些伴发病变，（如椎骨脱离、Scheuermann脊柱后突、椎间盘膨出或神经病变）造成背痛而来就诊[435]。

2. 影像学检查

诊断和随访主要依据平片 X 线检查，辅之以特殊位置投照、CT 和 MRI，如前所述[436]。

3. 特发性脊柱侧凸的进展和治疗

一般来说，小于 25° 的脊柱弯曲不需要治疗，除非出现在青春期之前儿童并有快速进展的证据。对于比较严重的弯曲，可使用胸腰椎矫形支具，并在顶端椎体相对应的肋骨上放置压垫[234, 437, 438]。上胸段弯曲偶尔需要使用超颈支具。

使用支具的目的是把脊柱弯曲的最终程度限制在发现时的程度，待骨骼成熟时开始治疗。当脊柱生长发育完成后去除支具。在脊柱侧凸弯曲的凹侧对肌肉进行电刺激试图使脊柱变直曾是引起广泛关注的课题，但对其效果还有争议。一项研究显示，85%的患者弯曲程度有的减小或不再进展[250, 251]，但其他一些研究得出的结果远不如此满意。

手术治疗的基本点是通过切除骨皮质后植骨和小关节融合来诱导脊柱骨性融合。应用金属内植物来固定融合的节段，直至出现成熟的持续融合。所用的器械从两点牵引（哈氏棒和钩）到使用各种棒、钩、椎弓板下钢丝、交叉链接（Luque、Cotrel-Dubousset、Texas Swttish Rite Hospital、Wisconsin、Dwyer、Isola 和其他系统）的分节段矫正[252-264]。

脊柱融合的并发症有：钢丝或棒的断裂，钩的松动和移位[265]，椎骨脱离[266]，假关节形成，融合的骨块压迫支气管[267]，僵硬脊柱的长杠杆臂受到创伤后在融合点上方脱位[268]，胃肠扭转，主动脉瘤，以及腹膜后纤维化。术后脊柱变直[269]或石膏管型压迫[270-272]可造成肠系膜上动脉受压。在脊柱不活动时不会出现棒的断裂，出现金属件失效说明有假关节形成[273]，不过在常规X线片上实际的骨折线可能不明显，而且断裂部位可能随后已愈合；在常规X线片上，只能显示68%的已确诊假关节形成（图82-16）[274]。斜位投照能清楚显示在融合部位有异常的透亮线，常伴有骨性边缘的硬化或骨刺形成（图82-17）[275]。在愈合过程中形成的融合骨块内，常有小的骨连续缝隙和界限不清的透亮区，会造成假关

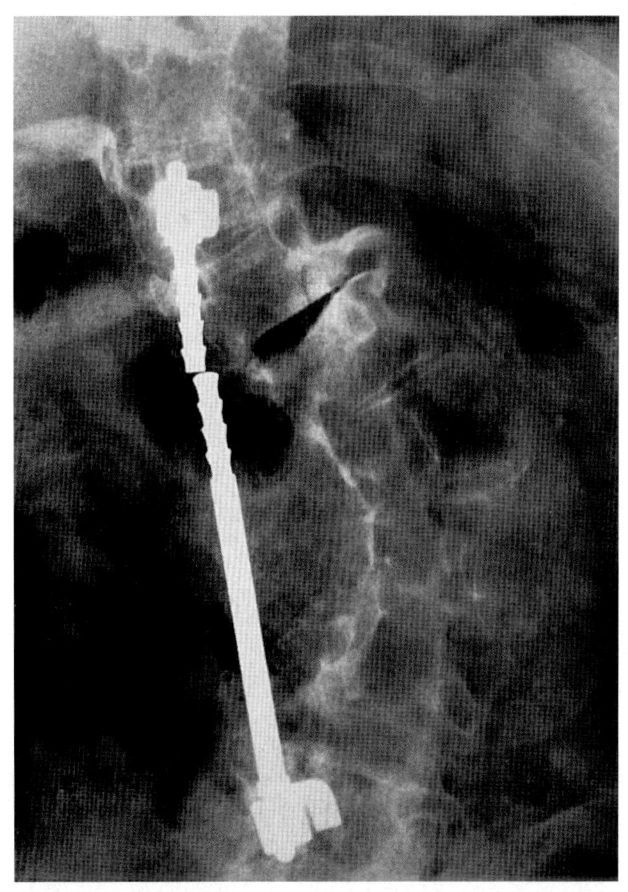

图 82-16　脊柱融合后哈氏棒断裂。在 T12-L1 椎间盘内有积气并伴有侧向半脱位、骨赘形成和骨硬化。尽管在这张片上未见假关节形成，但有棒断裂和椎体活动则提示必然有融合不完全区或假关节形成。

节诊断上的困难。对这种病例，骨闪烁扫描非常有用[276,277]，在异常活动和骨形成部位可显示有放射性核素浓集。因为脊柱手术后的头6个月内完全融合的部位正常情况下会有放射性药物聚集，所以，骨闪烁扫描异常在术后1年或更长时间才容易发现[149]。

六、神经肌肉性脊柱侧凸

神经支配不对称或肌肉功能不平衡可导致脊柱侧凸[278]。当肌力减低时，重力也可引起或加重脊柱弯曲。典型的神经肌肉性弯曲是节段较长、从上胸椎延伸到骨盆的C形脊柱侧凸。其特征是骨盆倾斜。但有些病例，神经肌肉性脊柱侧凸与特发性脊柱侧凸无法区别。

脑瘫是神经肌肉性脊柱侧凸最常见的原因[279-282,439]。脊柱侧凸在严重神经性残疾患者中比较多见且明显，而在轻度功能障碍时则比较少见。脊柱弯曲最常见于僵直性四肢瘫患者，往往比较严重，而且与智力和运动发育滞后密切相关，特别是不能行走[283,284]。骨盆倾斜和髋关节脱位是僵直性四肢瘫患者另外一些典型特征（图82-18）。

各种脊髓疾病均常见脊柱侧凸。脊柱侧凸可见于多达70%的脊膜膨出患者[93]，而且可发生于神经症状出现之前[285]。MRI有助于鉴别脊髓空洞症和脊髓肿瘤，它们也可导致脊柱侧凸[285-292]。

创伤性截瘫或四肢瘫后也常会发生异常脊柱弯曲[293,294]。如果损伤发生在青少年生长期之前，超过90%的患者会有进行性脊柱侧凸，2/3的患者会出现异常的脊柱后凸[295]。这一年龄之后发生的损伤很少会导致脊柱侧凸，不过在广泛的胸椎板切除术后常发生脊柱后凸[296]。所有在14岁之前受伤的四肢瘫患者，预计均可发生脊柱侧凸、脊柱后侧凸或脊柱前侧凸[297]。

脊髓灰质炎后发生脊柱侧凸已不多见[298]；瘫痪似乎可引发脊柱侧凸，但其本身并不会造成与肌肉不对称相关的弯曲[299]。在脊柱肌肉萎缩时，60%以上的患者会发生脊柱侧凸，而且通常是在3~6岁之间出现的[300,301]。脊柱弯曲也见于其他多种神经性疾病。Fridereich共济失调患者中多达80%有脊柱弯曲，而且实际上可累及几乎所有存活时间足够长的这类患者[302]。这种脊柱弯曲在成熟期后仍会进展而且与肌力减弱无关[303,304]。骨盆倾斜不常见。在部分性癫痫持续状态[305]和扭转性肌张力障碍[306]中也曾报道有脊柱侧凸，而且家族性自主神经异常、肥大性间质性多神经炎和腓骨肌肉萎缩中常见脊柱侧凸。

不同类型的肌营养不良中脊柱侧凸的发病率和严重程度可有不同[307]。在Duchenne类型中[308,309]，脊柱侧凸通常发生在年龄大于10岁，而且被限制在轮椅内的儿童[310,311]。这类患者中60%~95%会出现脊柱侧凸，通常发生在不对称性髋关节挛缩伴骨盆倾斜之后；在这些非常虚弱的患者中重力作用会使弯曲加重[312,313]。许多这类患者最终会发生心肌病和循环衰竭（图82-19）。

七、其他疾病伴发或继发的脊柱侧凸

尽管大多数脊柱侧凸病例是特发性的，但有些是多种不同综合征的一部分，或者伴发于系统疾病、局部性刺激病灶或者邻近或远离脊柱的纤维肌性病变。

脊柱弯曲的异常可合并有骨结构和胶原结构的病理改变。在特发性青少年骨质疏松中，进行性脊柱侧凸和后凸在青春期之前难以进行手术治疗，因在其骨骼脆弱而且融合块会进行性弯曲[314,315]。据报道，在成骨不全中就曾出现过类似的治疗失败[316]，这种脊柱侧凸（在成齿不全患者中特别多见）合并有胶原缺乏和扁椎骨[440]。

神经纤维瘤病的脊柱侧凸[317-319]已有经典的描述，其特征是成角尖锐且合并后凸，但实际上这种疾病中的许多脊柱弯曲异常与特发性脊柱侧凸是相似的。但是在有脊柱成角尖锐、后凸以及相邻肋骨发育不全时，影像学诊断应确定为神经纤维瘤病。合并的其他表现有：椎旁软组织肿块，横突、棘突和椎弓根畸形，椎间孔扩大，脊柱弯曲有明显旋转，以及骨小梁形态粗糙和硬化（图82-20）[320-326]。MRI检查可发现有异常的神经组织，常表现为椎旁广泛的纺锤形肿物，而用常规X线片或CT扫描检查不出来[327-330]。

椎体内或相邻肋骨内的肿瘤可伴发有脊柱侧凸，可能是由于刺激所致[331]。在这种情况下，骨样骨瘤或成骨细胞瘤[332-342]通常位于脊柱弯曲最大点的凹侧（图82-21）。骨样骨瘤合并脊柱侧凸比成骨细胞瘤更多见[441]。成骨细胞瘤可合并有多节段的骨赘形成和周身骨硬化[442]。这些弯曲一般是非结构性的，但是如果发生于生长延长期也可变为结构性的[332-335]。这些肿瘤内会有亲骨性放射核素的吸收浓集[343]。

脊椎横突骨折后出现的脊柱侧凸，由于它是夹板固定和刺激引起的，所以损伤侧是凸侧而不是凹侧。这种病变被认为是腰方肌失去作用造成的[344]。

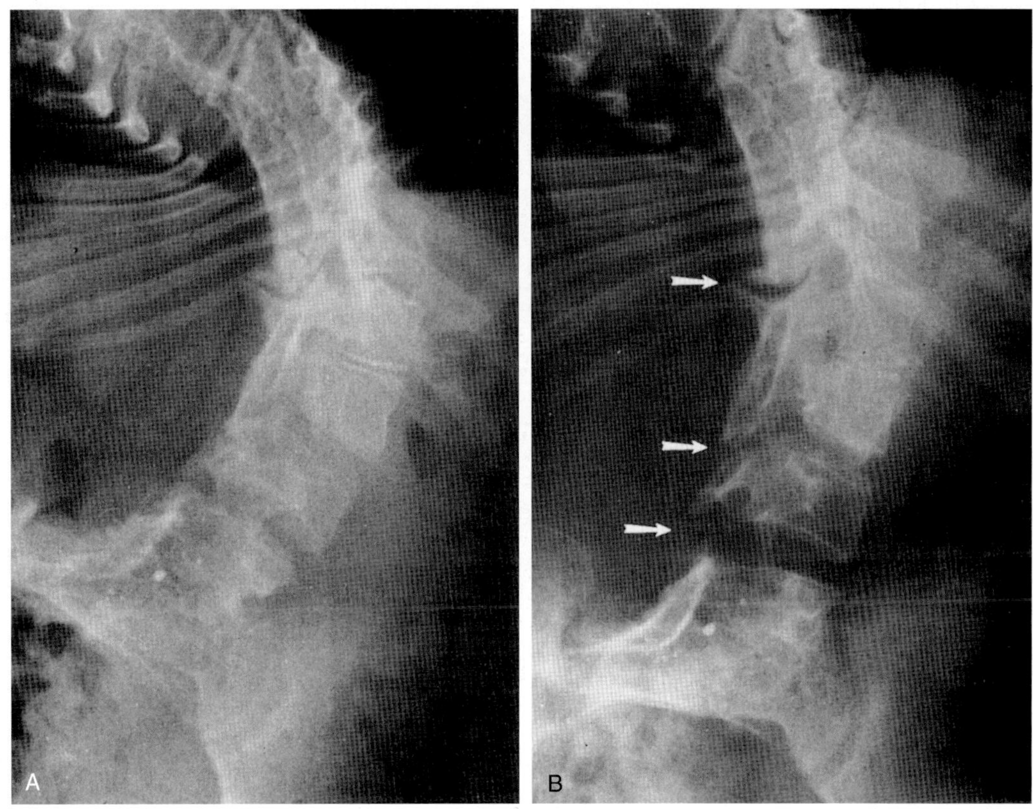

图 82-17　先天性脊柱侧凸曾行手术融合。

A　在 T12-L1 可见骨赘形成以及融合块两端有一条透 X 线的裂隙，而且 L3-L4 水平的融合不完全。

B　牵引下可见右侧多节段分离（箭头）。

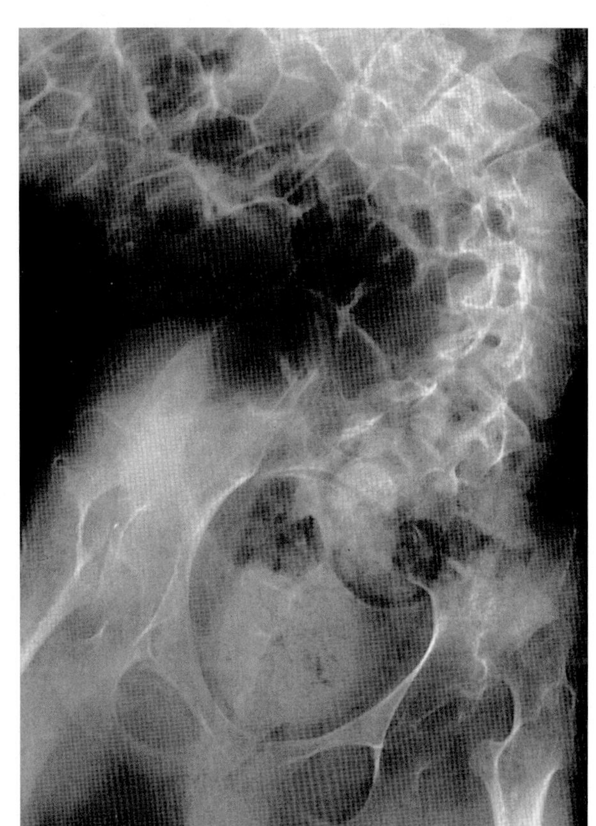

图82-18　脑瘫患者的神经肌肉性脊柱侧凸。左侧严重的腰椎侧凸伴有明显的旋转。骨盆倾斜，且双侧髋关节脱位。（From Ozonoff MB: Scoliosis . In EG Theros, JH Harris Jr [Eds]: American College of Radiology Bone Syllabus IV. Chicago, American College of Radiology, 1989.）

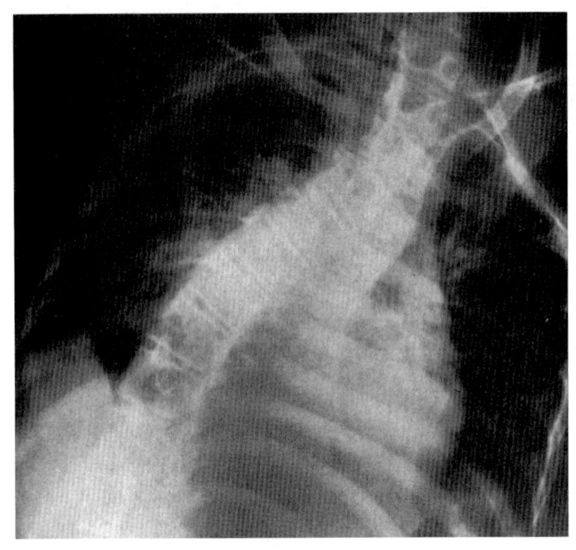

图 82-19 Duchenne 肌营养不良中的脊柱侧凸。还存在有心脏扩大和肺血管阻塞。

大约 10% 的椎管内肿瘤患者有脊柱侧凸[345]。50% 以上的这种病例，椎弓根、椎管和椎旁会有影像学改变[291]。

腿长明显不等所造成的脊柱弯曲[346, 347]，凸侧的腿比较短，可特征性累及腰椎或胸腰椎节段，而且这是一种功能性而不是结构性的脊柱侧凸。但是有时由于长期挛缩性改变或生长发育而成为结构性的[347]，而且在腿长均等后仍会有一定程度的脊柱侧向屈曲不对称[346]。脊柱侧凸伴骶骨倾斜也是由于骨盆不对称而不是由于腿长不等造成的，而且其不会再发展[211]。

脊柱侧凸可由邻近软组织病理性改变引起。腹膜后纤维化（无论是特发性还是继发于创伤）可出现脊柱侧凸，但比较少见[348]，而且在胸廓切开术后或脓胸[349–351]，以及先天性肺发育不全中出现脊柱侧凸也有报道[352]。

肾脏、胸腔或腹膜后恶性肿瘤的放射治疗可引起临床和影像学上的脊柱畸形[111, 350, 353–357]。尽管脊

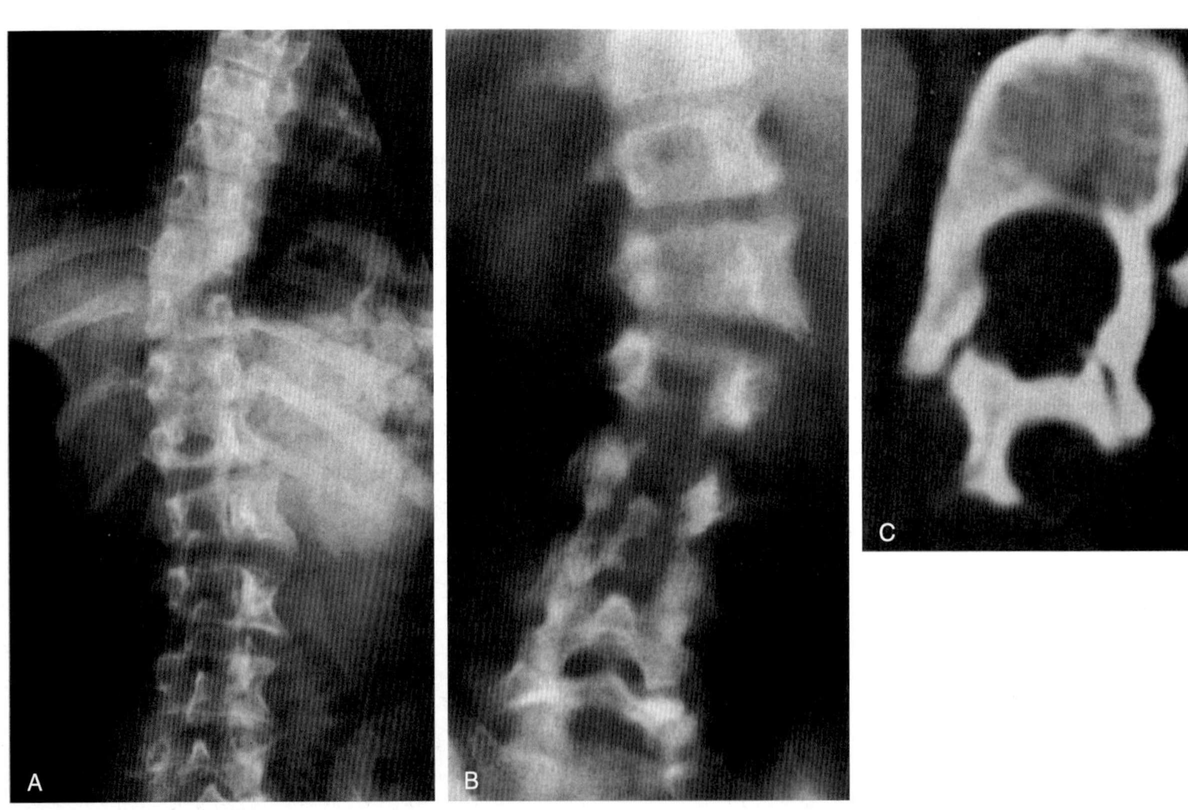

图 82-20 神经纤维瘤病。

A 脊柱侧凸合并有腰椎椎体发育不对称、椎体侧面呈扇形以及小梁粗糙。

B 平面断层扫描显示椎体和椎弓根发育不良及硬化。

C CT 扫描显示椎弓根硬化和延长合并有椎体前缘皮质不规则。

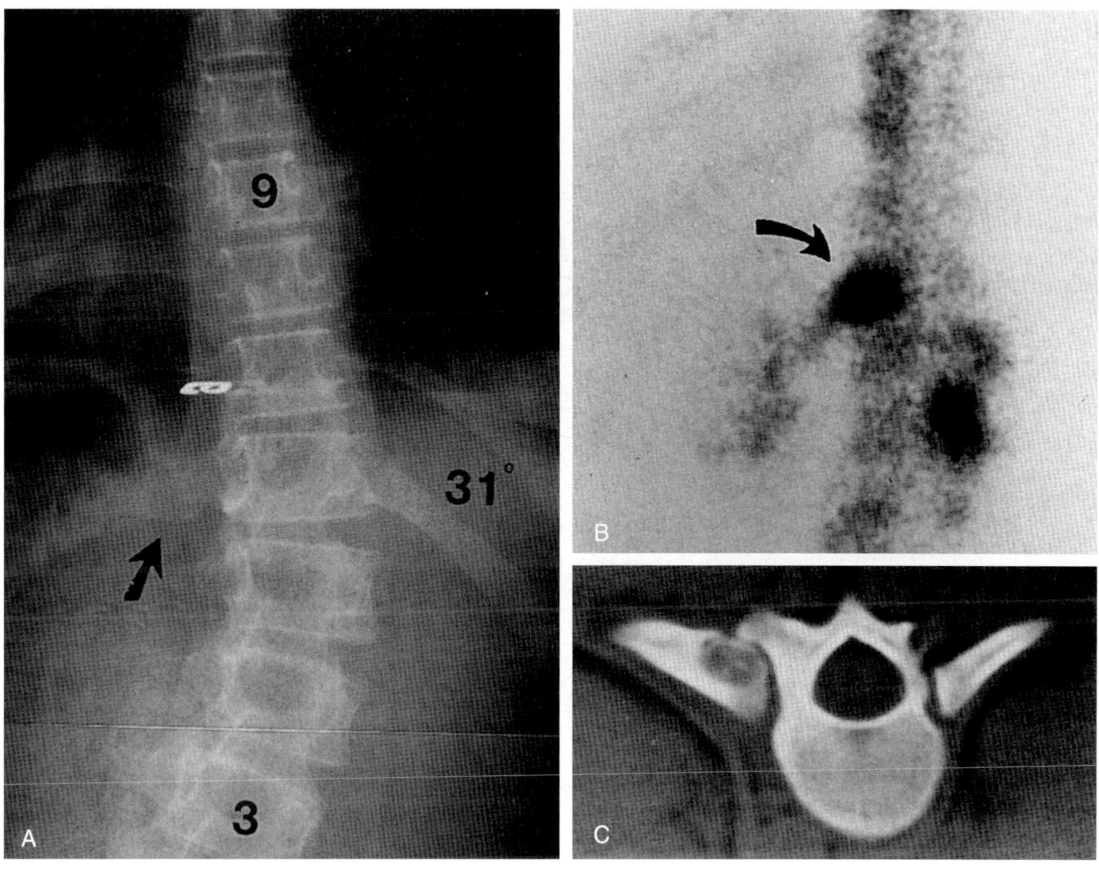

图 82-21　继发于骨样骨瘤的脊柱侧凸。

A　胸腰椎脊柱侧凸的最凹处可见左侧第 12 肋骨头扩张（箭头）。（后前位投照）

B　锝骨扫描显示左侧第 13 肋骨放射核素浓聚（箭头）。

C　CT扫描显示左侧第12肋骨扩张和硬化。中间有一钙化病灶。（CT扫描定位已反向，使其与其他的影像的定位一致。）

柱只有一部分处于放射区内时所引起的脊柱异常弯曲最严重，但即使整个脊柱都受到照射也会发生脊柱弯曲。据报道，Wilms瘤接受放疗和化疗的儿科患者中的 70% 以及神经母细胞瘤治疗后 5 年存活者中的 76% 可发生脊柱侧凸[353]。放射剂量超过 3000cGy 时脊柱改变最明显，而且如果患者做过椎板切除术或已截瘫脊柱弯曲则会加重[353]。

放疗后的异常是由于放疗中损伤了邻近脊柱的血管和软组织以及骨内的骨细胞、软骨细胞和血管结构而引起的；所产生的这些损伤不仅是直接损伤，而且影响到骨骼今后的发育。生长恢复线可出现骨中骨现象。脊柱两侧生长不对称引起的单侧椎体楔形变比较多见，而且也会出现椎体外形不规则和椎体前缘楔形变（图 82-22）。在脊柱和邻近的受照射结构（如髂骨），轴向生长预期都会降低。在照射区域偶尔也会形成骨软骨瘤[358-360]。

脊柱侧凸在上肢有缺陷的患者中常见，总发生率为 16%。有文献预计，所有双侧上肢缺肢畸形的患者都会出现脊柱侧凸，而单侧缺肢畸形或者桡侧或尺侧半肢畸形或短肢畸形的患儿较少发生[227, 228, 361]。囊性纤维化和 Scheuermann 畸形中出现脊柱侧凸也有报道[225, 363]。

八、骨发育不良和全身综合征中的脊柱侧凸

脊柱侧凸（或后凸）是许多骨发育不良和综合征的常见特征[206, 364, 365]。不可能仅根据脊柱畸形来做出特异性诊断，不过各个椎体的结构特征偶尔可做出鉴别。这一点特别适用于软骨发育不全的鉴别，在这种疾病中，异常的生长方式导致椎弓根短缩以及椎体和侧块软骨结合的早期融合[366]。因此椎管的容积会减小，而且椎板增厚和椎间盘隆起可加重椎管狭窄[367-369]。软骨发育不全的老年患者中有30%可

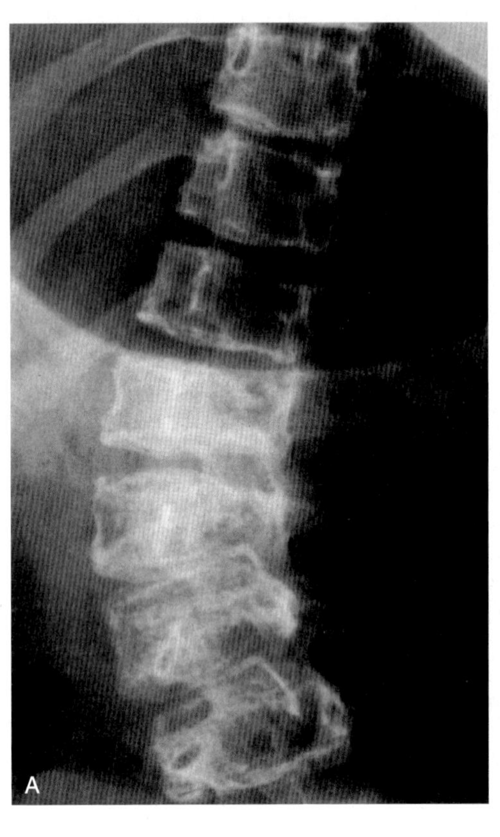

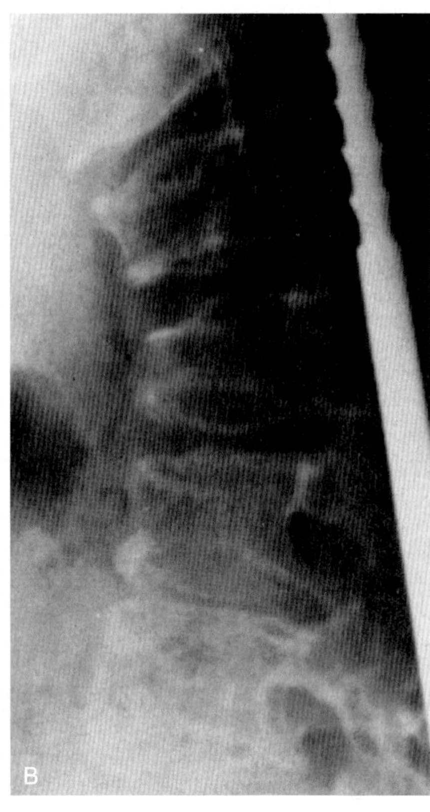

图 82-22 放疗后脊柱侧弯和后突。13岁男孩 Wilm 瘤治疗后 17 个月。

A 异常骨形成和生长发育不对称，出现椎体楔形变和骨小梁粗糙。

B 椎体前缘发育受到抑制，造成后突畸形。

（From Ozonoff MB: Scoliosis . In EG Theros, JH Harris Jr [Eds]: American College of Radiology Bone Syllabus IV. Chicago, American College of Radiology, 1989.）

出现胸腰椎椎体楔形变和后凸[370]，而且脊柱长期屈曲的婴儿病变会加重[371]。

在先天性脊椎骨骺发育不全、脊椎干骺端发育不全[372]、畸形性发育不全、营养不良萎缩性发育不全、点状软骨发育异常和黏多糖病中也可见脊柱侧凸[205,206]。畸形性发育不全中的脊柱侧凸进展迅速，而且脊柱很快会出现僵直和严重旋转[205]。在脊柱肋骨和脊柱胸廓发育不良中[373-375]，存在有多种先天性脊柱畸形，包括阻滞椎、半椎体畸形、神经弓裂口、寰枢椎发育不良和颅椎畸形。可出现肋骨融合、肋骨分叉以及肋骨大小和增厚度的改变[201]。

在关节弯曲中脊柱侧凸的发生率约为 30%[376]。在僵直性脊柱综合征中，脊柱屈曲和伸展受限合并有肌肉数量和力量的下降[377,443]；这类患者中有些将会出现脊柱侧凸[378]。脊柱侧凸也是许多少见综合征和器质性疾病的一部分[364]，包括枫树糖浆尿病[379]、脑性巨人症、迟发性脊椎骨骺发育不良[380]、Laurence-Moon-Biedl 综合征、Larsen 综合征、Melnick-Needles综合征[381]、脆性X综合征[382]、马方综合征[383]、Ehlers-Danlos综合征、Corvnelia de Lange 综合征和唐氏综合征。在马方综合征中，3岁大的儿童就可出现进行性脊柱侧凸[444]。几乎所有的Prader-Willi 综合征患者都会出现脊柱侧凸[384, 385]，大多数是超过 10° 的结构性弯曲[384, 386]。

小 结

脊柱可出现大量的先天性和发育性异常，而且异常脊柱弯曲的原因和类型也各有不同。这些病变的准确诊断依赖于仔细的临床检查结合影像学检查，包括常规X线片、传统断层扫描、CT扫描、超声检查和 MR 成像。

（孙景城 译 李世民 校）

参考文献

1. Cohen J, Currarino G, Neuhauser EBD: A significant variant in the ossification centers of the vertebral bodies. AJR *76*:469, 1956.
2. Wollin DG, Elliott MB: Coronal cleft vertebrae and persistent notochordal derivatives of infancy. J Can Assoc Radiol *12*:78, 1961.
3. Beals RK, Rolfe B: VATER association: A unifying concept of multiple anomalies. J Bone Joint Surg Am *71*:948, 1989.
4. Lawhon SM, MacEwen GD, Bunnell WP: Orthopaedic aspects of the VATER association. J Bone Joint Surg Am *68*:424, 1986.
5. Weaver DD, Mapstone CL, Yu P: The VATER association: Analysis of 46 patients. Am J Dis Child *140*:225, 1986.

6. Winter RB, Lonstein JE, Leonard AS, et al: Congenital Deformities of the Spine. New York, Thieme-Stratton, 1983.
7. Brown MW, Templeton AW, Hodges FJ III: The incidence of acquired and congenital fusions in the cervical spine. AJR *92*:1255, 1964.
8. Cowell MJ, Cowell HR: The incidence of spina bifida occulta in idiopathic scoliosis. Clin Orthop *118*:116, 1976.
9. Sutow WW, Pryde AW: Incidence of spina bifida occulta in relation to age. Am J Dis Child *91*:211, 1956.
10. Hollinshead WH: Anatomy of the spine: Points of interest to orthopaedic surgeons. J Bone Joint Surg Am *47*:209, 1965.
11. Arcomano JP, Spyros K: Congenital absence of the lumbosacral articular processes. Skeletal Radiol *8*:133, 1982.
12. McKay DW, Nason SS: Congenital duplication of the spinal canal. A case report. Spine *5*:390, 1980.
13. Kelly A, Towbin R, Kaufman R, et al: Spine duplication. Spine *10*:15, 1985.
14. Schwartz AM, Wechsler RJ, Landy MD, et al: Posterior arch defects of the cervical spine. Skeletal Radiol *8*:135, 1982.
15. Bardsley JL, Hanelin LG: The unilateral hypoplastic lumbar pedicle. Radiology *101*:315, 1971.
16. Morin ME, Palacios E: The aplastic hypoplastic lumbar pedicle. AJR *122*:639, 1974.
17. Oestreich A, Young LW: The absent cervical pedicle syndrome: A case in childhood. AJR *107*:505, 1969.
18. Tomsick TA, Lebowitz ME, Campbell C: The congenital absence of pedicles in the thoracic spine: Report of two cases. Radiology *111*:587, 1974.
19. Yousefzadeh DK, El-Khoury GY, Lupetin AR: Congenital aplastic-hypoplastic lumbar pedicle in infants and young children. Skeletal Radiol 7:259, 1982.
20. Yochum TR, Sellars LT, Oppenheimer DA, et al. The sclerotic pedicle—how many causes are there? Skeletal Radiol *19*:411, 1990.
21. Stelling CB: Anomalous attachment of the transverse process to the vertebral body: An accessory finding in congenital absence of a lumbar pedicle. Skeletal Radiol *6*:47, 1981.
22. Polly DW Jr, Mason DE: Congenital absence of a lumbar pedicle presenting as back pain in children. J Pediatr Orthop *11*:214, 1991.
23. Wiener MD, Martinez S, Forsberg DA: Congenital absence of a cervical spinal pedicle: Clinical and radiologic findings. AJR *155*:1037, 1990.
24. Wortzman G, Steinhardt MI: Congenitally absent lumbar pedicle: A reappraisal. Radiology *152*:713, 1984.
25. MacEwen GD, Conway JJ, Millet WT: Congenital scoliosis with a unilateral bar. Radiology *90*:711, 1968.
26. Klippel M, Feil A: Un cas d'absence des vertèbres cervicales. Avec cage thoracique remontant jusqu'à la base du crâne (cage thoracique cervicale). Nouv Iconogr Salpêtrière *25*:223, 1912 (cited in Clin Orthop *109*:3, 1975).
27. Hensinger RN, Lang JE, MacEwen GD: Klippel-Feil syndrome: A constellation of associated anomalies. J Bone Joint Surg Am *56*:1246, 1974.
28. Hall JE, Simmons ED, Danlychuk K, et al: Instability of the cervical spine and neurological involvement in Klippel-Feil syndrome: A case report. J Bone Joint Surg Am 72:460, 1990.
29. Winter RB, Moe JH, Lonstein JE: The incidence of Klippel-Feil syndrome in patients with congenital scoliosis and kyphosis. Spine *9*:363, 1984.
30. Moore WB, Mathews TJ, Rabinowitz R: Genitourinary anomalies associated with Klippel-Feil syndrome. J Bone Joint Surg Am *57*:355, 1975.
31. Ramsey J, Bliznak J: Klippel-Feil syndrome with renal agenesis and other anomalies. AJR *113*:460, 1971.
32. Lombardi G: The occipital vertebra. AJR *86*:260, 1961.
33. McRae DL: Bony abnormalities in the region of the foramen magnum: Correlation of the anatomic and neurologic findings. Acta Radiol *40*:335, 1953.
34. McRae DL, Barnum AS: Occipitalization of the atlas. AJR *70*:23, 1953.
35. McRae DL: Craniovertebral junction. *In* TH Newton, DG Potts (Eds): Radiology of the Skull and Brain. St Louis, CV Mosby, 1971, p 260.
36. Sauvegrain J, Mareschal J-L: Malformations de la charnière craniocervicale chez l'enfant. Ann Radiol *15*:263, 1972.
37. Shapiro R, Robinson F: Anomalies of the craniovertebral border. AJR *127*:281, 1976.
38. El Gammal T, Brooks BS: Anatomy of the craniovertebral junction. *In* JM Taveras, JT Ferrucci (Eds): Radiology. Diagnosis-Imaging-Intervention. Vol 3. Philadelphia, JB Lippincott, 1986.
39. El Gammal T, Brooks BS: Radiologic evaluation of the craniovertebral junction. *In* JM Taveras, JT Ferrucci (Eds): Radiology. Diagnosis-Imaging-Intervention. Vol 3. Philadelphia, JB Lippincott, 1986.
40. Ogden JA, Murphy MJ, Southwick WO, et al: Radiology of postnatal development: XIII. C-1–C-2 interrelationships. Skeletal Radiol *15*:433, 1968.
41. Schweitzer ME, Hodler J, Cervilla V, et al: Craniovertebral junction: Normal anatomy with MR correlation. AJR *158*:1087, 1992.
42. Motateanu M, Gudinchet F, Sarraj H, et al: Case report 665: Congenital absence of posterior arch of atlas. Skeletal Radiol *20*:231, 1991.
43. McClellan R, El Gammal T, Willing S, et al: Persistent infantile odontoid process: A variant of abnormal atlantoaxial segmentation. AJR *158*:1305, 1992.
44. McManners T: Odontoid hypoplasia. Br J Radiol *56*:907, 1983.
45. Bohrer SP, Klein A, Martin W III: "V" shaped predens space. Skeletal Radiol *14*:111, 1985.
46. Locke GR, Gardner JI, Van Epps EF: Atlas-dens interval (ADI) in children. AJR *97*:135, 1966.
47. Ogden JA: Radiology of postnatal skeletal development. XI. The first cervical vertebra. Skeletal Radiol *12*:12, 1984.
48. Harwood-Nash DC: Computed tomography of the craniocervical junction in children. Ann Radiol *27*:235, 1984.
49. Dawson EG, Smith L: Atlanto-axial subluxation in children due to vertebral anomalies. J Bone Joint Surg Am *61*:582, 1979.
50. Hibri NS, El-Khoury GY, Menezes AH, et al: Gas and metrizamide myelography in abnormalities of the craniovertebral junction. Skeletal Radiol *6*:85, 1981.
51. Fielding JW: Disappearance of the central portion of the odontoid process: A case report. J Bone Joint Surg Am *47*:1228, 1965.
52. Freiberger RH, Wilson PD Jr, Nicholas JA: Acquired absence of the odontoid process: A case report. J Bone Joint Surg Am *47*:1231, 1965.
53. Fielding JW, Hensinger RN, Hawkins RJ: Os odontoideum. J Bone Joint Surg Am *62*:376, 1980.
54. Schuler TC, Kurz L, Thompson DE, et al: Natural history of os odontoideum. J Pediatr Orthop *11*:222, 1991.
55. Thomason M, Young JWR: Case report 261. Os odontoideum. Skeletal Radiol *11*:144, 1984.
56. Holt RG, Helms CA, Munk PL, et al: Hypertrophy of C-1 anterior arch: Useful sign to distinguish os odontoideum from acute dens fracture. Radiology *173*:207, 1989.
57. Olbrantz K, Bohrer SP: Fusion of the anterior arch of the atlas and dens. Skeletal Radiol *12*:21, 1984.
58. Banta JV, Nichols O: Sacral agenesis. J Bone Joint Surg Am *51*:693, 1969.
59. Passarge E, Lenz W: Syndrome of caudal regression in infants of diabetic mothers: Observations of further cases. Pediatrics *37*:672, 1966.
60. Guidera KJ, Raney E, Ogden JA, et al: Caudal regression: A review of seven cases, including the mermaid syndrome. J Pediatr Orthop *11*:743, 1991.
61. Frantz CH, Aitken GT: Complete absence of the lumbar spine and sacrum. J Bone Joint Surg Am *49*:1531, 1967.
62. Mongeau M, LeClaire R: Complete agenesis of the lumbosacral spine. J Bone Joint Surg Am *54*:161, 1972.
63. Grace E, Drennan J, Colver D, et al: The 13q-deletion syndrome. J Med Genet *8*:351, 1971.
64. Fernbach SK: Urethral abnormalities in male neonates with VATER association. AJR *156*:137, 1991.
65. Loder RT, Dayioglu MM: Association of congenital vertebral malformations with bladder and cloacal exstrophy. J Pediatr Orthop *10*:389, 1990.
66. Azouz EM, Slomic A: Radiographic gradation of lumbosacral dysgenesis. J Can Assoc Radiol *30*:90, 1979.
67. De Klerk DJJ, McCusker I, Loubser JS: Anterior sacral meningoceles. S Afr Med J *54*:361, 1978.
68. Sumner TE, Crowe JE, Phelps CR II, et al: Occult anterior sacral meningocele. Am J Dis Child *134*:385, 1980.
69. Anderson FM, Burke BL: Anterior sacral meningocele: A presentation of three cases. JAMA *237*:39, 1977.
70. Renshaw TS: Sacral agenesis: A classification and review of twenty-three cases. J Bone Joint Surg Am *60*:373, 1978.
71. Brooks BS, El Gammal T, Hartlage P, et al: Myelography of sacral agenesis. AJNR 2:319, 1981.
72. White RI, Klauber GT: Sacral agenesis: Analysis of 22 cases. Urology *8*:521, 1976.
73. Piggott H: The natural history of scoliosis in myelodysplasia. J Bone Joint Surg Br *62*:54, 1980.
74. Altman NR, Altman DH: MR imaging of spinal dysraphism. AJNR *8*:533, 1987.
75. Bale JF Jr, Bell WE, Dunn V, et al: Magnetic resonance imaging of the spine in children. Arch Neurol *43*:1253, 1991.
76. Barkovitch AJ, Edwards MSB, Cogen PH: MR evaluation of spinal dermal sinus tracts in children. AJR *156*:791, 1991.
77. Barkovitch AJ, Naidich TP: Congenital anomalies of the spine. *In* AJ Barkovitch (Ed): Pediatric Neuroimaging. New York, Raven, 1990.
78. Caro PA, Marks HG, Keret D, et al: Intraspinal epidermoid tumors in children: Problems in recognition and imaging techniques for diagnosis. J Pediatr Orthop *11*:288, 1991.
79. Davis PC, Hoffman JC Jr, Ball TI, et al: Spinal abnormalities in pediatric patients: MR imaging findings compared with clinical, myelographic, and surgical findings. Radiology *166*:679, 1988.
80. Philips WA, Hensinger RN, Kling TF Jr: Management of scoliosis due to syringomyelia in childhood and adolescence. J Pediatr Orthop *10*:351, 1990.
81. Walker HS, Lufkin RB, Dietrich RB, et al: Magnetic resonance imaging of the pediatric spine. Radiographics 7:1129, 1987.
82. Zieger M, Dörr U: Pediatric spinal sonography: I. Anatomy and examination technique. Pediatr Radiol *18*:9, 1988.
83. Schumacher R, Kroll B, Schwarz M, et al: M-mode sonography of the caudal spinal cord in patients with meningomyelocele. Radiology *184*:263, 1992.
84. Szalay EA, Roach JW, Smith H, et al: Magnetic resonance imaging of the spinal cord in spinal dysraphisms. J Pediatr Orthop 7:541, 1987.
85. Gardner WJ: Hydrodynamic mechanism of syringomyelia: Its relationship to myelocele. J Neurol Neurosurg Psychiatry *28*:247, 1965.
86. Donaldson WF: Neural spinal dysraphism (myelomeningocele, etc.). *In* J Hardy (Ed): Spinal Deformity in Neurological and Muscular Disorders. St Louis, CV Mosby, 1974, p 140.

87. Naidich TP, McLone DG, Mutluer S: A new understanding of dorsal dysraphism with lipoma (lipomyeloschisis): Radiologic evaluation and surgical correction. AJNR *4*:103, 1983.
88. Just M, Schwarz M, Ludwig B, et al: Cerebral and spinal MR findings in patients with post-repair myelomeningocele. Pediatr Radiol *20*:262, 1990.
89. Kramer PPG, Scheers IM: Round anterior margin of lumbar vertebral bodies in children with a meningomyelocele. Pediatr Radiol *17*:263, 1987.
90. Nelson MD Jr, Bracchi M, Naidich TP, et al: The natural history of repaired myelomeningocele. Radiographics *8*:695, 1988.
91. Barson AJ: Radiological studies of spina bifida cystica. The phenomenon of congenital lumbar kyphosis. Br J Radiol *38*:294, 1965.
92. Samuelsson L, Bergström K, Thuomas K-A, et al: MR imaging of syringohydromyelia and Chiari malformations in myelomeningocele patients with scoliosis. AJNR *8*:539, 1987.
93. Hall P, Lindseth R, Campbell R, et al: Scoliosis and hydrocephalus in myelocele patients: The effect of ventricular shunting. J Neurosurg *50*:174, 1979.
94. Hall PV, Campbell RL, Kalsbeck JE: Meningomyelocele and progressive hydromyelia. Progressive paresis in myelodysplasia. J Neurosurg *43*:457, 1975.
95. Hall PV, Lindseth RE, Campbell RL, et al: Myelodysplasia and developmental scoliosis: A manifestation of syringomyelia. Spine *1*:48, 1976.
96. Heinz ER, Rosenbaum AE, Scarff TB, et al: Tethered spinal cord following meningomyelocele repair. Radiology *131*:153, 1979.
97. Loder RT, Shapiro P, Towbin R, et al: Aortic anatomy in children with myelomeningocele and congenital lumbar kyphosis. J Pediatr Orthop *11*:31, 1991.
98. Neuhauser EBD, Harris GBC, Berrett A: Roentgenographic features of neurenteric cysts. AJR *79*:235, 1958.
99. Burrows FGO: Some aspects of occult spinal dysraphism: A study of 90 cases. Br J Radiol *41*:496, 1968.
100. James CCM, Lassman LP: Spinal dysraphism. The diagnosis and treatment of progressive lesions in spina bifida occulta. J Bone Joint Surg Br *44*:828, 1962.
101. Gillespie R, Faithfull DK, Roth A, et al: Intraspinal anomalies in congenital scoliosis. Clin Orthop *93*:103, 1973.
102. Scheible W, James HE, Leopold GR, et al: Occult spinal dysraphism in infants: Screening with high-resolution real-time ultrasound. Radiology *146*:743, 1983.
103. Roos RAC, Vielvoye GJ, Voormolen JHC, et al: Magnetic resonance imaging in occult spinal dysraphism. Pediatr Radiol *16*:412, 1986.
104. Scatliff JG, Kendall BE, Kingsley DPE, et al: Closed spinal dysraphism: Analysis of clinical, radiological, and surgical findings in 104 consecutive patients. AJR *152*:1049, 1989.
105. Wilson DA, Prince JR: MR imaging determination of the location of the normal conus medullaris throughout childhood. AJR *152*:1029, 1989.
106. McClelland RR, Marsh DG: Double diastematomyelia. Radiology *123*:378, 1977.
107. Till K: Spinal dysraphism. A study of congenital malformations of the lower back. J Bone Joint Surg Br *51*:415, 1969.
108. Winter RB, Haven JJ, Moe JH, et al: Diastematomyelia and congenital spine deformities. J Bone Joint Surg Am *56*:27, 1974.
109. Kennedy PR: New data on diastematomyelia. J Neurosurg *51*:355, 1979.
110. McMaster MJ: Occult intraspinal anomalies and congenital scoliosis. J Bone Joint Surg Am *66*:588, 1984.
111. De Smet AA: Radiology of Spinal Curvature. St Louis, CV Mosby, 1985.
112. Hood RW, Riseborough EJ, Nehme A-M, et al: Diastematomyelia and structural spinal deformities. J Bone Joint Surg Am *62*:520, 1980.
113. Arredondo F, Haughton VM, Hemmy DC, et al: The computed tomographic appearance of the spinal cord in diastematomyelia. Radiology *13*:685, 1980.
114. Hilal SK, Marton D, Pollack E: Diastematomyelia in children. Radiographic study of 34 cases. Radiology *112*:609, 1974.
115. Keim HA, Greene AF: Diastematomyelia and scoliosis. J Bone Joint Surg Am *55*:1425, 1973.
116. Castillo M: MRI of diastematomyelia. MRI Decisions, Sept/Oct, 1991, p 12.
117. Scatliff JH, Till K, Hoare RD: Incomplete, false, and true diastematomyelia: Radiological evaluation by air myelography and tomography. Radiology *116*:349, 1975.
118. Kaplan JO, Quencer RM: The occult tethered conus syndrome in the adult. Radiology *137*:387, 1980.
119. Raghavendra BN, Epstein FJ, Pinto RS, et al: The tethered spinal cord: Diagnosis by high-resolution real-time ultrasound. Radiology *149*:123, 1983.
120. Raghavan N, Barkovich AJ, Edwards M, et al: MR imaging in the tethered spinal cord syndrome. AJR *152*:843, 1989.
121. Ammerman BJ, Henry JM, DeGirolami V, et al: Intradural lipomas of the spinal cord: A clinicopathological correlation. J Neurosurg *44*:331, 1976.
122. Gold LHA, Kieffer SA, Peterson HO: Lipomatous invasion of the spinal cord associated with spinal dysraphism: Myelographic evaluation. AJR *107*:479, 1969.
123. Taviere V, Brunelle F, Baraton J, et al: MRI study of lumbosacral lipoma in children. Pediatr Radiol *19*:316, 1989.
124. Wippold FJ, Citrin C, Barkovich AJ, et al: Evaluation of MR in spinal dysraphism with lipoma: Comparison with metrizamide computed tomography. Pediatr Radiol *17*:184, 1987.
125. Sauer JM, Ozonoff MB: Congenital bone anomalies associated with lipomas. Skeletal Radiol *13*:276, 1985.
126. Theander G: Malformation of the iliac bone associated with intraspinal abnormalities. Pediatr Radiol *3*:235, 1975.
127. Holmes GL, Trader S, Ignatiadis P: Intraspinal enterogenous cysts: A case report and review of pediatric cases in the literature. Am J Dis Child *132*:906, 1978.
128. Herman R, Mixon J, Fisher A, Malulucci R, et al: Idiopathic scoliosis and the central nervous system: A motor control problem. Spine *10*:1, 1985.
129. Adair IV, Van Wijk MC, Armstrong GWD: Moiré topography in scoliosis screening. Clin Orthop *129*:165, 1977.
130. Torell G, Nachemson A, Haderspeck-Grib K, et al: Standing and supine Cobb measures in girls with idiopathic scoliosis. Spine *10*:425, 1985.
131. De Smet AA, Fritz SL, Asher MA: A method for minimizing the radiation exposure from scoliosis radiographs. J Bone Joint Surg Am *63*:156, 1981.
132. Dutkowsky JP, Shearer D, Schepps B: Radiation exposure to patients receiving routine scoliosis radiography measured at depth in an anthropomorphic phantom. J Pediatr Orthop *10*:532, 1990.
133. Schock CC, Brenton L, Agarwal KK: The effect of PA versus AP X-rays on the apparent scoliotic angle. Orthop Trans *4*:32, 1980.
134. De Smet AA, Goin JE, Asher MA, et al: A clinical study of the differences between the scoliotic angle measured on posteroanterior and anteroposterior radiographs. J Bone Joint Surg Am *64*:489, 1982.
135. Gray JE, Stears JG, Frank ED: Shaped, lead-loaded acrylic filters for patient exposure reduction and image-quality improvement. Radiology *146*:825, 1983.
136. Gray JE, Hoffman AD, Peterson HA: Reduction of radiation exposure during radiography for scoliosis. J Bone Joint Surg Am *65*:5, 1983.
137. Bhatnagar JP, Gorson RO, Krohmer JS: X-ray doses to patients undergoing full-spine radiographic examination. Radiology *138*:231, 1981.
138. Ritter EM, Wright CE, Fritz SL, et al: Use of a gradient intensifying screen for scoliosis radiography. Radiology *135*:230, 1980.
139. Libson E, Bloom RA, Dinari G, et al: Oblique lumbar spine radiographs: Importance in young patients. Radiology *151*:89, 1984.
140. Howell FR, Dickson RA: The deformity of idiopathic scoliosis made visible by computer graphics. J Bone Joint Surg Br *71*:399, 1989.
141. Singer KP, Jones TJ, Breidahl PD: A comparison of radiographic and computer-assisted measurements of thoracic and thoracolumbar sagittal curvature. Skeletal Radiol *19*:21, 1990.
142. Drerup B, Hierholzer E: Evaluation of frontal radiographs of scoliotic spines. Part I. Measurement of position and orientation of vertebrae and assessment of clinical shape parameters. J Biomech *25*:1357, 1992.
143. Drerup B, Hierholzer E: Evaluation of frontal radiographs of scoliotic spines. Part II. Relations between lateral deviation, lateral tilt and axial rotation of vertebrae. J Biomech *25*:1443, 1992.
144. Daniel WW, Barnes GT, Nasca RJ, et al: Segmented-field radiography in scoliosis. AJR *144*:325, 1985.
145. Harcke HT, Mandell GA, Lee MS, et al: Evaluating scoliosis with digital radiographic techniques [abstract]. Boston, Society for Pediatric Radiology, April 20, 1985.
146. Shackelford GD, MacAllister WH: Axial radiography of the spine: A projection for evaluation of the neural arches in children. Radiology *3*:798, 1979.
147. Cooke ED, Carter LM, Pilcher MF: Identifying scoliosis in the adolescent with thermography: A preliminary study. Clin Orthop *148*:172, 1980.
148. Papanicolaou N, Treves S: Bone scintigraphy in the preoperative evaluation of osteoid osteoma and osteoblastoma of the spine. Ann Radiol *27*:104, 1984.
149. McMaster MJ, Merrick MV: The scintigraphic assessment of the scoliotic spine after fusion. J Bone Joint Surg Br *62*:65, 1980.
150. Knake JE, Gabrielsen TO, Chandler WF, et al: Real-time sonography during spinal surgery. Radiology *151*:461, 1984.
151. Miller JH, Reid BS, Kemberling CR: Utilization of ultrasound in the evaluation of spinal dysraphism in children. Radiology *143*:737, 1982.
152. Abrams SL, Filly RA: Congenital vertebral malformations: Prenatal diagnosis using ultrasonography. Radiology *155*:762, 1985.
153. Nokes SR, Murtagh RF, Jones JD III, et al: Childhood scoliosis: MR imaging. Radiology *164*:791, 1987.
154. Winter RB: Prevalence of spinal canal or cord abnormalities in idiopathic, congenital, and neuromuscular scoliosis [abstract]. J Pediatr Orthop *12*:680, 1992.
155. Gryspeerdt GL: Myelographic assessment of occult forms of spinal dysraphism. Acta Radiol *1*:702, 1963.
156. Barnes PD, Brody JD, Jaramillo D, et al: Atypical idiopathic scoliosis: MR imaging evaluation. Radiology *186*:247, 1993.
157. Scoles PV, Salvagno R, Villalba K, et al: Relationship of iliac crest maturation to skeletal and chronologic age. J Pediatr Orthop *8*:639, 1988.
158. Propst-Proctor SL, Bleck EE: Radiographic determination of lordosis and kyphosis in normal and scoliotic children. J Pediatr Orthop *3*:344, 1983.
159. A glossary of scoliosis terms. Spine *1*:57, 1976.
160. Williams SM, Harned RK, Hultman SA, et al: The psoas sign: A reevaluation. Radiographics *5*:525, 1985.
161. Aaro S, Dahlborn M: Estimation of vertebral rotation and the spinal and rib cage deformity in scoliosis by computer tomography. Spine *6*:460, 1981.
162. Jeffries BF, Tarlton M, De Smet AA, et al: Computerized measurement and analysis of scoliosis: A more accurate representation of the shape of the curve. Radiology *134*:381, 1980.

163. George K, Rippstein J: A comparative study of the two popular methods of measuring scoliotic deformity of the spine. J Bone Joint Surg Am *43*:809, 1961.
164. Sevastikoglou JA, Berquist E: Evaluation of the reliability of radiological methods for registration of scoliosis. Acta Orthop Scand *40*:608, 1969.
165. Deacon P, Flood BM, Dickson RA: Idiopathic scoliosis in three dimensions: A radiographic and morphometric analysis. J Bone Joint Surg Br *66*:509, 1984.
166. Morrissy RT, Goldsmith GS, Hall EC, et al: Measurement of the Cobb angle on radiographs of patients who have scoliosis: Evaluation of intrinsic error. J Bone Joint Surg Am 72:320, 1990.
167. Oda M, Rauh S, Gregory PB, et al: The significance of roentgenographic measurement in scoliosis. J Pediatr Orthop *2*:378, 1982.
168. Gross C, Gross M, Kuschner S: Error analysis of scoliosis curvature measurement. Bull Hosp Jt Dis *43*:171, 1983.
169. Carman DL, Browne RH, Birch JG: Measurement of scoliosis and kyphosis radiographs: Intraobserver and interobserver variation. J Bone Joint Surg Am 72:328, 1990.
170. Aaro S, Dahlborn M: The longitudinal axis rotation of the apical vertebra, the vertebral, spinal and rib cage deformity in idiopathic scoliosis studied by computer tomography. Spine *6*:567, 1981.
171. Armstrong GWD, Livermore NB III, Suzuki N, et al: Nonstandard vertebral rotation in scoliosis screening patients: Its prevalence and relation to the clinical deformity. Spine 7:50, 1982.
172. Mehta MH: Radiographic estimation of vertebral body rotation in scoliosis. J Bone Joint Surg Br *55*:513, 1973.
173. Nash CL Jr, Moe JH: A study of vertebral rotation. J Bone Joint Surg Am *51*:223, 1969.
174. Benson DR, Schultz AB, DeWald RL: Roentgenographic evaluation of vertebral rotation. J Bone Joint Surg Am *58*:1125, 1976.
175. Suzuki S, Yamamuro T, Shikata J, et al: Ultrasound measurement of vertebral rotation in idiopathic scoliosis. J Bone Joint Surg Br *71*:252, 1989.
176. De Smet AA, Tarlton MA, Cook LT, et al: A radiographic method for three-dimensional analysis of spinal configuration. Radiology *137*:343, 1980.
177. De Smet AA, Tarlton MA, Cook LT, et al: The top view for analysis of scoliosis progression. Radiology *147*:369, 1983.
178. Raso VJ, Russell GG, Hill DL, et al: Thoracic lordosis in idiopathic scoliosis. J Pediatr Orthop *11*:599, 1991.
179. Collis DK, Ponseti IV: Long-term follow-up of patients with idiopathic scoliosis not treated surgically. J Bone Joint Surg Am *51*:425, 1969.
180. Risser JC: Scoliosis: Past and present. J Bone Joint Surg Am *46*:167, 1964.
181. Urbaniak JR, Schaefer WW, Stelling FH III: Iliac apophyses: Prognostic value in idiopathic scoliosis. Clin Orthop *116*:80, 1976.
182. Biondi J, Weiner DS, Bethem D, et al: Correlation of Risser sign and bone age determination in adolescent idiopathic scoliosis. J Pediatr Orthop *5*:697, 1985.
183. McMaster MJ, Ohtsuka K: The natural history of congenital scoliosis: A study of two hundred and fifty-one patients. J Bone Joint Surg Am *64*:1128, 1982.
184. Nasca RJ, Stelling FH III, Steel HA: Progression of congenital scoliosis due to hemivertebrae and hemivertebrae with bars. J Bone Joint Surg Am *57*:456, 1975.
185. Winter RB, Moe JH, Eilers VE: Congenital scoliosis: A study of 234 patients treated and untreated. Part I. Natural history. J Bone Joint Surg Am *50*:1, 1968.
186. Winter RB: Congenital scoliosis. Clin Orthop *93*:75, 1973.
187. Jaffray D, O'Brien JP: A true anterior thoracic meningocele associated with a congenital kyphoscoliosis. J Pediatr Orthop *5*:717, 1985.
188. Birnholz JC: Fetal lumbar spine: Measuring axial growth with US. Radiology *158*:805, 1986.
189. Bradford DS, Heithoff KB, Cohen M: Intraspinal abnormalities and congenital spine deformities: A radiographic and MRI study. J Pediatr Orthop *11*:36, 1991.
190. Privett GW Jr: MRI of congenital anomalies of the spine. MRI Decisions *4*:24, 1990.
191. Pettersson H, Harwood-Nash DCF, Fitz CR, et al: Conventional metrizamide myelography (MM) and computed tomographic metrizamide myelography (CTMM) in scoliosis: A comparative study. Radiology *142*:111, 1982.
192. Resjö IM, Harwood-Nash DC, Fitz CR, et al: Normal cord in infants and children examined with computed tomographic metrizamide myelography. Radiology *130*:691, 1979.
193. Hirschfelder H: Computerized tomography: A new dimension in the assessment of scoliosis. Electromedica *51*:132, 1983.
194. Pettersson H, Harwood-Nash DCF: CT and Myelography of the Spine and Cord. Techniques, Anatomy and Pathology in Children. New York, Springer, 1982.
195. Resjö IM, Harwood-Nash DC, Fitz CR, et al: Computed tomographic metrizamide myelography in spinal dysraphism in infants and children. J Comput Assist Tomogr *2*:549, 1978.
196. Johnson S, Nayanar VV, Jones RFC: Metrizamide myelography in spinal dysraphism. Australas Radiol *24*:161, 1980.
197. MacEwen GD, Winter RB, Hardy JH: Evaluation of kidney anomalies in congenital scoliosis. J Bone Joint Surg Am *54*:1451, 1972.
198. Vitki RJ, Cass AS, Winter RB: Anomalies of the genitourinary tract associated with congenital scoliosis and congenital kyphosis. J Urol *108*:655, 1972.
199. Schey WL: Vertebral malformations and associated somaticovisceral abnormalities. Clin Radiol *27*:341, 1976.
200. Winter RB, Moe JH, Wang JF: Congenital kyphosis: Its natural history and treatment as observed in a study of one hundred and thirty patients. J Bone Joint Surg Am *55*:223, 1973.
201. Franceschini P, Grassi E, Fabris C, et al: The autosomal recessive form of spondylocostal dysostosis. Radiology *112*:673, 1974.
202. Ezaki M, Herring JA: Congenital hyperextension of the lumbar spine: A case report. J Bone Joint Surg Am *63*:1177, 1981.
203. Beals RK: Familial vertebral hypoplasia and kyphosis. J Bone Joint Surg Am *51*:190, 1969.
204. Smith JRG, Martin IR, Shaw DG, et al: Progressive noninfectious anterior vertebral fusion. Skeletal Radiol *15*:599, 1986.
205. Bethem D, Winter RB, Lutter L, et al: Spinal disorders of dwarfism: Review of the literature and report of eighty cases. J Bone Joint Surg Am *63*:1412, 1981.
206. Bethem D, Winter RB, Lutter L: Disorders of the spine in diastrophic dwarfism: A discussion of nine patients and review of the literature. J Bone Joint Surg Am *62*:529, 1980.
207. Lorenzo RL, Hungerford GD, Blumenthal BI, et al: Congenital kyphosis and subluxation of the thoracolumbar spine due to vertebral aplasia. Skeletal Radiol *10*:255, 1983.
208. Winter RB, Moe JH, Lonstein JE: The surgical treatment of congenital kyphosis. A review of 94 patients age 5 years or older, with 2 years or more follow-up in 77 patients. Spine *10*:224, 1985.
209. Kane WJ: Scoliosis prevalence: A call for a statement of terms. Clin Orthop *126*:43, 1977.
210. Renshaw TS: Screening school children for scoliosis. Clin Orthop *229*:26, 1988.
211. Dickson RA, Stamper P, Sharp A-M, et al: School screening for scoliosis: Cohort study of clinical course. BMJ *281*:265, 1980.
212. Brooks HL, Azen SP, Gerberg E, et al: Scoliosis: A prospective epidemiological study. J Bone Joint Surg Am *57*:968, 1975.
213. Lonstein JE, Bjorklund S, Wanninger MH, et al: Voluntary school screening for scoliosis in Minnesota. J Bone Joint Surg Am *64*:481, 1982.
214. Dvoonch VM, Siegler AH, Cloppas CC, et al: The epidemiology of "schooliosis." J Pediatr Orthop *10*:206, 1990.
215. Lonstein JE: Adolescent idiopathic scoliosis: Screening and diagnosis. Instr Course Lect *38*:105, 1989.
216. US Preventive Services Task Force: Screening for adolescent idiopathic scoliosis: Review article. JAMA *269*:2667, 1993.
217. US Preventive Services Task Force: Screening for adolescent idiopathic scoliosis: Policy statement. JAMA *269*:2664, 1993.
218. Sox HC Jr, Woolf SH: Evidence-based practice guidelines from the US Preventive Services Task Force. JAMA *269*:2678, 1993.
219. Weinstein SL: Adolescent idiopathic scoliosis: Prevalence and natural history. Instr Course Lect *38*:115, 1989.
220. Archer IA, Dickson RA: Stature and idiopathic scoliosis: A prospective study. J Bone Joint Surg Br *67*:185, 1985.
221. Nordwall A, Willner S: A study of skeletal age and height in girls with idiopathic scoliosis. Clin Orthop *110*:6, 1975.
222. Reckles LN, Peterson HA, Bianco AJ Jr, et al: The association of scoliosis and congenital heart defects. J Bone Joint Surg Am *57*:449, 1975.
223. Roth A, Rosenthal A, Hall JE, et al: Scoliosis and congenital heart disease. Clin Orthop *93*:95, 1973.
224. Farley FA, Phillips WA, Herzenberg JE, et al: Natural history of scoliosis in congenital heart disease. J Pediatr Orthop *11*:42, 1991.
225. Deacon P, Berkin CR, Dickson RA: Combined idiopathic kyphosis and scoliosis: An analysis of the lateral spinal curvatures associated with Scheuermann's disease. J Bone Joint Surg Br *67*:189, 1985.
226. McPhee IB, O'Brien JP: Scoliosis in symptomatic spondylolisthesis. J Bone Joint Surg Br *62*:155, 1980.
227. Powers TA, Haher TR, Devlin VJ, et al: Abnormalities of the spine in relation to congenital upper limb deficiencies. J Pediatr Orthop *3*:471, 1983.
228. Herring JA, Goldberg MJ: Instructional case: Amelia and scoliosis. J Pediatr Orthop *5*:605, 1985.
229. Beals RK: Nosologic and genetic aspects of scoliosis. Clin Orthop *93*:23, 1973.
230. McAlister WH, Shackelford GD: Classification of spinal curvatures. Radiol Clin North Am *13*:93, 1975.
231. McAlister WH, Shackelford GD: Measurement of spinal curvatures. Radiol Clin North Am *13*:113, 1975.
232. Lonstein JE, Carlson JM: The prediction of curve progression in untreated idiopathic scoliosis during growth. J Bone Joint Surg Am *66*:1061, 1984.
233. Perdriolle R, Vidal J: Thoracic idiopathic scoliosis curve: Evolution and prognosis. Spine *10*:785, 1985.
234. Nash CL: Current concepts review. Scoliosis bracing. J Bone Joint Surg Am *62*:848, 1980.
235. Weinstein SL, Ponseti IV: Curve progression in idiopathic scoliosis. J Bone Joint Surg Am *65*:447, 1983.
236. Robin GC, Span Y, Steinberg R, et al: Scoliosis in the elderly: A follow-up study. Spine 7:365, 1982.
237. Gillespy T III, Gillespy T Jr, Revak CS: Progressive senile scoliosis:

Seven cases of increasing spinal curves in elderly patients. Skeletal Radiol *13*:280, 1985.

238. Richter DE, Nash CL Jr, Moskowitz RW, et al: Idiopathic adolescent scoliosis—a prototype of degenerative joint disease: The relation of biomechanic factors to osteophyte formation. Clin Orthop *193*:221, 1985.
239. Dickson RA, Lawton JO, Archer IA, et al: The pathogenesis of idiopathic scoliosis: Biplanar spinal asymmetry. J Bone Joint Surg Br *66*:8, 1984.
240. Nachemson AL, Sahlstrand T: Etiologic factors in adolescent idiopathic scoliosis. Spine *2*:176, 1977.
241. Riseborough EJ, Wynne-Davies R: A genetic survey of idiopathic scoliosis in Boston, Massachusetts. J Bone Joint Surg Am *55*:974, 1973.
242. Wynne-Davies R: Familial (idiopathic) scoliosis. A family survey. J Bone Joint Surg Br *50*:24, 1968.
243. Ferreira JH, James JIP: Progressive and resolving infantile idiopathic scoliosis: The differential diagnosis. J Bone Joint Surg Br *54*:648, 1972.
244. James JIP, Lloyd-Roberts GC, Pilcher MF: Infantile structural scoliosis. J Bone Joint Surg Br *41*:719, 1959.
245. Lloyd-Roberts GC, Pilcher MF: Structural idiopathic scoliosis in infancy: A study of the natural history of 100 patients. J Bone Joint Surg Br *47*:520, 1965.
246. Mehta MH: The rib-vertebra angle in the early diagnosis between resolving and progressive infantile scoliosis. J Bone Joint Surg Br *54*:230, 1972.
247. Wynne-Davies R: Infantile idiopathic scoliosis. Causative factors, particularly in the first six months of life. J Bone Joint Surg Br *57*:138, 1975.
248. McMaster MJ: Infantile idiopathic scoliosis: Can it be prevented? J Bone Joint Surg Br *65*:612, 1983.
249. Figueiredo UM, James JIP: Juvenile idiopathic scoliosis. J Bone Joint Surg Br *63*:61, 1981.
250. Dickson RA: Conservative treatment for idiopathic scoliosis. J Bone Joint Surg Br *67*:176, 1985.
251. Brown JC, Axelgaard J, Howson DC: Multicenter trial of a noninvasive stimulation method for idiopathic scoliosis: A summary of early treatment results. Spine *9*:382, 1984.
252. Aaro S, Dahlborn M: The effect of Harrington instrumentation on the longitudinal axis rotation of the apical vertebra and on the spinal and ribcage deformity in idiopathic scoliosis studied by computer-tomography. Spine 7:456, 1982.
253. Luque ER: The correction of postural curves of the spine. Spine 7:270, 1982.
254. Luque ER: Current concepts review: The anatomic basis and development of segmental spinal instrumentation. Spine 7:256, 1982.
255. Thompson GH, Wilber RG, Shaffer JW, et al: Segmental spinal instrumentation in idiopathic scoliosis: A preliminary report. Spine *10*:623, 1985.
256. Edgar MA, Mehta MH: Long-term follow-up of fused and unfused idiopathic scoliosis. J Bone Joint Surg Br *70*:712, 1988.
257. Engler GL: Preoperative and intraoperative considerations in adolescent idiopathic scoliosis. Instr Course Lect *38*:137, 1989.
258. Fitch RD, Turi M, Bowman BE, et al: Comparison of Cotrel-Dubousset and Harrington rod instrumentations in idiopathic scoliosis. J Pediatr Orthop *10*:44, 1990.
259. Herndon WA, Sullivan JA, Gruel CR, et al: A comparison of Wisconsin instrumentation and Cotrel-Dubousset instrumentation. J Pediatr Orthop *13*:615, 1993.
260. McCall RE, Bronson W: Criteria for selective fusion in idiopathic scoliosis using Cotrel-Dubousset instrumentation. J Pediatr Orthop *12*:475, 1992.
261. Slone RM, MacMillan M, Montgomery WJ, et al: Spinal fixation. Part 2. Fixation techniques and hardware for the thoracic and lumbosacral spine. Radiographics *13*:521, 1993.
262. Kostuik JP: Current concepts review: Operative treatment of idiopathic scoliosis. J Bone Joint Surg Am 72:1108, 1990.
263. Renshaw TS, Solga PM, Drennan JC, et al: Studies of an L-rod sublaminar wire spinal fusion. J Pediatr Orthop *11*:226, 1991.
264. Tolo VT: Surgical treatment of adolescent idiopathic scoliosis. Instr Course Lect *38*:143, 1989.
265. Slone RM, MacMillan M, Montgomery WJ: Spinal fixation. Part 3. Complications of spinal instrumentation. Radiographics *13*:797, 1993.
266. Friedman RJ, Micheli LJ: Acquired spondylolisthesis following scoliosis surgery: A case report. Clin Orthop *190*:132, 1984.
267. Karoll M, Hernandez RJ, Wessel HU: Computed tomography diagnosis of bronchial compression by the spine after surgical correction of scoliosis. Pediatr Radiol *14*:335, 1984.
268. Drennan JC, King EW: Cervical dislocation following fusion of the upper thoracic spine for scoliosis. J Bone Joint Surg Am *60*:1003, 1978.
269. Amy BW, Priebe CJ Jr, King A: Superior mesenteric artery syndrome associated with scoliosis treated by a modified Ladd procedure. J Pediatr Orthop *5*:361, 1985.
270. Griffiths GJ, Whitehouse GH: Radiological features of vascular compression of the duodenum occurring as a complication of the treatment of scoliosis. Clin Radiol *29*:77, 1978.
271. Berk RN, Coulson DB: The body cast syndrome. Radiology *94*:303, 1970.
272. Evarts CM, Winter RB, Hall JE: Vascular compression of the duodenum associated with the treatment of scoliosis: Review of the literature and report of eighteen cases. J Bone Joint Surg Am *53*:431, 1971.
273. McMaster MJ, James JIP: Pseudarthrosis after spinal fusion for scoliosis. J Bone Joint Surg Br *58*:305, 1976.
274. Lauerman WC, Bradford DS, Transfeldt EE, et al: Management of pseudarthrosis after arthrodesis of the spine for idiopathic scoliosis. J Bone Joint Surg Am 73:222, 1991.
275. Risser JC, Iqbal QM, Nagata K, et al: Roentgenographic detection of preventable occult pseudarthrosis in the treatment of scoliosis. Clin Orthop *107*:171, 1975.
276. Slizofski WJ, Collier BD, Flatley TJ, et al: Painful pseudarthrosis following lumbar spinal fusion: Detection by combined SPECT and planar bone scintigraphy. Skeletal Radiol *16*:136, 1987.
277. Hannon KM, Wetta WJ: Failure of technetium bone scanning to detect pseudarthroses in spinal fusion for scoliosis. Clin Orthop *123*:42, 1977.
278. Hensinger RN, McEwen GD: Spinal deformity associated with heritable neurological conditions: Spinal muscular atrophy, Friedreich's ataxia, familial dysautonomia, and Charcot-Marie-Tooth disease. J Bone Joint Surg Am *58*:13, 1976.
279. Balmer GA, MacEwen GD: The incidence and treatment of scoliosis in cerebral palsy. J Bone Joint Surg Br *52*:134, 1970.
280. Gersoff WK, Renshaw TS: The treatment of scoliosis in cerebral palsy by posterior spinal fusion with Luque-rod segmental instrumentation. J Bone Joint Surg Am *70*:41, 1988.
281. Thometz JG, Simon SR: Progression of scoliosis after skeletal maturity in institutionalized adults who have cerebral palsy. J Bone Joint Surg Am *70*:1290, 1987.
282. Guidera KJ, Borrelli J Jr, Raney E, et al: Orthopaedic manifestations of Rett syndrome. J Pediatr Orthop *11*:204, 1991.
283. Madigan RR, Wallace SL: Scoliosis in the institutionalized cerebral palsy population. Spine *6*:583, 1981.
284. Lonstein JE, Akbarnia BA: Operative treatment of spinal deformities in patients with cerebral palsy or mental retardation: An analysis of one hundred and seven cases. J Bone Joint Surg Am *65*:43, 1983.
285. Baker AS, Dove J: Progressive scoliosis as the first presenting sign of syringomyelia: Report of a case. J Bone Joint Surg Br *65*:472, 1983.
286. Resjö IM, Harwood-Nash DC, Fitz CR, et al: Computed tomographic metrizamide myelography in syringohydromyelia. Radiology *131*:405, 1979.
287. Kan S, Fox AJ, Viñuela F, et al: Spinal cord size in syringomyelia: Change with position on metrizamide myelography. Radiology *146*:409, 1983.
288. Citron N, Edgar MA, Sheehy J, et al: Intramedullary spinal cord tumours presenting as scoliosis. J Bone Joint Surg Br *66*:513, 1984.
289. Evans GA, Drennan JC, Russman BS: Functional classification and orthopaedic management of spinal muscular atrophy. J Bone Joint Surg Br *63*:516, 1981.
290. Williams B: Orthopaedic features in the presentation of syringomyelia. J Bone Joint Surg Br *61*:314, 1979.
291. DeSousa AL, Kalsbeck JE, Mealey J Jr, et al: Intraspinal tumors in children: A review of 81 cases. J Neurosurg *51*:437, 1979.
292. Huebert HT, MacKinnon WB: Syringomyelia and scoliosis. J Bone Joint Surg Br *51*:338, 1969.
293. Dearolf WW II, Betz RR, Vogel LC, et al: Scoliosis in pediatric spinal cord–injured patients. J Pediatr Orthop *10*:214, 1990.
294. Hackney DB: Denominators of spinal cord injury. Radiology *177*:18, 1990.
295. Mayfield JK, Erkkila JC, Winter RB: Spine deformity subsequent to acquired childhood spinal cord injury. J Bone Joint Surg Am *63*:1401, 1981.
296. Lancourt JE, Dickson JH, Carter RE: Paralytic spinal deformity following traumatic spinal-cord injury in children and adolescents. J Bone Joint Surg Am *63*:47, 1981.
297. Brown JC, Swank SM, Matta J, et al: Late spinal deformity in quadriplegic children and adolescents. J Pediatr Orthop *4*:456, 1984.
298. Pavon SJ, Manning C: Posterior spinal fusion for scoliosis due to anterior poliomyelitis. J Bone Joint Surg Br *52*:420, 1970.
299. Duval-Beaupère G, Lespargot A, Grossiord A: Scoliosis and trunk muscles. J Pediatr Orthop *4*:195, 1984.
300. Schwentker EP, Gibson DA: Orthopaedic aspects of spinal muscular atrophy. J Bone Joint Surg Am *58*:32, 1976.
301. Riddick MF, Winter RB, Lutter LD: Spinal deformities in patients with spinal muscle atrophy: A review of 36 patients. Spine 7:476, 1982.
302. Labelle H, Tohme S, Duhaime M, et al: Natural history of scoliosis in Friedreich's ataxia. J Bone Joint Surg Am *68*:564, 1986.
303. Cady RB, Bobechko WP: Incidence, natural history, and treatment of scoliosis in Friedreich's ataxia. J Pediatr Orthop *4*:673, 1984.
304. Daher YH, Lonstein JE, Winter RB, et al: Spinal deformities in patients with Friedreich ataxia: A review of 19 patients. J Pediatr Orthop *5*:553, 1985.
305. Winter RB, Kriel RL: Scoliosis due to epilepsia partialis continua. J Pediatr Orthop *5*:94, 1985.
306. Stantiski CJ, Micheli LJ, Hall JE: The correction of spinal deformity in idiopathic torsional dystonias. J Bone Joint Surg Am *65*:980, 1983.
307. Daher YH, Lonstein JE, Winter RB, et al: Spinal deformities in patients with muscular dystrophy other than Duchenne: A review of 11 patients having surgical treatment. Spine *10*:614, 1985.
308. Siegel IM: Scoliosis in muscular dystrophy. Some comments about diagnosis, observations on prognosis, and suggestions for therapy. Clin Orthop *93*:235, 1973.
309. Wilkins KE, Gibson DA: The patterns of spinal deformity in Duchenne muscular dystrophy. J Bone Joint Surg Am *58*:24, 1976.
310. Smith AD, Koreska J, Moseley CF: Progression of scoliosis in Duchenne muscular dystrophy. J Bone Joint Surg Am *71*:1066, 1989.

311. Oda T, Shimizu N, Yonenobu K, et al: Longitudinal study of spinal deformity in Duchenne muscular dystrophy. J Pediatr Orthop *13*:478, 1993.
312. Hsu JD: The natural history of spine curvature progression in the nonambulatory Duchenne muscular dystrophy patient. Spine 7:771, 1983.
313. Daher YH, Lonstein JE, Winter RB, et al: Spinal deformities in patients with muscular dystrophy other than Duchenne: A review of 11 patients having surgical treatment. Spine *10*:614, 1985.
314. Bartal E, Gage JR: Idiopathic juvenile osteoporosis and scoliosis. J Pediatr Orthop 2:295, 1982.
315. Jones ET, Hensinger RN: Spinal deformity in idiopathic juvenile osteoporosis. Spine *6*:1, 1981.
316. Yong-Hing K, MacEwen GD: Scoliosis associated with osteogenesis imperfecta: Results of treatment. J Bone Joint Surg Br *64*:36, 1982.
317. Chaglassian JH, Riseborough EJ, Hall JE: Neurofibromatous scoliosis: Natural history and results of treatment in thirty-seven cases. J Bone Joint Surg Am *58*:695, 1976.
318. Curtis BH, Fisher RL, Butterfield WL, et al: Neurofibromatosis with paraplegia: Report of eight cases. J Bone Joint Surg Am *51*:843, 1969.
319. Scott JC: Scoliosis and neurofibromatosis. J Bone Joint Surg Br *47*:240, 1965.
320. Hsu LCS, Lee PC, Leong JCY: Dystrophic spinal deformities in neurofibromatosis: Treatment by anterior and posterior fusion. J Bone Joint Surg Br *66*:495, 1984.
321. Winter RB, Moe JH, Bradford DS, et al: Spine deformity in neurofibromatosis: A review of one hundred and two patients. J Bone Joint Surg Am *61*:677, 1979.
322. Sirois JL III, Drennan JC: Dystrophic spinal deformity in neurofibromatosis. J Pediatr Orthop *10*:522, 1990.
323. Calvert PT, Edgar MA, Webb PJ: Scoliosis in neurofibromatosis: The natural history with and without operation. J Bone Joint Surg Br *71*:246, 1989.
324. Crawford AH Jr, Bagamery N: Osseous manifestations of neurofibromatosis in childhood. J Pediatr Radiol *6*:72, 1986.
325. Stone JF, Bridwell KH, Shackelford GD, et al: Dural ectasia associated with spontaneous dislocation of the upper part of the thoracic spine in neurofibromatosis: A case report and review of the literature. J Bone Joint Surg Am *69*:1079, 1987.
326. Akbarnia BA, Gabriel KR, Beckman E, et al: Prevalence of scoliosis in neurofibromatosis [abstract]. J Pediatr Orthop *13*:278, 1993.
327. Burk DL Jr, Brunberg JA, Kanal E, et al: Spinal and paraspinal neurofibromatosis: Surface coil MR imaging at 1.5 T. Radiology *162*:797, 1987.
328. Mirowitz SA, Sartor K, Gado M: High-intensity basal ganglia lesions on T1-weighted MR images in neurofibromatosis. AJR *154*:369, 1990.
329. Stull MA, Moser RP Jr, Kransdorf MJ, et al: Magnetic resonance appearance of peripheral nerve sheath tumors. Skeletal Radiol *20*:9, 1991.
330. Shu HH, Mirowitz SA, Wippold FJ II: Neurofibromatosis: MR imaging findings involving the head and spine. AJR *160*:159, 1993.
331. Fabris D, Candiotto S, Mammano S, et al: Antalgic scoliosis due to nonosteogenic fibroma of the L1 neural arch: Report of a case. J Pediatr Orthop *6*:103, 1986.
332. Fabris D, Trainiti G, Di Comun M, et al: Scoliosis due to rib osteoblastoma: Report of two cases. J Pediatr Orthop *3*:370, 1983.
333. Ransford AO, Pozo JL, Hutton PAN, et al: The behavior pattern of the scoliosis associated with osteoid osteoma or osteoblastoma of the spine. J Bone Joint Surg Br *66*:16, 1984.
334. Kehl DK, Alonso JE, Lovell WW: Scoliosis secondary to an osteoid-osteoma of the rib: A case report. J Bone Joint Surg Am *65*:701, 1983.
335. Kirwan EO, Hutton PAN, Ransford AO: Osteoid osteoma and benign osteoblastoma of the spine. Clinical presentation and treatment. J Bone Joint Surg Br *66*:21, 1984.
336. Freiberger RH: Osteoid osteoma of the spine: A cause of backache and scoliosis in children and young adults. Radiology *75*:232, 1960.
337. Keim HA, Reina EG: Osteoid-osteoma as a cause of scoliosis. J Bone Joint Surg Am *57*:159, 1975.
338. MacLellen DI, Wilson FC Jr: Osteoid osteoma of the spine: A review of the literature and report of six new cases. J Bone Joint Surg Am *49*:111, 1967.
339. McLeod RA, Dahlin DC, Beabout JW: The spectrum of osteoblastoma. AJR *126*:321, 1976.
340. Pochaczevsky R, Yen YM, Sherman RS: The roentgen appearance of benign osteoblastoma. Radiology *75*:429, 1960.
341. Von Ronnen JR: Case report 4: Osteoblastoma spinous process of C-2. Skeletal Radiol *1*:61, 1976.
342. Azouz EM, Kozlowski K, Marton D, et al: Osteoid osteoma and osteoblastoma of the spine in children: Report of 22 cases with brief literature review. Pediatr Radiol *16*:25, 1986.
343. Winter PF, Johnson PM, Hilal DK, et al: Scintigraphic detection of osteoid osteoma. Radiology *122*:177, 1977.
344. Gilsanz V, Miranda J, Cleveland R, et al: Scoliosis secondary to fractures of the transverse processes of lumbar vertebrae. Radiology *134*:627, 1980.
345. Tachdjian MO, Matson DD: Orthopaedic aspects of intraspinal tumors in infants and children. J Bone Joint Surg Am *47*:223, 1965.
346. Papaioannou T, Stokes I, Kenwright J: Scoliosis associated with limb-length inequality. J Bone Joint Surg Am *64*:59, 1982.
347. Giles LGF, Taylor JR: Lumbar spine structural changes associated with leg length inequality. Spine 7:159, 1982.
348. Letts M: Scoliosis in children secondary to retroperitoneal fibrosis: Report of two cases. J Bone Joint Surg Am *64*:1363, 1982.
349. Durning RP, Scoles PV, Fox OD: Scoliosis after thoracotomy in tracheoesophageal fistula patients: A follow-up study. J Bone Joint Surg Am *62*:1156, 1980.
350. Kinsella JP, Brasch RD, Ablin AA: Unilateral hypoplasia of the hemithorax causing "pseudoscoliosis" after lung irradiation in a child with Wilms' tumor. Pediatr Radiol *15*:340, 1985.
351. DeRosa GP: Progressive scoliosis following chest wall resection in children. Spine *10*:618, 1985.
352. Meehan PL, Lovell WW, Ahn JI: Congenital absence of the lung. J Pediatr Orthop *5*:708, 1985.
353. Mayfield JK, Riseborough EJ, Jaffe N, et al: Spinal deformity in children treated for neuroblastoma: The effect of radiation and other forms of treatment. J Bone Joint Surg Am *63*:183, 1981.
354. Neuhauser EBD, Wittenborg MH, Berman CZ, et al: Irradiation effects of roentgen therapy on the growing spine. Radiology *59*:637, 1952.
355. Riseborough EJ, Grabias SL, Burton RI, et al: Skeletal alterations following irradiation for Wilms' tumor: With particular reference to scoliosis and kyphosis. J Bone Joint Surg Am *58*:526, 1976.
356. Rubin P, Duthie RB, Young L: The significance of scoliosis in postirradiated Wilms' tumor and neuroblastoma. Radiology *79*:539, 1962.
357. Vaeth JM, Levitt SH, Jones MD, et al: Effects of radiation therapy in survivors of Wilms' tumor. Radiology *79*:560, 1962.
358. Katzman H, Waugh T, Berdon W: Skeletal changes following irradiation of childhood tumors. J Bone Joint Surg Am *51*:825, 1969.
359. Libshitz HI, Cohen MA: Radiation-induced osteochondromas. Radiology *142*:643, 1982.
360. DeSimone DP, Abdelwahab IF, Kenan S, et al: Case report 785: Radiation-induced osteochondroma of the ilium. Skeletal Radiol *22*:289, 1993.
361. Makely JT, Heiple KG: Scoliosis associated with congenital deficiencies of the upper extremity. J Bone Joint Surg Am *52*:279, 1970.
362. Paling MR, Spasovsky-Chernick M: Scoliosis in cystic fibrosis—an appraisal. Skeletal Radiol *8*:63, 1982.
363. Mau H: Die Differentialdiagnose der beginnenden Skoliose beim M. Scheuermann gegenüber der idiopathischen Skoliose. Z Orthop *120*:58, 1982.
364. Beneux J, Rigault P, Pouliquen JC, et al: Scolioses et cypho-scolioses des maladies constitutionnelles rares. Ann Chir Infant *18*:261, 1977.
365. Taybi H, Lachman RS: Radiology of Syndromes, Metabolic Disorders, and Skeletal Dysplasias. 3rd Ed. Chicago, Year Book, 1990.
366. Kao SCS, Waziri MH, Smith WL, et al: MR imaging of the craniovertebral junction, cranium, and brain in children with achondroplasia. AJR *153*:565, 1989.
367. Suss RA, Udvarhelyi GB, Wang H, et al: Myelography in achondroplasia: Value of a lateral C1–2 puncture and non-ionic, water-soluble contrast medium. Radiology *149*:159, 1983.
368. Morgan DF, Young RF: Spinal neurological complications of achondroplasia. J Neurosurg *52*:463, 1980.
369. Lutter LD, Langer LO: Neurological symptoms in achondroplastic dwarfs—surgical treatment. J Bone Joint Surg Am *59*:87, 1977.
370. DuVoisin RC, Yahr MD: Compressive spinal cord and root syndromes in achondroplastic dwarfs. Neurology *12*:202, 1962.
371. Beighton P, Bathfield CA: Gibbal achondroplasia. J Bone Joint Surg Br *63*:328, 1981.
372. Winter RB, Bloom B-A: Case report: Spine deformity in spondylometaphyseal dysplasia. J Pediatr Orthop *10*:535, 1990.
373. Moseley JE, Bonforte RJ: Spondylothoracic dysplasia—a syndrome of congenital anomalies. AJR *106*:166, 1969.
374. Pochaczevsky R, Ratner H, Perles D, et al: Spondylothoracic dysplasia. Radiology *98*:53, 1971.
375. Fogarty EE, Beatty T, Dowling F: Spondylocostal dysplasia in identical twins. J Pediatr Orthop *5*:720, 1985.
376. Drummond DS, MacKenzie DA: Scoliosis in arthrogryposis multiplex congenita. Spine *2*:146, 1978.
377. Colver AF, Steer CR, Godman MJ, et al: Rigid spine syndrome and fatal cardiomyopathy. Arch Dis Child *56*:148, 1981.
378. Daher YH, Lonstein JE, Winter RB, et al: Spinal deformities in patients with arthrogryposis: A review of 16 patients. Spine *10*:609, 1985.
379. Herndon WA: Case report: Scoliosis and maple syrup urine disease. J Pediatr Orthop *4*:126, 1984.
380. Kozlowski K, Masel J: Spondylo-epiphysealis dysplasia tarda (report of 7 cases). Australas Radiol *27*:285, 1983.
381. Bartolozzi P, Calabrese C, Falcini F, et al: Case report. Melnick-Needles syndrome: Osteodysplasty with kyphoscoliosis. J Pediatr Orthop *3*:387, 1983.
382. Davids JR, Hagerman RJ, Eilert RE: Orthopaedic aspects of fragile-X syndrome. J Bone Joint Surg Am *72*:889, 1990.
383. Magid D, Pyeritz RE, Fishman EK: Musculoskeletal manifestations of the Marfan syndrome: Radiologic features. AJR *155*:99, 1990.
384. Gurd AR, Thompson TR: Case report: Scoliosis in Prader-Willi syndrome. J Pediatr Orthop *1*:317, 1981.
385. Rees D, Jones MW, Owen R, et al: Scoliosis surgery in the Prader-Willi syndrome. J Bone Joint Surg Br *71*:685, 1989.
386. Holm VV, Laurnen EL: Prader-Willi syndrome and scoliosis. Dev Med Child Neurol *23*:192, 1981.

387. Goldberg BA, Erwin WD, Heggeness MH: Lumbar spine duplication presenting as adolescent scoliosis: A case report. Spine *23*:504, 1998.
388. Wick LF, Kaim A, Bongartz G: Retroisthmic cleft: A stress fracture of the lamina. Skeletal Radiol *29*:162, 2000.
389. Thomsen MN, Schneider U, Weber M et al: Scoliosis and congenital anomalies associated with Klippel-Feil syndrome types I–III. Spine *22*:396, 1997.
390. Van Buskirk CS, Ritterbusch JF: Natural history of distal spinal agenesis. J Pediatr Orthop B *6*:146, 1997.
391. Hughes LO, McCarthy, RE, Glasier CM: Segmental spinal dysgenesis: A report of three cases. J Pediatr Orthop *18*:227, 1998.
392. Byrd SE, Harvey C, Darling CF: MR of terminal myelocystoceles. Eur J Radiol *20*:215, 1995.
393. Vernet O, O'Gorman AM, Farmer JP, et al: Use of the prone position in the MRI evaluation of spinal cord retethering. Pediatr Neurosurg *25*:286, 1996.
394. Sarwark JF, Weber DT, Gabrieli AP, et al: Tethered cord syndrome in low motor level children with myelomeningocele. Pediatr Neurosurg *25*:295, 1996.
395. Calderelli M, Di Rocco C, La Marca F: Treatment of hydromyelia in spina bifida. Surg Neurol *50*:411, 1998.
396. Brezner A, Kay B: Spinal cord ultrasonography in children with myelomeningocele. Dev Med Child Neurol *41*:450, 1999.
397. Gerscovich EO, Maslen L, Cronan MS, et al: Spinal sonography and magnetic resonance imaging in patients with repaired myelomeningocele: A comparison of modalities. J Ultrasound Med *18*:655, 1999.
398. Ersahin Y, Mutluer S, Kochman S, et al: Split spinal cord malformations in children. J Neurosurg *88*:57, 1998.
399. Levitt MA, Patel M, Rodriguez G, et al: The tethered spinal cord in patients with anorectal malformations. J Pediatr Surg *32*:462, 1997.
400. Lellouch-Tubiana A, Zerah M, Catala M, et al: Congenital intraspinal lipomas: Histological analysis of 234 cases and review of the literature. Pediatr Dev Pathol 2:346, 1999.
401. Almen AJ, Mattsson S: Dose distribution at radiographic examination of the spine in pediatric radiology. Spine *21*:750, 1996.
402. Bone CM, Hsieh GH: The risk of carcinogenesis from radiographs to pediatric orthopedic patients. J Pediatr Orthop *20*:251, 2000.
403. Levy AR, Goldberg MS, Mayo NE, et al: Reducing the lifetime risk of cancer from spinal radiographs among people with adolescent idiopathic scoliosis. Spine *21*:1540, 1996.
404. Vedantam R, Lenke LG, Bridwell KH, et al: Comparison of push-prone and lateral-bending radiographs for predicting postoperative coronal alignment in thoracolumbar and lumbar scoliotic curves. Spine *25*:76, 2000.
405. Chung KM, Luk KD: Prediction of correction of scoliosis with use of the fulcrum bending radiograph. J Bone Joint Surg Am 79:1144, 1997.
406. Takahashi S, Passuti N, Delecrin J: Interpretation and utility of traction radiography in scoliosis surgery: Analysis of patients treated with Cotrel-Dubousset instrumentation. Spine *22*:2542, 1997.
407. Polly DW Jr, Sturm PF: Traction versus supine bending: Which technique best determines curve flexibility? Spine *23*:804, 1998.
408. Kim FM, Poussaint TY, Barnes PD: Neuroimaging of scoliosis in childhood. Neuroimaging Clin N Am *9*:195, 1999.
409. Jonsson A, Jonsson K, Eklund K, et al: Computed radiography in scoliosis: Diagnostic information and radiation dose. Acta Radiol *36*:429, 1995.
410. Wright N: Imaging in scoliosis. Arch Dis Child *82*:38, 2000.
411. Winter RB, Lonstein JE, Heithoff KB, et al: Magnetic resonance imaging evaluation of the adolescent patient with idiopathic scoliosis before spinal instrumentation and fusion: A prospective, double-blinded study of 140 patients. Spine *22*:855, 1997.
412. Maiocco B, Deeney VF, Coulon R, et al: Adolescent idiopathic scoliosis and the presence of spinal cord abnormalities: Preoperative magnetic resonance imaging analysis. Spine *22*:2537, 1997.
413. Evans SC, Edgar MA, Hall-Craggs MA, et al: MRI of 'idiopathic' juvenile scoliosis: A prospective study. J Bone Joint Surg Br *78*:314, 1996.
414. Farley FA, Song KM, Birch JG, et al: Syringomyelia and scoliosis in children. J Pediatr Orthop *15*:187, 1995.
415. Mejia EA, Hennrikus WL, Schwend RM, et al: A prospective evaluation of idiopathic left thoracic scoliosis with magnetic resonance imaging. J Pediatr Orthop *16*:354, 1996.
416. Goldberg CJ, Moore DP, Fobarty EE, et al: Left thoracic curve patterns and their association with disease. Spine *24*:1228, 1999.
417. Capasso G, Testa V, Maffulli N: Variability in Cob angle measurements. J Bone Joint Surg Br *78*:339, 1996.
418. Loder RT, Urquhart A, Steen H, et al: Variability in Cobb angle measurements in children with congenital scoliosis. J Bone Joint Surg Br 77:768, 1995.
419. Diab KM, Sevastik JA, Hedlund R, et al: Accuracy and applicability of measurement of the scoliotic angle at the frontal plane by Cobb's method, by Ferguson's method and by a new method. Eur Spine J *4*:291, 1995.
420. Gocen S, Aksu MG, Baktiroglu L, et al: Evaluation of computed tomographic methods to measure vertebral rotation in adolescent idiopathic scoliosis: An intraobserver and interobserver analysis. J Spinal Disord *11*:210, 1998.
421. Gocen S, Havitcioglu H, Alici E: A new method to measure vertebral rotation from CT scans. Eur Spine J *8*:261, 1999.
422. Birchall D, Hughes DG, Hindle J, et al: Measurement of vertebral rotation in idiopathic adolescent scoliosis using three-dimensional magnetic resonance imaging. Spine *22*:2403, 1997.
423. Izumi Y: The accuracy of Risser staging. Spine *20*:1868, 1995.
424. Shahcheraghi GH, Hobbi MH: Patterns and progression in congenital scoliosis. J Pediatr Orthop *19*:766, 1999.
425. Jaskwhich D, Ali RM, Patel TC, et al: Congenital scoliosis. Curr Opin Pediatr *12*:61, 2000.
426. Prahinski JR, Polly DW Jr, McHale KA, et al: Occult intraspinal anomalies in congenital scoliosis. J Pediatr Orthop *20*:59, 2000.
427. Bush CH, Kalen V: Three-dimensional computed tomography in the assessment of congenital scoliosis. Skeletal Radiol *28*:632, 1999.
428. Philips MF, Dormans J, Drummond D, et al: Progressive congenital scoliosis: Report of five cases and review of the literature. Pediatr Neurosurg *26*:130, 1997.
429. McMaster MJ, Singh H: Natural history of congenital kyphosis and kyphoscoliosis: A study of one hundred and twelve patients. J Bone Joint Surg Am *81*:1367, 1999.
430. Morrissey RT: School screening for scoliosis. Spine *24*:2584, 1999.
431. Yawn BP, Yaw RA, Hodge D, et al: A population-based study of school scoliosis screening. JAMA *282*:1427, 1999.
432. Machida M: Cause of idiopathic scoliosis. Spine *24*:2576, 1999.
433. Ventura N, Huguet R, Ey A, et al: Infantile idiopathic scoliosis in the newborn. Int Orthop *22*:82, 1998.
434. Robinson CM, McMaster MJ: Juvenile idiopathic scoliosis: Curve patterns and prognosis in one hundred and nine patients. J Bone Joint Surg Am *78*:1140, 1996.
435. Ramirez N, Johnston CE, Browne RH: The prevalence of back pain in children who have idiopathic scoliosis. J Bone Joint Surg Am *79*:364, 1997.
436. Oestreich AE, Young LW, Young Poussaint T: Scoliosis circa 2000: Radiologic imaging perspective. I. Diagnosis and pretreatment evaluation. Skeletal Radiol *27*:591, 1998.
437. Killian JT, Mayberry S, Wilkinson L: Current concepts in idiopathic scoliosis. Pediatr Ann *28*:755, 1999.
438. Moen KY, Nachemson A: Treatment of scoliosis: An historical perspective. Spine *24*:2570, 1999.
439. Saito N, Ebara S, Ohotsuka K, et al: Natural history of scoliosis in cerebral palsy. Lancet *351*:1687, 1998.
440. Engelbert RH, Gerver WJ, Breslau-Siderius LJ, et al: Spinal complications in osteogenesis imperfecta: 47 patients 1–16 years of age. Acta Orthop Scand *69*:283, 1998.
441. Saifuddin A, White J, Sherazi Z, et al: Osteoid osteoma and osteoblastoma of the spine: Factors associated with the presence of scoliosis. Spine *23*:47, 1998.
442. Sherazi Z, Saifuddin A, Shaikh MI, et al: Unusual imaging findings in association with spinal osteoblastoma. Clin Radiol *51*:644, 1996.
443. Flanigan KM, Kerr L, Bromberg MB, et al: Congenital muscular dystrophy with rigid spine syndrome: A clinical, pathological, radiological, and genetic study. Ann Neurol *47*:152, 2000.
444. Sponseller PD, Sethi N, Cameron DE, et al: Infantile scoliosis in Marfan syndrome. Spine *22*:509, 1997.

第 83 章

其他先天性或遗传性畸形及综合征

Donald Resnick

在上面的章节里，我们已讨论过一些重要的先天性和遗传性疾病，包括胶原病和骨骺发育疾病、多种骨发育不全以及脊柱的各种畸形。下面将综述可导致明显的骨骼发育异常的其他一些先天性或遗传性异常综合征，其中的部分病例还可产生类似于某些获得性疾病临床和影像学改变。对每一种疾病的讨论都是简短的，有兴趣的读者可参考权威教科书以获得更详尽的资料[1-5, 171]。

第一节　术 语

区分骨骼异常和骨骼变异并不总是非常容易的。异常是指明显偏离了正常范围，特别是由于先天性或遗传性缺损所致，而变异则是指一些特征的改变，有的可视为正常（正常变异），有的则是某种疾病所特有的（疾病的变异）。因此在某种程度上，认定某种（或某些）特定表现为骨骼异常或者是骨骼变异是武断的，而且是依据临床表现有无和严重程度做出的。异常可进一步分为变形（代表组织对不正常机械力的正常反应）、畸形（代表组织形态发生的原发性改变）和破坏（表现为原有正常组织的损坏）[172]。

解剖学变异以及异常，通常在骨骼肌症状和体征的影像学评价中产生诊断困难和诊断错误。当气体和软组织阴影重叠使正常结构发生改变而被认为是异常时，当骨的解剖学疏松、不规则、压缩或增生被当作疾病的证据时，或当骨性解剖发生小的变化（例如正常变异）被当作明显异常时通常会导致这种错误。虽然本章节主要关注大范围的解剖变化（例如异常），但也会涉及一些正常和变异的影像学表现。

第二节　正常和异常骨小梁的缩小或突起

尽管控制人类骨骼发育和最终形态的精确因素非常复杂且并未完全明确，但用工程学和机械力学概念来分析骨的结构是不可避免的。骨的组成，包括管状外表面（带嵴的皮质骨）和其他增厚区域以及骨小梁的内部网状结构，可以很好地适应它必须应对的张应力和压应力。人们一直认为，骨的内部或小梁结构与应力传导通路是一致的。尽管这一理论并未被完全接受，但关于小梁结构在人体骨骼中并不是均一分布而是在一些区域较多而在其他区域较少或缺失这一结论争议很少。小梁结构的影像学表现为不均一的放射线透亮区，这是完全正常的，但容易被误解为疾病的表现。小梁缩小区的大小和形状有时是不定的，但它们的部位非常固定。重要的例子包括股骨颈的正常稀疏区（Ward 三角）、跟骨体和邻近大结节的肱骨近端部分[194, 195]（图 83-1）。或者说，突起的骨小梁正常情况下可见于许多不同的部位，但其中肱骨远端值得注意（图 83-2）。

骨的外表面不是均一光滑的，而是有着正常的凸起、凹陷和不规则部位。在关节、髁（形状类似指节）、滑车（有类似滑轮的沟）、小面或凹陷处较为明显。此外还有肌腱和韧带附着部的骨性不规则区，这些正常的骨凸起或赘生物部位在 X 线评价时会导致诊断困难。重要的例子包括：股骨中部 1/3 后侧用作强壮的内收肌和伸肌止点的股骨粗线[173,174]，胫骨近端 1/3 后侧附着有覆盖腘肌和比目鱼肌的强壮筋膜的比目鱼肌线[175]，以及肱骨中部外侧的三角肌粗隆。

尽管这些区域伴发的影像学表现可被误诊为骨

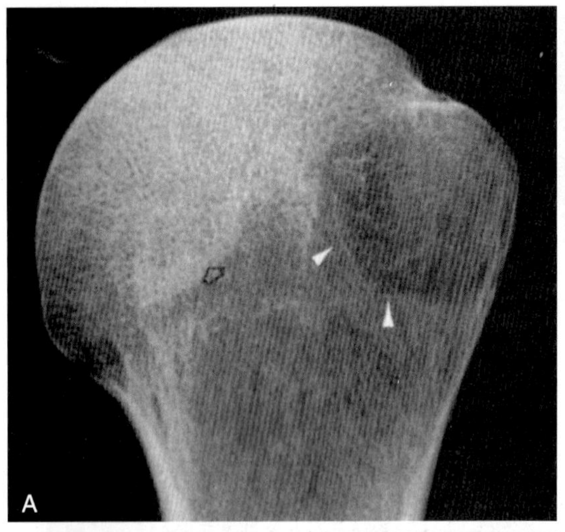

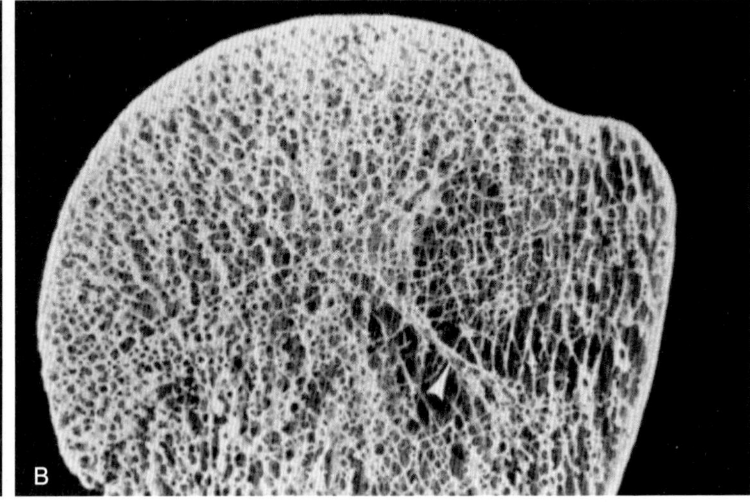

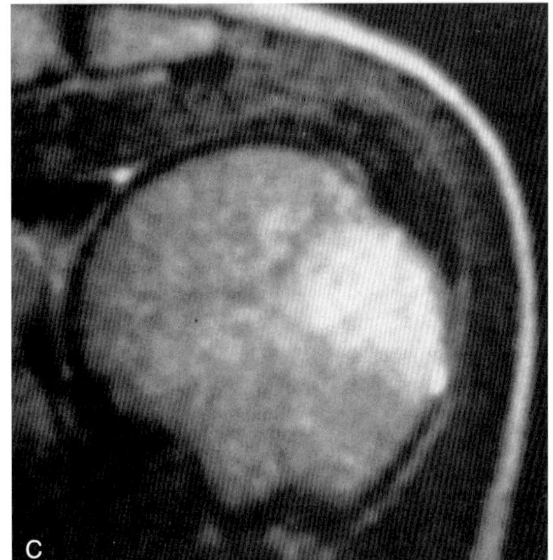

图 83–1 骨小梁缩小的正常部位。肱骨近端。

A,B 邻近大结节的疏松区称为肱骨假囊，是一种正常表现。曲线形下缘（三角箭头）代表明显的小梁带，它将外侧相对多孔的区域和内侧更致密的松质区分隔开。标志生长部分闭合位置的融合线微弱可见（箭头）。（From Resnick D, Cone RO Ⅲ: Radiology 150:27, 1984.）

C 一位病人的冠状斜位T2加权（TR/TE，2000/80）自旋回波MRI显示肱骨假囊包含较多小梁和脂肪骨髓，信号高于肱骨近端其他部位。（Courtesy of M. Stull, M.D., Washington, D.C.）

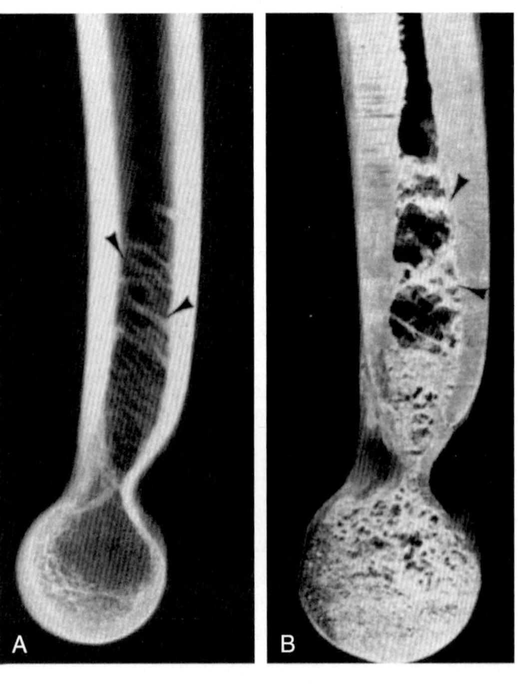

图 83–2 骨小梁突起的正常部位。肱骨远端。如矢状切面所示，这一区域正常情况下就存在有骨小梁突起（三角箭头）。在正位X线片上呈V形放射线密集区。

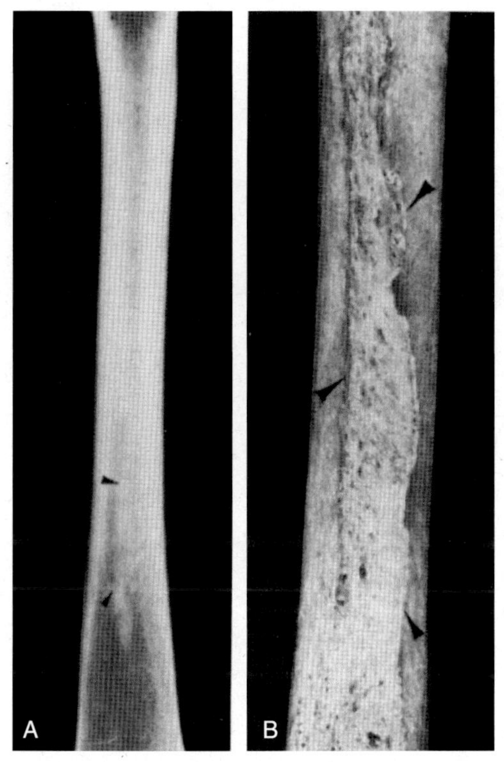

图 83–3　骨性不规则的正常部位：股骨粗线。正位 X 线片（A）中线状放射线密集区（三角箭头）代表粗线的部位，在股骨后侧骨干中部区域存在抬高和不规则的正常骨突起（三角箭头），如标本照片（B）所示。

膜炎或骨肥大，但仍少于股骨远端后侧大收肌肌腱止点部位的囊性区和皮质不规则所导致的误诊。这种病损被冠以各种名称，包括：纤维皮质缺损，骨膜下、骨膜和皮质缺损，骨膜下、骨膜和皮质硬纤维瘤，以及（良性）干骺端和皮质不规则撕脱[176–190]。尽管早期报道将股骨远端干骺端后侧的囊性和增生性病损归为一类，并且实际上它们只是在发育和愈合过程中的不同阶段观察到的独立存在[181，190]，但随后的研究者还是强调了典型的囊性皮质缺损与增生性皮质不规则之间在临床和放影像学表现上的不同。前者是主要发生于儿童和青少年的纤维皮质缺损，表现为皮质的放射线透光或凹陷。它发生于内侧股骨髁上嵴的外侧，类似于其他骨部位的皮质缺损。而增生性皮质缺损发生在年龄稍大的患者中，沿着股骨髁上嵴内侧，表现为皮质呈针刺状或不规则，可类似于肿瘤。

大收肌的伸肌腱邻近典型的股骨增生性病变区，这与创伤性发病机制是一致的（图 83–4）。尽管组织学研究未能在明确的病变部位发现腱膜纤维、肌肉纤维或肌腱纤维，但所观察到的病理异常虽不具特异但却表明是对应力的反应。纤维组织、类骨组织和骨膜的增生，破骨性活动，局部出血，小骨针，以及软组织团块，这些均可因骨膜的创伤性损伤所致。成熟中发生的骨强度增加以及骨膜帖服紧密，可以解释为什么在成人这种病变相对少见。这种病损易出现在经常运动的青少年中，以及在高强度运动员中发生的异常明显加重（图 83–5），也支持创伤性发病机制的结论。没有组织学数据表明是肿瘤性或感染性病因。

对尸体[191]和患者[192]的研究证实，另一个疏松区域是在内侧髁上线和收肌结节的外侧，大约在内髁上缘上方 1cm 处（图 83–6）。这一位置对应于腓肠肌内侧头的骨性止点，在大收肌肌腱止点的外侧（图 83–7）。尽管环形或卵圆形病损直径可能超过 2cm，但它们的大小各不相同。病损的骨性基底一般不规则，有数个突出的骨针。股骨远端皮质凹陷的确切发机制尚不明确，但更像是与应力相关的现象：异常的区域与腓肠肌内侧头止点一致，病变基底小的骨性不规则的出现可能是肌纤维牵拉所致，大体病理和 X 线检查的囊状表现可能表示的是创伤性损伤引起的充血所导致的局部骨质疏松。

在其他肌肉的骨性附着部位也发现有放射透光区[193]。在肱骨干的近端前侧表面上，偶尔可在胸大肌[193]或背阔肌（较少见）的附着处观察到皮质变薄、陷凹或缺损。在肌腱附着部也可发现皮质沟或缺损，例如胫腓前韧带的腓骨附着处[558]和骶髂前韧带的髂骨附着部[559]。对于后者，皮质沟被称为关节盂旁沟（图 83–8），表现为髂骨在邻近骶髂关节下部的部位有一倒 U 形缺损。它只见于女性，经产妇女更为突出，而且在致密性骨炎患者中可能会很大。与此类似，菱形窝在肋锁韧带的锁骨附着部产生一处皮质陷凹。肌腱（例如踝关节周围的肌腱）也位于骨沟中，特别是在走行过程中发生突然改变的部位。

第三节　骨骼的管、口和孔

穿通骨的通道称为孔，较大的称为口。当通道斜行因而也相当长时，称为管。滋养管内滋养动脉通过，斜行穿过骨表面的一个或多个滋养孔（图 83–9）。在四肢的长管状骨中，滋养管（从皮质的外表面至内表面）一股向远离骨的优势生长端走行，下面这句话有助于记住其典型特征，即“远离膝关节

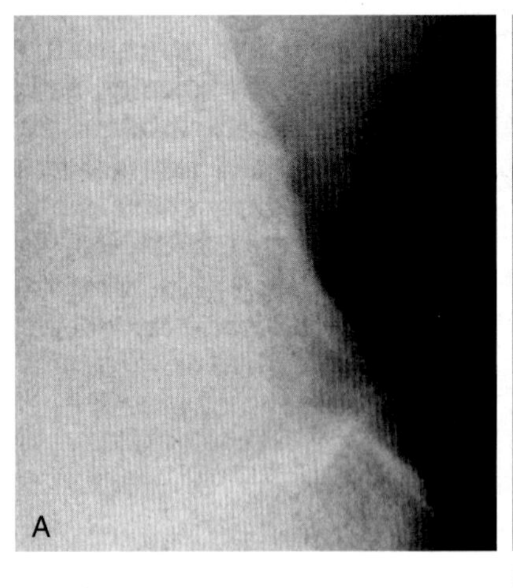

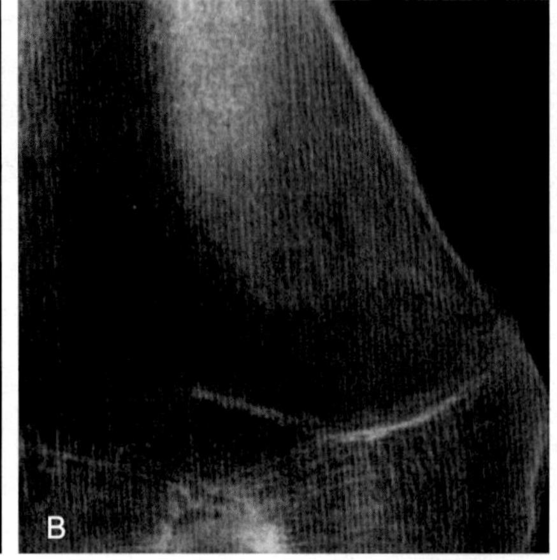

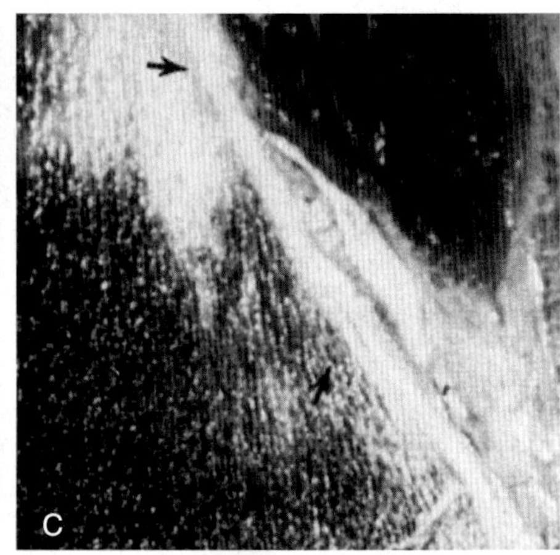

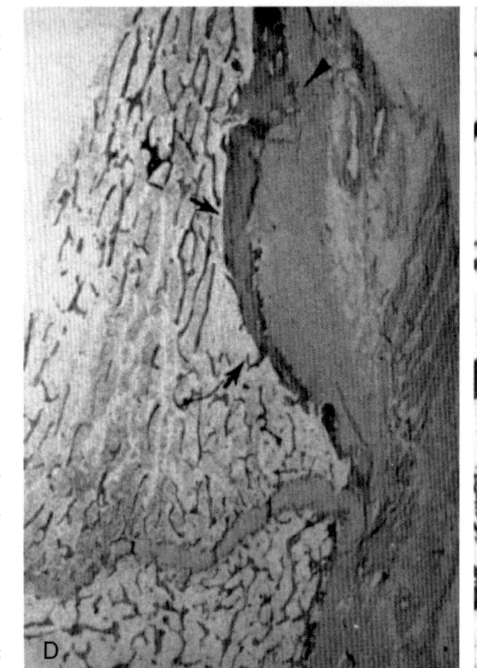

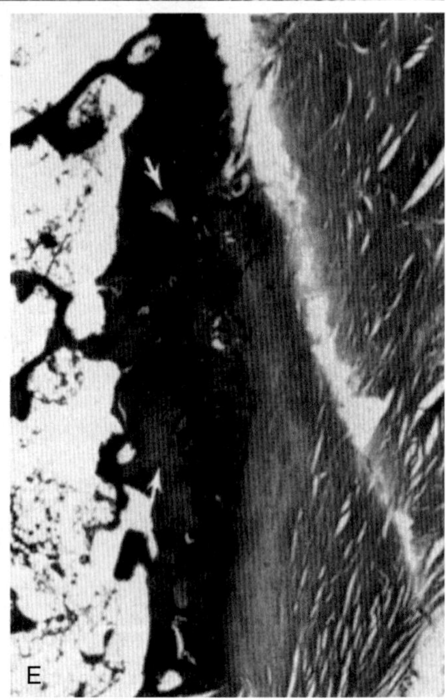

图83-4 骨性不规则的正常区域：股骨皮质性不规则撕脱（增生）。

A,B 术前X线片（A）和标本X线片（B）描绘出这种病损的特征。可观察到正常皮质增厚和小的骨膜赘生物延伸至软组织内。这种松质骨是完全正常的，软组织团块并不明显。

C 冠状位断面照片显示有皮质增厚和不规则（箭头）。在这一病损区无腱性纤维。

D,E 低倍（D）和高位（E）显微照片描绘出一处浅的皮质缺损伴不规则皮质基底（箭头）以及持续增厚伴新骨形成（三角箭头）。病损内可见纤维结缔组织，它由均匀的纺锤形细胞和嗜酸性原纤维细胞浆液组成。可见破骨细胞明显活化。

（From Resnick D, Greenway G: Radiology 143:345, 1982.）

而通经肘关节"。这种透光线的通道很少会造成诊断困难，尽管它有时可类似于骨折线。大量的且有时很明显的滋养孔可见于多个部位，其中必须强调的是股骨远端。在扁骨（例如肩胛骨和髂骨）中，滋养管产生线状或分枝状的放射线透亮区，虽然各不相同，却可在常规X线片甚至CT检查时造成诊断[196,424]的不确定性。

骨质变薄部位或真正的骨孔通常可见于有薄板状结构（即板层骨）的骨骼中，例如颅骨的顶骨（图83-10）和枕骨[197-200]、胸骨[201-204]以及肩胛骨[205]。胸骨的滋养孔通常是单一的，卵圆形或圆形，位于胸骨体的下部（图83-11）。肩胛骨滋养孔通常在肩胛骨与喙突相连部的肩胛骨上缘，是由上横韧带骨化形成的；肩胛骨孔也可位于肩胛冈下方骨体部、上窝内（表现为钳状缺损）或肩胛冈内上缘处（图83-12）。这些孔应与肩胛骨变薄区相鉴别，变薄区最典型见于骨体部，并导致不同形状的较大放射线透光区（图83-13）。

另外一个常见的骨口称之为疝窝，可见于股骨颈的前表面[425]。纤维和软骨成分向内生长穿透硬化骨粗糙反应区域的骨皮质，并在股骨颈的前外侧产生单侧或双侧小的圆形放射线透光区[425,426]（图83-14）。尽管这些透光区通常是稳定的，但它们可在任何年龄患者中增大，这可能与髋关节囊表层和

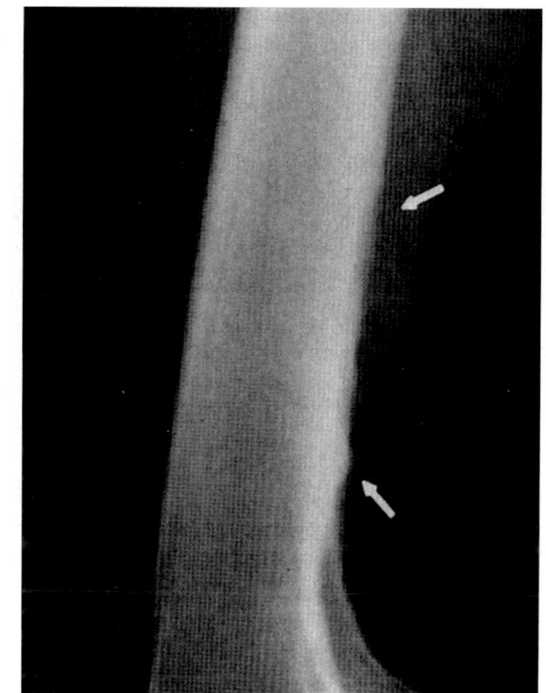

图83-5　骨性不规则的正常区域：撕脱（增生）性股骨皮质不规则。这名24岁女性从事各项体育运动，包括体操。她有两周膝痛病史。行保守治疗，随后4~6周得到临床改善。可见股骨远端后内侧广泛的皮质不规则（箭头之间）。可观察到皮质凹陷和新骨水平增厚线延伸至软组织。（From Resnick D, Greenway G: Radiology 143:345, 1982.）

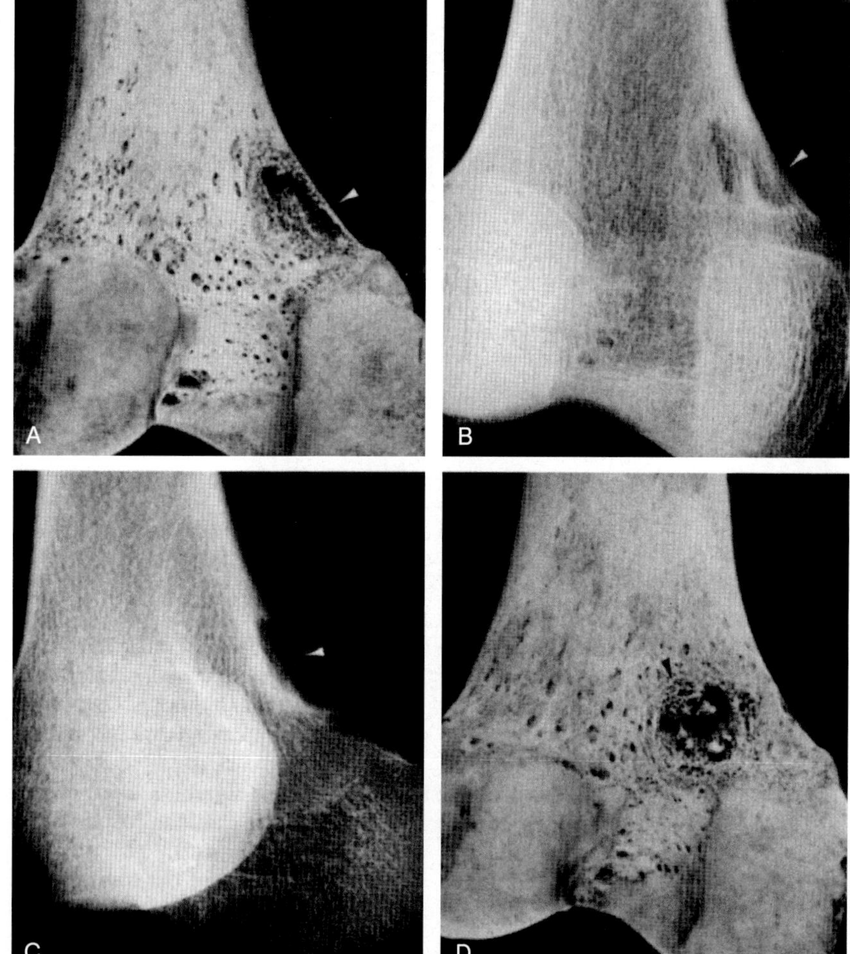

图83-6　骨性不规则的正常区域：股骨凹陷。

A-C　股骨远端以及后表面照片（A）正位（B）和斜位（C）X线片显示股骨远端皮质凹陷（三角箭头）的典型部位和结构，约为1.2cm × 1.9cm。可见其位于皮质内且边界清楚。未见相关骨膜炎。

D　股骨远端后表面照片显示有类似的皮质凹陷（三角箭头），直径约1.4cm。病损基底可见骨针。

（From Resnick D, Greenway G: Radiology 143:345, 1982.）

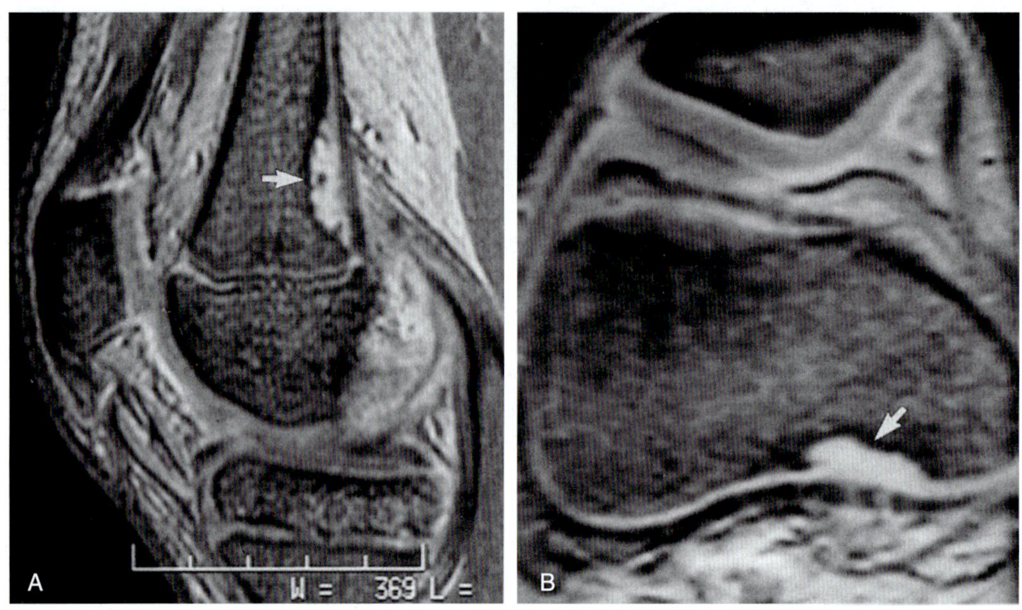

图 83–7 骨性不规则的正常区域：股骨凹陷。矢状位（A）和横断位（B）三维傅立叶变换损毁稳态梯度恢复采集MRI（TR/TE，44/9；翻转角，40°）显示股骨远端凹陷的典型部位（箭头）。（Courtesy of J. Norfray, M.D., Chicago, Illinois.）

前侧肌肉的应力和摩擦作用等机械力学改变有关[427]。这种增大可发生得很快[427]，并且在运动员中更为常见[425, 427]。尽管疝窝患者的骨扫描通常为阴性结果，但偶尔呈阳性结果，出现放射性药物聚集增加[427, 428]。在T1加权自旋回波MRI上表现为局灶性低信号，在T2加权自旋回波MRI上表现为高信号与液体信号一致[427, 459]。

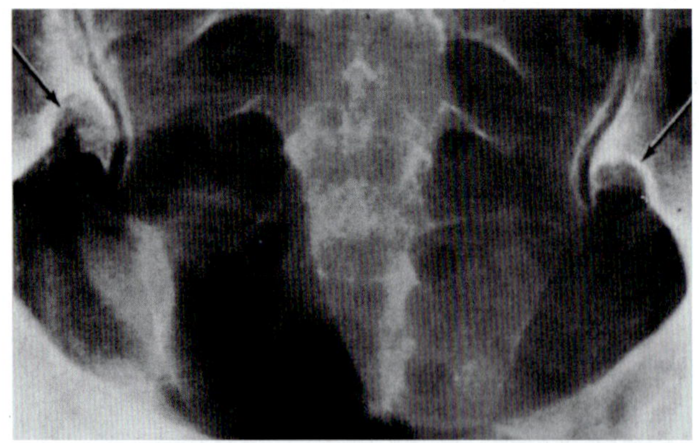

图 83–8 关节盂旁沟。这些沟（箭头）是女性骨盆的特征但并不一定双侧对称。(Courtesy of T, Keats, M.D., Charlottesville, Virginia.)

第四节 附属骨化中心和籽骨碎片

尽管在骨骺发育阶段出现不止一个骨化中心可能是病变的一种表现（如在伴有甲状腺功能减退的骨骺发育障碍中），但这些骨化中心常见于无症状的儿童和青少年，并且常被视为正常变异。也可出现附属小骨，尤其是手、腕和足（见随后的讨论），但它们也可见于其他部位，如胸骨（胸骨上附属小骨）[459]；这些胸骨上小骨在正常人群中的发生率约为1%[17]。多发的骨骺骨化中心和附属小骨应该与籽骨相鉴别，如髌骨和腓肠豆，它们通常深埋在与关节密切相关的肌腱内或出现在骨表面周围的肌腱成角部位。

尽管过去人们一直在强调鉴别附属小骨或骨化中心与骨折的重要性，但其中某些骨化灶可能形成于损伤后以及它们可能伴有明显的临床症状却使人们的关注重点又重新回到这些"正常变异"上[409, 560]。距骨后表面附近的三角骨[430, 431]，骰骨和第五跖骨基底附近的韦萨留斯骨（粗隆）[206]，第一和第二跖骨基底之间的跖骨间骨，跟骨内侧关节面的骨性支撑物[561]，与肩胛骨喙突部相关的小骨，与钩状骨钩部相关的固有钩骨，以及鹰嘴窝背侧滑车上小骨[207]，这些都是伴有疼痛的附属小骨的例子（图

图83-9 正常滋养管。

A,B 股骨。两个不同股骨标本的正位（A）和侧位（B）X线片显示正常滋养管的位置和结构（三角箭头），滋养管穿入后侧皮质向近侧延伸。其表现类似于骨折。

C 胫骨。滋养管（三角箭头）通过胫骨后侧皮质沿由近向远的方向延伸。

83-15和83-16）。虽然许多小骨都有临床意义，但下述这几种小骨值得重点关注。

（1）附属舟骨（外胫骨或侧向副舟骨）。约5%~10%的足可见舟状骨附近有附属骨化区；它最初是在9~11岁的男孩和7~9岁的女孩的X线片中发现的[560]。舟骨附属骨有两种不同的类型：胫后肌腱中作为籽骨发生的单发小骨（Ⅰ型）和在舟骨结节内出现的附属骨化中心（Ⅱ型）[208, 417]（图83-17和83-18）。Ⅰ型小骨大约占30%，通常边界清晰，呈圆形或卵圆形，直径为2~6mm，而且位于舟骨内侧面的内后侧约5mm处。Ⅱ型附属骨化中心约占70%，呈三角形或心形，大小为9~12mm，位于舟骨内后侧1~2mm处[208]。另一个被称为舟骨角的异常累及舟骨内侧面，与连接舟骨内侧面和附属骨的骨桥有关（图83-19）。

在这三种类型中，Ⅱ型骨化中心和舟骨角都伴有临床表现，特别是疼痛，通常在10~20岁变得明显。骨扫描时亲骨性放射性核素浓集是疼痛性舟骨附属骨的敏感性（但不都是特异性）表现[545]。与此类似，在T2加权自旋回波MRI（或其他液体敏感像）上可见舟骨附属骨或邻近母骨有高信号的水肿，但这种表现同样缺乏特异性（图83-20）。组织学分析发现有与慢性应力损伤相似的骨软骨炎症性改变[208, 432]。

对于以Ⅰ型异常为特征的籽骨，曾有文献提出其与由胫后肌腱异常附着于附属小骨所导致的平足

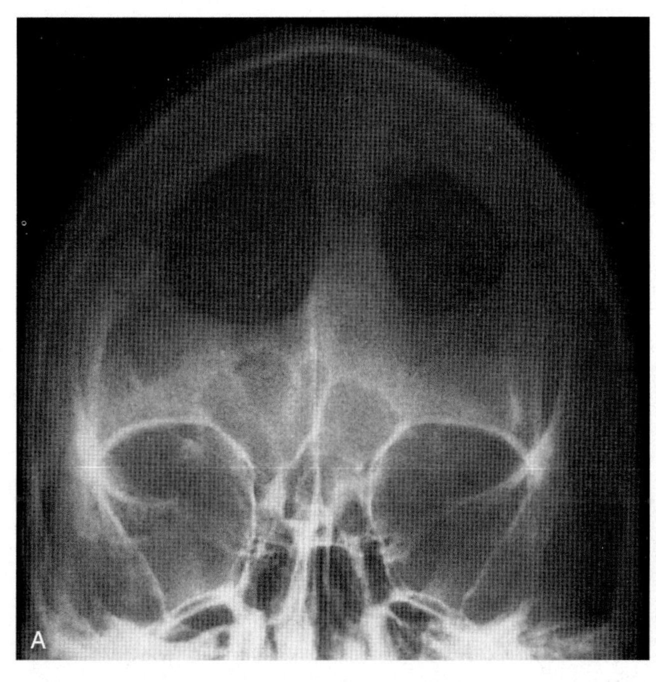
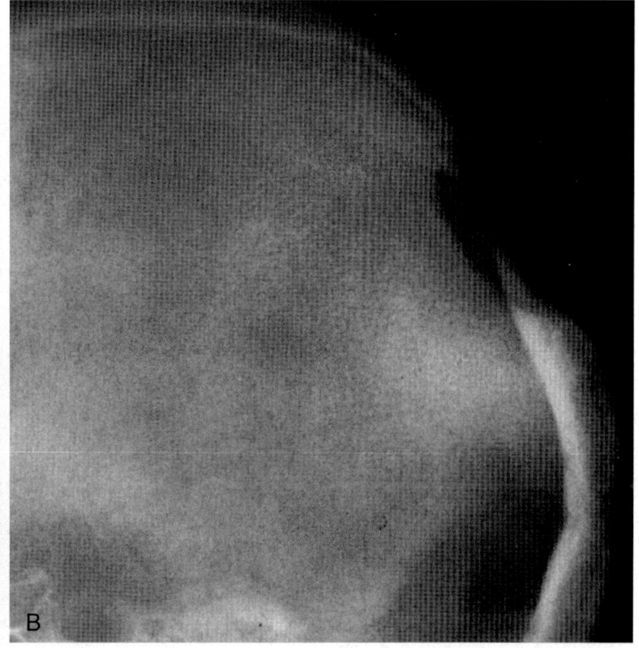

图83-10 顶骨孔。在头颅正位（A）和侧位（B）X线片上可见双侧顶骨孔。（Courtesy of L, Droutsas, M.D., E1 Paso, Texas.）

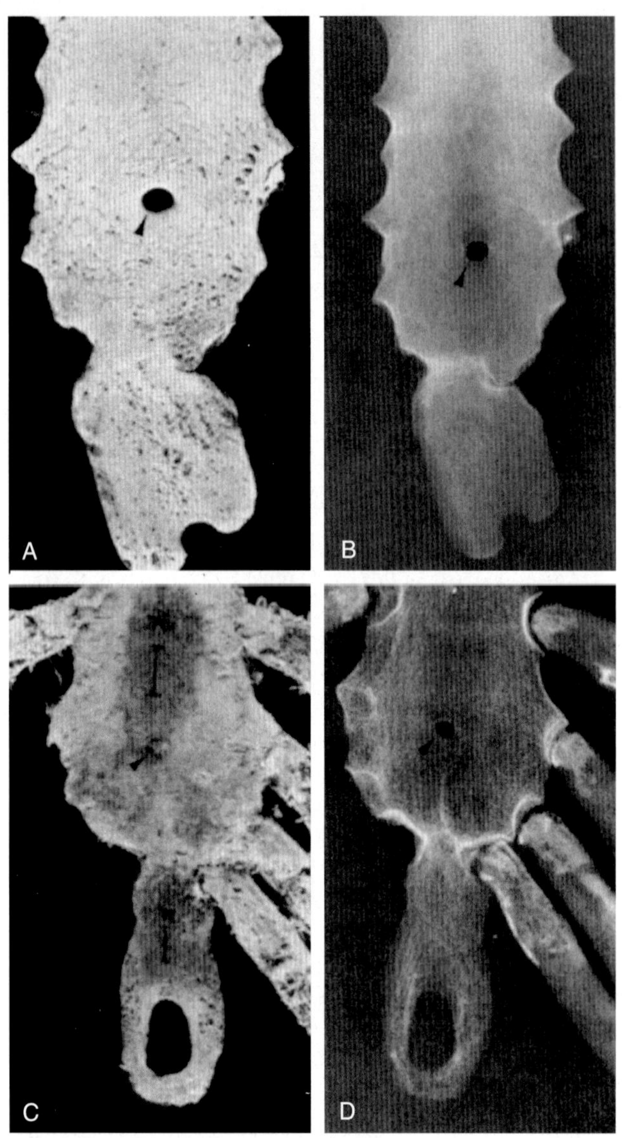

图 83–11 胸骨孔。这是两个病例标本的照片（A,C）和X线片（B,D）（三角箭头）。注意其位置在胸骨体下部，呈卵圆形结构。也可见二分的剑突，在其中一个病例中（C,D）其使胸骨远端出现了另一个孔。

有一定相关性，但并未被证实[209, 210]。具有各种类型舟骨附属骨的人，其胫后肌腱退变或撕裂的危险性明显偏高（见第 65 章）。

（2）腕骨圆凸（柱状骨）。常见于第二、三掌骨基底邻近头状骨和小多角骨处的腕背侧骨突称为腕骨圆凸[211~214, 433, 434]（见第 34 章）。其发生率约为1%~3%[560]，与骨赘或附属骨化中心（即柱状骨）有关。尽管通常无症状或仅有小肿块，但腕骨圆凸偶尔可由于腱鞘囊肿、滑囊炎、骨关节炎或伸肌腱滑移而导致手部疼痛和活动受限[214]。前臂旋后 30° 和腕关节尺偏时拍摄的X线片可很好地显示骨赘或柱状骨[214]，并可用闪烁造影（图 83–21）、传统断层扫描或 CT 扫描作为补充。

（3）二分髌骨和髌骨背侧缺损。籽骨出现的多发性骨化中心（二分髌骨是其最好的例子），由于其极少有或完全无临床表现因而一直被视为正常变异。Ogden 等[215, 216, 409, 552]曾对这一观点提出过异议，并强调指出，髌骨变异可伴有局部疼痛，而且组织学分析表明在骨骼未发育成熟的患者中有慢性软骨骨张力衰减，类似于 Osgood-Schlatter 和 Sinding-Larsen-Johansson病损的表现。二分髌骨发生率约为2%，常见于 12~14 岁，男孩发病远多于女孩，并且其分布通常是双侧，但并非一成不变。多发生在骨的上外侧（图 83–22），很少例外，仍是这种病变的X线特征表现，而且通常可依据此表现来与急性骨折和髌骨异常相鉴别[217]。在矢状[435]或冠状[436]平面上偶尔可见其他形式的二分髌骨。

髌骨背侧缺损最初被认为是骨骼正常骨化的变异[437, 438]，可能与二分髌骨有关。其发生率约为0.3%~1%[439, 440]，单侧或双侧分布[441–443]。最近，强调提出了一种与股外肌止点处牵拉有关的创伤性致病机制[440]。有人认为它与髌骨半脱位有关[560]，而且二分髌骨和髌骨背侧缺损可能都是过度外侧张力综合征（ELTS）的表现。与二分髌骨一样，背侧缺损发生在髌骨的上外侧（图 83–23），而且两种疾病可在同一患者中同时存在[440]。在组织学上，背侧缺损的特征表现是存在非特异性纤维成分伴或不伴有骨坏死。虽然有这些表现的患者大多无症状，但也可能出现局部疼痛和压缩。

髌骨背侧缺损的影像学特征包括在髌骨外上部有一边界清晰的病损，邻近关节软骨。CT 证实这一典型部位的缺损，并显示髂骨的浅面或外表面有裂隙。后者表明背侧缺损和二分髌骨之间有相关性，可能是同一病程的不同阶段。MRI 显示髌骨背侧缺损的信号强度特征有一定可变性：在T1加权自旋回波 MRI 上，病损的信号强度与关节软骨信号强度相等或稍高，可者在某些区域稍低于关节软骨的信号强度；在梯度回波图像上，病损的信号强度大致等于或强于关节软骨[444]。尽管背侧缺损邻近部位的关节软骨一般是完整的，但也不全是这样[546]。

髌骨背侧缺损可自愈或在手术介入后痊愈。新骨开始形成于病损边缘，随后向中心发展[440]。背侧缺损在 30 岁以后很少发现。

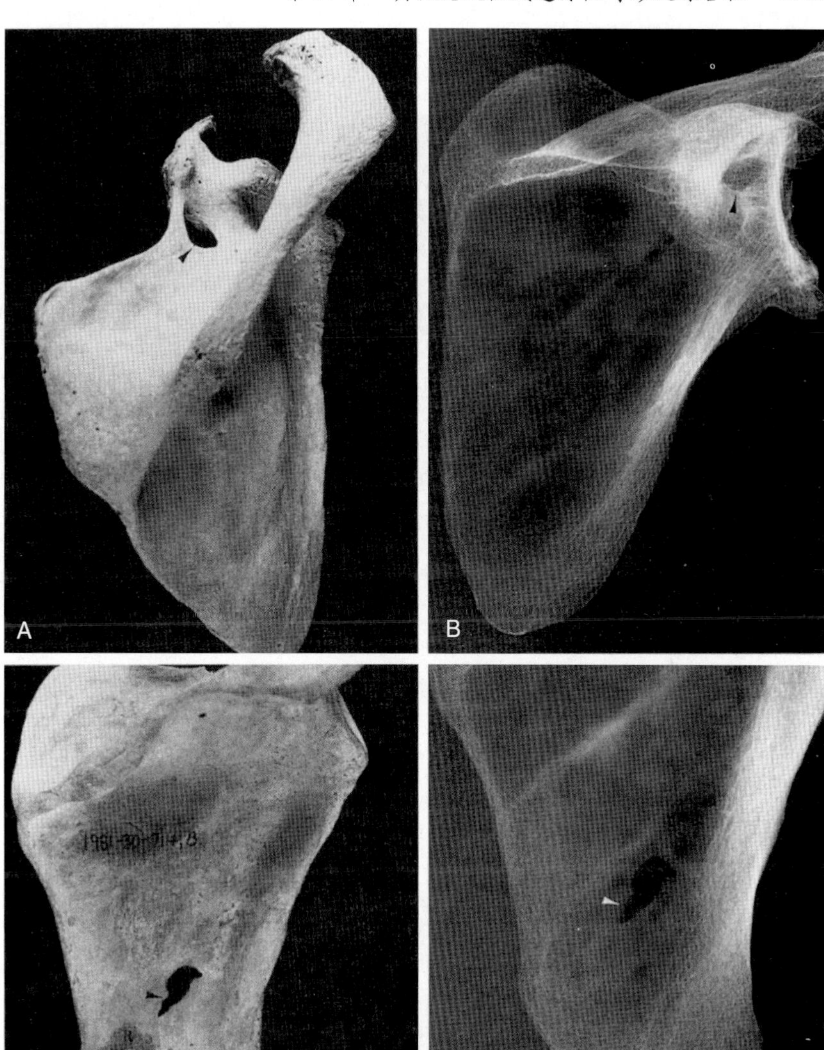

图 83-12　肩胛骨孔。

A,B　邻近冠突的孔。这种孔（三角箭头）与上横韧带骨化有关。

C,D　肩胛骨体内的孔。图示为典型病例（三角箭头）。

（From Pate D, et al: Skeletal Radiol 14: 270, 1985.）

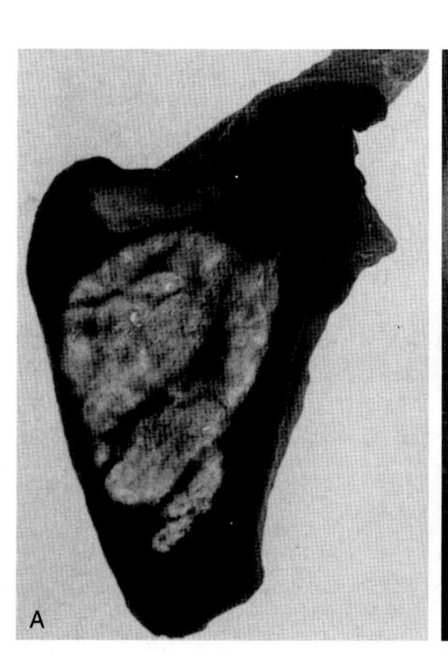

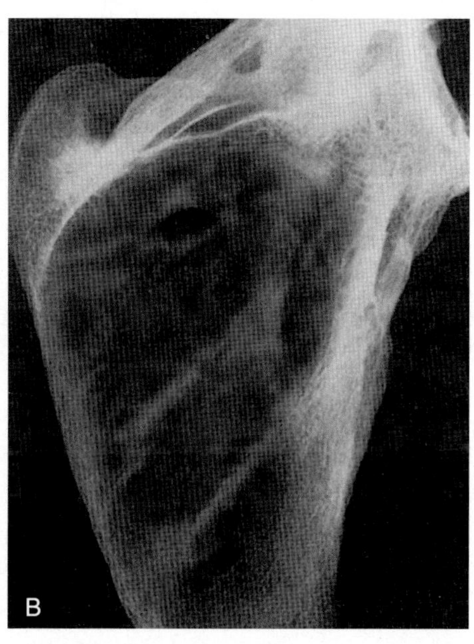

图83-13　肩胛骨变薄。这些区域的正常骨质变薄形成各种形状的大的放射线透光区。（From Pate D, et al: Skeletal Radiol 14:270, 1985.）

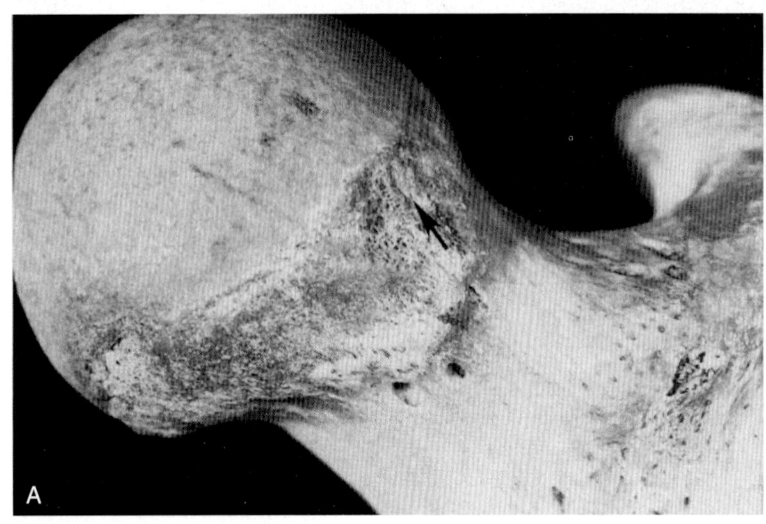

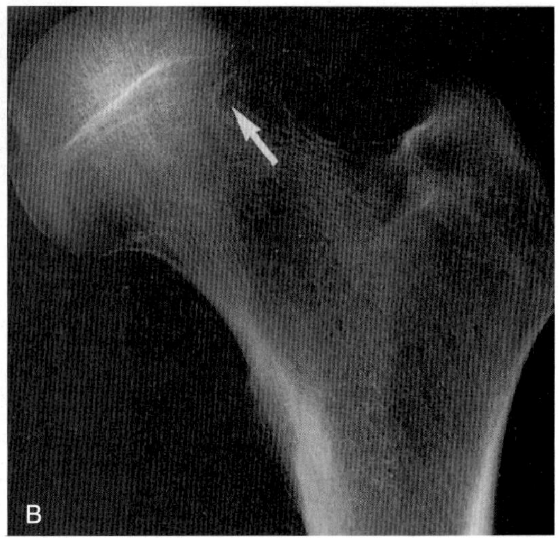

图 83-14 股骨颈的疝窝。

A 浸渍后的股骨标本近端前侧面照片显示在股骨颈的粗糙区有一个凹陷，或称窝（箭头）。

B 该标本的 X 线片显示有一处界限清楚的放射线透光区（箭头）。

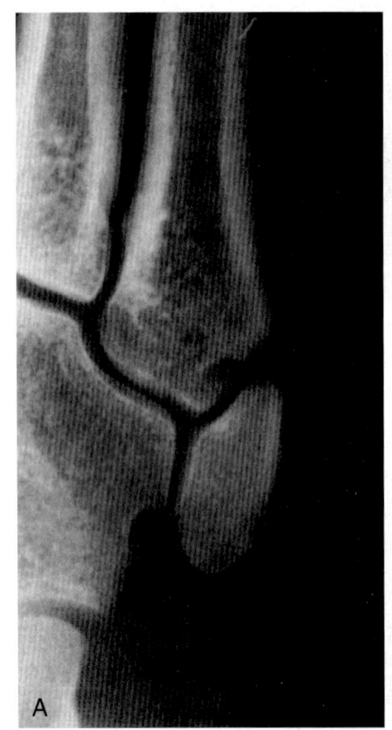

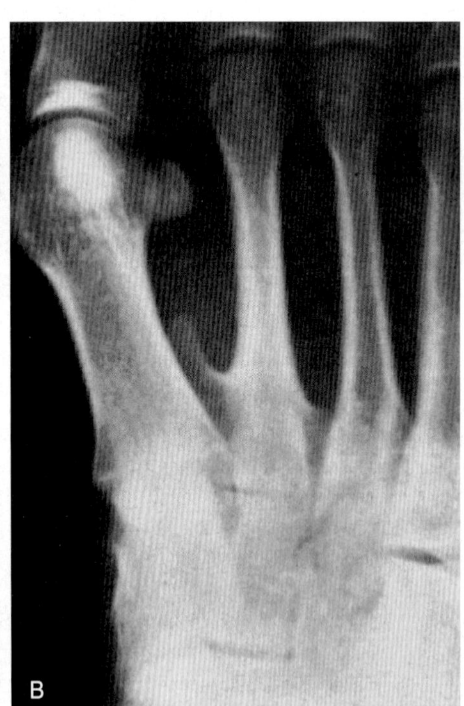

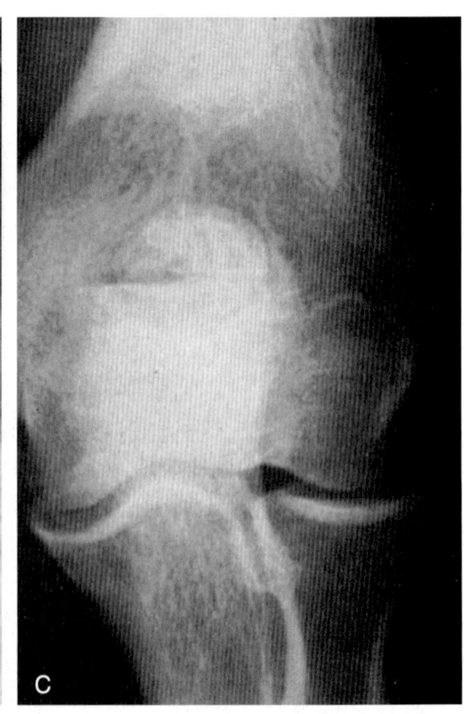

图 83-15 附属小骨。

A 韦萨留斯骨（第五跖骨粗隆）。

B 跖间骨。

C 滑车上后骨（背侧）。

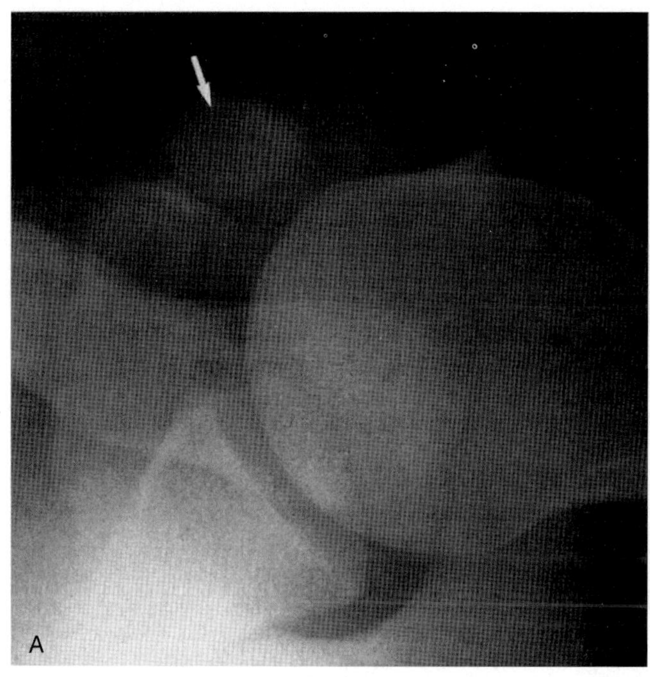

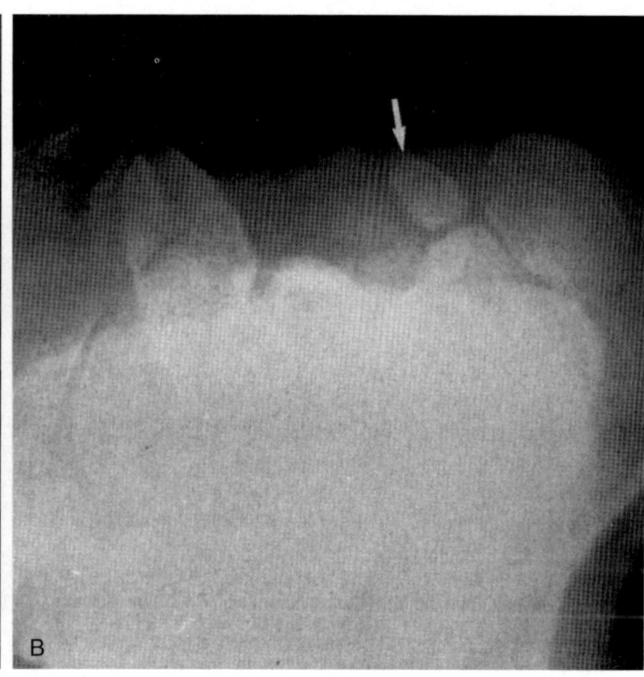

图 83–16　附属小骨。
A　与喙突相关的小骨（箭头）。
B　固有钩骨（箭头）。

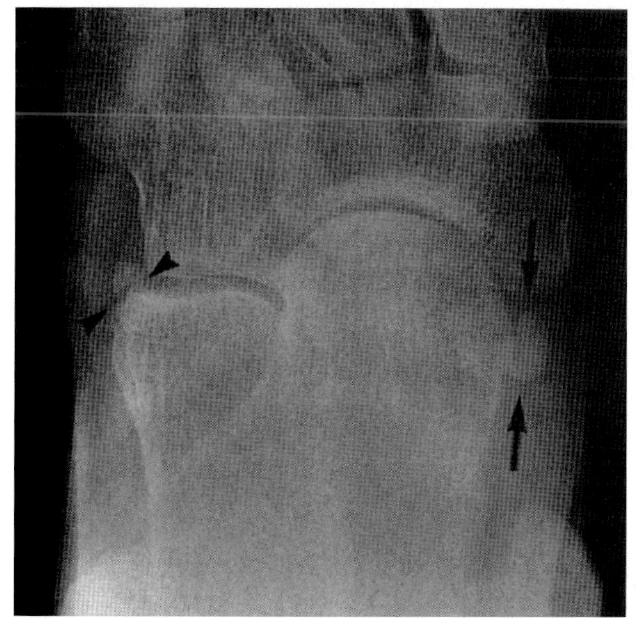

图 83–17　附属舟骨：Ⅰ型（胫后肌腱内的籽骨）。这名 22 岁女性，跌伤后足外侧疼痛，足前后位 X 线片显示跟骨前外侧缘骨折（三角箭头）。在邻近舟骨后内缘处可见边界清楚的卵圆形小骨（箭头）。（From Lawson JP, et al: Skeletal Radiol 12:250, 1984.）

（4）三角骨。距骨体的正常骨化过程向后侧发展。但距骨后缘可见单独的骨化中心，女孩出现于 8~10 岁，男孩出现于 11~13 岁[445]。这个骨化中心通常在其出现后的一个内与距骨的其余部分相融合[445]。如果在骨骼成熟后仍然存在，则称其为三角骨[430, 431]。

在组织学上，三角骨一般被视为一种不重要的发育性变异[431]，不过偶尔也被视为骨折[446]。双侧比单侧更常见，成人中报道的发生率为 1%~25%[431, 447, 448]。

一种特殊的综合征，即三角骨或距骨挤压综合征，与长期存在且较大的三角骨有关[447, 449]（图 83–24）（见第 65 章）。这种综合征是由于足反复跖屈过程中踝关节后侧结构受压引起的，在芭蕾舞演员中最为典型[449]。在足处于这个位置时，三角骨被陷夹在上方胫骨后缘和下方跟骨之间，导致局部疼痛和压痛。足球运动员也可受累。这种损伤是踝关节后侧撞击的一种形式，也可累及三角骨或距骨和三角骨间的软骨结合[431]。亲骨性放射性核素闪烁造影或 MRI（图 83–25）可用于进一步诊断，去除附属骨化中心一般具有疗效[449]。

（5）胫骨下骨和腓骨下骨。附属骨可见于无症状儿童的内踝深面（胫骨下骨）和外踝深面（腓骨下骨）。尽管这些小骨通常被视为骨化中的变异，但

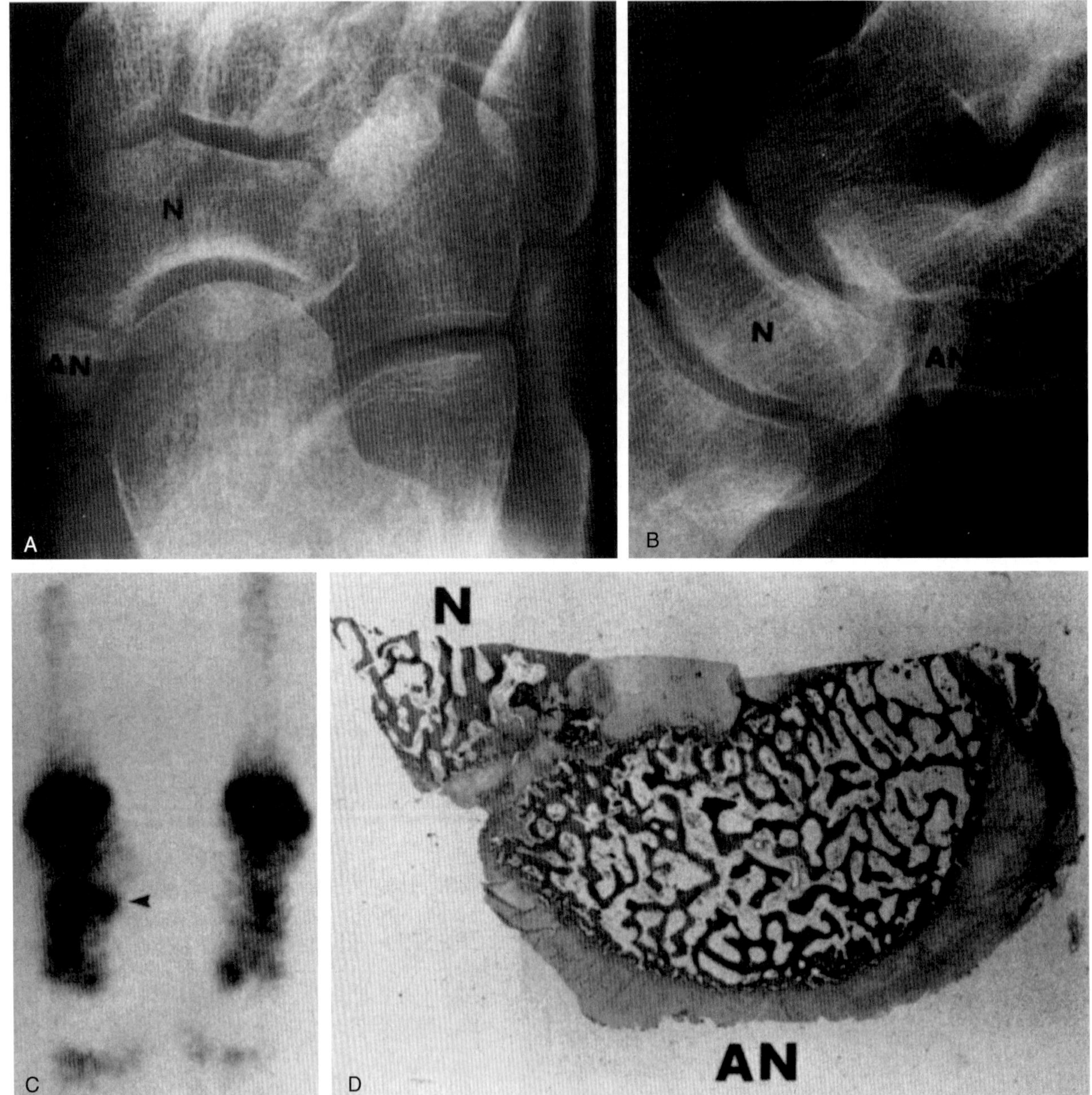

图 83-18 附属舟骨：Ⅱ型（舟骨结节的附属骨化中心）。这名 12 岁女孩的足内侧出现进行性疼痛，在体操和滑冰后加重。

A,B 前后位（A）和侧位（B）X 线片显示有一三角状附属舟骨（AN），邻近舟骨（N）的内后缘。

C 骨扫描显示这一附属骨区域放射性药物聚集增多（三角箭头）。

D 外科切开后标本的低倍显微照片显示有附属舟骨（AN）、其间的软骨和一部分真正的舟骨（N）。在高倍显微照片（未示出）上，组织学表现包括血管间质组织增生及软骨和成骨活化，与慢性创伤一致。

（From Lawson JP, et al: Skeletal Radiol 12:250, 1984.）

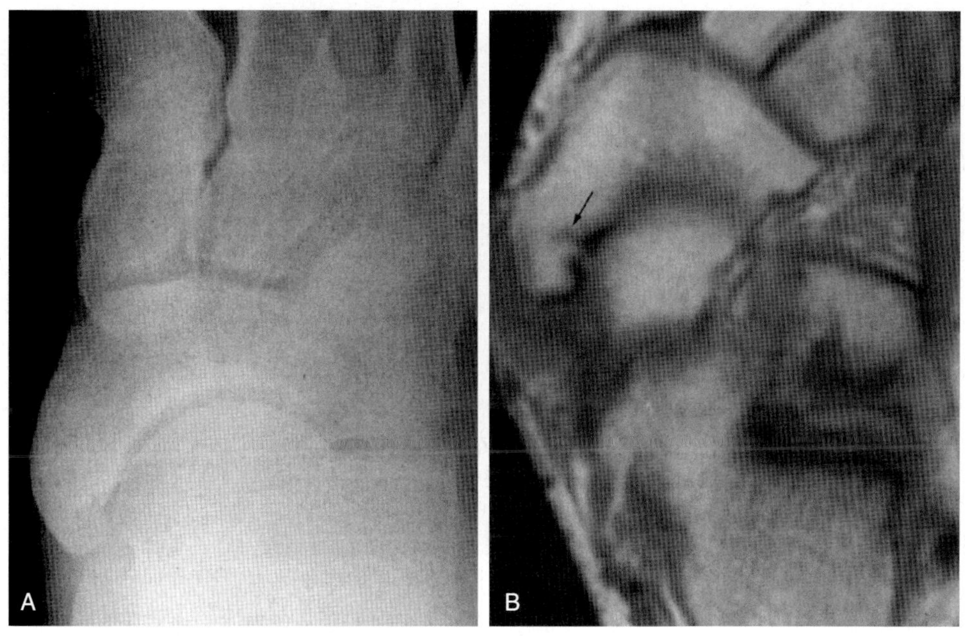

图 83–19　舟骨角。正位 X 线片（A）和横断位 T1 加权（TR/TE，700/12）自旋回波 MRI（B）显示舟骨内侧突出。在 B 中，Ⅱ型附属舟骨和母骨间可见部分融合线（箭头），胫后肌腱显示差。

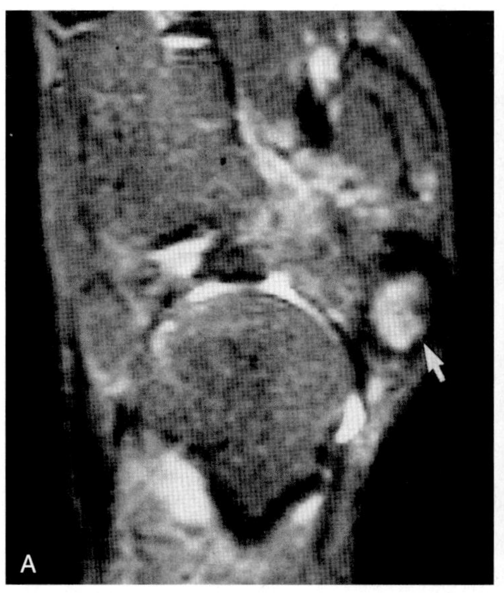

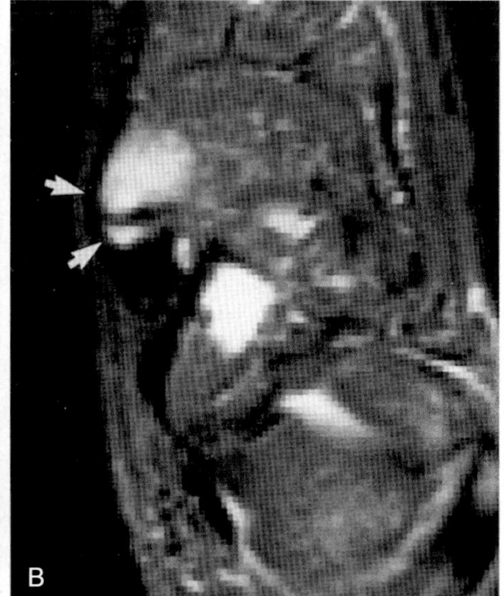

图 83–20　附属舟骨：MRI。

A　Ⅰ型附属舟骨。注意在横断面短时反转恢复序列（TR/TE，5000/60；反转时间，120ms）MRI 上该骨呈高信号（箭头）。（Courtesy of M. De Maeseneer, M.D., Brussels, Belgium.）

B　Ⅱ型附属舟骨。在类似的横断面 MRI 上，骨化中心和母骨的水肿（箭头）显示为高信号。（Courtesy of N.Chen, M.D., Palo Alto, California.）

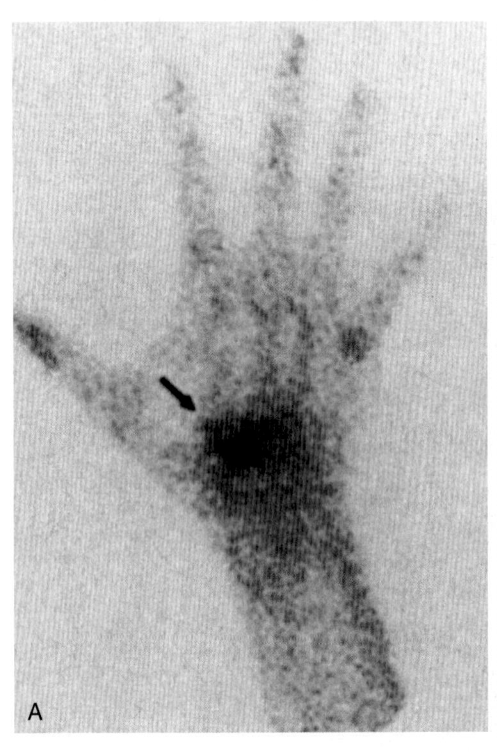

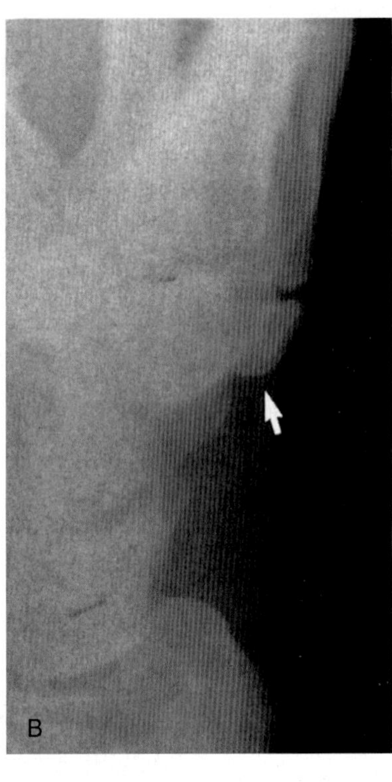

图 83-21 腕骨圆凸（柱状骨）。

A 放射性核素浓集（箭头）在腕骨圆凸部位十分明显，位于第二、三掌骨基底处。

B 在另一位患者中可见典型柱状骨（箭头）。（Courtesy of J, Spaeth, M. D., Minneapolis, Minnesota, and G. Greenway, M.D., Dallas, Texas.）

有证据表明至少踝关节外侧的小骨是创伤造成的。Ogden和Lee[450]发现，内踝的不规则骨化远比外踝多见，且多为双侧。此外，虽然内踝和外踝小骨都伴有疼痛，但在外踝小骨更有典型性。Griffiths 和 Menelaus[451]观察了 3 例踝关节外侧小骨化的儿童，他们都有反复的踝关节扭伤史并对外科手术切除小骨以及腓侧副韧带重建有临床反应。Berg[452]在4个有症状的踝关节不稳定并伴有腓骨下骨的成人中发现有类似的表现；对这些患者的手术探查发现，小骨的存在表明胫腓前联合韧带止点的撕脱骨折没有愈合。

尽管内踝和外踝周围的小骨有时代表着骨化的变异[453]，但它们绝大多数是新来源于创伤，特别是外侧踝上的小骨。

（6）肘关节周围小骨。单发的小骨在肘关节内和周围常可见到。典型的受累部位是鹰嘴窝和冠突窝。鹰嘴窝的小骨被称为滑车上背侧或后侧小骨[454, 455]（见图 83-15C），冠突窝的小骨被称为滑车上骨或肘尺腓肠豆[456, 457]。尽管这些小骨都被认为是正常变异，但肘关节损伤常见且会导致关节内骨性游离体，最终留存在肱骨远端关节窝前、后表面。因此，肘关节周围的许多附属小骨实际上可能都是损伤造成的[458]。

（7）肩峰骨。肩峰游离端持续骨化中心的发生率高达15%。通常情况下骨化中心在25岁之前与肩峰融合；25岁后仍未融合的骨化中心被称为肩峰骨（图 83-26）。影像学和解剖学研究发现，肩峰骨的发生率为1%~15%，其中双侧占1/3，在黑人及男性中更为多见[562]。肩峰骨的大小各异，最常见的为三角形。它常与肩峰形成软骨结合，而且可与锁骨形成关节。疼痛以及高发的肩峰下外撞击综合征和肩袖撕裂都与肩峰骨有关（见第 65 章）。这些作用可能是由三角肌牵拉下压迫附骨造成的。肩峰骨与肩峰骨折表现相类似。

（8）髋臼骨。在一侧或两侧髋臼的外侧常可见小骨和骨块。它们的名称各不相同，包括髋臼骨和髋臼边缘骨骺。小骨较大时会限制髋关节活动和（或）引起疼痛，特别是位于前侧时（图83-27）。这些小骨必须同撕脱骨折或骨软骨骨折以及羟基磷灰石或焦磷酸盐晶体沉积病相鉴别。

第五节 骨发育不全和发育不良

骨的全部或部分可能未形成正常的形态，这会导致各种先天性缺陷[218]。Frantz 和 O' Rahilly[6]以及此后的其他研究者深入研究了这些缺陷并对其进行了分类[7, 8]。最初在1961 年[6]，将这些缺损分为两大

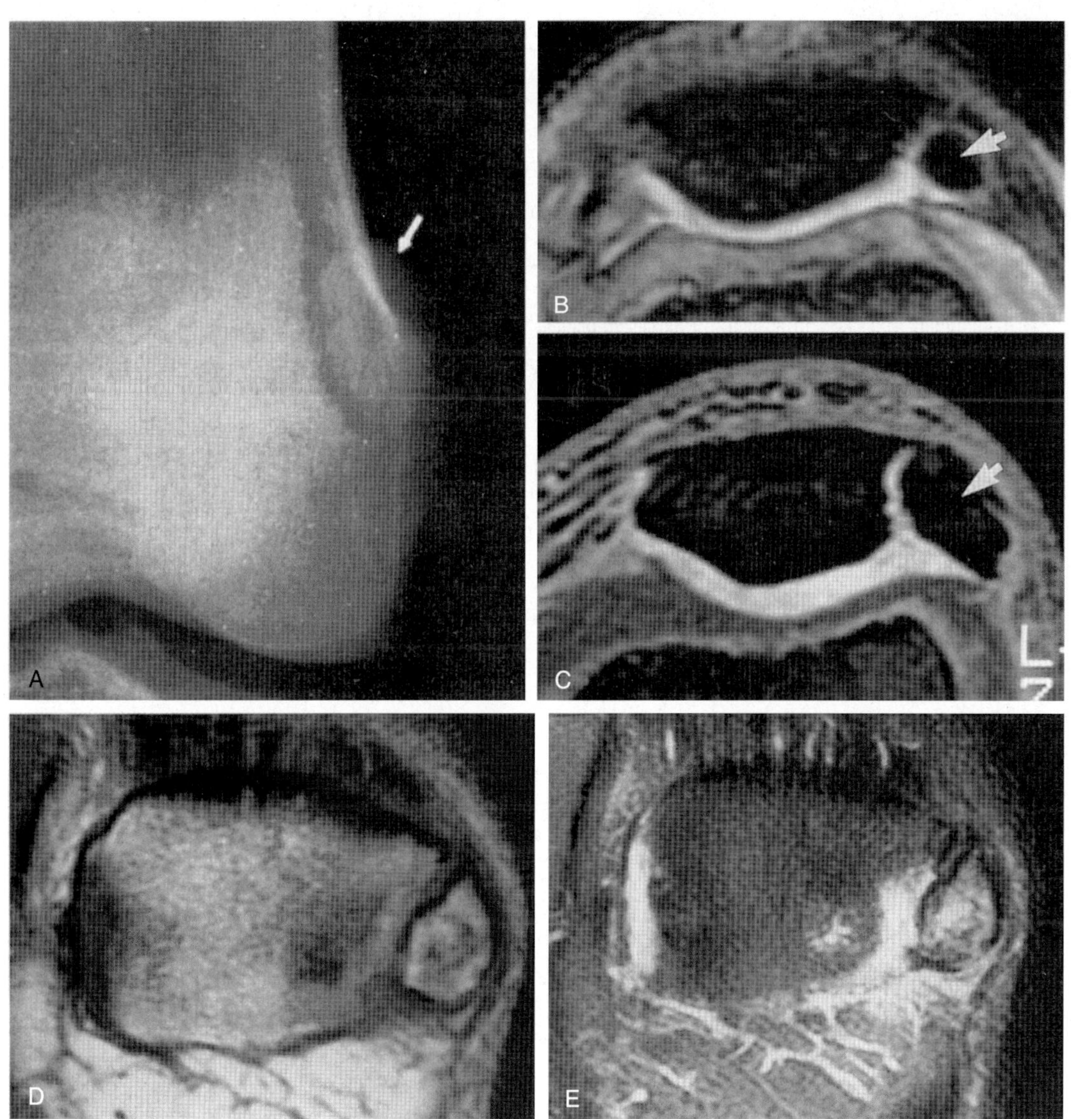

图 83-22　二分髌骨。

A　局限于髌骨上外侧（箭头）是其 X 线片的最具特征性表现。

B　在经轴位脂肪抑制梯度回波（MPGR）(TR/TE，500/17；翻转角，20°）MRI 上，可见分离的骨化中心（箭头）位于髌骨的上外侧。在小骨和髌骨其余部分之间以及骨的后关节面上可见高信号强度的软骨。

C　另一位患者，经轴位脂肪抑制三维傅立叶变换损毁稳态梯度恢复采集（TR/TE，58/10；翻转角，60°）MRI 显示髌骨上外侧有一较大的小骨（箭头）。软骨同样显示为高信号强度。伴发的关节渗出呈低信号。(Courtesy of M. Recht, M.D., Cleveland, Ohio.)

D,E　冠状面 T1 加权（TR/TE，450/14）自旋回波（D）和脂肪抑制快速自旋回波（TR/TE，3000/60）(E) MRI 显示二分髌骨伴邻近骨和软组织水肿。（Courtesy of A.Pinto Leite M.D., Porto, Portugal.）

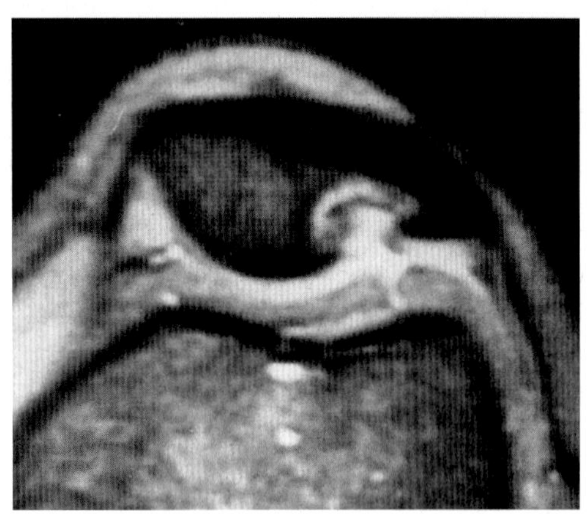

图 83-23 髌骨背侧缺损。横断面脂肪抑制快速自旋回波（TR/TE，3716/21）MRI 上可见累及髌骨上外侧的大的髌骨缺损。关节软骨大致正常。(Courtesy of A.Spillett, M.D., Tulsa, Oklahoma.)

类：终末缺失，即沿某一指定轴线的远端全部骨成分缺失；中间部分缺失，即肢体远近端之间的中间部分缺失。这两类又根据缺失骨是沿着骨的宽度方向延伸还是与纵轴平行延伸被进一步分为横行和纵行变异[8]。这种分类方法在1966年进行了更改，肢体部分残缺被用来定义所有的局部缺失。上面所述的四种主要类别——终末、中间、横行和纵行仍保留，又加了一种新的类别，即中央型缺失。1974 年制定了国际分类系统[9, 10]。在国际分类中，所有的肢体缺失被分为横行和纵行。横行包括上文称之为终末横行缺失的先天性异常，纵行包括所有其余的缺失。在上肢中，纵行缺损通常又被细分为桡骨、尺骨和中心型[563]。虽然人类肢体缺损较少见（无论是散发性的还是遗传性的），但当人们认识到在妊娠早期应用反应停作为止吐药物可导致胎儿各种肢体纵向缺如，从四肢骨发育不全到肢体完全缺失（即无肢畸形），从此便对其给予了极大的关注[564]。

在主要的管状骨中，骨发育不全或发育不良的主要累及部位由高到低依次为腓骨、桡骨、股骨、尺骨和肱骨。尽管常规 X 线片通常是检查肢体缺损的初始影像学方法，但 MRI 可用来确定 X 线片所无法发现的骨软骨和软组织伴发异常[565]。

一、腓骨发育不全和发育不良

这种最常见的骨质缺损的严重程度可有不同[11-15, 219, 460]。腓骨先天缺失或严重的发育不良可合并有同侧胫骨的腹侧和内侧弯曲、弯曲顶点的皮肤凹陷、马蹄外翻足、足外侧一列或两列缺损、跗骨发育不全或融合[566]以及同侧股骨的发育迟缓或短缩（图 83-28）。比较轻的腓骨发育不良也往往更难以辨别。可发现有远端或近端缺损；腓骨远端发育不良可伴有踝关节外翻畸形，而腓骨近端发育不良

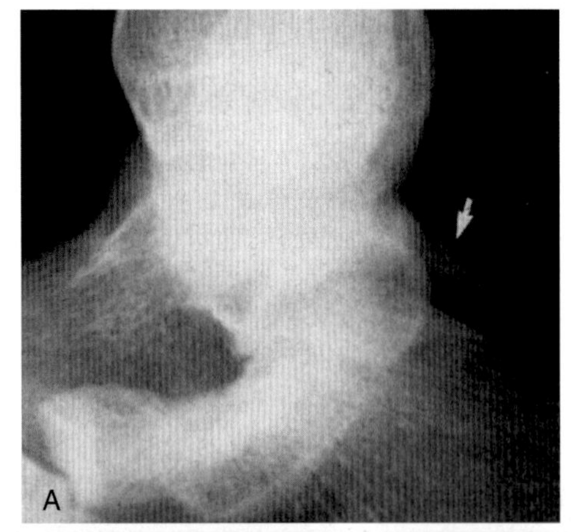

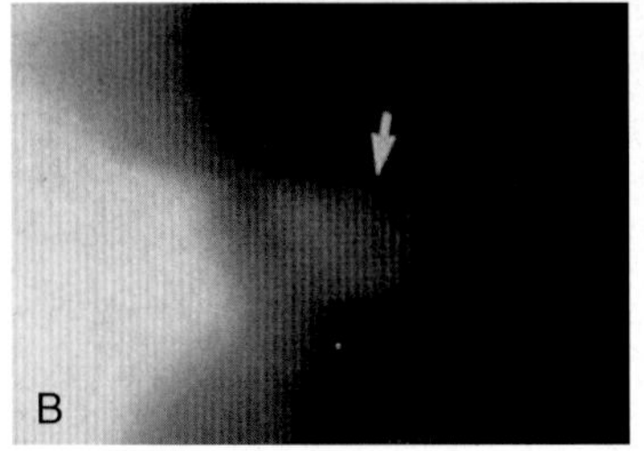

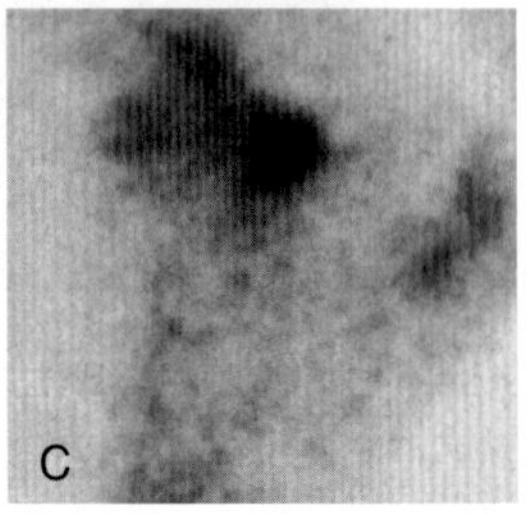

图 83-24 三角骨综合征。16岁女孩踝后部疼痛和压痛。常规 X 线片（A）和传统断层扫描（B）显示突出的三角骨（箭头），其与距骨后缘的间隙不规则。外侧投照的骨闪烁造影（C）显示三角骨区域放射性核素吸收。手术证实距骨和三角骨间存在纤维组织，将后者切除后症状消失。（Courtesy of G, Greenway, M.D., Dallas, Texas.）

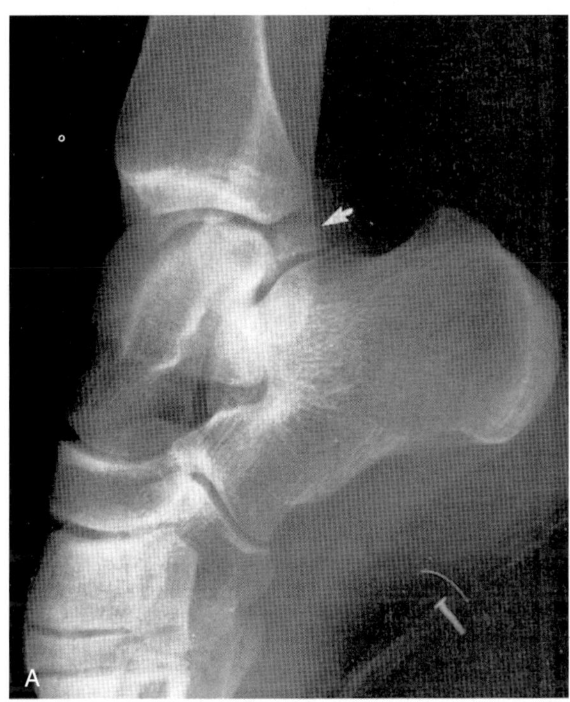

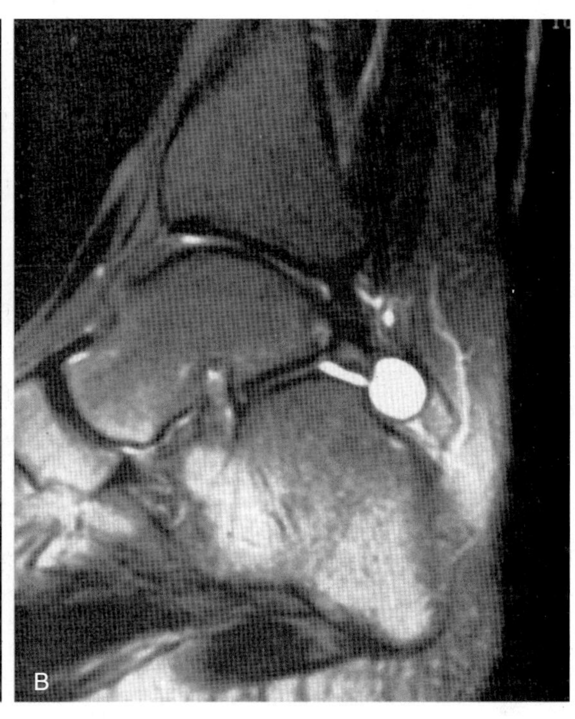

图 83–25　三角骨综合征。16 岁女孩，踝跖屈常规 X 线片（A）显示在胫骨和跟骨间小空隙内有一突出的三角骨（箭头）。矢状位 T2 加权（TRITE，2900/98）自旋回波 MRI（B）显示三角骨和邻近滑膜或腱鞘囊肿下的渗液。

图 83–26　肩峰骨。经轴位中等加权（TR/TE，1000/20）自旋回波 MRI 显示三角形肩峰骨（箭头）与锁骨形成关节，以及与肩峰不规则的形态（三角箭头）形成关节。（Courtesy of S, Eilenberg, M.D., San Diego, California.）

可伴有膝外翻畸形和近端胫腓关节的不稳定[16]。

二、尺桡骨发育不全和发育不良

桡骨异常可包括有完全或部分发育不全或发育不良（图 83–29）。一般为双侧异常并可合并有拇指或桡侧腕骨的发育不良或缺失。在部分病例中，这种桡骨病变可伴发于: 全身性疾病，包括 VATER（脊椎 – 肛门 – 气管 – 食管 – 桡骨 – 肾）综合征（图 83–30）；心脏异常，包括室间隔缺损、房间隔缺损、肺动脉闭锁和动脉导管未闭；以及血小板减少症伴桡骨缺失（TAR 综合征）[17–20, 411, 461]（图 83–31）。对于 VATER 综合征，主要病变是脊柱异常、肛门闭锁、气管食管瘘伴或不伴食管闭锁、桡骨发育不良、包括发育不全的肾异常以及先天性心脏病。其他一些较少见的异常包括 Klippel-Feil 综合征、Sprengel 畸形、半侧面部矮小、Goldenhar 三联征（眼球上皮样囊肿、耳前附件和脊柱畸形）以及生殖器异常[461]。

尺骨缺损比桡骨缺损少见，也没有桡骨缺损严重。它可分为三类：发育不良，部分发育不全，以及完全发育不全[21]。手部出现尺偏提示存在有栓系效应，此时有一条 X 线片显示不出来的纤维软骨带远端系在桡骨远端骨骺和（或）腕骨的尺侧，近端起

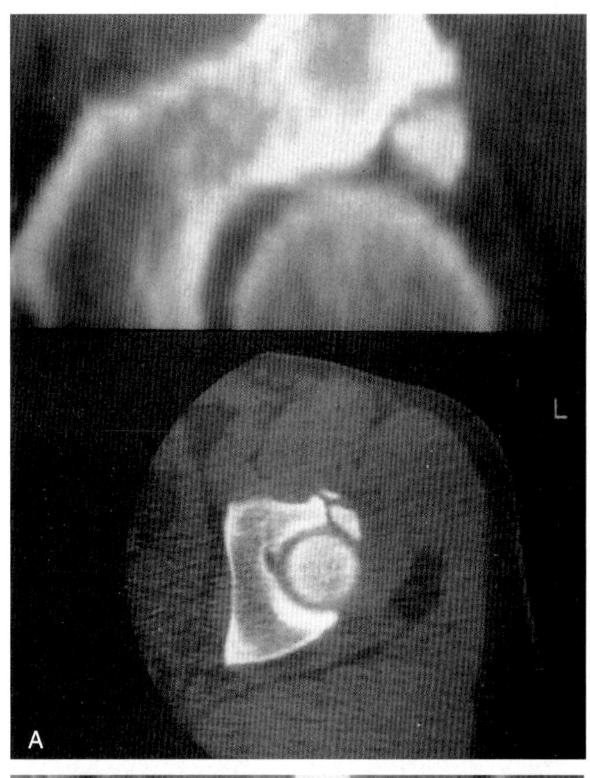

图 83–27 髋臼骨或髋臼缘骺。

A 斜冠状位重建（上图）和横断面（下图）CT 扫描图像上可见一大的前外侧骨化灶。另一较小的骨化区也较明显。

B,C 另一位患者类似部位的骨化（箭头），横断面（B）和冠状面（C）脂肪抑制 T1 加权（TR/TE，798/20）自旋回波 MR 关节造影显示骨化灶周围有对比剂。

（Courtesy of M. Zlatkin, M.D., West Hollywood, Florida.）

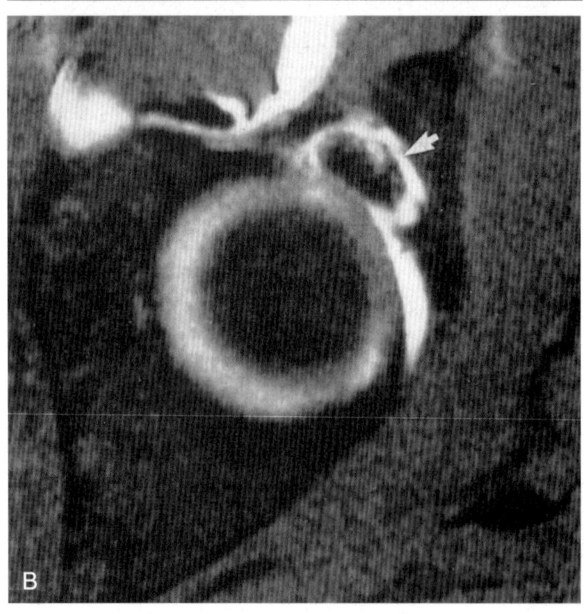

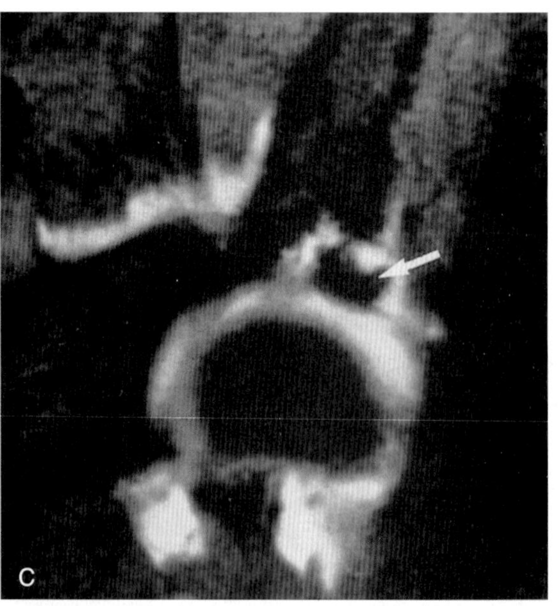

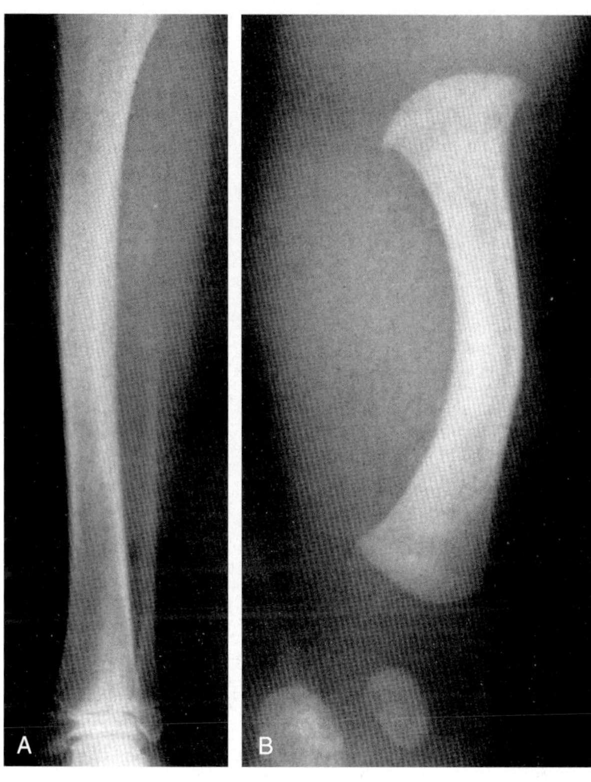

图 83–28　发育不良和发育不全：腓骨。

A　可见腓骨严重发育不良伴胫骨干中段内弯。

B　另一位患者是 1 个月大的婴儿，腓骨发育不全伴胫骨内弯。

（B, Courtesy of H.S, Kang, M.D., Seoul, Korea.）

自尺骨近端的主要骨化中心。切除这条系带可纠正成角发育畸形，不过这种外科手术尚未得到广泛推荐[220]。

三、近端股骨灶性缺损

近端股骨灶性缺损（PFFD）是指以股骨近端部分缺失和短缩为特征的一系列疾病[22–26, 221–223]。这种先天性而不是遗传性疾病的其他名称有股骨近端发育不全、先天性股骨短缩、先天性股骨上部发育不良和伴有髋内翻的股骨发育不良。PFFD应与完全性股骨发育不全和髋内翻不伴股骨干短缩相鉴别[224]。尽管部分 PFFD 伴有其他骨缺损，包括膝关节交叉韧带发育不良[225]，但这种病变常单独发生并且 90% 的患者为单侧性。依据股骨头和股骨颈的存在与否和位置曾提出了多种分类系统[23, 222, 223]（表 83–1）（图 83–32 和 83–33）。确定某个 PFFD 患者的特定类型需要行 X 线片检查和关节造影[463]。MRI 在这种疾病的分类上有望起一定作用但目前尚不完全明确[463]。

新生儿X线片检查发现股骨较短，并沿上方、后方和外侧向髂嵴移位。股骨远端通常是正常的。股骨头骨骺的骨化毫无例外均有延迟。2岁以后，受累儿童出现发育不良或转子下骨化缺失，异常的严重程度与PFFD类型有关。骨骼成熟后，病变包括有转子下的内翻畸形或假关节、股骨头骨骺和发育不良的骨干之间有较大的未骨化间隙或者仅股骨远端骨骺发生骨化[22]。骨盆和髋臼的继发性异常较常见，并与股骨头畸形或发育不良的程度有关。影像学表现的主要鉴别诊断项目是发育性髋内翻，其具有家族性和双侧发病特点，而且各种异常较轻、表现较迟、呈进展性且与颈干角减小有关，这与PFFD中出现的转子下内翻完全不同。

这种疾病的病因不明。有文献认为这种疾病起因于细胞分裂时（排卵后4~6周）的细胞营养障碍[27]。PFFD 的某些病例发生于患糖尿病母亲所生婴儿以及给鸡胚胎注射胰岛素后可诱发出类似的骨化缺陷，提示糖代谢异常在这种畸形中可能起重要作用[22, 23,

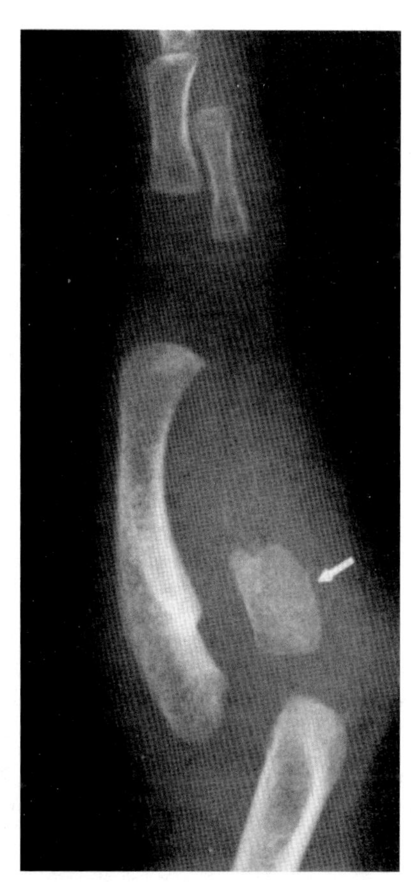

图 83–29　发育不良：桡骨。桡骨（箭头）严重发育不良伴尺骨畸形以及手和腕部的某些骨缺失。

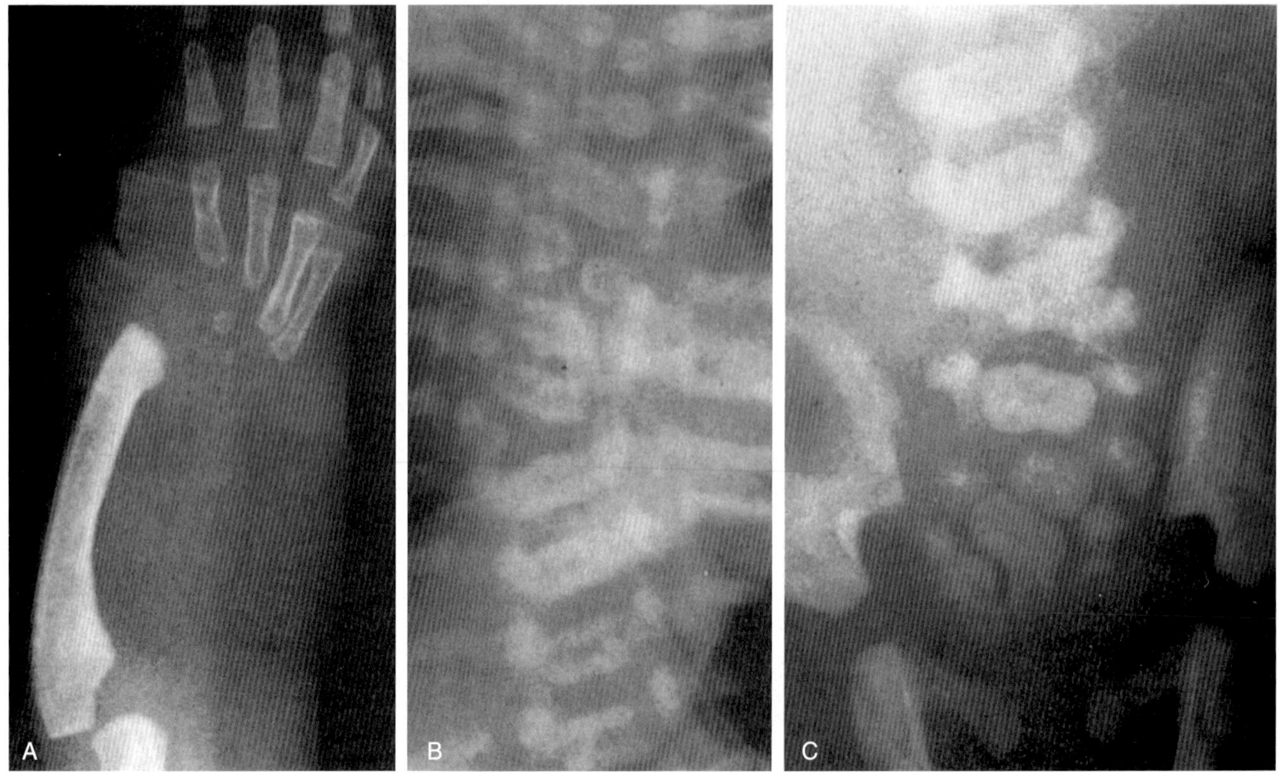

图 83-30 VATER 综合征。这名两岁半儿童患有桡骨发育不全、拇指缺失和严重的脊柱异常。其他异常还包括气管食管瘘以及肾和肛门异常。

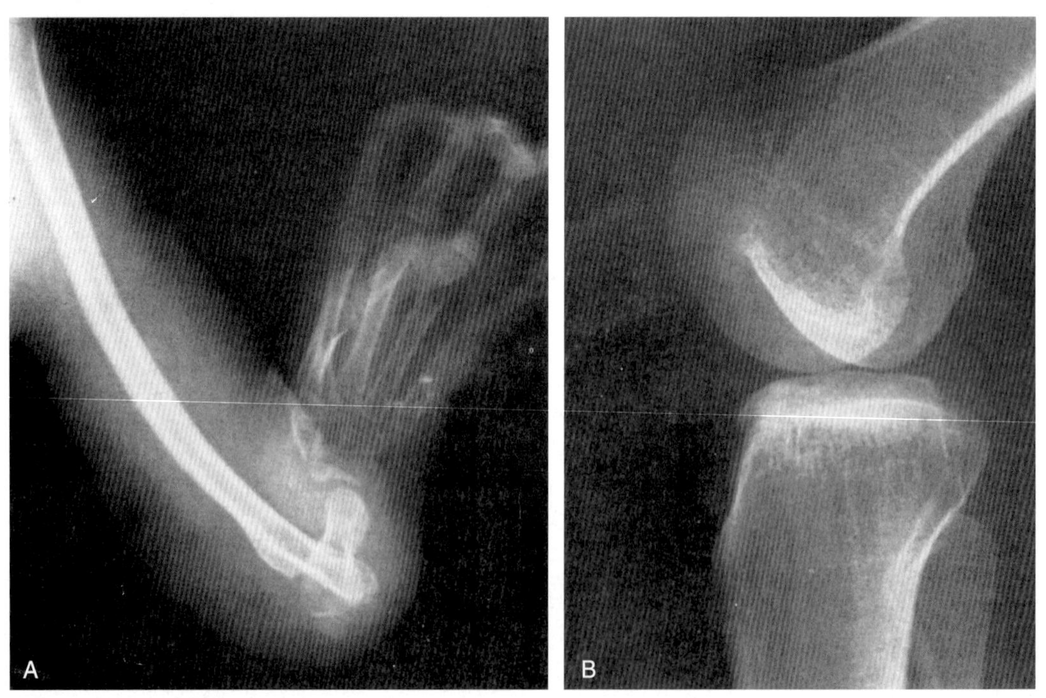

图 83-31 血小板减少（症）伴桡骨缺失（TAR 综合征）。

A 在这名儿童中，可见桡骨缺失和前臂畸形

B 还可见髌骨缺失。

表 83-1　近端股骨灶性缺损的分类

分类	骨股头	髋臼	股骨节段	骨成熟后股骨和髋臼各结构成分间的关系
A	有	完全	短	股骨成分间形成骨连接；股骨头位于髋臼内；转子下内翻，常伴假关节
B	有	完全或中度发育不良	短；通常近端骨丛生	股骨头和骨干间无骨连接；股骨头位于髋臼内
C	无或由小骨替代	严重发育不良	短；通常近端呈锥形	股骨干和近端小骨间可有骨性连接；股骨和髋臼间无骨性连接
D	无	缺失；闭孔增大；双侧病例中骨盆呈正方形	短，畸形	

From Levinson ED, Ozonoff MB,Royers PM:Radiology 125:197, 1977.

28]。其他可能的病因还包括股骨上部间质组织血管损害、机械损伤[23, 29]或遗传缺陷[221]。长骨体生长部的组织病理学研究发现生长板各个区域中均出现软骨细胞增殖和成熟的改变，而且肥大性细胞的正常基质制备缺乏[462]。

四、膝关节发育不全和发育不良

尽管远端股骨灶性缺损少见且一般伴有股骨近端不同部位的发育不良，但它是作为一种独立现象或合并有胫骨发育不全被发现的[226, 227]。胫骨的先天性缺损或缺如（图 83-34）通常伴有腓骨发育不良和半肢畸形，但也曾见于具有完整腓骨的儿童[228, 464]。胫骨缺损有4种类型：1型，胫骨完全缺失且股骨远端发育不良，或者早期胫骨与相对正常的股骨远端相关节；2型，胫骨近端发育良好而胫骨远端缺失；3型，胫骨呈现的无定形骨段，远端比近端更常见；4型，胫骨近端正常而远端短缩，伴有踝关节先天性分离[465]。除了邻近的腓骨有异常外，胫骨缺陷伴发的其他异常还包括：膝关节屈曲挛缩，足内翻和内收，股骨发育不良，胫腓韧带联合分离，半月板、髌腱或髌骨缺失，以及手部异常[228]。先天性交叉韧带缺失和膝关节侧副韧带薄弱也可见于膝关节周围骨性发育不良的患者中[229, 418, 565]。

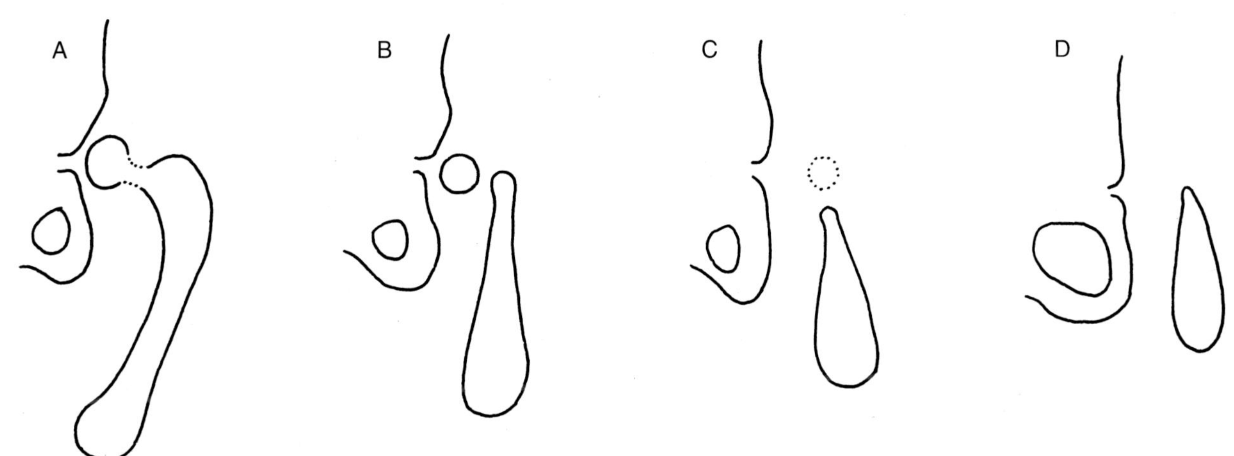

图 83-32　近端股骨灶性缺损（PFFD）：分类系统。图示为A~D类。在所有类型中，股骨干都很短。虚线表示随后将（A类）或可能（C类）骨化的结构。（After Levnson ED, et al:Radiology 125:197, 1977.）

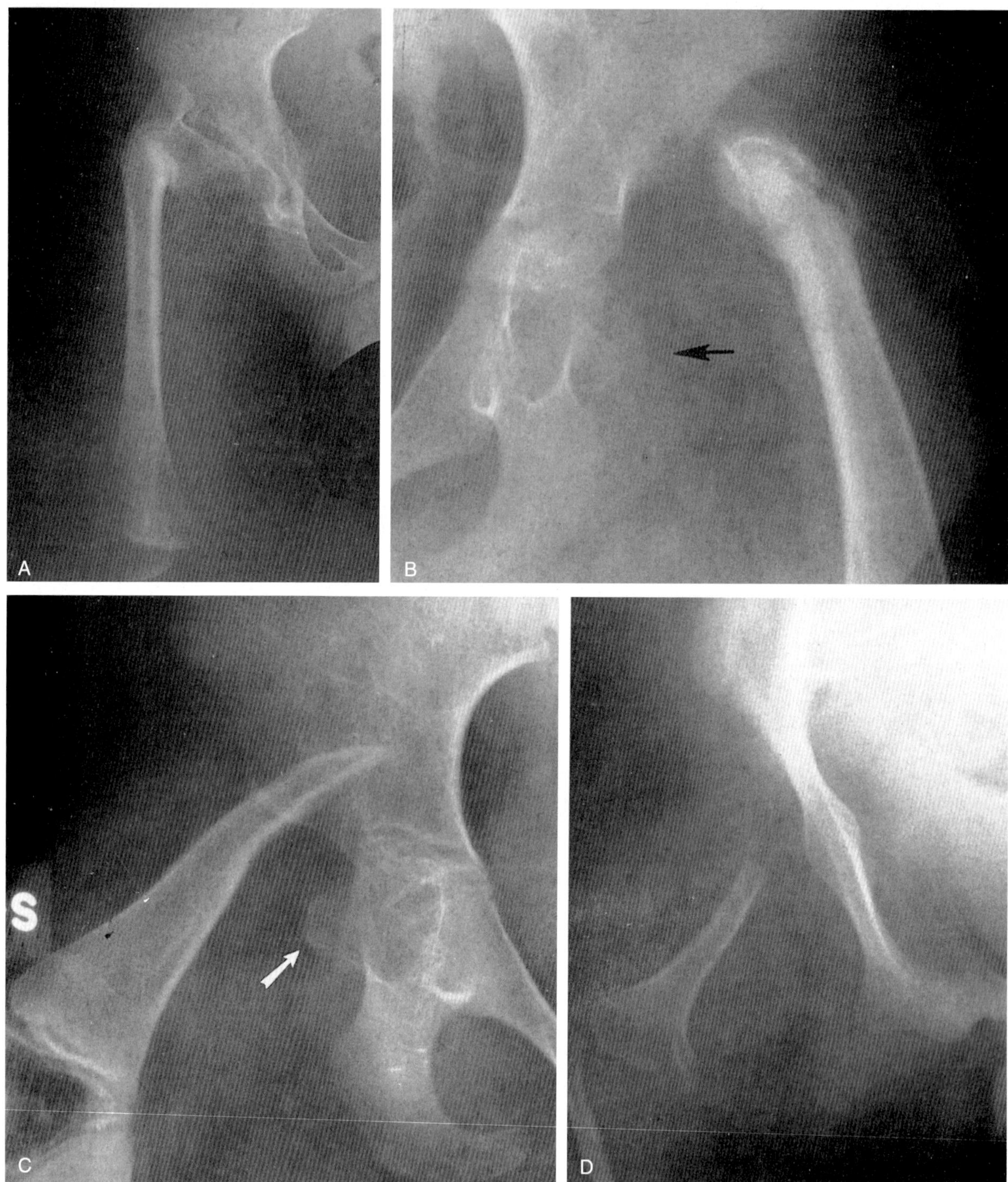

图 83-33 近端股骨灶性缺损（PFFD）：受累的类型。

A A类。特点为：右股骨、干较短，股骨头干相连续，股骨和髋臼形成关节，以及转子下内翻排列。

B B类。左侧股骨干较短。股骨头（箭头）位于髋臼内，但是股骨头和干之间无骨性连接。

C C类。右侧股骨干较短，逐渐变细且位置抬高。无股骨头。发育不良的髋臼内存在有骨突（箭头），其在其他投照位上是髋臼的一部分。提前出现右膝融合。

D D类。髋臼和股骨头完全缺失。可见膝关节内的病变。

（A-C, From Levinson ED, et al: Radiology 125:197, 1977.）

五、肩胛盂颈发育不全（发育不良）

这种疾病也称为肩胛盂发育不良和锯齿状肩胛盂异常[230-236, 466-468, 567, 568]（图 83-35）。男性和女性发病率大致相当。尽管诊断确立的年龄各不相同，但大部分患者年龄在 20~70 岁。然而在儿童和青少年中也可发现这种异常[236]。肩关节疼痛和活动受限较为明显[553]；少数情况下这种疾病也可被偶然发现。有报道称，肩胛盂发育不良与胸肌发育不良有关[567]。严重的盂肱关节不稳定少见或罕见。然而在一项研究中受累患者有25%伴有这一关节的多方向不稳定[553]。报道的一些患者中有类似异常的家族史提示，这些病变可能有遗传性，可能是由低外显率的显性基因引起的[230]。

X 线片显示的异常通常局限于肩关节。以双侧和相对对称的改变为主，并包括有肩胛颈发育不良和关节盂表面不规则。可见锯齿状或切迹状关节表面[234]（图 83-36A）。其他的表现还包括有肱骨头和颈发育不良、肱骨近端内翻畸形以及肩峰和锁骨的增大和弯曲。盂肱关节会出现增宽，特别是在下部。这一部位可形成早熟发育的骨关节炎。

盂肱关节的关节造影或计算机关节断层扫描显示，关节表面光滑且同心，关节腔覆盖有厚关节软骨，特别是它的下部[230, 235, 469, 470]。在增厚的关节软骨部可观察到一处通道状的对比剂浓集[235]（见图 83-36B）。引起这种特殊影像学异常的原因尚不清楚。这种表现可因关节软骨或关节盂唇发育性裂隙或获得性溃疡所致。在有症状及患者中观察到这种通道也提示软骨异常与肱骨头半脱位损伤有关[470]（图 83-36C）。然而目前尚缺乏病理学资料。

MRI（图 83-37）或 MR 关节造影可用于评价关节盂发育不良的患者，特别是那些伴有盂肱关节单方向或多方向不稳定的患者[569]。盂唇的后部呈球根状，在它和关节软骨之间有一较大间隙。在部分病例中，有累及盂唇前部的 Bankart 或 Bankart 样病损。

肩胛颈发育不良伴发的影像学异常多具有诊断意义。若未发现其他的骨骺异常即可排除多发性骨骺发育不良的诊断。与此类似，在本疾病几乎所有报道的病例中其他骨骼部位都缺乏明显的异常，这可以将其与其他各种骨骼发育不良相鉴别。然而在肩胛颈发育不良的个别报道中曾提到存在有其他异常，包括脊柱二分、半椎体、颈肋和网状腋窝。其他一些疾病，如职业损伤、骨缺血坏死、骨软骨炎、

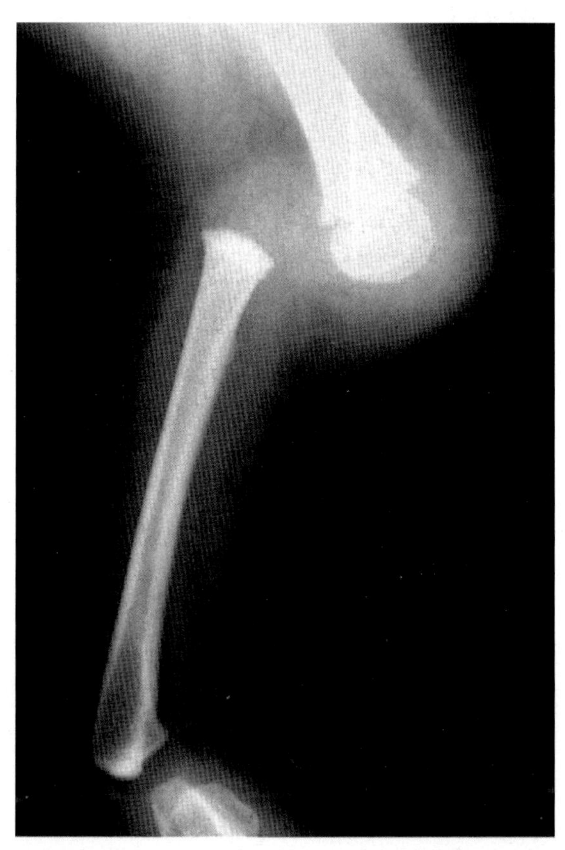

图 83-34　发育不全：胫骨。11 个月大的女孩，1 型胫骨缺损，伴股骨排列不齐和腓骨增生。（Courtesy of H.S.Kang, M.D., Seoul, Korea.）

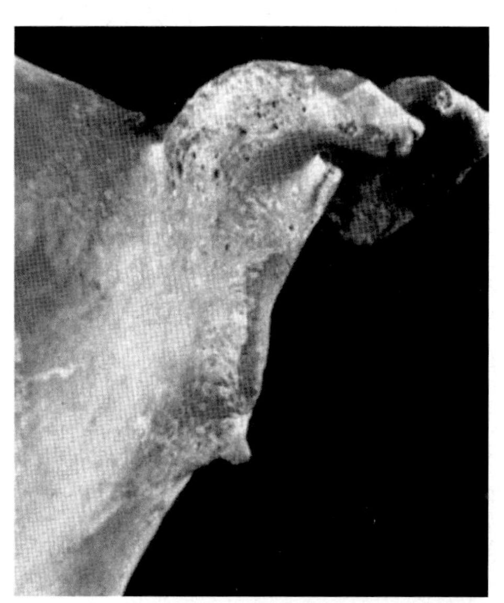

图 83-35　肩胛盂颈发育不全（发育不良）。一幅肩胛骨照片显示呈不规则锯齿状或切迹状的关节面和肩胛盂颈发育不良。

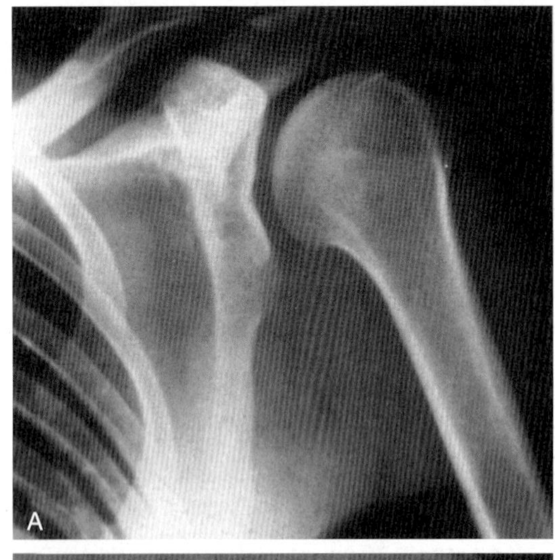

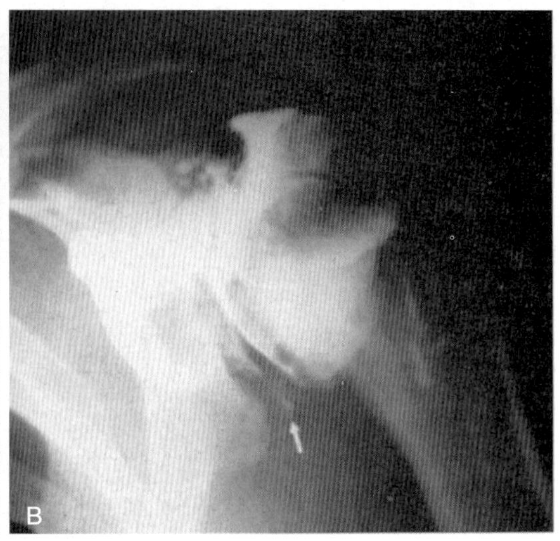

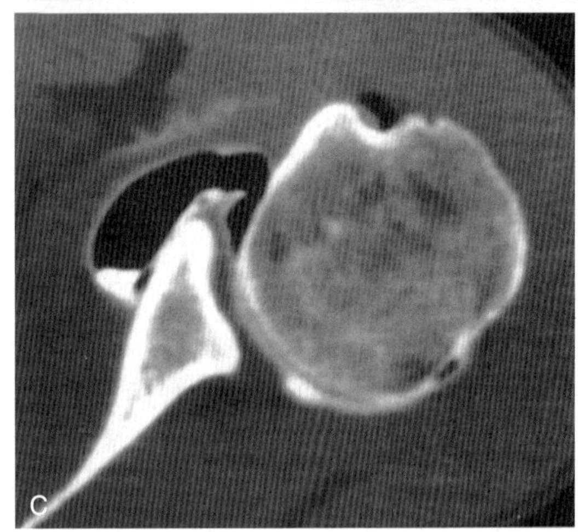

图 83-36 肩胛盂颈发育不全（发育不良）。

A 可见肩胛颈发育不良、盂关节面呈不规则切迹状以及关节间隙下部增宽。对侧受累相似。

B 另一位患者的盂肱关节造影显示对比剂在下部呈管状浓集（箭头）。

（A,B, From Resnick D, et al: ATR 139:387, ©1982, American Roentgen Ray Society.）

C 第三位患者，CT关节造影显示肱骨头后侧半脱位和关节囊前部冗余。这些表现与多方向不稳定一致。

（C, Courtesy of G. greenway, M.D., Dallas, Texas.）

血友病、色素性绒毛结节性滑膜炎、褐黄病和Sprengel畸形，均不属于现实的鉴别诊断项目。

出生时发生的臂丛损伤可导致上臂型麻痹（Erb麻痹），肩关节继发的影像学异常可类似于肩胛颈发育不良（见第71章）。大部分患者根据临床表现可确诊Erb麻痹。在新生儿和年幼儿童中，临床表现包括有：患者上肢放于体侧时该上肢内旋且前臂旋前，软组织萎缩，肱骨近端骨骺骨化延迟，以及肩胛骨抬高和外旋。在大龄儿童、青少年和成人中，肩胛骨继续抬高和外旋，肩峰和喙突可能变长，而且锁骨可出现发育不良。

肩胛盂发育不良的确切原因和发病机制不明。可能是前软骨骨化和肩胛盂下部发育障碍造成的[232, 470]；然而产生这种正常发育缺陷的刺激因素尚不明确。影像学异常类似于髋关节发育不良的表现，尽管在无对照的报道中肩胛骨和髋臼发育不良曾见于同一患者，但尚不能确定这两种疾病之间存在着有意义的相关性[567]。

六、骶尾骨发育不全（尾退化综合征）

这种著名的异常（在第82章也有描述），可导致一个或更多节段的骶骨缺失，可能合并有下胸椎和上腰椎的发育不全[30-33, 237-241]（图83-38）。大约20%的患儿其母亲患有糖尿病。相关的异常包括神经源性膀胱和一系列的泌尿系统问题、髋关节脱位、膝和髋关节的屈曲挛缩以及足畸形。影像学表现随异常的严重程度不同而异。整个骶骨发育不全可伴有双侧髂骨畸形，彼此形成关节或与最低位椎体形成关节或者在中线部融合。当合并有下肢的完全融合时，这种异常即称为美人鱼综合征[471]。部分发育不全可导致骶骨畸形和镰刀形骶骨，此时前侧脑脊膜可由此膨出。骶骨中央部缺损可合并有遗传性骶

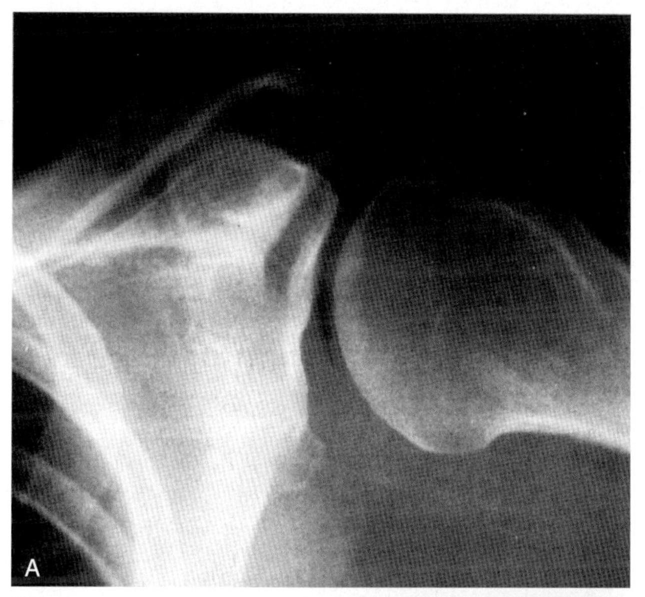

图83–37　肩胛盂颈发育不全（发育不良）。50岁男性，常规X线片（A）显示呈不规则切迹状的关节盂表面、关节下部增宽、关节内积气体（即真空现象，提示松弛）以及肱骨头轻度发育不良。斜冠状位中等加权（TR/TE，1800/18）自旋回波MRI（B）证实关节盂表面不规则。横断面多层面稳态梯度恢复采集（TR/TE，500/12；翻转角，25°）MRI（C）显示肱骨头轻度后方半脱位、非常小的盂唇前部以及大的盂唇后部轻微移位伴邻近高信号。（Courtesy of D. Wilcox, M.D., Kansas City, Missouri.）

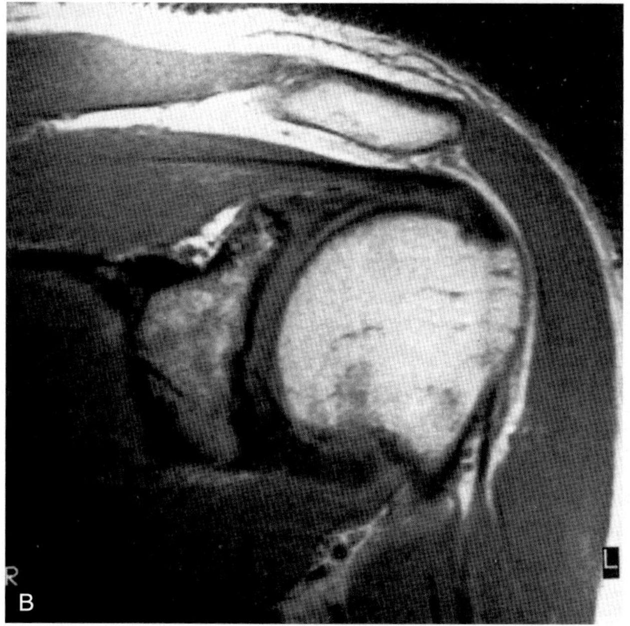

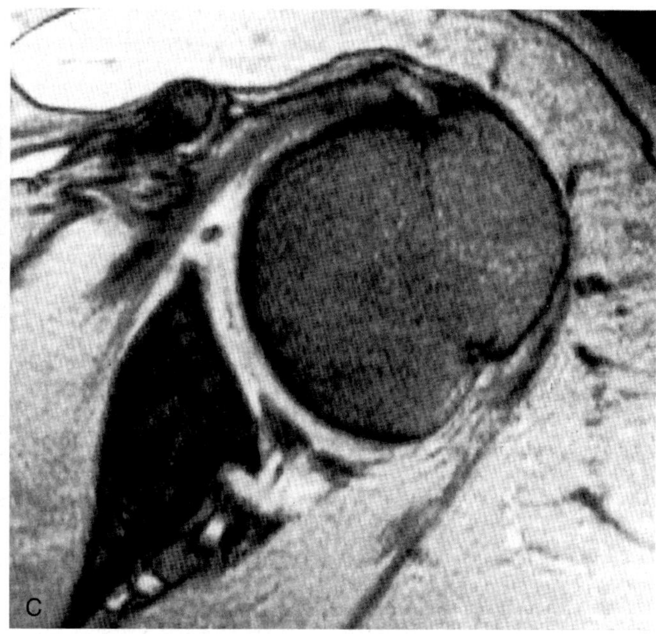

前畸胎瘤[34]。

发现相关的骨骼和内脏异常通常需要行脊髓造影[241]、尿路造影、膀胱造影、MRI[471]和胃肠道对比研究，再加上X线平片[35, 36]。

第六节 骨骼增生

先天性增大可累及单块骨、肢体的一部分或整个肢体。有时可影响一侧躯体。软组织增生一般伴有骨性异常。尽管大部分病例属于特发性，但类似的异常也可见于许多其他疾病，包括纤维神经瘤病、脂肪过多症、Proteus综合征、血管瘤病、淋巴管瘤病、动静脉畸形、内分泌紊乱、脑型巨人症、Wilms肿瘤和肾上腺肿瘤[37-39]。局部骨质过度生长可见于脂瘤性巨大发育、周围神经（特别是正中神经）纤维脂肪瘤错构瘤以及对关节疾病和炎症性疾病（如血友病、青少年慢性关节炎和骨髓炎）中充血的反应。

第七节 分节不良和融合

分节缺陷通常为遗传性，可导致邻近骨（例如尺骨和桡骨）的骨性融合。骨性强直可发生在纵行排列的骨间，如指（趾）骨。相反，也存在有多节段和重复异常。在这些情况中，影像学检查非常有帮助，因为它可对畸形的外观和特性做出描述。

一、多节指（趾）骨和多指（趾）畸形

人类的多余指骨仅限于拇指（图83-39）。三节指骨拇指是一种少见的家族性异常[40, 41, 242]，可导致异常指出现小的或大的小骨。尽管这种异常可单发，但也可伴有其他异常（包括多指（趾）畸形、重复和骨缺如）以及某些综合征（包括Holt-Oram综合征、13-15三体性和Blackfan-Diamond贫血）[42]。附属指（趾）骨应与伴有某些综合征（例如锁骨颅骨发育不全和甲状腺功能减退）的指（趾）骨假性骨骺相鉴别。

多指（趾）畸形，即指（趾）数量增多，可发生在手或足部（图83-40）。多指（趾）在黑人中比白人中更多见，它的遗传表现和形式依赖于异常的类型。在足部，通常累及第五趾[472]。手部桡侧多指（包括拇指）[243]称为轴前多指，尺侧多指称为轴后多指。轴前多指可伴有尖头并指、B型短指、高位胸椎发育不良、Fanconi综合征、Holt-Oram综合征和其他疾病；轴后多指可见于外胚层软骨发良不良

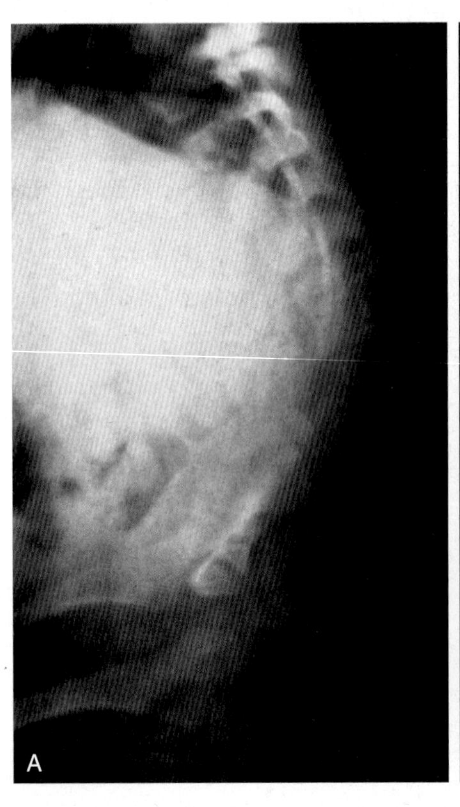

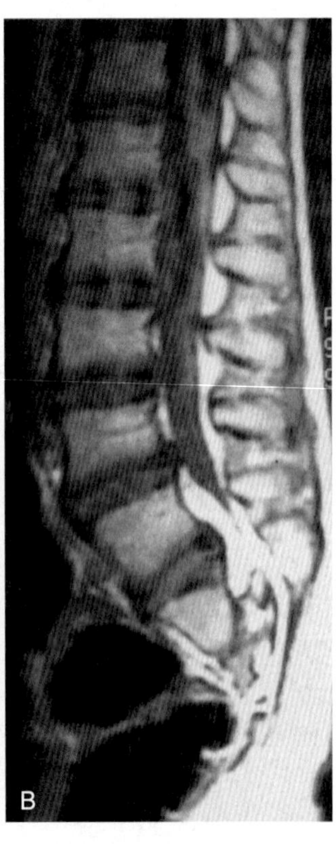

图83-38 骶尾骨发育不全（尾退化综合征）。

A 糖尿病母亲的儿童，可见大部分腰椎和全部骶骨缺失。髂骨畸形明显。

B 另一位10岁儿童，矢状位T1加权（TR/TE，500/20）自旋回波MRI显示大部分骶骨发育不全。（Courtesy of S.Lee, M.D., Orange, California.）

（Ellis-van Creveld综合征）、Laurence-Moon-Biedl综合征、13三体性、胸廓窒息发育障碍、Goltz局部皮肤发育不良和其他疾病[42]。

伴或不伴有多指（趾）的一种不常见病症称之为纵行弧形骨骺，或三角形指（趾）骨[244-246]。三角形指（趾）骨最常发生于手或足部第一排，可导致骨干干骺端呈梯形伴长骨体生长部形状改变。可能位于指（趾）骨、掌骨或跖骨，可单侧或双侧分布。除了多指（趾）外，三角形指（趾）骨还可伴有指（趾）弯曲、多余指（趾）骨和各种先天性综合征。MRI可用来检查纵行弧形骨骺，它可显示X线片所不能看到的未骨化骨[570]。

二、并指（趾）

并指（趾），是一种常见异常，是指两个或多个指（趾）的分化缺陷[43]。软组织受累或骨受累病例可分为部分［累及指（趾）的近侧段］和完全［累及整个指（趾）］两种类型（图83-41）。其他分类系统也有应用[42]。大部分病例属于遗传性，不过也有一些是散发的。男性受累多于女性。很多综合征都伴有并指（趾）[42]。其中包括Poland综合征，这是一种有并指（趾）和胸肌缺如的疾病[44, 247, 248]。据文献报道，Poland综合征在并指患者中约占10%[473]（图83-42）。这种非遗传综合征中其他的异常有手、乳头、锁骨、胸骨或肋骨的发育不良以及漏斗胸、鸡胸、高位肩胛骨、腕骨融合[249]、肌腱异常[247]、半椎体和脊柱侧凸。文献还报道有：右位心，肺疝，肱骨、桡骨或尺骨短缩，尺桡骨融合，以及甲发育不全[473]。有报道称，Poland综合征可伴有白血病[45, 46]。也可伴有淋巴瘤、血小板减少和球形红细胞贫血症[473]。

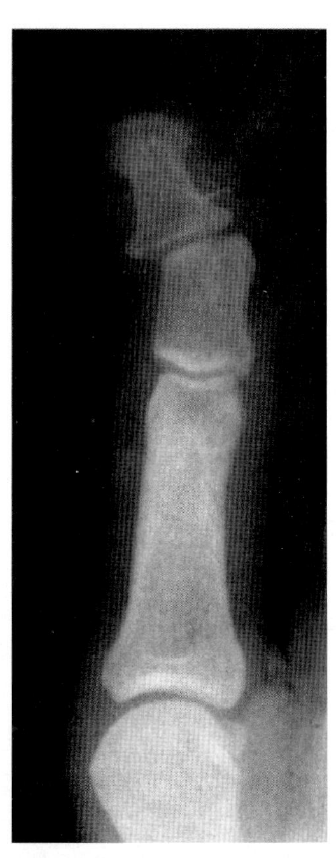

图83-39 多节指骨：拇指。在这名Holt-Oram综合征患者，可见拇指有3个独立的指骨。

三、指（趾）关节粘连

指（趾）关节粘连是指一个指（趾）和其同一指（趾）的其他指（趾）骨相融合，可能是其间关节分节缺陷造成的[47, 48]。这种异常通常有明显的显性遗传特性。在婴幼儿的X线片检查中，由于软骨组织“无法看到”导致这种异常难以发现。然而，即使在幼年，关节发育不良和邻近异常骨骺也是其影像学依据。受累的典型部位包括近节指间关节和远节趾间关节，尤其好发于手的尺侧[42]。拇指极少受累。其他异常还包括掌骨短缩和变扁平、腕骨和跗骨的融合[49]以及邻近关节的骨关节炎[474]。相关的综合征包括畸形性侏儒症、A型和C型Bell短指（趾）、腘翼蹼综合征以及尖头并指综合征[42]。

重要的是，必须鉴别这种异常和伴发于各种关节炎（包括青少年慢性关节炎和牛皮癣性关节炎）的获得性关节间融合。在先天性指（趾）关节融合中，尽管在受累关节水平骨边缘可有轻度延伸，但近节和中节指（趾）骨可通过光滑的骨性轮廓相连。此外，在远节指骨和掌骨头的融合和发育不良部位出现小的透亮间隙也是有助于鉴别的表现。

四、腕关节融合（联合）

腕关节融合或联合，是一种相对常见的病变，可单发或作为全身性先天畸形综合征的一部分而出现。一般而言，单发的融合累及同一排腕骨（近排或远排）中的骨骼，而与综合征相关的融合则可累及不同排（近排或远排）中的骨骼[42, 50]。

单发融合最常见的部位是三角骨和月骨之间；在这个部位，普通人群融合发生率为0.1%~1.6%，男性和黑人中更常见[51]，临床意义较少或无临床意义[52]（图83-43）。双侧融合约占60%[478]。在月骨三

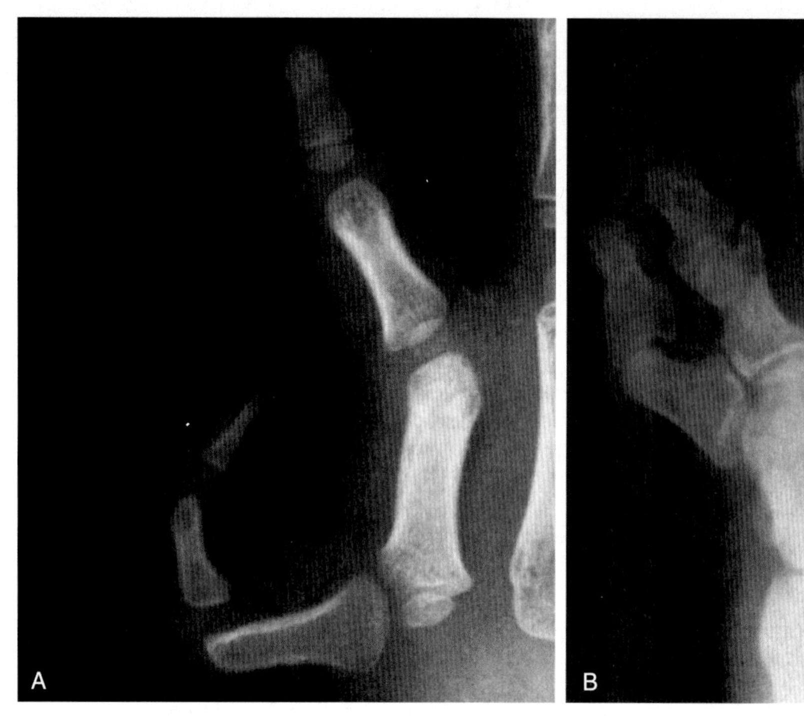

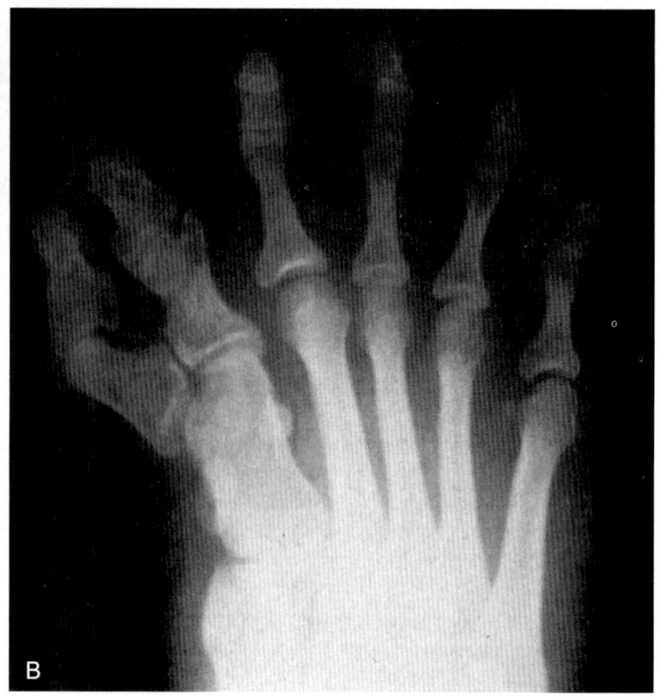

图 83-40 多指（趾）

A 手：轴前多指导致邻近拇指处出现一多余手指。

B 足：踇趾内侧有一多余足趾，伴有邻近趾骨、跖骨和跗骨的畸形。第五趾也可见多余足趾。

角骨融合中常可发现舟月骨间间隙增宽，不过舟月骨间韧带通常保持完好。较少见的单发融合包括头钩骨融合[53]（图 83-44A）、头月骨融合[571]、大多角骨舟骨融合[572]（见图 83-44B）、大多角骨小多角骨融合和豌豆骨钩状骨融合[54, 475]（见图 83-44C）。实际上，单发融合几乎可按所有可能的组合方式出现[55, 250]，包括累及两块以上骨的融合[251]。在X线片检查中融合的表现和确切部位并不总能轻易确定。出现这种困难与下列因素有关：某些强直病例具有局部性或不完全性，正常腕骨的骨表面是倾斜的需要多角度投照，而且需要鉴别先天性和获得性融合。在大多数病例中，完全缺乏症状和体征，不过在有些病例中可出现疼痛[252]，特别是在伴有部分融合和邻近骨囊性变的病例中[419, 476, 477]，而且腕骨融合患者存在一定的骨折危险[56, 57]。

大范围腕骨融合常伴有其他异常。同样，近排和远排腕骨间的融合或腕骨与桡骨或尺骨的融合也常伴有其他异常。伴发的病变包括跗骨融合或各种先天性综合征中的一种，例如尖头并指（趾）综合征、关节弯曲、畸形性侏儒症、Eillis-van Creveld综合征、手足子宫综合征、Holt-Oram综合征、耳腭指（趾）综合征、Turner综合征或指（趾）关节粘连[42]。多数腕骨融合是家族性的。

这种异常是原发软骨管分节失败和关节形成缺失所造成的[53, 58]。受累腕骨的骨化中心可在不同年龄阶段发生联合，通常在6~15岁（图 83-45）。在X线片上，连续的骨小梁可从一块骨延续到邻近骨，不过在融合部位可有小的切迹或裂隙。有时在融合部位附近可发现离散的骨间囊肿。这种病变通常可与伴有感染的获得性强直、某些关节炎（如青少年慢性关节炎和类风湿性关节炎）、创伤以及外科手术相鉴别。

五、附属腕骨

在邻近正常的八块腕骨处可出现多个额外的腕部骨化中心。Poznanski 很好地描述了这些骨化中心[42]。尽管它们不产生症状和体征，但必须与小的骨折块相鉴别（图 83-46）。另外，一些小骨还伴发于一些特殊的畸形综合征。远排腕骨的附属骨可合并有畸形性侏儒症、Eillis-van Creveld综合征、Larson综合征、耳腭指（趾）综合征和A1型短指（趾）。腕中央骨，即腕骨中排残余可以足单发表现[479]，不过

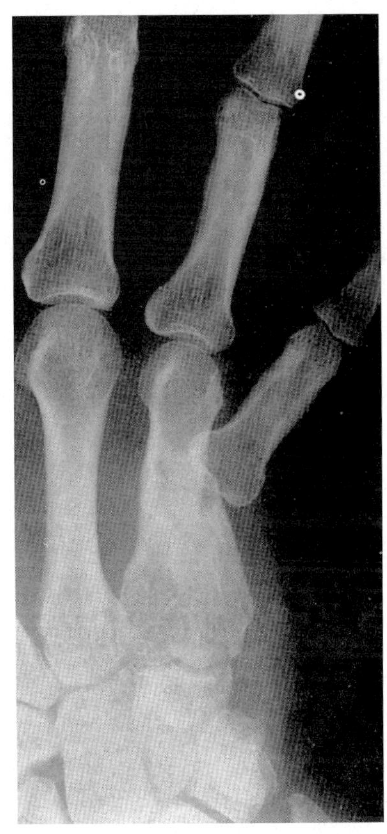

图83-41　并指（趾）。累及第四和第五掌骨的部分骨融合。可见第五指向尺侧移位。（Courtesy of C.Robinson, M.D., San Francisco, California.）

也可见于手足子宫综合征、Holt-Oram综合征、耳腭指（趾）综合征和Larson综合征。

六、桡尺骨骨性联接

四肢管状骨中骨性融合的好发部位是桡尺骨的近端之间[59]（图83-47）。可分为两种不同类型，一种是近端或真性桡尺骨骨性联接，桡骨和尺骨在其近端边缘出现2~6cm的光滑融合，另一种融合发生在桡骨近侧干骺端远侧，伴有桡骨头先天性脱位[60]。这两种类型中均可见前臂正常旋前受阻。桡尺骨骨性联接的其他描述指出了这种异常的其他一些影像学表现类型[253]或相关病变范围（从纤维性融合到完全骨性融合）。这种病变大约60%的患者是双侧的，男性和女性同等受累或男性稍多[253]。散发病例多于家族性病例。桡尺骨骨性联接被认为是一种纵行分节异常，此时不会形成上桡尺关节间隙，而是区带间的间充质持续经历软骨化和骨化。

桡尺骨骨性联接伴发的其他异常还有杵状畸形足、髋关节发育不良、膝关节异常、拇指发育不良、腕关节融合、指（趾）关节粘连和Madelung畸形。桡尺骨骨性联接也可作为以下疾病的一部分而出现：关节弯曲，遗传性多发外生骨赘，尖头并指

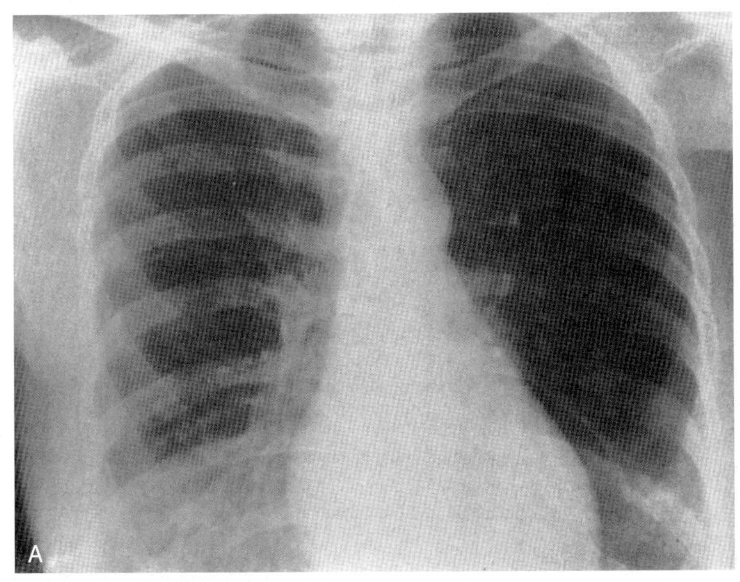

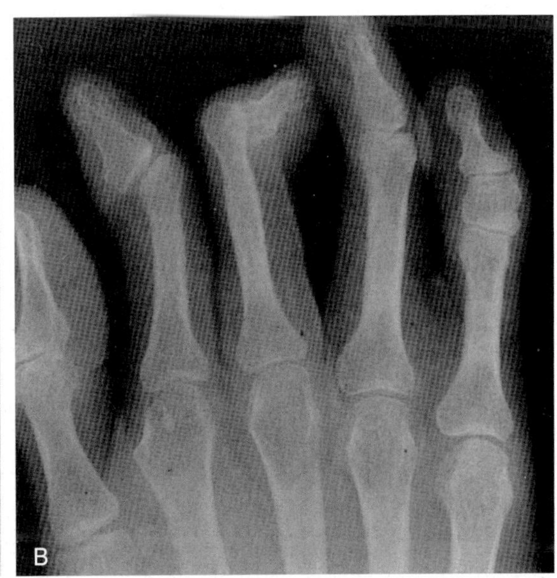

图83-42　Poland综合征。

A　可见左侧胸肌缺失，导致左半胸放射线透亮性增大。还可见肩胛骨抬高和肋骨畸形。

B　受累手可见：中节指骨发育不全（第二、三、四指）和发育不良（第五指），第四和第五指之间及第二和第三指之间部分软组织并指以及骨性畸形。

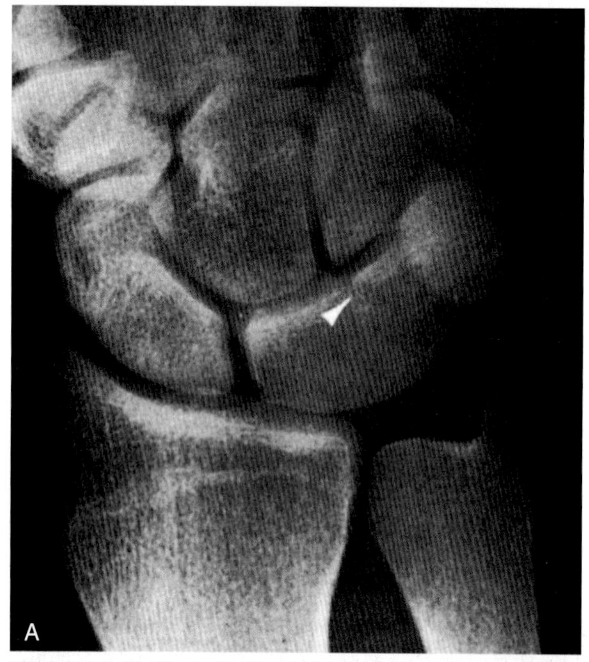

图 83-43 腕骨融合（联合）。

A 可见月骨和三角骨间骨性融合伴强直部位有一小的裂隙（三角箭头）。

B,C 另一个病例，月三角骨的坚固联合伴有舟月骨间间隙的增宽（B）。冠状面 T2 加权（TR/TE，1000/80）自旋回波 MRI（C）显示有呈高信号的液体（箭头），勾勒出舟月骨间韧带和三角纤维软骨内缺损的轮廓。通常在这种病例中，舟月骨间韧带通常是完好的。

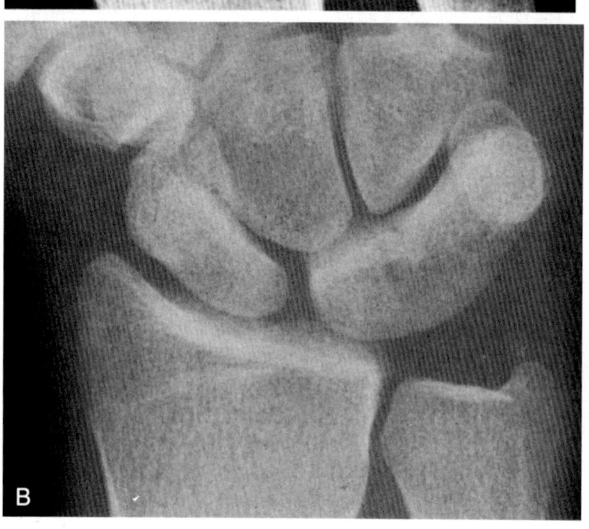

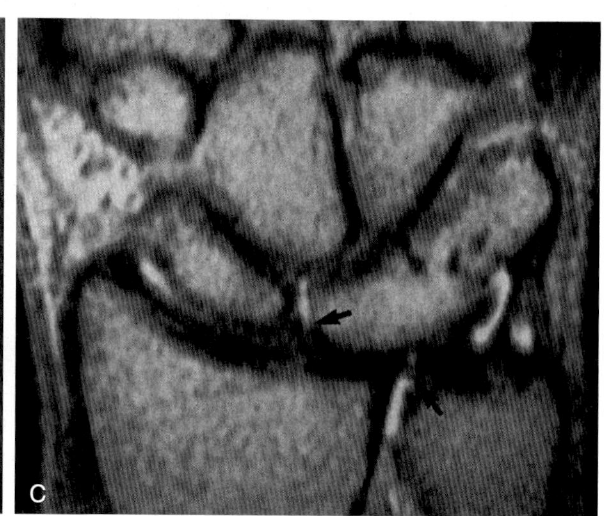

（趾），多指（趾）畸形、尖头并指（趾）畸形，Holt-Oram 综合征，下颌面骨发育不良，Nievergelt-Pearlman综合征，Klinefelter综合征，以及其他染色体畸变，包括过多 X 染色体（XXXXY、XXXY 或 XXYY）[60, 61, 254]。另外，这种骨性联接也可发生在感染过程或婴儿皮质增生过程中出现单个或两个骨的骨性增殖时。

先天性桡尺骨骨性联接在形成骨化桥时诊断并不困难；表现为棒状并最终吞没桡骨头。骨化前，在尺骨和桡骨近端之间延伸的连续软骨组织在X线片上看不见，不过异常的牵引或拴系可导致邻近骨组织发生继发性改变。桡骨远端向外侧弯曲可伴有这种骨性联接。

七、其他长管状骨的骨性联接

其他类型的长管状骨骨性联接比桡尺骨间的骨脊联接少见，包括有肱尺骨[255]和胫腓骨[257]的骨性联接。有趣的是，也可见到长管状骨的分叉[257]。

八、跗骨融合（联合）

跗骨联合指的是一个或多个跗骨的异常融合。这种联合可以是纤维性的、软骨性的或骨性的，可以是先天性的（发育性的）或者是在对感染、创伤、关节疾病或外科手术的反应中获得的[482]。

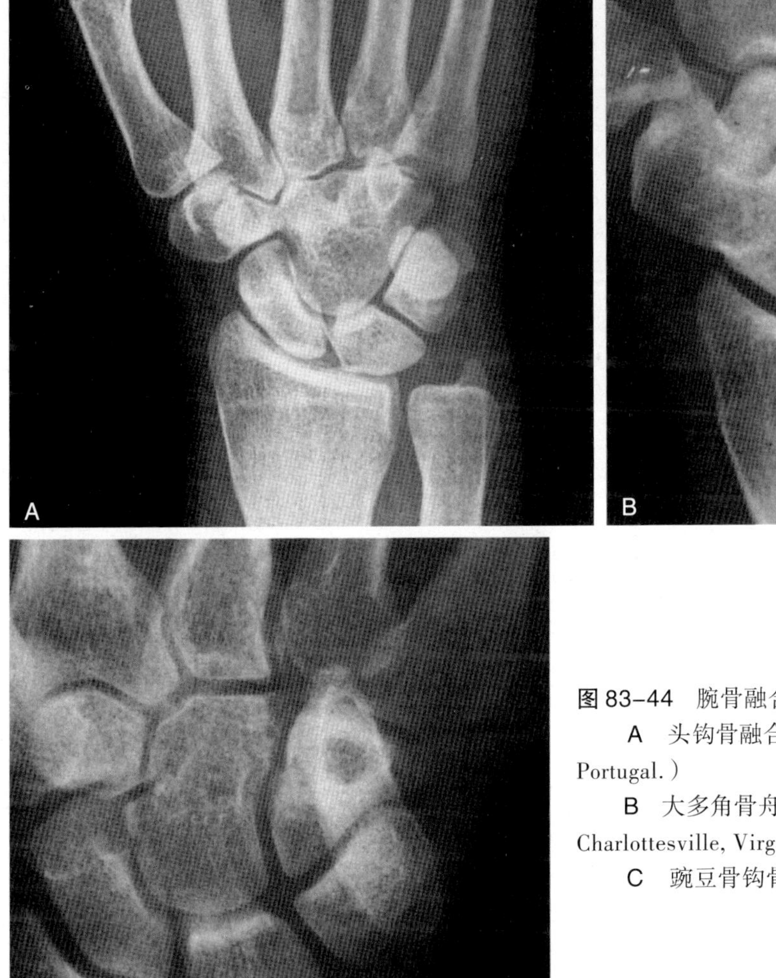

图83-44　腕骨融合（联合）。

A　头钩骨融合。(Courtesy of A. Vieira, M.D., Porto, Portugal.)

B　大多角骨舟骨融合。(Courtesy of T.Keats.M.D., Charlottesville, Virginia.)

C　豌豆骨钩骨融合。

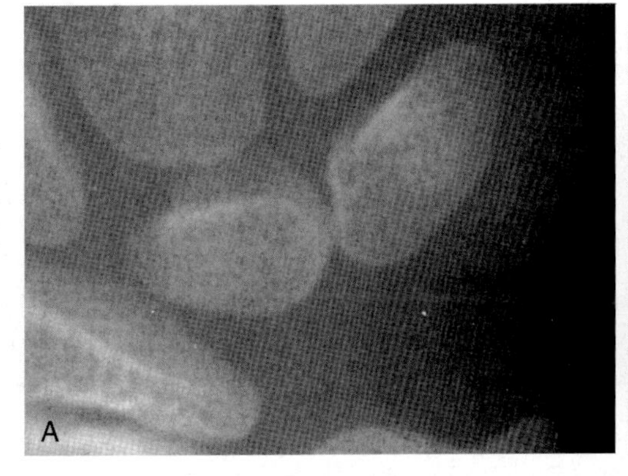

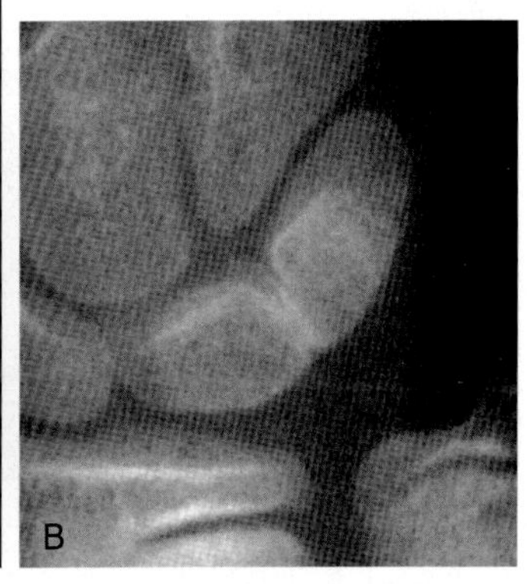

图83-45　腕骨融合（联合）。间隔18个月的X线片显示进行性月三角骨联合。在A图中，患者9岁时可见两骨排列异常。在B图中可见部分骨性强直。

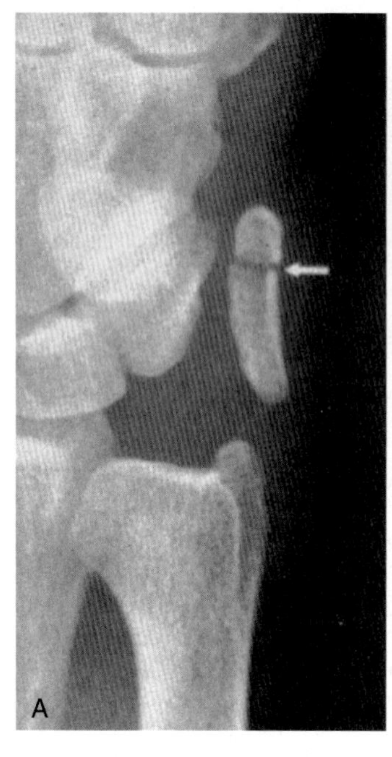
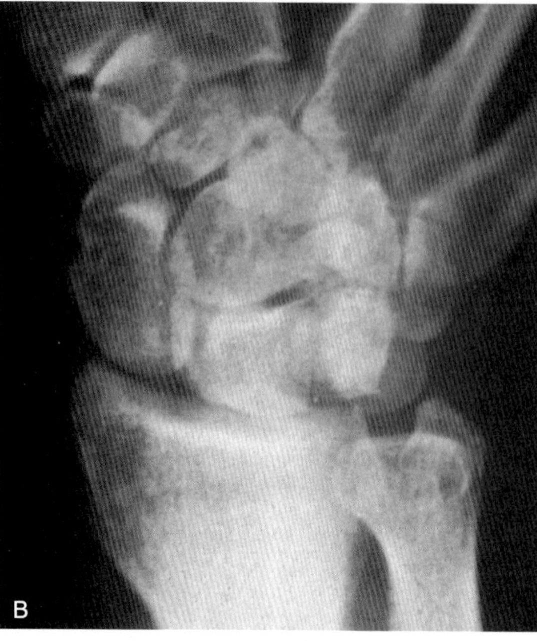

图 83-46 附属腕骨。

A 在其他方面正常的腕关节中可见一处附加骨化区，其内有一处骨折（箭头）。

B 在这一特殊的病例中存在有多于 12 块的腕骨。

先天性或发育性跗骨联合的原因尚不明确。可能是由于原发间充质分化和分节失败导致介入关节出现形成缺失造成的，胎儿中出现同样的异常为这种理论提供了佐证[62]。尽管在 1896 年 Pfitzner[63]提出跗骨联合的是由附属小骨与邻近跗骨逐步结合造成的，而且随后的研究者们至少部分证明了这个结论[64-67]，但在胎儿中观察到跗骨融合说明这个结论并不完全可靠。在部分病例中曾发现同类异常具有家族史[68-70]。事实上，据 Leonard[71]报道，在 31 例有腓侧强直性平足和部分联合的患者的98个直系亲属中 39% 有某种类型的融合，不过在某些患者及其亲属中症状和体征的有无和程度以及强直的形式可有

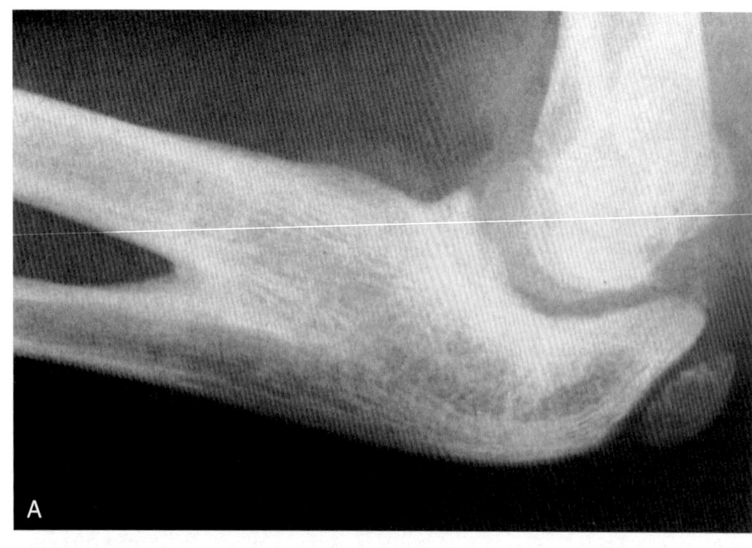
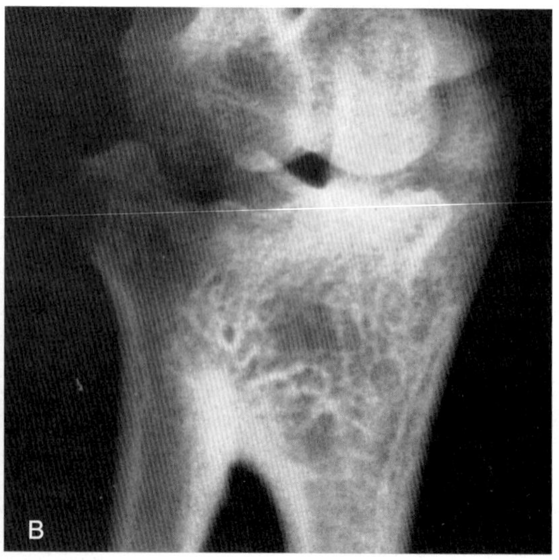

图 83-47 桡尺骨骨性联接。

A 在这位患者的尺桡骨近侧节段可见光滑的骨性融合。

B 另一位患者的融合发生在桡骨近侧缘的远端，并可见桡骨头先天性脱位。

不同。他认为这种疾病是具有基因表达差异的常染色体显性遗传。这表明，在某些病中家族因素的确非常重要，特别是较广泛的跗骨融合。

这种疾病可追溯到古代，在前哥伦比亚印第安人的骨骼中已发现有这种病例[72]。尽管Robert Jones在1897年[73]就对腓侧强直性平足进行过早期阐述[73]，但直到1921年才对这种临床表现与跗骨融合的关系进行了证明[64]。现在人们对这种关系已有了透彻了解[65, 74]，不过这种关系在所有腓侧强直性平足病例中并不是完全一样的；其他疾病例如青少年慢性关节炎、结核、骨关节炎和骨折也可引起类似的临床问题。在普通人群中跗骨融合的总发病率约为1%，其中双侧融合占50%~60%[573]。通常，跗骨融合的症状和体征出现在10~30岁；更小年龄发病少见，可能是因为年幼儿童或青少年的融合是纤维性或软骨性的，只有在出现骨化时才产生疼痛而且活动受限才会明显。在轻微创伤或非正常活动后，患者会产生足部隐痛且在长时间站立或用力运动时加重[75]。体检可见距下活动受限、扁平足和伴有腓侧各肌肉持续性或间断性痉挛的短缩。僵硬足可保持在外翻姿态，但胫前痉挛可引起内翻畸形[76, 77]。联合也可表现为弓形足[78, 79]或在无症状人群中被偶尔发现。

单发的部分联合可根据受累骨进行分类；按发生率由高到低的顺序依次为跟舟融合、距跟融合、距舟融合和跟骰融合。然而随着先进的断层影像学方法的应用（如CT扫描和MRI），发现距跟联合较距舟联合更多见或至少相等。伴发于多发畸形综合征的跗骨融合可表现为“非典型”的形式或者累及整个跗骨[80]。在耳腭指（趾）综合征和手足子宫综合征中，可出现楔骨和跖骨基底间的联合[81, 82]。跗骨融合也可合并有遗传性趾关节粘连[48, 83]、关节弯曲[84]、尖头并趾畸形（Apert综合征）[85]和多种其他疾病[1, 2]。明确联合的性质和范围通常需要行常规X线片检查，有时需补充以特殊投照位、常规断层扫描、CT扫描、MRI、闪烁造影甚至关节造影[75, 86–88, 258–261, 412]。

1. 跟舟联合

这种联合是最常见的类型之一[262~265]，有时为双侧[266]，而且可无症状或伴有僵硬性平足[413]。通常，其症状和体征不如那些伴有距跟联合的病例严重，而且其“继发的”影像学异常也不太明显。最好在足45° 内斜位检测联合，而且实际上，在前后位和侧位投照时往往会完全漏检[89]（图83–48）。在跟骨和舟骨间出现实性骨棒时诊断较简单容易，但是在软骨性或纤维联合时则比较困难。正常情况下，这两块骨之间不存在关节；若二者的骨性轮廓非常接近，特别是邻近骨质象牙化或硬化明显时，则非骨性联合的可能性更大。跟骨前上部延长也提示为非骨性联合的诊断，侧位像上所见的这种延长称之为“食蚁兽鼻”征[480]。在8~12岁可确诊骨性融合。跟舟联合的继发性影像学征象是距骨头发育不良[90]。距骨“喙形变”不常见，其出现时可能是伴发的距跟融合所致。偶尔可见邻近的舟骨骨折[574]或异常的跟舟骨桥骨折[26]（图83–49）。

尽管其他诊断技术，如闪烁造影、CT和MRI，一直用来评价这种常见的联合[258, 481, 575, 575, 612]，但一般没有这个必要（图83–50和83–51）。进行CT和MRI检查时横断位和冠状位可提供跟舟联合的最清晰显示。冠状位CT扫描可见距骨头呈圆形，而且在跟骨和舟骨之间有位于侧位的骨赘[612]。

2. 跟距联合

距跟联合是另一种常见的跗骨联合。几乎所有的融合都发生在中部关节面，介于距骨和载距突之间（图83–52和83–53）；发生在载距突的后内侧[577]、（图83–54）的强直或者距下后关节或前关节面的强直十分少见（图83–55）。男孩受累比女孩多见，且20%~25%的病例为双侧。可见软骨性、纤维性或骨性桥形成，不过X线片（评价）除了行标准的前后位及侧位投照外，通常还需要采用特殊的投照位。可能需要拍摄各种线束角度的经轴位（Harris–Beath位）X线片、斜位X线片和前外侧位常规断层X线片。这些技术可确定骨性融合的实际部位，但紧密相对和不规则的骨性关节面可提示有纤维性或软骨性组织[483]。软骨性联合常合并有明显的关节缩窄，而典型累及载距突的最后侧的纤维性联合仅可导致骨间间隙的轻度减小[483]，不过也可出现载距突的发育不全[484]。在纤维性或软骨性联合中，单独应用CT、单独应用关节造影、CT联合关节造影或者MRI都有助于诊断。由于有异常组织的存在，进入该关节距舟间隙的造影剂将不能流入距骨前表面下方和载距突的上方[91]（见第7章）。

幸运的是，跟舟联合伴发有许多继发性影像学征象[75, 86]。这些征象包括：

（1）距骨喙状变。距下僵直造成的舟骨背侧半脱位，可导致距舟韧带下的骨膜掀起以及距骨头背侧面邻近距舟间隙处的骨膜下增生并呈喙状（即骨赘），侧位投照效果最好（图83–56）。邻近的舟骨

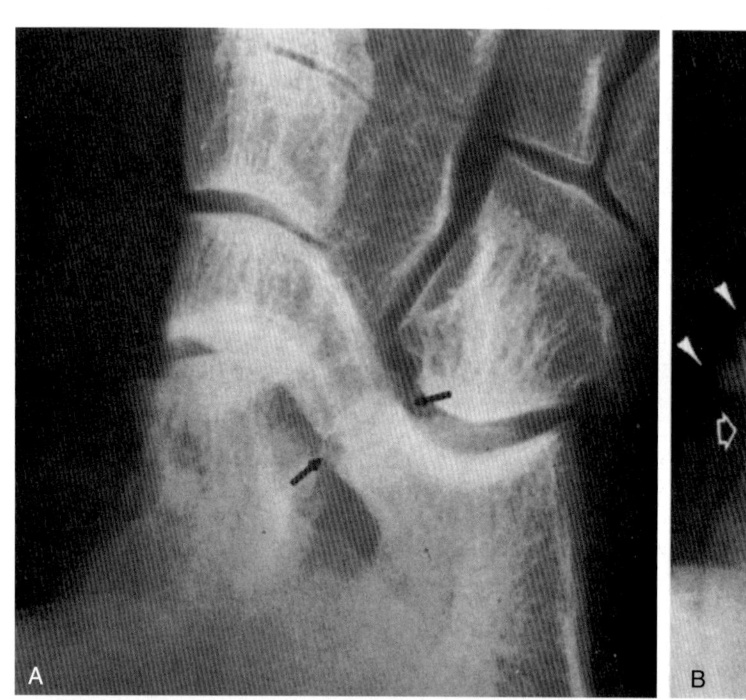

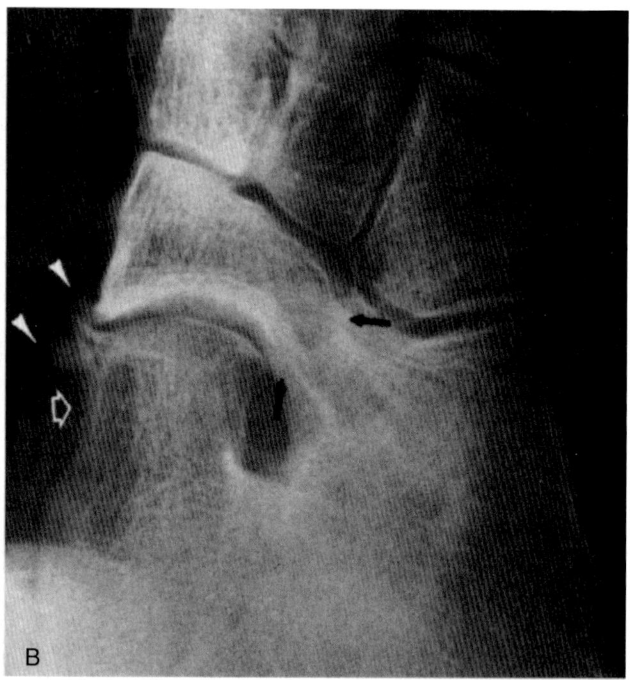

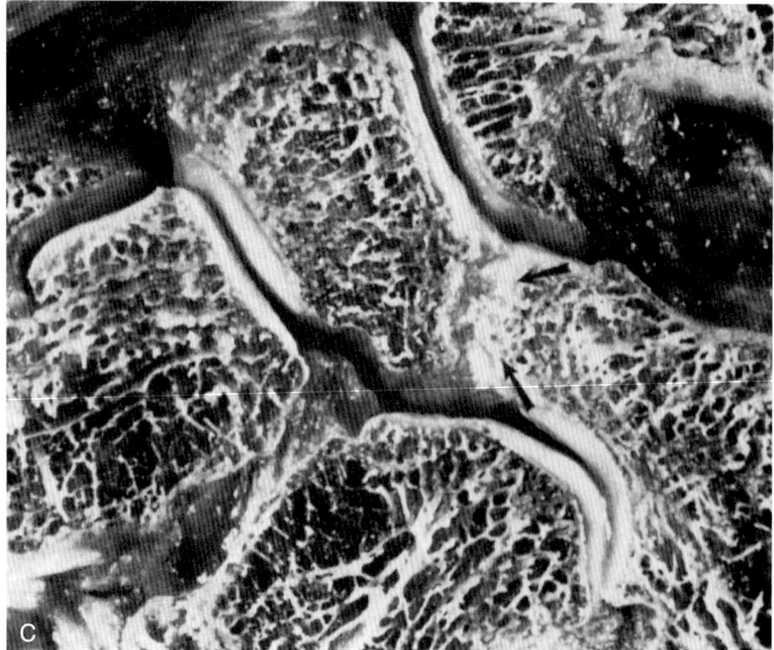

图 83-48 跟舟跗骨联合。

A 在内侧斜位片上可见跟骨和舟骨（箭头）的骨性表面相互靠近。跟舟关节可见轻度异常。

B 一位患者，内侧斜位片上可见完全性骨性联合（实心箭头）。可见距舟关节间隙骨赘（三角箭头）和距骨远端发育不良（空心箭头）。

C 尸体足部标本的矢状断面照片显示跟骨和舟骨间的纤维性强直（箭头）。可见部分关节间隙。

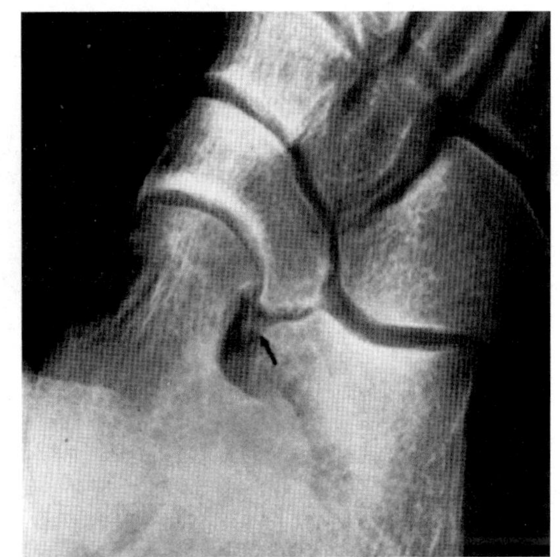

图83-49　跟舟跗骨联合疑有骨折。创伤后患者中足出现严重疼痛和肿胀。不完全性跟舟联合伴有骨质碎裂（箭头）。这一发现表明是纤维性或软骨性单独联合或伴有骨折。骨扫描（未示出）显示中足内放射性药物摄取增强。（Courtesy of P. Kaplan M.D., Boston, Massachusetts.）

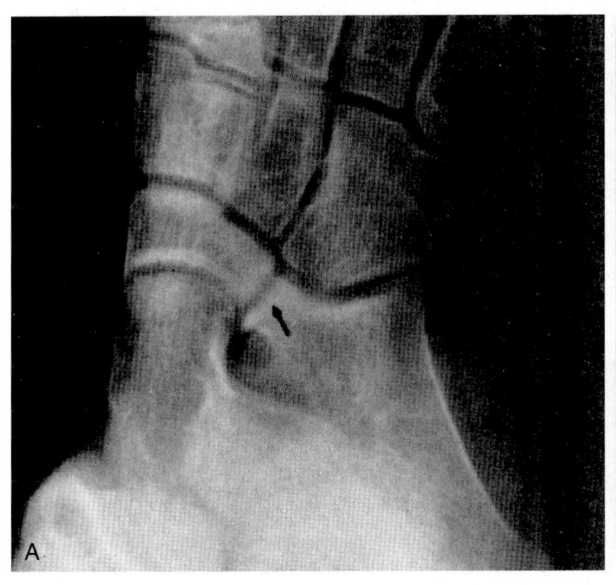

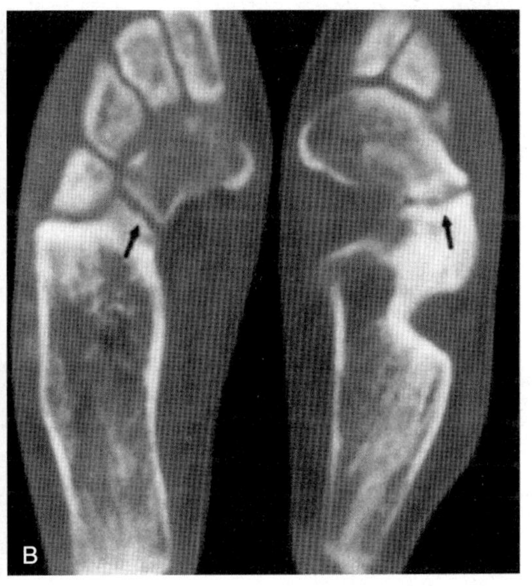

图 83-50　跟舟跗骨联合。

A　斜位 X 线片显示不完全性棒状骨（箭头）延伸至跟骨和舟骨之间。在对侧也可见类似异常。

B　横断面 CT 扫描证实存在有双侧跟舟联合（箭头）。

（Courtesy of G.Greenway.M.D., Dallas, Texas.）

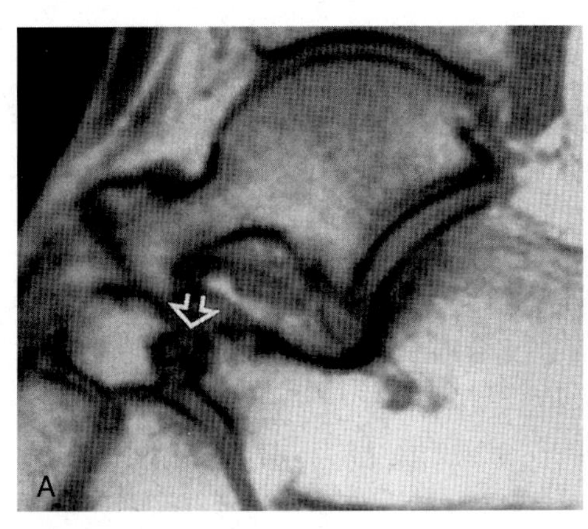

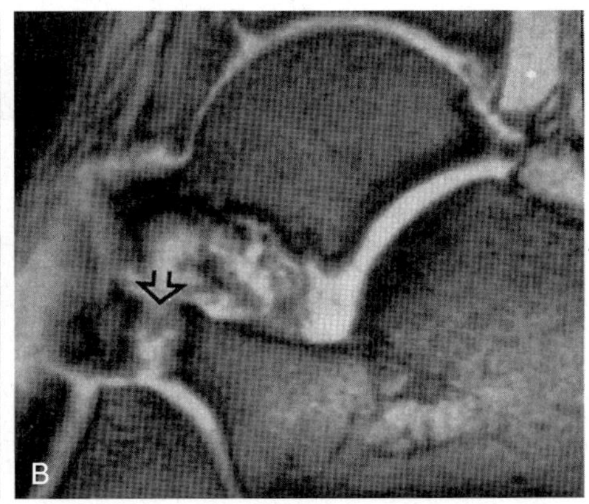

图 83-51　跟舟跗骨联合。

A　矢状位 T1 加权（TR/TE，400/20）自旋回波 MRI 显示在跟骨和舟骨之间有非骨化联合（箭头）。其信号特点与存在有纤维软骨组织相符。

B　矢状位多层面稳态梯度恢复采集 MRI（TR/TR，500/20；翻转角，25°）显示出联合（箭头）并证实异常联合属于软骨性。

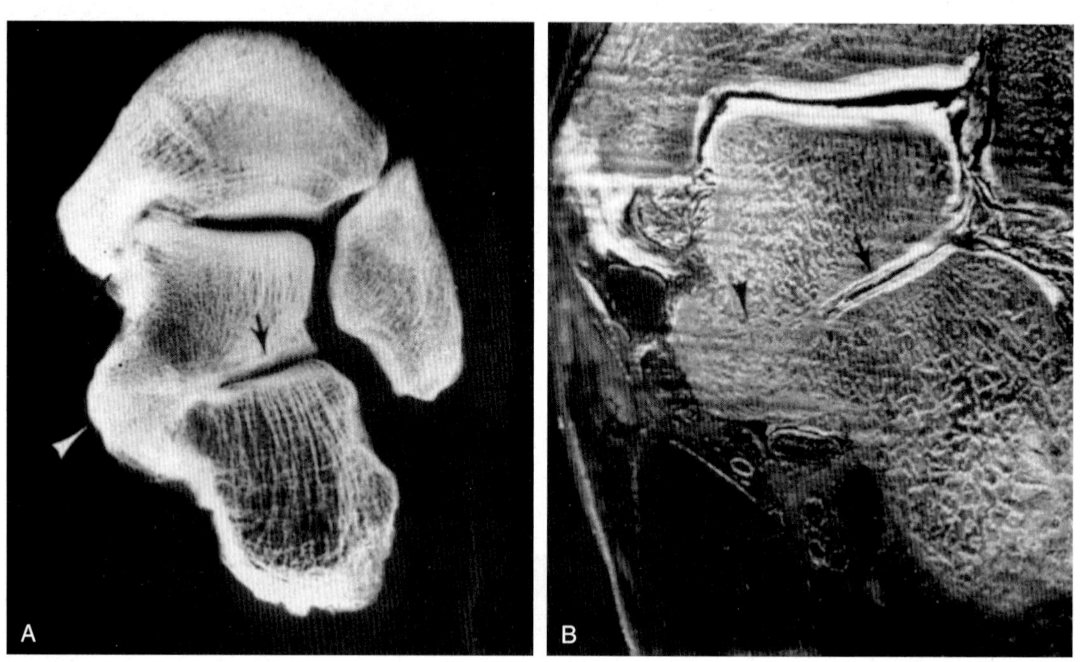

图 83-52 距跟跗骨联合：中间关节面。前足冠状切面的X线片（A）和照片（B）显示完全性骨桥（三角箭头）累及距骨和跟骨的中间关节面。注意斜行的后方距下关节（箭头）和踝关节。

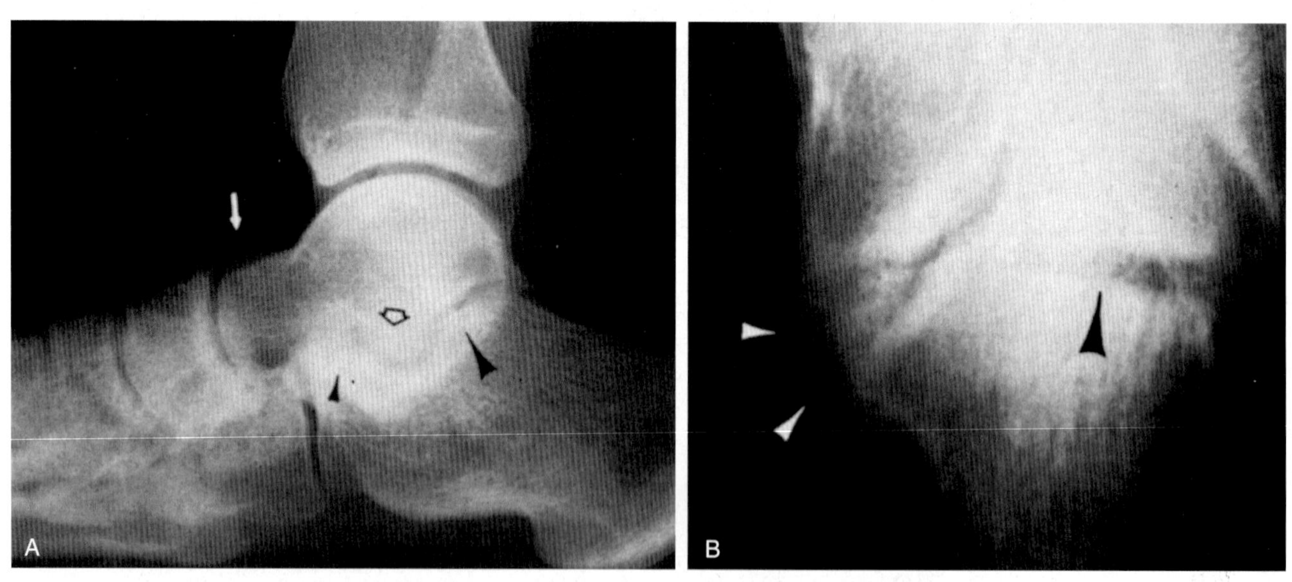

图 83-53 距跟跗骨联合：中间关节面。

A 侧位X线片显示距骨喙状变（实心箭头）、距骨外侧突增宽（空心箭头）、后方距下关节变窄（大三角箭头）以及载距突和距骨间的间隙（中间距下关节）消失（小三角箭头）。

B 另一位患者，Harris-Beath 位片显示载距突和距骨之间部分骨性强直（小三角箭头）。可见完整的后方距下关节（大三角箭头）。

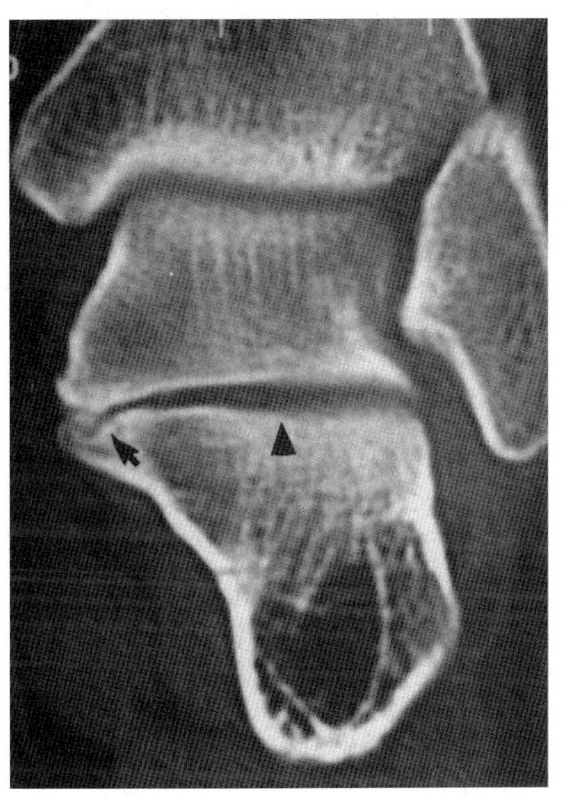

图83-54　距跟跗骨联合：中间关节面的后内侧。冠状位CT扫描显示距骨和跟骨间在后方距下关节的内侧（三角箭头）有一处纤维或软骨性联合（箭头）。

也有类似但不太恒定的赘生物。这种“喙”在急性损伤或慢性应力损伤后偶尔可发生骨折[547]，应与距骨背侧正常的距骨嵴相鉴别[267]，而且当其出现时也不是距跟联合的特异性征象；在伴有距舟间隙异常活动的其他疾病（如类风湿性关节炎）中也可发现这种“喙”。类似的喙在弥漫性特发性骨肥厚[267]和肢端肥大症中也可出现。与中足和踝的骨关节炎分别相关的距舟间隙或近端舟骨背侧骨赘与距舟联合的距骨喙容易鉴别。

（2）距骨外侧突增宽。这一骨突的增宽或变圆（见图85-53）当与对侧（未受累）足影像学检查对照时容易鉴别。它发生于40%~60%的患者中，距骨喙缺失时也可发生，而且可能与跟骨外翻成角有关。

（3）距下关节后侧变窄。这一表现可见于多达50%~60%伴或不伴其他继发性联合征象的患者中，是跟骨外翻引起的退行性关节炎或关节面处于非切线位的集中体现。

（4）凹陷的距骨颈下关节面和非对称性距跟舟关节。对比位像对发现这种征象有帮助，不过应注意保证用于两侧的投照位应相同。

（5）“中部”距下关节显示不良。在侧位片上无法观察这一关节有助于明确诊断，但在一些病例

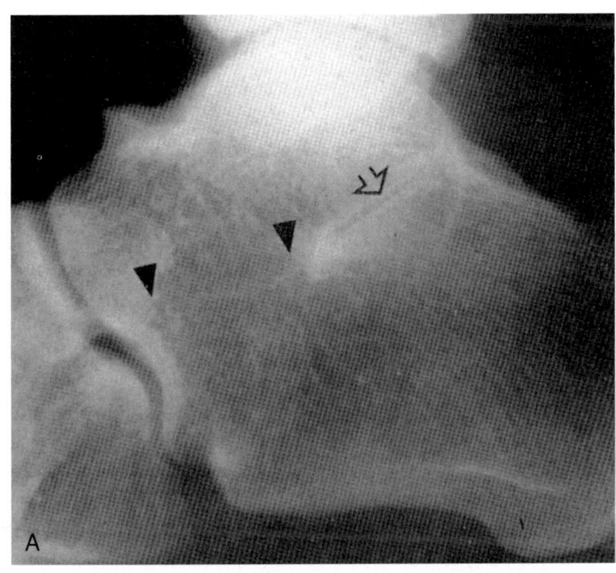

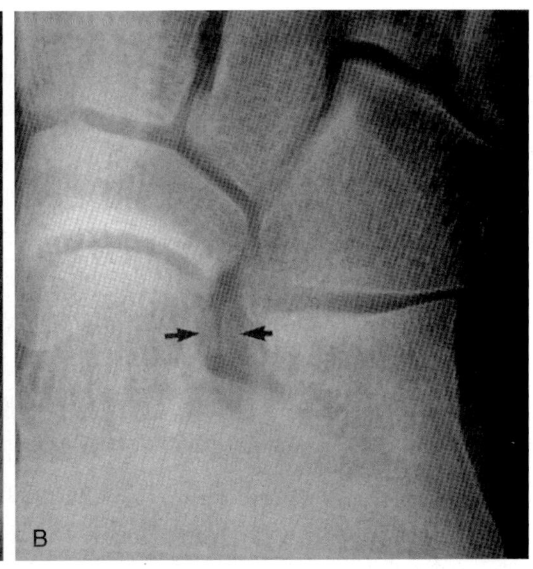

图83-55　距跟跗骨联合。

A　前、中、后关节面。可见前和中关节面（三角箭头）的骨性强直以及后方关节面的不完全强直（箭头）。(Courtesy of S.Moreland, M.D., San Diego, California.)

B　前关节面。在这一病例中，可见距骨和跟骨的前关节面不完全联合（箭头）。

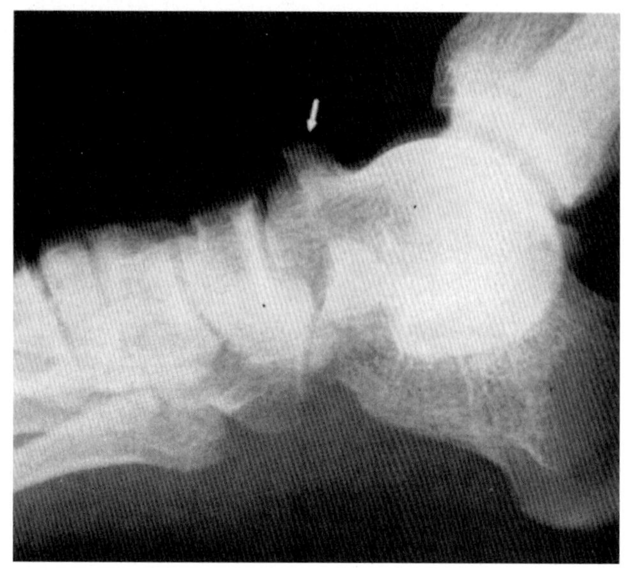

图83-56 距跟跗骨联合：距骨喙。一例累及中关节面的距跟联合，可见距骨背侧有一大的骨性赘生物（箭头）。连续性C征明显可见（详见正文）。（Reprinted from Sartoris DJ. ResnickD:Arthritis Rheum 28:331, Copyright 1985.Used with permission of the American College of Rheumatology.）

中由于足的位置错误，而难以应用[268]。

（6）连续C征。据报道，在踝关节侧位像上可见一条C形线对距跟联合而言是一种敏感性和特异性征象[578, 579]（图83-56）。这条线上方是由距骨穹顶的内侧轮廓下方是由载距突后下轮廓形成的。在正常人中，C线是不连续的，被载距突后侧缘截断。假阴性C征可发生于载距突发育不良的病例中，而假阳性C征可伴发于无明显跗骨融合的扁平足[578]。另外，C形线模糊中断并不能排除联合。

（7）球窝踝关节。距骨近端关节面变圆呈凸状以及随之而来的胫骨远端呈凹状可合并有距跟联合，可能是由于踝关节对内翻和外翻功能适应限制了距跟关节[92-95, 269, 420]（图83-57）。球窝踝关节通常在大约5岁时发育完全[580]。这种病变可合并有其他先天性异常，包括肢体短缩、末端骨消失或融合、膝外翻畸形以及腓骨发育不良或发育不全[269, 485, 486]。球窝踝关节也可由中足的获得性病变导致，不过在获得性病变中畸形的程度和平滑度较低（图83-58）。随后球窝踝关节可出现继发性骨关节炎[486]。

尽管在许多病例中直接观察到骨桥或发现有一个或多个这种继发性征象即可在X线上明确距跟联合的诊断，但应认识到用骨闪烁造影作为筛检手段[260, 261, 581]以及用CT作为明确诊断的检查手段的重要性[258-260, 412, 481, 487-491, 575, 576]。对于闪烁造影而言，亲骨性放射性核素的异常浓集会发生在距下关节周围和足的背侧；对于CT扫描而言，伴或不伴X射线束轻度成角的冠状位扫描效果都最佳，而且这一技术还可同时对双足进行评价（图83-59和83-60）。足底平面图像，以及在修正矢状面上获得的图像也都有助于诊断[489]。这一技术可成功地用于评价纤维性和软骨性联合[483, 484]。

应用MRI直接看到距跟联合，不论其是骨性的、软骨性的还是纤维性的[575-577]（图83-61）。在联合部位可见骨髓水肿，即使是骨性联合也如此。容易发现伴发的腓骨肌腱异常。在一项报道中，MRI可发现伴有距跟联合并造成跗骨管综合征的腱鞘囊肿[582]。MRI和CT都可用来检查保守治疗失败后未切除骨软骨棒或纤维棒的距跟联合患者。可确定切除组织的状况[583, 584]。当进行外科关节融合或距骨截骨时，常规X线片和CT扫描是术后期影像学检查的较好方法。

3. 距舟联合

这种不常见的联合可能是常染色体显性[96, 97]或隐性[98]遗传，并可伴有小指异常[97]。患者可无症状或伴有疼痛[492]或腓侧痉挛[264, 270]。症状一般在5岁时发生，不过更小的儿童在进行身体活动时也可有隐约疼痛和不适。体验时可发现距下活动受限和舟骨水平有一骨突。X线片通常可发现有骨桥，诊断并不困难（图83-62）。

4. 其他联合

跟骰联合非常少见，在X线片上即可明确，可无症状或伴有腓侧痉挛[99-101]。可见双侧或单侧分布，可有其他异常共存。单独的骰舟、骰跖和舟楔联合都曾有报道[102-105, 271, 493, 585]。有报道提出舟楔联合和跗舟骨的Köhler病有关[104, 494, 585]，但未被证实。

九、肋骨畸形

附属颈肋可发生在第七颈椎，呈单侧或双侧分布，而且偶尔可发生在第六颈椎（图83-63）。其大小各异，而且在部分病例中起自椎体且延长的横突类似于真的颈肋。前斜角肌综合征被认为是这种异常的并发症（见第71章）。

胸内肋通常是多余的且极其少见[272-275]。这些肋骨呈单侧分布，常见于右侧，而且通常但并非一成不变[273]，不伴有其他骨骼异常。尽管它们通常无症状而且是在拍胸片时作为偶然表现而被发现的，但胸内肋骨可有纤维性膈附着从而可引起受限性通气缺陷[272]。异常肋骨通常起自另一肋骨的后下缘或直接起自椎体[272]。胸中部为典型的受累区域[273]。X线片可对胸内肋骨进行明确诊断，在正位投照胸部时表现为肺野内部有不透明区，在侧位投照时其位于后侧（图83–64）。CT可用于对这种异常进行进一步分析[274]，而且在部分病例中可显示肺内不透明区包含有胸内脂肪[495]，但较少用到。

骨盆肋也较少见；其无症状，而且是在因不相关原因行X线片检查时被发现的[276–282, 496, 548, 586, 587]。这种肋骨可形成单一或多发性不透X线区，邻近腰椎上部、髂骨、髋臼、骶骨或尾骨（图83–65），并可有骨性、软骨性或韧带性附着点。它们的大小、形状和结构极不相同，而且走行方向可以是水平、斜行或垂直的。髋关节附近的骨盆肋可沿股骨近端向

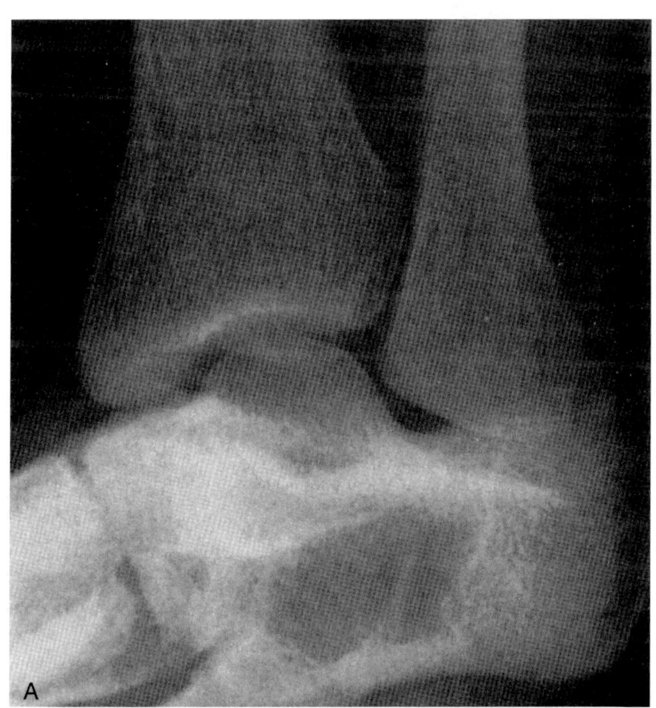
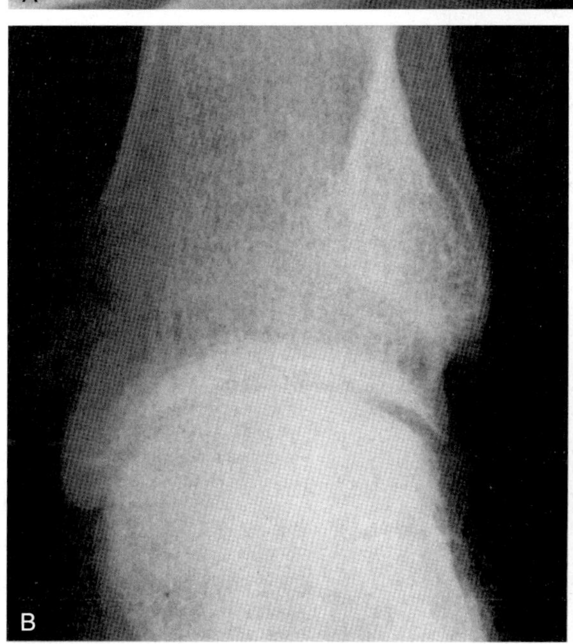
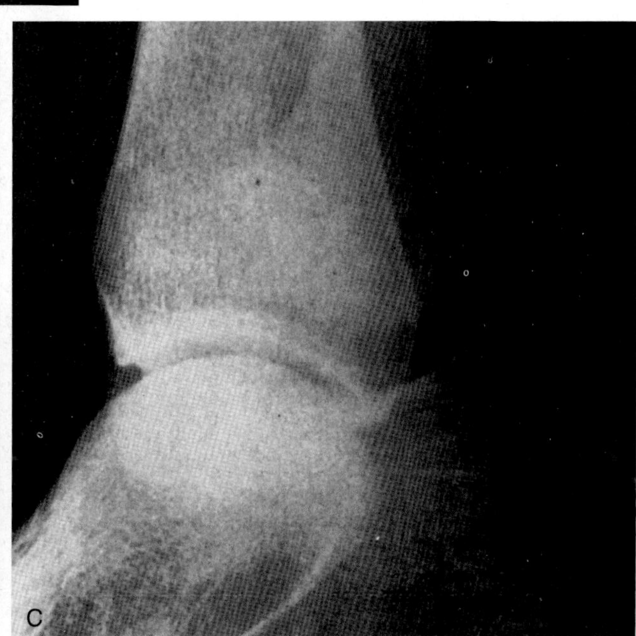

图83–57　伴球窝踝关节的跗骨联合（先天性联合）。

A　斜位X线片可见多数跗骨的骨性联合，包括距跟关节。可见呈球窝样构型的踝关节伴腓骨远端畸形。

B,C　另一位患者，距跟联合也伴有球窝踝关节和腓骨短缩。

（B,C, Courtesy of F.Brahme, M.D., San Diego, California.）

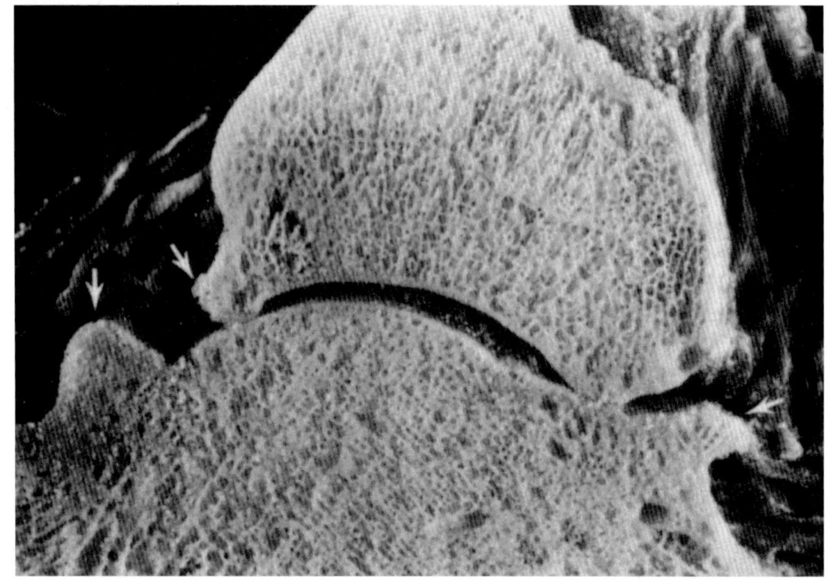

图83-58 跗骨联合伴球窝踝关节(获得性联合)。距跟关节的手术融合可伴有踝关节畸形。畸形程度在发生关节强直的年轻患者中较重。在这一病例中,尸体踝关节矢状切面照片可见距骨表面变圆和骨赘(箭头)。

下延伸。由于其存在有皮质骨和内部骨小梁,这种异常在X线片上呈明显的骨性。有时可见骨化结构内有关节样间隙,研究者根据其外观将其命名为骨盆指。主要的鉴别诊断项目包括创伤后异位骨化、神经损伤或烧伤伴软组织骨化、骨软骨瘤、血友病以及与特发性弥漫性骨肥大或氟中毒相关的韧带骨化。

累及肋骨的骨性联接可作为单一现象发生,常累及第一和第二肋骨,或者伴发于脊柱分节异常(图83-66)。肋骨的胸骨端分叉相对常见,通常没有临床意义。然而这两种异常均可能是某种潜在疾病[例如基底细胞痣综合征(Gorlin综合征)]的一种表现。

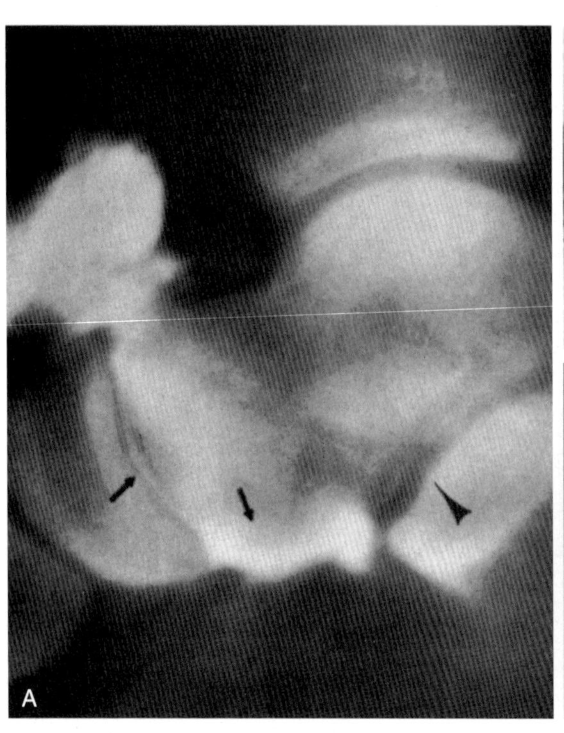

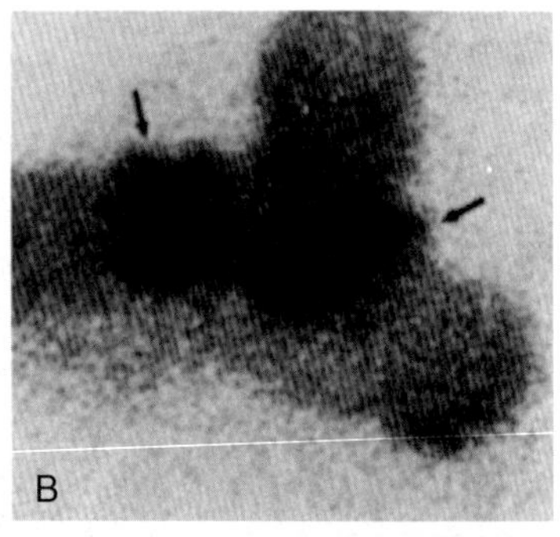

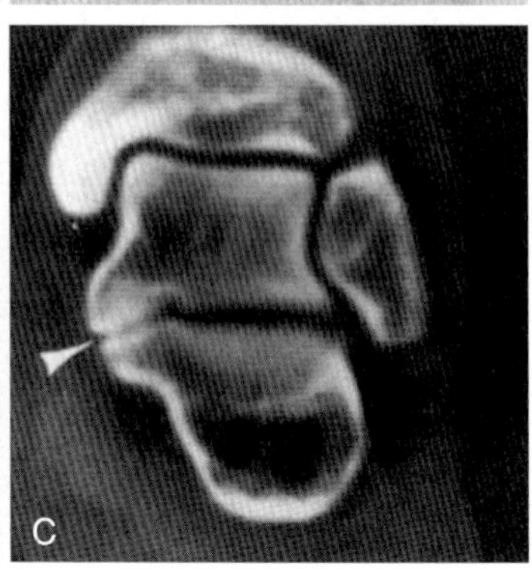

图83-59 距跟背侧联合:关节造影、闪烁造影和CT。24岁男性患者主诉跳伞后疼痛加重。

A 距跟舟前关节造影(此后又行常规X线断层照相)显示距舟间隙和前方距跟间隙(箭头)充盈,但中部关节区域对比剂缺失(三角箭头)。偶尔发现对比剂外渗进入背侧软组织。

B 骨闪烁造影显示放射性核素在前、后距下关节周围浓集(箭头)。

C 正冠状位CT扫描显示中间关节区域有一纤维性或软骨性联合(三角箭头)。这一区域的正常骨间间隙变窄且伴有邻近骨硬化。

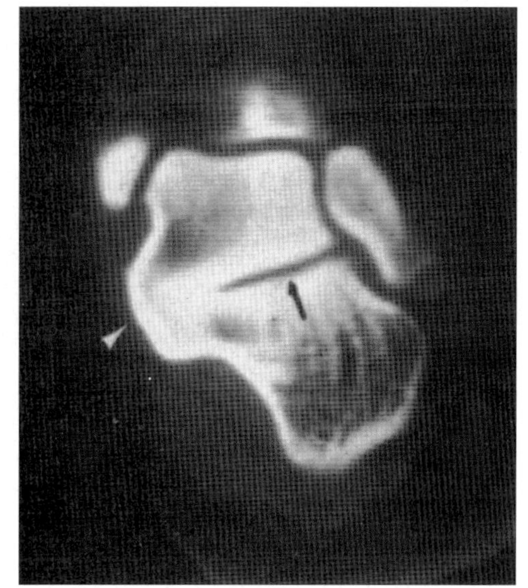

图 83–60　距跟跗骨联合：CT。中部关节区域的实性骨联合（三角箭头）在正冠状位 CT 扫描中明显可见。后距下关节轻度变窄（箭头）。

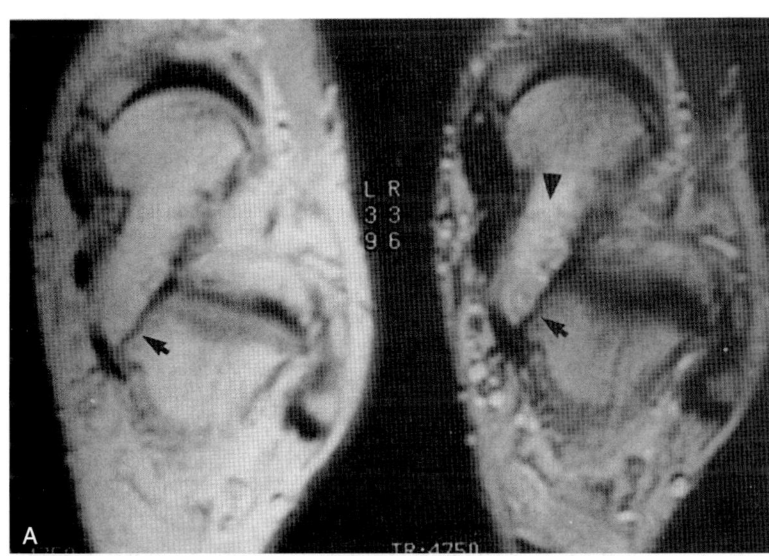

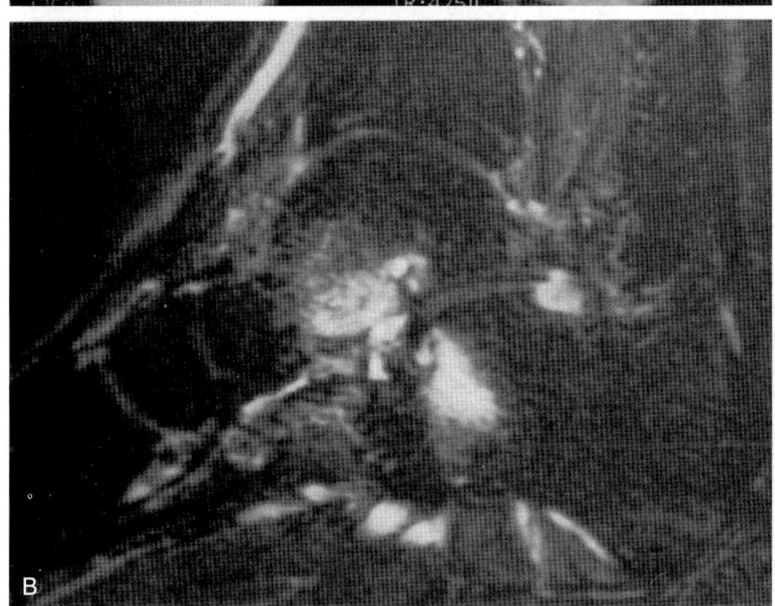

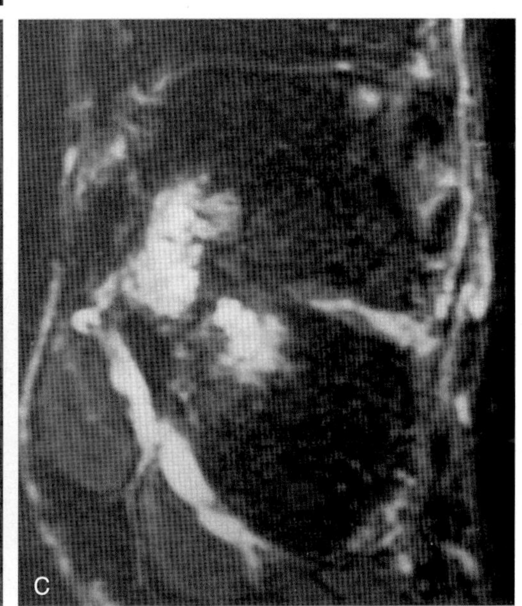

图 83–61　距跟跗骨联合：MRI。

A　横断位中等加权（TR/TE，4750/17）（左图）和 T2 加权（TR/TE，4750/102）（右图）快速自旋回波 MRI 显示在距骨和跟骨中部关节面的纤维性或软骨性距跟闸合（箭头）以及邻近的骨髓水肿（三角箭头）。

B,C　矢状位（TR/TE，5000/54；反转时间，150ms）（B）和冠状位（TR/TE，6700/54；反转时间，150ms）（C）短时反转恢复序列 MRI 显示联合部位周围有明显水肿。

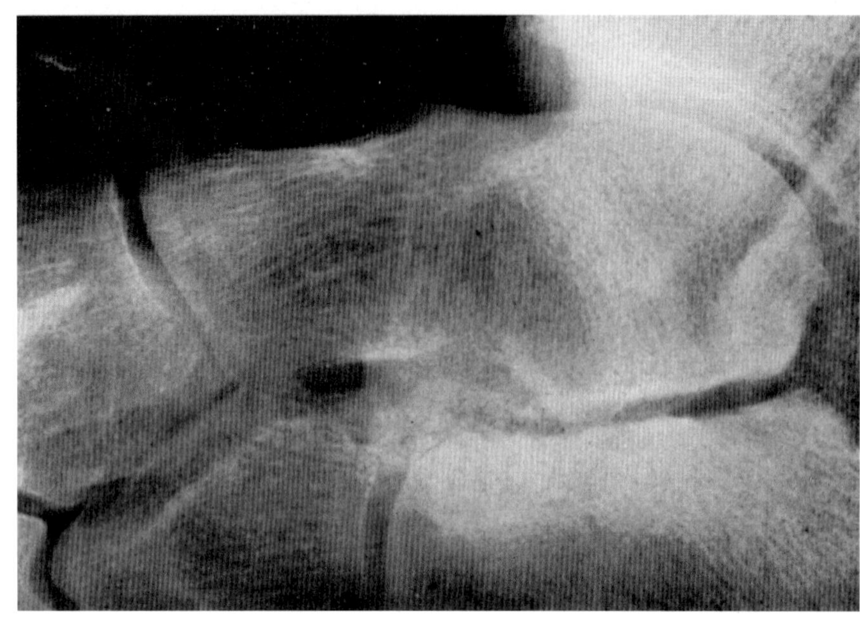

图 83-62　距舟跗骨联合。可见距骨和舟骨的骨性融合。距骨和跟骨的相对关节面也可见畸形。

十、Klippel-Feil 综合征

KIippel-Feil畸形泛指颈椎的多种先天性融合；然而由Klippel和Feil在1912年[106, 107]描述的最初综合征是由三联征组成的：短颈、后侧低发际，以及颈部活动受限。这些容易识别的临床表现在出生时即存在，而正是由于其造成的痛苦相对较轻往往使患者推迟到10~30岁才来就诊。此时，除了上述体征以外，还可出现神经异常。和现在的应用一样，Klippel-Feil综合征这一术语指的是两个或多个颈椎的先天性融合；50%以上的患者没有典型的三联征。

文献中报道的先天性颈椎融合发生率各不相同。部分研究者认为它极其少见[108]，而其他研究者

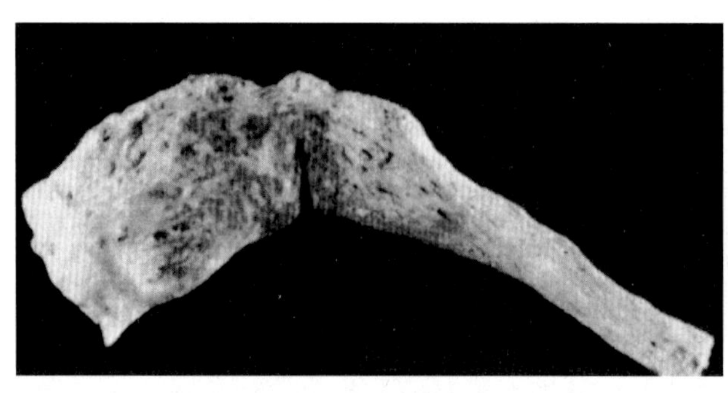

图 83-63　颈肋。可见附属肋骨起自第七颈椎的横突。

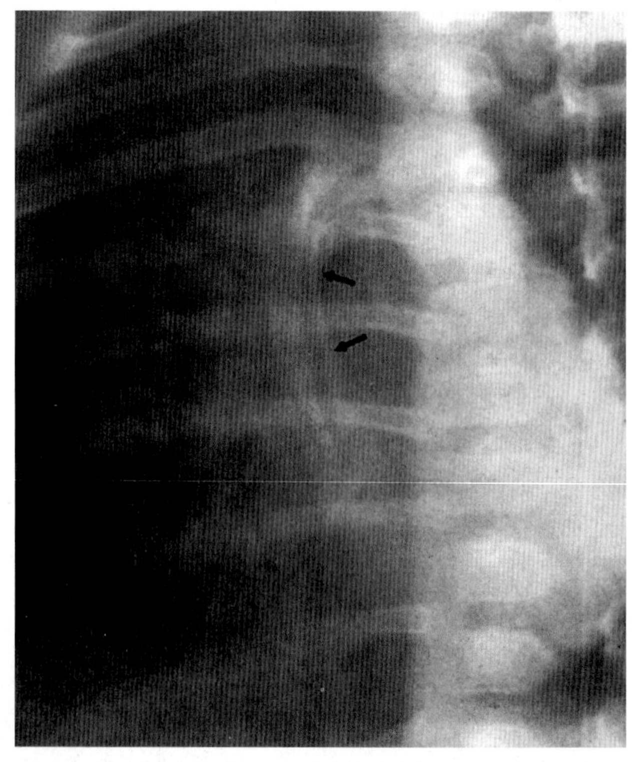

图 83-64　胸内肋骨。这根多余的肋骨（箭头）起自另一肋的后下缘，在这张正位 X 线片上它投影在肺野的内部。（Courtesy of S.Hilton, M.D., San Diego, California.）

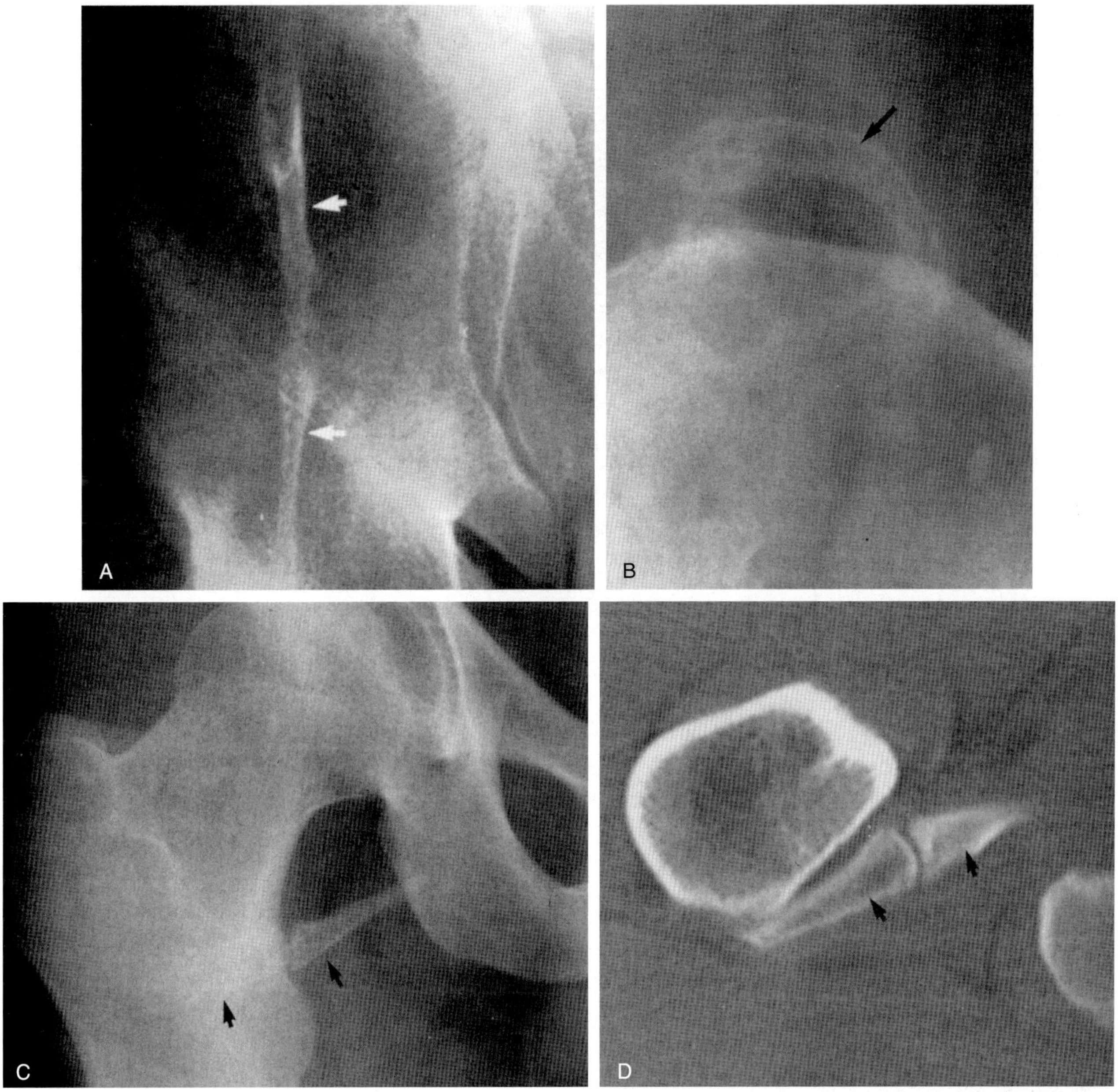

图 83-65　骨盆肋。

A,B　在这两位患者中，骨盆肋（箭头）分别位于髂骨（A）和髂嵴顶上（B）。

C–E　在常规 X 线片（C）、横断位 CT 扫描（D）和横断位 T1 加权（TR/TE，300/12）自旋回波 MRI（E）上可见一骨盆肋（邻近股骨颈）（箭头）。注意该骨盆肋或骨盆指内有一关节样区域。

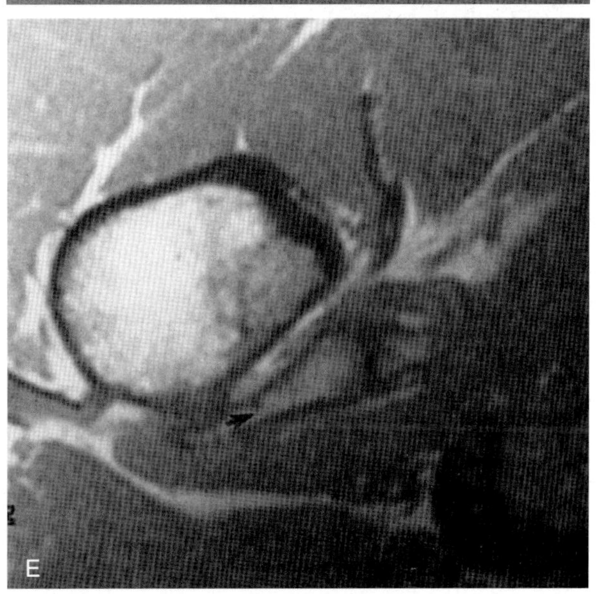

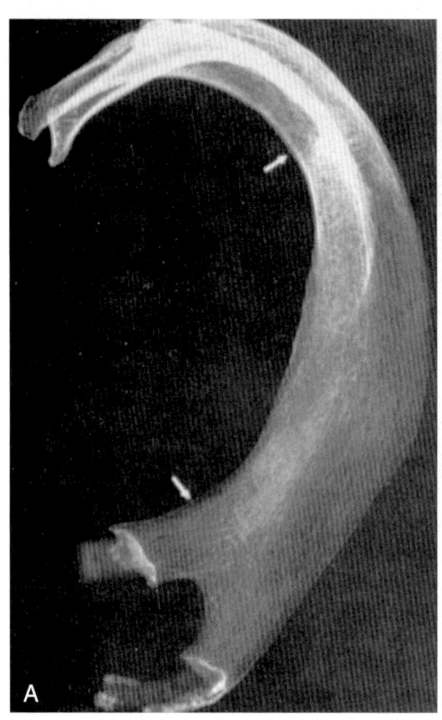

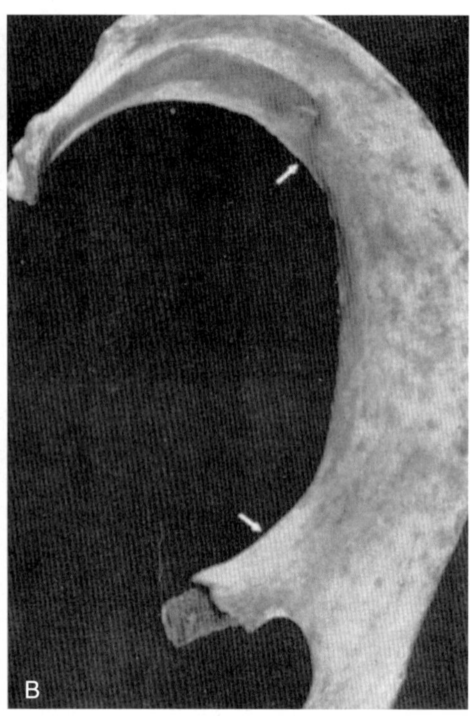

图83-66 肋骨的骨性联接。实性骨（箭头之间）将两根上部胸肋的中间段连接在一起。两根肋骨在后侧分离并在前方分裂成两个不同的结构。

发现其在脊柱X线片上的发生率接近0.5%[109]。男性和女性的发病率大致相同。颈椎受累的水平和范围并不恒定，从而依据颈椎的受累程度以及胸椎和腰椎有无异常融合提出了多种分类系统[589]。如果这些分类系统中包含有一个或两个颈椎水平的融合，那么这种有限的融合比广泛的颈椎融合更为常见。在大多数病例中，融合起自枕骨和第一颈椎、第一和第二颈椎或者第二和第三颈椎[110]（图83-67）。当累及上颈部时，第二和第三颈椎节段是典型的远端融合部位；累及下颈部时，第六和第七颈椎这一节段通常是这种异常远端区。第二和第三以及第五和第六颈椎间的关节最常见病变。偶尔有上胸椎受累，通常止于第四和第五胸椎水平。这些表现并不恒定，而且在整个融合范围内也不都是实性融合。有时，可能有一个或更多的椎间水平没有受累。这种形式的异常在受累脊柱节段可有某种程度的活动，而且在某些病例中可有伴有神经症状的颈椎不稳定[497]。

Klippel-Feil综合征或相关畸形的患者通常没有这种疾病的家族史，但在一些报道中也有例外[111，112]。临床检查时可见患者颈部短，严重病例会产生头直接长在胸腔上的假象。活动受限往往较明显，侧向活动较屈伸更严重[498，499]。部分病例可表现为斜颈。神经异常各异，可包括痉挛、反射亢进、疼痛、肌肉萎缩、眼球运动异常、锥体束异常、瘫痪、麻痹、麻木和皮肤感觉异常。在高颈段融合中神经系统异常往往更明显，且出现在疾病的早期。在齿状突发育性异常的病例中神经异常更严重。这些异常以及寰椎和枢椎的其他异常可导致枕颈不稳定[589]。这类神经异常也可在轻微损伤后急性形成[283，590]。MRI可有效地用来评价Klippel-Feil综合征患者在轻微或严重损伤后出现的神经异常。这些异常可能与突出的椎间盘、髓内囊肿或瘘管、脊髓受压和水肿或者严重损伤后的脊髓横断有关[590]。

许多相关的畸形文献中都有描述[110]。

（1）Sprengel畸形。20%~25%的病例有单侧或双侧的肩胛骨抬高，特别是那些上段颈椎广泛融合的患者（图83-68）。抬高的肩胛骨常有轻度增大、形状改变以及异常旋转[613]。Sprengel畸形可伴有连接肩胛骨和椎体的肩椎体骨。这种骨发生于30%~40%的有固定抬高肩胛骨的病例中，但不一定会发生骨化[284]。它可以由骨性、软骨性或纤维性组织组成，而且肩胛骨和肩椎体结构的连接可以是软骨、骨或纤维[285]，或者形成真正的关节。这种连接通常在肩胛骨椎体缘的中部至下部[286，287]。偶尔有类似的骨组织连接椎体和肋骨[288]或者连接肩胛骨和锁骨[500]。邻近锁骨的病变往往较明显。

（2）**颈肋**。约10%~15%的病例中会有明显的异常肋骨，女性多见。

（3）**蹼状颈（翼状颈）**。两侧软组织蹼状变可加重颈短缩，并可累及皮肤、肌肉和筋膜。Turner综合征患者伴有颈椎融合和蹼状颈的病例也有报道[113]。

（4）**半椎体**。半椎体约占病例的15%~20%，可导致脊柱侧凸。

（5）**脊椎裂**。在颈椎融合患者中常见前侧或后侧脊椎裂。这种异常可见于颈椎或胸椎节段的一个或多个水平。

（6）**其他异常**。可出现其他各种畸形，其中包括：脊柱后凸（驼背），椎管狭窄，肋骨融合、缺损或畸形，扁颅底，颅骨不对称，脑或脊髓的先天缺陷，齿突畸形，腭裂，多余肺叶，卵圆孔未闭，室间隔缺损，肾脏异常，以及肠囊肿或重叠[114-116, 289, 549]。

在X线片上，融合可以是部分的或是完全的，可累及椎体、椎弓、椎板或棘突（见图83-67）。最初发现的病变在系列X线片上可发现有严重程度和范围上的进展[118, 290]。在椎体融合时，可见椎间盘变小和萎缩而且可能有钙化。也可见受累椎体前结节的延长[588]。在受累的间盘椎体连接水平各椎体的前后径往往小于邻近未受累椎间盘的上、下限椎体的前后径，而在这种病例中它是发生蜂腰征的基础[554]。由于融合部位的正常生长受到干扰，椎体呈梯形的结果强烈提示为先天性融合或至少是在幼年时发生的融合；椎体未受累部分的继续生长便会形成这种疾病特征性的椎体形状改变。

Klippel-Feil畸形显然是由于发育中的胎儿受到损害妨碍了正常胚胎形成所导致的。怀孕第9~12天的家兔（相当于人类怀孕的第25天）缺氧可导致后代脊椎畸形[116]。Gardner和Collins[117]假定，在Klippel-Feil综合征、脊髓空洞症、脊髓纵裂、脊髓脊膜突出和Arnold-Chiari综合征的致病机制中，胎儿神经管的过度延伸是其共有因素，不过这一理论可能是对导致各种脊柱畸形的病变过程的过度简化[110]。其他因素，例如遗传影响和染色体异常，尚有待进行充分研究。

颈椎椎体先天性融合的影像学特征必须与那些获得性强直病例相鉴别（图83-69）。尽管并不一定总能进行这种鉴别，但以下征象对诊断Klippel-Feil综合征和相关异常是有帮助的：梯形椎体伴椎间盘萎缩，椎间孔不规则，以及脊柱前柱（椎体和椎间盘）和后柱（椎弓、椎板和棘突）同时融合。应用这些标准来评价脊柱X线片可将先天性融合与其他疾病相鉴别，特别是青少年慢性关节炎，然而对一些早期的Klippel-Feil综合征报道的回顾指出，这些

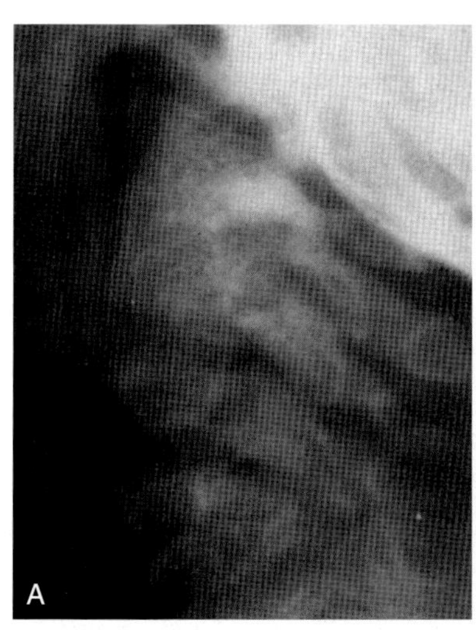

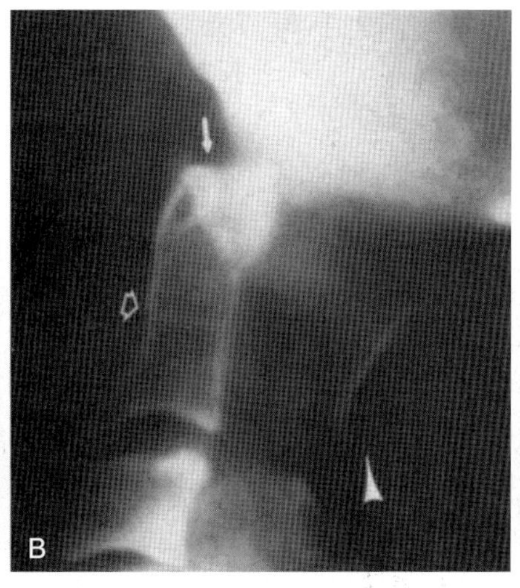

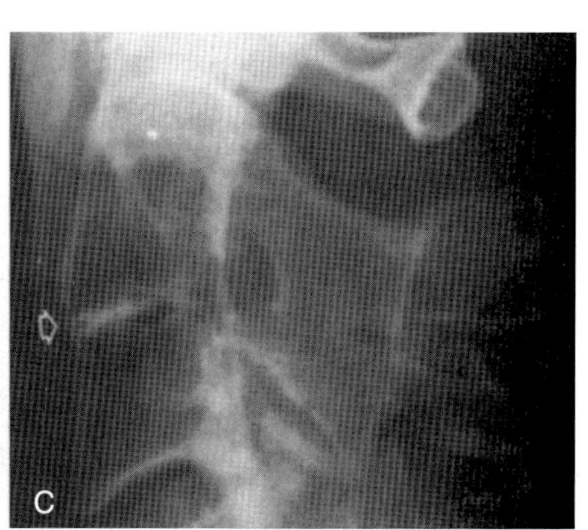

图83-67 Klippel-Feil综合征。

A 可见寰枢椎骨性融合伴颅骨基底畸形。椎体和后方结构均受累及。

B 另一位患者，常规断层照相术显示颈椎椎体骨性融合。可见齿状突与寰椎的前弓合为一体（实心箭头）、融合椎体的窄“腰部”（空心箭头）以及后方结构强直（三角箭头）。

C 第三位患者，可见第二和第三颈椎相融合。可见后方结构强直和含有钙化的椎间盘萎缩（空心箭头）。

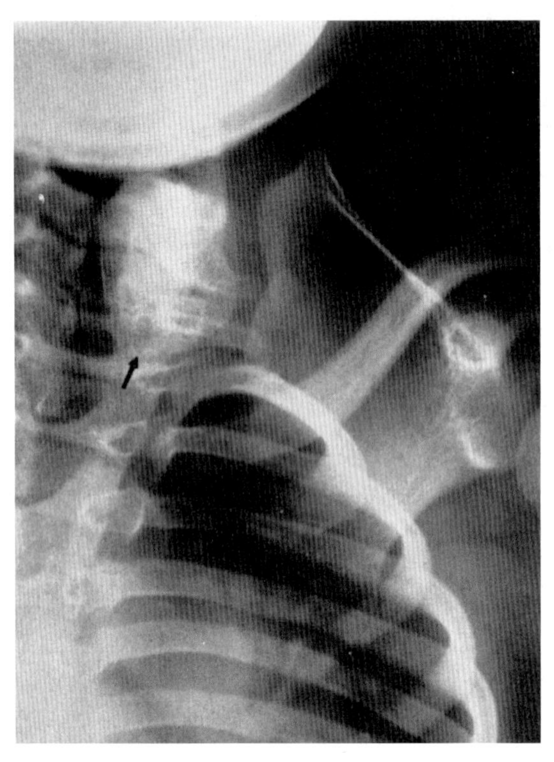

图 83–68 Klippel-Feil 综合征伴 Sprengel 畸形。可见肩胛骨位置升高、肩椎骨（箭头）和颈椎异常。

分析报道中都包括有青少年慢性关节炎病例。尽管临床病史在区分这两种疾病中最有帮助，但青少年慢性关节炎的X线片表现并不包括有相邻棘突的强直。此外，在这种关节疾病中，其他骨骼部位也有明显异常，但未发现高位肩胛骨。在强直性脊柱炎中，可见椎体和骨突关节的强直，但椎骨和椎间盘并不变小。先天性颈椎融合与结核以及创伤性手术病变的鉴别通常并不困难。

十一、先天性椎骨发育阻滞

胸椎和腰椎的椎骨先天性骨性联接也可见到，其也与胚胎发育紊乱有关（图83–70）。这种异常的范围通常很局限，只累及两个相邻椎骨，通常是不对称的，可在由于其他原因行X线检查时发现。这种融合通常会累及椎体，不过后方结构也可合并成一个骨化块。受累的椎间盘会萎缩、钙化或完全消失。脊柱一侧的部分融合可导致脊柱侧凸或脊柱曲度的其他异常。在讨论Klippel-Feil综合征中所提出的影像学标准同样也适用于胸腰椎先天性融合的识别。

第八节 关节异常

一、Madelung 畸形

1878 年，Madelung[119]描述了一位年轻女性患者的疼痛性腕关节畸形，他认为这是已有畸形倾向的关节过度负荷造成的。随后，Madelung畸形得到了很多研究者的关注[120–125]。这种原发性畸形指的是桡骨远端弯曲。典型的桡骨弯曲发生在掌侧方向，而尺骨则直向持续生长。桡骨的弯曲和生长异常导致其短于尺骨。因此尺骨相对较长，而且由两条线（第一条为舟骨和月骨近端表面的切线，第二条为三角骨和月骨近侧缘的切线）相交形成的腕关节角会减小，正常情况下为130°~137°[126, 127]（表83–2）。近些年报道了Madelung畸形的一些影像学改变[124]（图83–71）。

（1）桡骨畸形。已报道的桡骨畸形有：背侧和尺侧弯曲，长度缩短，桡骨远端骨骺呈三角状伴骨

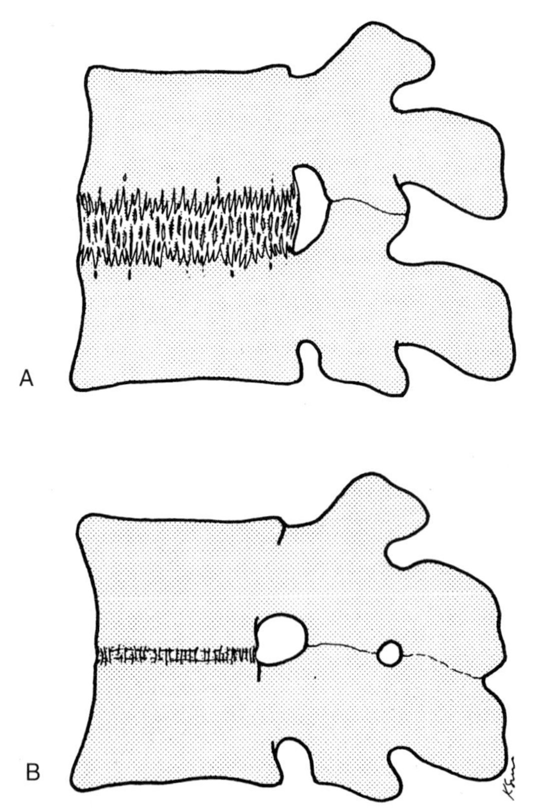

图 83–69 获得性与先天性椎体融合的对比。

A 获得性强直。注意其椎间盘水平无缩窄以及后侧结构无融合。

B 先天性强直。椎间盘水平外形缩窄使骨块呈梯形。后方结构也变强直，且椎间盘萎缩。

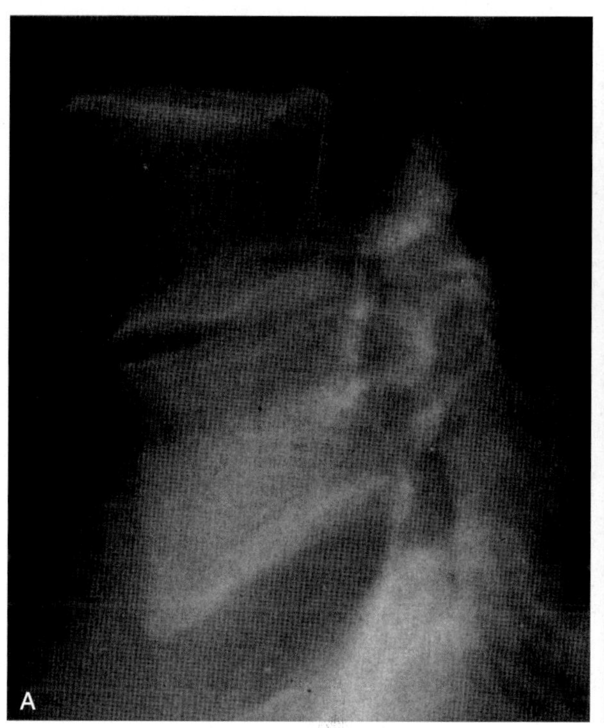

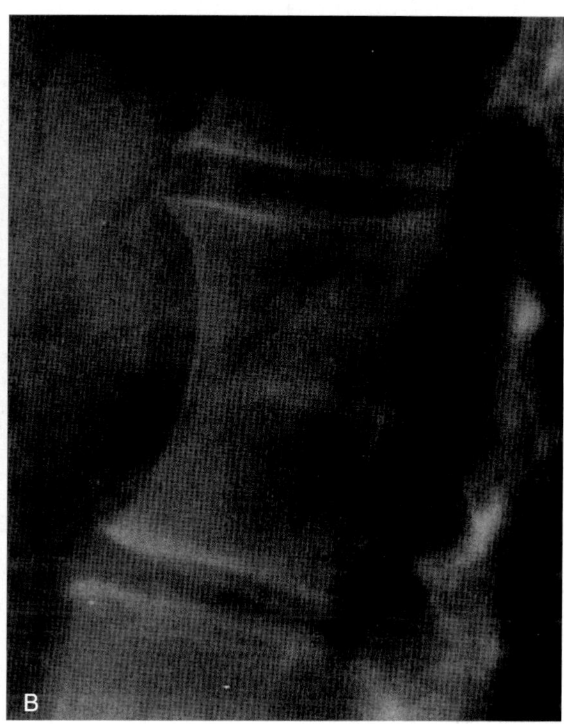

图 83–70 先天性椎骨发育阻滞：腰椎。

A 可见第四和第五腰椎体之间不完全融合。椎间盘萎缩，融合部位椎体的前后宽度小于未受累部分椎体，这些病损形成了梯形椎体。

B 在这个更严重的病例中，可见椎体前表面凹陷和椎间盘萎缩伴有轻度钙化。可见邻近间盘水平的退行性变（骨赘和骨硬化）。

骺生长不均，桡骨骺内半侧早熟融合，沿桡骨尺侧缘的局限性透X线区，沿桡骨的尺侧下部的骨赘，以及桡骨远端关节面的尺侧和掌侧成角。

（2）**尺骨畸形**。曾见背侧半脱位、尺骨头增大和扭曲以及长度改变。

（3）**腕关节畸形**。其中包括：畸形的桡骨和突出的尺骨之间的腕关节楔形变，月骨在其顶点呈三角形，以及侧位像上的弓形弯曲表现为桡骨骺后侧弯曲弓的直接延续。

对这种畸形的原因在认识上有很大混乱。部分混乱是由1929年Léri和Weill[128]的一项报道引起的，其中的一例遗传性侏儒症特征表现为腕关节病变，其与Madelung畸形似乎相同。另外，前臂和小腿下部均比四肢的近侧和远侧部短。这种肢中部变异型侏儒症被称为软骨骨生成障碍，而且这一疾病的其他报道确定了Madelung畸形所具有的恒定且突出的影像学特征[501]。对软骨骨生成障碍和Madelung畸形之间的相关性曾有广泛争论。一种极端的观点认为二者无关[129]而另一个极端则认为是同一种综合征[130]。

表 83–2 伴有腕关节角异常的综合征

减小	增大
Madelung 综合征	关节弯曲
软骨骨生成障碍	畸形性侏儒症
Turner 综合征	骨骺发育不良
Morquio 综合征	额骨骺发育不良
Hurler 综合征	耳腭指（趾）综合征
	Pfeiffer 综合征
	脊椎骨骺发育不良
	21 三体

From Poznanski AK:The Hand in Radiologic Diagnosis. Philadelphia, WB Saunders, 1974, p140.

这种腕关节畸形似乎常见于软骨骨生成障碍患者中，而且似乎是一种单发现象并不伴有侏儒症。后一种方式是否代表一种顿挫型软骨骨生成障碍还不能确定。Golding和Blackburne[129]认为，单发性Madelung畸形不是遗传性的而且仅限于女性，而软骨骨生成障碍则仅限于男性。这种观点并未被普遍接受，而且事实上已有单发性Madelung畸形家族性病例的报道[291]。

Madelung畸形可分为几种类型，包括创伤后型（由桡骨骨骺伸展损伤造成）、发育不良型（继发于软骨骨生成障碍和遗传性多发性外生骨疣）（图83-72）、基因型（伴有Turner综合征）和特发型[125]。由于在某些疾病中腕关节异常并不是典型的Madelung畸形，而是"相反的"畸形，即桡骨远端向背侧倾斜、腕骨向背侧移位以及尺骨远端前脱位，因此这一分类系统应用起来较为复杂[502]。

单发型Madelung畸形双侧多于单侧，严重程度不对称，发病即使不仅限于女性，女性也至少是男性的3~5倍。临床表现通常在青少年和年轻成人中较为明显，可见畸形、疼痛、疲劳和活动范围受限，特别是背伸、尺偏和旋后。可出现腕管综合征[503]。症状和体征进展几年后可逐渐稳定，疼痛可有效减轻，不过部分病例需要外科手术介入。偶尔可见伸肌腱自发断裂[131]。

应用MRI和CT扫描来评价Madelung畸形产生了一些有趣的结果。骨骼未发育成熟的特发性Madelung畸形患者的CT扫描显示尺骨背侧半脱位以及腕骨相对桡骨远端旋后；在类似的软骨骨生成障碍患者中CT扫描显示无尺骨半脱位且腕骨相对旋前[591]。MRI的表现包括：桥接桡骨远端干骺端和骨骺区的生长棒，起自（桡骨）畸形的月骨面桡侧止于月骨和三角骨的桡月短韧带肥大，以及从畸形的月骨面延伸至三角骨的异常掌侧韧带（即掌侧桡骨三角骨韧带）[591]（图83-73）。Madelung畸形的发

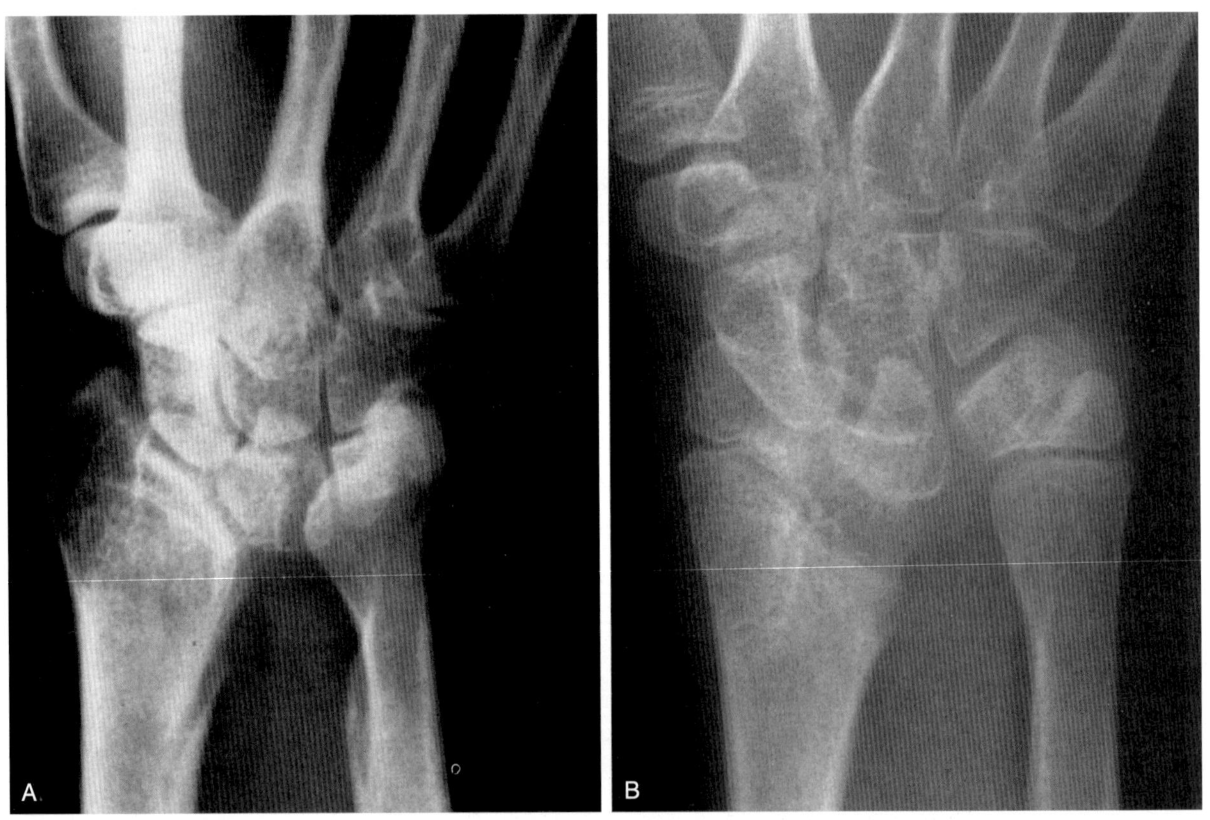

图83-71 Madelung畸形。

A 畸形包括尺桡骨远侧间距增宽、尺骨相对桡骨变长、腕关节角减小、桡骨远端骨骺呈三角状、在尺桡骨干骺端相对区域的骨性赘生物、尺骨头扭曲以及变形的桡骨和突出的尺骨之间的腕骨楔形变（月骨位于楔形顶）。

B 未成熟骨骼中也可见类似异常。桡骨远端生长部的尺侧较桡侧窄，这一表现提示生长部提前闭合。

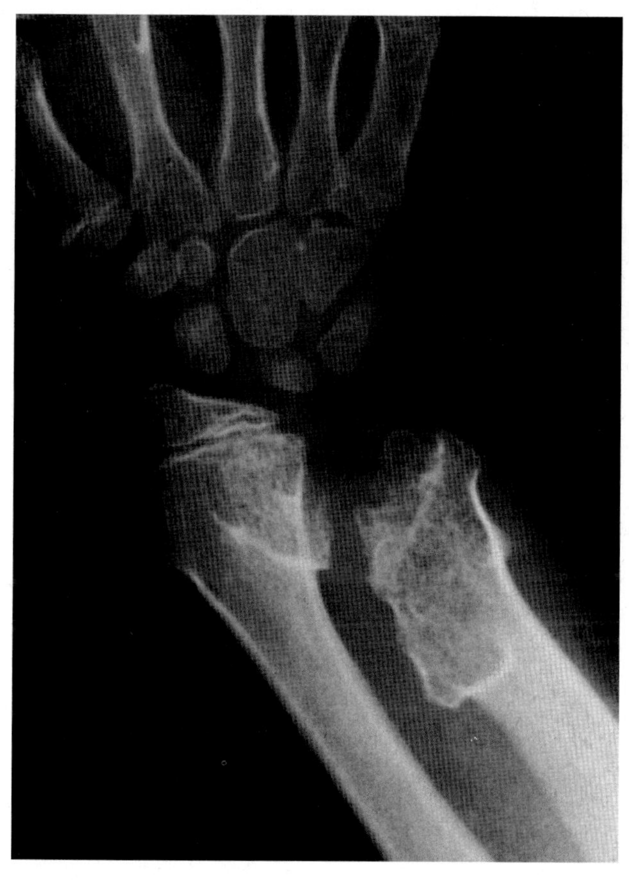

图83–72　多发性遗传性外生骨疣中的腕畸形。可见尺桡骨的宽基底骨疣伴干骺端增宽。尺骨相对桡骨变短。桡骨远端骨骺呈三角形。

病机制可能与生长棒抑制了桡骨正常发育以及腕关节外生韧带肥大导致腕骨呈锥状有关[591]。

二、膝关节先天性半脱位和过伸

膝关节先天性半脱位和过伸联合是一种胫骨和腓骨关系异常的少见的先天性畸形；其发生率约为髋关节发育不良的 1/80~1/40[132–135, 504–507]。黑人较白人常见。女性较男性常见，报道的发生率之比约为 3 : 1。从这种疾病有家族史[136, 137]以及好发于孪生子[292]可以判断，在某些病例中遗传因素起着重要作用；相关的先天畸形按发生率由高至低的顺序包括髋关节脱位、足畸形和肘关节脱位[138]。引起这种疾病的其他一些重要因素包括怀孕期胎位异常[139]、臀位产[505]、围生期损伤、神经肌肉不平衡[293]、四头肌挛缩[140、507]以及交叉韧带缺失或发育不良[138]。后两种可能是膝关节错位的结果而不是其原因。

这种畸形的严重程度各异[141]（图83–74）。过伸的发生可不伴有胫骨错位，胫骨半脱位或脱位的发生可不伴有过伸，或过伸和半脱位或脱位可同时发生（图 83–75）；膝关节过伸中胫骨相对于股骨的习惯性前侧半脱位[508]是这种畸形中非常轻的一种类型。出生时，受累婴儿常有半侧或双侧膝过伸伴屈曲受限以及在过伸位前侧皮肤横行折叠或皱褶。X 线片证实相对于股骨远端胫骨近端处于前位以及膝关节可有外侧半脱位和外翻畸形。也可见胫骨前屈和髌骨发育不良。关节造影可显示胫骨后侧骨骺的软骨面变平以及继发于四头肌局部纤维性粘连的髌上囊消失。超声也可用于评价此疾病，其表现类似于关节造影[592]。手术观察证实存在有髌上囊分离，并可见四头肌纤维化、腘绳肌腱前脱位、股骨和胫骨关节面发育不全以及前交叉韧带变长和变细[505]。

这种疾病应与韧带松弛、获得性四头肌挛缩和创伤造成的膝关节反屈相鉴别。也应与股骨远端纤维性栓系[593]及Blount病的胫骨内翻（见第74章）相关的进行性膝外翻相鉴别。

三、桡骨头先天性脱位

尽管比较罕见，但桡骨头先天性脱位却是肘关节部位最常见的异常。它可单发或伴发于其他先天性异常，特别是手部先天性异常[294, 295, 509]。在某些病例中，这种异常的家族史表明它是一种常染色体隐性遗传[296]。临床表现通常出现在婴儿期或儿童期，表现为肘关节活动度减低[294]。影像学异常包括尺骨较短或桡骨较长、桡骨头发育不良或发育不全、滑车部分缺损、尺骨上髁突出、桡骨头呈穹隆状伴桡骨颈延长以及肱骨远侧呈凹槽状[295]。可见单侧或双侧受累，桡骨头进行性半脱位或脱位通常是向后侧。

在与先天性和创伤性桡骨头脱位相鉴别时会遇到诊断困难，事实上令人惊讶的是，在对被认为是源自创伤的脱位进行手术复位时却会发现是先天性脱位[297]。由于桡骨头先天性脱位产生的症状和体征均较轻，所以预计这种患者只有在肘部明显损伤后才会来就诊，因此增加了误诊的可能性。在这些病例中，上文所述的影像学异常表明，桡骨头位置异常持续时间较长，因此无法鉴别是创伤性还是先天性病变。

四、婴儿髋内翻

正常情况下，股骨颈轴线和股骨干的夹角在不同年龄可有所不同，出生时约为 150°，成人期为

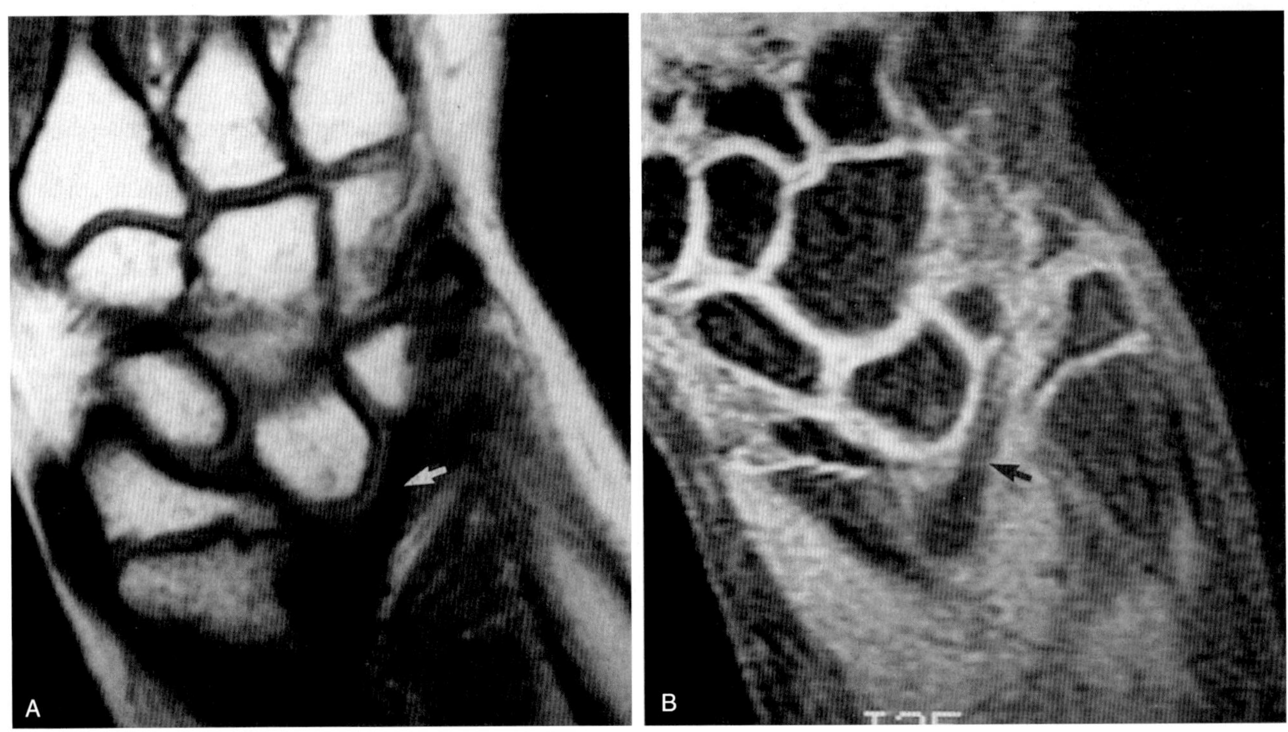

图 83-73 Madelung 畸形：MRI。冠状位 T1 加权（TR/TE，550/19）自旋回波（A）和脂肪抑制三维傅立叶变换损毁稳态梯度恢复采集（TR/TE，26/3.8；翻转角，20°）（B）MRI 显示；桡骨远端骨骺呈三角状，腕关节角减小，尺桡骨远端间距增宽，以及异常的掌侧桡三角韧带（箭头）。（Courtesy of C.Sebrechts, M.D., San Diego, California.）

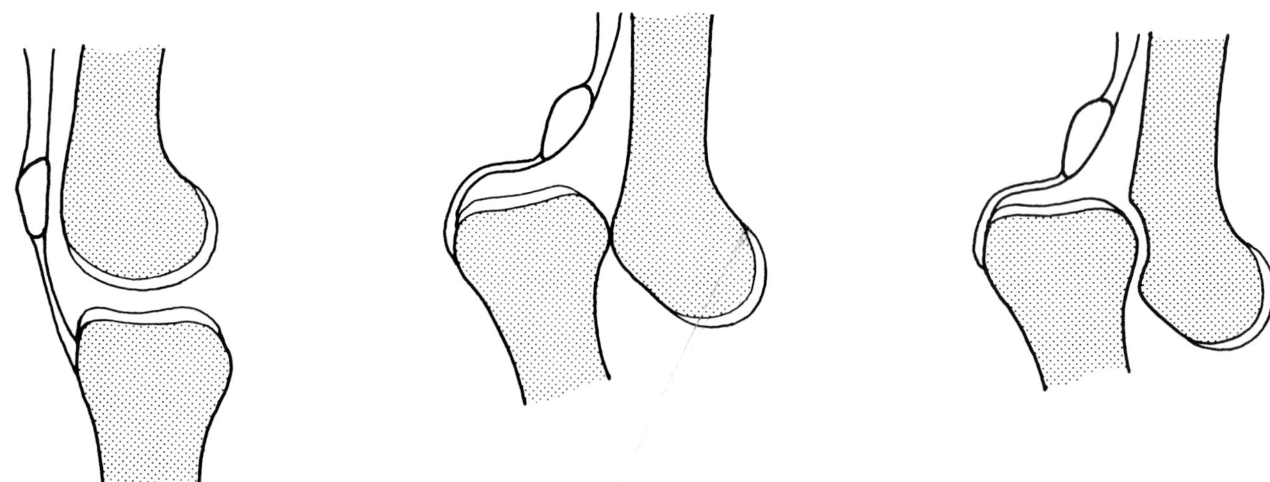

图 83-74 膝关节先天性半脱位和过伸。可以遇到各种形式。可见轻度半脱位或完全脱位伴股骨前方侵蚀。

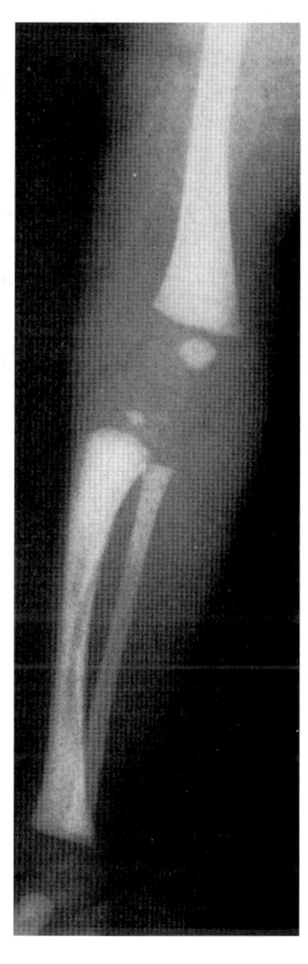

图83-75　膝关节先天性半脱位。两天大的初生婴儿，可见胫腓骨相对于股骨向前移位。

120°~130°。婴儿股骨的相对外翻位是由于出生前软骨盘中部生长增快所致。儿童期软骨盘外侧生长加速，内翻变得明显。

髋内翻是指颈干角小于120°，不过在不同年龄组正常值可有不同。髋内翻可伴发于各种疾病，包括PFFD、骨生成不良、肾性骨营养不良、佝偻病和纤维性发育不良[142]。婴儿（即发育性）髋内翻是指通常在出生后的最初几年（特别是开始走路的年龄）出现的股骨近端畸形。男孩和女孩的发病率基本相同，60%~75%的病例为单侧[298]。受累儿童临床上会有无痛性蹒跚步态，或者在双侧受累病例中会有“鸭步”样步态[143-148]。也可见关节活动受限。其他表现还包括矮小身材和腰椎过度前凸。

X线片显示股骨颈干角减小以及股骨颈在邻近股骨头部位的内侧有一三角形骨片，其边界为两条横穿股骨颈呈倒V形的放射性透亮带。生长板本身会增宽，而且其排列较正常时更为垂直。随着继续生长，内翻畸形通常会进一步发展，这可能与负重作用力有关（图83-76）。三角形骨块可与股骨干融合，股骨颈内侧皮质重塑增厚，大转子增大，而且可出现继发性退行性关节病。MRI显示生长板增宽伴关节软骨在股骨头骨骺和干骺端之间向远端内侧扩张[510]。在组织学上软骨盘是由不规则分布的、含有大量多余基质的原始软骨细胞组成[510]。

这种疾病的确切原因尚没有文献描述。在一些病例中可见这种疾病的家族性发病，提示有遗传因素或易患体质[148-152]。婴儿髋内翻的其他假设机制还有：类似于Legg-Calvé-Perthes病的青少年骨软骨炎[143]，股骨颈的病理性骨化，胚胎股骨近端血供受扰[153]，以及创伤[154]。实验中，可通过在股骨头骨骺内诱发生长停滞来产生髋内翻[155]。

婴儿髋内翻的鉴别诊断包括PDDF、股骨头骨骺滑脱、化脓性关节炎和骨髓炎、佝偻病以及纤维性发育不良[299]。

五、原发性髋臼前突

髋臼前突是指髋臼内侧壁向骨盆内移位。它可见于许多关节和非关节疾病，包括类风湿性关节炎、强直性脊柱炎、化脓性关节炎、退行性关节病、骨软化症、Paget病、镰状细胞性贫血、肿瘤和创伤，

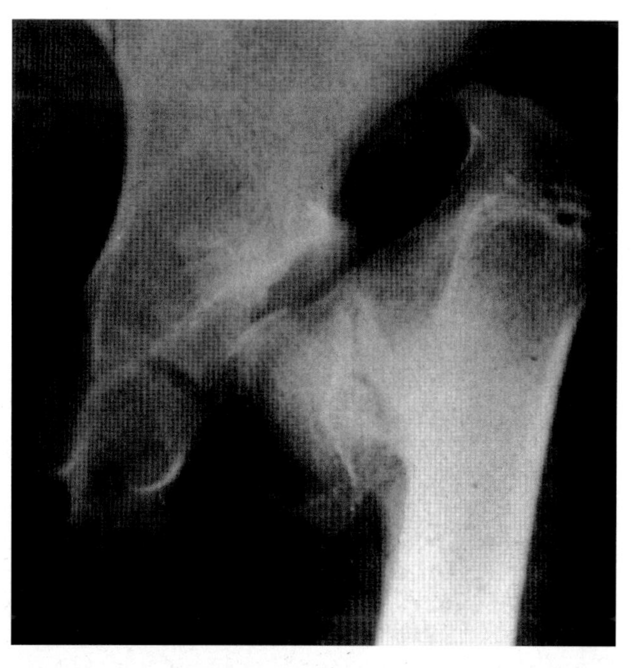

图83-76　婴儿髋内翻。可见股骨近端严重的内翻畸形、垂直向排列的不规则生长板、股骨颈内侧皮质增厚、大转子突出以及髋臼变平。

并可作为辐射效应而发生。髋臼前突也可在无明确原因时出现，因此在某些病例中称其为原发性髋臼前突。原发型最早在1824年由Otto提出[156]，因此有时也称之为Otto骨盆。

原发性髋臼前突的原因不明。有文献提出，骨化缺陷[157，158]或Y形软骨成熟前融合[159]是其可能的病因学因素。Alexander[160]认为，深髋臼与髋关节、邻近骨或Y形软骨的任何病理过程均无关，而是Y形软骨正常应力作用的直接结果；在正常环境下，髋臼前突出是可逆的，因为在8岁以后应力会减少，但在异常环境下，前突矫正失败可导致其持续存在到成年。这位研究者发现，髋臼前突在女性中更常见，而且伴有Y形软骨成熟前融合和髋内翻。他还发现，幼儿期Y形软骨的持续喙状变可伴有成人期的髋臼前突出。因此Alexander认为，这种畸形是髋臼正常重塑失败的直接结果。1936年Rechtman首先强调了这种疾病的家族性[161]，随后的众多报道也证实了这一点[162–164]。

原发性髋臼前突通常累及双侧髋关节，而女性远比男性多见。Hooper和Jones[165]将患者分成3个亚组：青少年组，男孩和女孩发病率相同，常有家族史，而且症状和体征在青春期出现、进展迅速，并引起功能丧失；中年组，症状和体征出现较晚，骨关节炎较常见；老年组，都会出现骨关节炎。这些研究者发现，这种畸形会在激素快速变化阶段（即青春期和绝经期或绝经后）加重。

髋臼部的Y形软骨喙状变的预测价值是有限的。这种改变在骨骼发育阶段也不少见，可能是正常负重使Y软骨结合向内侧移位的结果，并且大部分患者是可逆的。明显的喙状变伴股骨颈异常内翻成角或Y形软骨成熟前融合是随后可能伴发髋臼前突的重要征象。这种前突在X线片检查时容易确认，但男性和女性患者必须应用不同的诊断标准（见第17章）。

随着前突畸形的进展，股骨头向骨盆内移位而关节间隙可正常、变窄或消失。病理学检查证实股骨头出现纤维软骨替代和骨赘[164]。

轻度原发性前突病例的髋臼畸形必须与髋臼深度的正常变异相鉴别。仅仅依据髋臼线和髂坐线的“交叉”不足以对异常前突做出影像学诊断；只有当成人骨盆的内侧髋臼线和外侧髂坐线之间的距离女性为6mm或更大，而男性为3mm或更大时才存在位置异常（图83–77）。原发性髋臼前突出现的关节退变和变窄表现必须与其他髋关节疾病的表现相鉴别。特发性髋臼前突的关节间隙消失通常导致股骨头相对于髋臼的轴向或内侧移位。在单纯骨关节炎中，典型表现为股骨头向上方或向内侧（较少见）移位。股骨头轴向移位可见于类风湿性关节炎、强直性脊柱炎、软骨溶解、制动引起的软骨萎缩和双水焦磷酸钙晶体沉积病，但其他影像学特征可对大多数这类疾病做出准确诊断。然而应注意的是，特发性髋臼前突和特发性软骨溶解的许多临床和影像学特征是相同的，因此它们的鉴别会有一定困难[300]。

六、关节活动过度综合征

关节活动过度综合征，也称为先天性韧带松弛，

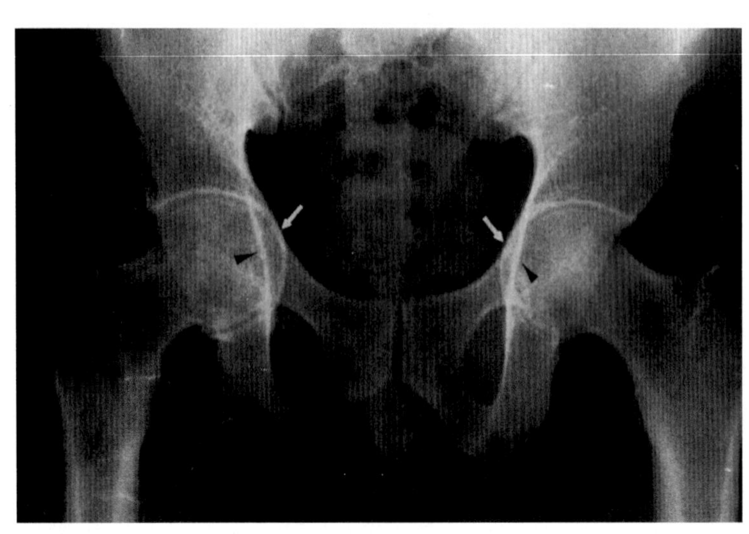

图83–77 原发性髋臼前突。这位30岁男性出现双侧髋臼前突伴关节间隙同心性减少。可见髋臼线（箭头）位于髂坐线（三角箭头）的内侧且相距一定距离。

是指不管有无炎症性疾病、神经异常、结缔组织疾病（包括Ehlers-Danlos综合征）和其他先天疾病而出现的关节活动过度[421]。它作为单发现象发生已有报道[301-302]，不过这些报道需要应用关节松弛的严格诊断标准[304, 305]并要了解关节活动范围的人种、年龄和性别差异[306]。例如，女性比男性、青年人比老年人、黑人和美洲本土人比相同年龄和性别的白人正常活动度更大[307, 308, 513, 517]。另外，长期从事职业性和娱乐性活动（例如芭蕾舞）也可增加一些关节的活动度[309]，事实上，这些活动可导致关节排列的改变(例如钢琴家的尺侧手指会向桡侧轴向旋转[310])。

关节活动过度综合征可能为家族性的，是因为存在有显性基因而引起。尽管这种疾病可能完全无症状，但临床表现也有文献报道，从轻度关节不适、急性疼痛或关节渗出到髌骨、髋关节、肘关节或盂肱关节的复发性半脱位和脱位、特发性脊柱侧凸、腕管综合征以及其他神经病变、颞下颌关节功能异常或二尖瓣脱垂[301, 303, 304, 312, 313, 511, 512, 514-516]。足部异常，包括马蹄内翻足和跟骨外翻畸形也可伴有这种综合征[314]，同时可有骨关节炎和软骨钙化症[315]。

七、足部畸形

对畸形足复杂性的详细讨论虽然超出了本书的范围，但这里仍要对主要的一些足部畸形做简要的概述。有兴趣的读者可参考Ozonoff[166]、Freiberger等[167]以及Ritchie和Keim[168]所提供的优秀影像学回顾，其中包含了以下一些结论。正确的影像学分析需要行负重期前后位和侧位摄片。前后位摄片时腿的矢状面应垂直于胶片而且应包括膝关节，侧位摄片时足部应位于最大背屈位，这一技术通常需要在足底面提供支撑。以下是一些用于描述畸形的术语。

畸形足（talipes）：一个用于描述先天性足畸形的应用已久的术语（例如马蹄内翻足）。

足（pes）：仅限于描述足部获得性畸形的术语（如马蹄内翻足）。

外翻的（valgus）：某一特定关节远端的骨位于远离身体中线的平面内。

内翻的（varus）：与外翻相反，某一特定关节远端的骨位于靠近身体中线的平面内。

马蹄足：后足的固定跖屈。

仰趾足：后足的固定背屈。

弓形足：足纵弓异常增高。

平足：足纵弓异常变平。

内收：横断面向身体中线移位。

外展：横断面远离身体中线移位。

足的正常力线在很大程度上是从前后位和侧位X线片上距骨和跟骨的关系所得到的信息中推断出来的（图83-78和83-79）。在前后位投照时，经过距骨长轴的直线远端会落在或接近于第一跖骨内侧缘，经过跟骨长轴的直线会落在第四跖骨基底。这两条直线的夹角，即距跟角，在成人中平均约为35°，而婴儿会更大些。各跖骨的轴线大致平行，在远端稍呈扇形展开。侧位投照时，足可背屈至其与小腿下部的夹角小于90°的程度。在中立位，跟骨的长轴沿背侧从后向前延伸，而距骨的长轴沿跖向屈曲且与第一跖骨的长轴轻度成角。距跟角平均为35°，与前后位X线片上所见大致相等。各跖骨的纵轴大致平行，第五跖骨最靠跖侧，其他跖骨相重叠，第一跖骨最靠背侧。

距骨可用作描述足畸形的参考点。通常假设距骨与小腿位置相对固定，因此距骨和跟骨相对位置的改变反映出跟骨的活动。跟骨可外展（从而增大距跟角），或者内收（从而减小距跟角）。

在后足（足跟）外翻中（见图83-78），前后位投照可见距跟角增大。经过距骨纵轴的延长线会落在第一跖骨的内侧，而且舟骨和其他跗骨会向距骨外侧移位。在侧位投照时，由于跟骨外展，距骨较正常情况更向垂直方向倾斜，从而减小了距骨前部的跖侧支撑。距骨长轴和第一跖骨的长轴将在跖侧方向成角。

在后足（足跟）内翻中（见图83-78），前后位投照可见由于跟骨前端内收，距骨长轴落在第一跖骨基底的外侧。距跟角将减小，而且距骨和跟骨较正常情况更为相互平行。舟骨向内侧移位。在侧位片上，距骨和跟骨都更为水平且相互平行。

后足或足跟外翻可见于平足、跖骨内翻、先天性距骨垂直以及足部先天性和神经性畸形中。后足或足跟内翻常见于马蹄内翻足以及某些麻痹性畸形中。

在足后段马蹄足中，侧位投照时可见跟骨向跖侧弯曲，使得跟骨和胫骨轴线间夹角大于90°。这种畸形可伴有马蹄内翻足和先天性垂直距骨。全足马蹄足可见于各种神经肌肉疾病中。在跟骨后足畸形中，侧位投照时可见跟骨异常背屈，使其前端更加高位，且跟骨呈盒状外观。仰趾足的跟骨位置与足部弓形畸形有关。

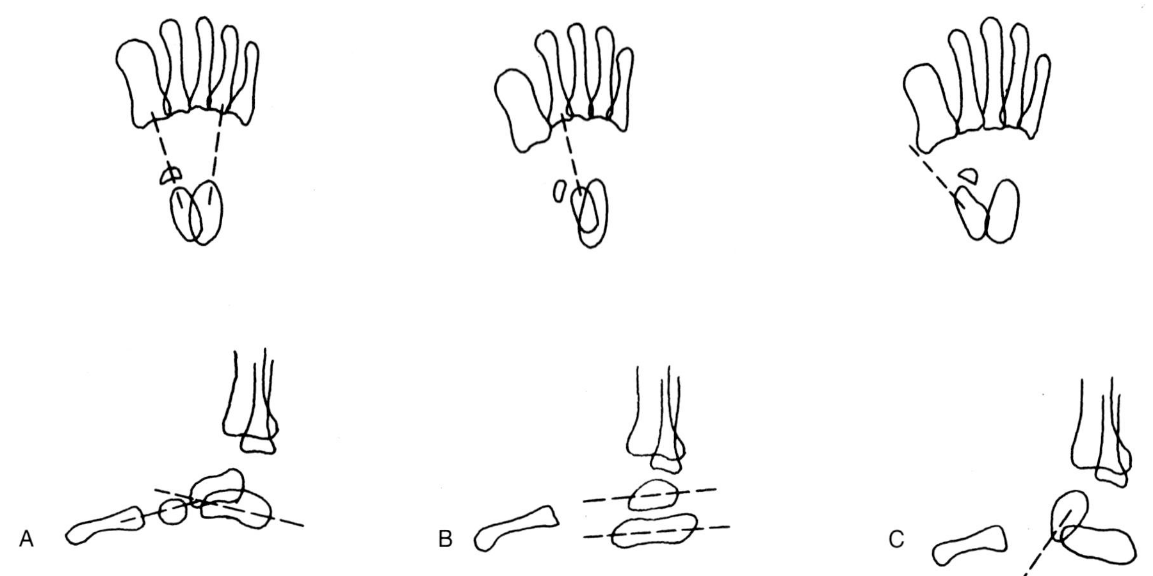

图 83-78 足：正常和异常的前足和后足关系。

A 正常。前后位X线片上，跗骨轴线与第一跖骨相交或指向其稍内侧，舟骨与距骨头直接相对。跟骨指向第四跖骨，因此成人形成的距跟角大约为35°，而婴儿更大些。侧位X线片上，距骨的前部轻度跖屈，跟骨轻度背屈。距骨纵轴的延长线与第一跖骨的轴线一致。距跟角约为35°。

B 后足内翻畸形。前后位X线片上，可见由于距骨和跟骨靠近且相互更加平行使距跟角减小。舟骨向内侧移位，跗骨轴线指向第一跖骨基底的外侧。侧位X线片上，距骨和跟骨均更水平且互相平行。

C 后足外翻畸形。前后位X线片上，距跟角增大，舟骨和其他跗骨位于距骨的外侧。距骨轴线通过第一跖骨的内侧。在侧位X线片上，距骨更加垂直，距骨的长轴和第一跖骨的长轴在跖侧成角。

（After Ozonoff MB: Pediatric Orthopedic Radiology. Philadelphia, WB Saunders, 1979.）

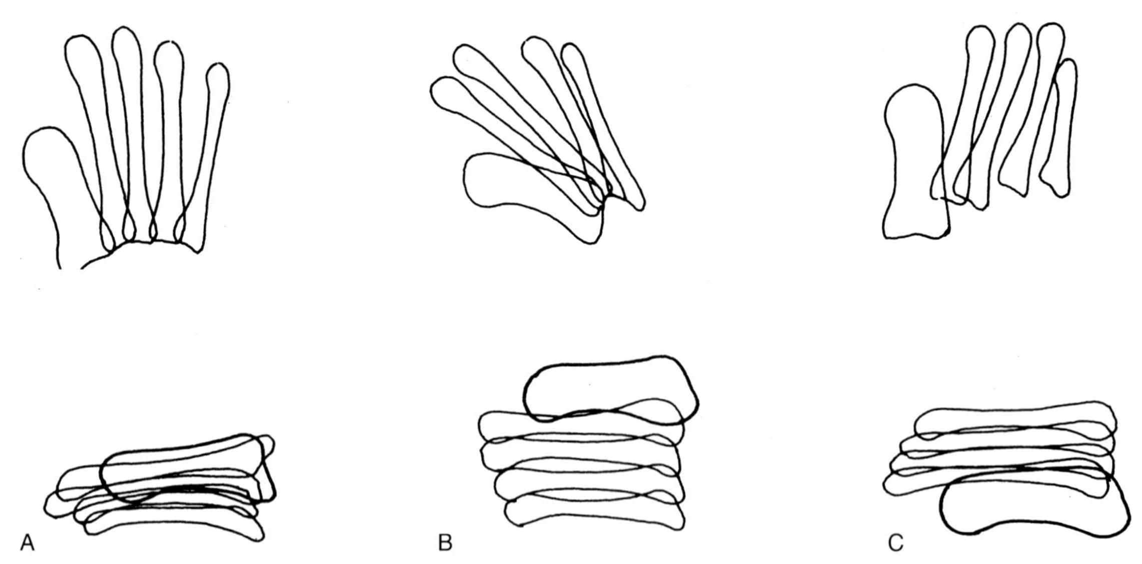

图 83-79 足：正常和异常的前足排列。

A 正常。前后位X线片上，跖骨向内侧会聚，其基底相互重叠。侧位X线片上可见第五跖骨更向跖侧，而其余跖骨则靠上。

B 前足内翻畸形。正位X线片上前足变窄，跖骨基底的会聚增大导致其较正常情况更加重叠。侧位X线片上可见呈梯状排列，第一跖骨最靠背侧。

C 前足外翻畸形。前足增宽，各跖骨较正常情况更加突出，且其基底重叠减小。侧位X线片上部分病例可见呈梯状排列，第一跖骨位于最跖位。

（After Ozonoff MB: Pediatric Orthopedic Radiology. Philadelphia, WB Saunders, 1979.）

畸形足是指伴有马蹄足畸形和后足内翻的一种疾病（图 83-80）。因此，前后位 X 线片上显示距跟角减小，且距骨和跟骨大致平行。前足内收并呈内翻对位。在侧位 X 线片上，可见足跟马蹄足和前足跖屈。另外，距骨和跟骨的轴线也大致平行。畸形足相对常见，在男孩中发生率更高，可为单侧或双侧[316]。它的确切病因不明，不过曾提出过一系列的猜想：伴韧带松弛的结缔组织缺陷，肌肉不平衡，宫内体位异常，中枢神经系统或血管异常，以及早期正常胎儿关系的存留[166, 316-320, 594]。畸形足的确切原因可能很复杂而且是多因素的。一些病例的解剖学研究揭示其距骨较小，因而距骨穹隆较正常凸度小，而且距骨颈向内侧和跖侧脱位[169]。这些改变导致距骨和舟骨间的关节面朝向内侧，伴距下关节面内翻倾斜、马蹄足和内旋[166]。可见跟骨变小、内翻移位、马蹄足和内旋。这种畸形产生沿垂直线的距舟间隙和跟骰间隙[166]。有文献指出，异常的肌腱止点和后外侧拴系导致的腓骨运动异常[320]是马蹄内翻足畸形明显的解剖特点。有些病例中，由于胫侧半肢畸形或胫腓联合分离，踝关节本身可出现异常[321]。

畸形足的正确诊断依赖于常规 X 线片，可联合行关节造影、常规断层扫描、CT 扫描和动脉造影[322]，而且出生前可用超声做出诊断[323]。MRI 诊断这种畸形的价值尚不明确，不过在婴儿足的评价方面这项技术对描述未骨化软骨有一定优势[595, 598]。

畸形足若治疗不充分或不正确，某些畸形可能仍会存在，包括纠正马蹄足前的足背屈导致的凸底畸形，以及与胫骨相关节的跖屈距骨的上表面变平所导致的距骨变平（图 83-81）。舟骨可呈截断状或楔形[414]。

先天性垂直距骨（先天性扁平足伴跖舟脱位）可单发或作为全身性畸形综合征或疾病的一部分而

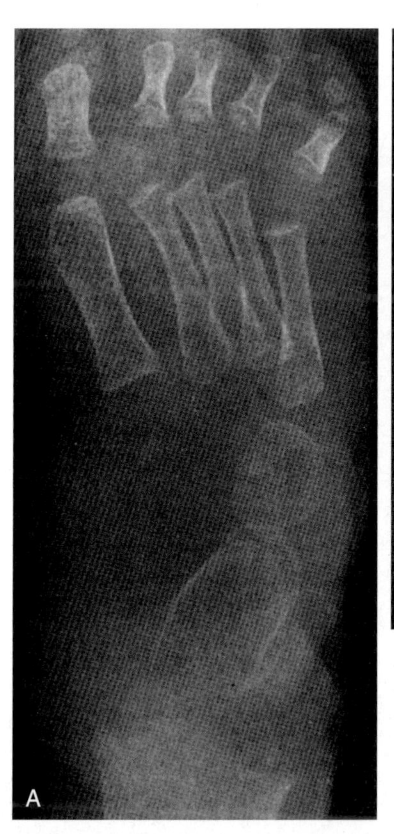

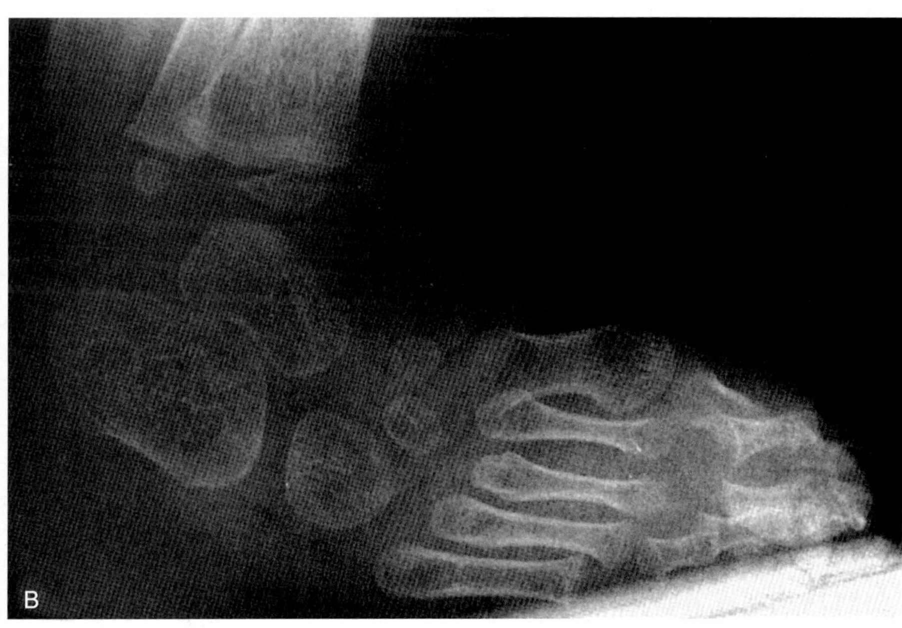

图 83-80 畸形足（马蹄内翻畸形）。

A 前后位投照。后足处于明显内翻位，跗骨和跟骨的中心相重叠。经距骨画的直线穿过第一跖骨的远外侧。舟骨未骨化，但其异常位置可从第一跖骨基底的位置和第一骰骨中心来推断。前足变窄，各跖骨基底的重叠增大。

B 侧位投照。距骨和跟骨均较正常情况更平行。跟骨位于马蹄足位且异常跖屈。可见前足内翻且各跖骨呈梯状排列。

（From Ozonoff MB: Pediatric Orthopedic Radiology. Philadelphia, WB Saunders, 1979.）

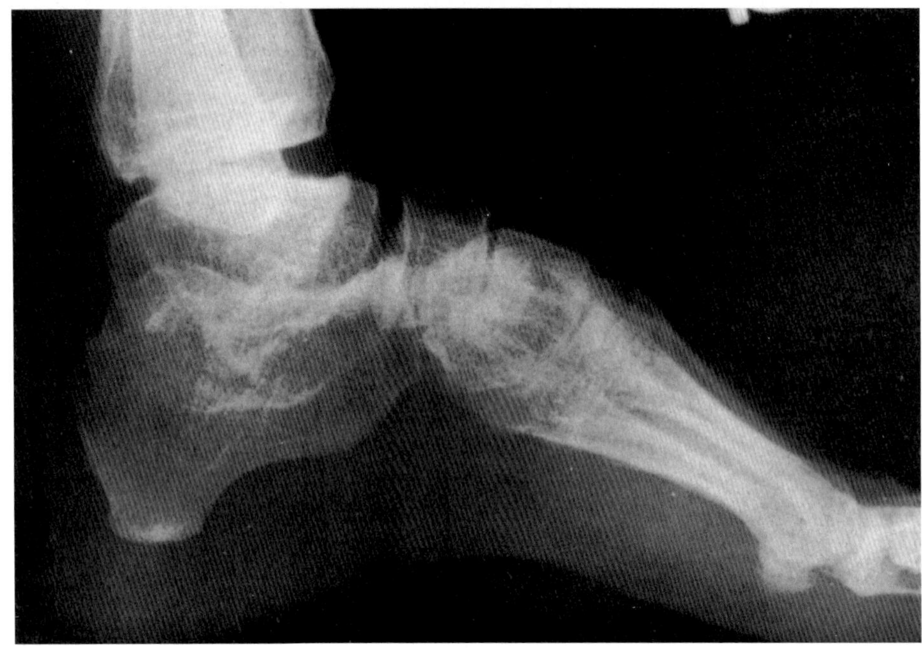

图 83-81 矫正后的畸形足（马蹄内翻畸形）伴平顶距骨。也可见胫骨关节面变平。足弓明显可见。（From Ozonoff MB: Pediatric Orthopedic Radiology. Philadelphia, WB Saunders, 1979.）

发生[324, 596, 597]。这种疾病在男孩和女孩中的发生率大致相同，可单侧或双侧分布。其常伴有关节挛缩、骶骨发育不全或脊髓脊膜突出。在前后位X线片上，严重的足跟外翻和前足外展将导致距跟角增大，且距骨轴线位于第一跖骨的内侧。侧位 X 线片上，可见足跟马蹄足伴距骨和跟骨的跖屈（图 83-82）。事实上，距骨轴线几乎呈垂直向可导致距跟角增大。跗骨中部水平的前足背屈可导致足跖面凸起，即凸底畸形。舟骨背侧脱位，因此将距骨固定于跖屈位置。随着舟骨的骨化，距舟脱位可变得明显。

弓形足畸形是神经或肌肉疾病（例如腓骨肌肉萎缩、脊髓灰质炎和脊髓脊膜突出）的常见并发症[170]。可见由于跟骨背屈和跖骨跖屈所致的足部异常高位纵弓（图 83-83）。

在前后位像上柔性扁平足畸形伴有距跟角增大、足跟外翻和前足外展。跗骨中部横弓变平，且各跖骨方向近乎平行。在侧位 X 线片上也可见后足外翻，且距骨形态较正常情况更垂直（图 83-84）。跟骨和跖骨呈水平排列，且跖弓变平。尽管所致的 X 线图像表面上类似于先天性垂直距骨所见，但柔性平足畸形不伴有马蹄足，且舟骨相对于距骨远侧面保持在其正常位置。

跖骨内收伴跖骨内翻是常见的畸形，但原因不明[325]（图 83-85）。前足内收且内翻排列，伴内缘呈凹面、外缘呈凸面和足弓抬高。后足在轻度病例中

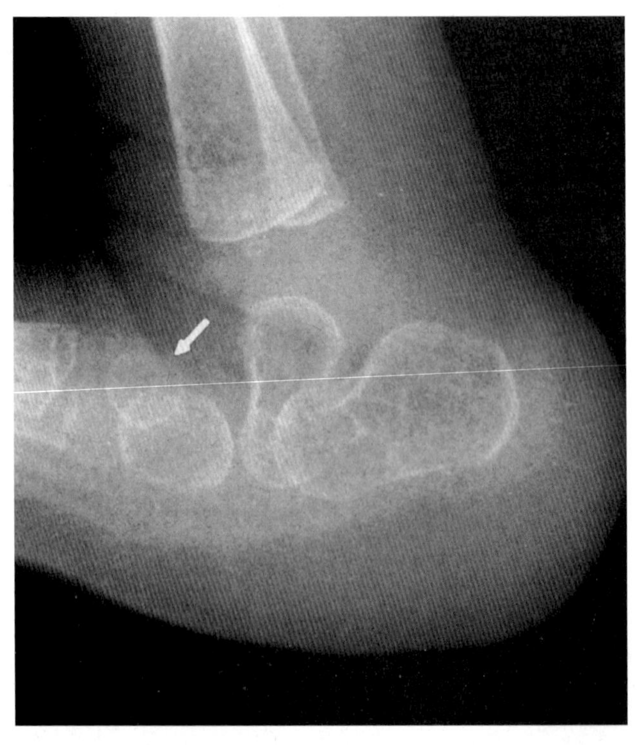

图83-82 先天性垂直距骨。距骨轴线的明显垂直走向和跟骨的马蹄足位使得足的跖面下凸。舟骨未骨化，但由于第三楔骨骨化的位置（箭头），它应向背侧移位，位于骰骨和距骨间的间隙内。

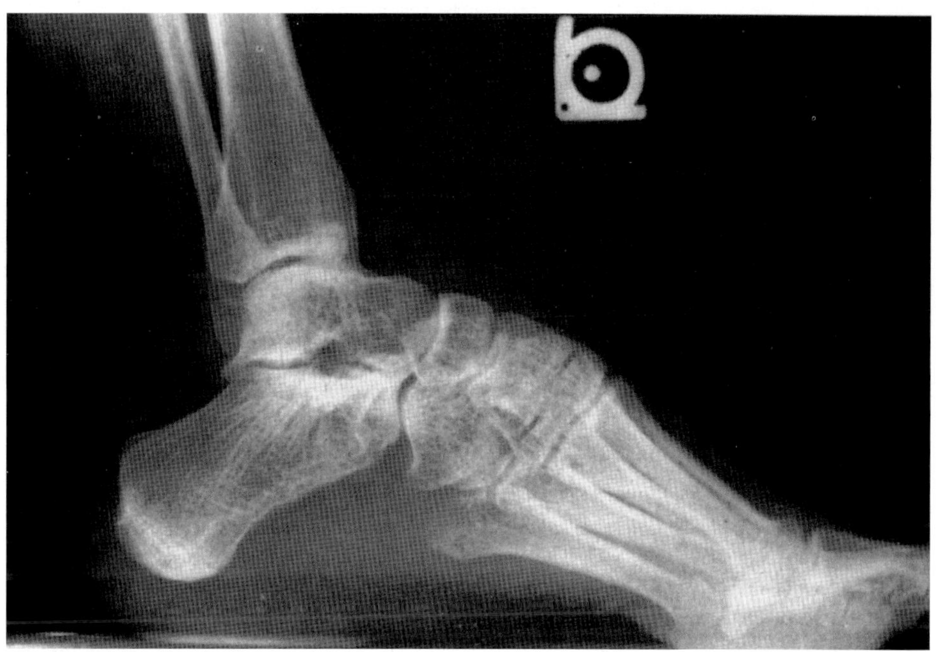

图83-83　弓形足。脊髓灰质炎后，这位18岁女性出现跖弓增加伴跟骨处于仰趾足位和前足跖屈增加。(From Ozonoff MB: Pediatric Orthopedic Radiology. Philadelphia, WB Saunders, 1979.)

正常，在严重病例中为外翻排列。足背屈正常或过度。一些研究者根据是否伴有中足和后足畸形将前足内收分为几种类型。所分类型包括：单纯跖骨内收仅伴前足内收，复杂跖骨内收伴前足内收合并中足排列异常，单纯斜足畸形伴前足内收合并后足外翻位，以及复杂斜足伴前足内收合并中足排列异常和后足外翻位[518]。因为跖骨内收给足的外侧面施加更大应力，所以外侧跖骨的疲劳骨折可能是其伴发表现。

腓骨痉挛性扁平足是一种常伴有跗骨联合的畸形（讨论见前文）。

第九节　股骨和胫骨扭转

管状骨沿其纵向轴线扭曲称为扭转。人类股骨和胫骨的扭转畸形由于其与各种临床上明显的疾病有关而受到广泛关注[550]。在股骨扭转中，股骨下段或髁部是其近端沿其纵轴旋转的节段：在前倾或旋前中，股骨颈的轴线相对于股骨髁的额状面或冠状面向前扭转；在后倾或旋后中，其轴线相对于髁的冠状面向后旋转[326]。在胫骨扭转中，胫骨远侧部旋向内踝（内部或内侧向胫骨扭转）或外踝（外部或外侧向胫骨扭转）[326]。这种扭转畸形的确切原因不明；可能的因素包括：肢体正常发育的畸变伴胎儿期排列方式的存留，出生后早期的肢体错位，以及

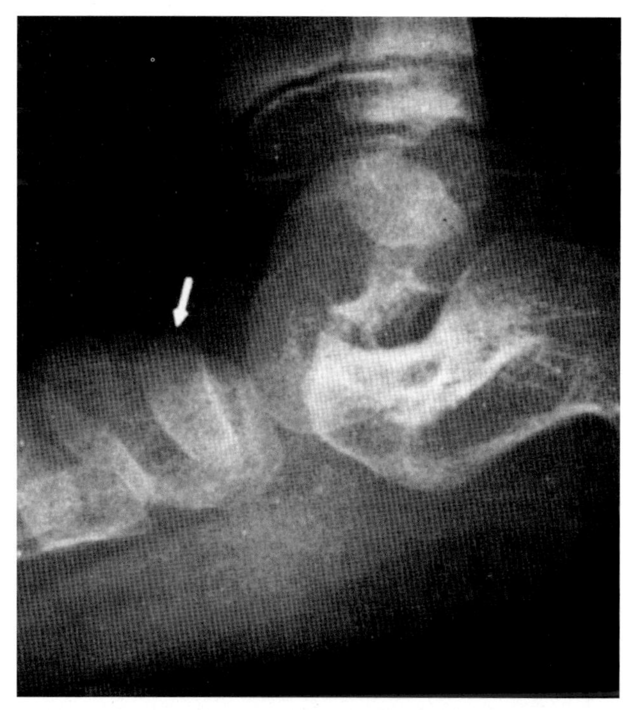

图83-84　柔性平足（俯趾足）。侧位X线片显示距骨处于垂直抬高位。跟骨和跖骨均较正常情况下更加水平，且跖弓变平。可见跖侧舟骨位置相对正常（箭头）。前后位X线片显示后足外翻畸形伴距跟角增大。

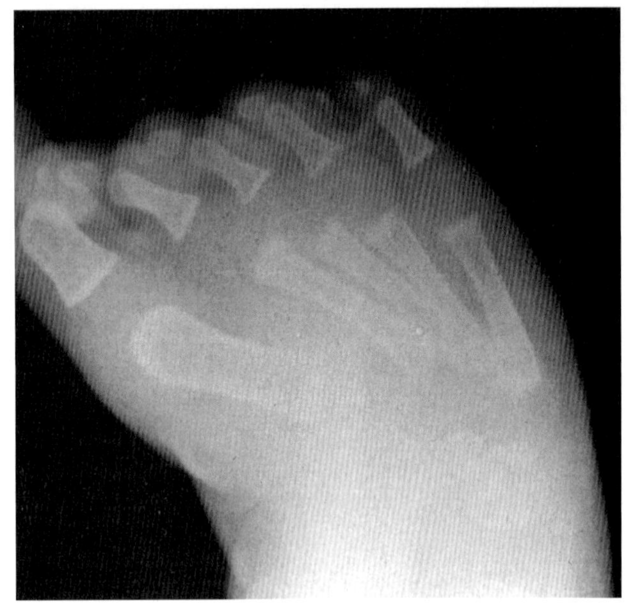

图83-85 跖骨内收和内翻。可见前足处于内收内翻位，内缘呈凹面，外缘呈凸面。

遗传性易患体质。

股骨内侧扭转或前倾是髋关节先天脱位、Legg-Calvé-Perthes 病以及各种神经肌肉疾病的一种重要表现[327]。它也可作为单独表现发生于其他方面表现正常的儿童，以及在出生时通常有股骨内部扭转而在儿童开始以“足尖朝内”或内八字步态行走时变得明显的儿童[328]。股骨内旋伴有髋关节外旋受限[326]。代偿性表现包括后足外翻位，前足内收和胫骨扭转[328]。尽管通常有自发股骨前倾矫正，但如果超过 7 岁扭转畸形仍存在则难以自发矫正[326]，因此对稍大儿童应手术介入。

多种影像学技术可用来诊断股骨前倾和评价其严重性。可能需要一系列正位和侧位 X 线片、轴位投照片、X 线透视检查、双平面 X 线片、特殊设备和小腿定位支架以及技师和医师二者的丰富专业知识[329–331, 519, 544]。尽管超声检查也可应用[332, 520, 551, 555, 599]，但 CT（或过去的经轴线断层照相术[410]）似乎更适于分析扭转畸形，因为其可通过应用多组经轴扫描来测量股骨扭转和髋臼扭转[333–336, 415, 422, 423, 521–523]。有文献也曾建议用 MRI 来测量股骨前倾[600]。

内部或内侧胫骨扭转可作为单一现象发生或者更常见的是伴发于先天性跖骨内翻或发育性膝内翻畸形[326]。部分患者可见伴发的股骨前倾，但二者的相关性尚未被一致接受[524]。在 1 岁前后可能会发生漏诊，只有当儿童以O型腿或内八字步态行走时才会表现明显。这种畸形可自发性矫正，特别是没有这种异常家族史的病例[326]。外部或外侧异常胫骨扭转可为先天性或获得性，后者主要伴发于髂胫束挛缩[326]。

胫骨扭转排列异常的正确诊断需要了解正常婴儿和儿童中所见的胫骨扭转的改变类型[337, 338]，并应用常规 X 线片和 CT 扫描[557]。

第十节 其他综合征和疾病

一、骨甲发育不全

骨甲发育不全是一种常染色体显性疾病，也称为甲髌骨综合征、骨甲发育不良（HOOD）和 Fong 综合征[342–349, 525]。其特征为指甲发育不良、髌骨发育不良或缺失、其他骨畸形（特别是骨盆和肘关节周围）、髂骨角、广泛的软组织改变以及肾发育不良[350]。婴儿可发生蛋白尿以及较少见的血尿，不过明显的肾功能障碍常到成年期才会出现。肾脏疾病可导致肾性骨营养不良[343]和死亡。肾脏病变的具体性质尚不明确；肾小球基底膜的特征性异常在电子显微镜下明显可见，胶原代谢中的酶缺陷可能与骨骼和肾脏病损有关联[351–353, 359, 526]。

临床表现在儿童、青少年或成人中可以很明显，但在 10~30 岁时最常见。早期临床检查可发现指甲发育不良或分裂、髌骨触诊缺失、髂隆凸突出、肘关节外偏角增大、虹膜色素异常和蛋白尿。实验室检查可明确更严重的肾功能不全。

影像学改变具高度特征性，可在尚无临床怀疑时做出正确诊断。因此在婴儿中，出现髂骨后角即可确诊为这种发育不良[349]。骨骼改变也可见于身体的其他部位。在膝关节可见腓骨和髌骨缺失或发育不良、股骨髁发育不对称伴外侧髁发育不全和内侧髁明显或真性增大以及胫骨平台倾斜伴胫骨结节突出[527]（图83–86）。这些改变可导致畸形、步态异常、髌骨不稳定和膝外翻。肘关节的主要病变有肱骨髁不对称发育、小头发育不良以及桡骨头半脱位或脱位[361]（图 83–87）。

骨盆的异常包括有髂骨翼发育不良和出现髂骨角（图 83–88）。髂骨角最早是 1939[354]年由 Kieser 和 1946[355]年由 Fong 描述的。Mino 和同事在 1948 年明确指出指甲、肘和膝发育不良的相关性[356]。源自髂骨后侧面的双侧外生骨疣（偶尔被骨骺覆盖）是确定骨甲

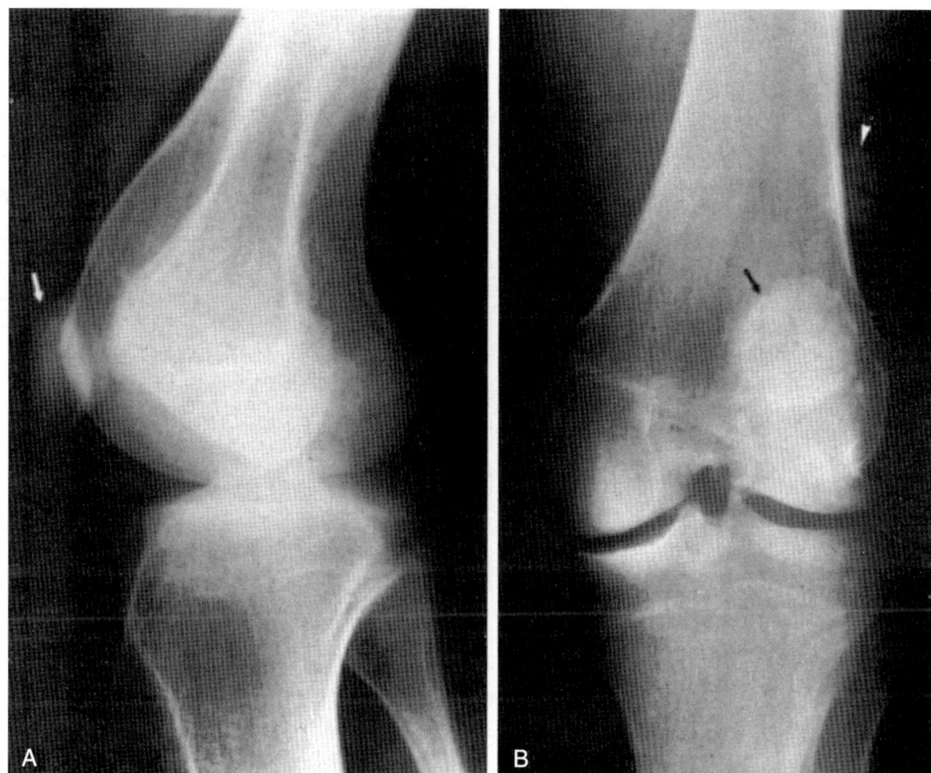

图 83-86　骨甲发育不全：膝关节异常。

A　可见髌骨发育不良（箭头）。（Courtesy of A.Goldman, M.D., NewYork, New York.）

B　另一位患者，髌骨发育不良（箭头），股骨外髁比内髁小，并可见髌上囊关节内骨小体（三角箭头）。（Courtesy of V. Vint.M.D., La Jolla, California.）

发育不全诊断的特定病征[601]，不过在一小部分病例中可缺失。单侧髂骨角可不伴有其他骨骼异常[357]。

其他骨性改变可见于肩关节[528]、腕关节、踝关节和距下关节，因此强调了这种发育不良的泛发性。这种综合征中锁骨上表面的骨质突起称为锁骨角[602]。软组织改变包括：髋关节、膝关节、肘关节、手指和足的屈曲挛缩[362、529]，蹼形成，以及三角肌、三头肌和四头肌的发育不良[344]。

基础缺陷不明。这种发育不良患者的骨组织形态学检查可见骨质疏松[360]。有研究表明，结缔组织的异常是由基质的酶系统改变引起的[358]。其他机制也有提出，并由 Valdueza 做了总结[344]。

第二种异常称为小髌骨综合征，其与甲髌骨综合征的一些特征相同。1979 年由 Scott 和 Taor[603]首次描述的小髌骨综合征，其特征是髌骨发育不良或发育不全以及骨盆带异常[604, 605]。大多数报道的病例是家族性的。影像学表现除髌骨大小异常外还包括髌骨不稳定、髋内翻或外翻、小转子发育不良、坐骨耻骨联合骨化缺陷、髋臼下切迹、巨头、腭裂和浅垂体沟。可有明显足部异常，包括跗骨联合、扁平足和并趾畸形。可见跟骨跖侧起止点骨赘。与甲髌骨综合征相比，小髌骨综合征有更好的预后。小或无髌骨的其他病因还有 8 三体性、Coffin-Siris 综合征和 Kuskokwin 综合征[605]。特发性病例也曾有描述（图 83-89）。

二、早老症

早老症是一种罕见综合征，1886年由Hutchinson 提出[363]。婴儿出生时正常，典型的临床表现在最初几年间逐渐明显。可见侏儒症、秃头症、躯干棕色色素、皮肤萎缩、皮下脂肪缺失、髋和膝关节伸展障碍、下颌回缩、喙状鼻和眼球突出症[364]。影像学表现包括颜面骨和下颌骨发育不良、颅缝闭合延迟以及髋外翻[367]。远节指（趾）骨和锁骨的肢端骨溶解症是其特异性表现[365, 366]。这些骨和其他骨（包括肋骨和肱骨）的进行性溶解，可导致病理性骨折，而且愈合较慢，并且常导致不愈合[368]。在某些病例中，骨溶解的形式和程度可令人联想到甲状旁腺功能亢进或Gorham广泛的骨质溶解。另一种罕见的综合征，即肢皮早老，类似于早老症并可导致皮肤早衰[530, 531]。肢皮早老的其他特征包括女性高发、身材矮小、微小颌、表浅静脉曲张、远节指（趾）骨高度骨溶解、颅缝闭合延迟、缝间骨、下颌骨角前切迹以及干骺端线状放射线透亮区[532]。

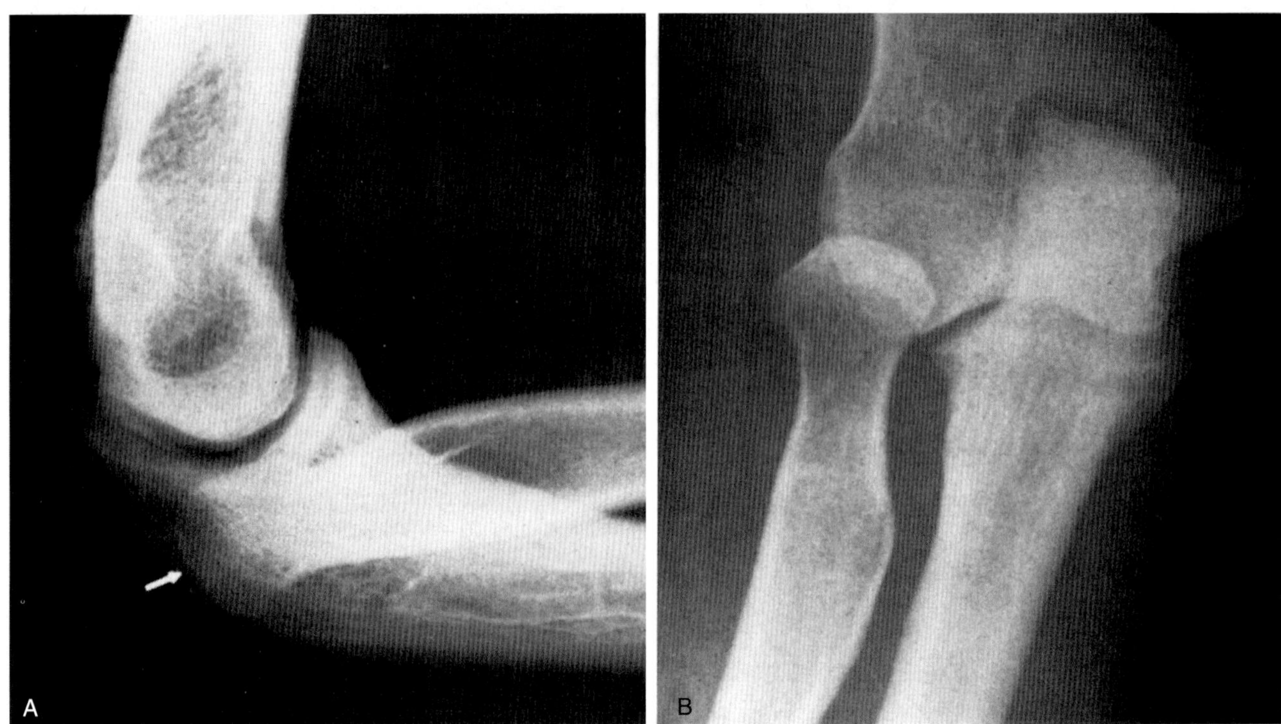

图 83-87 骨甲发育不全：肘关节异常。

A 可见桡骨近端脱位和畸形（箭头）以及肱骨髁不规则。（Courtesy of A.Goldman, M.D., New York, New York.）

B 另一位患者，可见桡骨近端半脱位和畸形以及肱骨远端外侧发育不良。

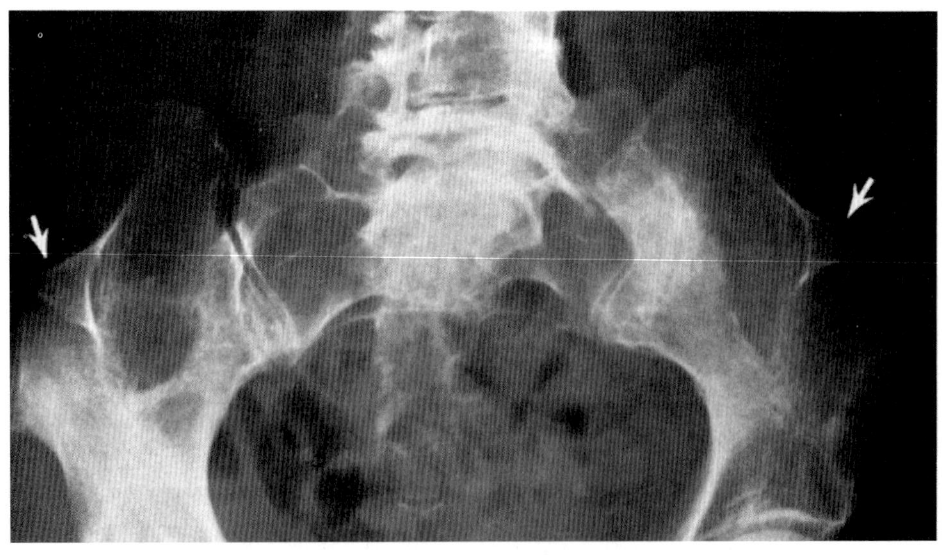

图 83-88 骨甲发育不全：骨盆异常。可见双侧髂骨后方骨赘或骨角（箭头）。

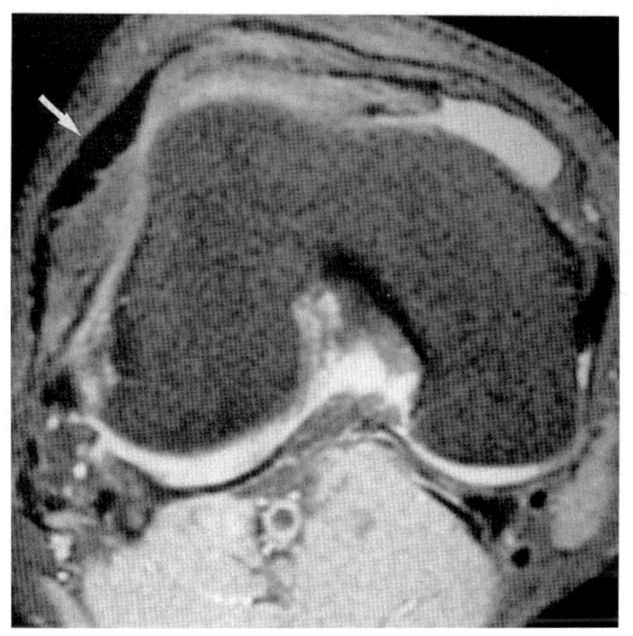

图83-89 髌骨发育不全：特发性。横断位脂肪抑制快速自旋回波（TR/TE，2040/20）MRI显示髌骨发育不全和四头肌腱外侧半脱位（箭头）。

三、先天性多发关节弯曲

关节弯曲这一术语是从两个意思为弯曲关节的希腊语衍生出来的[369]，是这种疾病的恰当名称。遗传因素在关节弯曲中的作用一直有争论，遗传的确切方式也无报道[370，374]。对这一疾病曾提出过许多病因[375]，包括机械性、神经性[371，377]和感染性，但没有一种得到证实。出生时，受累婴儿表现为多发和常为对称的关节挛缩，累及多个周围关节，并伴有主动和被动活动受限。下肢“菱形畸形”是典型的表现，伴髋关节外展、屈曲和外旋以及膝关节屈曲。感觉能力完好。

影像学特征包括肌肉体积减小和挛缩。常见马蹄内翻足畸形、距跟联合[376]、尺偏畸形手、腕关节融合和髋关节脱位[372、373]（图83-90）。其他异常包括髌骨变长和错位、股骨远端和胫骨近端血友病样改变以及腓骨发育不良[533]。骨折也不少见，在许多患者中还可见脊柱侧凸[416]。需要多次外科手术治疗，但这种畸形仍然有较高的复发率。

四、Werner综合征

Werner综合征是按研究者的名字命名的，他在1904年描述了4个同胞兄弟（或姐妹）的相似临床发现：身材矮小，提前衰老，硬皮病样皮肤改变，以及白内障[378]。Werner将这种特殊的临床异常归结于外胚层来源细胞的功能缺失。自这种最初的描述之后，文献报道的病例已超过100例，Epstein和同事还在典型病例回顾中对其进行了很好的总结[379]。Werner综合征类似于早老症，但与早老症又有所区别。它的主要临床表现包括：对称性发育延迟伴青春期生长爆发缺失，头发灰白和脱落，声音改变，白内障，皮肤溃疡，以及部分病例中的轻度糖尿病[379]。

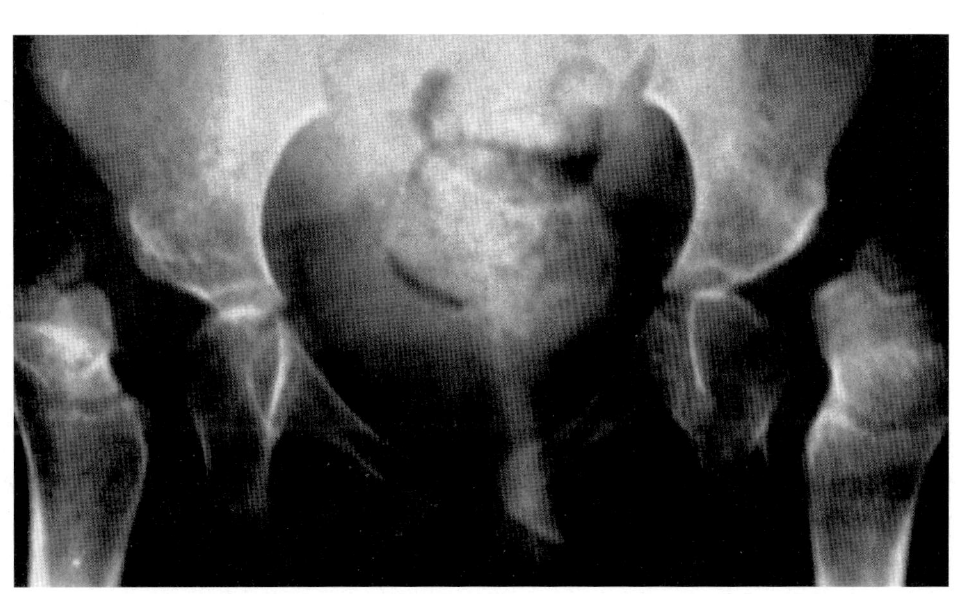

图83-90 先天性多发关节弯曲。可见髋关节双侧脱位。

其他改变还有：血管和软组织钙化，全身性骨质疏松，肌肉和脂肪萎缩，性腺功能减退伴男性生殖器短小及性欲和力量减退以及女性胸部小及月经异常。肿瘤，特别是肉瘤(例如骨肉瘤、纤维肉瘤、恶性纤维组织细胞瘤、平滑肌肉瘤和黑色素瘤)和脑(脊)膜瘤，可使多达10%的患者临床表现更为复杂[383, 534, 614]。预后应警惕，许多患者可能在30~50岁死于心血管并发症，包括心肌梗死和中风发作。Werner综合征的基因研究表明其是常染色体隐性遗传[384]。尽管有文献提出单一蛋白或酶缺乏可导致这些表现，但其确切性质仍不明确[379]。

X线片评价显示有斑片状或广泛的骨质疏松[380-382]。可见广泛的动脉钙化，特别是肢体血管、冠状动脉和主动脉。还可见主动脉瓣和二尖瓣钙化伴有心脏增大和充血性心力衰竭。软组织钙化可见于约1/3的患者，骨突处尤为明显，包括胫骨和腓骨远端，以及膝关节、足和手的周围区域(图83-91)。也可见软组织萎缩。可出现与骨髓炎和化脓性关节炎有关的破坏性骨质病变以及类似于糖尿病表现的足部神经营养性改变[380]。脊柱的退变也有描述。指(趾)骨的骨硬化，特别是在手部，在部分病例中较明显[535, 536](图83-92)。

临床上，Werner综合征类似于早老症，但白内障、角化过度症、皮肤溃疡和糖尿病不是早老症的特征[379]。Werner综合征也与Rothmund综合征、强直性肌营养不良、硬皮病和Cockayne综合征有类似之处。在X线片上，这些表现与胶原血管病和甲状旁腺功能亢进近似。

五、先天性假关节

先天性假关节是一种少见的疾病，常伴有骨折后不愈合。最典型地发生在胫骨[385-387, 537, 538, 606]，不过也可见于腓骨、股骨、锁骨、肱骨、尺骨、桡骨、肋骨和较少见的其他骨[388-391, 405, 539-542]。其分类和致病机制不明且存在有很多争论[404]。在部分患者中，假关节在出生时即存在(真性先天性假关节)，而在其他患者中，假关节在出生后的最初几年内出现(婴儿期假关节)[392]。偶尔有些假关节在儿童后期或青春期才首次发生[556]。一些受累患者可有神经纤维瘤病或纤维性发育不良的特征[388]，但其他患者并没有；神经纤维瘤病在假关节病例中的报道发生率有很大差异(0~70%)，部分与证实神经纤维瘤病诊断所采用的标准有关。受累部位的组织学评价可发现

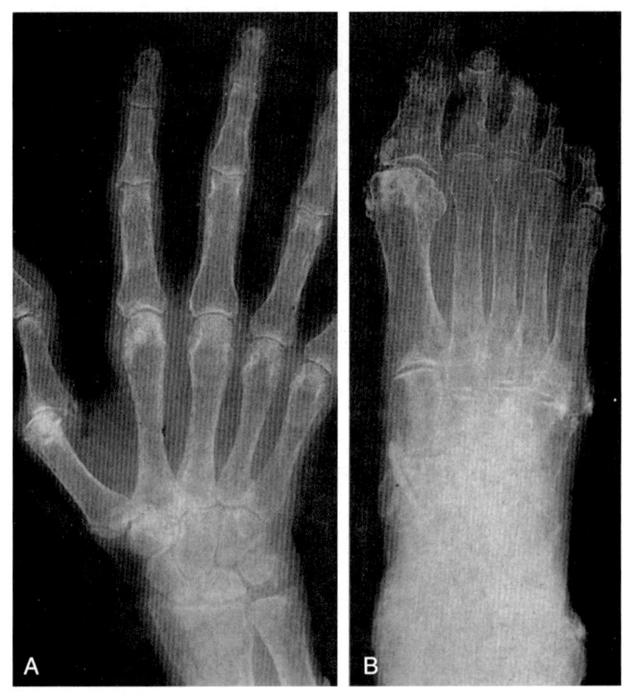

图83-91 Werner综合征。可见骨质疏松和软组织钙化，以关节周围最为明显。(Courtesy of P.Major, M.D., Winnipeg, Manitoba, Canada.)

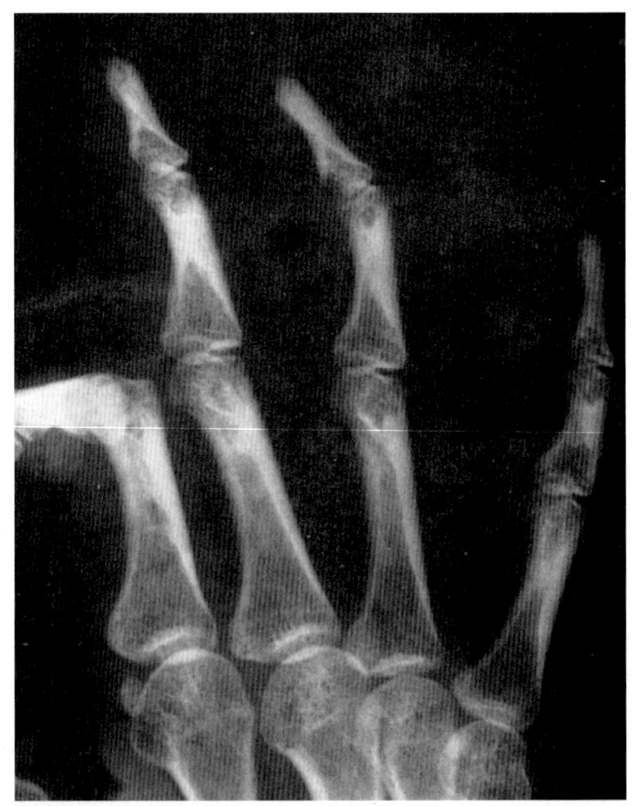

图83-92 Werner综合征。可见所有指骨的骨硬化和皮质增厚。

188. Caffey J, Silverman FN: Pediatric X-ray Diagnoses. 5th Ed. Chicago, Year Book, 1967, p 777.
189. Kohler A, Zimmer EA: Borderlands of the Normal and Early Pathologic in Skeletal Roentgenology. 11th Ed. New York, Grune & Stratton, 1968, p 416.
190. Caffey J: On fibrous defects in cortical walls of growing tubular bones: Their radiologic appearance, structure, prevalence, natural course, and diagnostic significance. Adv Pediatr 7:13, 1953.
191. Resnick D, Greenway G: Distal femoral cortical defects, irregularities, and excavations. A critical review of the literature with the addition of histologic and paleopathologic data. Radiology *143*:345, 1982.
192. Husson JL, Marquer Y, Jourdain R, et al: Anatomical relationship between the medial head of the gastrocnemius and the occurrence of a dystrophic bony lacuna. Anat Clin *6*:37, 1984.
193. Brower AC: Cortical defects of the humerus at the insertion of the pectoralis major. AJR *128*:677, 1977.
194. Resnick D, Cone RO III: The nature of humeral pseudocysts. Radiology *150*:27, 1984.
195. Helms CA: Pseudocysts of the humerus. AJR *131*:287, 1978.
196. Richardson ML, Montana MA: Nutrient canals of the ilium: A normal variant simulating disease on computed tomography. Skeletal Radiol *14*:117, 1985.
197. Lane B: Erosions of the skull. Radiol Clin North Am *12*:257, 1974.
198. Cederlund D-G, Andren L, Olivecrona H: Progressive bilateral thinning of the parietal bones. Skeletal Radiol *8*:29, 1982.
199. Haden MA, Keats TE: The anatomic basis for localized occipital thinning: A normal anatomic variant. Skeletal Radiol *8*:221, 1982.
200. Swischuk LE: The normal pediatric skull. Variations and artefacts. Radiol Clin North Am *10*:277, 1972.
201. Noonan CD: Congenital perforation of the sternum. Radiologe *3*:467, 1963.
202. Resnik CS, Brower AC: Midline circular defect of the sternum. Radiology *130*:657, 1979.
203. McCormick WF: Sternal foramina in man. Am J Forensic Med Pathol *2*:249, 1981.
204. Stark P: Midline sternal foramen: CT demonstration. J Comput Assist Tomogr *9*:489, 1985.
205. Pate D, Kursunoglu S, Resnick D, et al: Scapular foramina. Skeletal Radiol *14*:270, 1985.
206. Smith AD, Carter JR, Marcus RE: The os vesalianum: An unusual cause of lateral foot pain. A case report and review of the literature. Orthopedics 7:86, 1984.
207. Obermann WR, Loose HWC: The os supratrochleare dorsale: A normal variant that may cause symptoms. AJR *141*:123, 1983.
208. Lawson JP, Ogden JA, Sella E, et al: The painful accessory navicular. Skeletal Radiol *12*:250, 1984.
209. Kidner FC: The prehallux (accessory scaphoid) in its relation to flatfoot. J Bone Joint Surg *11*:831, 1929.
210. Sullivan JA, Miller WA: The relationship of the accessory navicular to the development of the flat foot. Clin Orthop *144*:233, 1979.
211. Lamphier TA: Carpal bossing. Arch Surg *81*:1013, 1960.
212. Bassoe E, Bassoe HH: The styloid bone and carpe bossu disease. AJR *74*:886, 1955.
213. Carter RM: Carpal boss: Commonly overlooked deformity of the carpus. J Bone Joint Surg *23*:935, 1941.
214. Conway WF, Destouet JM, Gilula LA, et al: The carpal boss: An overview of radiographic evaluation. Radiology *156*:29, 1985.
215. Ogden JA, McCarthy SM, Jokl P: The painful bipartite patella. J Pediatr Orthop *2*:263, 1982.
216. Green WT Jr: Painful bipartite patellae. A report of three cases. Clin Orthop *110*:197, 1975.
217. Weinberg S: Case report 177: Duplication of the patella ("double" patella). Skeletal Radiol 7:223, 1981.
218. Lenz W: Genetics and limb deficiencies. Clin Orthop *148*:9, 1980.
219. Hootnick DR, Levinsohn EM, Packard DS Jr: Midline metatarsal dysplasia associated with absent fibula. Clin Orthop *150*:203, 1980.
220. Marcus NA, Omer GE Jr: Carpal deviation in congenital ulnar deficiency. J Bone Joint Surg Am *66*:1003, 1984.
221. Gupta DKS, Gupta SK: Familial bilateral proximal femoral focal deficiency. Report of a kindred. J Bone Joint Surg Am *66*:1470, 1984.
222. Kalamchi A, Cowell HR, Kim KI: Congenital deficiency of the femur. J Pediatr Orthop *5*:129, 1985.
223. Gillespie R, Torode IP: Classification and management of congenital abnormalities of the femur. J Bone Joint Surg Br *65*:557, 1983.
224. Hamanishi C: Congenital short femur. J Bone Joint Surg Br *62*:307, 1980.
225. Johansson E, Aparisi T: Missing cruciate ligament in congenital short femur. J Bone Joint Surg Am *65*:1109, 1983.
226. Tsou PM: Congenital distal femoral focal deficiency: Report of a unique case. Clin Orthop *162*:99, 1982.
227. Gilsanz V: Distal focal femoral deficiency. Radiology *147*:105, 1983.
228. Kalamchi A, Dawe RV: Congenital deficiency of the tibia. J Bone Joint Surg Br *67*:581, 1985.
229. Thomas NP, Jackson AM, Aichroth PM: Congenital absence of the anterior cruciate ligament. A common component of knee dysplasia. J Bone Joint Surg Br *67*:572, 1985.
230. Pettersson H: Bilateral dysplasia of the neck of the scapula and associated anomalies. Acta Radiol *22*:81, 1981.
231. Triquet J, Trellu M, Trellu X, et al: Dysplasie monoepiphysaire de la cavité glenoid de l'omoplate. Arch Fr Pediatr *37*:683, 1980.
232. Owen R: Bilateral glenoid hypoplasia. Report of five cases. J Bone Joint Surg Br *35*:262, 1953.
233. McClure JG, Raney RB: Anomalies of the scapula. Clin Orthop *110*:22, 1975.
234. Sutro CJ: Dentated articular surface of the glenoid—an anomaly. Bull Hosp Jt Dis *28*:104, 1967.
235. Resnick D, Walter RD, Crudale AS: Bilateral dysplasia of the scapular neck. AJR *139*:387, 1982.
236. Kozlowski K, Colavita N, Morris L, et al: Bilateral glenoid dysplasia. (Report of 8 cases.) Australas Radiol *29*:174, 1985.
237. Abraham E: Sacral agenesis with associated anomalies (caudal regression syndrome): Autopsy case report. Clin Orthop *145*:168, 1979.
238. Stanley JK, Owen R, Koff S: Congenital sacral anomalies. J Bone Joint Surg Br *61*:401, 1979.
239. Helin I, Pettersson H, Alton D: Extensive spinal dysraphism and sacral agenesis without urologic disturbances. Acta Radiol *24*:209, 1983.
240. Hotston S, Carty H: Lumbosacral agenesis: A report of three new cases and review of the literature. Br J Radiol *55*:629, 1982.
241. Brooks BS, Gammal TE, Hartlage P, et al: Myelography of sacral agenesis. AJNR 2:319, 1981.
242. Wood VE: Congenital thumb deformities. Clin Orthop *195*:7, 1985.
243. Tada K, Yonenobu K, Tsuyuguchi Y, et al: Duplication of the thumb. A retrospective review of two hundred and thirty-seven cases. J Bone Joint Surg Am *65*:584, 1983.
244. Ogden JA, Light TR, Conlogue GJ: Correlative roentgenography and morphology of the longitudinal epiphyseal bracket. Skeletal Radiol *6*:109, 1981.
245. Neil MJ, Conacher C: Bilateral delta phalanx of the proximal phalanges of the great toes. A report on an affected family. J Bone Joint Surg Br *66*:77, 1984.
246. Theander G, Carstam N, Rausing A: Longitudinally bracketed diaphyses in young children. Radiologic histopathologic correlation. Acta Radiol *23*:293, 1982.
247. Senrui H, Egawa T, Horiki A: Anatomical findings in the hands of patients with Poland's syndrome. Report of four cases. J Bone Joint Surg Am *64*:1079, 1982.
248. Gausewitz SH, Meals RA, Setoguchi Y: Severe limb deficiency in Poland's syndrome. Clin Orthop *185*:9, 1984.
249. Hadley MDM: Carpal coalition and Sprengel's shoulder in Poland's syndrome. J Hand Surg [Br] *10*:253, 1985.
250. Smith-Hoefer E, Szabo RM: Isolated carpal synchondrosis of the scaphoid and trapezium. A case report. J Bone Joint Surg Am *67*:318, 1985.
251. Carlson DH: Coalition of the carpal bones. Skeletal Radiol 7:125, 1981.
252. Simmons BP, McKenzie WD: Symptomatic carpal coalition. J Hand Surg [Am] *10*:190, 1985.
253. Cleary JE, Omer GE Jr: Congenital proximal radio-ulnar synostosis. Natural history and functional assessment. J Bone Joint Surg Am *67*:539, 1985.
254. Küsswetter W, Heisel A: Die radio-ulnare Synostose als Merkmal von Chromosomen-aberrationen. Z Orthop *119*:10, 1981.
255. Jacobsen ST, Crawford AH: Humeroradial synostosis. J Pediatr Orthop *3*:96, 1983.
256. Gamble JG: Proximal tibiofibular synostosis. J Pediatr Orthop *4*:243, 1984.
257. Lenart G: Bifurcation of long tubular bones. Arch Orthop Trauma Surg *97*:165, 1980.
258. Sarno RC, Carter BL, Bankoff MS, et al: Computed tomography in tarsal coalition. J Comput Assist Tomogr *8*:1155, 1984.
259. Sartoris DJ, Resnick DL: Tarsal coalition. Arthritis Rheum *28*:331, 1985.
260. Deutsch AL, Resnick D, Campbell G: Computed tomography and bone scintigraphy in the evaluation of tarsal coalition. Radiology *144*:137, 1982.
261. Goldman AB, Pavlov H, Schneider R: Radionuclide bone scanning in subtalar coalitions: Differential considerations. AJR *138*:427, 1982.
262. Stormont DM, Peterson HA: The relative incidence of tarsal coalition. Clin Orthop *181*:28, 1983.
263. Mosier KM, Asher M: Tarsal coalitions and peroneal spastic flat foot. A review. J Bone Joint Surg Am *66*:976, 1984.
264. Rosen JS: Tarsal coalitions: Rare or not. J Am Podiatr Assoc 74:572, 1984.
265. Richards RR, Evans JG, McGoey PF: Fracture of a calcaneonavicular bar: A complication of tarsal coalition. A case report. Clin Orthop *185*:220, 1984.
266. Wheeler R, Guevera A, Bleck EE: Tarsal coalitions: A review of the literature and case report of bilateral dual calcaneonavicular and talocalcaneal coalitions. Clin Orthop *156*:175, 1981.
267. Resnick D: Talar ridges, osteophytes, and beaks: A radiologic commentary. Radiology *151*:329, 1984.
268. Shaffer HA Jr, Harrison RB: Tarsal pseudo-coalition—a positional artifact. J Can Assoc Radiol *31*:236, 1980.
269. Pappas AM, Miller JT: Congenital ball-and-socket ankle joints and related lower-extremity malformations. J Bone Joint Surg Am *64*:672, 1982.
270. Cowell HR, Elener V: Rigid painful flatfoot secondary to tarsal coalition. Clin Orthop 177:54, 1983.
271. Miki T, Yamamuro T, Iida H, et al: Naviculo-cuneiform coalition. A report of two cases. Clin Orthop *196*:256, 1985.
272. Kelleher J, O'Connell DJ, MacMahon H: Intrathoracic rib: Radiographic features of two cases. Br J Radiol *52*:181, 1979.

273. Thery Y, Spindler R, Mabille JP: Côtes surnuméraires intrathoraciques. Ann Radiol *19*:669, 1976.
274. Stark P, Lawrence DD: Intrathoracic rib—CT features of a rare chest wall anomaly. Comput Radiol *8*:365, 1984.
275. Friedrich M, Gerstenberg E, Goy W: Die intrathorakale rippe. ROFO *122*:438, 1975.
276. Sullivan D, Cornwell WS: Pelvic rib. Report of a case. Radiology *110*:355, 1974.
277. Greenspan A, Normal A: The pelvic digit. Bull Hosp Jt Dis *44*:72, 1984.
278. Dunaway CL, Williams JP, Brogdon BG: Case report 222. Sacral and coccygeal supernumerary ribs (pelvic ribs). Skeletal Radiol *9*:212, 1983.
279. Greenspan A, Norman A: The "pelvic digit"—an unusual developmental anomaly. Skeletal Radiol *9*:118, 1982.
280. Bohutova J, Kolar J, Vitovec J, et al: Accessory caudal axial and pelvic ribs. ROFO *133*:641, 1980.
281. Lame EL: Case report 32. Skeletal Radiol *2*:47, 1977.
282. Pais MJ, Levine A, Pais SO: Coccygeal ribs: Development and appearance in two cases. AJR *131*:164, 1978.
283. Elster AD: Quadriplegia after minor trauma in the Klippel-Feil syndrome. A case report and review of the literature. J Bone Joint Surg Am *66*:1473, 1984.
284. Ogden JA, Conlogue GJ, Phillips SB, et al: Sprengel's deformity. Radiology of the pathologic deformation. Skeletal Radiol *4*:204, 1979.
285. Wilkinson JA, Campbell D: Scapular osteotome for Sprengel's deformity. J Bone Joint Surg Br *62*:486, 1980.
286. Carson WG, Lovell WW, Whitesides TE Jr: Congenital elevation of the scapula. Surgical correction by the Woodward procedure. J Bone Joint Surg Am *63*:1199, 1981.
287. Grogan DP, Stanley EA, Bobechko WP: The congenital undescended scapula. Surgical correction by the Woodward procedure. J Bone Joint Surg Br *65*:598, 1983.
288. Goodwin CB, Simmons EH, Taylor I: Cervical vertebral-costal process (costovertebral bone)—a previously unreported anomaly. A case report. J Bone Joint Surg Am *66*:1477, 1984.
289. Prusick VR, Samberg LC, Wesolowski DP: Klippel-Feil syndrome associated with spinal stenosis. A case report. J Bone Joint Surg Am *67*:161, 1985.
290. Southwell RB, Reynolds AF, Badger VM, et al: Klippel-Feil syndrome with cervical cord compression resulting from cervical subluxation in association with an omo-vertebral bone. Spine *5*:480, 1980.
291. Nixon JE: Bilateral Madelung's disease of the wrist: A familial condition? J R Soc Med *76*:313, 1983.
292. Dungy C, Leupp M: Congenital hyperextension of the knees in twins. Clin Pediatr (Phila) *23*:169, 1984.
293. Jacobsen K, Vopalecky F: Congenital dislocation of the knee. Acta Orthop Scand *56*:1, 1985.
294. Kelly DW: Congenital dislocation of the radial head: Spectrum and natural history. J Pediatr Orthop *1*:295, 1981.
295. Mardam-Bey T, Ger E: Congenital radial head dislocation. J Hand Surg *4*:316, 1979.
296. Cockshott WP, Omololu A: Familial posterior dislocation of both radial heads. J Bone Joint Surg Br *40*:484, 1958.
297. McFarland B: Congenital dislocation of the head of the radius. Br J Surg *24*:41, 1936.
298. Weinstein JN, Kuo KN, Millar EA: Congenital coxa vara. A retrospective review. J Pediatr Orthop *4*:70, 1984.
299. Pavlov H, Goldman AB, Freiberger RH: Infantile coxa vara. Radiology *135*:631, 1980.
300. Hughes AW: Idiopathic chondrolysis of the hip: A case report and review of the literature. Ann Rheum Dis *44*:268, 1985.
301. Finsterbush A, Pogrund H: The hypermobility syndrome. Musculoskeletal complaints in 100 consecutive cases of generalized joint hypermobility. Clin Orthop *168*:124, 1982.
302. Sutro CJ: Hypermobility of bone due to "overlengthened" capsular and ligamentous tissues: A cause for recurrent intra-articular effusions. Surgery *21*:67, 1947.
303. Kirk JA, Ansell BM, Bywaters EGL: The hypermobility syndrome. Musculoskeletal complaints associated with generalized hypermobility. Ann Rheum Dis *26*:414, 1967.
304. Carter C, Sweetnam R: Familial joint laxity and recurrent dislocation of the patella. J Bone Joint Surg Br *40*:664, 1958.
305. MacNab I, MacNab L: Ligamentous laxity and scar formation. Clin Orthop *135*:154, 1978.
306. Beighton P, Solomon L, Soskolne CL: Articular mobility in an African population. Ann Rheum Dis *32*:413, 1973.
307. Ellis FE, Bundick WR: Cutaneous elasticity and hyperelasticity. Arch Dermatol *74*:22, 1956.
308. Harris H, Joseph J: Variation in extension of the metacarpophalangeal and interphalangeal joints of the thumb. J Bone Joint Surg Br *31*:547, 1949.
309. Klemp P, Stevens JE, Isaacs S: A hypermobility study in ballet dancers. J Rheumatol *11*:692, 1984.
310. Bard CC, Sylvestre JJ, Dussault RG: Hand osteoarthropathy in pianists. J Can Assoc Radiol *35*:154, 1984.
311. Pitcher D, Grahame R: Mitral valve prolapse and joint hypermobility: Evidence for a systemic connective tissue abnormality? Ann Rheum Dis *41*:352, 1982.
312. Carter C, Sweetnam R: Recurrent dislocation of the patella and of the shoulder: Their association with familial joint laxity. J Bone Joint Surg Br *42*:721, 1960.
313. Wynne-Davies R: Acetabular dysplasia and familial joint laxity: Two etiological factors in congenital dislocation of the hip. J Bone Joint Surg Br *52*:704, 1970.
314. Wynne-Davies R: Family studies and the cause of congenital club foot (talipes equinovarus). J Bone Joint Surg Br *46*:445, 1964.
315. Bird HA, Tribe CR, Bacon PA: Joint hypermobility leading to osteoarthrosis and chondrocalcinosis. Ann Rheum Dis *37*:203, 1978.
316. Somppi E: Clubfoot. Review of the literature and an analysis of 135 treated clubfeet. Acta Orthop Scand Suppl *209*:7, 1984.
317. Ippolito E, Ponseti IV: Congenital club foot in human fetus. A histological study. J Bone Joint Surg Am *62*:8, 1980.
318. Atlas S, Menacho LCS, Ures S: Some new aspects in the pathology of clubfoot. Clin Orthop *149*:224, 1980.
319. Victoria-Diaz A, Victoria-Diaz J: Pathogenesis of idiopathic clubfoot. Clin Orthop *185*:14, 1984.
320. Scott WA, Hosking SW, Catterall A: Club foot. Observations on the surgical anatomy of dorsiflexion. J Bone Joint Surg Br *66*:71, 1984.
321. Gilsanz V, Teitelbaum G, Condon VR: Clubfoot deformity and tibiofibular diastasis. AJR *140*:759, 1983.
322. Greider TD, Siff SJ, Gerson P, et al: Arteriography in club foot. J Bone Joint Surg Am *64*:837, 1982.
323. Benacerraf BR, Frigoletto FD: Prenatal ultrasound diagnosis of clubfoot. Radiology *155*:211, 1985.
324. Jacobsen ST, Crawford AH: Congenital vertical talus. J Pediatr Orthop *3*:306, 1983.
325. Reimann I, Werner HH: The pathology of congenital metatarsus varus. A post-mortem study of a newborn infant. Acta Orthop Scand *54*:847, 1983.
326. Tachdjian MO: Pediatric Orthopedics. Philadelphia, WB Saunders, 1972, p 1442.
327. Fabry G, MacEwen GD, Shands AR Jr: Torsion of the femur. A follow-up study in normal and abnormal conditions. J Bone Joint Surg Am *55*:1726, 1973.
328. McSweeny A: A study of femoral torsion in children. J Bone Joint Surg Br *53*:90, 1971.
329. Ruby L, Mital MA, O'Connor J, et al: Anteversion of the femoral neck. Comparison of methods of measurement in patients. J Bone Joint Surg Am *61*:46, 1979.
330. Herrlin K, Ekelund L: Radiographic measurements of the femoral neck anteversion. Comparison of two simplified procedures. Acta Orthop Scand *54*:141, 1983.
331. Proubasta IR, Lluch AL, Roig JL, et al: A new method of measuring the femoral anteversion and neck-shaft angles. Clin Radiol *35*:323, 1984.
332. Moulton A, Upadhyay SS: A direct mèthod of measuring femoral anteversion using ultrasound. J Bone Joint Surg Br *64*:469, 1982.
333. Visser JD, Jonkers A, Hillen B: Hip joint measurements with computerized tomography. J Pediatr Orthop *2*:143, 1982.
334. Weiner DS, Cook AJ, Hoyt WA Jr, et al: Computed tomography in the measurement of femoral anteversion. Orthopedics *1*:299, 1978.
335. Reikeras O, Bjerkreim I, Kolbenstvedt A: Anteversion of the acetabulum in patients with idiopathic anteversion of the femoral neck. Acta Orthop Scand *53*:847, 1982.
336. Hernandez RJ, Tachdjian MO, Poznanski AK, et al: CT determination of femoral torsion. AJR *137*:97, 1981.
337. Khermosh O, Lior G, Weissman SL: Tibial torsion in children. Clin Orthop *79*:25, 1971.
338. Staheli LT, Engel GM: Tibial torsion. A method of assessment and a survey of normal children. Clin Orthop *86*:183, 1972.
339. Jeno HH, Heller M, Dalek M, et al: Measurement of tibial torsion by computer tomography. Acta Radiol *22*:271, 1981.
340. Laasonen EM, Jokio P, Lindholm JS: Tibial torsion measured by computed tomography. Acta Radiol *25*:325, 1984.
341. Jakob RP, Haertel M, Stusi E: Tibial torsion calculated by computerised tomography and compared to other methods of measurement. J Bone Joint Surg Br *62*:238, 1980.
342. Turner JW: A hereditary arthrodysplasia associated with hereditary dystrophy of the nails. JAMA *100*:882, 1933.
343. Eisenberg KS, Potter DE, Bovill EG Jr: Osteo-onychodystrophy with nephropathy and renal osteodystrophy. A case report. J Bone Joint Surg Am *54*:1301, 1972.
344. Valdueza AF: The nail-patella syndrome. A report of 3 families. J Bone Joint Surg Br *55*:145, 1973.
345. Gilula LA, Kantor OS: Familial colon carcinoma in nail-patella syndrome. AJR *123*:783, 1975.
346. Preger L, Miller EH, Winfield JS, et al: Hereditary onycho-osteo-arthrodysplasia. AJR *100*:546, 1967.
347. Darlington D, Hawkins CF: Nail-patella syndrome with iliac horns and hereditary nephropathy. Necropsy report and anatomical dissection. J Bone Joint Surg Br *49*:164, 1967.
348. Palacios E: Hereditary osteo-onycho-dysplasia. The nail-patella syndrome. AJR *101*:842, 1967.
349. Williams HJ, Hoyer JR: Radiographic diagnosis of osteo-onychodysostosis in infancy. Radiology *109*:151, 1973.
350. Hawkins CF, Smith OE: Renal dysplasia in a family with multiple hereditary abnormalities including iliac horns. Lancet *1*:803, 1950.

351. Hoyer JR, Michael AF, Vernier RL: Renal disease in nail-patella syndrome: Clinical and morphologic studies. Kidney Int 2:231, 1972.
352. Ben-Bassat M, Cohen L, Rosenfeld J: The glomerular basement membrane in the nail-patella syndrome. Arch Pathol 92:350, 1971.
353. Uranga VM, Simmons RL, Hoyer SR, et al: Renal transplantation for the nail patella syndrome. Am J Surg 125:777, 1973.
354. Kieser W: Die sog. Flughaut beim Menschen. Ihre Beziehung zum Status dysraphicus und ihre Erblichkeit. (Dargestellt an der Sippe Fr.) Z Menschl Vererb Konstitutionslehre 23:594, 1939.
355. Fong EE: "Iliac horns" (symmetrical bilateral central posterior iliac processes). A case report. Radiology 47:517, 1946.
356. Mino RA, Mino VH, Livingstone RG: Osseous dysplasia and dystrophy of the nails. Review of the literature and report of a case. AJR 60:633, 1948.
357. Wasserman D: Unilateral iliac horn (central posterior iliac process). Case report. Radiology 120:562, 1976.
358. Cosack G: Hereditäre Arthro-Osteo-Onycho-Dysplasie mit Beckenhörnern ("Turner-Kieser-Syndrom") in Verbindung mit Hyposiderämie. Z Kinderheilk 75:449, 1954.
359. Neuhold A, Seidl G, Stummvoll H, et al: Nail-patella syndrom. Radiologe 22:568, 1982.
360. Rossi JF, Kha Tu D, Baldet P, et al: Osteo-onycho-dysplasie hereditaire. Semin Hôp Paris 59:403, 1983.
361. Garces MA, Muraskas JK, Muraskas EK, Abdel-Hameed MF: Hereditary onycho-osteo-dysplasia (HOOD syndrome): A report of two cases. Skeletal Radiol 8:55, 1982.
362. Hogh J, Macnivol MF: Foot deformities associated with onycho-osteodysplasia. Int Orthop 9:135, 1985.
363. Hutchinson J: Congenital absence of hair and mammary glands: With atrophic condition of skin and its appendages in a boy whose mother had been almost wholly bald from alopecia areata from the age of six. Med Chir Trans 69:473, 1886.
364. Margolin FR, Steinbach HL: Progeria. Hutchinson-Gilford syndrome. AJR 103:173, 1968.
365. Franklyn PP: Progeria in siblings. Clin Radiol 27:327, 1976.
366. Ozonoff MB, Clemett AR: Progressive osteolysis in progeria. AJR 100:75, 1967.
367. Gamble JG: Hip disease in Hutchinson-Gilford progeria syndrome. J Pediatr Orthop 4:585, 1984.
368. Moen C: Orthopaedic aspects of progeria. J Bone Joint Surg Am 64:542, 1982.
369. Lewin P: Arthrogryposis multiplex congenita. J Bone Joint Surg 7:630, 1925.
370. Friedlander HL, Westin GW, Wood WL Jr: Arthrogryposis multiplex congenita. A review of forty-five cases. J Bone Joint Surg Am 50:89, 1968.
371. Brown LM, Robson MJ, Sharrard WJW: The pathophysiology of arthrogryposis multiplex congenita neurologica. J Bone Joint Surg Br 62:291, 1980.
372. Poznanski AK, LaRowe PC: Radiographic manifestations of arthrogryposis syndrome. Radiology 95:353, 1970.
373. Bléry M, Pannier S, Barre JL: Étude radiologique de l'arthrogrypose. {grave-A} propos de 28 cas. J Radiol Electrol Med Nucl 58:597, 1977.
374. Hall JG: Genetic aspects of arthrogryposis. Clin Orthop 194:44, 1985.
375. Swinyard CA, Bleck EE: The etiology of arthrogryposis (multiple congenital contracture). Clin Orthop 194:15, 1985.
376. Grant AD, Rose D, Lehman W: Talocalcaneal coalition in arthrogryposis multiplex congenita. Bull Hosp Jt Dis 42:236, 1982.
377. Imamura M, Yamanaka N, Nakamura F, et al: Arthrogryposis multiplex congenita: An autopsy case of a fatal form. Hum Pathol 12:699, 1981.
378. Werner O: Über katarakt in verbindung mit sklerodermie [doctoral dissertation, Kiel University]. Kiel, Germany, Schmidt & Klaunig, 1904.
379. Epstein CJ, Martin GM, Schultze AL, et al: Werner's syndrome. A review of its symptomatology, natural history, pathologic features, genetics and relationship to the natural aging process. Medicine (Baltimore) 45:177, 1966.
380. Jacobson HG, Rifkin H, Zucker-Franklin D: Werner's syndrome: A clinical-roentgen entity. Radiology 74:373, 1960.
381. Rosen RS, Cuwini R, Cablentz D: Werner's syndrome. Br J Radiol 43:193, 1970.
382. Herstone ST, Bower J: Werner's syndrome. AJR 51:639, 1944.
383. Usui M, Ishii S, Yamawaki S, et al: The occurrence of soft tissue sarcomas in three siblings with Werner's syndrome. Cancer 54:2580, 1984.
384. Goto M, Tanimoto K, Horiuchi Y, et al: Family analysis of Werner's syndrome: A survey of 42 Japanese families with a review of the literature. Clin Genet 19:8, 1981.
385. Andersen KS: Congenital angulation of the lower leg and congenital pseudarthrosis of the tibia in Denmark. Acta Orthop Scand 43:539, 1972.
386. Andersen KS: Radiological classification of congenital pseudarthrosis of the tibia. Acta Orthop Scand 44:719, 1973.
387. Boyd HB, Sage FB: Congenital pseudarthrosis of the tibia. J Bone Joint Surg Am 40:1245, 1958.
388. Brown GA, Osebold WR, Ponseti IV: Congenital pseudarthrosis of long bones. A clinical, radiographic, histologic, and ultrastructural study. Clin Orthop 128:228, 1977.
389. Gibson DA, Carroll N: Congenital pseudarthrosis of the clavicle. J Bone Joint Surg Br 52:629, 1970.
390. Owen R: Congenital pseudarthrosis of the clavicle. J Bone Joint Surg Br 52:644, 1970.
391. Ahmadi B, Steel HH: Congenital pseudarthrosis of the clavicle. Clin Orthop 126:130, 1977.
392. VanNes CP: Congenital pseudarthrosis of the leg. J Bone Joint Surg Am 48:1467, 1966.
393. Briner J, Yunis E: Ultrastructure of congenital pseudarthrosis of the tibia. Arch Pathol 95:97, 1973.
394. Lloyd-Roberts GC, Shaw NE: The prevention of pseudarthrosis in congenital kyphosis of the tibia. J Bone Joint Surg Br 51:100, 1969.
395. Badgley CE, O'Connor SJ, Kudner DF: Congenital kyphoscoliotic tibia. J Bone Joint Surg Am 34:349, 1952.
396. Duraiswami PK: Comparison of congenital defects induced in developing chickens by certain teratogenic agents with those caused by insulin. J Bone Joint Surg Am 37:277, 1955.
397. Dunn AW, Aponte GE: Congenital bowing of the tibia and femur. J Bone Joint Surg Am 44:737, 1962.
398. Newell RLM, Durbin FC: The aetiology of congenital angulation of tubular bones with constriction of the medullary canal and its relationship to congenital pseudarthrosis. J Bone Joint Surg Br 58:444, 1976.
399. Lloyd-Roberts GC, Apley AG, Owen R: Reflection upon the etiology of congenital pseudarthrosis of the clavicle. J Bone Joint Surg Br 57:24, 1975.
400. Wall JJ: Congenital pseudarthrosis of the clavicle. J Bone Joint Surg Br 52:1003, 1970.
401. Manashil G, Laufer S: Congenital pseudarthrosis of the clavicle: Report of three cases. AJR 132:678, 1979.
402. Quinlan WR, Brady PG, Regan BF: Congenital pseudarthrosis of the clavicle. Acta Orthop Scand 51:489, 1980.
403. Ostrowski DM, Eilert RE, Waldstein G: Congenital pseudarthrosis of the ulna: A report of two cases and review of the literature. J Pediatr Orthop 5:463, 1985.
404. Boyd HB: Pathology and natural history of congenital pseudarthrosis of the tibia. Clin Orthop 166:5, 1982.
405. Murray HH, Lovell WW: Congenital pseudarthrosis of the tibia. A long-term follow-up study. Clin Orthop 166:14, 1982.
406. Morrissy RT: Congenital pseudarthrosis of the tibia. Factors that affect results. Clin Orthop 166:21, 1982.
407. March HC: Congenital pseudarthrosis of the clavicle. J Can Assoc Radiol 33:35, 1982.
408. Freedman M, Gamble J, Lewis C: Intrauterine fracture simulating a unilateral clavicular pseudarthrosis. J Can Assoc Radiol 33:37, 1982.
409. Lawson JP: Symptomatic radiographic variants in extremities. Radiology 157:625, 1985.
410. Kushner DC, Cleveland RH, Ehrlich MG, et al: Low-dose transaxial tomography. An alternative to computed tomography for the evaluation of anteversion of the femur during childhood. Invest Radiol 20:978, 1985.
411. Lawhon SM, MacEwen GD, Bunnell WP: Orthopaedic aspects of the VATER association. J Bone Joint Surg Am 68:424, 1986.
412. Pineda C, Resnick D, Greenway G: Diagnosis of tarsal coalition with computed tomography. Clin Orthop 208:282, 1986.
413. Inglis G, Buxton RA, Macnicol MF: Symptomatic calcaneonavicular bars. The results 20 years after surgical excision. J Bone Joint Surg Br 68:128, 1986.
414. Miller JH, Bernstein SM: The roentgenographic appearance of the "corrected clubfoot." Foot Ankle 6:177, 1986.
415. Jend H-H: Die computertomographische Antetorsionswinkelbestimmung. ROFO 144:447, 1986.
416. Daher YH, Lonstein JE, Winter RB, et al: Spinal deformities in patients with arthrogryposis. A review of 16 patients. Spine 10:609, 1985.
417. Sella EJ, Lawson JP, Ogden JA: The accessory navicular synchondrosis. Clin Orthop 209:280, 1986.
418. Kaelin A, Hulin PH, Carlioz H: Congenital aplasia of the cruciate ligaments. A report of six cases. J Bone Joint Surg Br 68:827, 1986.
419. Resnik CS, Grizzard JD, Simmons BP, et al: Incomplete carpal coalition. AJR 147:301, 1986.
420. Takakura Y, Tamai S, Masuhara K: Genesis of the ball-and-socket ankle. J Bone Joint Surg Br 68:834, 1986.
421. Child AH: Joint hypermobility syndrome: Inherited disorder of collagen synthesis. J Rheumatol 13:239, 1986.
422. Gelberman RH, Cohen MS, Desai SS, et al: Femoral anteversion. A clinical assessment of idiopathic intoeing gait in children. J Bone Joint Surg Br 69:75, 1987.
423. Mahboubi S, Horstmann H: Femoral torsion: CT measurement. Radiology 160:843, 1986.
424. Moser RP, Wagner GN: Nutrient groove of the ilium, a subtle but important forensic radiographic marker in the identification of victims of severe trauma. Skeletal Radiol 19:15, 1990.
425. Pitt MJ, Graham AR, Shipman JH, et al: Herniation pit of the femoral neck. AJR 138:1115, 1982.
426. Angel JL: The reaction area of the femoral neck. Clin Orthop 32:130, 1964.
427. Crabbe JP, Martel W, Matthews LS: Rapid growth of femoral herniation pit. AJR 159:1038, 1992.
428. Thomason CB, Silverman ED, Walter RD, et al: Focal bone tracer uptake associated with a herniation pit of the femoral neck. Clin Nucl Med 8:304, 1983.
429. Nokes SR, Vogler JB, Spritzer CE, et al: Herniation pits of the femoral neck: Appearance at MR imaging. Radiology 172:231, 1989.

430. Mann RW, Owsley DW: Os trigonum. Variation of a common accessory ossicle of the talus. J Am Podiatr Assoc *80*:536, 1990.
431. Grogan DP, Walling AK, Ogden JA: Anatomy of the os trigonum. J Pediatr Orthop *10*:618, 1990.
432. Grogan DP, Gasser SI, Ogden JA: The painful accessory navicular: A clinical and histopathological study. Foot Ankle *10*:164, 1989.
433. Hultgren T, Lugnegard H: Carpal boss. Acta Orthop Scand *57*:547, 1986.
434. Keats TE: Normal variants of the hand and wrist. Hand Clin 7:153, 1991.
435. Hägglund G, Pettersson H: A case of bilateral duplication of the patella. Acta Orthop Scand *60*:725, 1989.
436. Gasco J, Del Pino JM, Gomar-Sancho F: Double patella. A case of duplication in the coronal plane. J Bone Joint Surg Br *69*:602, 1987.
437. Goergen TG, Resnick D, Greenway G, et al: Dorsal defect of the patella: A characteristic radiographic lesion. Radiology *130*:333, 1979.
438. Haswell DM, Berne AS, Graham CB: The dorsal defect of the patella. Pediatr Radiol *4*:238, 1976.
439. Johnson JF, Brogden BG: Dorsal defect of the patella: Incidence and distribution. AJR *139*:339, 1982.
440. van Holsbeeck M, Vandamme B, Marchal G, et al: Dorsal defect of the patella: Concept of its origin and relationship with bipartite and multipartite patella. Skeletal Radiol *16*:304, 1987.
441. Owsley DW, Mann RW: Bilateral dorsal defect of the patella. AJR *154*:1347, 1990.
442. Hunter LY, Hensinger RN: Dorsal defect of the patella with cartilaginous involvement: A case report. Clin Orthop *143*:131, 1979.
443. Denham RH: Dorsal defect of the patella. J Bone Joint Surg Am *66*:116, 1984.
444. Ho VB, Kransdorf MJ, Jelinek JS, et al: Dorsal defect of the patella: MR features. J Comput Assist Tomogr *15*:474, 1991.
445. McDougall A: The os trigonum. J Bone Joint Surg Br *37*:257, 1955.
446. Shepherd FJ: A hitherto undescribed fracture of the astragalus. J Anat Physiol *17*:79, 1882.
447. Quirk R: Talar compression syndrome in dancers. Foot Ankle *3*:65, 1982.
448. Lapidus PW: A note on the fracture of the os trigonum. Bull Hosp Jt Dis *33*:150, 1972.
449. Brodsky AE, Khalil MA: Talar compression syndrome. Foot Ankle 7:338, 1987.
450. Ogden JA, Lee J: Accessory ossification patterns and injuries of the malleoli. J Pediatr Orthop *10*:306, 1990.
451. Griffiths JD, Menelaus MB: Symptomatic ossicles of the lateral malleolus in children. J Bone Joint Surg Br *69*:317, 1987.
452. Berg EE: The symptomatic os subfibulare. Avulsion fracture of the fibula associated with recurrent instability of the ankle. J Bone Joint Surg Am *73*:1251, 1991.
453. Coral A: The radiology of skeletal elements in the subtibial region: Incidence and significance. Skeletal Radiol *16*:298, 1987.
454. Obermann WR, Loose HW: The os supratrochleare dorsale: A normal variant that may simulate disease. AJR *141*:123, 1983.
455. Canigiani G, Wickenhauser J, Czech W: Beitrag zur Osteochondritis dissecans in Foramen supratrochleare. ROFO *117*:66, 1972.
456. Schwarz GS: Bilateral antecubital ossicles (fabella cubiti) and other rare accessory bones of the elbow. Radiology *69*:730, 1957.
457. Gudmundsen TE, Ostensen H: Accessory ossicles in the elbow. Acta Orthop Scand *58*:130, 1987.
458. Bassett LW, Mirra JM, Forrester DM, et al: Post-traumatic osteochondral "loose body" of the olecranon fossa. Radiology *141*:635, 1981.
459. Stark P, Watkins GE, Hildebrandt-Stark HE, et al: Episternal ossicles. Radiology *165*:143, 1987.
460. Maffulli N, Fixsen JA: Fibular hypoplasia with absent lateral rays of the foot. J Bone Joint Surg Br *73*:1002, 1991.
461. Beals RK, Rolfe B: VATER association. A unifying concept of multiple anomalies. J Bone Joint Surg Am *71*:948, 1989.
462. Boden SD, Fallon MD, Davidson R, et al: Proximal femoral focal deficiency. Evidence for a defect in proliferation and maturation of chondrocytes. J Bone Joint Surg Am *71*:1119, 1989.
463. Hillmann JS, Mesgarzadeh M, Revesz G, et al: Proximal femoral focal deficiency: Radiologic analysis of 49 cases. Radiology *165*:769, 1987.
464. Pattinson RC, Fixsen JA: Management and outcome in tibial dysplasia. J Bone Joint Surg Br *74*:893, 1992.
465. Schoenecker PL, Capelli M, Millar EA, et al: Congenital longitudinal deficiency of the tibia. J Bone Joint Surg Am *71*:278, 1989.
466. Lintner DM, Sebastianelli WJ, Hanks GA, et al: Glenoid dysplasia. A case report and review of the literature. Clin Orthop *283*:145, 1992.
467. Kozlowski K, Scougall J: Congenital bilateral glenoid hypoplasia: A report of four cases. Br J Radiol *60*:705, 1987.
468. Borenstein ZCF, Mink J, Oppenheim W, et al: Case report 655: Congenital glenoid dysplasia (congenital hypoplasia of the glenoid neck and fossa of the scapula, with accompanied deformity of humeral head, coracoid process, and acromion). Skeletal Radiol *20*:134, 1991.
469. Callaghan JJ, York JJ, McNeish LM, et al: Unusual anomaly of the scapula defined by arthroscopy and computed tomographic arthrography. Report of a case. J Bone Joint Surg Am *70*:452, 1988.
470. Manns RA, Davies AM: Glenoid hypoplasia: Assessment by computed tomographic arthrography. Clin Radiol *43*:316, 1991.
471. Guidera KJ, Raney E, Ogden JA, et al: Caudal regression: A review of seven cases, including the mermaid syndrome. J Pediatr Orthop *11*:743, 1991.
472. Nogami H: Polydactyly and polysyndactyly of the fifth toe. Clin Orthop *204*:261, 1986.
473. Lord MJ, Laurenzano KR, Hartmann RW Jr: Poland's syndrome. Clin Pediatr (Phila) *29*:606, 1990.
474. Krohn KD, Brandt KD, Braunstein E, et al: Hereditary symphalangism. Association with osteoarthritis. J Rheumatol *16*:977, 1989.
475. Ganos DL, Imbriglia JE: Symptomatic congenital coalition of the pisiform and hamate. J Hand Surg [Am] *16*:646, 1991.
476. Simmons BP, McKenzie WD: Symptomatic carpal coalition. J Hand Surg [Am] *10*:190, 1985.
477. Gross SC, Watson K, Strickland JW, et al: Triquetral-lunate arthritis secondary to synostosis. J Hand Surg [Am] *14*:95, 1989.
478. Knezevich S, Gottesman M: Symptomatic scapholunatotriquetral carpal coalition with fusion of the capitatometacarpal joint. Report of a case. Clin Orthop *251*:153, 1990.
479. Gerscovich EO, Greenspan A: Case report 598: Os centrale carpi. Skeletal Radiol *19*:143, 1990.
480. Oestreich AE, Mize WA, Crawford AH, et al: The "anterior nose": A direct sign of calcaneonavicular coalition on the lateral radiograph. J Pediatr Orthop 7:709, 1987.
481. Warren MJ, Jeffree MA, Wilson DJ, et al: Computed tomography in suspected tarsal coalition. Examination of 26 cases. Acta Orthop Scand *61*:554, 1990.
482. Bower BL, Keyser CK, Gilula LA: Rigid subtalar joint—a radiographic spectrum. Skeletal Radiol *17*:583, 1989.
483. Kumar SJ, Guille JT, Lee MS, et al: Osseous and non-osseous coalition of the middle facet of the talocalcaneal joint. J Bone Joint Surg Am *74*:529, 1992.
484. Lee MS, Harcke HT, Kumar SJ, et al: Subtalar joint coalition in children: New observations. Radiology *172*:635, 1989.
485. Pistoia F, Ozonoff MB, Wintz P: Ball-and-socket ankle joint. Skeletal Radiol *16*:447, 1987.
486. Dennis DA, Clayton ML, Ferlic DC: Osteoarthritis associated with a ball-and-socket ankle joint. A case report. Clin Orthop *215*:196, 1987.
487. Scranton PE Jr: Treatment of symptomatic talocalcaneal coalition. J Bone Joint Surg Am *69*:533, 1987.
488. Takakura Y, Sugimoto K, Tanaka Y, et al: Symptomatic talocalcaneal coalition. Its clinical significance and treatment. Clin Orthop *269*:249, 1991.
489. Wechsler RJ, Karasick D, Schweitzer ME: Computed tomography of talocalcaneal coalition: Imaging techniques. Skeletal Radiol *21*:353, 1992.
490. Herzenberg JE, Goldner JL, Martinez S, et al: Computerized tomography of talocalcaneal tarsal coalition: A clinical and anatomic study. Foot Ankle *6*:273, 1986.
491. Percy EC, Mann DL: Tarsal coalition: A review of the literature and presentation of 13 cases. Foot Ankle *9*:40, 1988.
492. Bonk JH, Tozzi MA: Congenital talonavicular synostosis. A review of the literature and a case report. J Am Podiatr Assoc *79*:186, 1989.
493. Wiles S, Palladino SJ, Stavosky JW: Naviculocuneiform coalition. J Am Podiatr Assoc *78*:355, 1988.
494. Ertel AN, O'Connell FD: Talonavicular coalition following avascular necrosis of the tarsal navicular. J Pediatr Orthop *4*:482, 1984.
495. Hawass NED, Bahakim H, Al-Boukai AA: Intrathoracic fat. A new CT feature of intrathoracic rib. Case report. Clin Imaging *15*:31, 1991.
496. Nguyen VD, Matthes JD, Wunderlich CC: The pelvic digit: CT correlation and review of the literature. Comput Med Imaging Graph *14*:127, 1990.
497. Hall JE, Simmons ED, Danylchuk K, et al: Instability of the cervical spine and neurological involvement in Klippel-Feil syndrome. A case report. J Bone Joint Surg Am 72:460, 1990.
498. Hensinger RN: Congenital anomalies of the cervical spine. Clin Orthop *264*:16, 1991.
499. O'Connor JF, Cranley WR, McCarten KM, et al: Radiographic manifestations of congenital anomalies of the spine. Radiol Clin North Am *29*:407, 1991.
500. Mikawa Y, Watanabe R, Yamano Y: Omoclavicular bar in congenital elevation of the scapula. A new finding. Spine *16*:376, 1991.
501. Fagg PS: Wrist pain in the Madelung's deformity of dyschondrosteosis. J Hand Surg [Br] *13*:11, 1988.
502. Fagg PS: Reverse Madelung's deformity with nerve compression. J Hand Surg [Br] *13*:23, 1988.
503. Luchetti R, Mingione A, Monteleone M, et al: Carpal tunnel syndrome in Madelung's deformity. J Hand Surg [Br] *13*:19, 1988.
504. Bell MJ, Atkins RM, Sharrard WJW: Irreducible congenital dislocation of the knee. Aetiology and management. J Bone Joint Surg Br *69*:403, 1987.
505. Johnson E, Audell R, Oppenheim WL: Congenital dislocation of the knee. J Pediatr Orthop 7:194, 1987.
506. Bensahel H, Dal Monte A, Hjelmstedt A, et al: Congenital dislocation of the knee. J Pediatr Orthop *9*:174, 1989.
507. Ferris B, Aichroth P: The treatment of congenital knee dislocation. A review of nineteen knees. Clin Orthop *216*:135, 1987.
508. Ferris BD, Jackson AM: Congenital snapping knee. Habitual anterior subluxation of the tibia in extension. J Bone Joint Surg Br 72:453, 1990.
509. Campbell CC, Waters PM, Emans JB: Excision of the radial head for congenital dislocation. J Bone Joint Surg Am 74:726, 1992.
510. Bos CFA, Sakkers RJB, Bloem JL, et al: Histological, biochemical, and MRI studies of the growth plate in congenital coxa vara. J Pediatr Orthop *9*:660, 1989.

511. Arroyo IL, Brewer EJ, Giannini EH: Arthritis/arthralgia and hypermobility of the joints in schoolchildren. J Rheumatol 15:978, 1988.
512. March LM, Francis H, Webb J: Benign joint hypermobility with neuropathies: Documentation and mechanism of median, sciatic, and common peroneal nerve compression. Clin Rheumatol 7:35, 1988.
513. Silman AJ, Day SJ, Haskard DO: Factors associated with joint mobility in an adolescent population. Ann Rheum Dis 46:209, 1987.
514. Rovetta G, Bianchi G, Monteforte P: Syndrome du canal carpien dans l'hyperlaxité ligamentaire. Rev Rhum Mal Osteoartic 57:661, 1990.
515. Harinstein D, Buckingham RB, Braun T, et al: Systemic joint laxity (the hypermobile joint syndrome) is associated with temporomandibular joint dysfunction. Arthritis Rheum 31:1259, 1988.
516. Amir D, Frankl U, Pogrund H: Pulled elbow and hypermobility of joints. Clin Orthop 257:94, 1990.
517. Larsson L-G, Baum J, Mudholkar GS: Hypermobility features and differential incidence between the sexes. Arthritis Rheum 30:1426, 1987.
518. Berg EE: A reappraisal of metatarsus adductus and skewfoot. J Bone Joint Surg Am 68:1185, 1986.
519. Høiseth A, Reikeras O, Fønstelien E: Evaluation of three methods for measurement of femoral neck anteversion. Femoral neck anteversion, definition, measuring methods and errors. Acta Radiol 30:69, 1989.
520. Upadhyay SS, O'Neil T, Burwell RG, et al: A new method using ultrasound for measuring femoral anteversion (torsion): Technique and reliability. Br J Radiol 60:519, 1987.
521. Berman L, Mitchell R, Katz D: Ultrasound assessment of femoral anteversion. A comparison with computerised tomography. J Bone Joint Surg Br 69:268, 1987.
522. Lausten GS, Jørgensen F, Boesen J: Measurement of anteversion of the femoral neck. Ultrasound and computerised tomography compared. J Bone Joint Surg Br 71:237, 1989.
523. Murphy SB, Simon SR, Kijewski PK, et al: Femoral anteversion. J Bone Joint Surg Am 69:1169, 1987.
524. Reikeras O: Is there a relationship between femoral anteversion and leg torsion? Skeletal Radiol 20:409, 1991.
525. Guidera KJ, Satterwhite Y, Ogden JA, et al: Nail patella syndrome: A review of 44 orthopaedic patients. J Pediatr Orthop 11:737, 1991.
526. Croock AD, Kahaleh MB, Powers JM: Vasculitis and renal disease in nail-patella syndrome: Case report and literature review. Ann Rheum Dis 46:562, 1987.
527. Banskota AK, Mayo-Smith W, Rajbhandari S, Rosenthal DI: Case report 548: Nail-patella syndrome (hereditary onycho-osteodysplasia) with congenital absence of the fibulae. Skeletal Radiol 18:318, 1989.
528. Loomer RL: Shoulder girdle dysplasia associated with nail patella syndrome. A case report and literature review. Clin Orthop 238:112, 1989.
529. Fiedler BS, DeSmet AA, Kling TF Jr, et al: Foot deformity in hereditary onycho-osteodysplasia. J Can Assoc Radiol 38:305, 1987.
530. Gottron H: Familiare akrogerie. Arch Dermatol Syphilis 181:571, 1941.
531. Calvert HT: Acrogeria (Gottron type). Br J Dermatol 69:69, 1957.
532. Ho A, White SJ, Rasmussen JE: Skeletal abnormalities of acrogeria, a progeroid syndrome. Skeletal Radiol 16:463, 1987.
533. Guidera KJ, Kortright L, Barber V, et al: Radiographic changes in arthrogrypotic knees. Skeletal Radiol 20:193, 1991.
534. Khraishi M, Howard B, Little H: A patient with Werner's syndrome and osteosarcoma presenting as scleroderma. J Rheumatol 19:810, 1992.
535. Gaetani SA, Ferraris AM, D'Agosta A: Case report 485: Werner syndrome. Skeletal Radiol 17:298, 1988.
536. Goto M, Kindynis P, Resnick D, et al: Osteosclerosis of the phalanges in Werner's syndrome. Radiology 172:841, 1989.
537. Crossett LS, Beaty JH, Betz RR, et al: Congenital pseudarthrosis of the tibia. Long-term follow-up study. Clin Orthop 245:16, 1989.
538. McGinnis MR, Mullen JO: Congenital pseudarthrosis of the tibia associated with cleidocranial dysostosis and osteogenesis imperfecta. A case report. Clin Orthop 220:228, 1987.
539. Dal Monte A, Donzelli O, Sudanese A, et al: Congenital pseudarthrosis of the fibula. J Pediatr Orthop 7:14, 1987.
540. Bell DF: Congenital forearm pseudarthrosis: Report of six cases and review of the literature. J Pediatr Orthop 9:438, 1989.
541. Younge D, Arford C: Congenital pseudarthrosis of the forearm and fibula. A case report. Clin Orthop 265:277, 1991.
542. Schnall SB, King JD, Marrero G: Congenital pseudarthrosis of the clavicle: A review of the literature and surgical results of six cases. J Pediatr Orthop 8:316, 1988.
543. Levin B: The unilateral wavy clavicle. Skeletal Radiol 19:519, 1990.
544. Kane TJ, Henry G, Furry D: A simple roentgenographic measurement of femoral anteversion. A short note. J Bone Joint Surg Am 74:1540, 1992.
545. Romanowski CAJ, Barrington NA: The accessory navicular—an important cause of medial foot pain. Clin Radiol 46:261, 1992.
546. Sueyoshi Y, Shimozaki E, Matsumoto T, et al: Two cases of dorsal defect of the patella with arthroscopically visible cartilage surface perforations. Arthroscopy 9:164, 1993.
547. Resnik CS, Aiken MW, Kenzora JE: Case report 780. Fracture of the talar beaks in tarsal coalition. Skeletal Radiol 22:214, 1993.
548. Hoeffel C, Hoeffel JC, Got I: Bilateral pelvic digits. A case report and review of the literature. ROFO 158:275, 1993.
549. Ulmer JL, Elster AD, Ginsberg LE, et al: Klippel-Feil syndrome: CT and MR of acquired and congenital abnormalities of the cervical spine and cord. J Comput Assist Tomogr 17:215, 1993.
550. Staheli LT: Rotational problems in children. J Bone Joint Surg Am 75:939, 1993.
551. Terjesen T, Anda S, Rønningen H: Ultrasound examination for measurement of femoral anteversion in children. Skeletal Radiol 22:33, 1993.
552. Ogata K: Painful bipartite patella. A new approach to operative treatment. J Bone Joint Surg Am 76:573, 1994.
553. Wirth MA, Lyons FR, Rockwood CA Jr: Hypoplasia of the glenoid. A review of sixteen patients. J Bone Joint Surg 75:1175, 1993.
554. Nguyen VD, Tyrrel R: Klippel-Feil syndrome: Patterns of bony fusion and wasp-waist sign. Skeletal Radiol 22:519, 1993.
555. Hinderaker T, Uden A, Reikeras O: Direct ultrasonographic measurement of femoral anteversion in newborns. Skeletal Radiol 23:133, 1994.
556. Roach JW, Shindell R, Green NE: Late-onset pseudarthrosis of the dysplastic tibia. J Bone Joint Surg Am 75:1593, 1993.
557. Eckhoff DG, Johnson KK: Three-dimensional computed tomography reconstruction of tibial torsion. Clin Orthop 302:42, 1994.
558. Ehara S, Tamakawa Y, Nishida J, et al: Cortical defect of the distal fibula: Variant of ossification. Radiology 197:447, 1995.
559. Schemmer D, White PG, Friedman L: Radiology of the paraglenoid sulcus. Skeletal Radiol 24:205, 1995.
560. Lawson JP: Clinically significant radiologic anatomic variants of the skeleton. AJR 163:249, 1994.
561. Bencardino J, Rosenberg ZS, Beltran J, et al: Os sustentaculi: Depiction on MR images. Skeletal Radiol 26:505, 1997.
562. Sammarco VJ: Os acromiale: Frequency, anatomy, and clinical implications. J Bone Joint Surg Am 82:394, 2000.
563. Manske PR: Longitudinal failure of upper-limb formation. J Bone Joint Surg Am 78:1600, 1996.
564. McCredie J, Willert H-G: Longitudinal limb deficiencies and the sclerotomes: An analysis of 378 dysmelic malformations induced by thalidomide. J Bone Joint Surg Br 81:9, 1999.
565. Laor T, Jaramillo D, Hoffer FA, it al: MR imaging in congenital lower limb deformities. Pediatr Radiol 26:381, 1996.
566. Grogan DP, Holt GR, Ogden JA: Talocalcaneal coalition in patients who have fibular hemimelia or proximal femoral focal deficiency. J Bone Joint Surg Am 76:1363, 1994.
567. Trout TE, Resnick D: Glenoid hypoplasia and its relationship to instability. Skeletal Radiol 25:37, 1996.
568. Beluffi G, Fiori P, Rodino C: Bilateral glenoid hypoplasia. Eur Radiol 8:986, 1998.
569. Collins JI, Colston WC, Swayne LC: MR findings in congenital glenoid dysplasia. J Comput Assist Tomogr 19:819, 1995.
570. Mahboubi S, Davidson R: MR imaging in longitudinal epiphyseal bracket in children. Pediatr Radiol 29:259, 1999.
571. Oner FC, De Vries HR: Isolated capitatolunate coalition: A case report. J Bone Joint Surg Br 76:845, 1994.
572. Weinzweig J, Watson HK, Herbert TJ, et al: Congenital synchondrosis of the scaphotrapezio-trapezoidal joint. J Hand Surg [Am] 22:74, 1997.
573. Sakellariou A, Claridge RJ: Tarsal coalition. Orthopedics 22:1066, 1999.
574. Tanaka Y, Takakura Y, Akiyama K, et al: Fracture of the tarsal navicular associated with calcaneonavicular coalition: A case report. Foot Ankle 16:800, 1995.
575. Wechsler RJ, Schweitzer ME, Deely DM, et al: Tarsal coalition: Depiction and characterization with CT and MR imaging. Radiology 193:447, 1994.
576. Newman JS, Newberg AH: Congenital tarsal coalition: Multimodality evaluation with emphasis on CT and MR imaging. Radiographics 20:321, 2000.
577. McNally EG: Posteromedial subtalar coalition: Imaging appearances in three cases. Skeletal Radiol 28:691, 1999.
578. Lateur LM, Van Hoe LR, Van Ghillewe KV, et al: Subtalar coalition: Diagnosis with the C-sign on lateral radiographs of the ankle. Radiology 193:847, 1994.
579. Sakellariou A, Sallomi D, Janzen DL, et al: Talocalcaneal coalition: Diagnosis with the C-sign on lateral radiographs of the ankle. J Bone Joint Surg Br 82:574, 2000.
580. Takakura Y, Tanaka Y, Kumai T, et al: Development of the ball-and-socket ankle as assessed by radiography and arthrography: A long-term follow-up report. J Bone Joint Surg Br 81:1001, 1999.
581. de Lima RT, Mishkin FS: The bone scan in tarsal coalition: A case report. Pediatr Radiol 26:754, 1996.
582. Takakura Y, Kumai T, Takaoka T, et al: Tarsal tunnel syndrome caused by coalition associated with a ganglion. J Bone Joint Surg Br 80:130, 1998.
583. Wilde PH, Torode IP, Dickens DR, et al: Resection for symptomatic talocalcaneal coalition. J Bone Joint Surg Br 76:797, 1994.
584. Raikin S, Cooperman DR, Thompson GH: Interposition of the split flexor hallucis longus tendon after resection of a coalition of the middle facet of the talocalcaneal joint. J Bone Joint Surg Am 81:11, 1999.
585. Takakura Y, Nakata H: Isolated first cuneometatarsal coalition: A case report. Foot Ankle 20:815, 1999.
586. Granieri GF, Bacarini L: The pelvic digit: Five new examples of an unusual anomaly. Skeletal Radiol 25:723, 1996.
587. McGlone BS, Hamilton S, FitzGerald MJT: Pelvic digit: An uncommon developmental anomaly. Eur Radiol 10:89, 2000.
588. Ehara S: Relationship of elongated anterior tubercle to incomplete segmentation in the cervical spine. Skeletal Radiol 25:243:1996.
589. Baba H, Maezawa Y, Furusawa N, et al: The cervical spine in the Klippel-Feil syndrome: A report of 57 cases. Int Orthop 19:204, 1995.

590. Karasick D, Schweitzer ME, Vaccaro AR: The traumatized cervical spine in Klippel-Feil syndrome: Imaging features. AJR *170*:85, 1998.
591. Cook PA, Yu JS, Wiand W, et al: Madelung deformity in skeletally immature patients: Morphologic assessment using radiography, CT, and MRI. J Comput Assist Tomogr *20*:505, 1996.
592. Parsch K, Schulz R: Ultrasonography in congenital dislocation of the knee. J Pediatr Orthop *3*:76, 1994.
593. Amillo S, Mora G, Leniz P: Progressive genu valgum secondary to a fibrous tether at the distal aspect of the femur: A case report. J Bone Joint Surg Br *80*:424, 1998.
594. Fukuhara K, Schollmeier G, Uhthoff HK: The pathogenesis of club foot: A histomorphometric and immunohistochemical study of fetuses. J Bone Joint Surg Br 76:450, 1994.
595. Cahuzac J-P, Baunin C, Luu S, et al: Assessment of hindfoot deformity by three-dimensional MRI in infant club foot. J Bone Joint Surg Br *81*:97, 1999.
596. Drennan JC: Congenital vertical talus. J Bone Joint Surg Am 77:1916, 1995.
597. Duncan RDD, Rixsen JA: Congenital convex pes valgus. J Bone Joint Surg Br *81*:250, 1999.
598. O'Connor PJ, Bos CFA, Bloem JL: Tarsal navicular relations in club foot: Is there a role for magnetic resonance imaging? Skeletal Radiol 27:440, 1998.
599. Aamodt A, Terjesen T, Eine J, et al: Femoral anteversion measured by ultrasound and CT: A comparative study. Skeletal Radiol *24*:105, 1995.
600. Tomczak RJ, Guenther KP, Rieber A, et al: MR imaging measurement of the femoral antetorsional angle as a new technique: Comparison with CT in children and adults. AJR *168*:791, 1997.
601. Karabulut N, Ariyurek M, Erol C, et al: Imaging of "iliac horns" in nail-patella syndrome. J Comput Assist Tomogr *20*:530, 1996.
602. Yarali HN, Erden GA, Karaarslan F, et al: Clavicular horn: Another bony projection in nail-patella syndrome. Pediatr Radiol *25*:549, 1995.
603. Scott JE, Taor WS: The "small patella" syndrome. J Bone Joint Surg Br *61*:172, 1979.
604. Dellestable F, Péré P, Blum A, et al: The 'small-patella' syndrome. Hereditary osteodysplasia of the knee, pelvis, and foot. J Bone Joint Surg Br *78*:63, 1996.
605. Azouz EM, Kozlowski K: Small patella syndrome: A bone dysplasia to recognize and differentiate from the nail-patella syndrome. Pediatr Radiol *27*:432, 1997.
606. Heikkinen ES, Poyhonen MH, Kinnunen PK, et al: Congenital pseudarthrosis of the tibia: Treatment and outcome at skeletal maturity in 10 children. Acta Orthop Scand *70*:275, 1999.
607. Tanguy AF, Dalens BJ, Boisgard S: Congenital constricting band with pseudarthrosis of the tibia and fibula: A case report. J Bone Joint Surg Am 77:1251, 1995.
608. Moss MC, Davies MS, Simonis RB: Curly and overlapping toes in congenital pseudarthrosis of the tibia. J Bone Joint Surg Br *76*:983, 1994.
609. Hirata S, Miya H, Mizuno K: Congenital pseudarthrosis of the clavicle: Histologic examination for the etiology of the disease. Clin Orthop *315*:242, 1995.
610. de Gauzy JS, Baunin C, Puget C, et al: Congenital pseudarthrosis of the clavicle and thoracic outlet syndrome in adolescence. J Pediatr Orthop *8*:299, 1999.
611. Shalom A, Khermosh O, Wientroub S: The natural history of congenital pseudarthrosis of the clavicle. J Bone Joint Surg Br *76*:844, 1994.
612. Hochman MH, Reed MH: Features of calcaneonavicular coalition on coronal computed tomography. Skeletal Radiol *29*:409, 2000.
613. Cho T-J, Choi IH, Chung CY, et al: The Sprengel deformity. Morphometric analysis using 3D-CT and its clinical relevance. J Bone Joint Surg Br *82*:711, 2000.
614. Walton NP, Brammar TJ, Coleman NP: The musculoskeletal manifestations of Werner's syndrome. J Bone Joint Surg Br *82*:885, 2000.

第二十一篇

软组织和肌肉疾病

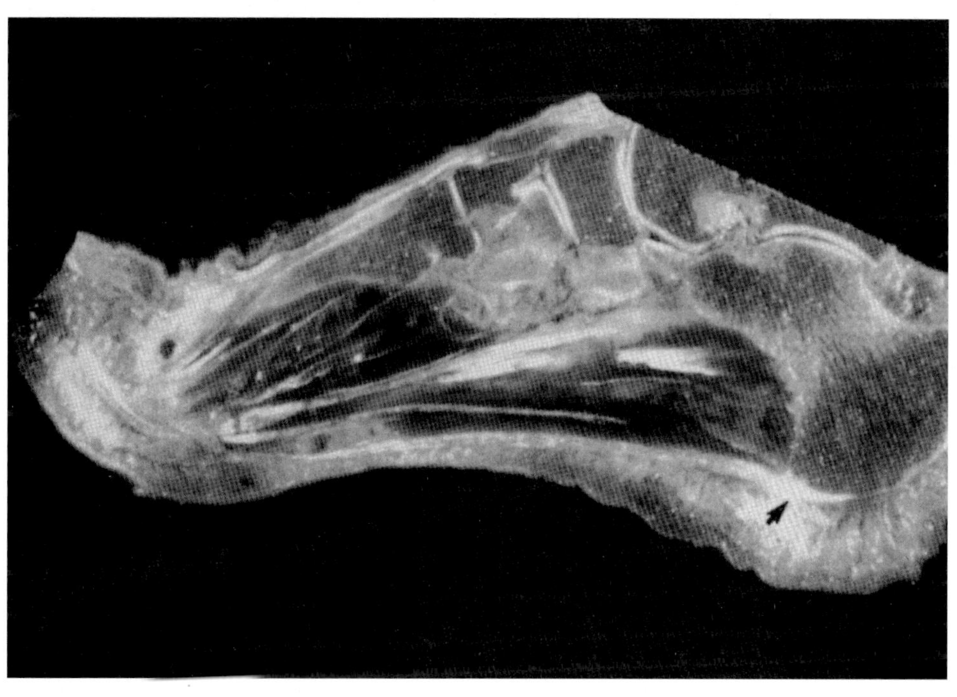

跖腱膜：尸体脚的矢向切面显示跖腱膜中央索的跟骨连接（箭头）。

第84章

软组织疾病

Donald Resnick

至今为止，关于软组织的定义还没有完全统一。广义的软组织包括上皮细胞、纤维组织、脂肪组织和随意肌，以及供应这些结构的血管和神经。皮肤病学是整个内科学的附属专业，对皮肤的异常，临床检查比放射学检查更可靠。相反，皮下和肌肉组织的X线检查比相关技术（如触诊、叩诊和听诊）的效果要好。常规X线检查可以显示的内容可能包括肿块形成、射线通透性改变（如X线通透性的增强）、钙化和骨化、肿块再吸收和挛缩。在某些情况下，有足够的证据可以准确诊断出沉积物的丛状聚集，尽管已经很典型，可是通常情况下还是需要用辅助检查（如CT扫描和MR成像）进一步描述沉积物的性质和范围。

在这一章将介绍很多软组织疾病。可是，在这里不会提及软组织肿瘤和肿瘤样病变，这些疾病将在第77章描述。在第77章还会总结用于评估软组织的诊断方法，因为这些诊断方法是分析软组织肿块的最好方法。

第一节 软组织钙化和骨化

X线检查可以为正确诊断软组织中的钙化和骨化提供重要的线索。尽管钙化和骨化在放射线通透性间的区别对病变的正确诊断有一定的帮助，但效果不是太好，尤其是在肿块很小时。骨化证据的识别在于：骨小梁的排列方式在一定密度范围内，这种排列方式在大量骨化堆积时更容易确定。钙化部分在X线上表现为点状、环状、线状或斑片状，无小梁或皮质结构。然而，诊断的难点在于无法从X线上区别钙化和骨化，因为异位骨的钙化在开始时不会显示有骨小梁结构；而骨化的肿瘤可能只是由少量无骨小梁结构的骨组合而成。

一、钙化

Greenfield[1]把引起钙在软组织内沉积的情况分为3类：转移性钙化与体内钙磷代谢紊乱有关；钙质沉着是钙在正常代谢情况下沉积于皮肤和皮下组织中；而营养不良性钙化通常是在没有广泛代谢紊乱的情况下钙在破坏或坏死的组织沉积。转移性钙化的原因包括甲状旁腺功能亢进、甲状旁腺功能减退、肾性骨营养不良（图84–1）、维生素D过多症、乳–碱综合征、肉状瘤病以及与大量骨质破坏相关的过程，如骨质转移、浆细胞骨髓瘤和白血病。在这些疾病中，数量不等的钙沉积在内脏和软组织的局部，关节周围也常常受到累及。广泛性钙化的原因包括胶原血管病（例如硬皮病和皮肌炎）、特发性肿瘤性钙质沉着和特发性普遍性钙质沉着（图84–2）。引起营养不良性钙化的疾病很多，首先要考虑肿瘤性、炎症性和创伤性原因，不过任何原因引起的组织病变都可能会产生少量二氧化碳聚集、局部碱化和钙沉积（图84–3）。

在软组织钙化的病例中，单凭X线表现通常不能做出明确诊断。普遍性钙质沉着、瘤样钙质沉着、局限性钙质沉着等这些词分别用来描述广泛播散的、肿块状的或局限性钙沉积，而非真正的疾病名称。一些胶原血管病或其他疾病有“普遍性的”、“肿瘤样的”或“局限性的”钙沉积，这些钙沉积也可出现在一些特发疾病。

在某些情况下，钙化的X线特征具有相对的诊断意义[2]。伴有X线通透中心的圆形或椭圆形钙质沉积可能代表血管瘤或静脉曲张中的静脉石（图84–4）；在脂膜炎或Ehlers-Danlos综合征（图84–5）或

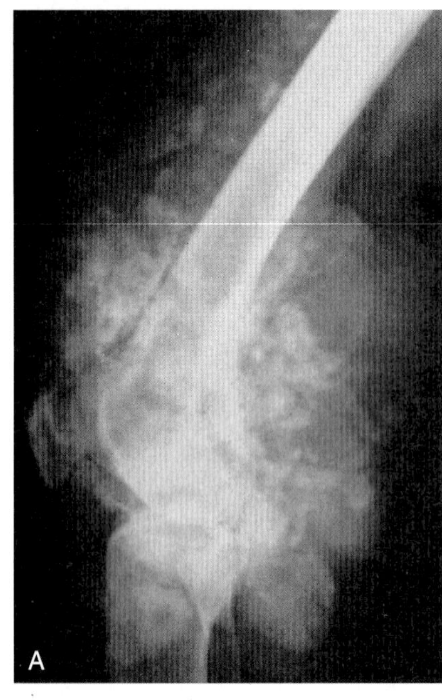

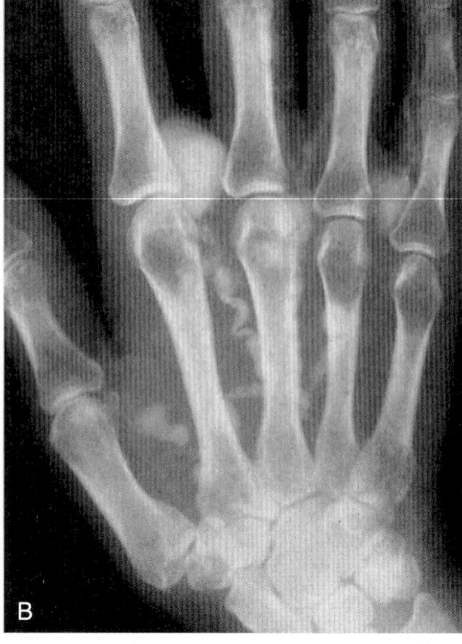

图 84-1 转移性软组织钙化。肾性骨营养不良中可见关节周围、关节内和血管明显钙化。（A, Courtesy of J.Goobar, M.D., Ostersund, Sweden; B, Courtesy of M. Weisman, M.D., Los Angeles, California.）

囊尾蚴病中有脂肪性钙质沉积；网状方式排列的钙质沉积常见于皮肌炎（见图 84-2）；卷曲状或线状排列方式的软组织钙质沉积见于某些寄生虫感染病中（图 84-6）。

钙化的部位可以提供一些正确诊断的线索[1-4]。例如：甲状旁腺功能亢进、肾性骨营养不良、乳-碱

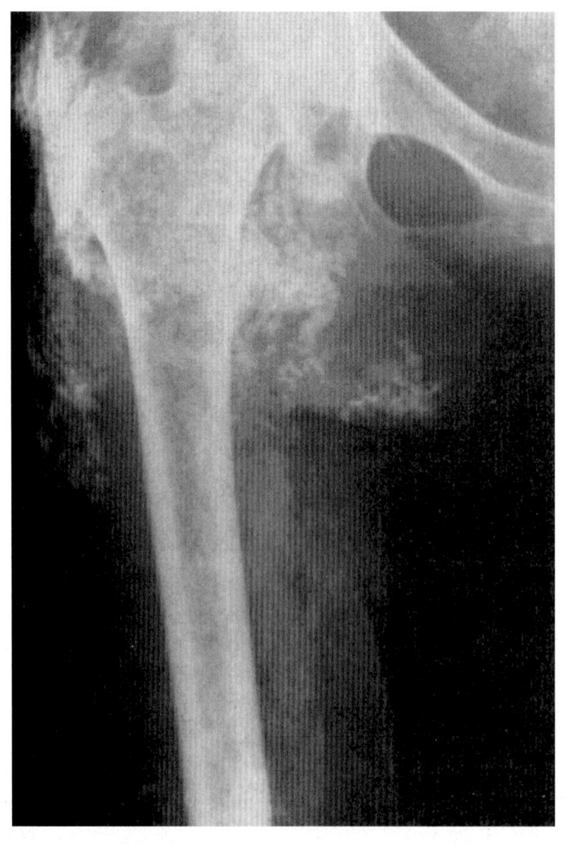

图 84-2 广泛性软组织钙化。网状软组织钙化是皮肌炎和胶原血管病交替综合征的特征性表现。（Courtesy of H. S. Kang, M.D., Seoul, Korea.）

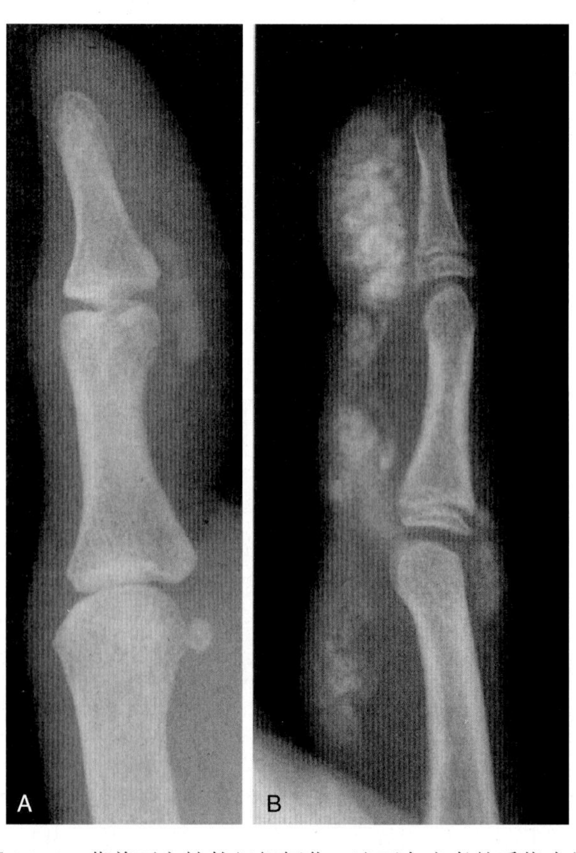

图 84-3 营养不良性软组织钙化。这两名患者的手指在局部损伤后出现钙质沉积。

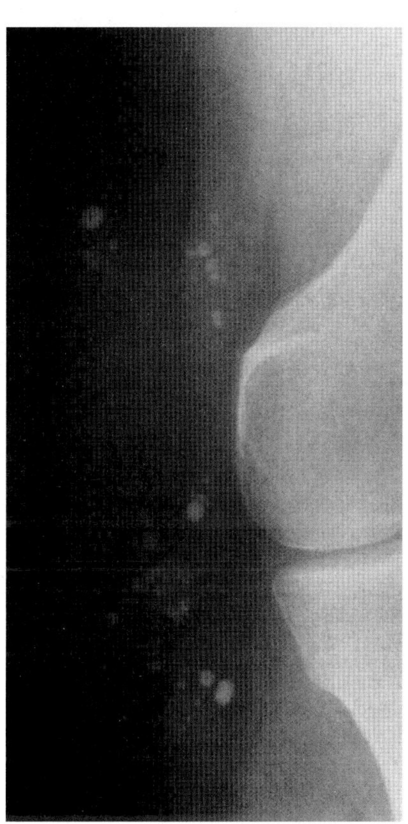

图84-4　血管瘤。环形钙质沉积伴中心透光区是血管瘤的典型特征。

综合征、维生素D过多症和胶原血管病在关节周围有钙质沉积；羟磷灰石钙或二羟焦磷酸钙晶体沉积病中关节囊、肌腱或滑囊的钙化；见于各种肉芽肿性感染的淋巴结钙质沉积；肾性骨营养不良、糖尿病和维生素D过多症中的动脉钙化；麻风病中的神经钙化；特发性二羟焦磷酸钙晶体沉积病、血色沉着病、甲状旁腺功能亢进和很罕见的其他晶体沉积病中所见的软骨钙质沉积病；尿黑酸尿、特发性二羟焦磷酸钙晶体沉积病、甲状旁腺功能亢进、制动术和创伤伴发的椎间盘钙化；硬皮病和其他胶原血管病中出现的指尖钙质沉积；提示在筋膜室综合征中存在神经和软组织病变的小腿薄片样钙质沉积[5]（图84-7）；以及在各种内分泌疾病、烫伤或机械创伤和软骨膜炎出现的耳郭钙化。

根据体内摄取的^{99m}Tc标记的磷酸盐混合物很容易辨认转移性钙化，但不能作为诊断标志[6,7]。因为混合物中含有磷灰石，提示这是发生在皮肤吸收的统一过程中羟磷灰石晶体在骨骼中的替代[8]。另一种解释为：多磷酸盐和磷酸离子以完全相同的方式代谢，或者是通过离子受体（如磷酸酶）作为媒介摄取的。无论以何种机制解释，闪烁扫描法不但可以明确软组织的位置和范围，还可为明确诊断提供

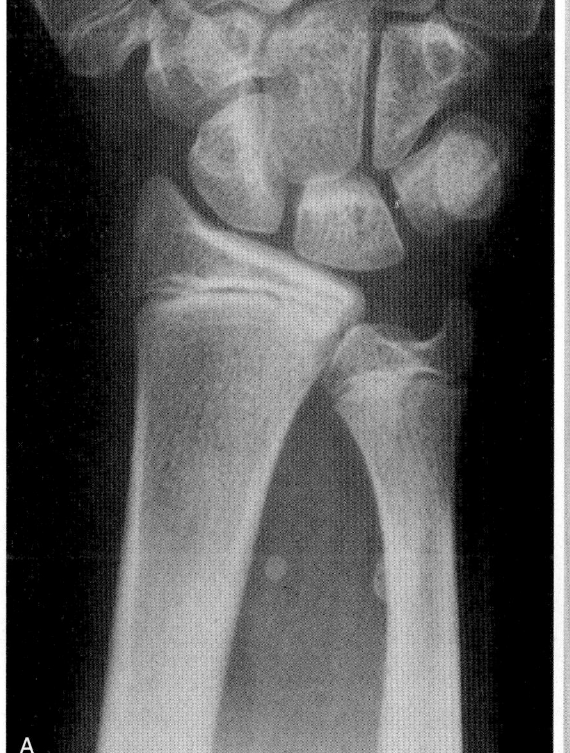

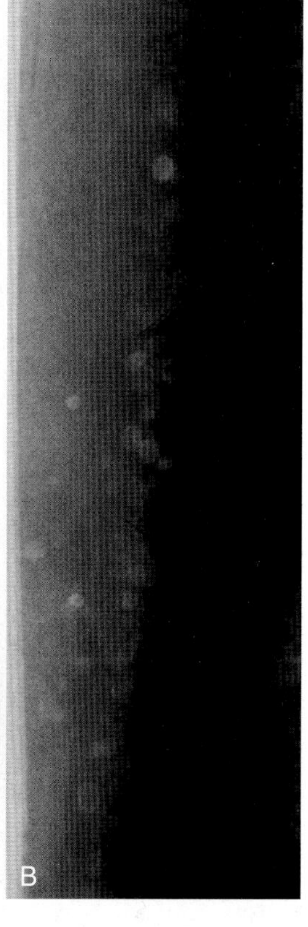

图84-5　Ehlers-Danlos综合征。此综合征可见脂肪性环形钙质沉积伴中心透光区。（Courtesy of M. Dainka, M.D., Philadelphia, Pennsylvanis.）

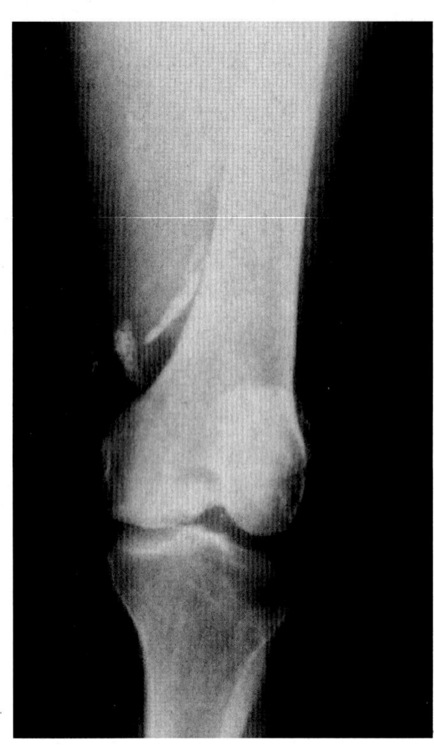

图 84-6 龙线虫病。在膝部周围有线状排列的钙质沉积是某些寄生虫感染的特征。（Courtesy of C. Petersilge, M.D., Cleveland, Ohio.）

帮助。

很多能够引起软组织内钙沉积的疾病会在本书的其他章节中描述。在这里主要讲述两种。

1.特发性全身性钙化

这种罕见的原因不明的疾病多见于婴儿和儿童[9-11]。这种沉积最开始出现于四肢的皮下脂肪内，但随后累及相邻的其他组织，例如肌肉、韧带和肌腱以及身体的其他部位。其表现为在没有感染、梗死、炎症或出血的情况下，磷酸钙和碳酸钙沉积于脂肪细胞，出现异物反应并引起炎细胞浸润、巨细胞形成和纤维化。钙质结节相互融合，逐渐增大并且有可能损害皮肤，进而形成窦道。内脏器官一般不受影响。血清钙和磷水平正常。

影像显示钙化呈分散的条带状聚集（图84-8）。在婴儿，钙化常发生在皮下脂肪内；而在儿童，脂肪和相邻组织都会累及[11]。

本病的主要鉴别诊断是皮肌炎[1,2]。其他病变如脂肪坏死[13]、注射进入体内的葡萄糖酸钙溶液溢出物[14,173]和甲状腺功能亢进时的钙化也必须要考虑到。

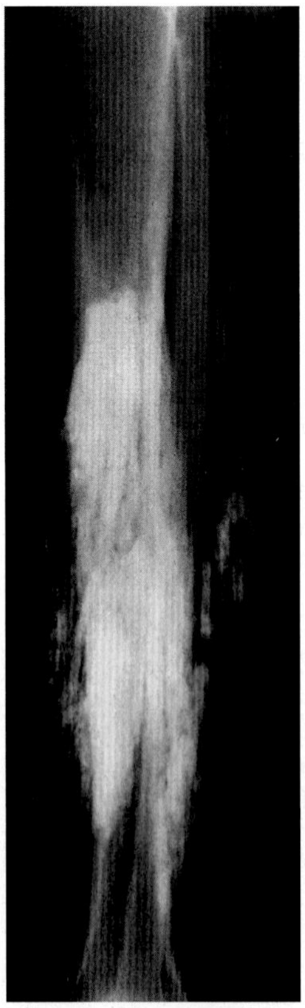

图 84-7 筋膜室综合征。小腿薄片样钙质沉积，基本上可确诊有筋膜室综合征和腓神经功能障碍。

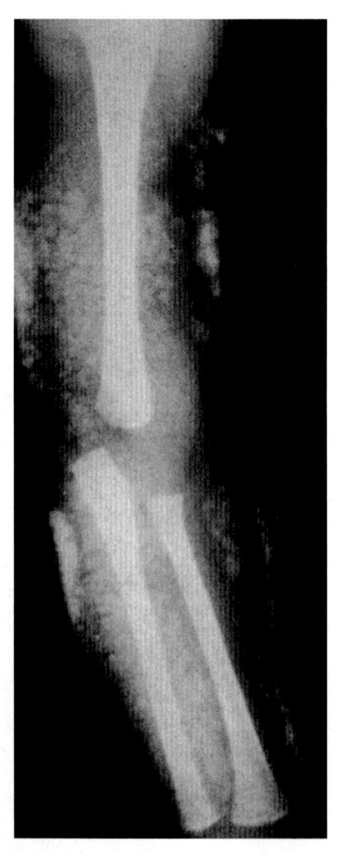

图 84-8 特发性全身性钙化。3个月男性婴儿，皮下脂肪内有纵向条带状钙化。

2.特发性肿瘤性钙化

1943年，Inclan等[15]首先使用了“肿瘤性钙化”这个术语来描述在关节周围的明显肿块状钙化，尤其是大关节，例如髋关节、肩关节和肘关节。现在对这一结构有很多的描述，尽管已经使用过很多不同的名称[16]，其中包括脂质钙化沉着性肉芽肿病[17]、脂质钙化沉着性肉芽肿病黏液囊炎[18]、肿瘤性脂质钙化沉着[19,20]、钙化性胶原病[21]和钙化性黏液囊炎[22]，但“肿瘤性钙化”这个名称应用最广泛[16,23-29,194-196]。

肿瘤性钙化常见于10～30岁，很少累及婴儿和幼儿儿童[192,193,322,328,408,409]。男性多于女性，黑人更为多见。30%～40%的患者有明显家族史，提示本病是常染色体显性遗传或隐性遗传。以前有明显创伤史的报道罕见。临床查体可见有明显坚硬的、肿瘤样无痛性肿块，尤其是在髋和肩关节，同样也可出现于肘关节、膝关节和踝关节，这些关节肿胀可影响关节活动[324]。累及手、足和脊柱的情况很少见[410]。单个或者多个病灶（不常见）往往较明显。病变常累及软组织或骨骼肌，但有时也可能发生在局部表面[325]或滑囊[328]。其表面的皮肤通常完整，偶尔有明显的软组织溃疡。较少见的临床表现包括齿龈炎和其他黏膜病变，以及可能发展为软组织钙化结节的红斑性皮疹[326]。软组织病变在不完全切除后可能会复发，并可能被误诊为软组织肉瘤。

实验室检查通常表现为血清钙和血清电解质水平正常或轻度升高，血清磷、尿素、尿酸和碱性磷酸酶水平正常。其中一些患者中的观察结果为：（1）尿中羟辅氨酸轻度升高和高磷酸盐血症；（2）饮食中的钙用^{47}Ca标记后的研究显示肠道中吸收的钙增加，这表明血清和肿块之间的钙交换非常活跃；（3）本病的家族史提示这种疾病可能是先天性的磷代谢缺陷[31]。许多最近的资料显示，肿瘤性钙化和高磷酸盐血症患者，其甲状旁腺激素水平和肾的应答性都正常，并且甲状旁腺激素水平不会因为血磷的再吸收而增高，病因可能在近端肾小管，这也许是慢性高磷血症的病理基础[174]。有报道称，试验性的饮食控制或抗酸性铝制容器的使用（铝在肠道中与磷结合）是有效的治疗性养生法[195,196,324,327]。

病变在X线片上显示为圆形或椭圆形的、界限清晰的钙质肿块（图84-9和84-10）。特征性表现为不均一的分叶状，其下面的骨骼也受到明显侵袭。X线的线状透亮带把各钙化点分开[321]，结果很像已经描述过的“细铁丝网围栏”。各病变范围的直径在1～20cm之间，而且在直立位、卧位或横截位X线片上还可能显示有液平[24,25,30]。这种改变在CT扫描[197,320]和MR成像[323,408]上也可以出现，无特异性，因为在其他一些与软组织相关的钙质沉积疾病中同样很明显（见图84-10）。放射性锝混合物扫描研究可显示增强的钙化聚集区轮廓[25,35,182]。病理检查显示分叶状的软组织肿块含有纤维血管叶状组织，将其分成几个小腔。其颜色为微黄的白色，肿块流出含脓液的钙化物或糊状的白色液体。据分析这种物质为磷酸钙、碳酸钙或两种物质的混合沉积物。尽管沉积物在性质上为磷灰石沉积物，但与正常的骨质不同，它是较重的矿物质，包含有较大和较完整的羟磷灰石晶体[198]。组织学特征包括活性区域内有大量的单核细胞（很可能是组织细胞）和多核巨细胞，而无血管区域包括水肿性和肉芽肿性病灶，或者密集的胶原组织伴慢性炎性细胞浸润[16]。

特发性肿瘤性钙化确切的特性还不清楚。对一

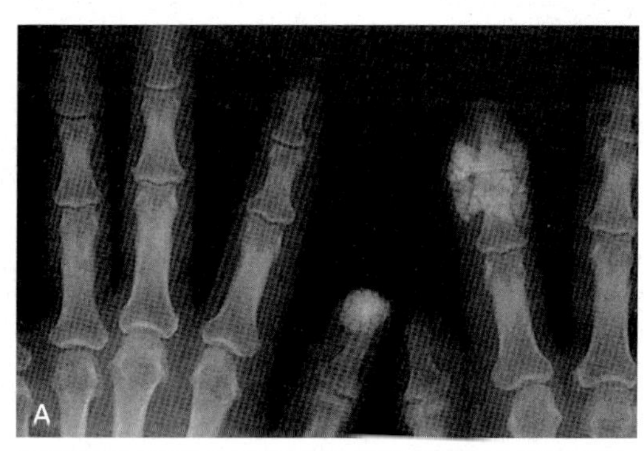

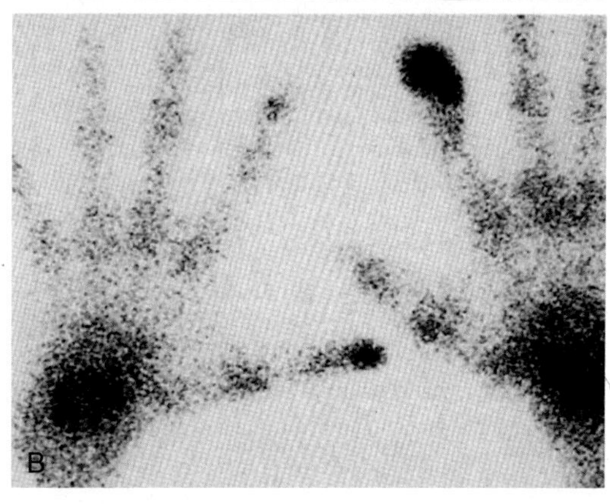

图84-9 特发性肿瘤性钙化。51岁白人男性，在多个关节出现肿瘤性钙质沉积，包括肩关节、髋关节、足关节和指关节。有软组织溃疡形成。

A 手的X线片显示在远侧指间关节和拇指末端有簇状密集的结节状钙质沉积。

B ^{99m}Tc焦磷酸盐扫描可见放射性核素聚集在钙化部位。

（From Brown ML, et al: Radiology 124:757, 1997.）

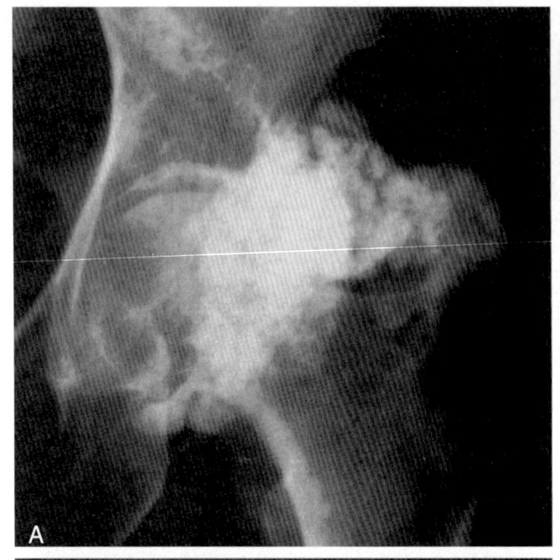

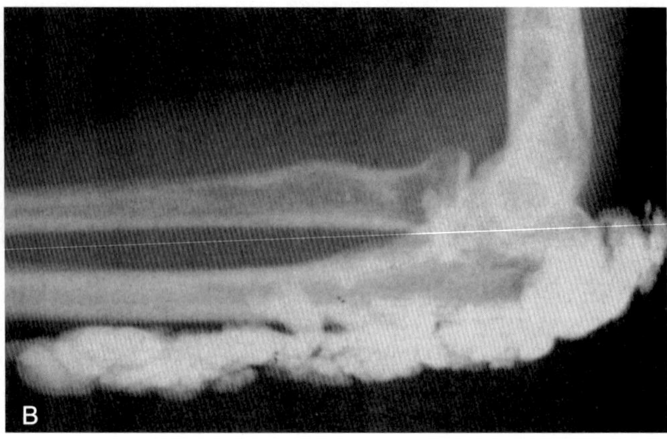

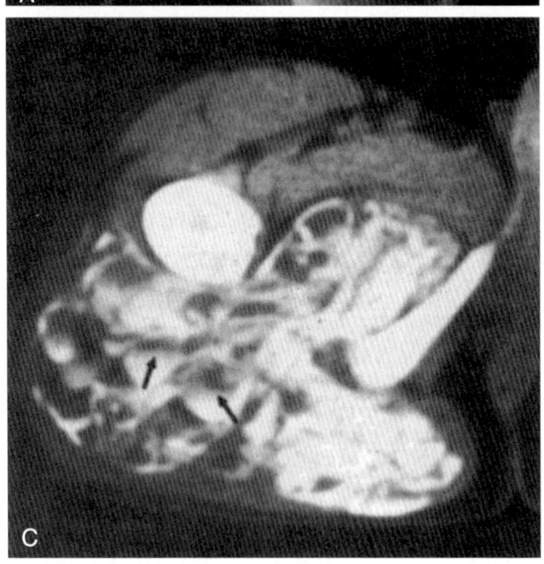

图 84-10 特发性肿瘤性钙化

A,B 70岁女性的髋关节（A）和肘关节（B）可见明显的钙化。（Courtesy of H.Kroon, M.D., Leiden, The Netherlands.）

C 同一患者坐骨结节水平的轴向位CT扫描显示在关节周围大钙化肿块伴有液平（箭头）。（Courtesy of A.Brower, M.D., Norfolk, Virginia.）

些患者的回顾性研究发现，其血磷水平升高支持先天性代谢障碍[31]，这很可能与遗传性肾小管对甲状旁腺激素的敏感性降低[32]或肾对磷的清除能力降低有关[199]。肿瘤性或感染性（寄生虫）病因提示原始间叶细胞的受刺激增殖可能也是原因之一[26,33]。其他研究者认为本病属于全身性钙化、软组织周围对异位滑膜的反应或关节周围胶原的降解伴营养不良性钙化。实际上，钙化可能是遗传性胶原组织缺陷有关疾病的继发表现[16]。肿瘤性钙化在大面积骨质溶解[34]、假性黄瘤弹性样综合征[328]、二羟焦磷酸钙结晶沉积病[328]、牙齿畸形[328]、Engelmann 病[20]和Down综合征[24]中有过相关的描述。肿瘤性钙化还与腿的继发性疼痛和肿胀及管状骨的骨膜炎有关[201,411]（见第88章）。还有些调查者提出，骨膜上新骨的形成主要发生在管状骨的骨干，可见于与骨髓炎性改变有关的肿瘤性钙化，而炎性改变是骨髓对羟磷灰石晶体沉积和继发性钙化的反应[328]。

在诊断特发性肿瘤性钙化时要排除其他疾病。胶原性血管病、高甲状旁腺素血症、高维生素D血症、乳-碱综合征和慢性肾病，在临床检查、实验室和放射学检查中要首先排除。特发性肿瘤性钙化中的关节周围局部钙化有别于特发性滑囊软骨瘤和二羟焦磷酸钙结晶沉积病中关节外的不透X线物质的沉积，不过后两种病有时也会累及关节外结构[202]。

二、骨化

引起软组织骨化的疾病比那些引起软组织钙化的疾病数量少（表84-1）。与神经病变或损伤（见第71章）、热灼伤（见第66章）及静脉功能不全（见第88章）有关的异位骨化在本书的其他章节中讨

表 84-1　软组织骨化的几种原因

神经系统疾病
机械创伤或热灼伤
静脉功能不全
肿瘤（如骨旁骨肉瘤，骨外骨肉瘤）
软组织假恶性骨肿瘤
进行性骨性纤维化发育不良（肌炎）
肢骨纹状肥大
手术瘢痕
术后时期

论。在前两种病变中，常常在关节周围出现沉积物有可能导致关节僵硬，而在后一种病变中可以看到皮下小骨或密集的骨质纤维网，通常出现在水肿的下肢末端[203]。在手术瘢痕中出现骨化也有过报道；其中可以观察到有斑片状的不透射线区域，尤其是在腹部的X线片中（图84-11）[204,205,208,209]，但是也可在女性行乳房根除术后的胸片中出现[206]。对这种现象的可能解释为：在手术时对骨膜部分的分离和刺激以及未成熟结缔组织分化的成骨细胞对损伤的反应。腹部瘢痕的骨化在男性更常见，且几乎全部见于纵向皮肤切口[205]。CT扫描和MR成像已经用于研究骨化的瘢痕[412]。应用这些影像检查手段，骨化区域中的脂肪部分会更明显。

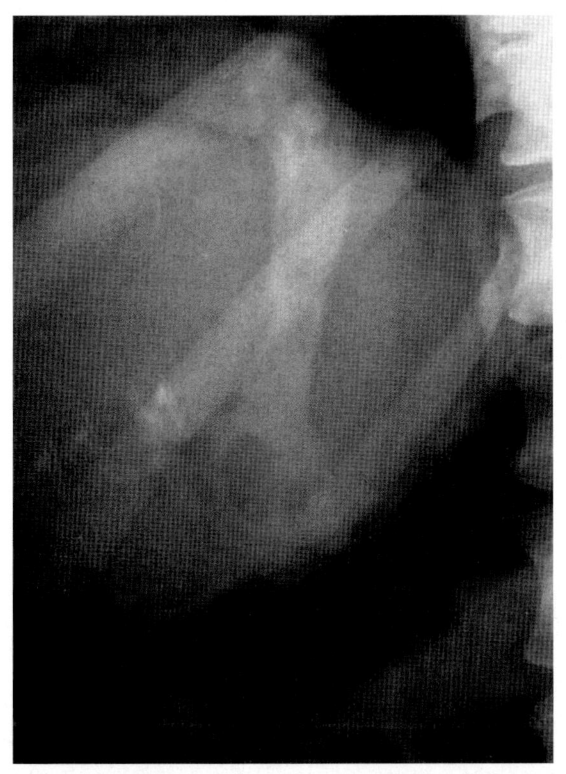

图84-11　手术瘢痕的骨化。这名以前做过腹部手术的患者，在斜位X线片上纵向手术瘢痕的骨化很明显。（Courtesy of P. Chu, M.D., San Diego, California.）

软组织中的骨化可能是骨内肿瘤（如骨肉瘤）延伸到相邻软组织的结果。同样，在一些非肿瘤疾病中其可能从骨骼中延伸出来，并引起明显的软组织骨化。一个典型的例子是Paget病，此病中可能看到软组织肿块中包含有骨样组织。因而得到的X线片结果可能与变形性骨炎肉瘤（图84-12）类似。

软组织的其他骨化原因包括骨肉瘤和其他肉瘤（见第77章）。骨样或新骨灶的出现与肢骨纹状肥大（图84-13）、增殖性肌炎和骨化性筋膜炎有关[207]。肉瘤转移至软组织肌肉后可能会发生骨化，而且这些转移至骨骼的肉瘤可引起邻近部位异位骨化（见第78章）[210]。

前面所述的大部分病变中，如在本章后面提到的一样，在X线片检查中，骨化的沉积物中可能会有明显的骨小梁结构轮廓，据此可与钙化相鉴别。在特定的时期，连续的X线检查可以评估骨化沉积物的成熟度。最初的云状不透放射线区域将发展成熟为骨小梁骨。对烧伤或截瘫患者这种评估很重要，因为沉积物的快速再聚集往往不能耐受，因而应在异位骨化成熟之前清除。不幸的是，在许多病例中，X线改变和平均血清磷酸酶测定不足以反映骨化过程的活跃性[36,37]。在这种情况下应用放射性锶[38]或锝[39]的混合物进行的一系列放射性核素研究，可能更准确，并且可以用骨髓扫描进行补充，以评定出现在瘫痪或烧伤患者，甚至在局部创伤后、破伤风[40,45,46,211]或一氧化碳中毒中的异位骨化的成熟度[41]。CT扫描或MR成像也可用于异位骨化的检查和连续监测，尤其是在创伤后（见后面的讨论）。

1.肌腱和韧带的骨化

尽管由羟磷灰石钙或二羟焦磷酸钙晶体沉积造成的钙化性肌腱炎很常见且很容易辨认（见第39章和第40章），但肌腱结构内的钙化相对很少见。肌腱或韧带的创伤后钙化和骨化可出现在某些部位，如膝部的内侧副韧带，在此称作Pellgrini-Stieda综合征或Pellgrini-Stieda病，呈弓形或曲线状不透射线的聚集物，邻近股骨内上髁（图84-14）。在一些本病患者中，骨化首先延伸至或累及大收肌肌腱。跟腱的骨化也得到公认[42-44]，不过这种表现并不常见（图84-15）。沉积物可为单侧也可为双侧，始于

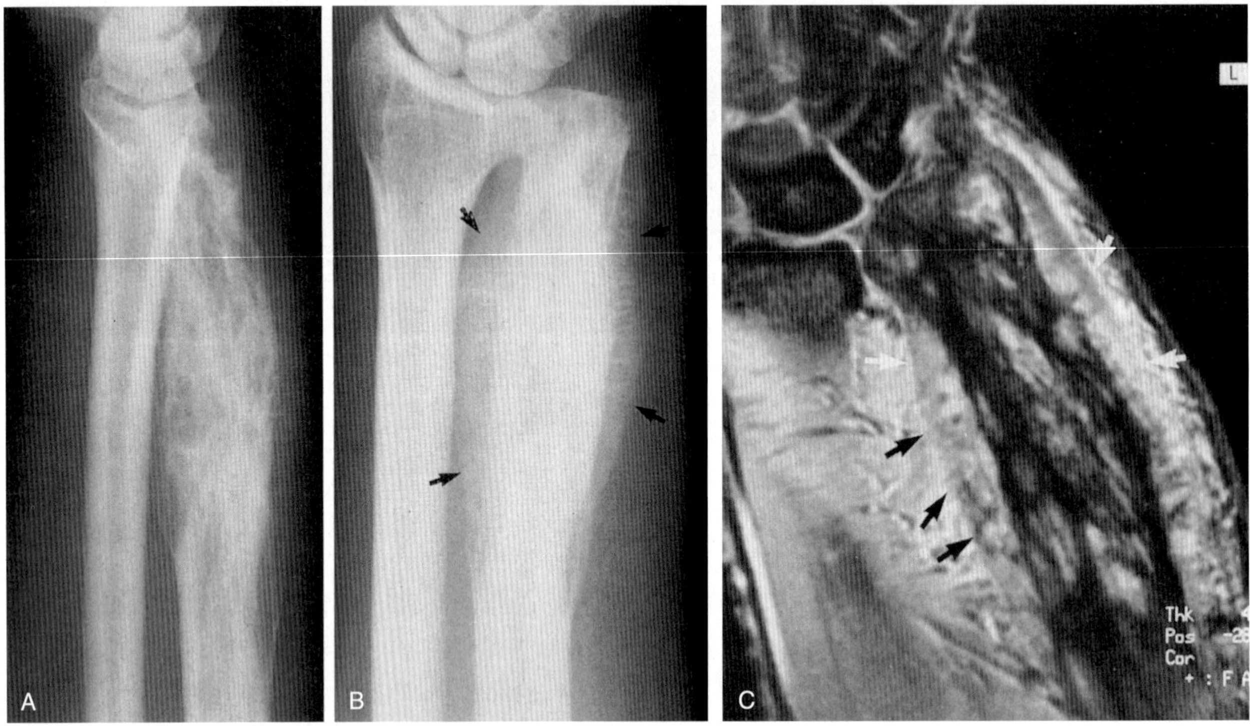

图 84–12 Paget 病伴软组织类骨样形成。44 岁男性，主诉前臂疼痛和肿胀。

A 6 年前的 X 线片显示与 Paget 病有关的病变累及尺骨的远侧部分。骨表面明显呈针孔状。

B 最近的检查中，X 线片显示与骨质新生物有关的周围骨性肿块（箭头）。

C 冠状面 MPCR（TR/TE, 578/18; 翻转角，30° ）MR 影像显示 Paget 病有关的病变累及尺骨和周围骨质（箭头）。活检证实不是变形性骨炎肉瘤。

（Courtesy of P. Kaplan, M.D., Boston, Massachusetts.）

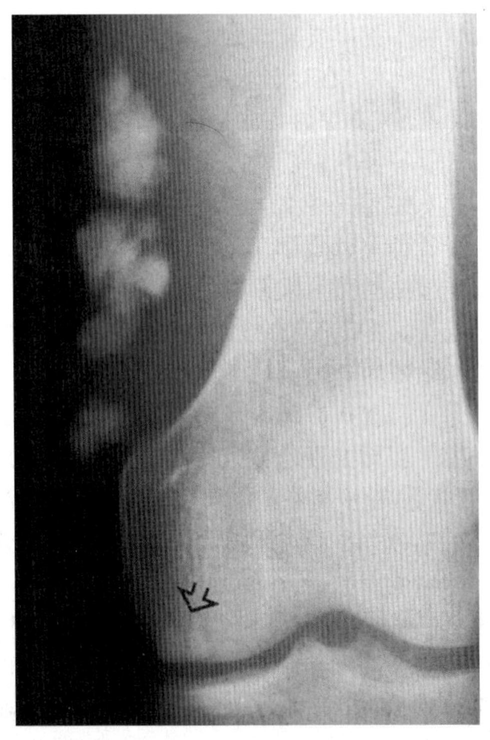

图 84–13 股骨纹状肥大。其特征是水珠状软组织骨化。股骨远端可见不透射线区（箭头）。

肌腱体或肌腱附着于跟骨的部分，继而产生坚固的痛性肿块。患者通常有明确的外伤史或手术史，但这并非一成不变。出现明显的局部症状或体征可能提示为骨化沉积物的碎裂[44,308]。MR 成像可特征性显示肌腱在骨化区域的增厚（见图 84–15）。膝部肌腱可发生类似的钙化现象[413]，通常是对反复创伤[329]或以前手术[330]的反应，同时也与神经肌肉疾病相关，而且在表现上区别了髌骨起止点病（骨化位点发生在股四头肌和膝部肌腱的连接部）。在其肌腱附着于骨的部位可见碎片状起止点沉积物（图 84–16）。

茎突舌骨韧带的钙化或骨化很常见，伴有 X 线表现，不过当韧带钙（骨）化生成过多或当茎突本身增大时，或者两者同时存在时，会出现一种特殊的综合征（叫做 Eagle 综合征）[212–217,307]。吞咽困难、味觉异常、喉咙哽塞感和疼痛是这种综合征的临床表现，并与茎突舌骨结构，如颈内动脉、颈内静脉、颈外动脉及附属的舌下神经、迷走神经和舌咽神经密切相关。在一些病例中，扁桃体腺切除术的伤疤

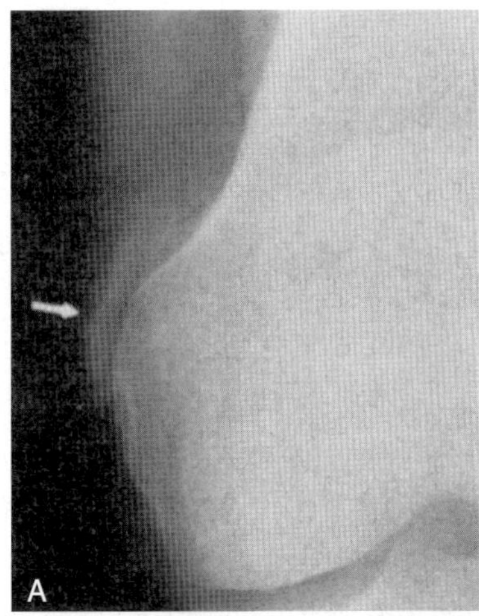

图 84–14　Pellgrini-Stieda 综合征。

A　膝关节内侧副韧带创伤后骨化（箭头）。

B,C　47 岁男性，冠状位 T1 加权（TR/TE,700/12）自旋回波（B）和横断位（TR/TE,2650/61）（C）MR 成像显示在这种综合征中骨化（箭头）常见于大收肌腱，而非内侧副韧带。

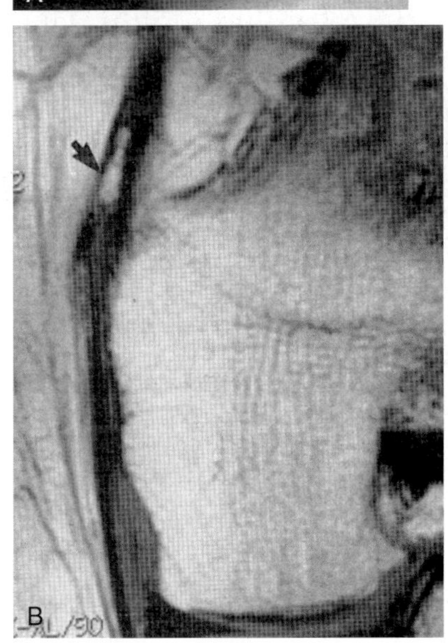

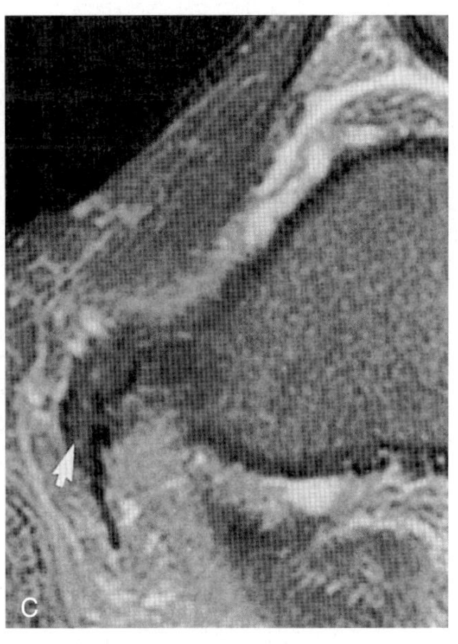

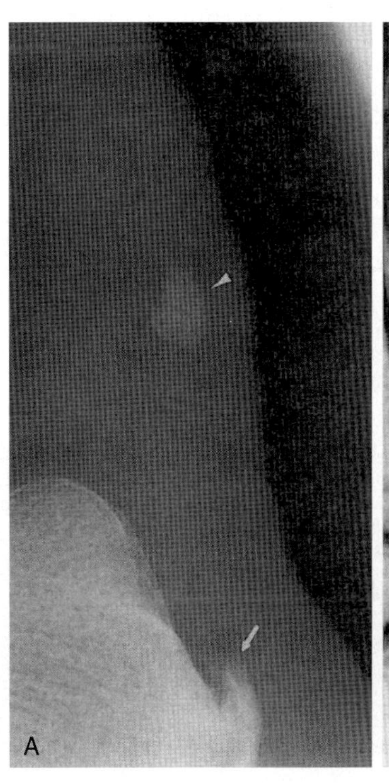

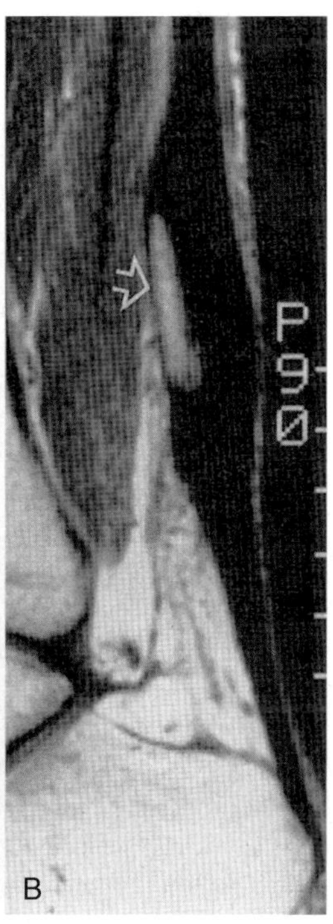

图 84–15　跟腱的骨化。

A　肌腱的特发性骨化（三角箭头）。在肌腱附着于跟骨的部位可见肌腱增粗和赘生物（箭头）。无创伤史。

B　另一患者，矢状位 T1 加权（TR/TE,300/20）自旋回波 MR 成像显示跟腱骨化（箭头）和增厚。（Courtesy of S. Moreland, M.D., San Diego, California.）

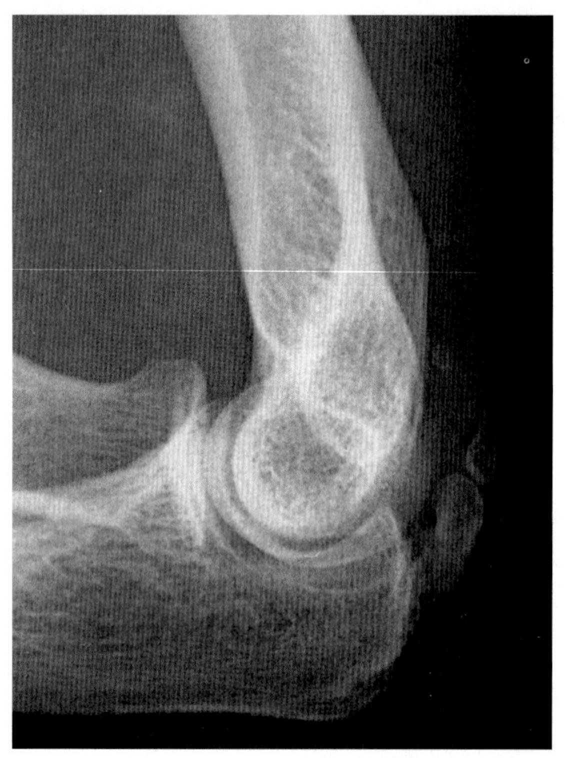

图84-16 碎裂的起止点沉积物。在肱三头肌肌腱附着部可见多个骨化区域。(Courtesy of M. deMaeseeneer, M.D., Brussels, Belgium.)

会加重这些临床表现。X线片显示拉长和骨化的茎突突起和韧带外形平滑或不规则，这需要与突起的正常长度变异和韧带的正常骨化相鉴别（图84-17）。值得注意的是，茎突舌骨韧带可能会破裂[218]，且与黏多糖（贮积）病有关[219]。这种骨化也会出现在弥漫性特发性骨骼肥大症中。

在腱性连接部位的骨质赘生物应该与真正的腱性钙化相鉴别。这些骨质赘生物很常见，尤其是在老年患者，可能是弥漫性特发性骨骼肥大症的表现（见第36章）。另外，这种病能够引起真正的肌腱和韧带的骨化，这种情形还可见于氟中毒（见第68章）。

2.创伤性骨化性肌炎

60%[47]~70%[48]的局限性软组织钙化患者（局限性骨化性肌炎）有明确的创伤史；其余患者或有过与软组织骨化有关的系统疾病(如神经系统疾病、烧伤和破伤风)，或有过特发性损伤[49,166]。特发性病例称为软组织的非创伤性骨化性肌炎或假性肥大性骨肿瘤(见本章后面的讨论)。软组织的创伤性骨化性肌炎同假性肥大性骨肿瘤的X线和病理特征实际上是相同的。

把这种病变称作“骨化性肌炎”的准确性在很多场合受到置疑。尽管成熟骨的形成可能是骨骼肌中发生炎症的结果，但在受创伤的骨骼肌中有成骨形成还未见报道[414]。事实上，在一些骨化性肌炎病例中既有炎症，又未累及肌肉，这提示这个名称是不恰当的[50]。假定软组织骨化是由间质组织的破坏而非肌肉的破坏引起的[50,51]，那么组织学检查中成骨细胞的存在是不可辩驳的事实，但成骨细胞的来源仍然是个谜；它们可能来源于破坏的骨膜或已经存在于结缔组织中的多能干细胞[49,52,53]。

创伤性骨化性肌炎常见于青少年或年轻人；婴儿或儿童受累较少见[57,309,415]。部位局限于容易受到损伤的区域，如肘部、大腿[186](图84-18)、臀部，而在肩部和小腿少见[47]。虽然实际上任何部位都可能

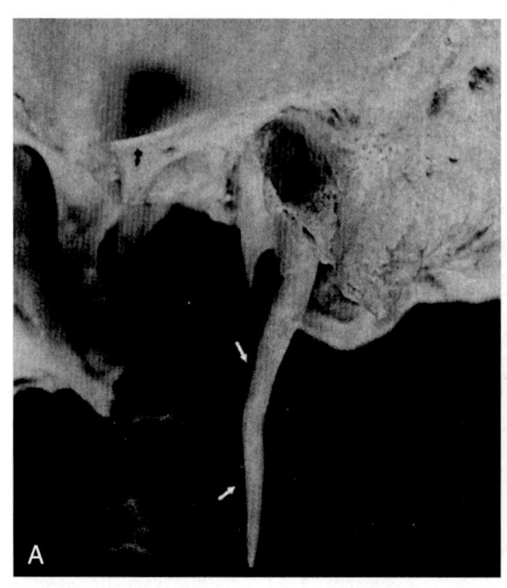

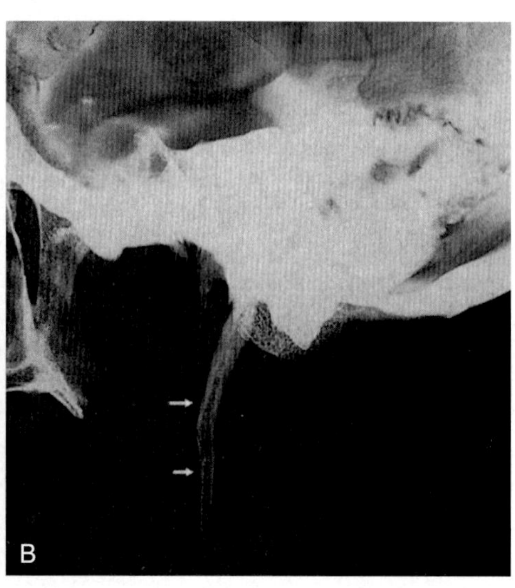

图84-17 茎突舌骨韧带骨化(Eagle综合征)。可见大块骨化结构（箭头)，表明有茎突突起增长或骨化的茎突舌骨韧带，或两者同时存在。

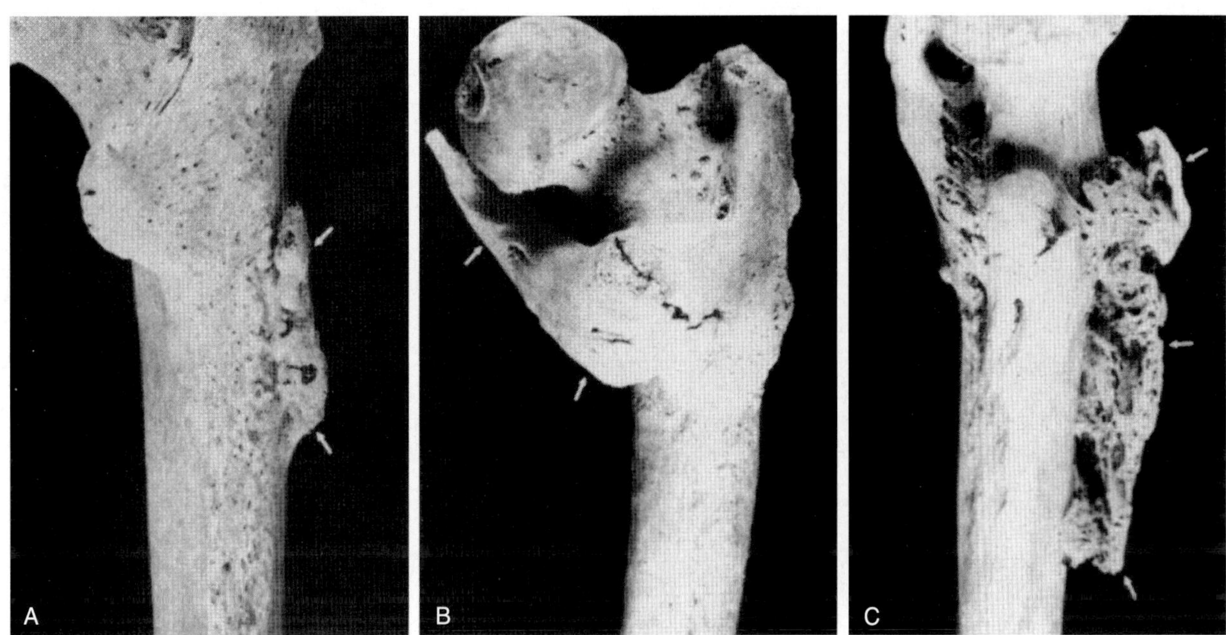

图84-18 创伤性骨化性肌炎：大腿。显示出3个病例（箭头）。

受到侵袭，包括手[58]、下颌[220]和脊柱[221,341]；但在肘部[54,416]（图84-19）或股四头肌[55]区域的肌肉创伤后骨化较常见。通常，创伤性骨化性肌炎发生在肢体近端部分的要比远端部分的多见[331]。肘部的创伤后骨化可发生在内外双侧，可能会环绕副韧带，并可能伤害到尺神经[332]。在明确有创伤史后，创伤后特有的X线特征会随时间的延长而逐渐出现，不过在一些患者中最初的损伤可能会很微小而未予注意或很快忘记[56]。然而，创伤后骨化在初始损伤很严重时其发生率较高[331]；不过，由职业或娱乐活动引发的反复小创伤是出现这种骨化的众所周知的原因。值得关注的是，新创伤或重复压迫可导致异位骨化区域发生破裂[417]。

在损伤后很短的时间内，软组织肿块或肿胀就很明显，并且在7～10天内可伴发有骨膜反应（图84-20）。损伤后的11天到6周，肿块内会出现絮状的不透射线区域[49]。钙化的密集区域逐步增大，并在6～8周时新骨很快以花边形式包绕在肿块周围[47]。软组织中心核有时候开始具有硬壳，扩大的中心空洞结合周围的钙化和骨化就像是一个蛋壳。在5～6个月内达到成熟（图84-21），然后肿块开始缩小。骨化肿块的再吸收，在年轻人病例中报道得较多[331]。

环绕在钙化和骨化的中心透亮边缘是创伤性骨化性肌炎的重要X线特征（图84-22和84-23）。此外，在病变和其下皮质之间的射线透亮带或区域也

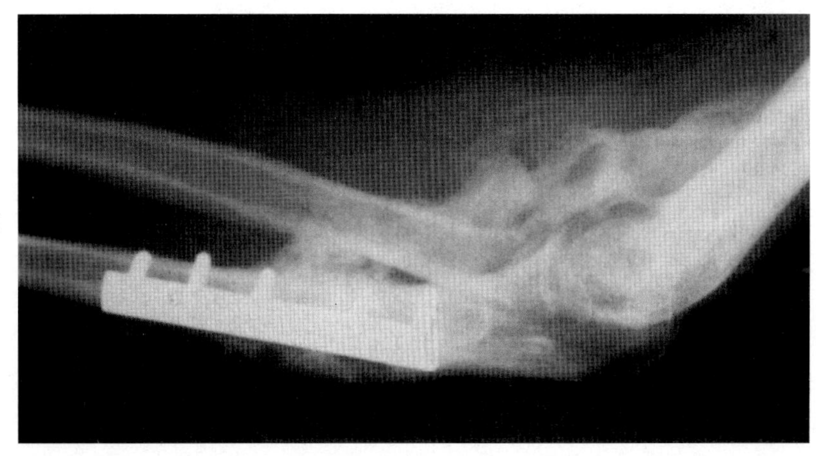

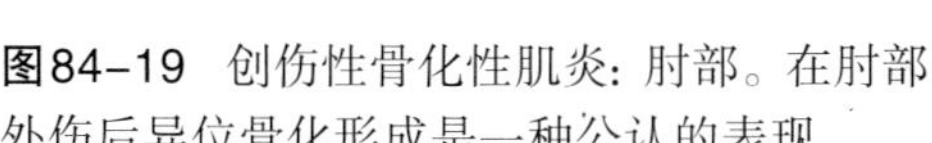

图84-19 创伤性骨化性肌炎：肘部。在肘部外伤后异位骨化形成是一种公认的表现。

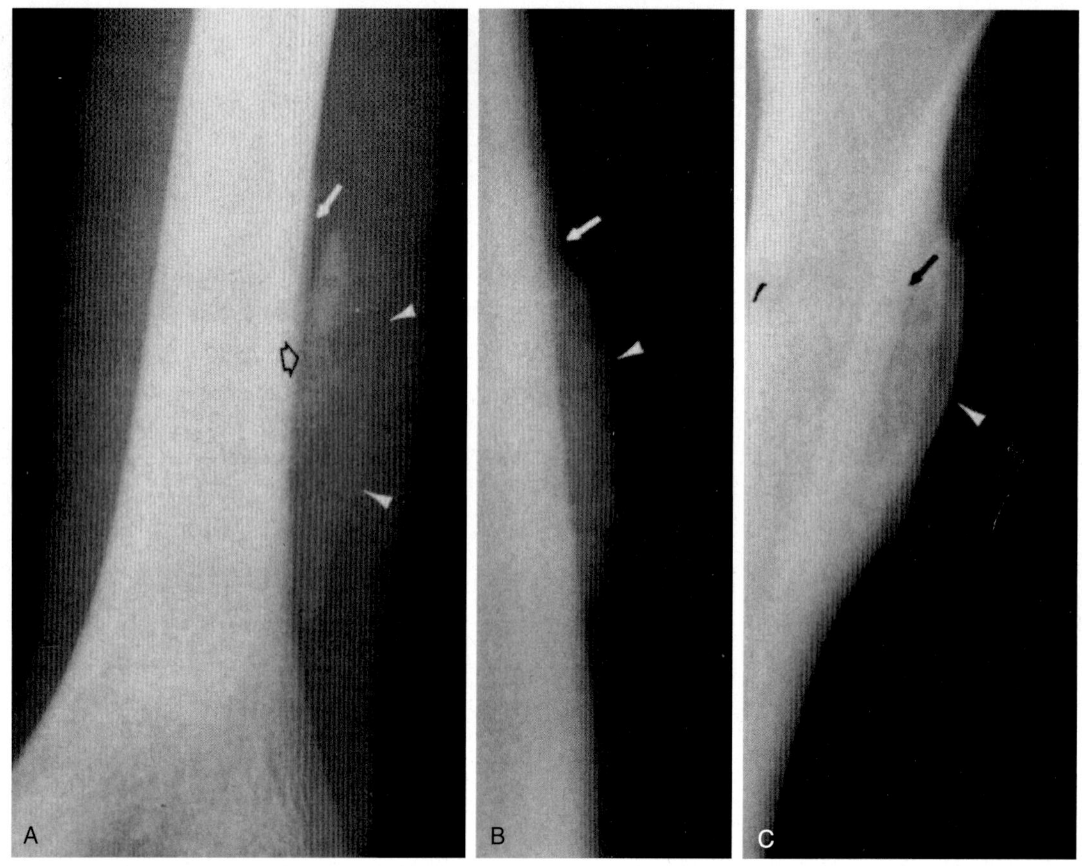

图 84-20 创伤性骨化性肌炎：顺序排列的X线异常（3个不同患者）。

A 刚刚损伤后，软组织出现肿胀，可能与骨膜炎有关（实心箭头）。界线不清的骨样密度区域（三角箭头）出现于创伤后2～6周。在骨化和其下面的骨之间有射线透光区域（实心箭头）。

B 随后，可在肿块中看到骨小梁结构（三角箭头），并且相邻的射线通透区域消失。可见更成熟的骨膜炎（箭头）。

C 最后，成熟的骨肿块（三角箭头）与其下面的骨皮质融合，产生局部骨质扩大，很像是骨软骨瘤。不过仍可以辨认出最初的皮质骨线（箭头）。

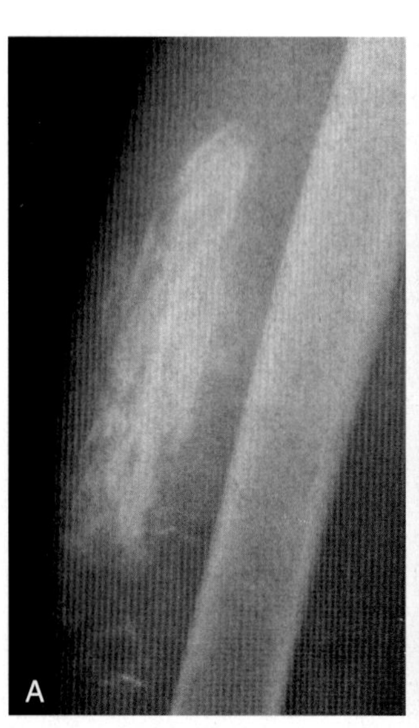

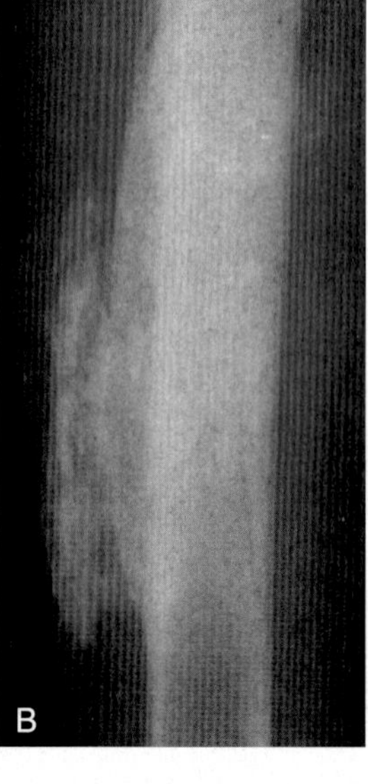

图 84-21 创伤性骨化性肌炎：成熟的骨化。11岁男孩，从游泳池的台阶上摔下，受伤后1个月（A）和5个月（B）的侧位X线片显示成熟的骨化突起。骨化突起最初与骨骼分离，后来融入股骨前侧面。（Courtesy of G. Greenway, M.D., Dallas, Texas.）

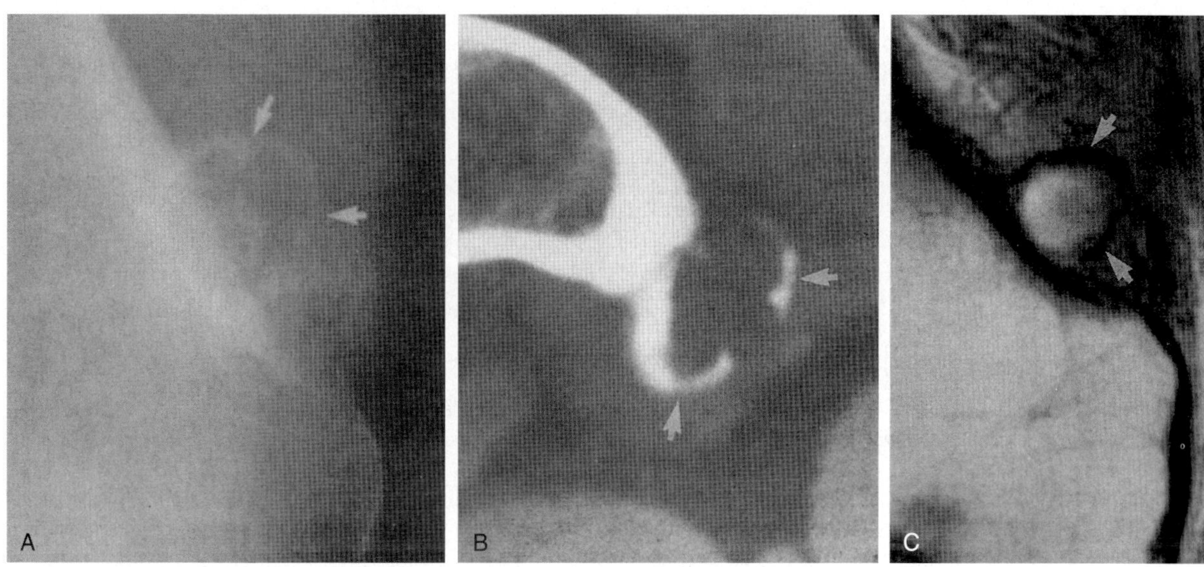

图 84-22　创伤性骨化性肌炎：钙化和骨化的边缘。

A　额状面 X 线片显示病变位于股骨远端的内侧皮质。可见邻近的成熟骨膜反应和镶边样骨化（箭头）。

B　经轴位 CT 扫描证实肿块周边的骨化（箭头）和相邻皮质骨增厚。

C　冠状位 T1 加权（TR/TE,600/20）自旋回波 MR 成像显示病变边缘呈低信号（箭头），中心是同脂肪或血液一致的高信号。

（Courtesy of M. Zlatkin, M.D., North Hollywood, Florida.）

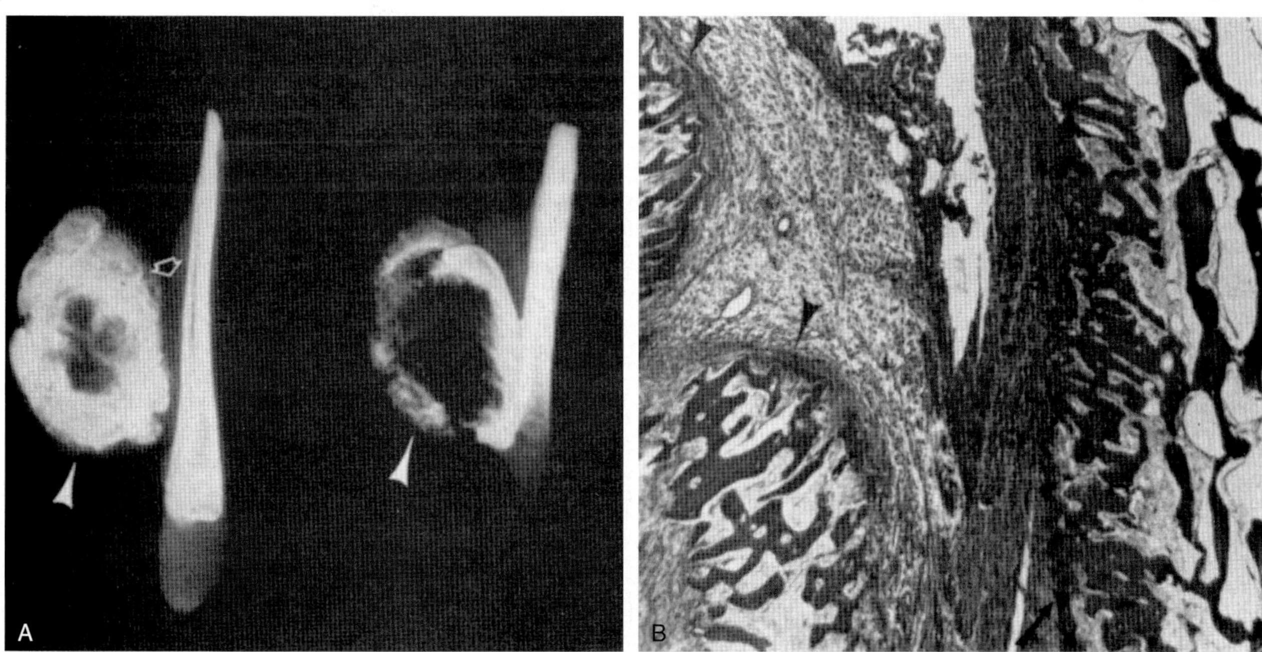

图 84-23　创伤性骨化性肌炎：放射学和病理学相关性。

A　通过肌炎性骨化灶的连续切面显示病变有一个完整包膜，周围是骨化带，中心为透光区（三角箭头）。在病变和其下面骨之间有清晰的隔离区（箭头）。

B　纤维组织将骨化性肌炎的成熟骨块（三角箭头）与骨膜新生骨（箭头）分开，这是病变骨和正常骨之间形成射线透亮区的基础。

（Courtesy of A. Nrman, M.D., Valhalla, New York.）

是很重要的表现，这说明在骨化肿块和相邻的骨之间缺乏紧密联接，这样可以把创伤性骨化性肌炎与皮质骨肉瘤区分开（见本章后面的讨论）。骨化突起的外形变化可引起X线改变，然而，这可能更加难以分析（图84-24）[49]。对骨膜新生层的直接损害来自创伤引起的骨膜下血肿骨化或骨膜瘤[56]，在开始的两周骨膜反应呈现日光射线外观，这很容易会被误认为是恶性突起的根据。再者，真正的肌肉血肿会造成软组织肿块距离最近的骨骼也有相当距离，并且在后来的检查中可能会或不会出现骨化（骨化血肿）[59]。另外已有报道称，局限性骨化性肌炎在手术后不会复发[60,61]。

骨化性肌炎显微镜下观改变已有详细的描述[49]（图84-25）。间充质细胞增殖引起胶原的局灶性聚集，钙盐在其内沉积。异位成骨细胞出现，产生基质，进而形成一个有纤维囊包裹的非常明确病灶。进展中的病灶呈现3个明显的环带，这是一个可与肉瘤性病变相鉴别的征象[50,62]。病灶的中心包含快速增殖的纤维原细胞，伴有出血和坏死区域。中间带包含成骨细胞并有岛状未成熟的骨组织。单纯作内层和中间层的细胞活检可能会误诊为骨肉瘤，显示病灶的真实良性本质的是病变的外侧带。在这个区域，可以发现有成熟的骨小梁结构，这可使其与周围相连的组织清晰地分开。这样，周围的成熟骨组织呈壳样包绕的软性细胞中心，并以向心圆的形式成熟，中心灶最后骨化。病理学上协助鉴别创伤性骨化性肌炎和骨肉瘤的是带状现象、无相邻组织的侵袭和可被进展肿瘤破坏的活跃肌纤维的包埋[49]。

创伤性骨化性肌炎通常从临床表现和X线表现上即可确诊（图84-26）。其他诊断技术如动脉造影[63]、超声检查[64,333,334]、闪烁扫描法[222-224]和CT扫描[225,226,335-337]（见图84-22）可以协助诊断，但不是正确诊断所常用的方法，这些技术有助于确认病灶的成熟度。MR成像也已经用于研究创伤性骨化性肌炎[338-340,418-421]。骨化病灶的MR成像表现随病变不同时期而有所变化。在一些病例可能与软组织肿瘤非常相似。慢性病灶的诊断困难要小一些（见图84-22），其比较容易辨认，拥有较广泛的低信号强度，其内包含脂肪信号（脂肪有其特征性信号强度）[339]，不过有时慢性病灶在T2加权像上显示为高信号强度区域[340]。在创伤性骨化性肌炎的急性和亚急性期，不同时期信号强度的差别可能很明显；T2加权像上可见到高信号强度（图84-27和84-28），尤其是在纤维原细胞和成肌纤维细胞的增殖核心[339]。在静脉注入放射性核素钆对比剂之后，可观察到非特异性的弥散性增强信号（图84-29）、或者外围增强信号强度更明显一些，类似于脓肿灶的表现。邻近的肌肉也会有信号增强。在病灶开始钙

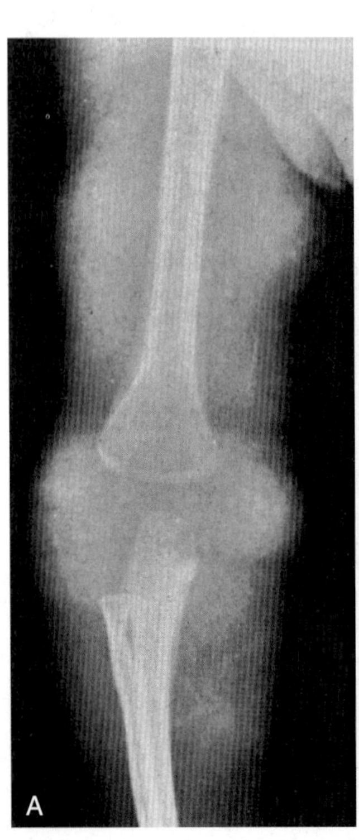

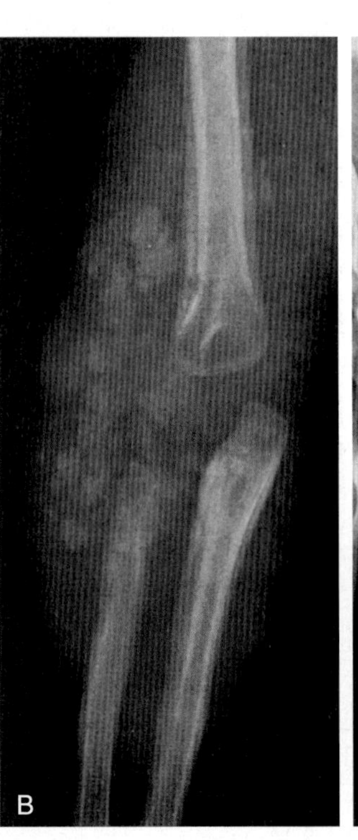

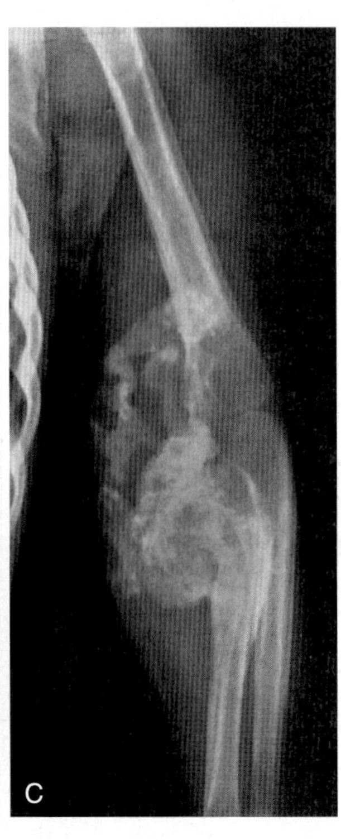

图84-24 创伤性骨化性肌炎：非典型的X线异常。1岁男孩从楼梯上摔下，手臂受伤。

A 虽然最初的X线片正常，但损伤将近两周后，X线片显示广泛的软组织肿胀以及肱骨和尺骨的骨膜有新生骨形成。

B 11天后可见增生的骨膜和包含不规则骨化的区域。

C 在B后6周，骨化更成熟且更有组织学特征。钝性分离并尽可能多地切除肿块，经组织学分析为典型的创伤性骨化性肌炎。

（From Nuovo MA, et al: Skeletal Radiol 21:87, 1992.）

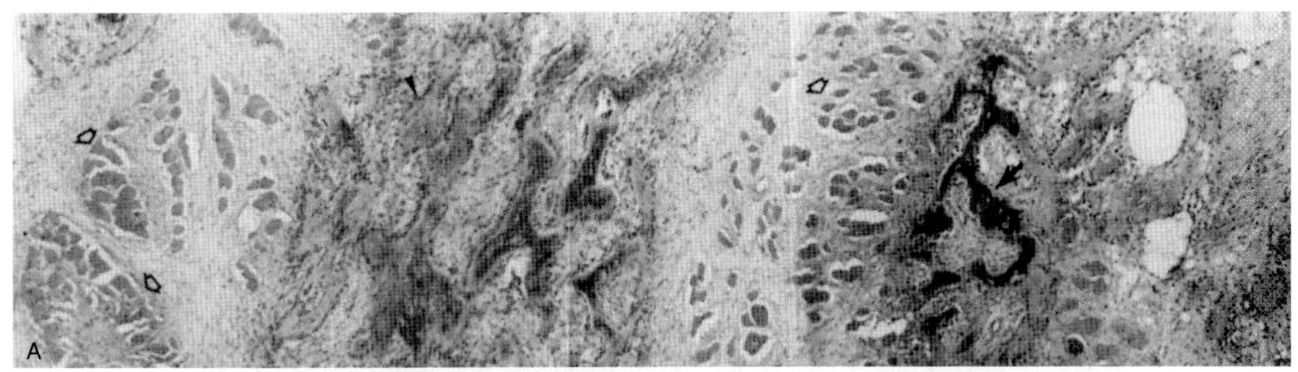

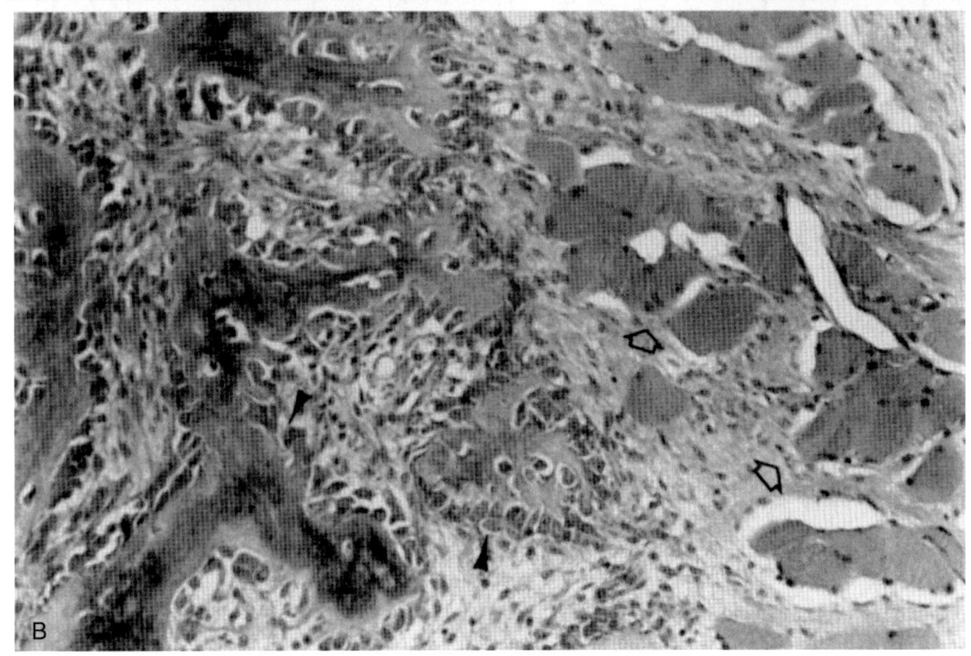

图 84–25　创伤性骨化性肌炎：病理学改变。

A　可见受累的肌肉组织（空心箭头）。在一些区域（中间地带），纤维组织细胞中可见骨样和未成熟骨形成（箭头）；其他区域（外围地带）有成熟的骨化（实心箭头）（68 ×）。

B　可观察到肌束（箭头）和新形成的骨小梁，且伴有明显的成骨细胞（三角箭头）（170 ×）。

化和骨化时，在液体敏感序列中，可能会观察到一个有薄边的低信号强度被高信号强度包绕。综合各种检查结果即可做出明确诊断（图84–27和84–30）。在常规 X 线和其他影像方法不能做出准确诊断时，可能需要进行组织学检查以明确诊断；但病理学家必须警惕病变中心部分的假恶性，这会使其诊断价值复杂化。另外，关于骨化性肌炎中心的肉瘤样变的报道，通常以纤维肉瘤[67,68]或骨肉瘤[65,66,227,228,462]的形式出现，这就需要更为复杂准确的组织学鉴定。幸运的是，创伤性骨化性肌炎的肉瘤样变发生率很低。

创伤性骨化性肌炎必须与骨旁骨肉瘤、骨膜骨肉瘤、骨外（软组织）骨肉瘤或软骨肉瘤、骨软骨瘤、骨瘤及近皮质软骨瘤相鉴别（见第 76 章）。骨旁骨肉瘤[69–71]发生在管状骨的干骺端，尤其是沿股骨远端的后侧面（图 84–31）。尽管在肿瘤和其下面的骨质之间有一个透亮带，但此透亮带常不完整，因为肿瘤的蒂延伸至其下面的骨组织。另外，骨旁骨肉瘤在中心部分和基底连接部分钙化程度较重，而周围钙化较轻且很少环绕，而且肿物随时间增大。骨膜骨肉瘤[72,73]发生在管状骨骨干的皮质，致使皮质骨越来越厚，并形成针样从周围向皮质基部逐渐密集的骨刺。骨外骨肉瘤[65]是很罕见的肿物，鉴别诊断时常有困难。其生长缓慢，侵袭老年患者。骨软骨瘤在骨下面生长并与骨相连，而且常有一个软骨帽（图 84–32）。骨软骨瘤的皮质骨和松质骨与来

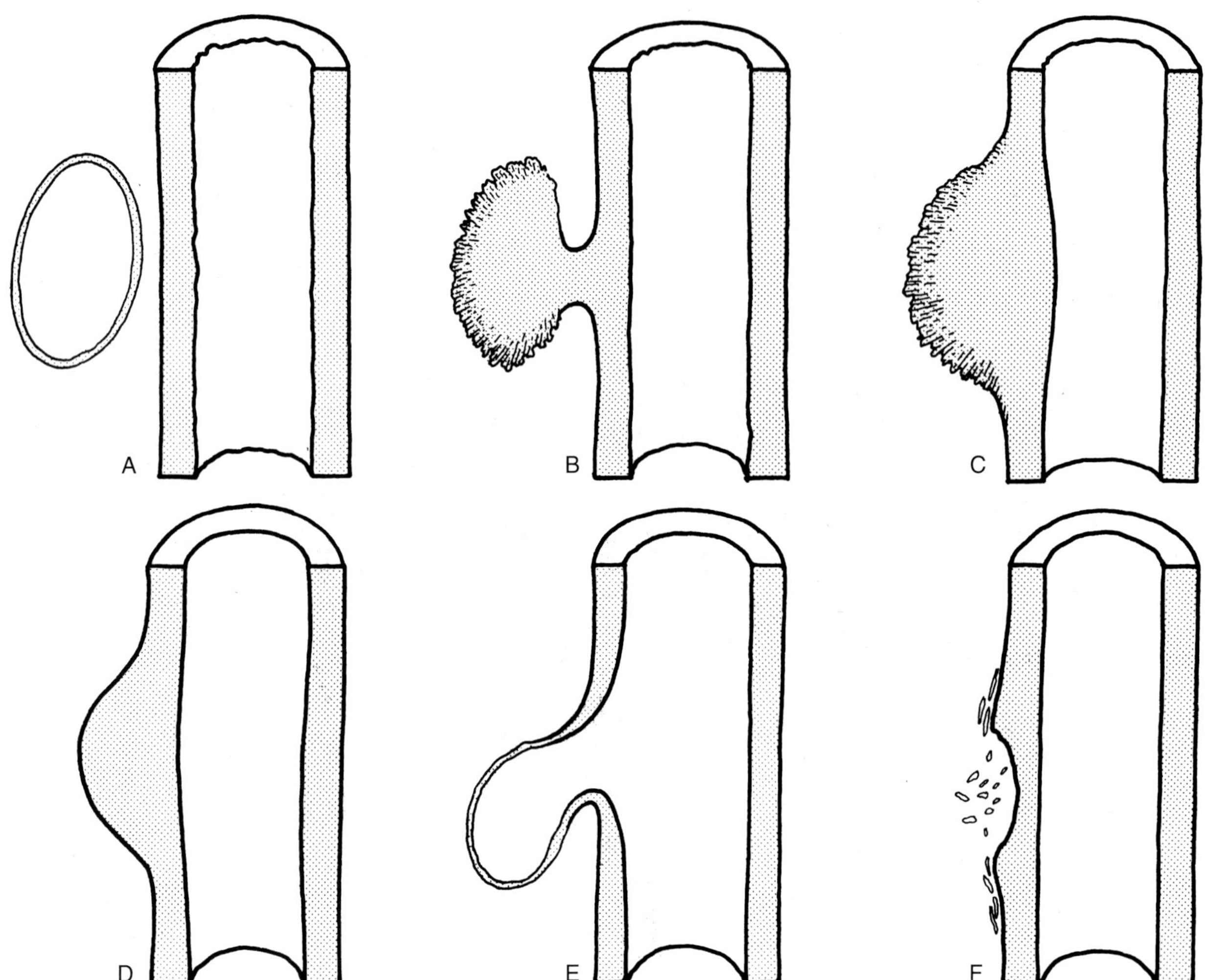

图 84-26 创伤性骨化性肌炎：鉴别诊断。

A 创伤性骨化性肌炎。骨化的壳样结构伴有骨化与其下面骨之间的透亮区域是本病典型特征。

B 骨旁骨肉瘤。这些病变表现为中心骨化灶伴不规则外形，并可能与其下面的骨有蒂连接。

C 骨膜骨肉瘤。这些肿瘤来源于管状骨骨干的皮质骨，并且出现皮质骨增厚和针状骨质沉积。

D 骨瘤。这种病灶的特征是局限性骨质赘生物并引起皮质骨轮廓突出。

E 骨软骨瘤。外生骨疣从皮质骨表面膨出。其骨髓和皮质骨与其下面的骨性结构相连续。

F 皮质旁（骨膜）成骨肉瘤。这些骨膜病变产生皮质骨陷凹伴骨膜炎。其中可能会包含有钙化。

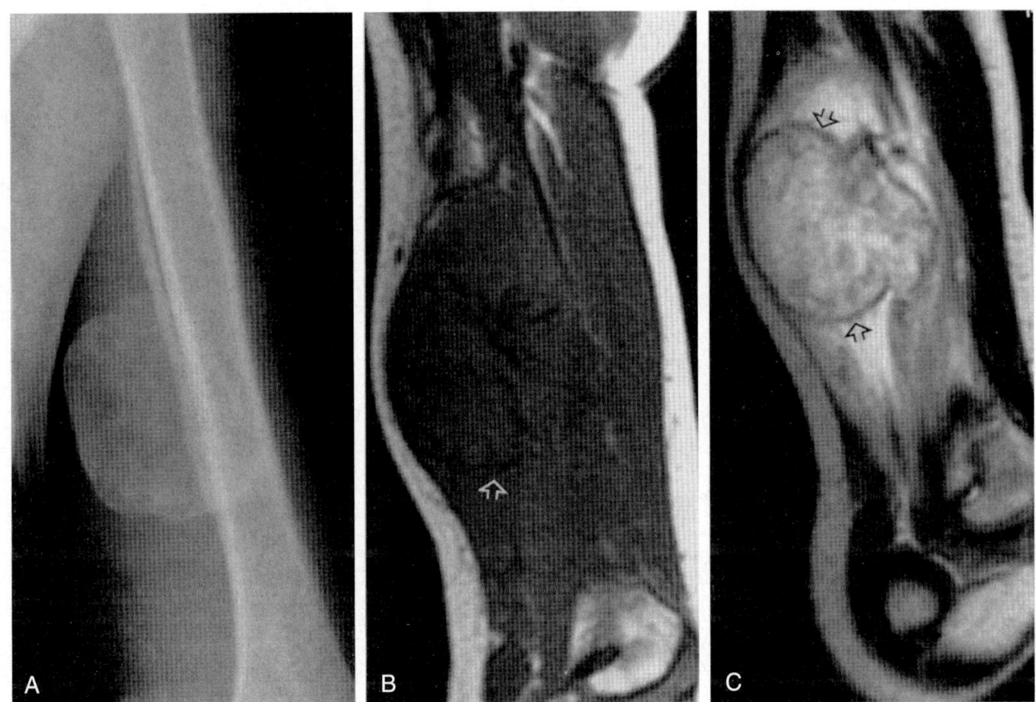

图 84-27　创伤性骨化性肌炎：MR 异常。4 岁男孩跌倒时手臂着地。

A　4 个月后拍的 X 线片显示有骨化性肌炎的典型特征。可肱骨干清晰的骨肿块和成熟的骨膜新生骨形成。

B　矢状斜面 T1 加权（TR/TE,600/14）自旋回波 MR 成像显示界限不清的肌肉内肿块，其信号强度类似肌肉。可见低信号强度灶（箭头）。

C　矢状斜面 T2 加权（TR/TE,3000/95）快速自旋回波 MR 成像显示肿块及周围组织呈高信号强度。可见低信号强度的周围边缘（箭头），提示为骨化。这种综合表现高度支持本病诊断。

（Courtesy of D.Witte, M.D., Memphis, Tennessee.）

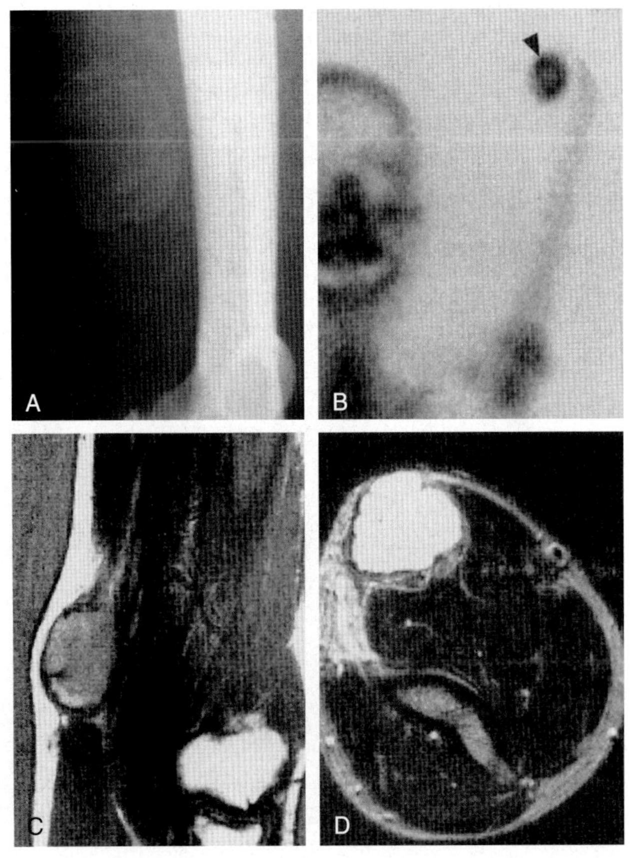

图 84-28　创伤性骨化性肌炎：MR 异常。22 岁男性，手臂在外伤后出现肿块。

A　肿块已骨化且界限清晰。呈现壳样骨化。

B　手臂举过头顶后骨扫描显示放射性核素聚集，尤其是在病灶的周围（三角箭头）。

C　矢状位 T1 加权（TR/TE,650/20）自旋回波 MR 成像显示肘部附近前外侧有一浅表肿块，使邻近的肱二头肌、肱肌和肱桡肌变形。肿块的下部为中等信号。

D　经轴位 T2 加权（TR/TE,2400/90）自旋回波 MR 成像显示高信号强度的肿块、邻近肌肉组织的变形以及软组织水肿。

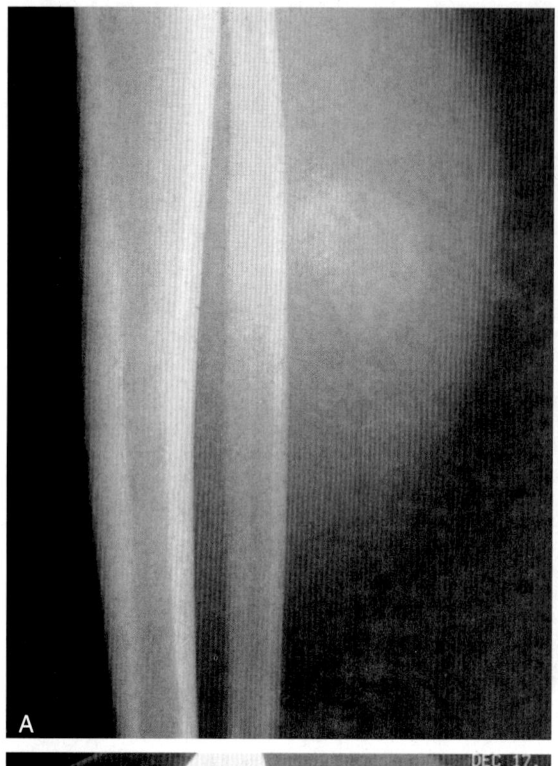

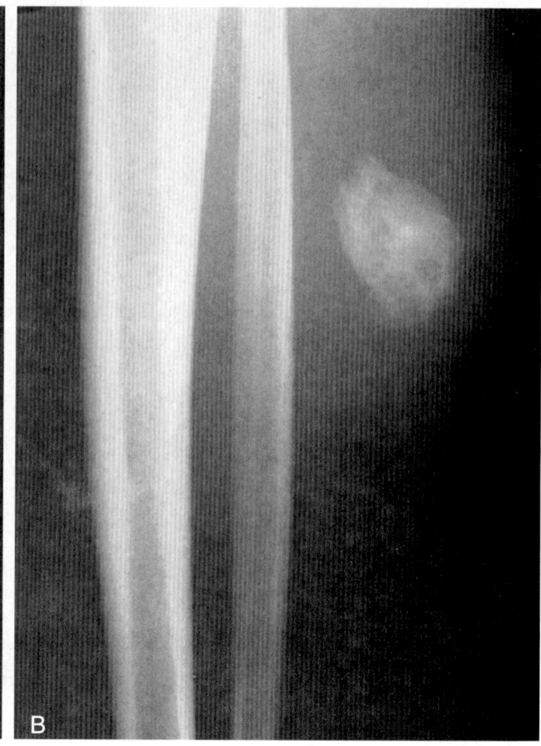

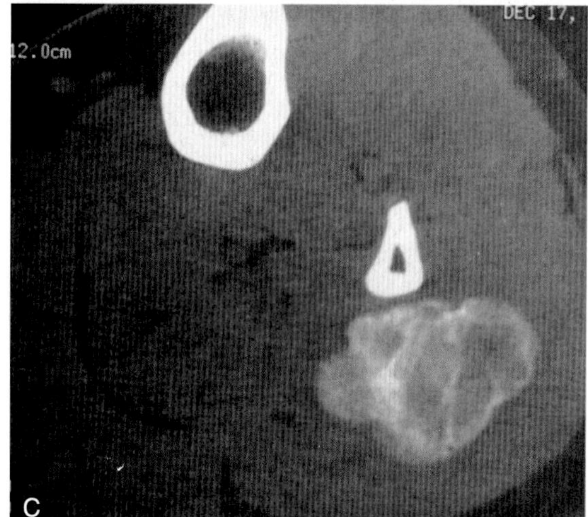

图 84-29 创伤性骨化性肌炎：MR 异常。

A,B 相隔 3 个月拍摄的两幅 X 线片显示软组织骨化逐渐成熟，这是本病的特征。

C 与 B 同一时间做的经轴位 CT 扫描显示病变周围的成熟骨化。

D 与 B 同一时间做的横断位中等加权（TR/TE,2500/20）自旋回波 MR 成像显示在病变呈非特异性不均一信号强度。

E 在静脉注入放射性核素钆后，横断位脂肪抑制 T1 加权（TR/TE,650/9）自旋回波 MR 成像显示信号强度弥散性增强。

（Courtesy of L. Lenchik, M.D., Winston-Salem, North Carolina.）

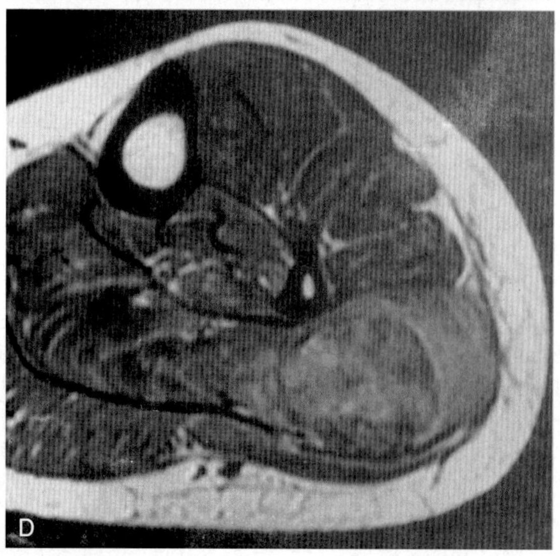

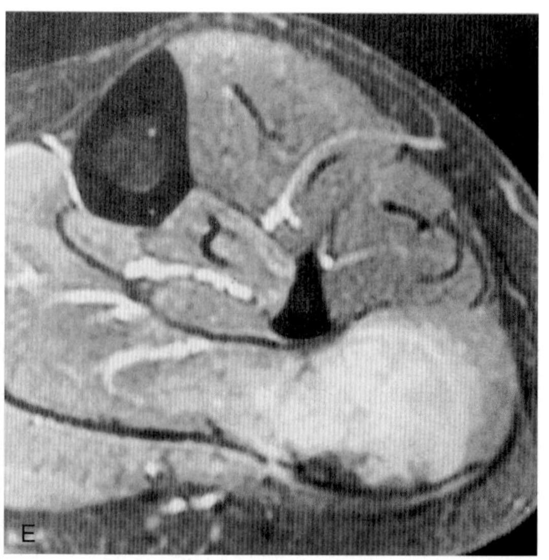

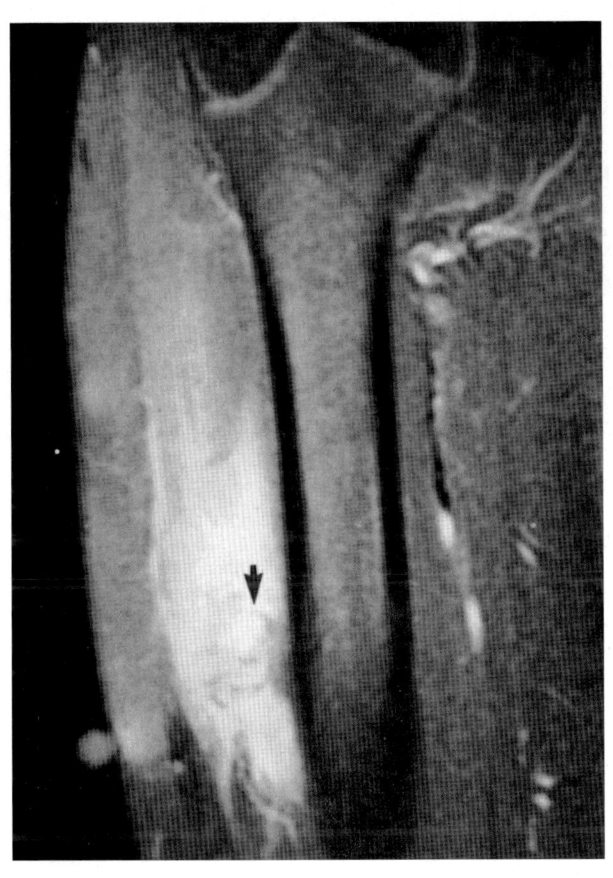

图 84-30 肌炎性创伤性骨化：MR 异常。在静脉内注入钆后，肱骨的斜冠状位脂肪抑制 T1 加权（TR/TE,500/17）自旋回波 MR 成像显示软组织信号增强，伴特征性的镶边样钙化（箭头）。

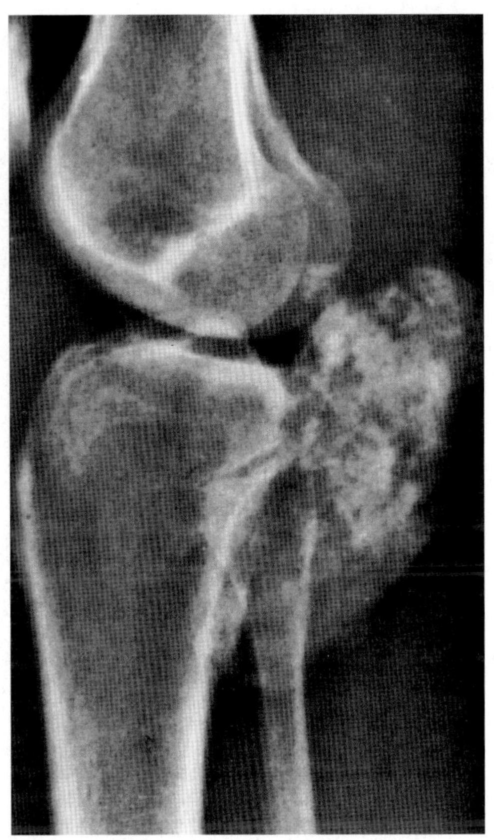

图 84-31 骨旁骨肉瘤。矩形的骨化肿块起自胫骨近端的后面。（Courtesy of J. Smith, M. D., Rio de Janeiro, Brazil.）

源骨相连续。有时可在肌炎性骨化成熟灶内生成软骨帽和软骨区[50]，骨软骨瘤可发展为软骨肉瘤。在这些病例中，鉴别诊断可能会更加困难。骨瘤是从皮质骨表面长出来的骨性赘生物（图 84-33），很容易与创伤性骨化性肌炎相鉴别（见第 88 章），而近段皮质（骨膜）软骨瘤可引起软组织钙化、皮质骨凹陷以及相邻骨膜增殖（图 84-34）。

3.软组织假恶性骨肿瘤

1956 年，Fine 和 Stout 详细介绍了软组织非恶性肿瘤的表现——中心部分呈肉瘤样组织学特征，成熟样骨质环绕在其周围[65]；不过以前的文献也有过报道[74-76]。这些病灶通常称为软组织假恶性骨肿瘤[48,49,65,77-80]，发生于先前无外伤史的患者。病灶的界限分明，无侵袭性，且远期存活率高。男性和女性均可累及，大多数受累患者为 10 ~ 30 岁。大部分肿瘤局限在四肢或臀部区域[229,346]，直径偶尔可超过 6cm（图 84-35 和 84-36）。发生在手和足部的

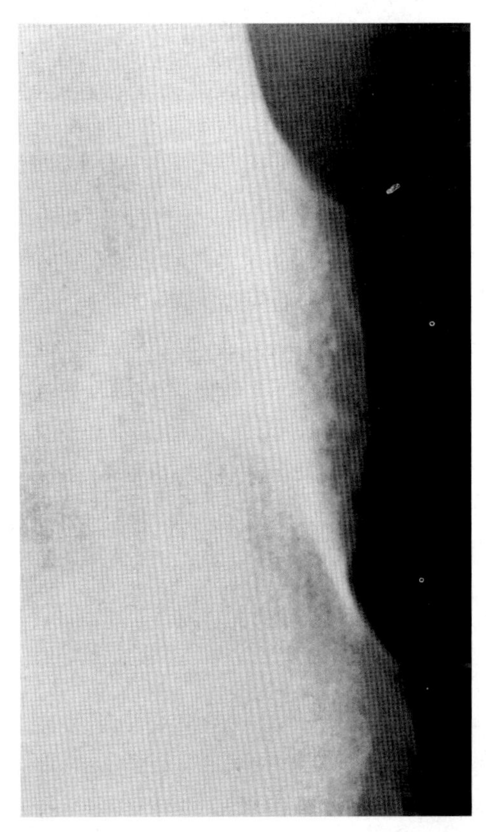

图 84-32 骨软骨瘤。可见股骨远端的宽基底骨软骨瘤。

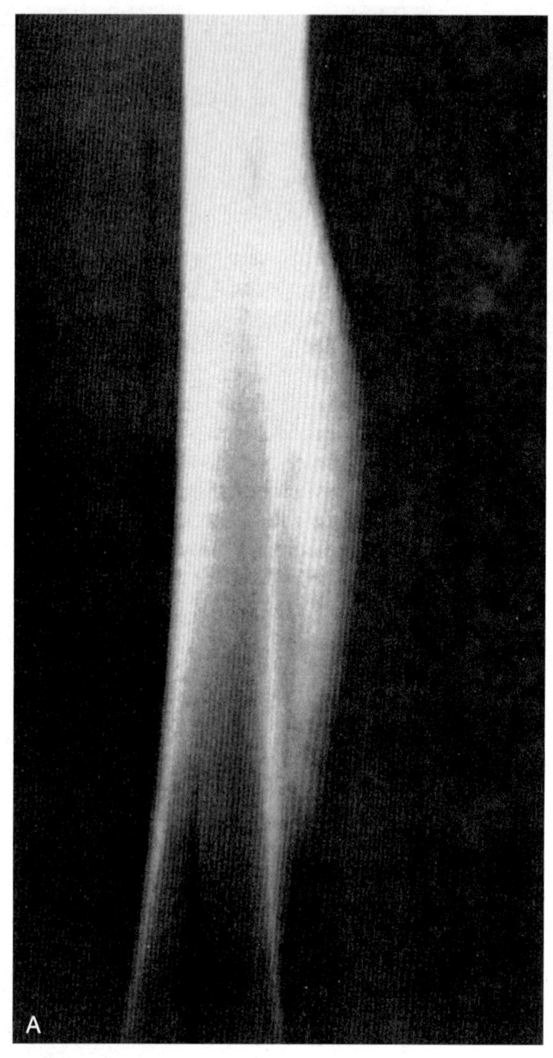

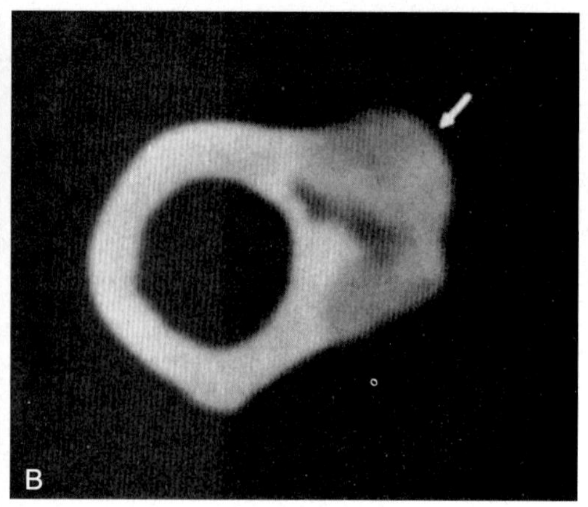

图84-33 骨瘤。32岁男性，常规X线片（A）显示在股骨干外侧表面有一长的骨化病灶。经轴位CT扫描（B）显示病灶（箭头）从骨的外表面延伸出来。其密度较相邻的皮质骨稍低。切开显露组织进行活检显示为骨旁骨肉瘤。（Courtesy of G. Greenway, M. D., Dallas, Texas.）

肿瘤很像是红润反应性骨膜炎的表现（见后面的讨论）[342-344,422]。软组织肿胀（伴有或不伴疼痛）出现在钙化和骨化之前，间隔大约为2~3周。虽然在一些报道中提到患者有创伤或感染史，但这些表现多变且很少见。X线片显示骨化肿块界限清晰，周边对射线不通透而中心透亮。可见骨膜炎，而且在一些病例中先于软组织骨化。MR成像表现与创伤性骨化性肌炎类似，在一些病例中周围可有广泛的炎症性改变。病程是典型的良性病变过程，而且在一些病例中病灶会逐渐变小甚至消失[345]。然而，肿块在切除后可能会复发，但复发的病灶也可自发性吸收[346]。

组织学特征包括：中央结缔组织表现为可变的细胞密度伴成纤维细胞束、细胞多形性伴巨细胞以及偶发的有丝分裂像；另外可见周围成熟的骨小梁，伴放射状朝向病灶中心区的骨样骨刺（图84-37）[78]。这些病变类似于创伤性骨化性肌炎的改变，不过肌纤维、血肿和外围组织延伸至软组织，并非总会出现。

对于软组织假恶性骨肿瘤而言，最重要的是必须与恶性病变相鉴别，尤其是软组织骨肉瘤。假恶性骨肿瘤有条带现象、骨化在外围部分、病灶大小比较局限以及没有基质细胞异型，有助于二者的鉴别。将这种疾病命名为一种与创伤性骨化性肌炎不同的单独病种，唯一的依据是没有创伤史。除此之外，这两种疾病实际上是无法区分的。因为两者在临床、影像和病理检查中都很像是恶性肿瘤，因此软组织假恶性骨肿瘤这个名称可能更适用于两者。此外，第三种疾病（随后讨论），即红润反应性骨膜炎，除了其好发于手和足部以外也具有许多相同的特征。也可考虑将这种疾病归于软组织假恶性骨肿瘤这一总名称之下。

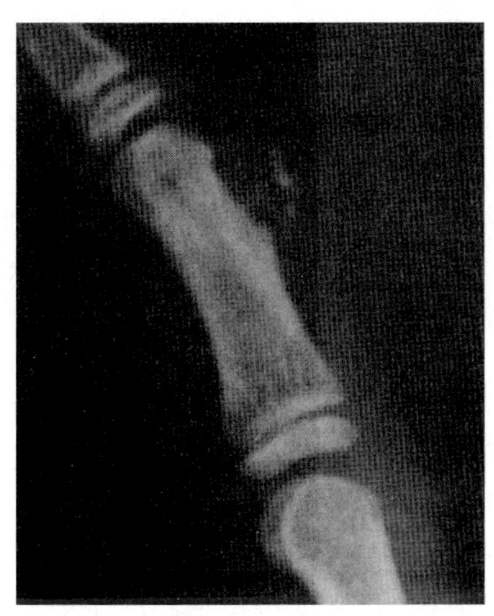

图 84–34 近皮质（骨膜）软骨瘤。典型的表现是软组织肿块伴或不伴有钙化以及皮质骨局限性凹陷和骨膜炎。

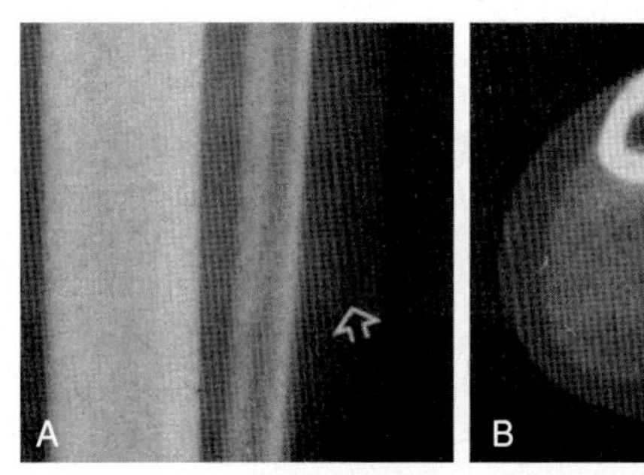

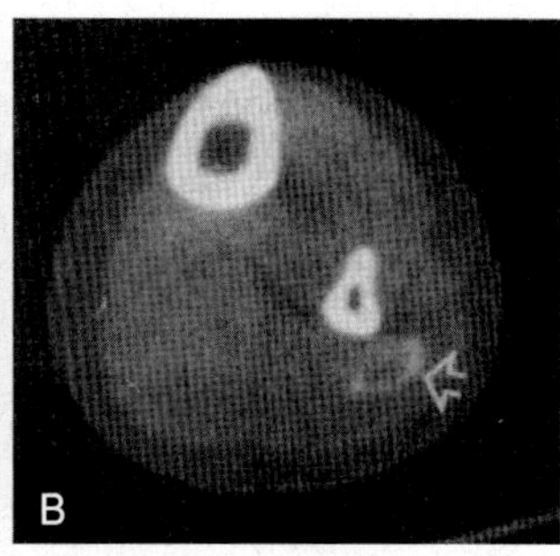

图 84–36 软组织假恶性骨肿瘤。40 岁女性，在小腿有一个坚硬、压痛、可移动的肿块。先前无外伤史。

A 常规 X 线片显示部分骨化的软组织肿块邻近腓骨。骨正常。

B 经轴位 CT 扫描图像上显示骨化外围部分（箭头）。本病为典型的骨化肌炎。（Courtesy of G. Greenway, M. D., Dallas, Texas.）

4.红润反应性骨膜炎和奇异性骨旁骨软骨瘤性增生

在 1981 年，Spjut 和 Dorfman[230]描述了 12 例儿童和成人患者，在他们的手或足（较少见）上有丰富的骨膜骨形成，伴有局部软组织肿胀、疼痛、触痛或持续数周至数年的发红。这些患者中只有 5 例在受侵袭部位有过明显的创伤史。X 线片显示有软

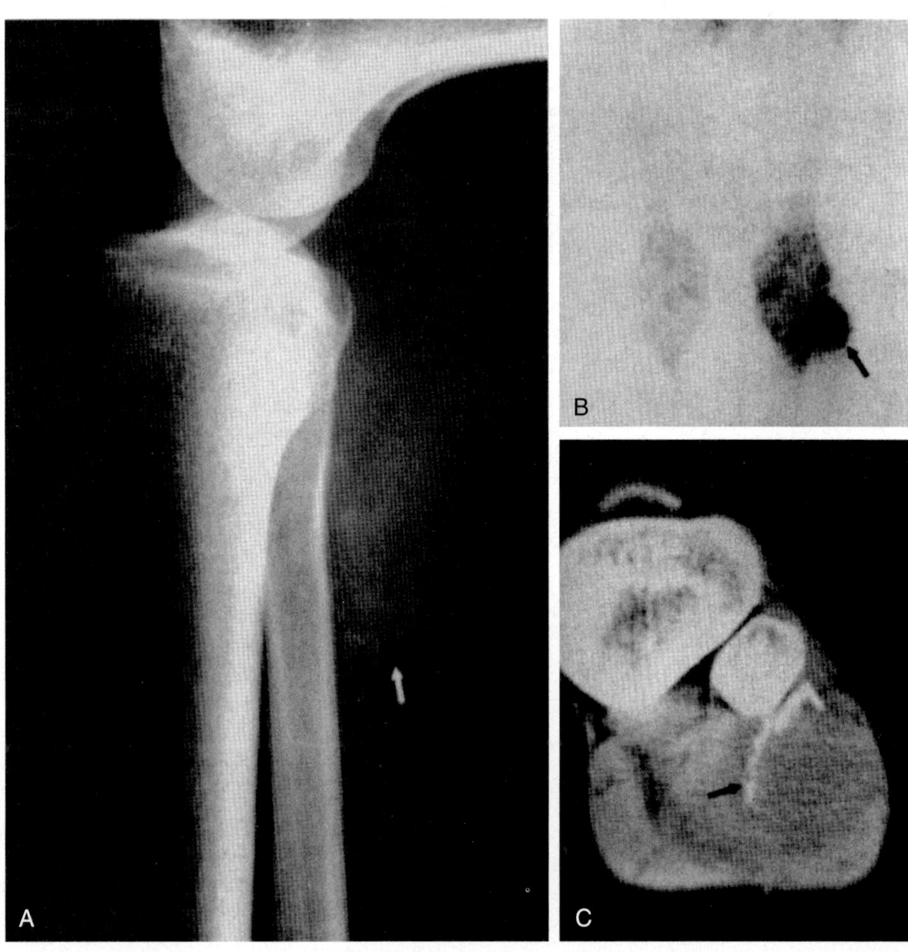

图 84–35 软组织假恶性骨肿瘤。24 岁女性，在膝部后侧长出一骨化肿块，患者否认这个区域有过任何损伤。

A 可见肿块包含有外围的骨化（箭头）。

B 可见亲骨性放射性核素的局部聚集（箭头）。

C 在经轴位CT扫描图像上，可见腓骨后面的软组织肿块相对界限分明，伴有不完整的骨化边缘（箭头）。

（Courtesy of V. Vint, M. D., San Diego, California.）

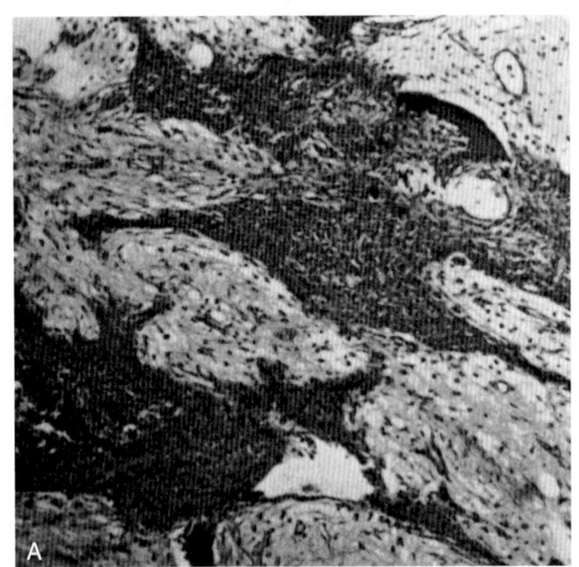

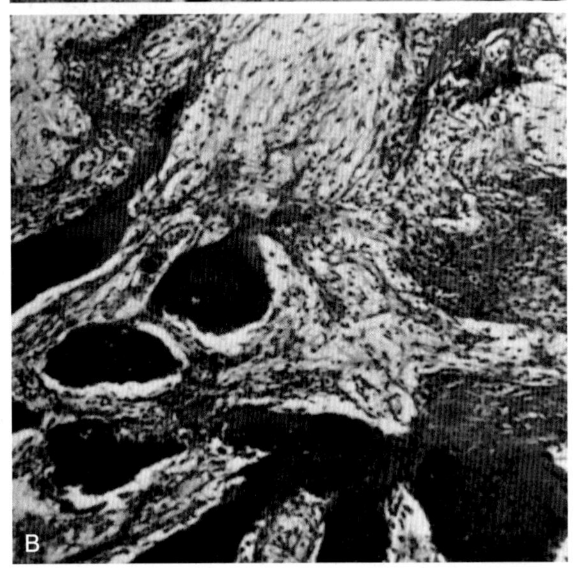

图 84-37 软组织假恶性骨肿瘤。

A 在病灶的中央部分，可见梭形细胞聚集，尤其在囊周部位。也可见松散分布的梭形细胞。

B 在病变的周边部分，规则分布的成熟松质骨被松散分布的结缔组织分隔开。

（From Schulze K, et al: ROFO 129:343, 1978.）

组织突起或肿块形成、骨膜炎或骨肥厚，或者几种表现的组合。从组织学上看，病灶的特征性表现是：类骨质、骨、软骨和增殖纤维组织的数量可变；在某些病例中，其条带现象（病灶的中心是类骨质而周围是成熟骨）类似于在骨化性肌炎中所见。这些研究者提到，在以前的出版物中，同样的病变被命名为骨旁或结节性筋膜炎[231]、包含骨和软骨的软组织肿瘤[232]或骨化性筋膜炎[233]。

后来的报道记录了更多的红润反应性骨膜炎病例，尤其是发生在手部的病例[234-236,350,423]。长管状骨也可受累及，不过很罕见[426]。应用于这些病变的其他名称还包括异位软骨骨化[347]、手指或足趾的纤维骨性假性肿瘤[348]、手部假恶性肌炎性骨化[349]、软组织假恶性骨性肿瘤[344]、手或足部假恶性非肿瘤性骨性软组织肿[342]、界限明确的骨化性肌炎[424]和奇异性骨旁骨软骨瘤性增生[352]。本病主要累及一个近节或中节指（趾）骨。X线片的最常见表现是软组织肿块内包含有钙化或骨化，可在骨质异常之前检查到。其后的典型表现包括骨膜反应和较罕见的皮质侵蚀或破坏（图 84-38）。随着时间的延长，新生皮质骨与其下面的骨相融合（图 84-39）。这些放射学改变与创伤性骨化性肌炎或软组织假恶性骨肿瘤相一致，因此可以肯定，依据有无局部创伤史另外的一些病例会被误诊为上述某种疾病。尽管与恶性肿瘤有一些相似之处，但红润反应性骨膜炎的组织学特征中缺乏细胞多形性或非典型性有丝分裂像。治疗本病通常采用局限性切除，病灶复发的可能性很小。

红润反应性骨膜炎的鉴别诊断主要包括其他一些类似（若非完全相同）的与手指或足趾的骨膜增殖相关的疾病。如前所述，有很多名称曾应用于这种病变。正如Yuen等所指出的[351]，所有这些疾病的共同之处在于都有初始刺激，常与肿瘤有关，会导致出血性骨膜下增殖，然后变成熟。如果反应保持在骨膜内，局限性梭形骨膜炎将继续发展，随着其逐渐成熟，开始与骨皮质合为一体，而且随着逐步塑形，可能最终成为一个类似宽基底的松质骨瘤[351]。这个结果符合红润反应性骨膜炎的描述。如果突破骨膜，反应性病变接下来会延伸到手指周围的松软网状组织，并产生小叶状而不是梭形病灶附着在完整的皮质骨上。因为伴随骨膜下血管丛的侵袭而使骨膜受到破坏，其血液供应更受限制，并可能导致软骨内骨化的不完全。软骨病灶保留，而最终外观是骨旁骨软骨炎性增殖[351,427,428]（图 84-40）。其局部解剖特点是，在指（趾）的末端有很多小隔膜存在，从而限制了骨化的范围。临床特征（如疼痛）在红润反应性骨膜炎的报道中比奇异性骨旁骨软骨瘤性增生中更加突出，这可能与其是否延伸至骨膜有关，如前者；或者与骨膜是否破坏有关，如后者[351]。因此，手和足的所有这些增生性骨膜疾病都有相关性，在病理学和放射学检查中仅有程度上的差异。尽管已经有过在伴随奇异性骨旁骨软骨瘤性增生的骨质增生中发生纤维肉瘤的报道[463]，但本病或红润

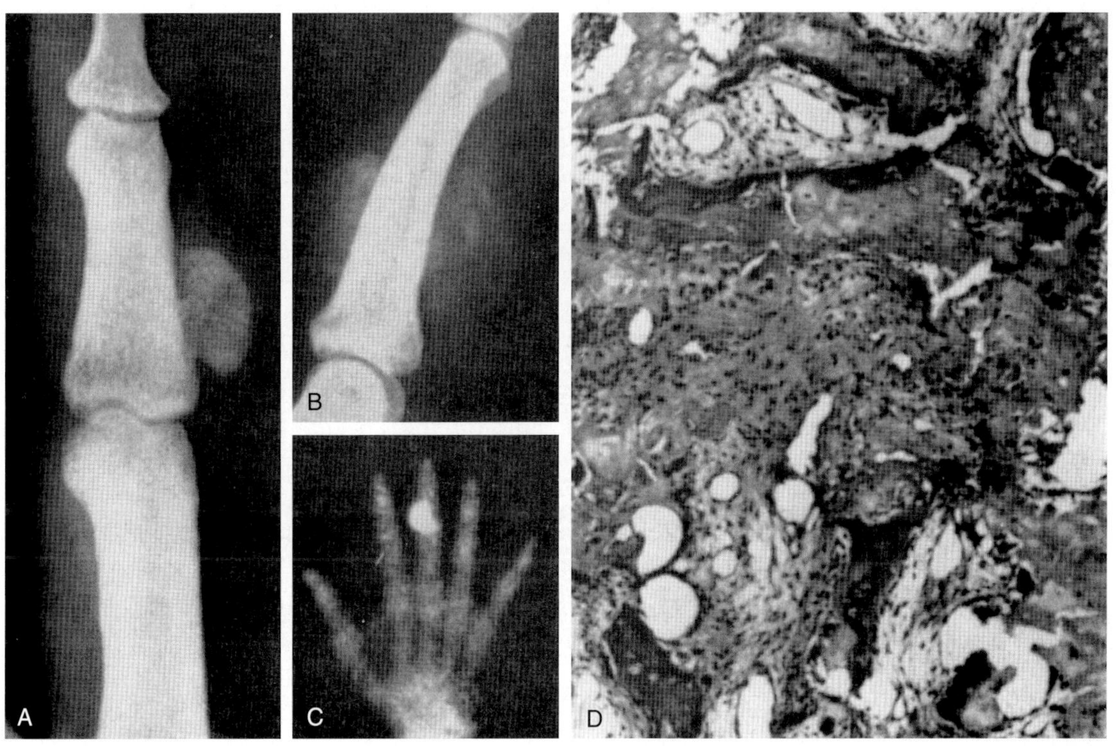

图 84-38　红润反应性骨膜炎。28 岁男性，4 个月前，中指中节指骨的背外侧面出现一个不断增大、无触痛、轻度充血、坚硬固定的肿块。患者无局部创伤史。

A,B　前后位和斜位 X 线片显示软组织肿块内包含相当多的骨化。肿块与指骨有蒂连接。

C　可见亲骨性放射性核素浓集。

D　切除肿块，发现其具有蒂和纤维软组织鞘。在组织学检查中，骨和软骨岛被很多血管结缔组织分隔开。有丝分裂罕见。损伤 5 个月后复发，第 3 个病灶出现在对侧手上。在这两个肿块切除后（组织学诊断相同），另外两个手指又出现病灶。

（From Porter AR, et al: AJR 144:617, © 1985, American Roentgen Ray Society.）

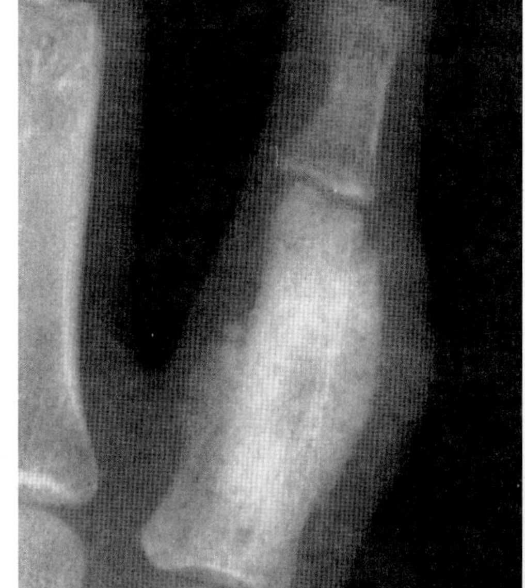

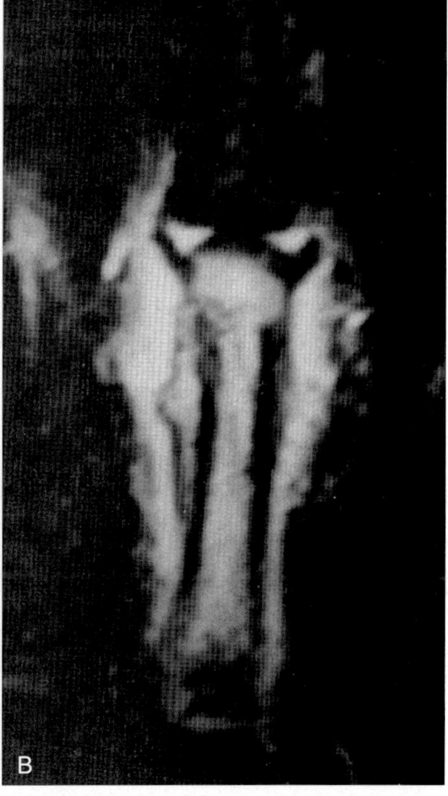

图84-39　红润反应性骨膜炎。

A　骨膜新骨融入邻近指骨。(Courtesy of J. Jacobson, M. D., Ann Arbor, Michigan.)

B　在第二个患者中，冠状位STIR(TR/TE,2000/25; 反转时间，80 ms) MR 成像显示累及中指近节指骨的骨髓水肿和骨膜炎以及周围软组织水肿。

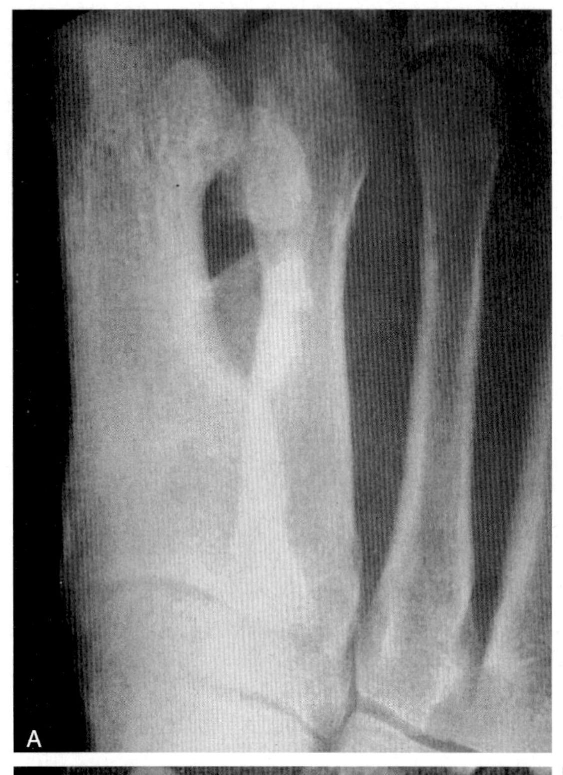

图 84-40 奇异性骨旁骨软骨瘤性增生。

A 22岁女性，在第一跖骨的外侧面长出骨赘。其中心对射线通透性相对较强。

B,C 横断位（B）和冠状位（C）CT扫描显示有骨化缘。

D,E 在静脉内注入放射性核素钆后获得的冠状位T1加权（TR/TE,66/1）自旋回波MR成像（D）和冠状位脂肪抑制T1加权（TR/TE, 566/11）自旋回波MR成像（E）显示出该病灶。在D图可见低信号边缘，在E图中可见外周以及相邻软组织的信号增强。

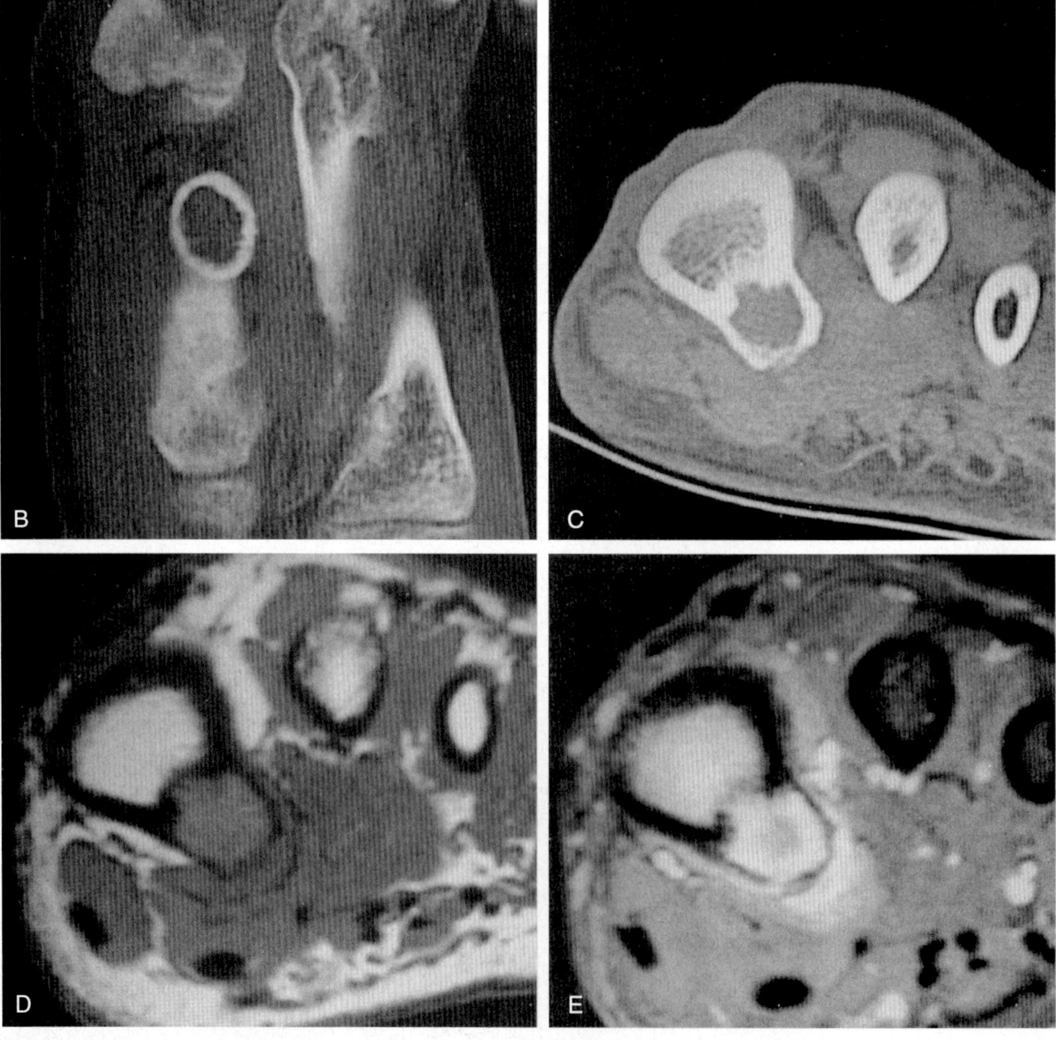

反应性骨膜炎的恶性变可能性还未确定。

5.进行性骨化性纤维发育不良（肌炎）

进行性骨化性纤维发育不良是很罕见的中胚层组织疾病，其最初的炎性病灶在纤维组织中出现并进行增殖[81-91,237-239,305]。这在第 80 章进行过深入讨论，在这里仅介绍部分要点。这种病的特点是软组织骨化。最初的改变发生在纤维组织，其次受累的是其覆盖下的肌肉（图 84-41）。临床表现通常在 10 岁之内就很明显，此时放射学检查也可见明显的钙化和骨化。在颈部和脊柱的疼痛性肿胀（其他部位也可出现）是其特征性表现，常伴有发热、局部温度升高且最终变为硬块。四肢的弥散性肿胀很常见，常呈急性发作[429]。受累部位的组织学检查证实有结缔组织骨化和骨骼肌退变。早期病变的特征通常是多病灶，在独特的结缔组织基质中梭形成纤维样细胞组成相互连接的结节，伴中心性骨针。后期病变包括有成熟的薄片样骨组织伴网状骨质间隙内填充有脂肪和造血组织，并且成纤维样细胞构成的边缘缺如[239]。如 X 线片上所见，在胸壁和腹壁上形成的骨化组织薄片可能跨过关节，引起挛缩和僵硬，也可见管状骨的骨赘样外生物（图 84-42）。在某些部位聚集很显著，如颈部，可能会在多个椎间盘发现结实的骨质肿块。尽管罕见[431]，但这些骨化肿块可能会在创伤后出现破碎[432]。椎体的发育不全和椎间盘和骨突关节的骨性僵硬可能会很突出，类似于青少年慢性关节炎或 Klippel-Feil 综合征中的表现[237,240]。本病的自然病程在解剖部位上通常为：从脊柱到四肢，从头端向尾端，从近侧向远侧的进展性骨化[353]。本病的另一特征是出生时伴发的先天性拇指和踇趾异常率很高，这明显与骨化素质无关[430]。其他部位的这种异常包括细指（趾）或无指（趾）、踇趾外翻、指（趾）间关节和掌指（跖趾）关节的僵硬以及手指弯

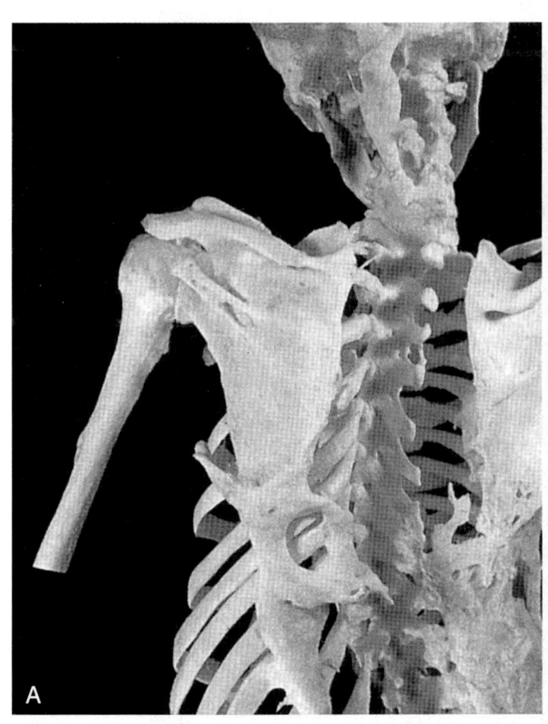

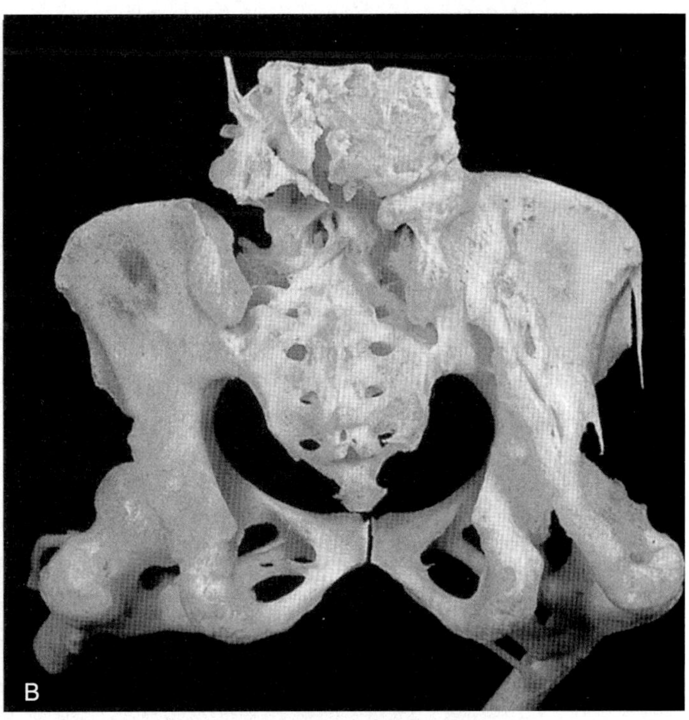

图 84-41 进行性骨化性纤维发育不良（肌炎）。36 岁女性，死于由进行性骨化性纤维发育不良引起的呼吸困难和肺炎，她在 10 岁时发病。疼痛性肿块（与发热和软组织水肿有关）最初出现在肩胛带、胸、髋和膝，经过 1 年后，变硬为骨性联合。胸锁乳突肌的累及引起斜颈和颈部僵硬，此后她开始坐轮椅。患者死后，把整个骨架浸泡后，为本病的所有病理改变做了一个特别展示。这些改变包括：头部位置固定并呈倾斜状，从枕骨下方到第 7 颈椎的大骨化带，在颈椎椎板和棘突的骨质融合和椎间盘骨化。可见胸部脊柱侧突，竹节样椎管，肩胛骨与其下面的肋骨的后侧部分融合。肩胛骨骨化带向下方延伸并与肋骨融合。可见多个肋骨前侧部分的骨桥、盂肱关节的僵硬以及右侧髂骨后面的骨化肿块与股骨大转子融合。骶髂关节完全的骨性融合，髋关节屈曲且不能活动，左侧股骨干有新骨形成和起始于股骨后侧跨过膝关节的大骨嵴，伴有近侧胫腓关节的僵硬。（A, B, D, From Resnick D, et al:Skeletal Radiol 10:131, 1983.）（见卷后彩图）

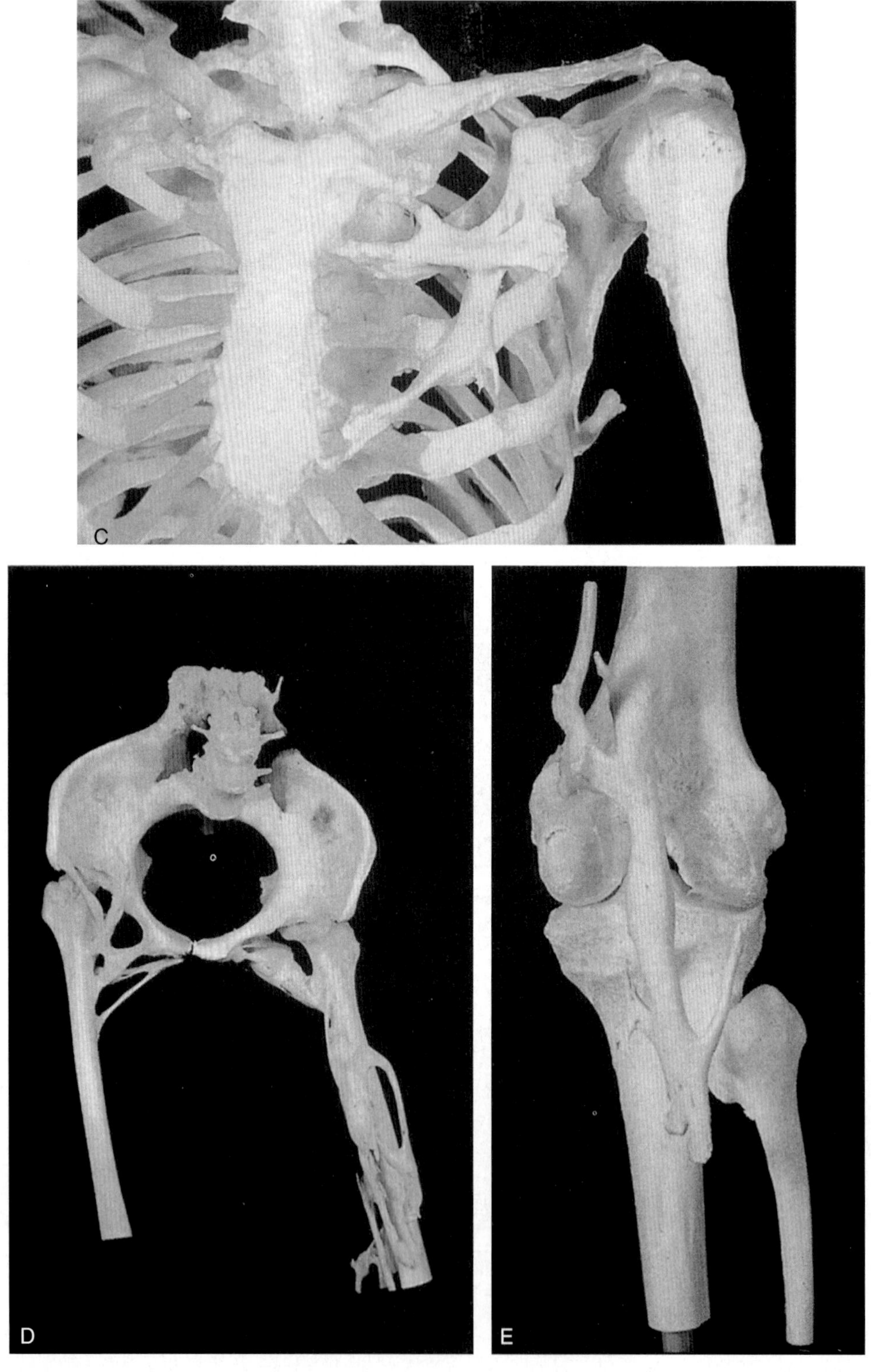

图 84-41 （续）（见卷后彩图）

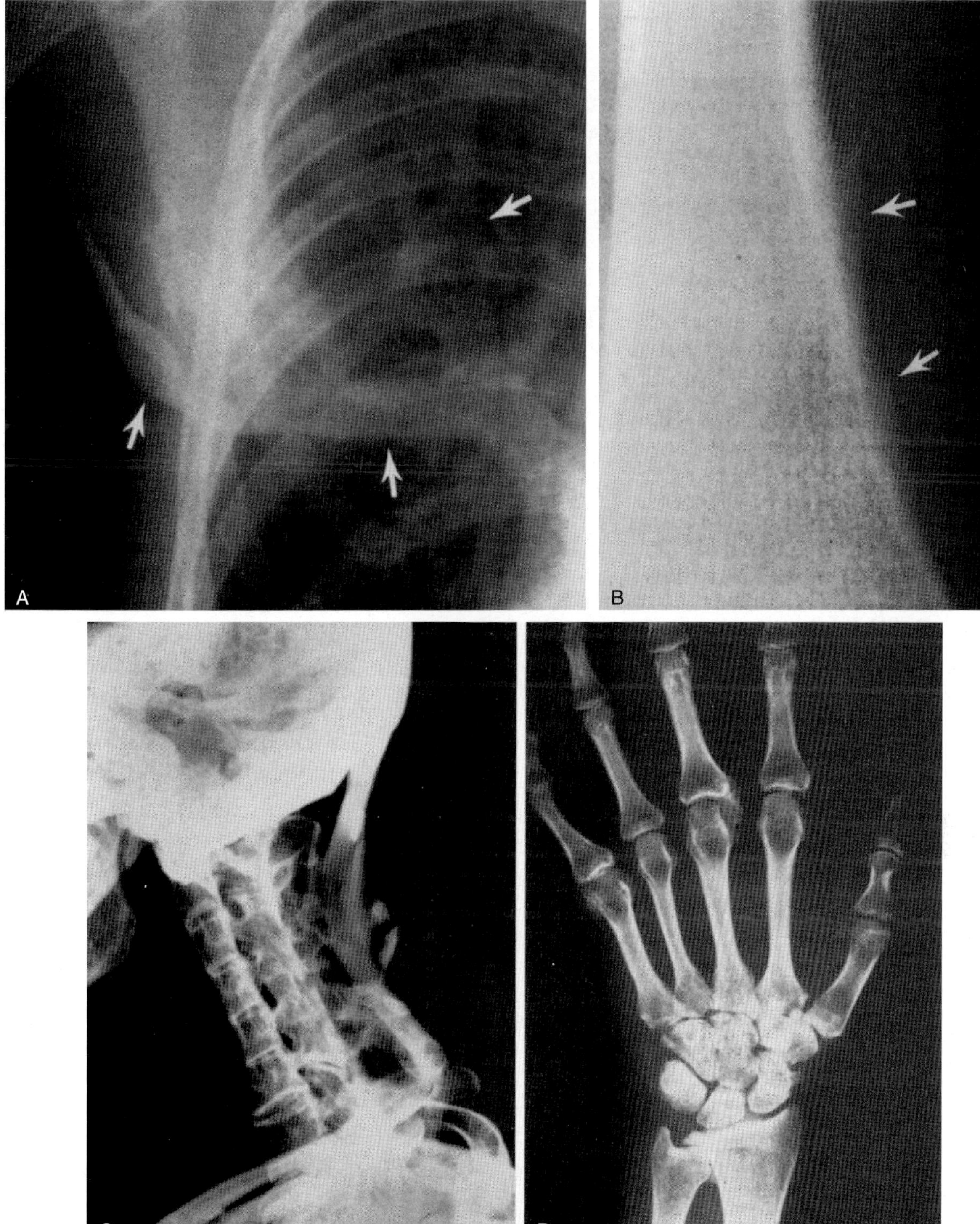

图 84-42　进行性骨化性纤维发育不良（肌炎）。

A　肩胛带的薄片样骨化桥很典型（箭头）。

B　管状骨上的宽基底赘生物（箭头）。

C　在颈椎，椎体和椎间盘发育不全，棘突关节僵硬，很像在青少年慢性关节炎所见。从枕骨延伸至第七颈椎的骨化带很明显。（和图 84-41 为同一患者）

D　拇指近节发育不全，几个手指近节的基部长出特殊骨赘，尤其在第二指和第三指。（和图 84-41 为同一患者）

（C, D, From Resnick D, et al :Skeletal Radiol 10:131, 1983.）

曲变形。其他异常包括胫骨内侧和外侧的皮质增厚、腰椎管变窄和肱骨上髁角减小[238]。这些遗传性异常中的某些部分是由于软骨内成骨诱导的持续缺陷造成的[354]。有证据表明，广泛性骨化是进行性骨化性纤维发育不良的特征，这与淋巴细胞内骨诱导形成素的过度表达有关[433]。

最主要的鉴别诊断是特发性全身性钙盐沉积症。此病为四肢的线状钙化，这样可与主要表现为中轴骨骼骨化的进行性骨化性纤维发育不良相鉴别。后者的关节周围骨化桥与神经系统疾病或烧伤后的病变相似，而脊柱的骨化改变与脊柱炎或青少年慢性关节炎相似。正确诊断通常并不太难，尤其是在检查到有足趾和手指的异常时。另外，影像学检查方法有时也用于进行性骨化性纤维发育不良患者的评估，不过一般情况下并不需要。骨扫描可用来监测侵袭范围[310,431]，CT 扫描可提供早期的软组织异常信息[311]。CT 扫描也可用于明确本病的局部病理表现，如颌骨的局部病变[355,356]。MR 成像有时也可用于检查这种疾病[357]。

最近有一些报道描述了一种异位骨化发育的疾病，命名为进行性骨发育异常，其表现与进行性骨化性肌炎有明显的不同[406,407]。典型的特征包括：几乎只侵袭女性（本病发生在男性患者只有很少的报道[434]），非炎症性异位骨化开始于婴儿期，以及肌肉、筋膜和深部结缔组织的进行性骨化。这种疾病的病因和发病机制不明，也称之为发育异常性皮肤骨瘤病、家族性异位骨化和局限性真皮骨化。它可能是一种遗传病。其最初的皮肤病变为斑或皮疹。共同特征是皮肤骨化，而且肢体可出现皮下和深部结缔组织的广泛骨化。中轴骨受累及不常见。实验室检查可能无明显异常，不过有时可能会有血清碱性磷酸酶水平增高。组织学检查提示膜内骨化出现在软组织内。在 X 线片上出现的薄片状骨化平行于管状骨纵向延伸并最终与之相融合。本病会不断地进展并引起患者明显的病态，也可能一直很稳定[407]。本病区别于进行性骨化性纤维发育不良的主要特征是：新生儿发作，四肢骨骼的不均衡累及，伴或不伴中轴骨骼的累及，以及无踇趾畸形或短指（趾）畸形[435]。

第二节 软组织索带和挛缩

对羊膜（或 Streeter）索带的认识已有 150 多年[92,97]。这些软组织沟或凹陷可累及四肢的任何部位，但最常见的是手指。这是四肢末端畸形的最常见原因[358]，但关于其病因还有争论。Streeter[92]和 Glessner[98]提出，缩环是从有缺陷的生殖介质发展而来，可能与肢体胚芽分化期胎儿受到损伤有关[92]。尽管这种缩环在同卵双胞胎[241]中出现支持生殖介质缺陷理论，但在双胞胎中缩窄部位在解剖位置上的差别以及双胞胎中一胎受累而另一胎缺如使人们对其准确性提出质疑。Torpin 等[99]、Blanc 等[95]和 Latta[100]提出的理论认为：在无绒毛膜病变的情况下胎儿羊膜在成熟前破裂，生成与肢体相连并进而压迫肢体的粗糙表面和条索。在这个理论的基础上，后来有人提出“早期羊膜破裂”这个名称[436]。Abbe[101]认为，中枢神经系统对发展中组织的不完善控制会产生先天性条索。羊膜内层感染或创伤[102]的作用也得到了强调。至于创伤，在小鼠胎儿肢体畸形的实验性形成中，羊水诊断提示：在肢体发育的关键时期，子宫的过度收缩引起肢体的间充质组织出血，在索带的发生机制中起重要作用[102]。

索带在新生儿中的出现率从 1/45 000 到 1/5000 不等[95,98,103,104]。实际的发生率比这些数字要高，这提示有一些条索可能与胎儿的早期死亡有关。在这些病例中，准确诊断需要对胎盘进行仔细的组织学分析[242]。本病为偶发性，因为未发现家族史。很多患儿是第一胎早产儿，出生时体重较轻，母亲较年轻且在怀孕的第三个三月期有出血记录[105]，此外还常有指甲或其他结构的畸形[97]。常见的畸形有杵状足、唇裂和腭裂。其他相关的异常有颅狭窄症、耳部畸形和髋关节脱位。膝下索带造成的压迫性腓神经病变，是畸形足发生的一个明确因素[244]。面部中线异常也是由羊膜组织的相邻异常索带压缩和破坏造成的[245]。

在临床检查中，可发现环绕手指（足趾）或四肢的瘢痕环，而且缩窄区两端有温度变化和感觉缺陷[106]。典型病变为多发性呈对称分布。在一些报道中，患者平均累及 3 个肢体[436]。上肢异常较下肢异常更常见。在手部，最易受累及的是中指，拇指通常不受累及[244]。在小腿下部，所产生的改变可能与胫骨和腓骨的先天性假关节很相似[437]。X 线片上可见软组织挛缩，累及不等并可能与其下面的骨骼相连接[241,243]。软组织缺陷肉眼可见，依此可将本病与先天性缺损相鉴别[105]。下面的骨骼可能发育不良或者缺如，而在病灶远端可见钙化[306]、淋巴水肿或脂肪堆积。也可出现并指（趾）或断指（趾）畸形（图84-43）。

获得性挛缩环也有发生，多半与环绕的外界物如皮带有关[105]。另外，手指短缩可能与从衣服上脱落的合成材料纤维条有关，或与人或动物脱落的毛发有关[438]。特发性断趾病（见第61章）是一种发生在热带的疾病，表现为一只足或双足的小趾或其他趾出现深层索带。

软组织挛缩可伴发于：多种先天性疾病，如先天性关节挛缩症[107]、Léri骨化过早症[108]和先天性挛缩细长指（趾）[109]；获得性疾病，如Volkmann缺血性肌挛缩[110,439]、热灼伤和神经系统损伤；以及各种风湿性疾病如类风湿性关节炎和系统性红斑狼疮。手部其他一些众所周知病例子是：掌筋膜的

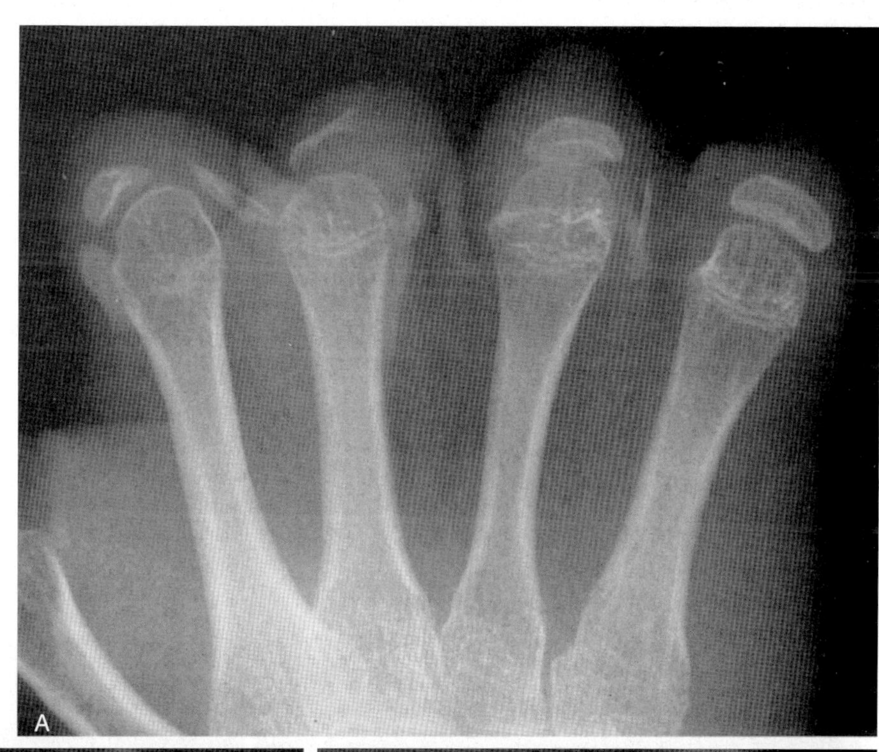

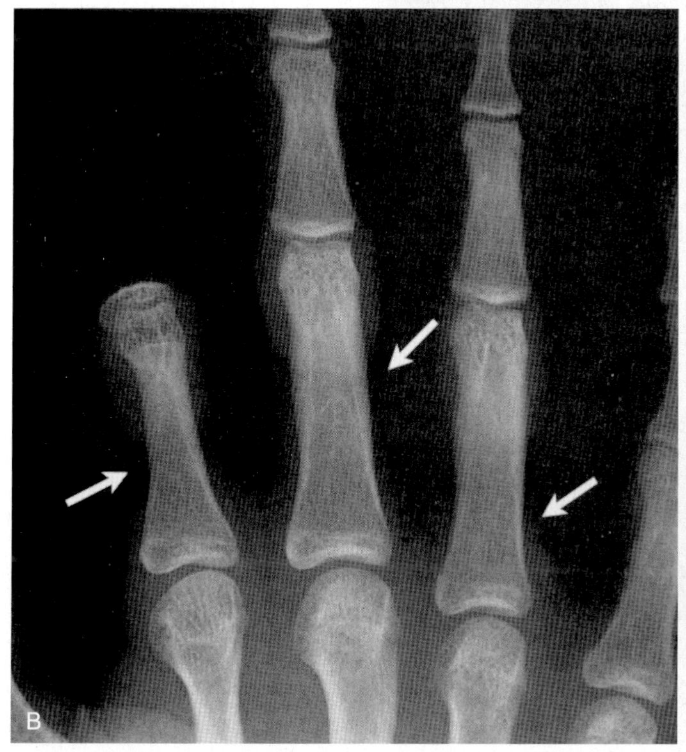

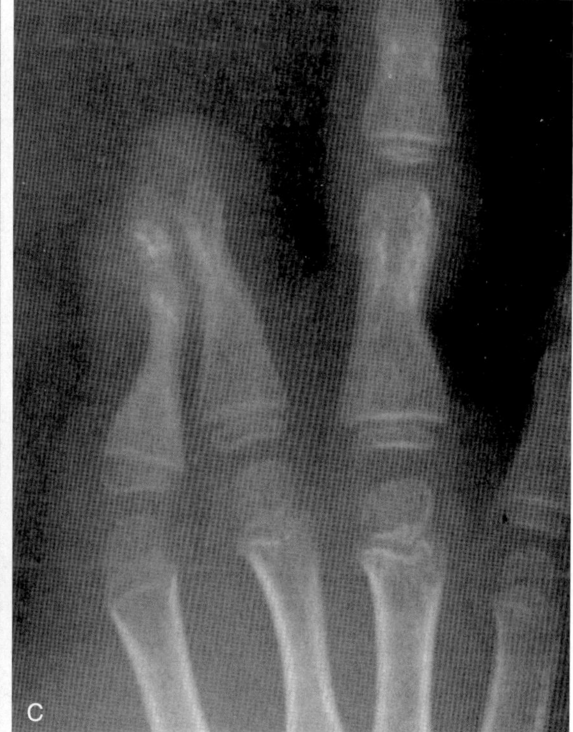

图84-43 羊膜（或Streeter）索带。

A 手指的自发断离可能是羊膜索带所致，不过掌骨头周围出现小骨化灶可能提示手部有指骨畸形和先天性缺损。

B 本病例可见软组织挛缩（箭头），第二指骨部分已断离。（Courtesy of J. Slivka, M.D., San Diego, California.）

C 软组织和骨质异常累及第二、第三和第四手指，伴有两个手指的部分断离。（Courtesy of A. D'Abreu, M. D., Porto Alegre, Brazil.）

Dupuytren 挛缩（图 84–44）；先天性屈曲指，其屈曲挛缩主要累及小指的近节指间关节[111]；手指弯斜，其手指弯曲发生在内外平面上[112]；以及 Kirner 畸形，其手指末端向掌侧弯曲，可伴有骨骺分离[113]。事实上，很多的综合征都伴有（趾）弯曲[105]。此外，还可累及其他骨骼部位，而且伴有软组织挛缩的疾病非常多。一个有趣的例子是从前中国女人裹脚引起的软组织和骨骼挛缩和畸形[316]（图 84–45）。另一个例子是腘翼蹼综合征，包括从坐骨延伸至足跟的腘蹼、足和足趾畸形、趾甲发育异常、膝关节屈曲挛缩以及腭裂[312,359,360]。这种常染色体显性疾病的其他表现还包括脊柱侧凸、肋骨异常以及胫骨和髌骨的发育异常[360]。尽管翼状胬肉的外形和严重程度可有不同，但缩短的坐骨神经常见于腘蹼的后侧皮下边缘，而且手术矫正后果不确定[360]。

Dupuytren早在150年前就描述过这种软组织挛缩，引起人们对其的巨大关注："手指的回缩，先生们，尤其是环指，虽然已发现很多年了，但直到很晚才成功地研究出这种畸形的原因。"[246,247,440–442]典型患者是中年和老年人，男性更常见，而中国人、印度人和黑人很少发病。Dupuytren挛缩可累及一只手或双手的手指，尤其是第三指至第五指。这种解剖分布可能受相关疾病的影响，如糖尿病，主要累及第三指、第四指和第一指[247]。虽然病理改变发生在手掌，但对最初发病的准确部位仍有争论，一些调查者（包括 Dupuytren）倾向于手掌筋膜，而另外一些人则认为是皮下组织或手掌腱膜。有序排列的胶原基质会逐渐增多进而转变为结节、条索和层状条带。受累组织内包括有不同比例的细胞和胶原；早期或增殖期的细胞为成肌纤维细胞，而晚期或后期的细胞是纤维细胞[248]。大的挛缩源于细胞的运动过程：当原始组织被替代后手指便相互靠拢[249,442]。生物机械力是导致挛缩的机制；在手的正常使用过程中，改变了胶原纤维的异常力学排列方式，从而刺激纤维组织沉积和进行性挛缩[248]。

MR成像检查在Dupuytren挛缩中用于进一步明确手掌的累及范围[361]。皮下结节和索带的信号强度显示有一些变化，是由其细胞结构决定的。索带典型显示为低信号强度，与肌腱在 T1 和 T2 加权自旋回波 MR 成像上的强度类似，这与其存在有密集胶原和少数细胞相一致。结节通常显示为中等信号强度，与肌肉在自旋回波 MR 成像上的强度近似，与

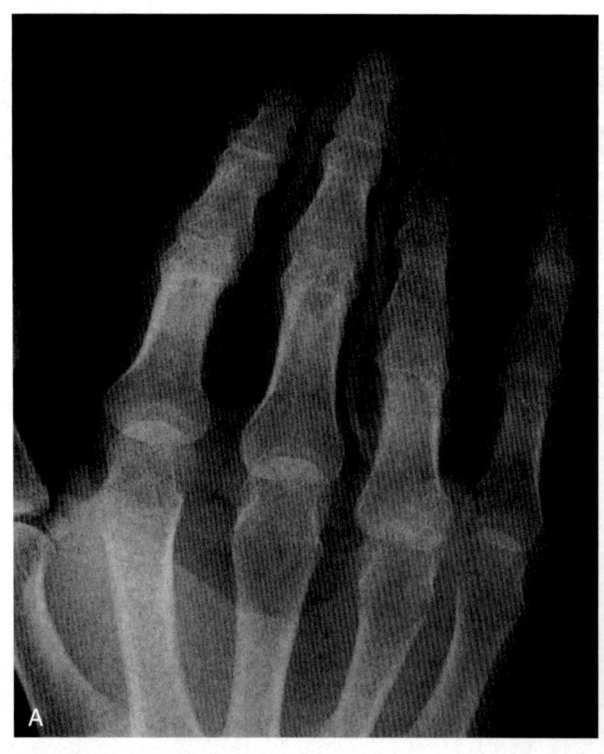

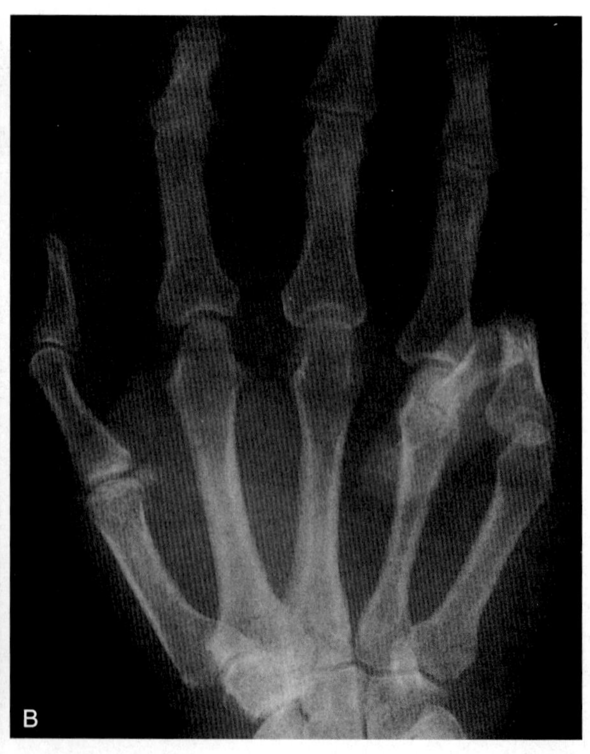

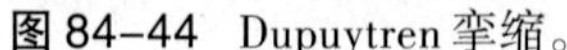

图 84–44 Dupuytren 挛缩。

A 可见靠尺侧的 4 个手指的掌指关节屈曲畸形。

B 第五指有严重的屈曲畸形，其他手指病变轻微。

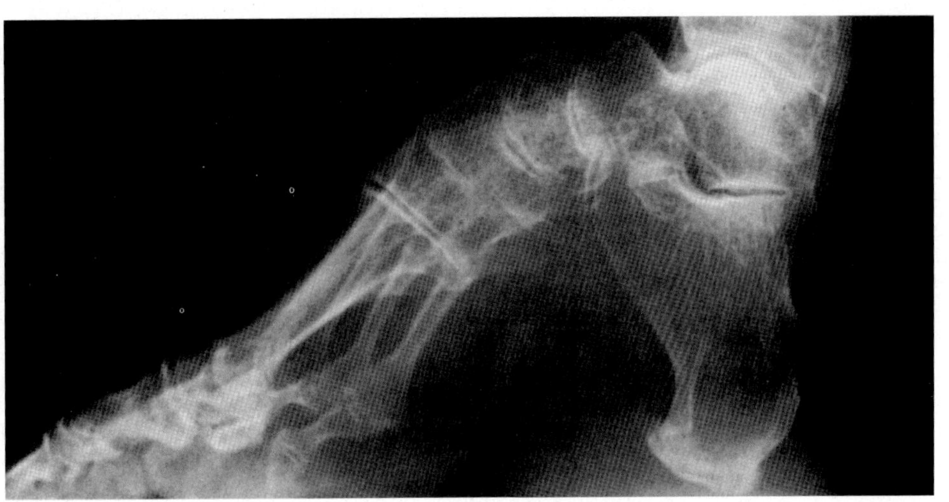

图84-45　中国女性的裹足。可见足后段严重的跟骨畸形和弓形足。

其具有较多细胞组织相一致。因为多细胞组织的损伤在手术后比细胞减少的损伤有较高的复发率，因此MR成像有助于预后的判断[361]。

本病的原因还不清楚。除糖尿病外，Dupuytren挛缩（或病）还与癫痫和酒精中毒相关[440]。曾发现其有很强的遗传连锁性，具有常染色显性遗传机制，而且男性几乎有全部外显率[250]。在一些病例中可能与意外或职业创伤有关，包括振动伤[251]，不过这种相关性并非一成不变，且优势手受侵袭并不占绝对多数。最近的数据显示：在本病患者中存在有血小板生长因子B及其受体，可能提示这种因子会引起成纤维细胞的生化异常[442]；而且本病结节内存在有炎性细胞，表达一种常见整合素（即VLA4），其在控制炎症部位的巨噬细胞和T淋巴细胞黏附于活跃的内皮细胞过程中起着重要作用[441]。

还曾见肌肉挛缩，尤其是股四头肌、臀肌、三角肌和三头肌。这种挛缩可能与先天性或特发性病因有关，如胸锁乳突肌或股四头肌（通常见于婴儿或幼儿）[444]；或者与反复的肌肉内注射有关，如臀肌、三角肌、股四头肌或三头肌（通常见于儿童后期或成人）[445,446]。MR成像显示受累肌肉内有纤维索[447]（图84-46）。

第三节　软组织水肿

创伤性或炎症性病变会引起局限性软组织水肿（图84-47）。另外，各种原因引起的静脉或淋巴管堵塞也会产生水肿，在放射学检查中可见软组织轮廓增大、筋膜平面消失以及纤细或粗糙的网状形态（图84-48）。此病变可伴有软组织钙化或骨化（图84-49）。特殊检查，如CT扫描[252,253]、静脉造影或淋巴管造影，可明确堵塞病变的性质。淋巴水肿可由各种疾病造成，包括原发性或先天性疾病[114]、创伤、感染（丝虫病）、辐射、肿瘤和手术（如乳房切除术后）。淋巴水肿也可伴发于甲状腺杵状指、肢骨纹状肥大、婴儿骨皮质肥厚和指端肥大症。长期淋巴水肿区域发生淋巴管肉瘤已有详细报道（图84-50）[188,189,362]。这种并发症称为Stewart-Treves综合征，已在第77章讨论。淋巴水肿区的关节渗出与关节间隙乳糜物溢出或乳糜物反流引起的渗出性关节病有关[254]。

肢体末端弥散性水肿的常见原因包括淋巴水肿、静脉阻塞和脂肪水肿。CT扫描[363]和MR成像[364-366,448]可有效分辨这些疾病。在淋巴水肿中，CT显示液体聚集在软组织间隙，其病程缓慢，伴有纤维化和蜂窝状改变。在静脉堵塞，CT显示肌间室的横截面积增大，而皮下脂肪层均一正常；脂肪水肿，通常见于20岁以上的超重女性，CT显示脂肪堆积导致体型增大，但皮下脂肪的外观一致[363]。MR成像时，脂肪水肿（图84-51A）伴有均匀增大的皮下脂肪层，在静脉注入钆造影剂后未显示信号强度增强；静脉水肿伴有肌肉和皮下脂肪内液体量增多，在静脉注入钆造影剂后肌肉内信号适度增强而皮下组织内信号轻度增强；淋巴水肿（图84-51B）在肌肉和皮下组织间的筋膜上方伴有蜂窝状改变，在静脉注入钆造影剂后T2加权像上信号有显著增高，而皮下组织的信号仅轻度增高[364]。CT扫描（图84-52）和MR成像也可用于评估慢性淋巴水肿区域内淋巴

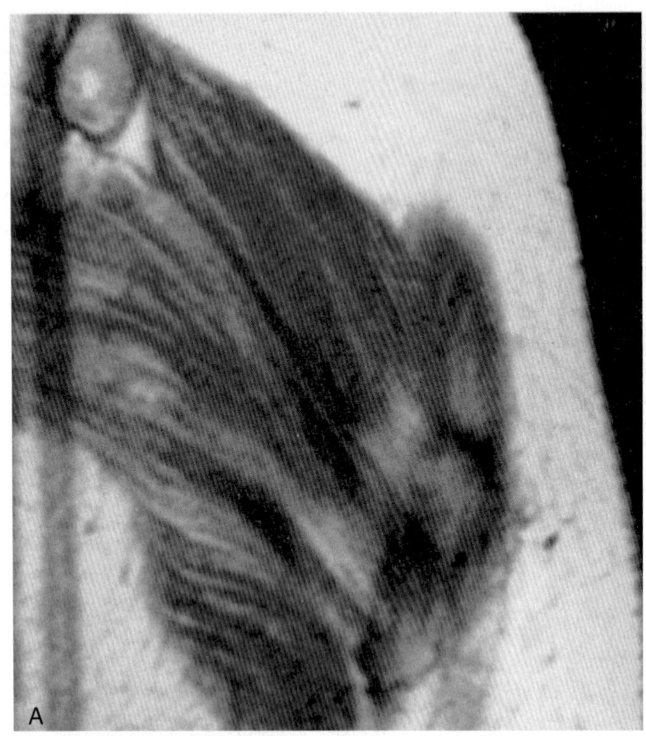

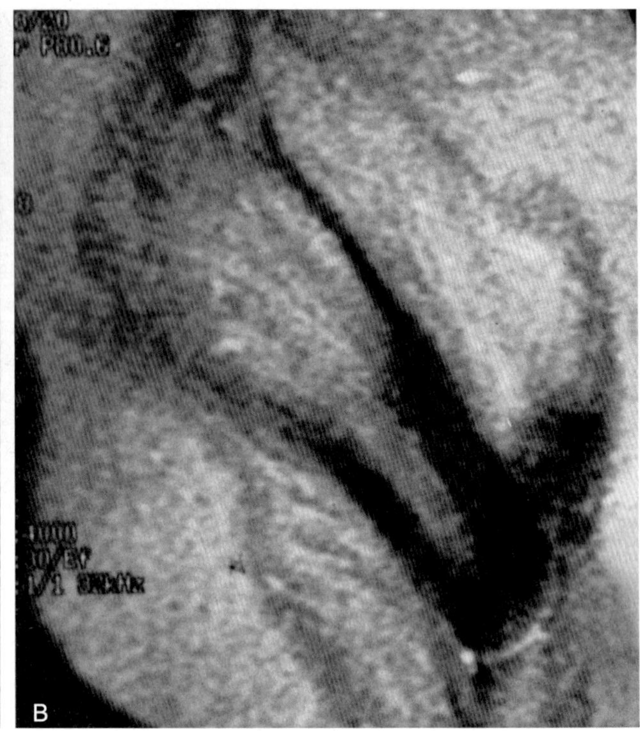

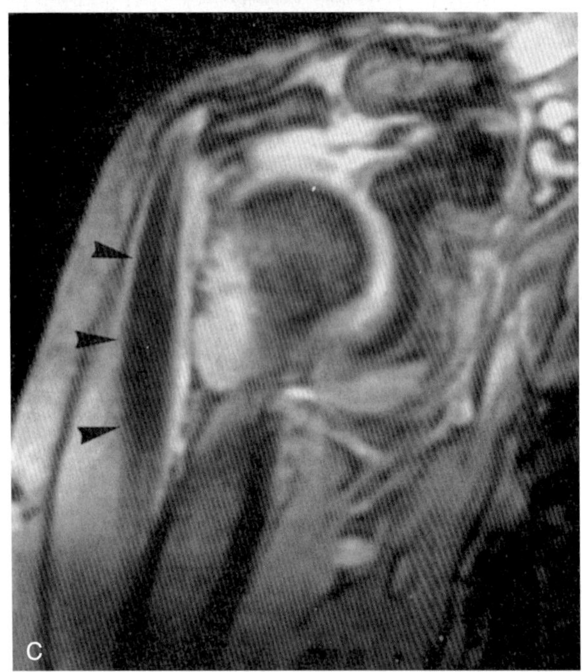

图 84-46 反复注射引起的肌肉挛缩。

A,B 臀肌。冠状位 T1 加权（TR/TE,516/13）自旋回波（A）和脂肪抑制快速自旋回波（B）MR 成像显示在臀大肌内呈低信号强度的纤维索。

（Courtesy of C. Chen, M. D., Kaohsiung, Taiwan.）

C 三角肌。冠状位 MPGR（TR/TE,600/15；翻转角，20°）MR 成像显示纤维索（三角箭头）整个长度从三角肌的肩峰端延伸到肱骨的三角肌结节附着处。

（From Chen CH, et al:AJR 170:449,© 1998, American Roentgen Ray Society.）

管肉瘤发生的可能性。

第四节 软组织气肿

气体（包括空气）在软组织内的聚集可由多种不同机制引起。在进行诊断性或治疗性穿刺时，空气可医源性进入软组织或关节。在贯通伤或窦道形成病例中，空气也可进入软组织。细菌（如梭菌属）产生的气体在皮下和肌肉组织内聚集，产生透 X 线的条状或气泡状影（见第 59 章和 61 章）。这种表现在糖尿病患者中并不少见（图 84-53）。气体或空气出现于软组织中的其他原因包括过氧化氢灌洗[256]和意外的高压空气注入。在一些罕见的病例中，软组织钙化可出现于皮下气肿之后[257]。

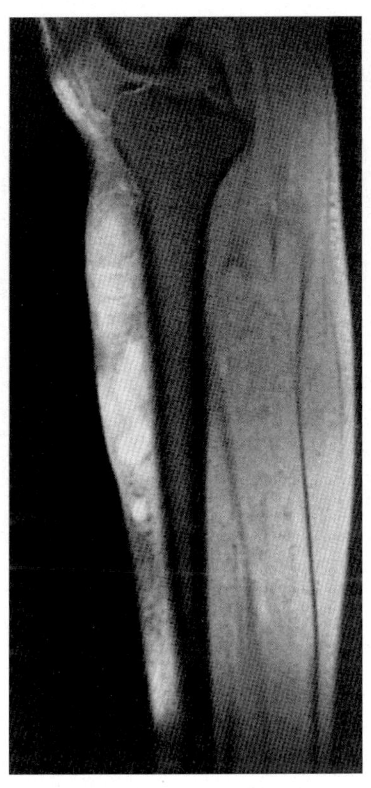

图84-47　血栓性静脉炎伴软组织水肿。在静脉内注入放射性核素钆后获得的矢状位脂肪抑制 T1 加权自旋回波 MR 成像显示静脉扩大和软组织水肿。(Courtesy of R. Boutin, M. D., San Francisco, California.)

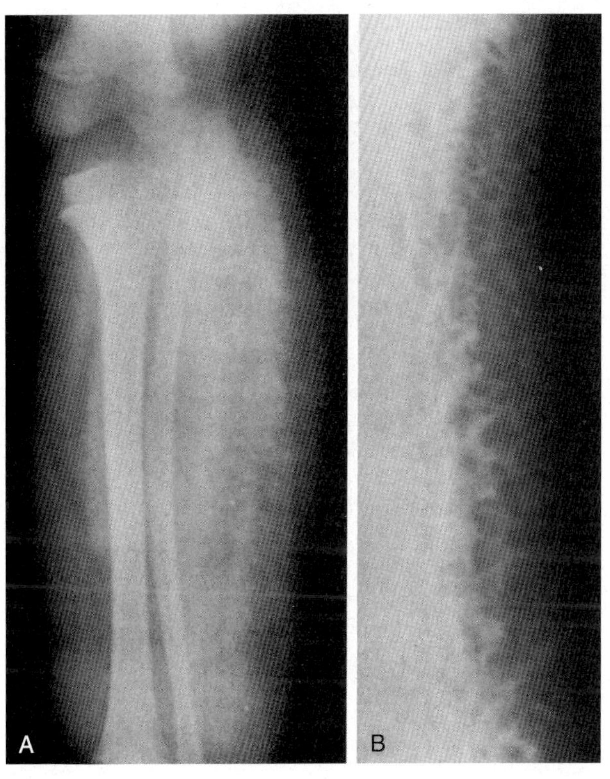

图 84-48　淋巴水肿。

A　先天性淋巴水肿的 5 岁男孩，增大的软组织内可见典型的条纹影。

B　另一名患者，聚束投照片可见网状软组织构型。

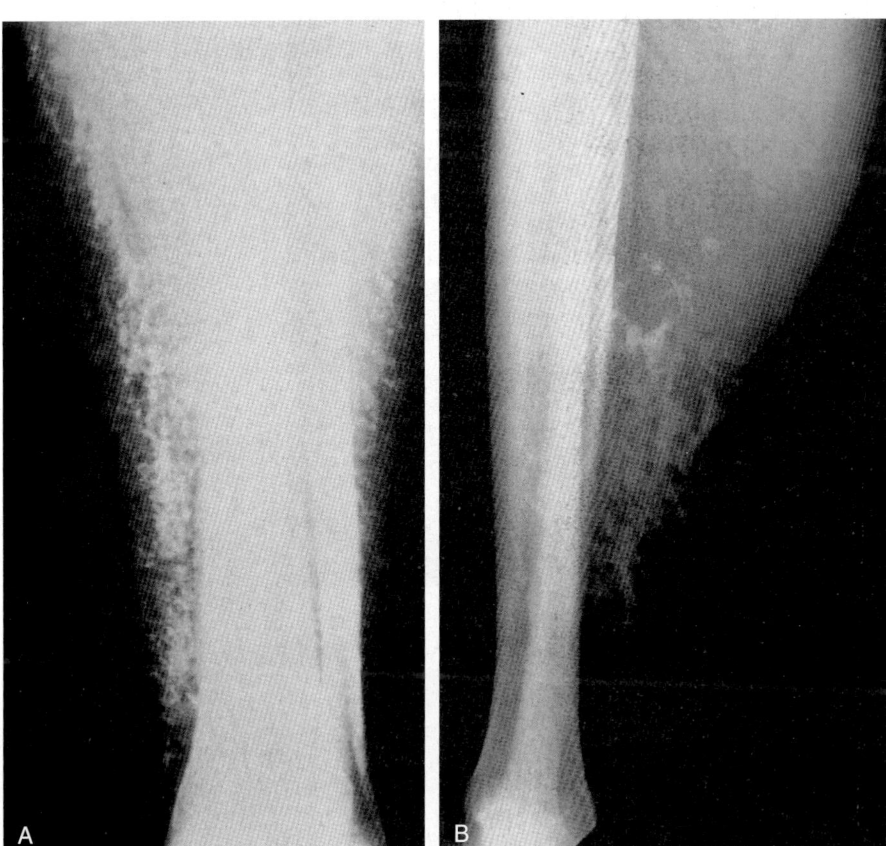

图 84-49　水肿：软组织骨化。

A　淋巴水肿导致细网纹状骨化。(Courtesy of A. Brower, M. D., Norfolk, Virginia.)

B　静脉功能不全引起分支状粗糙骨化。(Courtesy of M. Nadel, M. D., Los Angeles, California.)

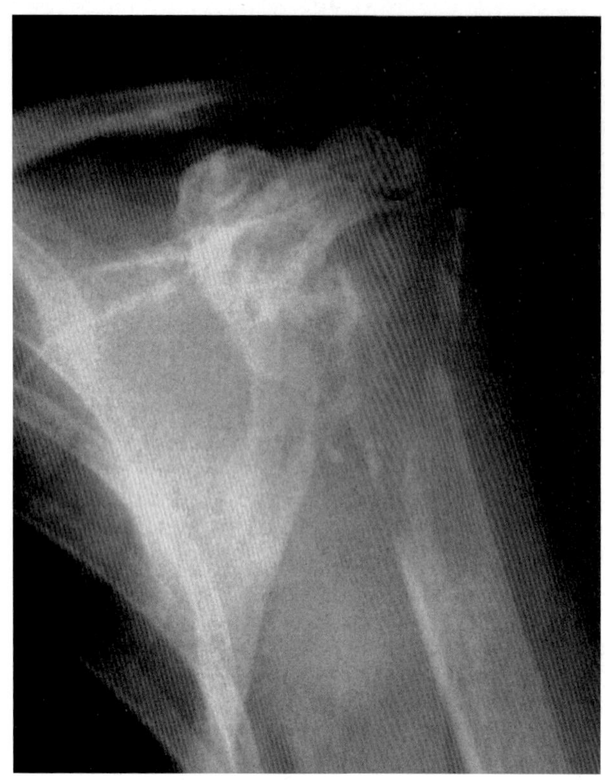

图84-50 淋巴水肿伴淋巴管肉瘤。此前行乳腺癌根治术的患者，手臂出现淋巴水肿，并形成淋巴管肉瘤进而导致肱骨近端骨质破坏。辐射影响很明显。（Courtesy of D. McEwan, M. D., Winnipeg, Manitoba, Canada.）

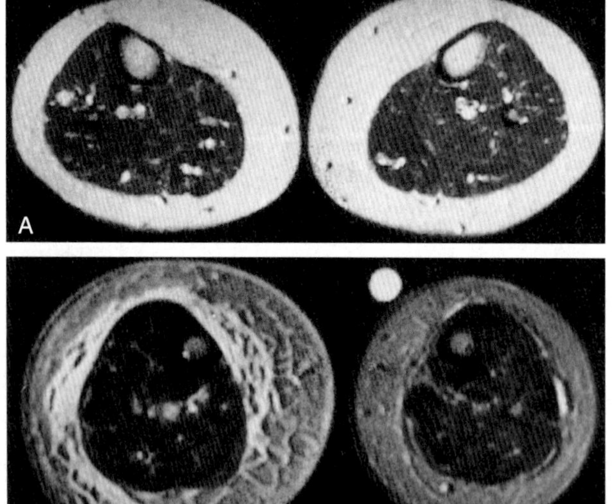

图84-51 脂肪水肿和淋巴水肿。

A 脂肪水肿。经轴位T2加权（TR/TE, 2000/60）自旋回波MR成像显示双腿的皮下脂肪层均匀增厚。

B 淋巴水肿。经轴位T2加权（TR/TE, 2000/60）自旋回波MR成像显示水肿累及右腿。皮下脂肪增强的信号呈蜂窝状。

（From Duewell S, et al: Radiology 184:227, 1992.）

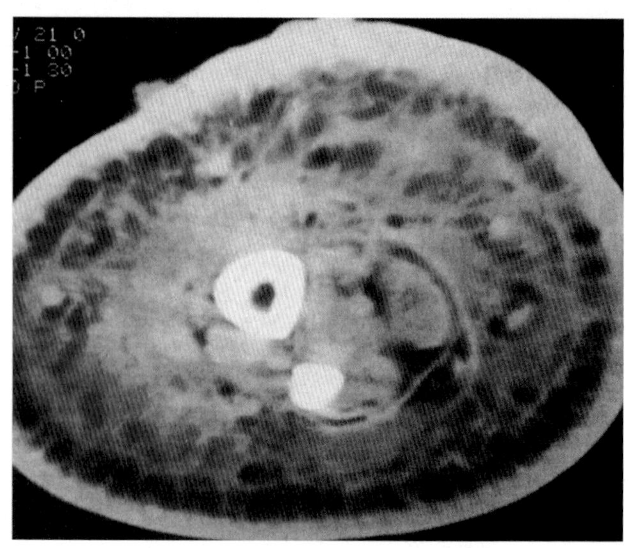

图84-52 淋巴水肿伴淋巴管肉瘤。26岁女性患者，一侧肢体末端有16年特发性淋巴水肿史，腿的肿胀程度最近有所增加，且伴有皮肤的斑点样褪色。病变腿低位部分的经轴位对比增强CT扫描显示有淋巴水肿的典型表现：皮下脂肪的衰减增强，纤维隔膜增厚，以及囊状液体的蜂窝状聚集。另外可见皮肤极度增厚、多发性皮肤结节以及肌群内和周围的液体聚积。在行腿的截肢术后，病理检查可见弥漫性浸润性肿瘤已累及真皮、皮下组织和骨骼肌。（From Kazerooni E, et al: AJR 156:543, © 1991, American Roentgen Ray Society.）

第五节 软组织异物

由于意外或职业创伤、手术过程（缝针、海绵）、针灸或其他原因，各种异物可能埋入或滞留在软组织内[378,379]。根据异物的构成、大小和解剖位置，可选择常规X线片或其他检查方法未发现异物。各种爆炸物的金属碎片在X线片上很容易发现，而且随着其逐渐分解（尤其是在关节内时）此后会引起铅中毒（见第70章）。留在软组织或骨内的缝针或金属线用常规X线片也很容易分辨（图84-54）。玻璃碎粒或木制碎片的识别较困难，因而值得专门强调，但这两种情况常与意外损伤有关。

一、玻璃和木屑

尽管通常认为只有铅玻璃或有色玻璃才不透X线上，但有一些调查者报道驳斥了这种观点。把不同类型的玻璃碎片置于水或石蜡[258]或包埋于动物组织内[259-261]的实验性研究清楚地表明玻璃是不透X线的。在临床上，常规X线检查中玻璃碎片的表现取

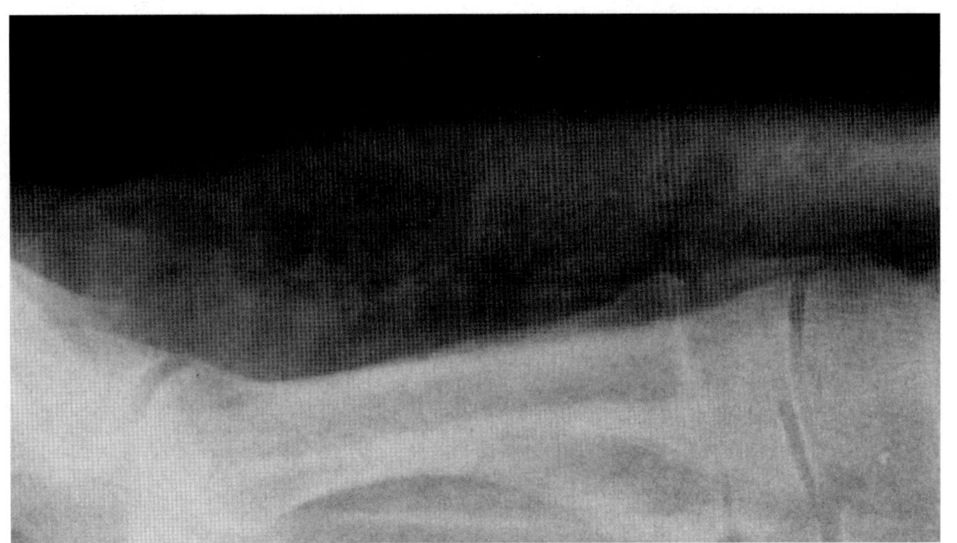

图84-53 软组织气肿。呈气泡状透亮的软组织聚集区在糖尿病伴软组织感染的患者中常见。致病微生物有多种，本病例是大肠杆菌。

决于其大小和方向、准确解剖位置（所在身体部位的薄厚）、周围组织的性质以及所用的具体X线照相技术（胶片类型、千伏值）（图84-55A）。另外，某些玻璃（啤酒瓶和葡萄酒瓶）和不透X线性要比其

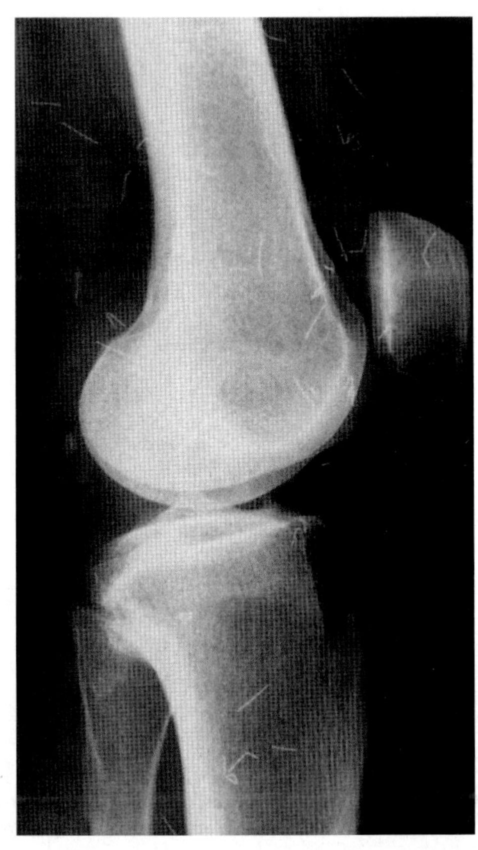

图84-54 异物。金属针细丝。这些细丝含有金属成分，在常规X线片上很容易看到。（Courtesy of H. S. Kang, M. D., Seoul, Korea.）

他玻璃（灯泡）强[261]。干板X线照相术[262]、计算机X线成像[449]、超声波扫描术[313,314,317]、CT扫描[263,367,368]和MR成像[369]（图84-56）在确定包埋于软组织中的玻璃和塑料小碎片中很有帮助。在MR成像时，玻璃表现为信号空白区，其周围可能有炎性带包绕。

用标准X线片分辨木质异物所遇到的困难是众所周知的[264]。早期识别很重要，因为留存的木质碎粒有多种后遗症，包括肉芽肿反应[318]、骨炎[370]和继发性感染（见第59章）；另外，尽管这种碎粒最初的密度小于水，但它们在吸收水分后与水在密度上的差别会越来越小[263]。在其他可应用的诊断手段中，CT扫描和超声扫描术（图84-57）在鉴别木质碎粒上最为成功[265-267,314,367,368,371,372,450,451]。木头在MR影像上表现为空白信号区[369]。MR成像在显示可能对含木质（或其他物质）异物发生反应的软组织肿块方面很有效。但这些肿块有时会很大，很像是软组织肿瘤或脓肿[452]。

二、植物刺

软组织、骨或关节腔内的炎性反应是植入体内各种异物［包括手术用的海绵[268]、玻璃碎粒[269]、Dacran（达克纶）线[270]和某些关节成形术中应用的材料］的潜在并发症（见第14章）。这种炎性反应可在异物进入体内后立即发生，或者在数年后才发生。如果由于异物的大小或化学性质的原因而未能在这种炎性反应期间清除异物，可能会发生炎性包裹或肉芽肿形成。在某种植物刺进入体内之后，最重要的表现就是在软组织、关节或骨内发生肉芽肿

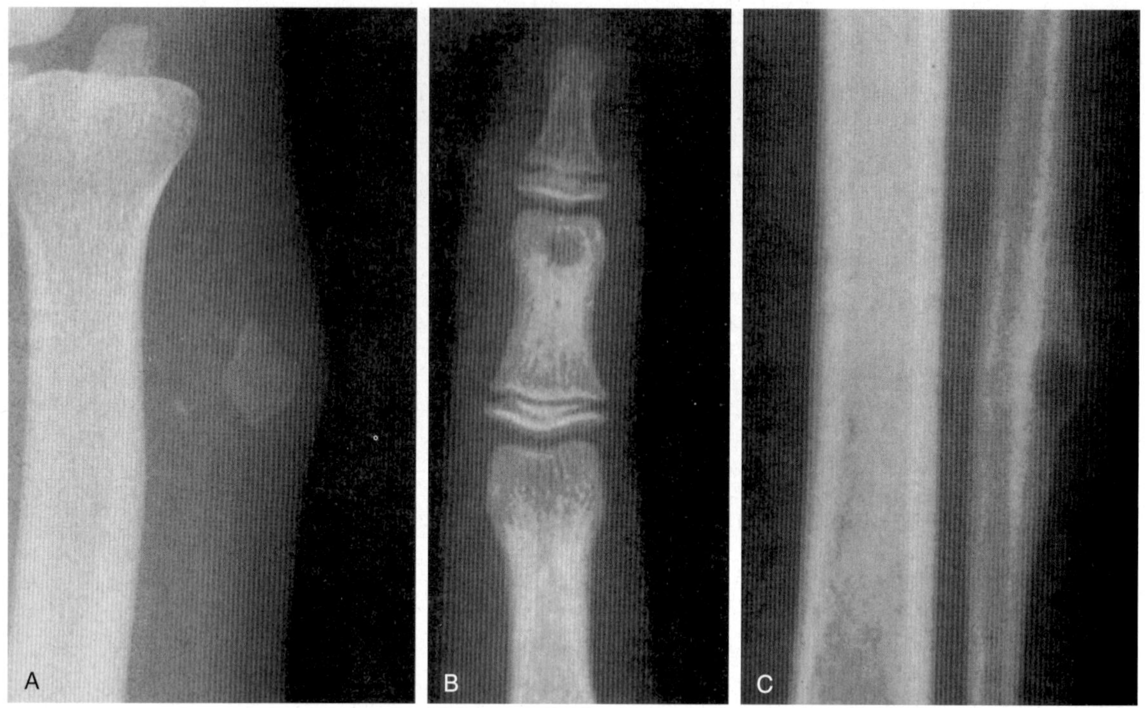

图 84-55 异物。

A 玻璃碎片。前臂远部部分的几处不透 X 线区即为玻璃碎片。可见软组织肿胀。

B,C 植物刺。显示的是两例与刺入植物刺相关的溶骨性病变。这些病变界限清晰，而且在图 C 可见伴发的骨膜炎。（B, Courtesy of G. Greenway, M, D., Dallas, Texas.）

性反应。

Yousefzadeh 和 Jackson 全面总结了由植物刺引起的组织内异物反应[271]。椰枣、看守棕榈、黑刺李、山楂、枸杞、叶子花、玫瑰刺、牧豆树和幽兰都是可引起这种反应的植物[272-280]。尽管临床特征随特定的刺入物和穿入深度、所侵袭的人体组织类型以及是否有相关细菌感染而变化，但某些典型表现是可以识别的。儿童较成人易受侵袭，尤其是累及骨和关节的病例；但成人中软组织损伤相对常见。通常发生在四肢，尤其是手和足。疼痛和软组织肿胀在损伤后不久就会很明显，且穿刺伤口明显可见。随后常有一段临床表现好转阶段，接下来这些症状和体征会再次出现[271]。这种两阶段的临床特点可以解释为什么在准确诊断病变性质时会有一定延迟；从损伤到手术去除异物常需要数周或数月，有时可达

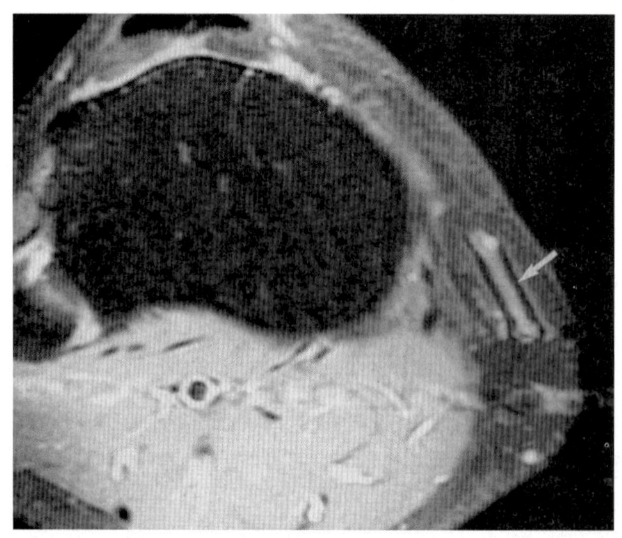

图84-56 异物。患者回忆在膝部内侧有穿透损伤，一些异物进入体内。在静脉内注入钆剂后，横断位脂肪抑制 T1 加权（TR/TE,766/8）自旋回波 MR 成像显示异物（箭头）处于邻近胫骨的皮下组织。患者拒绝手术。

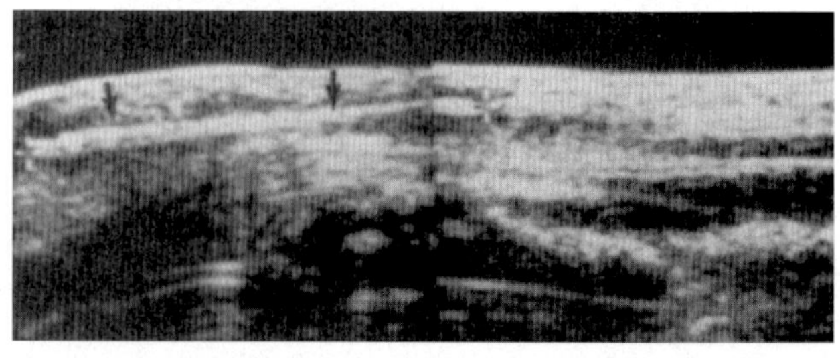

图84-57 异物。木质碎片。留存于腕部掌侧面的碎片（箭头）在常规X线片上不明显，但在矢状位超声扫描上很明显。

数年。手术和病理发现包括含有巨细胞的异物肉芽肿或（和）脓肿。

X线片特征随肉芽肿形成的部位不同而异（见图84-55B和C）。最常见的侵袭部位是关节、腱鞘或滑囊；骨骼受累虽少见但却是最初累及部位。在后者，通常呈界限清楚的溶骨性病变，称为假瘤，并伴有骨膜炎和软组织肿胀。腱鞘炎或黏液囊炎导致软组织肿胀和骨膜反应，而关节炎（常见于膝关节）则伴有渗出[373,374,376,464]。滑液可能是炎性滑液，而且组织学检查显示滑膜增厚伴充血和巨细胞浸润。在滑液组织中可鉴别出植物材料，尤其是在应用特殊染色和偏光显微镜时[377]。

由植物刺引发的肉芽肿性反应与刺本身的成分或其表面污染程度有关。要使病程逆转需手术取出植物刺。在累及关节时可能需要行部分或完全滑膜切除术[374,375]。

三、海胆刺和蛇毒

在被各种海胆脊骨刺破伤口后，可观察到软组织、滑膜或骨的类似肉芽肿反应[281-283,377]。足和足跟是损伤的典型部位，通常发生于患者在浅水涉水或潜水时。手（图84-58）、足踝或膝部也可受到损伤，但较少见。随后发生的炎性反应很可能与脊骨的化学成分有关；因为海胆脊骨由碳酸钙构成，这种物质应该是免疫惰性物，异物反应可能由其表层引发，表层是由上皮细胞和各种分泌物、黏泥和碎屑构成的一个薄层[283]。可出现全身反应，包括关节疼痛、肿胀、全身倦怠和淋巴结病，或许这表明抗原物质在缓慢而持续的释放[283]。

被蛇咬伤后，各种毒蛇的毒液会进入体内，也会引起软组织和骨发生与感染类似的改变（图84-59）。

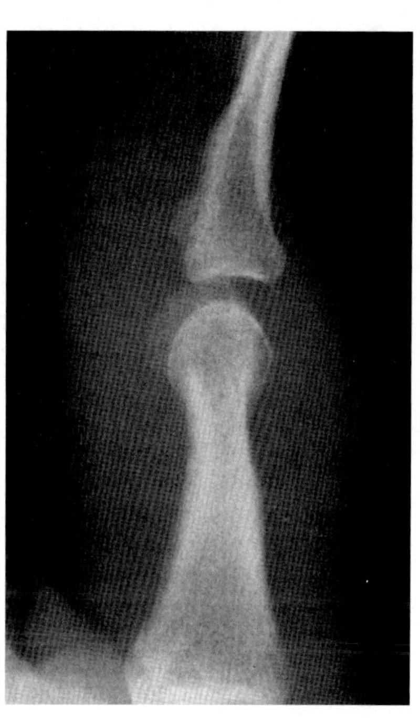

图84-58 异物。海胆脊骨。可见拇指的弥漫性肿胀和近节指骨背侧面的侵蚀。

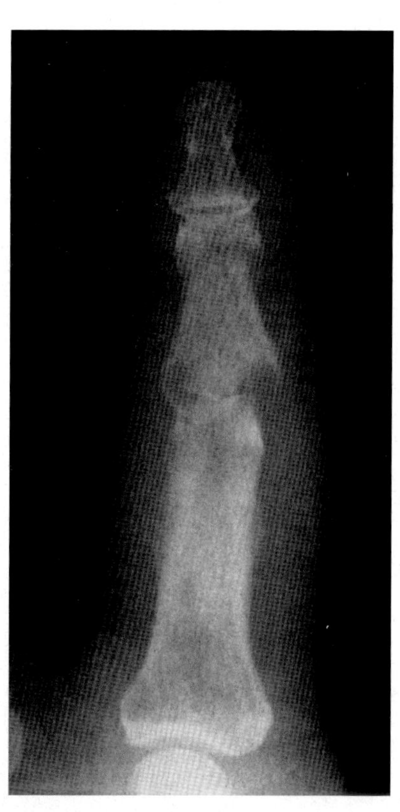

图84-59 异物。蛇毒。这名动物园管理员在被一种少见毒蛇（即菲律宾树蛇）咬伤后，软组织和骨出现了与感染类似的病变。组织探查证实无感染存在。（Courtesy of M. Pathria, M. D., San Diego, California.）

第六节 软组织萎缩

弥散性软组织（包括脂肪和肌肉）萎缩是慢性损耗性疾病、脂肪营养不良性糖尿病（图84-60）和营养不良的一种并发症。如其他部分所述，局部软组织萎缩在多种疾病中很明显，包括胶原血管疾病（如硬皮病）、肢体瘫痪或长期废用或制动、热灼伤以及炎性或闭塞性血管疾病。周围动脉阻塞的原因包括闭塞性动脉硬化（累及老年患者供应四肢的大中型动脉，尤其是腿，男性较女性常见，且糖尿病患者较无糖尿病者常见）和Buerger病或血栓闭塞性脉管炎（累及年轻患者周围动静脉，几乎只见于男性，尤其是北欧犹太人，与吸烟相关）[284]（图84-61）。

肌肉萎缩（或肥大）可见于某些神经肌肉疾病（见第71章和85章）和炎性病变。评价这种萎缩症，CT（图84-62）和MRI是可选择的检查方法。

第七节 软组织肥大

单纯软组织过度生长或软组织过度生长合并有骨肥大，可能呈全身性或局部性分布。全身性肥大是巨人症和肢端肥大症（见第50章）的基本表现，但也可见于许多其他疾病，包括脑性巨人症，最初见于Sotos等在1964年的描述[258]。本病在幼年即可表现出来，包括生长过快、特征性肢端肥大样面容、脑室扩张和非进行性智力障碍[286]。

偏侧肥大系指身体的一侧过度生长，其与细胞个体的增大（即肥大）或（和）细胞数目的增多（即增生）有关[453]，通常累及肌肉、血管、骨骼和神经系统；可能为特发性疾病，或者伴发于皮肤神经综合征（神经纤维瘤病、结节性硬化症、Sturge-Weber

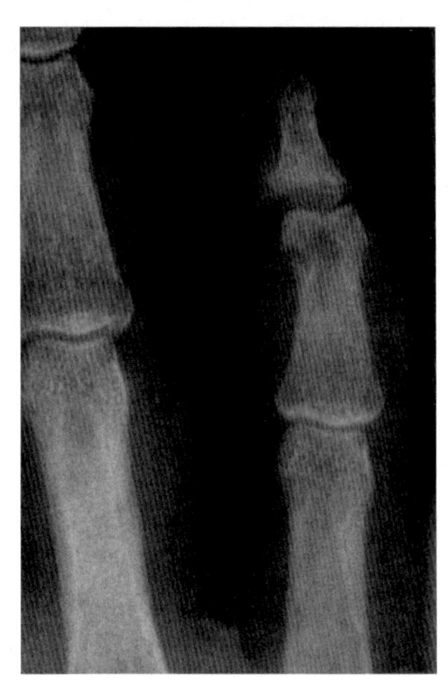

图84-61 软组织萎缩：Buerger病。可见本病中出现的软组织局部缺失。

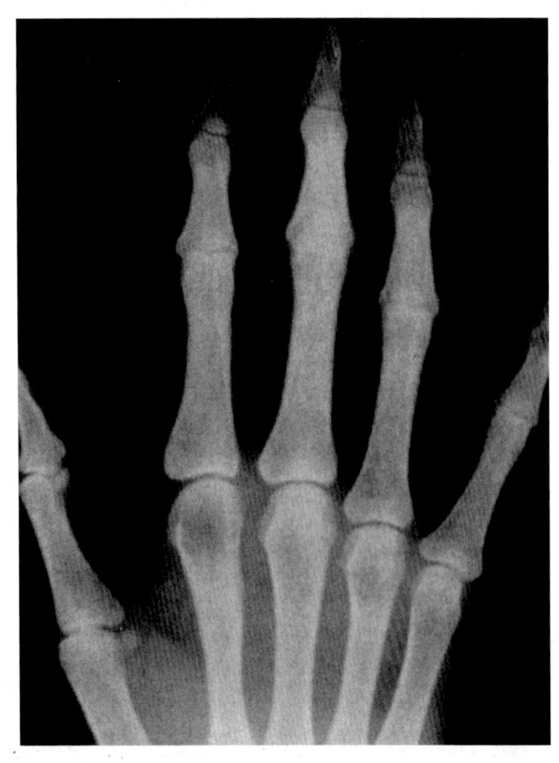

图84-60 软组织萎缩：脂肪营养不良性糖尿病。26岁女性，可见整个手的正常软组织缺损。（Courtesy of M. Dalinka, M, D., Philadelphia, Pennsylvania.）

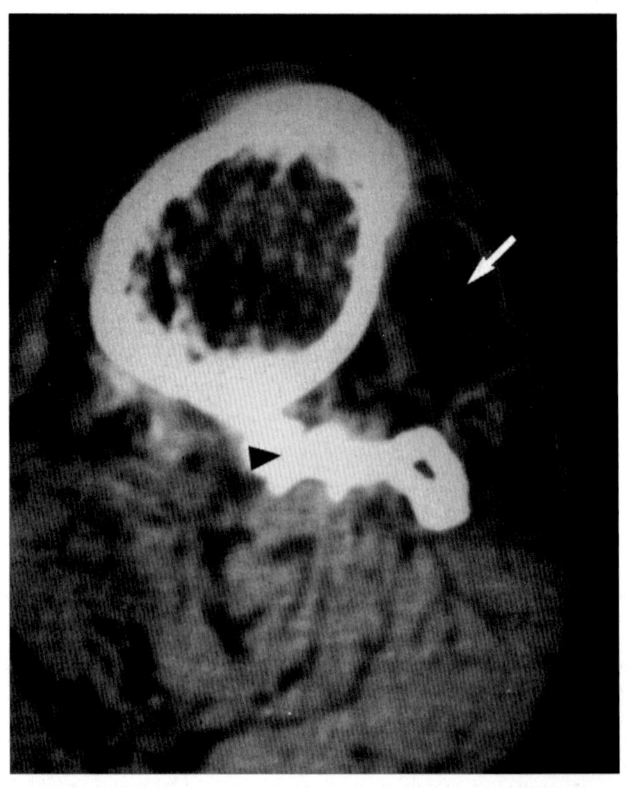

图84-62 肌肉萎缩：去神经支配。横断位CT扫描显示低位小腿的前间室内肌肉萎缩（箭头），伴有去神经支配典型的线状骨化（三角箭头），并显示此前所患的筋膜室综合征。

病，Lindau-von Hippel 病）、Beckwith-Wiedemann 综合征或皮肤和血管异常（血管发育异常、淋巴异常、脂肪瘤病）[287]。与特发性先天性偏侧肥大伴发的其他病变还有各种肿瘤（尤其是 Wilms 瘤、肾上腺皮质瘤和肝胚细胞瘤）和肾畸形（巨肾和髓质海绵肾）[287,288]。

巨指（趾）（图 84-63）系指一个或多个手指和足趾的所有结构（骨、肌腱、神经、脉管、皮下脂肪、皮肤）的大小都增大。本病为特发性疾病[289,380]，常伴有血管瘤、淋巴管瘤和动静脉畸形。在神经纤维瘤病、表皮痣综合征[381]、纤维脂肪错构瘤和脂肪瘤性巨大发育中也可见类似的增大[319]。

Reckwith-Wiedemann 综合征伴有一系列的临床表现，包括出生前或出生后组织的过度生长、新生儿低血糖、巨舌、内脏巨大、脐膨出和胚胎肿瘤（尤其是 Wilms 瘤）的易感素质[453]。偏侧肥大在这种综合征患者中的发生率为10% ~ 15%[454]。本病可能为偶发或者与基因遗传相关（很可能是常染色体

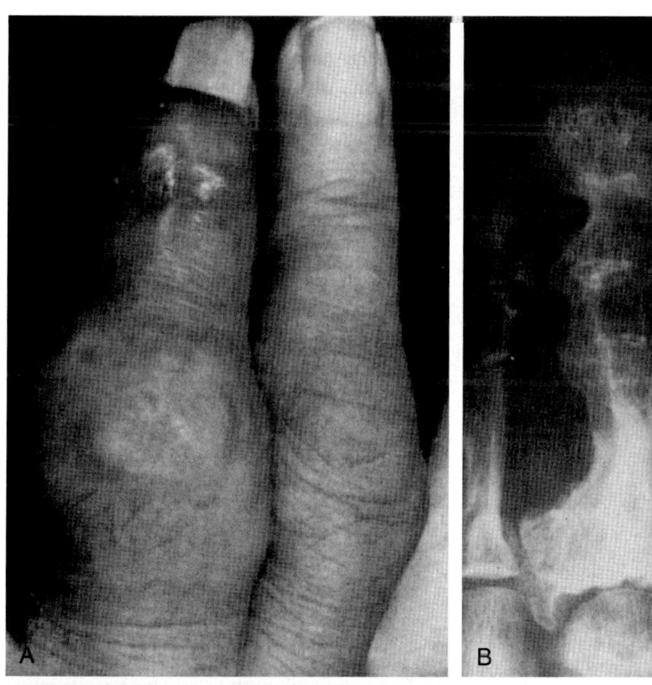

图 84-63 巨指（趾）：病因各异。

A,B 脂肪瘤性巨大发育。60岁女患者的临床照片（A）可见手指增大和变形，成年患者的X线片（B）显示奇怪形状的骨和软组织改变。（A, Courtesy of R.A. Frayha, M. D., Beirut, Lebanon; B, courtesy of R. Sweet, M. D., Pomona, California.）

C,D 动静脉畸形。（Courtesy of M. Kelley, M. D., Orange County, California.）

E 神经纤维瘤病。

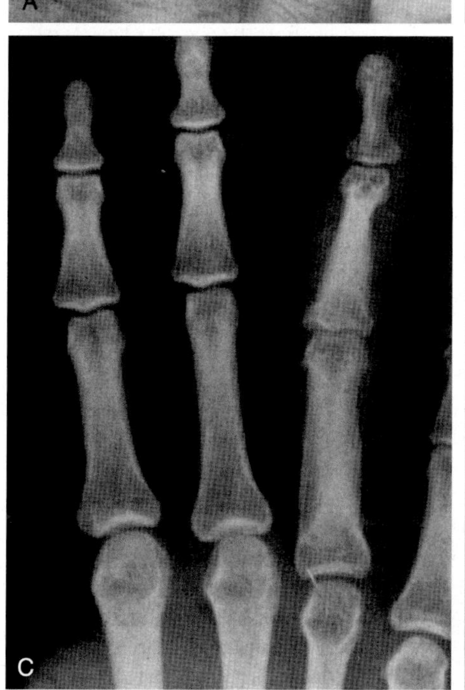

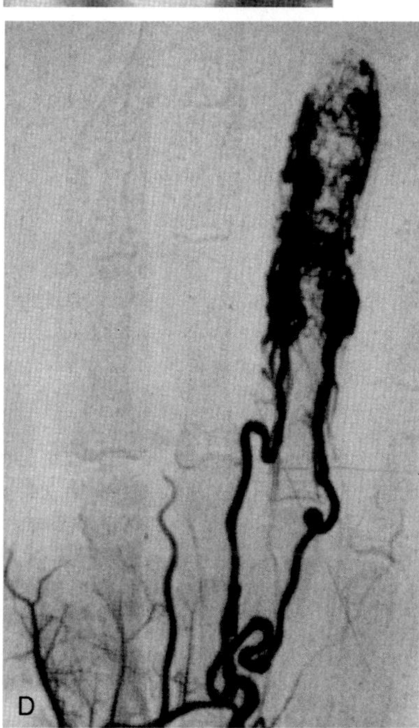

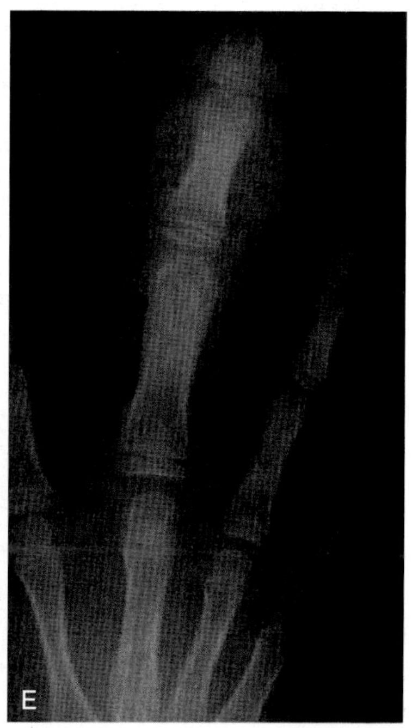

显性遗传)[455]。II型胰岛素样生长因子的过度表达可能在这种综合征的发病中起重要作用[453]。

在1983年，Wiedemann等[382]提出用Proteus综合征（以希腊传说中的靠变形而避免被抓获的神命名）这个名称来描述在先天性错构瘤综合征中所见的生长方式改变，其伴有手和足的局部增大、偏侧肥大、皮下肿瘤、色素痣、巨头畸形和外生骨疣。随后有很多相关报道[383-390]，从而逐渐明确Proteus综合征伴有多变的临床表现（图84-64）。临床表现通常在幼年期出现。地区性巨人症和淋巴管错构瘤是Proteus综合征的两个最基本特征[385]。

Proteus综合征中的巨人症与各种组织（包括上皮组织、结缔组织、脂肪组织、内皮组织和骨组织）的过度生长有关。四肢的生长不对称，表现为某一肢体的管状骨增大和增长。也可见皮下组织增生。

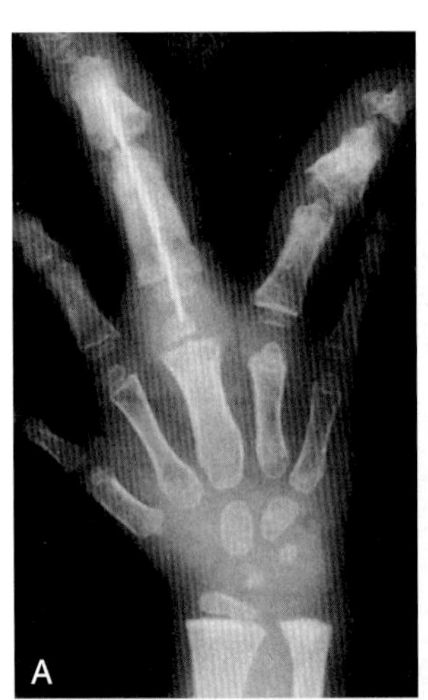

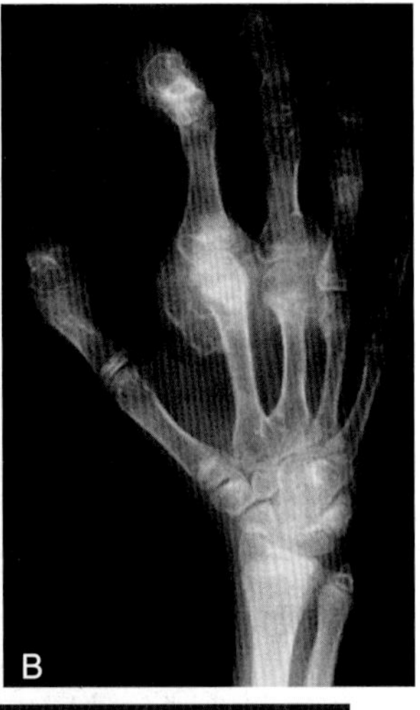

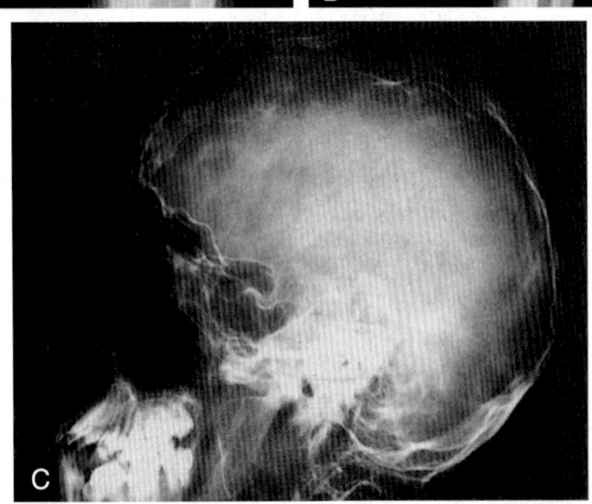

图84-64 Proteus综合征。这种综合征的X线片异常多种多样，如这3例患者所示，包括有：巨指伴骨和软组织肥大（A），管状骨的骨软骨瘤样病变（B），颅骨穹隆的额骨隆起和“锻击样”外观（C）。（From Nishimura G, et al: Australas Radiol 34:47, 1990.）

在手掌和足底区域，这种增生表现为脑形或脑回形病变；在下肢，这种增生表现为鹿皮靴样足[385,456]。通常可出现巨指（趾），伴有某些短管状骨的增大。出现在短和长管状骨的骨软骨瘤样病变幼年期即可很明显[388]。腕骨和跗骨畸形不常见。

大约50%的病例会累及颅骨。其表现包括：对称性和非对称性分布的巨头畸形，颅骨突起（常见但并非总会累及额区），以及头盖骨、外耳道、鼻梁和牙槽嵴的骨瘤样生长[385]。脊柱的改变包括椎体的过度生长、椎骨外形不规则以及椎弓根和椎间盘的发育异常[385,388]。

Proteus综合征中的皮下肿瘤大小不等，但往往较大。这些肿瘤无完整包膜，组织学上包含大的脉管系统伴脂肪和纤维组织；组织学检查的最佳描述为“淋巴管错构瘤”[385]。上方皮肤可显示有深部紫癜，皮肤改变可能与具有这种表现的其他各种综合征相混淆，在这些综合征中，机体的过度生长是其一部分，例如klippel-Trenaunay-Weber综合征中的神经纤维瘤病和色素痣的浅褐色斑点[391]。脂肪瘤，常见于手掌和足底区域，是Proteus综合征的又一特征[385]。

大约30%的患者有面部异常，包括耳部畸形、高腭弓、错位咬合、低鼻梁及下颌前突；眼部病变包括斜视、近视、眼球震颤、眼球肿瘤、白内障和上睑下垂[385]。其他已报道的Proteus综合征表现是智力缺陷、癫痫发作、肺囊肿样病变和盆腔脂肪过多症。

这一综合征肌肉骨骼受累的X线异常表现主要包括骨和软组织的过度生长和畸形，类似于神经纤维瘤、Ollier病、Maffucci综合征、脂瘤性巨大发育、Klippel-Trénaunay-Weber综合征和Bannayar-Zonana综合征中的表现[392,393]。实际上，这些综合征之间很容易混淆，可用关于发生在Joseph Merrick（即“大象人”）身上的畸形的病因争论作为例子，其可能患的是Proteus综合征而非神经纤维瘤[394]。一些病症（如表皮痣综合征和线状脂腺痣综合征）与Proteus综合征有很多共同的特征，可能是相似疾病的不完全表达[385]。

Proteus综合征的最终预后较好。但可遗留诸如行动困难、皮下肿块内出血和关节不能活动或脱位等并发病[385]。尽管在这种综合征有过发展成为恶性肿瘤的病例报道，但这种并发症的精确发病率还不清楚，不过看来似乎较低[385]。

第八节　皮肤和软组织的特殊综合征

皮肤和皮下组织的某些病变可能伴有X线片异常，有时不仅可累及软组织还可累及骨骼和关节[457]（表84–2）。在此描述其中一些重要的病变，不过其他病变，如鱼鳞癣（此病中可见有干燥、鳞状的增厚皮肤）和破裂的水泡（出现于肌肉骨骼损伤之后）也可引起软组织结节或不规则（图 84–65)。

一、大疱性表皮松解症

这种罕见的皮肤病是由于表皮和真皮的连接较差所致，是自发或在小创伤损伤后产生的小疱、大疱和溃疡形成的结果[115–119]。本病的遗传方式是常染色体显性或隐性遗传，而后一种类型更为严重。本病的进一步分型建立在详细的临床表现上。公认的分型为四型：普通型，常染色体显性遗传；增生性营养不良型，也是常染色体显性遗传；营养不良性多部位发育不良型，为常染色体隐性遗传；致死型，也是常染色体隐性遗传[119]。

普通型变化很小，在出生后的头一年症状即很明显。大疱好发于创伤区域，尤其是手、足、肘和膝，在上皮形成后即可愈合，不留伤疤。尽管后来可能会出现新伤，但本病通常在青春期后消退。增生性营养不良型变化也不大，在青春期之前变得明显。大疱始于创伤，损伤随过度角化和消瘦、萎缩性伤疤的发展而愈合。指甲和趾甲可能会有缺损，但黏膜很少受累及，且这种情况不受年龄增长和病变进展的影响。营养不良性多部位发育不良型症状很严重。在出生时或出生后不久即可见到有大疱，在创伤后会自发进展。眼、鼻、口咽、肛门和生殖道的黏膜常受累及，而且食管病变可能会引起吞咽困难、痉挛、瘢痕和挛缩。还可见营养不良、身体发育延迟、消瘦、瘢痕萎缩性皮肤和手部畸形。致

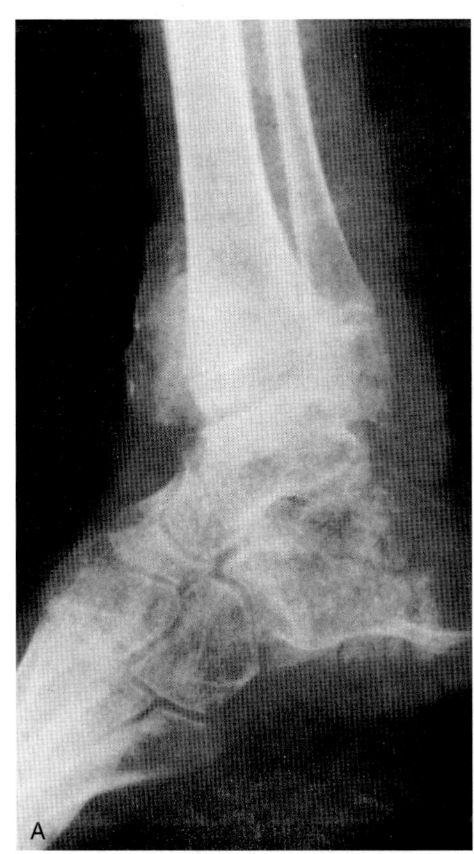

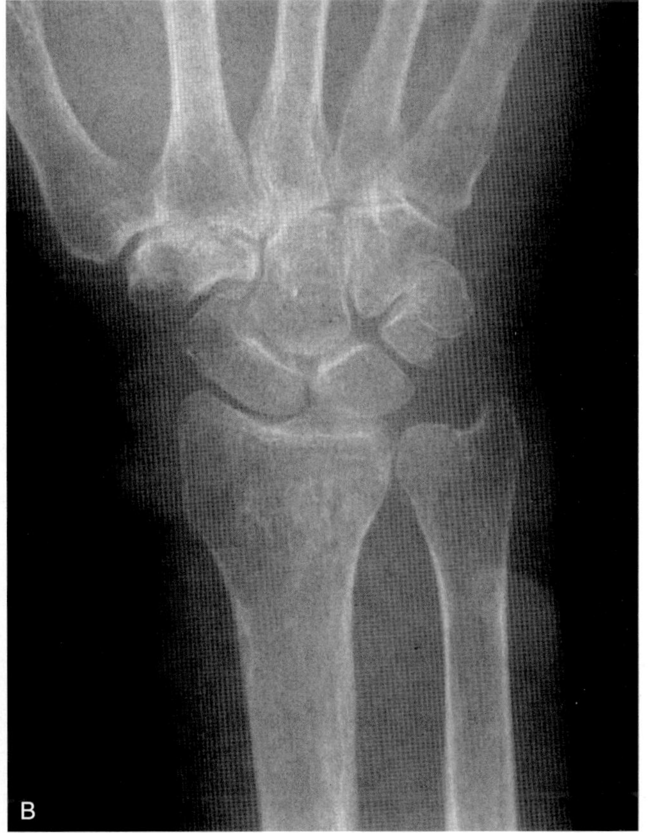

图 84–65　软组织结节。

A　鱼鳞病。可见由皮肤的不规则增厚引起的软组织结节。

B　破裂的水泡。老年女性，桡骨远端发生骨折，可见腕部有多个破裂的水泡。

表84-2 皮肤和骨骼的某些疾病

	骨骼表现	皮肤表现
	上皮疾病	
牛皮癣	关节炎，骶髂关节炎，脊柱僵直	鳞状红斑性丘疹，头皮和伸肌表面
溃疡性结肠炎	同牛皮癣和其他血清反应阴性的脊椎关节病类似	斑丘疹，紫癜，小溃疡，结节性红斑，多形红斑坏疽性脓皮症
鱼鳞癣	与单侧肢体发育不良有关	过多的鳞屑和软组织结节
掌和跖脓疱病	与胸肩胛锁骨肥大相关	与牛皮癣相似
先天性角化不良	脆性骨，干骺端透亮，粗糙的骨小梁排列方式	着色过度，角化过度，多汗
Darier病	可能有骨肥大	蜡样丘疹
多发性角皮病	从纤维索自动断裂	角化过度
厚皮性骨膜病	肥大性骨关节病	橡皮样增厚
基底细胞痣（Gorlin）综合征	颌骨和其他骨囊肿，肋骨张开，颈椎前移	多发性基底细胞癌，手掌凹陷，鳞样病变
Hunter综合征	掌骨变尖，椎骨呈鸟嘴状	相互融合的坚硬象牙色丘疹，指骨增粗，糙皮病
红糠疹	肢端骨质溶解	全身性瘢痕破溃，包括手掌
点状软骨发育不良	点状骨骺钙化	鱼鳞样皮肤改变
少汗型外胚叶发育不良	骨增厚，牙齿变形，并指（趾）	鱼鳞样皮肤改变，头发易断，缺汗症
Ellis-van Creveld综合征	多指（趾），短肋	头发稀疏，牙齿缺损
大理石色皮	骨骼不对称	青光眼
Proteus综合征	巨颅，外生骨疣，巨指（趾）	皮肤和皮下组织增厚（脑形肥大）
Beckwith-Wiedemann综合征	干骺端增厚，皮质骨增厚	巨舌，耳朵凹陷或皱褶，火焰痣
	真皮疾病	
弹性假黄瘤	肢端骨质溶解，软组织和近关节钙化，骨肥大	鸡皮疙瘩，黄瘤样丘疹
Goltz综合征（局灶性真皮发育不全）	多发巨细胞肿瘤和条纹状骨病	皮肤萎缩，龙虾爪样外观
Ehlers-Danlos综合征	异位骨化，关节渗出和脱位	皮肤的超弹性和易破碎
Cutis laxa综合征	关节活动过度和活动不能	皮肤松懈不伴超弹性
	脂肪腺疾病	
脓疱性痤疮	脊椎关节和附属物的侵蚀	小结状囊性脓包伴疤痕
暴发性痤疮	少见的骶髂关节炎，滑膜炎和溶骨性病变	急性溃疡和出血
聚会性痤疮	少见的关节侵蚀，骶髂关节炎和韧带骨赘	大炎性囊肿
Apert综合征	短头，并指（趾）	严重痤疮
化脓性汗腺炎	骶髂关节炎，指骨骨膜炎	和聚会性痤疮一样，在腹股沟和腋窝有脓肿
	色素沉着病	
神经纤维瘤病遗传性疾病	见肿瘤	见肿瘤
McCune-Albright综合征	单侧多骨性纤维发育不良	浅褐色斑点
Jaffe-Campanacci综合征	多发性非骨化性纤维瘤	浅褐色斑点
结节性硬化症	囊性和硬化性病变	浅褐色斑点
Addison病	屈曲挛缩，坐骨神经痛	着色过度
尿黑酸尿（黄褐病）	椎间盘钙化，软骨钙质沉着病	棕色或黑色皮肤色素沉着
高胱氨酸尿	骨质疏松症	斑点状红斑
血色沉着病	全身性关节病，软骨钙质沉着病	青铜色糖尿病
Gaucher病	粗糙的骨小梁结构，骨膨胀	结膜和皮肤色素沉着
POEMS综合征	见免疫性疾病	见免疫性疾病

表84-2 某些皮肤和骨骼疾病（续一）

	骨骼表现	皮肤表现
	头发和指甲疾病	
甲髌综合征	髌骨、骶角小或缺如	指甲畸形或缺如
Cardner综合征	见肿瘤	见肿瘤
Corlin综合征	见表皮疾病	见表皮疾病
肺部疾病	骨膜炎	手指杵状变
发绀型先天性心脏病	骨膜炎	手指杵状变
毛发、鼻、指（趾）综合征	手指短，指间关节背离，下颌骨发育不全，牙齿过多，颚弓过高，腰椎前弯，翼状肩胛骨	头发稀疏，纤细，生长缓慢；眉毛内宽外细；梨形鼻
厚皮性骨膜病	骨膜炎	手指杵状变
	肿瘤或肿瘤样疾病	
肥大细胞增多症	在中轴骨的疏松性或硬化性病变	多形性红斑，皮肤花纹现象
Gardner综合征	Colon息肉，牙齿病变，骨瘤	多发性表皮或脂肪囊肿
神经纤维瘤病遗传性疾病	楔状缺损，脊柱侧突，胫骨假关节，骨肥大	纤维神经瘤和平滑浅褐色斑点
结节性硬化症	囊性或硬化性病变	皮肤错构瘤，甲周纤维瘤，皮脂腺瘤
Maffucci综合征	内生软骨瘤	软组织血管瘤
Klippel-Trenaua综合征	骨骼过度生长，皮质增厚脆骨性	葡萄酒色痣
Buschke-Ollendorff综合征	骨硬化	豌豆大小的丘疹，播散性皮肤纤维化
McCune-Albright综合征	纤维性发育不良	浅褐色斑点和青春期早熟
Jaffe-Campanacci综合征	下颌和长骨的多发性非骨化性纤维瘤	浅褐色斑点
Histiocytosis X	溶酶性病变，其中某些病例伴斜面形成	麻疹样斑丘疹
Sturge-Weber-Dimitri综合征	头颅不对称，颅内钙化	肝血管瘤，血管痣
	免疫性和过敏性皮肤疾病	
Stevens-Johnson综合征	关节痛	结节性红斑
感染，Behcet综合征，药物所引起	关节痛	边缘性红斑
急性风湿性发热	关节痛	多形性皮疹
Kawasaki病	关节痛	草莓舌
Sweet综合征	关节痛	急性热性嗜中性白细胞皮肤病
药物反应/血清疾病	关节痛	风疹
系统性红斑狼疮	关节痛	蝶形红斑
家族性地中海型发热	关节痛	丹毒样红斑
肠内旁路手术	关节痛	皮炎，肠菌抗体
胰腺疾病	骨骼破坏或骨膜炎	脂肪坏死
Weber-Christian病	与脂肪坏死有关的非特异性骨病变	皮肤红变，色素沉着和萎缩
POEMS综合征	毛状硬化性骨病变	皮肤增厚和着色过度
卵巢癌	伴广泛癌症：肩和手关节炎及挛缩	手掌筋膜炎
	胶原血管病	
风湿性关节炎	对称性侵蚀性滑膜炎	皮下结节，淤点，紫癜
青少年风湿性关节炎	对称性或不对称性侵蚀性滑膜炎	躯干斑丘疹
牛皮癣	见表皮疾病	见表皮疾病
硬皮病	关节炎伴关节挛缩	皮肤增厚
多中心性网状（内皮系统）组织细胞瘤病	多形性，侵蚀性滑膜炎	多发性皮肤结节
Behcet综合征	多关节炎，尤其是膝关节	口腔和生殖器溃疡，虹膜炎，葡萄膜炎
复发性多软骨炎	关节病	耳朵肿胀，鞍状鼻

表 84-2 某些皮肤和骨骼疾病（续二）

	骨骼表现	皮肤表现
结节性多动脉炎	关节痛	过敏性肉芽肿，皮疹
皮肌炎	弥漫性深部区域钙化	坏死性脉管炎
坏疽性脓皮病	血清反应阴性的关节病	痛性皮肤溃疡
	皮肤感染	
病毒性感染		
麻疹，风疹，各种虫媒病毒所致疾病，病毒肝炎	多发性关节炎，芹菜茎样干骺端	风疹
细菌感染		
腹股沟肉芽肿	多发性溶骨性病变	性病性丘疹、结节或溃疡
儿童慢性肉芽肿病	骨髓炎	脓性肉芽肿和湿疹性病变
播散性淋球菌感染	脓毒性关节炎或反应性关节炎	肢体末端的分散性丘疹和水疱脓疱性病变
麻风病	骨膜炎和骨髓炎，关节炎，神经性改变	多变性皮肤病变，类结节或麻风结节
螺旋体感染		
梅毒	骨膜炎	皮疹
先天性梅毒	神经性改变	鱼鳞样掌斑
获得性莱姆病	单关节炎或迁移性关节炎	慢性转移性红斑
真菌感染		
孢子丝菌病	侵蚀性关节炎	腕，踝，肘的脓性结节状病变
球孢子菌病	急性沙漠型风湿病或慢性关节炎	结节性红斑
其他可能的感染		
肉状瘤病	指（趾）骨囊肿或关节痛	结节性红斑，紫罗兰色角皮病
Reiter 综合征	不对称性关节炎和骶髂关节炎	旋涡状龟头炎，溢脓性皮肤角化病
阿洪病（特发性断趾病）	吸收引起第五趾的切断	表皮角化过度性索带
	营养和代谢疾病	
维生素 A 毒性	骨膜炎，骨质疏松	干皮
坏血病	骨质疏松	易破损
高胱氨酸尿	Marfan 样骨改变	皮薄，青斑
尿黑酸尿（黄褐病）	色素沉积引起的关节病	皮肤的青黑色色素沉着
痛风	关节侵蚀	结节瘤
Addison 病	骨质疏松症，软组织钙化	褐色色素沉着
Gaucher 病	溶骨性病变，骨坏死	黄褐色皮肤
血色沉着病	关节钙化，关节病	青铜色糖尿病
系统性淀粉样变性病	类风湿性关节炎	突起的蜡样丘疹，挤压性紫癜
	化学物质	
氯乙烯中毒	肢端骨质溶解	硬皮病样改变
类维生素 A	骨肥大，DISH 样改变，起止点病，骨质疏松症，骨干的提前闭合	干皮，头发脱落，皮脂减少

DISH，弥漫性特发性骨肥大；POEMS，多发性神经病变、脏器肿大、内分泌病变、M 蛋白、皮肤改变。

From Harlow CL, et al: Skeletal Radiol 26:201, 1997.

死型很罕见，病变严重，累及广泛，且在婴儿早期死亡。

X 线片表现具有特征性但不具有特异性，随疾病类型的不同而改变。可见掌指关节和指间关节的挛缩、指间增厚和末梢营养不良性改变（图84-66）。手的末节指骨（足部少见）歪曲：手指变尖或呈楔形，与硬皮病中所见类似。这种类同之处在较罕见的表皮松解大疱的软组织钙化中也非常明显[115]。这种钙化聚集在相邻手指（或足趾）的末端，在其他部位很罕见，一般位于浅筋膜[395]。手指和足趾的屈曲

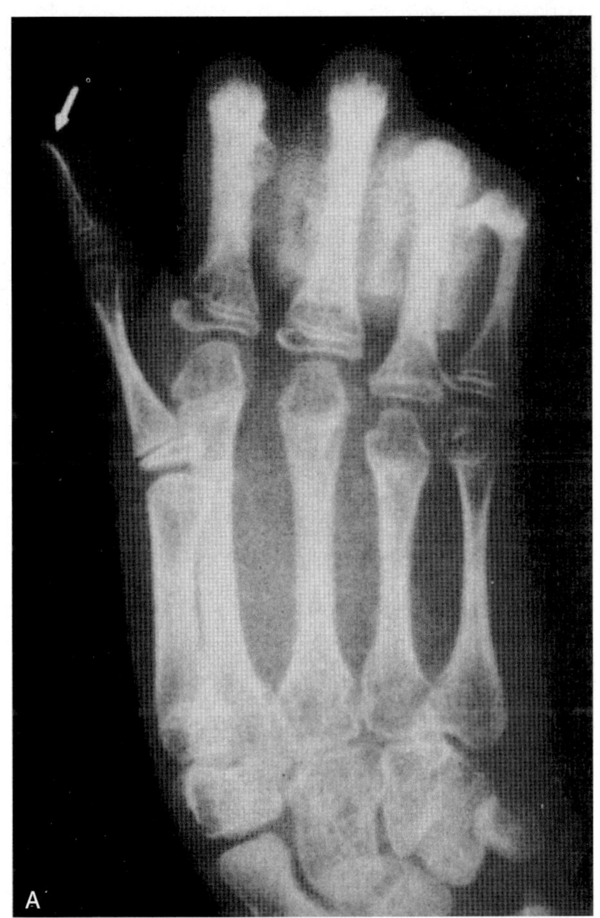

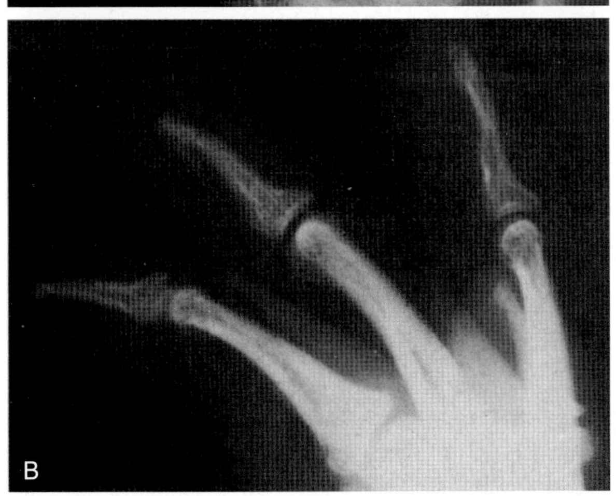

图 84–66　大疱性表皮松解症。

A　可见趾间关节挛缩、趾间蹼形成、皮肤和骨萎缩、骨质疏松、骨骺畸形，以及脚趾末端逐渐变尖，踇趾最为明显（箭头）。

B　在另一患者可见明显的末节指骨的锥状再吸收。

畸形和蹼形成是诊断这种罕见疾病的重要依据[117]。手和足的其他改变包括半脱位、指（趾）间关节僵硬、掌骨头和跖骨头的再吸收、跖骨缩短、腕骨和跗骨的溶解或破坏以及桡骨和尺骨远端的囊性改变[396]。还可见骨质疏松、纤细的管状骨骨干（多半为慢性肌肉萎缩所致）、口腔溃疡、牙周脓肿、牙齿缺损和食管狭窄。牙齿的改变很可能与幼年时期口腔卫生较差以及口内及口周的广泛性伤疤有关，当然其固有的发育异常可能更重要[118,120]。由于面部和颌骨伤疤的原因，上颌骨和下颌骨不发达，可见下颌角增大伴突颌[115,116,121]。其他异常包括进展性髋部发育不良、脊柱侧突和膝关节僵硬[396]。

病理检查所见已有完整的文献记录[119]。大疱紧张，壁薄，充满淡黄色的液体，偶尔为血性或浓稠。大疱所在部位不定。在多部位发育不良型中，大疱位于表皮下；在其他类型中，大疱位于表皮内。炎症不明显。愈合期的特征也随疾病类型的不同而变化。不仅伤疤可见于各种大疱性表皮松解症的患者，而且瘢痕疙瘩、粟粒疹和色素也很明显。

为明确本病的病因和发病机制以及区分各种临床类型已经进行了一系列的生物化学和组织学研究。水泡形成的机制似乎与胶原的异常合成或通过其他方式产生的异常胶原有关[122-127]。曾有人提出蛋白水解酶胶原酶起主要作用；生物测定和放射性免疫测定显示，在大疱内和伴有大疱性表皮松解症的一些患者的正常皮肤内，胶原酶的水平都有升高[125]。基底膜区域的结构性缺损对蛋白水解酶也很重要；有报道称，在水泡和临床上正常的皮肤中均有固定纤维的不足或缺如[126]。这种结构性改变可能会使基底膜区域对蛋白水解酶的敏感性增高[127]。其他关于本病原因的设想还包括皮肤的遗传性血管异常[128]和先天性透明质酸酶–透明质酸系统缺陷[129]。

在大疱性表皮松解症的患者中，有时会出现皮肤癌[130,131,397]和对离子辐射作用的耐受性降低[132]。最常见的并发症是一个或多个鳞状细胞癌灶，可出现于身体的不同部位，包括四肢以及口腔、食管和胃的黏膜；这些并发症常见于那些有30多年大疱性表皮松解症病史的患者和隐性遗传型患者[290]。常发生转移，且预后较差。大疱性表皮松解症和骨肉瘤之间的相关性已有报道[398]，但未被证实。

二、先天性皮肤松垂（全身弹性组织离解）

先天性皮肤松垂是一种遗传性结缔组织病，在出生时（有时在孩童时期或成人）出现皮肤的明显松弛，皮肤皱折下垂悬挂于整个身体[133-136]。这些皮肤表现伴有含弹性组织的其他器官和结构的异常。尽管本病与Manfan综合征、Ehlers-Danlos综合征、弹性假黄瘤可能很相似，但通常认为它是一种独立疾病。表现为常染色体显性遗传和常染色体隐性遗传，另外还有X连锁遗传方式（见后面的讨论）和偶发病例[292]。先天型的特征是独特面容，包括上唇较厚、短人中和钩形鼻，形成一种悲伤、早熟的面容[292]。显性型本病患儿会有皮肤异常，但寿命正常，并发症较少。隐性型患者受累较严重，可能会因肺和心血管受累而幼年死亡。临床表现包括关节松弛和脱位、大囟门伴延迟闭合以及运动能力和智力发育迟缓[292]；活组织检查可见稀疏、碎片样、破坏的弹性纤维和类似酸性黏多糖物质的堆积；二者结合可做出准确诊断。

X线片表现（以及临床表现）随本病的类型不同而异，但可能包括有疝气、胃肠道和泌尿生殖道的憩室、肺气肿以及膈膜抬高。可有许多明显的皮肤皱襞。可出现关节活动度过高和不稳定、骨质疏松以及多发性骨折[293]。髌腱的自发性断裂以及与浆细胞骨髓瘤的相关性也有过报道[137,138]。动脉造影显示大动脉弯曲扩张、外围肺动脉狭窄以及外周血管的不规则和扭曲。

其病因不明。有人提出本病与弹性蛋白、弹性蛋白酶和弹性蛋白酶抑制剂生化复合物的异常有关[136,139]。在与X连锁型皮肤松垂（此病实际上可能是Ehlers-Danlos综合征的一种类型[292]）患者中，已观察到皮肤和真皮的纤维原细胞内赖氨酸氧化酶（一种正常胶原和弹性蛋白交联所需要的酶）活性降低[291]。

三、嗜酸性筋膜炎（Shulman综合征）

嗜酸性筋膜炎在第29章已讨论过，其表现包括硬皮病样变、嗜酸粒细胞增多、高丙种球蛋白血症以及出现在正常皮肤内的肌肉筋膜炎[140-142,175-177]。男女均可受累，发作年龄从儿童到老人不等。疼痛、肿胀、皮肤和皮下组织坚硬，尤其是在前臂和腿的末端部分，可能会引起手和足的活动受限。没有雷诺现象和硬皮病的内脏表现。活检标本可见真皮硬结以及脂膜和深筋膜的炎症和纤维化。在6～12个月内，标记的皮肤硬度会进展，组织学改变可能与硬皮病改变非常近似。经类固醇类药物治疗后可见明显好转。嗜酸性筋膜炎患者常有关节畸形，有些报道强调其多关节表现，包括滑膜炎、轻度滑液炎症和腕管综合征[177]。

四、结节性红斑

结节性红斑是一种相对少见的炎症性疾病，可引起结节性皮疹，其为红色、触痛、皮温高但不会破溃。主要出现在双腿远端，病变也会侵犯双手、臂、面部和大腿。显微镜下可见非特异性皮肤血管炎伴淋巴细胞、粒细胞、组织细胞和嗜酸粒细胞的皮下浸润[143]。

结节性红斑可作为特发性疾病发生（60%～70%的病例）或作为许多系统疾病的皮肤表现而发生（30%～40%的病例），包括感染（链球菌、脑膜炎双球菌、真菌、分枝杆菌）、肉状瘤病、Behcet综合征、溃疡性结肠炎、Crohn病和麻风病，而且可发生于应用某些药物（口服避孕药，磺胺类药物）之后[143,144]。当其为特发性时，本病为良性病程，可在数周或数月后消退。

女性比男性更易受累。任何年龄段均可累及，年龄多在20～40之间。临床表现包括发热、皮肤出疹和关节畸形。后者可见于50%～75%的病例，常先于皮肤改变出现。对称性关节疼痛和关节炎常见于膝关节和踝关节，而腕关节、肘关节、肩关节、指关节和髋关节不常见。受累的关节会有肿胀和疼痛，在临床检查和X线片检查时可见关节渗出。典型病症无软骨或骨质破坏，关节畸形可在数周到6个月内减轻并消失[145]。关节的病变会随其他皮肤病变的出现而复发。特发性或非特发性病例的相关X线表现均为双侧肺门淋巴结肿大。

实验室检查可见血沉加快，也可有高丙种球蛋白血症和正性羊细胞黏着实验滴度减低。

结节性红斑通常认为是对某些物质的超敏反应或皮肤的过敏性血管炎[146]。

五、痣样基底细胞癌综合征（Gorlin综合征）

痣样基底细胞癌综合征是一种遗传性疾病，其特征是多重基底细胞癌、手掌凹陷、牙源性角质囊肿、肋骨和脊柱畸形、短指畸形以及各种神经系统和眼科异常[147-154,309]。本病为常染色体显性遗传，表达程度可有不同[294,295]，发病率无性别差异。

基底细胞上皮癌常见于青春期人群，不过也可在2岁时已经有明显表现。病灶轻度突起，半透明，直径在1～10mm，可能会变为棕褐色。部分具有侵袭性，伴有溃疡和局部浸润。典型的发病部位在面部和躯干，但其他区域也可累及。较少见的皮肤病变包括粟粒疹、黑头粉刺、皮脂性或上皮囊肿以及角化不良[149]。

下颌骨的含牙囊肿在这种病中很常见，但在6、7岁之前很少产生临床表现（图84-67）。它们可能先于皮肤病变出现，而且与这种囊肿有关的症状和体征可能是本病最初表现。可见肿胀、疼痛和自发性引流。下颌囊肿可为单发或多发，直径为1～2mm到数厘米不等，主要位于下颌角，呈透X线的病灶，边界不清。病理性骨折和偶发的成釉细胞瘤可由这种病灶进展而来[148,155,156]。囊肿在类型上为小囊样或含牙性，上皮细胞可能呈鱼鳞样排布或异常角化。手术切除后可能会复发，大概与仍存留的微小囊肿激活有关。

常见的肋骨异常为肋骨张开、骨性连接、分叉肋骨和颈肋（图84-68）[152]。从第一肋骨到第四肋骨的单侧或双侧改变最为典型。掌骨的短缩，尤其是第四和第五掌骨，也是相对常见表现，类似于在假甲状旁腺功能减退、多发性遗传性外生骨疣和其他一些疾病中所见。在脊柱，可见脊柱后侧凸、隐性脊柱裂、阻滞椎、椎骨脱离、脊椎前移[296]和半椎骨畸形[458]。在基底细胞痣综合征中的其他骨骼表现相当多，其中包括末节指（趾）骨的短缩和肩胛骨的下表面形成切迹。头颅可见：大脑镰（见图84-68）、硬脑（脊）膜、脑幕和脉络膜的钙化，胼胝体局部发育不全，眼距过远以及嗅觉缺失[157]。曾发现有智力滞后、先天性脑积水和眼部病变（成神经细胞性、神经胶质瘤性眼部发育不全）。在这种综合征中，还曾有一些成神经管细胞瘤或脑（脊）膜瘤的病例报道[148,151]。生殖腺异常包括女性患者的卵巢和子宫纤维瘤以及男性患者的性功能减退和隐睾病[149,155]。

一些报道中强调，指（趾）骨和手臂的管状骨

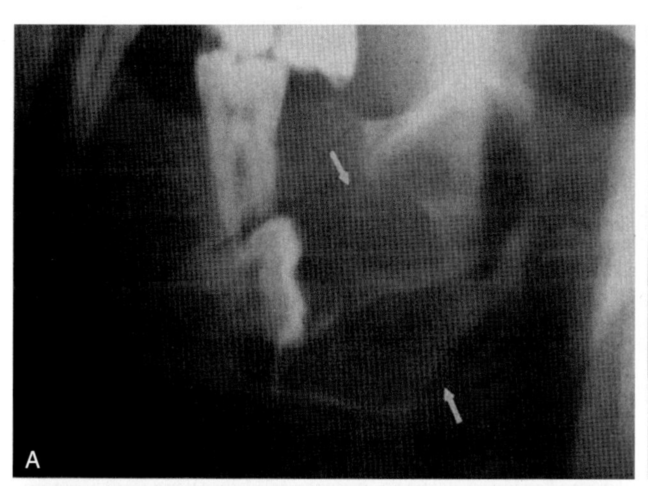

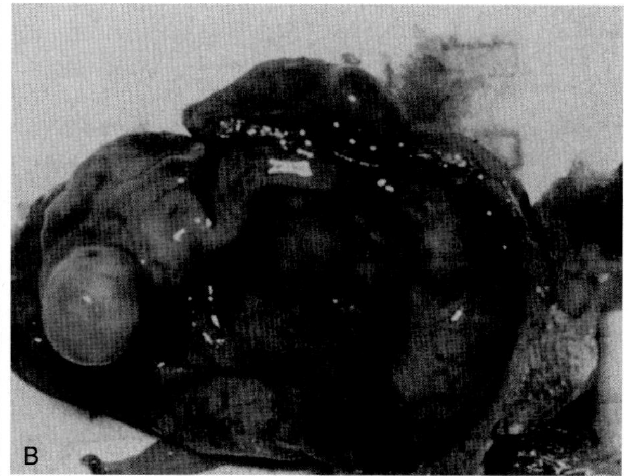

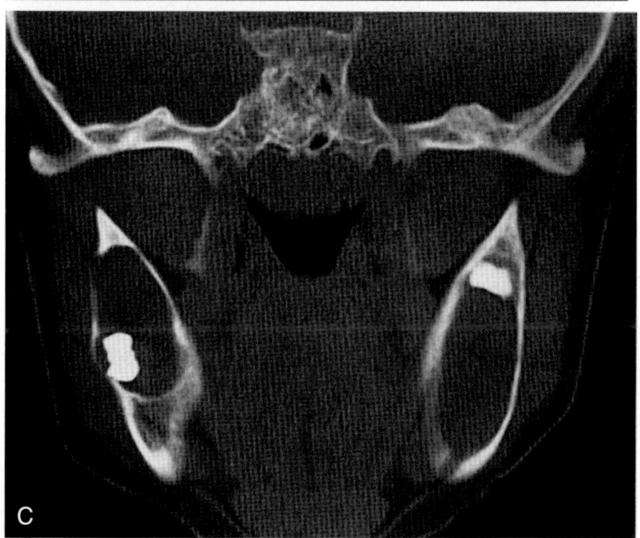

图84-67　痣样基底细胞癌综合征（Gorlin综合征）：下颌异常。

A　含牙囊肿（箭头）在这种综合征中较常见。

B　含牙囊肿的大小不等，但其直径可达到数厘米。（Courtesy of R. Smith, D.D.S., San Francisco, California.）

C　冠状位CT扫描显示含牙囊肿位于下颌骨的双侧升支，每侧囊肿均始于牙冠。（Courtesy of D. Wilcox, M. D., Kansas City, Missouri.）

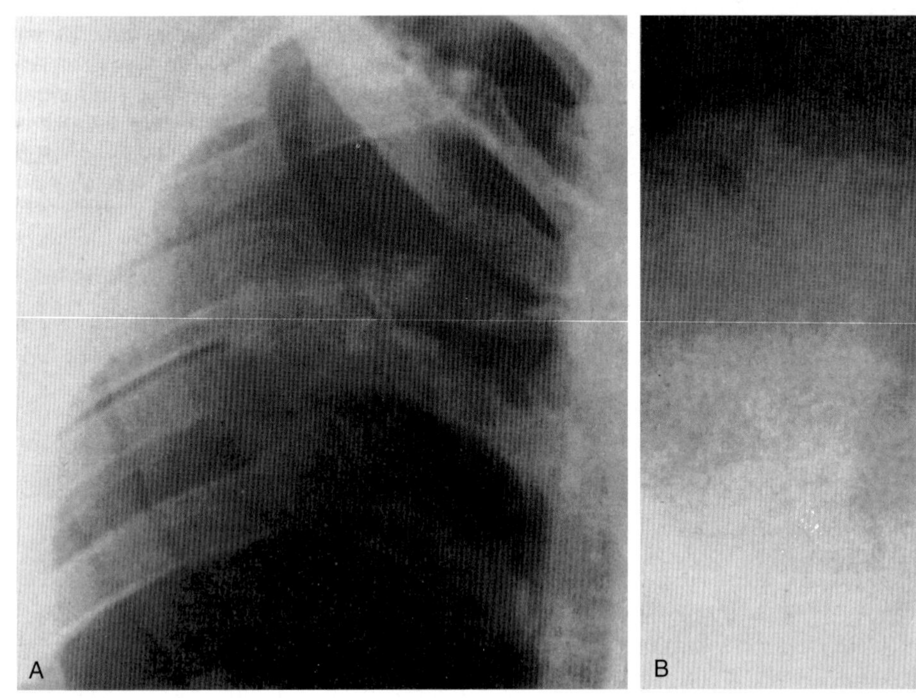

图 84–68 痣样基底细胞癌综合征（Corlin 综合征）：其他异常。
A 可见典型的肋骨异常。
B 大脑镰的钙化（箭头）在这种综合征中并非少见。

中可出现小的火焰状囊样透亮区（图 84–69）[153,154,297–299]。这些病变也可见于跖骨、股骨、肋骨或其他骨骼[299]，呈多发性，较长，且位置常呈偏心性。它们可表现为封闭的骨髓或皮质病灶，或表现为骨骼外表面的齿状缺损，而且在一些病例中[298,299]，可与小的硬化灶结合在一起，酷似脆弱性骨硬化（图84–70）。这些透亮区的发病机制还不清楚，可能与骨内上皮囊肿、脂肪瘤或纤维瘤（在这种综合征中出现于其他部位）有关。这些改变与结节病或结节状硬化症中的改变很相似。

在患有这种综合征的患者中，出现掌骨短缩的多达 50%，这种表现在假性甲状旁腺功能减退和假假性甲状旁腺功能减退中也很明显，这就增加了这些疾病之间存在相关性的可能性。在这些疾病中偶尔均可发现软组织钙化，使这种可能性进一步增加。有报道称，在痣样基底细胞癌综合征和假性甲状旁腺功能减退中，组织对甲状旁腺激素的反应均低于正常[158]。可是，其他调查未记录到痣样基底细胞癌综合征患者对甲状旁腺激素的反应异常[159,160]。另外，在本病患者中，血清钙和磷水平均正常[154]。到本书成稿时，其基础缺陷仍不明确。

六、线状皮脂腺痣综合征

线状皮脂腺痣综合征是一种神经性皮肤综合征，其特征表现是上皮内痣、癫痫发作和智力迟钝[161–165]。此综合征可累及外胚层和间充质起源的各种组织，在这一方面，类似于神经纤维瘤病、结节状硬化症、Proteus 综合征、Sturge-Weber 综合征、von Hippei-Lindau 病[400]。脑、内脏和骨骼的畸形可产生各种 X 线片改变，包括头颅和面部骨骼的不对称、骨缝的提前融合、大脑萎缩伴脑室扩大、脑积水、脊柱侧凸、脊柱后侧凸以及骨盆和长骨的畸形。这些表现均不具特异性。在伴有癫痫发作和典型皮肤病变的智力迟钝儿童中，若发现各种头颅、大脑和骨骼的异常，应考虑本病的诊断。

七、Rothmund-Thomson 综合征

Rothmund-Thomson 综合征，或称先天性皮肤异色症，特征是斑丘疹和红斑性皮肤病变伴色素沉着。其他表现包括光敏性、白内障、性功能减退和牙齿异常[401]。还可见矮小、短头（畸形）和鸟样面容[402]。骨骼改变包括：类似脆弱性骨硬化的改变（见第 88

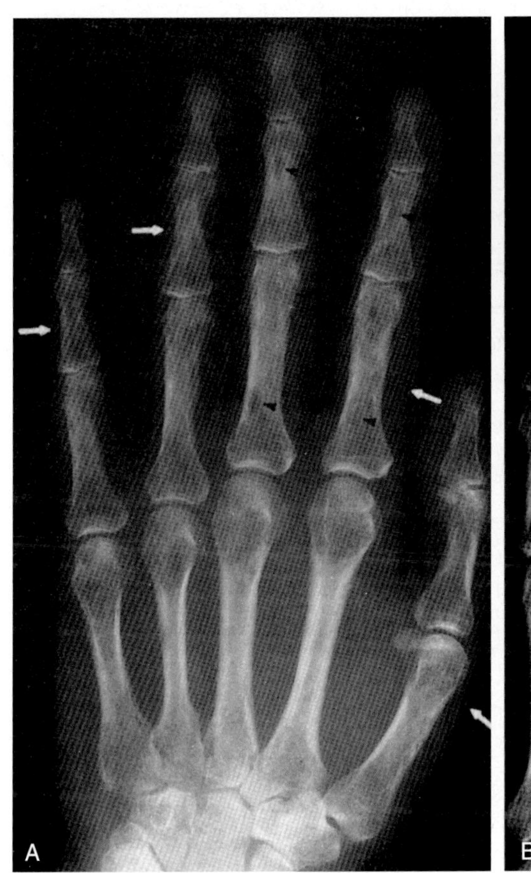

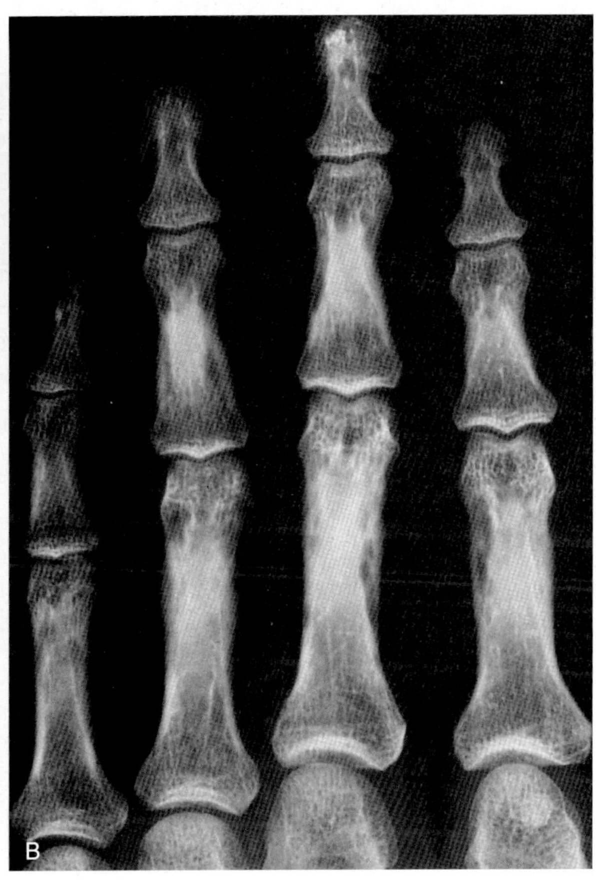

图 84-69　痣样基底细胞癌综合征（Corlin 综合征）：手的囊肿样病变。
A　65 岁女性，可见指骨的掌骨的多发性透亮灶（三角箭头）以及软组织的小钙化灶（箭头）。
B　25 岁男性，可见很多透亮灶呈火焰状形态和偏心位置。
（From Dunnick NR, et al:Radiology 127:331, 1978.）

图84-70　痣样基底细胞癌综合征（Gorlin综合征）：下颌骨的硬化性病灶。一家中的3名成员（父亲，女儿，儿子）都有痣样基底细胞癌综合征表现。显示的是50岁父亲的X线片。可见小卵圆形的硬化区域。（From Blinder G, et al: Skeletal Radiol 12:196, 1984.）

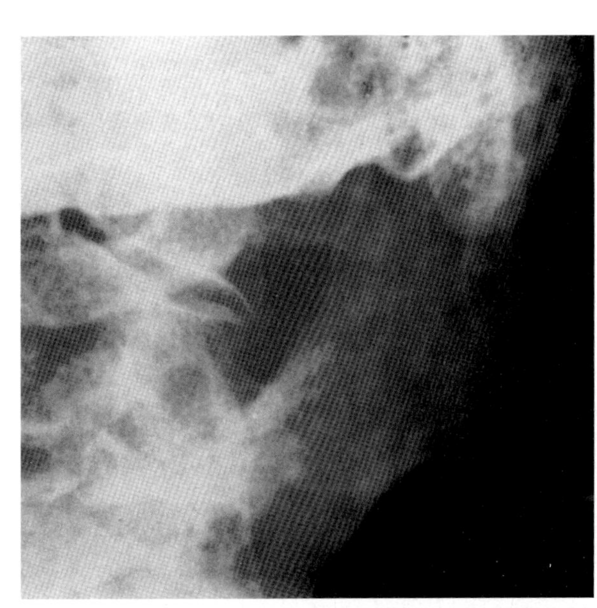

章），脊柱异常或反常弯曲，腕骨、桡骨或尺骨发育不全，跗骨融合，足畸形，胫骨先天性萎缩或发育不全，髌骨异常[403]。骨的囊样病变可能会很明显，这种综合征和骨源性肉瘤的相关性已众所周知的[403,404]。

八、脂膜炎和相关综合征

脂膜炎指的是皮下脂肪的炎症性疾病。虽然脂膜炎的某些特殊类型已经得到人们的认可，但大多数类型脂膜炎的共同临床表现都包括软组织中有轻度触痛结节，尤其是在下肢和前臂，而且这种结节可能会导致液化脂肪的流出并留下伤疤[300,459]。这些疾病在组织学上根据皮下组织内叶片状分布的炎症病灶部位分为两种类型：中央动脉系统周围的炎症，导致病变累及整个小叶（小叶性脂膜炎）；静脉系统周围的炎症引起隔膜改变（间隔性脂膜炎）[168]。任一类型均可伴有或不伴有脉管炎。结节性红斑和亚急性迁移性脂膜炎是间隔性脂膜炎的几个特例；Weber-Christian病、硬红斑和结节状脉管炎是小叶性脂膜炎的几个特例（表84-3）[168]。

Weber-Christian病是一种有争议的疾病。一些调查者认为这是一种单独的病理状况，而另外一些人则认为本病是胰腺疾病的继发表现[169,460]。患者通常为30～50岁的女性，躯干和臀部出现触痛结节是本病的最初症状。一些病变可能会溃烂。软组织钙质沉着也有过报道[461]，类似的病例在儿童和婴儿中也有过报道[405]。在组织学检查中，结节的初始特征表现是脂肪中多形核白细胞浸润，随后出现脂肪变性、巨噬细胞聚集以及淋巴细胞和浆细胞浸润[168]。可能会出现血管改变和瘢痕组织。通常无X线片表现的改变。

其他类型的小叶性脂膜炎为硬结性红斑或结节性脉管炎（发生于中年女性，表现为小腿双侧分布的痛性结节）、胰腺脂膜炎（伴随胰腺的炎症性或肿瘤性疾病出现结节性红斑和骨质破坏）（图84-71）以及系统性脉管炎（皮下结节可能出现在系统性红斑狼疮、结节性动脉外膜炎、Behcet综合征和其他

表84-3 成人中各种脂膜炎的特征

疾 病	临床特征	相关疾病	组织学特征
结节性红斑	低位肢体的痛性红斑 发热 关节炎	链球菌感染后的肉样瘤病 炎性肠病	间隔性脂膜炎（无脉管炎）
亚急性结节性迁移性脂膜炎	小腿下部的无痛性结节 中心呈黄色 硬皮样改变	无	间隔性脂膜炎
Weber-Christian病	慢性、复发性、痛性、结节性红斑 足坏死的系统性症状	胰腺疾病 感染 自身免疫病	小叶性脂膜炎 泡沫细胞 后期纤维化（无脉管炎）
结节性脉管炎	小腿下部后面的痛性结节或斑块	无	小叶性脂膜炎伴脉管炎
硬红斑	小腿后面的结节	肺结核	小叶性脂膜炎伴脉管炎和干酪样坏死
狼疮性脂膜炎	面部、臀部和手臂的结节 重叠的瘢痕	盘状红斑狼疮 系统性红斑狼疮	间隔性和小叶性脂膜炎
结缔组织脂膜炎	红斑，痛性结节 斑块变形伴萎缩	未分类的结缔组织病	淋巴组织细胞侵入脂肪小叶伴干酪化（无脉管炎）
组织细胞吞噬性脂膜炎	红斑，痛性结节 发热 口腔溃疡 浆膜炎	淋巴结病 器官巨大症 全血细胞减少症	小叶性脂膜炎伴脂肪坏死和出血
胰腺性脂膜炎	结节性红斑	胰腺炎 胰腺恶性疾病	小叶性脂膜炎伴脂肪细胞坏死和影细胞

From Thiers BH:Dermatol Clin North Am 1:537, 1983.

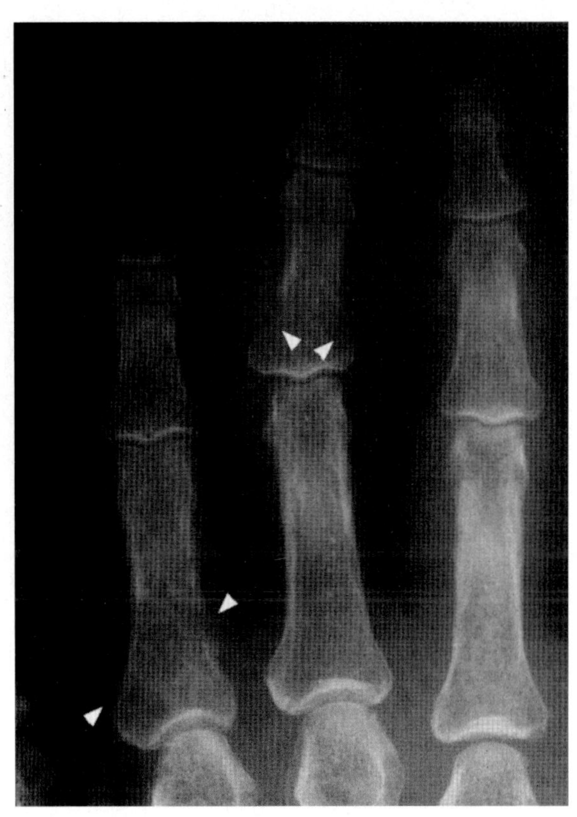

图84-71　胰腺脂膜炎。61岁男性，在双侧下肢有多发疼痛性和触痛性红斑软组织结节，前几个月体重减少11.4kg。有两个月的关节疼痛史。体检时可见手、腕、踝和膝关节周围软组织肿胀。双膝穿刺抽吸出炎性细胞和组织碎片，大约在1周后，从一侧膝部抽出包含有脂肪珠的浓稠液体。血清淀粉酶和脂肪酶升高。其他的实验室检查异常为贫血和血沉增快。CT扫描证实胰腺增大，大概与肿瘤有关。患者拒绝手术。一只手的X线片显示软组织肿胀和溶骨性病变伴有骨膜炎（三角箭头），与脂肪坏死相一致。（Courtesy of R. Kerr, M. D., Los Angeles, California.）

脉管炎性疾病中）[168]。人为性脂膜炎与被热灼伤、机械或化学损伤引起的脂肪炎症和坏死有关[300]。

近关节痛性肥胖症或Dercum病，也是一种有争议的疾病[170,315]。在此病中，全身性肥胖、虚弱、易疲劳和情绪不稳定可能伴有疼痛性局限性或弥漫性脂肪堆积，常局限在下肢。这些堆积的脂肪可能会钙化或骨化（图84-72）。虽然有一些报道强调各种内分泌腺的其他异常，但其他人怀疑是否有这种相关性。在一些患者中，常染色体显性遗传形式较明显。

深部脂肪和皮下脂肪的炎症和坏死（图84-73）可合并有某些类型的脂膜炎，包括那些与胰腺相关的疾病，尽管这些改变在创伤后更常见。在这种病例中，常规X线检查显示有特征性的软组织钙化。MR成像表现与那些在各种软组织疾病中的病变类似（见第77章），不过典型的星状或结节状病灶多包含有明显的脂肪灶[180,181,190,191]（图84-74）。

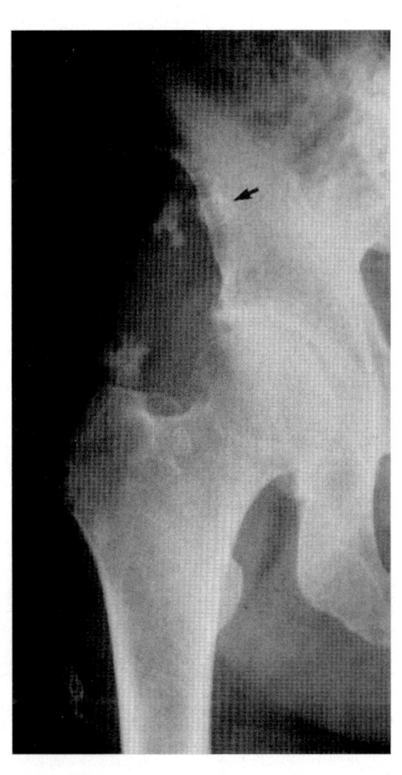

图84-72　近关节痛性肥胖症（Dercum病）。在右髋关节观察到骨化结节。贝壳样外观（箭头）是脂肪坏死的典型表现。（Courtesy of L. Vaughn, M. D., San Diego, California.）

九、其他综合征和疾病

伴发于暴发性痤疮和聚合性痤疮的肌肉骨骼系统表现已在第24章论述。坏疽性脓皮症、Sweet综

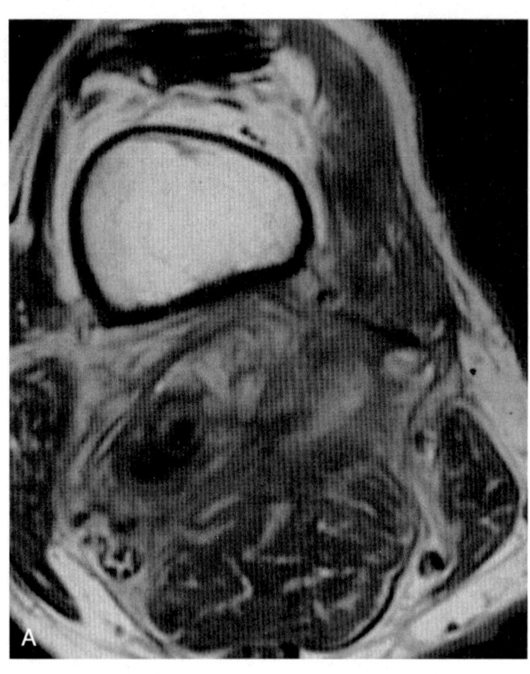

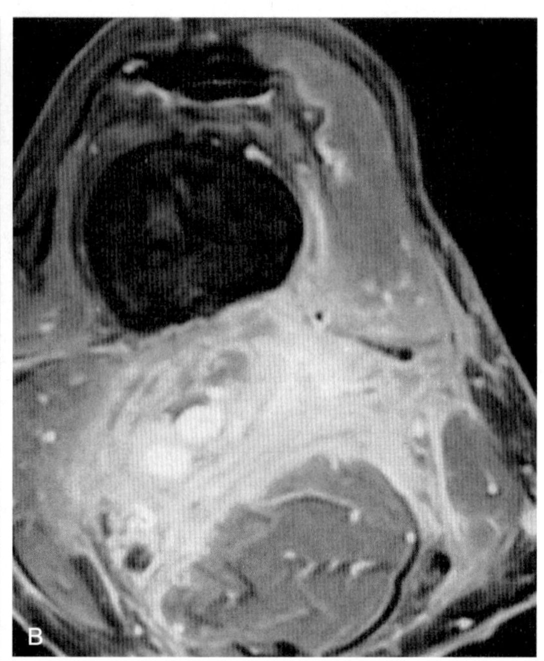

图 84–73 脂膜炎：MR 成像。86 岁男性，在没有外伤和系统性疾病的情况下，主诉膝盖后面疼痛和肿胀。病灶活组织切片检查证实有脂肪炎症和坏死存在。

A 横断位 T1 加权（TR/TE,500/15）自旋回波 MR 成像显示股骨远侧部分后面出现低信号强度区域。

B 静脉注入放射性核素钆后，横断位脂肪抑制 T1 加权（TR/TE,500/21）自旋回波 MR 成像显示这些区域为高信号强度。（Courtesy of Y. Kakitsubata, M. D., Miyazaki, Japan.）

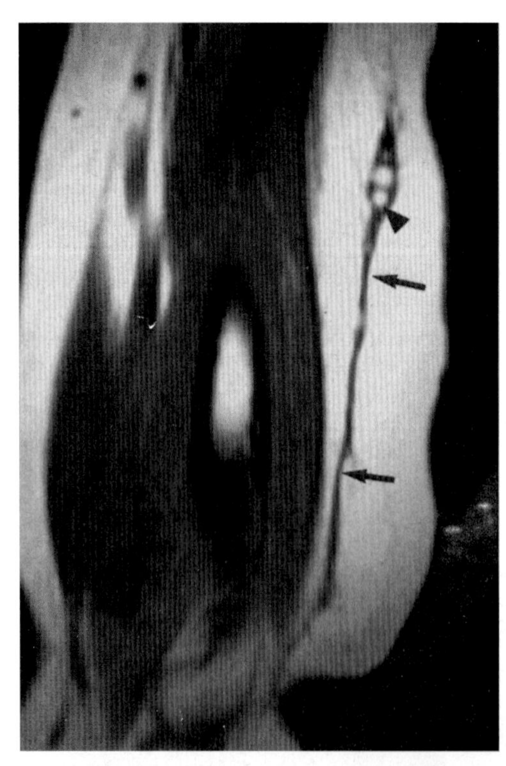

图 84–74 脂肪坏死。MR 成像。这位 61 岁患者在外伤几个月后，手臂的上部后面出现一个肿块。皮下组织的矢状位 T1 加权（TR/TE,600/25）自旋回波 MR 成像显示低信号强度的长条区域（箭头），皮下组织含有脂肪（三角箭头）。（Courtesy of D. Levey, M. D., Corpus Christi. Texas.）

合征和丘疹性黏蛋白增多症也在第 24 章中提过。Ehlers-Danlos 综合征在第 80 章介绍，而结节状硬化症、神经纤维瘤病和纤维发育异常将在第 87 章论述。蓝色橡皮 – 大疱性痣综合征在本章前面提到过[187,301]。关于掌跖脓疱病和胸肋锁骨肥大（图 84–75）之间的关系将在第 88 章中讲述。在该章中还描述了局灶性真皮发育不全（Goltz 综合征）[302,303]和条纹状骨病的关系。

掌跖脓疱病是一种罕见的常染色体遗传性疾病，本病中手掌和足底的过度角化发生于婴儿或儿童期。在少数患者中可见杵状指、末节指（趾）骨骨质溶解或畸形[171,304]。

其他的各种角化过度可伴有骨质破坏性改变[172,178]。

小 结

软组织疾病的 X 线片改变包括肿块（见第 77 章）、透 X 线性增加、钙化或骨化、条索、挛缩、异物、萎缩、肥大和水肿。虽然有时仔细分析可做出

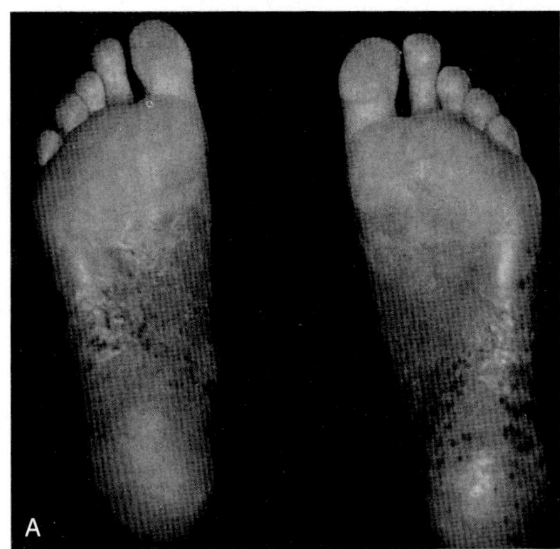

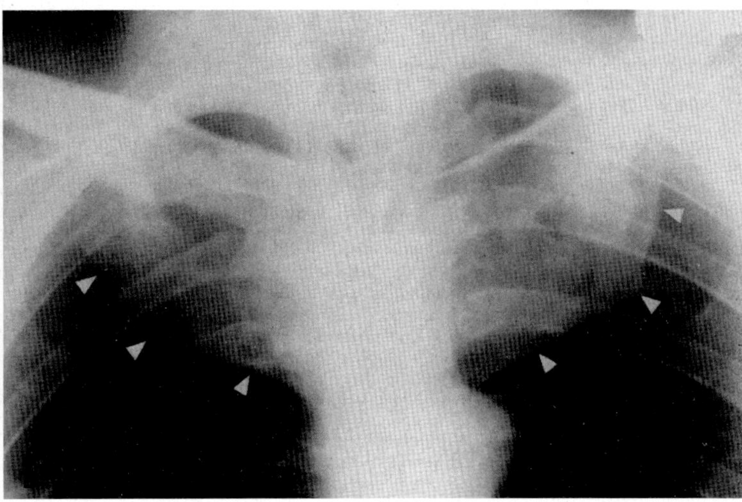

图 84–75　胸肋锁骨肥大和掌跖脓疱病。这种明显的脓疱皮肤病变（A）与胸锁关节（B）的骨肥大和软组织钙化（三角箭头）的相关性是众所周知的。

较准确诊断，但在大多数病例中，这些表现缺乏特异性。尤其重要的是肌炎性创伤性骨化与各种恶性肿瘤的鉴别，而且要认识到广泛的骨骼病变可合并有某些皮肤综合征。其他的诊断技术，包括干板放射性照相术、低千伏 X 线照相术、超声扫描、CT 扫描、MR 成像、血管造影和闪烁扫描法，可能是对 X 线检查的有益补充，并可提供有关软组织病变范围及其与邻近结构关系的更精确信息。

（雪原　崔成亮 译　李世民 校）

参考文献

1. Greenfield GB: Radiology of Bone Diseases. 2nd Ed. Philadelphia, JB Lippincott, 1975, p 491.
2. Stewart VL, Herling P, Dalinka MK: Calcification in soft tissues. JAMA *250*:78, 1983.
3. Mathias K, Baumeister L: Röntgenologische Differentialdiagnose von Extremitäten-Verkalkungen. Radiologe *18*:129, 1978.
4. Weber U, Pfeifer G: Beitrag zur Differentialdiagnose kalkdichter Weichteilverschattungen der Extremitäten. Z Orthop Ihre Grenzgeb *115*:256, 1977.
5. Viau MR, Pedersen HE, Salciccioli GG, et al: Ectopic calcification as a late sequela of compartment syndrome. Report of two cases. Clin Orthop *176*:178, 1983.
6. Desai A, Eymontt M, Alavi A, et al: ^{99m}Tc-MDP uptake in nonosseous lesions. Radiology *135*:181, 1980.
7. Choy D, Murray IPC: Metastatic visceral calcification identified by bone scanning. Skeletal Radiol *5*:151, 1980.
8. Epstein DA, Solar M, Levin EJ: Demonstration of long-standing metastatic soft tissue calcification by ^{99m}Tc diphosphonate. AJR *128*:145, 1977.
9. Bauer W, Marble A, Bennett G: Further studies in a case of calcification of the subcutaneous tissue ("calcinosis universalis") in a child. Am J Med Sci *182*:237, 1931.
10. Leistyna JA, Hassan HI: Interstitial calcinosis. Am J Dis Child *107*:96, 1964
11. Caffey J: Pediatric X-ray Diagnosis, 7th Ed. Chicago, Year Book, 1978, p 984.
12. Ozonoff MB, Flynn FJ Jr: Roentgenologic features of dermatomyositis of childhood. AJR *118*:206, 1973.
13. Shackelford GD, Barton LL, McAlister WH: Calcified subcutaneous fat necrosis in infancy. Can Assoc Radiol J *26*:203, 1975.
14. Harris V, Ramamurphy RS, Pildes RS: Late onset of subcutaneous calcifications after intravenous injections of calcium gluconate. AJR *123*:845, 1975.
15. Inclan A, Leon P, Camejo MG: Tumoral calcinosis. JAMA *121*:490, 1943.
16. Hacihanefioğlu U: Tumoral calcinosis. A clinical and pathological study of eleven unreported cases in Turkey. J Bone Joint Surg Am *60*:1131, 1978.
17. Traca G, Hennebert P-N, Mazabraud A: Considérations sur un cas de lipocalcinogranulomatose. Presse Med *73*:543, 1965.
18. Bancale A: Lipo-calcino-granulomatous bursitis (Teutschlaender's disease). Minerva Ortop *12*:833, 1961.
19. Veress B, Malik MOA, El Hassan AM: Tumoural lipocalcinosis: A clinicopathological study of 20 cases. J Pathol *119*:113, 1976.
20. Hartofilakidas-Garofalidis G, Theodossiou A, Matsoukas J, et al: Tumoral lipo-calcinosis. Acta Orthop Scand *41*:387, 1950.
21. Thomson JG: Calcifying collagenolysis (tumoral calcinosis). Br J Radiol *39*:526, 1966.
22. Ghormley RK: Multiple calcified bursae and calcified cysts in soft tissues. Trans West Surg Assoc *51*:292, 1942.
23. Barton DL, Reeves RJ: Tumoral calcinosis. Report of three cases and review of the literature. AJR *86*:351, 1961.
24. Sammarco GJ, Makley JT: Tumoral calcinosis and mongolism. A case report. Clin Orthop *91*:164, 1973.
25. Kolawole TM, Bohrer SP: Tumoral calcinosis with "fluid levels" in the tumoral masses. AJR *120*:461, 1974.
26. Slavin G, Klenerman L, Darby A, et al: Tumoral calcinosis in England. BMJ *1*:147, 1973.
27. Wilson AL, Chater EH: Tumoral calcinosis—an obscure disease. A report of four cases. J Irish Med Assoc *69*:61, 1976.
28. Brown ML, Thrall JH, Cooper RA, et al: Radiography and scintigraphy in tumoral calcinosis. Radiology *124*:757, 1977.
29. Currie H: Tumoral calcinosis. BMJ *2*:120, 1969.
30. Baldursson H, Evans EB, Dodge WF, et al: Tumoral calcinosis with hyperphosphatemia. A report of a family with incidence in four siblings. J Bone Joint Surg Am *51*:913, 1969.
31. Lafferty FW, Reynolds ES, Pearson OH: Tumoral calcinosis. A metabolic disease of obscure etiology. Am J Med *38*:105, 1965.
32. Wilber JF, Slatopolsky E: Hyperphosphatemia and tumoral calcinosis. Ann Intern Med *68*:1044, 1968.
33. Harkess JW, Peters HJ: Tumoral calcinosis. A report of six cases. J Bone Joint Surg Am *49*:721, 1967.
34. Frame B, Herrera LF, Mitchell DC, et al: Massive osteolysis and tumoral calcinosis. Am J Med *50*:408, 1971.
35. Eugenidis N, Locher JT: Tumoral calcinosis imaged by bone scanning. Case report. J Nucl Med *18*:34, 1977.

36. Bolger JT: Heterotopic bone formation and alkaline phosphatase. Arch Phys Med Rehabil *56*:36, 1975.
37. Furman R, Nicholas JJ, Jivoff L: Elevation of the serum alkaline phosphatase coincident with ectopic-bone formation in paraplegic patients. J Bone Joint Surg Am *52*:1131, 1970.
38. Muheim G, Donath A, Rossier AB: Serial scintigrams in the course of ectopic bone formation in paraplegic patients. AJR *118*:865, 1973.
39. Tanaka T, Rossier AB, Hussey RW, et al: Quantitative assessment of para-osteo-arthropathy and its maturation on serial radionuclide bone images. Radiology *123*:217 1977.
40. Gunn DR, Young WB: Myositis ossificans as a complication of tetanus. J Bone Joint Surg Br *41*:535, 1959.
41. Bour H, Tutin M, Pasquier P, et al: Les paraostéoarthropathies au décours des comas oxycarbonés graves. Semin Hôp Paris *42*:1912, 1966.
42. Ghormley JW: Ossification of the tendo Achillis. J Bone Joint Surg *20*:153, 1938.
43. Marottoli OR: Osificaciones en el tendon de Aquiles. Rev Ortop Traumatol *11*:53, 1941.
44. Lotke PA: Ossification of the Achilles tendon. Report of seven cases. J Bone Joint Surg Am *52*:157, 1970.
45. Mitra M, Sen AK, Deb HK: Myositis ossificans traumatica: A complication of tetanus. Report of a case and review of the literature. J Bone Joint Surg Am *58*:885, 1976.
46. Pitts NC: Myositis ossificans as a complication of tetanus. JAMA *189*:237, 1964.
47. Norman A, Dorfman HD: Juxtacortical circumscribed myositis ossificans: Evolution and radiographic features. Radiology *96*:301, 1970.
48. Paterson DC: Myositis ossificans circumscripta. Report of four cases without history of injury. J Bone Joint Surg Br *52*:296, 1970.
49. Goldman AB: Myositis ossificans circumscripta: A benign lesion with a malignant differential diagnosis. AJR *126*:32, 1976.
50. Ackerman LV: Extra-osseous localized non-neoplastic bone and cartilage formation (so-called myositis ossificans): Clinical and pathological confusion with malignant neoplasms. J Bone Joint Surg Am *40*:279, 1958.
51. Adams RD, Denny-Brown D, Pearson CM: Diseases of Muscle: A Study in Pathology, 2nd Ed. New York, Harper & Row, 1962.
52. Mohan K: Myositis ossificans traumatica of the elbow. Int Surg *57*:475, 1972.
53. Flynn JE, Graham JH: Myositis ossificans. Surg Gynecol Obstet *118*:1001, 1964.
54. Thompson HC III, Garcia A: Myositis ossificans: Aftermath of elbow injuries. Clin Orthop *50*:129, 1967.
55. Ellis M, Frank HG: Myositis ossificans traumatica with special reference to the quadriceps femoris muscle. J Trauma *6*:724, 1967.
56. Gilmer WS Jr, Anderson LD: Reactions of soft somatic tissue which may progress to bone formation: Circumscribed (traumatic) myositis ossificans. South Med J *52*:1432, 1959.
57. Dickerson RC: Myositis ossificans in early childhood. Report of an unusual case. Clin Orthop *79*:42, 1971.
58. Johnson MK, Lawrence JF: Metaplastic bone formation (myositis ossificans) in the soft tissue of the hand. Case report. J Bone Joint Surg Am *57*:999, 1975.
59. Zadek I: Ossifying hematoma in the thigh. A case report. J Bone Joint Surg Am *51*:386, 1969.
60. Maini PS, Singh M: Localized myositis ossificans progressiva. A case report. J Bone Joint Surg Am *49*:955, 1967.
61. Parkash S, Kumar K: Fibrodysplasia ossificans traumatica. A case report. J Bone Joint Surg Am *54*:1306, 1972.
62. Johnson LC: Histogenesis of myositis ossificans [abstract]. Am J Pathol *24*:681, 1948.
63. Yaghmai I: Myositis ossificans: Diagnostic value of arteriography. AJR *128*:811, 1977.
64. Kramer FL, Kurtz AB, Rubin C, Goldberg BB: Ultrasound appearance of myositis ossificans. Skeletal Radiol *4*:19, 1979.
65. Fine G, Stout AP: Osteogenic sarcoma of the extraskeletal soft tissues. Cancer *9*:1027, 1956.
66. Shanoff L, Spira M, Hardy SB: Myositis ossificans: Evolution to osteogenic sarcoma. Report of a histologically verified case. Am J Surg *113*:537, 1967.
67. Huvos AG, Higinbotham NL: Primary fibrosarcoma of bone: A clinicopathologic study of 130 patients. Cancer *35*:837, 1975.
68. Kagan AR, Steckel RJ: Heterotopic new bone formation: Myositis ossificans versus malignant tumor. AJR *130*:773, 1978.
69. Dwinnell LA, Dahlin DC, Ghormley RK: Parosteal (juxtacortical) osteogenic sarcoma. J Bone Joint Surg Am *36*:732, 1954.
70. Van der' Heul RO, von Ronnen JR: Juxtacortical osteosarcoma. Diagnoses, differential diagnoses, treatment, and an analysis of eighty cases. J Bone Joint Surg Am *49*:415, 1967.
71. Smith J, Ahuja SC, Huvos AG, et al: Parosteal (juxtacortical) osteogenic sarcoma. A roentgenological study of 30 patients. Can Assoc Radiol J *29*:167, 1978.
72. Unni KK, Dahlin DC, Beabout JW: Periosteal osteogenic sarcoma. Cancer *37*:2476, 1975.
73. deSantos LA, Murray JA, Finklestein JB, et al: The radiographic spectrum of periosteal osteosarcoma. Radiology *127*:123, 1978.
74. Mayer L, Friedman M: Extraskeletal bone-forming tumor of the fascia resembling osteogenic sarcoma. Bull Hosp Jt Dis 2:187, 1941.
75. Mallory TB: A group of metaplastic and neoplastic bone- and cartilage-containing tumors of soft parts. Am J Pathol *8*:765, 1933.
76. Rhoads CP, Blumgart H: Two osteoblastomas not connected with bone, histologically identical with osteogenic sarcoma, and clinically benign. Am J Pathol *4*:363, 1928.
77. Schulze K, Treugut H, Schmitt WG: Die nicht traumatische Myositis ossificans circumscripta. ROFO *129*:343, 1976.
78. Chaplin DM, Harrison MHM: Pseudomalignant osseous tumour of soft tissue. Report of two cases. J Bone Joint Surg Br *54*:334, 1972.
79. Angervall L, Stener B, Stener I, et al: Pseudomalignant osseous tumour of soft tissue. A clinical, radiological, and pathological study of five cases. J Bone Joint Surg Br *51*:654, 1969.
80. Jeffreys TE, Stiles PJ: Pseudomalignant osseous tumour of soft tissue. J Bone Joint Surg Br *48*:488, 1966.
81. Lutwak L: Myositis ossificans progressiva. Mineral, metabolic and radioactive calcium studies of the effects of hormones. Am J Med *37*:269, 1964.
82. Letts RM: Myositis ossificans progressiva: A report of two cases with chromosome studies. Can Med Assoc J *99*:856, 1968.
83. Smith DM, Zeman W, Johnston CC Jr, et al: Myositis ossificans progressiva. Case report with metabolic and histochemical studies. Metabolism *15*:521, 1966.
84. Dixon TF, Mulligan L, Nassim R, et al: Myositis ossificans progressiva. Report of a case in which ACTH and cortisone failed to prevent ossification after excision of ectopic bone. J Bone Joint Surg Br *36*:445, 1954.
85. Smith R, Russell RGG, Woods CG: Myositis ossificans progressiva. Clinical features of eight patients and their response to treatment. J Bone Joint Surg Br *58*:48, 1976.
86. Holmsen H, Ljunghall S, Hierton T: Myositis ossificans progressiva. Clinical and metabolical observations in a case treated with a diphosphonate (EHDP) and surgical removal of ectopic bone. Acta Orthop Scand *50*:33, 1979.
87. Hentzer B, Jacobsen HH, Asboe-Hansen G: Fibrodysplasia (myositis) ossificans progressiva treated with disodium etidronate. Clin Radiol *29*:69, 1978.
88. Eaton WL, Conkling WS, Daeschner CW: Early myositis ossificans progressiva occurring in homozygotic twins. A clinical and pathological study. J Pediatr *50*:591, 1957.
89. Bassett CAL, Donath A, Macagno F, et al: Diphosphonates in the treatment of myositis ossificans progressiva [letter]. Lancet *2*:845, 1969.
90. Russell RGG, Smith R, Bishop MC, et al: Treatment of myositis ossificans progressiva with a diphosphonate. Lancet *1*:10, 1972.
91. Weiss IW, Fisher L, Phang JM: Diphosphonate therapy in a patient with myositis ossificans progressiva. Ann Intern Med *74*:933, 1971.
92. Streeter GL: Focal deficiencies in fetal tissues and their relation to intrauterine amputation. Contrib Embryol *22*:1, 1930.
93. Plotkin D: Congenital cicatrizing fibrous bands. Report of 2 cases. Arch Pediatr *68*:120, 1951.
94. Blackfield HM, Hause DP: Congenital constricting bands of the extremities. Plast Reconstr Surg *8*:101, 1951.
95. Blanc WA, Mattison DR, Kane R, et al: LSD, intrauterine amputations, and amniotic-band syndrome [letter]. Lancet *2*:158, 1971.
96. Field JH, Krag DO: Congenital constricting bands and congenital amputation of the fingers: Placental studies. J Bone Joint Surg Am *55*:1035, 1973.
97. Moses JM, Flatt AE, Cooper RR: Annular constricting bands. J Bone Joint Surg Am *61*:562, 1979.
98. Glessner JP Jr: Spontaneous intra-uterine amputation. J Bone Joint Surg Am *45*:351, 1963.
99. Torpin R, Goodman L, Gramling ZW: Amnion string swallowed by the fetus. Am J Obstet Gynecol *90*:829, 1964.
100. Latta JS: Spontaneous intrauterine amputations. Am J Obstet Gynecol *10*:640, 1925.
101. Abbe T: Report of a case of congenital amputation of fingers. Am J Obstet Dis Women *73*:1089, 1916.
102. Kino Y: Clinical and experimental studies of the congenital constriction band syndrome, with an emphasis on its etiology. J Bone Joint Surg Am *57*:636, 1975.
103. Chemke J, Graff G, Hurwitz N, et al: The amniotic band syndrome. Obstet Gynecol *41*:332, 1973.
104. Birch-Jensen A: Congenital Deformities of the Upper Extremities. Odense, Denmark, Andelsbogtrykkeriet, 1949.
105. Poznanski AK: The Hand in Radiologic Diagnosis. 2nd Ed. Philadelphia, WB Saunders, 1984.
106. Barenberg LH, Greenberg B: Intra-uterine amputations and constriction bands. Report of a case with anesthesia below the constriction. Am J Dis Child *64*:87, 1942.
107. Friedlander HL, Westin GW, Wood WL Jr: Arthrogryposis multiplex congenita. A review of forty-five cases. J Bone Joint Surg Am *50*:89, 1968.
108. Rukavina JG, Falls HF, Holt JF, et al: Léri's pleonosteosis. A study of a family with a review of the literature. J Bone Joint Surg Am *41*:397, 1959.
109. Beals RK, Hecht F: Congenital contractural arachnodactyly. A heritable disorder of connective tissue. J Bone Joint Surg Am *53*:987, 1971.
110. Seddon JH: Volkmann's ischemia in the lower limb. J Bone Joint Surg Br *48*:627, 1966.
111. Currarino G, Waldman I: Camptodactyly. AJR *92*:1312, 1964.
112. Poznanski AK, Pratt GB, Manson G, et al: Clinodactyly, camptodactyly, Kirner's deformity and other crooked fingers. Radiology *93*:573, 1969.

113. Blank E, Girdany BR: Symmetric bowing of the terminal phalanges of the fifth fingers in a family (Kirner's deformity). AJR *93*:367, 1965.
114. Kinmonth JB, Taylor GW, Tracy GD, et al: Primary lymphedema. Clinical and lymphangiographic studies of a series of 107 patients in which the lower limbs were affected. Br J Surg *45*:1, 1957.
115. Hadley M, MacDonald AF: Epidermolysis bullosa. Br J Radiol *33*:646 1960.
116. Alpert M: Roentgen manifestations of epidermolysis bullosa. AJR *78*:66, 1957.
117. Becker MH, Swinyard CA: Epidermolysis bullosa dystrophica in children. Radiologic manifestations. Radiology *90*:124, 1968.
118. Brinn LB, Khilnani MT: Epidermolysis bullosa with characteristic hard deformities. Radiology *89*:272, 1967.
119. Horner RL, Wiedel JD, Bralliar F: Involvement of the hand in epidermolysis bullosa. J Bone Joint Surg Am *53*:1347, 1971.
120. Winstock D: Oral aspects of epidermolysis bullosa. Br J Dermatol *74*:431, 1962.
121. Moynahan EJ: Epidermolysis bullosa dystrophica with severe deformity of hands and pharyngeal stenosis, relieved by cortisone. Proc R Soc Med *54*:693, 1961.
122. Pearson RW, Spargo B: Electron microscope studies of dermal-epidermal separation in human skin. J Invest Dermatol *36*:213, 1961.
123. Pearson RW: Studies on the pathogenesis of epidermolysis bullosa. J Invest Dermatol *39*:551, 1962.
124. Sasai Y: A histochemical study on the mechanism of blister formation in epidermolysis bullosa group. Tohoku J Exp Med *85*:340, 1965.
125. Bauer EA, Gedde-Dahl T, Eisen AZ: The role of human skin collagenase in epidermolysis bullosa. J Invest Dermatol *69*:119, 1977.
126. Briggaman RA, Wheeler CE: Epidermolysis bullosa dystrophica-recessive: A possible role of anchoring fibrils in the pathogenesis. J Invest Dermatol *65*:203, 1975.
127. Mathias CGT, Daroczy J, Huttner I, et al: Pityriasis rosea in a patient with epidermolysis bullosa dystrophica. J Cutan Pathol *6*:139, 1979.
128. Winer MN, Orman JM: Epidermolysis bullosa—a suggestion as to possible causation. Arch Dermatol *52*:317, 1945.
129. Lutowiecki J: Betrachtungen zur Klassifizierung und Differentzierung von bullösen Krankheiten. Hautarzt *15*:228, 1964.
130. Halpern LK: Development of squamous cell epithelioma in epidermolysis bullosa: Report of a case. Arch Dermatol *56*:517, 1947.
131. Rasponi L: Il cancro sullepidermolisi bollosa distrofica. Arch Ital Dermatol Sif *23*:19, 1950.
132. Edland RW: Dystrophica epidermolysis bullosa. Tolerance of the bed and response of multifocal squamous cell carcinomas to ionizing radiation: Report of a case. AJR *105*:644, 1969.
133. Meine F, Grossman H, Forman W, et al: The radiographic findings in congenital cutis laxa. Radiology *113*:687, 1974.
134. Lally JF, Gohel VK, Dalinka MK, et al: The roentgenographic manifestations of cutis laxa (generalized elastolysis). Radiology *113*:605, 1974.
135. Merten DF, Rooney R: Progressive pulmonary emphysema associated with congenital generalized elastolysis (cutis laxa). Radiology *113*:691, 1974.
136. Harris RB, Heaphy MR, Perry HO: Generalized elastolysis (cutis laxa). Am J Med *65*:815, 1978.
137. Hashimoto K, Kanzaki T: Cutis laxa: Ultrastructural and biochemical studies. Arch Dermatol *111*:861, 1975.
138. Scott MA, Kauh YC, Luscombe HA: Acquired cutis laxa associated with multiple myeloma. Arch Dermatol *112*:853, 1976.
139. Goltz RW, Hult AM, Goldfarb M, et al: Cutis laxa. A manifestation of generalized elastolysis. Arch Dermatol *92*:373, 1965.
140. Shulman LE: Diffuse fasciitis hypergammaglobulinemia and eosinophilia: A new syndrome? J Rheumatol *1*(Suppl 1):46, 1974.
141. Caperton EM, Hathaway DE: Scleroderma with eosinophilia and hypergammaglobulinemia. The Shulman syndrome [abstract]. Arthritis Rheum *18*:391, 1975.
142. Rodnan GP, DiBartolomeo AG, Medsger TA Jr, et al: Eosinophilic fasciitis: Report of 7 cases of a newly recognized scleroderma-like syndrome [abstract]. Arthritis Rheum *18*:422, 1975.
143. Blomgren SE: Erythema nodosum. Semin Arthritis Rheum *3*:1, 1974.
144. Sams WM Jr, Winkelmann RK: The association of erythema nodosum with ulcerative colitis. South Med J *61*:676, 1968.
145. Truelove LH: Articular manifestations of erythema nodosum. Ann Rheum Dis *19*:174, 1960.
146. Fine RM, Meltzer HD: Erythema nodosum—a form of allergic cutaneous vasculitis. South Med J *61*:680, 1968.
147. Gorlin RJ, Goltz RW: Multiple nevoid basal-cell epithelioma, jaw cysts, and bifid rib. A syndrome. N Engl J Med *262*:908. 1960.
148. Gorlin RJ, Vickers RA, Kelln E, et al: The multiple basal-cell nevi syndrome. An analysis of a syndrome consisting of multiple nevoid basal-cell carcinoma, jaw cysts, skeletal anomalies, medulloblastoma, and hyporesponsiveness to parathormone. Cancer *18*:89, 1965.
149. Becker MH, Kopf AW, Lande A: Basal cell nevus syndrome: Its roentgenographic significance. Review of the literature and report of four cases. AJR *99*:817, 1967.
150. Kozlowski K, Baker P, Glasson M: Multiple nevoid basal cell carcinoma syndrome (report of five cases in a family). Pediatr Radiol *2*:185, 1974.
151. Stoelinga PJW, Peters JH, Van de Staak WJB, et al: Some new findings in the basal-cell nevus syndrome. Oral Surg *36*:686, 1973.
152. Lile HA, Rogers JF, Gerald B: The basal cell nevus syndrome. AJR *103*:214, 1968.
153. Novak D, Bloss W: Röntgenologische Aspekte des Basalzell-naevus-syndroms (Gorlin-Goltz-Syndrom). ROFO *124*:11, 1976.
154. Dunnick NR, Head GL, Peck GL, et al: Nevoid basal cell carcinoma syndrome: Radiographic manifestations including cystlike lesions of the phalanges. Radiology *127*:331, 1978.
155. Davidson F: Multiple naevoid basal cell carcinomata and associated congenital abnormalities. Br J Dermatol *74*:439, 1962.
156. Binkley GW, Johnson HH Jr: Epithelioma adenoides cysticum: Basal cell nevi, agenesis of corpus callosum and dental cysts. A clinical and autopsy study. Arch Dermatol *63*:73, 1951.
157. Wallace DC, Murphy KJ, Kelly L, et al: The basal cell naevus syndrome. Report of a family with anosmia and a case of hypogonadotrophic hypopituitarism. J Med Genet *10*:30, 1973.
158. Block JB, Clendenning WE: Parathyroid hormone hyporesponsiveness in patients with basal-cell nevi and bone defects. N Engl J Med *268*:1157, 1963.
159. Kaufman RL, Chase LR: Basal cell nevus syndrome: Normal responsiveness to parathyroid hormone. Birth Defects 7:149, 1971.
160. Aurbach GD, Marcus R, Winickoff RN, et al: Urinary excretion of 3′,5′-AMP in syndromes considered refractory to parathyroid hormone. Metabolism *19*:799, 1970.
161. Marden PM, Venters HD Jr: A new neurocutaneous syndrome. Am J Dis Child *112*:79, 1966.
162. Solomon LM, Fretzin DF, Dewald RL: The epidermal nevus syndrome. Arch Dermatol *97*:273, 1968.
163. Bianchine JW: The nevus sebaceous syndrome of Jadassohn. A neurocutaneous syndrome and a potentially premalignant lesion. Am J Dis Child *120*:223, 1970.
164. Lovejoy FH Jr, Boyle WE Jr: Linear nevus sebaceous syndrome. Report of two cases and a review of the literature. Pediatrics *52*:382, 1973.
165. Leonidas JC, Wolpert SM, Feingold M, et al: Radiographic features of the linear nevus sebaceous syndrome. AJR *132*:277, 1979.
166. Jajic I, Rulnjevic J: Myositis ossificans localisata as a complication of tetanus. Acta Orthop Scand *50*:547, 1979.
167. Sarmiento A, Elkins RW: Giant intra-articular osteochondroma of the knee. J Bone Joint Surg Am *57*:560, 1975.
168. Morgan CJ Jr: Panniculitis and erythema nodosum. *In* WN Kelley, ED Harris Jr, S Ruddy, CB Sledge (Eds): Textbook of Rheumatology. Philadelphia, WB Saunders, 1981, p 1203.
169. Moore S: Relation of pancreatic disease to Weber-Christian disease. Can Med Assoc J *88*:1238, 1963.
170. Eisman J, Swezey RL: Juxta-articular adiposis dolorosa: What is it? Report of 2 cases. Ann Rheum Dis *38*:479, 1979.
171. Hedstrand H, Berglund G, Werner I: Keratodermia palmaris et plantaris with clubbing and skeletal deformity of the terminal phalanges of the hands and feet. Acta Derm Venereol *52*:278, 1972.
172. Greenfield GB, Rosado W, Rothbart F: Benign proliferative skin lesions causing destructive and resorptive bone changes. AJR *97*:733, 1966.
173. Balsam D, Goldfarb R, Stringer B, et al: Bone scintigraphy for neonatal osteomyelitis; simulation by extravasation of intravenous calcium. Radiology *135*:185, 1980.
174. Mitnick PD, Goldfarb S, Slatopolsky E, et al: Calcium and phosphate metabolism in tumoral calcinosis. Ann Intern Med *92*:482, 1980.
175. Nassonova VA, Ivanova MM, Akhnazarova VD, et al: Eosinophilic fasciitis. Scand J Rheumatol *8*:225, 1979.
176. Moore TL, Zuckner J: Eosinophilic fasciitis. Semin Arthritis Rheum *9*:228, 1980.
177. Rosenthal J, Benson MD: Diffuse fasciitis and eosinophilia with symmetric polyarthritis. Ann Intern Med *92*:507, 1980.
178. Sekkat A, Benhayoune TS: A propos d'un cas de kératodermie Aïnhumoïde et mutilante. Ann Dermatol Venereol *107*:447, 1980.
179. Kan WC, Wiley AL Jr, Wirtanen GW, et al: High Z elements in human sarcomata: Assessment by multienergy CT and neutron activation analysis. AJR *135*:123, 1980.
180. Lopez JA, Saez F, Larena JA, et al: MRI diagnosis and follow-up of subcutaneous fat necrosis. J Magn Reson Imaging 7:929, 1997.
181. Anderson DR, Das Narla L, Dunn NL: Subcutaneous fat necrosis of the newborn. Pediatr Radiol *29*:794, 1999.
182. Balachandran S, Abbud Y, Prince MJ, et al: Tumoral calcinosis: Scintigraphic studies of an affected family. Br J Radiol *53*:960, 1980.
183. Pringle J, Stoker DJ: Case report 127: Mesenchymal chondrosarcoma of soft tissues of thigh. Skeletal Radiol *5*:263, 1980.
184. Safai B, Good RA: Kaposi's sarcoma: A review and recent developments. Clin Bull *10*:62, 1980.
185. Stephenson TF: Computerized tomography of soft tissue abnormalities. Comput Tomogr *4*:181, 1980.
186. Jones BV, Ward MW: Myositis ossificans in the biceps femoris muscles causing sciatic nerve palsy. A case report. J Bone Joint Surg Br *62*:506, 1980.
187. Hagood MF, Gathright JB: Hemangiomatosis of the skin and GI tract. Dis Colon Rectum *18*:141, 1975.
188. McSwain B, Whitehead W, Bennett L: Angiosarcoma: Report of three cases of postmastectomy lymphangiosarcoma and one of hemangiosarcoma. South Med J *66*:102, 1973.

189. Capo V, Ozzello L, Fenoglio CM, et al: Angiosarcomas arising in edematous extremities: Immunostaining for factor VII–related antigen and ultrastructural features. Hum Pathol *16*:144, 1985.
190. Canteli B, Saez F, de los Rios A, et al: Fat necrosis. Skeletal Radiol *25*:305, 1996.
191. Tsai TS, Evans HA, Donnelly LF, et al: Fat necrosis after trauma: A benign cause of palpable lumps in children. AJR *169*:1623, 1997.
192. Bostrom B: Tumoral calcinosis in an infant. Am J Dis Child *135*:246, 1981.
193. Aprin H, Sinha A: Tumoral calcinosis. Report of a case in a one-year old child. Clin Orthop *185*:83, 1984.
194. Bishop AF, Destouet JM, Murphy WA, et al: Tumoral calcinosis: Case report and review. Skeletal Radiol *8*:269, 1982.
195. Kirk TS, Simon MA: Tumoral calcinosis. Report of a case with successful medical management. J Bone Joint Surg Am *63*:1167, 1981.
196. Manaster J, Anderson TM Jr: Tumoral calcinosis: Serial images to monitor successful dietary therapy. Skeletal Radiol *8*:123, 1982.
197. Gordon LF, Arger PH, Dalinka MK, et al: Computed tomography in soft tissue calcification layering. J Comput Assist Tomogr *8*:71, 1984.
198. Boskey AL, Vigorita VJ, Sencer O, et al: Chemical, microscopic, and ultrastructural characterization of the mineral deposits in tumoral calcinosis. Clin Orthop *178*:258, 1983.
199. Zerwekh JE, Sanders LA, Townsend J, et al: Tumoral calcinosis: Evidence for current defects in renal tubular phosphorus transport in 1,25 dihydroxycholecalciferol synthesis. Calcif Tissue Int *32*:1, 1980.
200. Thurmon JF, Jackson J: Tumoral calcinosis and Engelmann disease. Birth Defects *12*:321, 1976.
201. Clarke E, Swischuk LE, Hayden CK Jr: Tumoral calcinosis, diaphysitis, and hyperphosphatemia. Radiology *151*:643, 1984.
202. Hensley CD, Lin JJ: Massive intrasynovial deposition of calcium pyrophosphate in the elbow. J Bone Joint Surg Am *66*:133, 1984.
203. Kumar R, Roper PR, Guinto FC Jr: Subcutaneous ossification of the legs in chronic venous stasis. J Comput Assist Tomogr 7:377, 1983.
204. Odimba E, Stoppa R, Largueche S: Les ossifications hétérotopiques des cicatrices de laparotomie. Ann Chir *34*:501, 1980.
205. Apostolidis NS, Legakis NC, Gregoriadis GC, et al: Heterotopic bone formation in abdominal operation scars. Report of six cases with review of the literature. Am J Surg *142*:555, 1981.
206. Fisher MS: Case report 180: Ossified scars in soft tissues. Skeletal Radiol 7:277, 1982.
207. Daroca PJ Jr, Pulitzer DR, LoCicero J III: Ossifying fasciitis. Arch Pathol Lab Med *106*:682, 1982.
208. Orda R, Baratz M, Wiznitzer T: Heterotopic bone formation in abdominal operation scars. Injury *15*:334, 1984.
209. Lohela P, Orava S, Leinonen A: Heterotopic bone formation in abdominal midline scars. ROFO *139*:412, 1983.
210. Rosenbaum LH, Nicholas JJ, Slasky BS, et al: Malignant myositis ossificans: Occult gastric carcinoma presenting as an acute rheumatic disorder. Ann Rheum Dis *43*:95, 1984.
211. Ishikawa K, Izumi K, Kitagawa T: Heterotopic ossification of the hip as a complication of tetanus. Clin Orthop *166*:249, 1982.
212. Eagle WW: Elongated styloid process: Further observations and a new syndrome. Arch Otolaryngol *47*:630, 1948.
213. O'Carroll MK: Calcification in the stylohyoid ligament. Oral Surg *58*:617, 1984.
214. Mueller N, Hamilton S, Reid GD: Case report 248. Ossification of both stylohyoid ligaments, considerably larger on the left (developmental anomaly). Skeletal Radiol *10*:273, 1983.
215. Lavallee M, Turcotte J-Y: Variations de la chaîne stylohyoïde et syndrome d'Eagle. Union Med Can *113*:413, 1984.
216. Lorman JG, Biggs JR: The Eagle syndrome. AJR *140*:881, 1983.
217. Messer EJ, Abramson AM: The stylohyoid syndrome. J Oral Surg *33*:664, 1975.
218. McCorkell SJ: Fracture of an ossified stylohyoid ligament diagnosed by computed tomography. J Comput Assist Tomogr *8*:544, 1984.
219. Oestreich AE: The stylohyoid ligament in Hurler syndrome and related conditions: Comparison with normal children. Radiology *154*:665, 1985.
220. Arima R, Shiba R, Hayashi T: Traumatic myositis ossificans in the masseter muscle. J Oral Maxillofac Surg *42*:512, 1984.
221. Mourad KA, Grant RW: Unusual post traumatic ossification within the intertransversarius muscle. Br J Radiol *56*:55, 1983.
222. Drane WE: Myositis ossificans and the three-phase bone scan. AJR *142*:179, 1984.
223. Orzel JA, Rudd TG: Heterotopic bone formation: Clinical, laboratory, and imaging correlation. J Nucl Med *26*:125, 1985.
224. Moreno AJ, Yedinak MA, Spicer MJ, et al: Myositis ossificans with Ga-67 citrate positivity. Clin Nucl Med *10*:40, 1985.
225. Amendola MA, Glazer GM, Agha FP, et al: Myositis ossificans circumscripta: Computed tomographic diagnosis. Radiology *149*:775, 1983.
226. Zeanah WR, Hudson TM: Myositis ossificans. Radiologic evaluation of two cases with diagnostic computed tomograms. Clin Orthop *168*:187, 1982.
227. Thyss A, Michiels JF, Caldani C, et al: Sarcome ostéogenique des tissus mous après myosite ossifiante posttraumatique. Presse Med *13*:1333, 1984.
228. Eckardt JJ, Ivins JC, Perry HO, et al: Osteosarcoma arising in heterotopic ossification of dermatomyositis: Case report and review of the literature. Cancer *48*:1256, 1981.
229. Ogilvie-Harris DJ, Fornasier VL: Pseudomalignant myositis ossificans: Heterotopic new-bone formation without a history of trauma. J Bone Joint Surg Am *62*:1274, 1980.
230. Spjut HJ, Dorfman HD: Florid reactive periostitis of the tubular bones of the hands and feet. A benign lesion which may simulate osteosarcoma. Am J Surg Pathol *5*:423, 1981.
231. Hutter RVP, Foote FW, Francis KC, et al: Parosteal fasciitis. Am J Surg *104*:800, 1962.
232. Mallory TB: A group of metaplastic and neoplastic bone and cartilage containing tumors of soft parts. Am J Pathol *9*:765, 1933.
233. Kwittken J, Branche M: Fasciitis ossificans. Am J Clin Pathol *51*:251, 1969.
234. De Smet L, Vercauteren M: Fast-growing pseudomalignant osseous tumour (myositis ossificans) of the finger. A case report. J Hand Surg [Br] *9*:93, 1984.
235. Porter AR, Tristan TA, Rudy FR, et al: Florid reactive periostitis of the phalanges. AJR *144*:617, 1985.
236. Jongeward RH Jr, Martel W, Louis DS, et al: Case report 304. Florid reactive periostitis proximal phalange of the left 5th finger. Skeletal Radiol *13*:169, 1985.
237. Resnick D: Case report 240: Fibrodysplasia ossificans progressiva (FOP); radiological and gross pathological abnormalities in a macerated cadaver. Skeletal Radiol *10*:131, 1983.
238. Thickman D, Bonakdar-pour A, Clancy M, et al: Fibrodysplasia ossificans progressiva. AJR *139*:935, 1982.
239. Cramer SF, Ruehl A, Mandel MA: Fibrodysplasia ossificans progressiva: A distinctive bone-forming lesion of the soft tissue. Cancer *48*:1016, 1981.
240. Connor JM, Smith R: The cervical spine in fibrodysplasia ossificans progressiva. Br J Radiol *55*:492, 1982.
241. Zionts LE, Osterkamp JA, Crawford TO, et al: Congenital annular bands in identical twins. A case report. J Bone Joint Surg Am *66*:450, 1984.
242. Byrne J, Blanc WA, Baker D: Amniotic band syndrome in early fetal life. Birth Defects *18*:43, 1982.
243. Zych GA, Ballard A: Congenital band causing pseudarthrosis and impending gangrene of the leg. A case report with successful treatment. J Bone Joint Surg Am *65*:410, 1983.
244. Tada K, Yonenobu K, Swanson AB: Congenital constriction band syndrome. J Pediatr Orthop *4*:726, 1984.
245. McCarthy S, Sarwar M, Virapongse C, et al: Craniofacial anomalies in the amniotic band disruption complex. Pediatr Radiol *14*:44, 1984.
246. Dupuytren G: Permanent retraction of the fingers, produced by an affection of the palmar fascia. Lancet *2*:222, 1834.
247. Noble J, Heathcote JG, Cohen H: Diabetes mellitus in the aetiology of Dupuytren's disease. J Bone Joint Surg Br *66*:322, 1984.
248. McFarlane RM: The current status of Dupuytren's disease. J Hand Surg [Am] *8*:703, 1983.
249. Brickley-Parsons D, Glimcher MJ, Smith RJ, et al: Biochemical changes in the collagen of the palmar fascia in patients with Dupuytren's disease. J Bone Joint Surg Am *63*:787, 1981.
250. Ling RSH: The genetic factor in Dupuytren's disease. J Bone Joint Surg Br *45*:709, 1963.
251. Roberts FP: A vibration injury: Dupuytren's contracture. J Soc Occup Med *31*:148, 1981.
252. Hadjis NS, Carr DH, Banks L, et al: The role of CT in the diagnosis of primary lymphedema of the lower limb. AJR *144*:361, 1985.
253. Gamba JL, Silverman PM, Ling D, et al: Primary lower extremity lymphedema: CT diagnosis. Radiology *149*:218, 1983.
254. Das GC, Sen SB: Chylous arthritis. BMJ *2*:27, 1968.
255. Frayha RA, Mooradian A, Tabbara KF: Transudative knee effusions in Milroy's disease. J Rheumatol *8*:670, 1981.
256. Friedman RJ, Gumley GJ: Crepitation simulating gas gangrene. J Bone Joint Surg Am *67*:646, 1985.
257. Naidech HJ, Chawla HS: Soft-tissue calcification after subcutaneous emphysema in a neonate. AJR *139*:374, 1982.
258. Felman AH, Fisher MS: The radiographic detection of glass in soft tissue. Radiology *92*:1529, 1969.
259. Roberts WC: Radiographic characteristics of glass. AJR *115*:636, 1972.
260. Tandberg D: Glass in the hand and foot. Will an x-ray film show it? JAMA *248*:1872, 1982.
261. de Lacey G, Evans R, Sandin B: Penetrating injuries: How easy is it to see glass (and plastic) on radiographs? Br J Radiol *58*:27, 1985.
262. Woesner ME, Saunders I: Xeroradiography: A significant modality in the detection of non-metallic foreign bodies in soft tissues. AJR *115*:636, 1972.
263. Kuhns LR, Borlaza GS, Seigel RS, et al: In vitro comparison of computer tomography and radiography in the detection of soft tissue foreign bodies. Radiology *132*:218, 1979.
264. Cracchiolo A: Wooden foreign bodies in the foot. Am J Surg *140*:585, 1980.
265. Healy JF: Computed tomography of a cranial wooden body. J Comput Assist Tomogr *4*:555, 1980.
266. Rhoades CE, Soye I, Levine E, et al: Detection of a wooden foreign body in the hand, using computed tomography—case report. J Hand Surg [Am] 7:306, 1982.
267. Bauer AR Jr, Yutani D: Computed tomographic localization of wooden foreign bodies in children's extremities. Arch Surg *118*:1084, 1983.
268. Sexton CC, Lawson JP, Yesner R: Case report 174: "Cottonballoma" of femur (due to retained surgical sponge with foreign body giant cell reaction). Skeletal Radiol 7:211, 1981.

269. Cleland LG, Vernon-Roberts B, Smith K: Fibre glass induced synovitis. Ann Rheum Dis *43*:530, 1984.
270. Vives P, de Lestang M, Dorde T, et al: Reaction ostéolytique tardive massive autour de fils trans-osseoux. Rev Chir Orthop *66*:395, 1980.
271. Yousefzadeh DK, Jackson JH Jr: Organic foreign body reaction. Report of two cases of thorn-induced "granuloma" and review of literature. Skeletal Radiol *3*:167, 1978.
272. Cahill N, King JD: Palm thorn synovitis. J Pediatr Orthop *4*:175, 1984.
273. Balasubramaniam P, Prathap K: Pseudotumors due to oil palm thorn injury. Aust N Z J Surg *47*:223, 1977.
274. Sugarman M, Stobie DG, Quismorio FP, et al: Plant thorn synovitis. Arthritis Rheum *20*:1125, 1977.
275. Southgate GW, Murray RO: Case report 190. Thorn-induced synovitis. Skeletal Radiol *8*:79, 1982.
276. Dickson RA, Kemp FH: Thorn-induced granulomata of bone. Hand *8*:69, 1976.
277. Schenck JF, Strosberg JM: Use of thermography in the diagnosis of plant thorn synovitis. Arthritis Rheum *22*:1037, 1979.
278. Kelly JJ: Blackthorn inflammation. J Bone Joint Surg Br *48*:474, 1966.
279. Gerle RD: Thorn-induced pseudotumors of the bone. Br J Radiol *44*:642, 1971.
280. Weston WJ: Thorn- and twig-induced pseudo-tumours of bone and soft tissues. Br J Radiol *36*:323, 1963.
281. Strauss MD, MacDonald RI: Hand injuries from sea urchin spines. Clin Orthop *114*:216, 1976.
282. Daupleix D, Dreyfus P, Amouroux J: Sea-urchin spine synovitis. One case associating synovitis due to sea-urchin spines and pasteurellosis. Rev Rhum Mal Osteoartic *49*:219, 1982.
283. Cracchiolo A III, Goldberg L: Local and systemic reactions to puncture injuries by the sea urchin spine and the date palm thorn. Arthritis Rheum *20*:1206, 1977.
284. Hagen B, Lohse S: Clinical and radiologic aspects of Buerger's disease. Cardiovasc Intervent Radiol 7:283, 1984.
285. Sotos JF, Dodge PR, Muirhead D, et al: Cerebral gigantism in childhood. A syndrome of excessively rapid growth with acromegalic features and a non-progressive neurological disorder. N Engl J Med *271*:109, 1964.
286. Poznanski AK, Stephenson JM: Radiographic findings in hypothalamic acceleration of growth associated with cerebral atrophy and mental retardation (cerebral gigantism). Radiology *88*:446, 1967.
287. Kirks DR, Shackelford GD: Idiopathic congenital hemihypertrophy with associated ipsilateral benign nephromegaly. Radiology *115*:145, 1975.
288. Miller RW, Fraumeni JF Jr, Manning MD: Association of Wilms' tumor with aniridia, hemihypertrophy and other congenital malformations. N Engl J Med *270*:922, 1964.
289. Barsky AJ: Macrodactyly. J Bone Joint Surg Am *49*:1255, 1967.
290. Schwartz RA, Birnkrant AP, Rubenstein DJ, et al: Squamous cell carcinoma in dominant type epidermolysis bullosa dystrophica. Cancer *47*:615, 1981.
291. Byers PH, Siegel RC, Holbrook KA, et al: X-linked cutis laxa. Defective cross-link formation in collagen due to decreased lysyl oxidase activity. N Engl J Med *303*:61, 1980.
292. Brown FR III, Holbrook KA, Byers PH, et al: Cutis laxa. Johns Hopkins Med J *150*:148, 1982.
293. Sakati NO, Nyhan WL: Congenital cutis laxa and osteoporosis. Am J Dis Child *137*:452, 1983.
294. Totten JR: The multiple nevoid basal cell carcinoma syndrome. Report of its occurrence in four generations of a family. Cancer *46*:1456, 1980.
295. Fitzpatrick PJ, Thompson GA: Gorlin's syndrome or nevoid basal cell carcinoma syndrome. Can Med Assoc J *127*:465, 1982.
296. Barnes DA, Borns P, Pizzutillo PD: Cervical spondylolisthesis associated with the multiple nevoid basal cell carcinoma syndrome. Clin Orthop *162*:26, 1982.
297. Mabille JP, Legoux A, Lambert D: Les lacunes osseuses extramandibulaires de la naevomatose baso-cellulaire. Ann Radiol *23*:679, 1980.
298. Hermann G, Som P: Case report 135. Multiple basal cell nevus syndrome (Gorlin syndrome). Skeletal Radiol *6*:62, 1981.
299. Blinder G, Barki Y, Pezt M, et al: Widespread osteolytic lesions of the long bones in basal cell nevus syndrome. Skeletal Radiol *12*:196, 1984.
300. Thiers BH: Panniculitis. Dermatol Clin North Am *1*:537, 1983.
301. McCarthy JC, Goldberg MJ, Zimbler S: Orthopaedic dysfunction in the blue rubber-bleb nevus syndrome. J Bone Joint Surg Am *64*:280, 1982.
302. Lynch RD, Leshner RT, Nicholls PJ, et al: Focal dermal hypoplasia (Goltz's syndrome) with an expansile iliac lesion. A case report. J Bone Joint Surg Am *63*:470, 1981.
303. Hall EH, Terezhalmy GT: Focal dermal hypoplasia syndrome. Case report and literature review. J Am Acad Dermatol *9*:443, 1983.
304. Schlansky R, Kucer KA, Deltoratius RJ, et al: Arthritis and distal tuft resorption associated with keratosis palmaris et plantaris. Arthritis Rheum *24*:726, 1981.
305. Lindhout D, Golding RP, Tacts van Amerongen AHM: Fibrodysplasia ossificans progressiva: Current concepts and the role of CT in acute changes. Pediatr Radiol *15*:211, 1985.
306. Stoskopf CA, Poznanski AK, Gilbert A, et al: Calcification associated with terminal defects of the upper extremity. Radiology *152*:689, 1984.
307. Langlais R, Miles DA, Van Dis ML: Elongated and mineralized stylohyoid ligament complex: A proposed classification and report of a case of Eagle's syndrome. Oral Surg *61*:527, 1986.
308. Fink RJ, Corn RC: Fracture of an ossified Achilles tendon. Clin Orthop *169*:148, 1982.
309. Pazzaglia UE, Beluffi G, Columbo A, et al: Myositis ossificans in the newborn. A case report. J Bone Joint Surg Am *68*:456, 1986.
310. Fang MA, Reinig JW, Hill SC, et al: Technetium-99m MDP demonstration of heterotopic ossification in fibrodysplasia ossificans progressiva. Clin Nucl Med *11*:8, 1986.
311. Reinig JW, Hill SC, Fang M, et al: Fibrodysplasia ossificans progressiva: CT appearance. Radiology *159*:153, 1986.
312. Herold HZ, Schmueli G, Baruchin AM: Popliteal pterygium syndrome. Clin Orthop *209*:194, 1986.
313. Fornage BD, Schernberg FL: Sonographic diagnosis of foreign bodies of the distal extremities. AJR *147*:567, 1986.
314. Little CM, Parker MG, Callowich MC, et al: The ultrasonic detection of soft tissue foreign bodies. Invest Radiol *21*:275, 1986.
315. Bonatus TJ, Alexander AH: Dercum's disease (adiposis dolorosa). A case report and review of the literature. Clin Orthop *205*:251, 1986.
316. Blakeslee TJ, Chan RJ: Chinese bound foot. A literature review and case report. J Am Podiatr Med Assoc 76:502, 1986.
317. Suramo I, Pamilo M: Ultrasound examination of foreign bodies. An in vitro investigation. Acta Radiol *27*:463, 1986.
318. Goldstein SA, Imbriglia JE: Erosion of the triquetrum and pisiform bones caused by a foreign body granuloma. J Hand Surg [Am] *11*:899, 1986.
319. Blacksin M, Barnes FJ, Lyons MM: MR diagnosis of macrodystrophia lipomatosa. AJR *158*:1295, 1992.
320. Chew FS, Crenshaw WB: Idiopathic tumoral calcinosis. AJR *158*:330, 1992.
321. Resnik CS: Tumoral calcinosis. Arthritis Rheum *32*:1484, 1989.
322. Rodriguez-Peralto JL, Lopez-Barea F, Torres A, et al: Tumoral calcinosis in two infants. Clin Orthop *242*:272, 1989.
323. Zawin M, Katz LD, Lawson JP: Case report 500: Tumoral calcinosis in area of left hip. Skeletal Radiol *17*:450, 1988.
324. Gregosiewicz A, Warda E: Tumoral calcinosis: Successful medical treatment. A case report. J Bone Joint Surg Am *71*:1244, 1989.
325. Croock AD, Silver RM: Tumoral calcinosis presenting as adhesive capsulitis: Case report and literature review. Arthritis Rheum *30*:455, 1987.
326. Metzker A, Eisenstein B, Oren J, et al: Tumoral calcinosis revisited—common and uncommon features. Eur J Pediatr *147*:128, 1988.
327. Davies MD, Clements MR, Mawer EB, et al: Tumoral calcinosis: Clinical and metabolic response to phosphorus deprivation. QJM *242*:493, 1987.
328. Martinez S, Vogler JB III, Harrelson JM, et al: Imaging of tumoral calcinosis: New observations. Radiology *174*:215, 1990.
329. Lagier R, Gerster J-C: Disabling ossification of the patellar tendon. Ann Rheum Dis *50*:338, 1991.
330. Kelly MA, Insall JN: Postpatellectomy extensive ossification of patellar tendon. A case report. Clin Orthop *215*:148, 1987.
331. Puzas JE, Miller MD, Rosier RN: Pathologic bone formation. Clin Orthop *245*:269, 1989.
332. Garland DE: A clinical perspective on common forms of acquired heterotopic ossification. Clin Orthop *263*:13, 1991.
333. Kirkpatrick JS, Koman LA, Rovere GD: The role of ultrasound in the early diagnosis of myositis ossificans. A case report. Am J Sports Med *15*:179, 1987.
334. Peck RJ, Metreweli C: Early myositis ossificans: A new echographic sign. Clin Radiol *39*:586, 1988.
335. Bressler EL, Marn CS, Gore RM, et al: Evaluation of ectopic bone by CT. AJR *148*:931, 1987.
336. Laurin NR, Powe JE, Pavlosky WF, et al: Multimodality imaging of early heterotopic bone formation. Can Assoc Radiol J *41*:93, 1990.
337. Ackerman L, Ramamurthy S, Jablokow V, et al: Case report 488: Post-traumatic myositis ossificans mimicking a soft tissue neoplasm. Skeletal Radiol *17*:310, 1988.
338. Ehara S, Nakasato T, Tamakawa Y, et al: MRI of myositis ossificans circumscripta. Clin Imaging *15*:130, 1991.
339. Kransdorf MJ, Meis JM, Jelinek JS: Myositis ossificans: MR appearance with radiologic-pathologic correlation. AJR *157*:1243, 1991.
340. DeSmet AA, Norris MA, Fisher DR: Magnetic resonance imaging of myositis ossificans: Analysis of seven cases. Skeletal Radiol *21*:503, 1992.
341. Lopez Barea F, Rodriguez Peralto JL, Gonzalez López J, Sanchez Perez Grueso F: Case report 694: Cervical paravertebral circumscribed myositis ossificans. Skeletal Radiol *20*:539, 1991.
342. Schütte HE, van der Heul RO: Pseudomalignant, nonneoplastic osseous soft-tissue tumors of the hand and foot. Radiology *176*:149, 1990.
343. Nuovo MA, Norman A, Chumas A, et al: Myositis ossificans with atypical clinical, radiographic, or pathologic findings: A review of 23 cases. Skeletal Radiol *21*:87, 1992.
344. Nash S, Rubenstein J, Morava-Protzner I: Case report 766. Pseudomalignant osseous tumour of the soft tissue. Skeletal Radiol *22*:55, 1993.
345. Rööser B, Herrlin K, Rydholm A, et al: Pseudomalignant myositis ossificans. Clinical, radiologic, and cytologic diagnosis in 5 cases. Acta Orthop Scand *60*:457, 1989.
346. Spencer JD, Missen GAK: Pseudomalignant heterotopic ossification ("myositis ossificans"). Recurrence after excision with subsequent resorption. J Bone Joint Surg Br *71*:317, 1989.
347. Tatu WF, Phillips CD, Gurdak RG, et al: Heterotopic chondro-ossification: A case report. Can Assoc Radiol J *38*:234, 1987.

348. Dupree WB, Enzinger FM: Fibro-osseous pseudotumor of the digits. Cancer *58*:2103, 1986.
349. Kai Y, Masuda S, Ushijima M, et al: Pseudomalignant myositis ossificans occurring in the hand. J Hand Surg [Am] *12*:634, 1987.
350. Holmes WS, Pope TL Jr, de Lange E, et al: Case report 413: Florid reactive periostosis of the proximal phalanx of the fourth finger (parosteal fasciitis, pseudosarcomatous fibromatosis, fasciitis ossificans). Skeletal Radiol *16*:163, 1987.
351. Yuen M, Friedman L, Orr W, et al: Proliferative periosteal processes of phalanges: A unitary hypothesis. Skeletal Radiol *21*:301, 1992.
352. Nora FE, Dahlin DC, Beabout JW: Bizarre parosteal osteochondromatous proliferation of the hands and feet. Am J Surg Pathol 7:245, 1983.
353. Cohen RB, Hahn GV, Tabas JA, et al: The natural history of heterotopic ossification in patients who have fibrodysplasia ossificans progressiva. A study of forty-four patients. J Bone Joint Surg Am *75*:215, 1993.
354. Kaplan FS, Tabas JA, Gannon FH, et al: The histopathology of fibrodysplasia ossificans progressiva. An endochondral process. J Bone Joint Surg Am *75*:220, 1993.
355. Nunnelly JF, Yussen PS: Computed tomographic findings in patients with limited jaw movement due to myositis ossificans progressiva. J Oral Maxillofac Surg *44*:818, 1986.
356. Kabala JE, Watt I, Hollingworth P, et al: Case report: Trismus and multifocal soft tissue ossification. A presentation of fibrodysplasia ossificans progressiva? Clin Radiol *40*:523, 1989.
357. Caron KH, DiPietro MA, Aisen AM, et al: MR imaging of early fibrodysplasia ossificans progressiva. J Comput Assist Tomogr *14*:318, 1990.
358. Greene WB: One-stage release of congenital circumferential constriction bands. J Bone Joint Surg Am *75*:650, 1993.
359. Steinberg B, Saunders V: Popliteal pterygium syndrome. Oral Surg Med Pathol *63*:17, 1987.
360. Oppenheim WL, Larson KR, McNabb MBB, et al: Popliteal pterygium syndrome: An orthopedic perspective. J Pediatr Orthop *10*:58, 1990.
361. Yacoe ME, Bergman AG, Ladd AL, et al: Dupuytren's contracture: MR imaging findings and correlation between MR signal intensity and cellularity of lesions. AJR *160*:813, 1993.
362. Kazerooni E, Hessler C: CT appearance of angiosarcoma associated with chronic lymphedema. AJR *156*:543, 1991.
363. Vaughan BF: CT of swollen legs. Clin Radiol *41*:24, 1990.
364. Duewell S, Hagspiel KD, Zuber J, et al: Swollen lower extremity: Role of MR imaging. Radiology *184*:227, 1992.
365. Case TC, Witte CL, Witte MH, et al: Magnetic resonance imaging in human lymphedema: Comparison with lymphangioscintigraphy. Magn Reson Imaging *10*:549, 1992.
366. Paajanen H, Brasch RC, Schmiedl U, et al: Magnetic resonance imaging of local soft tissue inflammation using gadolinium-DTPA. Acta Radiol *28*:79, 1987.
367. Donaldson JS: Radiographic imaging of foreign bodies in the hand. Hand Clin 7:125, 1991.
368. Torfing KF, Teisen HG, Skjødt T: Computed tomography, ultrasonography and plain radiography in the detection of foreign bodies in pork muscle tissue. Fortschr Rongenstr *149*:60, 1988.
369. Bodne D, Quinn SF, Cochran CF: Imaging foreign glass and wooden bodies of the extremities with CT and MR. J Comput Assist Tomogr *12*:608, 1988.
370. Peters V, Rubin L, Gloster ES, et al: Foreign-body osteitis of the metacarpal bone. Clin Orthop *278*:69, 1992.
371. Kobs JK, Hansen AR, Keefe B: A retained wooden foreign body in the foot detected by ultrasonography. A case report. J Bone Joint Surg Am *74*:296, 1992.
372. Hansson G, Beebe AC, Carroll NC, et al: A piece of wood in the hand diagnosed by ultrasonography. Acta Orthop Scand *59*:459, 1988.
373. Ramanathan EBS, Luiz CPJ: Date palm thorn synovitis. J Bone Joint Surg Br 72:512, 1990.
374. Doig SG, Cole WG: Plant thorn synovitis. Resolution following total synovectomy. J Bone Joint Surg Br 72:514, 1990.
375. Goupille P, Fouquet B, Favard L, et al: Two cases of plant thorn synovitis. Difficulties in diagnosis and treatment. J Rheumatol *17*:252, 1990.
376. Larbre F, Louis J-J, Berard J, et al: Les arthrites a piquants vegetaux de l'enfant. A propos de 6 observations personelles. Pediatrie *41*:601, 1986.
377. Reginato AJ, Ferreiro JL, O'Connor CR, et al: Clinical and pathologic studies of twenty-six patients with penetrating foreign body injury to the joints, bursae, and tendon sheaths. Arthritis Rheum *33*:1753, 1990.
378. Abdul-Karim FW, Benevenia J, Pathria MN, Makley JT: Case report 736: Retained surgical sponge (gossypiboma) with a foreign body reaction and remote and organizing hematoma. Skeletal Radiol *21*:466, 1992.
379. Galuten A, Austin JHM: Permanent subcutaneous acupuncture needles: Radiographic manifestations. Can Assoc Radiol J *39*:54, 1988.
380. Kalen V, Burwell DS, Omer GE: Macrodactyly of the hands and feet. J Pediatr Orthop *8*:311, 1988.
381. Greenberg BM, Pess GM, May JW Jr: Macrodactyly and the epidermal nevus syndrome. J Hand Surg [Am] *12*:730, 1987.
382. Wiedemann HR, Burgio GR, Aldenhoff P, et al: The Proteus syndrome. Eur J Pediatr *140*:5, 1983.
383. Burgio GR, Wiedemann HR: Further and new details on the Proteus syndrome. Eur J Pediatr *143*:71, 1984.
384. Costa T, Fitch N, Azouz EM: Proteus syndrome: Report of two cases with pelvic lipomatosis. Pediatrics 76:984, 1985.
385. Vaughn RY, Howell CG, Parrish RA, et al: Proteus syndrome: Diagnosis and surgical management. J Pediatr Surg *28*:5, 1993.
386. Azouz EM, Costa T, Fitch N: Radiologic findings in the Proteus syndrome. Pediatr Radiol *17*:481, 1987.
387. Guy GE, Dorfman GS, Saskin H, Cronan JJ: Case report 514: Hamartomatous disorder (newly described). Skeletal Radiol *17*:603, 1989.
388. Nishimura G, Kozlowski K: Proteus syndrome (report of three cases). Australas Radiol *34*:47, 1990.
389. Wiedemann HR, Burgio GR, Aldenhoff P, et al: The Proteus syndrome. Eur J Pediatr *140*:5, 1983.
390. Burnstein MI, Kottamasu SR, Weiss L, Katz ME: Case report 509: Proteus syndrome. Skeletal Radiol *17*:536, 1988.
391. Viljoen DL, Saxe N, Temple-Camp C: Cutaneous manifestations of the Proteus syndrome. Pediatr Dermatol *5*:14, 1988.
392. Bialer MG, Riedy MJ, Wilson WG: Proteus syndrome versus Bannayan-Zonona syndrome: A problem in differential diagnosis. Eur J Pediatr *148*:92, 1988.
393. Okumura K, Sasaki Y, Ohyama M, et al: Bannayan syndrome: Generalized lipomatosis associated with megalencephaly and macrodactyly. Acta Pathol Jpn *36*:269, 1986.
394. Tibbles JAR, Cohen MM Jr: The Proteus syndrome: the Elephant Man diagnosed. BMJ *293*:683, 1986.
395. Panicek DM, Leeson SH: Superficial fascial calcification in epidermolysis bullosa. AJR *148*:577, 1987.
396. Wong WL, Pemberton J: The musculoskeletal manifestations of epidermolysis bullosa: An analysis of 19 cases with a review of the literature. Br J Radiol *65*:480, 1992.
397. Lentz SR, Raish RJ, Orlowski EP, et al: Squamous cell carcinoma in epidermolysis bullosa. Treatment with systemic chemotherapy. Cancer *66*:1276, 1990.
398. Yamauchi Y, Takahashi K, Shiotsu H: Osteogenic sarcoma of the tibia in a patient with epidermolysis bullosa dystrophica. Clin Orthop *228*:273, 1988.
399. Gorlin RJ: Nevoid basal-cell carcinoma syndrome. Medicine (Baltimore) *66*:98, 1987.
400. Crawford SC, Boyer RS, Harnsberger HR, et al: Disorders of histogenesis: The neurocutaneous syndromes. Semin Ultrasound CT MR *9*:247, 1988.
401. Gellis SS, Feingold M: Rothmund-Thomson syndrome. Am J Dis Child *132*:619, 1978.
402. Hall JG, Pagon RA, Wilson KM: Rothmund-Thomson syndrome with severe dwarfism. Am J Dis Child *134*:165, 1980.
403. Baró PR, Bastart FM, Bartrina JR, et al: Case report 529: Osteosarcoma of calcaneus with Rothmund-Thompson syndrome (RTS). Skeletal Radiol *18*:136, 1989.
404. Kozlowski K, Scougall JS, Oates RK: Osteosarcoma in a boy with Rothmund-Thomson syndrome. Pediatr Radiol *10*:42, 1980.
405. Conway SP, Smithells RW, Peters WM: Weber-Christian panniculitis. Ann Rheum Dis *46*:339, 1987.
406. Gardner RJ, Yun K, Craw SM: Familial ectopic ossification. J Med Genet *25*:113, 1988.
407. Kaplan FS, Craver R, MacEwen GD, et al: Progressive osseous heteroplasia: A distinct developmental disorder of heterotopic ossification. J Bone Joint Surg Am 76:425, 1994.
408. Richardson PH, Yang YM, Nimityongskul P, et al: Tumoral calcinosis in an infant. Skeletal Radiol *25*:481, 1996.
409. Steinbach LS, Johnston JO, Tepper EF, et al: Tumoral calcinosis: Radiologic-pathologic correlation. Skeletal Radiol *24*:573, 1995.
410. Ohashi K, Yamada T, Ishikawa T, et al: Idiopathic tumoral calcinosis involving the cervical spine. Skeletal Radiol *25*:388, 1996.
411. Ballina-Garcia FJ, Queiro-Silva R, Vernandez-Vega F, et al: Diaphysitis in tumoral calcinosis syndrome. J Rheumatol *23*:2148, 1996.
412. Jacobs JE, Birnbaum BA, Siegelman ES: Heterotopic ossification of midline abdominal incisions: CT and MR imaging findings. AJR *166*:579, 1996.
413. Matsumoto H, Kawakubo M, Otani T, et al: Extensive post-traumatic ossification of the patellar tendon: A report of two cases. J Bone Joint Surg Br *81*:34, 1999.
414. Naraghi FF, DeCoster TA, Moneim MS, et al: Heterotopic ossification. Orthopedics *19*:145, 1996.
415. Jouve JL, Cottalorda J, Bollini G, et al: Myositis ossificans: Report of seven cases in children. J Pediatr Orthop *6*:33, 1997.
416. Summerfield SL, DiGiovanni C, Weiss APC: Heterotopic ossification of the elbow. J Shoulder Elbow Surg *6*:321, 1997.
417. Mody BS, Patil SS, Carty H, et al: Fracture through the bone of traumatic myositis ossificans: A report of three cases. J Bone Joint Surg Br *76*:607, 1994.
418. Bouchardy L, Garcia J: Apport de l'imagerie par resonance magnetique (IRM) dans le diagnostic de la myosite ossifiante circonscrite (MOC). J Radiol 75:101, 1994.
419. Cvitanic O, Sedlak J: Acute myositis ossificans. Skeletal Radiol *24*:139, 1995.
420. Shirkhoda A, Armin A-R, Bis KG, et al: MR imaging of myositis ossificans: Variable patterns at different stages. J Magn Reson Imaging *5*:287, 1995.
421. Ehara S, Shiraishi H, Abe M, et al: Reactive heterotopic ossification: Its patterns on MRI. Clin Imaging *22*:292, 1998.
422. Ehara S, Nishida J, Abe M, et al: Magnetic resonance imaging of pseudomalignant osseous tumor of the hand. Skeletal Radiol *23*:513, 1994.

423. Riaz M, McCluggage WB, Bharucha H, et al: Florid reactive periostitis of the thumb. J Hand Surg [Br] *21*:276, 1996.
424. David H, Jolles E, LeFriant G, et al: Myosite ossifiante circonscrite: Remainiements osseux décelés en irm. J Radiol *76*:449, 1995.
425. De Maeseneer M, Jaovisidha S, Lenchik L, et al: Myositis ossificans of the foot. J Foot Ankle Surg *36*:290, 1997.
426. Brien EW, Zahiri CA, Mirra JM: Florid reactive periostitis ossificans of the proximal aspect of the tibia: A lesion that must be distinguished from osteosarcoma: A case report. J Bone Joint Surg Am *81*:1002, 1999.
427. Bandiera S, Bachini P, Bertoni F: Bizarre parosteal osteochondromatous proliferation of bone. Skeletal Radiol *27*:154, 1998.
428. Miyajima T, Sakada T, Azuma H: Bizarre parosteal osteochondromatous proliferation in a child's hand. J Hand Surg [Br] *22*:472, 1997.
429. Moriatis JM, Gannon FH, Shore EM, et al: Limb swelling in patients who have fibrodysplasia ossificans progressiva. Clin Orthop *336*:247, 1997.
430. Bridges AJ, Hsu K-C, Singh A, et al: Fibrodysplasia (myositis) ossificans progressiva. Semin Arthritis Rheum *24*:155, 1994.
431. Kaplan FS, Strear CM, Zasloff MA: Radiographic and scintigraphic features of modeling and remodeling in the heterotopic skeleton of patients who have fibrodysplasia ossificans progressiva. Clin Orthop *304*:238, 1994.
432. Einhorn TA, Kaplan FS: Traumatic fractures of heterotopic bone in patients who have fibrodysplasia ossificans progressiva: A report of 2 cases. Clin Orthop *308*:173, 1994.
433. Shafritz AB, Shore EM, Gannon FH, et al: Overexpression of an osteogenic morphogen in fibrodysplasia ossificans progressiva. N Engl J Med *335*:555, 1996.
434. Rosenfeld SR, Kaplan FS: Progressive osseous heteroplasia in male patients: Two new case reports. Clin Orthop *317*:243, 1995.
435. Schmidt AH, Vincent KA, Aiona MD: Hemimelic progressive osseous heteroplasia: A case report. J Bone Joint Surg Am *76*:907, 1994.
436. Foulkes GD, Reinker K: Congenital constriction band syndrome: A seventy-year experience. J Pediatr Orthop *14*:242, 1994.
437. Tanguy AF, Dalens BJ, Boisgard S: Congenital constricting band with pseudoarthrosis of the tibia and fibula: A case report. J Bone Joint Surg Am 77:1251, 1995.
438. Abel MF, McFarland R III: Hair and thread constriction of the digits in infants: A case report. J Bone Joint Surg Am *75*:915, 1993.
439. Botte MJ, Keenan MAE, Gelberman RH: Volkmann's ischemic contracture of the upper extremity. Hand Clin *14*:483, 1998.
440. Yi IS, Johnson G, Moneim MS: Etiology of Dupuytren's disease. Hand Clin *15*:43, 1999.
441. Meed RMD, McLellan S, Crossan JF: Dupuytren's disease: A model for the mechanism of fibrosis and its modulation by streoids. J Bone Joint Surg Br *81*:732, 1999.
442. Terek RM, Jiranek WA, Goldberg MJ, et al: The expression of platelet-derived growth-factor gene in Dupuytren contracture. J Bone Joint Surg Am 77:1, 1995.
443. Crowley B, Tonkin MA: The proximal interphalangeal joint in Dupuytren's disease. Hand Clin *15*:137, 1999.
444. Chiu SS, Furuya K, Arai T, et al: Congenital contracture of the quadriceps muscle: Four case reports in identical twins. J Bone Joint Surg Am *56*:1054, 1974.
445. Oh J, Smith JA, Spencer GE, et al: Fibrous contracture of muscles following intramuscular injections in adults. Clin Orthop *127*:214, 1977.
446. Babhulker SS: Triceps contracture caused by injections: A report of 11 cases. J Bone Joint Surg Br *67*:94, 1985.
447. Chen CKH, Yee LR, Chen C-T, et al: Contracture of the deltoid muscle: Imaging findings in 17 patients. AJR *170*:449, 1998.
448. Meler JD, Solomon MA, Steele JR, et al: The MR appearance of volume overload in the lower extremities. J Comput Assist Tomogr *21*:969, 1997.
449. Reiner B, Siegel E, McLaurin T, et al: Evaluation of soft-tissue foreign bodies: Comparing conventional plain film radiography, computed radiography printed on film, and computed radiography displayed on a computer workstation. AJR *167*:141, 1996.
450. Pyhtinen J, Ilkko E, Lahde S: Wooden foreign bodies in CT: Case reports and experimental studies. Acta Radiol *36*:148, 1995.
451. Jacobson JA, Powell A, Craig JG, et al: Wooden foreign bodies in soft tissue: Detection at US. Radiology *206*:45, 1998.
452. Monu JUV, McManus CM, Ward WG, et al: Soft-tissue masses caused by long-standing foreign bodies in the extremities: MR imaging findings. AJR *165*:395, 1995.
453. Ballock RT, Wiesner GL, Myers MT, et al: Hemihypertrophy: Concepts and controversies. J Bone Joint Surg Am *79*:1731, 1997.
454. Sotelo-Avila C, Gonzalez-Crussi F, Fowler JW: Complete and incomplete forms of Beckwith-Wiedemann syndrome: Their oncogenic potential. J Pediatr *96*:47, 1980.
455. Elliott M, Bayly R, Cole T, et al: Clinical features and natural history of Beckwith-Wiedemann syndrome: Presentation of 74 new cases. Clin Genet *46*:168, 1994.
456. Vanhoenacker FM, DeBeuckeleer LH, Deprettere A, et al: Proteus syndrome: MRI characteristics of plantar cerebriform hyperplasia. Skeletal Radiol *29*:101, 2000.
457. Harlow CL, Kilcoyne RF, Aeling J, et al: Skin and bones: Dermatologic conditions with skeletal abnormalities. Skeletal Radiol *26*:201, 1997.
458. Ratcliffe JF, Shanley S, Chenevix-Trench G: The prevalence of cervical and thoracic congenital skeletal abnormalities in basal cell naevus syndrome: A review of cervical and chest radiographs in 80 patients with BCNS. Br J Radiol *68*:596, 1995.
459. Naschitz JE, Boss JH, Misselevich I, et al: The fasciitis-panniculitis syndromes: Clinical and pathologic features. Medicine (Baltimore) *75*:6, 1996.
460. White JW Jr, Winkelmann RK: Weber-Christian panniculitis: A review of 30 cases with this diagnosis. J Am Acad Dermatol *39*:56, 1998.
461. Biasi D, Caramaschi P, Carletto A, et al: Weber-Christian disease with calcinosis: A case report. Clin Rheumatol *15*:624, 1996.
462. Konishi E, Kusuzaki K, Murata H, et al: Extraskeletal osteosarcoma arising in myositis ossificans. Skeletal Radiol *30*:39, 2001.
463. Choi JH, Gu MJ, Kim MJ, et al: Fibrosarcoma in bizarre parosteal osteochondromatous proliferation. Skeletal Radiol *30*:44, 2001.
464. Stevens KJ, Theologis T, McNally EG: Imaging of plant-thorn synovitis. Skeletal Radiol *29*:605, 2000.

第 85 章

肌肉疾病

Robert Downey Boutin

骨骼肌是人体内最大的组织，通常占体重的25%～50%[1]。放射学家认为每人每天都会有意无意地牵动身体的434块肌肉。本章综述有助于理解和诊断肌肉病变的3个主题：正常解剖，影像技术，以及病理状况。

第一节　正常解剖

肌肉是一种复杂的动力学组织。所有肌肉都是专门用于反复收缩的组织，通常可分为3种类型：骨骼肌，平滑肌和心肌。本章的主题，即骨骼肌，是脊椎动物体内受自主控制的横纹肌。有关这个主题的广泛内容在此作一个简单的概括[2-4]。

一、肌肉结构

横纹肌的基本结构元素是肌纤维（图85-1）。每条肌纤维都是长度在几毫米到几厘米的多核细胞，这些肌纤维首先构成肌束，再由这些肌束组成肌肉。接着肌肉又被安排在由称之为“筋膜”的坚韧结缔组织分隔开的各个间室内。筋膜在某些肌肉疾病的发病机制中起着重要的作用（如筋膜室综合征和筋膜疝），并可影响其他一些疾病的范围（如癌症的扩散和感染）。

任意一块肌肉中的肌纤维结构都与该肌肉的功能有着明确的关系。例如，在任一肌肉组织中，肌肉的收缩速度和缩短程度是同肌纤维的长度成比例的。也就是说，肌肉所能产生的最大收缩力与它的生理横断面积成比例的。

二、肌肉收缩

所有肌纤维都是单一的运动单位，具有相同的收缩和代谢特性。被广泛公认的肌纤维至少有两大类（表5-1）：I型（红色，慢转换）肌纤维，其收缩和舒张都相对缓慢，但是相对不易疲劳；II型（白色，快转换）肌纤维，其收缩很快，但很容易疲劳。肌纤维成分变化很大。在任意个体中，例如，90%的股外侧肌纤维不是I型就是II型。毫无疑问，一个成功的长跑运动员肌肉组织中I型肌纤维会占优势，而一个短跑选手的肌肉组织中则主要是II型肌纤维。

直到20世纪40年代，一种被广泛承认的关于肌肉收缩的理论仍占主导地位，即肌肉收缩类似于一根拉长的橡皮带被放开时的收缩。当前的“肌丝滑动模型”解释了粗肌丝、细肌丝和能量三磷腺苷（ATP）之间的相互作用是如何产生肌肉收缩的（图85-2）。粗肌丝主要由肌球蛋白组成。肌球蛋白就像是一个长竿两端各有一个桨或者一个杠杆臂两端各有一个“横桥”。横桥将肌球蛋白与主要由肌纤蛋白组成的邻近细肌丝联系起来。当肌球蛋白的杠杆和两端的横桥之间的角度发生改变时便会产生机械力。肌球蛋白横桥相对于细肌丝的屈曲－伸展移动，导致粗细肌丝依次从横桥上滑过。每一次这样的“滑动”都是由ATP提供能量的。有趣的是，死亡后发生的肌肉僵直是由于肌纤维耗光了ATP，导致粗细

表 85-1　肌纤维类型：共同特征

特征	I型	II型
力量	弱	强
速度	慢	快
耐疲劳性	耐疲劳	不耐疲劳
需氧量	高	低
动力效应	小	大

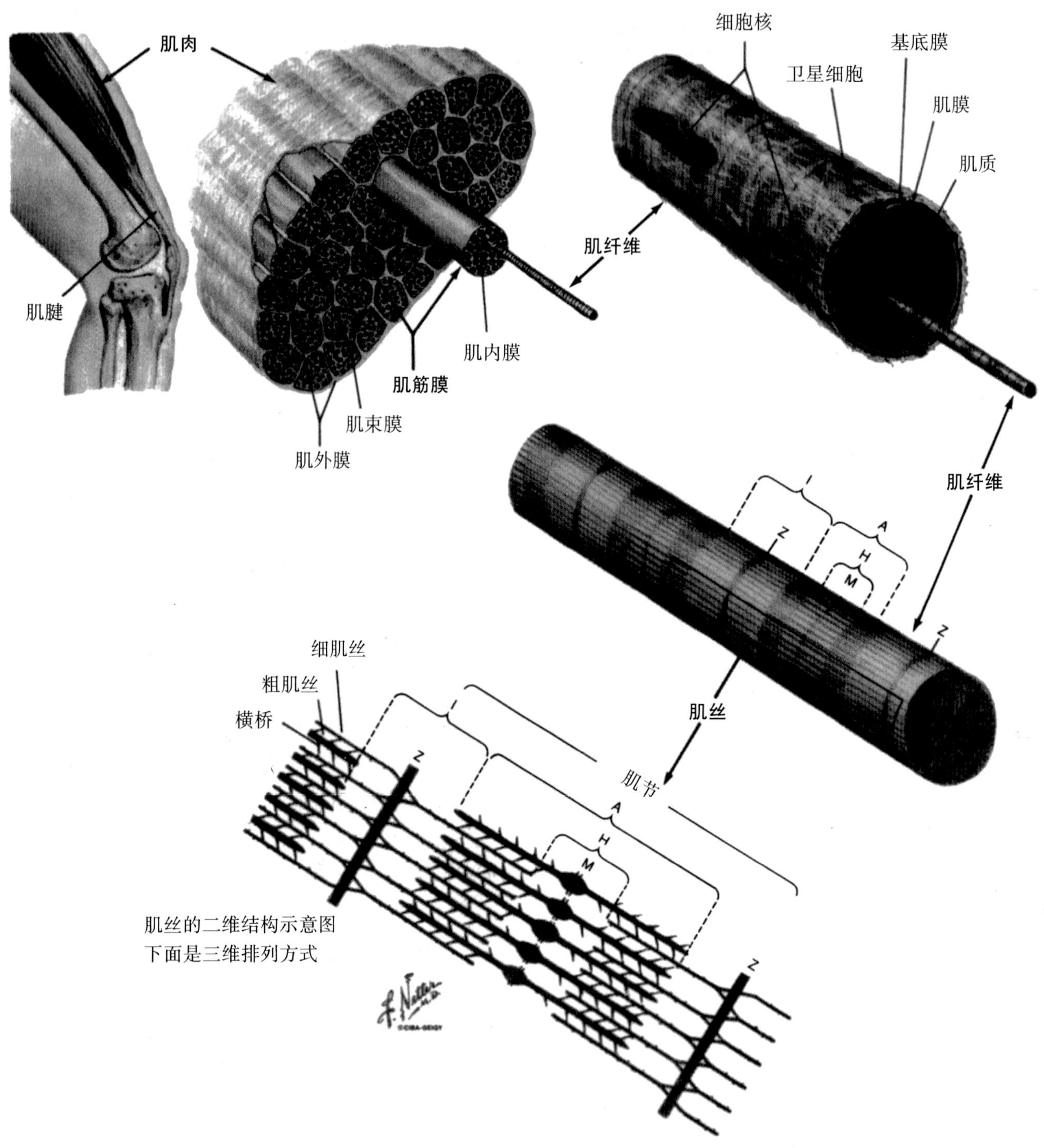

图 85-1 骨骼肌结构。(Reproduced with permission from Netter FH: Physiology. In FH Netter [Ed]: Musculoskeletal System: Anatomy, Physiology, and Metabolic Disorders. Summit, Nj, Ciba-Geigy, 1987, p150.)

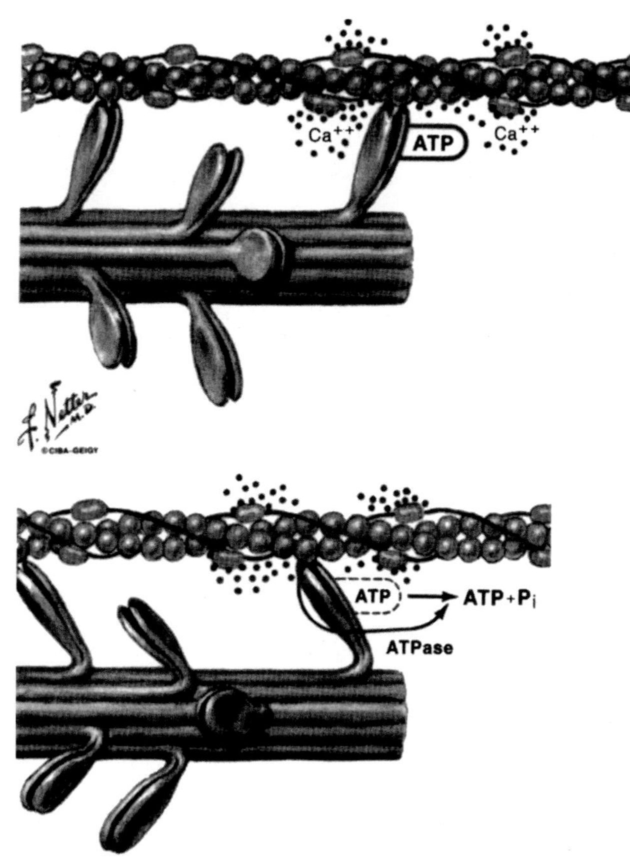

图 85-2 肌肉收缩的滑动细丝模型。(Reproduced with permission from Netter FH: Physiology. In FH Netter [Ed]: Musculoskeletal System: Anatomy, Physiology. and Metabolic Disorders. Summit, Nj, Ciba-Geigy, 1987, p154.)

肌丝之间发生紧密交叉连接所致。

三、肌肉筋膜室

由于人体中有数百块肌肉，因此明确各肌肉位置和功能的最简单方法是熟悉各筋膜室的解剖。筋膜室是一些特殊的解剖空间，它常与各种组织（例如筋膜和骨膜）相邻，它是防止病理蔓延的一道天然屏障。相反，位于筋膜室内或筋膜室之间的组织（例如肌肉、脂肪、骨髓）的屏障作用则显得相对较弱。

对于放射工作者来说，了解筋膜室解剖有着很大的实用价值，正如 Anderson 等[5]所强调以及本部分所概括的。相关的筋膜室解剖在肌肉骨骼肿瘤分期和活组织检查方面所起的作用远比其他方面的作用重要得多。例如，明确是侵犯筋膜室内还是侵犯筋膜室外会直接影响到对患者的治疗选择。此外，如果作肿瘤的经皮活组织检查时穿刺针道经过了未受累的筋膜室，则患者可能要接受彻底切除或截肢术，而这也许是可以避免的。

1.肩胛周围的筋膜室

覆盖在肩胛骨背侧的各肌肉被认为是在同一个筋膜室内，包括冈下肌、胸小肌和斜方肌[5]。第二个筋膜室由冈上肌构成。锁骨周围区域和腋窝完全属于筋膜室外间隙。

2.上臂筋膜室

上臂各肌肉被分在 3 个筋膜室内：前侧，后侧和三角肌筋膜室（图 85-3）[5,6]。前侧筋膜室包括肱二头肌、肱肌及喙肱肌。前后筋膜室通常被肱骨和内外侧肌间隔分开。后侧筋膜室内含肱三头肌。

通常认为三角肌独立于上臂的两个主要筋膜室。如果上臂近侧的活组织检查需要穿过三角肌，那么穿过三角肌的前1/3是一条较理想的途径[5]。三角肌是由腋神经从其后侧到前侧支配，在三角肌后部的针道（以及随后的手术切除）将使其前部既没有神经支配同时也丧失功能。

3.前臂筋膜室

前臂通常分为 3 个筋膜室：桡侧，背侧和掌侧筋膜室（图85-4）[7]。桡侧群，也被称为“移动滑块”，包括肱桡肌（屈前臂）和桡侧腕长短伸肌（腕伸肌）。

背侧（后侧或伸侧）筋膜室包括腕伸肌和指伸肌。背侧筋膜室可分为浅层和深层。浅层的肌肉包括指伸肌、小指伸肌和尺侧腕伸肌。深层肌肉包括旋后肌、拇长展肌、拇长伸肌和拇短伸肌以及示指伸肌。掌侧和背侧筋膜室主要被桡骨、尺骨和前臂骨间膜分开。

掌侧（前侧或屈侧）筋膜室包括屈肌和旋前肌。掌侧浅层肌肉包括尺侧腕屈肌、掌长肌、桡侧腕屈肌、指浅屈肌以及旋前圆肌。深层肌肉包括指深屈肌、拇长屈肌以及（按照某些调查者的观点）旋前方肌。骨折后，指深屈肌和拇指长屈肌最容易受筋膜室综合征累及，因为它们位于深层的骨骼附近[8]。目前一些作者[6,9]坚持认为，旋前方肌占据前臂肌群的一个独特位置，这样它就可以作为一个独立的因素影响某些疾病（如筋膜室综合征）的病理过程[10]。前臂的 MR 成像也支持把前臂分为 3 个筋膜室的经典描述，但这可能不足以解释许多软组织病变的分布[11]。

4.手部筋膜室

手部分为 4 个筋膜室：掌中肌，内收肌，小鱼际肌和骨间肌筋膜室[6]。手掌软组织的病变常常会

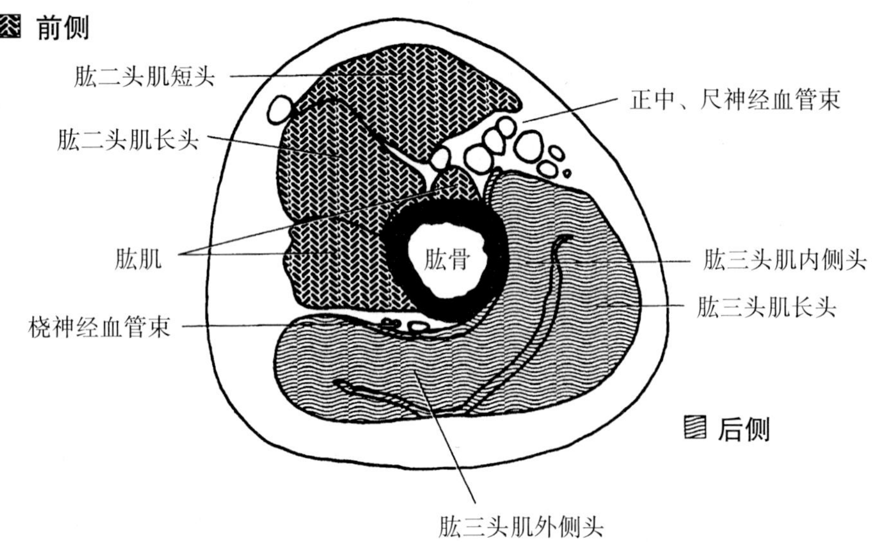

图85-3 上臂筋膜室。肱骨中点断面显示前侧和后侧筋膜室（三角肌筋膜室在此水平无法显示）。（From Anderson MW Temple HT,Dussault RG, et al:Compartmental anatomy:Relevance to staging and biopsy of musculoskeletal tumors. AJR 173:1663, 1999.）

蔓延到筋膜室外，因为这些筋膜室之间有很多神经血管通道[5]。手背以及腕部肌肉被认为是纯粹的筋膜室外部分。

5.股部筋膜室

股部分为3个筋膜室：前侧，后侧和中间筋膜室（图85-5）[5]。前侧筋膜室中包括缝匠肌、阔筋膜张肌和股四头肌（肌直肌、股外侧肌、股内侧肌、股中间肌）。股直肌和缝匠肌都跨过两个关节，因此，常在其骨突起始处拉伤或（在骨骼尚未成熟的运动员中）撕脱。肌四头肌所有肌肉的作用都是伸膝；而股直肌还有屈髋的作用。缝匠肌的收缩使大腿屈曲、外展和外旋。缝匠肌可被移植用于填充手术缺损，通常在活检时应该避开该肌[5]。

后侧筋膜室包括腘绳肌和坐骨神经。腘绳肌（股二头肌、半腱肌和半膜肌）起于坐骨结节。这些肌肉附着于胫骨或腓骨的近侧，其作用是伸髋和屈膝。由于腘绳肌跨过两个关节，因此在生物学力学上更易撕裂或（在骨骼尚未成熟运动员）撕脱。人体的最大外围神经即坐骨神经与这个筋膜室相关。

内侧筋膜室包括股薄肌和股内收肌。这些肌肉的作用是使髋内收；股薄肌同时有屈膝的作用。在青少年运动员中常见这些肌肉拉伤[12]。

6.小腿筋膜室

小腿筋膜室有4个：前侧，外侧，后侧浅层和后侧深层筋膜室（图85-6）[5]。前层肌肉包括胫骨前肌、踇长伸肌、趾长伸肌和第3腓骨肌，同时还包括腓深神经、胫前动脉和胫前静脉。这些肌肉由腓深神经支配，主要作用是背伸踝关节和伸趾。因此，如果腓深神经损伤（如筋膜室综合征），可能会出现足下垂。

外侧筋膜室包括腓骨长肌和腓骨短肌，其作用是使足外翻和跖屈。它还包含有腓总神经和腓浅神经[5]。

后侧浅层筋膜室包括腓肠肌和比目鱼肌，以及腓肠神经。这些肌肉的作用是跖屈踝关节。腓肠肌还有屈膝作用。

后侧深层筋膜室主要包括胫骨后肌、趾长屈肌和踇长屈肌。在这个筋膜室内同时包括有胫神经、胫后动脉和腓动脉。这些肌肉的共同作用是使足跖曲和内翻。

7.足部筋膜室

足部跖侧的3个筋膜室由两个源于足底腱膜的肌间膜分开（图85-7）[13]。内侧筋膜室包括踇展肌和踇短屈肌。中央筋膜室由趾短屈肌、足底方肌、蚓状肌和踇收肌组成。外侧筋膜室包括小趾短屈肌和小趾展肌。踝部和足背部被认为是筋膜室外的间隙[5]。

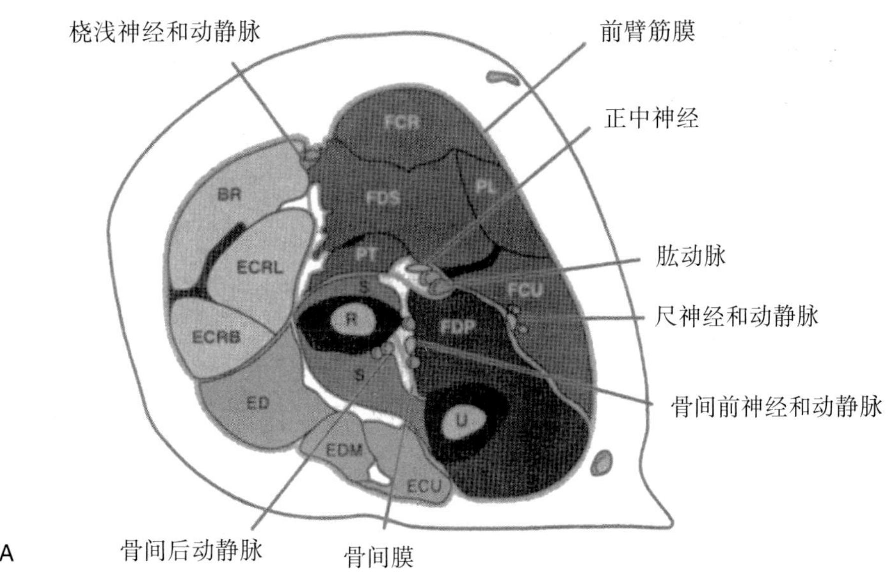

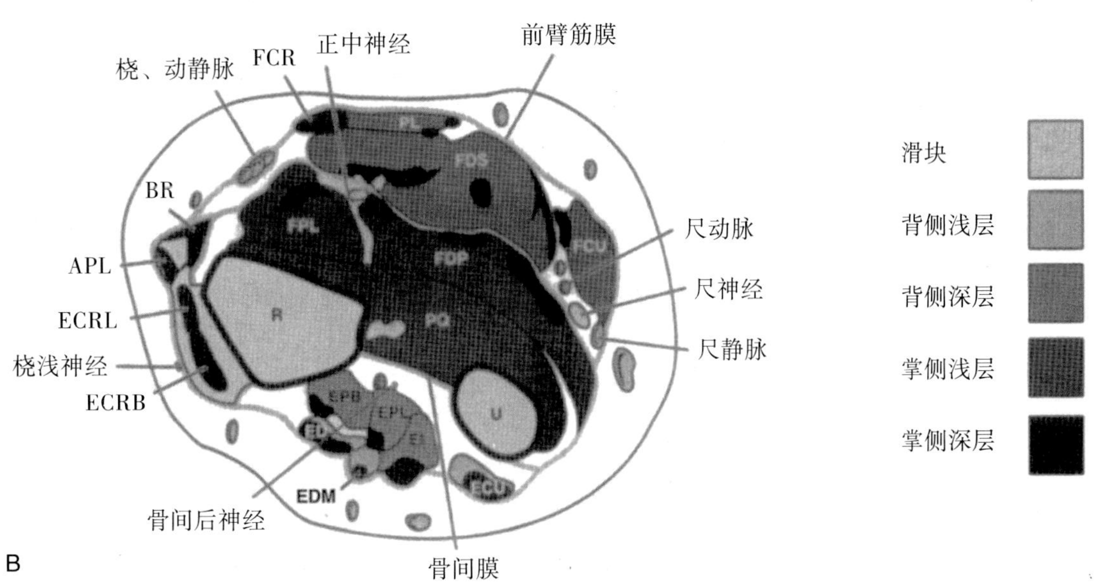

图 85-4　前臂筋膜室。前臂近侧（A）和前臂远侧桡骨干和干骺端结合处（B）断面图。

APL，指长展肌；BR，肱桡肌；ECRB，桡侧腕短伸肌；ECRL，桡侧腕长伸肌；EUC，尺侧腕伸肌；ED，指伸肌；EMD，指小伸肌；EI，示指伸肌，EPB，拇短伸肌；EPL，拇长伸肌；FCR，桡侧腕屈肌；FUC，尺侧腕屈肌；FDP，指伸屈肌；FDS，指浅屈肌；FPL，拇长屈肌；PL，掌长肌；PQ，旋前方肌；PT，旋前圆肌；R，桡骨；S，旋后肌；U，尺骨。

（Reproduced with permission from Boles et al: The forearm: Anatomy of muscle compartment and nerves. AJR 174:151, 2000.）

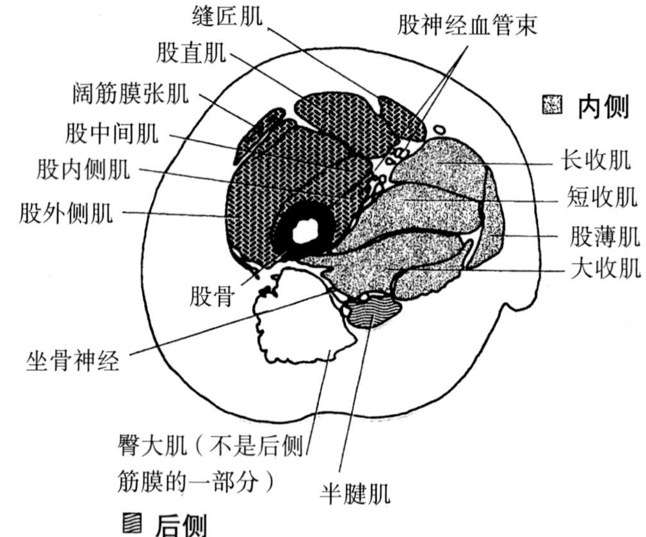

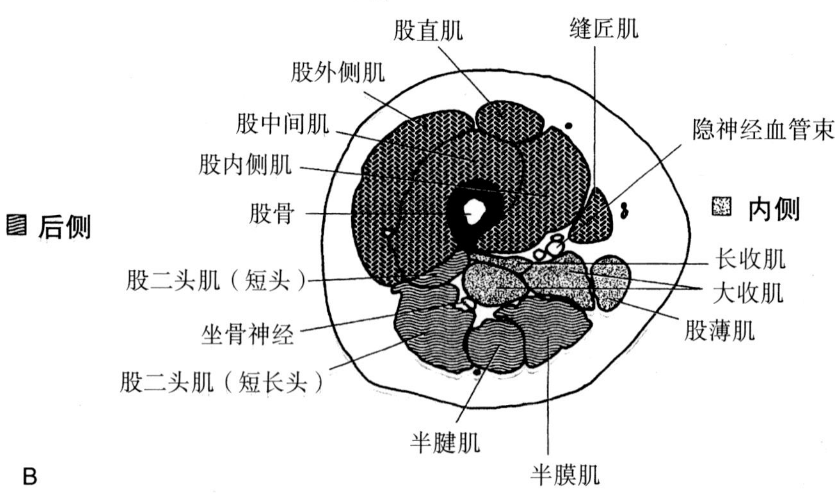

图85-5 股部筋膜室。股部的近侧（A）、中间（B）和远侧（C）水平的断面显示前侧、内侧和后侧筋膜室。（From Anderson MW, Temple HT, Dussault RG, et al: Compartmental anatomy: Relevance to staging and biopsy of musculoskeletal tumors. AJR 173:1663, 1999.）

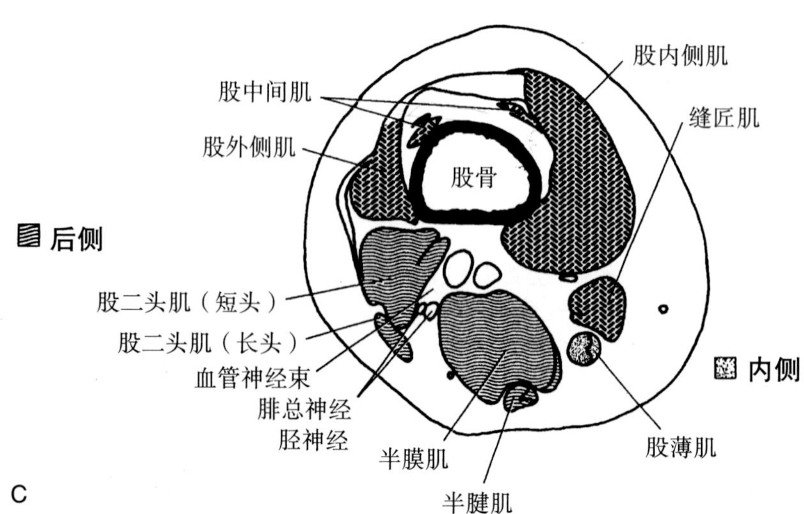

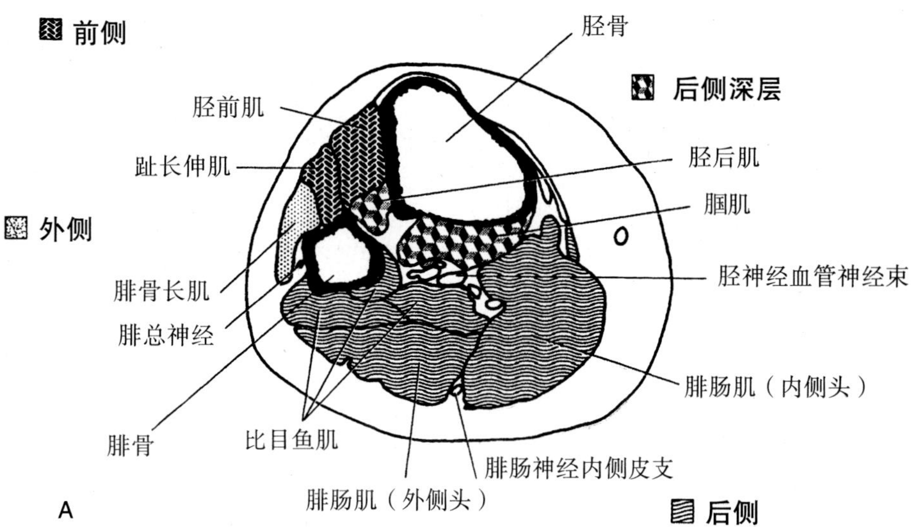

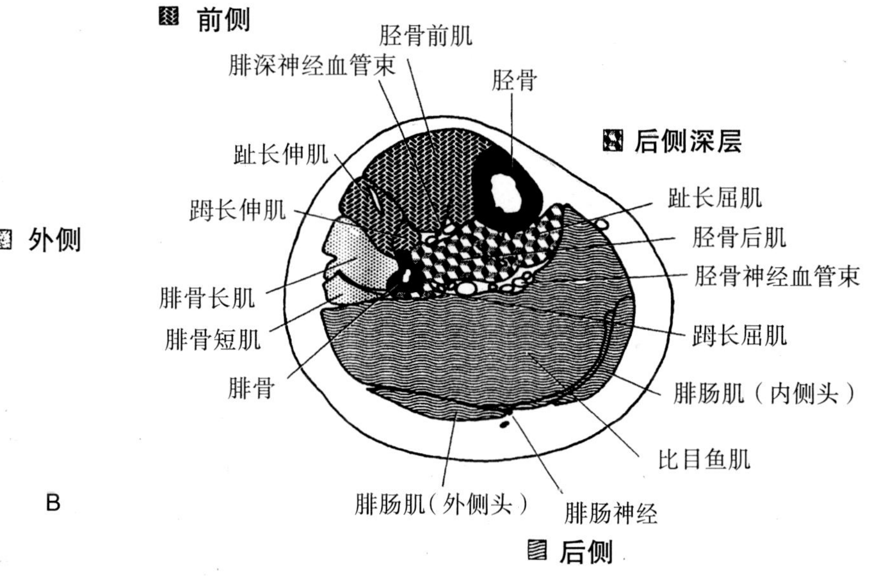

图85-6 小腿筋膜室。小腿近侧（A）和中间（B）水平的断面显示前侧、外侧、后侧浅层和后侧深层筋膜室。（From Anderson MW, Temple HT, Dussault RG, et al: Compartmental anatomy: Relevance to staging and biopsy of musculoskeletal tumors. AJR 173:1663, 1999.）

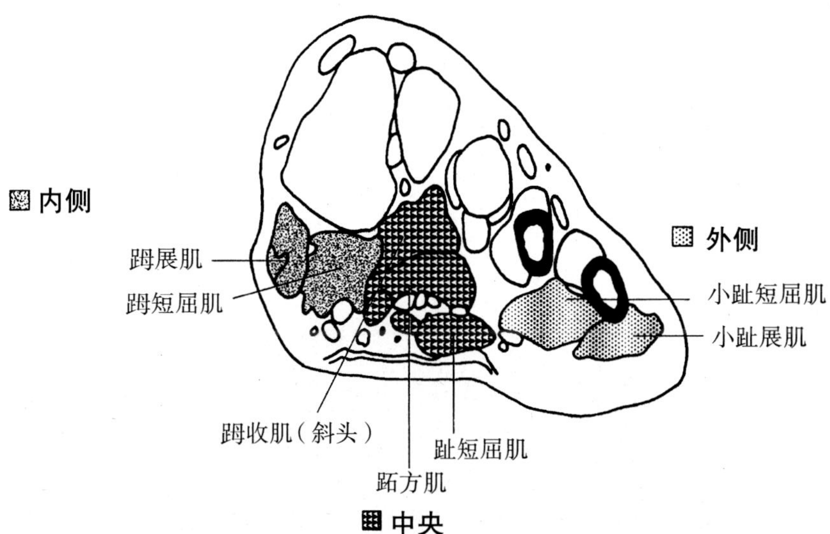

图85-7 足部筋膜室。足部的断面显示内侧、中央和外侧筋膜室。（From Anderson MW, Temple HT, Dussault RG, et al: Compartmental anatomy: Relevance to staging and biopsy of musculoskeletal tumors. AJR 173:1663, 1999.）

四、变异肌肉

过去的几个世纪中，数千种人类解剖学变异被编辑成册[14]。早期的解剖学家Galen和Vesalius认为，解剖变异是反天然缺陷，甚至可能是魔鬼撒旦的“杰作”。毕竟，他们根深蒂固地认为人类是由上帝创造的。那么人类解剖学又为什么会有变化呢？今天，大家普遍认为解剖学变异主要是由人类进化、种族基因的差异造成的，一小部分变异是在成长过程中出现的[14,15]。

变异肌肉常见且变化很大。例如，在一项42例正常腕部掌侧面的检查研究中[16],MR成像显示总共有23例肌肉变异。肌肉变异可大致分为7种基本类型[17]。肌肉的变异表现为:（1）缺失;（2）成双;（3）分为两部分或更多部分;（4）偏离其正常位置;（5）融入邻近的肌肉;（6）大小或形状上的改变（例如，肌肉和腱性部分的分布）;（7）一个完全“新的”或是“多余”的肌肉（图85-8）。

许多或者大多数肌肉变异并没有明显的临床意义。但是，肥大和附属的肌肉可能会被误认为是肿瘤或收缩后的断裂肌肉。另外，这些肌肉容易被拉伤或引起血管神经受压症状。在变异肌肉肥大时很容易造成神经和血管的压迫性损伤[18]。

CT、超声检查和MR成像可通过显示其特征性形态、起点、附着部以及与相邻解剖结构的关系而做出诊断。在没有创伤或其他原因的损伤时，这些变异肌肉与其邻近骨骼肌有类似的表现（即密度、回波特征和信号强度）。这种特征可使我们大胆地排除其他原因引起的软组织肿块，如肿瘤。如果有变异肌肉的患者出现了症状，横断面成像也可以诊断异常情况，例如肌肉拉伤和压迫性神经病变。

MR成像在诊断压迫性神经病变中的作用得到了广泛证实。经轴位T1加权或中等加权像能够准确描述附属肌肉同相邻肌肉、神经和血管之间的关系[19]。附加脂肪抑制T2加权或翻转恢复快速自旋回波的MR图像对于评价层状病理改变很重要，例如在伴发的压迫性神经病变中（图85-9）。在这种情况下，特征性影像表现包括：神经的压迫或增大，由急性或亚急性神经炎累及的神经T2信号强度增高，由亚急性去神经病变累及的肌肉T2信号强度增高，以及慢性去神经病变累及的肌肉体积变小和脂肪浸润[20]。然而，MR成像还不能对变异肌肉及由其引起的压迫性神经病变做出全面诊断。例如，在4名掌长肌变异导致的正中神经压迫患者的报道中[21]，在最初的MR成像检查中都被漏诊了。在人体的头、颈、躯干、四肢以及外生殖器处都曾有大量肌肉变异的报道[14]，在这里我们主要讨论四肢的变异肌肉以及它们的临床意义。

1.上肢

（1）肩胛下肌。在肩部可见到肩胛下附属肌。附属的肩胛下肌由腋窝和下肩胛下神经分开，下肩胛下神经易发生压迫性神经病变[22]。

（2）肱二头肌。在上臂，肱二头肌变异较多，已报道的至少有48种不同的变异[14,23-25]。虽然肱二头肌这个名称是指“两个头”（起于喙突尖和肩胛骨的盂上部分），但这块肌肉可由1～5个头构成。大约8%的中国人中可发现肱二头肌不止有两个头，欧洲人大约是10%，黑人中为12%，日本人大约为18%。

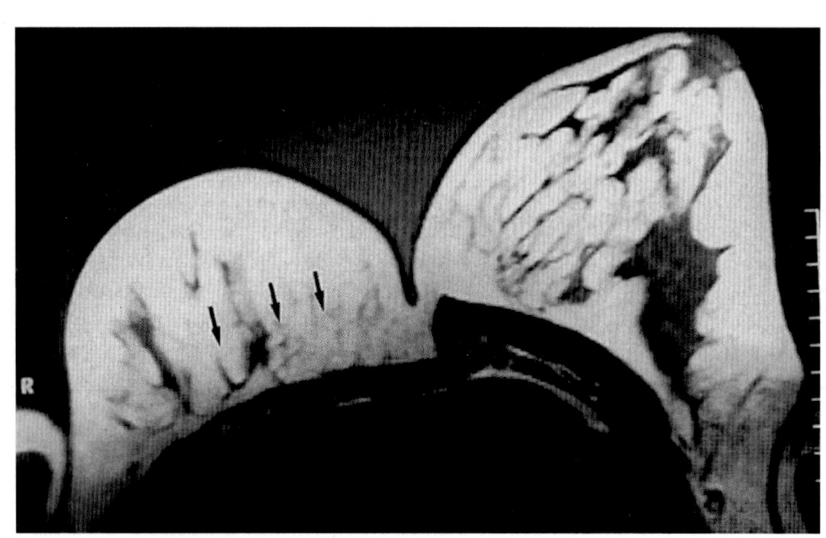

图85-8 肌肉发育不全。横断位T1加权自旋回波MR图像显示由Poland综合征引起的单侧胸大肌（箭头）发育不全和同侧乳房发育不全。

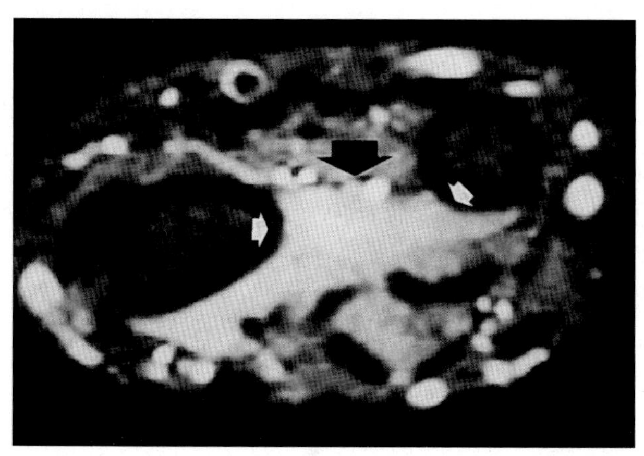

图85-9 亚急性去神经交配。横断位脂肪抑制T2加权快速自旋回波MR成像显示因累及骨间前神经而引起的旋前方肌（箭头）亚急性去神经交配导致的高信号强度。

最常见的变异是起于喙肱肌末端附近并附着于肱二头肌肌腱或肱肌上的肱骨附属变异肌肉。或者，附属变异肌肉起于肱二头肌内侧越过肱动脉附着于内侧肌间膜或内上髁。肱动脉也可穿过这块肌肉或其肌腱，从而为肱动脉的压迫提供一个潜在位置。而另一种变异是肱二头肌的第三个头起于远侧三角肌腱区域，并附着于肱二头肌腱膜或旋前肌的尺侧头[26]。这种附属肌肉可特征性地见于掌长肌缺乏的人，它可能会对正中神经产生压迫，尤其是在前臂旋后时。

（3）旋前圆肌。典型的旋前圆肌有肱骨头和尺骨头，且在95%的人中正中神经从两者之间穿过[14]。该肌最重要的变异是从邻近的髁上突起或连接髁上突起和内上髁之间的韧带开始扩展。甚至在髁上突起缺失的情况下，附属的旋前圆肌束可能起于肱骨、上臂筋膜或邻近的肱二头肌和肱肌。在这些情况中，正中神经和肱动脉的病变可能会深入到附属肌肉内并引起旋前肌综合征。旋前肌综合征指上臂远端或前臂近端的正中神经受到压迫。患者的常见表现是旋前圆肌疼痛和压痛，前臂掌侧筋膜室内肌肉无力以及大拇指和食指麻木[27-29]。

（4）肘滑车上肌。在大多数人中，肘管支持带构成了肘管的顶部，它的作用是维持尺神经的位置[30]。在5%～25%的人群中[14,30,31]，肘管的顶部由肘滑车上肌构成，肘滑车上肌始于肱骨内上髁止于鹰嘴（肘管支持带可能是肘滑车上肌成长中的残余）。肘滑车上肌可向后压迫尺神经到肱骨内上髁，从而导致尺神经病变[32-35]。

（5）掌长肌。在通常情况下，掌长肌始于肱骨内上髁，附着于掌腱膜；在前臂近侧为肌肉，而在前臂远侧为肌腱。掌长肌是人体中变异最大的肌肉之一[14]。掌长肌的变异可能包括附属肌肉、分叉、不同的起点（如始于肱二头肌、肱肌、纤维束、冠突）、不同的附着点（如附着于尺侧腕屈肌、豌豆骨、第四指骨中节）、不同的肌腹位置和形式（如远侧为肌肉而近侧为肌腱，肌肉贯穿全长、二腹）以及完全性发育不全（占人群3%～16%）。在临床上，一个不规则、肥大的掌长肌可能类似于软组织肿块[36]。掌长肌也可进入腕管或Guyon管，在里面分别压迫正中神经或尺神经[14,18]。

（6）指浅屈肌。指浅屈肌的变异相对少见，但可能有很多种形式[37-42]。异常指浅屈肌肌腹可能会引起腕管综合征，或表现为手掌的掌侧面或食指基底部的假肿瘤。这种变异只要注意就可观察到：在腕部或第二掌骨水平的指浅屈肌肌腱内出现肌肉组织。MR成像可以描述这种变异的范围，在选定的病例中有利于手术切除时的术前设计[41,42]。

（7）指短伸肌。手部伸肌和肌腱的变异并不罕见[43,44]。在1%～3%的人群中，指短伸肌是手背部的一块附属性肌肉[45,46]。它常常起于桡骨远端和桡腕韧带背侧，附着于食指，或者在更少的情况下附着于中指。偶尔可引起腕背侧疼痛[43]或临床上类似于腱鞘的结节、巨细胞瘤或腱鞘炎的病理改变[43,47-49]。

（8）蚓状肌。4个典型的蚓状肌分别始于各自的指深屈肌腱，并在指骨近节附着于相应的伸肌[47]。大约有20%的人存在有变异[14]。当蚓状肌始于腕管内时就会出现变异（流行率为2%）[16]，这种变异可引起腕管综合征。为了准确诊断蚓状肌这种变异的近侧起点，手指必须伸展开。当手指弯曲时，可观察到蚓状肌在腕管内处于正常状态[50]。

（9）附属小指展肌。在24%的腕部可出现附属小指展肌[16,51]。常见的起点部位包括屈肌支持带、尺侧腕屈肌腱和掌长肌腱。这种变异肌肉往往在第5指骨近节附着于小指展肌[47]。附属小指展肌可能会压迫其下面的尺神经或正中神经，尤其在肥大时。

（10）Guyon管内的变异肌肉。在腕尺侧管（Guyon管）区域，22%～25%的人可发现存在有变异肌肉，并且大约2/3的人为双侧变异[52,53]。这种变异可能与尺神经压迫有关。横截面成像技术，尤其是MR成像可以很好显示[54]。

在Guyon管区域的变异肌肉，也可能是远侧尺动脉创伤性血栓的诱发因素，如著名的小鱼际震荡综合征[55,56]。小鱼际振荡综合征在运动医学文献中被广泛提及，它可能由偶发性创伤或重复性微小创伤造成[57,58]。在运动员或手工劳动者中，变异肌肉（如附属掌短肌）的收缩可能会压迫尺动脉造成内膜损伤，这样就会导致动脉血流速度减慢从而容易形成血栓。对这些患者进行MR成像检查可发现，这种变异肌肉深入到掌短肌在钩骨钩水平形成一个围绕尺动脉的悬带。常规动脉造影或MR动脉造影可用于显示Guyon管内和管腔内血栓区域尺动脉的特征性螺旋样结构[55,58]。治疗包括变异肌肉的减压、尺动脉内血栓部位的切除以及进行自体血管移植。据报道，术后的预后很好。

2.下肢——骨盆和腿

（1）梨状肌。梨状肌通常起始于第二骶椎至第四骶椎水平的骶骨前外侧面，附着于股骨大转子的上面。梨状肌大部分填充在坐骨切迹内。该肌肉与坐骨神经及臀上、臀下和阴部神经血管束联系非常密切。在大约85%的人群中坐骨神经在梨状肌的下方穿出。有些人的坐骨神经在梨状肌的近侧分成胫神经和腓神经，坐骨神经或其分支也可能会在梨状肌中穿过（流行率为10%）。梨状肌最常见的变异是分成两部分。这种独特的变异通常与其附近的坐骨神经分支有关，可使压迫性神经病变的发生率增加[14,59,60]。

梨状肌综合征是指由于梨状肌位置变异使坐骨神经受压迫而引起的症状和体征。对梨状肌进行触诊时可出现局部压痛和坐骨神经痛[61,62]。臀和腿部疼痛可能在髋关节屈曲、内收和内旋时加重[61,63]。诊断梨状肌变异和肥大的主要检查方法是CT和MR成像[64~66]。这些影像技术也有助于评价在这个部位由其他原因引起的压迫性神经病变，例如血肿[67]、骨化性肌炎[68]、肿瘤[69]、炎症和臀下假性动脉瘤[70]。虽然利用MR成像的信号强度改变可反应急性或亚急性坐骨神经炎，但目前的成像技术仍很难查出创伤后的粘连物[61]。治疗包括物理疗法、注射治疗[71,72]、梨状肌腱松解和坐骨神经松解术。

（2）腓肠肌。在大约3%~5%的人群中，腓肠肌的第三个头起始于股骨的腘面[14]。通常认为腓肠肌的第三个头加入到中间头是造成神经血管压迫的原因（虽然外侧头也可能会牵涉在内）。跖肌的变异也被作为腓肠肌的第三个头描述。正常情况下，跖肌绕过跟腱的内侧附着于跟骨的内侧面[73,74]，在内外侧头的交汇处加入腓肠肌。或者，变异的跖肌走行在腘动脉和腘神经之间，这可能会造成潜在性压迫。

腘窝处的变异肌肉可能会导致间歇性跛行、动脉淤滞、动脉瘤、静脉淤滞及神经功能损伤。腘动脉压迫是指腘动脉及其相邻肌肉的变异解剖关系，包括腓肠肌的第三个头和腓肠肌内侧头的异常踝间起点[75~76]。这种综合征在年轻人中可表现为逐渐加重的间歇性跛行，可通过此特征性症状加以诊断。

诊断性影像技术可用于鉴别腘动脉的偏移、评价腘动脉狭窄或观察压迫腘动脉的解剖结构。无论是常规动脉造影技术还是MR动脉造影技术，都可以有效地显示损伤部位的长度并证明侧支循环的存在。但是如果单用常规动脉造影技术则不能很好地显示腘动脉外部压迫的原因。如果选择对腘动脉压迫患者进行气囊血管成形术，成功的可能性很低，因为造成压迫的外部原因没有清除[75]。

MR成像加上MR动脉造影可以对腘窝处的腘动脉和任何变异肌肉提供直接的显影。MR成像也可在主动跖屈对抗时进行，这可能会造成变异肌肉引起的动脉压迫。这种加压技术可能会在梯度回波成像中显示出腘动脉流动信号的消失，从而诊断出静态MR成像不能识别的腘动脉压迫性损伤[78]。治疗包括腘动脉手术减压和变异肌肉的切除[79]。

3.下肢——踝

踝部的附属肌肉相对比较常见（表85-2）。4种最常见的变异或附属肌肉包括第四腓骨肌、附属趾长屈肌、附属比目鱼肌以及腓跟内肌。后3块肌肉

表85-2 常见的踝关节周围肌肉变异

肌肉	发病率（%）	附着部	相关变异	作用
第四腓骨肌	10~22	跟骨外侧	腓短肌腱纵向断裂	切取用于外踝重建
附属趾长屈肌	2~8	足底方肌：趾长屈肌	跗管综合征	固定深面的跗管内屈肌支持带
附属比目鱼肌	1~6	跟骨上部或内侧，跟腱	跗管综合征肌肉拉伤，假瘤	固定浅面的跗管外屈肌支持带
腓跟内肌	1	跟骨内侧跗管综合征	跗管综合征	固定深面的跗管内屈肌支持带

都位于踝关节的内侧面，可能会压迫跗管内的胫神经，引起跗管综合征。其他原因引起的跗管综合征更常见，例如鞋不合适、石膏管型过紧、神经节囊肿、肿瘤、腱鞘炎、纤维化、趾长屈肌肥大、骨三角扩展或后足畸形[80-83]。跗管综合征病因的准确诊断对治疗计划有很大影响。由变异肌肉引起的跗管综合征的治疗方法包括变异肌肉的切除、跗管的切开和胫神经松解术[84]。

（1）第四腓骨肌。第四腓骨肌是位于小腿下部的附属肌肉，发病率为10%~22%[85-87]。虽然它的变异很多，但通常情况下始于腓骨短肌从后内侧向下至腓肌腱[87]。第四腓骨肌最常见的止点是跟骨外侧面的距骨后突起[86]或腓骨结节[87]；有时也会附着于腓长肌腱、腓短肌腱和骰骨上，但较少见。

第四腓骨肌的临床意义是双重的。首先，它可能会造成踝关节侧面狭窄（“后踝冲突”）或腓骨肌上支持带的松弛，从而可能引起腓短肌腱的纵向撕裂[85,88,89]。其次，第四腓骨肌可用于踝关节外侧面的重建，尤其是在腓骨肌腱脱位或韧带重建时[87,90]。

（2）附属趾长屈肌。附属趾长屈肌也称为趾长屈肌副肌，是踝关节附近第二常见的肌肉变异（发病率2%~8%）[19,91-93]。它可能始于趾长屈肌、比目鱼肌、屈肌支持带、胫骨或腓骨。附属趾长屈肌通常从趾长屈肌的后面穿过，沿胫侧血管神经束后面走行，通常以肌肉结构穿过胫管，附着于足底，常在足底方肌或趾长屈肌腱还未分开的部分。虽然附属趾长屈肌通常无症状，但可能是跗管综合征的潜在病因[84]。

（3）附属比目鱼肌。正常情况下比目鱼肌主要起始于胫腓骨干的近侧1/3并附着于跟腱。大约16%的人还会出现附属比目鱼肌，该肌始于相邻的胫骨、腓骨或者比目鱼肌的前部。附属比目鱼肌通常走行在跟腱的前面、跗管外面屈肌支持带的浅面。这种肌肉可能附着于跟腱、跟骨上面或内侧面[94-97]。MR成像可用于显示比目鱼肌的变异范围，这会影响小腿软组织缺损患者的手术选择[98]。

尽管附属比目鱼肌的发生是先天性的，但患者出现症状的年龄往往在10~30岁[99]。在拉伤时，这块肌肉成为临床注意的焦点[100]，它可能造成压迫性神经病变[101]或者表现为软组织肿胀[102]或出现肿块[103,104]。附属比目鱼肌在运动时也会疼痛[97,105]，很可能是由于闭合性筋膜室缺血造成的[103,106]。MR成像被认为是首选的诊断技术，它可以根据特征定位、形态学以及信号强度对附属比目鱼肌引起的症状做出解释（图85-10）。在保守治疗无效的情况下，该影像可在筋膜切开术或附属肌肉切除术时协助制定术前计划[107]。

（4）腓跟内肌。腓跟内肌是很罕见的小腿后侧肌肉，常见的起点在腓骨远端的内面，在跗管内下行并附着于载距突远侧跟骨小结节。腓跟内肌可能取代了趾长屈肌内侧的位置，并因此可间接压迫血管神经束[108]。

第二节 影像技术

除了协助正确诊断外，应用影像检查的目的是确定病变的位置、大小和范围，以便于做出治疗计划和预后评估。本章将系统复习各种影像检查技术的优势和不足。重点描述肌肉组织的影像学特点。

一、检查技术的回顾

X线检查是相对经济的检查方法，适于检查患者肌肉中透X线性出现异常的疾病。X线片有助于确定透光度异常病例的正确诊断，包括：异位骨化，提示肌肉内血管瘤出现的静脉石，发现可能导致肌肉肌腱供血不足的撕裂性骨折。

CT可提供X线异常部位的横截面影像，增强诊断的正确性。CT扫描时，正常肌肉的平均密度约为55~75HU（标准偏差为10~25HU）[109]。CT在描述软组织中矿物质分布和评价皮质骨偏心侵蚀时非常优越。CT和超声检查在引导肌肉中病灶的抽吸和活组织检查中已得到应用广泛。

在鉴别囊肿和实质性病灶时，超声检查被广泛地认为是相对快速和经济的方法。超声还可以在动力学操作中评估肌腱疾病，可引出症状和明确诊断（如肌肉和肌腱的断裂、肌肉通过筋膜缺损突出形成的疝）。能量多普勒超声技术还可用于检查在运动后肌肉内血流量的变化情况[110]。能量多普勒和超声对比剂的潜在价值可能现在还未充分认识到。可是，当前超声检查技术仍然是依赖操作者的技术，这限制了其在软组织对比和穿刺中的应用。

用^{99m}锝亚甲基二膦酸盐注射液（^{99m}TC-MDP）作显示剂的闪烁扫描法可发现很多肌肉疾病。引起放射性药物骨外聚集的机制包括细胞外液膨胀、钙浓度升高、血管分布和血管渗透性增加。软组织对^{99m}TC-MDP的摄取无特异性；这也可见于肿瘤、炎症、缺血、创伤（如骨化性肌炎）或激素（如甲状

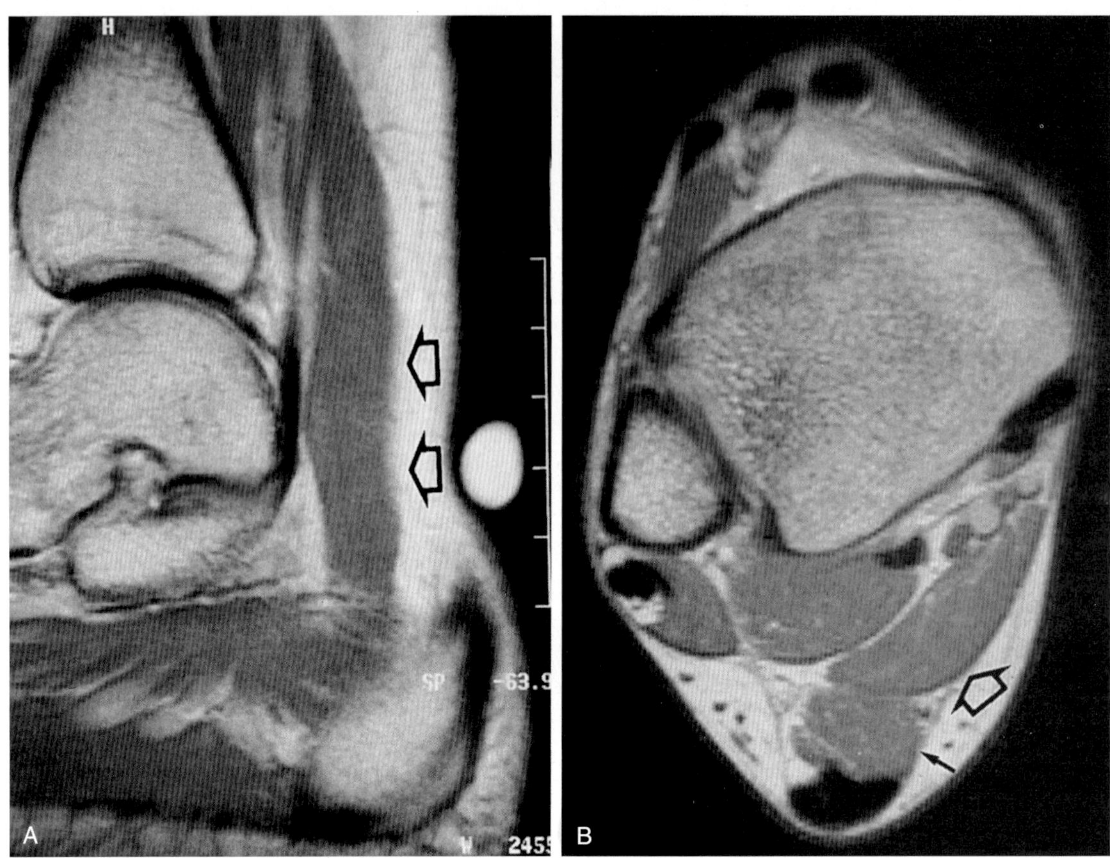

图 85-10 附属比目鱼肌。矢状位（A）和横断位（B）中等加权自旋回波 MR 成像显示正常比目鱼肌（小箭头）前内侧出现发育正常的附属比目鱼肌（空心箭头）。

旁腺功能亢进）异常[111]。

MR成像是一种常用的肌肉疾病影像检查方法。其优点包括极佳的软组织对比效果、多平面断层成像展示以及无电离辐射。与CT不同，MR成像不需要碘酸盐对比剂，对邻近的皮质骨无射束硬化假影。肌肉的MR成像检查的临时指征在表85-3中列出。MR成像在诊断异常变化的便利之处在于其可以确定肌肉改变的大小、形状或信号强度。因为MR成像技术是当前检查影像设备中最新、最昂贵、技术含量最高和最有效的影像检查设备，所以在此对MR成像技术在肌肉组织检查中的应用作一简单介绍。

表 85-3 肌肉的MR成像检查指征

在紧急情况下为最初的正确治疗提供快速准确的诊断
在无明确创伤史的患者中评价软组织肿块
评估不常见肌肉疼痛的来源（例如间歇性肌肉症）
调查神经病的潜在性结构原因
评估感染的范围和类型
确定疾病的位置和范围，尤其是在活组织检查之前

二、磁共振成像——技术上的考虑

用于评价肌肉骨骼系统的MR成像方案差异很大[112,113]。这些技术上的差异由很多因素引起，包括患者的个体表现、各种脉冲序列的体内过程和MR设备。例如，线圈的选择（如体、头、膝或表面线圈）由可满足任意患者需要的视野和可利用的线圈类型决定。视野应该大到足以评价所有需要检查的区域，但通常不需要扫描无症状的对侧肢体。后面这条原则的例外情况可能还包括在最初的MR图像上未检测到任何异常的病例[114]。无论选择何种技术参量，在任意可触到的肿块或灶性压痛区的皮肤表面都应该做上标记。

1.成像平面

矢状面和冠状面通常近似于肢体肌肉的长轴。这些纵向成像平面在描述肌腱异常的上下范围与骨性标志的关系时很有用。这种纵向成像在展示肌与肌腱同撕裂性骨折之间的关系时也很有优势。矢状位图像在评价肢体前面和后面的异常时尤其有价值。

冠状位图像在评价内外侧异常时用处最大。肢体的经轴位图像便于评价肌肉的横断面、筋膜室和神经血管结构。

2.脉冲序列

T1 加权（短 TR/短 TE）自旋回波 MR 成像在描述肌肉包含物（例如脂肪和血液）时显示有较好的信噪比。例如，冈上肌腱慢性撕裂后，T1 加权像可最佳显示脂肪渗透和随冈上肌的萎缩而发生的体积减小。这种萎缩，常为肩袖修复失败所致[115-117]。T1 加权像也可显示特征性的高信号强度伴其他肌肉异常，包括：容易分辨的含脂肪肿瘤，亚急性出血性损伤的亚铁血红蛋白，容易区分的转移性黑色素瘤中的黑色素[118,119]，坏死性肿瘤的蛋白质碎片[120]，钆对比剂的顺磁效应以及各种 MR 伪影（例如流空现象，线圈伪影）[121]（图 85-11，表 85-4）。（由于钙化[122]或示踪剂如锰[123]留在非肌肉组织中所引起的 T1 信号增强。）尽管有以上优点，但 T1 加权像在诊断肌肉中液体成分的异常时并不敏感，这种异常出现在运动、外伤和各种疾病状态。

T2 加权（长 TR/长 TE）MR 图像常用快速自旋回波技术获得。相比于常规自旋回波技术，快速自旋回波技术具有成像时间缩短、运动量伪影少以及患者接待人数多的优点。在临床上对肌肉进行成像检查时，随回波信号长度的增加，空间模糊效应开始变得更显著，但通常不会对影像产生负面影响。快速自旋回波技术应用多次重聚焦脉冲的优点在于可减少以前进行过局部手术部位的金属伪影的影响。肌肉在T2加权像上出现高信号强度和低信号强度的

表 85-4 肌肉中 T1 增强的原因

原因
常见原因
脂肪沉积
肌肉萎缩（例如，废用性，慢性肌腱断裂，慢性去神经病变，非急性肌肉外伤或医源性损伤）
脂肪性肿瘤（例如，肌肉内脂肪瘤）
异位骨化（松质骨部分）
血肿——亚急性（因为高铁血红蛋白的原因）
放射性核素钆为基础的对比材料
核磁假影（例如流空现象，线圈假影）
不常见原因
蛋白质（例如在坏死区域）
黑色素（例如在转移性黑色素瘤）

常见原因分别见表 85-5 和表 85-6。局灶性肿块样区域的异常信号强度原因见表 85-7。

正常的成人肌肉中最少含 5% 的脂肪[124,125]。在用频率选择技术来抑制脂肪的信号后，中等加权和 T2 加权快速回波 MR 成像对水肿、液性聚集、出血的大部分时相以及大多数肿瘤的出现都变得非常敏感。脂肪抑制技术的缺点包括：对磁场的敏感度不均匀，低场强扫描器不可靠[126]，错位伪影[126]，和低信噪比[127]。

其他的常用抑制脂肪信号技术，如快速自旋回波反转恢复成像，同样对明确病灶有良好效果。这种成像技术可进行相对可靠和统一的脂肪抑制，甚至在解剖区域有含气分界面（如颈、踝）或者不适宜用精细线圈的肢体。但是，在脂肪组织中所见的信号抑制不完全具有特异性。例如，当其T1 弛豫时间

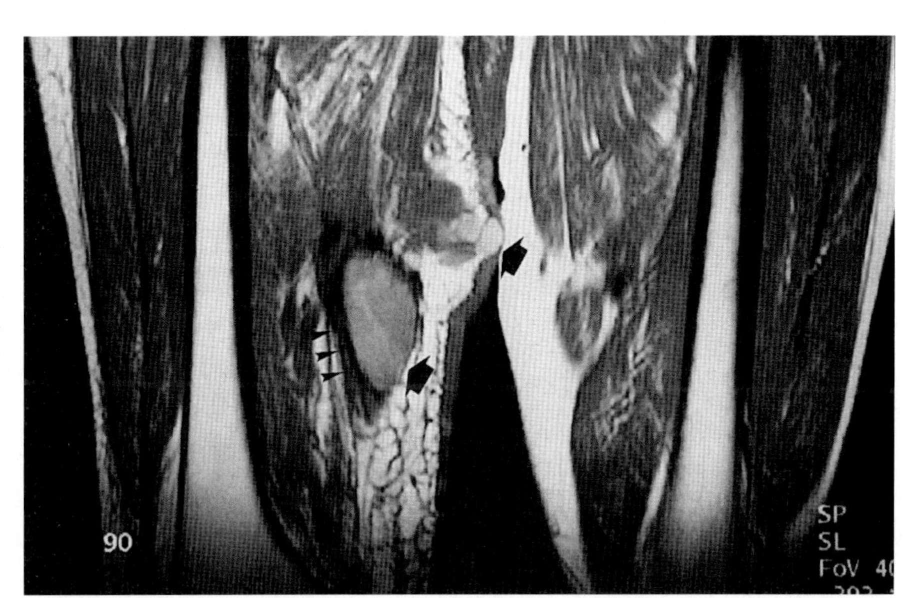

图85-11 高强度T1信号。转移性黑色素瘤和软组织内出血患者的大腿冠状位T1加权自旋回波MR成像显示有外生性圆形高信号强度区（箭头）。其周边的低信号强度区提示为含铁血黄素（三角箭头）。

表 85-5 肌肉中 T2 增强的常见原因

损伤的种类	举例
肌肉用力	锻炼（短暂性生理性发作）
创伤——直接或间接的	肌肉拉伤，DOMS，挫伤，早期骨化性肌炎，出血
供血不足	筋膜室综合征，深静脉血栓，镰状细胞危象
炎症——感染	细菌性肌炎，包涵体（病毒）肌炎
炎症——自身免疫	多肌炎，皮肌炎，肉状瘤病
亚急性去神经病变	诱发的神经病
医源性	手术后血清肿，放疗，经皮注射
浸润性肿瘤	淋巴瘤
肌细胞死亡	横纹肌溶解

DOMS，迟发型肌肉酸痛。

和脂肪近似时，亚急性血肿的信号可能会被抑制[126]。

记住这些技术因素后，就可对每一位患者进行适当的检查。作为绝对最小值，每个 MR 图像最少要包括两个垂直平面和脉冲序列。至少有一个脉冲序列要应用脂肪抑制技术。例如，用 1.5T MR 装置检查股直肌可能存在的撕裂伤时，使用 4 个脉冲序列的简略组合可包括：矢状位 T1 加权像和快速自旋回波反转恢复成像，随后为横断位中等加权或 T2 加权快速自旋回波成像，伴或不伴频率选择性脂肪抑制。采用比较长的 TR（2000~3000ms）和短的 TE（25~40ms）进行的高分辨率快速自旋回波中等加权序列在描述横断面上的解剖结构时很有价值。这些图像可直接与采用长 TR（3000~4000ms）和中等 TE（40~60ms）脂肪抑制技术获得的相应图像进行比较。在不损失信噪比的条件下，这些脂肪抑制图像经充分 T2 加权，可在适量时间内确定肌肉和其他结构中的病理改变[20]。

3.补充技术

（1）梯度回波成像。T2 加权梯度回波序列会增强某些顺磁效应。这种效果可能提示血黄素、金属异物或气体的存在，从而有助于鉴别诊断。（这些顺磁性效应的确十分明显，以至使低分辨率定位图像也足以显示出这些与众不同的表现。）一些梯度回波技术对某些组织的分界面显示清晰，例如肌肉与脂肪间的分界面。快速梯度回波成像具有高的时间分辨率，可显示肌肉的解剖学和病理学改变。例如，肌肉在 MR 检查期间收缩，可显示为断裂肌肉的回缩或通过筋膜缺损的肌肉疝。电影 MR 成像可能便于受压性神经病变（如由于增大的附属比目鱼肌引起的跗管综合征）的诊断[128]。

表 85-6 肌肉中局灶性或多灶性 T2 低信号的常见原因

钙化（例如代谢性或肿瘤性疾病）
异物（例如手术前或手术后遗留的微小金属制品）
气体（例如创伤后或感染性疾病）
血黄素（例如陈旧性出血）
磁共振伪影（例如管道的流空现象）

表 85-7 累及肌肉的局灶性肿块样损伤的常见原因*

损伤的种类	注解和举例
肿瘤	原发或转移性肿瘤
炎症——感染	脓肿，寄生虫感染
炎症——自身免疫病	肉状瘤病（结节型）
创伤——直接或间接	断裂肌肉回缩，非急性骨化性肌炎
肌细胞死亡	肌坏死

*这些异常多伴有与肌肉内邻近局灶性肿块样病灶部位的弥漫性信号强度异常区域。

（2）钆增强。在静脉内注入放射性核素钆作为对比剂通常不用于肌肉疾病的诊断。肌肉有新发创伤、炎症或肿瘤侵袭时，在脂肪抑制 T2 加权或快速自旋回波反转恢复成像中通常很明显。例如，应用对比剂后图像可能在肿瘤和周围水肿之间出现增强，但这种差别可能没有多大实用价值，因为肿瘤周围水肿被认为是肿瘤周围反应带的一部分，在手术时将和肿瘤一并切除[129]。

用钆作对比剂在区分实性肿块和囊性肿块时很有帮助。另外，非增强区域的认定有助于辨认那些已超出自身血供能力（治疗前）的坏死性肿块，指导选择适当的组织检查部位以进行病理学分析，并记录治疗后出现的治疗反应。而且在肌肉团块内增强结节的出现，常提示肿瘤的可能性要比血肿的可能性大[130]。然而，在静脉内注入对比钆后观察增强的肿块性病灶时，必须注意识别 3 个潜在的诊断误区。首先，对比增强可出现在血肿的纤维血管组织，这就增加了与肿瘤区分的潜在困难[131]。第二，钆扩散到液性间隙（如血肿或脓肿）较为缓慢。因而，在对比剂注入后应该迅速扫描，以免在团块内出现增强而误认为病灶为实质性肿块。第三，在黏液性肿块（例如肌肉内黏液瘤，黏液样脂肪肉瘤）可见微小或轻度增强，这样可能会与囊性或有囊性成分的肿块相混淆[114]。

有时，静脉内注入放射性核素钆有助于判断运动员的肌肉损伤。当在临床上怀疑有肌肉损伤，但在T2加权和快速自旋回波反转恢复序列上无法识别时，建议使用对比增强的T1加权像。在注入放射性核素钆后，断裂的肌肉纤维可能会更明显，尤其是有广泛性出血和水肿时[132]。据报道，专业运动员肌肉拉伤在T2加权和快速自旋回波反转恢复像上无法识别，但在对比增强的T1加权像上可见[133]。另外，对比剂的使用有助于确定小腿骨膜或后侧深筋膜室肌肉的异常信号，其发生可能是由于静脉流出减弱所致[114]。

（3）运动增强。肌肉活动后，T2信号强度急速升高[135]，这就是运动增强。这种强度增加是由运动后局部肌肉内水分增多所致，其大部分为细胞外液[136,137]。（肌肉中的细胞外水分为长T2信号，而肌肉中的细胞内水分为短T2[138,139]。）信号强度的改变部分是由乳酸盐引起的摩尔渗透压浓度增加所致，可能与血流大小有关[140-142]。

当前，这种MR技术很大程度上为试验性质的。运动介导的肌肉信号强度改变的潜在应用范围包括：判断运动时是否达到最佳训练和理疗项目中的肌肉恢复。例如，当比较训练过和未训练过运动员时，MR成像通过显示由运动介导的T2信号强度改变的程度、范围和部位来记录肌肉恢复时的差别（图85-12）[143]。另外，在完成训练项目后MR成像显示：使用较少数量肌肉执行一个既定动作时[144]，运动介导的肌肉T2高信号强度减低[145]。

在以前的一些报道中，运动增强常用于研究有周围血管病和各种肌病的患者[146,147]。在周围动脉有闭塞性疾病的患者中，可检测到活动肌肉的T2弛豫时间异常。周围血管疾病常引起由于血供不能满足运动肌肉的需要而导致间歇性跛行。随后，肌肉内出现运动后充血。通常认为这种肌肉充血在T2加权像上显示为高信号。T2弛豫时间的改变与间歇性跛行的临床发作和缓解极为符合。用旁路手术或经皮血管成形术有效治疗后，肌肉中T2弛豫时间的增加比治疗前所观察到的要小[147]。

第三节 病理状态的成像

累及肌肉的局部和系统性疾病有很多种。常见的疾病包括创伤性肌肉损伤及其后遗症、局部缺血和坏死、炎症和感染、先天性和遗传性疾病以及肿瘤（在第77章详细讨论）。尽管这些疾病中某些疾病有相似的影像特征，影像检查仍然有助于临床鉴别诊断：排除其他可能的疾病；明确病灶的位置、范围和疾病的严重程度；预测疾病的预后以及与疾病相关的可能并发症，确定是否取活组织检查或提示手术治疗；在有指征时，指导活检或手术的类型和位置。在药物或手术治疗后，影像还可用于评价治疗效果。

一、肌肉损伤

肌与肌腱单位可能会被撕裂、拉伤、劳损、挫伤、割断或失神经支配[148-151]。各种医源性损伤［例如与肌肉注射（图85-13）、活检、辐射、手术和药物或化疗有关的损伤］在本书其他部分讨论。

1.撕脱伤

患者的年龄会影响骨-肌腱-肌肉复合体损伤的位置。在儿童和青少年中，这个复合体链上最薄弱的连接是骨突的生长平台。骨盆因其有很多骨突，是撕脱性损伤的好发部位。撕脱性损伤患者中有1/3为多发性损伤，撕脱的最常见部位是坐骨体结节。在青春期到25岁间，由于坐骨结节与坐骨尚未融合，这种类型的损伤在X线片上很容易辨认。移位的撕脱骨折碎片在X线片上很容易识别。然而，在骨突性撕脱伤基本没有移位或骨突还未骨化时，建议在儿童中不要行X线拍片检查。在这些病例中，先进的影像检查技术（例如MR成像）可能会很有帮助。在亚急性或慢性情况下，潜在的撕脱伤可能类似于肿瘤性或感染性病灶，尤其是没有创伤史[151]。了解连接到骨的主要腱性连接是正确诊断所必不可少的，这样可以避免误诊为表面骨肉瘤或骨软骨瘤。

非移位骨突性撕脱伤通常用保守治疗即可治愈。当新近的骨突性撕脱伤移位超过2cm时，可能需要考虑手术。对一些伴有陈旧性撕脱伤的患者来说，畸形愈合或肥大碎片的手术切除可能会减轻疼痛[152]。

2.拉伤

肌肉与肌腱的拉伤或撕裂是过度牵拉所致，尤其是肌肉在运动状态时。典型损伤发生在强有力的肌肉收缩同时伴有肌与肌腱单位的被迫拉长时。拉伤好发于绕过两个关节的肌肉，在快转换肌纤维中发生率较高，并会发生偏心性收缩（即，在收缩时拉紧）。最常见的拉伤肌肉是腘绳肌、股直肌和腓肠

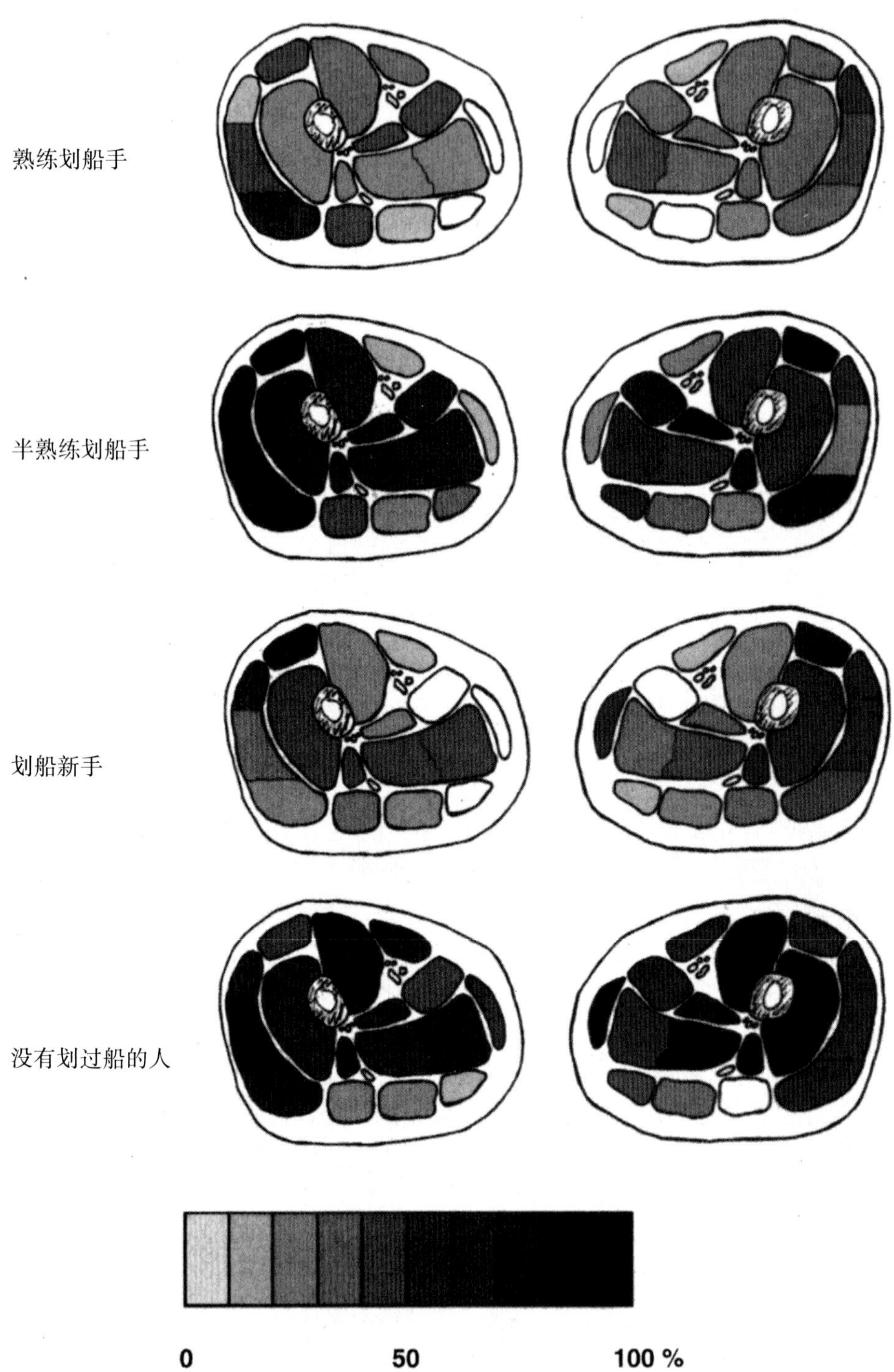

图 85-12 MR 成像的运动增强。灰阶图显示在运动的不同时期，划船运动员上臂肌肉均匀的信号强度改变。（From Green RAR, Wilson DJ: A pilot study using magnetic resonance imaging to determine the patterns of muscle group recruitment by rowers with different levels of experience. Skeletal Radiol 29:196, 2000.）

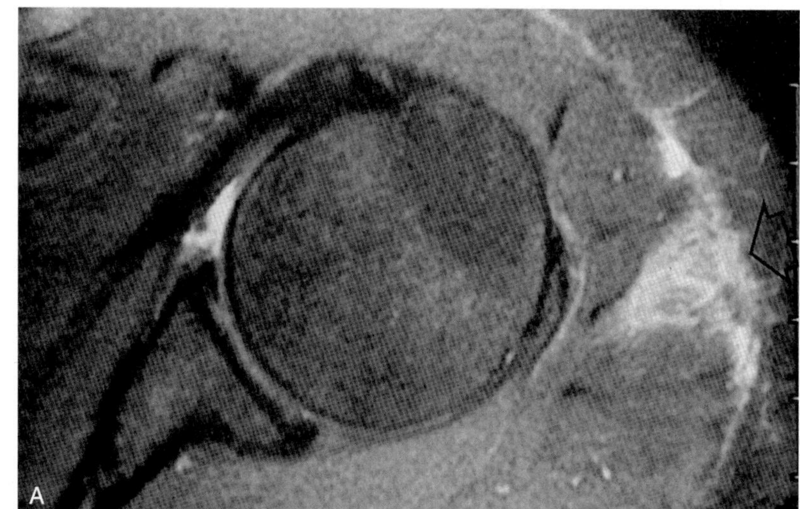

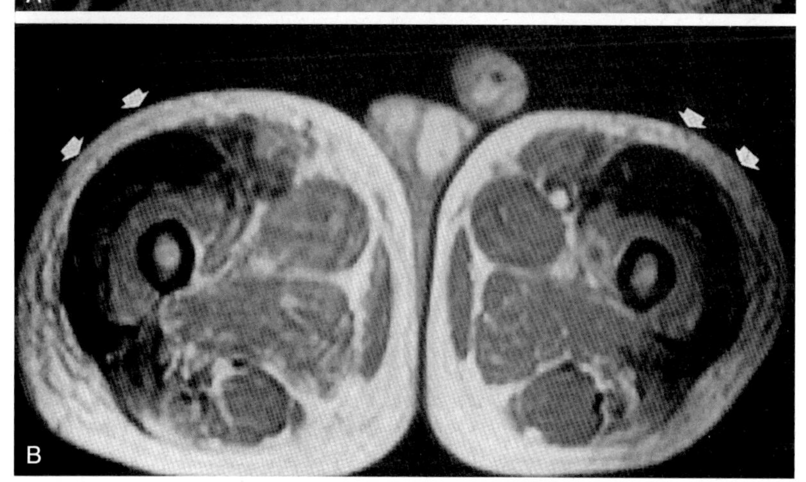

图85-13　肌肉内注射：两名患者的MR成像。

A　肩部的横断位脂肪抑制中等加权快速自旋回波MR图像显示高信号强度（箭头），因为其近来在三角肌实施了治疗性注射。

B　横断位中等加权快速自旋回波MR图像显示在一名滥用药物者前表面双侧肌筋膜室（箭头）呈低信号强度，患者在静脉注射失败后长期在肌肉内注射违法药物。在T1和T2加权MR图像上出现新月形低信号强度区，推测其与纤维化相符合，可能是其含铁血黄素成分。

肌。某些未跨过两个关节肌肉的异常收缩也可导致拉伤。这些肌肉中最常见的是内收肌，尤其是长收肌（图85-14）[12,153-156]。

在成人中，任何正常的肌与肌腱单元，其最薄弱点都位于肌与肌腱的结合处。在很多老年人中，肌与肌腱单元是不正常的，而不是由于病变，如肌腱炎所致的减弱（图85-15）。在这种病例中，肌与肌腱单元的负荷过重时，可能会导致异常的肌腱生物力学改变[157]。单纯的肌腱损伤患者通常比肌与肌腱结合处有拉伤患者的恶化期短，预后较好[158]。如前所述，在未成年人骨骼中生物力学最薄弱的连接位于骨突的生长处。

拉伤的程度可根据损伤的范围分级，从轻度（一度）到中度（二度）和重度（三度）。这种分类系统便于交流和研究。例如，对431名专业足球运动员的回顾性研究中[159]，324名（75%）有一度的拉伤，107名（25%）是二度或三度的损伤，58名有严重的损伤，其腘绳肌有分离和可触摸到的缺损。这些结果显示轻度拉伤较重度拉伤常见。但是，肌肉拉伤的临床分类常描述为“难以应用、很适用、可靠应用”[159]。另一些分类方法还考虑了拉伤位置（即，近端肌腱、肌腹或远端肌腱）和拉伤范围（即，无可触知缺损的弥散性损伤还是有可触知损伤的分离性损伤）[159]。

（1）一度拉伤。轻度拉伤的特征是肌肉或肌腱的轻微损伤，典型的轻度损伤肌纤维断裂少于5%。临床中，未观察到长度或活动范围上的明显缺失。在急性情况中，位于肌与肌腱结合处的水肿和出血在T2加权像或快速自旋回波反转恢复MR成像（图85-16和85-17）上产生局灶性或弥散性高信号强度。这些水肿和出血可能会沿肌束分布，产生羽毛状边缘。另外，高信号强度的筋膜周围液体边缘可能会沿肌腹或肌群分布。筋膜周围液体或水肿很常见，在运动员急性局部性撕裂伤中出现率高达87%[160]。出现

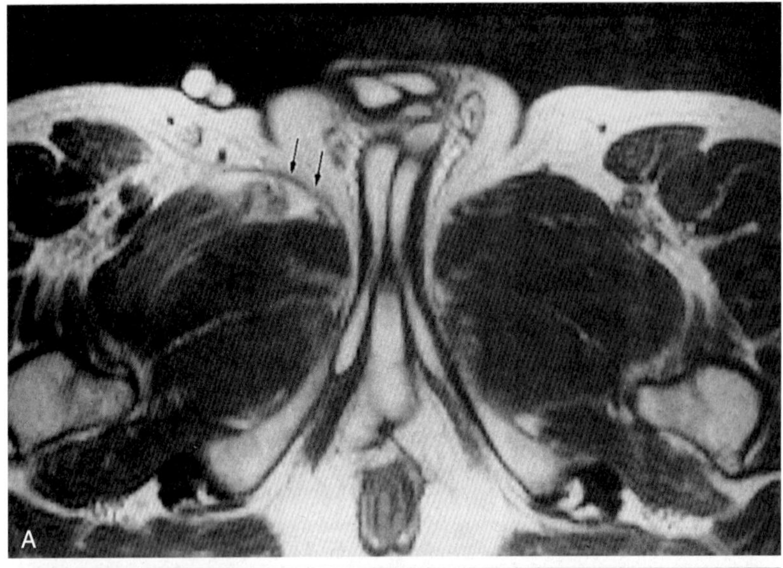

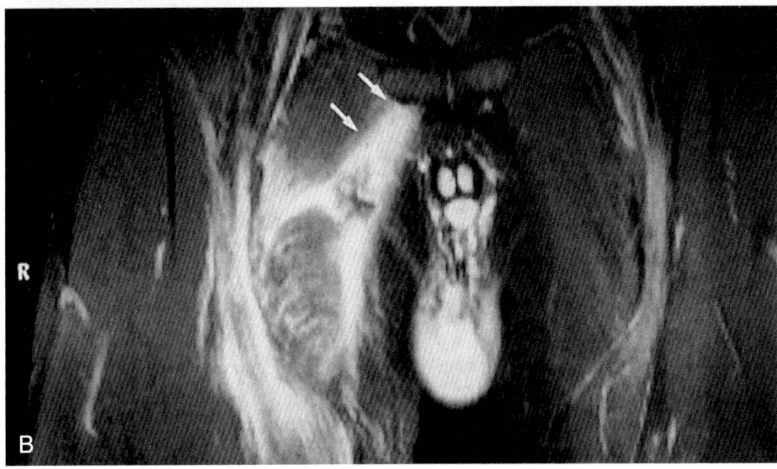

图 85-14 内收肌拉伤。横断位快速自旋回波T2加权（A）和冠状位脂肪抑制T2加权快速自旋回波（B）MR成像显示回缩的长收肌三度撕裂伤（箭头）。

一度拉伤的肌肉或肌腱没有结构上变形。剧烈运动引起的疼痛和影像异常在适当休息后可消失。

（2）二度拉伤。中度拉伤可定义为部分厚层的撕裂（肉眼可见），在邻近拉伤部位有一些纤维是连续的。部分撕裂可再细分为：低度拉伤，即断裂纤维少于1/3；中度拉伤，即断裂纤维在1/3～2/3之间；高度拉伤，即断裂肌纤维大于2/3[161]。部分肌纤维断裂可能会导致肌力缺失。

MR成像的表现随部分性断裂的急性程度和严重程度而变化。在急性情况下，T2加权或快速自旋回波反转恢复像上的高信号强度可反映水肿和出血的范围。在肌与肌腱结合处的血肿是二度拉伤的典型特征（图85-18和85-19）[162]。筋膜周围液体在这种情况下也很常见。在陈旧性二度拉伤中，含铁血黄素或纤维化常是T2加权MR成像上出现低信号的原因。在损伤部位愈合不完全时可见肌与肌腱单元直径的减小。

超声检查在明确新发拉伤中也很有帮助[163]。临床上怀疑下肢肌肉拉伤的患者，超声检查可显示强回声渗入（54%）、软组织团块（16%）、有渗入或团块两种复合特征的损伤（14%），或表现正常（16%）[164]。临床诊断急性和亚急性二度拉伤的超声表现范围，可从小渗入损伤到大复合伤[164]。在慢性情况下，尽管纤维组织可能会改变肌肉的回音性[165]，但脂肪移位可能是构成肌肉中回声性增加的主要原因[166]。

二度拉伤的处理要根据损伤的严重程度而定，通常的治疗是患者适当休息、冰敷、加压和患肢抬高。临床上，大多数的这种拉伤约在2周内消退，不过有一些会伴有持续性疼痛并有拉伤复发的嫌疑（图85-20）。假如在最初拉伤后高度怀疑肌与肌腱单元的损伤[167,168]，图像可提供有关恢复情况的客观信息（图85-21）。尤其是在拉伤肌肉中持续性信号强度的改变，尽管临床症状消退，但可定义为易再发损伤时期[168-170]。

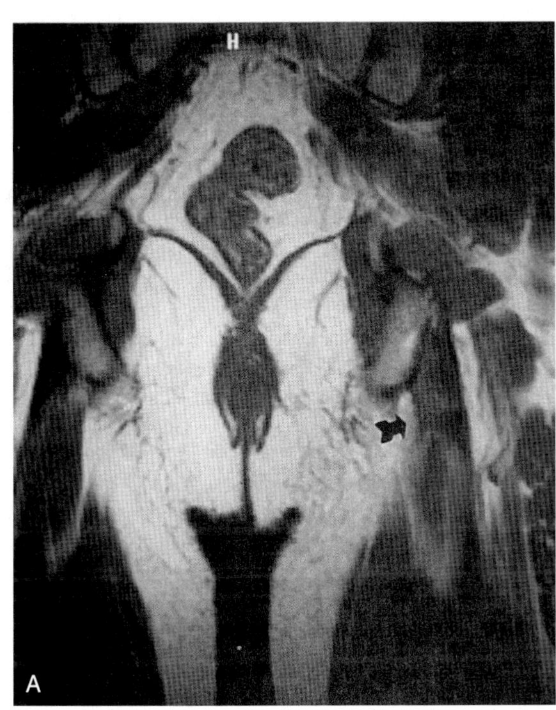

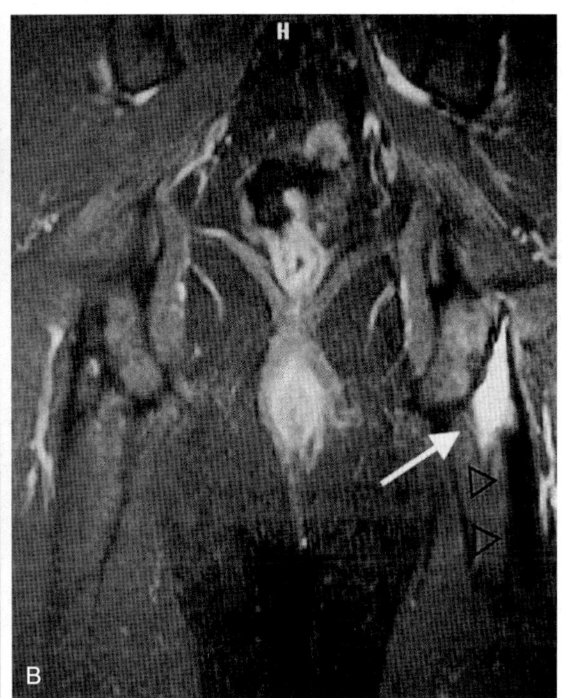

图 85-15 腘绳肌腱炎和重度肌肉拉伤。

A 骨盆的冠状位 T1 加权快速自旋回波 MR 成像显示，在腘绳肌腱起点出现异常界限不清和中间信号强度（箭头）。

B 冠状位快速自旋回波反转恢复 MR 成像显示腘绳肌腱 的高度撕裂伤（箭头），伴更远侧的肌腱增厚，提示肌腱炎（三角箭头）。

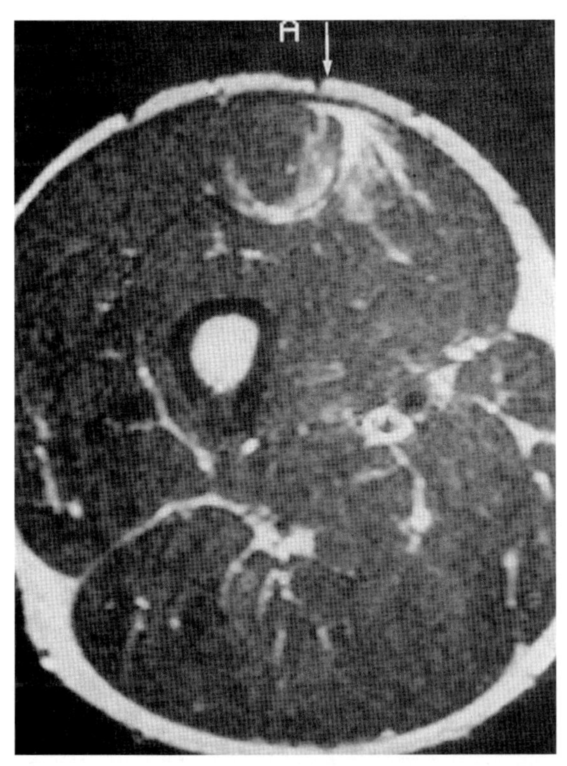

图 85-16 一度肌肉拉伤。横断位 T2 加权快速自旋回波 MR 成像显示，股直肌内呈高信号强度（箭头）伴羽毛状边缘，无结构变形。

（3）三度拉伤。严重拉伤的特征是肌与肌腱的完全断裂，伴或不伴回缩。患者常能回忆起在损伤时有“砰”的一声。由于肌纤维的回缩可触及缺损或软组织团块。体检可见累及肌群的力量缺失。

MR 成像显示肌纤维连续性的完全断裂，通常伴有肌纤维松弛（图 85-22）。在撕裂所产生的断口处可见液性聚集。一些患者有急诊手术的指征，以避免肌肉回缩和由萎缩和粘连引起的肌肉功能慢性损伤。肌肉萎缩在制动后 10 天内开始出现并不断进展，可能在 4 个月后就会不可逆转[171]。

尽管大多数拉伤不会引起完全断裂或需要手术，但影像检查很有必要，因为损伤严重程度的准确临床诊断可能会受到 3 个因素的影响。第一，临床上尝试触诊急性肌与肌腱断裂可能会因为患者的防护、肿胀、血肿或深部损伤的出现而失败。第二，肌肉无力，是完全性断裂的最主要特征，可能在临床力量测验时被协作肌肉的代偿作用所掩盖。第三，因为急性临床情况中的无力，低度拉伤患者中的疼痛和痉挛可能会被误诊为高度撕裂。

（4）辅助表现。血肿多位于肌肉内或肌肉间。肌

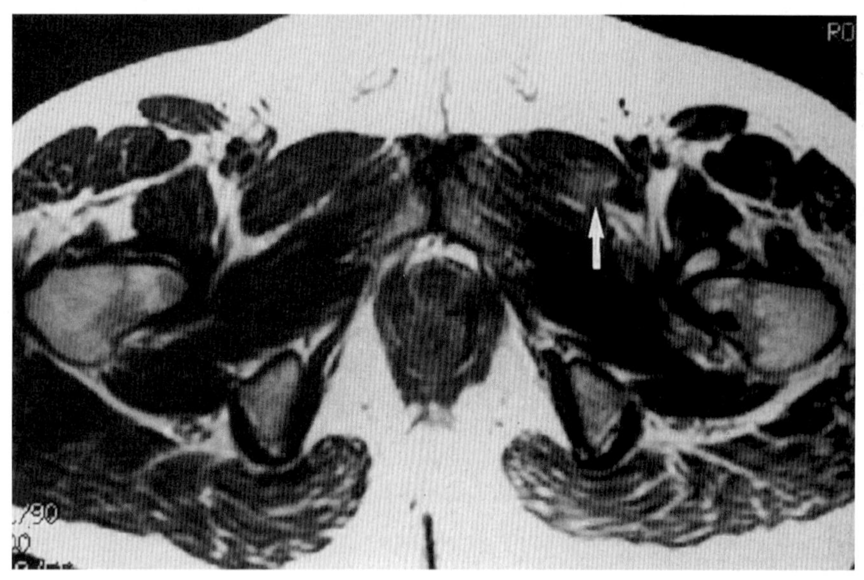

图85-17 一度肌肉拉伤。横断位T2加权快速自旋回波MR成像显示，胸肌一度拉伤后出现小的、相对稀疏的信号增强区域（箭头）。

内血肿经过6~8周以后常会自发吸收[149]。大多数的肌肉内血肿可在损伤后的2天[172]到5个月[173]内的MR图像上检查出特征性的高铁血红蛋白，其在T1加权像和T2加权像上的信号强度增高[150]。有时，血肿处浆性液体可能会留在结缔组织鞘，形成肌肉内假性囊肿[174]。大血肿与严重拉伤有关，可行血肿吸引术以减轻症状。

（5）**假性肿瘤**。有不明确或久远的创伤史，影像上可能提示为软组织团块，而在临床上怀疑为肿瘤[157,162,175-177]。假性肿瘤出现于肌肉拉伤之后，最常见于股直肌，但在其他部位（如半腱肌或半膜肌）也可观察到（图85-23）。MR成像可显示为肌腱断裂伴回缩或在肌与肌腱结合处出现不太明确的异常信号强度，这可能会被误认为软组织肿瘤，如

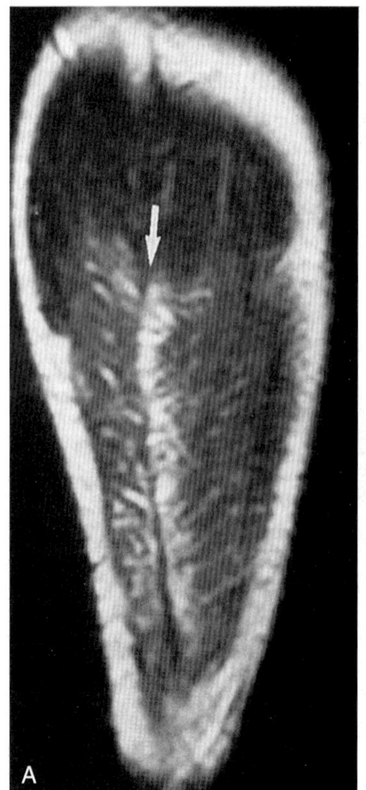

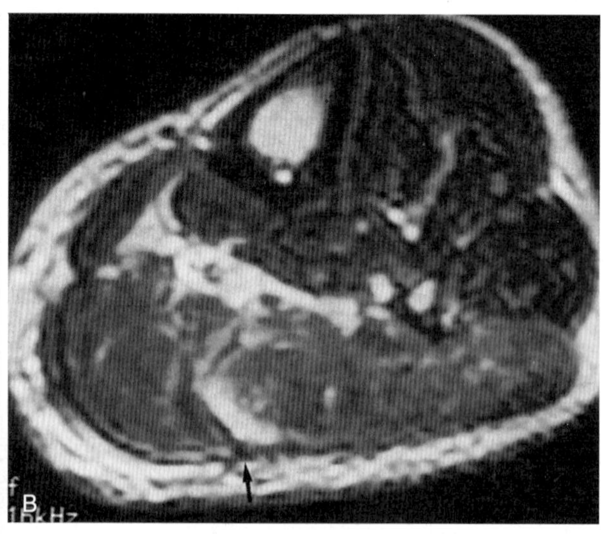

图85-18 二度肌与肌腱拉伤。冠状位（A）和横断位（B）T2加权快速自旋回波MR成像显示，腓肠肌和腓肠肌腱之间的连接处（箭头）可见由急性二度肌肉拉伤引起的高信号强度的水肿和出血。

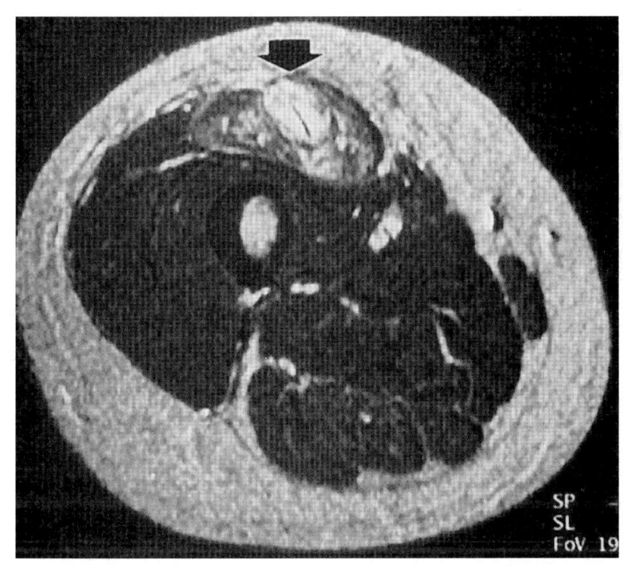

图 85-19　二度肌与肌腱拉伤。横断位 T2 加权快速自旋回波 MR 影像显示股直肌由于二度拉伤而出现的高信号强度（箭头），尤其是在中央肌腱联结的周围。

纤维肿瘤或肉瘤[175,177]。在组织学上，这种异常信号强度常与纤维症化、肌纤维恶化和慢性炎症细胞相符合[175]。

（6）特殊肌肉的拉伤

1）胸大肌： 胸大肌是前胸壁最大、最表浅的肌肉。这个扇形肌肉主要起始于锁骨的内侧半、胸骨和第六肋软骨[178]。锁骨头和胸骨头向外侧汇合，产生双层肌腱，附着于肱二头肌沟的外侧唇缘。肌腱的大小约为上下 5cm 和横向 5mm[179]。胸大肌的功能是内收、屈曲和内旋肱骨。胸大肌撕裂最常发生于手臂外展离心收缩期间（例如，在举重或其他运动员中）或直接打击（例如，在车祸中受伤）。

在对胸大肌行 MR 成像检查时，各种技术方案都有报道（图 85-24）[161,179-181]。用于全身的线圈所获取的大视野图像中可使病灶与对侧、健侧作为内部参照比较。大部分肌与骨骼放射学家更喜欢用小视野（14~22cm）的表面线圈，以使信噪比、空间分

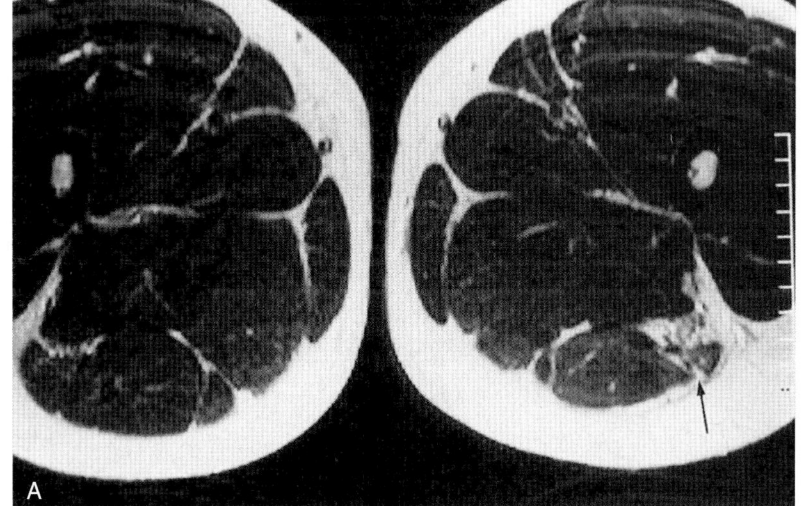

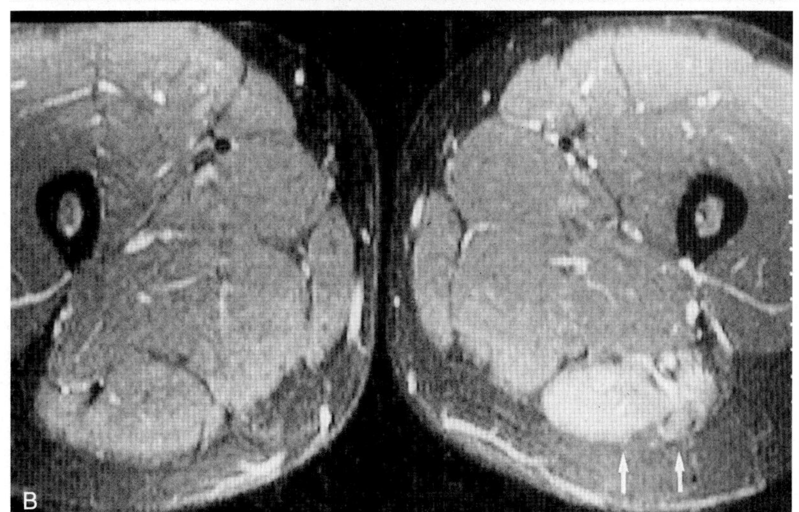

图 85-20 复发性肌肉拉伤。

A　横断位 T2 加权快速自旋回波 MR 图像显示股二头肌因二度拉伤而出现的中度脂肪浸润，提示萎缩性容积缺失（箭头）。

B　横断位快速自旋回波反转恢复 MR 成像显示股二头肌和半膜肌（箭头）因复发的二度拉伤而出现信号强度轻度增高。

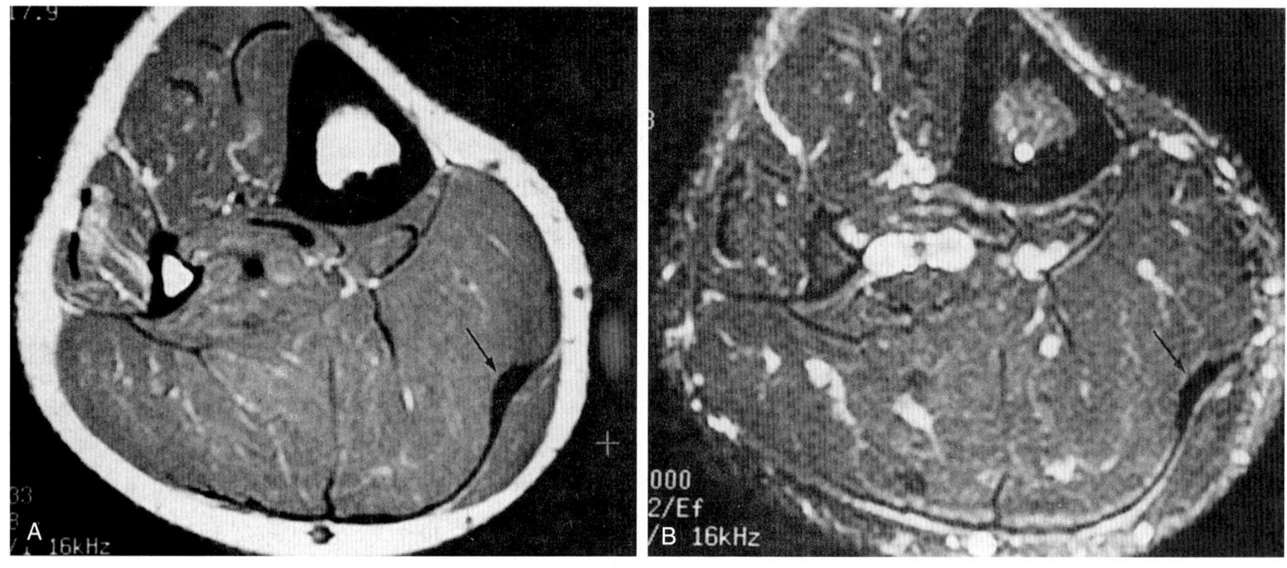

图 85-21 陈旧性腓肠肌与肌腱拉伤。

A 经轴位 T1 加权自旋回波 MR 成像显示肌与肌腱结合处由于瘢痕而出现内侧腓肠肌腱（箭头）局灶性增厚。

B 经轴位脂肪抑制 T2 加权快速自旋回波 MR 成像也显示这个瘢痕（箭头）但无急性拉伤。

辨率和损伤严重程度的描述达到最优化[161,179,180]。一个或两个经轴位序列图像可通过常规T1、中等或T2加权获得。在横断位图像上，正常的胸大肌应该位于四边孔之下 1~1.5cm，肱三头肌外侧头的肱骨起点上方 1cm[179]。附加平行于胸大肌长轴的斜冠状位图像，可便于区分正常和异常的肌与肌腱纤维[161]。如果条件允许，手臂外旋位于肌与肌腱纤维的张力最大处，然后转移任意撕裂边缘的对侧。在外展和外旋位（ABER）上扫描，这可能有助于拉伸胸大肌单元[180]。

胸大肌的部分断裂要比完全断裂更常见[161,182]。部分断裂常出现在肌与肌腱的结合处，通常用非手

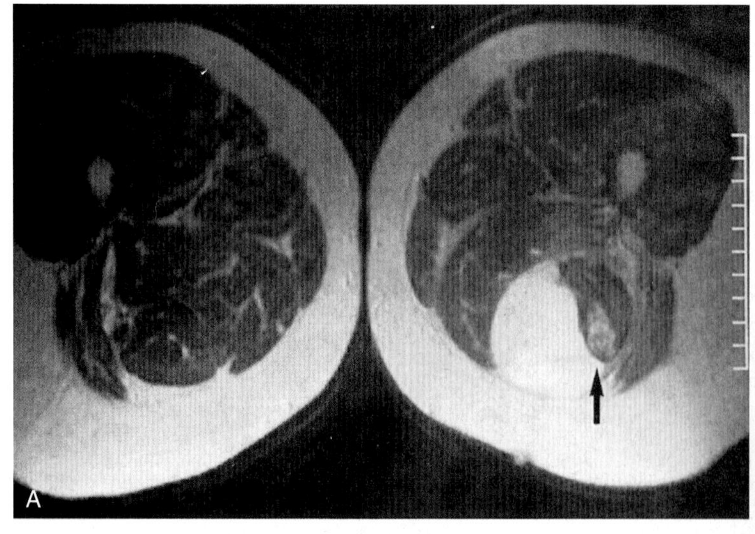

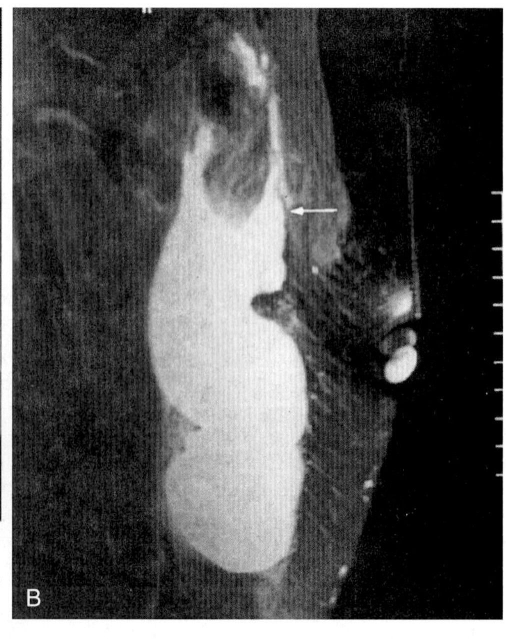

图 85-22 三度肌肉拉伤。横断位 T2 加权快速自旋回波（A）和矢状位快速自旋回波反转恢复（B）MR 成像显示半腱肌断裂回缩并伴有大块血肿出现（箭头）。

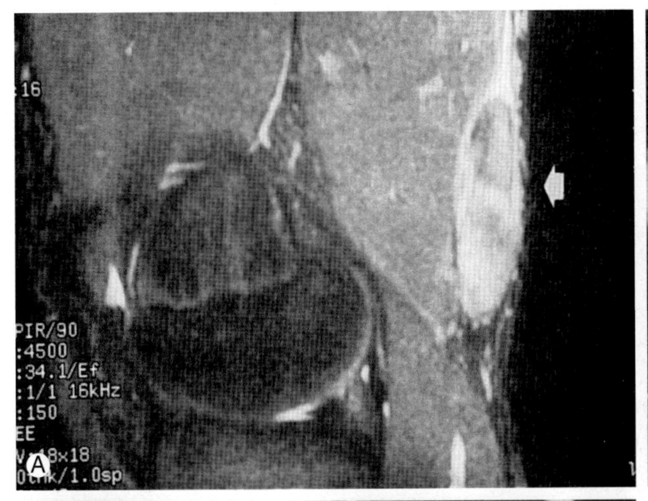

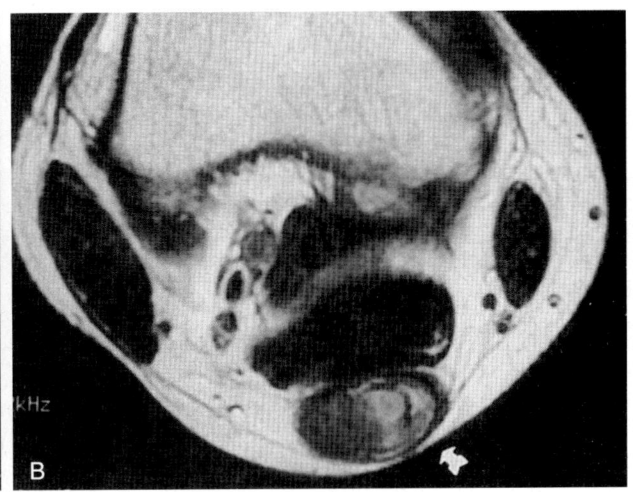

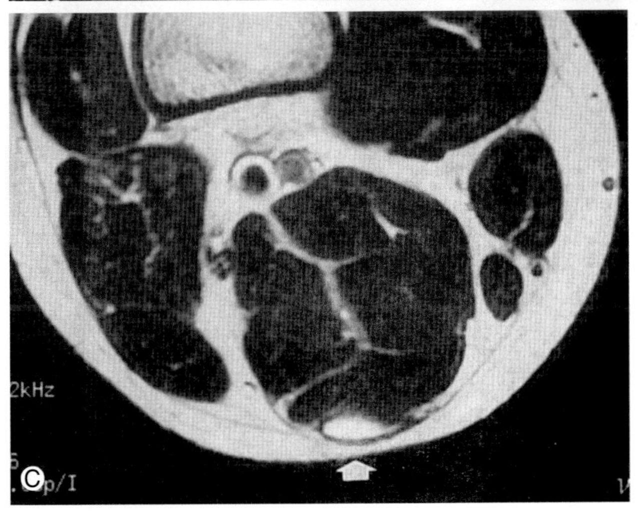

图 85-23　肌肉拉伤后出现的假性肿瘤。矢状位快速自旋回波翻转恢复（A）和横断位T2快速加权自旋回波MR成像（B,C）显示非急性半腱肌断裂，使远端回缩并团缩于半膜肌的后面（箭头），出现临床上可触到的软组织肿块。（Courtesy of R.C. Fritz, M.D., San Francisco, California.）

术方法治疗。完全断裂常发生在止点的远侧。肌腱从其附着部撕脱时，由于骨膜剥脱而使相邻皮质骨的表层呈现高T2信号强度[161]。完全断裂，尤其是从肱骨上的撕脱伤，为了早日康复和提高功能结果，在活动量大的人最好在早期行急诊手术修复[182-186]。

2）**腘绳肌：**腘绳股（股二头肌、半腱肌和半膜肌）近端主要起始于在坐骨结节后外侧，远端止于胫骨或腓骨（股二头肌短头起始于股骨中段的后侧，可作为股中点的重现标记[160]）。腘绳肌的主要功能是屈膝和伸髋。在跑和跳的过程中，腘绳肌在脚着地之前使膝减速并在脚着地之后帮助髋关节伸展中起着关键作用。

在奔跑和跳跃运动员中，腘绳肌是最易损伤的肌肉[187,188]。例如，在一项180名足球运动员的回顾性研究中，在单个赛季中10%的腘绳肌受过损伤[187]。在年轻成人中，大多数的腘绳肌损伤是部分性撕裂[187,188]，腘绳肌的完全撕裂或撕脱相对不常见[189,191]。在腘绳肌的3个组成部分中，股二头肌最常受到损伤[1,18,160,187]。多于一个部分的腘绳肌损伤并非罕见（25%[192]~33%[160]）。

在成人中，肌与肌腱的结合处通常是肌－肌腱－骨骼“链”中最薄弱的环节。在腘绳肌中，这个肌肉和肌腱之间的转换带特别长。事实上，每个腘绳肌腱都完全或几乎完全延伸至每块肌肉全长[192]。因此当拉伤出现在肌与肌腱结合处时，这些损伤可位于肌腹的末端或在肌腹本身。在15名大学生运动员的MR成像研究中[160]，急性腘绳肌损伤可出现在肌与肌腱结合处的不同位置（图85-25）：肌与肌腱结合处的近端（33%），肌与肌腱结合处的肌肉部分（53%），以及肌与肌腱结合处的远端（13%）。其他部位的拉伤也有过报道，例如在腘绳肌起点处的部分或完全撕裂[189]。

肌肉拉伤和断裂的治疗依据严重程度不同而异。传统的治疗方法包括主动调整活动范围、理疗、

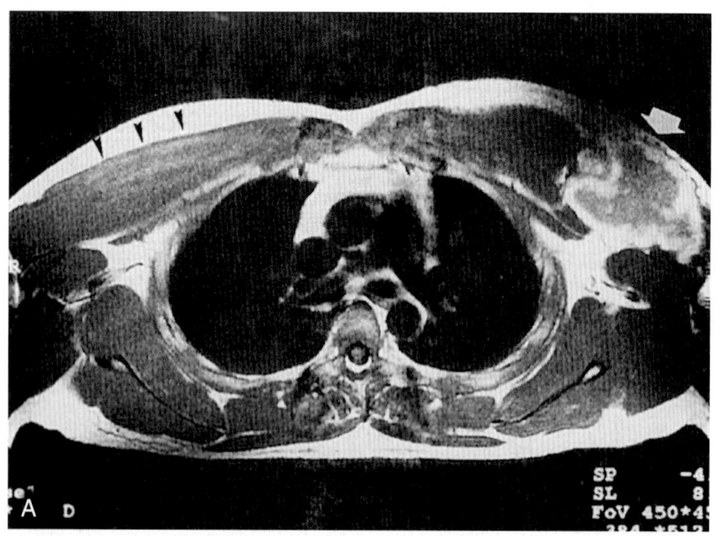
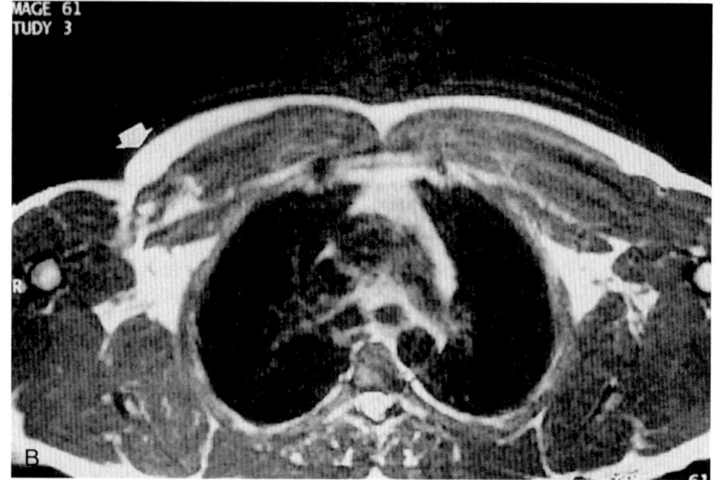
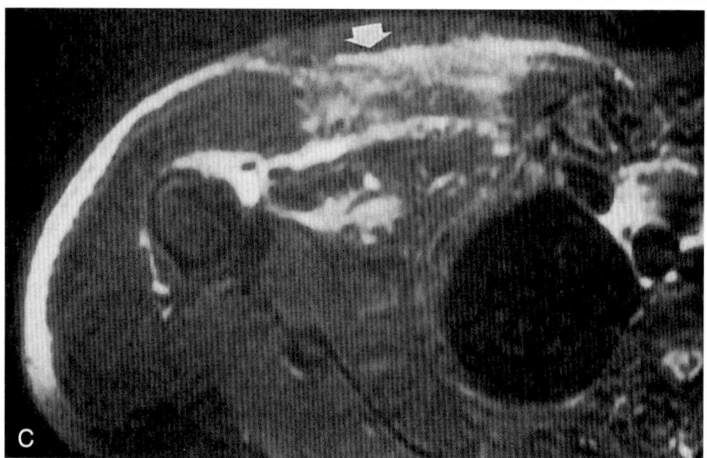

图 85-24 3名患者中的胸大肌拉伤。

A 经轴位T2加权自旋回波MR图像显示左侧胸大肌断裂。由于回缩形成的缝隙，高信号强度的血肿填充于松弛的肌纤维（箭头）。对侧可见正常而紧张的胸大肌肌纤维（三角箭头）。

B 第二名患者的经轴位中等加权快速自旋回波MR图像显示完全撕裂（肌纤维的松弛和不连续）（箭头）。亚急性拉伤部位的水肿在高信号强度的脂肪组织背景下高信号强度不明显。这个撕裂伤在手术修补后愈合良好。

C 第三名患者，横断位脂肪抑制T2加权自旋回波MR图像显示，新发的二度拉伤由于局部出血和水肿而出现明显的高信号强度（箭头）。

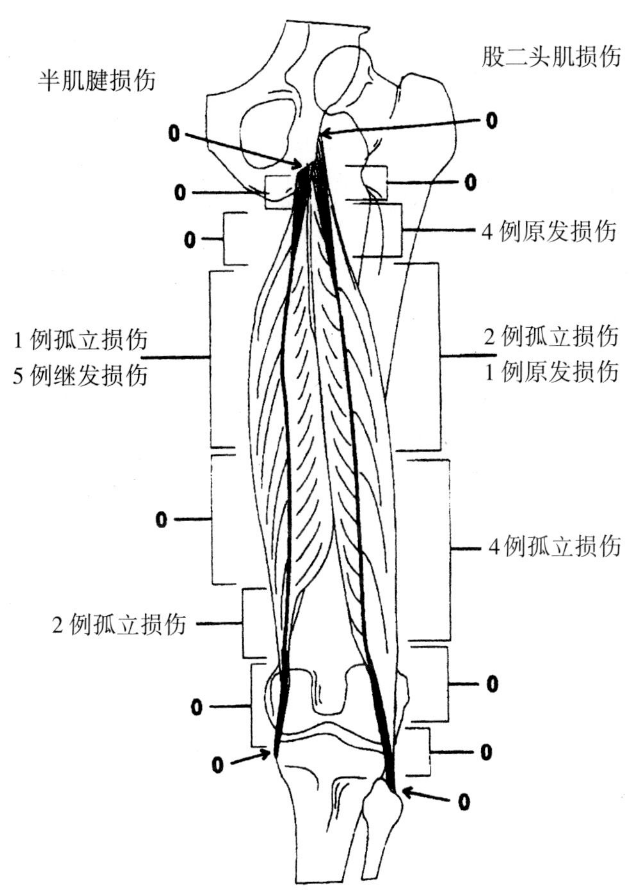

图 85-25　连续 15 名大学生运动员的腘绳肌拉伤。示意图显示在 14 名运动员中累及半腱肌和股二头肌长头的腘绳肌损伤的分布。第 15 名运动员为单独半膜肌的近端结合处损伤。(From De Smet AA, Best TM: MR imaging of the distribution and location of acute hamstring injuries in athletes. AJR 174:393, 2000.)

冰敷、按摩、超声治疗、电刺激和非类固醇抗感染治疗。皮质类固醇类溶剂的肌肉内注射有很大的争议。支持这种方法的理由是，在肌肉内注射类固醇类激素治疗严重的、分离的、急性（少于 72 小时）腘绳肌撕裂后，康复时间缩短且无不良影响[159]。其他权威学家则强调这种治疗有一些潜在的并发症，包括感染、延迟愈合和迟发性再断裂。手术指征是在急性情况中完全断裂或撕裂，或在慢性情况下的持续性疼痛和由瘢痕和粘连导致功能受限因而出现功能缺失[187,189,193]。

据报道，在腘绳肌拉伤后，患者恢复到可以剧烈活动的康复期从 3 个月到 1.5 年不等[189]。复发性损伤很常见，见于 1/4 的运动员[194]。即使微小的腘绳肌损伤，在两个月内出现更严重损伤的风险也可能会加倍[195]。

3)**腓肠肌**：一些在膝部和小腿后侧面的肌肉和肌腱易被拉伤，包括腓肠肌[155,196-199]、比目鱼肌[162,200]、跖肌[201,202]和腘肌[203-206](图 85-26)。

小腿肌肉拉伤最易累及腓肠肌的内侧头，通常称为“网球腿”(图 85-27)。典型特征为中年运动员在参加网球运动、滑雪或赛跑时出现突然的剧烈疼痛。超声检查已经广泛用于协助确定诊断和确定其严重程度[196,197]。在怀疑为网球腿的连续65名患者中[197]，用超声检查诊断为 51 例部分撕裂和 14 例完全撕裂。临床鉴别诊断包括慢性外侧肌腔隙综合征、过度使用性肌腱炎、应力性骨折、筋膜疝、静脉血栓、神经卡压和腘动脉卡压综合征[206]。临床诊断可能会产生严重混淆，因为网球腿不仅类似深部静脉血栓形成[207]，并且在先前有内侧腓肠肌拉伤患者的血栓性静脉炎可能还会进展[198]。治疗方法为保守治疗，典型患者疼痛约在2周后减轻，最少3周后才可以重新参加活动[196]。

3.迟发性肌肉酸痛

迟发性肌肉酸痛(DOMS)是指肌肉在不适当的使用后出现疼痛、发酸和肿胀。需要偏位肌肉收缩的活动是常见原因，例如徒步下坡或某种手工劳动。DOMS 被认为是在细胞水平可逆性结构破坏的结果；对随后的肌肉功能没有永久性破坏。有 DOMS 的患者不能回忆起有明确的创伤史或急性疼痛发作的经历。更准确地说，症状倾向于在活动后 1~2 天

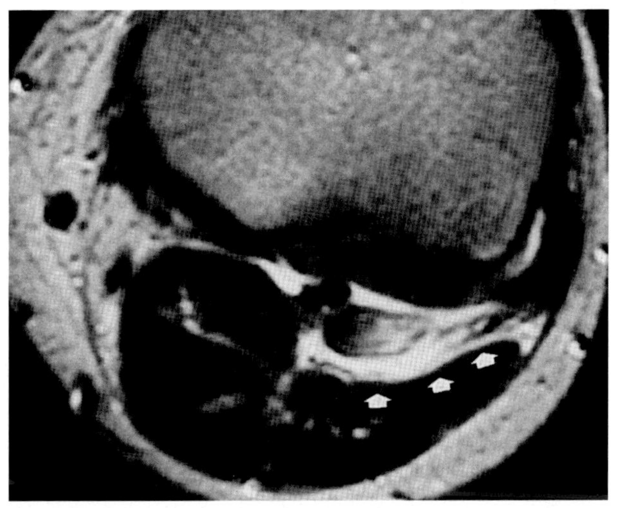

图 85-26　跖肌拉伤。横断位 T2 加权快速自旋回波 MR 成像显示由中度拉伤引起的跖肌和筋膜周围液体(箭头)的信号强度增强。(Courtesy of R,C. Fritz, M.D., San Francisco, California.)

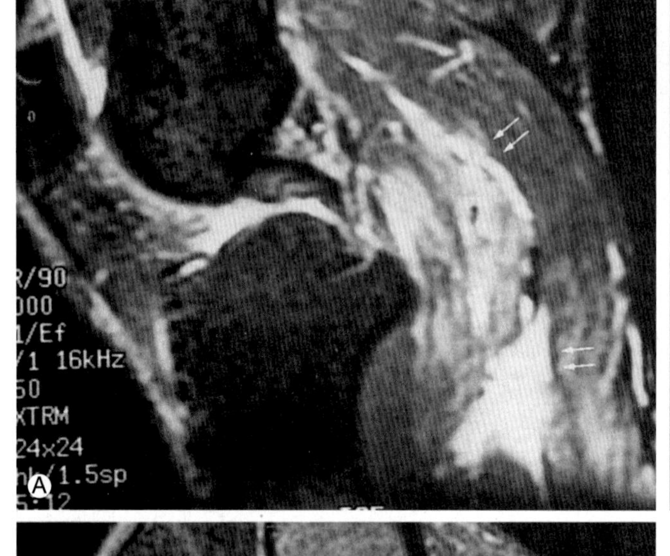

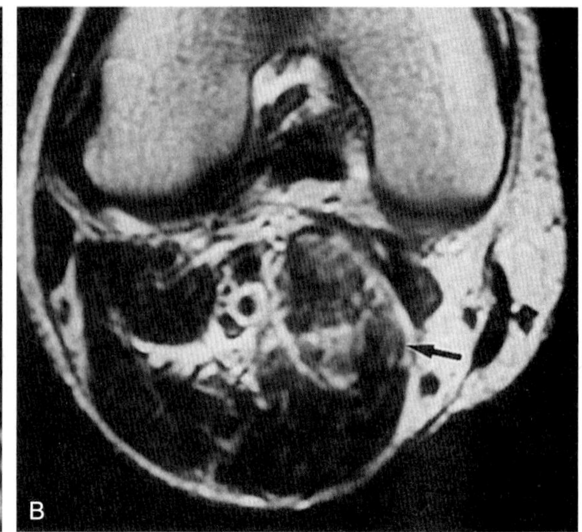

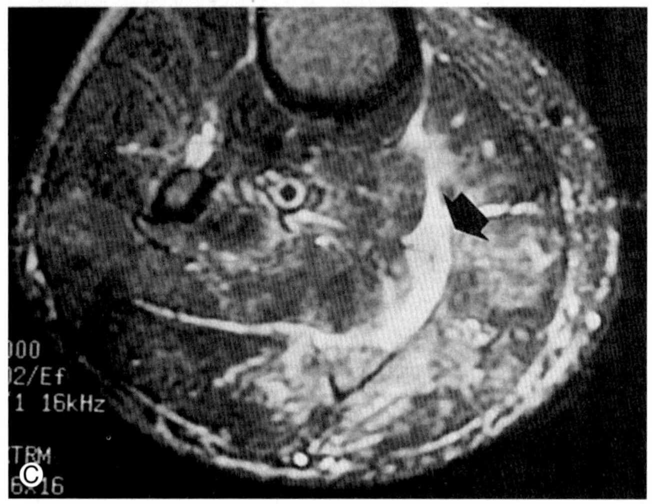

图85–27 腓肠肌拉伤。矢状位快速自旋回波反转恢复（A）、经轴位T2加权快速自旋回波（B）和横断位脂肪抑制快速自旋回波T2加权（C）MR图像显示：腓肠肌内侧头和比目鱼肌的深层纤维由于二度拉伤而出现高信号强度（箭头）。

内开始出现，然后，通常在1周内消退。这种酸痛可能与肌力临时性消退达50%有关。也可见肌氨酸激酶的一过性升高。

MR成像在T2加权像上的高信号强度提示有间隙水肿。有时在早期的影像中可能会见到在筋膜周围有液体样聚集物。DOMS的MR表现类似于一度拉伤。临床病史可以很容易地鉴别这两种情况。但激发性事件并非在所有病例中都会发现，因为异常信号强度在DOMS患者中可能会持续80天[208]。

4.肌肉挫伤

肌肉挫伤由直接创伤（通常为钝性物体）所致。间隙水肿和出血可导致不同程度的疼痛、肿胀、淤斑和痉挛。骨化性肌炎是肌肉挫伤公认的并发症。

在MR成像上，脂肪抑制快速自旋回波T2加权和快速自旋回波反转恢复成像可明显显示高信号强度，可能呈弥漫样或地图样外观，常伴羽毛状边缘（图85–28）。尽管典型的表现是肌肉周围信号增强，但未观察到肌纤维中断或松弛。这些表现在CT中也可见到（图85–29）。据报道，在超声检查中损伤呈弥散性消失很快的高回声，其康复期比显示为界限清晰伴无回声、低回声或混合回声的损伤的康复期短[209]。尽管挫伤通常比拉伤的范围大，但挫伤的康复时间明显要短（平均为19天 ± 9天比26天 ± 22天）[209]。运动受限的时间为6~60天不等，可能也与急性挫伤后活动范围受限的程度有关[210]。

5.肌肉裂口

裂口是由穿透损伤所致，例如刀伤。在急性情况下，这种类型的损伤很少用MR成像来评价，其图像显示为肌纤维的局灶性、边缘锐利的中断和由出血和水肿引起的高T2信号强度。在慢性情况中，累及肌肉的MR成像特征性地显示瘢痕呈低T2信号以及与脂肪渗透有关的萎缩呈高T1信号强度。超声也可显示血肿和纤维瘢痕的进展[211]。

6.肌肉的去神经支配

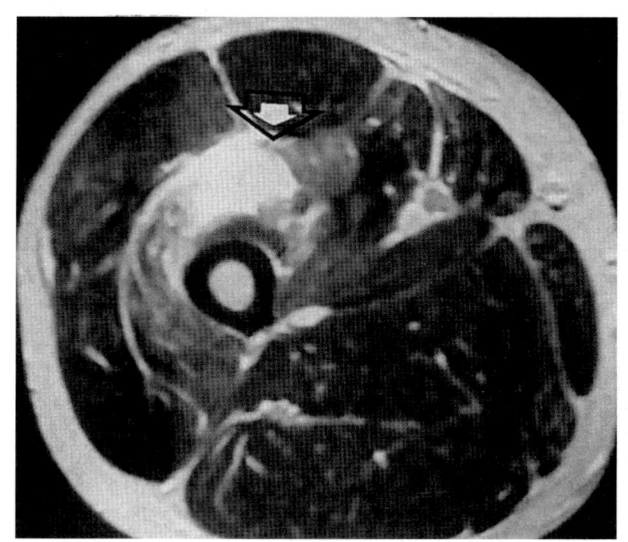

图 85-28 肌肉挫伤：MR 成像。一名职业橄榄球运动员被对手的头盔直接撞在大腿后，其横断位 T2 加权快速自旋回波 MR 成像显示股内侧肌在挫伤后呈高信号强度（箭头）。（Courtesy of R,C. Fritz, M.D., San Francisco, California.）

骨骼肌的去神经支配是引起疼痛和肌无力的原因之一。MR 成像在确定肌肉的去神经支配及其原因时可作为肌电图（EMG）的一种有效辅助手段（图 85-30）[20,212-215]。例如，在 90 名有临床证据的周围神经和神经根损伤的研究中显示[212]，快速自旋回波反转恢复 MR 成像的敏感性和特异性相对于 EMG 分别为 84% 和 100%。尽管敏感性不如 EMG，但在很多病例中 MR 成像可显示神经的卡压部位和原因（例如，椎间盘突出、神经节囊肿、血肿）。

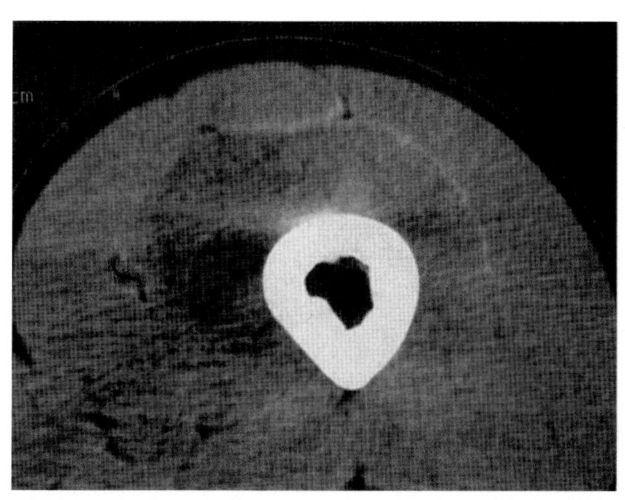

图 85-29 肌肉挫伤：CT。横断位 CT 扫描显示由撞击引起的股内侧肌出现界限不清的衰减度减低区。

去神经支配后，在 MR 成像上肌肉的信号强度和形态有特征性改变。这些去神经支配改变早在神经损伤后 4 天即可出现，但在大多数病例中，T2 加权或快速自旋回波反转恢复 MR 成像上的高信号通常在 2~3 周内才能出现[20,216,217]。3 个影像特征有助于鉴别去神经后肌肉 T2 信号增强与拉伤的表现：第一，与拉伤不同，去神经支配肌肉的 T2 像信号增强与筋膜周围水肿无关；第二，累及肌肉的类型可提示去神经改变的明确支配区域；第三，周围神经异常在 T2 像上的信号增强是大多数神经病的特点。通常，在 T2 加权像上，周围神经与正常肌肉为等信号强度；而在脂肪抑制 T2 加权或快速自旋回波反转恢复 MR 成像上，周围神经相对正常肌肉只有轻度增强[20,218]。

在慢性去神经支配中，受累及的肌肉逐渐出现体积减小和脂肪浸润。这些萎缩性改变在 T1 加权 MR 成像上可很好地显示。而急性肌肉去神经支配的信号强度改变是可逆的，在去神经支配病程后期的重度萎缩性改变可能是不可逆的[148]。去神经支配引起的萎缩性改变无特异性，这种改变可见于各种运动神经元病（如小儿麻痹症[219]）和脱髓鞘病（如遗传性运动和感觉神经病[220]）。

尽管慢性去神经支配通常会导致肌肉萎缩，但引起肌肉假性肥大和真性肥大的情况也有过报道[221-227]。这两种情况在临术上表现为可触及的软组织团块，这可作为 MR 成像检查的一个指征。假性肥大是指明显的脂肪和结缔组织聚集，致使受累及肌肉异常增大。在 T1 加权 MR 图像上，增大的肌肉包含有因脂肪组织所致的增强信号。也可能会出现仍保留受神经支配的协同肌肉纤维的真性肥大。在这种病例中，受累及肌肉增大但同正常肌肉信号强度相等。

二、肌肉损伤的后遗症

这一部分主要讨论大范围肌肉与肌腱损伤后会出现的许多后遗症，其中包括出血、异位骨化和肌疝。在性质上属于或不属于创伤后的其他疾病将在本章其他部分讨论，其中包括筋膜室综合征、肌肉坏死、肌肉纤维化、肌肉萎缩和代偿性肌肉肥大。

1.出血和血肿

（1）临床情况。对于曾经有过创伤、手术、应用抗凝药物（例如肝素）、出血素质（如血友病）或血管疾病（如动脉瘤破裂）等病史的患者，肢体出

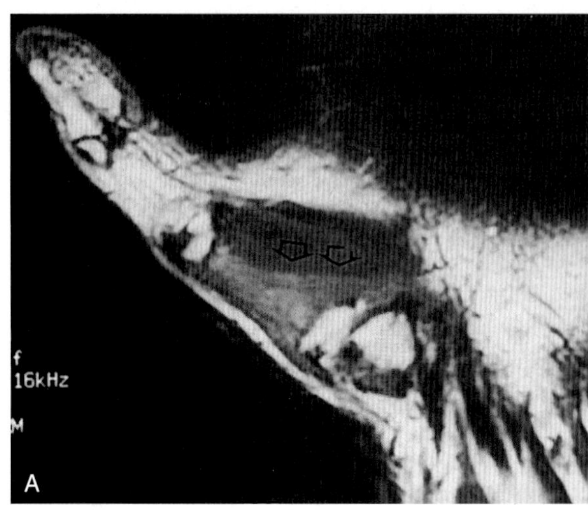

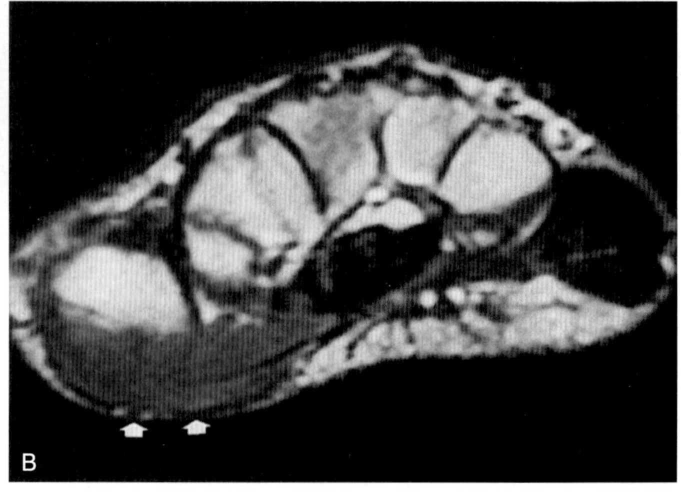

图 85-30 亚急性去神经支配。冠状位（A）和横断位（B）T2 加权快速自旋回波 MR 成像显示：由于亚急性神经病累及正中神经的返支，拇短屈肌和拇短展肌（箭头）的信号强度轻度增强。

血的危险性将会增加。血肿可引起疼痛[228]、贫血[229,230]、软组织肿块[230]或压迫性神经病[228,231]。根据血肿形成的时间、部位和临床征象，治疗措施包括观察病情、血液制品输注[229]、经皮针抽吸术[228]、选择性导管栓塞造影术[232]、结扎或不用结扎血管的外科清除术[233]。经保守治疗的自发性肌肉内出血患者应持续监护直到出血消退，以排除其为肿瘤原因引起的出血[234]。

（2）影像。在超声图像上[235]，全身各处的肌肉内血肿的发展和消退是相似的。开始，体内血肿常显示为均匀的弱回声液性聚集。经过几小时后，液-液平衡状态形成，同时血肿呈现更复杂的表现。几天后，血肿在超声中常不显像。

CT上血肿也表现为空间占位性损伤，可逐渐出现各种可预测的表现形式（图 85-31）。最初，血肿表现为高密度（大于 50HU）。几小时到几天后，血肿呈现出一种更复杂的表现。血肿密度随时间增长而减低。

在MR成像上，出血会有一个很宽的表现范围，这一点已有人研究过，在此仅加以概述[236-241]。四肢出血的实际MR外观特征依据MR成像技术（如磁场强度、回波时间）和血肿本身变化（血红蛋白代谢产物的状态、凝块回缩、血肿部位）的不同而不同（图 85-32）。

影响血肿各阶段 MR 成像表现的 4 个主要铁化合物为氧合血红蛋白、去氧血红蛋白、高铁血红蛋白和含铁血黄素（表 85-8）[236]。循环红细胞内含有可携氧（氧合血红蛋白）也可释放氧（去氧血红蛋白）。在出血发生后，随之产生的血肿经历一系列类似的过程。任何血肿的急性表现都可因其他因素的不同而有所变化，例如 MR 装置的强度以及血肿的部位和大小。

1）活动性超急性出血。用MR成像检查到活动性出血的机会相对较少，如动脉瘤破裂引起的活动性出血[236]。这种超急性出血以氧合血红蛋白的持续存在为特征。氧合血红蛋白是抗磁性（非顺磁性）血肿中仅有的血红蛋白成分，因此它不产生任何实质性的 T1 或 T2 信号变短。

2）急性血肿——细胞内的脱氧血红蛋白。在一个血肿的低氧环境中，氧合血红蛋白很快转化为脱氧血红蛋白[236]。细胞内的去氧血红蛋白不会从根本上影响T1的信号强度，但它可引起急性血肿中心在T2加权像（在1.5T下通过在红细胞膜上产生局部磁场梯度而获得）上呈低信号强度[238]。

3）早期亚急性血肿——细胞内的高铁血红蛋白。随着细胞内需氧代谢途径的被迫中止，去氧血红蛋白被氧化成高铁血红蛋白，二价铁离子被氧化形成三价铁离子。这种变化使其呈顺磁性结构，类似于钆的钆喷酸化合物。在亚急性血肿的T1加权像上开始显示的增强信号强度即是高铁血红蛋白的浓度。这种高铁血红蛋白首先出现在亚急性血肿的周围，形成一个“同心环”形征象[236,239]。在T2加权像上，观察到的细胞内高铁血红蛋白导致的T2信号强度减低，其方式类似于细胞内去氧血红蛋白所见。

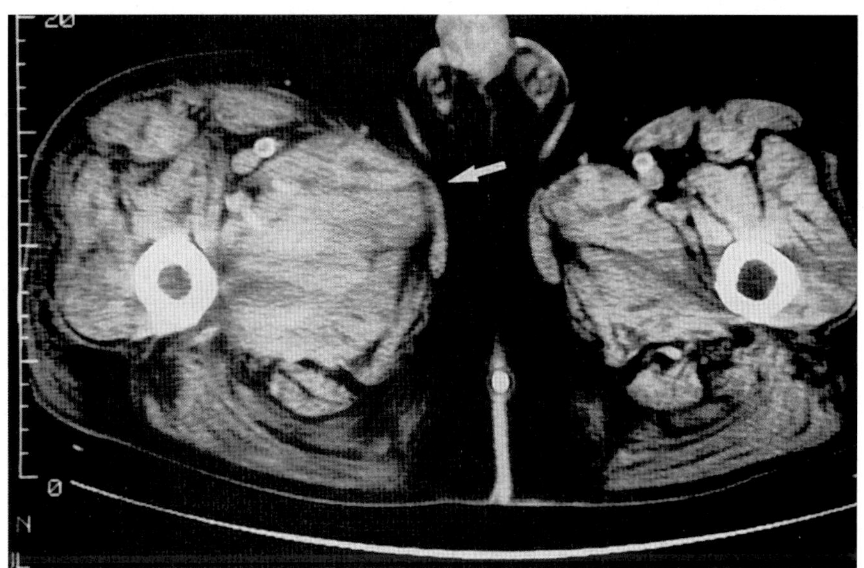

图 85-31　出血：CT。横断位 CT 扫描显示：在患者服用华法林钠后，由于自发性出血引起内收肌（箭头）范围的增大和密度的轻度增加。

4）晚期亚急性血肿——细胞外高铁血红蛋白。 在血肿亚急性阶段的晚期，出现含有高铁血红蛋白的细胞溶解。在这个阶段，T1 加权像上血肿的信号强度仍很高。在 T2 加权像上，易出现不均一的显著高信号强度。

5）慢性血肿——含铁血黄素。 血红蛋白的最终含铁降解产物含铁血黄素，是由巨噬细胞中的溶酶体酶降解产生的[236]。在 T1 和 T2 加权像上，慢性血肿内的含铁血黄素和纤维组织导致其强度非常低，尤其是外围更显著。

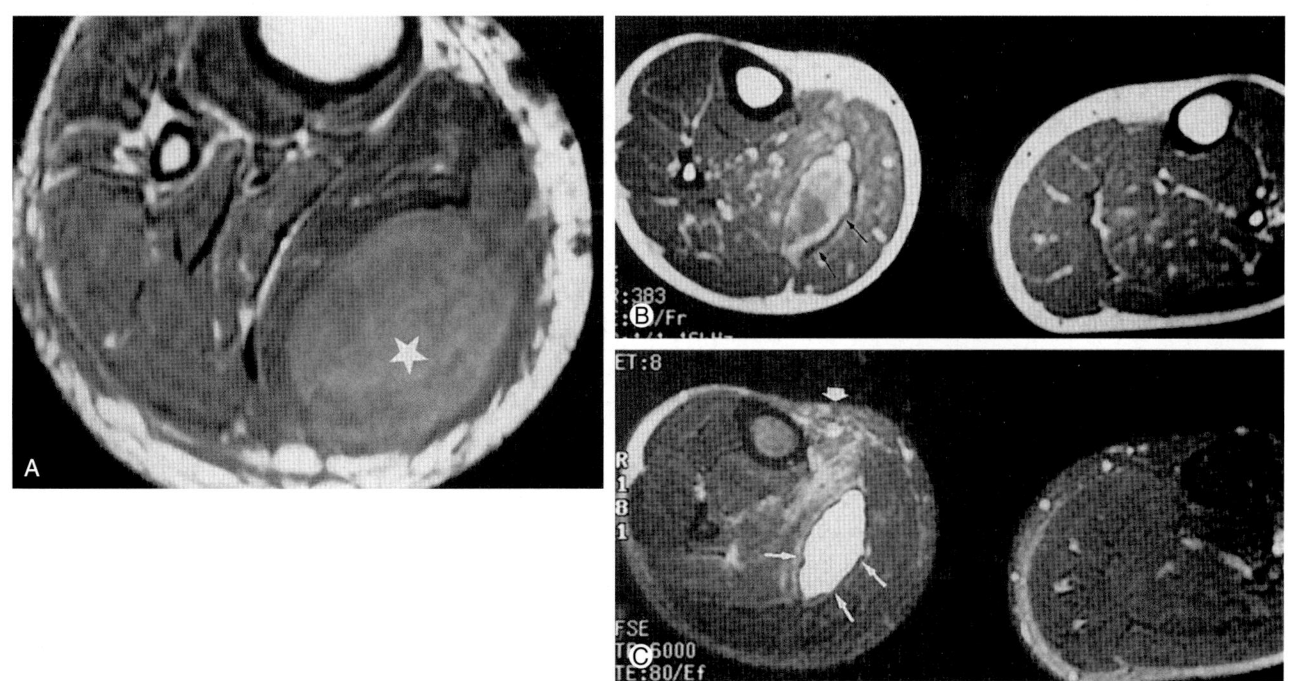

图 85-32　出血：MR 成像。

A　经轴位 T1 加权自旋回波 MR 成像显示腓肠肌内侧头出现大块亚急性血肿（"★"），由于存在有高铁血红蛋白使其相对于肌肉呈高信号强度。

B,C　经轴位 T1 加权自旋回波（B）和脂肪抑制快速自旋回波 T2 加权（C）MR 成像显示：呈明显高信号强度的亚急性血肿伴有模糊的低信号强度薄边（长箭头）。比目鱼肌轻度拉伤后呈更弥散的高 T2 信号（短箭头）。

表 85-8 血肿的磁共振成像表现

时期	与血色素有关的混合物	信号强度	
		T1	T2
超急性	脱氧化血红蛋白（细胞内）	中等	中等
急性	脱氧血红蛋白（细胞内）	中等	强度减低区
亚急性早期	高铁血红蛋白（细胞内）	强度增加	强度减低区
亚急性晚期	高铁血红蛋白（细胞外）	强度增加	表现不一，常为强度增加
慢性	含铁血黄素	强度减低	强度减低

软组织出血的识别对建立正确诊断极为重要。然而这只是第一步。医生必须尽力明确出血的原因（如肌肉拉伤、挫伤、肿瘤）。如前所述，一个潜在的误区就是把出血性肿瘤误诊为单纯血肿。软组织肿瘤的出血可复发，或在放疗[236]或化疗[244]之后复发[242,243]。当肿物在未增强的影像中存有疑问时，注入对比剂有助于排除肿瘤。如果对一个很可能为良性血肿的诊断存有疑问，临床相关情况和随后的MR成像检查可协助对疾病进行正确诊断。

2.慢性膨胀性血肿

也会出现与此相反的问题——把血肿误认为肿瘤，尤其是慢性膨胀性血肿[245-249]。虽然大多数血肿都会平安无事的消退，但慢性膨胀性血肿类似于侵蚀性肿瘤，因为二者都表现为慢性进行性增大、形状变大、位置变深和骨质破坏。这些损伤的持续自身膨胀可能是由血液及其代谢产物的刺激作用引起的。反过来又会引起反复渗出或从已形成肉芽组织的毛细血管中出血[250]。患者的特征性表现是，在几年前经受过伴有大量软组织团块的创伤，但疼痛较轻或没有疼痛[246]。

（1）影像。X线片和CT显示可能与邻近骨骼的离心性坏死有关的大软组织肿块。有时伴有类似于静脉石的小范围营养不良性钙化。在CT上肿块显像较淡。在MR成像中，周边的低T2信号与纤维性假囊的出现有关。在中心，T2加权像上不均匀的高低信号强度混杂区与含铁血黄素沉积、纤维组织、肉芽组织、充满坏死碎屑的腔隙、纤维蛋白和血块组成的混合物相一致。在T1加权像上可看到反映正在出血（亚急性）的高信号强度[246]。在静脉注入钆后，T1加权像显示由肉芽组织中毛细血管的出现而引起的信号增强。

（2）组织病理学和鉴别诊断。在组织病理学检查中，慢性膨胀性血肿显示为一个界限清晰、纤维性假囊围绕中央囊腔构成的梭形团块，内含有血块、纤维蛋白、坏死碎屑、慢性炎性浸润物和肉芽组织的混合物，有时还含有营养不良性钙化物[246,248]。慢性膨胀性血肿的病理特征与钙化性肌坏死的描述类似（见后面的讨论）。如同慢性膨胀性血肿，肌纤维钙化也是一种少见的疾病，特征性表现是远期创伤史的患者出现中央液化、周围钙化的梭形团块。不过，通过其外围的斑块状钙化和大量肌肉被明显的坏死取代可辨认钙化性肌坏死[246]。如果有毛细血管和不规则囊性腔，慢性膨胀性血肿也可类似于血管瘤或静脉畸形[247]。

3.肌肉内出血的常见部位

虽然大多数肌肉内出血发生在四肢，但两个研究最多的部位是腹直肌和髂腰肌。作为其他部位出血的原型，在此将详细讨论这两个部位的血肿。

（1）腹直肌鞘血肿。这个部位的肌肉内血肿可无诱因出现，尤其是有凝血机能障碍的患者[251]，或者与直接或间接创伤有关（如咳嗽[252,254]、呕吐[255]、排便[256]、翻身[252]、钝伤[232]、腹腔镜手术[257,258]、怀孕[259]、破伤风[260]）。如同其他的血肿，腹直肌鞘血肿常表现为某部位的疼痛，伴或不伴有可触及的腹部肿块和贫血[229,261]。但是和四肢的肌肉内血肿不同，急性发作的腹部或骨盆疼痛类似于临床上的内脏病变，如阑尾炎[261]、憩室炎[262]、胎盘早剥、卵巢扭转[263]、脾增大[264]或肿瘤[252]。

1）影像：先进影像技术的广泛应用，可达到准确及时的诊断并可避免不必要的手术（图85-33）[229,252,265-268]。在一项研究中[229]，12例腹直肌血肿患者超声检查出9例，而CT则检出全部12例。大多数的腹直肌鞘血肿，都在脐下的下1/3腹壁以内出现[229,266]。在超声图像上，腹直肌鞘血肿大多表现为腹直肌扩大的弱回声损伤，在矢状面上为锥形，横断面上为卵圆形[269]。这些血肿表现为不均一性，伴有血-液平面和由血块引起的内生回声。彩色多普勒超声检查可用于排除脉管瘤[270]。在CT上，亚急性血肿表现为增大的腹直肌内呈卵圆形高密度区[252]。一半以上的腹直肌鞘血肿在CT上还可显示由血细胞比容效应引起的液－液平面[266]。慢性血肿的密度等于或低于周围肌肉的密度。MR成像作为补充性检查，可典型显示血肿在T1和T2加权像上为高信号强度区域[252,266]。MR成像可用于腹膜或腹膜周围损伤的鉴别诊断，包括肌疝、肿瘤（如腹膜种植瘤）、脓肿、血清肿以及脑室腹膜导管顶端的假性囊肿[267,271]。

2）预后和治疗： 症状通常会在支持性治疗后几周内消失[272,273]。手术可用于治疗难以控制的血流不稳定或感染的复杂病例。选择性血管造影下经导管栓塞术已在创伤后情况中有过描述[232]。

（2）髂腰肌血肿。 髂腰肌筋膜室由髂肌和腰肌构成。腰肌起始于膈上第十二胸椎和腰椎椎体。腰肌与髂肌在第五腰椎相会，穿过第二骶椎平面后形成骶腰肌，附着于小转子。髂腰肌从颅骨到尾骨，像一个潜在的导管，可使纵隔内病变转移至股上部[274]。

影像鉴别诊断： 影响髂腰肌病变最常见的病理过程是出血性、肿瘤性、炎性或创伤性（图85–34）。这些疾病的鉴别对现代影像技术是一个潜在的挑战。例如，在一个44名髂腰肌筋膜室疾病患者的回顾研究中[275]，CT依据一些特征表现仅能一般性地鉴别出肿瘤、血肿和脓肿。CT判断的特征包括：肌肉的增大，病灶的衰减度、范围和边缘、气体、钙化、骨质破坏、脂肪浸润和筋膜破坏的存在，以及相关的体液或淋巴结病。在对血肿表现进行研究后作者认为：整个肌肉弥漫性累及的敏感性为88%，特异性为78%，准确性为80%。对于肿瘤，边缘不规则的敏感性为67%，特异性为52%，准确性为57%。对于脓肿，低衰减度的敏感性为100%，特异性为43%，准确性为70%。

这些结果表明，单独凭影像学特征并不能鉴别肌肉内的所有血肿、肿瘤和脓肿。

- 所有这3种情况一般都会引起低衰减度病灶、肌肉增大和筋膜界面的消失[274–276]。
- 增大肌肉的高衰减可能是由急性血肿或肿瘤破裂出血引起的。
- 骨质坏死和淋巴结病可见于感染性疾病或肿瘤。
- 气泡提示存在有感染，但据报道会伴发有出血或肿瘤[275,277,278]。

血肿、肿瘤和脓肿的影像特征有很多重叠之处，仅靠CT鉴别是不可能的。虽然后来的影像检查和其他的影像技术证实会有所帮助，尤其是MR成像，但正确的诊断常常有赖于相关的病史[274,275]。

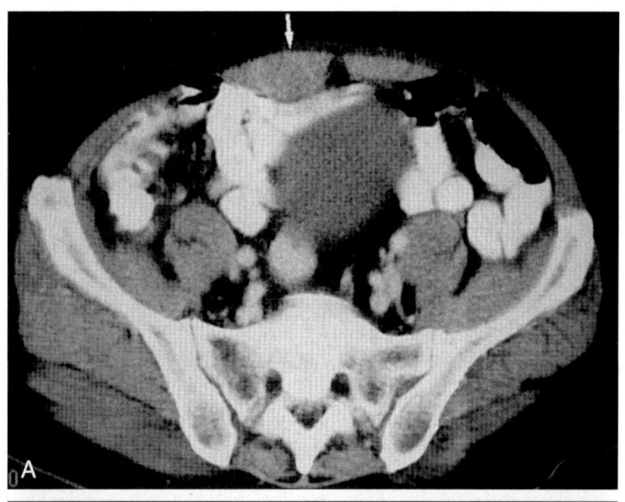

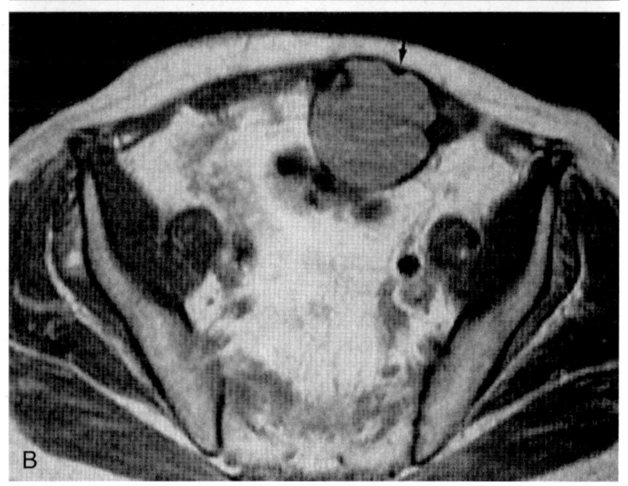

图85–33 腹直肌鞘血肿。

A 口服或静脉内注射对比剂后进行CT扫描以排除阑尾炎。虽然未发现阑尾炎，但这位服用华法林钠患者的腹直肌增大（箭头）提示腹直肌鞘血肿。

B 在第二名患者（也服用华法林钠）经轴位T1加权自旋回波MR成像显示因为存在有高铁血红蛋白导致出现中等信号强度的环绕区（箭头）。

4.异位钙化和骨化

在分析肌肉或软组织中的矿化区域时，理智的检查者应努力鉴别是骨化还是钙化[279]。软组织钙化相对于软组织骨化的影像评估在第84章讨论，这里主要讲肌肉。

钙化是指钙和磷酸盐之类物质的沉淀或沉积。软组织钙化在X线片和CT上一致表现为不定型的不透X线性病灶，不过这些病灶的大小和形状可各种

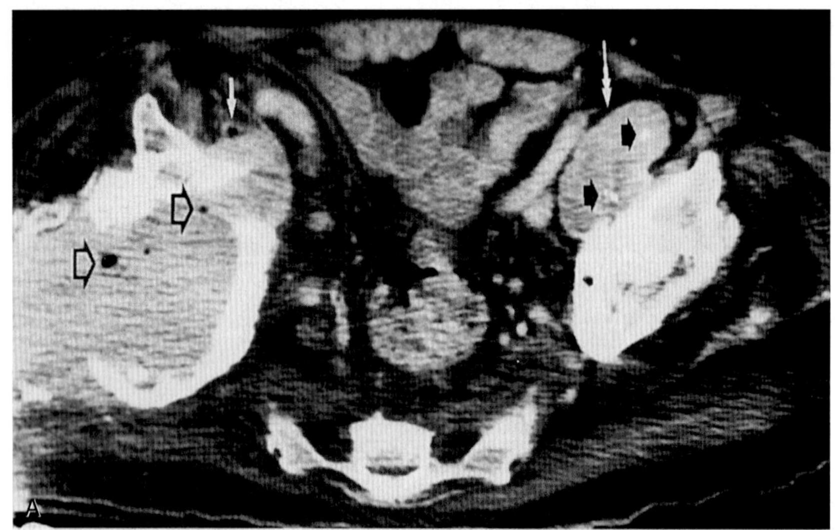

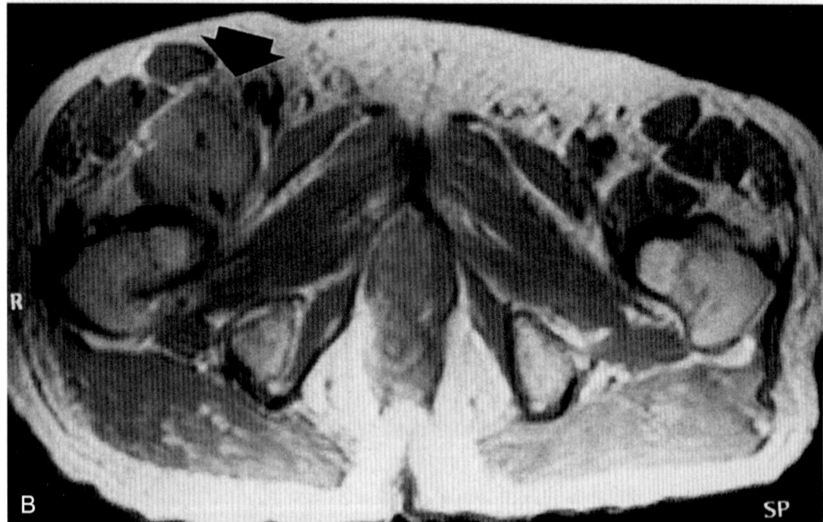

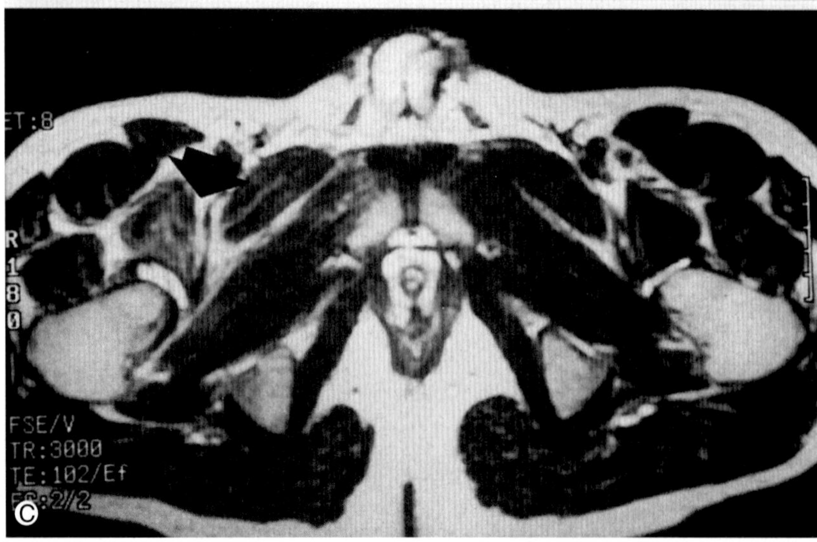

图 85–34 髂腰肌异常。

A 感染和微粒病。右髋关节积脓与髂腰肌附近的脓肿有关(实心箭头);多个气体信号减低灶(空心箭头)提示感染诊断正确。在左髋,全关节病的无菌性松弛与髋腰肌增大、形状异常有关(长双箭头);多发灶性高密度碎片(箭头)提示假性肉芽肿形成的正确诊断(因假体磨损所致)。

B 髂腰肌肌与肌腱拉伤。由于最近的拉伤,横断位 T2 加权快速自旋回波 MR 图像显示髂腰肌远端肌与肌腱结合部呈高信号强度(箭头)。

C 自发性髂腰肌血肿。服用华法林钠患者的自发性亚急性血肿在经轴位T1加权自旋回波 MR 图像显示增大的髂腰肌远端信号强度异常增强(箭头)。

各样。特定肿瘤表现为特征性的钙化类型，如血管瘤表现为静脉石、软骨形成肿瘤表现为软骨样钙化。钙或磷代谢失调可使存活组织内发生转移性钙化。肌肉中的转移性钙化可由各种疾病（如甲状旁腺功能亢进、肾性骨营养不良、维生素D过多症和肉状瘤病）引起，或者由产生广泛瘤样骨质破坏的各种疾病引起。营养不良性钙化出现在退变或坏死的组织中，且常为创伤性、炎症性或瘤性疾病的继发表现。

异位骨化是指局部软组织的非肿瘤性骨样组织形成，包括骨骼肌、肌腱、筋膜、韧带或其他结缔组织。与无定形钙化不同，成熟的骨化性肌炎的必要条件是其可辨认的接近于正常骨的结构：中央为不成熟的小梁骨，周围有密质骨围绕。

骨化性肌炎。最常见异位骨化出现在肌肉，通常称之为骨化性肌炎（也可见第84章）。虽然“肌炎”这个名称常被误解，因为这并非原发性炎症性疾病[280]，但是可见早期的炎细胞反应[281]。临床上，骨化性肌炎容易与症状和体征包括有疼痛、压痛、肿胀和可触及肿块的炎性或肿瘤性疾病相混淆[282-285]。

骨化性肌炎是非肿瘤性疾病，有自限性，最常累及成人。虽然怀疑骨化性肌炎是遗传体质但还未得到证实[286]。37%~75%的骨化性肌炎患者有明显的先兆[287-290]。诱发因素包括：创伤性损害（如挫伤[291]、手术[292,293]、烧伤[294]），神经病性损害（如下身麻痹[295]、创伤性脑损伤[296]、中风[297]），血液病（如血友病[298]），与骨骼形成相关的疾病（如弥散性自发性骨肥大、僵硬性脊椎炎[209]）以及其他疾病（如破伤风[300]）。

经历某些类型急性神经缺损疾病后，大约1/4的患者会有异位骨化。10%以上患者可发展为严重功能障碍[301]。异位骨化的常见部位包括髋、股、上臂和肘[302,303]。80%的骨化性肌炎病例累及四肢的大肌肉[304]。平均在身体或神经性损害后4个月，骨化性肌炎才可做出诊断[286]。

（1）发病机制：骨化性肌炎的发病机制可能与软组织损伤引发的间叶结缔组织细胞化生有关。在组织病理学上，骨化性肌炎经过3个典型的阶段。初期，组织学特征包括纤维原细胞和造骨细胞的多型性、多细胞区域。中间期的特征是造骨细胞向心性骨样沉积。随着成熟过程的进展，骨化性肌炎的带状结构更加明显，同时薄片状的壳样骨沉积在松质骨核心的周围[303,305,306]。这种组织结构形成使成熟异位骨化在组织学和影像学检查时有其特征性表现——中心为骨髓填充区和外层为密质骨。

在临床和影像学上，有3个典型的演变期与组织学所见相对应：（1）急性或假性炎性期；（2）亚急性或假性肿瘤期；（3）慢性，常常可自发性愈合的自限期[307]。急性或亚急性期骨化性肌炎的影像学检查呈显著的非特异性表现。在最末期，基本的影像学表现可以把骨化性肌炎与包含矿化物质区域的肿瘤从3个方面区分开：（1）骨化团块有清晰而锐利的边缘，周围较中心更成熟；（2）病灶随时间而逐渐减小（经初始期后）；（3）病灶与其下面的骨不相连续（图85-35）。

（2）X线片和计算机断层扫描：在第一周，X线片上通常无阳性表现。而CT扫描可显示有模糊的肌肉肿胀。在症状出现的2~6周内，X线片和CT可特征性地显示为模糊、暗淡的毛絮状矿物质[280,308]。当邻近的皮质骨完整而且与软组织矿物质区域不相连时，提示病灶为良性病变。

在这个亚急性期，边缘不清的软组织团块内包含有矿化灶，其影像学表现最容易与软组织肉瘤相混淆（例如骨肉瘤[309]、软骨肉瘤、滑膜肉瘤[301]）。也可见骨膜炎，不过无骨质破坏。如果早期不成熟的矿化还不能确定诊断，则需要拍摄短期随访拍X线片或CT（间隔3~4周复查），以确认怀疑的骨化性肌炎。这时可以在适当的临床情况下做延迟经皮活组织检查或手术，直至诊断性影像特征可以独自确诊本病[283]。症状发作后经过1~2个月，CT即可有效地显示出外周的矿化外壳。病灶内部的透X线性减低可能与形成中的松质骨相符合，而病灶周围的透X线性减低可能是继发性水肿所致。骨化肿块经过6个月到1.5年后成熟[286,299,311]。骨样病灶的再吸收可能在1~5.5年后出现[298,308]。

（3）磁共振成像：MR成像表现也随时间而变化。在急性和亚急性期，表现无特异性。受累及肌肉会增大，表现为界限不清、边缘模糊的中等T1信号强度和高T2信号强度[284]。静脉注入对比剂后病灶出现增强。在邻近的肌肉和骨髓内[283]，也可见高T2信号强度和对比增强区域。尽管在邻近的骨上可能会出现骨膜炎，但邻近骨骼上不会出现骨化性肌炎或受到破坏。在骨化性肌炎内可观察到液－液平面，这个特征也可见于某些软组织肿瘤（例如血管瘤、滑膜肉瘤）[312]。随着中间期的进展，病灶内及周围的水肿性改变会逐渐消失。病灶内的高T1和低T2信号强度区域开始消失，分别与（包含脂肪的）松质

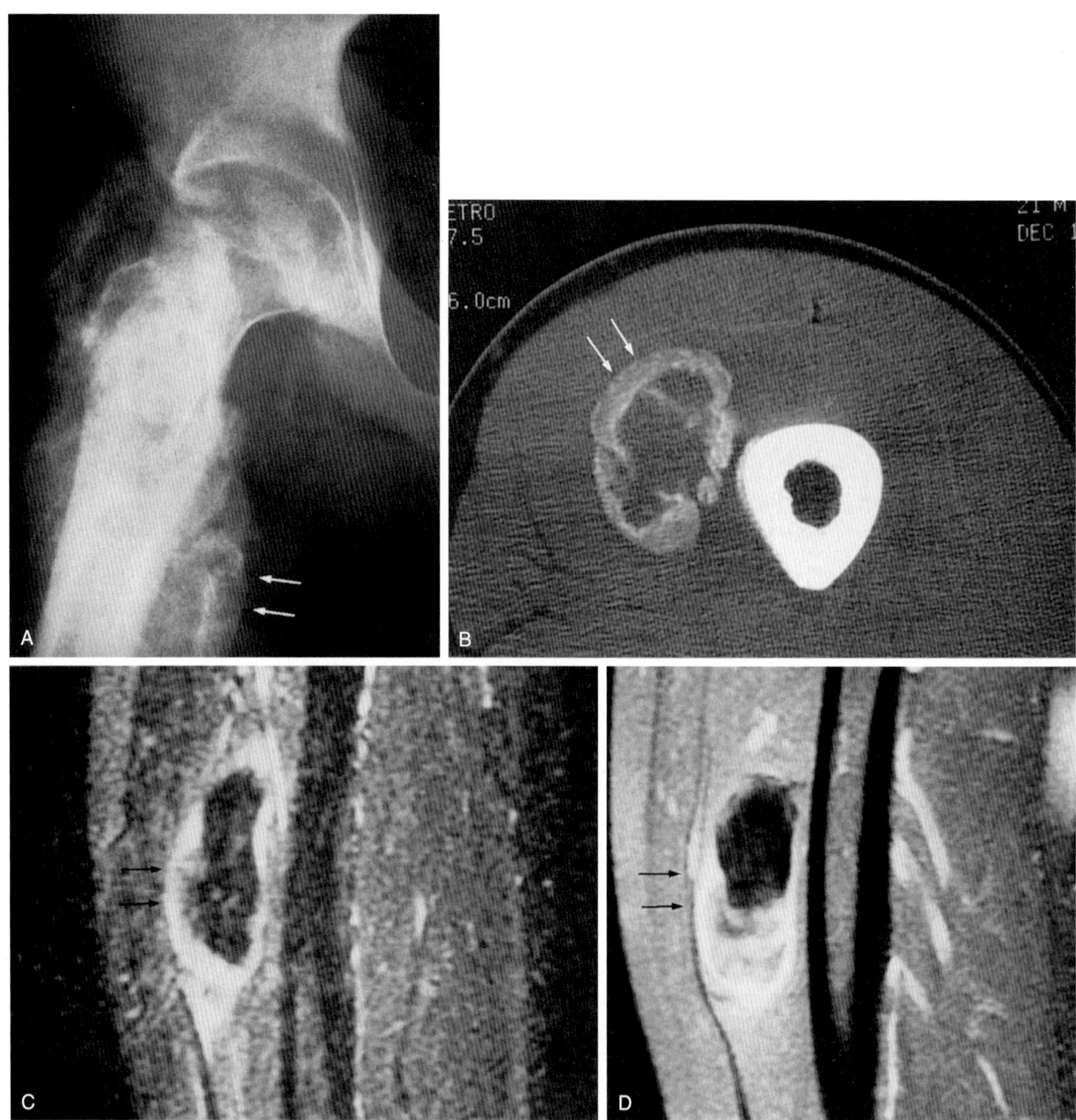

图 85-35 3名患者中的骨化性肌炎。

A 髋部额状面 X 线片显示大面积的骨化区域，外围部位最成熟（箭头）。

B 第2名患者大腿的CT扫描显示有锐利边缘、相对规则的骨化块（箭头）。邻近的股骨有轻度的骨膜反应，病灶与其下面的骨不连续。

C 第3名患者大腿的矢状位快速自旋回波反转恢复MR成像显示卵圆形的低信号强度，周围环绕高信号强度的边缘（箭头）。

D 矢状面钆增强脂肪抑制 T1 加权自旋回波 MR 成像显示对比剂增强主要在外周（箭头，与图 C 是同一患者）。

骨和密质骨相对应。在成熟的病灶内，其边缘开始变得清晰。其特征可能仍为不均一的信号强度，不过可见到代表病灶内骨小梁之间脂肪的T1信号强度区域[284,285]。

（4）血管造影术：在血管造影术中，骨化性肌炎的早期和亚急性期血管分布与恶性肿瘤非常相似。事实上，由于血供旺盛、动静脉分流和对比剂汇集的出现，不应该排除骨化性肌炎的可能性[313]。成熟骨化性肌炎的特征是无血管结构[314]。

（5）骨骼闪烁扫描法：以 ^{99m}Tc-MDP 标记的骨骼闪烁扫描法在骨化性肌炎的早期检查中比X线片更敏感。三相骨扫描可典型地显示在三期中全部都出现示踪剂摄取的非特异性增强[315]。随病灶的成熟，放射性药物聚集的强度会减轻，接近于邻近正常骨骼的表现[316]。

（6）治疗：骨化性肌炎的治疗包括非类固醇类消炎剂（例如吲哚美辛）、磷酸二酯、低剂量放疗、理疗和手术切除（在一些罕有病例）。前3种治疗方法通常是预防性方法，适于在有较高发病率的患者中应用[299]。服用吲哚美辛是最常用的预防措施，特别是年轻人。对不能耐受吲哚美辛和以前有消化道溃疡的高危患者，应考虑使用放疗。

骨化性肌炎手术切除术的目的是为了做出组织病理学诊断，或者治疗无法缓解的疼痛、活动受限的大面积骨化或解除神经卡压[283,317,318]。在骨化性肌炎急性或亚急性期，有与软组织肉瘤相混淆的潜在可能性[282,283,305,319-323]，因而骨化性肌炎被认为是“不能碰”的病灶，不可随意进行活组织检查。由异位骨化引起的神经受损最常累及尺神经[324-326]、正中神经[326]、桡神经[327]或坐骨神经[328]。

传统的骨化性肌炎的手术切除是在肿块“成熟”后实施，以期降低复发的风险。一些调查者[311,329,330]声称，X线片在评价异位骨化的成熟程度上不充分或不可靠；他们推荐，患者在手术之前连续骨扫描的示踪剂浓度应降低。但是，在这种情况下应用骨闪烁扫描法还未被广泛接受[331,332]。

5.增殖性肌炎

（1）发病机制。增殖性肌炎是一种不常见的自限性肌肉内损伤，与骨化性肌炎类似[333-336]。虽然与肉瘤或感染相仿，但增殖性肌炎被认为是反应性（而非肿瘤性）病变，发病机制很可能涉及一些类型的肌肉损伤或血管损害。1/3 的病例最近有过创伤史。病变不需要切除，因为这些损伤可自愈。

（2）组织病理学。类似于出现在筋膜和皮下脂肪的增殖性筋膜炎，增殖性肌炎是纤维原细胞组织的快速增长性病灶，成人比儿童更常见（平均年龄，50岁）。在儿童，增殖性肌炎相比于成人更容易出现细胞结构增加、水肿和肌纤维坏死。在发病过程中大腿和胸壁最常受累及，呈弥散性渗入肌肉组织。在细针头抽吸、切开活组织检查或边缘切除后，组织病理学检查显示多形性、结节样的均匀二倍体纤维原细胞。可能会出现局灶性骨化，但常不如骨化性肌炎显著。

（3）影像检查。X线片和CT可显示在软组织肿胀有关区域的小量无定形钙化或骨化。CT还可显示受累及肌肉的非特异性增大、界限不清和逐渐变薄。据报道，在静脉内注入对比剂后，肌肉呈均匀增强、不均匀增强或在CT上不显影。MR成像显示肌肉呈界限不清状增大，在T1加权像上轻度减弱而在T2加权像上增强。在注入对比剂后，病灶周围水肿和病灶的强化也有报道。这些病灶在用 ^{99m}Tc-MDP 进行的骨闪烁扫描和用 ^{18} 氟标记的脱氧葡萄糖进行的正电子发射断层扫描过程中也可聚集放射性药物。

6.肌疝

（1）发病机制。肌疝指肌肉组织通过筋膜缺损的突出部分[337]。这些筋膜缺损在肌肉过度生长和筋膜室内压力增加后出现，接着肌肉穿出这些筋膜上的相对薄弱区域，比如那些血管神经束穿过的区域[338]。较少见的是出现在创伤（如骨折或穿透伤）后的筋膜鞘撕裂处。肌疝也有过家族中聚集的报道，提示这些人的筋膜中存在有先天性缺损[339]。

（2）发病部位。肌疝常见于小腿的中段到下段。胫前肌最常受到累及[340]，实际上任何肌肉都有可能受侵袭，包括趾长伸肌[341]、腓骨短肌[342]、腓骨长肌[343]和腓肠肌[344]。大腿[345-347]和前臂[348-350]的肌疝少见累及。肌疝可能为多发[351,352]和双侧[339,353]出现。

（3）症状和体征。临床上，患者的典型表现为小量、表浅的软组织膨出，随肌肉收缩开始变得显著和坚实。尽管大多数肌疝是无症状的，但是肌疝也可引起剧痛、痛性痉挛、触痛[337,345]。筋膜缺损可能会随时间而增大，引发出影响美容的主诉。疝出的肌肉嵌顿[353]或导致神经卡压的情形很罕见。例如，腓肠肌疝会压迫腓神经，并引起类似于坐骨神经痛的临床表现[344]。肌疝也可见于筋膜室综合征。

（4）影像。影像检查特征性地显示出肌肉的向外膨出，有时伴有轻度的周围不规则轮廓线（图85-

36）。当压力转换器施加压力时，超声检查显示疝出肌肉会缩小[337]。MR成像[338,339,354]可显示肌疝，也可以显示其上筋膜的不连续性。在简单的病例中，在回音性和信号强度方面，疝出组织与邻近肌腹相一致。超声扫描和MR成像都可以在肌肉收缩和松弛期间行动态检查。这可提高筋膜撕裂或疝出的肌肉组织的显著性。例如，腿的快速梯度回波MR成像在踝关节主动背屈时比主动跖屈时获得的图像所显示的疝出肌肉体积增加。在一些患者中，踝关节主动背屈时同样有利于描述筋膜撕裂。

（5）治疗。无症状的肌疝通常用保守方法治疗[343]。对于那些顽固性或严重的症状，治疗包括肉毒（杆）菌毒素的局部注射[345]或筋膜切除术[343,355]。用缝合或纤维网修复筋膜作为一种治疗选择也有报道[340,351]，不过在一些筋膜室综合征患者中这种技术可能很复杂[356]。在与筋膜室综合征有关的肌疝患者中，需要行筋膜切开术。

三、肌肉缺血和坏死

1.筋膜室综合征

筋膜室综合征是指在相对固定的解剖间隙内压力升高，可能引起缺血和神经肌肉损伤[357,358]。Volkmann在1881年最早描述了筋膜室综合征[359,360]。他描述了肱骨远端或前臂骨折后儿童的缺血性瘫痪和肌肉挛缩。通常，Volkmann缺血性挛缩这个名称应用于筋膜室综合征的后遗症中，其纤维组织取代坏死的肌肉和神经组织[358]。筋膜室综合征潜在的并发症不仅包括挛缩，还包括有肌坏死、横纹肌溶解、肾衰竭甚至死亡[361-366]。

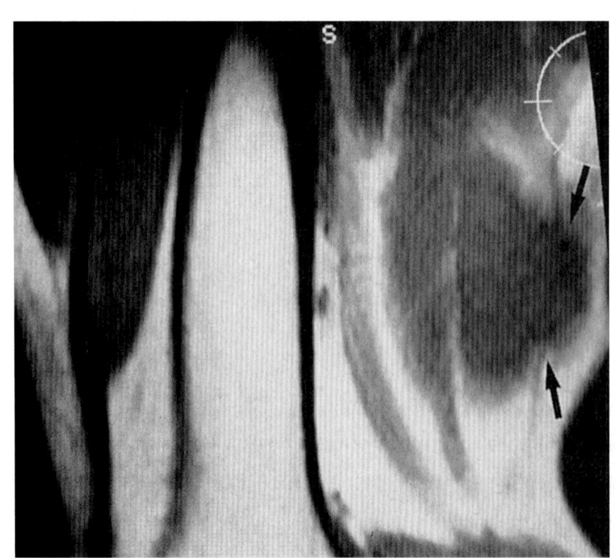

图85-36 肌疝。大腿远端的矢状位T2加权自旋回波显示：半膜肌的肌肉和半腱肌的肌腱通过其上面的筋膜缺损形成肌疝（箭头）。这名患者行筋膜切开术治疗。（Courtesy of R,C. Fritz, M.D., San Francisco, California.）

（1）发病机制。筋膜室综合征基本的病变是筋膜室内压力升高。肌肉内缺血引起恶性循环：毛细血管通透性增加，间隙内水肿增加，肌肉内压力增加，进而超过小血管内压力。这些薄弱的小血管壁会塌陷，因而阻止血液流动[367]。不论何种患者何种类型损伤，其最后通向筋膜室综合征的共同路径是动静脉压力梯度减小，这会导致缺血和最终的组织坏死。造成筋膜室综合征的原因包括创伤史、外部加压、全身血压过低、筋膜室内容积增加（例如出血、水肿、静脉回流不畅、肌肉肥大）和筋膜室弹性的缺失（如纤维性或狭窄的筋膜）[368,369]。

筋膜室综合征通常根据其持续时间、原因和部位分类。对筋膜室解剖学（在本章的前面有详细介绍）的了解是准确诊断和治疗这种潜在破坏性病变的基础。

（2）急性筋膜室综合征。急性筋膜室综合征的很多常见和不常见的原因已经有过描述（表85-9）[370-400]。急性筋膜室综合征最常见于35岁以下男性受到急性外伤后。在164名急性筋膜室综合征患者的研究中显示[401]，大多数病例（69%）与骨折有关，并且这些骨折约有一半累及胫骨。（急性筋膜室综合征的发生率在胫骨干骨折后为1%~10%[102,403]。）第二个引起急性筋膜室综合征最常见原因是不伴有骨折的软组织损伤（例如严重的挫伤、碾压伤）。最后，164名患者中至少1/10的患者有出血性疾病或应用了抗凝药物[401]。

事实上，筋膜室综合征可发生在任何容积不易改变的解剖筋膜室。最常见的部位是前臂的掌侧筋膜室以及小腿的前侧和后侧深部筋膜室。较少见的部位包括：上臂盂肱关节脱位后[404]，冈上肌在肩胛骨骨折或持续加压后[405]，臀肌筋膜室在创伤或与药物用量过多有关的持续加压后[406,407]，大腿在严重挫伤后[408]，小腿在深静脉血栓后[399]，以及糖尿病患者足部在感染[390]或创伤后[409-412]。

由体育活动和其他身体活动引起的筋膜室综合征可能会急性出现。例如，肌肉断裂导致的筋膜室综合征：上臂的肱二头肌筋膜室[395]，前臂屈肌筋膜室[393]，小腿后侧的浅筋膜室[413]和小腿的腓骨筋膜室[393]。急性筋膜室综合征在肌肉断裂的缺损处也可

表 85-9　急性筋膜室综合征的原因

常见原因
- 钝伤或穿刺伤
  - 骨折
  - 软组织挫伤
  - 碾压伤
  - 肢体压迫时间过长（如在感觉迟钝患者）
  - 枪伤
  - 脉管损伤
- 热灼伤或电击伤
- 医源性损伤
  - 再灌注水肿（如在血管再造手术后）
  - 关节镜检查[370,371]
  - 骨切开术[372]
  - 关节固定术[373]
  - 全髋关节成形术[374]
  - 患者在手术过程中长时间保持同一姿势[375,376]
  - 前臂激光祛除文身[377]
  - 前臂中对比剂或其他胃肠外药物的溢出[378,379]
  - 抗凝或溶栓治疗[380,381]
  - 对抗凝治疗的患者行动脉或静脉穿刺[382]
  - 经腋动脉造影后血肿形成[383]
  - 透析治疗用的肘前动静脉造瘘[384]
  - 区域麻醉[385]
  - 长期应用过紧的管型，紧身衣[386]，血压监测器[387]或充气性抗震服[388]

不常见原因
- 感染[378,389–391]
- HIV 引发的血小板减少症[392]
- 肌肉断裂[393,394]
- 破裂的 Baker 囊肿[395]
- 被狗咬伤[396]
- 被蛇咬伤[378]
- 海洛因的溢出[397]
- 药物性肌炎[398]
- 嗜酸细胞性肌炎[398]
- 深静脉血栓[399]
- 凝结的周围动脉瘤[400]

HIV，人免疫缺陷病毒。

能会出现，例如举重运动员的肱三头肌和三角肌[414]和足球运动员的小腿前侧筋膜室[415]。

（3）慢性筋膜室综合征。慢性筋膜室综合征由运动性原因（例如训练、职业性过度使用）或非运动性原因（例如肿块损伤、感染）导致。运动性慢性筋膜室综合征发生是因为肌肉活动会增加20%的体积，因而引起顺应性较小的筋膜室压力增高[416]。因此，特殊的活动与特殊部位的慢性运动与筋膜室综合征有关（表 85-10）[417–437]。运动中最常见的慢性筋膜室综合征部位是小腿。大腿、前臂和脚是运动员中次常见的受累部位[438]。筋膜室综合征累及棘突旁肌肉组织和其他部位的情况不常见[363,439–443]。

（4）症状和体征。筋膜室综合征的诊断是依据临床表现和辅助性诊断检查做出的。患者最初的表现是疼痛。这种疼痛常描述为跳动样感觉、疼痛、挤压、肿胀、紧缩感或压力，而且随触压和所累及肌肉的被动牵拉而恶化。在急性筋膜室综合征中，最重要的早期症状是与当前损伤不成比例的疼痛[444]。在慢性运动性筋膜室综合征，典型症状是在活动中或活动时开始，经时间长短不等的休息后减轻。在急性和慢性筋膜室综合征中，尽管静脉和淋巴导管会受到损害，但动脉搏动常可触及。急性和慢性筋膜室综合征中相对晚期的表现是由肌肉和神经缺血引起的运动和感觉神经功能缺损。

临床鉴别诊断包括创伤（如挫伤、应力性骨折、拉伤）、感染性和非感染性炎症（如肌炎、筋膜炎、蜂窝织炎）、脊髓神经根病、压迫性或系统性周围神经病甚至心血管异常（如跛行、血栓形成）[446]。如果累及任何受限制的筋膜室，对有风险的患者应高度怀疑，尤其是那些患者感觉迟钝或年龄太小而不能有效沟通的患者[447,448]。

（5）诊断性检查。用于评价筋膜室综合征的诊断性检查包括分光镜检查、筋膜室内压力测量和影像检查。近红外线分光镜检查曾用于评价受到急性或慢性筋膜室综合征累及的筋膜室内的氧饱和度[449–452]。

1）压力测量：直接压力测量通常是确认筋膜室综合征诊断的首选程序。筋膜室内压力通常是用各种类型经皮插管（如毛细导管、斜切口或固态传感器导管）测定的。休息时筋膜室内压力通常不应超过 12 mmHg[453]，活动后会有所增加。筋膜室内灌注压取决于心脏舒张压和筋膜室内压力之差[402]。当组织压与心脏舒张压之差小于 10~20 mmHg 时，开始发生缺血性损伤[455]。肌肉可以很好地耐受 4 个小时的缺血，但 6 个小时之后结果就不确定了；8 个小时后，损伤可能就会不可逆转。因此，通常建议在组织压升高到与舒张压之差在20 mmHg以内时进行快速筋膜切开术[455]。筋膜室综合征发生肌神经坏死的临界值可能随其部位不同而变化，并与严重程度和耐受度以及患者的个体因素（如血压过低、软组织创伤）有关。例如，在运动员受到钝性挫伤进而出

表 85-10 慢性筋膜室综合征：风险因素和诱因

慢性运动性筋膜室综合征
赛跑运动员——小腿的前侧和后侧深筋膜室[417-419]，大腿的后侧筋膜室[420]
足球运动员——小腿的后侧深筋膜[419]
自行车运动员——小腿的后侧深筋膜室[419]，大腿的前筋膜室[420]
网球运动员——前臂的屈肌——旋前肌筋膜室[421]
摩托车赛手——前臂的屈肌——旋前肌筋膜室[422,423]
手工工作者（例如木匠，焊工）——前臂近端的肘肌筋膜室[424]，第一背侧骨间肌[425]
慢性非运动性筋膜室综合征
非肿瘤性或肿瘤性肿块
滑膜囊肿[426]
Baker 囊肿[427]
神经节囊肿[428]
骨软骨瘤[429]
转移性黑素瘤[430]
原发性间变性淋巴瘤[431]
慢性骨髓性白血病[432]
附属肌或变异肌[433]
慢性感染[434]
全身性毛细渗漏综合征[435]
慢性静脉淤滞[436]
杜兴肌营养不良[437]

现大腿前侧筋膜室综合征时，据报道保守治疗得到的结果要好于筋膜切开术，不过其压力会持续超过50 mmHg[456]。

对于怀疑有慢性运动性筋膜室综合征的患者，可能需要进行运动前和运动后筋膜室内压力的测定。在运动前发现筋膜室内高压（15~20mmHg或更多）或完成一场训练后即刻出现筋膜室内高压（30mmHg或更多）时，即可诊断为慢性运动性筋膜室综合征。活动结束后 5 分钟内压力应降到15~20mmHg 以内[438,457]。

尽管直接压力测定是客观诊断的金标准，但盲目进行经皮插管会出现一些潜在问题包括：导管插入预料外的筋膜室，对血管神经结构的疏忽性损伤，不准确或不一致的压力测定[458,459]。

2）影像检查： 横断面影像检查通过提供有关受累及的筋膜室非介入性数据可对直接压力测定加以补充，尤其是在非急性情况下。影像检查也有助于评价可能引起筋膜室内高压并可能需要手术解除的潜在损伤（例如血肿、肿瘤）。其他促使进行影像检查的潜在指征还包括非典型病例的诊断性评价（例如不常见部位或不常见原因引起的筋膜室综合征，压力值为临界值）、引导经皮插管以及随访评价。另外，在脂肪抑制T2加权MR成像中肌肉缺乏异常信号强度可能有助于除外筋膜室综合征的诊断。

筋膜室综合征最常用的影像检查是 X 线片、CT、闪烁扫描法、超声检查和MR成像（图85-37）。精通筋膜室综合征的影像表现是很重要的，这样当要评价最初认为与其他原因（例如压力性骨折、肌与肌腱撕裂、软组织肿瘤）有关的疼痛时，即可行影像检查。

X线片可显示与筋膜室综合征有关的异常（如骨折），但不适用于急性筋膜室综合征的诊断。上肢有明确Volkmann挛缩的患者的X线片可显示有非急性骨折、萎缩和挛缩（即腕屈曲，掌指关节伸展，指间关节屈曲）。

CT可显示急性筋膜室综合征患者的异常，如水肿导致的肌肉增大和密度减低。在慢性情况下，主要表现包括肌肉萎缩和脂肪浸润[460]。筋膜室综合征患者的X线片和CT中都可显示肌肉中的薄片样钙化或骨化以及后来的肌肉坏死（见后面的讨论）[461-465]。

超声在实验中曾用于记录急性筋膜室综合征患者的筋膜室容积增加[406]和静脉回流异常。例如，当筋膜室内压力超过休息时的胫静脉压时，胫静脉的血液流动可能会减小。这些改变可通过多普勒静脉血流评价检查到，并且据报道有助于判断患者的预后[467]。见于慢性筋膜室综合征的其他超声表现还包括肿块以及肌肉肥大、萎缩或纤维化[468]。在怀疑筋膜室综合征的患者中，超声也可用于指导和记录经皮插管的准确位置以测量其内压力。用筋膜切开术治疗筋膜室综合征后[469]，超声可能有助于记录由肌神经缺血导致的软组织异常（如纤维化）的范围[470]。

闪烁扫描法有时也用于研究筋膜室综合征[471-474]。通过单光子发射计算机 X 线断层摄影术（SPECT），并应用^{201}铊（^{201}Tl）或^{99m}锝甲氧基异丁基异氰（^{99m}Tc-MIBI）放射性药剂，可以确定缺血性筋膜室内的示踪剂活性降低区域。例如，怀疑有慢性运动性筋膜室综合征时[475]，在活动峰值时静脉内注入 300MBq 的^{99m}Tc-MIBI，活动后立即进行 SPECT 成像并在休息后复查。在强化图像上根据示踪剂聚集的减少可确认缺血性筋膜室。据报道，这种技术的敏感性是

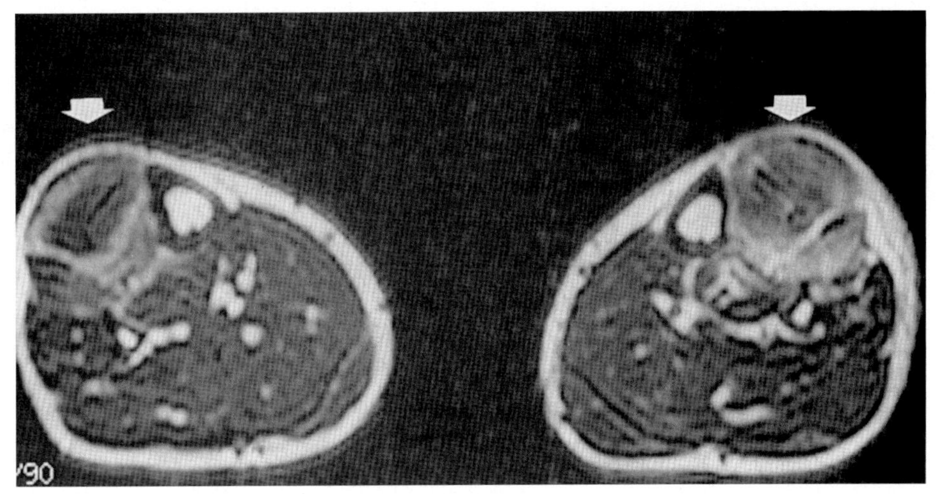

图 85-37 筋膜室综合征。小腿的经轴位 T2 加权快速自旋回波 MR 图像显示前侧筋膜室增大伴不均匀的信号强度和结构紊乱（箭头）。

80%，特异性是 97%，阳性检出率是 89%，阴性检出率是 94%。这种技术的缺点包括：电离辐射，需要 2 天才能做出诊断，空间分辨率相对较低，而且对软组织的潜在损伤评价能力较低。

MR 成像用于明确肌肉中缺血性损伤的位置和范围[476,477]。在急性和慢性筋膜室综合征中，观察到的 MR 成像表现包括以下几个方面：

- 在脂肪抑制T2加权像上信号强度增加，是由间隙内水分或水肿（急性或慢性筋膜室综合征）引起的[420]；
- 在T1加权像上信号强度增加，提示有出血灶（急性筋膜室综合征）或脂肪渗透（已患筋膜室综合征的后遗症）[420,478]；
- 在T1加权像上信号强度减弱是由纤维化引起的（已患筋膜室综合征的后遗症）[420,478]；
- 由肌肉肥大和（或）肿胀引起的肌肉体积增大（急性或慢性筋膜室综合征）；
- 由萎缩和（或）纤维化引起的肌肉体积减小（已患筋膜室综合征的后遗症）；
- 筋膜增厚（已患筋膜室综合征的后遗症）；
- 通过筋膜周围的撕裂口形成的肌疝（急性或慢性筋膜室综合征）[420]。

在即将出现筋膜室综合征的患者，静脉内注入放射性核素钆后的脂肪抑制T1加权像可显示受累及肌肉的明显对比增强。这种增强有助于分辨灌注肌肉与失活肌肉。

对怀疑有慢性运动性筋膜室综合征的患者，运动前后的 MR 成像有助于诊断[479]。运动前后在图像上信号强度的改变远比运动后筋膜室内压力增高更明显。另外，信号强度变化的大小与运动前后压力的变化有明显的一致性，同样也与运动后筋膜室内压力的绝对值相一致。

其他的 MR 技术在评价急性和慢性筋膜室综合征中显示出很好的前景。弥散性加权回波平面 MR 成像可描绘由运动引起的肌肉中血流情况改变和筋膜室内压力的改变[480]。用 ^{31} 磷标记的 MR 波谱法已经试验性地用于确定骨骼肌的代谢性坏死的临界值压力。这种技术也在临床上用于记录肌肉的缺血性坏死范围和筋膜切除后的愈合情况[477]。

MR 成像有时也用于检查有筋膜室综合征病史的患者。患过筋膜室综合征后，T2 加权像上信号增强常与临床病程同步消除。可是在症状消除后，T1 加权像上可能持续存在有异常[481]，包括肌肉萎缩、脂肪浸润或纤维化等表现。

虽然 MR 成像在评价筋膜室综合征中很敏感，但缺乏特异性。在临床表现的基础上，影像学鉴别诊断包括其他原因导致的肢体疼痛、肿胀，如迟发性肌肉酸痛、肌肉拉伤、深静脉血栓、蜂窝织炎和淋巴水肿。类似筋膜室综合征，深静脉血栓可引起肌肉水肿，尤其是小腿的后侧深筋膜室。然而，与筋膜室综合征的不同之处在于，深静脉血栓可引起静脉闭塞且通常会导致皮下水肿和皮肤增厚，这在超声和MR成像上都可显示出来，在MR成像时显示为蜂窝织炎和淋巴水肿主要是皮下水肿和皮肤增厚，但集中在肌肉肿胀和异常的信号强度却常常缺如。

（6）治疗

1）急性筋膜室综合征： 保守治疗（包括休息、冷冻疗法和消肿治疗）是即将发生急性筋膜室综合征患者的指征（通过疼痛、无神经功能紊乱和筋膜室压力低于30~40 mmHg加以明确）。当急性筋膜室内压力达到30~80 mmHg时，需要进行手术减压[409,482-484]。需要手术减压的表现包括筋膜室内压力随时间逐渐增加、感觉异常和局部麻痹。手术减压包括切开或内镜下筋膜减压[485]、所有坏死组织的清创和占位性病变（如血肿）的清除。如果筋膜切开术在急性筋膜室综合征发作后12小时内实施，2/3的肢体可恢复正常功能[486]。另一方面，如果筋膜切开术在筋膜室综合征发作后12小时以后进行，只有8%的病例肢体可恢复正常功能。公认的筋膜切除并发症包括感染[366]和静脉功能不全[487]。动脉造影和栓塞适用于有广泛性动脉出血的小部分病例[488]。

患过筋膜室综合征后，可发生挛缩。轻度挛缩的治疗包括：有全面康复计划的非手术治疗（以增加活动的范围和力量）或者手术治疗（包括梗死组织区域的清除或肌腱的延长）。中度或重度挛缩的治疗包括肌腱移植或延长[368]。

2）慢性筋膜室综合征：对于慢性运动性筋膜室综合征的患者，如不停止剧烈活动，保守治疗常常会失败。如果症状持续6个月，即使已应用保守治疗，通常仍建议行筋膜切开术。

2.肌肉坏死和横纹肌溶解

（1）发病机制。骨骼肌的梗死很少见，因为在休息时其血液供应相对丰富，而其代谢要求相对较低。但是当肌肉发生急性坏死时，会引起横纹肌溶解。横纹肌溶解定义为由损伤引起的骨骼肌细胞的分解，如筋膜室综合征、钝性创伤（如碾压伤）、热灼伤或电击伤、过度的肌肉活动（如癫痫发作、耐力运动）、缺血（如血供不足）、药物、毒素、感染、炎症和先天性酶或代谢紊乱。（发生于糖尿病患者的特殊类型肌肉坏死，即糖尿病性肌肉梗死，将在下一部分讨论）。

横纹肌溶解导致肌红蛋白和细胞内代谢性毒素释入血液循环中，这会引起15%~30%的患者出现急性肾衰竭[489,490]。（横纹肌坏死导致的急性肾衰竭占全部肾衰竭的5%~9%[490]。）尽管横纹肌溶解的最常见并发症是急性肾衰竭，但最致命的副作用是高血钾、低血钙、代谢性酸中毒和低血容量性休克[489,491]。这些副作用可能会加速肾功能的衰竭。

（2）症状和体征。在临床上，横纹肌溶解的典型三联征是肌肉疼痛、肌无力和咖啡色尿。但是，这种典型表现在大多数患者中并不能见到，尤其是在早期病程中，而患者可能只有肌痛和肌无力的主诉[492]。横纹肌溶解的诊断靠检测尿中的肌红蛋白或血清中肌红蛋白水平的升高。肌氨酸激酶是肌肉坏死敏感性最高的标记酶，但是其浓度多变且与肌肉坏死的程度不一致。

（3）影像检查。超声、CT和MR成像可用于检查患者的横纹肌溶解情况（图85-38）。在15名预期有急性横纹肌溶解患者的研究中显示[493]：患者肌肉异常的超声检出率是42%，CT检出率是62%，MR成像检出率是100%。

在超声扫描中，急性横纹肌溶解显示为纤维束状结构破坏区，通常伴有水肿引起的低回声区。这些低回声区有时包含回声性增加的区域。超声的强度可使其较容易排除有下肢疼痛和肿胀的深静脉血栓。但是当血肿（视为回音性改变的灶性区域）被误认为局灶性肌坏死区域时，可能会出现混淆。同样，筋膜室边界的辨认在超声中也很困难。

在CT图像中，急性肌坏死显示为弥漫性肌肉增大（由肌肉水肿引起），在已出现肌坏死部位伴有锐利边缘的密度减低固有区。尽管在静脉内注入对比剂后可能会提高血管区域的显影，但在患者有发生横纹肌溶解引起的肾衰竭危险时，应该避免行造影检查。其他的CT表现包括肌肉中出现由急性血肿或在非急性情况下由营养不良性钙化引起的高密度区域。后一种表现可能只见于肾衰竭患者[494,495]。肌坏死区域的其他后期表现包括局灶性脂肪密度区或肌肉的纤维化。CT的一个潜在缺陷是在接近致密皮质骨的肌肉区域出现由射束硬化伪影引起的人为低密度。另外，非急性血肿会出现密度降低，因而可能会被误认为肌坏死区域。

MR成像是确定梗死性肌肉组织最敏感的技术。坏死的肌肉在T1像上信号强度减弱，而在T2像上信号强度增强，表明含水内容物的出现和水分子的活动性增强。反复的MR成像检查常可显示这些高信号强度区域的消失与临床病程上的好转相一致。这些MR成像表现的可逆性提示，高信号强度损伤不能反映持续的肌病性改变，但可能提示横纹肌溶解的急性期有一过性水肿[496]。事实上，在不使用对比剂的情况下MR图像上的表现无特异性，这些表现可能与一过性肌肉损伤（如DOMS）所见的信号强度改变相同。相对其他影像技术而言，MR成像的优点包括：对某些特征性异常（如血肿）的特异性有所提高而且使用肾毒性相对较小的对比剂即能评价肌肉灌注状况。

（4）治疗。横纹肌溶解的治疗包括在立即行静

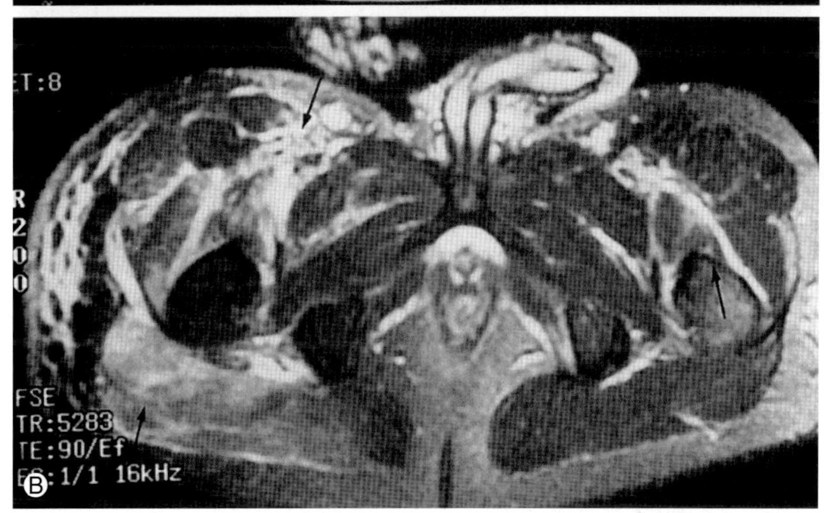

图 85–38 横纹肌溶解。

A 急性肾衰竭患者，未使用对比剂的CT扫描显示呈显著低衰减的多发性肌肉增大（箭头）。

B 在上图更下方，横断位脂肪抑制T2加权快速自旋回波MR成像显示受累肌肉和邻近软组织出现界限不清的高信号强度区（箭头）。

脉内容积置换之后行甘露醇介导的利尿并碱性化患者的尿液[491]。(甘露醇，通过其高分子量减轻肌肉水肿并增强肾毒性代谢物的清除。碱性药物可改善与休克和高血钾有关的酸中毒。)在严重的病例中，也可使用透析[497]。

3.钙化性肌肉坏死

钙化性肌肉坏死是一种不常见的筋膜室综合征后期后遗症，其特征是肌肉囊状变性伴薄片样钙化[462-464,498-505]。患者通常在创伤后数十年才来就诊，一般表现是小腿疼痛、神经麻痹或软组织肿块。

X线片显示在小腿受累肌肉出现软组织肿块伴营养不良性钙化。CT和MR成像显示梭状囊性肿块伴周围薄片样钙化，常见于小腿的前筋膜室。与钙化性肌坏死有关的钙化性肌腱坏死也有过报道。类似于软组织肿瘤的特征包括体积大、外观不均一，软组织肿块周围增强和平滑的偏心性骨侵蚀。在病理学检查中，囊性肿块的内容物由坏死的骨骼肌、无定形非细胞碎片和常见的新鲜出血组成。肿块内出血可能是由肿块随时间增大而引起的。最佳的治疗方法仍有争论，但可能包括反复的针刺吸引术或坏死组织的根治性切除术。这些治疗的潜在并发症包括慢性窦道形成、继发性感染和截肢。

4.糖尿病性肌肉梗死

（1）发病机制。对糖尿病患者肌肉梗死最早的描述在1985年[506]。迄今为止已有100多例的报道[507-511]，不过有些调查者猜测可能对这种病症认识不足或被误诊[508]。糖尿病性肌肉梗死很可能是因为血凝过快以及与血管内皮损伤有关的广泛中小型动脉血栓导致的[506,512,513]。尽管有时需要组织病理学诊断，但特征性的肌肉梗死临床表现结合典型的影像表现常可做出诊断[514]。

（2）临床表现。典型患者是控制较差或长期患病（平均病程为15年）的中年（中位年龄42岁，年龄范围为19~81岁）糖尿病患者[511]。多数（77%）是

I型糖尿病患者，而且94%已有微血管糖尿病并发症（如神经病变、视网膜病变、肾病）[511]。

患者的典型表现为休息时突然发作的剧烈疼痛，运动时恶化[508,509]。受累及的肢体通常增大，并且对疼痛很敏感，有时可触及肿块（44%）[511]。最常受累的肌肉位于大腿（大于80%的患者）和小腿（大约15%的患者）[508,511]。糖尿病患者的肌肉梗死通常累及多块肌肉，而且经常是双侧（大约40%的患者）[508]。实验室检查对确定肌肉梗死的诊断通常没有多大帮助。白细胞计数、肌氨酸激酶水平和红细胞沉降率可能升高或无变化[509,511,515]。

在临床上，需要与糖尿病患者下肢急性疼痛相鉴别的疾病很多，其中包括炎症（如血栓性静脉炎、皮肌炎、灶性肌炎、结节性肌炎、增生性肌炎）、感染（如蜂窝织炎、筋膜炎、脓肿、化脓性肌炎、骨髓炎）、创伤（如肌肉拉伤、血肿）、肿瘤、Baker囊肿破裂以及糖尿病性腰骶神经丛病变[508,509,512]。由于糖尿病患者往往没有感染的全身性特征（如发热、白细胞增多），临床鉴别诊断常常更困难。

（3）影像检查。影像检查常可帮助建立准确诊断，而且在需要时还可引导活检（图85-39）。

超声可特征性显示触痛、边缘清晰的肌肉内低回声肿块[509]，不过高回声肿块也有过报道[516,517]。据报道，糖尿病患者的肌肉梗死在超声扫描中有3个显著特征：（1）精细的内部线性结构，与通过肿块的肌纤维相一致；（2）没有明显的无回声区域；（3）在用传感器施压后肿块内液体不流动[509]。这些综合表现有助于排除坏死性团块或脓肿的诊断。据报道，超声至少可检出80%肌肉梗死的糖尿病患者[509,511]。当然，超声波双重扫描也有助于排除发生深静脉血栓的可能。

静脉内不注入对比剂的CT扫描[508,509]可典型地显示皮下脂肪内的非局灶性水肿炎症引起的肌肉内脂肪平面变淡以及水肿肌肉的增大（可能表现为衰减度减低）。使用对比剂增强的CT可显示周围增强的低衰减度病灶。

MR成像[508]通常是评价怀疑有肌肉梗死糖尿病患者的首选影像检查。相比于CT，这些梗死在MR图像上的表现更明显，其中包括皮下和肌肉间软组织水肿、筋膜下积液以及受累肌肉的肿胀。由肌肉梗死引起的急性水肿和炎症改变在T1加权像上显示为中等信号强度，在T2加权快速自旋回波反转恢复像和放射性核素钆增强的MR成像上显示为高信号强度。在T2加权像上病灶的清晰度近似于钆增强T1加权像。在对比增强的MR图像上，其病变呈弥散分布，常为局灶性低信号强度区域被增强的周边环绕。这种常见的弥散性增强表现提示，本病可更准确地描述为“糖尿病性肌肉缺血”。然而，在脂肪抑制T1加权像上，低信号区域伴有增强不一致的边缘，这与实际中肉眼所见肌肉坏死区域相符合[508]。

通常认为MR成像的敏感性为100%，因此建议在适当的临床情况下可用于诊断与糖尿病相关的肌肉梗死[511,518,519]。急性期过后，在随后的MR成像检查中，T1加权像显示有萎缩性改变，而T2加权像上显示为高信号消失。

（4）影像鉴别诊断。在影像检查中，与糖尿病有关的肌肉梗死可能与坏死性筋膜炎、化脓性肌炎，非感染性肌炎和肿瘤很难鉴别[508,520]。在有基本的临床病史时，其他病症（如创伤、异物性肉芽肿、放疗）通常不做重点考虑。

相比于肌肉梗死，坏死性筋膜炎多为单发，而且有全身性表现，如发热和白细胞增多。特征性的实验室异常是坏死性筋膜炎的特征，可用于鉴别其他疾病，如非坏死性感染：白细胞计数超过14×10^9/L，血清钠低于135 mmol/L，血尿毒氮超过15 mg/L[521]。当初步考虑为坏死性筋膜炎时，应考虑紧急手术和抗生素治疗[522]（见后面的讨论）。

化脓性肌炎[520,523]是肌肉的原发性细菌感染，在糖尿病患者中发生率增加，多发于下肢和骨盆区域（69%），与肌肉梗死的表现相同。与肌肉梗死（会有突发性剧烈疼痛）不同，典型的化脓性肌炎的症状在多达半数的患者中呈隐袭性发作（多于一个月之后才出现临床症状）（见后面的讨论）。

非感染性肌炎（如局灶性肌炎、增生性肌炎、结节性筋膜炎）在临床上和影像检查中通常不容易识别。在一些病例中需要进行活检确诊。

肌肉内的肿瘤，尤其是原发性肌肉淋巴瘤[524]和坏死性肿瘤[509]，采用当前的成像技术其表现可能也类似于肌肉梗死（图85-40）。如同与糖尿病有关的肌肉梗死，原发性淋巴瘤可累及一组或多组肌肉，并可引起邻近皮下条索化，有时还可能累及其下方骨骼。但与糖尿病相关肌肉梗死不同的是，原发性淋巴瘤没有突然发作的下肢剧烈疼痛，也不会自发性消退。

（5）活组织检查。临床和影像学表现较具有特征性的患者可以不做活组织检查[508,511,518,528-527]。对

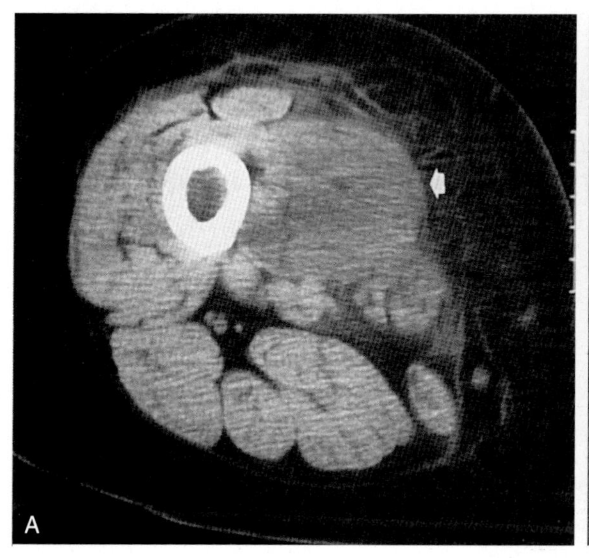

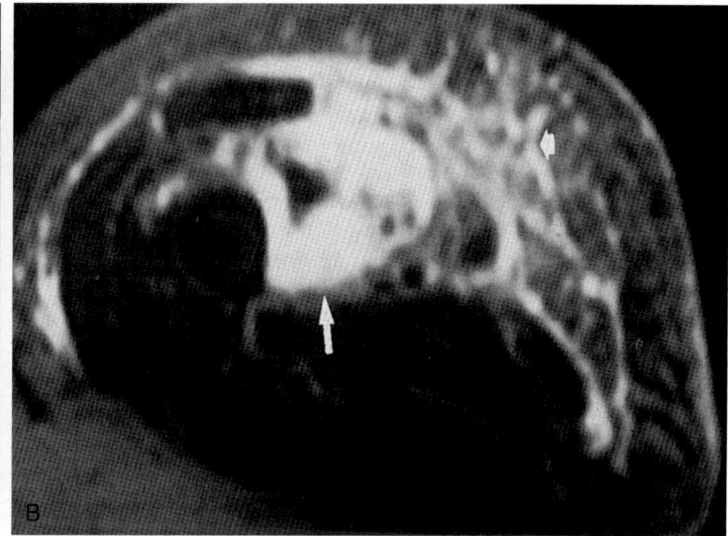

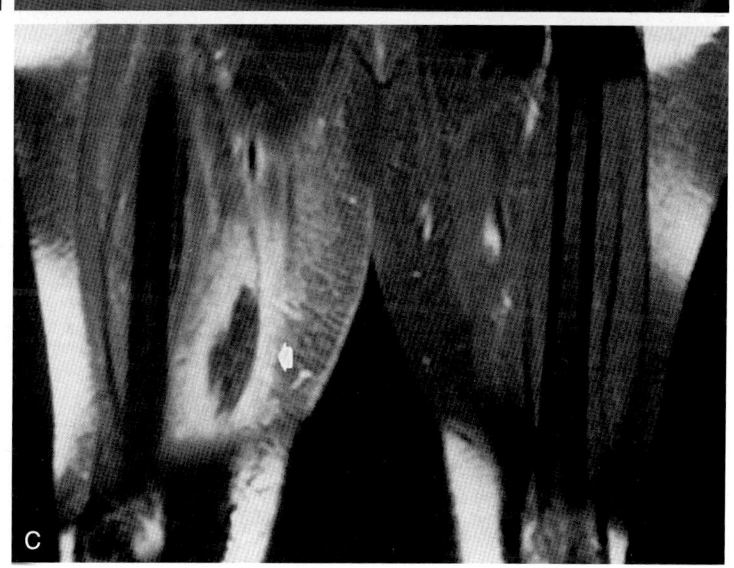

图 85-39 糖尿病性肌肉梗死。

A 糖尿病性肌肉梗死，CT 扫描显示在股内侧肌增大和衰减度减低（箭头），伴皮下脂肪有微小条索。

B 横断位脂肪抑制 T2 加权快速自旋回波 MR 图像显示股内侧肌增大呈高信号强度（长箭头），更表浅的高信号强度提示有筋膜周围液体和皮下水肿（短箭头）。

C 在静脉内注入钆后，冠状位脂肪抑制 T1 加权自旋回波 MR 图像显示周围区域增强（箭头）。（Courtesy of J. Newman, M.D., Boston, Massachusetts.）

于诊断难以确定的患者，经皮空心针活组织检查（如使用14~18号针）相对较快而且侵害最小。在一些报道中，手术切除后活组织检查会出现一些局部并发症（如血肿、感染、伤口愈合差）。肌肉活检有助于确定梗死的诊断，但组织学检查所见不具有完全特异性[514]。

（6）组织病理学检查。在组织病理学检查中，可观察到肌肉变性和再生的各个阶段[506,512,528,529]。提示性表现包括局灶性坏死、水肿、出血、脂肪浸润和肌间隙纤维化。小动脉壁出现透明化和增厚，而中型动脉壁可能出现非特异性动脉粥样硬化性钙化。

（7）治疗和预后。糖尿病患者无并发症的肌肉梗死应采用支持疗法和非手术疗法。特殊的治疗通常包括休息、止痛和抗凝治疗[510,513,531,532]。症状和体征通常在两周到两个月后消失[525,526,532]。在同侧或对侧肢体的复发约占患者的一半[507,509,511,514,531]。

四、感染性、炎症性和自发性获得性肌病

肌炎是指肌肉的炎症，包括感染性和非感染性。肌炎的感染性原因很多，包括各种细菌、病毒、寄生虫和真菌性病原体（在第 59 章和第 61 章有详细介绍）。这一部分综述累及肌肉的特殊的感染性疾病，如众所周知的化脓性肌炎、坏死性筋膜炎和人免疫缺陷病毒（HIV）感染。肌肉的炎症也可因非化脓性自身免疫性或自发性机制而出现，如肉瘤样肌病、多发性肌炎、皮肌炎和包涵体肌炎[533]。

1.化脓性肌炎

化脓性肌炎主要指骨骼肌的细菌性感染，可很快引起脓肿形成[520,523,534-570]。组织病理学检查可特征性地显示肌肉的化脓性改变，伴有坏死、出血和肌

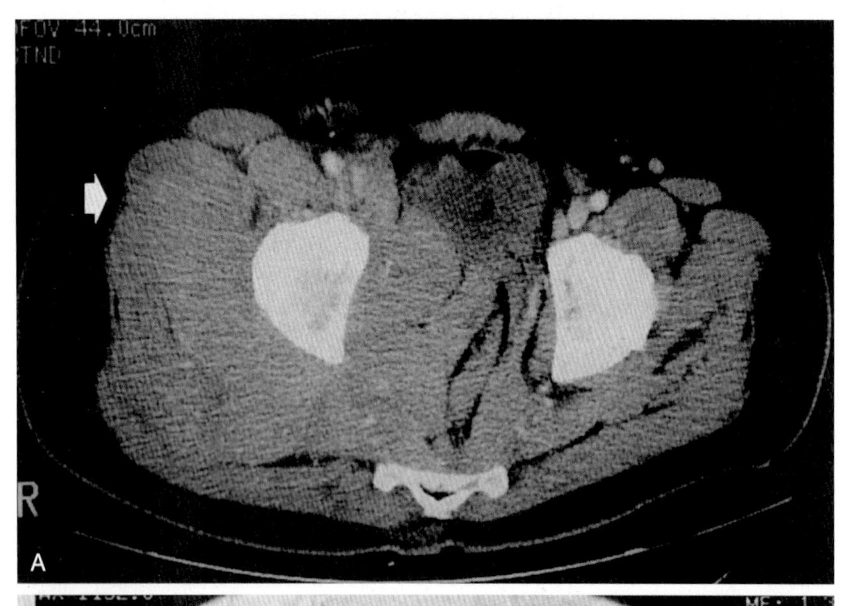

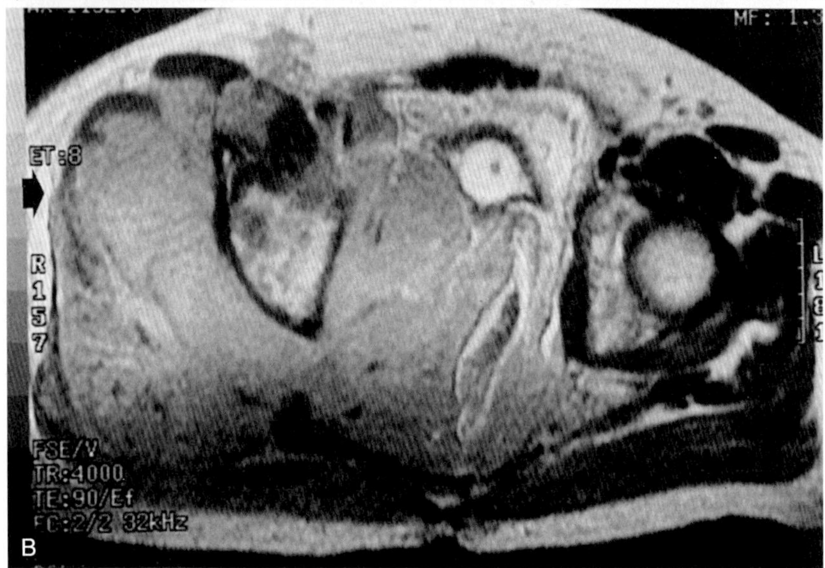

图85-40 原发性肌肉(非霍奇金)淋巴瘤。横断位CT扫描(A)和T2加权快速自旋回波MR(B)图像显示右侧半骨盆肌肉由淋巴瘤引起的弥漫性广泛增大和浸润(箭头)。

纤维间的白细胞浸润[543]。

(1)分类、人口统计学和发病机制。化脓性肌炎可分为热带型(很常见)或温带型(较少见)。热带性化脓性肌炎是非洲、拉丁美洲和南太平洋地区的热带亚热带地方病，约占这里住院患者的2%~4%[544,554]。热带型患者多为生活在热带的儿童和年轻人，男女发病率之比为1.7：1~3.5：1[539,543]。在温带气候地区如北非和欧洲，化脓性肌炎很少见，但发病率在不断增高。在温带地区化脓性肌炎可累及各年龄段人群。温带地区的化脓性肌炎的发病高峰在30~60岁之间，不过也会累及儿童和年轻人。

大多数化脓性肌炎发生在临床或亚临床感染后。虽然骨骼肌通常对转移性感染的抵抗力较强，但常有特异性感染危险因素的报道，其中最常见的是某种类型的免疫抑制或创伤。这些诱病因素的流行率各种各样，取决于患者生活在热带还是温带国家。在热带，最主要的危险因素是HIV或其他感染、小创伤(如不穿鞋或昆虫叮咬，可引起感染)以及营养不良。在温带地区，慢性并发性疾病是常见的危险因素，包括HIV感染、糖尿病、皮质类激素应用、器官移植、恶性肿瘤、化疗、结缔组织病(如皮肌炎)、各种血液病(如镰状细胞性贫血)以及非贯通性创伤。钝性创伤可能会引起肌肉破坏、血肿形成和充血，这些均会造成继发性感染。

金黄色葡萄球菌是热带和温带气候中最常见的病原体，通常占到所有病例的3/4以上。但其他致病微生物(如链球菌属、大肠杆菌)也不少见，这使得病灶抽吸成为影响抗生素选择的关键。血液培养结果通常为阴性[523,538,563]。就诊时 3/4 的患者出现白细胞增多，半数患者的红细胞沉降率超过 100mm/h（正常时小于 15mm/h）[520]。大多数病例开始时肌酶水平正常。

（2）临床特征。已报道的化脓性肌炎的最常见症状和体征是进行性肌痛、疼痛、肿胀、淤斑、触痛和发热。通常，化脓性肌炎大体经历 3 个时期[520,535]。第一期始于定位不清的隐袭性疼痛发作（伴或不伴发热），但经过 1~2 个月后出现较明确的局灶性红斑和水肿。第二期的明显特征是受累肌肉出现化脓且红斑和水肿在 2~3 周后出现恶化。第三期表现为不断加剧的疼痛和软组织化脓，有时感染会扩展到邻近骨质或关节结构。

最常见的前期症状是大腿、小腿或臀部的单块肌肉受累[520,563]。化脓性肌炎也可累及其他部位，包括上肢的肌肉、（髂）腰肌[558]、棘突旁肌肉[557]和胸壁肌肉。虽然一些研究报道称所有患者只有一个感染灶，但其他报道中有过多发性脓肿的记录，占化脓性肌炎患者的 17%~40%[520,539,562]。

化脓性肌炎在诊断上的延误相对较常见，尤其是在温带气候地区，原因是对本病不熟悉。在一项 18 例患者的研究系列中[523]，近一半患者最少在诊断前一个月已有症状，不到一半的患者有脓肿的典型症状。另外，骨盆内化脓性肌炎从有临床表现到做出正确诊断的平均时间明显长于骨盆外化脓性肌炎[562]。依赖临床表现，临床鉴别诊断可包括有多种疾病，如单纯性蜂窝织炎，挫伤、肌肉拉伤、筋膜室综合征、肿瘤[523,571]、深静脉血栓[559]、肌肉梗死、急性阑尾炎[558]和硬膜外脓肿[549]。

（3）影像。影像检查可显示化脓性肌炎的部位和范围，以协助做出迅速而正确的诊断（图 85-41）。最常用的影像技术是 CT[520]、超声[541,546,563]和 MR 成像[520,540,545,565,568]。在这些断层图像上可见到的表现通常包括：肌肉增大，肌肉和肌间脂肪平面的消失，静脉内注入对比剂后炎性区域增强，以及有分隔的局灶性液体聚集。虽然可发现有脓性液体聚集，但这并非一成不变。在 MR 成像时，一些肌肉脓肿在可引流脓肿和水肿肌肉之间的区域显示有不同信号的边缘，在 T1 像上为信号强度增高而在 T2 像上为信号强度减弱[520,540,545]。这个边缘可能与存在有自由基或顺磁性材料（如亚急性出血进入脓肿壁，细菌或巨噬细胞对铁的螯合作用）有关[540]。

化脓性肌炎患者常可见与存在蜂窝织炎有关的影像表现，包括皮肤增厚、皮下脂肪的条索化和皮下静脉的扩张。在感染性病程中，蜂窝织炎的出现是一个显著和持续存在的特征，并会对肿瘤的诊断产生不利的影响（假如未实行手术或放疗）[520]。

因为存在有炎性反应性改变或共存有骨髓炎，

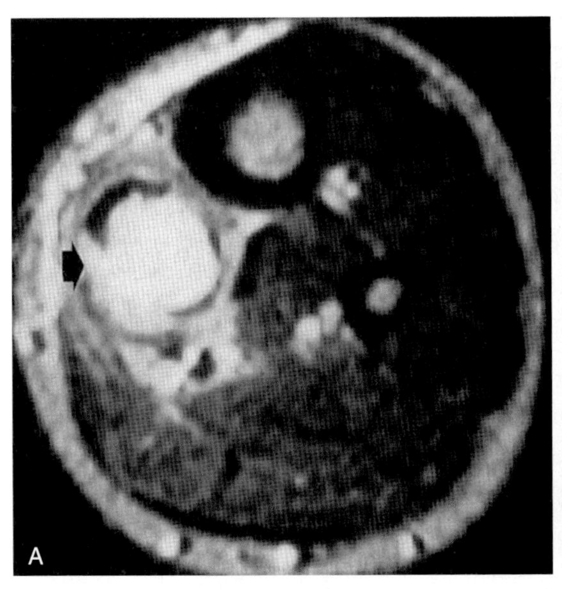

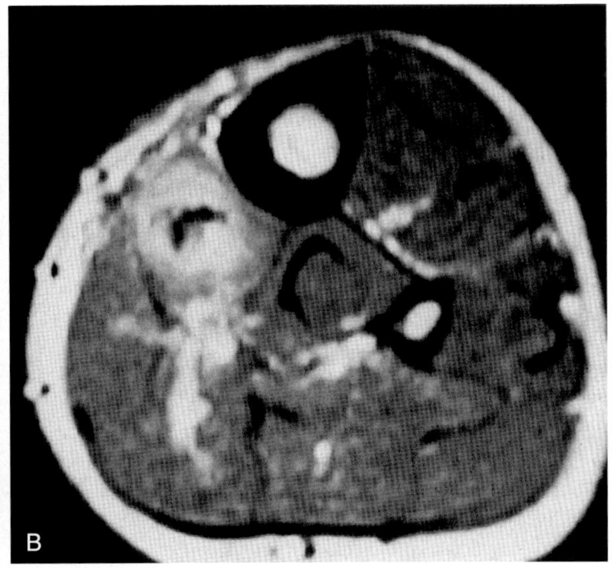

图 85-41 化脓性肌炎。

A HIV 阳性患者的横断位 T2 加权快速自旋回波 MR 成像显示，胫后肌和趾长屈肌呈高信号强度（因化脓性肌炎所致）（箭头），周围界限更不清的高信号提示软组织水肿。

B 在静脉内注入对比剂后横断位 T1 加权自旋回波 MR 图像（A 近侧的）显示肌炎的邻近区域信号增强。脓肿的中心部分未增强。

所以在邻近骨髓处MR成像可能显示有异常信号[568]。较少见的影像学表现是软组织气体影和淋巴结增大。虽然影像检查显然有助于诊断化脓性脓肿，但其影像表现可被与其他疾病的表现相重叠，尤其是其他类型的感染性或非感染性炎症、肌肉缺血或坏死（如糖尿病患者中所见）、软组织肿瘤以及偶尔出现的肌肉创伤（如挫伤）[520]。

（4）治疗和预后。典型的治疗包括应用适当的抗生素以及所有脓肿的快速经皮引流或手术清除。也有报道称，在未进行脓肿引流的情况下，使用抗生素治疗即可取得良好效果[572]。化脓性肌炎的预后通常较好，甚至是HIV感染患者也如此[563]。化脓性肌炎的最常见并发症是累及邻近的骨性或关节结构。诸如筋膜室综合征的并发症也可能出现。化脓性肌炎出现严重并发症（如严重的脓毒症、死亡）的报道发生率各不相同，通常为2%[534]~10%[563]（范围是0%[556]~50%[556]）。

2.坏死性筋膜炎

筋膜炎是指筋膜的炎症，筋膜是围绕肌肉筋膜室周围并把软组织分割为不同层次的薄膜样纤维组织。坏死性筋膜炎相对少见，进展迅速，是累及筋膜的致命性细菌感染。例如，“食肉性”感染可出现于四肢，同样也可见于颈部、腹部和会阴区域[573-575]。虽然近代第一个描述坏死性筋膜炎的记录归于一个世纪之前联邦军队的一名外科医生，但最近对这种疾病的广泛关注与通过感染组织获得更大毒性有关[576]。虽然多微生物感染可由各种革兰阴性菌、革兰阳性菌、需氧菌和厌氧菌引起，但其中最常见的单菌感染病原体是A组链球菌[573]。

在组织病理学上，坏死性筋膜炎的特征是浅筋膜和皮下脂肪的明显坏死，伴有局部凝血障碍和小血管栓塞[577,578]。深筋膜可能会受到累及，也可能不受到累及。最初，坏死性筋膜炎不会累及内部肌肉，不过肌肉受到继发性侵袭并不少见。

（1）诱发因素。本病最常见的诱因是创伤和免疫抑制状态。创伤可能表现为某种形式的贯通伤，如刺伤、擦伤或手术切口。但也可包括看似无害的事件，如单纯性挫伤、小的烧伤、昆虫叮咬或静脉内或肌肉内针刺[573,579,580]。其他诱因还有糖尿病、酒精中毒、慢性肾衰竭、药品滥用、应用皮质类固醇和HIV感染[575,581-585]。

（2）临床特征。在临床上，早期坏死性筋膜炎、无并发症的感染性筋膜炎乃至普通软组织感染（如蜂窝织炎、脓疱病、水痘）之间的鉴别诊断至关重要[573,586,587]。例如，链球菌引起的水痘病损区的重复感染，可使蜂窝织炎隐袭性进展为称作“坏疽性水痘”的坏死性筋膜炎[587,588]。坏死性筋膜炎患者一般要经历严重疼痛、发红、肿胀和发热，随后出现爆发性系统性恶化[584,589]。10%的中毒性休克综合征患者与侵袭性链球菌感染有关[590]。虽然暗色皮肤或略带紫色的斑片常作为典型症状加以报道[591]，但感染可沿筋膜鞘扩展到看似正常的皮肤[592]。据报道，入院时客观的实验室检查结果有助于把坏死性筋膜炎与非坏死性软组织感染区分开（即血清钠水平减低、白细胞计数升高、血清尿素氮水平升高）[521]。

（3）影像。坏死性筋膜炎的影像检查对以下几个方面有所帮助，包括：明确软组织感染的部位和范围，诊断脓肿，指导聚集液体的引流和不明损伤的活检，以及监测对治疗的反应。无论何种影像技术，都应该迅速进行而且不能延误治疗。为了避免治疗不当，诊断性检查的重要性仅次于急诊手术治疗[593,594,595]。

1）X线检查：X线片通常可显示软组织肿胀和气体[584,596]。虽然软组织中出现气体是一个特征性表现[575]，但并非普遍存在[522]。事实上，依靠发现软组织内气体的确有助于避免诊断错误[522]。气体最常见于需氧菌和厌氧菌的混合感染，而非以前认为的产气微生物产气荚膜梭菌[575]。大多数调查者认为，先进的影像技术在评价坏死性筋膜炎方面优于X线评价[597]。

2）超声：超声表现包括筋膜增厚、变形以及邻近部位的液体聚集[591]。在32例坏死性筋膜炎患者的研究中[574]，超声显示有皮下脂肪组织异常（88%）、筋膜异常（56%）和肌肉异常（47%）[574]。这些被累及的组织位于肢体（81%）、颈部（16%）和会阴部（3%）。

3）计算机X线断层扫描：同超声相比，对比增强的CT可更好地显示疾病的范围和并发症，尤其是超声难以检查的部位[574]。CT可很好地显示坏死性筋膜炎的特征，其中包括筋膜增厚、肌肉和脂肪组织的水肿样改变、软组织积气体以及局灶性液体聚集。在20例坏死性筋膜炎患者的研究中，显示最常见的表现是不对称性筋膜增厚和脂肪条索化（80%）、气体沿筋膜平面分布（55%）以及脓肿（35%）[575]。皮下脂肪失去其正常情况下从-90HU至-120HU的弥散性低衰减度，这是与蜂窝织炎共有的特征[598]。

4）磁共振成像：MR 成像有助于确定感染的部位和类型，包括坏死性蜂窝织炎[587]。事实上的确有一些作者[583]曾推荐，每一个怀疑有坏死性筋膜炎的患者都应该在早期行MR成像检查。这些MR成像的支持者认为，MR成像在检测筋膜炎症（表现为高T2信号强度区）的敏感性很高，而且有较高的阴性预测值。若 MR 成像未发现深筋膜受累，则可以排除坏死性筋膜炎[583]。临床上怀疑有坏死性筋膜炎的患者，如果MR成像检查不能排除，应该在MR成像上显示有异常的部位实施更进一步的检查（如针吸活检）。

在T2加权像上，坏死性筋膜炎的诊断标准包括有：增厚，水肿样变，以及深筋膜、皮下脂肪和肌肉（常见）的对比增强。坏死或脓肿形成重叠区表现为高T2信号强度区，其在注入对比剂后不会出现中心性增强。尽管对比剂可通过更清楚地显示脓肿和坏死区域来提高诊断的准确性，但其他的损伤通常不能在对比增强检查中发现[583]。与坏死性筋膜炎不同，蜂窝织炎的诊断特征是软组织条索化、增厚、水肿样变和 异常对比增强局限于真皮下和浅筋膜。据报道，依据这些诊断标准，用 MR 成像鉴别坏死性筋膜炎和蜂窝织炎的敏感性为 100%，特异性为 86%，准确性为 94%[583]。

虽然有一些调查者[583,586,599]曾认为：MR 成像有利于对坏死性和非坏死性软组织感染进行鉴别，但其他调查者[577,600]则强调指出，T2加权和钆增强MR成像上的信号强度改变无特异性（图85–42）。他们争辩认为，特别是在深筋膜和肌肉内T2信号强度增高（伴或不伴对比增强）对坏死性软组织感染无特异性[577]。另外 3 个关于 MR 成像结果的告诫也值得关注。第一，坏死性筋膜炎患者 MR 成像显示的感染范围通常会被高估，最可能的解释是非感染性反应性水肿出现在邻近感染性坏死性筋膜的部位。第二，甚至在坏死性筋膜炎还未出现时，非感染性软组织水肿就可能出现于对比增强[600]。最后，脓肿的MR成像征象很典型但不完美（敏感性为89%，特异性为 80%，准确度为 85%[600]）。脓肿的边缘增强有时可能被误诊为其他疾病，包括肌坏死、坏死性肿瘤、创伤后血清肿和形成血栓的动静脉畸形。

（4）治疗和预后。治疗包括立即应用广谱抗生素以及坏死组织的紧急、积极手术清创[573,594]。临床上需要清除的组织范围在手术暴露之前常被低估[590]。注入γ球蛋白和高压氧也有助于防止发生链球菌中毒性休克综合征。延迟治疗会增加反复手术清创、截肢、多器官功能衰竭、成人急性呼吸窘迫综合征和死亡的可能性[573]。死亡率的变化范围为10%~30%[584,585,601]。据报道，在发作后4天内做出准确诊断后，其死亡率可从 73% 降到 12%[602]。

（5）鉴别诊断。肢端软组织水肿的两个最常见原因是充血性心力衰竭和肝硬化[575]。肢端急性肿胀的鉴别诊断可能包括[575,598,603]：软组织感染（如蜂窝织炎、化脓性肌炎、坏死性筋膜炎、淋巴管炎），非感染病因的炎症（如自发性炎症性肌病），累及肌肉的缺血性或坏死性疾病（如筋膜室综合征、肌坏死、横纹肌溶解），静脉功能不全（如深静脉血栓），淋巴管功能不全（如淋巴水肿），以及其他疾病（如滑膜囊肿破裂）。

影像学检查，尤其是 MR 成像，在确定所有这

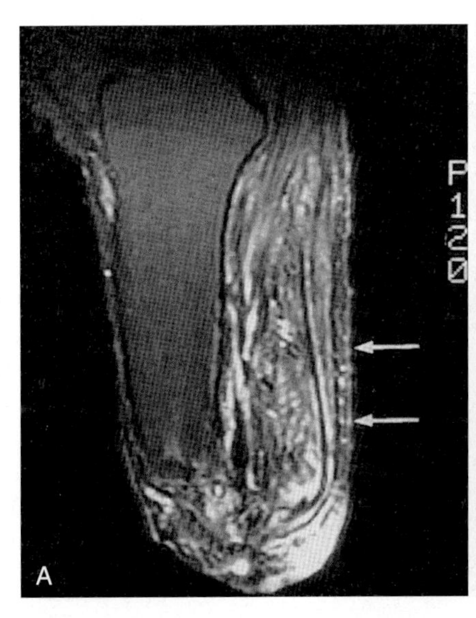

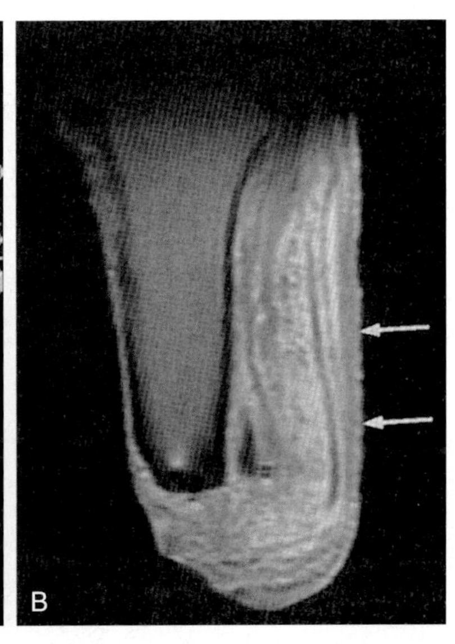

图85–42　非坏死性软组织感染。小腿残肢的矢状位脂肪抑制快速自旋回波 T2 加权（A）和脂肪抑制T1 加权自旋回波（B）MR成像显示，肌肉和筋膜平面呈高信号强度弥散性浸润（箭头）。在这例局限于软组织的非坏死性感染中无脓肿出现。

些异常的出现和范围非常有效。但在临床信息缺乏的情况下，依据影像技术做出诊断的特异性较为有限[604]。针吸活检和细胞学检查可用于影像的辅助诊断，并有助于做出准确、快速和明确的诊断[589,594]。

3.人免疫缺陷病毒感染

HIV感染的存活人群已超过3000万[605]，因此了解本病的肌肉骨骼表现变得十分重要。骨骼肌的累及可出现在HIV感染的任何时期，并且可能是一些患者的首发表现。准确的诊断对选择合适的治疗方法至关重要，可用的治疗包括抗生素、皮质类固醇、促蛋白合成类固醇、生长激素、放疗以及某种抗病毒药物的撤药。除软组织肿瘤外，在HIV感染者中的肌肉受累可分为几种不同的类型，包括感染性肌炎、HIV相关性疾病、齐多夫定（AZT）相关性肌病、HIV消瘦综合征以及HIV相关性横纹肌溶解[606]。

（1）感染性肌病。骨骼肌中感染的发生率随HIV感染发生率的增加而增加。患者可表现有轻度全身症状（如低烧和白细胞增多）[545]或伴有剧烈疼痛[607]。体检可显示有一个或多个区域的肌肉中度肿胀或“木”僵。实验室检查结果常无特异性[607]。MR成像有助于发现和描述HIV感染患者的各种感染[545]，包括可引流脓肿的出现或缺如（图85-43）。

因为潜在病原体数量很多，因此常需要肌肉活检和直接测定在组织培养中的病原体。最常见的病原体是金黄色葡萄球菌，不过感染也可能因各种不同的机会性病原体而引起，如分枝杆菌[608]、弓形体[609]和巴尔通体属（在杆菌性血管瘤病例中）[610-612]。影像引导下的直接肌肉活检也可协助对这些患者的评价，因为鉴别诊断可包括有非霍奇金淋巴瘤或Kaposi肉瘤引起的肌肉浸润[540,545,613,614]。紧急治疗后，大多数患者可完全缓解甚至恢复到感染前的健康水平[607]。如不治疗，细菌性肌炎的死亡率为80%~100%（远高于通常引用的坏死性筋膜炎的死亡率，20%）[615]。

（2）HIV相关性肌病。HIV相关性肌病的特征性症状类似于HIV阴性患者的特发性炎症性肌病。同多肌炎患者类似，HIV相关性肌病的典型表现是双侧对称性远端肌肉无力和血清中肌酸激酶酶浓度升高[545]。虽然HIV不会直接感染肌细胞，但曾在肌细胞周围的炎性细胞中发现了该病毒[616]。如其他肌病一样，MR成像显示为高信号强度，尤其是在脂肪抑制T2加权像和快速自旋回波反转恢复图像上。鉴别这种类型的炎性肌病与其他肌病至关重要，因为本病可以用皮质类固醇进行治疗[617]。

（3）AZT相关性肌病。AZT可抑制HIV的复制。这种治疗的潜在副作用是引起AZT相关性肌病[618]。AZT相关性肌病是一种进展性疾病，常有疼痛，可引起明显的肌肉消瘦，尤其是在四肢骨骼的近侧。虽然肌肉中毒的作用机制尚不完全清楚[619,620]，但AZT可抑制骨骼肌线粒体内DNA的合成[618,621]并可削弱在HIV相关性肌病中损伤的肌纤维的再生。这个解释得到AZT治疗患者小腿肌肉中^{31}PMR波谱法资料的支持[622]。患者的肌酸激酶水平可能正常或中度升高，而且EMG上可见肌病样改变[621]。MR成像时，受累及肌肉可显示为非特异性的T2信号强度异常增高。这些症状通常在停止应用AZT后4~6周内消失。

（4）HIV消瘦综合征。HIV消瘦综合征的特征表现是进行性体重减轻和营养不足[623]。随体重减轻

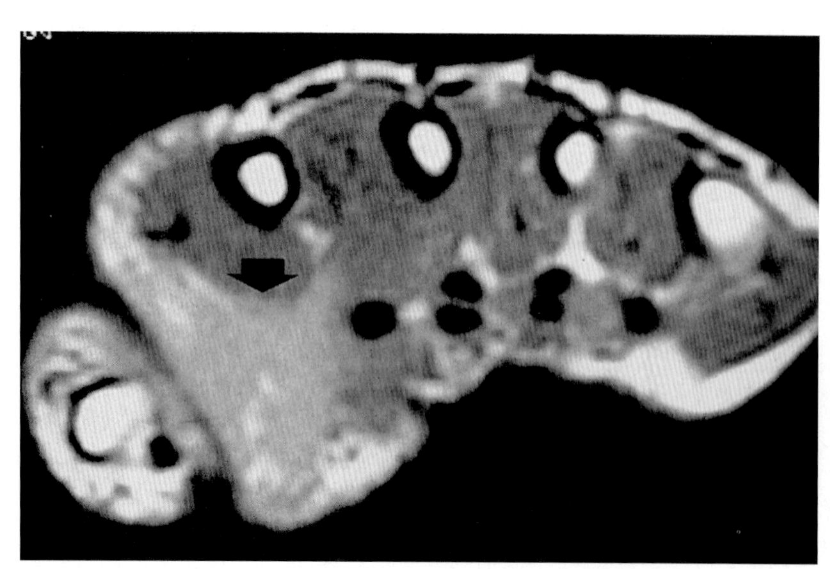

图85-43 HIV相关性肉芽肿感染性肌炎。横断位中等加权快速自旋回波MR图像显示，肌炎导致拇短展肌（箭头）呈高信号强度。无脓肿存在。

会出现肌肉体积减小、疲劳、虚弱、功能损害以及死亡率增加。HIV消瘦综合征是多因素综合作用的结果，其中包括慢性疾病引起的吸收障碍、营养不良和能量消耗增加。MR成像和双能X线吸收测定，可用于研究骨骼肌和脂肪组织中的改变并可记录对各种治疗的反应。治疗选择包括运动、应用促蛋白合成类固醇以及重组人类生长激素。

（5）HIV相关性横纹肌溶解。急性肾衰竭综合征在HIV感染患者中相对常见[627,928]。横纹肌溶解是急性肾衰竭的常见原因，并可能与各种诱发因素有关[629]。虽然还没有明确HIV感染的具体原因，但抗病毒药物已在很多病例中开始应用[630,631]。对于出现肌肉症状、血清磷酸酶浓度升高和急性肾衰竭的HIV感染患者，应高度怀疑HIV相关性横纹肌溶解。MR成像可用于明确横纹肌溶解的分布，并指导活检[631]。在这些人群中实行快速支持治疗后，急性横纹肌溶解的预后一般较好[629]。

4.肉瘤性肌病

肉样瘤病是伴有真性变形性表现的自发性多系统疾病，其特征是出现原因不明的肉芽肿。最常累及的部位包括肺、皮肤、眼、肝和肌肉骨骼系统。神经系统、肾或心脏受累及的情况不常见，但在临床上很重要[632]。据报道，肉样瘤病患者中有50%~80%累及骨骼肌[633]，不过症状性累及肢体的情况不常见（患病率为1%~6%[634]）。肉瘤性肌病好发于女性，常累及25～80岁的成人，发病高峰为20~50岁[634-638]。

肌肉结节病通常可分为结节型或肌病型。如其名称所示，结节型表现为肌肉中有一个或多个软组织肿块，伴或不伴有疼痛和触痛。在肌病型患者中，未观察到离散的肿块。更准确地说，肌肉多为对称性和弥散性受累。肌肉受累的肌病亚型患者可特征性地表现为肌痛和虚弱，最终可引起肌肉萎缩。

（1）临床特征。肉芽肿性肌炎患者可能出现肢体无力、肌肉疼痛以及偶尔的体重减轻[639]。继发于肉状瘤病的肉芽肿性肌炎患者常出现对皮质类固醇治疗的反应性近端肌肉实质性无力，而肉芽肿性肌炎并非由肉状瘤病引起，可出现轻微的、优势侧远端无力[640]。

由于肉样瘤病不太常见，并且有各种不同的非特异性临床表现，所以实验室检查和影像检查是诊断评价的主要方法。活动性肉样瘤病伴有血管紧张素转化酶浓度和其他生化标记物浓度的升高。肉芽肿病也可引起维生素D活性代谢物的生产过剩，引起的血钙和尿钙过高分别出现于10%和30%的患者[641,642]。EMG可显示活跃的失神经支配和肌纤维的早期恢复。

（2）影像。虽然影像检查的结果不完全具有特异性，但它们可提示当时临床情况下的正确诊断。胸X线片和CT一般可发现肺门和纵隔腺病而且可发现多发性肺结节、多灶性气腔不透明区和间质性肺病[643,644]。CT也可显示肢体中结节型肌肉结节病。虽然肉瘤结节相对于肌肉在未增强CT扫描上具有相同或稍低的衰减度，但在静脉注入对比剂后，结节一般显示周围稍有增强[634]。

超声检查时，结节亚型中所见的结节，特征性表现为回声可增强的中心区和回声减低的外围区[634]。回声也可显示肌病亚型肉瘤累及的区域，如果需要明确诊断还可用于引导活检[645]。

镓闪烁扫描有利于确定治疗前后的全身病变范围和活动性[646]。结节型肌肉结节病可见示踪剂在受累及的骨骼肌内沿长轴方向聚集。肌病亚型一般显示为放射性药剂在双侧大腿的弥散性、对称性摄取增加。但是，镓闪烁扫描的空间分辨率较低，不足以指导活检。另外，这种技术检测肌病型肌肉结节病的敏感性较低（约50%）[634]。肌肉结节病的闪烁扫描表现无特异性，因为类似的表现在皮肌炎和脓性肌炎病例中也有过报道[634]。

使用18氟-2脱氧葡萄糖正电子发射断层摄影术来评价肿瘤性异常正在增多，但示踪剂聚集增加也可见丁活动后和伴有某些炎性损伤（如肉样瘤病）的正常骨骼肌[647]。

MR成像是评价肌肉结节病的首选影像检查方法。与镓闪烁扫描相比，MR成像可提供有关结节性肿物大小、数目和部位的更精确资料[648]。MR成像也可显示肌肉中肌炎的面积和活动性结节性肿物的消退[649,650]。由于治疗往往必须延长数年之久，所以影像表现上的进展有助于指导治疗方法的选择（例如药物类型、药物剂量），而且这样做可以减小各种治疗的医源性风险[650]。

在28例肌肉肉样瘤患者的一项研究中[634]，所有的20例结节型患者在T1和T2加权像上均显示软组织肿块的中心区域为低信号强度。在外围，这些结节在T1加权像上显示为信号强度轻度增高而在T2加权像上为信号强度显著增高。冠状位T2加权像常常显示为内层条纹状信号减低带与外层条纹状信号强度增高带相连接。静脉内注入对比剂后，在每个损伤的周边可见实性增强。在8例肌病型肌肉肉样瘤患者中，无脂肪抑制的常规自旋回波MR成像未显示任何异常信号强度、萎缩或结节性肿物。

（3）鉴别诊断。临床上，肉样瘤病患者的肌肉无力可能由于肉芽肿性炎症累及脊神经根而非累及骨骼肌所导致。并发于肉样瘤病的神经根病主要累及胸椎神经根和腰椎神经根，常表现为无力（71%）而非反射消失（59%）或括约肌功能不良（35%）[651]。

肌肉结节病的影像表现可能与其他肉芽肿疾病（如结核病和真菌感染）的表现有一些共同特征。在肉样瘤病中的结节状肌肉受累也可类似于软组织肿瘤。肌肉结节病的确诊依赖于病理检查。典型表现是与多发性非干酪性肉芽肿相关的炎性细胞，肌肉内神经周围最多见[637]。大多数肌肉显示有慢性肌内膜或血管周围炎症表现伴肌纤维变性和再生。虽然肉样瘤病是引起肌肉内肉芽肿性炎症的一个最常见原因，但肉芽肿性肌炎不常见，而且在一项为期12年的回顾性研究[639]中2985例肌肉活检样本中只有12例（0.4%）。

（4）治疗和预后。初始治疗最常应用皮质类固醇。二线药物包括细胞毒性药物，如甲氨蝶呤、咪唑硫嘌呤和环磷酰胺[652]。对放疗还存有争议。一般认为它是可使用的最后一种治疗方法，通常用于顽固性神经性肉样瘤病。

各个患者的预后难以预测。总体上，高达60%的患者可有自发性临床缓解[653]。虽然症状性疾病可自发性消退或用药物治疗后消退，但少数患者虽经治疗却会长期存在有肌肉萎缩或慢性进行性多器官功能衰退。另外，肉样瘤病患者会出现某些类型癌症发病风险的显著增高，包括非霍奇金淋巴瘤、肺癌和黑素瘤[654]。

5.自发性炎症性肌病

（1）一般考虑。自发性炎症性肌病（IIM）是一组不同种类的疾病，其原因不明，特征是肌肉内非化脓性炎症[655-657]。虽然IIM的原因仍不明确，较易接受的假设是由免疫介导损伤所致，出现在遗传性易感者的肌肉中，并且这种免疫反应有时可能是被误导的对环境刺激的反应（如病毒感染）。我们对自身免疫肌病理解不完全的一个原因在于它们不常见，每年每100 000人中只有一例新发患者。对于大多数类型的IIM，女性受累及最少是男性的两倍。成人中最常见的IIM类型是多肌炎、皮肌炎和包涵体肌炎[658,659]。许多较少见的类型也有过描述，包括局灶性肌炎、特发性嗜酸性细胞筋膜炎和巨噬细胞性肌筋膜炎。

（2）分类和诊断。IIM的分类和诊断在一个多世纪中随着对本病发病机制的了解和诊断技术的成熟已有了很大进展[660-665]。这种进展有望随着对遗传学、分子生物学和免疫组织化学的进一步了解而继续发展[666,667]。当前，IIM的诊断通常较困难[668]，并且只有在排除肌病的其他原因（包括感染性、中毒性、代谢性、内分泌性和营养不良性致病因素）之后方可做出诊断[656]。IIM的后期诊断依赖于临床表现、实验室检查、EMG、组织病理学和MR成像异常（表85-11）[656,662,664,669-672]。

IIM的主要症状是累及近端肌肉组织的隐袭性发作的双侧进行性肌无力，最常见于髋关节和肩胛带区域。虽然近端肌肉无力是IIM的主要表现，但在1/3～1/2的患者中这个特征并不是首发症状[673,674]。其他非特异性表现包括疲劳、肌痛和肌肉萎缩。

IIM患者还有肌肉以外其他部位的异常表现，

表85-11 自发性炎症性肌病的诊断*

临床表现
双侧肌肉无力，好发于近端肌肉+
典型的皮肌炎皮疹（例如Gottron丘疹、Gottron征、向阳皮疹）
实验室检查
血清酶浓度升高（例如肌酸激酶、果糖二磷酸醛缩酶、转氨酶）+
肌炎特异性自身抗体（例如抗Jo-1、抗Mi-2）++
肌电图
肌肉的异常电活动（例如肌病性运动单位潜能、正性棘波、纤维性颤动）
病理学
肌肉活检（例如炎性浸润、肌肉纤维束的周围萎缩、纤维变性）

*排除其他原因的肌病后（例如感染性、中毒性、代谢性、内分泌性、营养不良性），下面的标准可作为诊断指导[656]。自发性炎症性肌病的诊断：符合两个标准条件为“可能”，满足3条标准为“很可能”，满足4个条件即可“确诊”[664]。

\+ 可用MR成像显示肌肉内水肿替代近端肌肉无力或血清酶升高这个诊断标准[664]。

++ 可在近20%~85%的自发性炎症性肌病患者中检测到肌炎特异性自身抗体。这些自身抗体有助于明确预后不同和对药物反应不同的详细亚型。

Adapted from Targoff IN, Miller FW, Medsger TA Jr, Oddis CV: Classification criteria for the idiopathic inflammatory myopathies. Curr Opin Rheum 9:527, 1997, with permission.

包括皮肤、关节、肺、心脏、胃肠道、血管和肾等器官系统（表 85-12）[656,675-680]。大约 20% 的 IIM 患者，可能被诊断为其他结缔组织疾病。这些有共同特性的综合征包括伴有硬皮病的肌炎、系统性红斑狼疮、Sjögren 综合征和类风湿性关节炎。

（3）影像。除了能缩小鉴别诊断范围以外，影像检查还有助于确定疾病的活动性、记录疾病的范围、评价治疗效果以及指导活检（图 85-44）。活动性疾病的主要标志包括水肿的影像征象和肌肉束带的增加。相反，慢性疾病的常见表现是脂肪浸润和肌肉束带减少，这是肌肉萎缩最常见的表现。软组织钙化是已确诊肌病特征，尤其是皮肌炎，不过这些钙化可能是可逆的[681]。CT、超声、闪烁扫描和MR 成像检查都曾用于肌病患者的检查研究[682-688]。

1）CT 和超声：已确诊的 IIM，其 CT 和超声均显示有脂肪浸润，分别表现为衰减度减低和回音性增强[683]。软组织钙化是皮肌炎的特征。界限不清或模糊的软组织筋膜平面也是其常见的非特异性表现。

2）闪烁扫描：闪烁扫描可用于检测整个身体的 IIM 活动性征象[685-688]。^{99m}Tc-MDP 在肌肉内的聚集通常与 MR 成像时 T2 高信号强度区相一致，提示有炎性病变[686]。^{111} 铟-肌凝蛋白单克隆抗体标记的闪烁扫描也可显示活动性 IIM，这些表现与血清肌酸激酶水平和本病活动性之间的相关性强于用低场强 MR 扫描器获得的 T2 加权像[688]。对于慢性非活动性 IIM，T1 加权像显示的肌肉内脂肪浸润较抗肌凝蛋白闪烁扫描更明显。

3）MR 成像：MR 成像可能是评价肌炎敏感性最高和特异性最强的影像检查[683]。在对 58 例肌炎患者进行 MR 成像检查的一项研究中（25 例多肌炎，14 例皮肌炎，11 例包涵体肌炎，8 例肉芽肿性肌炎）[682]，97% 的患者骨骼肌上可观察到异常信号强度。在急性肌病中，可见提示水肿的信号强度异常。T2 高信号强度实际上是由细胞外水聚集、炎性细胞浸润[689]或新发微梗死[690]引起的。在慢性肌病中，常可见脂肪替代（87%）。可用 T1 加权像联合相应的脂肪抑制快速自旋回波T2加权像或快速自旋回波反转恢复成像来评价肌肉水肿和肥胖症[684]。

MR 成像应用的增加有助于疑似 IIM 患者的诊断，有 4 个理由[664]。第一，肌酸激酶常用作肌病的非特异性标记，其实验室检查的敏感性不如用 MR 成像评价活动性肌炎[682,684,691,692]。事实上，MR 成像检测到的改变可能先于临床表现恶化，从而可进行早期干预治疗。第二，虽然实验室检查在继续发展会越来越成熟，但自身抗体阴性者并不能排除 IIM 的诊断[656]。第三，与活检相比，MR 成像更易被患者接受，而且在大面积样本普查时更方便。最后，可通过连续检查来准确判断本病的活动性，这在筛选和滴定皮质类固醇和免疫抑制剂的有效剂量中很重要，以限制其严重的副作用（例如骨坏死，皮质类固醇相关性骨折，白内障，类固醇诱导的肌病）[693,694]。

试验性 MR 成像和波谱技术进一步加深了对 IIM 及其诊断的理解。例如，可将 MR 成像上的信号强度值显示为直方图，以便提高影像的常规定性视觉分析效果[695]。这种以计算机为基础的半自动方法可在 MR 图像上定量测定肌炎的严重程度，操作员用最小输入量即可获得，而且与临床评价吻合度较好。定量成像的支持者认为，这种方法的优点在于其可靠性、客观性以及扫描和分析时间的缩短。其他理论研究用 MR 成像和波谱数据衍生出“横断面代谢图”，可显示四肢肌肉的生化状态[696]。定量 MR 波谱数据可能有助于对患者的连续评价并使药物治疗方案最优化[697]。

（4）活组织检查。疑似 IIM 患者的组织取样常通过经皮穿刺或切开活检来完成。经皮针吸活检是一种安全、便利和相对便宜的肌肉活检方法，是证

表 85-12 自发性炎症性肌病的多系统累及

器官系统	概 率	特异性表现的例证
皮肤	皮肌炎的必要条件	Gottron 丘疹，Gottron 征，向阳皮疹
关节	25%~50%	常累及手、腕和膝的多关节炎（常为轻度，一过性，无畸形）
肺	40%~50%	呼吸肌无力，由于累及纹状咽肌引起的吸入性肺炎，间质性肺炎，闭塞性细支管炎伴机化性肺炎[675-679]
心脏	常见，但很少有症状	心肌病[678]
胃肠道	40%~60%	吞咽困难（可能见于 80% 的全身性肌炎患者）[680]
肾	不常见	横纹肌溶解伴肌红蛋白尿引起的肾衰竭
血管	在儿童常见	系统性脉管炎

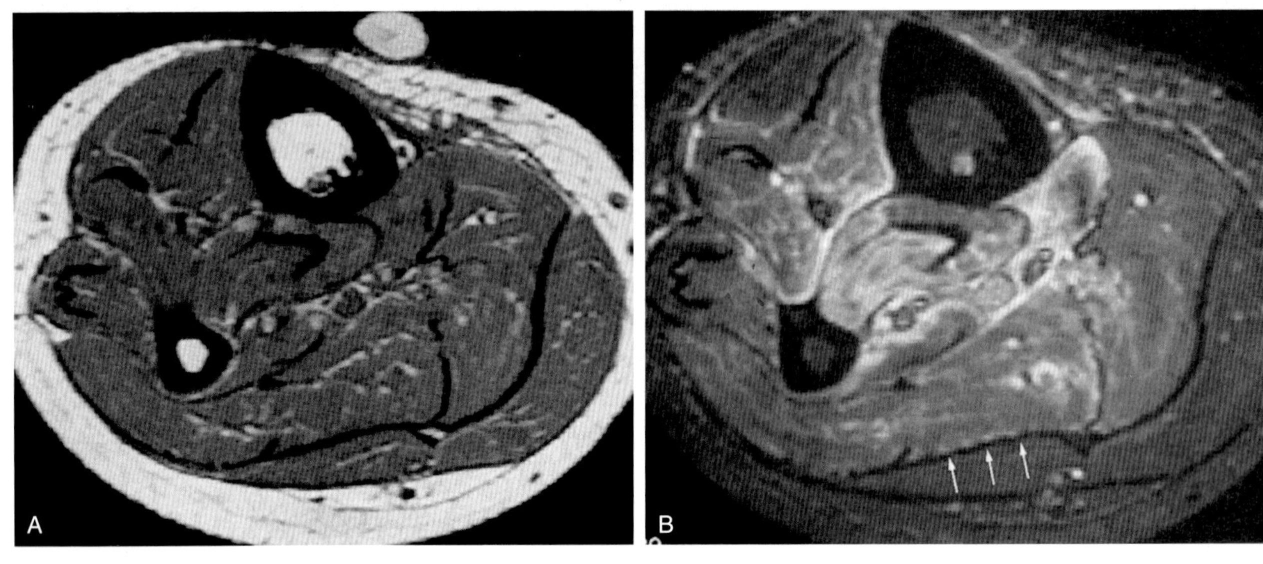

图 85-44 急性多肌炎。

A 横断位 T1 加权自旋回波 MR 图像显示基本正常。

B 横断位快速自旋回波反转恢复 MR 图像显示肌肉内广泛的信号强度增高（箭头），可指导选择适当的活检部位。

实IIM的较好诊断方法[698]。在一项55例有临床表现、实验室或EMG特征的IIM患者的研究中[698]，经皮针吸活检得到的组织病理学诊断为：53％的患者为IIM，其他特殊肌病占9％，神经性疾病占5％，非特殊性或无异常的占总数的33％。

在疑似IIM的患者中，MR成像指导的活检已被证实比盲活检更有效、经济[668,699]。在盲活检中，假阴性结果的发生率至少在10%～15%，主要是因为炎性浸润具有不均匀性[662]。在MR成像指导肌肉活检部位时，敏感性是97％[700]。MR成像通过显示肌肉中水肿最重而萎缩最轻的区域有利于选择适当的活检部位[668]。这些区域通常有活动性病变，并且组织病理学检查的诊断效果最好。在这种临床情况下，导致信号强度异常发生混淆的潜在因素包括刚进行过运动（30分钟内）[701]、近期因EMG或活检进行过针刺以及重叠的异常（如感染）。

IIM患者和有感染体征的患者，肌肉内的炎性改变不能假定为非化脓性。这一点对服用免疫抑制药物和与钙质沉着有关的软组织溃烂患者（例如青少年皮肌炎患者）尤为重要。在这种病例中，使用超声或对比增强的CT或MR成像可放心地排除脓肿。此外，用放射性药剂如111铟标记的白细胞（主要用多形核白细胞）进行的闪烁扫描也有助于排除活动性细菌感染[702]。

（5）治疗和预后。IIM的治疗仍然主要靠经验。在开始时通常使用皮质类固醇治疗，必要时加用免疫抑制剂（例如甲氨蝶呤、咪唑硫嘌呤）[659,703-705]。大多数多肌炎和皮肌炎患者对这种治疗有反应，但绝大部分包涵体肌炎患者对此无反应。一线药物治疗无法控制的患者，静脉内使用免疫球蛋白有时会有效[706,707]。

随着治疗技术的进展，IIM患者的预后有了很大提高[658,708,709]。本病发作后，成人的一年存活率现在约为85%，5年存活率是70%[658,708]。成人患者死亡的主要原因是肺部并发症（例如肺炎）和恶性变[706,710]。

IIM患者，尤其是伴有皮肌炎和（程度较轻）多肌炎的老年患者，恶性变的发生率有所增加[706,710-719]。据报道，皮肌炎患者的癌症发生率大致在15%～30%[715]。在一项为期11年35例患者的研究中[716]，45%的皮肌炎患者和27%的多肌炎患者出现了恶变，发生率几乎是总体人群预期值的13倍。最常伴发的恶性变见于肺、卵巢、乳腺、鼻咽、造血系统、结肠和直肠。

6.特殊肌病

（1）多肌炎和皮肌炎。皮肌炎和多肌炎的特征都是近端肌肉无力和炎性浸润。在一项75例成人发作的皮肌炎和多肌炎患者的研究中[710]，诊断时的平均年龄是51岁（标准差，17岁），女性明显多发（$P<0.05$）。初诊时的常见表现是近端肌病（87%）、关节痛（35%）、血清肌酸激酶升高（89%）、EMG表

现阳性（79%）和肌肉活检结果阳性（76%）。

但是在免疫学和临床上，多肌炎和皮肌炎是两种截然不同的疾病[720]。在免疫学上，多肌炎患者的肌肉损伤是由抗原介导的T8淋巴细胞调控的，好发于肌肉的肌内膜区域[657,689,721]。在皮肌炎患者，肌肉和其他组织的损伤是由T4和B淋巴细胞的体液免疫激活引起的，多发于血管周围区域。因而与多肌炎不同，皮肌炎基本上可看作是继发导致肌肉和皮肤炎症的系统性血管病[722,723]。

1）临床特征：在临床上，皮肌炎可通过典型的皮疹辨认。皮肌炎的特异性皮肤表现是眼睑上方的向阳红斑（50%的患者）和骨质表面或伸肌表面的Gottren丘疹（征）（60%～80%的患者[656]）。皮肌炎患者的病情主要受并发症的影响，如吞咽困难、肺部纤维化和癌症。相反，多肌炎却很少会明显累及肌肉以外的其他器官系统[708]。

2）影像：即使X线片上未检测到钙化，闪烁扫描也可显示在产生症状的肌肉内有弥漫性^{99m}Tc-MDP和^{201}T1氯化物摄取增加[724]。因而，闪烁扫描技术已被认为是检查皮肌炎患者中以萎缩性钙化和充血为特征的潜在性肌肉损伤的有效放射学检测工具。更常见的是，通过超声或MR成像检查，来评价可逆和（或）不可逆肌肉异常（如水肿、炎症、脂肪浸润和纤维化）的部位、范围及严重程度[725]。MR成像在定位适当活检部位和系列随访检查中也起到重要的作用[726]。

一部分皮肌炎患者没有肌肉受累，这种亚型称为无肌病性皮肌炎。伴或不伴有肌肉累及的患者之间鉴别很重要，因为不伴有肌肉累及的皮肌炎患者预后较好[727]，其症状可在未行系统治疗的情况下缓解[728]。MR成像有助于显示无临床可检测到肌肉异常的患者是否存在肌肉累及。例如，1/3患皮肌炎但临床上肌肉正常的患者在MR图像上可检测到肌肉炎症[726]。甚至诊断为无肌病性皮肌炎患者以及休息时肌肉无异常信号强度的患者，运动后也可暴露有代谢缺陷，在MR成像和MR波谱图上可清楚地显示[729]。

（2）青少年自发性炎症性肌病：青少年皮肌炎是青少年IIM中最常见的类型[730]，此处将作为这类疾病的原型加以讨论。青少年皮肌炎是一种系统性血管病，其损伤目标是肌肉、皮肤和其他器官。本病相对罕见，每年每1 000 000人中新发病例约为3个。1/3以上的患者为单循环病程，而大约2/3的患者为多循环或慢性连续性病程[731]。

同成人皮肌炎一样，青少年型皮肌炎也是由血管周围炎症和毛细血管破坏引起的，可产生特征性异常。在诊断79例儿童患者的研究中[732]，共同的特征是皮疹（100%）、近端肌肉无力（100%）、肌肉疼痛（73%）、发热（65%）、吞咽困难（44%）、关节炎（35%）和钙质沉着（23%）。与成人皮肌炎有半数患者出现肌炎相关抗体阳性不同，儿童患者在检查中呈肌炎相关抗体阳性的例数很少（10%）[722]。另外，青少年对应组患者中1/3以上最终出现钙质沉着（组织内钙盐的异常沉积）并发症[703,731,733]。

1）影像：X线片上可显示分散性或弥散性钙化，尤其是双侧大腿和膝关节周围[702]。钙质沉着是指皮下和肌间组织内含钙液体浓聚。这种"乳状钙"浓聚具有与众不同的影像学表现。在那些常应用皮质类固醇患儿中，对本病的认识有助于指导治疗和避免将这些液性浓聚与软组织脓肿相混淆[734-736]。

MR成像可能是评价青少年皮肌炎疾病活动性和指导治疗的有用助手。在大腿和臀部的快速自旋回波反转恢复图像上，初诊评价时高达85%的青少年皮肌炎患者的筋膜、皮下组织和皮肤内可见提示水肿的高信号强度[737]。尤其是皮下水肿，对一些患者来说可能是将来出现钙质沉着的标记[737]。急性病的这些MR成像征象及其范围不一定能通过大多数标准实验室检查方法预测到。除了这些急性炎症征象外，慢性病的后遗症也能很好地显示出来，包括肌肉萎缩和纤维化组织的沉积[738]。

2）治疗：青少年皮肌炎通常用皮质类固醇（95%的患者）和各种二线药物（如甲氨蝶呤）（63%的患者）治疗[731,739]。快速治疗可能有助于防止瘘管的形成和挛缩[736]。

（3）包涵体肌炎。包涵体肌炎是一种慢性进行性肌肉疾病，其特征是：（1）近端和远端肌肉无力的隐袭性发作，（2）组织病理学表现为有缘的空泡以及细胞内淀粉样包涵体和螺旋状细丝，（3）对皮质类固醇和免疫抑制药物的抵抗[740-745]。从治疗和预后的观点看，把包涵体肌炎与其他类型的IIM区别开是很重要的[743]。与其他类型的IIM患者不同，包涵体肌炎患者对皮质类固醇无反应是众所周知的[744]，但是他们对静脉内输注免疫球蛋白治疗可能有一些反应[746,747]。包涵体肌炎可分为遗传型和散发型。

1）遗传型：遗传型一般不伴有炎性细胞浸润，因而更准确地应称之为"遗传性包涵体肌病"（而非肌炎）[748,749]。这种异型组遗传性疾病可能是常染色体显性或隐性遗传。如同其他特发性肌病，随着在分子水平上对其理解的加深，这些肌肉疾病的分类有望做出改变[533,742,750-754]。

2）散发型：在50岁以上的成人中，散发型包涵体肌炎是最常见的IIM[740,755,756]。线粒体DNA的缺失可能是潜在的原因[748]。鉴于空泡肌纤维中有“Alzheimer特征性”蛋白的聚集[756,757]，一些调查者推测，散发型基本上是一种与衰老过程有关的退化性疾病，而炎症只起次要作用。与大多数IIM不同，其男性受累率是女性的两倍。

3）诊断：散发型包涵体肌炎的临床表现类似于多肌炎，所不同的是肌肉无力的无痛性隐袭性发作除了近端肌肉外还常累及远端肌肉。非对称性肌肉无力和萎缩可能较其他类型IIM更为多见[656]。血清肌酸激酶水平正常或仅有轻度升高[758]。肌炎特异性自身抗体常缺如。在包涵体肌炎中，周围神经病是一种常见且逐渐恶化的特征[759]。在EMG上，可见肌病和神经病的混合异常。

MR成像有助于记录本病的分布和活动性[760]。T1加权MR像常显示有肌肉萎缩伴脂肪浸润引起的腓肠肌信号强度增高。也可行MR波谱检查，可显示在代谢率异常[761]。

在组织病理学上，典型的特征包括肌纤维的空泡样变性伴细胞内淀粉样包涵体和螺旋状细丝[740-745]。这些特征对包涵体肌炎不具有完全特异性，可见于某些其他的慢性神经肌肉病，如脊髓灰质炎[762]。在散发型包涵体肌炎中，通常可观察到慢性单核细胞浸润。

（4）局灶性肌炎。局灶性肌炎是一种罕见的骨骼肌炎症性假瘤，很像是感染性或肿瘤性病变[763-772]。儿童和成人均可能受累。患者表现为痛性肿胀区或肿块，累及肢体或颈部的一块肌肉，进展期通常为数周。病变多见于下肢，偶尔可累及多块肌肉。临床上鉴别诊断包括很多种其他疾病，其中的良性急性儿童期肌炎，患儿在病毒性疾病后一般会出现小腿疼痛和行走困难的症状[773]。

在某些病例中，标准的实验室检查和EMG表现可能正常[766]。或者是，EMG可能显示伴有软组织肿块的神经病表现[763]。活检的组织病理学检查可见各种淋巴细胞浸润、间质纤维化以及肌纤维的分散性坏死和再生[766,772]。

1）影像：X线片和动脉造影结果通常无明显异常[770]。CT表现无特异性，通常显示有比骨骼肌和邻近界限不清的软组织平面衰减度稍低的衰减区。甚至在EMG呈阴性的病例中，也可获得MR成像阳性发现[766]。MR成像可显示肌肉实质水肿[767]，提示为肉瘤的肿块[763]；而且肿块内的对比增强低于水肿周围区域[765]。MR成像通常可确认单块肌肉内的局灶性质病变，有利于指导治疗，并证实有助于监测对治疗的反应[764,774]。

2）治疗和预后：用皮质类固醇和硫唑嘌呤进行免疫抑制治疗可使症状迅速减轻[763,775]。对皮质类固醇无反应的局灶性复发性肌炎也曾有报道[776]。通常，局灶性肌炎为自限性病程[772]。但是长期随访可能是明智之举，因为有1/3的局灶性肌炎患者后期发展为多肌炎[777-779]。

（5）特发性嗜酸性筋膜炎。特发性嗜酸性筋膜炎是指筋膜和肌肉的嗜酸性细胞浸润，其表现类似于多肌炎或硬皮病[780-786]。患者的最初表现是疼痛和肿胀。后期表现包括筋膜的纤维化，这会引起关节挛缩。实验室检查可见血清中嗜酸粒细胞增多、血清肌酶水平增高以及EMG上非特异性肌病表现。患者没有持续性嗜酸粒细胞增多的确切病因，如寄生虫感染或L色氨酸摄取[787-789]。另外，患者对抗寄生虫药物无反应。相反，皮质类固醇却可使症状显著减轻并使实验室检查值正常。

影像：虽然平面骨扫描提示受累肌肉内有示踪剂的弥散性摄取，但据报道在SPECT上放射性药剂只局限于肌肉上方的筋膜内[782]。CT可显示异常，如在本病的后期出现的引起关节挛缩的筋膜纤维化[790,791]。MR成像上显示为炎症的表现，在T2像上受累肌肉呈高信号以及邻近筋膜的增厚。MR成像也有助于选择适当的活检部位。必要时，活检应包括从皮肤到肌肉的所有软组织[786]。组织病理学检查显示血管周围嗜酸粒细胞浸润，多局限在筋膜内。

（6）巨噬细胞性肌筋膜炎。巨噬细胞性肌筋膜炎是一种新描述的炎性肌病，其病因不清[792-796]。在1993~1999年间总共报道过70例[793]。在最初的22例报道中，临床症状包括肌痛（91%）、关节痛（68%）、显著衰弱（55%）、肌肉无力（45%）和发热（32%）。实验室检查所见异常包括血清肌酸激酶浓度升高（50%）和红细胞沉降率显著增快（37%）。35%的患者EMG显示有肌病征象。

影像：用^{67}镓标记的闪烁扫描所得出的影像结果已有报道[792]。巨噬细胞性肌筋膜炎患者肌肉和关节周围区域双侧有弥散性^{67}镓摄取增高，尤其是下肢。据报道，肌肉活检显示巨噬细胞系的非上皮组织细胞呈独特方式的向心性浸润，不伴有坏死或有丝分裂像。

五、累及肌肉的遗传性疾病

1.肌肉营养不良

分子遗传学的进展促进了医学的进步，包括对遗传性神经肌肉疾病（如肌肉营养不良）的进一步了解[797]。肌肉营养不良是一组以进行性肌力减退和肌组织损伤为特征的遗传性疾病。通常，这些疾病主要依据以下几个因素来识别的，其中最常见的因素是：出现症状的年龄，出现的症状类型、侵袭的肌肉和预期的预后，以及遗传类型（如常染色体显性遗传）。

最近关于新基因及其蛋白质产物的惊人发现重新引起了人们对肌肉微观结构的关注，并对传统的肌肉营养不良临床分类提出了质疑[798-803]。例如人们发现，把肌膜蛋白基因编码为肌细胞增强蛋白是Duchenne 肌肉营养不良和 Becker 肌肉营养不良患者的本质缺陷，从而使一些专家将其命名为肌细胞增强蛋白病。尽管更精确的疾病分类要以遗传学和肌细胞蛋白的功能不良为依据，但本节主要介绍用传统名称命名的3种肌肉营养不良：Duchenne肌肉营养不良、Becker肌肉营养不良和面肩臂肌肉营养不良。其他大量的肌肉营养不良也有过研究，包括上下肢带肌肉营养不良、肌强直性营养不良、Emery-Dreifuss 肌肉营养不良以及其他各种类型的先天性或成人发作性肌肉营养不良[804]。

肌肉营养不良早期的临床鉴别诊断包括重症肌无力和Lambert-Eaton肌无力综合征。实验室检查有助于大多数病例的确诊。血清肌酸激酶浓度会显著升高。EMG显示有典型的肌病性改变伴潜在的原纤维形成。肌肉活检显示有：肌内膜纤维化，肌纤维玻璃样变，成群的萎缩性再生肌纤维，以及偶发的炎性浸润。来自Duchenne或Becker肌肉营养不良患者的组织样本免疫组织生化学染色表明，其肌细胞增强蛋白有缺陷。

虽然所有类型的肌肉营养不良都会进展性恶化，但其速度和无力程度可有不同。用泼尼松治疗可提高肌力，并减慢肌肉无力的进展。其他治疗方法，如庆大霉素和基因疗法，是目前研究较活跃的领域[805]。

（1）Duchenne肌肉营养不良。Duchenne 肌肉营养不良是肌营养不良最常见的类型，是一种X连锁隐性遗传疾病，每100 000人中有20～30名男性患者。女性可携带隐性基因，但她们很少表现出症状。Duchenne肌肉营养不良可在妊娠期间用基因检查检测出来。虽然它是一种遗传性疾病，但自发突变占1/3的病例。

症状通常在6岁之前出现，包括肌无力、消瘦和挛缩。这些异常好发于骨盆和下肢的肌肉，尤其是髋和膝的伸肌。在小腿肌肉中，脂肪和结缔组织特征性取代肌肉组织可导致“假性肌肥大”。骨骼异常（如脊柱侧凸）也很常见。功能减退进展相对迅速，所以到了12岁时，大多数Duchenne肌肉营养不良患者都需要借助轮椅。本病的常见并发症为智力障碍、心肌病和局限性肺炎。这种快速进展型肌营养不良常导致患者在15岁之前死于呼吸系统并发症。

（2）Becker肌肉营养不良。通常认为Becker肌肉营养不良较Duchenne肌肉营养不良少见，且病情较轻。虽然 Becker 肌肉营养不良的症状和体征与Duchenne肌肉营养不良的表现很相似，但它们出现的较晚且进展较慢。例如，患者通常至少到16岁还能行走。一般要到30～40岁才会死亡，患者常死于心肺并发症。

（3）面肩臂肌肉营养不良。面肩臂肌肉营养不良是一种以进展性肌无力和消瘦隐袭性发作为特征的疾病。因为这是一种常染色体显性遗传疾病，所以男女受累的概率是相同的（发病率为5人/百万人）。其基础发病机制被认为与染色体4q35上肌肉特异性基因的明显失序有关[806]。与Duchenne肌肉营养不良和Becker肌肉营养不良不同，本病只累及上半身，尤其是脸、肩和上臂的肌肉。症状的发作年龄、范围和严重程度各有不同，肩胛骨的翼状畸形具有特征性。智力、心脏和肺部功能一般正常。

（4）影像检查。影像检查用于监测肌肉营养不良的出现、部位、范围和进展程度。一些临床表现为局部性的肌病，实际上可能有很广泛的片状侵袭，如影像检查所显示[807]。这在一定程度上是由于，临床检查时，肌肉消瘦被聚集的脂肪和结缔组织所掩盖。

在肌肉损伤部位，闪烁扫描显示^{99m}Tc-sestamibi和^{201}Tl聚集之间的特征性不匹配[808]。^{111}In标记的抗肌球蛋白闪烁扫描也曾用于检查肌肉营养不良患者的骨骼肌和心肌受累情况[809]。

超声检查、CT和MR成像可显示肌肉结构缺损和脂肪组织的替代，尤其是近侧肌肉。在Duchenne

肌肉营养不良和Becker肌肉营养不良中，早期多累及腓肠肌、股四头肌、股二头肌、臀大肌和臀中肌。一些下肢肌肉很少累及，而且在患者坐轮椅之前还会表现出代偿性肥大，其中包括缝匠肌、股薄肌和胫骨后肌[808,810]。与此相比，在上下肢带肌肉营养不良中，程度最重的脂肪替代出现在比目鱼肌、胫骨前肌和腓骨肌，而腓肠肌和胫骨后肌却很少受累及[811]。这种肌肉受累的独特分布（可为非对称性）的原因尚不明确。

在肌营养不良的早期阶段，超声检查不灵敏[810,807]。随着疾病的进展，脂肪浸润肌肉表现为回声性增强[812]。CT显示进行性肌肉缺失和脂肪浸润表现为衰减度减低区[813,814]。这些表现和肌肉力量之间的相关性具有显著的统计学意义。

MR成像被认为是确定肌营养不良患者肌肉和脂肪所占容积和部位的最好方法[815,816]。肌肉营养不良的早期，受累及的肌肉在脂肪抑制T2加权和快速自旋回波反转恢复像上表现为信号强度增高，推测可能是因为有间质水肿。这些成像序列对显示肌肉的最初改变有很强的敏感性，而且据报道可用于家族成员的筛检，以发现其有无肌肉改变，甚至是无症状者[817]。在本病后期，增高的T1信号强度提示病变肌肉有脂肪浸润，而且常伴有大面积的肌肉减少。MR成像上对脂肪浸润程度的分级与临床功能和疾病持续时间之间的相关性具有显著的统计学意义[818]。MR成像还有助于评价新提出的治疗方案的疗效[815,816]。

其大多数MR技术都已应用于肌肉营养不良的研究，其中包括以下几种：

• 磁化传递T1加权MR成像，可对疾病范围、进展和治疗反应进行定量测定[819]。

• 自旋锁定MR成像，是一种新技术，用于定量检测肌肉营养不良中肌肉微观结构的改变[820]。

• ^{23}钠MR成像，有助于了解钠–钾泵和灌注在正常和病变肌肉中的作用[821,822]。

• ^{31}磷MR波谱法，用于进一步了解其病理生理学和证实治疗措施的疗效[811,823,824]。

• 用白蛋白定位对比剂增强的MR图像，用以识别肌肉营养不良累及的肌肉[825]。

2.慢性神经肌肉疾病

虽然放射学家所见的大多数周围神经病变与受压性神经病引起的局灶性失神经支配有关，但对慢性神经肌肉病已进行了广泛的研究。这些疾病通常根据病理机制或累及神经的分布进行分类。其中包括运动神经元病（如脊髓灰质炎后综合征）、遗传性运动和感觉神经病（也称为Charcot-Marie-Tooth病）、炎性神经病（如Guillain-Barre综合征、慢性脱髓鞘多神经病）和中毒性神经病（例如与酒精中毒[826]、甲硝唑[827]和抗反转病毒药物[828]有关的疾病）。这部分主要讨论脊髓灰质炎后综合征和遗传性运动和感觉神经病，因为这是在接受影像检查患者中最常见的两种慢性神经肌肉疾病。

（1）脊髓灰质炎后综合征。脊髓灰质炎后综合征是指多年前患过急性脊髓灰质炎的某些人所出现的神经肌肉症状[829]。新发肌肉无力和易疲劳是两个主要的症状[830,831]。

CT和MR成像都曾用于对有脊髓灰质炎后综合征患者的研究（图85–45）[219,829,830,832–835]。其影像表现包括累及全部肢体的区域性肌肉萎缩，往往面积很大[835]。由于早期病变的节段性累及，脊髓灰质炎后综合征患者的肌肉神经支配在各肢体之间甚至在同一肢体内也各不相同[831]。此外，邻近的协同作用肌肉的恢复程度和代偿性肥大程度甚至在同一肢体也会很大不同[835]。研究发现，影像检查所见的肌肉横断面积减小与临床检查所见的肌无力之间有典型的相关性[834]。MR成像在前角细胞的预期分布区域也可显示为高信号强度[833]，不过这种表现并不普遍[835]。

（2）遗传性运动和感觉神经病。遗传性运动和感觉神经病也称为Charcot-Marie-Tooth病，是一组不同类别的遗传性疾病，可根据临床异常表现、EMG检查结果、组织病理检查结果和基因特征进行再分类。这些疾病的准确分类已变得越来越复杂，因为与这些疾病相关的不同突变数目在以很快的速度增多[836,837]。一种常见的突变累及脊髓灰质的基因编码，并导致行走能力延迟[838]。下肢的肌肉无力常见，但患者常保留有行走能力，并且可完成正常人生旅程。肌肉活检对这种神经病变患者不适用，因为肌肉的组织学检查结果常无特异性。如果非侵入性检查不能做出准确诊断，就需要做腓肠神经的活检。组织病理学检查特征性地显示有神经纤维增粗伴洋葱球茎状形成物和慢性脱髓鞘表现。

超声、CT、MR成像都显示有肌肉萎缩，好发于下肢（图85–46和85–47）[839,840]。这种萎缩呈双侧但可不对称。萎缩的类型各种各样，可为斑片状或弥漫性。最严重的萎缩一般位于小腿中段的外侧间

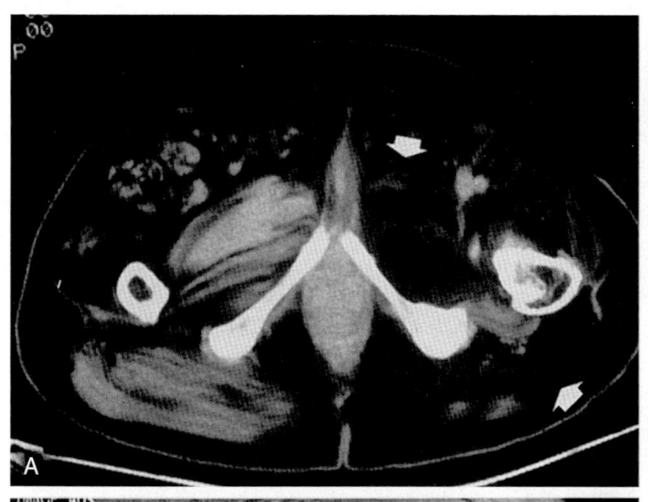

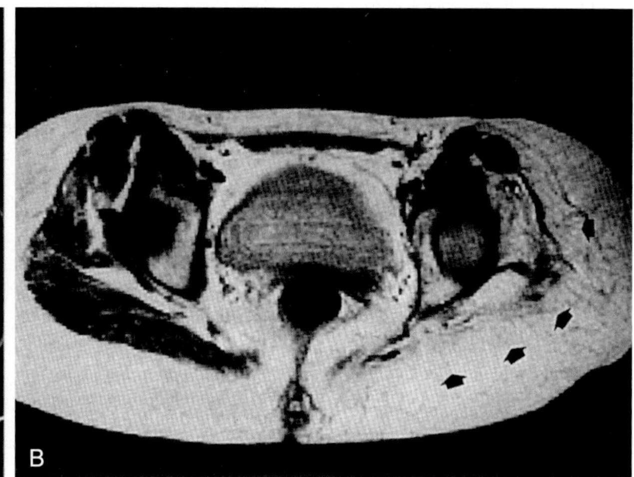

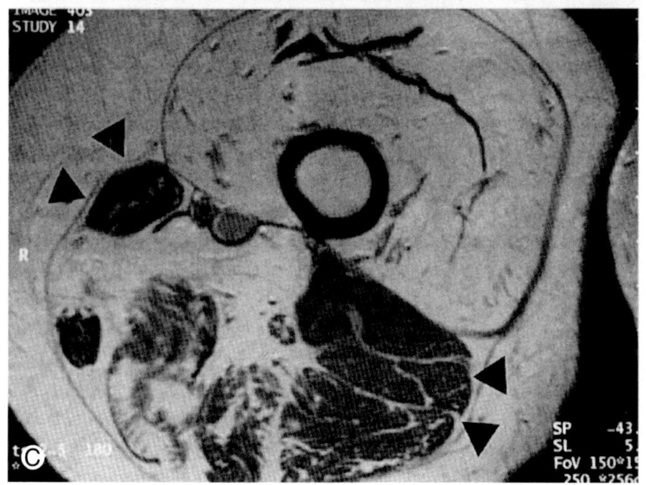

图 85-45　3 例患者的脊髓灰质炎后综合征。

A　左半骨盆的 CT 扫描显示，由于前期骨髓灰质炎感染使臀肌和内收肌出现广泛萎缩（箭头）。

B　第2名患者的左半骨盆横断位中等加权快速自旋回波 MR 图像显示臀肌明显萎缩（箭头）。

C　第 3 名患者大腿的横断位中等加权快速自旋回波 MR 成像显示，前侧、内侧和后侧筋膜室出现广泛萎缩。股二头肌和缝匠肌的相对肥大（三角箭头）也很明显。

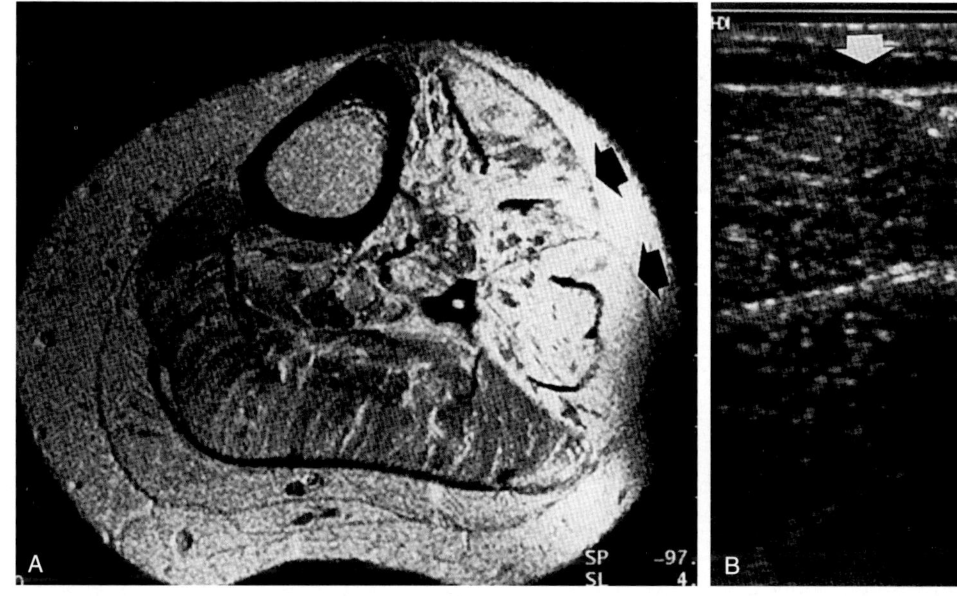

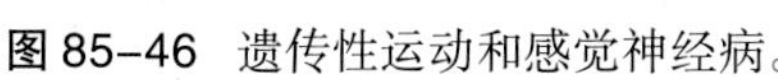

图 85-46　遗传性运动和感觉神经病。

A　患者小腿的横断位中等加权快速自旋回波 MR 图像显示有明显萎缩，主要累及前侧和外侧筋膜室的肌肉结构（箭头），是由 Charcot-Marie-Tooth 所致。

B　相应的横断面超声图显示这种萎缩（箭头）不太明显。

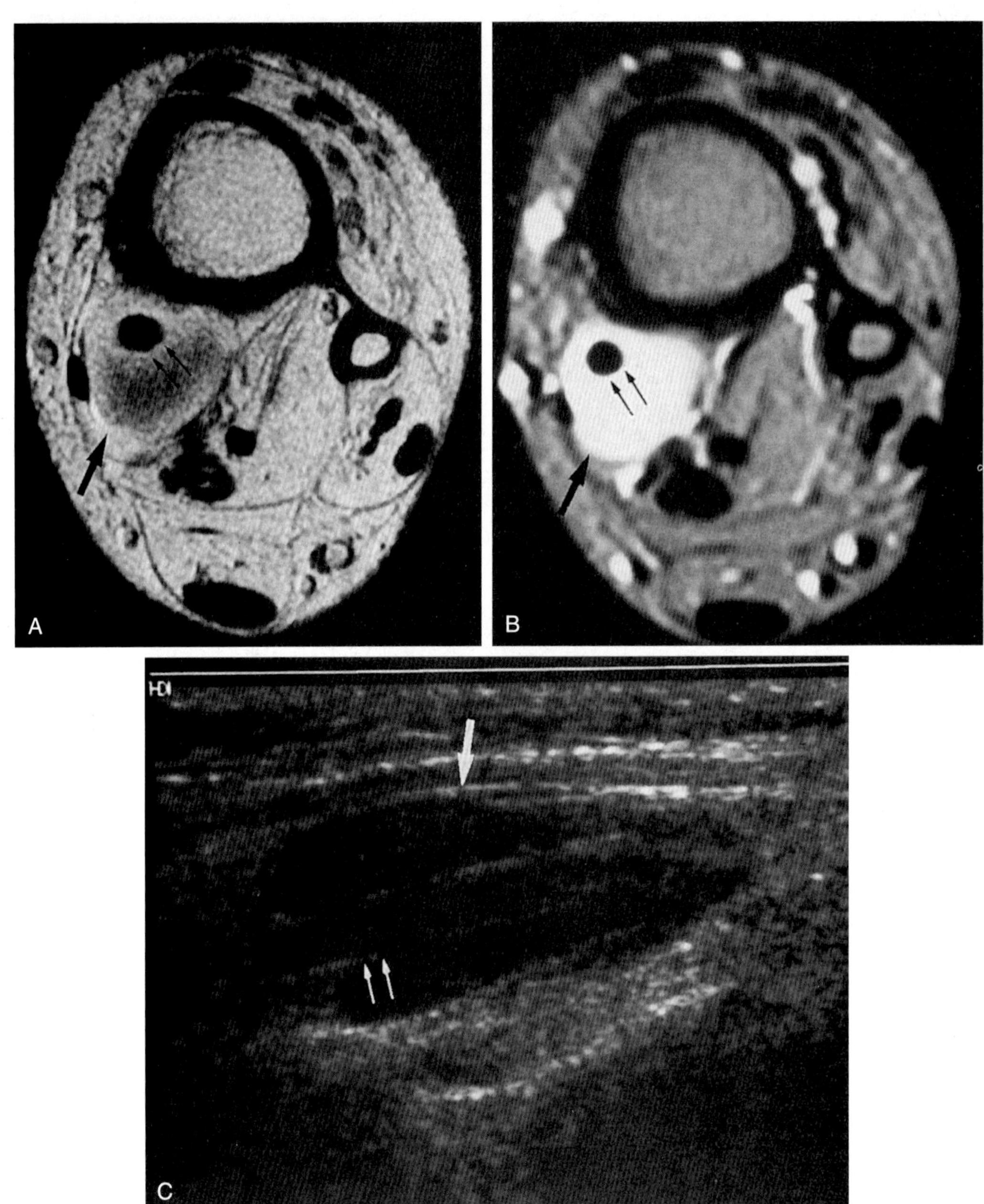

图 85-47 伴有腱鞘炎的遗传性运动和感觉神经病。

A,B Charcot-Marie-Tooth 病，横断位中等加权（A）和 T2 加权（B）快速自旋回波 MR 图像显示小腿远侧弥散性的肌肉萎缩。与腱鞘炎相关的大量液体(大箭头)围绕在胫骨后肌腱(小箭头)。

C 相应的纵向超声图也显示大量的无回声腱鞘液体（大箭头）围绕在胫骨后肌腱（小箭头）。

室，小腿远段更为弥散[840]。某些类型的遗传性运动和感觉神经病的典型特征还包括脊柱神经根肥大。

3.遗传性异位骨化病

结缔组织内异位骨的形成是人类至少 3 种明显不同的遗传性骨生成疾病的共同特征：进行性骨化性纤维发育不良，进行性骨性发育异常和Albright遗传性骨营养不良[841]。这部分主要介绍这组疾病中研究最透彻、最具盛名的疾病，即进行性骨化性纤维发育不良。

进行性骨化性纤维发育不良是 1648 年由 Patin 首先报道的，他描述了一位“变成木头人”的女性患者[842]。这种僵化是一种罕见的常染色体显性遗传疾病，病变基因位于人类染色体的 4q27-31 上，不过散发病例可继发于自发突变[843]。这种严重的致残疾病要与肌肉、肌腱、韧带和筋膜中出现的广泛进行性非肿瘤性软骨内骨化相鉴别。

（1）临床表现。患者通常在童年（平均年龄为5岁，范围是0～25岁）出现疼痛性软组织肿胀，并最终骨化[844-846]。到了7岁，由于骨化的软组织带有桥接关节的趋向，80%的患者会出现一定程度的活动受限[846]。早期异位骨化的最常见部位是颈部、脊柱和肩胛带。异位骨化常以固定的形式：从近侧进展到远侧，从中轴进展到周围[846]。临床上，进行性骨化性纤维发育不良患者的最初诊断通常不正确，平均在出现异位骨化之后3年方可做出正确诊断[845]。

应根据临床特征和放射学检查结果做出诊断。不需要做活检来确立诊断。事实上，应尽量避免活检和其他软组织创伤，因为这会使病情恶化[847,848]。在进行活检时，最常见的组织学误诊是软组织肉瘤和纤维瘤病[845]。

（2）影像检查。虽然各种肌肉骨骼异常已经有过描述[849]，但进行性骨化性纤维发育不良的3种主要影像特征是：（1）无创伤部位的进行性多中心异位骨化；（2）手和足短管状骨的先天性畸形；（3）脊柱的特征性异常（图85-48）。最明显的骨性异常为踇趾的先天性畸形，而且常比较短小[845,848,850]。脊柱异常包括椎骨关节强直和发育不良，与Klippel-Feil综合征或青少年慢性关节炎的症状类似。X线检查可充分证实这种具有诊断价值的三联症。

出现明显的X线表现之前，可在CT和闪烁骨扫描图上检测到早期的异位骨化[851-853]。^{99m}Tc-MDP骨闪烁扫描有利于对本病的全身活动性进行监测[854]。CT可显示软组织明确的水肿区和小的骨化灶[850,853]。CT上显示的多灶性骨化形式类似于在病理检查中所

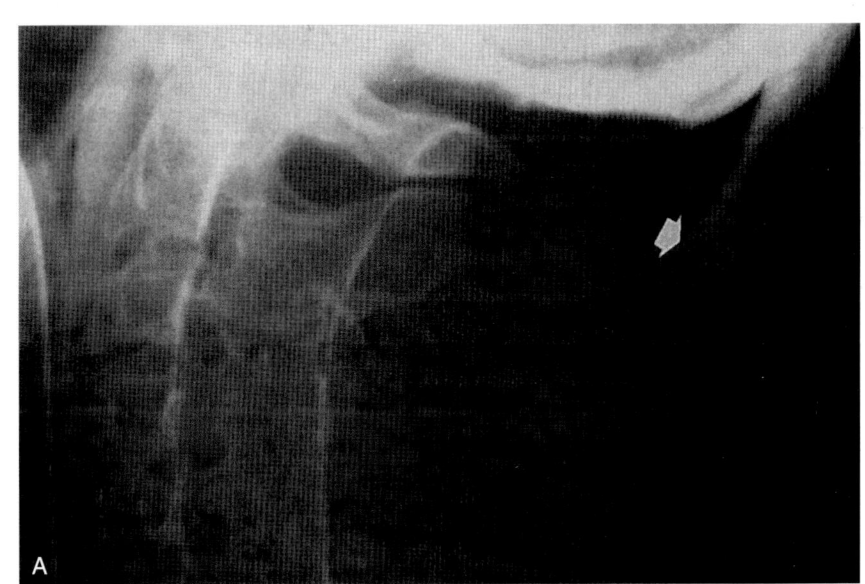

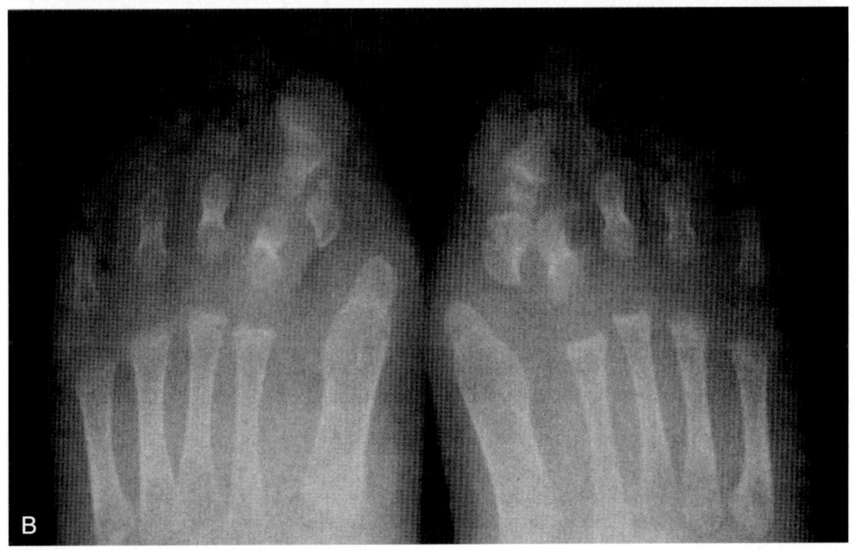

图85-48　进行性骨化性纤维发育不良。

A　颈椎的侧位X线片显示有后方结构关节强直以及从枕骨向下延伸的骨化条（箭头）。

B　足的X线片显示踇趾的特征性先天性畸形，包括双侧踇外翻畸形。

见，而且多发病灶区常常向邻近部位发展并延伸到周围的肌肉[853]。

MR成像也可用于显示肌肉和软组织受累出现影像学表现之前的早期病变。早期的特征是T2像上非特异性高信号强度，伴[855]或不伴[304]离散的软组织肿块。在慢性病程中，T2加权像上的低信号强度灶与矿化区或致密纤维组织区相符合[855]。

(3)治疗。现在还没有一贯有效的治疗方法[844,851]。药物治疗(如异维A酸[856]和羟乙基膦酸钠[857,858])只能会获得有限的成功。试图切除异位骨被认为是徒劳的，因为手术引起的软组织损伤可刺激异位骨化的复发[859]。

(4)预后。任何进行性骨化性纤维发育不良患者的确切预后，在疾病早期都难以预料。例如，功能障碍的发生率和范围似乎与发病年龄无相关性[844,845]。患者通常会出现肺部和心脏功能受损[860]，并可能因胸廓僵硬引起的呼吸衰竭而导致早期死亡[859]。

小 结

这一章综述了解释神经肌肉系统受累影像学检查结果的3个基础课题：正常的解剖，影像技术和病理状况。了解解剖知识和各种检查的优缺点是正确解释影像学检查所见病理改变的先决条件。这些影像学检查可提供肌肉疾病的有用信息，包括病变部位、范围、严重程度和活动性，从而影响到对患者的诊治。另外，影像检查发现的肌肉异常(有些是特异性的，而有些是非特异性的)有助于治疗选择、预后判断、指导介入性治疗、评价治疗反应以及监测潜在的治疗并发症。

(雪原 崔成亮 译 李世民 校)

参考文献

1. Reimers CD, Fischer P, Pongratz DE: Histopathological basis of muscle imaging. *In* JL Fleckenstein, JV Crues, CD Reimers (Eds): Muscle Imaging in Health and Disease. New York, Springer, 1996, p 183.
2. Lymn RW [conference chairman]: Myosin, Microtubules, and Motion. National Institute of Arthritis and Musculoskeletal and Skin Diseases, February 1999. Available at: http://www.nih.gov/niams/reports/mmm/mmm-meeting.htm.
3. Garrett WE, Best TM: Anatomy, physiology, and mechanics of skeletal muscle. *In* SR Simon (Ed): Orthopaedic Basic Science. Rosemont, Ill, American Academy of Orthopaedic Surgeons, 1994, p 89.
4. Netter FH: Physiology. *In* FH Netter (Ed): Musculoskeletal System: Anatomy, Physiology, and Metabolic Disorders. Summit, NJ, Ciba-Geigy, 1987, p 149.
5. Anderson MW, Temple HT, Dussault RG, Kaplan PA: Compartmental anatomy: Relevance to staging and biopsy of musculoskeletal tumors. AJR *173*:1663, 1999.
6. Doyle JR: Anatomy of the upper extremity muscle compartments. Hand Clin *14*:343, 1998.
7. Boles CA, Kannam S, Cardwell AB: The forearm: Anatomy of muscle compartments and nerves. AJR *174*:151, 2000.
8. Botte MJ, Gelberman RH: Acute compartment syndrome of the forearm. Hand Clin *14*:391, 1998.
9. Sotereanos DG, McCarthy DM, Towers JD, et al: The pronator quadratus: A distinct forearm space? J Hand Surg [Am] *20*:496, 1995.
10. Summerfield SL, Folberg CR, Weiss AP: Compartment syndrome of the pronator quadratus: A case report. J Hand Surg [Am] *22*:266, 1997.
11. Hodler J, Cotten A, Trudell D, Resnick D: Magnetic resonance imaging of the forearm: Cross-sectional anatomy in a cadaveric model. Invest Radiol *33*:6, 1998.
12. Holmich P, Uhrskou P, Units L, et al: Effectiveness of active physical training as treatment for long-standing adductor-related groin pain in athletes: Randomised trial. Lancet *353*:439, 1999.
13. Goodwin DW, Salonen DC, Yu JS, et al: Plantar compartments of the foot: MR appearance in cadavers and diabetic patients. Radiology *196*:623, 1995.
14. Bergman RA, Afifi AK, Miyauchi R: Illustrated Encyclopedia of Human Anatomic Variation. Virtual Hospital. Iowa City, Iowa, University of Iowa, Revised May 2000. Available at: http://www.vh.org/Providers/Textbooks/AnatomicVariants/AnatomyHP. html.
15. Kraus E, Schon R, Boller O, Nabavi A: Muscle anomalies of the upper extremity as an atavistic cause of peripheral nerve disorder. Zentralbl Neurochir *54*:84, 1993.
16. Zeiss J, Guilliam-Haidet L: MR demonstration of anomalous muscles about the volar aspect of the wrist and forearm. Clin Imaging *20*:219, 1996.
17. Kopsch F: Rauber's Lehrbuch der Anatomie des Menschen. Leipzig, Thieme, 1908.
18. Zeiss J, Jakab E. MR demonstration of an anomalous muscle in a patient with coexistent carpal and ulnar tunnel syndrome: Case report and literature summary. Clin Imaging *19*:102, 1995.
19. Cheung YY, Rosenberg ZS, Colon E, Jahss M: MR imaging of flexor digitorum accessorius longus. Skeletal Radiol *28*:130, 1999.
20. Fritz RC, Boutin RD: MR imaging of the peripheral nervous system. Phys Med Rehabil Clin North Am *12*:399, 2001.
21. Schuurman AH, van Gils AP: Reversed palmaris longus muscle on NMI: Report of four cases. Eur Radiol *10*:1242, 2000.
22. Breisch EA: A rare human variation: The relationship of the axillary and inferior subscapular nerves to an accessory subscapularis muscle. Anat Rec *216*:440, 1986.
23. Kopuz C, Sancak B, Ozbenli S: On the incidence of third head of biceps brachii in Turkish neonates and adults. Kaibogaku Zasshi 74:301, 1999.
24. Nakatani T, Tanaka S, Mizukami S: Bilateral four-headed biceps brachii muscles: The median nerve and brachial artery passing through a tunnel formed by a muscle slip from the accessory head. Clin Anat *11*:209, 1998.
25. Macalister A: Additional observations on muscular anomalies in human anatomy, with a catalogue of the principal muscular variations hitherto published. Trans R Ir Acad Sci *25*:1, 1875.
26. Ozan H, Atasever A, Sinav A, et al: An unusual insertion of accessory biceps brachii muscle. Kaibogaku Zasshi 72:515, 1997.
27. Stal M, Hagert CG, Moritz U: Upper extremity nerve involvement in Swedish female machine milkers. Am J Ind Med *33*:551, 1998.
28. Tsai TM, Syed SA: A transverse skin incision approach for decompression of pronator teres syndrome. J Hand Surg [Br] *19*:40, 1994.
29. Hartz CR, Linscheid RL, Gramse RR, Daube JR: The pronator teres syndrome: Compressive neuropathy of the median nerve. J Bone Joint Surg Am *63*:885, 1981.
30. O'Driscoll SW, Horii E, Carmichael SW, Morrey BF: The cubital tunnel and ulnar neuropathy. J Bone Joint Surg Br *73*:613, 1991.
31. Dellon AL: Musculotendinous variations about the medial humeral epicondyle. J Hand Surg [Br] *11*:175, 1986.
32. Okamoto M, Abe M, Shirai H, Ueda N: Morphology and dynamics of the ulnar nerve in the cubital tunnel: Observation by ultrasonography. J Hand Surg [Br] *25*:85, 2000.
33. O'Hara JJ, Stone JH: Ulnar nerve compression at the elbow caused by a prominent medial head of the triceps and an anconeus epitrochlearis muscle. J Hand Surg [Br] *21*:133, 1996.
34. Hodgkinson PD, McLean NR: Ulnar nerve entrapment due to epitrochleoanconeus muscle. J Hand Surg [Br] *19*:706, 1994.
35. Masear VR, Hill JJ Jr, Cohen SM: Ulnar compression neuropathy secondary to the anconeus epitrochlearis muscle. J Hand Surg [Am] *13*:720, 1988.
36. Polesuk BS, Helms CA: Hypertrophied palmaris longus muscle, a pseudomass of the forearm: MR appearance. Case report and review of the literature. Radiology *207*:361, 1998.
37. Elliot D, Khandwala AR, Kulkarni M: Anomalies of the flexor digitorum superficialis muscle. J Hand Surg [Br] *24*:570, 1999.
38. Kostakoglu N, Borman H, Kecik A: Anomalous flexor digitorum superficialis muscle belly: An unusual case of mass in the palm. Br J Plast Surg *50*:654, 1997.
39. Honing ML, Ritt MJ, Bos KE: An anomalous flexor digitorum superficialis to the index finger. Surg Radiol Anat *17*:339, 1995.
40. Schon R, Kraus E, Boller O, Kampe A: Anomalous muscle belly of the flexor digitorum superficialis associated with carpal tunnel syndrome: Case report. Neurosurgery *31*:969, 1992.
41. Sanger JR, Krasniak CL, Matloub HS, et al: Diagnosis of an anomalous

superficialis muscle in the palm by magnetic resonance imaging. J Hand Surg [Am] *16*:98, 1991.
42. Coenen L, Biltjes I: Pseudotumor of the palm due to an anomalous flexor digitorum superficialis muscle belly. J Hand Surg [Am] *16*:1046, 1991.
43. Tan ST, Smith PJ: Anomalous extensor muscles of the hand: A review. J Hand Surg [Am] *24*:449, 1999.
44. el-Badawi MG, Butt MM, al-Zuhair AG, Fadel RA: Extensor tendons of the fingers: Arrangement and variations—II. Clin Anat *8*:391, 1995.
45. Ogura T, Inoue H, Tanabe G: Anatomic and clinical studies of the extensor digitorum brevis manus. J Hand Surg [Am] *12*:100, 1987.
46. Gama C: Extensor digitorum brevis manus: A report on 38 cases and a review of the literature. J Hand Surg [Am] *8*:578, 1983.
47. Timins ME: Muscular anatomic variants of the wrist and hand: Findings on MR imaging. AJR *172*:1397, 1999.
48. Fakih RR, Thomas R, Mansour A: The extensor digitorum brevis manus: A case report. Bull Hosp Jt Dis *56*:115, 1997.
49. Anderson MW, Benedetti P, Walter J, Steinberg DR: MR appearance of the extensor digitorum manus brevis muscle: A pseudotumor of the hand. AJR *164*:1477, 1995.
50. Middleton WD, Kneeland JB, Kellman GM, et al: MR imaging of the carpal tunnel: Normal anatomy and preliminary findings in the carpal tunnel syndrome. AJR *148*:307, 1987.
51. Soldado-Carrera F, Vilar-Coromina N, Rodriguez-Baeza A: An accessory belly of the abductor digiti minimi muscle: A case report and embryologic aspects. Surg Radiol Anat *22*:51, 2000.
52. Dodds GA 3rd, Hale D, Jackson WT: Incidence of anatomic variants in Guyon's canal. J Hand Surg [Am] *15*:352, 1990.
53. Zeiss J, Jakab E, Khimji T, Imbriglia J: The ulnar tunnel at the wrist (Guyon's canal): Normal MR anatomy and variants. AJR *158*:1081, 1992.
54. Ruocco MJ, Walsh JJ, Jackson JP: MR imaging of ulnar nerve entrapment secondary to an anomalous wrist muscle. Skeletal Radiol *27*:218, 1998.
55. Muller LP, Kreitner KF, Seidl C, Degreif J: Traumatic thrombosis of the distal ulnar artery (hypothenar hammer syndrome) in a golf player with an accessory muscle loop around Guyon's canal: Case report. Handchir Mikrochir Plast Chir *29*:183, 1997.
56. Pribyl CR, Moneim MS: Anomalous hand muscle found in the Guyon's canal at exploration for ulnar artery thrombosis: A case report. Clin Orthop *306*:120, 1994.
57. Muller LP, Rudig L, Kreitner KF, Degreif J: Hypothenar hammer syndrome in sports. Knee Surg Sports Traumatol Arthrosc *43*:167, 1996.
58. Kreitner KF, Duber C, Muller LP, Degreif J: Hypothenar hammer syndrome caused by recreational sports activities and muscle anomaly in the wrist. Cardiovasc Intervent Radiol *19*:356, 1996.
59. Kirici Y, Yazar F, Ozan H: The neurovascular and muscular anomalies of the gluteal region: An atypical pudendal nerve. Surg Radiol Anat *21*:393, 1999.
60. Kirici Y, Ozan H: Double gluteus maximus muscle with associated variations in the gluteal region. Surg Radiol Anat *21*:397, 1999.
61. Benson ER, Schutzer SF: Posttraumatic piriformis syndrome: Diagnosis and results of operative treatment. J Bone Joint Surg Am *81*:941, 1999.
62. Parziale JR, Hudgins TH, Fishman LM: The piriformis syndrome. Am J Orthop *25*:819, 1996.
63. Beatty RA: The piriformis muscle syndrome: A simple diagnostic maneuver. Neurosurgery *34*:512, 1994.
64. Chen WS, Wan YL: Sciatica caused by piriformis muscle syndrome: Report of two cases. J Formos Med Assoc *91*:647, 1992.
65. Barton PM: Piriformis syndrome: A rational approach to management. Pain *47*:345, 1991.
66. Jankiewicz JJ, Hennrikus WL, Houkom JA: The appearance of the piriformis muscle syndrome in computed tomography and magnetic resonance imaging: A case report and review of the literature. Clin Orthop *262*:205, 1991.
67. Stevens KJ, Banuls M: Sciatic nerve palsy caused by haematoma from iliac bone graft donor site. Eur Spine J *3*:291, 1994.
68. Beauchesne RP, Schutzer SF: Myositis ossificans of the piriformis muscle: An unusual cause of piriformis syndrome. A case report. J Bone Joint Surg Am *79*:906, 1997.
69. Yuen EC, So YT: Sciatic neuropathy. Neurol Clin *17*:617, 1999.
70. Papadopoulos SM, McGillicuddy JE, Messina LM: Pseudoaneurysm of the inferior gluteal artery presenting as sciatic nerve compression. Neurosurgery *24*:926, 1989.
71. Hanania M, Kitain E: Perisciatic injection of steroid for the treatment of sciatica due to piriformis syndrome. Reg Anesth Pain Med *23*:223, 1998.
72. Fishman SM, Caneris OA, Bandman TB, et al: Injection of the piriformis muscle by fluoroscopic and electromyographic guidance. Reg Anesth Pain Med *23*:554, 1998.
73. Schlicht SM, Morrison WA: The plantaris tendon as a tendo-osseous graft: Part I. An anatomical study. J Hand Surg [Br] *17*:467, 1992.
74. Morrison WA, Schlicht SM: The plantaris tendon as a tendo-osseous graft: Part II. Clinical studies. J Hand Surg [Br] *17*:471, 1992.
75. Atilla S, Akpek ET, Yucel C, et al: MR imaging and MR angiography in popliteal artery entrapment syndrome. Eur Radiol *8*:1025, 1998.
76. Takase K, Imakita S, Kuribayashi S, et al: Popliteal artery entrapment syndrome: Aberrant origin of gastrocnemius muscle shown by 3D CT. J Comput Assist Tomogr *21*:523, 1997.
77. Goebel N, Brunner U, Schneider E: CT demonstration of an entrapment syndrome of the popliteal artery. Digitale Bilddiagn *6*:28, 1986.
78. Di Cesare E, Marsili L, Marino G, et al: Stress MR imaging for evaluation of popliteal artery entrapment. J Magn Reson Imaging *4*:617, 1994.
79. Radonic V, Koplic S, Giunio L, et al: Popliteal artery entrapment syndrome: Diagnosis and management, with report of three cases. Tex Heart Inst J *27*:3, 2000.
80. Martinoli C, Bianchi S, Gandolfo N, et al: US of nerve entrapments in osteofibrous tunnels of the upper and lower limbs. Radiographics *20*:S199, 2000.
81. Machiels F, Shahabpour M, De Maeseneer M, et al: Tarsal tunnel syndrome: Ultrasonographic and MRI features. J Belge Radiol *82*:49, 1999.
82. Ho VW, Peterfy C, Helms CA: Tarsal tunnel syndrome caused by strain of an anomalous muscle: An MRI-specific diagnosis. J Comput Assist Tomogr *17*:822, 1993.
83. Kerr R, Frey C: MR imaging in tarsal tunnel syndrome. J Comput Assist Tomogr *15*:280, 1991.
84. Sammarco GJ, Conti SF: Tarsal tunnel syndrome caused by an anomalous muscle. J Bone Joint Surg Am *76*:1308, 1994.
85. Trono M, Tueche S, Quintart C, et al: Peroneus quartus muscle: A case report and review of the literature. Foot Ankle Int *20*:659, 1999.
86. Cheung YY, Rosenberg ZS, Ramsinghani R, et al: Peroneus quartus muscle: MR imaging features. Radiology *202*:745, 1997.
87. Sobel M, Levy ME, Bohne WH: Congenital variations of the peroneus quartus muscle: An anatomic study. Foot Ankle *11*:81, 1990.
88. Rosenberg ZS, Beltran J, Cheung YY, et al: MR features of longitudinal tears of the peroneus brevis tendon. AJR *168*:1417, 1997.
89. Sobel M, Geppert MJ, Olson EJ, et al: The dynamics of peroneus brevis tendon splits: A proposed mechanism, technique of diagnosis, and classification of injury. Foot Ankle *13*:413, 1992.
90. Sobel M, Bohne WK, Markisz JA: Cadaver correlation of peroneal tendon changes with magnetic resonance imaging. Foot Ankle *11*:384, 1991.
91. Peterson DA, Stinson W, Lairmore JR: The long accessory flexor muscle: An anatomical study. Foot Ankle Int *16*:637, 1995.
92. Nathan H, Gloobe H, Yosipovitch Z: Flexor digitorum accessorius longus. Clin Orthop *113*:158, 1975.
93. Grogono BJS, Jowsey J: Flexor accessorius longus: An unusual muscle anomaly. J Bone Joint Surg Br *47*:118, 1965.
94. Grasso A, Dini P, Allegra M: An accessory musculus soleus (symptomatic and asymptomatic): The CT findings. Radiol Med (Torino) *84*:22, 1992.
95. Buschmann WR, Cheung Y, Jahss MR: Magnetic resonance imaging of anomalous leg muscles: Accessory soleus, peroneus quartus and the flexor digitorum longus accessorius. Foot Ankle *12*:109, 1991.
96. Lorentzon R, Wirell S: Anatomic variations of the accessory soleus muscle. Acta Radiol *28*:627, 1987.
97. Romanus B, Lindahl S, Stener B: Accessory soleus muscle: A clinical and radiographic presentation of eleven cases. J Bone Joint Surg Am *68*:731, 1986.
98. Hallock GG, Lutz DA, Osborne MA: Nonoperative estimation of the soleus musculotendinous junction using magnetic resonance imaging. Plast Reconstr Surg *100*:896, 1997.
99. Palaniappan M, Rajesh A, Rickett A, Kershaw CJ: Accessory soleus muscle: A case report and review of the literature. Pediatr Radiol *29*:610, 1999.
100. Featherstone T: MW diagnosis of accessory soleus muscle strain. Br J Sports Med *29*:277, 1995.
101. DosRemedios ET, Jolly GP: The accessory soleus and recurrent tarsal tunnel syndrome: Case report of a new surgical approach. J Foot Ankle Surg *39*:194, 2000.
102. John MM, Borrelli AH: Asymptomatic accessory soleus muscle. J Foot Ankle Surg *38*:150, 1999.
103. Yu JS, Resnick D: MR imaging of the accessory soleus muscle appearance in six patients and a review of the literature. Skeletal Radiol *23*:5258, 1994.
104. Ekstrom JE, Shuman WP, Mack LA: MR imaging of accessory soleus muscle. J Comput Assist Tomogr *14*:239, 1990.
105. Travis MT, Pitcher JD: Accessory soleus presenting as a posterior ankle mass: A case report and literature review. Foot Ankle Int *16*:651, 1995.
106. Gordon SL, Matheson DW: The accessory soleus. Clin Orthop *97*:129, 1973.
107. Brodie JT, Dormans JP, Gregg JR, Davidson RS: Accessory soleus muscle: A report of 4 cases and review of literature. Clin Orthop *337*:180, 1997.
108. Mellado JM, Rosenberg ZS, Beltran J, Colon E: The peroneocalcaneus internus muscle: MR imaging features. AJR *169*:585, 1997.
109. Termote JL, Baert A, Crolla D, et al: Computed tomography of the normal and pathologic muscular system. Radiology *137*:439, 1980.
110. Newman JS, Adler RS, Rubin JM: Power Doppler sonography: Use in measuring alterations in muscle blood volume after exercise. AJR *168*:1525, 1997.
111. Peller PJ, Ho VB, Kransdorf MJ: Extraosseous Tc-99m MDP uptake: A pathophysiologic approach. Radiographics *13*:715, 1993.
112. Maier CF (Ed): Introduction to Orthopedic MR Imaging: A Practical Guide to Orthopedic MRI. Milwaukee, GE Medical Systems, 2000, p 100.
113. Resnick D, Kang HS: Magnetic resonance imaging: Typical protocols. *In* Internal Derangements of Joints: Emphasis on MR Imaging. Philadelphia, WB Saunders, 1997, p 25.
114. Kransdorf MJ, Murphey MD: Radiologic evaluation of soft-tissue masses: A current perspective. AJR *175*:575, 2000.
115. Zanetti M, Hodler J: Imaging of degenerative and posttraumatic disease in the shoulder joint with ultrasound. Eur J Radiol *35*:119, 2000.

116. Fuchs B, Weishaupt D, Zanetti M, et al: Fatty degeneration of the muscles of the rotator cuff: Assessment by computed tomography versus magnetic resonance imaging. J Shoulder Elbow Surg *8*:599, 1999.
117. Thomazeau H, Boukobza E, Morcet N, et al: Prediction of rotator cuff repair results by magnetic resonance imaging. Clin Orthop *344*:275, 1997.
118. Yoshioka H, Itai Y, Niitsu M, et al: Intramuscular metastasis from malignant melanoma: MR findings. Skeletal Radiol *28*:714, 1999.
119. Isiklar I, Leeds NE, Fuller GN, Kumar AJ: Intracranial metastatic melanoma: Correlation between MR imaging characteristics and melanin content. AJR *165*:1503, 1995.
120. White LM, Schweitzer ME: MR imaging of musculoskeletal tumors. *In* CF Maier (Ed): Introduction to Orthopedic MR Imaging: A Practical Guide to Orthopedic MRI. Milwaukee, GE Medical Systems, 2000, p 94.
121. Jones RW, Witte RJ: Signal intensity artifacts in clinical MR imaging. Radiographics *20*:893, 2000.
122. Bangert BA, Modic MT, Ross JS, et al: Hyperintense disks on T1-weighted MR images: Correlation with calcification. Radiology *195*:437, 1995.
123. Mirowitz SA, Westrich TJ: Basal ganglial signal intensity alterations: Reversal after discontinuation of parenteral manganese administration. Radiology *185*:535, 1992.
124. Mitchell HH, Hamilton TS, Steggerda FR, Bean HW: The chemical composition of the adult human body and its bearing on the biochemistry of growth. J Biol Chem *158*:625, 1945.
125. Forbes RM, Cooper AR, Mitchell HH: The composition of the adult human body as determined by chemical analysis. J Biol Chem *203*:359, 1953.
126. Delfaut EM, Beltran J, Johnson G, et al: Fat suppression in MR imaging: Techniques and pitfalls. Radiographics *19*:373, 1999.
127. Rubin DA, Kneeland JB: MR imaging of the musculoskeletal system: Technical considerations for enhancing image quality and diagnostic yield. AJR *163*:1155, 1994.
128. Pla ME, Dillingham TR, Spellman NT, et al: Painful legs and moving toes associated with tarsal tunnel syndrome and accessory soleus muscle. Mov Disord *11*:82, 1996.
129. McDonald DJ: Limb-salvage surgery for treatment of sarcomas of the extremities. AJR *163*:509, 1994.
130. Maldjian C, Adam R, Bonakdarpour A, et al: MRI appearance of clear cell hidradenoma. Skeletal Radiol *28*:104, 1999.
131. Kransdorf MJ, Murphey MD: The use of gadolinium in the MR evaluation of soft tissue tumors. Semin Ultrasound CT MR *18*:251, 1997.
132. Mellerowicz H, Lubasch A, Dulce MC, et al: Diagnosis and follow-up of muscle injuries by means of plain and contrast-enhanced MRT: Experimental and clinical studies. ROFO *166*:437, 1997.
133. el-Noueam KI, Schweitzer ME, Bhatia M, Bartolozzi AR: The utility of contrast-enhanced MRI in diagnosis of muscle injuries occult to conventional NMI. J Comput Assist Tomogr *21*:965, 1997.
134. Mattila KT, Komu ME, Dahlstrom S, et al: Medial tibial pain: A dynamic contrast-enhanced MRI study. Magn Reson Imaging *17*:947, 1999.
135. Fleckenstein JL, Canby RC, Parkey RW, Peshock RM: Acute effects of exercise on MR imaging of skeletal muscle in normal volunteers. AJR *151*:231, 1988.
136. Ploutz-Snyder LL, Convertino VA, Dudley GA: Resistance exercise-induced fluid shifts: Change in active muscle size and plasma volume. Am J Physiol *269*:R536, 1995.
137. Sjogaard G, Adams RP, Saltin B: Water and ion shifts in skeletal muscle of humans with intense dynamic knee extension. Am J Physiol *248*:8190, 1985.
138. Le Rumeur E, De Certaines J, Toulouse P, Rochcongar P: Water phases in rat striated muscles as determined by T2 proton NMR relaxation times. Magn Reson Imaging *5*:267, 1987.
139. de Kerviler E, Leroy-Willig A, Jehenson P, et al: Exercise-induced muscle modifications: Study of healthy subjects and patients with metabolic myopathies with MR imaging and P-31 spectroscopy. Radiology *181*:259, 1991.
140. Ploutz-Snyder LL, Nyren S, Cooper TG, et al: Different effects of exercise and edema on T2 relaxation in skeletal muscle. Magn Reson Med *37*:676, 1997.
141. Fleckenstein JL, Watumull D, McIntire DD, et al: Muscle proton T2 relaxation times and work during repetitive maximal voluntary exercise. J Appl Physiol *74*:2855, 1993.
142. Archer BT, Fleckenstein JL, Bertocci LA, et al: Effect of perfusion on exercised muscle: MR imaging evaluation. J Magn Reson Imaging *2*:407, 1992.
143. Green RAR, Wilson DJ: A pilot study using magnetic resonance imaging to determine the patterns of muscle group recruitment by rowers with different levels of experience. Skeletal Radiol *29*:196, 2000.
144. Ploutz LL, Tesch PA, Biro RL, Dudley GA: Effect of resistance training on muscle use during exercise. J Appl Physiol *76*:1675, 1994.
145. Conley MS, Stone MH, Nimmons M, Dudley GA: Resistance training and human cervical muscle recruitment plasticity. J Appl Physiol *83*:2105, 1997.
146. Warfield SK, Mulkern RV, Winalski CS, et al: An image processing strategy for the quantification and visualization of exercise-induced muscle MRI signal enhancement. J Magn Reson Imaging *11*:525, 2000.
147. Yoshioka H, Anno I, Kuramoto K, et al: Acute effects of exercise on muscle MRI in peripheral arterial occlusive disease. Magn Reson Imaging *13*:651, 1995.
148. Steinbach LS, Fleckenstein JL, Mink JH: MR imaging of muscle injuries. Seminars in Musculoskeletal Radiology *1*:127, 1997.
149. El-Khoury GY, Brandser EA, Kathol MH, et al: Imaging of muscle injuries. Skeletal Radiol *25*:3, 1996.
150. De Smet AA: Magnetic resonance findings in skeletal muscle tears. Skeletal Radiol *22*:479, 1993.
151. Stevens MA, El-Khoury GY, Kathol MH, et al: Imaging features of avulsion injuries. Radiographics *19*:655, 1999.
152. Kujala UM, Orava S: Ischial apophysis injuries in athletes. Sports Med *16*:290, 1993.
153. Tuite DJ, Finegan PJ, Saliaris AP, et al: Anatomy of the proximal musculotendinous junction of the adductor longus muscle. Knee Surg Sports Traumatol Arthrosc *6*:134, 1998.
154. Karlsson J, Sward L, Kalebo P, Thomee R: Chronic groin injuries in athletes: Recommendations for treatment and rehabilitation. Sports Med *17*:141, 1994.
155. Speer KP, Lohnes J, Garrett WE: Radiographic imaging of muscle strain injury. Am J Sports Med *21*:89, 1993.
156. Renstrom PA: Tendon and muscle injuries in the groin area. Clin Sports Med *11*:815, 1992.
157. Varela JR, Rodriguez E, Soler R, et al: Complete rupture of the distal semimembranosus tendon with secondary hamstring muscles atrophy: MR findings in two cases. Skeletal Radiol *29*:362, 2000.
158. Pomeranz SJ, Heidt RS: MR imaging in the prognostication of hamstring injury. Radiology *189*:897, 1993.
159. Levine WN, Bergfeld JA, Tessendorf W, Moorman CT 3rd: Intramuscular corticosteroid injection for hamstring injuries: A 13-year experience in the National Football League. Am J Sports Med *28*:297, 2000.
160. De Smet AA, Best TM: MR imaging of the distribution and location of acute hamstring injuries in athletes. AJR *174*:393, 2000.
161. Connell DA, Potter HG, Sherman NT, Wickiewicz TL: Injuries of the pectoralis major muscle: Evaluation with MR imaging. Radiology *210*:785, 1999.
162. Palmer WE, Kuong SJ, Elmadbouh HM: MR imaging of myotendinous strain. AJR *173*:703, 1999.
163. Lehto M, Alanen A: Healing of a muscle trauma: Correlation of sonographical and histological findings in an experimental study in rats. J Ultrasound Med *6*:425, 1987.
164. Takebayashi S, Takasawa H, Banzai Y, et al: Sonographic findings in muscle strain injury: Clinical and MR imaging correlation. J Ultrasound Med *14*:899, 1995.
165. Mesa-Ramos M, Garcia Criado E, Mellado Rider B, et al: Modifications of the normal sonographic image in gluteal fibrosis. Acta Orthop Belg *58*:60, 1992.
166. Reimers K, Reimers CD, Wagner S, et al: Skeletal muscle sonography: A correlative study of echogenicity and morphology. J Ultrasound Med *12*:73, 1993.
167. Garrett WE Jr: Muscle strain injuries. Am J Sports Med *24*:S2, 1996.
168. Taylor DC, Dalton JD Jr, Seaber AV, Garrett WE Jr: Experimental muscle strain injury: Early functional and structural deficits and the increased risk for reinjury. Am J Sports Med *21*:190, 1993.
169. Greco A, McNamara MT, Escher RM, et al: Spin-echo and STIR MR imaging of sports-related muscle injuries at 1.5 T. J Comput Assist Tomogr *15*:994, 1991.
170. Fleckenstein JL, Weatherall PT, Parkey RW, et al: Sports-related muscle injuries: Evaluation with MR imaging. Radiology *172*:793, 1989.
171. Booth FW: Physiologic and biochemical effects of immobilization on muscle. Clin Orthop *219*:15, 1987.
172. Dooms GC, Fisher MR, Hricak H, Higgins CB: MR imaging of intramuscular hemorrhage. J Comput Assist Tomogr *9*:908, 1985.
173. De Smet AA, Fisher DR, Heiner JP, Keene JS: Magnetic resonance imaging of muscle tears. Skeletal Radiol *19*:283, 1990.
174. Hasselman CT, Best TM, Hughes C 4th, et al: An explanation for various rectus femoris strain injuries using previously undescribed muscle architecture. Am J Sports Med *23*:493, 1995.
175. Temple HT, Kuklo TR, Sweet DE, et al: Rectus femoris muscle tear appearing as a pseudotumor. Am J Sports Med *26*:544, 1998.
176. Hughes C 4th, Hasselman CT, Best TM, et al: Incomplete, intrasubstance strain injuries of the rectus femoris muscle. Am J Sports Med *23*:500, 1995.
177. Rubin SJ, Feldman F, Staron RB, et al: Magnetic resonance imaging of muscle injury. Clin Imaging *19*:263, 1995.
178. Anderson JE: Grant's Atlas of Anatomy. 8th Ed. Baltimore, Williams & Wilkins, 1983.
179. Lee J, Brookenthal KR, Ramsey ML, et al: MR imaging assessment of the pectoralis major myotendinous unit: An MR imaging anatomic correlative study with surgical correlation. AJR *174*:1371, 2000.
180. Carrino JA, Chandnanni VP, Mitchell DB, et al: Pectoralis major muscle and tendon tears: Diagnosis and grading using magnetic resonance imaging. Skeletal Radiol *29*:305, 2000.
181. Ohashi K, El-Khoury GY, Albright JP, Tearse DS: MRI of complete rupture of the pectoralis major muscle. Skeletal Radiol *25*:625, 1996.
182. Park JY, Espiniella JL: Rupture of pectoralis major muscle: A case report and review of literature. J Bone Joint Surg Am *52*:577, 1970.
183. Wolfe SW, Wickiewicz TL, Cavanaugh JT: Ruptures of the pectoralis major muscle: An anatomic and clinical analysis. Am J Sports Med *20*:587, 1992.
184. Kretzler HH Jr, Richardson AB: Rupture of the pectoralis major muscle. Am J Sports Med *17*:453, 1989.

185. Berson BL: Surgical repair of pectoralis major rupture in an athlete: Case report of an unusual injury in a wrestler. Am J Sports Med 7:348, 1979.
186. Zeman SC, Rosenfeld RT, Lipscomb PR: Tears of the pectoralis major muscle. Am J Sports Med 7:343, 1979.
187. Kujala UM, Orava S, Jarvinen M: Hamstring injuries: Current trends in treatment and prevention. Sports Med *23*:397, 1997.
188. Agre JC: Hamstring injuries: Proposed aetiological factors, prevention, and treatment. Sports Med *2*:21, 1985.
189. Sallay PI, Friedman RL, Coogan PG, Garrett WE: Hamstring muscle injuries among water skiers: Functional outcome and prevention. Am J Sports Med *24*:130, 1996.
190. Orava S, Kujala UM: Rupture of the ischial origin of the hamstring muscles. Am J Sports Med *23*:702, 1995.
191. Kurosawa H, Nakasita K, Nakasita H, et al: Complete avulsion of the hamstring tendons from the ischial tuberosity: A report of two cases sustained in judo. Br J Sports Med *30*:72, 1996.
192. Garrett WE Jr, Rich FR, Nikolaou PK, Vogler JB 3rd: Computed tomography of hamstring muscle strains. Med Sci Sports Exerc *21*:506, 1989.
193. Blasier RB, Morawa LG: Complete rupture of the hamstring origin from a water skiing injury. Am J Sports Med *18*:435, 1990.
194. Heiser TM, Weber J, Sullivan G, et al: Prophylaxis and management of hamstring muscle injuries in intercollegiate football players. Am J Sports Med *12*:368, 1984.
195. Ekstrand J, Gillquist J: Soccer injuries and their mechanisms: A prospective study. Med Sci Sports Exerc *15*:267, 1983.
196. Gaulrapp H: "Tennis leg": Ultrasound differential diagnosis and follow up. Sportverletz Sportschaden *13*:53, 1999.
197. Bianchi S, Martinoli C, Abdelwahab IF, et al: Sonographic evaluation of tears of the gastrocnemius medial head. J Ultrasound Med *17*:157, 1998.
198. Slawski DP: Deep venous thrombosis complicating rupture of the medial head of the gastrocnemius muscle. J Orthop Trauma *8*:263, 1994.
199. Fleiss DJ: Magnetic resonance imaging of a rupture of the medial head of the gastrocnemius muscle: A case report. J Bone Joint Surg Am *74*:792, 1992.
200. Cavalier R, Gabos PG, Bowen JR: Isolated rupture of the soleus muscle: A case report. Am J Orthop 27:755, 1998.
201. Helms CA, Fritz RC, Garvin GJ: Plantaris muscle injury: Evaluation with MR imaging. Radiology *195*:201, 1995.
202. Allard JC, Bancroft J, Porter G: Imaging of plantaris muscle rupture. Clin Imaging *16*:55, 1992.
203. Winge S, Phadke P: Isolated popliteus muscle rupture in polo players. Knee Surg Sports Traumatol Arthrosc *4*:89, 1996.
204. Brown TR, Quinn SF, Wensel JP, et al: Diagnosis of popliteus injuries with MR imaging. Skeletal Radiol *24*:511, 1995.
205. Westrich GH, Hannafin JA, Potter HG: Isolated rupture and repair of the popliteus tendon. Arthroscopy *11*:628, 1995.
206. Touliopolous S, Hershman EB: Lower leg pain: Diagnosis and treatment of compartment syndromes and other pain syndromes of the leg. Sports Med *27*:193, 1999.
207. Liu SK, Chen WS: Medial gastrocnemius hematoma mimicking deep vein thrombosis: Report of a case. Taiwan I Hsueh Hui Tsa Chih *88*:624, 1989.
208. Shellock FG, Fukunaga T, Mink JH, Edgerton VR: Exertional muscle injury: Evaluation of concentric versus eccentric actions with serial MR imaging. Radiology *179*:659, 1991.
209. Thorsson O, Lilja B, Nilsson P, Westlin N: Immediate external compression in the management of an acute muscle injury. Scand J Med Sci Sports 7:182, 1997.
210. Jackson DW, Feagin JA: Quadriceps contusions in young athletes: Relation of severity of injury to treatment and prognosis. J Bone Joint Surg Am *55*:95, 1973.
211. Kullmer K, Sievers KW, Rompe JD, et al: Sonography and NMI of experimental muscle injuries. Arch Orthop Trauma Surg *116*:357, 1997.
212. McDonald CM, Carter GT, Fritz RC, et al: Magnetic resonance imaging of denervated muscle: Comparison to electromyography. Muscle Nerve *23*:1431, 2000.
213. Bredella MA, Tirman PF, Fritz RC, et al: Denervation syndromes of the shoulder girdle: MR imaging with electrophysiologic correlation. Skeletal Radiol *28*:567, 1999.
214. Grainger AJ, Campbell RS, Stothard J: Anterior interosseous nerve syndrome: Appearance at MR imaging in three cases. Radiology *208*:381, 1998.
215. Carter GT, Fritz RC: Electromyographic and lower extremity short time to inversion recovery magnetic resonance imaging findings in lumbar radiculopathy. Muscle Nerve *20*:1191, 1997.
216. Fleckenstein JL, Watumull D, Conner KE, et al: Denervated human skeletal muscle: MR imaging evaluation. Radiology *187*:213, 1993.
217. Polak JF, Jolesz FA, Adams DF: Magnetic resonance imaging of skeletal muscle: Prolongation of T1 and T2 subsequent to denervation. Invest Radiol *23*:365, 1988.
218. Aagaard BD, Maravilla KR, Kliot M: MR neurography: MR imaging of peripheral nerves. Magn Reson Imaging Clin North Am *6*:179, 1998.
219. Tollback A, Soderlund V, Jakobsson F, et al: Magnetic resonance imaging of lower extremity muscles and isokinetic strength in foot dorsiflexors in patients with prior polio. Scand J Rehabil Med *28*:115, 1996.
220. Schalke BCG, Hofinann E, Reiners K, Kaiser W: Neuropathies and motor neuron diseases. *In* JL Fleckenstein, JV Crues III, CD Reimers (Eds). Muscle Imaging in Health and Disease. New York, Springer, 1999, p 203.
221. De Beuckeleer L, Vanhoenacker F, De Schepper A Jr, et al: Hypertrophy and pseudohypertrophy of the lower leg following chronic radiculopathy and neuropathy: Imaging findings in two patients. Skeletal Radiol *28*:229, 1999.
222. Petersilge CA, Pathria MN, Gentili A, et al: Denervation hypertrophy of muscle: MR features. J Comput Assist Tomogr *19*:596, 1995.
223. Drozdowski W, Dzieciol J: Neurogenic muscle hypertrophy in radiculopathy. Acta Neurol Scand *89*:464, 1994.
224. Mattle HP, Hess CW, Ludin HP, Mumenthaler M: Isolated muscle hypertrophy as a sign of radicular or peripheral nerve injury. J Neurol Neurosurg Psychiatry *54*:325, 1991.
225. Pareyson D, Morandi L, Scaioli V, et al: Neurogenic muscle hypertrophy: Report of two cases. J Neurol *236*:292, 1989.
226. de Visser M, Verbeeten B Jr, Lyppens KC: Pseudohypertrophy of the calf following S1 radiculopathy. Neuroradiology *28*:279, 1986.
227. Mielke U, Ricker K, Emser W, Boxler K: Unilateral calf enlargement following S1 radiculopathy. Muscle Nerve *5*:434, 1982.
228. Holscher RS, Leyten FS, Oudenhoven LF, Puylaert JB: Percutaneous decompression of an iliopsoas hematoma. Abdom Imaging *22*:114, 1997.
229. Berna JD, Zuazu I, Madrigal M, et al: Conservative treatment of large rectus sheath hematoma in patients undergoing anticoagulant therapy. Abdom Imaging *25*:230, 2000.
230. Moreno Gallego A, Aguayo JL, Flores B, et al: Ultrasonography and computed tomography reduce unnecessary surgery in abdominal rectus sheath haematoma. Br J Surg *84*:1295, 1997.
231. Giuliani G, Poppi M, Acciarri N, Ford A: CT scan and surgical treatment of traumatic iliacus hematoma with femoral neuropathy: Case report. J Trauma *30*:229, 1990.
232. Lefere P, Gryspeerdt S, Van Holsbeeck B, Baekelandt M: Diagnosis and treatment of expanding haematoma of the lateral abdominal wall after blunt abdominal trauma. Eur Radiol *9*:1553, 1999.
233. Niakan E, Carbone JE, Adams M, Schroeder FM: Anticoagulants, iliopsoas hematoma and femoral nerve compression. Am Fam Physician *44*:2100, 1991.
234. May DA, Disler DG, Jones EA, et al: Abnormal signal intensity in skeletal muscle at MR imaging: patterns, pearls, and pitfalls. Radiographics *20*:5295, 2000.
235. Van Holsbeeck M, Introcaso JH: Musculoskeletal Ultrasound. St. Louis, Mosby, 1991, p 13.
236. Bush CH: The magnetic resonance imaging of musculoskeletal hemorrhage. Skeletal Radiol *29*:1, 2000.
237. Gomori JM, Grossman RI, Hackney DB, et al: Variable appearances of subacute intracranial hematomas on high-field spin-echo MR. AJR *150*:171, 1988.
238. Rubin JI, Gomori JM, Grossman RI, et al: High-field MR imaging of extracranial hematomas. AJR *148*:813, 1987.
239. Hahn PF, Saini S, Stark DD, et al: Intraabdominal hematoma: The concentric-ring sign in MR imaging. AJR *148*:115, 1987.
240. Cohen MD, McGuire W, Cory DA, Smith JA: Society for Pediatric Radiology John Caffey Award. MR appearance of blood and blood products: An in vitro study. AJR *146*:1293, 1986.
241. Swensen SJ, Keller PL, Berquist TH, et al: Magnetic resonance imaging of hemorrhage. AJR *145*:921, 1985.
242. Jones BC, Sundaram M, Kransdorf MJ: Synovial sarcoma: MR imaging findings in 34 patients. AJR *161*:827, 1993.
243. Morton MJ, Berquist TH, McLeod RA, et al: MR imaging of synovial sarcoma. AJR *156*:337, 1991.
244. Panicek DM, Casper ES, Brennan MF, et al: Hemorrhage simulating tumor growth in malignant fibrous histiocytoma at MR imaging. Radiology *181*:398, 1991.
245. Uramoto H, Nakanishi R, Eifuku R, et al: Chronic expanding hematoma in the chest. Cardiovasc Surg (Torino) *41*:143, 2000.
246. Aoki T, Nakata H, Watanabe H, et al: The radiological findings in chronic expanding hematoma. Skeletal Radiol *28*:396, 1999.
247. Duarte IG, Chang HJ, Kennedy JC, Miller JI Jr: Papillary endothelial hyperplasia presenting as a chest wall neoplasm. Ann Thorac Surg *67*:238, 1999.
248. Mentzel T, Goodlad JR, Smith MA, Fletcher CD: Ancient hematoma: A unifying concept for a post-traumatic lesion mimicking an aggressive soft tissue neoplasm. Mod Pathol *10*:334, 1997.
249. Friedlander HL, Bump RG: Chronic expanding hematoma of the calf: A case report. J Bone Joint Surg Am *50*:1237, 1968.
250. Reid JD, Kommareddi S, Lankerani M, Park MC: Chronic expanding hematomas: A clinicopathologic entity. JAMA *244*:2441, 1980.
251. Pelayo Salas A, Garces Guallart MC, et al: A spontaneous hematoma of the rectus abdominis sheath. Rev Clin Esp *199*:647, 1999.
252. Fukuda T, Sakamoto I, Kohzaki S, et al: Spontaneous rectus sheath hematomas: Clinical and radiological features. Abdom Imaging *21*:58, 1996.
253. Hayashi S, Ishihara H, Hamanaka Y, et al: A case of rectus sheath hematoma. Kokyu To Junkan *40*:1031, 1992.
254. Klausner JM, Lelcuk S, Hornstein E, Rozin RR: Rectus sheath hematoma. Harefuah *100*:122, 1981.
255. Koura T, Itoh T, Motimaru J, et al: Rectus hematoma secondary to vomiting: A complication of conditioning regimen for bone marrow transplantation. Intern Med *34*:39, 1995.
256. Klingler PJ, Wetscher G, Glaser K, et al: The use of ultrasound to

differentiate rectus sheath hematoma from other acute abdominal disorders. Surg Endosc *13*:1129, 1999.
257. Faguer C: Hematoma of the rectus abdominis muscle. Incident or accident of laparoscopy: A case report. J Gynecol Obstet Biol Reprod (Paris) *21*:908, 1992.
258. Neufeld D, Jessel J, Freund U: Rectus sheath hematoma: A complication of laparoscopic cholecystectomy. Surg Laparosc Endosc *2*:344, 1992.
259. Ramirez MM, Burkhead JM 3rd, Turrentine MA: Spontaneous rectus sheath hematoma during pregnancy mimicking abruptio placenta. Am J Perinatol *14*:321, 1997.
260. Suhr GM, Green AE Jr: Rectus abdominis sheath hematoma as a complication of tetanus: Diagnosis by computed tomography scanning. Clin Imaging *13*:82, 1989.
261. Lohle PN, Puylaert JB, Coerkamp EG, Hermans ET: Nonpalpable rectus sheath hematoma clinically masquerading as appendicitis: US and CT diagnosis. Abdom Imaging *20*:152, 1995.
262. Bruhwiler H, Krause M, Szoenyi A, Ulrich R: Spontaneous hematoma of the abdominal wall: Diagnostic error of abruptio placentae. Z Geburtshilfe Neonatol 203:126, 1999.
263. Popov I, Dimov D: Hematoma of the musculus rectus abdominis simulating torsion of an ovarian cyst. Akush Ginekol (Sofiia) *4*:339, 1965.
264. Buckingham R, Dwerryhouse S, Roe A: Rectus sheath haematoma mimicking splenic enlargement. J R Soc Med *88*:334, 1995.
265. Davies RS, Gob GJ, Curtis JM, et al: Abdominal wall haematoma in anticoagulated patients: The role of imaging in diagnosis. Australas Radiol *40*:109, 1996.
266. Blum A, Bui P, Boccaccini H, et al: Imaging of severe forms of hematoma in the rectus abdominis under anticoagulants. J Radiol *76*:267, 1995.
267. Lazzari G, Ricci Petitoni G, Trocchi V, et al: Ultrasonographic findings and integration with computerized tomography in pathology of the abdominal wall. Radiol Med (Torino) *88*:778, 1994.
268. Takebayashi S, Matsui K, Hidai H: Nontraumatic hemorrhage in abdomen and retroperitoneum: CT, sonographic and clinical findings. Nippon Igaku Hoshasen Gakkai Zasshi *50*:1206, 1990.
269. Kaftori JK, Rosenberger A, Pollack S, Fish JH: Rectus sheath hematoma: Ultrasonographic diagnosis. AJR *128*:283, 1977.
270. Giovagnorio F, Caiazzo R, Avitto A: Evaluation of vascular patterns of cervical lymph nodes with power Doppler sonography. J Clin Ultrasound *25*:716, 1997.
271. Fried AM, Meeker WR: Incarcerated Spigelian hernia: Ultrasonic differential diagnosis. AJR *133*:107, 1979.
272. Fusato G, Vidali M, Zuccarotto D, Rodighiero D: Hematomas of the abdominal rectus muscle. Minerva Chir *48*:107, 1993.
273. Trias A, Boctor M, Echave V: Ultrasonography in the diagnosis of rectus abdominis hematoma. Can J Surg *24*:524, 1981.
274. Muttarak M, Peh WC: CT of unusual iliopsoas compartment lesions. Radiographics *20*:S53, 2000.
275. Lenchik L, Dovgan DJ, Kier R: CT of the iliopsoas compartment: Value in differentiating tumor, abscess, and hematoma. AJR *162*:836, 1994.
276. Feldberg MA, Koehler PR, van Waes PF: Psoas compartment disease studied by computed tomography: Analysis of 50 cases and subject review. Radiology *148*:505, 1983.
277. Nash S, Rubenstein J, Chaiton A, Morava-Protzner I: Adenocarcinoma of the lung metastatic to the psoas muscle. Skeletal Radiol *25*:585, 1996.
278. Van Dyke JA, Holley HC, Anderson SD: Review of iliopsoas anatomy and pathology. Radiographics 7:53, 1987.
279. Feldman F: Soft tissue mineralization: Roentgen analysis. Curr Probl Diagn Radiol *15*:161, 1986.
280. Ackerman LV: Extra-osseous localized non-neoplastic bone and cartilage formation (so-called myositis ossificans): Clinical and pathological confusion with malignant neoplasms. J Bone Joint Surg Am *40*:279, 1958.
281. Aro HT, Viljanto J, Aho HJ, Michelsson JE: Macrophages in trauma-induced myositis ossificans. APMIS *99*:482, 1991.
282. Gindele A, Schwamborn D, Tsironis K, Benz-Bohm G: Myositis ossificans traumatica in young children: Report of three cases and review of the literature. Pediatr Radiol *30*:451, 2000.
283. Hanquinet S, Ngo L, Anooshiravani M, et al: Magnetic resonance imaging helps in the early diagnosis of myositis ossificans in children. Pediatr Surg Int *15*:287, 1999.
284. Shirkhoda A, Armin AR, Bis KG, et al: MR imaging of myositis ossificans: Variable patterns at different stages. J Magn Reson Imaging *5*:287, 1995.
285. Kransdorf MJ, Meis JM, Jelinek JS: Myositis ossificans: MR appearance with radiologic-pathologic correlation. AJR *157*:1243, 1991.
286. Kluger G, Kochs A, Holthausen H: Heterotopic ossification in childhood and adolescence. J Child Neurol *15*:406, 2000.
287. Schutte HE, van der Heul RO: Reactive mesenchymal proliferation. J Belge Radiol *75*:297, 1992.
288. Nuovo MA, Norman A, Chumas J, Ackerman LV: Myositis ossificans with atypical clinical, radiographic, or pathologic findings: A review of 23 cases. Skeletal Radiol *21*:87, 1992.
289. Kjaersgaard-Andersen P, Sletgard J, Gjerloff C, Lund F: Heterotopic bone formation after noncemented total hip arthroplasty: Location of ectopic bone and the influence of postoperative antiinflammatory treatment. Clin Orthop *252*:156, 1990.
290. Paterson DC: Myositis ossificans circumscripta: Report of four cases without history of injury. J Bone Joint Surg Br *52*:296, 1970.
291. Huss CD, Puhl JJ: Myositis ossificans of the upper arm. Am J Sports Med *8*:419, 1980.
292. Byrd JW, Jones KS: Prospective analysis of hip arthroscopy with 2-year follow-up. Arthroscopy *16*:578, 2000.
293. Riegler HF, Harris CM: Heterotopic bone formation after total hip arthroplasty. Clin Orthop *117*:209, 1976.
294. Exner G, Fuchs GA, Reichel W, Thomas C: Myositis ossificans following extensive burns. Z Orthop Ihre Grenzgeb *121*:619, 1983.
295. Knudsen L, Lundberg D, Ericsson G: Myositis ossificans circumscripta in para/tetraplegics. Scand J Rheumatol *11*:27, 1982.
296. Heindl UT, Laub MC: Outcome of persistent vegetative state following hypoxic or traumatic brain injury in children and adolescents. Neuropediatrics *27*:94, 1996.
297. Hajek VE: Heterotopic ossification in hemiplegia following stroke. Arch Phys Med Rehabil *68*:313, 1987.
298. Coblentz CL, Cockshott WP, Martin RE: Resolution of myositis ossificans in a hemophiliac. J Can Assoc Radiol *36*:161, 1985.
299. Lewallen DG: Heterotopic ossification following total hip arthroplasty. Instr Course Lect *44*:287, 1995.
300. Asa DK, Bertorini TE, Pinals RS: Myositis ossificans circumscripta: A complication of tetanus. Am J Med Sci *292*:40, 1986.
301. Subbarao JV, Garrison SJ: Heterotopic ossification: Diagnosis and management, current concepts and controversies. J Spinal Cord Med *22*:273, 1999.
302. Garland DE: Clinical observations on fractures and heterotopic ossification in the spinal cord and traumatic brain injured populations. Clin Orthop *233*:86, 1988.
303. Sumiyoshi K, Tsuneyoshi M, Enjoji M: Myositis ossificans: A clinicopathologic study of 21 cases. Acta Pathol Jpn *35*:1109, 1985.
304. Kransdorf MJ, Murphy MD: Extraskeletal osseous and cartilaginous tumors. *In* Imaging of Soft Tissue Tumors. Philadelphia, WB Saunders, 1997, p 317.
305. Akerman M: Benign fibrous lesions masquerading as sarcomas: Clinical and morphological pitfalls. Acta Orthop Scand Suppl *273*:37, 1997.
306. Jacobsen S: Traumatic myositis ossificans: Posttraumatic non-neoplastic heterotopic ossification. Ugeskr Laeger *157*:5385, 1995.
307. Bouchardy L, Garcia J: Magnetic resonance imaging in the diagnosis of myositis ossificans circumscripta. J Radiol *75*:101, 1994.
308. Renault E, Favier T, Laumonier F: Non-traumatic myositis ossificans circumscripta. Arch Pediatr *2*:150, 1995.
309. Van Ongeval C, Lateur L, Baert AL: Parosteal osteosarcoma. J Belge Radiol *76*:173, 1993.
310. Maxwell JR, Yao L, Eckardt JJ, Doberneck SA: Case report 878: Densely calcifying synovial sarcoma of the hip metastatic to the lungs. Skeletal Radiol *23*:673, 1994.
311. Tibone J, Sakimura I, Nickel VL, Hsu JD: Heterotopic ossification around the hip in spinal cord-injured patients: A long-term follow-up study. J Bone Joint Surg Am *60*:769, 1978.
312. Tsai JC, Dalinka MK, Fallon MD, et al: Fluid-fluid level: A nonspecific finding in tumors of bone and soft tissue. Radiology *175*:779, 1990.
313. Tamura S, Hasuo K, Kudo S, et al: Atypical arteriographic features of myositis ossificans circumscripta (MOC). Radiat Med *10*:154, 1992.
314. Yaghmai I: Myositis ossificans: Diagnostic value of arteriography. AJR *128*:811, 1977.
315. Sud AM, Wilson MW, Mountz JM: Unusual clinical presentation and scintigraphic pattern in myositis ossificans. Clin Nucl Med *17*:198, 1992.
316. Orzel JA, Rudd TG: Heterotopic bone formation: Clinical, laboratory, and imaging correlation. J Nucl Med *26*:125, 1985.
317. Merchan EC, Sanchez-Herrera S, Valdazo DA, Gonzalez JM: Circumscribed myositis ossificans: Report of nine cases without history of injury. Acta Orthop Belg *59*:273, 1993.
318. Ogilvie-Harris DJ, Fornasier VL: Pseudomalignant myositis ossificans: Heterotopic new-bone formation without a history of trauma. J Bone Joint Surg Am *62*:1274, 1980.
319. Gielen JL, Lecomte Y, Bienfait JC: Diagnostic problems of circumscribed myositis ossificans: Presentation of an atypical case. Acta Orthop Belg *64*:331, 1998.
320. Allard MM, Thomas RL, Nicholas RW Jr: Myositis ossificans: An unusual presentation in the foot. Foot Ankle Int *18*:39, 1997.
321. Gombault V, De Boeck H, De Smet P: Myositis ossificans in an infant. Acta Orthop Belg *62*:177, 1996.
322. Allen PW, Allen LJ: Perce the permissive pathologist: A cautionary tale of one who misdiagnosed a pseudosarcoma, killed the patient and was found out. Aust N Z J Surg *64*:273, 1994.
323. Aisner SC, Burke KC, Resnik CS: Aspiration cytology of heterotopic ossification: A case report. Acta Cytol *36*:159, 1992.
324. Chua HC, Tan CB, Tjia H: A case of bilateral ulnar nerve palsy in a patient with traumatic brain injury and heterotopic ossification. Singapore Med J *38*:447, 1997.
325. Djurickovic S, Meek RN, Snelling CF, et al: Range of motion and complications after postburn heterotopic bone excision about the elbow. J Trauma *41*:825, 1996.
326. Munin MC, Balu G, Sotereanos DG: Elbow complications after organ transplantation: Case reports. Am J Phys Med Rehabil *74*:67, 1995.
327. Fitzsimmons AS, O'Dell MW, Guifra LJ, Sandel ME: Radial nerve injury associated with traumatic myositis ossificans in a brain injured patient. Arch Phys Med Rehabil *74*:770, 1993.

328. Jones BV, Ward MW: Myositis ossificans in the biceps femoris muscles causing sciatic nerve palsy: A case report. J Bone Joint Surg Br *62*:506, 1980.
329. Tompkins GS, Lachiewicz PF: Myositis ossificans after tetanus: Treatment aided by quantitative technetium Tc 99m pyrophosphate radionuclide imaging. J South Orthop Assoc *4*:239, 1995.
330. Muheim G, Donath A, Rossier AB: Serial scintigrams in the course of ectopic bone formation in paraplegic patients. Am J Roentgenol Radium Ther Nucl Med *118*:865, 1973.
331. Freebourn TM, Barber DB, Able AC: The treatment of immature heterotopic ossification in spinal cord injury with combination surgery, radiation therapy and NSAID. Spinal Cord *37*:50, 1999.
332. Peters WJ: Heterotopic ossification: Can early surgery be performed, with a positive bone scan? J Burn Care Rehabil *11*:318, 1990.
333. Mulier S, Stas M, Delabie J, et al: Proliferative myositis in a child. Skeletal Radiol *28*:703, 1999.
334. Enzinger FM, Weiss SW: Benign fibrous tissue tumors. *In* FM Enzinger, SW Weiss (Eds): Soft Tissue Tumors. 3rd Ed. St. Louis, Mosby, 1995, p 165.
335. Gysen M, Stroobants S, Mortelmans L: Proliferative myositis: A case of a pseudomalignant process. Clin Nucl Med *23*:836, 1998.
336. Meis JM, Enzinger FM: Proliferative fasciitis and myositis of childhood. Am J Surg Pathol *16*:364, 1992.
337. Bianchi S, Abdelwahab IF, Mazzola CG, et al: Sonographic examination of muscle herniation. J Ultrasound Med *14*:357, 1995.
338. Mellado JM, Perez del Palomar L: Muscle hernias of the lower leg: NM findings. Skeletal Radiol *28*:465, 1999.
339. Braunstein JT, Crues JV 3rd: Magnetic resonance imaging of hereditary hernias of the peroneus longus muscle. Skeletal Radiol *24*:601, 1995.
340. Siliprandi L, Martini G, Chiarelli A, Mazzoleni F: Surgical repair of an anterior tibialis muscle hernia with Mersilene mesh. Plast Reconstr Surg *91*:1547, 1993.
341. Goldberg HC, Comstock GW: Herniation of muscles of the legs. War Med *5*:365, 1944.
342. Sherry RH: Herniation of peroneus brevis muscle: Report of a case. Bull Hosp Dis *3*:69, 1942.
343. Berglund HT, Stocks GW: Muscle hernia in a recreational athlete. Orthop Rev *22*:1246, 1993.
344. Alhadeff J, Lee CK: Gastrocnemius muscle herniation at the knee causing peroneal nerve compression resembling sciatica. Spine *20*:612, 1995.
345. Burg D, Schnyder H, Buchmann R, Meyer VE: Effective treatment of a large muscle hernia by local botulinum toxin administration. Handchir Mikrochir Plast Chir *31*:75, 1999.
346. Richard RL, Miller SF, Finley RK Jr: Restoration of normal function involving herniated quadriceps muscles following electric burn. J Burn Care Rehabil *6*:347, 1985.
347. Shigeno C, Fukunaga M, Yamamoto I, et al: Accumulation of 99mTc pyrophosphate in a muscle hernia of the thigh. Eur J Nucl Med *6*:425, 1981.
348. Golsharu SD, Lee C, Sydorak R: Symptomatic forearm muscle hernia: Repair by autologous fascia lata inlay. Ann Plast Surg *43*:204, 1999.
349. Olch CL, Watson HK: Symptomatic forearm fascial hernia. J Hand Surg [Am] *21*:693, 1996.
350. Roberts JO, Regan PJ, Dickinson JC, Bailey BN: Forearm muscle herniae and their treatment. J Hand Surg [Br] *14*:319, 1989.
351. Marques A, Brenda E, Amarante MT: Bilateral multiple muscle hernias of the leg repaired with Marlex mesh. Br J Plast Surg *47*:444, 1994.
352. Kitchin ID, Richmond DA: Multiple muscle herniae. BMJ *281*:602, 1943.
353. Simon HE, Sacchet HA: Muscle hernias of the leg: Review of literature and report of twelve cases. Am J Surg *67*:87, 1945.
354. Zeiss J, Ebraheim NA, Woldenberg LS: Magnetic resonance imaging in the diagnosis of anterior tibialis muscle herniation. Clin Orthop *244*:249, 1989.
355. Miniaci A, Rorabeck CH: Tibialis anterior muscle hernia: A rationale for treatment. Can J Surg *30*:79, 1987.
356. Almdahl SM, Due J Jr, Samdal FA: Compartment syndrome with muscle necrosis following repair of hernia of tibialis anterior: Case report. Acta Chir Scand *153*:695, 1987.
357. Mubarak SJ, Hargens AR, Owen CA, et al: The wick catheter technique for measurement of intramuscular pressure: A new research and clinical tool. J Bone Joint Surg Am *58*:1016, 1976.
358. Jobe MT: Compartment Syndromes and Volkmann Contracture. *In* ST Canale (Ed): Campbell's Operative Orthopaedics. St. Louis, Mosby, 1998, p 3661.
359. Jones Sir R: Address on Volkmann's contracture with specific reference to treatment. BMJ *2*:639, 1928.
360. Volkmann R: Die ischaemischen Muskellahmungen and Kontrakturen. Zentralbl Chir *8*:801, 1881.
361. Kuklo TR, Tis JE, Moores LK, Schaefer RA: Fatal rhabdomyolysis with bilateral gluteal, thigh, and leg compartment syndrome after the Army Physical Fitness Test: A case report. Am J Sports Med *28*:112, 2000.
362. Better OS: Rescue and salvage of casualties suffering from the crush syndrome after mass disasters. Mil Med *164*:366, 1999.
363. Sava J, Moelleken A, Waxman K: Cardiac arrest caused by reperfusion injury after lumbar paraspinal compartment syndrome. J Trauma *46*:196, 1999.
364. Hill SL, Bianchi J: The gluteal compartment syndrome. Am Surg *63*:8236, 1997.
365. Treska V, Kuntscher V, Sefrna F: Compartment syndrome. Rozhl Chir *75*:319, 1996.
366. Finkelstein JA, Hunter GA, Hu RW: Lower limb compartment syndrome: Course after delayed fasciotomy. J Trauma *40*:342, 1996.
367. Eaton RG, Green WT: Epimysiotomy and fasciotomy in the treatment of Volkmann's ischemic contracture. Orthop Clin North Am *3*:175, 1972.
368. Botte MJ, Keenan MA, Gelberman RH: Volkmann's ischemic contracture of the upper extremity. Hand Clin *14*:483, 1998.
369. Schwartz JT Jr, Brumback RJ, Lakatos R, et al: Acute compartment syndrome of the thigh: A spectrum of injury. J Bone Joint Surg Am *71*:392, 1989.
370. Ekman EF, Poehling GG: An experimental assessment of the risk of compartment syndrome during knee arthroscopy. Arthroscopy *12*:193, 1996.
371. Bomberg BC, Hurley PE, Clark CA, McLaughlin CS: Complications associated with the use of an infusion pump during knee arthroscopy. Arthroscopy *8*:224, 1992.
372. Moholkar K, Smyth H: Acute compartment syndrome of the forearm in association with ulnar shortening osteotomy: A case report. J Hand Surg [Am] *25*:358, 2000.
373. Baeten Y, De Smet L, Fabry G: Acute anterior forearm compartment syndrome following wrist arthrodesis. Acta Orthop Belg *65*:239, 1999.
374. Pai VS: Compartment syndrome of the buttock following a total hip arthroplasty. J Arthroplasty *11*:609, 1996.
375. Nambisan RN, Karakousis CP: Axillary compression syndrome with neurapraxia due to operative positioning. Surgery *105*:449, 1989.
376. Poppi M, Giuliani G, Gambari PI, et al: A hazard of craniotomy in the sitting position: The posterior compartment syndrome of the thigh. Case report. J Neurosurg *71*:618, 1989.
377. Rheingold LM, Fater MC, Courtiss EH: Compartment syndrome of the upper extremity following cutaneous laser surgery. Plast Reconstr Surg *99*:1418, 1997.
378. Yamaguchi S, Viegas SF: Causes of upper extremity compartment syndrome. Hand Clin *14*:365, 1998.
379. Benson LS, Sathy MJ, Port RB: Forearm compartment syndrome due to automated injection of computed tomography contrast material. J Orthop Trauma *10*:433, 1996.
380. Thomas WO, Harris CN, D'Amore TF, Parry SW: Bilateral forearm and hand compartment syndrome following thrombolysis for acute myocardial infarction: A case report. J Emerg Med *12*:467, 1994.
381. Burnside J, Costello JM Jr, Angelastro NJ, Blankenship J: Forearm compartment syndrome following thrombolytic therapy for acute myocardial infarction. Clin Cardiol *17*:345, 1994.
382. Roberge RJ, McLane M: Compartment syndrome after simple venipuncture in an anticoagulated patient. J Emerg Med *17*:647, 1999.
383. Smith DC, Mitchell DA, Peterson GW, et al: Medial brachial fascial compartment syndrome: Anatomic basis of neuropathy after transaxillary arteriography. Radiology *173*:149, 1989.
384. Piza-Katzer H, Laszloffy P, Schidrich R: Complications of antecubital arteriovenous fistula. Vasa *23*:163, 1994.
385. Mabee JR, Bostwick TL, Burke MK: Iatrogenic compartment syndrome from hypertonic saline injection in Bier block. J Emerg Med *12*:473, 1994.
386. Kase S, Ogami M, Orii M, et al: A case report of left limb compartment syndrome associated with laparoscopic surgery. Nippon Geka Gakkai Zasshi *95*:415, 1994.
387. Sutin KM, Longaker MT, Wahlander S, et al: Acute biceps compartment syndrome associated with the use of a noninvasive blood pressure monitor. Anesth Analg *83*:1345, 1996.
388. Teeny SM, Wiss DA: Compartment syndrome: A complication of use of the MAST suit. J Orthop Trauma *1*:236, 1987.
389. Schnall SB, Holtom PD, Silva E: Compartment syndrome associated with infection of the upper extremity. Clin Orthop *306*:128, 1994.
390. Lee BY, Guerra J, Civelek B: Compartment syndrome in the diabetic foot. Adv Wound Care *8*:36, 1995.
391. Lundy DW, Lourie GM, Morrissy RT: Acute compartmental syndrome from hematogenous osteomyelitis of the ulna. Am J Orthop *27*:571, 1998.
392. Desai SS, McCarthy CK, Kestin A, Metzmaker JN: Acute forearm compartment syndrome associated with HIV-induced thrombocytopenia. J Hand Surg [Am] *18*:865, 1993.
393. Gwynne Jones DP, Theis JC: Acute compartment syndrome due to closed muscle rupture. Aust N Z J Surg *67*:227, 1997.
394. McHale KA, Geissele A, Perlik PD: Compartment syndrome of the biceps brachii compartment following rupture of the long head of the biceps. Orthopedics *14*:787, 1991.
395. Petros DP, Hanley JF, Gilbreath P, Toon RD: Posterior compartment syndrome following ruptured Baker's cyst. Ann Rheum Dis *49*:944, 1990.
396. Anderson PJ, War I, Nizam M, Berry RB: Compartment syndrome in victims of dog bites. Injury *28*:717, 1997.
397. Funk L, Drover D, de Silva H: Compartment syndrome of the hand following intra-arterial injection of heroin. J Hand Surg [Br] *24*:366, 1999.
398. Angermann P, Hoser C, Lutz M, et al: Acute compartment syndrome of the lower leg after ankle joint sprain: A case report. Unfallchirurg *101*:232, 1998.
399. VanFleet TA, Raab MG, Watson MD: Popliteal vein thrombosis causing compartment syndrome: A case report. Clin Orthop *325*:190, 1996.

400. Dellanna M, Torsello G, Graupe F, et al: Acute compartment syndrome of the tibia: Complication of popliteal artery aneurysm. Zentralbl Chir *122*:193, 1997.
401. McQueen MM, Gaston P, Court-Brown CM: Acute compartment syndrome. Who is at risk? J Bone Joint Surg Br *82*:200, 2000.
402. Menetrey J, Peter R: Acute compartment syndrome in the post-traumatic leg. Rev Chir Orthop Reparatrice Appar Mot *84*:272, 1998.
403. Skjeldal S, Hvaal K, Stromsoe K, Nordsletten L: Compartment pressure after intramedullary fracture nailing. Tidsskr Nor Laegeforen *115*:1932, 1995.
404. Yen CY, Yeh WL, Tu YK: Inferior dislocation of the glenohumeral joint combined with the compartment syndrome of the upper arm: Case report. Chang Keng I Hsueh Tsa Chih *21*:358, 1998.
405. Landi A, Schoenhuber R, Funicello R, et al: Compartment syndrome of the scapula: Definition on clinical, neurophysiological and magnetic resonance data. Ann Chir Main Memb Super *11*:383, 1992.
406. Yoshioka H: Gluteal compartment syndrome: A report of 4 cases. Acta Orthop Scand *63*:347, 1992.
407. Bleicher RJ, Sherman BF, Latenser BA: Bilateral gluteal compartment syndrome. J Trauma *42*:118, 1997.
408. Mulder K, Sakoman V, Kecskes S, Schulte P: Compartment syndrome after femoral contusion: Case report and review of the literature. Aktuelle Traumatol *21*:139, 1991.
409. Myerson MS: Management of compartment syndromes of the foot. Clin Orthop *271*:239, 1991.
410. Swoboda B, Scola E, Zwipp H: Surgical treatment and late results of foot compartment syndrome. Unfallchirurg *94*:262, 1991.
411. Mittlmeier T, Machler G, Lob G, et al: Compartment syndrome of the foot after intraarticular calcaneal fracture. Clin Orthop *269*:241, 1991.
412. Manoli A 2nd: Compartment syndromes of the foot: Current concepts. Foot Ankle *10*:340, 1990.
413. Thennavan AS, Funk L, Volans AP: Acute compartment syndrome after muscle rupture in a non-athlete. J Accid Emerg Med *16*:377, 1999.
414. Diminick M, Shapiro G, Cornell C: Acute compartment syndrome of the triceps and deltoid. J Orthop Trauma *13*:225, 1999.
415. Willy C, Becker HP, Evers B, Gerngross H: Unusual development of acute exertional compartment syndrome due to delayed diagnosis: A case report. Int J Sports Med *17*:458, 1996.
416. Eisele SA, Sammarco GJ: Chronic exertional compartment syndrome. Instr Course Lect *42*:213, 1993.
417. Biedert RM, Marti B: Intracompartmental pressure before and after fasciotomy in runners with chronic deep posterior compartment syndrome. Int J Sports Med *18*:381, 1997.
418. Pearl AJ: Anterior compartment syndrome: A case report. Am J Sports Med *9*:119, 1981.
419. Moeyersoons JP, Martens M: Chronic compartment syndrome: Diagnosis and management. Acta Orthop Belg *58*:23, 1992.
420. Orava S, Rantanen J, Kujala UM: Fasciotomy of the posterior femoral muscle compartment—in athletes. Int J Sports Med *19*:71, 1998.
421. Berlemann U, al-Momani Z, Hertel R: Exercise-induced compartment syndrome in the flexor-pronator muscle group: A case report and pressure measurements in volunteers. Am J Sports Med *26*:439, 1998.
422. Kouvalchouk JF, Watin Augouard L, et al: Chronic stress-related compartment syndrome of the forearm. Rev Chir Orthop Reparatrice Appar Mot *79*:351, 1993.
423. Allen MJ, Barnes MR: Chronic compartment syndrome of the flexor muscles in the forearm: A case report. J Hand Surg [Br] *14*:47, 1989.
424. Abrahamsson SO, Sollerman C, Soderberg T, et al: Lateral elbow pain caused by anconeus compartment syndrome: A case report. Acta Orthop Scand *58*:589, 1987.
425. Phillips JH, Mackinnon SE, Murray JF, McMurtry RY: Exercise-induced chronic compartment syndrome of the first dorsal interosseous muscle of the hand: A case report. J Hand Surg [Am] *11*:124, 1986.
426. Halpern AA: Massive synovial cyst of the shoulder causing vascular compromise: A case report. Clin Orthop *143*:151, 1979.
427. Scott WN, Jacobs B, Lockshin MD: Posterior compartment syndrome resulting from a dissecting popliteal cyst: Case report. Clin Orthop *122*:189, 1977.
428. Ward WG, Eckardt JJ: Ganglion cyst of the proximal tibiofibular joint causing anterior compartment syndrome: A case report and anatomical study. J Bone Joint Surg Am *76*:1561, 1994.
429. Van Oost J, Feyen J, Opheide J: Compartment syndrome associated with an osteocartilaginous exostosis. Acta Orthop Belg *62*:233, 1996.
430. Simmons DJ, Wharton SM, Waters R: Compartment syndrome complicating metastatic malignant melanoma. Br J Plast Surg *53*:255, 2000.
431. Chim CS, Choy C, Liang R: Primary anaplastic large cell lymphoma of skeletal muscle presenting with compartment syndrome. Leuk Lymphoma *33*:601, 1999.
432. Newmeyer WL, Kilgore ES Jr: Volkmann's ischemic contracture due to soft tissue injury alone. J Hand Surg [Am] *1*:221, 1976.
433. Hayashi H, Kojima T, Fukumoto K: The fourth-compartment syndrome: Its anatomical basis and clinical cases. Handchir Mikrochir Plast Chir *31*:61, 1999.
434. Goldie BS, Jones NF, Jupiter JB: Recurrent compartment syndrome and Volkmann contracture associated with chronic osteomyelitis of the ulna: A case report. J Bone Joint Surg Am *72*:131, 1990.
435. Guidet B, Guerin B, Maury E, et al: Capillary leakage complicated by compartment syndrome necessitating surgery. Intensive Care Med *16*:332, 1990.
436. Proebstle TM, Weisel G, Voit C, Peter RU: Endoscopic fasciotomy and subfascial perforator division for chronic stasis ulcers. Hautarzt *50*:566, 1999.
437. Siegel IM: Compartmental syndrome in Duchenne muscular dystrophy: Early evaluation of an epiphenomenon leading to wasting, weakness and contracture. Med Hypotheses *38*:339, 1992.
438. Hutchinson MR, Ireland ML: Common compartment syndromes in athletes: Treatment and rehabilitation. Sports Med *17*:200, 1994.
439. Osamura N, Takahashi K, Endo M, et al: Lumbar paraspinal myonecrosis after abdominal vascular surgery: A case report. Spine *25*:1852, 2000.
440. Konno S, Kikuchi S, Nagaosa Y: The relationship between intramuscular pressure of the paraspinal muscles and low back pain. Spine *19*:2186, 1994.
441. Leone J, Hamon R, Borella C, et al: Rhabdomyolysis complicating acute lumbar compartment syndrome. Rev Rhum Ed Fr *61*:865, 1994.
442. DiFazio FA, Barth RA, Frymoyer JW: Acute lumbar paraspinal compartment syndrome: A case report. J Bone Joint Surg Am *73*:1101, 1991.
443. Carr D, Gilbertson L, Frymoyer J, et al: Lumbar paraspinal compartment syndrome: A case report with physiologic and anatomic studies. Spine *10*:816, 1985.
444. Willis RB, Rorabeck CH: Treatment of compartment syndrome in children. Orthop Clin North Am *21*:401, 1990.
445. Turnipseed WD, Hurscbler C, Vanderby R Jr: The effects of elevated compartment pressure on tibial arteriovenous flow and relationship of mechanical and biochemical characteristics of fascia to genesis of chronic anterior compartment syndrome. J Vasc Surg *21*:810, 1995.
446. Botte MJ, Fronek J, Pedowitz RA, et al: Exertional compartment syndrome of the upper extremity. Hand Clin *14*:477, 1998.
447. Ouellette EA: Compartment syndromes in obtunded patients. Hand Clin *14*:431, 1998.
448. Ouellette EA, Kelly R: Compartment syndromes of the hand. J Bone Joint Surg Am *78*:1515, 1996.
449. Giannotti G, Cohn SM, Brown M, et al: Utility of near-infrared spectroscopy in the diagnosis of lower extremity compartment syndrome. J Trauma *8*:396, 2000.
450. Ota Y, Senda M, Hashizume H, Inoue H: Chronic compartment syndrome of the lower leg: A new diagnostic method using near-infrared spectroscopy and a new technique of endoscopic fasciotomy. Arthroscopy *15*:439, 1999.
451. Mohler LR, Styf JR, Pedowitz RA, et al: Intramuscular deoxygenation during exercise in patients who have chronic anterior compartment syndrome of the leg. J Bone Joint Surg Am *79*:844, 1997.
452. Breit GA, Gross JH, Watenpaugh DE, et al: Near-infrared spectroscopy for monitoring of tissue oxygenation of exercising skeletal muscle in a chronic compartment syndrome model. J Bone Joint Surg Am *79*:838, 1997.
453. Nkele C, Aindow J, Grant L: Study of pressure of the normal anterior tibial compartment in different age groups using the slit-catheter method. J Bone Joint Surg Am *70*:98, 1988.
454. Heckman MM, Whitesides TE Jr, Grewe SR, et al: Histologic determination of the ischemic threshold of muscle in the canine compartment syndrome model. J Orthop Trauma *7*:199, 1993.
455. Whitesides TE, Heckman MM: Acute compartment syndrome: Update on diagnosis and treatment. J Am Acad Orthop Surg *4*:209, 1996.
456. Robinson D, On E, Halperin N: Anterior compartment syndrome of the thigh in athletes: Indications for conservative treatment. J Trauma *32*:183, 1992.
457. Pedowitz RA, Hargens AR, Mubarak SJ, Gershuni DH: Modified criteria for the objective diagnosis of chronic compartment syndrome of the leg. Am J Sports Med *18*:35, 1990.
458. McCarthy DM, Sotereanos DG, Towers JD, et al: A cadaveric and radiologic assessment of catheter placement for the measurement of forearm compartment pressures. Clin Orthop *312*:266, 1995.
459. Dominic WJ, Field TO Jr, Hansbrough JF: Comparison of wick and fibreoptic catheters in measurement of interstitial pressures in burned extremities. Burns Incl Therm Inj *14*:125, 1988.
460. Hach W, Prave F, Hach-Wunderle V, et al: The chronic venous compartment syndrome. Vasa *29*:127, 2000.
461. Hyder N, Shaw DL, Bollen SR: Myositis ossificans: Calcification of the entire tibialis anterior after ischaemic injury (compartment syndrome). J Bone Joint Surg Br *78*:318, 1996.
462. Early JS, Ricketts DS, Hansen ST: Treatment of compartmental liquefaction as a late sequela of a lower limb compartment syndrome. J Orthop Trauma *8*:445, 1994.
463. Renwick SE, Naraghi FF, Worrell RV, Spaeth J: Cystic degeneration and calcification of muscle: Late sequelae of compartment syndrome. J Orthop Trauma *8*:440, 1994.
464. Malisano LP, Hunter GA: Liquefaction and calcification of a chronic compartment syndrome of the lower limb. J Orthop Trauma *6*:245, 1992.
465. Viau MR, Pedersen HE, Salciccioli GG, Manoli A 2nd: Ectopic calcification as a late sequela of compartment syndrome: Report of two cases. Clin Orthop *176*:178, 1983.
466. Gershuni DH, Gosink BB, Hargens AR, et al: Ultrasound evaluation of the anterior musculofascial compartment of the leg following exercise. Clin Orthop *167*:185, 1982.

467. Jones WG 2nd, Perry MO, Bush HL Jr: Changes in tibial venous blood flow in the evolving compartment syndrome. Arch Surg *124*:801, 1989.
468. Auerbach DN, Bowen AD 3rd: Sonography of leg in posterior compartment syndrome. AJR *136*:407, 1981.
469. Wiley JP, Short WB, Wiseman DA, Miller SD: Ultrasound catheter placement for deep posterior compartment pressure measurements in chronic compartment syndrome. Am J Sports Med *18*:74, 1990.
470. Kullmer K, Olivier L, Eysel P, et al: Traumatically-induced compartment syndrome of the tibia: Ultrasound diagnosis for qualitative assessment of late sequelae for musculature after dermatofasciotomy. Unfallchirurg *23*:87, 1997.
471. Owens S, Edwards P, Miles K, et al: Chronic compartment syndrome affecting the lower limb: MIBI perfusion imaging as an alternative to pressure monitoring. Two case reports. Br J Sports Med *33*:49, 1999.
472. Takebayashi S, Takazawa H, Sasaki R, et al: Chronic exertional compartment syndrome in lower legs: Localization and follow-up with thallium-201 SPECT imaging. J Nucl Med *38*:972, 1997.
473. Hayes AA, Bower GD, Pitstock KL: Chronic (exertional) compartment syndrome of the legs diagnosed with thallous chloride scintigraphy. J Nucl Med *36*:1618, 1995.
474. Kawamura Y, Waki K, Torigoshi Y, et al: A case of rhabdomyolysis demonstrated by Tc-99m methylene diphosphate scintigraphy. Kaku Igaku *27*:267, 1990.
475. Edwards PD, Miles KA, Owens SJ, et al: A new noninvasive test for the detection of compartment syndromes. Nucl Med Commun *20*:215, 1999.
476. Sievers KW, Hogerle S, Olivier LC, et al: Magnetic resonance tomography evaluation of the lower limb after compartment syndrome. Unfallchirurg *21*:64, 1995.
477. Wilke N, Landsleitner B: Monitoring of an acute compartment syndrome of unusual etiology using MRI (magnetic resonance tomography) and MRS. Handchir Mikrochir Plast Chir *22*:255, 1990.
478. Geske B, Jerosch J, Reifenrath M: Compartment syndrome after impact trauma from a car bumper. Dtsch Med Wochenschr *116*:375, 1991.
479. Eskelin MK, Lotjonen JM, Mantysaari MJ: Chronic exertional compartment syndrome: MR imaging at 0.1 T compared with tissue pressure measurement. Radiology *206*:333, 1998.
480. Yao L, Sinha U: Imaging the microcirculatory proton fraction of muscle with diffusion-weighted echo-planar imaging. Acad Radiol 7:27, 2000.
481. Amendola A, Rorabeck CH, Vellett D, et al: The use of magnetic resonance imaging in exertional compartment syndromes. Am J Sports Med *18*:29, 1990.
482. Swain R, Ross D: Lower extremity compartment syndrome: When to suspect acute or chronic pressure buildup. Postgrad Med *105*:159, 1999.
483. Engelund D, Kjersgaard AG: Acute compartment syndrome. Ugeskr Laeger *153*:1110, 1991.
484. Schmit-Neuerburg KP: Diagnosis and differential diagnosis of the compartment syndrome. Langenbecks Arch Chir *358*:221, 1982.
485. Havig MT, Leversedge FJ, Seiler JG 3rd: Forearm compartment pressures: An in vitro analysis of open and endoscopic assisted fasciotomy. J Hand Surg [Am] *24*:1289, 1999.
486. Sheridan GW, Matsen FA 3rd: Fasciotomy in the treatment of the acute compartment syndrome. J Bone Joint Surg Am *58*:112, 1976.
487. Bermudez K, Knudson MM, Morabito D, Kessel O: Fasciotomy, chronic venous insufficiency, and the calf muscle pump. Arch Surg *133*:1356, 1998.
488. Blasier RB, Pape JM: Simulation of compartment syndrome by rupture of the deep femoral artery from blunt trauma. Clin Orthop *266*:214, 1991.
489. Visweswaran P, Guntupalli J: Rhabdomyolysis. Crit Care Clin *15*:415, 1999.
490. Guglielminotti J, Guidet B: Acute renal failure in rhabdomyolysis. Minerva Anestesiol *65*:250, 1999.
491. Abassi ZA, Hoffman A, Better OS: Acute renal failure complicating muscle crush injury. Semin Nephrol *18*:558, 1998.
492. Moghtader J, Brady WJ Jr, Bonadio W: Exertional rhabdomyolysis in an adolescent athlete. Pediatr Emerg Care *13*:382, 1997.
493. Lamminen AE, Hekali PE, Tiula E, et al: Acute rhabdomyolysis: Evaluation with magnetic resonance imaging compared with computed tomography and ultrasonography. Br J Radiol *62*:326, 1989.
494. Russ PD, Dillingham M: Demonstration of CT hyperdensity in patients with acute renal failure associated with rhabdomyolysis. J Comput Assist Tomogr *15*:458, 1991.
495. Towers MJ, Downey DB, Poon PY: Psoas muscle calcification and acute renal failure associated with nontraumatic rhabdomyolysis: CT features. J Comput Assist Tomogr *14*:1027, 1990.
496. Shintani S, Shiigai T: Repeat MRI in acute rhabdomyolysis: Correlation with clinicopathological findings. J Comput Assist Tomogr *17*:786, 1993.
497. Szumilak D, Sulowicz W, Walatek B: Rhabdomyolysis: Clinical features, causes, complications and treatment. Przegl Lek *55*:274, 1998.
498. Tuncay IC, Demirors H, Isiklar ZU, et al: Calcific myonecrosis. Int Orthop *23*:68, 1999.
499. Broder MS, Worrell RV, Shafi NQ: Cystic degeneration and calcification following ischemic paralysis of the leg. Clin Orthop *122*:193, 1977.
500. Janzen DL, Connell DG, Vaisler BJ: Calcific myonecrosis of the calf manifesting as an enlarging soft-tissue mass: Imaging features. AJR *160*:1072, 1993.
501. Ryu KN, Bae DK, Park YK, Lee JH: Calcific tenosynovitis associated with calcific myonecrosis of the leg: Imaging features. Skeletal Radiol *25*:273, 1996.
502. Zohman GL, Pierce J, Chapman MW, et al: Calcific myonecrosis mimicking an invasive soft-tissue neoplasm: A case report and review of the literature. J Bone Joint Surg Am *80*:1193, 1998.
503. Mirra JM: Calcific myonecrosis. Clin Orthop *327*:308, 1996.
504. Snyder BJ, Oliva A, Buncke HJ: Calcific myonecrosis following compartment syndrome: Report of two cases, review of the literature, and recommendations for treatment. J Trauma *39*:792, 1995.
505. O'Keefe RJ, O'Connell JX, Temple HT, et al: Calcific myonecrosis: A late sequela to compartment syndrome of the leg. Clin Orthop *318*:205, 1995.
506. Angervall L, Stener B: Tumoriform focal muscle degeneration in two diabetic patients. Diabetologia *1*:39, 1965.
507. Patte-Greangeot R, Boulanger E, Antonescu FR, et al: Muscle infarction: An unknown complication of diabetes mellitus. Rev Med Interne *20*:919, 1999.
508. Jelinek JS, Murphey MD, Aboulafia AJ, et al: Muscle infarction in patients with diabetes mellitus: MR imaging findings. Radiology *211*:241, 1999.
509. Delaney-Sathy LO, Fessell DP, Jacobson JA, Hayes CW: Sonography of diabetic muscle infarction with MR imaging, CT, and pathologic correlation. AJR *174*:165, 2000.
510. Aboulafia AJ, Monson DK, Kennon RE: Clinical and radiological aspects of idiopathic diabetic muscle infarction: Rational approach to diagnosis and treatment. J Bone Joint Surg Br *81*:323, 1999.
511. Grigoriadis E, Fam AG, Starok M, Ang LC: Skeletal muscle infarction in diabetes mellitus. J Rheumatol *27*:1063, 2000.
512. Rocca PV, Alloway JA, Hashel DJ: Diabetic muscle infarction. Semin Arthritis Rheum *22*:280, 1993.
513. Bjornskov EK, Carry MR, Katz FH, et al: Diabetic muscle infarction: A new perspective on pathogenesis and management. Neuromuscul Disord *5*:39, 1995.
514. Umpierrez GE, Stiles RG, Kleinbart J, et al: Diabetic muscle infarction. Am J Med *101*:245, 1996.
515. Willenberg HS, Wiefels K, Driesch E, Hauner H: Diabetic muscle infarct. Dtsch Med Wochenschr *125*:114, 2000.
516. VandeBerg B, Malghem J, Puttemans T, et al: Idiopathic muscular infarction in a diabetic patient. Skeletal Radiol *25*:183, 1996.
517. Hinton A, Heinrich SD, Craver R: Idiopathic diabetic muscular infarction: The role of ultrasound, CT, NM, and biopsy. Orthopedics *16*:623, 1993.
518. Chason DP, Fleckenstein JL, Burns DK, et al: Diabetic muscle infarction: Radiologic evaluation. Skeletal Radiol *25*:127, 1996.
519. Lafforgue P, Janand-Delenne B, Lassman-Vague V, et al: Painful swelling of the thigh in a diabetic patient: Diabetic muscle infarction. Diabetes Metab *25*:255, 1999.
520. Gordon BA, Martinez S, Collins AJ: Pyomyositis: Characteristics at CT and MR imaging. Radiology *197*:279, 1995.
521. Wall DB, de Virgilio C, Black S, Klein SR: Objective criteria may assist in distinguishing necrotizing fasciitis from nonnecrotizing soft tissue infection. Am J Surg *179*:17, 2000.
522. Urschel JD: Necrotizing soft tissue infections. Postgrad Med J *75*:645, 1999.
523. Hall RL, Callaghan JJ, Moloney E, et al: Pyomyositis in a temperate climate: Presentation, diagnosis, and treatment. J Bone Joint Surg Am 72:1240, 1990.
524. Lee VS, Martinez S, Coleman RE: Primary muscle lymphoma: Clinical and imaging findings. Radiology *203*:237, 1997.
525. Satoh A, Watanabe M, Ohkoshi N, et al: Bilateral diabetic infarction of the thigh adductor muscles in a diabetic female patient: A case report and review of the literature. Rinsho Shinkeigaku *39*:321, 1999.
526. Willenberg HS, Hauner H, Scherbaum WA: A man with diabetes and a swollen leg. Lancet *353*:1527, 1999.
527. Khoury NJ, El-Khoury GY, Kathol MH: MRI diagnosis of diabetic muscle infarction: Report of two cases. Skeletal Radiol *26*:122, 1997.
528. Chester CS, Banker BQ: Focal infarction of muscle in diabetics. Diabetes Care *9*:623, 1986.
529. Banker BQ, Chester CS: Infarction of the thigh muscle in the diabetic patient. Neurology *23*:667, 1973.
530. Boluda B, Mesa J, Obiols G, Simo R: Focal muscle infarction in a diabetic. Diabetes Metab *15*:269, 1989.
531. Madhan KK, Symmans P, Te Strake L, van Der Merwe W: Diabetic muscle infarction in patients on dialysis. Am J Kidney Dis *35*:1212, 2000.
532. Taira M, Komiya I, Taira T, et al: A case of diabetic muscle infarction in Japan. Diabet Med *15*:1065, 1998.
533. Authier FJ, Mhiri C, Chazaud B, et al: Interleukin-1 expression in inflammatory myopathies: Evidence of marked immunoreactivity in sarcoid granulomas and muscle fibres showing ischaemic and regenerative changes. Neuropathol Appl Neurobiol *23*:132, 1997.
534. Taylor JF, Templeton AC, Henderson B: Pyomyositis: A clinicopathological study based on 19 autopsy cases, Mulago Hospital 1964–1968. East Afr Med J *47*:493, 1970.
535. Chiedozi LC: Pyomyositis: Review of 205 cases in 112 patients. Am J Surg *137*:255, 1979.
536. Goldberg JS, London WL, Nagel DM: Tropical pyomyositis: A case report and review. Pediatrics *63*:298, 1979.
537. Fanney D, Thomas LC, Schwartz E: An outbreak of pyomyositis in a large refugee camp in Thailand. Am J Trop Med Hyg *31*:131, 1982.
538. Brown JD, Wheeler B: Pyomyositis: Report of 18 cases in Hawaii. Arch Intern Med *144*:1749, 1984.

539. Eason R, Osbourne J, Ansford T, et al: Tropical pyomyositis in the Solomon Islands: Clinical and aetiological features. Trans R Soc Trop Med Hyg *83*:275, 1989.
540. Fleckenstein JL, Burns DK, Murphy FK, et al: Differential diagnosis of bacterial myositis in AIDS: Evaluation with MR imaging. Radiology *179*:653, 1991.
541. Belli L, Reggiori A, Cocozza E, Riboldi L: Ultrasound in tropical pyomyositis. Skeletal Radiol *21*:107, 1992.
542. Soriano ER, Barcan L, Clara L, et al: Streptococcus pyomyositis occurring in a patient with dermatomyositis in a country with temperate climate. J Rheumatol *19*:1305, 1992.
543. Gambhir IS, Singh DS, Gupta SS, et al: Tropical pyomyositis in India: A clinico-histopathological study. J Trop Med Hyg *95*:42, 1992.
544. Kerrigan KR, Nelson SJ: Tropical pyomyositis in eastern Ecuador. Trans R Soc Trop Med Hyg *86*:90, 1992.
545. Steinbach LS, Tehranzadeh J, Fleckenstein JL, et al: Human immunodeficiency virus infection: Musculoskeletal manifestations. Radiology *186*:833, 1993.
546. Gottlieb RH, Meyers SP, Hall C, et al: Pyomyositis: Diagnostic value of color Doppler sonography. Pediatr Radiol *25*:5109, 1995.
547. Ohira T, Watanabe Y, Mezaki T, et al: A case report of pyomyositis: Early diagnosis and follow-up by MRI. Rinsho Shinkeigaku *35*:643, 1995.
548. Medina F, Fuentes M, Jara LJ, et al: Salmonella pyomyositis in patients with the human immunodeficiency virus. Br J Rheumatol *34*:568, 1995.
549. Kinahan AM, Douglas MJ: Piriformis pyomyositis mimicking epidural abscess in a parturient. Can J Anaesth *42*:240, 1995.
550. Jellis JE: Viral infections: Musculoskeletal infection in the human immunodeficiency virus (HIV) infected patient. Baillieres Clin Rheumatol *9*:121, 1995.
551. Akman I, Ostrov B, Varma BK, Keenan G: Pyomyositis: Report of three patients and review of the literature. Clin Pediatr (Phila) *35*:397, 1996.
552. Mills WJ, Mosca VS, Nizet V: Orthopaedic manifestations of invasive group A streptococcal infections complicating primary varicella. J Pediatr Orthop *16*:522, 1996.
553. Collazos J, Fernandez A, Martinez E, et al: Pneumococcal pyomyositis: Case report, review of the literature, and comparison with classic pyomyositis caused by other bacteria. Arch Intern Med *156*:1470, 1996.
554. Ansaloni L: Tropical pyomyositis. World J Surg *20*:613, 1996.
555. Martinez-de Jesus FR, Mendiola-Segura I: Clinical stage, age and treatment in tropical pyomyositis: A retrospective study including forty cases. Arch Med Res *27*:165, 1996.
556. Chekir T, Omezzine Letaief A, Bahri F, et al: Pyomyositis in adults in central Tunisia: Apropos of 10 cases. Rev Med Interne *17*:300, 1996.
557. Cecil M, Dimar JR 2nd: Paraspinal pyomyositis, a rare cause of severe back pain: Case report and review of the literature. Am J Orthop *26*:785, 1997.
558. Wysoki MG, Angeid-Backman E, Izes BA: Iliopsoas myositis mimicking appendicitis: NM diagnosis. Skeletal Radiol *26*:316, 1997.
559. Wang KC, Fang CM, Chen WJ, et al: Pyomyositis of the calf muscles mimicking distal deep venous thrombosis: A case report. Am J Orthop *26*:358, 1997.
560. Patel SR, Olenginski TP, Perruquet JL, Harrington TM: Pyomyositis: Clinical features and predisposing conditions. J Rheumatol *24*:1734, 1997.
561. Cone LA, Lamb RB, Graff-Radford A, et al: Pyomyositis of the anterior tibial compartment. Clin Infect Dis *25*:146, 1997.
562. Jou IM, Chiu NT, Yang CY, Lai KA: Pyomyositis—with special reference to the comparison between extra- and intrapelvic muscle abscess. Southeast Asian J Trop Med Public Health *29*:835, 1998.
563. Saissy JM, Ducourau JP, Tchoua R, Diatta B: Tropical myositis. Med Trop (Mars) *58*:297, 1998.
564. Wheeler DS, Vazquez WD, Vaux KK, Poss WB: Streptococcal pyomyositis: Case report and review. Pediatr Emerg Care *14*:411, 1998.
565. Tsirantonaki M, Michael P, Koufos C: Pyomyositis. Clin Rheumatol *17*:333, 1998.
566. Hansmann Y, Christmann D: Group A Streptococcus pyomyositis. Presse Med *27*:110, 1998.
567. Meena AK, Rajashekar S, Reddy JJ, et al: Pyomyositis: Clinical and MRI characteristics report of three cases. Neurol India *47*:324, 1999.
568. Spiegel DA, Meyer JS, Dormans JP, et al: Pyomyositis in children and adolescents: Report of 12 cases and review of the literature. J Pediatr Orthop *19*:143, 1999.
569. Ameh EA: Pyomyositis in children: Analysis of 31 cases. Ann Trop Paediatr *19*:263, 1999.
570. Al-Tawfiq JA, Sarosi GA, Cushing HE: Pyomyositis in the acquired immunodeficiency syndrome. South Med J *93*:330, 2000.
571. Pretorius ES, Hruban RH, Fishman EK: Tropical pyomyositis: Imaging findings and a review of the literature. Skeletal Radiol *25*:576, 1996.
572. Hossain A, Reis ED, Soundararajan K, et al: Nontropical pyomyositis: Analysis of eight patients in an urban center. Am Surg *66*:1064, 2000.
573. Fontes RA Jr, Ogilvie CM, Miclau T: Necrotizing soft-tissue infections. J Am Acad Orthop Surg *8*:151, 2000.
574. Parenti GC, Marri C, Calandra G, et al: Necrotizing fasciitis of soft tissues: Role of diagnostic imaging and review of the literature. Radiol Med (Torino) *99*:334, 2000.
575. Wysoki MG, Santora TA, Shah RM, Friedman AC: Necrotizing fasciitis: CT characteristics. Radiology *203*:859, 1997.
576. Quirk WF Jr, Sternbach G: Joseph Jones: Infection with flesh eating bacteria. J Emerg Med *14*:747, 1996.
577. Loh NN, Ch'en IY, Cheung LP, Li KC: Deep fascial hyperintensity in soft-tissue abnormalities as revealed by T2-weighted MR imaging. AJR *168*:1301, 1997.
578. Umbert IJ, Winkelmann RK, Oliver GF, Peters MS: Necrotizing fasciitis: A clinical, microbiologic, and histopathologic study of 14 patients. J Am Acad Dermatol *20*:774, 1989.
579. Regev A, Weinberger M, Fishman M, et al: Necrotizing fasciitis caused by *Staphylococcus aureus*. Eur J Clin Microbiol Infect Dis *17*:101, 1998.
580. Gilad J, Borer A, Weksler N, et al: Fatal necrotizing fasciitis caused by a toothpick injury. Scand J Infect Dis *30*:189, 1998.
581. Mendez EA, Espinoza LM, Harris M, et al: Systemic lupus erythematosus complicated by necrotizing fasciitis. Lupus *8*:157, 1999.
582. Callahan TE, Schecter WP, Horn JK: Necrotizing soft tissue infection masquerading as cutaneous abscess following illicit drug injection. Arch Surg *133*:812, 1998.
583. Schmid MR, Kossmann T, Duewell S: Differentiation of necrotizing fasciitis and cellulitis using MR imaging. AJR *170*:615, 1998.
584. Aasen AO, Ruud TE, Haffner J, et al: Surgical treatment of necrotizing fasciitis. Tidsskr Nor Laegeforen *109*:2768, 1989.
585. Bahna M, Canalis RF: Necrotizing fasciitis (streptococcal gangrene) of the face: Report of a case and review of the literature. Arch Otolaryngol *106*:648, 1980.
586. Brothers TE, Tagge DU, Stutley JE, et al: Magnetic resonance imaging differentiates between necrotizing and nonnecrotizing fasciitis of the lower extremity. J Am Coll Surg *187*:416, 1998.
587. Zittergruen M, Grose C: Magnetic resonance imaging for early diagnosis of necrotizing fasciitis. Pediatr Emerg Care *9*:26, 1993.
588. Gonzalez-Ruiz A, Ridgway GL, Cohen SL, et al: Varicella gangrenosa with toxic shock-like syndrome due to group A streptococcus infection in an adult: Case report. Clin Infect Dis *20*:1058, 1995.
589. Hirokawa M, Manabe T, Takasu N: Necrotizing fasciitis rapidly diagnosed by aspiration cytology. Acta Pathol Jpn *41*:567, 1991.
590. Baxter F, McChesney J: Severe group A streptococcal infection and streptococcal toxic shock syndrome. Can J Anaesth *47*:1129, 2000.
591. Chao HC, Kong MS, Lin TY: Diagnosis of necrotizing fasciitis in children. J Ultrasound Med *18*:277, 1999.
592. Gonzalez MH: Necrotizing fasciitis and gangrene of the upper extremity. Hand Clin *14*:635, 1998.
593. Linklater J, Potter HG: Emergent musculoskeletal magnetic resonance imaging. Top Magn Reson Imaging *9*:238, 1998.
594. Drake DB, Woods JA, Bill TJ, et al: Magnetic resonance imaging in the early diagnosis of group A beta streptococcal necrotizing fasciitis: A case report. J Emerg Med *16*:403, 1998.
595. Fink S, Chaudhuri TK, Davis HH: Necrotizing fasciitis and malpractice claims. South Med J *92*:770, 1999.
596. Rogers JM, Gibson JV, Farrar WE, Schabel SI: Usefulness of computerized tomography in evaluating necrotizing fasciitis. South Med J *77*:782, 1984.
597. Sharif HS, Clark DC, Aabed MY, et al: MR imaging of thoracic and abdominal wall infections: Comparison with other imaging procedures. AJR *154*:989, 1990.
598. Beauchamp NJ Jr, Scott WW Jr, Gottlieb LM, Fishman EK: CT evaluation of soft tissue and muscle infection and inflammation: A systematic compartmental approach. Skeletal Radiol *24*:317, 1995.
599. Rahmouni A, Chosidow O, Mathieu D, et al: MR imaging in acute infectious cellulitis. Radiology *192*:493, 1994.
600. Hopkins KL, Li KC, Bergman G: Gadolinium-DTPA-enhanced magnetic resonance imaging of musculoskeletal infectious processes. Skeletal Radiol *24*:325, 1995.
601. Adapt JP, Bluth F, Fissette J: Necrotizing fasciitis: A life-threatening infection. Acta Chir Belg *98*:102, 1998.
602. Stamenkovic I, Lew PD: Early recognition of potentially fatal necrotizing fasciitis: The use of frozen-section biopsy. N Engl J Med *310*:1689, 1984.
603. Revelon G, Rahmouni A, Jazaerli N, et al: Acute swelling of the limbs: Magnetic resonance pictorial review of fascial and muscle signal changes. Eur J Radiol *30*:11, 1999.
604. Arslan A, Pierre-Jerome C, Borthne A: Necrotizing fasciitis: Unreliable NMI findings in the preoperative diagnosis. Eur J Radiol *36*:139, 2000.
605. Schwartlander B, Stanecki KA, Brown T, et al: Country-specific estimates and models of HIV and AIDS: Methods and limitations. AIDS *13*:2445, 1999.
606. Authier FJ, Chariot P, Gherardi R: Muscular complications in HIV infection. Arch Anat Cytol Pathol *45*:174, 1997.
607. O'Neill DS, Baquis G, Moral L: Infectious myositis: A tropical disease steals out of its zone. Postgrad Med *100*:193, 1996.
608. Learch TJ, Hsiao NM: Tuberculous infection of the gracilis muscle and tendon clinically mimicking deep venous thrombosis: Sonographic findings. Skeletal Radiol *28*:457, 1999.
609. Gherardi R, Baudrimont M, Lionnet F, et al: Skeletal muscle toxoplasmosis in patients with acquired immunodeficiency syndrome: A clinical and pathological study. Ann Neurol *32*:535, 1992.
610. Margileth AM: Recent advances in diagnosis and treatment of cat scratch disease. Curr Infect Dis Rep 2:141, 2000.
611. Blanche P, Bachmeyer C, Salmon-Ceron D, Sicard D: Muscular bacillary angiomatosis in AIDS. J Infect *37*:193, 1998.
612. Sanchez MA, Rorat E: Fine needle aspiration diagnosis of intramuscular bacillary angiomatosis: A case report. Acta Cytol *40*:751, 1996.

613. Beggs I: Primary muscle lymphoma. Clin Radiol *52*:203, 1997.
614. Chevalier X, Amoura Z, Viard JP, et al: Skeletal muscle lymphoma in patients with the acquired immunodeficiency syndrome: A diagnostic challenge. Arthritis Rheum *36*:426, 1993.
615. Messner RP. Infections of Muscle. *In* RL Wortmann (Ed): Diseases of Skeletal Muscle. Philadelphia, Lippincott Williams & Wilkins, 2000, p 129.
616. Hantai D, Fournier JG, Vazeux R, et al: Skeletal muscle involvement in human immunodeficiency virus infection. Acta Neuropathol (Berl) *81*:496, 1991.
617. Masanes F, Pedrol E, Grau JM, et al: Symptomatic myopathies in HIV-1 infected patients untreated with antiretroviral agents: A clinico-pathological study of 30 consecutive patients. Clin Neuropathol *15*:221, 1996.
618. Lewis W, Gonzalez B, Chomyn A, Papoian T: Zidovudine induces molecular, biochemical, and ultrastructural changes in rat skeletal muscle mitochondria. J Clin Invest *89*:1354, 1992.
619. Waclawik AJ, Vann J, Schmelz G, et al: Zidovudine (AZT) myotoxicity: Quantitative separation of AZT effects on proliferation and differentiation of muscle cells in vitro. Lack of myotoxicity potentiation by retrovirus. Neurotoxicology *20*:49, 1999.
620. Morgello S, Wolfe D, Godfrey E, et al: Mitochondrial abnormalities in human immunodeficiency virus-associated myopathy. Acta Neuropathol (Berl) *90*:366, 1995.
621. Mhiri C, Baudrimont M, Bonne G, et al: Zidovudine myopathy: A distinctive disorder associated with mitochondrial dysfunction. Ann Neurol *29*:606, 1991.
622. Weissman JD, Constantinitis I, Hudgins P, Wallace DC: ^{31}P magnetic resonance spectroscopy suggests impaired mitochondrial function in AZT-treated HIV-infected patients. Neurology *42*:619, 1992.
623. Grinspoon S, Corcoran C, Miller K, et al: Body composition and endocrine function in women with acquired immunodeficiency syndrome wasting. J Clin Endocrinol Metab *82*:1332, 1997.
624. Kotler DP: Body composition studies in HIV-infected individuals. Ann N Y Acad Sci *904*:546, 2000.
625. Sattler FR, Jaque SV, Schroeder ET, et al: Effects of pharmacological doses of nandrolone decanoate and progressive resistance training in immunodeficient patients infected with human immunodeficiency virus. J Clin Endocrinol Metab *84*:1268, 1999.
626. Engelson ES, Kotler DP, Tan Y, et al: Fat distribution in HIV-infected patients reporting truncal enlargement quantified by whole-body magnetic resonance imaging. Am J Clin Nutr *69*:1162, 1999.
627. Peraldi MN, Maslo C, Akposso K, et al: Acute renal failure in the course of HIV infection: A single-institution retrospective study of ninety-two patients and sixty renal biopsies. Nephrol Dial Transplant *14*:1578, 1999.
628. Eustace S, McEnif N, Rastegar J, et al: Acute HIV polymyositis with complicating myoglobinuric renal failure: CT appearance. J Comput Assist Tomogr *19*:321, 1995.
629. Joshi MK, Liu HH: Acute rhabdomyolysis and renal failure in HIV-infected patients: Risk factors, presentation, and pathophysiology. AIDS Patient Care STDs *14*:541, 2000.
630. Benveniste O, Longuet P, Duval X, et al: Two episodes of acute renal failure, rhabdomyolysis, and severe hepatitis in an AIDS patient successively treated with ritonavir and indinavir. Clin Infect Dis *28*:1180, 1999.
631. Mendila M, Walter GF, Stoll M, Schmidt RE: Rhabdomyolysis in antiretroviral therapy with Lamivudin. Dtsch Med Wochenschr *122*:1003, 1997.
632. Judson MA, Baughman RP, Teirstein AS, et al: Defining organ involvement in sarcoidosis: The ACCESS proposed instrument. ACCESS Research Group: A Case Control Etiologic Study of Sarcoidosis. Sarcoidosis Vasc Diffuse Lung Dis *16*:75, 1999.
633. Baydur A, Pandya K, Sharma OP, et al: Control of ventilation, respiratory muscle strength, and granulomatous involvement of skeletal muscle in patients with sarcoidosis. Chest *103*:396, 1993.
634. Otake S: Sarcoidosis involving skeletal muscle: Imaging findings and relative value of imaging procedures. AJR *162*:369, 1994.
635. Bucholz R: Sarcoid tumor in skeletal muscle: A case report. Clin Orthop *131*:224, 1978.
636. Reichmann H, Schalke B, Seibel P, et al: Sarcoid myopathy and mitochondrial respiratory chain defects: Clinicopathological, biochemical and molecular biological analyses. Neuromuscul Disord *5*:277, 1995.
637. Gemignani F, Bellanova NF, Salih S, et al: Sarcoid neuromyopathy with selective involvement of the intramuscular nerves. Acta Neuropathol (Berl) *95*:437, 1998.
638. Takuma H, Murayama S, Watanabe M, et al: A severe case of subacute sarcoid myositis. J Neurol Sci *175*:140, 2000.
639. Prayson RA: Granulomatous myositis: Clinicopathologic study of 12 cases. Am J Clin Pathol *112*:63, 1999.
640. Mozaffar T, Lopate G, Pestronk A: Clinical correlates of granulomas in muscle. J Neurol *245*:519, 1998.
641. Fuss M, Pepersack T, Gillet C, et al: Calcium and vitamin D metabolism in granulomatous diseases. Clin Rheumatol *11*:28, 1992.
642. Sharma OP: Vitamin D, calcium, and sarcoidosis. Chest *109*:535, 1996.
643. Frazier AA, Rosado-de-Christenson ML, Galvin JR, Fleming MV: Pulmonary angiitis and granulomatosis: Radiologic-pathologic correlation. Radiographics *18*:687, 1998.
644. Fireman E, Topilsky I, Greif J, et al: Induced sputum compared to bronchoalveolar lavage for evaluating patients with sarcoidosis and nongranulomatous interstitial lung disease. Respir Med *93*:827, 1999.
645 Levine CD, Miller JJ, Stanislaus G, et al: Sarcoid myopathy: Imaging findings. J Clin Ultrasound *25*:515, 1997.
646. Liem IH, Drent M, Antevska E, et al: Intense muscle uptake of gallium-67 in a patient with sarcoidosis. J Nucl Med *39*:1605, 1998.
647. Cook GJ, Fogelman I, Maisey MN: Normal physiological and benign pathological variants of 18-fluoro-2-deoxyglucose positron-emission tomography scanning: Potential for error in interpretation. Semin Nucl Med *26*:308, 1996.
648. Senju R, Sakito O, Fukushima K, et al: MRI findings of muscular sarcoidosis. Rinsho Hoshasen *35*:703, 1990.
649. Otake S, Imagumbai N, Suzuki M, Ohba S: MR imaging of muscular sarcoidosis after steroid therapy. Eur Radiol *8*:1651, 1998.
650. Valeyre D, Chapelon-Abric C, Belin C, Dumas JL: Sarcoidosis of the central nervous system. Rev Med Interne *19*:409, 1998.
651. Koffman B, Junck L, Elias SB, et al: Polyradiculopathy in sarcoidosis. Muscle Nerve *22*:608, 1999.
652. Baughman RP, Lower EE: Steroid-sparing alternative treatments for sarcoidosis. Clin Chest Med *18*:853, 1997.
653. Baughman RP, Sharma OP, Lynch JP 3rd: Sarcoidosis: Is therapy effective? Semin Respir Infect *13*:255, 1998.
654. Askling J, Grunewald J, Eklund A, et al: Increased risk for cancer following sarcoidosis. Am J Respir Crit Care Med *160*:1668, 1999.
655. Rider LG, Miller FW: Idiopathic inflammatory muscle disease: Clinical aspects. Baillieres Clin Rheumatol *14*:37, 2000.
656. Oddis CV: Idiopathic inflammatory myopathies. *In* RL Wortmann (Ed): Diseases of Skeletal Muscle. Philadelphia, Lippincott Williams & Wilkins, 2000, p 45.
657. Messner RP: Pathogenesis of idiopathic inflammatory myopathies. *In* RL Wortmann (Ed): Diseases of Skeletal Muscle. Philadelphia, Lippincott Williams & Wilkins, 2000, p 111.
658. Miro O, Laguno M, Alonso JR, et al: Clinical course of idiopathic inflammatory myopathies: Complications, survival and prognostic factors. Med Clin (Barc) *112*:521, 1999.
659. Dalakas MC: Controlled studies with high-dose intravenous immunoglobulin in the treatment of dermatomyositis, inclusion body myositis, and polymyositis. Neurology *51*:S37, 1998.
660. Wagner E: Ein Fall von akuter polymyositis. Deutsch Arch Klin Med *40*:241, 1886.
661. Unverricht H: Dermatomyositis acuta. Dtsch Med Wochnscher *17*:41, 1891.
662. Bohan A, Peter JB: Polymyositis and dermatomyositis. N Engl J Med *292*:344, 1975.
663. Tanimoto K, Nakano K, Kano S, et al: Classification criteria for polymyositis and dermatomyositis. J Rheumatol *22*:668, 1995.
664. Targoff IN, Miller FW, Medsger TA Jr, Oddis CV: Classification criteria for the idiopathic inflammatory myopathies. Curr Opin Rheum *9*:527, 1997.
665. Griggs RC, Askanas VA, DiMauro S, et al: Inclusion body myositis and myopathies. Ann Neurol *38*:705, 1995.
666. Nagaraju K, Raben N, Loeffler L, et al: From the cover: Conditional upregulation of MHC class I in skeletal muscle leads to self-sustaining autoimmune myositis and myositis-specific autoantibodies. Proc Natl Acad Sci U S A *97*:9209, 2000.
667. Mimori T: Autoantibodies in connective tissue diseases: Clinical significance and analysis of target autoantigens. Intern Med *38*:523, 1999.
668. Schweitzer ME, Fort J: Cost-effectiveness of MR imaging in evaluating polymyositis. AJR *165*:1469, 1995.
669. Rozman B, Bozic B, Kos-Golja M, et al: Immunoserological aspects of idiopathic inflammatory muscle disease. Wien Klin Wochenschr *112*:722, 2000.
670. D'Cruz D, Keser G, Khamashta MA, et al: Antiendothelial cell antibodies in inflammatory myopathies: Distribution among clinical and serologic groups and association with interstitial lung disease. J Rheumatol *27*:161, 2000.
671. Hausmanowa-Petrusewicz I, Kowalska-Oledzka E, Miller FW, et al: Clinical, serologic, and immunogenetic features in Polish patients with idiopathic inflammatory myopathies. Arthritis Rheum *40*:1257, 1997.
672. de Rooij DJ, Van de Putte LB, Habets WJ, Van Venrooij WJ: Marker antibodies in scleroderma and polymyositis: Clinical associations. Clin Rheumatol *8*:231, 1989.
673. Tymms KE, Webb J: Dermatopolymyositis and other connective tissue diseases: A review of 105 cases. J Rheumatol *12*:1140, 1996.
674. Uthman I, Vazquez-Abad D, Senecal J-L: Distinctive features of idiopathic inflammatory myopathies in French Canadians. Semin Arthritis Rheum *26*:447, 1996.
675. Akira M, Hara H, Sakatani M: Interstitial lung disease in association with polymyositis-dermatomyositis: Long-term follow-up CT evaluation in seven patients. Radiology *210*:333, 1999.
676. Ito M, Kaise S, Suzuki S, et al: Clinico-laboratory characteristics of patients with dermatomyositis accompanied by rapidly progressive interstitial lung disease. Clin Rheumatol *18*:462, 1999.
677. Marie I, Hatron PY, Hachulla E, et al: Pulmonary involvement in polymyositis and in dermatomyositis. J Rheumatol *25*:1336, 1998.
678. Miyata M, Fukaya E, Takagi T, et al: Two patients with polymyositis or dermatomyositis complicated with massive pleural effusion. Intern Med *37*:1058, 1998.

679. Hidano A, Torikai S, Uemura T, Shimizu S: Malignancy and interstitial pneumonitis as fatal complications in dermatomyositis. J Dermatol *19*:153, 1992.
680. Houser SM, Calabrese LH, Strome M: Dysphagia in patients with inclusion body myositis. Laryngoscope *108*:1001, 1998.
681. Coakley JH, Smith PE, Jackson MJ, et al: Myositis ossificans non-progressiva: reversible muscle calcification in polymyositis. Br J Rheumatol *28*:443, 1989.
682. Reimers CD, Schedel H, Fleckenstein JL, et al: Magnetic resonance imaging of skeletal muscles in idiopathic inflammatory myopathies of adults. J Neurol *241*:306, 1994.
683. Stonecipher MR, Jorizzo JL, Monu J, et al: Dermatomyositis with normal muscle enzyme concentrations: A single-blind study of the diagnostic value of magnetic resonance imaging and ultrasound. Arch Dermatol *130*:1294, 1994.
684. Chung YL, Smith EC, Williams SC, et al: In vivo proton magnetic resonance spectroscopy in polymyositis and dermatomyositis: a preliminary study. Eur J Med Res 2:483, 1997.
685. Krajnc I: Dermatomyositis. Diagnosis and evaluation of dermatomyositis, polymyositis, and inclusion-body myositis. Adv Exp Med Biol *455*:181, 1999.
686. Nakayama T, Saitoh Y, Yatabe K, et al: Diagnosis of inflammatory myopathy: Usefulness of 99mTc MDP scintigraphy and muscle MM for determination of affected sites. Rinsho Shinkeigaku *39*:1114, 1999.
687. Smith T, Senior R, Raval U, et al: Biodistribution, radiation dosimetry and pharmacokinetics of 111In-antimyosin in idiopathic inflammatory myopathies. J Nucl Med *40*:464, 1999.
688. Lofberg M, Liewendahl K, Lamminen A, et al: Antimyosin scintigraphy compared with magnetic resonance imaging in inflammatory myopathies. Arch Neurol *55*:987, 1998.
689. Garcia J: MRI in inflammatory myopathies. Skeletal Radiol *29*:425, 2000.
690. Hernandez RJ, Keim DR, Chenevert TL, et al: Fat-suppressed MR imaging of myositis. Radiology *182*:217, 1992.
691. Hernandez RJ, Sullivan DB, Chenevert TL, Keim DR: MR imaging in children with dermatomyositis: Musculoskeletal findings and correlation with clinical and laboratory findings. AJR *161*:359, 1993.
692. Satoyoshi E: Distal myopathy. Tohoku J Exp Med 161(Suppl):1, 1990.
693. Fraser DD, Frank JA, Dalakas M, et al: Magnetic resonance imaging in the idiopathic inflammatory myopathies. J Rheumatol *118*:1693, 1991.
694. Veenstra DL, Best JH, Hornberger J, et al: Incidence and long-term cost of steroid-related side effects after renal transplantation. Am J Kidney Dis *33*:829, 1999.
695. Bartlett ML, Ginn L, Beitz L, et al: Quantitative assessment of myositis in thigh muscles using magnetic resonance imaging. Magn Reson Imaging *17*:183, 1999.
696. Park JH, Kari S, King LE Jr, Olsen NJ: Analysis of 31P MR spectroscopy data using artificial neural networks for longitudinal evaluation of muscle diseases: Dermatomyositis. NMR Biomed *11*:245, 1998.
697. Park JH, Niermann KJ, Ryder NM, et al: Muscle abnormalities in juvenile dermatomyositis patients: P-31 magnetic resonance spectroscopy studies. Arthritis Rheum *43*:2359, 2000.
698. Campellone JV, Lacomis D, Giuliani MJ, Oddis CV: Percutaneous needle muscle biopsy in the evaluation of patients with suspected inflammatory myopathy. Arthritis Rheum *40*:1886, 1997.
699. Adams EM, Chow CK, Premkumar A, Plotz PH: The idiopathic inflammatory myopathies: Spectrum of MR imaging findings. Radiographics *15*:563, 1995.
700. Beese MS, Winkler G, Nicolas V, et al: The diagnosis of inflammatory muscular and vascular diseases using MRT with STIR sequences. ROFO *158*:542, 1993.
701. Summers RM, Brune AM, Choyke CK, et al: Juvenile idiopathic inflammatory myopathy: Exercise-induced changes in muscle at short inversion time inversion-recovery MR imaging. Radiology *209*:191, 1998.
702. Bahner D, Meller J, Stiefel M, Nau R: Juvenile dermatomyositis: Acute recidivism or sepsis? Nervenarzt *70*:547, 1999.
703. Callen JP: Dermatomyositis. Lancet *355*:53, 2000.
704. Mastaglia FL, Phillips BA, Zilko PJ: Immunoglobulin therapy in inflammatory myopathies. J Neurol Neurosurg Psychiatry *65*:107, 1998.
705. Mastaglia FL, Phillips BA, Zilko P: Treatment of inflammatory myopathies. Muscle Nerve *20*:651, 1997.
706. Marie I, Hatron PY, Levesque H, et al: Influence of age on characteristics of polymyositis and dermatomyositis in adults. Medicine (Baltimore) *78*:139, 1999.
707. Cherin P, Herson S: Intravenous immunoglobulins in polymyositis and dermatomyositis. Rev Med Interne *20*:436s, 1999.
708. Maugars YM, Berthelot JM, Abbas AA, et al: Long-term prognosis of 69 patients with dermatomyositis or polymyositis. Clin Exp Rheumatol *14*:263, 1996.
709. Aihara Y, Mori M, The M, et al: A case of juvenile dermatomyositis with calcinosis universalis: Remarkable improvement with aluminum hydroxide therapy. Ryumachi *34*:879, 1994.
710. Koh ET, Seow A, Ong B, et al: Adult onset polymyositis/dermatomyositis: Clinical and laboratory features and treatment response in 75 patients. Ann Rheum Dis *52*:857, 1993.
711. Pautas E, Cherin P, Piette JC, et al: Features of polymyositis and dermatomyositis in the elderly: A case-control study. Clin Exp Rheumatol *18*:241, 2000.
712. Ago T, Nakamura M, Iwata I, et al: Dermatomyositis associated with invasive thymoma. Intern Med *38*:155, 1999.
713. Dourmishev LA: Dermatomyositis associated with malignancy: 12 case reports. Adv Exp Med Biol *455*:193, 1999.
714. Abraham Z, Rosner I, Rozenbaum M, et al: Dermatomyositis and nasopharyngeal carcinoma. J Dermatol *25*:539, 1998.
715. Garcia Vazquez E, Gutierrez Guisado J, Blanco Garcia A. Report of 8 cases of dermatomyositis: Does association of this entity and neoplasms exist? Rev Clin Esp *198*:217, 1998.
716. Maoz CR, Langevitz P, Livneh A, et al: High incidence of malignancies in patients with dermatomyositis and polymyositis: An 11-year analysis. Semin Arthritis Rheum 27:319, 1998.
717. Davis MD, Ahmed I: Ovarian malignancy in patients with dermatomyositis and polymyositis: A retrospective analysis of fourteen cases. J Am Acad Dermatol *37*:730, 1997.
718. Zantos D, Zhang Y, Felson D: The overall and temporal association of cancer with polymyositis and dermatomyositis. J Rheumatol *21*:1855, 1994.
719. Sigurgeirsson B, Lindelof B, Edhag O, Allander E: Risk of cancer in patients with dermatomyositis or polymyositis: A population-based study. N Engl J Med *326*:363, 1992.
720. Olsen NJ, Park JH: Inflammatory myopathies: Issues in diagnosis and management. Arthritis Care Res *10*:200, 1997.
721. Iannone F, Cauli A, Yanni G, et al: T-lymphocyte immunophenotyping in polymyositis and dermatomyositis. Br J Rheumatol *35*:839, 1996.
722. Pachman LM: An update on juvenile dermatomyositis. Curr Opin Rheumatol 7:437, 1995.
723. Estruch R, Grau JM, Fernandez-Sola J, et al: Microvascular changes in skeletal muscle in idiopathic inflammatory myopathy. Hum Pathol *23*:888, 1992.
724. Wu Y, Seto H, Shimizu M, et al: Extensive soft-tissue involvement of dermatomyositis detected by whole-body scintigraphy with 99mTc-MDP and ^{201}Tl-chloride. Ann Nucl Med *10*:127, 1996.
725. Yamasaki M, Yamada H: Polymyositis and dermatomyositis. Nippon Rinsho *57*:339, 1999.
726. Lam WW, Chan H, Chan YL, et al: MR imaging in amyopathic dermatomyositis. Acta Radiol *40*:69, 1999.
727. Ang P, Sugeng MW, Chua SH: Classical and amyopathic dermatomyositis seen at the National Skin Centre of Singapore: A 3-year retrospective review of their clinical characteristics and association with malignancy. Ann Acad Med Singapore *29*:219, 2000.
728. Comes A, Amaudric F, Gherardi R, et al: Dermatomyositis without muscle weakness: Long-term follow-up of 12 patients without systemic corticosteroids. Arch Dermatol *131*:1381, 1995.
729. Park JH, Olsen NJ, King L Jr, et al: Use of magnetic resonance imaging and P-31 magnetic resonance spectroscopy to detect and quantify muscle dysfunction in the amyopathic and myopathic variants of dermatomyositis. Arthritis Rheum *38*:68, 1995.
730. Rider LG, Miller FW: Classification and treatment of the juvenile idiopathic inflammatory myopathies. Rheum Dis Clin North Am *23*:619, 1997.
731. Huber AM, Lang B, LeBlanc CM, et al: Medium- and long-term functional outcomes in a multicenter cohort of children with juvenile dermatomyositis. Arthritis Rheum *43*:541, 2000.
732. Pachman LM, Hayford JR, Chung A, et al: Juvenile dermatomyositis at diagnosis: Clinical characteristics of 79 children. J Rheumatol *25*:1198, 1998.
733. Tabarki B, Ponsot G, Prieur AM, Tardieu M: Childhood dermatomyositis: Clinical course of 36 patients treated with low doses of corticosteroids. Eur J Paediatr Neurol 2:205, 1998.
734. Samson C, Soulen RL, Gursel E: Milk of calcium fluid collections in juvenile dermatomyositis: MR characteristics. Pediatr Radiol *30*:28, 2000.
735. Hesla RB, Karlson LK, McCauley RG: Milk of calcium fluid collection in dermatomyositis: Ultrasound findings. Pediatr Radiol *20*:344, 1990.
736. Fishel B, Diamant S, Papo I, Yaron M: CT assessment of calcinosis in a patient with dermatomyositis. Clin Rheumatol *5*:242, 1986.
737. Kimball AB, Summers RM, Turner M, et al: Magnetic resonance imaging detection of occult skin and subcutaneous abnormalities in juvenile dermatomyositis: Implications for diagnosis and therapy. Arthritis Rheum *43*:1866, 2000.
738. Hilario MO, Yamashita H, Lutti D, et al: Juvenile idiopathic inflammatory myopathies: The value of magnetic resonance imaging in the detection of muscle involvement. Sao Paulo Med J *118*:35, 2000.
739. Al-Mayouf S, Al-Mazyed A, Bahabri S: Efficacy of early treatment of severe juvenile dermatomyositis with intravenous methylprednisolone and methotrexate. Clin Rheumatol *19*:138, 2000.
740. Askanas V, Engel WK, Alvarez RB, et al: Inclusion body myositis, muscle blood vessel and cardiac amyloidosis, and transthyretin Val122Ile allele. Ann Neurol *47*:544, 2000.
741. Gayathri N, Anisya-Vasanth, Veerendra Kumar M: Inclusion body myositis (IBM). Clin Neuropathol *19*:13, 2000.
742. Eisenberg I, Thiel C, Levi T, et al. Fine-structure mapping of the hereditary inclusion body myopathy locus. Genomics *55*:43, 1999.
743. Prayson RA, Cohen ML: Ubiquitin immunostaining and inclusion body myositis: Study of 30 patients with inclusion body myositis. Hum Pathol *28*:887, 1997.
744. Schlesinger I, Soffer D, Lossos A, et al: Inclusion body myositis: Atypical clinical presentations. Eur Neurol *36*:89, 1996.

745. Calabrese LH, Chou SM: Inclusion body myositis. Rheum Dis Clin North Am *20*:955, 1994.
746. Nakayama T, Horiuchi E, Watanabe T, et al: A case of inclusion body myositis with benign monoclonal gammopathy successfully responding to repeated immunoabsorption. J Neurol Neurosurg Psychiatry *68*:230, 2000.
747. Dalakas MC, Sonies B, Dambrosia J, et al: Treatment of inclusion-body myositis with IVIg: A double-blind, placebo-controlled study. Neurology *48*:712, 1997.
748. Jansson M, Darin N, Kyllerman M, et al: Multiple mitochondrial DNA deletions in hereditary inclusion body myopathy. Acta Neuropathol (Berl) *100*:23, 2000.
749. Kucharz EJ: Hereditary inclusion-body myopathy. Przegl Lek *56*:735, 1999.
750. Wilczynski GM, Engel WK, Askanas V: Association of active extracellular signal-regulated protein kinase with paired helical filaments of inclusion-body myositis muscle suggests its role in inclusion-body myositis tau phosphorylation. Am J Pathol *156*:1835, 2000.
751. Nyberg P, Wikman AL, Nennesmo I, Lundberg I: Increased expression of interleukin 1 alpha and MHC class I in muscle tissue of patients with chronic, inactive polymyositis and dermatomyositis. J Rheumatol *27*:940, 2000.
752. Martinsson T, Darin N, Kyllerman M, et al: Dominant hereditary inclusion-body myopathy gene (IBM3) maps to chromosome region 17p13.1. Am J Hum Genet *64*:1420, 1999.
753. Tome FM, Fardeau M: Hereditary inclusion body myopathies. Curr Opin Neurol *11*:453, 1998.
754. Lundberg I, Ulfgren AK, Nyberg P, et al: Cytokine production in muscle tissue of patients with idiopathic inflammatory myopathies. Arthritis Rheum *40*:865, 1997.
755. Boon AJ, Stolp-Smith KA: Inclusion body myositis masquerading as polymyositis: A case study. Arch Phys Med Rehabil *81*:1123, 2000.
756. Cherin P: Treatment of inclusion body myositis. Curr Opin Rheumatol *11*:456, 1999.
757. Vogel H: Inclusion body myositis: A review. Adv Anat Pathol *5*:164, 1998.
758. Nonaka I: Distal myopathies. Curr Opin Neurol *12*:493, 1999.
759. Hermanns B, Molnar M, Schroder JM: Peripheral neuropathy associated with hereditary and sporadic inclusion body myositis: Confirmation by electron microscopy and morphometry. J Neurol Sci *179*:92, 2000.
760. Ono K, Takizawa Y, Kornai K, et al: Diagnostic muscle MRI abnormality in a patient with inclusion body myositis. Rinsho Shinkeigaku *38*:468, 1998.
761. Lodi R, Taylor DJ, Tabrizi SJ, et al: Normal in vivo skeletal muscle oxidative metabolism in sporadic inclusion body myositis assessed by 31P-magnetic resonance spectroscopy. Brain *121*:2119, 1998.
762. Semino-Mora C, Dalakas MC: Rimmed vacuoles with beta-amyloid and ubiquitinated filamentous deposits in the muscles of patients with long-standing denervation (postpoliomyelitis muscular atrophy): Similarities with inclusion body myositis. Hum Pathol *29*:1128, 1998.
763. Alzagatiti BI, Bertorini TE, Homer LH, et al: Focal myositis presenting with radial nerve palsy. Muscle Nerve *22*:956, 1999.
764. Chiba S, Hatanaka Y, Ohkubo Y, et al: Focal myositis: Magnetic resonance imaging findings and peripheral arterial administration of prednisolone. Clin Rheumatol *18*:495, 1999.
765. Kransdorf MJ, Murphy MD: Masses that may mime soft tissue tumors. *In* Imaging of Soft Tissue Tumors. Philadelphia, WB Saunders, 1997, p 373.
766. Colding-Jorgensen E, Laursen H, Lauritzen M: Focal myositis of the thigh: Report of two cases. Acta Neurol Scand *88*:289, 1993.
767. Naumann M, Toyka KV, Goebel HH, et al: Focal myositis of the temporal muscle. Muscle Nerve *16*:1374, 1993.
768. Isaacson G, Chan KH, Heffner RR Jr: Focal myositis: A new cause for the pediatric neck mass. Arch Otolaryngol Head Neck Surg *117*:103, 1991.
769. Maguire JK Jr, Milford LW, Pitcock JA: Focal myositis in the hand. J Hand Surg [Am] *13*:140, 1988.
770. Liefeld PA, Ferguson AB Jr, Fu FH: Focal myositis: A benign lesion that mimics malignant disease. A case report. J Bone Joint Surg Am *64*:1371, 1982.
771. Heffner RR Jr, Barron SA: Polymyositis beginning as a focal process. Arch Neurol *38*:439, 1981.
772. Heffner RR Jr, Armbrustmacher VW, Earle KM: Focal myositis. Cancer *40*:301, 1977.
773. Mackay MT, Kornberg AJ, Shield LK, Dennett X: Benign acute childhood myositis: Laboratory and clinical features. Neurology *53*:2127, 1999.
774. Yangala R, Sundaram C, Prasad VS, et al: Clinical, pathological and magnetic resonance imaging features of focal myositis: Report of three cases. Neurol India *48*:282, 2000.
775. Kalden P, Krause T, Volk B, et al: Myositis of small foot muscles. Rheumatol Int *18*:79, 1998.
776. Garcia-Consuegra J, Morales C, Gonzalez J, Merino R: Relapsing focal myositis: A case report. Clin Exp Rheumatol *13*:395, 1995.
777. Kransdorf MJ, Temple HT, Sweet DE: Focal myositis. Skeletal Radiol *27*:283, 1998.
778. Lorenzo-Sanz G, Egea-Nadal P, Garcia-Villanueva M, et al: Focal myositis: Report of a case in pediatric age and review of the literature. Rev Neurol *27*:505, 1998.
779. Flaisler F, Blin D, Asencio G, et al: Focal myositis: A localized form of polymyositis? J Rheumatol *20*:1414, 1993.
780. Jensen E, Hess B, Hunziker T, et al: Eosinophilic fasciitis. Schweiz Med Wochenschr *130*:156, 2000.
781. Hundt W, Stabler A, Reiser M: NM findings of muscle involvement in idiopathic hypereosinophilic syndrome. Eur Radiol *9*:525, 1999.
782. Flamen P, Dierickx L, Everaert H, et al: Fascial Tc-99m MDP uptake in eosinophilic fasciitis as demonstrated by SPECT. Clin Nucl Med *22*:844, 1997.
783. Nakagawa Y, Sakai I, Taneichi K, Shibaki H: A case of eosinophilic fasciitis with excessive increase of muscle enzyme. Ryumachi *36*:58, 1996.
784. Song YW, Kim HA, Song KY: Eosinophilic fasciitis with occlusive vasculitis and gangrene of the finger. J Rheumatol *22*:356, 1995.
785. De Clerck LS, Degryse HR, Wouters E, et al: Magnetic resonance imaging in the evaluation of patients with eosinophilic fasciitis. J Rheumatol *16*:1270, 1989.
786. Bennett RM, Herron A, Keogh L: Eosinophilic fasciitis: Case report and review of the literature. Ann Rheum Dis *36*:354, 1977.
787. Martin RW, Duffy J, Engel AG, et al: The clinical spectrum of the eosinophilia-myalgia syndrome associated with L-tryptophan ingestion: Clinical features in 20 patients and aspects of pathophysiology. Ann Intern Med *113*:124, 1990.
788. Silver RM, Heyes MP, Maize JC, et al: Scleroderma, fasciitis, and eosinophilia associated with the ingestion of tryptophan. N Engl J Med *322*:874, 1990.
789. Duray PH: Clinical pathologic correlations of Lyme disease. Rev Infect Dis *11*:S1487, 1989.
790. Verity MA, Bulpitt KJ, Paulus HE: Neuromuscular manifestations of L-tryptophan–associated eosinophilia-myalgia syndrome: A histomorphologic analysis of 14 patients. Hum Pathol *22*:3, 1991.
791. Nishiyama K, Shimuzu J, Takeda K, Sakuta M: A child case of atypical chronic fasciitis: Diagnostic usefulness of muscle CT scan. Rinsho Shinkeigaku *31*:543, 1991.
792. Cherin P, Authier FJ, Gherardi RK, et al: Gallium-67 scintigraphy in macrophagic myofasciitis. Arthritis Rheum *43*:1520, 2000.
793. Cherin P, Laforet P, Gherardi RK, et al: Macrophagic myofasciitis. Study and Research Group on Acquired and Dysimmunity-Related Muscular Diseases. Presse Med *29*:203, 2000.
794. Cherin P, Gherardi RK, Pennaforte JL: Macrophagic myofasciitis: Improvement with antibiotic therapy. J Rheumatol *26*:2286, 1999.
795. Cherin P, Laforet P, Gherardi RK, et al: Macrophagic myofasciitis: Description and etiopathogenic hypotheses. Study and Research Group on Acquired and Dysimmunity-Related Muscular Diseases (GERMMAD) of the French Association against Myopathies. Rev Med Interne *20*:483, 1999.
796. Gherardi RK, Coquet M, Cherin P, et al: Macrophagic myofasciitis: An emerging entity. Groupe d'Etudes et Recherche sur les Maladies Musculaires Acquises et Dysimmunitaires (GERMMAD) de l'Association Francaise contre les Myopathies (AFM). Lancet *352*:347, 1998.
797. Kakulas BA, Laing NG, Johnsen RD: The contribution of molecular genetics in the diagnosis and management of neuromuscular disorders. Scand J Rehabil Med Suppl *39*:5, 1999.
798. Kissel JT, Mendell JR: Muscular dystrophy: Historical overview and classification in the genetic era. Semin Neurol *19*:5, 1999.
799. Toniolo D, Minetti C: Muscular dystrophies: Alterations in a limited number of cellular pathways? Curr Opin Genet Dev *9*:275, 1999.
800. Bushby KM: The limb-girdle muscular dystrophies-multiple genes, multiple mechanisms. Hum Mol Genet *8*:1875, 1999.
801. Weilbach FX, Kress W, Strassburg HM, et al: Current diagnosis in muscular dystrophies: New developments, methods of examination and case examples. Nervenarzt *70*:89, 1999.
802. Brown RH Jr: Dystrophin-associated proteins and the muscular dystrophies. Annu Rev Med *48*:457, 1997.
803. Fadic R, Waclawik AJ, Lewandoski PJ, Lotz BP: Muscle pathology and clinical features of the sarcolemmopathies. Pediatr Neurol *16*:79, 1997.
804. Voit T: Congenital muscular dystrophies: 1997 update. Brain Dev *20*:65, 1998.
805. Kakulas BA: Problems and potential for gene therapy in Duchenne muscular dystrophy. Neuromuscul Disord 7:319, 1997.
806. Tupler R, Perini G, Pellegrino MA, Green MR: Profound misregulation of muscle-specific gene expression in facioscapulohumeral muscular dystrophy. Proc Natl Acad Sci U S A *96*:12650, 1999.
807. Udd B, Lamminen A, Somer H: Imaging methods reveal unexpected patchy lesions in late onset distal myopathy. Neuromuscul Disord *1*:279, 1991.
808. Scopinaro F, Manni C, Miccheli A, et al: Muscular uptake of Tc-99m MIBI and TI-201 in Duchenne muscular dystrophy. Clin Nucl Med *21*:792, 1996.
809. Ilgin N, Gokcora N, Gucuyener K, et al: ^{111}In-labeled antimyosin scintigraphy for detection of cardiac and skeletal muscular involvement in hereditary muscular dystrophy. J Nucl Med *40*:1222, 1999.
810. Park JH, Olsen NJ: Skeletal muscle imaging for the evaluation of myopathies. *In* RL Wortmann (Ed): Diseases of Skeletal Muscle. Philadelphia, Lippincott Williams & Wilkins, 2000, p 293.
811. Lodi R, Muntoni F, Taylor J, et al: Correlative MR imaging and 31P-MR spectroscopy study in sarcoglycan deficient limb girdle muscular dystrophy. Neuromuscul Disord 7:505, 1997.
812. Reimers CD, Schlotter B, Eicke BM, Witt TN: Calf enlargement in neuromuscular disease: A quantitative ultrasound study in 350 patients and review of the literature. J Neurol Sci *143*:46, 1996.
813. Arai Y, Osawa M, Fukuyama Y: Muscle CT scans in preclinical cases of Duchenne and Becker muscular dystrophy. Brain Dev *17*:95, 1995.

814. Liu M, Chino N, Ishihara T: Muscle damage progression in Duchenne muscular dystrophy evaluated by a new quantitative computed tomography method. Arch Phys Med Rehabil 74:507, 1993.
815. Gong QY, Phoenix J, Kemp GJ, et al: Estimation of body composition in muscular dystrophy by MRI and stereology. J Magn Reson Imaging *12*:467, 2000.
816. Leroy-Willig A, Willig TN, Henry-Feugeas MC, et al: Body composition determined with MR in patients with Duchenne muscular dystrophy, spinal muscular atrophy, and normal subjects. Magn Reson Imaging *15*:737, 1997.
817. Messineo D, Cremona A, Trinci M, et al: MRI in the study of distal primary myopathopies and of muscular alterations due to peripheral neuropathies: Possible diagnostic capacities of MR equipment with low intensity field (0.2 T) dedicated to peripheral limbs. Magn Reson Imaging *16*:731, 1998.
818. Liu GC, Jong YJ, Chiang CH, Jaw TS: Duchenne muscular dystrophy: MR grading system with functional correlation. Radiology *186*:475, 1993.
819. McDaniel JD, Ulmer JL, Prost RW: Magnetization transfer imaging of skeletal muscle in autosomal recessive limb girdle muscular dystrophy. J Comput Assist Tomogr *23*:609, 1999.
820. Franczak MB, Ulmer JL, Jaradeh S, et al: Spin-lock magnetic resonance imaging of muscle in patients with autosomal recessive limb girdle muscular dystrophy. J Neuroimaging *10*:73, 2000.
821. Constantinides CD, Gillen JS, Boada FE, et al: Human skeletal muscle: Sodium MR imaging and quantification. Potential applications in exercise and disease. Radiology *216*:559, 2000.
822. Kushnir T, Knubovets T, Itzchak Y, et al: In vivo 23Na NMR studies of myotonic dystrophy. Magn Reson Med *37*:192, 1997.
823. Felber S, Skladal D, Wyss M, et al: Oral creatine supplementation in Duchenne muscular dystrophy: A clinical and 31P magnetic resonance spectroscopy study. Neurol Res 22:145, 2000.
824. Barnes PR, Kemp GJ, Taylor DJ, Radda GK: Skeletal muscle metabolism in myotonic dystrophy: A 31P magnetic resonance spectroscopy study. Brain *120*:1699, 1997.
825. Straub V, Donahue KM, Allamand V, et al: Contrast agent-enhanced magnetic resonance imaging of skeletal muscle damage in animal models of muscular dystrophy. Magn Reson Med *44*:655, 2000.
826. Ammendola A, Gemini D, Iannaccone S, et al: Gender and peripheral neuropathy in chronic alcoholism: A clinical-electroneurographic study. Alcohol Alcohol *35*:368, 2000.
827. Horlen CK, Seifert CF, Malouf CS: Toxic metronidazole-induced MRI changes. Ann Pharmacother *34*:1273, 2000.
828. Wulff EA, Simpson DM: Neuromuscular complications of HIV-1 infection. Curr Infect Dis Rep *1*:192, 1999.
829. Miranda-Pfeilsticker B, Figarella-Branger D, Pellissier JF, Serratrice G: Post-poliomyelitis syndrome: 29 cases. Rev Neurol (Paris) *148*:355, 1992.
830. Nordgren B, Falck B, Stalberg E, et al: Postpolio muscular dysfunction: Relationships between muscle energy metabolism, subjective symptoms, magnetic resonance imaging, electromyography, and muscle strength. Muscle Nerve *20*:1341, 1997.
831. Dalakas MC: How to design a therapeutic study in patients with the postpolio syndrome: Methodological concerns and status of present therapies. Ann N Y Acad Sci *753*:314, 1995.
832. Ivanyi B, Redekop W, de Jongh R, de Visser M: Computed tomographic study of the skeletal musculature of the lower body in 45 postpolio patients. Muscle Nerve *21*:540, 1998.
833. Rao DG, Bateman DE: Hyperintensities of the anterior horn cells on NM due to poliomyelitis. J Neurol Neurosurg Psychiatry *63*:720, 1997.
834. Grimby G, Kvist H, Grangard U: Reduction in thigh muscle cross sectional area and strength in a 4-year follow-up in late polio. Arch Phys Med Rehabil 77:1044, 1996.
835. Nagashima T, Karashima H, Takahashi R, et al: Postpolio late progressive muscular atrophy: Clinical and epidemiologic analyses in 4 Japanese cases. Rinsho Shinkeigaku *30*:373, 1990.
836. Pareyson D: Charcot-Marie-Tooth disease and related neuropathies: Molecular basis for distinction and diagnosis. Muscle Nerve *22*:1498, 1999.
837. Schenone A, Mancardi GL: Molecular basis of inherited neuropathies. Curr Opin Neurol *12*:603, 1999.
838. Bird TD, Kraft GH, Lipe HP, et al: Clinical and pathological phenotype of the original family with Charcot-Marie-Tooth type 1B: A 20-year study. Ann Neurol *41*:463, 1997.
839. Bono F, Gambardella A, Oliveri RL: MRI of skeletal muscles in autosomal recessive hereditary motor and sensory neuropathy with focally folded myelin sheaths. Eur Neurol *39*:191, 1998.
840. Stilwell G, Kilcoyne RF, Sherman JL: Patterns of muscle atrophy in the lower limbs in patients with Charcot-Marie-Tooth disease as measured by magnetic resonance imaging. J Foot Ankle Surg *34*:583, 1995.
841. Shore EM, Glaser DL, Gannon FH: Osteogenic induction in hereditary disorders of heterotopic ossification. Clin Orthop *374*:303, 2000.
842. Buyse G, Silberstein J, Goemans N, Casaer P: Fibrodysplasia ossificans progressiva: Still turning into wood after 300 years? Eur J Pediatr *154*:694, 1995.
843. Feldman G, Li M, Martin S, et al: Fibrodysplasia ossificans progressiva, a heritable disorder of severe heterotopic ossification, maps to human chromosome 4q27-31. Am J Hum Genet *66*:128, 2000.
844. Smith R: Fibrodysplasia (myositis) ossificans progressiva: Clinical lessons from a rare disease. Clin Orthop *346*:7, 1998.
845. Smith R, Athanasou NA, Vipond SE: Fibrodysplasia (myositis) ossificans progressiva: Clinicopathological features and natural history. QJM *89*:445, 1996.
846. Cohen RB, Hahn GV, Tabas JA, et al: The natural history of heterotopic ossification in patients who have fibrodysplasia ossificans progressiva: A study of forty-four patients. J Bone Joint Surg Am *75*:215, 1993.
847. Kaplan FS, Tabas JA, Gannon FH, et al: The histopathology of fibrodysplasia ossificans progressiva: An endochondral process. J Bone Joint Surg Am 75:220, 1993.
848. Rogers JG, Geho WB: Fibrodysplasia ossificans progressiva: A survey of forty-two cases. J Bone Joint Surg Am *61*:909, 1979.
849. Thickman D, Bonakdar-Pour A, Clancy M, et al: Fibrodysplasia ossificans progressiva. AJR *139*:935, 1982.
850. Haddad S, Menassa L, Nasnas R, et al: Imaging aspect of a case of fibrodysplasia ossificans progressiva. J Radiol *78*:449, 1997.
851. Bridges AJ, Hsu KC, Singh A, et al: Fibrodysplasia (myositis) ossificans progressiva. Semin Arthritis Rheum *24*:155, 1994.
852. Carter SR, Davies AM, Evans N, Grimer RJ: Value of bone scanning and computed tomography in fibrodysplasia ossificans progressiva. Br J Radiol *62*:269, 1989.
853. Reinig JW, Hill SC, Fang M, et al: Fibrodysplasia ossificans progressiva: CT appearance. Radiology *159*:153, 1986.
854. Fang MA, Reinig JW, Hill SC, et al: Technetium-99m MDP demonstration of heterotopic ossification in fibrodysplasia ossificans progressiva. Clin Nucl Med *11*:8, 1986.
855. Caron KH, DiPietro MA, Aisen AM, et al: MR imaging of early fibrodysplasia ossificans progressiva. J Comput Assist Tomogr *14*:318, 1990.
856. Zasloff MA, Rocke DM, Crofford LJ, et al: Treatment of patients who have fibrodysplasia ossificans progressiva with isotretinoin. Clin Orthop *346*:121, 1998.
857. Bar Oz B, Boneh A: Myositis ossificans progressiva: A 10-year follow-up on a patient treated with etidronate disodium. Acta Paediatr *83*:1332, 1994.
858. Hentzer B, Jacobsen HH, Asboe-Hansen G: Fibrodysplasia (myositis) ossificans progressiva treated with disodium etidronate. Clin Radiol *29*:69, 1978.
859. Katti E, Seringe R, Gordji A, Turpin JC: Fibrodysplasia ossificans progressiva: Apropos of a case. Rev Chir Orthop Reparatrice Appar Mot *81*:81, 1995.
860. Kussmaul WG, Esmail AN, Sagar Y, et al: Pulmonary and cardiac function in advanced fibrodysplasia ossificans progressiva. Clin Orthop *346*:104, 1998.

第二十二篇

其他各种疾病

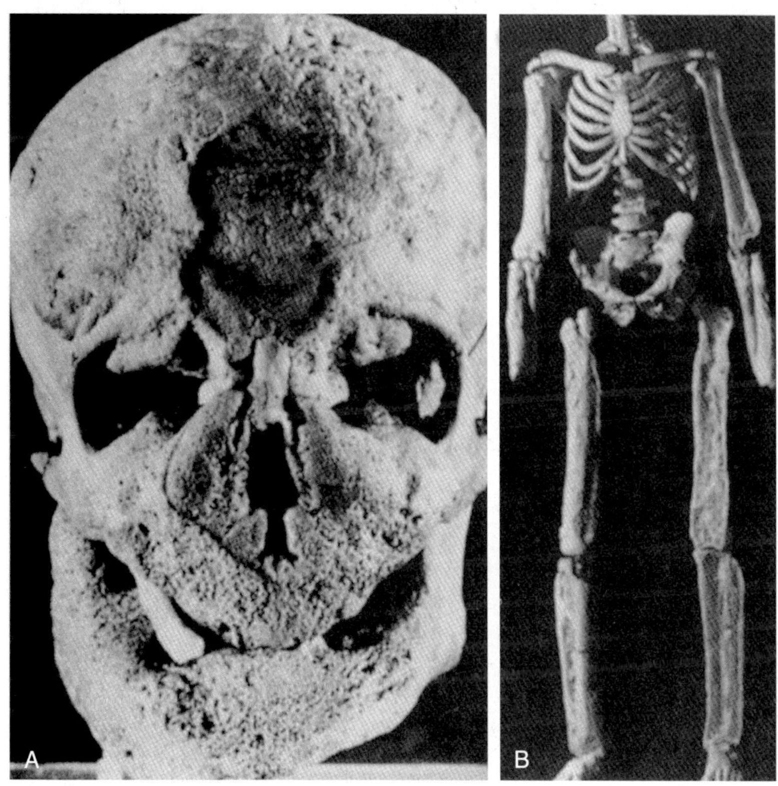

A **骨性狮面**：注意包括颅骨和面骨的大面积骨沉积。鼻旁窦消失。

B **厚皮性骨膜病:** 明显的全身骨肥大。(From Ortner DJ,Putschar WGJ: Identification of Pathological Conditions in Human Skeletal Remains.Washington,DC, Smithsonian Institution Press,1981.)

第 86 章

肉 样 瘤 病

Donald Resnick M.D.

肉样瘤病是一种病因不明的肉芽肿紊乱，累及多个器官系统，尤其是青壮年，主要表现为双侧肺门腺病、肺的浸润以及皮肤或者眼睛的病变[1]。该病的诊断需要综合考虑临床表现、影像学依据和组织学的特点，其中最具特征性的表现是广泛分布的、非干酪样的上皮细胞肉芽肿。肉芽肿的组织学表现虽然具有特异性，但并不能单纯依靠它进行诊断，必须除外引起类似组织学表现的其他疾病。整个疾病的过程是可变的，而且可能伴有显著的骨骼肌肉病变异常。

第一节 病因学和发病机制

肉样瘤病的病因学理论有很多，但是都没有被证实。肉样瘤病有许多特点，比如弥散性分布，以及肉芽肿在形态学上与一些感染性、家族和地理分布性疾病相似，这些特点提示肉样瘤病是一种感染性疾病[2]。结核分枝杆菌、其他分枝杆菌、真菌和病毒都被认为是可能的致病源。可是无论是典型的或者不典型的分枝杆菌都不能在肉样瘤病的肉芽肿持续存在。同样，对真菌或病毒成分的分离工作也没有完成[3]。尽管针对一些病毒的抗体滴度水平已经确定，比如EB病毒、单纯疱疹病毒、麻疹病毒、风疹病毒和副流感病毒，但是结果没有定数，并且与疾病的临床分期和活动程度也没有相关性[2]。已经证明了来自人类的肉样瘤病组织的成分提取物注射在老鼠体内比来自人类正常淋巴结组织的成分提取物注射入老鼠体内有着更高的相容性。高温高压或者放射射线照射肉样瘤病组织都不能诱导肉芽肿的产生[2]。

偶尔报道的家族性发生肉样瘤病的病例提示遗传因素在发病中起重要作用[3]。家族性肉样瘤病的临床表现和影像学特点与散发的肉样瘤病相似。尽管伴有葡萄膜炎的肉样瘤病患者的 HLA-B27 位点高表达，在肉样瘤病早期的患者和患有红斑肉样瘤病及多关节疼痛的患者中 HLA-B8 高表达，然而已经证明肉样瘤病与血清或者淋巴细胞决定的移植抗原之间没有比较明显的相关性[2]。在患有关节炎的肉样瘤病患者中 HLA-DR3 的等位基因高表达，在德国人患者中 HLA-DR5 高表达[213]。

尽管人们已经很好地认识了肉样瘤病的免疫学异常，但还没有完全了解，因为个体间差异性很大，而且患者可同时伴有其他疾病。虽然免疫机制的影响导致了不同形式的临床症状和体征，但是异常的免疫机体本身并不能导致肉样瘤病的发生[2]。在肺受累患者中发现，肺内活性 T 淋巴细胞的增殖与白介素 -2 的释放相关[115]。白三烯 -B4 由巨噬细胞分泌，增强了患肺中的肉芽肿样反应[213]。

第二节 临床异常

肉样瘤病分布范围十分广（有报道瑞典的发病率最高），在美国的发病率不高，主要集中在西南部地区。尽管女性在分娩期发病率较高，但是男女的发病率基本相同。在 20~40 岁的人群中具有更高的发病率。大约 70% 的肉样瘤病患者在 40 岁以下。黑人比白人更易感；在美国，黑人的发病率是一般人的 10 倍。黑人女性是黑人男性的两倍。总的来说，黑人患此病的严重程度高于白人。肉样瘤病在中国人中很罕见。

肉样瘤病的临床表现是高度多样性的。在某些患者中，没有任何的症状和体征，然而在影像学检查中却发现了肺门腺病证据[4]。而其他一些患者，急性或慢性起病的表现均较明显[3]。其中有一种形式的急性发病常伴有红斑结节、多关节炎、虹膜炎和发烧，被称为Lofgren综合征[188]。出现肺部表现的概率很高（有90%的患者最终会出现肺部异常），主要表现为咳嗽、胸痛和窒息感。有25%的患者出现眼部异常，表现为葡萄球膜炎、虹膜炎和虹膜结膜炎。平坦或轻度隆起的、分散或集中分布的红斑结节在组织学检验中会发现典型的肉芽肿。在肉样瘤病中，红斑结节是很常见的，当伴有肺门腺病和关节疼痛时预后较好。大多数的病例有乏力、厌食、体重减轻、发烧、肝脾肿大、淋巴结病等表现[116]。此外还发现，此病累及的其他器官包括有中枢和外周神经系统、心脏和骨骼肌肉系统。大约10%的肉样瘤病患者会出现唾液腺和泪腺的增大。

实验室检查提示存在贫血、白细胞减少、嗜酸粒细胞增多、血清白蛋白浓度降低和球蛋白水平增高。大约有25%的患者会出现高钙血症，伴随反应性的对维生素D敏感性增高和肠道对钙离子的吸收增加。研究指出，肺泡和肉样瘤病中的肉芽肿与维生素D的代谢密切相关，可以明显地促进1,25（OH）$_2$D的合成，导致肉样瘤病患者高钙血症[151-153]。高钙血症常常是很轻微的，会伴有血清磷的轻度升高及高钙尿的出现。使用可的松可以减少高钙血症[5]。

60%~80%的肉样病患者，尤其是早期的肉样瘤病和存在典型腺病的患者[6]，给他们在皮下注射0.2mL含有10%肉样瘤病组织的盐水悬浊液，通常会出现反应性的非干酪样肉芽肿。这种反应成为阳性的Kveim试验[7]，在其他肉芽肿病患者中只有3%~4%出现这样的反应，这种试验在现在已经很少使用[2]。在过去由于有效的Kveim抗原的缺乏和偶尔出现的在其他疾病中的阳性反应（如局限性肠炎），限制了这种检验手段的使用[8]。此外，由于高丙种球蛋白血症和皮肤的无反应性肉样瘤病的非特异性表现，诊断性实验室检验还没有制定[9]。已经证明大约80%的急性肺肉样瘤病患者循环中的血管紧张素转换酶（ACE）的水平有所升高，这可能与肉芽肿中的上皮细胞增加了这种酶的合成有关，这可能成为该病的一种有效的检测方法，但是ACE升高在其他疾病中也有报道，如Gaucher病、甲状腺功能亢进、肝硬化、糖尿病和麻风病[10,117,118]。ACE水平与肉样瘤病患者的活动性相关。

尽管我们希望看到非常典型的症状表现，但是实际上肉样瘤病的自然过程是十分多样的。如果影像学发现肺纤维化，将预示着预后不良，因为这表明有多器官受累。

第三节 大体病理异常

确诊肉样瘤病要依据：临床表现和影像学表现；实验室数据支持，比如血清ACE和丙种球蛋白的升高；以及在没有其他明确病因的情况下存在有典型的非干酪样肉芽肿。尽管我们很了解肉样瘤病的组织学特点，但是在一些增生性疾病和感染病中也可见非干酪样肉芽肿。这种肉芽肿主要是由大量的上皮细胞组成的离散的增生性结节[11,12]（图86-1）。其他主要是淋巴细胞（典型的、辅助的T淋巴细胞）、巨细胞和浆细胞。没有干酪样组织。在任何器官中都可存在肉芽肿，包括骨髓（约占20%）[119]，但是最常见的是肺脏、淋巴结、肝脏和脾脏[11]。它们生长得可快可慢，但通常保持一定的大小和数量不变化。当它们分解后，这些肉芽肿常常被纤维成分替代。在这个纤维化的过程中，肉芽肿本身对邻近组织产生机械性压迫，并因此导致人体各个系统的器官功能障碍，这是肉样瘤病的特点[2]。

第四节 肌肉骨骼异常

肉样瘤病可以累及肌肉、皮下组织、骨和关节，并导致典型的临床、影像学和病理学表现。

一、肌肉受累

尽管需要足够的样本去证明，但是在50%~80%病史短于两年的肉样瘤病患者中发现他们的骨和肌肉中存在非干酪样肉芽肿。肌肉的肉芽肿可以是有症状的，但大多数情况下是没有症状的。疼痛、压痛、增大的结节都是典型的临床表现。肌肉挛缩也有报道。对称的近侧结节性肌病可伴有也可不伴有其他部位的疾病[13,120,166]。肌病能够导致乏力、肌酶水平升高和肌电图的异常，可能对可的松的治疗敏感，并且可伴有非干酪样肉芽肿、淋巴受累及肌肉坏死和再生。

对肌肉受累的肉样瘤病的报道强调尽管有症状的肉样瘤病比没有症状的肉样瘤病少，但是多种类型的肉样瘤病肌肉受累也会导致症状的产生。慢性

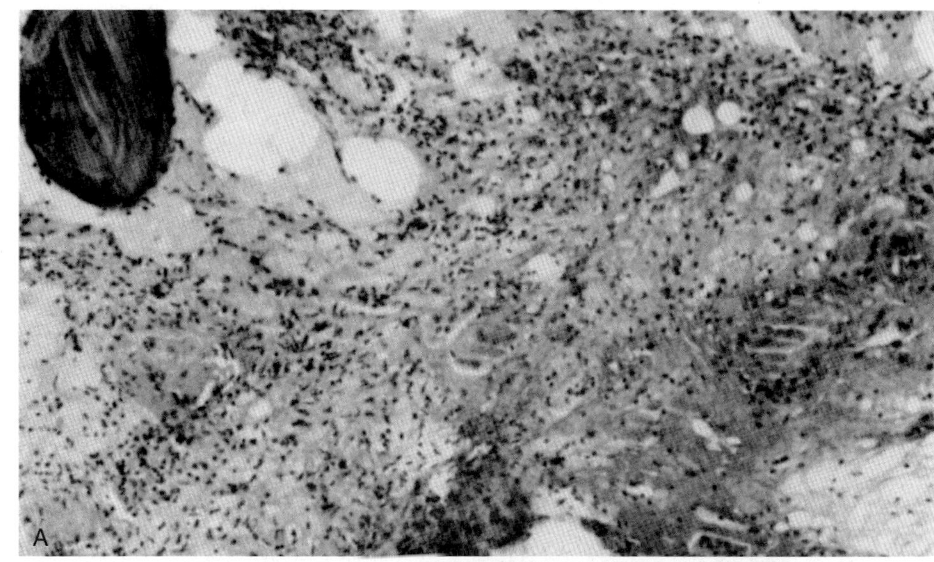

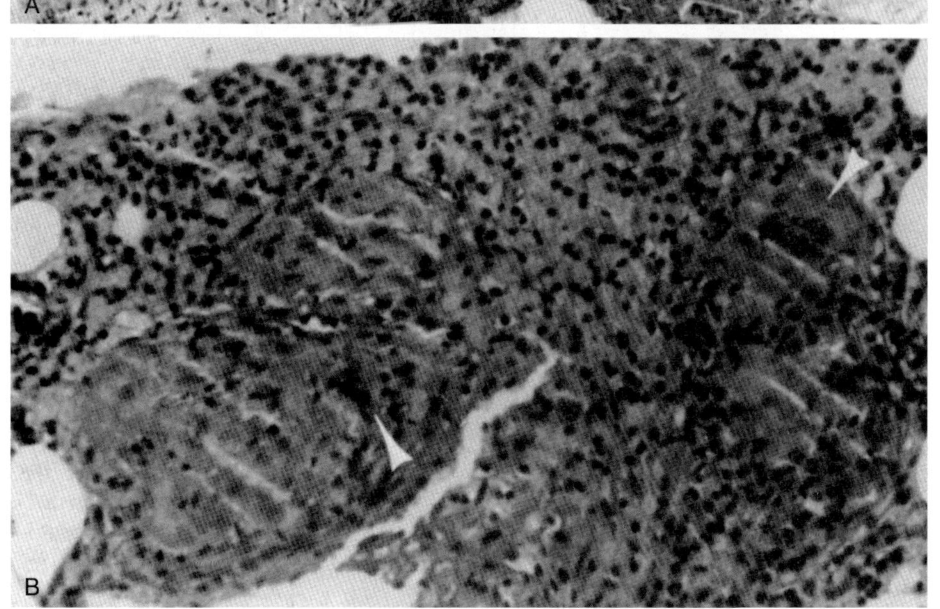

图 86–1　肉样瘤病：病理异常。

A　骨髓间隙被肉芽肿样病变所替代（180 ×）。可见上皮细胞和多核朗罕巨细胞。

B　在显微镜片上可见上皮细胞、多核朗罕巨细胞（三角箭头）、淋巴细胞和成纤维细胞。未见干酪样物质。对细菌和真菌的特殊染色和培养都是阴性的结果（360 ×）。

的肌病是最常见的类型，通常伴随有一些慢性肉样瘤病的其他表现；主要的特点是典型的近端肌肉对称性受累，合并有肌肉挛缩、增生或萎缩，而且主要影响中老年人，尤其是绝经后的妇女。结节性肌病通常伴发有肌肉和肌腱连接处小的触痛结节和比较罕见的急性肌炎，可导致肌肉触痛、乏力、疼痛，通常合并有急性多关节炎或红斑结节[167]。这 3 种疾病的鉴别需要仔细的临床检查和实验室检查，必要时行磁共振成像（见下面的讨论）[168, 189–192]。

二、皮下受累

除了包括红斑结节在内的肉样瘤病的一系列皮肤表现以外，在5%的患者中还可发现皮下结节。这样的结节通常发生在20~60 岁的人群中并伴有内脏受累，尤其是肺、肝和脾，而典型的骨骼的病变是很难见到的[169]。正如Kalb所描述，肉样瘤病的皮下结节是隐匿、无疼痛、圆形和可移动的，主要分布在骨端，躯干和面部较少，可能在一个时期后，比如几个星期或几个月，在数量上会有增加，此后保持数目不变，范围是1~100 个[169]。组织学检查发现，这些结节大多是非干酪样的，位于皮下脂肪层，可能有或没有真皮的受累。Darier–Roussy 肉样瘤病这个名称有时也用于皮下组织的这些病变和其他病变。影像学检查有分叶状的肿块，有时在关节周围分布（图 86–2）[193]。虽然钙化不是经常出现，但是骨骼的受累是确定的。鉴别诊断主要是痛风结节、风湿结节和黄瘤。

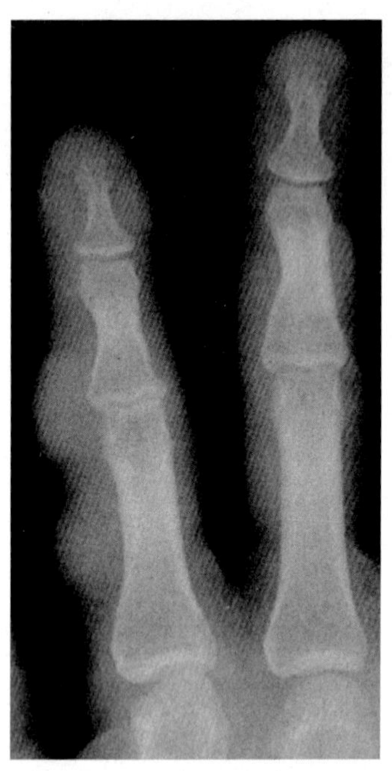

图86-2 肉样瘤病：皮下结节。示指和中指处可见明显的软组织结节，伴有末梢的高度钙化。

三、骨骼受累

1. 发病率

在X射线发现之前，人们已经发现了肉样瘤病骨骼受累的临床证据。在1898[14]年Besnier发现并报道了与狼疮有关的影响手指和脚趾的慢性肿胀，在1904[15]年Kreibich对此进行了进一步的描述。Rieder和Jüngling分别于1910[16]年和1928[17]年发现了狼疮的影像学特点，但是此后没有完成与结核的结节性病变的精确鉴别。尽管有大量关于肉样瘤病骨受累的报道，但是有关骨骼受累的发生率至今为止仍然有争议[18~22, 122]。在一项世界范围内的肉样瘤病骨骼受累的回顾性研究中发现，其发病率大约在1%~13%之间，平均为5%[3]（表86-1）。这些不同的结论显然与患者的选择及检查方法相关，由于很多肉样瘤病患者骨骼受累时没有明显的症状表现，所以要想确切地估计肉样瘤病的骨骼受累发生率，需要对所有类型的肉样瘤病患者进行骨骼检查，包括没有任何临床症状的患者。由于肉样瘤病骨骼受累的患者出现骨的小囊性变在正常人群中也可以发现，所以要建立一个年龄—性别匹配的对照组来评价[23]。但至今为止这样广泛的调查还没有完成，所以应用5%的发生率要格外谨慎。

尽管即使在皮肤病变很轻微时骨骼病变也可能很明显，但在没有皮肤病变时很难发现骨性肉样瘤病[24]。有文献估计，80%~90%伴有骨骼受累的肉样瘤病患者存在有肺部病变的影像学表现[2]。在没有其他临床或影像学表现时，肉样瘤病极少出现骨骼改变。

2. 临床表现

尽管骨骼病变常常是完全没有症状的[11,18,25,26]，但在某些病例中可能是主要的临床表现。骨骼病变伴有手和足部（不典型）的软组织肿胀［指（趾）炎］和皮肤病变[194]。这些临床表现常常是对称发生的，并主要累及手指或者足趾的近节和中节指（趾）骨，比较少见的是掌骨、跖骨、末端指（趾）骨、腕和足中段的受累[12]。会有触痛、四肢强直和活动受限。在其他部位，比如鼻子[27~29]、面部、颅骨[30~34]和四肢末端也会出现软组织肿胀。继发于肉样瘤病的肋骨[123]或者四肢长管状骨或短管状骨的病理性骨折[35,131,158,159,195]以及脊髓压迫[36~38, 124~127]也可导致显著的临床表现。鹰嘴骨折比较好发。

3. 影像学表现

肉样瘤病的影像学表现依骨骼受累部位的不同而异[154]。可确认一些特殊的类型，尤其是手部骨骼受累。

在肉样瘤病中会出现造成全身性骨量减少的骨质疏松（皮质厚度减小）以及纹状皮质，可能与海绵状骨小梁的肉芽肿破坏和替代以及哈弗系统的周

表86-1 10个城市大数列肉样瘤病患者骨损害发生率

城市	患者的数量		骨损害	
	肉样瘤病	行骨骼影像学检查	数量	占百分比
伦敦	537	475	19	4
纽约	311	139	13	9
巴黎	329	165	6	3.5
洛杉矶	150	60	3	4
东京	282	282	5	2
里丁	425	425	5	1
里斯本	89	89	12	13
爱丁堡	502	502	6	1.2
诺维萨德	285	225	25	11
日内瓦	121	121	4	3
合计	3031	2483	98	5

From James DG,Neville E,Carstairs LS:Semin Arthritis Rheum 6:53,1976.

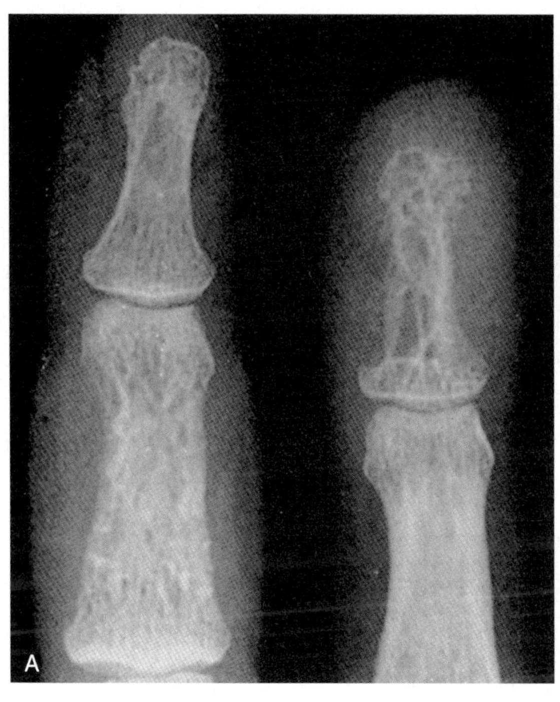

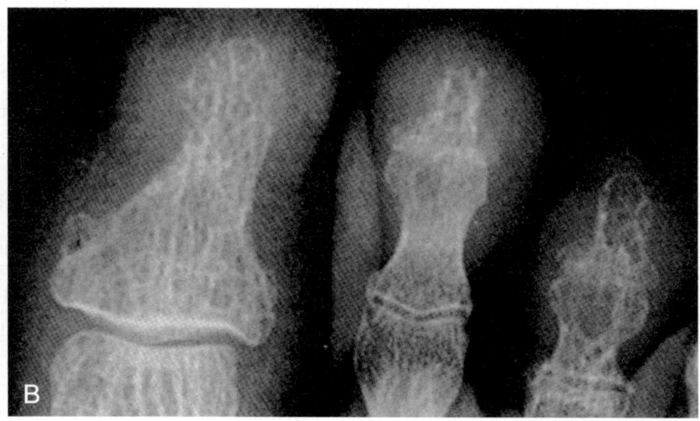

图 86–3　肉样瘤病：异常的骨小梁结构。手指（A）和足趾（B）中可见粗糙的、网状或者花边状的小梁结构。可见软组织肿胀。（Courtesy of P.Stern,M.D.,Covina,California.）

围血管侵蚀有关。骨小梁变得比较粗糙或者变成花边状（图86–3）。局限性疏松或囊性病变可造成一种"穿凿"样外观，其与很多恶性或良性病变的骨病变表现相似。这些囊性变可位于中心也可偏心，可能有锐利边缘，也可能呈圆形或者卵圆形，并可能导致骨骼萎陷或骨折（图86–4），而且常伴有邻近骨小梁结构的改变。当骨骼病变为弥漫性并伴有皮质受累和死骨形成的时候，骨破坏出现的速度比较快。令人惊奇的是，尽管有如此迅速的骨质溶解，骨膜炎的发生虽有报道[170]却极为少见[171]。此外，疏松区周

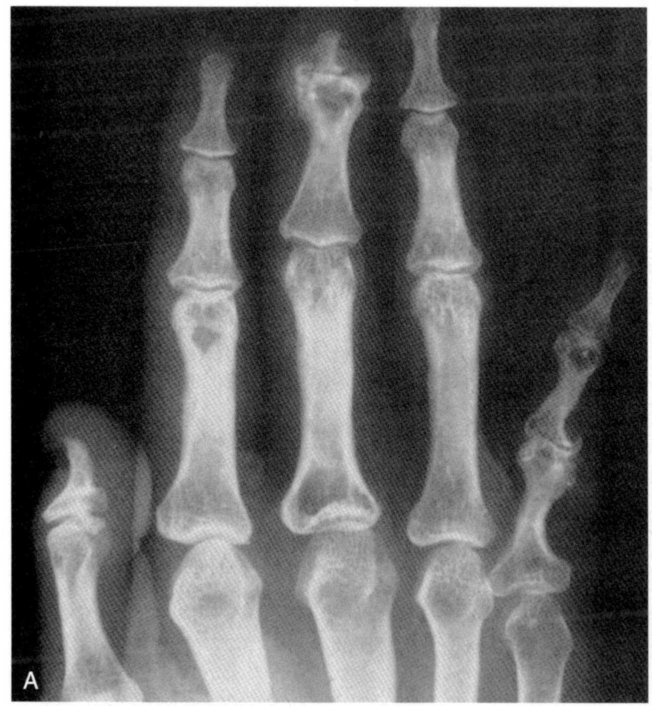

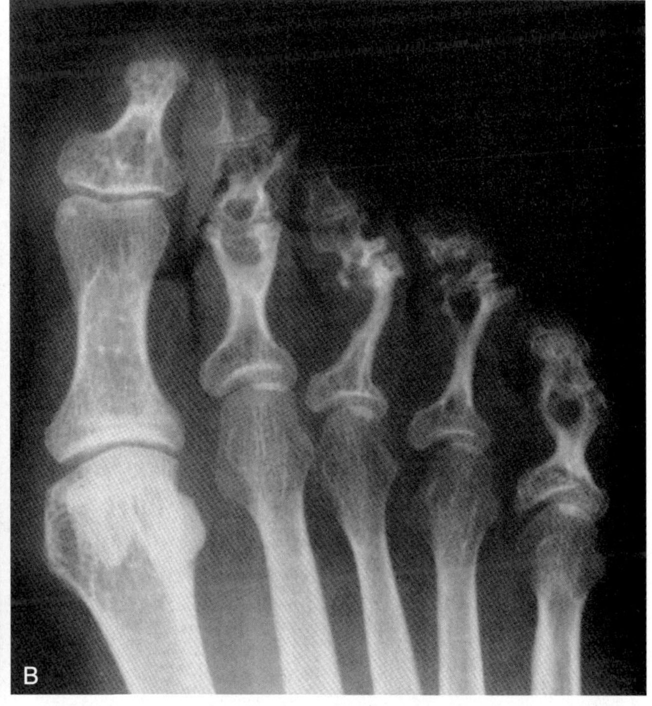

图 86–4　结节性硬化：囊性病变。如手和足的X线片所示，囊性病变可能是肉样瘤病的典型影像学特征，而且当囊性变位于软骨下骨时，产生的畸形和塌陷会导致关节功能障碍。

围的骨硬化通常没有或为轻度。

偶尔可见局限性或广泛性骨硬化(图86-5)，有时会在肉样瘤病肺部受累终止后很长一段时间内才出现[172]。在手足管状骨或末节指（趾）骨的骨髓腔里会出现结节状不透X线区（肢端骨硬化症）(见下文的讨论)。在一些罕见病例中会发现骨骼X线密度的广泛升高[39~42,172,173,196~199]。后期的骨硬化病变主要累及脊柱、骨盆、颅骨、肋骨以及长骨的近端，可为局限性也可为弥散性，而且与Paget病、骨转移、淋巴瘤、骨髓纤维化、肥大细胞增多症、高丙球蛋白血症、肾性骨营养不良和氟中毒中的病变相似。骨活检发现有典型的肉芽肿，因此若有X线密度增加便可确诊为肉样瘤病。对伴有骨硬化患者的临床和影像学表现进行的随访评估发现，他们有比较好的预后，而且少数病例此后可出现影像学表现的改善（图86-6）[199]。关节内骨强直可见于骶髂关节和耻骨联合，在椎间隙处也可出现类似的关节强直。

（1）手和足。手是骨骼肉样瘤病的主要受累部位[18-21,43,44,109,122,128,129,155,214]。腕和足的受累相对少见[130]。可为一侧病变，也可为双侧病变，但两侧对称病变相对少见。在手部，主要累及中节或末节指骨，而近节指骨[163]和掌骨受累相对少见。现在已

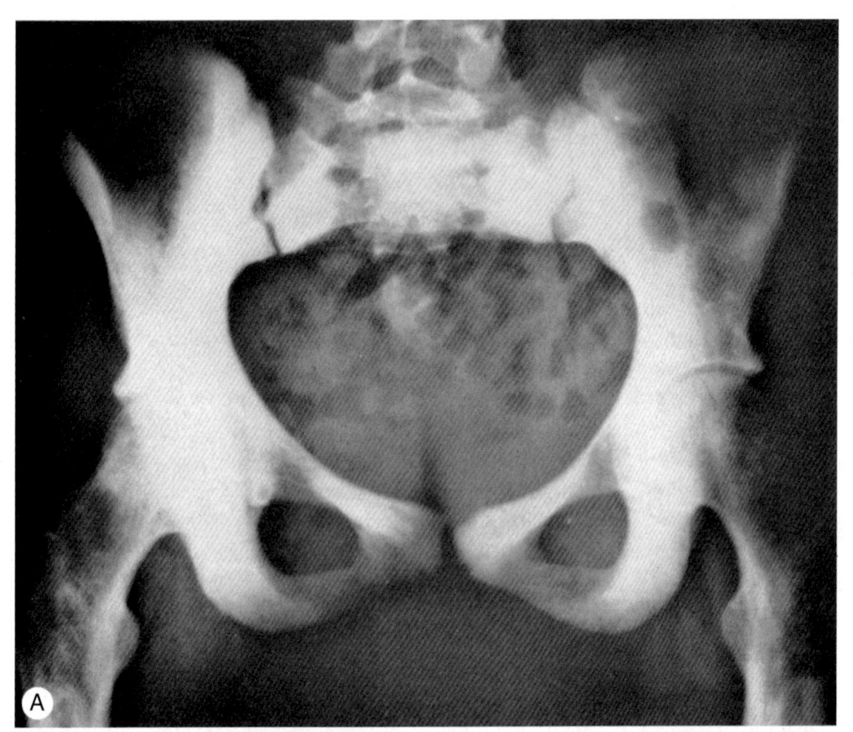

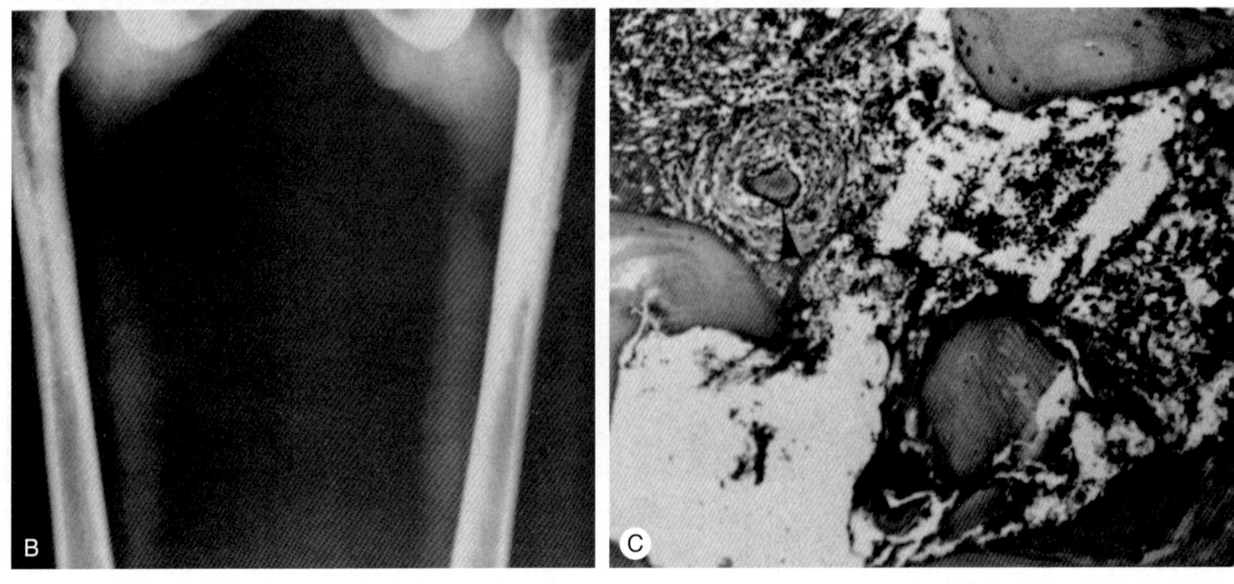

图86-5 肉样瘤病：骨硬化。29岁黑人妇女，确诊为肉样瘤病，病史13年，伴有肺、淋巴结和肝脏受累。

A 骨盆可见密度均匀性升高，特别是在髂骨、坐骨和耻骨上支。

B 股骨内可见“骨中骨”表现。近端2/3出现骨密度增加。

C 坐骨峭活检后低倍镜下可见增厚的松质骨，内部有一个包含典型巨细胞的非干酪样肉芽肿（三角箭头）。

（From Bonakdarpour A,et al:AJR 113:646,©1971, American Roentgen Ray Society.）

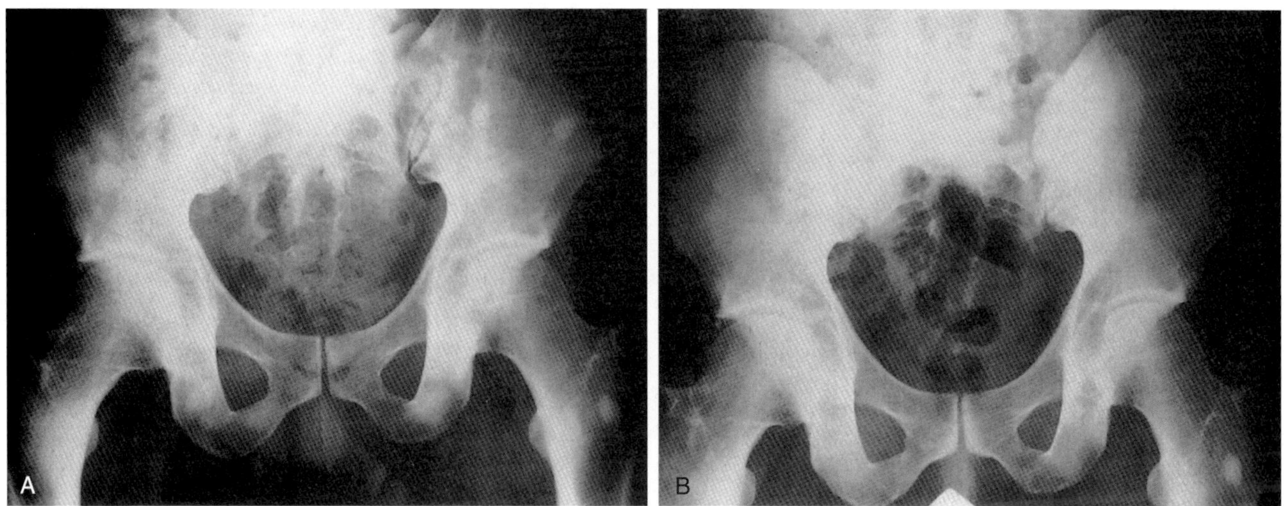

图 86–6　肉样瘤病：骨硬化。经治疗后局部缓解。A 图为最初的骨盆 X 线片，显示无名骨和左侧股骨的多发性硬化性损伤，B 图显示激素治疗 3 年后明显的骨质改善。（Courtesy of J. Jacobson, M.D.,Ann Arbor, Michigan.）

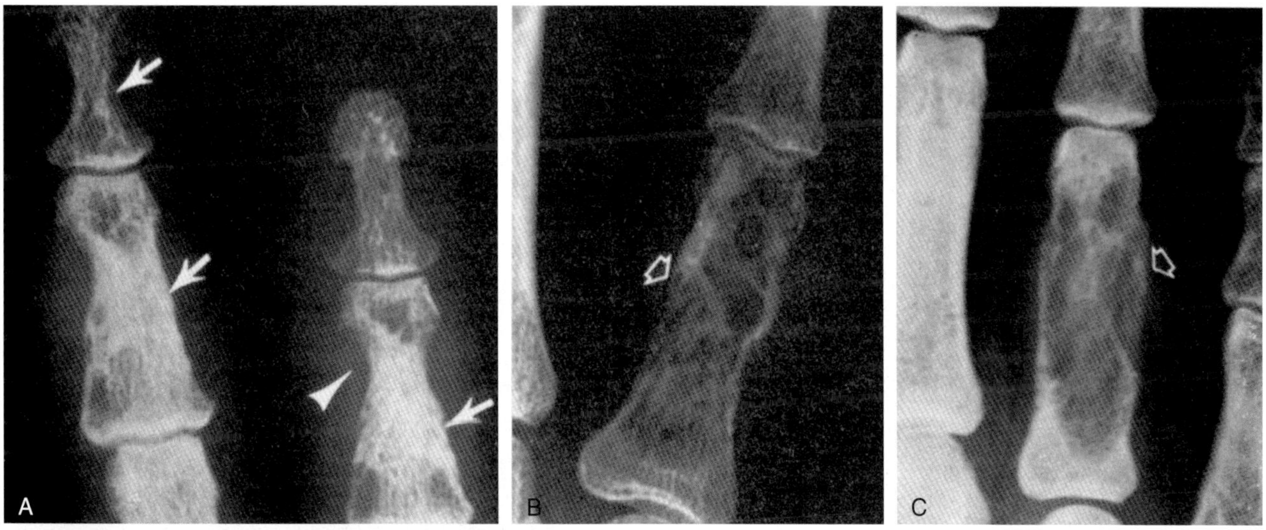

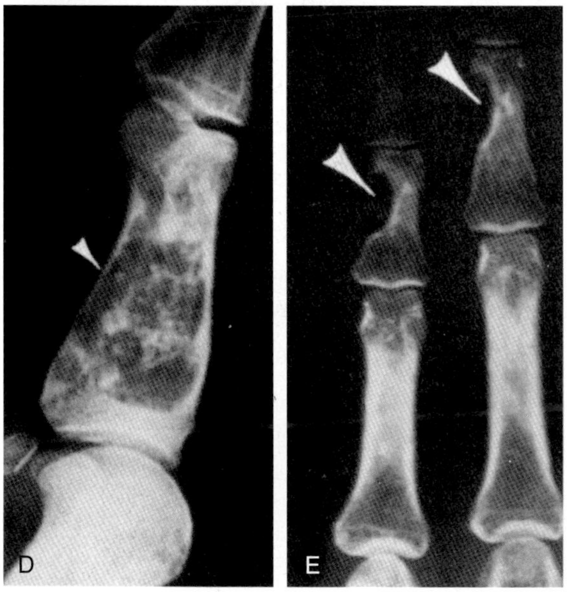

图 86–7　肉样瘤病：手。

A–E　X 线片上可见一系列改变。骨小梁可产生蜂窝状或者网格状改变（实心箭头），产生更为局限性的缺损（空心箭头），这些缺损很少钙化（小三角箭头），并使骨边缘产生扇贝样改变（大三角箭头）。

（A, Courtesy of A. Brower, M.D., Norfolk,Virginia; B, courtesy of M. Dalinka, M.D., Philadelphia, Pennsylvania.）

经发现几种类型的病变（图 86-7）。弥散性骨小梁改变最具特征性，可导致骨骼呈蜂窝状或网格状构型。更为局限性的溶骨性破坏会产生囊性缺损，当其愈合时周围会环绕一圈薄的骨质硬化缘。这些病变可出现在松质骨的中心或偏心部位，并导致骨质边缘扇贝样改变。整个指（趾）骨受累可合并有病理性骨折、粉碎性改变、软组织肿胀及指（趾）短缩（图 86-8）。骨膜炎不常见。

这些局限的病变区不一定是均匀的透亮区。残留的骨小梁或小的结节状不透亮区在X线片上会产生不透X线的阴影。在某些病例中，病变处的钙化与单发或多发内生软骨瘤的表现类似。

正如McBrine和Fisher在1975年[45]以及其他很多研究者[46,47]在报道中所强调，肢端骨硬化症是手部肉样瘤病的一个体征（图 86-9）[47,18]，不过早期报道肉样瘤病X线表现的一些作者将肢端骨硬化症草率地视为一种偶发表现[18]。这种表现的特征是出现局部不透光区［多见于末节指（趾）骨］以及骨内膜增厚。但是这个表现不具特异性，在硬皮病[48]、类风湿性关节炎、系统性红斑狼疮[49]、霍奇金病和血液疾病中也有出现[46]。在发现了正常人的指骨中也会有一个或多个不透明结节后，更加限制了其作为肉样瘤病诊断体征的应用价值。肉样瘤病中指（趾）的硬化的发生率有的报道为31%[47]，有的报道为54%[45]，然而统计学显示，骨质溶解不能被认为是肉样瘤病的唯一骨骼表现。

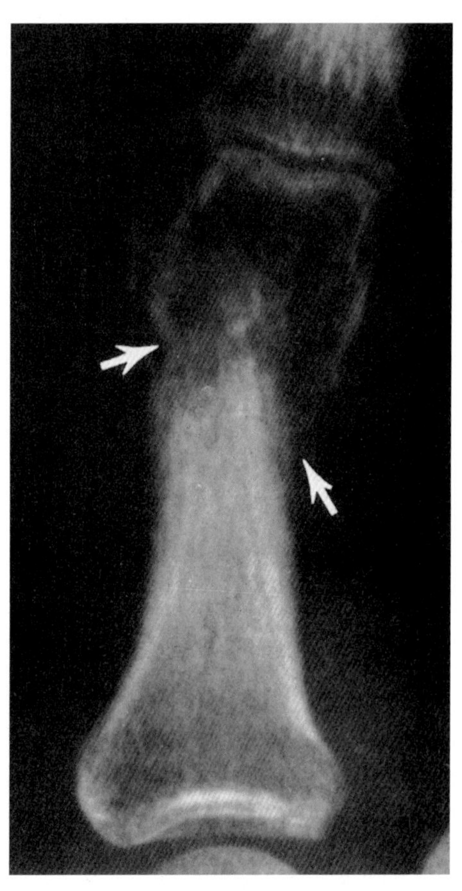

图 86-8 肉样瘤病：病理性骨折。可见骨折（箭头）延伸过近节指骨远端的溶骨性损伤区。未见骨膜炎。（Courtesy of L.Rogers. M.D.,Winston-Salem,North Carolina.）

腕部改变包括囊性变或边缘透亮区，而足和手部的改变是相似的，都包括有骨小梁变粗糙、局限性病变和不透亮区域（见图 86-3）。

在手和腕部病变中，腱鞘炎是肉样瘤病的一种公认并发病[200-202]。软组织肿胀也是其典型的影像学表现。

（2）长管状骨。四肢长管状骨的破坏性病损很少见[30, 50, 51, 171]。单发或多发的溶骨性病灶（图 86-10）可导致皮质侵蚀和受损，伴病理性骨折[131,195]。尽管骨膜炎不常见，但在伴有系统性肉样瘤病的病例中曾报道有合并广泛和明显骨膜下新骨形成的增生性骨关节病[174,175]。

（3）颅骨和面部。肉样瘤病的颅骨破坏不常见[52~57,122,156,157,182]。在出现时，颅骨破坏是不对称的，其特点是单发或多发、大小不等的溶骨性病变，通常不伴有邻近骨质象牙化（图 86-11A）。这些缺陷几乎总合并有身体其他部位明显的肉样瘤病，必须与嗜酸粒细胞肉芽肿、慢性感染、转移瘤、浆细胞骨髓瘤、淋巴瘤和脑膜瘤相鉴别。

面部骨骼的骨性破坏可表明肉芽肿病变累及邻近结构，如鼻部皮肤、鼻旁窦、鼻黏膜、视神经、视神经管和鼻泪管。虽然可出现鼻旁窦壁[32,60,61]和眶壁[30,34,62,132]的溶解以及一个或两个视神经管[63,64]的扩大，其与麻风病或Wegener肉芽肿的其他肉芽肿样病变过程伴发的改变相似，但是鼻骨破坏尤其具有特征性（见图 86-11B）[27-29,58,59,214]。

（4）胸廓。肋骨受累不常见，其病变可为完全溶骨性或完全硬化性，或者既有溶骨性又有硬化性病变[133]。可以发生病理性骨折[123]。胸骨的异常很少见[160]。

（5）骨盆。和其他部位一样，这些无名骨骼如果被肉样瘤病累及，可为骨质溶解，也可为骨质硬化，也可以两者共存[176]。

（6）脊柱和脊髓。虽然脊椎的肉样瘤病不常见，但是尸检证实脊椎骨髓内局部可见肉芽肿病灶[65,66,

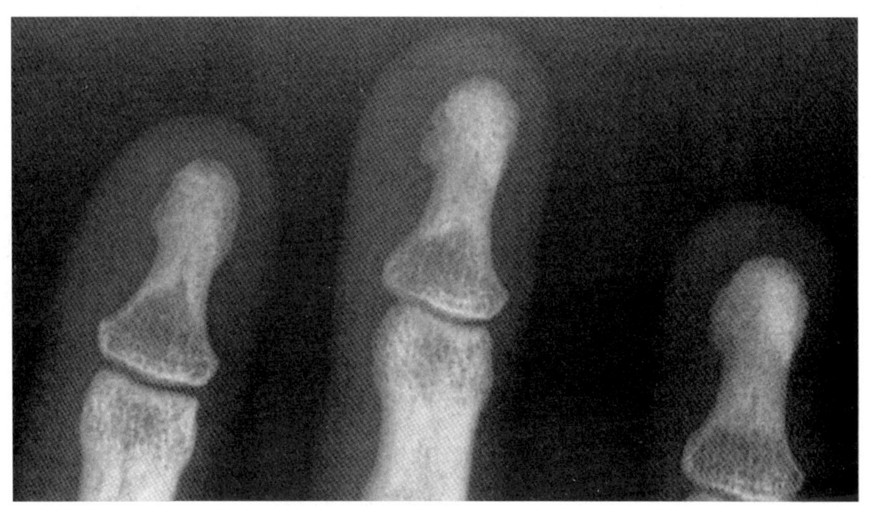

图 86-9 肉样瘤病：肢端骨硬化。可见指骨末端广泛的骨硬化。此表现为非特异性表现。

[67-72]。临床症状包括疼痛、触痛、畸形和神经功能病变。影像学上，骨质溶解伴边缘硬化可发生在一个或者多个连续或不连续的椎体上，常不伴有椎间隙受累[67~74,161,177]。尽管曾见颈段椎体受累[51,72,203]，包括齿状突病理性骨折[57]，但下胸段和上腰段椎体仍是最易受累的部位。病变可延伸至椎弓根，但是脊柱后部单独受累明显少见。一些病例中也可见脊柱旁肿胀（图 86-12）。这样的肿胀偶尔可合并有后方淋巴结病，但骨骼并未受累[75]。其 X 线片表现类似于骨髓炎（特别是椎间隙缩窄时）[178]或肿瘤。在一些病例中出现的多阶段受累但不伴有椎间隙缩窄，有

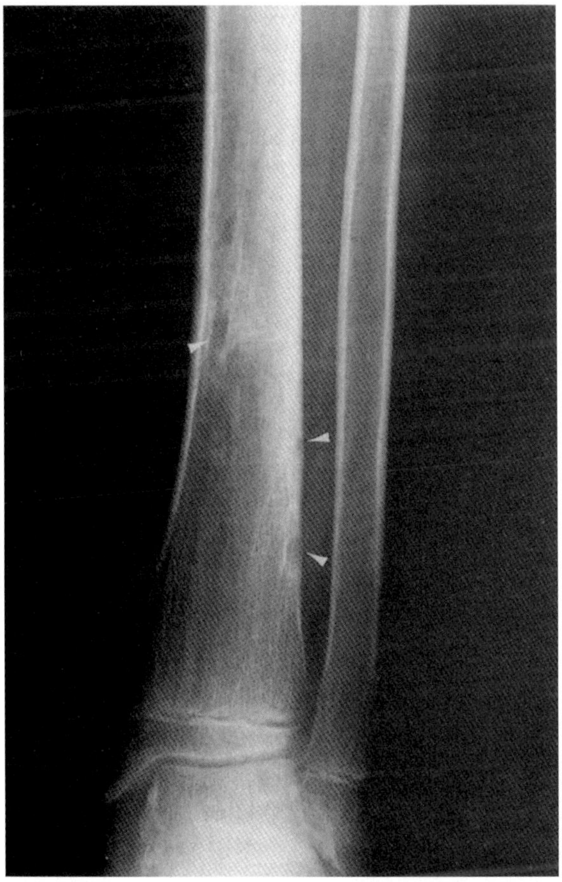

图 86-10 肉样瘤病：长管状骨。儿童的胫骨处可见小的、偏心的溶骨性病变（三角箭头）。病变界限明显，伴有轻度边缘硬化，未见骨膜炎。（Courtesy of L.Cooperstein, M.D., Pittsburgh,Pennsylvania.）

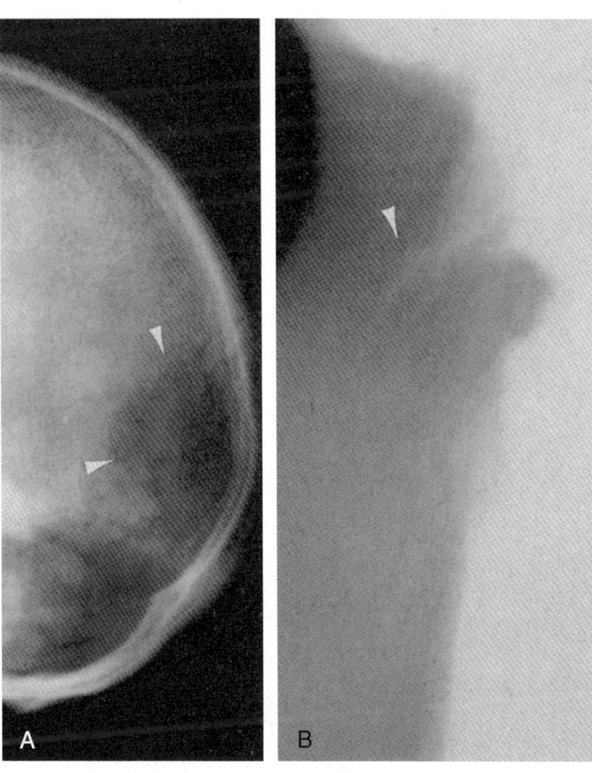

图 86-11 肉样瘤病：颅骨和面部。

A 可见枕骨区域的溶骨样病变（三角箭头）。

B 软组织肿胀和鼻骨的破坏（三角箭头）是本病的典型特征。

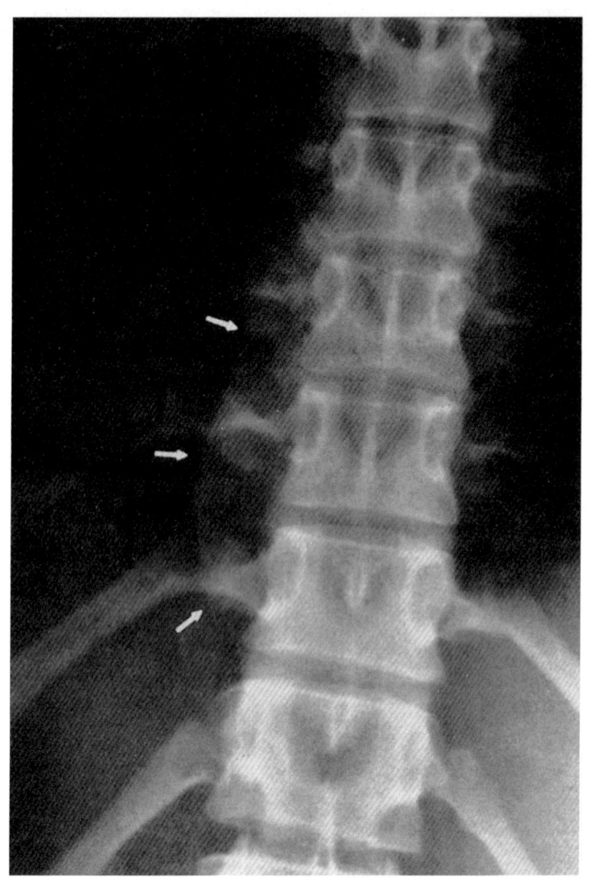

图86-12 肉样瘤病：椎旁肿胀。可见肉样瘤病患者巨大的胸椎椎旁肿物（箭头）。这种表现可合并有椎体受累或者是后方淋巴结病的一种表现。

助于做出正确诊断。

肉样瘤病的脊髓和马尾神经受累很罕见[36-38,76-81,179,183,186]。这样的病变可起自椎体内肉芽肿形成（罕见的表现）[127,206]或起自脊膜或外周神经受肉芽肿累及[124]。脊髓造影术或磁共振成像（见后面的讨论）可显示骨髓内或硬膜内肿物，或提供蛛网膜炎和脑膜增厚的证据。神经系统表现偶尔是疾病的最初表现，但典型的神经系统表现常伴有肉样瘤病的其他表现[204,205]。

四、关节受累

10%~35%的肉样瘤病患者会有关节症状和体征，女性比男性多见[6,19,22,82-89,111,114,134,135]。可见两种基本的关节病类型：急性多关节炎和慢性多关节炎（图86-13）。偶尔可见其他类型的关节病。

1. 急性多关节炎

外周对称性多关节痛或者多关节炎常见于中小关节，尤其是踝关节、膝关节、肘关节、腕关节和手部关节，这些症状出现比较早，与红斑结节、淋巴结增大、发烧、葡萄膜炎和典型的皮肤病变相关联。这种类型的关节受累，实质上类似于单一性红斑结节[134]，常会导致软组织肿胀、关节渗出、疼痛、触痛、活动受限和四肢僵直，这些症状一般在4~6周后消失。影像学检查可见软组织肿胀，也可有骨质疏松。超声检查可发现关节渗出、腱鞘炎和皮下炎症[180]，对滑膜的组织学检查证实为非特异性炎症反应[164]。实验室检查可见血沉加快和C-反应蛋白水平增高。

2.慢性多关节炎

第二种关节病常发生在已有数月至数年病史的肉样瘤病患者中，是一种可反复消退和复发的慢性多关节炎，最终可导致永久性关节畸形和不可逆的关节病变。一些慢性患者在早期常出现多关节炎的急性发作。随后的几年里症状和体征会交替出现和消失。最易受累关节是踝关节、膝关节、肩关节、腕关节和手部小关节。多关节受累多见，单关节受累很少见。皮肤和肺部病变多见。关节滑膜液分析常可发现总蛋白水平升高，白细胞计数每立方毫米在15 000~20 000，以淋巴细胞为主[2]。

影像学检查有时可见骨肉样瘤病表现[90,91,136-140]在一些病例中，如果出现了邻近骨质受累，因骨性疾病向软骨下骨的扩展侵蚀，可出现关节塌陷和破坏。如果没有这种侵蚀，则很少见关节疾病的影像学表现。软组织肿胀和外周骨质疏松常较明显。轻微广泛的关节间隙消失和偏心性界限明确的骨质侵蚀也常见（图86-14）。如果没有发现关节周围骨组织的特征性改变，肉样瘤病的慢性多关节炎相关的影像学表现不具有确诊价值。

任何部位滑膜的组织学检查都可发现非干酪样肉芽肿[91,92,141]（图86-15）。这些病变并不是特异性的，在结核病、真菌感染、铍中毒和某种异物反应中也有类似改变[93]，不过在肉芽肿中没有发现真菌或耐酸性微生物[92]。在某些病例中可见单一的炎症反应，其特征是白细胞和浆细胞浸润以及成纤维细胞增生[142]。腱鞘的内层滑膜可出现类似的改变[165,201,202]。

3.其他类型

一些报道曾强调指出，儿童可患肉样瘤病性关节炎[143-146]。尽管少见，但这些关节异常类似于青少年慢性关节炎中所见的改变，常伴有皮肤和眼睛受累。最常见的是多关节疾病，伴有肢体大小关节的

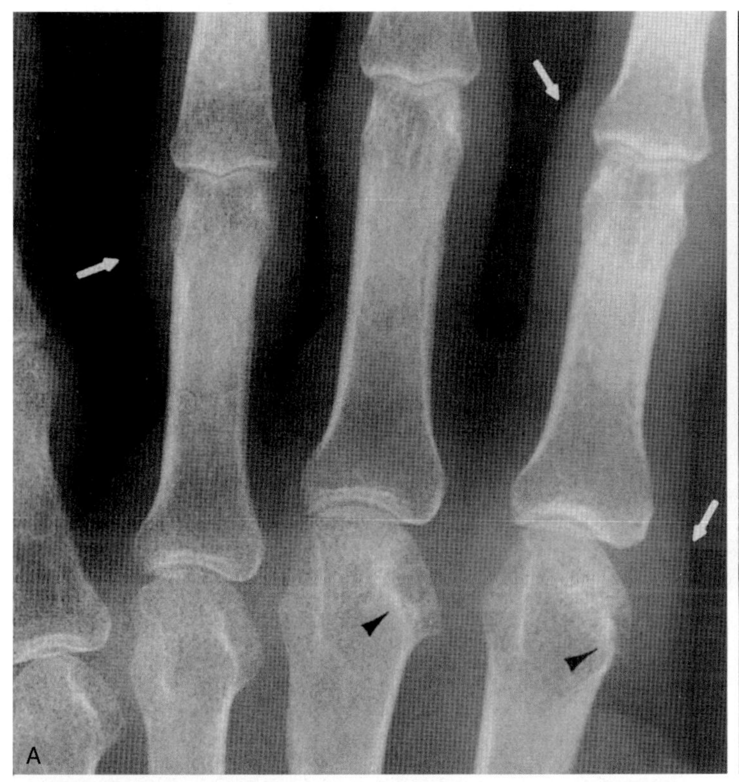

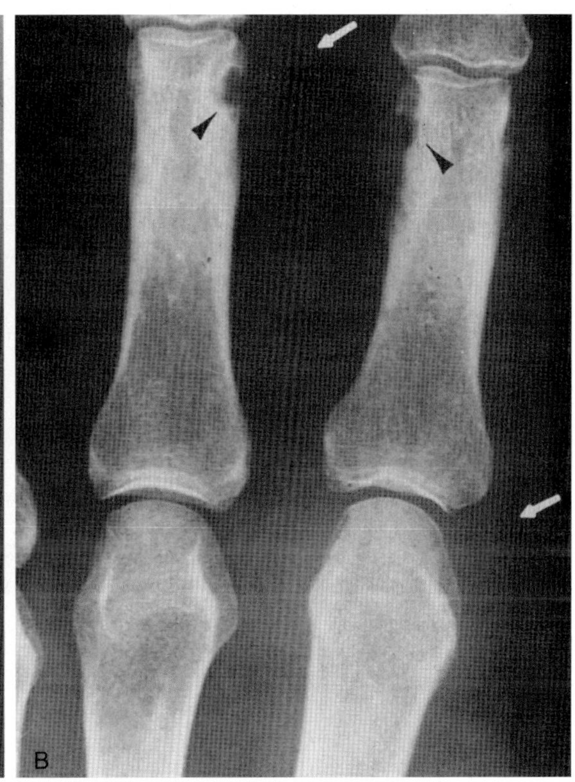

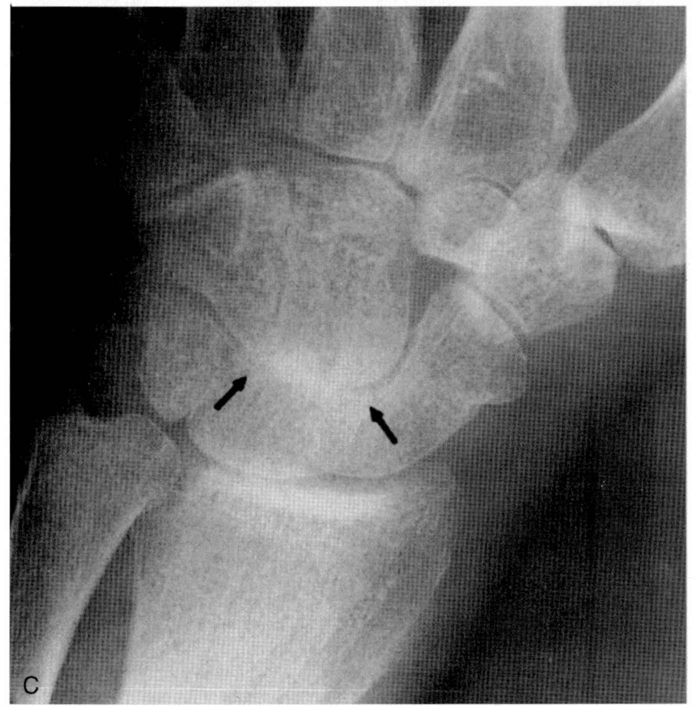

图 86-13 肉样瘤病：关节受累（影像学改变）。

A 可见多处近节指间关节和掌指关节软组织肿胀（箭头），伴有关节间隙变窄和小的骨缺损（三角箭头）。骨肉样瘤病患者这样的关节间隙改变很多见。

B 在另一例患者中，先出现近节指间关节（箭头）和掌指关节软组织肿胀（三角箭头），然后出现骨质缺损。

C 30岁黑人女性中，患有肉样瘤病，X线片可见软组织肿胀和关节间隙变窄（箭头），主要累及腕关节的两排腕骨之间的间隙。未见骨质疏松和边缘骨侵蚀。这些表现不能确诊此病，因为类风湿性关节炎和其他疾病也有类似表现。

改变。明显但无痛的关节渗出和腱鞘肿胀伴有广泛的滑膜增厚。软组织增厚和骨质减少是影像学的特征性表现，偶尔可见明显的软骨和骨质破坏（图86-16）。

骨盆和脊柱的病变类似于强直性脊柱炎或其他血清阴性脊柱关节病，在肉样瘤病中少见[84,94-98,147,177]。尽管发病机制不清，但可见伴有或不伴有脊柱受累的骶髂关节侵蚀、硬化和骨强直。Perlman等[99]记载过一个患有椎体肉芽肿疾病的黑人男性，在摔倒后发展为四肢瘫痪。颈椎、胸椎和腰椎的椎体破坏性病变常伴有前方和侧方椎体旁骨化，类似于银屑病关节炎或Reiter综合征。骶髂关节是正常的。作

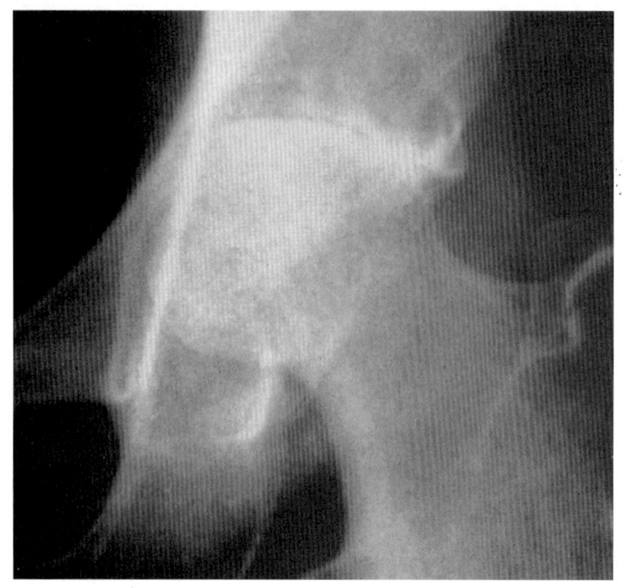

图86-14 肉样瘤病：关节受累（影像学异常）。53岁女性，患肉样瘤病4个月，出现了关节间隙同心性消失。（Courtesy of D.Sauser, M.D.,Loma Linda, California.）

者提出骨的过度生长代表了对椎体肉芽肿扩展生长的一种修复性反应。

在一例肉样瘤病患者身上发现了Jaccoud型关节病伴有手部指间关节的可恢复、无痛性屈曲畸形[181]。据报道，肉样瘤病可伴发有牛皮癣、高尿酸血症、伪膜病、嗜酸细胞增多症、类风湿性关节炎和血清类风湿因子水平升高[2,100~102,148]。对肉样瘤病患者进行类固醇治疗可并发骨坏死。骨坏死在没有使用类固醇治疗肉样瘤病的患者中很罕见，所以其与疾病本身没有相关性。

肉样瘤病偶尔可伴有骨或关节周围大的软组织肿块，可发生钙化也可不钙化（参见前面的讨论）[112, 193, 208]。也有人提出，甲状旁腺功能亢进与肉样瘤病有一定相关性[113]。

五、其他诊断技术

闪烁成像技术已被用来描述肉样瘤病的骨骼受累范围[103,149,207]。注射^{99m}Tc-焦磷酸盐（图86-17）后显示的异常，比相应X线检查显示的范围要大，而且与组织学证实的干酪样肉样肿的部位有关。这种敏感的诊断技术可进一步用于识别大多数肉样瘤病患者的骨骼受累情况[110]。

^{67}Ga枸橼酸盐成像可用来确认皮肤、肺脏、淋巴结、脾脏、唾液腺、泪腺和骨骼肌受肉样瘤累及的范围[150,162,187]。就肌肉而言，在皮质类固醇治疗之后示踪剂的异常聚集可减低或消失[150]。

磁共振成像技术有限地用于分析肉样瘤病的骨关节病变和肌肉病变[168,178,189~192,196,197,208~211,215]。当常规X线片检查正常[209~212]并且骨扫描检查也模棱两可

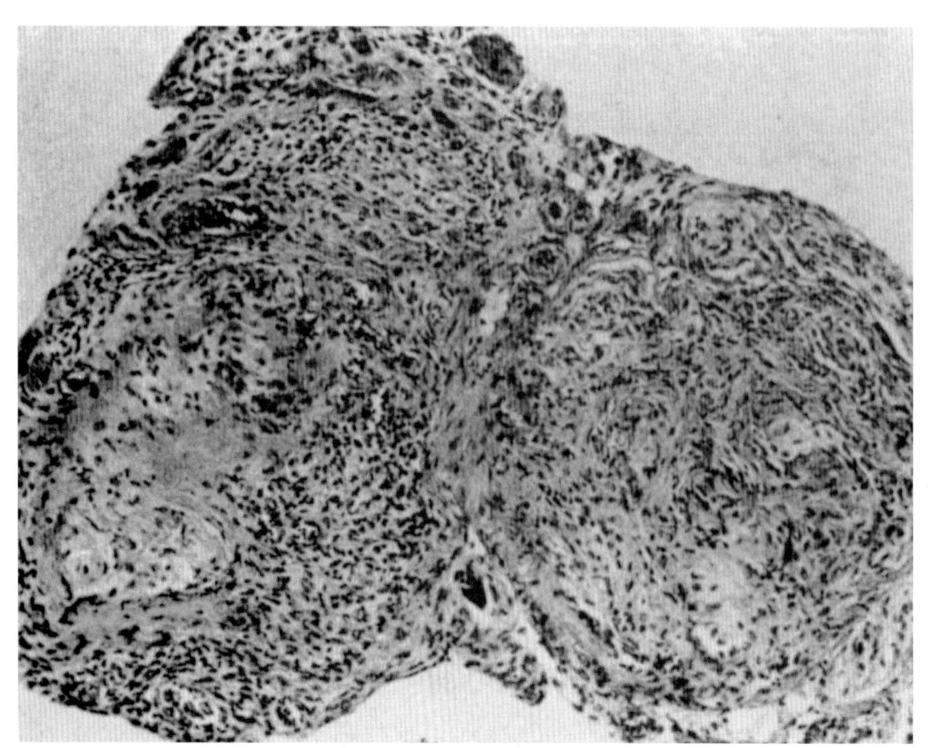

图86-15 肉样瘤病：关节受累（病理学改变）。51岁患肉样瘤病的黑人女性，出现双侧膝关节渗出和僵直。X线片可见双侧股骨软骨下骨的囊性损伤。显微镜下可见一侧膝关节滑膜活检组织中非干酪样肉芽肿和散在的慢性炎性细胞（×75）。未见真菌和细菌。（From Bjarnason DJ,et al:J Bone Joint Surg Am 55:618, 1973.）

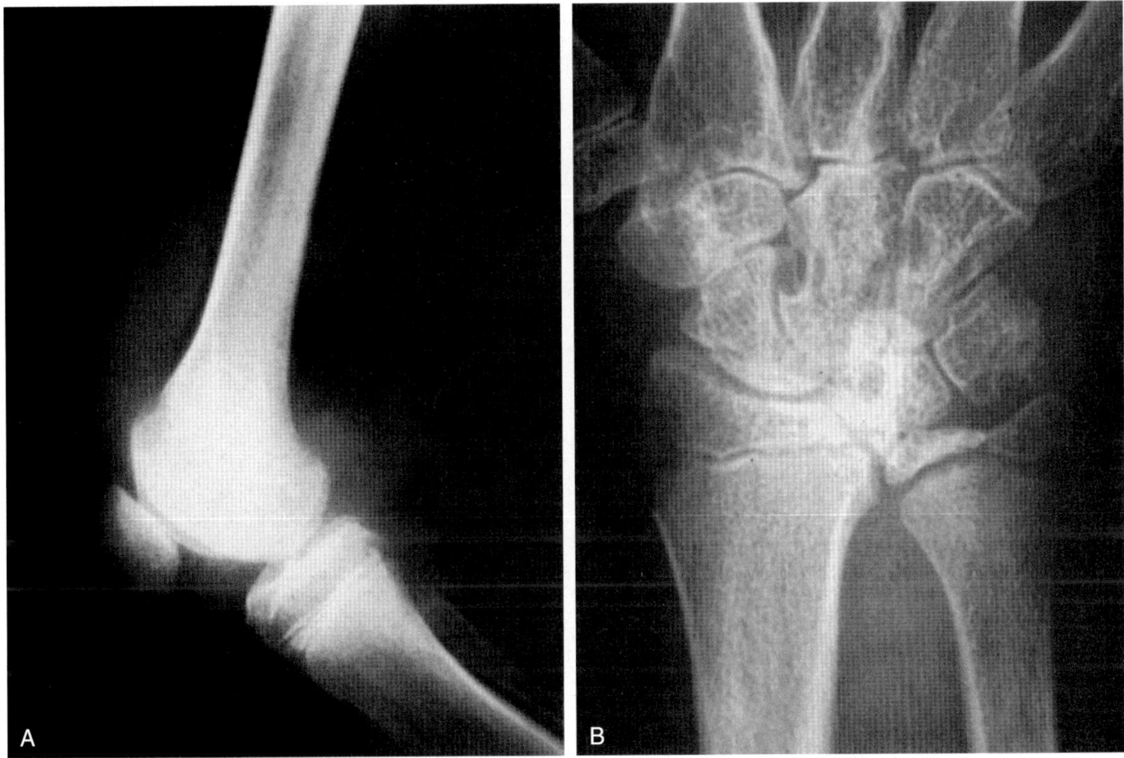

图 86-16　儿童肉样瘤病。这名患儿的影像学表现包括骨量减少、膝关节大量渗出和关节间隙变窄以及整个腕关节的骨侵蚀。（Courtesy of L. Cooperstein, M.D., Pittsburgh, Pennsylvania.）

时，磁共振成像却可发现骨髓受累[210]。这种疾病的骨内病变特点是信号强度不均一。在T1加权自旋回波像上可见类似肌肉表现的低信号，而在T2加权自旋回波像呈高信号强度（图86-18）。偶尔可见边缘呈高信号而中心呈低信号强度的靶样表现（特别是当静脉内应用钆增强剂时）[197,215]。某些病例出现的斑点状或蛇样表现类似于骨坏死（见图86-18）。如果有脊柱受累，其磁共振成像表现类似于感染性脊柱炎；受累椎体和椎间盘在T1加权像上呈低信号而在T2加权像上呈高信号，在静脉注射钆螯合剂后信号会增强[178,184]。此疾病的椎旁扩散较明显（图86-19）。脊髓的肉样瘤病可导致结节样病变，在T1加权像上呈低信号而在静脉使用钆对比剂后可出现信号增强[179,183]。脊髓可出现肿胀。

肌性肉样瘤病的磁共振成像表现依赖于肌肉受累的类型（参见前面的讨论）[168,185]。结节性肌病的特征是出现一个卵圆形的结节，此结节在T1和T2加权像上都表现为中央低信号星形区域并被高信号区域所包围（图86-20）。组织病理学检查证实，这样的结节中央为纤维化区周围包绕有炎性肉芽组织[168]。炎性组织病灶在脂肪抑制像上呈高信号（图86-21），在静脉注射钆螯合剂后信号增强[185]。类固醇治疗后炎性病灶会缩小[192]。慢性肉样瘤病性肌病在磁共振成像上常无法发现。

六、鉴别诊断

肉样瘤病中骨骼受累有充分的特征性表现，大多数病例可依据影像学表现做出准确诊断。有时手部的骨小梁和囊性病变容易和其他疾病的症状相混（表86-2）。在结节状硬化中，指骨和掌骨的囊样变常伴有一种特殊类型的骨膜增生，导致在骨的外表面出现结节样赘生物[104]（图86-22）。邻近处的骨质象牙化常很明显，而且跖骨干骨膜炎和颅内钙化可证实正确的诊断（见第87章）。

纤维发育异常可导致单骨性或多骨性异常。指骨和掌骨的髓腔增宽伴广泛的毛玻璃样外观是一种典型的表现，而且常伴有局灶性X线透亮区或者硬化及更广泛的骨骼异常[105]（图86-23）（见第87章）。

内生软骨瘤是一种良性的软骨肿瘤，常见于无症状患者的手部。这种肿瘤常形成一处中心稀

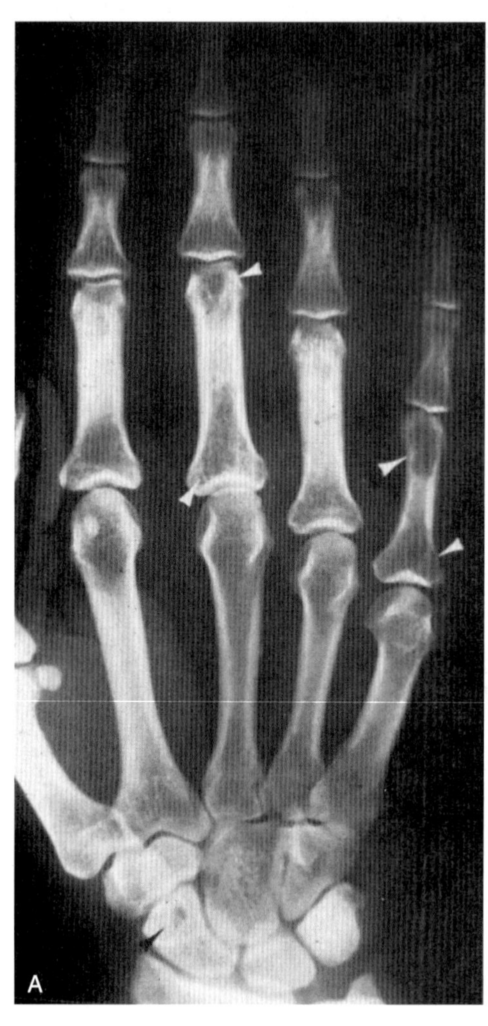

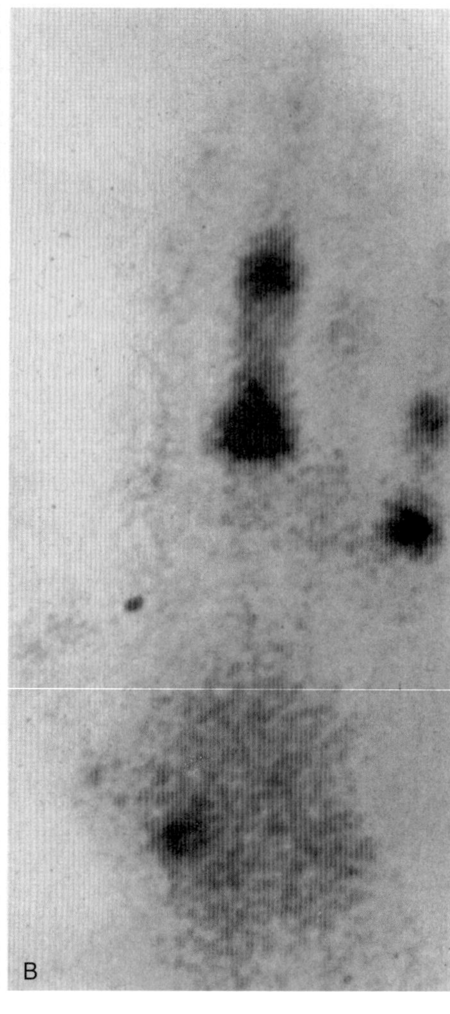

图86–17 肉样瘤病：闪烁成像异常。

A 可见舟状骨和指骨（三角箭头）的轻微骨破坏。这些区域的特征为界限不清和界限分明的溶骨性改变。

B 骨扫描显示这些部位有放射性核素的异常聚集。

（Courtesy of V.Vint, M.D., San Diego, California.）

疏区（伴或不伴有钙化）以及皮质骨内膜边缘呈扇贝形[106]。内生软骨瘤偶尔可不在中心或位于骨膜外，从而使其影像学表现有所改变。尽管肉样瘤病会有钙化的透亮病灶酷似内生软骨瘤，但其他骨骼表现可确定正确诊断。

内生软骨瘤病或Oliver病是一种多发性内生软骨瘤综合征，可导致一个或多个肢体的软组织肿胀[107]。这种非家族遗传性疾病与管状骨的干骺端和骨干内存留有软骨岛有关，可导致骨骼生长紊乱和畸形。尽管有些临床表现可能被误认为是关节炎，但其软组织突起是硬的。此外，X线片上可见多发的钙化透亮灶，但也可见更广泛的奇异表现（图86–24）。当内生软骨瘤病合并有海绵状血管瘤时，可诊断为Maffucci综合征[108]。这种综合征的软骨病灶恶变倾向明显，而单纯多发性内生骨软骨瘤病的恶变倾向较小，单发性软骨瘤病的恶变可能性极小。上述这3种疾病依据影像学特征很容易与肉样瘤病相

表86–2 掌骨和指骨的多囊样病变

肉样瘤病
痛风
类风湿性关节炎
黄色瘤病
结节性硬化症
纤维性发育不良
内生软骨瘤病（Ollier病）
结核病
真菌性病变
转移癌（r）
浆细胞性骨髓瘤（r）
甲状旁腺功能亢进（r）
基底细胞瘤综合征（r）
血管瘤（r）

r:疾病的罕见表现。

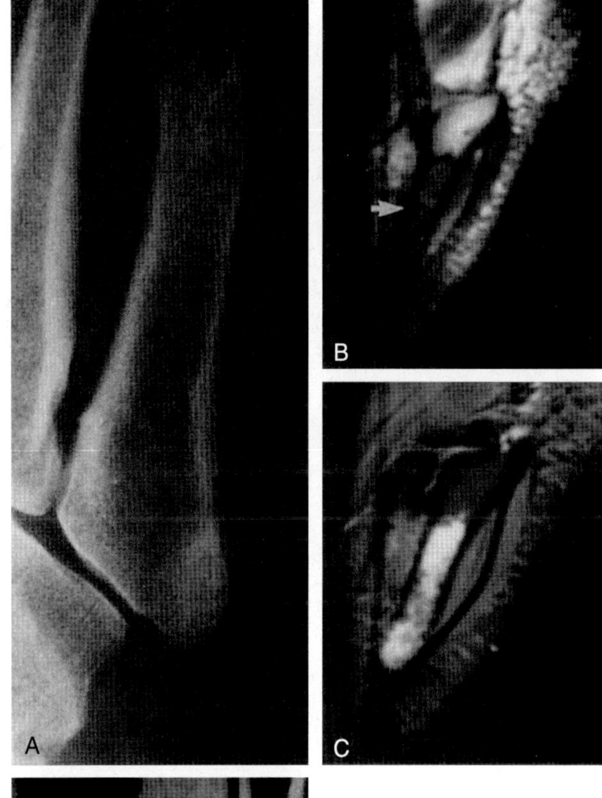

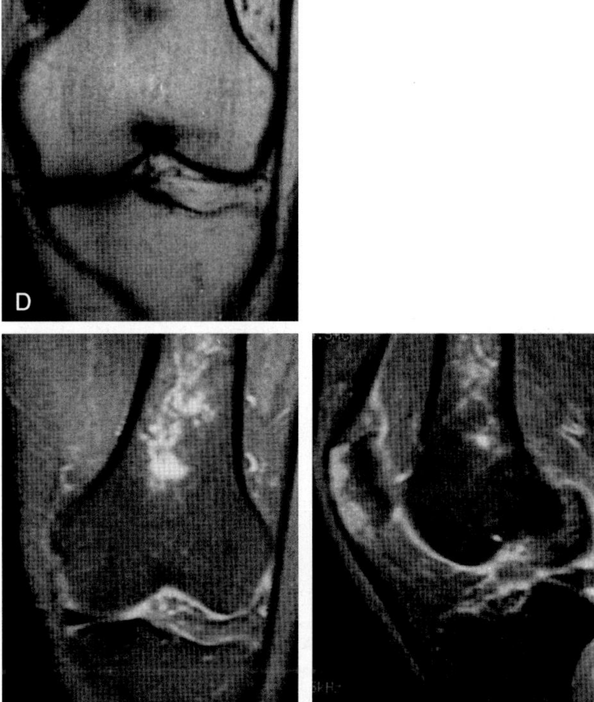

图 86-18　肉样瘤病：磁共振成像异常表现。骨受累。

A-C　54 岁女性，组织学上已经证实有肉样瘤病，累及第趾骨和其他部位的骨。X 线片（A）上可见第五跖骨扩张、骨量减少和小的可透 X 线的病变。矢状位 T1 加权（TR/TE，600/16）自旋回波磁共振成像（B）可见第五跖骨的低信号病变（箭头）。脂肪抑制和静脉注射钆螯合剂的相似图像（TR/TE，800/20）（C）上呈高信号病变。

D-F　57 岁女性，冠状位 T1 加权（TR/TE，600/16）自旋回波磁共振成像（D）上可见股骨和胫骨的斑点状或者线性低信号区，在脂肪抑制和静脉注射钆对比剂后的 T1 加权冠状位（TR/TE，433/12）（E）和矢状位（TR/TE，800/12）（F）自旋回波磁共振成像上呈强化表现。F 中可见髌骨受累。（Courtesy of D. Levey, M.D.,Corpus Christi, Texas.）

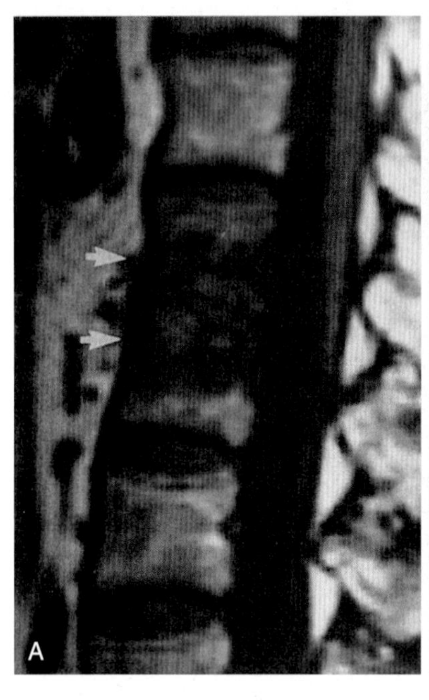

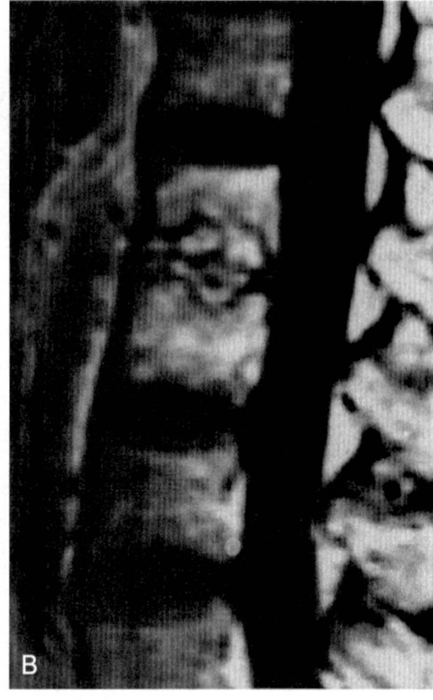

图 86–19 肉样瘤病：磁共振成像异常表现。脊柱受累。53岁女性，肉样瘤病累及上腰段导致X线片上显示的异常类似于感染。

A 矢状位T1加权（TR/TE，600/20）自旋回波MRI上可见第1、2腰椎邻近椎体（箭头）和椎间盘呈低信号。

B 使用钆后强化的T1加权（TR/TE，600/20）自旋回波MRI上可见这些椎体和椎间盘的信号增强。

（From Kenney CM,et al:J Comput Assist Tomogr 16:660, 1992.）

鉴别。

指（趾）骨、掌骨和跖骨的多个透明病变区也可伴发于结核和其他肉芽肿感染（见第61章）、血管瘤病（图86–25）、黄瘤病、脂肪坏死、甲状旁腺功能亢进、Gorlin基底细胞痣综合征、脂肪过多症、浆细胞性骨髓瘤和骨转移。

鼻腔和面部的骨质破坏可发生于肉样瘤病、梅毒、真菌和其他感染、Wegener肉芽肿病和肿瘤。

肉样瘤病的关节改变不具有特异性。急性关节炎伴软组织肿胀和骨质疏松可见于多种疾病。慢性病变伴关节腔变窄和骨质破坏与多种感染性疾病中所见类似，尤其是结核病。肉样瘤病的骨骼病变不伴有骨膜炎，这是一个有用的体征。

小 结

肉样瘤病的骨骼异常主要表现在手部；在这个部位，粗糙的骨小梁、囊性变和边缘骨缺损以及骨硬化都具有明显的诊断意义。尽管这些表现可见于其他骨骼部位，比如颅骨、面部骨骼、脊柱、长管

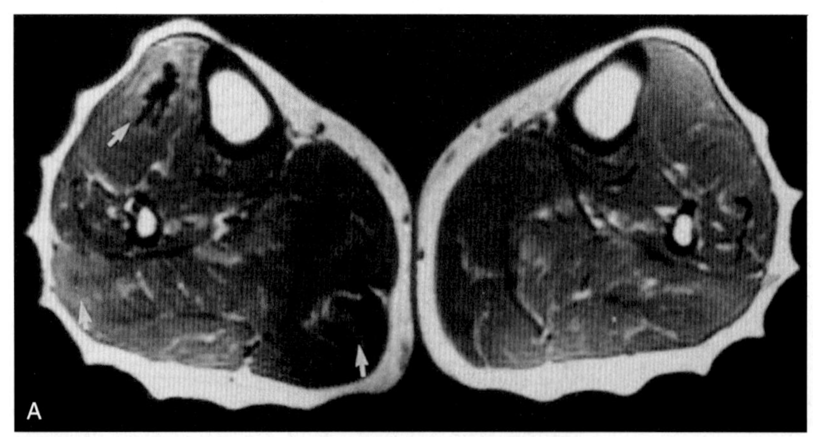

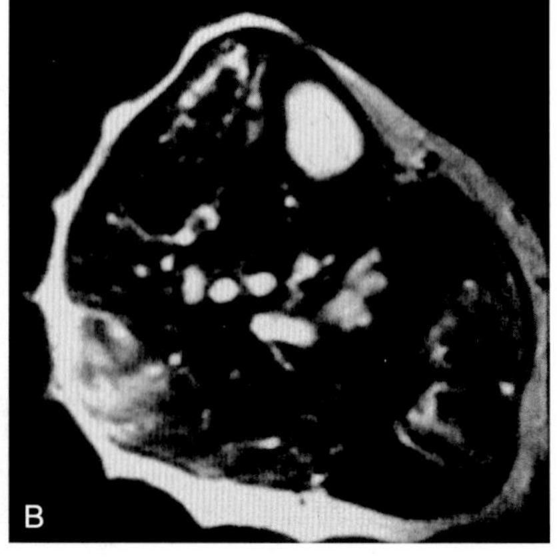

图 86–20 肉样瘤病：磁共振成像异常改变。肌肉受累。64岁女性，右下肢结节性肌病。

A 横断面T1加权（TR/TE，550/30）自旋回波MRI显示3个椭圆形的结节，两个位于腓肠肌，另一个位于胫骨前肌（箭头）。在每一个病变区，都呈现星形的低信号区域，周围是相对较高的信号。

B 横断面T2加权（TR/TE，1800/100）自旋回波MRI显示在每个受累区域周围呈现高信号。

（From Otake S,et al:Radiology 176:145,1990.）

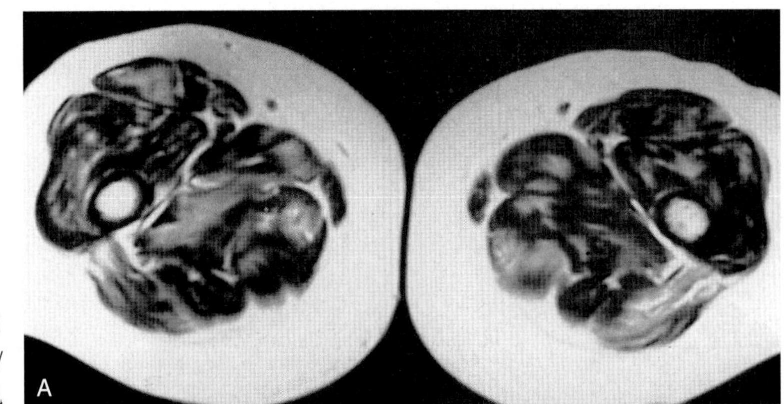

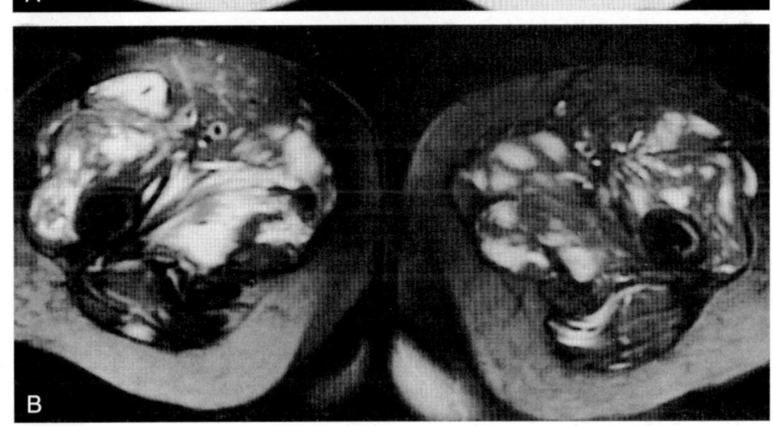

图 86-21　肉样瘤病。MR 影像异常改变。肌肉的异常改变。横断面快速自旋回波(TR/TE, 4500/102) MR 成像（A）显示：在双侧大腿大多数肌肉中可见不规则的高信号。横断面脂肪抑制自旋回波（TR/TE，4500/102）MR 成像（B）显示这些区域也是高信号。(Courtesy of Y.Kakitsubata, M.D.,Miyazati, Japan.)

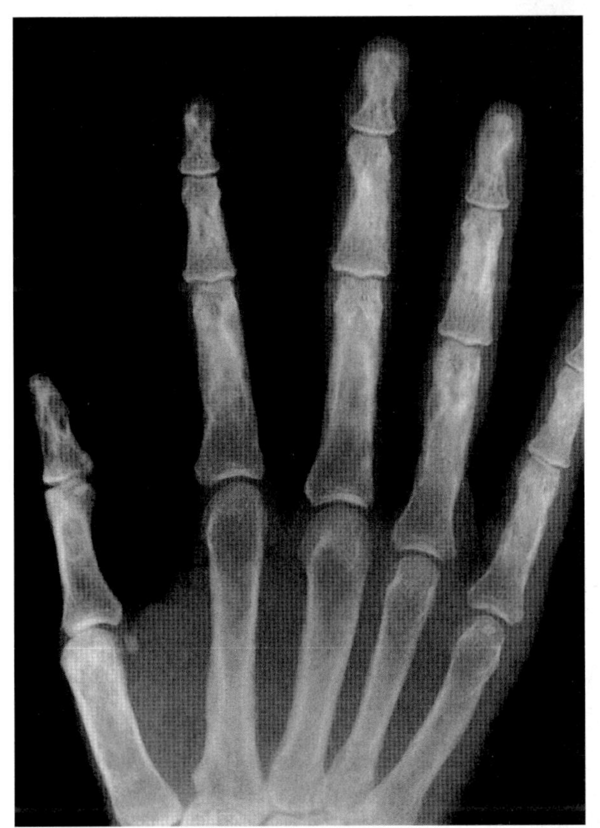

图 86-22　结节状硬化。38 岁黑人妇女，在指骨和掌骨可见大小不等的囊性病变。骨膜对合导致指骨膨大并呈不规则的结节状表面，特别是在掌骨。(Courtesy of G. Creenway, M. D.,Dallas, Texas.)

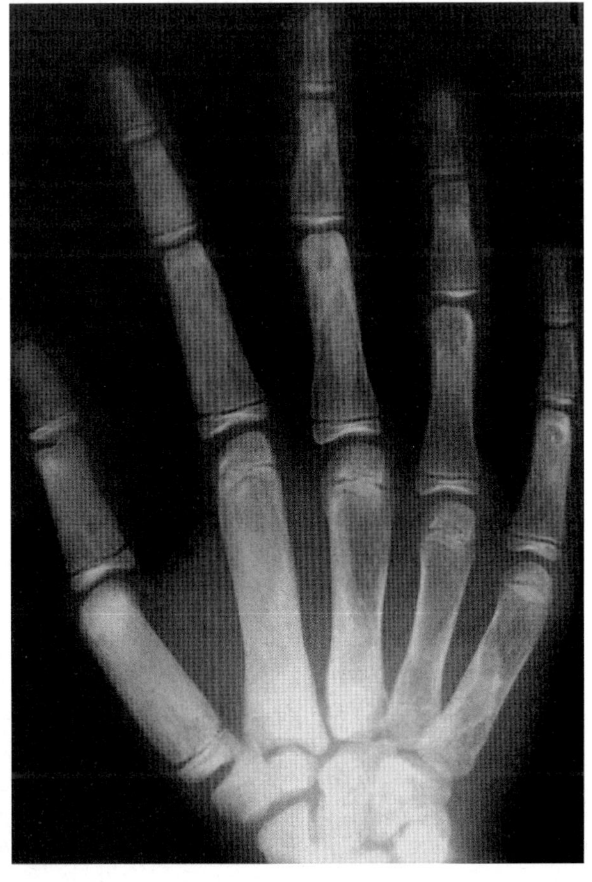

图 86-23　纤维发育异常。患儿有多骨性纤维发育不良，在指骨和掌骨呈现广泛的“毛玻璃”样外观。可见皮质变薄和骨膨大。

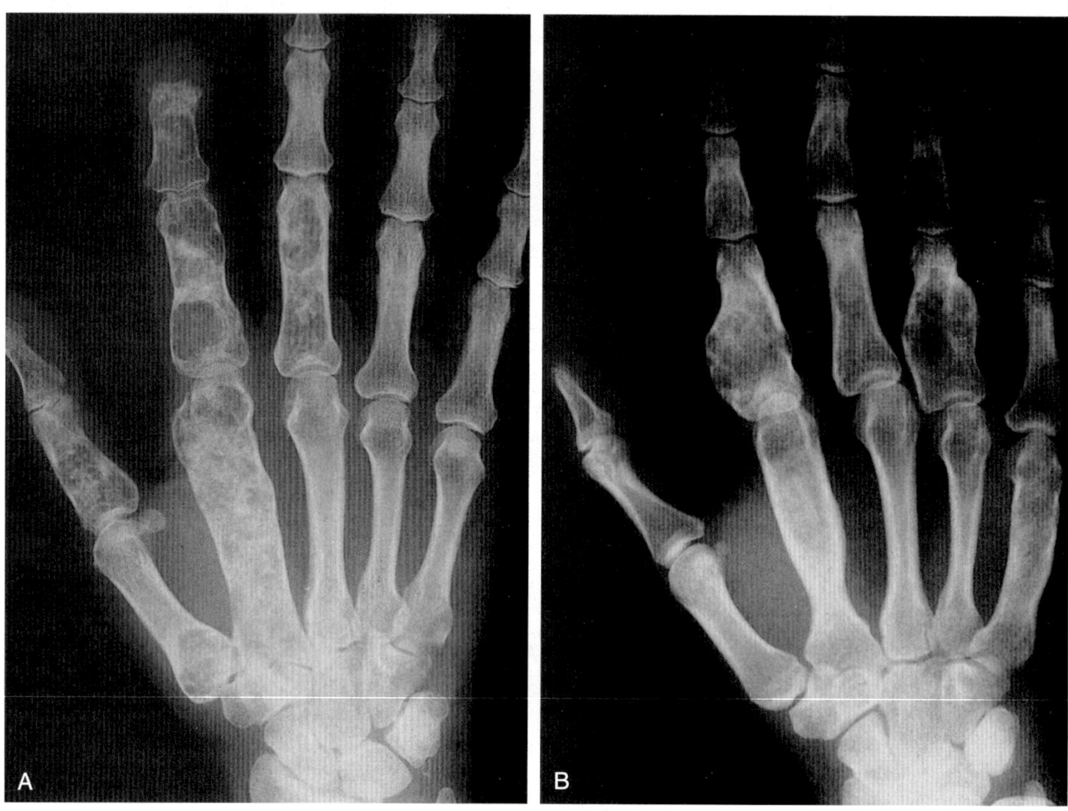

图 86-24 内生软骨瘤病（Ollier 病）。在这个患者（A）的第一、二、三指可以看到透亮的钙化病灶。可见骨内膜呈扇状、骨皮质变薄和骨膨大。在第二手指的远节指骨已被手术切除。在这个患者（B）中，病变位于第二、三、四和五指。它们表现为粗糙的骨小梁结构，骨内膜呈扇状，且局部骨膨大。

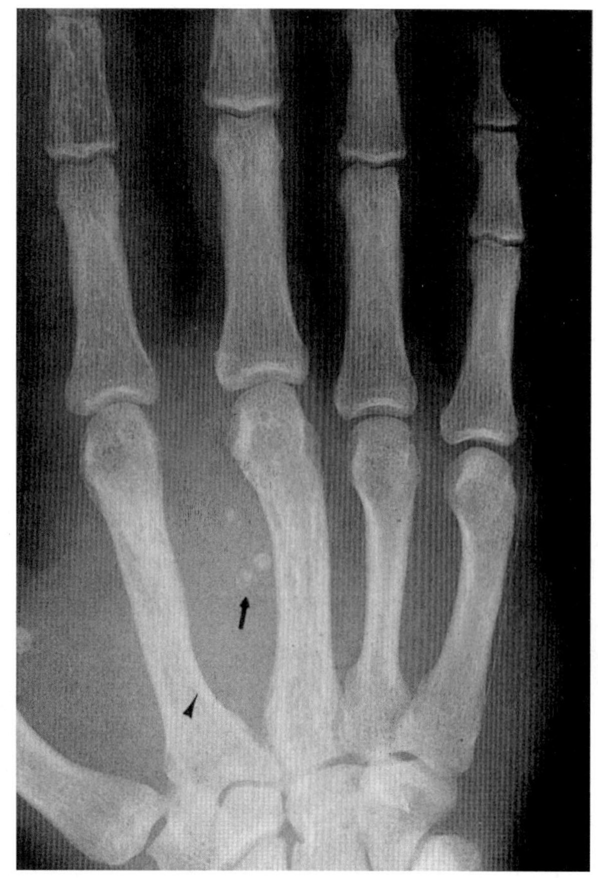

图 86-25 多发性血管瘤。可见粗糙的骨小梁结构，特别是第二、三指的中节指骨和掌骨。并可见软组织肿块含有静脉石（箭头），导致第二腕骨的压力侵蚀（三角箭头）。这些表现是诊断骨性和软组织多发性血管瘤的可靠征象。

状骨以及各个关节,但这些改变通常不具有特异性。其颅骨异常类似于嗜酸性粒细胞增多症和各种肿瘤,其脊柱病变类似于感染,而其关节病变类似于类风湿性关节炎、痛风及感染性关节炎。

(侯波 译 李世民 校)

参考文献

1. Siltzbach LE (Ed): Seventh International Congress on Sarcoidosis and Other Granulomatous Disorders. Ann N Y Acad Sci *278*:1, 1976.
2. Stobo JD: Sarcoidosis. *In* AS Cohen (Ed): The Science and Practice of Clinical Medicine (Baltimore). Vol 4. Rheumatology and Immunology. New York, Grune & Stratton, 1979, p 290.
3. James DG, Neville E, Carstairs LS: Bone and joint sarcoidosis. Semin Arthritis Rheum *6*:53, 1976.
4. Bacharach T: Sarcoidosis. A clinical review of 111 cases. Am Rev Respir Dis *84*:12, 1961.
5. Goetz AA: Effect of cortisone on hypercalcemia in sarcoidosis. Relief of gastrointestinal, dermatological, and renal symptoms with steroid therapy. JAMA *174*:380, 1960.
6. Israel HL, Sones M: Selection of biopsy procedures for sarcoidosis diagnosis. Arch Intern Med *113*:255, 1964.
7. Kveim A: En ny og spesifikk kutan-reaksjon ved Boecks sarcoid. Nord Med *9*:169, 1941.
8. Mitchell DN, Cannon P, Dyer NH, et al: The Kveim test in Crohn's disease. Lancet *2*:571, 1969.
9. Sulzberger MB: Sarcoid of Boeck (benign miliary lupoid) and tuberculin anergy. Am Rev Tuberc *28*:734, 1933.
10. Lieberman J: Elevated serum angiotensin-converting-enzyme (ACE) levels in sarcoidosis. Am J Med *59*:365, 1975.
11. Longcope WT, Freiman DG: A study of sarcoidosis based on a combined investigation of 160 cases including 30 autopsies from Johns Hopkins and Massachusetts General Hospitals. Medicine (Baltimore) *31*:1, 1952.
12. Jaffe HL: Metabolic Degenerative and Inflammatory Diseases of Bones and Joints. Philadelphia, Lea & Febiger, 1972, p 1004.
13. Talbot PS: Sarcoid myopathy. BMJ *4*:465, 1967.
14. Besnier E: Lupus pernio de la face. Ann Dermatol Syphilol *10*:333, 1898.
15. Kreibich K: Über-Lupus pernio. Arch Dermatol Syphilol *71*:3, 1904.
16. Rieder H: Über Kombination von chronischer Osteomyelitis (Spina ventosa) mit Lupus-Pernio. ROFO *15*:125, 1910.
17. Jüngling O: Über Ostitis tuberculosa multiplex cystoides, Zugleich ein Beitrag zur Lehre von der Tuberkuliden des Knochens. Beitr Klin Chir *143*:401, 1928.
18. Holt JF, Owens WI: The osseous lesions of sarcoidosis. Radiology *53*:11, 1949.
19. Israel HL, Sones M: Sarcoidosis. Clinical observation on one hundred sixty cases. Arch Intern Med *102*:766, 1958.
20. Stein GN, Israel HL, Sones M: A roentgenographic study of skeletal lesions in sarcoidosis. Arch Intern Med *97*:532, 1956.
21. FitzGerald P, Meenan FOC: Sarcoidosis of the hands. J Bone Joint Surg Br *40*:256, 1958.
22. Mayock RL, Bertrand P, Morrison CE, et al: Manifestations of sarcoidosis: Analysis of 145 patients with a review of 9 series selected from the literature. Am J Med *35*:67, 1963.
23. Baltzer G, Behrend H, Behrend T, et al: Zur Häufigkeit zystischer Knochenveränderungen (Ostitis cystoides multiplex Jängling) bei der Sarkoidose. Dtsch Med Wochenschr *95*:1926, 1970.
24. James DG: Dermatological aspects of sarcoidosis. Q J Med *28*:109, 1959.
25. Reisner D: Boeck's sarcoid and systemic sarcoidosis (Besnier-Boeck-Schaumann disease). A study of thirty-five cases. I. Clinical observations. Am Rev Tuberc *49*:289, 1944.
26. Mather G: Calcium metabolism and bone changes in sarcoidosis. BMJ *1*:248, 1957.
27. Bridgman JF, Mistry PK: Sarcoidosis of the nose. Practitioner *208*:393, 1972.
28. Fletcher R: Sarcoid of the nose. Arch Otolaryngol *39*:470, 1949.
29. O'Brien P: Sarcoidosis of the nose. Br J Plast Surg *23*:242, 1970.
30. Stein HA, Henderson JW: Sarcoidosis of the orbit. Survey of the literature and report of a case. Am J Ophthalmol *41*:1054, 1956.
31. Neault RW, Riley FC: Report of a case of dacrocystitis secondary to Boeck's sarcoid. Am J Ophthalmol *70*:1011, 1970.
32. Livingstone G: Sarcoidosis of maxillary antrum. J Laryngol Otol *70*:426, 1956.
33. Fischer OE, Burton GG, Bryan WF: Sarcoidosis involving the lacrimal sac. Am Rev Respir Dis *103*:708, 1971.
34. Bodian M, Lasky MA: Sarcoidosis of the orbit. Am J Ophthalmol *33*:343, 1950.
35. Watson RC, Cahen I: Pathological fracture in long bone sarcoidosis. Report of a case. J Bone Joint Surg Am *55*:613, 1973.
36. Nathan MPR, Chase PH, Elguezabel A, et al: Spinal cord sarcoidosis. N Y State J Med *76*:748, 1976.
37. Snyder R, Towfighi J, Gonatas NK: Sarcoidosis of the spinal cord. Case report. J Neurosurg *44*:740, 1976.
38. Bernstein J, Rival J: Sarcoidosis of the spinal cord as the presenting manifestation of the disease. South Med J *71*:1571, 1978.
39. Bonakdarpour A, Levy W, Aergerter EE: Osteosclerotic changes in sarcoidosis. AJR *113*:646, 1971.
40. Lin S-R, Levy W, Go EB, et al: Unusual osteosclerotic changes in sarcoidosis simulating osteoblastic metastases. Radiology *106*:311, 1973.
41. Young DA, Laman ML: Radiodense skeletal lesions in Boeck's sarcoid. AJR *114*:553, 1972.
42. Smith J, Farr GH Jr: An unusual case of dense bones. Clin Bull Mem Sloan-Kettering Cancer Center 7:40, 1977.
43. Knutsson F: Skeletal changes in sarcoidosis. Acta Radiol *51*:429, 1959.
44. Centea A, Gherman E: Knochenveränderungen bei Sarkoidose. Z Orthop *111*:321, 1973.
45. McBrine CS, Fisher MS: Acrosclerosis in sarcoidosis. Radiology *115*:279, 1975.
46. Godin E, Capesius P, Kempf F: Acro-ostéosclérose au course de la maladie de Besnier-Boeck-Schaumann. J Radiol Electrol Med Nucl *58*:115, 1977.
47. Pavlica P, Stasi G, Tonti R, et al: L'ostéosclérose phalangienne dans la sarcoïdose. J Radiol Electrol Med Nucl *58*:603, 1977.
48. Edeikin L: Scleroderma with sclerodactylia. Report of 3 cases with roentgen findings. AJR *22*:42, 1929.
49. Goodman N: The significance of terminal phalangeal osteosclerosis. Radiology *89*:709, 1967.
50. Robert F: Les manifestations osseuses de la maladie de Besnier-Boeck-Schaumann (la maladie de Perthes-Jüngling). Semin Hôp Paris *25*:2327, 1944.
51. Toomey F, Bautista A: Rare manifestations of sarcoidosis in children. Radiology *94*:569, 1970.
52. Nielsen J: Recherches radiologiques sur les lésions des os et des poumons dans les sarcoïdes de Boeck. Bull Soc Fr Dermatol Syphiligr *41*:1187, 1934.
53. Posner I: Sarcoidosis: Case report. J Pediatr *20*:486, 1942.
54. Teirstein AS, Wolf BS, Siltzbach LE: Sarcoidosis of the skull. N Engl J Med *265*:65, 1961.
55. Olsen TG: Sarcoidosis of the skull. Radiology *80*:232, 1963.
56. Turner OA, Weiss SR: Sarcoidosis of the skull. Report of a case. AJR *105*:322, 1969.
57. Zimmerman R, Leeds NE: Calvarial and vertebral sarcoidosis. Case report and review of the literature. Radiology *119*:384, 1976.
58. Curtis GT: Sarcoidosis of the nasal bones. Br J Radiol *37*:68, 1964.
59. Trachtenberg SB, Wilkinson EE, Jacobson G: Sarcoidosis of the nose and paranasal sinuses. Radiology *113*:619, 1974.
60. Hoggins GS, Allan D: Sarcoidosis of the maxillary region. Oral Surg *28*:623, 1969.
61. Bordley JE, Proctor DF: Destructive lesion in the paranasal sinuses associated with Boeck's sarcoid. Arch Otolaryngol *36*:740, 1942.
62. Rider JA, Dodson JW: Sarcoidoses. Report of a case manifested by retrobulbar mass, proptosis, destruction of the orbit, and infiltration of the paranasal sinuses. Am J Ophthalmol *33*:117, 1950.
63. Goodman SS, Margulies ME: Boeck's sarcoid simulating a brain tumor. Arch Neurol Psychiatry *81*:419, 1959.
64. Anderson WB, Parker JJ, Sondheimer FK: Optic foramen enlargement caused by sarcoid granuloma. Radiology *86*:319, 1966.
65. Nickerson DA: Boeck's sarcoid. Report of six cases in which autopsies were made. Arch Pathol *24*:19, 1937.
66. Rubin EH, Pinner M: Sarcoidosis. One case report and literature review of autopsied cases. Am Rev Tuberc *49*:146, 1944.
67. Rodman T, Funderburk EE Jr, Myerson RM: Sarcoidosis with vertebral involvement. Ann Intern Med *50*:213, 1959.
68. Goodbar JE, Gilmer WS Jr, Carroll DS, et al: Vertebral sarcoidosis. JAMA *178*:1162, 1961.
69. Zener JC, Alpert M, Klainer LM: Vertebral sarcoidosis. Arch Intern Med *111*:696, 1963.
70. Berk RN, Brower TD: Vertebral sarcoidosis. Radiology *82*:660, 1964.
71. Brodey PA, Pripstein S, Strange G, et al: Vertebral sarcoidosis. A case report and review of the literature. AJR *126*:900, 1976.
72. Stump D, Spock A, Grossman H: Vertebral sarcoidosis in adolescents. Radiology *121*:153, 1976.
73. Baldwin DM, Roberts JG, Croft HE: Vertebral sarcoidosis. A case report. J Bone Joint Surg Am *56*:629, 1974.
74. Bloch S, Movson IJ, Seedat YK: Unusual skeletal manifestations in a case of sarcoidosis. Clin Radiol *19*:226, 1968.
75. Schabel SI, Foote GA, McKee KA: Posterior lymphadenopathy in sarcoidosis. Radiology *129*:591, 1978.
76. Wood EH, Bream CA: Spinal sarcoidosis. Radiology *73*:226, 1959.
77. Banerjee T, Hunt WE: Spinal cord sarcoidosis. Case report. J Neurosurg *36*:490, 1972.
78. Semins H, Nugent GR, Chou SM: Intramedullary spinal cord sarcoidosis. Case report. J Neurosurg *37*:233, 1972.
79. Walker AG: Sarcoidosis of the brain and spinal cord. Postgrad Med J *37*:431, 1961.

80. Moldover A: Sarcoidosis of the spinal cord. Report of a case with remission associated with cortisone therapy. Arch Intern Med *102*:414, 1958.
81. Wiederholt WC, Siekert RG: Neurological manifestations of sarcoidosis. Neurology *15*:1147, 1965.
82. Siltzbach LE, Duberstein JL: Arthritis in sarcoidosis. Clin Orthop *57*:31, 1968.
83. Gumpel JM, Johns CJ, Shulman LE: The joint disease of sarcoidosis. Ann Rheum Dis *26*:194, 1967.
84. Cabanel G, Jacquot F, Phelip X, et al: Les formes articulaires de la sarcoïdose. Semin Hôp Paris *49*:3051, 1973.
85. Gayrard M, Bouteiller G, Durroux R, et al: Le rhumatisme sarcoïdosique. A propos de 2 observations. Rev Med Toul *14*:543, 1978.
86. Kaplan H: Sarcoid arthritis: A review. Arch Intern Med *112*:924, 1963.
87. Kitridou RC, Schumacher HR: Arthritis of acute sarcoidosis [abstract]. Arthritis Rheum *13*:328, 1970.
88. Lebacq E, Ruelle M: Les manifestations articulaires de la sarcoïdose. Rev Rhum Mal Osteoartic *33*:611, 1966.
89. Sèze S de, Caroit M, Leonetti P: Les manifestations articulaires de la sarcoïdose. Rev Rhum Mal Osteoartic *35*:571, 1968.
90. Turek SL: Sarcoid disease of bone at the ankle joint. J Bone Joint Surg Am *35*:465, 1953.
91. Bjarnason DF, Forrester DM, Swezey RL: Destructive arthritis of the large joints. A rare manifestation of sarcoidosis. J Bone Joint Surg Am *55*:618, 1973.
92. Sokoloff L, Bunim JJ: Clinical and pathological studies of joint involvement in sarcoidosis. N Engl J Med *260*:841, 1959.
93. Grier RS, Nash P, Freiman DG: Skin lesions in persons exposed to beryllium compounds. J Indust Hyg Toxicol *30*:228, 1948.
94. Blanchon P, Paillas J, Lauriat H, et al: Localisations pelvirachidiennes et rachidiennes de la sarcoïdose de B.B.S. Ann Med Interne *127*:843, 1976.
95. Deshayes P, Desseauve J, Hubert J, et al: Un cas de polyarthrite au cours d'une sarcoïdose. Un cas de spondylarthrite ankylosante au cours d'une sarcoïdose. Rev Rhum Mal Osteoartic *32*:671, 1965.
96. Verstraetten JM, Bekaert J: Association de spondylite ankylosante et de sarcoïdose. Acta Tuberc Belg *42*:149, 1951.
97. Martin E, Fallet GH: Pneumopathies chroniques et rhumatisme. Schweiz Med Wochenschr *83*:776, 1953.
98. Brun J, Pozzetto H, Buffat JJ, et al: Sarcoïdose vertébrale et sacro-iliaque avec image de pseudo-abcès pottique. Guérison par corticothérapie. Presse Med *74*:511, 1966.
99. Perlman SG, Damergis J, Witorsch P, et al: Vertebral sarcoidosis with paravertebral ossification. Arthritis Rheum *21*:271, 1978.
100. Putkonen T, Virkkunen M, Wager O: Joint involvement in sarcoidosis with special reference to the coexistence of sarcoidosis and rheumatoid arthritis. Acta Rheum Scand *11*:53, 1965.
101. Kaplan H, Klatskin G: Sarcoidosis, psoriasis, and gout: Syndrome or coincidence? Yale J Biol Med *32*:335, 1960.
102. Loefgren S, Norberg R: Metabolic aspect of sarcoidosis. Acta Tuberc Scand Suppl *45*:40, 1959.
103. Reginato AJ, Schiappaccasse V, Guzman L, et al: ^{99m}Technetium-pyrophosphate scintiphotography in bone sarcoidosis. J Rheumatol *3*:426, 1976.
104. Holt JF, Dickerson WW: The osseous lesions of tuberous sclerosis. Radiology *58*:1, 1952.
105. Pritchard JE: Fibrous dysplasia of the bones. Am J Med Sci *222*:313, 1951.
106. Takigawa K: Chondroma of the bones of the hand. A review of 110 cases. J Bone Joint Surg Am *53*:1591, 1971.
107. Mainzer F, Minagi H, Steinbach HL: The variable manifestations of multiple enchondromatosis. Radiology *99*:377, 1971.
108. Andrén L, Dymling JF, Elner A, et al: Maffucci's syndrome. Report of 4 cases. Acta Chir Scand *126*:397, 1963.
109. Forouzesh S, Fan PT, Bluestone R: Universal sarcoid dactylitis: A case report. Arthritis Rheum *22*:1403, 1979.
110. Rohatgi PK: Radioisotope scanning in osseous sarcoidosis. AJR *134*:189, 1980.
111. Prier A, Camus J-P: Les manifestations rhumatologiques de la sarcoïdose. Rev Med *22*:1109, 1980.
112. Schwartz JM: Sarcoid tumor of knee. N Y State J Med *80*:806, 1980.
113. Lavalard JF, Philippe JM, Preux MC, et al: Sarcoïdose hypercalcémique révélée par une biopsie osseuse. Ann Med Interne *131*:35, 1980.
114. Müller W, Wurum K: Rheumatische syndrome bei der Sarcoidose. Akt Rheumatol *5*:39, 1980.
115. Pinkston P, Bitterman PB, Crystal RG: Spontaneous release of interleukin-2 by lung T lymphocytes in active pulmonary sarcoidosis. N Engl J Med *308*:793, 1983.
116. Lewis JE: Sarcoidosis presenting as inflammatory nodose lesions of the legs. South Med J *73*:1416, 1980.
117. Rohatgi PK, Ryan J, Lindeman P: Value of serial measurement of angiotensin converting enzyme in the management of sarcoidosis. Am J Med *70*:44, 1981.
118. Rohrback MS, DeRemee RA: Pulmonary sarcoidosis and serum angiotensin converting enzyme. Mayo Clin Proc *57*:64, 1982.
119. Bodem CR, Hamory BH, Taylor HM, et al: Granulomatous bone marrow disease. A review of the literature and clinicopathologic analysis of 58 cases. Medicine (Baltimore) *62*:372, 1983.
120. Itoh J, Akiguchi I, Midorikawa R, et al: Sarcoid myopathy with typical rash of dermatomyositis. Neurology *30*:1118, 1980.
121. Cameron HU: Symmetrical muscle contractures in tumorous sarcoidosis. Report of a case. Clin Orthop *155*:108, 1981.
122. Yaghmai I: Radiographic, angiographic and radionuclide manifestations of osseous sarcoidosis. Radiographics *3*:375, 1983.
123. Guilford WB, Mentz WM, Kopelman HA, et al: Sarcoidosis presenting as a rib fracture. AJR *139*:608, 1982.
124. Atkinson R, Ghelman B, Tsairis P, et al: Sarcoidosis presenting as cervical radiculopathy. A case report and literature review. Spine *7*:412, 1982.
125. Martin CA, Murali R, Trasi SS: Spinal cord sarcoidosis. Case report. J Neurosurg *61*:981, 1984.
126. Baum J, Solomon M, Alba A: Sarcoidosis as a cause of transverse myelitis: Case report. Paraplegia *19*:167, 1981.
127. Hitchon PW, Haque AU, Olson JJ, et al: Sarcoidosis presenting as an intramedullary spinal cord mass. Neurosurgery *15*:86, 1984.
128. Adler DD, Blane CE, Holt JF: Case report 220. Osseous sarcoidosis of left 5th digit in a young child with systemic sarcoidosis. Skeletal Radiol *9*:205, 1983.
129. Lieberman J, Krauthammer M: Pseudoclubbing in a patient with sarcoidosis of the phalangeal bones. Arch Intern Med *143*:1017, 1983.
130. Lovy MR, Hughes GRV: Sarcoidosis presenting as subacute polydactylitis. J Rheumatol *8*:350, 1981.
131. Redman DS, McCarthy RE, Jimenez JF: Sarcoidosis in the long bones of a child. A case report and review of the literature. J Bone Joint Surg Am *65*:1010, 1983.
132. Wolk RB: Sarcoidosis of the orbit with bone destruction. AJR *5*:204, 1984.
133. Rockoff SD, Rohatgi PK: Unusual manifestations of thoracic sarcoidosis. AJR *144*:513, 1985.
134. Fitzgerald AA, Davis P: Arthritis, hilar adenopathy, erythema nodosum complex. J Rheumatol *9*:935, 1982.
135. Perruquet JL, Harrington TM, Davis DE, et al: Sarcoid arthritis in a North American Caucasian population. J Rheumatol *11*:521, 1984.
136. Pitt P, Hamilton EBD, Innes EH, et al: Sarcoid dactylitis. Ann Rheum Dis *42*:634, 1983.
137. Yasui N, Tsuyuguchi Y: Sarcoid disease of the wrist joint. Hand *15*:246, 1983.
138. LeGoff P, Jaffres R, Schwarzberg C, et al: Arthrite chronique destructrice du genou d'origine sarcoidosique associée à des geodes des os longs. Rev Rhum Mal Osteoartic *49*:647, 1982.
139. Feldman C: Chronic sarcoid arthritis. Rheumatol Rehabil *20*:18, 1981.
140. Boyd RE, Andrews BS: Sarcoidosis presenting as cutaneous ulceration, subcutaneous nodules and chronic arthritis. J Rheumatol *8*:311, 1981.
141. Scott DGI, Porto LOR, Lovell CR, et al: Chronic sarcoid synovitis in the Caucasian: An arthroscopic and histological study. Ann Rheum Dis *40*:121, 1981.
142. Palmer DG, Schumacher HR: Synovitis with nonspecific histological changes in synovium with chronic sarcoidosis. Ann Rheum Dis *43*:778, 1984.
143. Castellanos A, Galan E: Sarcoidosis (Besnier-Boeck-Schaumann's disease). Report of a case simulating Still's disease. Am J Dis Child *71*:513, 1946.
144. North AF, Fink CW, Gibson WM, et al: Sarcoid arthritis in children. Am J Med *48*:449, 1970.
145. Rosenberg AM, Yee EH, Mackenzie JW: Arthritis in childhood sarcoidosis. J Rheumatol *10*:987, 1983.
146. Thomas AL, Thomas CS, Dodge JA, et al: A case of sarcoid arthritis in a child. Ann Rheum Dis *42*:343, 1983.
147. Gerster JC, Chappuis PH: Association d'une sarcoidose aigue et d'une spondylarthrite ankylosante. Schweiz Rundsch Med Prax *70*:2356, 1981.
148. Cohen MD, Allen GL, Ginsburg WW: Eosinophilic fasciitis and sarcoidosis: A case report. J Rheumatol *10*:347, 1983.
149. Cinti DC, Hawkins HB, Slavin JD Jr: Radioisotope bone scanning in a case of sarcoidosis. Clin Nucl Med *10*:192, 1985.
150. Edan G, Bourguet P, Delaval P, et al: Gallium-67 imaging in muscular sarcoidosis. J Nucl Med *25*:776, 1984.
151. Adams JS, Sharma OP, Gacad MA, et al: Metabolism of 25-hydroxyvitamin D_3 by cultured pulmonary alveolar macrophages in sarcoidosis. J Clin Invest *72*:1856, 1983.
152. Mason R, Frankel T, Chan Y-L, et al: Vitamin D conversion by sarcoid lymph node homogenate. Ann Intern Med *100*:59, 1984.
153. Sharma OP: Hypercalcemia in sarcoidosis. The puzzle finally solved. Arch Intern Med *145*:626, 1985.
154. Sartoris DJ, Resnick D, Resnik C, et al: Musculoskeletal manifestations of sarcoidosis. Semin Roentgenol *20*:376, 1985.
155. Leibowitz MR, Essop AR, Schamroth CL, et al: Sarcoid dactylitis in black South African patients. Semin Arthritis Rheum *14*:232, 1985.
156. Koeger AC, Milleron B, Prier A, et al: Sarcoidose de la voute cranienne. A propos d'une observation. Semin Hôp Paris *61*:1577, 1985.
157. Madoule P, Ellrodt A, Chevrot A, et al: Case report 306. Diagnosis: Sarcoidosis affecting the frontal and nasal bones. Skeletal Radiol *13*:304, 1985.
158. Terranova WA, Williams GS, Kuhlman TA, et al: Acute phalangeal fractures due to undiagnosed sarcoidosis. J Hand Surg Am *10*:902, 1985.
159. Lunn PG, McGlone R, Varian JPW: Sarcoidosis presenting with pathological fracture of a metacarpal. J Hand Surg Br *11*:137, 1986.
160. Oven TJ, Sones M, Morrissey WL: Lytic lesion of the sternum. Rare manifestation of sarcoidosis. Am J Med *80*:285, 1986.
161. Bundens DA, Rechtine GR: Sarcoidosis of the spine. Case report and literature review. Spine *11*:209, 1986.

162. Glickstein MF, Velchik MG: Gallium uptake in cutaneous sarcoidosis. Clin Nucl Med *11*:119, 1986.
163. Van Linthoudt D, Ott H: An unusual case of sarcoid dactylitis. Br J Rheumatol *25*:222, 1986.
164. Kremer JM: Histologic findings in siblings with acute sarcoid arthritis: Association with the B8, DR3 phenotype. J Rheumatol *13*:593, 1986.
165. Merle M, Bour C, Foucher G, et al: Sarcoid tenosynovitis in the hand. A case report and literature review. J Hand Surg [Br] *11*:281, 1986.
166. Wolfe SM, Pinals RS, Aelion JA, et al: Myopathy in sarcoidosis: Clinical and pathologic study of four cases and review of the literature. Semin Arthritis Rheum *16*:300, 1987.
167. Jamal MM, Cilursu AM, Hoffman EL: Sarcoidosis presenting as acute myositis. Report and review of literature. J Rheumatol *15*:1868, 1988.
168. Otake S, Banno T, Ohba S, et al: Muscular sarcoidosis: Findings at MR imaging. Radiology *176*:145, 1990.
169. Kalb RE, Epstein W, Grossman ME: Sarcoidosis with subcutaneous nodules. Am J Med *85*:731, 1988.
170. Lesser RS, Dadparvar S, Weiss AA, et al: Aggressive lesion in osseous sarcoidosis. J Rheumatol *15*:510, 1988.
171. Beasley EW III, Peterman SB, Hertzler GL: An unusual form of tibial sarcoidosis. AJR *149*:754, 1987.
172. Abdelwahab IF, Norman A: Osteosclerotic sarcoidosis. AJR *150*:161, 1988.
173. Hall FM, Shmerling RH, Aronson M, Faix JD: Case report 705. Osteosclerotic sarcoidosis. Skeletal Radiol *21*:182, 1992.
174. Rahbar M, Sharma OP: Hypertrophic osteoarthropathy in sarcoidosis. Sarcoidosis 7:125, 1990.
175. Alloway JA, Nashel DJ, Rohatgi FK: Sarcoidosis and hypertrophic osteoarthropathy. J Rheumatol *19*:180, 1992.
176. Resnik CS, Young JWR, Aisner SC, Levine A: Case report 594: Osseous sarcoidosis (osteolytic) of lumbar spine and pelvis. Skeletal Radiol *19*:79, 1990.
177. Mijiyawa M, Fereres M, Deutsch JP, et al: Atteinte pelvirachidienne de la sarcoïdose. A propos d'une observation. Revue de la literature. Rev Rhum Mal Osteoartic *56*:529, 1989.
178. Kenney CM III, Goldstein SJ: MRI of sarcoid spondylodiskitis. J Comput Assist Tomogr *16*:660, 1992.
179. Morita H, Hayashi R, Tako K, et al: Spinal cord sarcoidosis: MRI findings in response to treatment. Eur Neurol *32*:126, 1992.
180. Kellner H, Späthling S, Herzer P: Ultrasound findings in Löfgren's syndrome: Is ankle swelling caused by arthritis, tenosynovitis, or periarthritis? J Rheumatol *19*:38, 1992.
181. Sukenik S, Hendler N, Yerushalmi B, et al: Jaccoud's-type arthropathy: An association with sarcoidosis. J Rheumatol *18*:915, 1991.
182. Maña J, Segarra MI, Casas R, et al: Multiple atypical bone involvement in sarcoidosis. J Rheumatol *20*:394, 1993.
183. Junger SS, Stern BJ, Levine SR, et al: Intramedullary spinal sarcoidosis: Clinical and magnetic resonance imaging characteristics. Neurology *43*:333, 1993.
184. Ginsberg LE, Williams DW III, Stanton C: MRI of vertebral sarcoidosis. J Comput Assist Tomogr *17*:158, 1993.
185. Otake S: Sarcoidosis involving skeletal muscle: Imaging findings and relative value of imaging procedures. AJR *162*:369, 1994.
186. Le Breton C, Ferroir J-P, Cadranel J, et al: Case report 825. Leptomeningeal and spinal-pelvic osseous sarcoidosis. Skeletal Radiol *23*:297, 1994.
187. Kobayashi H, Kotoura Y, Sakahara H, et al: Solitary muscle sarcoidosis: CT, MRI, and scintigraphic characteristics. Skeletal Radiol *23*:293, 1994.
188. Mana J, Gomez-Vaquero C, Salazar A, et al: A variant of Löfgren's syndrome. J Rheumatol *23*:874, 1996.
189. Otake S: Sarcoidosis involving skeletal muscle: Imaging findings and relative value of imaging procedures. AJR *162*:369, 1994.
190. Vanhoenacker P, Brijs, S, Geusens E, et al: MR imaging of primary muscular sarcoidosis. Fortschr Rontgenstr *161*:570, 1994.
191. Matsuo M, Ehara S, Tamakawa Y, et al: Muscular sarcoidosis. Skeletal Radiol *24*:535, 1995.
192. Otake S, Imagumbia N, Suzuki M, et al: MR imaging of muscular sarcoidosis after steroid therapy. Eur Radiol *8*:1651, 1998.
193. Rivera-Sanfeliz G, Resnick D, Haghighi P: Sarcoidosis of hands. Skeletal Radiol *25*:786, 1996.
194. Rodriguez-Gomez M, Fernandez-Sueiro JL, Willisch A, et al: Multifocal dactylitis as the sole clinical expression of sarcoidosis. J Rheumatol *27*:245, 2000.
195. Zickel RE, Bernstein RS, Ryan SF, et al: Pathological ununited fractures of the long bones in a patient who had sarcoidosis: A case report. J Bone Joint Surg Am 77:440, 1995.
196. Jelinek JS, Mark AS, Barth WF: Sclerotic lesions of the cervical spine in sarcoidosis. Skeletal Radiol 27:702, 1998.
197. Golzarian J, Matos C, Golstein M, et al: Case report: Osteosclerotic sarcoidosis of spine and pelvis: Plain film and magnetic resonance imaging findings. Br J Radiol 67:401, 1994.
198. Franco M, Leger I, Mouroux J, et al: Sarcoïdose pelvi-rachidienne. Ann Med Interne *146*:49, 1995.
199. Franco M, Passeron C, Tieulie N, et al: Long-term radiographic follow-up in a patient with osteosclerotic sarcoidosis of the spine and pelvis. Rev Rhum Engl Ed *65*:586, 1998.
200. Gonzalez del Pino J, Ulloa AD, Lovic A, et al: Sarcoidosis of the hand and wrist: A report of two cases. J Hand Surg [Am] *22*:942, 1917.
201. Katzman BM, Caligiuri DA, Klein DM, et al: Sarcoid flexor tenosynovitis: A case report. J Hand Surg [Am] *22*:336, 1997.
202. El Hassan S, Allali F, Lazrak N, et al: Sarcoid tenosynovitis. Rev Rhum Engl Ed *66*:296, 1999.
203. Sundaram M, Place H, Shaffer WO, et al: Progressive destructive vertebral sarcoid leading to surgical fusion. Skeletal Radiol *28*:717, 1999.
204. Rieger J, Hosten N: Spinal cord sarcoidosis. Neuroradiol *36*:627, 1994.
205. Jaster JH, Dohan FC Jr, Bertorini TE, et al: Solitary spinal cord sarcoidosis without other manifestations of systemic sarcoidosis. Clin Imaging *21*:17, 1997.
206. Diri E, Espinoza CG, Espinoza LR: Spinal cord granulomatous vasculitis: An unusual clinical presentation of sarcoidosis. J Rheumatol *26*:1408, 1999.
207. Sweeney DC, Roberson JC: Osseous and central nervous system sarcoidosis: Scintigraphic and radiographic findings. J Nucl Med *36*:464, 1995.
208. Shinozaki T, Watanabe H, Aoki J, et al: Imaging features of subcutaneous sarcoidosis. Skeletal Radiol *27*:359, 1998.
209. Blacksin MF, Acello AN, Kowalec J, et al: Osseous sarcoidosis of the foot: Detection by MR imaging. AJR *163*:1444, 1994.
210. Fisher AJ, Gilula LA, Kyriakos M, et al: MR imaging changes of lumbar vertebral sarcoidosis. AJR *173*:354, 1999.
211. Gedalia A, Shetty AK, Ward KJ, et al: Role of MRI in diagnosis of childhood sarcoidosis with fever of unknown origin. J Pediatr Orthop *17*:460, 1997.
212. Blank NM, Steininger H, Kalden JR, et al: Symptomatic bone lesion of the tibia head as onset manifestation of sarcoidosis. J Rheumatol *26*:939, 1999.
213. Abril A, Cohen MD: Rheumatologic manifestations of sarcoidosis. Bull Rheum Dis *49*:1, 2000.
214. Wilcox A, Bharadwaj P, Sharma OP: Bone sarcoidosis. Curr Opin Rheumatol *12*:321, 2000.
215. Kirou KA, Bateman HE, Bansal M, et al: Sarcoidosis presenting with large vessel vasculitis and osteosclerosis-related bone and joint pain. Clin Exper Rheumatol *18*:401, 2000.

第87章

结节性硬化，神经纤维瘤病和纤维性结构不良

Frieda Feldman

结节性硬化、神经纤维瘤病和累及大多数骨的纤维性结构不良都可以通过多种方式累及多个系统，并可以通过一些表面上互不相关的影像学特征而相互联系在一起。因为临床表现的多变性，使得医生对于这些疾病的理解变得零碎而复杂，并使得很多不同专业的医师都曾经治疗和发现过这类疾病。医生们虽然能容易地认知这些疾病的某些特殊表现，但是却经常会忽略它和疾病整体的关系。

在讨论它们的不同之前，我们需要强调结节性硬化、神经纤维瘤病和纤维性结构不良的某些共同的特点。尽管它们是根据神经外胚层和中胚层的发育不全来分类的，但在疾病的发展过程中都涉及了3个胚层。此外，作为这些疾病的诊断标准，它们都有典型的临床三联征。尽管有突变的因素，但这3种疾病主要归属于遗传性或者家族性疾病。因此，对患者及其亲属的详细查体和询问病史常会发现不同于标准症状的一种不完全的、不为人知或不典型的表达。当这些情况被认知后，这些不典型的表达常被划分为遗传或者家族性的散发病例。

第一节　结节性硬化

一、概述

结节性硬化，又称Bourneville病，是一种常染色体显性遗传病[1]。此病的突变率为25%~90%[2,3]，患病率为1/10 000~1/200 000[4,5]。此病与地域、种族和性接触史无关。

分子遗传学分析显示：先天性或获得性结节性硬化患者，虽然通过突变删除了基因的一段拷贝，但是病变的发展是因为体内另一段拷贝的变异所致[160]。这种“双重打击效应”也出现在其他神经皮肤综合征中，包括神经纤维瘤病和Von Hippel-Lindau病[184]。两个决定性基因，TSC2在染色体16p13.3上，于1993年被克隆[49];TWC1在染色体9q34.3上，于1997年被克隆[159]，它们都是肿瘤抑制因子，当出现病变或突变时，会出现错构瘤增生。

Hamartin由TSC1基因产生，普遍表达于脑、皮肤、肾脏和心脏中。马铃薯球蛋白，是TSC2基因表达的产物，影响神经元的分化和细胞的生长，并和RAP1-GTPase激活蛋白有部分同源性。对马铃薯球蛋白和Hamartin免疫反应性的测定可鉴别因TSC1和TSC2突变而产生的错构瘤，特殊的人或者家族的基因突变使得这些疾病的表型有高度的可变性，无法通过临床表现来鉴别此病[186]。

结节性硬化的典型三联征是：癫痫发作、智力发育迟缓和被认为是错构瘤的皮肤病变。可是错构瘤可以发生在很多器官并伴有一系列的临床表现，有时三联征不会同时出现，甚至不出现，我们称之为不典型（顿挫型）结节性硬化。此外，癫痫虽然一般在10岁之前发生，但是却没有特异性。智力发育迟缓很难在出生时评价，而皮肤的病变在早期常很轻微，甚至没有。

传统的标准已经被修改，目前的诊断需要严格结合临床、影像学和组织病理学的特征[187]（表87-1）。

二、皮肤病变

几乎所有的患者都有皮肤病变，其中4种表现（皮脂腺瘤、鲨皮斑、甲周纤维瘤和低色素斑）具有诊断意义。80%~90%的患者有皮脂腺瘤（图87-1），但只有13%的患者在出生后一年内出现此病

表 87-1 修订的结节性硬化的诊断标准

主要特征

1.面部血管纤维瘤或者前额斑
2.非创伤性指甲或者甲周纤维瘤
3.色素减退斑（3个或者更多）
4.鲨皮斑(结缔组织痣)
5.视网膜多发性结节性错构瘤
6.大脑皮质结节①
7.室管膜下结节
8.室管膜下巨细胞瘤
9.单发或者多发性横纹肌瘤
10.淋巴管肌瘤病②
11.肾血管肌脂瘤②

次要特征

1.多发或者散在的牙釉质斑
2.直肠错构瘤息肉③
3.骨囊肿④
4.脑白质放射状移行线①④⑤
5.牙龈纤维瘤
6.非肾性错构瘤③
7.视网膜脱色斑
8."纸样"皮肤病变
9.多囊肾③

肯定为结节性硬化

两个主要特征或者一个主要特征加两个次要特征

可能为结节性硬化

一个主要特征和一个次要特征

可疑为结节性硬化

一个主要特征或者两个或两个以上次要特征

①当大脑皮质发育异常和大脑白质移行束同时出现的时候，应该为结节性硬化的一个特点而不是两个。
②当淋巴管肌瘤病和肾血管肌脂瘤同时存在的时候，如果需要确诊，那么结节性硬化的其他特点也要同时存在。
③建议用组织学检查来确定。
④影像学检查是必需的。
⑤很多学者认为3个或者更多的放射状移行线可以组成一个主要特征。

Adapted from Roach ES, et al: Child Neurol *13*:624,1998.

变。此病变虽然常在2~5岁的时候发病，但常在青春期或者妊娠时才有明显的表现[3,6]。目前还没有发现皮肤病变的范围与结节性硬化其他表现的严重程度有相关性[7]。对寒冷的敏感性提高是皮脂腺瘤唯一报道过的症状。鲨皮斑是对皮肤改变的一个形象的形容，意思是皮肤像未鞣的皮革或者橘子皮，20%~50%的患者有此病变，发病时间与皮脂腺瘤相似[8]。表现为暗淡的、红色或者棕褐色的坚硬斑块伴有萎缩的表面，略高于周围皮肤，好发于腰部并伴有疼痛。牙龈和甲周的纤维瘤（图87-2）好发于女性，特别是青春期女性。它们好发于脚趾，比起其他的皮肤损害，这些纤维瘤在切除后更容易复发[6,7]。低色素斑（白斑病）在出生时或者新生儿期就会出现[2,8-10]。被错误地称为白癜风或者低色素痣，这些斑在颜色上不是奶白色，因为它们不是完全缺乏黑色素沉着，而且在肤色白的患者中可能容易被忽略。紫外线灯可以帮助加强它们和正常皮肤的对比[9]。斑可以是卵圆形、矛尖形或树叶形，伴有不规则的边缘，直径约1.3cm，在躯干或臀部多见（图87-3）。婴儿出现低色素斑可怀疑存在结节性硬化，如果合并癫痫的发作就可以高度怀疑[9]。咖啡牛奶斑和软组织纤维瘤也较常见。

中枢神经系统病变导致了癫痫发作和智力发育迟缓，此两征为典型三联征的另外两个部分。有研究显示，在71位结节性硬化患者中，93%患有癫痫，87%存在脑电图的异常，38%为普通智力[3,6]。几乎所有智力低下的患者都有过癫痫发作。53%有学习障碍，40%有孤独症、注意力不集中的过度

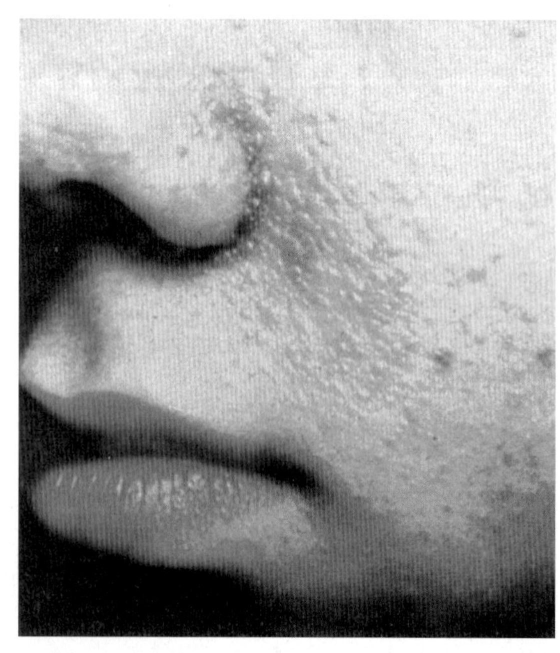

图 87-1 结节性硬化：皮脂腺瘤。15岁女孩，出生后就患有癫痫。这些皮肤病变虽然常于5岁以内发病，但是最常见于癫痫发作后。(Courtesy of L. Shapiro, M.D., New York, New York.)（见卷后彩图）

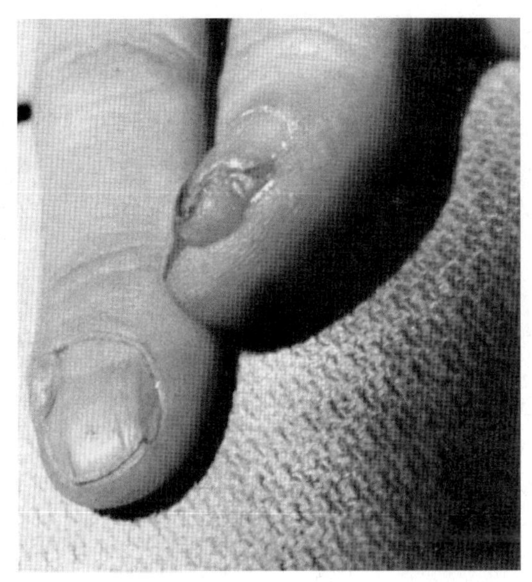

图 87-2　结节性硬化：甲周纤维瘤。20% 的患者会出现这样的纤维瘤，常出现在青春期。它们常单发或者多发，可以同时累及脚趾和手指。(Courtesy of L. Shapiro, M.D., New York, New York.)(见卷后彩图)

反应症等行为异常[188,189]。

在面部血管纤维瘤发病前的少见的早期病变有单发或多发的、平滑或粗糙的纤维斑块，微红的或者发黄的皮肤变色，常在前额出现。表皮下的增厚常累及头皮。组织学上这些斑都包含透明的和硬化性的胶原纤维，类似没有血管成分的面部血管纤维瘤。鉴别诊断包括骨瘤、纤维性结构不良和罕见的骨内脑（脊）膜瘤。

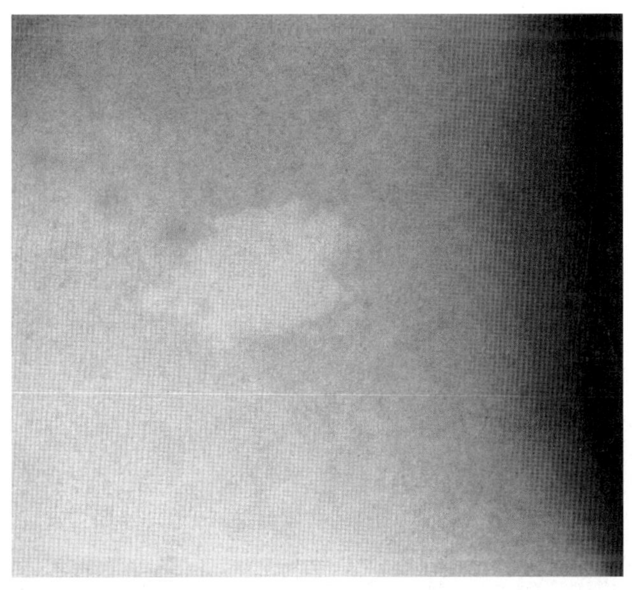

图 87-3　结节性硬化：低色素斑。这种斑常是卵圆形和树叶形的，伴有不规则的边缘，平均直径为 10~15mm，常发生在腹部或者腿部。(Courtesy of L. Shapiro, M.D., New York, New York.)(见卷后彩图)

三、颅内病变

在结节性硬化中，局部颅盖骨增厚被认为是该病变的一部分[190]。常规头颅 X 线片也可显示由内板骨肥大和板障间骨小梁增生引起的颅盖骨硬化的斑块区域（图 87-4）。常见穹隆间双板的普遍性增厚和密度增加。颅内压的增高（也就是骨缝分离、蝶鞍改变、脑沟回增加）和近皮质结节的稀疏都已经有相关报道[11]。

50%~80% 的病例出现颅内钙化（见图 87-4）。随着年龄的增长，颅内钙化的发病率会增加，年轻人常规 X 线检查常不易发现此病变。对 45 个诊断为结节性硬化儿童进行头颅 X 线检查，21 例存在颅内钙化[12]。仅 3 个患者小于两岁；一个为 7 个月大。钙化发生率从小于 1 岁时的 14% 到 10~14 岁时的 60%。钙化可以是多发性的、结节性的和离散性的，直径约为几个毫米。偶尔也有报道线性的或者单发的钙化结节，直径为 2~3cm（图 87-5）。

结节性硬化的脑部病变主要发生在 3 个部位：脑室、脑白质和脑皮质[13,14]。病灶可能钙化，大小和数量不等，可在大脑、小脑、髓质和脊髓中找到。大多数邻近脑脊液通路，室管膜下结节或者皮质结节位于脑室并来源于基底神经节。这些结节通常较小，并且多发，可能在脑室表面产生一种“烛泪”效应，在这些地方它们常为出血的、坏死的或者钙化的（见图 87-5）。邻近室间孔的巨大病变可能是巨细胞星形细胞瘤，占所有病例的 2%~10%。它们可能是单发的或者多发的，并可导致阻塞性脑积水。第三脑室的病变比较少见[15]。以前的诊断依靠气脑造影术（见图 87-5）和脑室造影术，然而，现在无论是普通的 CT 还是加强 CT 都可以早期诊断，特别是当存在钙化的时候（图 87-6）。在 10 岁前 50% 患者的 CT 扫描上可发现病灶。

结节性硬化从字面意义上可以理解为坚硬的肿块（tuber 在拉丁语中是肿物的意思，skleros 在希腊语中是坚硬的意思 ）。Bourneville[1] 首先用 tuber 来描述出现在脑部的马铃薯样皮质病变。皮质结节存在于大多数结节性硬化患者当中，可累及皮质的任意部位。已经证明皮质结节的数量和智力发育迟缓的程度有着直接的联系。这些结节在累及脑回时常是

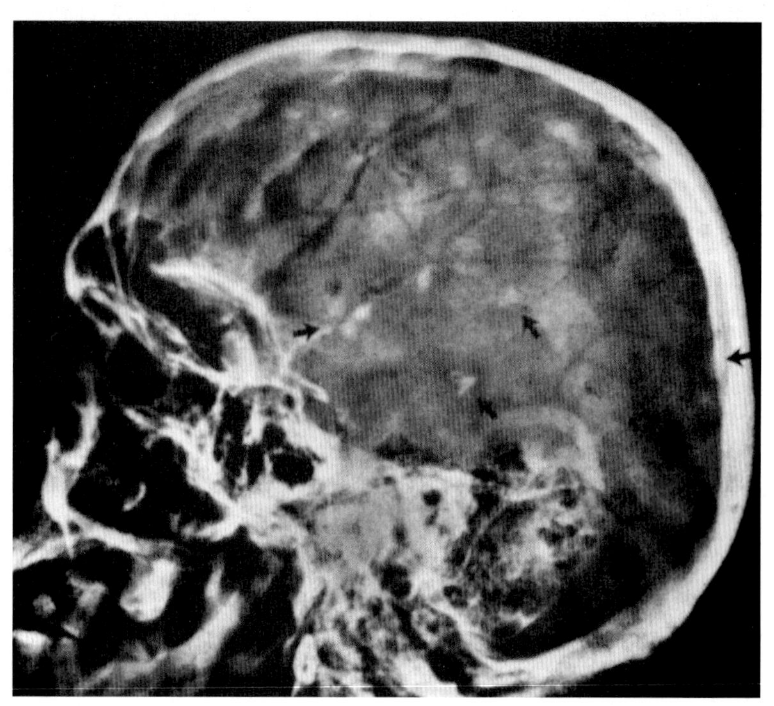

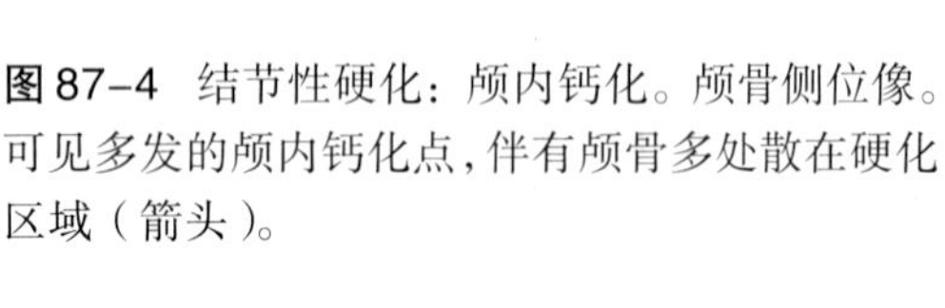
图 87-4 结节性硬化：颅内钙化。颅骨侧位像。可见多发的颅内钙化点，伴有颅骨多处散在硬化区域（箭头）。

不可见的，然而，相对而言却容易在脑部触到。磁共振成像可以发现不明显的病变（图 87-7）。

结节性硬化的中枢神经系统病变在CT和MRI上的表现是不同的。尽管静脉注射对比剂，但室管膜下错构瘤在CT上没有增强的表现，而巨细胞星形细胞瘤却显示为增强。根据钙化程度的不同，相对于灰质来说，室管膜下结节常在T1加权自旋回波MR像上呈等信号或者低信号，在T2加权自旋回波MR像上呈低信号（见图 87-7B）。在新生儿中信号强度与上述相反[161-163]。30%的患者静脉注射钆喷酸葡胺（一种钆的螯合物）后会出现信号增强的表现。约1/3可显示扩张肿瘤血管曲折的流空现象，提示它们的来源接近血管源性基质[161]。然而接近室间孔的信号增强的室管膜下结节如果增大或者伴有脑积水（或者两者都有），则提示存在室管膜下巨细胞星形细胞瘤。这种类型的星形细胞瘤和其他脑星形细胞瘤的区别在于它良性的生物学和病理学特征。它生长缓慢，周围没有水肿和侵蚀。外科切除术后复发率低，

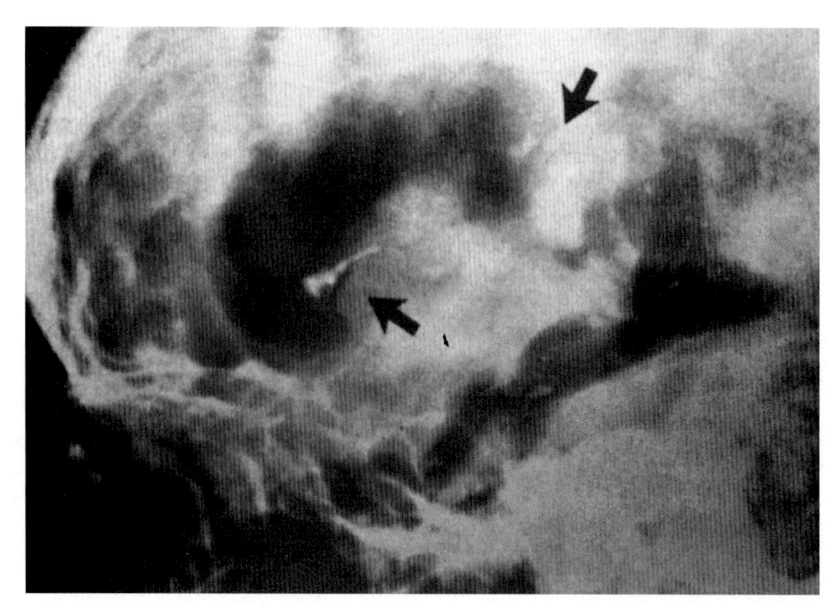
图 87-5 结节性硬化：室管膜下结节。气脑造影照片。多发的脑室旁室管膜下钙化结节，轮廓清晰，称为“烛泪”（箭头）。

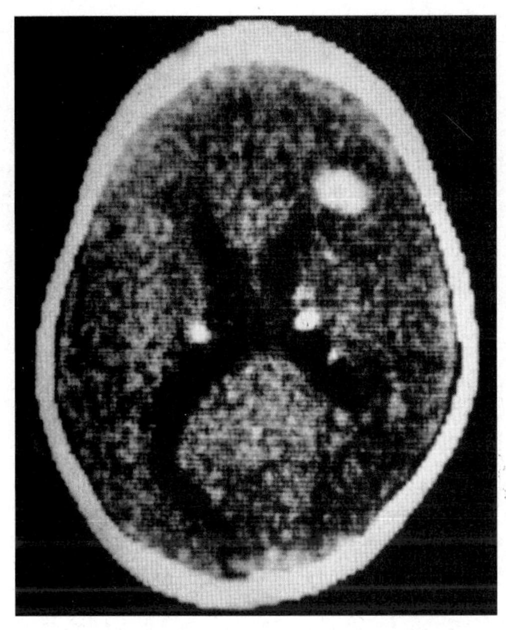

图 87–6　结节性硬化：大脑内钙化。CT 扫描。9 岁男孩脑室水平的经轴位CT扫描显示大量的室管膜下和大脑内钙化。

并很少恶变[161]。一般而言，血管注射对比剂后MR上显示的显著强化区域，与CT显像不同，并不提示恶变。

钙化的皮质结节在 CT 上显示高密度。而大多数的皮质结节是微小而且没有钙化的低密度皮质下肿块，CT 上不容易发现[159]。MR 可最好地显示这些病变。皮质结节在T1 加权自旋回波像上为低信号，在 T2 加权自旋回波像上为高信号，可能因为在它们疏松的基质和邻近紊乱的髓鞘形成中存在游离水增加[159]。婴儿的信号强度是相反的，T1加权像上为高信号，T2加权像上为低信号[159]。此外，皮质结节在T2加权自旋回波MR像上表现为高信号并不表示恶性变（皮质结节很少发生）。

有皮质结节的病例中90% 可以在脑白质中发现神经元和神经胶质细胞的异位岛[161]，其数量与皮质结节的数量成正比。它们是楔形的、肿胀的、线形的或者是条纹的[164]，在老年患者的T1 加权自旋回波像上很难发现；在 T2 加权自旋回波像上是高信号，但是如果有钙化，则会包含部分低信号区。10% 的白质病变在静脉注射钆类对比剂后出现信号均一增强。

在超微结构上，结节性硬化的异常细胞具有星形胶质细胞和神经元两者的特征。无论它们存在于皮

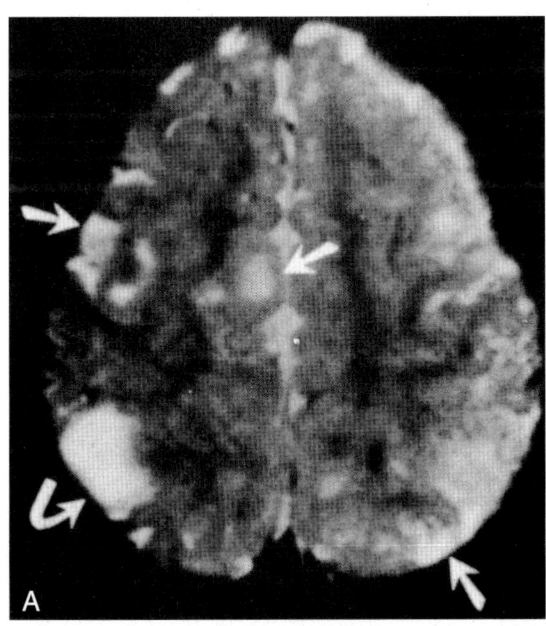

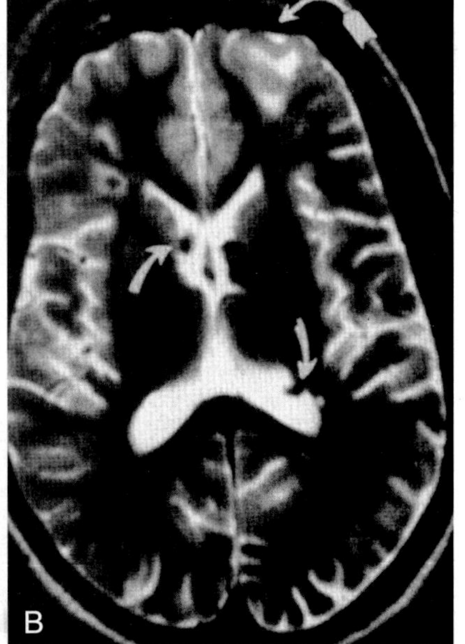

图 87–7　结节性硬化：磁共振成像——脑。

A　22个月的女婴，4个月的时候就开始出现白斑病和癫痫发作。CT仅显示了磁共振成像没有发现的脑室钙化，而磁共振成像清楚地显示了多发的结节（箭头）。虽然一些扁平的病变（弯箭头）较大和表浅，但外科手术时肉眼不能鉴别。(Courtesy of J. Bello, M.D., New York, New York.)

B　22 岁男性，患有癫痫，经轴位快速自旋回波（TR/TE,3000/102）磁共振成像显示大量低信号的钙化室管膜下结节（小箭头），和左侧前缘的皮质结节（大箭头）。(Courtesy of R. Mosesson, M.D., New York, New York.)

质、脑室或者白质中，这种病变都源于胚胎细胞异常的突变、分化和移行。因此它们是一种错构瘤或发育异常，不是真正的肿瘤。结节和肿瘤的区别在于肿物是否产生症状。组织学上，一些病变中巨大星形胶质细胞与多形性成胶质细胞瘤的巨大细胞相似。然而，恶性星形细胞瘤或多形性成胶质细胞瘤在结节性硬化中很少见，以至于它们的共存只能是一种偶然。与神经纤维瘤病不同，结节性硬化的潜在恶变率低。癫痫无法控制、以往智力正常而目前智力减退，有脑积水的结节性硬化患者应该接受CT或MR成像检查，或者两种检查都做（见图87-6和87-7）。对可以手术的病变，早期发现有利于治疗。

若有一定程度的颅内钙化、皮肤病变（如白斑）、癫痫病史、伴有或不伴有智力减退，则可确诊为结节性硬化。怀孕28周的时候，超声检查可以用来识别皮质结节，之前只能通过尸检来识别。新生儿头颅超声可清楚显示室管膜下脑室结节。外周的病变很难检查到，因为这些病变是实性的，并和周围正常组织的超声表现相似[16-18]。

四、眼部病变

出生时20%的患者有眼部病变，并且可能在怀孕3个月的时候就十分明显了。虽然报道过很多病变，但是仅特征性地在眼后极或者视盘区存在的视网膜错构瘤（即晶状体瘤）可明确的是该综合征的一部分。最典型的病变是外生的桑葚状病变。荧光素血管造影用于定位富含血管的、平坦的、边界不清的和用别的方法不易检查到的病变。在虹膜上也会出现类似于皮肤病变的低色素斑。CT检查可发现邻近视神经乳头的钙化的视网膜错构瘤。

五、颅外骨骼病变

除了颅骨之外，其他的骨骼可能出现局部的或者弥漫的髓质或皮质的可透过X线的囊性变或致密的骨质硬化[19]。皮质病变常表现为局部硬化或结节、缺损和小凹陷等，还有不规则的骨膜下新生骨，可导致皮质轮廓增厚并呈起伏状[20,21]，常累及手和足的短管状骨（图87-8和87-9），偶尔也会累及长管状骨。肉眼观为非特异性纤维组织的、边界清楚的、圆形的、可透过X线的病变主要发生在手的远节指骨，很少情况下也会并发甲下纤维瘤（见图87-2和87-8）。

脊柱和骨盆是另外的髓质成骨细胞沉积部位，沉积区的直径从几毫米到几厘米，可能是分散的、圆形的、卵圆形的或者火焰状的（图87-10和87-11）[22]。均一密度的骨内病变偶尔会出现混杂的现象。它们不超过骨皮质的轮廓。这些病变发生的比较晚，青春期前不常见[23,24]，无症状的表现常被忽略，但是数年内它们常慢慢增大[23,24]。应意识到这些和结节性硬化的联系，并应该结合临床，除外其他成骨细胞转移性病变。

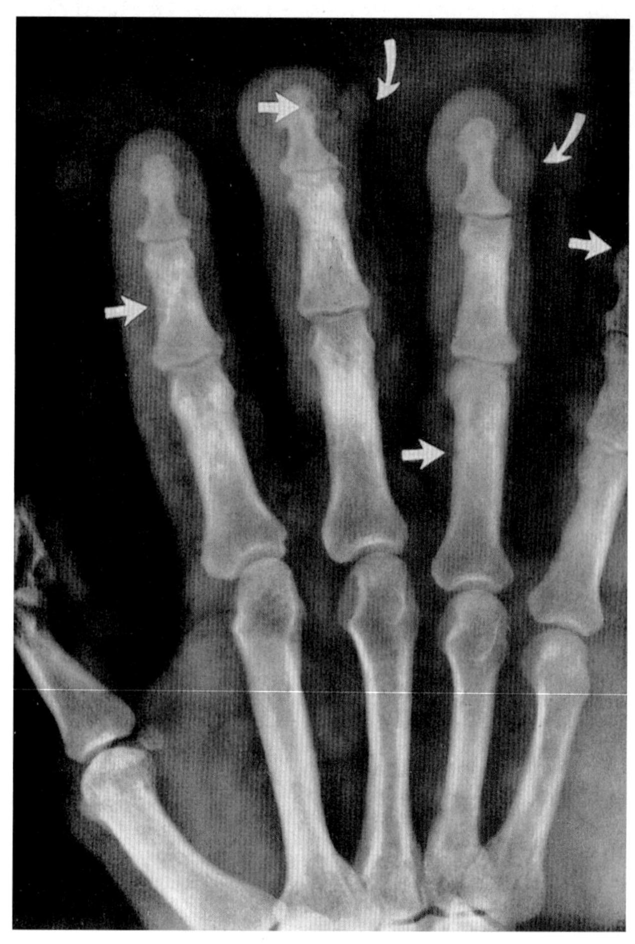

图87-8 结节性硬化：手部病变。多个指骨髓腔内都可见大量圆形的可透过X线的病变，合并皮质凹陷（直箭头）。第三和第四指骨处可见甲周纤维瘤（弯箭头）。

很少强调结节性硬化和脊柱侧弯的关系。在12个患者中，6个伴有脊柱侧弯，弯曲度为12°～78°，平均为37° [25]。

六、内脏病变

内脏和皮肤、眼、脑、骨都是瘤样病变形成的位点；肾、心、胃肠系统、肝、肺和脾脏都可被累及。病变包含血管、平滑肌、脂肪和纤维组织，并根据占主要组成的细胞成分的不同而诊断为血管肌瘤、血管

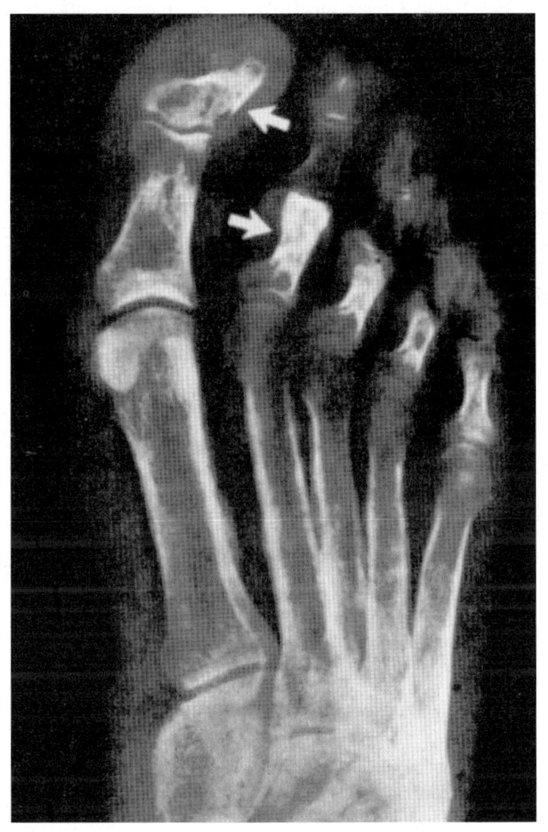

图87-9　结节性硬化：足部病变。外周轮廓清楚的、增粗的、起伏状的皮质覆盖了前4个跖骨。在第一趾骨远端和第二趾骨的近端髓内可见几个圆形的、小的、可透过X线的区域（箭头）。

纤维瘤和肌脂瘤。如果存在组织多形性，可称为肉瘤。这些错构瘤很少在胚胎[5]或者新生儿期出现，其发生率随着年龄的增加而增长。新的影像技术在早期诊断中起到了越来越重要的作用（图87-7和87-12）。

1. 肾脏

将近50%的结节性硬化患者伴有肾脏病变，包括囊肿、血管肌脂瘤和动脉瘤[26,27]。结节性硬化患者肾动脉瘤和颅内血管动脉瘤（较少见）的发生提示这类患者常见发育性的动脉壁缺陷[28]。有报道这类患者可同时存在主动脉和肾动脉狭窄。在神经纤维瘤病中可出现高血压，其可同样出现在结节性硬化患者中[29]。42%~100%的病例中可见肾血管肌脂瘤或上皮囊肿，或两者都可见。相反，50%血管肌脂瘤患者伴有结节性硬化。它们一般是局限的，没有包膜并可以突出于肾脏表面。肾血管肌脂瘤可在常规平片检查中发现，因为存在相对于肌脂瘤高含量的脂肪成分和不规则轮廓的实质内可透X线区域和肾脏的增大。CT或超声检查可显示由邻近的血管肌脂瘤引起的肾盂肾盏扭曲或移位（图87-12）。CT可有效地鉴别结节性硬化引起的肾损害和成人的多囊肾疾病[26,27,29]（见图87-12B）。

肾血管肌脂瘤在组织学上曾被曲解，因为在它们发育异常的平滑肌细胞中，存在核着色过度和有丝分裂的特征，还因为它常累及大血管。虽然动脉血管造影可显示血管扭曲现象，却不能鉴别肾肿瘤和血管肌脂瘤[30,31]。

相关的肾囊肿通常比较表浅并存在于皮质区。它们有确定的、过度增生的嗜酸性表皮，没有有丝分裂，腔内可有突起[32]。偶尔，囊肿可广泛代替肾实质，所以高血压和肾功能不全（为肾囊肿的常见后

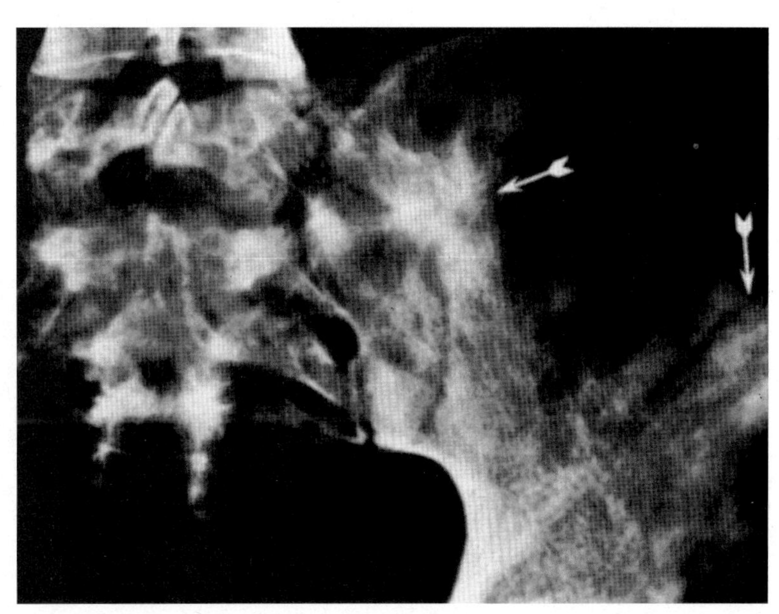

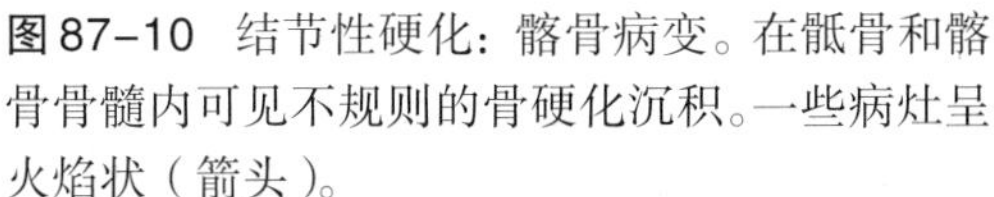

图87-10　结节性硬化：髂骨病变。在骶骨和髂骨骨髓内可见不规则的骨硬化沉积。一些病灶呈火焰状（箭头）。

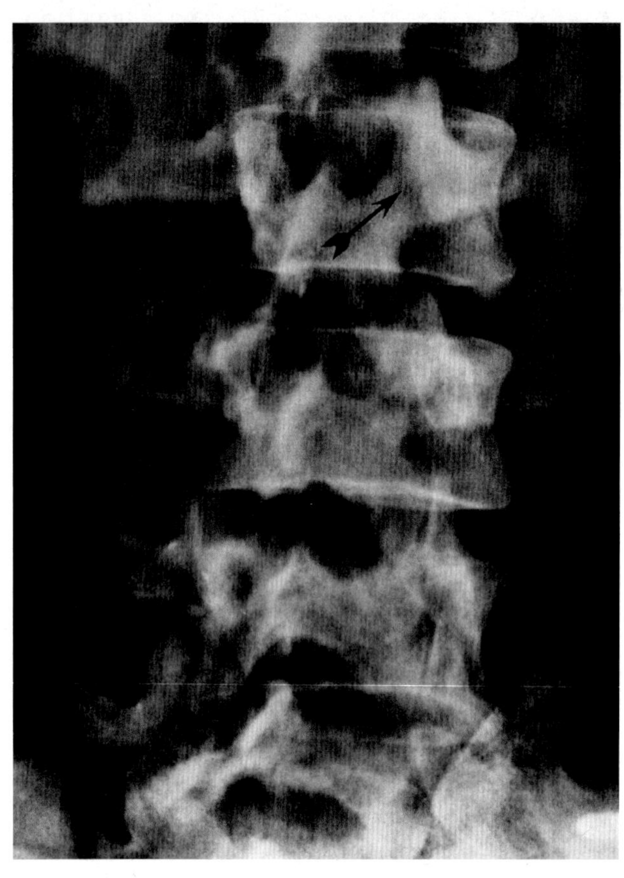

图 87–11 结节性硬化：脊柱病变。32 岁男性，腰椎椎体左侧椎弓根和上关节面密度相同（箭头）。这是在做静脉肾盂造影检查时偶然发现的。

遗症）可能会是结节性硬化的早期特征。虽然在超声检查中肾囊肿可能与某种类型的多囊肾疾病相混淆[165]，但它们可与血管脂肪瘤进行鉴别，因为它们的囊壁薄，并有后方增强的无回声区[166,167]。偶尔出现的继发于血尿的肾区绞痛和侧腹疼痛可能是患者伴有肾肿瘤的证据。当双侧出现症状时，支持结节性硬化的诊断，因为90%以上的肾肿瘤都是单侧的。

在伴有癫痫和"囊性"肾增大的患者中，需慎

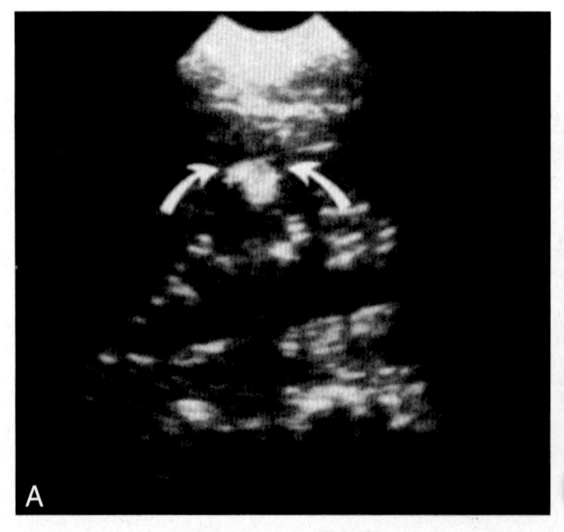

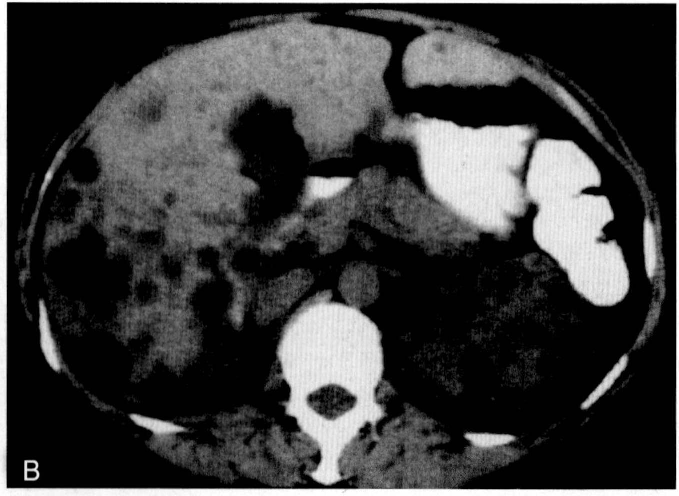

图 87–12 结节性硬化：内脏病变。

A 20 岁女性，右肾超声检查。圆形的高回声肿块为血管肌脂瘤（箭头），累积双侧肾皮质。超声心动显示右心房和双侧心室内多发横纹肌瘤。

B 49 岁女性，伴有急性腹痛和胸痛，腹部 CT 显示增大的肝脏和左肾多发实质性囊肿。

重考虑结节性硬化的诊断。肾囊肿伴有血管肌脂瘤应考虑是结节性硬化的特异性病征，但是要详细询问患者的病史和家族史。婴儿伴有囊性肾病却没有家族史的，需要进行脑CT检查以明确诊断。肾脏受累，是此病报道最多的死因，如果存在囊肿或者血管肌脂瘤或者两者同时存在，那么随着年龄的增加则死亡率增加。在10~19岁的患者中脑肿瘤是最常见的死亡原因[191]。

2. 心脏

von Recklinghausen 在最初的描述中就提到结节性硬化中存在脑部病变和心脏横纹肌瘤共存的现象。在结节性硬化患者中约30%~50%存在这样的联合病变，但是实际的发生率可能还要高，因为很多心脏横纹肌瘤的婴儿没有能够存活[33,34]。对孕28~32周的胎儿做尸检从而发现了心脏横纹肌瘤。它们直径可达到几个厘米，很少钙化，界限清楚，没有包膜，可以发生在心腔任何一个房室，来源于心肌层，或者从心内膜或者心外膜突起。因为管腔被凸起的肿瘤堵塞，或者因为瓣膜口被堵塞、心功能衰竭和心律失常而出现症状。虽然缺乏症状不能除外心脏横纹肌瘤，但大多数患者在最初的几年内都死于循环功能衰竭。不规则的心脏轮廓在胸部平片中可很容易发现，但影像学检查常是正常的或者没有特异的病变。高风险病例应该采用超声检查进行筛查[34]。

结节性硬化中先天性心脏横纹肌瘤没有显著的生长，也没有出现转移，所以不是真正的肿瘤，这种病变被认为是心肌细胞变异而产生的错构瘤改变[35]且组织破坏仅限于细胞水平。

3. 肺和胸膜

1%的结节性硬化患者发生肺部病变，几乎所有都为女性[19,36,37]。肺部症状出现的比较晚，一般在30岁时出现，20岁之前很少出现症状。58%的患者最初的症状是呼吸困难，此症常继发于自发性气胸，后者发生率约为50%。呼吸困难常较严重并且进行性发展，与胸膜下肺大泡和肺源性心脏病有关[19]。结节性硬化伴有肺部病变，其死亡率比伴有心脏、肾脏或者脑病变要高得多[192]。

虽然一些患者存在乳糜胸，但这种胸膜的渗出在淋巴管肌瘤病中很常见（约66%）。有些学者认为这是伴有肺损害的结节性硬化的一种不完全表现 。然而，结节性硬化在男女中都可发生，而淋巴管肌瘤病几乎都发生在女性，并且不表现此疾病的任何其他病变[193]。胸膜的并发症在这两者中都会出现，两种疾病中50%都存在气胸，并伴有进行性呼吸困难和肺源性心脏病[37]。妊娠会加剧疾病发展。尽管一些患者有症状，但胸片可能是正常的，0.1%~2.3%的病例可见肺部改变。这些改变包括胸部扩张和蜂窝状的、均一的、弥散性或基底的间质浸润[38,39]。间质浸润是由淋巴管、血管和支气管周围的平滑肌增生而引起的。静脉堵塞导致小泡出血和咯血，支气管的堵塞导致气体滞留、肺囊肿形成和气胸，淋巴管堵塞导致乳糜液渗出[192]。

总的来说，结节性硬化的肺部表现主要有两个：（1）蜂窝状囊肿，海绵样空洞和多发的小平滑肌纤维瘤样结节，它们常围绕在血管周围；（2）毛细血管瘤，还有增粗的肺动脉。结节性硬化伴有肺损害的患者长期预后较差，从出现症状开始患者的平均存活时间少于10年。用黄体酮来治疗，目前对肺淋巴管瘤病疗效较好，因此提倡使用[37]。

七、内分泌异常

结节性硬化与内分泌和代谢异常的联系目前还不是很清楚。肝、脾、甲状腺和胰腺的腺瘤[15]及脂肌瘤都被发现过，也发生在有垂体、肾上腺和甲状腺功能障碍和糖尿病的患者身上。在骨骼病变中我们已经提到了蝶鞍大小的异常[40]。胰岛细胞瘤虽然多和多发性内分泌腺瘤（MEN）综合征Ⅰ型的形成相关，但也有报道其与胰腺和肝的囊肿有关。与正常人相比，结节性硬化患者生存率低，他们终身都要监测威胁生命的并发症。

第二节　神经纤维瘤病

一、一般特征

神经纤维瘤病和结节性硬化类似，是一种斑痣性错构瘤病，在胚胎期就出现缺陷并累及3个胚层。1型神经纤维瘤病，称作 von Recklinghausen 病或者外周神经纤维瘤病，占神经纤维瘤病的97%；2型神经纤维瘤病又称为中枢神经纤维瘤病，约占3%。这两个亚型都是因为基因的突变而产生。1型神经纤维瘤病基因位点在17q11.2，于1990年发现[194]，2型神经纤维瘤病的基因位点在22q12，于1993年发现[195]。

在1型神经纤维瘤病中，有一种肿瘤抑制因子，是GTP酶激活蛋白，通过促进Ras结合的GTP的水解而关闭RAS蛋白家族的促进生长的功能。突变导致了这种蛋白的缺乏从而产生了神经纤维瘤病。结果RAS保持无法限制的细胞增殖和导致肿瘤形成[196]。表皮生长因子受体EGF-R的表达普遍认为是1型神经纤维瘤病中肿瘤发生的另一个途径[197]。

神经纤维瘤病是人类最常见的遗传疾病之一，新生儿发病率约为1/3000。它是常染色体显性遗传，并且没有性别的差异[41]。基因的突变率为1/10000，明显地高于其他的遗传疾病。有认为至少50%的病例是由基因突变而造成；然而，由计算机得来的分析对这个估计提出异议，这个分析显示先前被认为有自发突变的患者，其父母为异常的先天性皮纹类型[42]。大于35岁的父亲生育的孩子有双倍产生新突变的危险，而女性的年龄没有特别的意义。然而，更进一步的分析显示除了父亲年龄较大外，其他因素在引起此病高的突变率方面也有重要作用[43]。如怀孕和青春期都会加重神经纤维瘤病的表现。

早期有Tiresius[44](1793)、Smith[45](1849)、Virchow[46](1863)和Payne[47](1887)(在von Recklinghausen的报道[48]之后）首次把神经纤维瘤病中的神经和纤维组织联系起来。一些学者认为神经纤维瘤病代表一种神经嵴病[43,50,51]。美国国家卫生研究所（NIH）共识发展会议提出神经纤维瘤病是有8个亚型的一组疾病[168]，其中最常见的就是1型神经纤维瘤病。尽管有了基因和分子生物学诊断，但是占所用病例99%的1型和2型神经纤维瘤病的诊断仍然以临床标准为基础，以影像学检查为辅助[198]。然而，约46%散发的1型神经纤维瘤患者1岁内很难被诊断。8岁时几乎都可确诊，20岁时可全部确诊。按照出现的顺序，这些诊断标准包括：咖啡牛奶斑、腋窝斑点、Lisch结节和神经纤维瘤。有症状的视神经胶质瘤常在3岁时出现，1岁时出现骨的病变[199](表87-2和87-3)。

二、皮肤和眼部病变

典型地，在前面提到的分类形成之前，对神经纤维瘤病的表现描述为临床三联征：皮肤病变、智力发育障碍和骨骼病变。除了典型的皮肤肿瘤，其组织学上为神经纤维瘤、丛状神经纤维瘤和神经鞘瘤，咖啡牛奶斑也很常见（图87-13）。皮肤和皮下神经纤维瘤比较局限，并不是1型神经纤维瘤特异性的表现，常出现在青春期前，很少恶变。1型神经纤维瘤病最常见的特征是先天性丛状神经纤维瘤，其形态不规则，较厚并且界限不清楚，它们侵犯并

表87-2 NIH的1型神经纤维瘤的诊断标准＊

6个或者6个以上的咖啡牛奶斑，其中青春期前最大直径为5mm以上，青春期后最大直径为15mm以上
2个或者2个以上的任何类型的神经纤维瘤或一个丛状神经纤维瘤
腋窝或者腹股沟斑点
视神经胶质瘤
两个或者更多的Lisch结节（虹膜错构瘤）
明显的骨病变，如蝶骨发育异常或者长骨皮质变薄，伴有或者不伴有假关节
根据以上标准，一级亲属中（父母、兄弟或儿女）有1型神经纤维瘤病

＊主要临床特征（有两个或者两个以上就可以诊断）。

Adapted from Gutmann DH,et al: JAMA 278:51,1997 Copyright American Medical Association.

包绕重要的结构故很难切除，复发率和恶变率高(图87-14)[198]。虽然咖啡牛奶斑不是神经纤维瘤病的特异性表现，但是这些皮肤斑的分布、形态和数量不同于结节性硬化和纤维性结构不良中的斑块，因此可明确诊断。6个或者更多的直径为1.5cm或者大于1.5cm的斑点在结节性硬化中很少见，因此被作为诊断神经纤维瘤病的可靠证据[41]。但过分强调要识别出最少6个咖啡牛奶斑，会导致诊断不全、漏诊和误诊。不到1%的正常儿童也存在2个以上的

表87-3 2型神经纤维瘤病的诊断标准

有以下临床特征的患者就可以诊断为NF2：
双侧前庭神经鞘瘤（VS）
或者有NF2的家族史（一级亲属）加上
1. 年龄小于30岁，有单侧VS或者
2. 伴有脑（脊）膜瘤、胶质瘤、神经鞘瘤、青少年后囊下晶状体混浊或青少年皮质性白内障中任意两种
有以下临床特征的患者可高度怀疑NF2：
小于30岁有单侧VS至少加上以下的一项：脑（脊）膜瘤、胶质瘤、神经鞘瘤、青少年后囊下晶状体混浊或青少年皮质性白内障
多发脑（脊）膜瘤（2个或者2个以上）加上小于30岁单侧VS或者下面的一项：胶质瘤、神经鞘瘤、青少年后囊下晶状体混浊或青少年皮质性白内障

Adapted from Gutmann DH,et al: JAMA *278*:51,1997.Copyright American Medical Association.

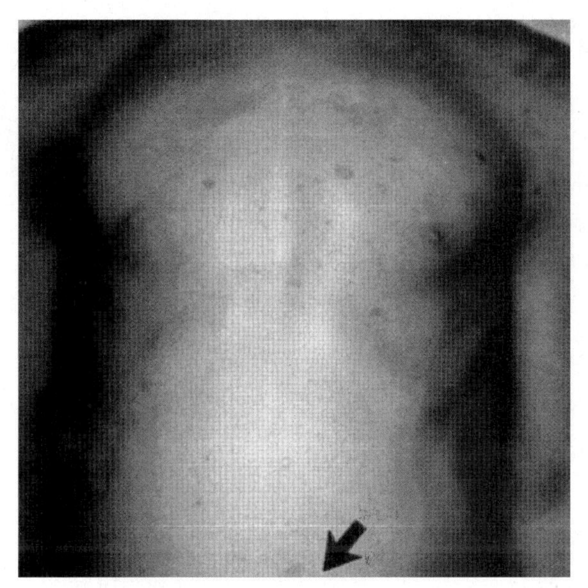

图 87–13　神经纤维瘤病：咖啡牛奶斑。16 岁男孩，前胸和腹部散在分布的皮肤病变。边缘光滑，大小从斑点到大的斑疹(箭头)。任何一位有 6 个（或者更多）直径为 1.5cm 或者更大的咖啡牛奶斑的患者，就可考虑为神经纤维瘤病。（见卷后彩图）

咖啡牛奶斑（见图 87–13）。在神经纤维瘤病中，这些斑与年龄相关，且在出生时并不是一致地出现，随着年龄的增长，它们的大小、数量和色素沉着都会增长，可能约 25 岁后开始消失。

纤维性软疣的柔软、扁平、突起或带蒂的乳头样病变是神经纤维瘤病的另一种皮肤病变（图 87–15）。局部或者散在的外周神经丛状神经纤维瘤可导致神经瘤性象皮病，伴有皮肤、软组织和下部骨骼的广泛肿胀。与前面的理论形成对比的是，形成病变的细胞遗传缺陷，还有表皮生长因子都被认为在软组织和骨的过度生长中起重要作用[51–54,196,197]。神经纤维瘤病中也可见由分散的、扁平的、血管反应差的淡紫色区域组成的皮肤发育不良区。它们与周围神经细胞相关，后者可阻止药物成分的扩散[55]。

虹膜或Lisch结节是常见的眼部表现。其颜色为淡褐色或者棕黑色，大小可为只能用裂隙灯才能看见的小斑点，或是用肉眼就可以明显看到的大结节。这些结节可以在虹膜基质的浅表或者深部，可能像雀斑一样平坦，无明显的界限，或者突出虹膜的表面。它们常是双侧的，数量不等。5 岁后这样的结节十分常见，29 岁后 50% 的患者存在，60 岁后 100% 存在。这些病变的组织来源仍然有争议。它们被认为是来自外周施万细胞成分的神经纤维瘤或者神经嵴源性的黑色素细胞错构瘤。

任何年龄的患者伴有 3 个皮肤特征，即咖啡牛奶斑、神经纤维瘤和虹膜结节，就可诊断为神经纤维瘤病。其他的眼部表现，比如双侧角膜神经增粗

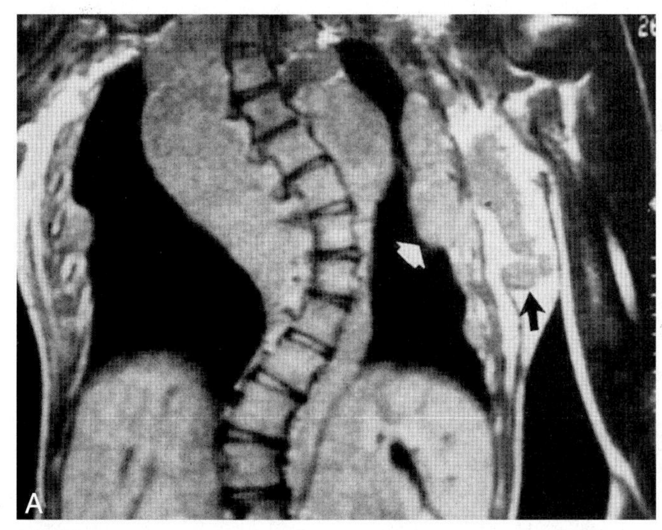

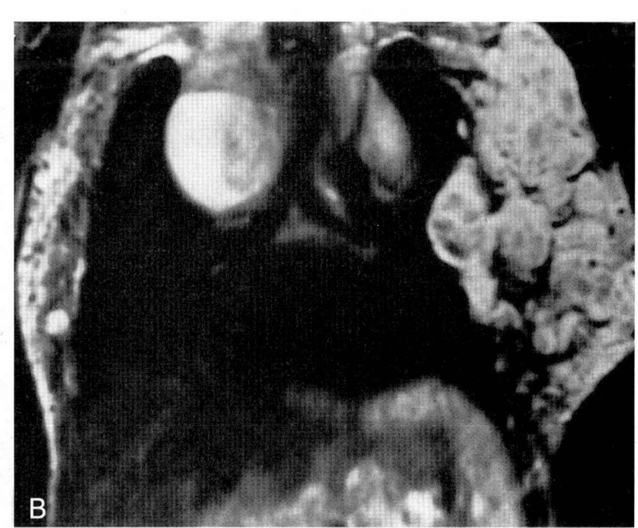

图 87–14　神经纤维瘤病：磁共振成像。

A　15 岁患者，冠状位 T1 加权（TR/TE，66/33）自旋回波 MR 成像显示均一的低信号、分叶的脊柱旁、胸膜和皮下的肿物（箭头），比肌肉信号略高。可见明显成角的胸骨硬化。

B　冠状位中纵隔脂肪抑制 T2 加权快速自旋回波 MR 成像（TR/TE，4000/80）。高信号的胸膜和皮肤肿物显示内部多发圆形的信号消失区，类似“靶”样表现。右侧气管旁高信号强度肿物内部有一液平面，可能代表为脑（脊）膜突出内的液体或者神经纤维瘤中的黏液成分。（Courtesy of W. Berdon, M.D., New York, New York.）

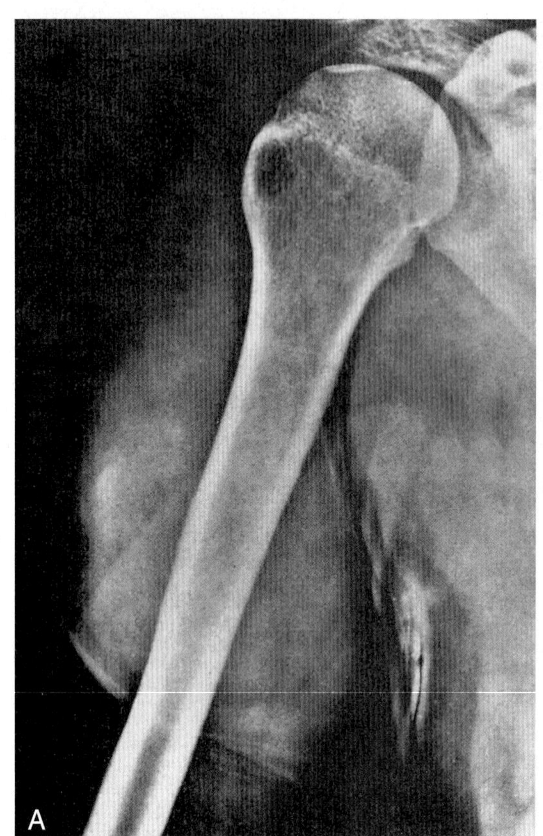

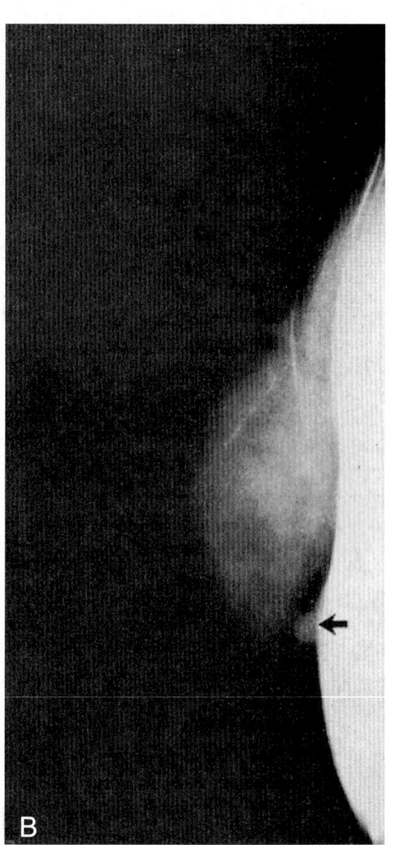

图 87–15 神经纤维瘤病：软疣性纤维瘤。

A 右上臂前后位观。这些软组织结节或者肿块可能单发或多发，可能在皮下生长，皮肤潮红，也可能突出皮肤水平，病变也可能是带蒂的。

B 右上臂的切线位观。可见第二例病变伴有乳头样轮廓（箭头）。指压法可示这些病变有凹陷的趋势。累及神经的肿瘤因为它们和神经纤维的关系可以发展为神经纤维瘤或者神经鞘瘤。累及神经和分支的弥漫性肿瘤被定义为丛状神经瘤。

和先天性青光眼，也可在此病中发生，但是诊断意义较小[56]。

三、骨病变

1. 颅骨

眼眶常可显示出特征性的蝶骨大翼和小翼的单侧缺失（图 87–16）。缺损区域常没有神经纤维瘤组织，缺损是由潜在的中胚层发育异常或者骨完全性缺如导致。眼眶后上壁的缺陷可能导致搏动性眼球突出，这是由颞部脑（脊）膜突出或者颞叶疝通过缺损部引起，罕见眼球内陷[57–59]。另一种骨缺损发生在头颅的左侧人字缝处，在顶乳突和枕骨乳突缝结合处的后面（图 87–17）。同侧中颅窝或眼裂扩大，上外侧眼肌增厚伴有内侧视神经移位，同侧乳突发育不全、上颌窦和筛窦发育不全也十分常见[59,60]。下颌骨、上颌骨、颧骨和覆盖的软组织也受累，伴有面部畸形。CT 或 MR 检查可以帮助鉴别因中胚层发育异常引起的骨骼病变和因软组织发育异常或邻近肿瘤形成引起的骨骼病变。

神经纤维瘤病常规 X 线检查可发现的另一个特

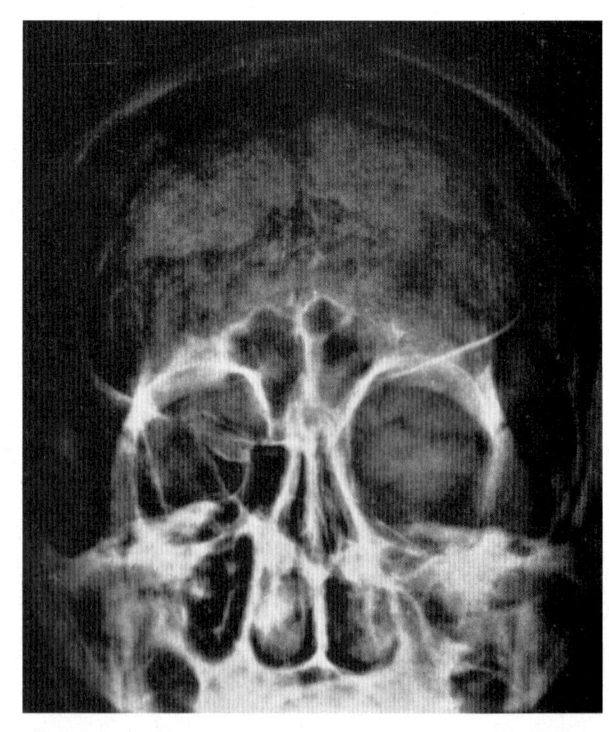

图 87–16 神经纤维瘤病：搏动性眼球突出（头颅后前位）。左眼眶增大并且出现空洞，因为正常骨标志的丧失，正常骨标志在右侧可以看到。双侧蝶骨翼和小筛窦消失。

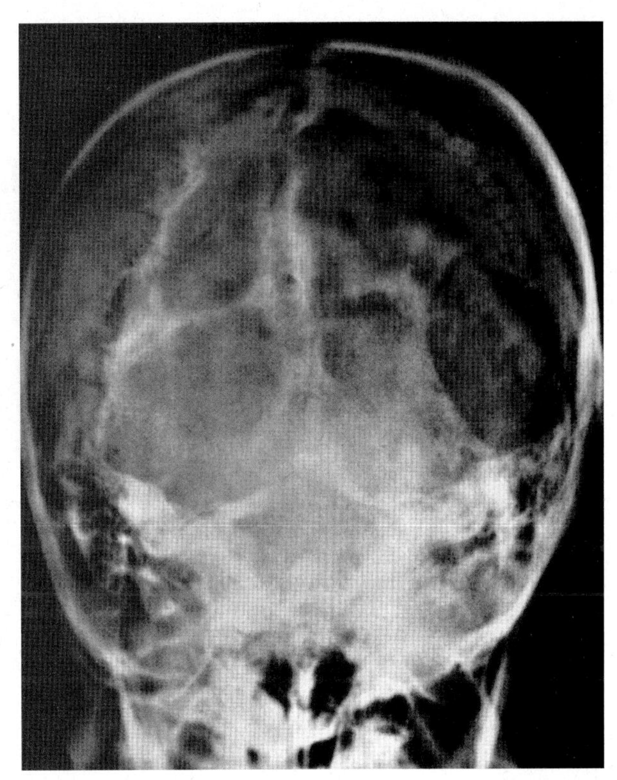

图87–17　神经纤维瘤病：颅缝缺损。颅骨的前后位观（Towne位）。在左侧人字缝可见一个椭圆形的颅盖缺损，并且向中线延伸，这种类型的缺损通常发生在左侧。

征是颞叶区域显著的颗粒状钙化[61]。这些钙化和脉络膜血管球内钙化类似；然而它们不损伤血管球，可能为单侧或双侧，并沿着脉络膜血管的颞角壁延伸[61]。

2. 脊柱

脊柱常受累及[62–64]，神经纤维瘤病的人群中，60%的患者有脊柱异常[62–64]。脊柱侧凸（伴有或者不伴有后凸）是常见的脊柱表现[65]。脊柱侧凸有两种主要形式：第一种类似于普通的先天性脊柱弯曲；另一种为发育异常、成角、短节段的后侧凸，一般累及少于6个节段的中段或者下段胸椎，进展很快[66]，可考虑诊断为神经纤维瘤病（图 87–18 和 87–19）。神经纤维瘤病中的脊柱后凸比侧凸显著。旋转和椎体侧方的不全脱位可能很严重，导致椎体移向后侧方而不是前方，并因此和剩余的椎体轴向上无法对齐。严重的后侧凸和很多椎体异常（椎体楔形变和扇贝样改变、椎弓根破坏、椎孔的扩张、横突和肋骨逐渐变细）都归因于中胚层发育异常（图 87–20 至 87–25）。

外科手术效果差。显著的椎体排列不齐使得前路的植骨和内固定十分困难，并使得其防止脊柱退变的机械性方面作用无效。局部血管的异常和血管过多的神经纤维瘤组织引起术中或者术后的血肿和脑脊液瘘[67]。术后的假关节率从先天性脊柱弯曲的17%到伴50°以上脊柱后凸的发育异常脊柱弯曲的64%[68]。然而，椎间盘突出比一般人群的发病率要低[65]。

3. 其他部位

除了颅骨和脊柱，肋骨、骨盆和长骨都是骨异常或缺损的部位，它们基本反映了中胚层的发育异常（图 87–25 至 87–28）。可见变弯、病理性骨折和长骨假关节形成，以及有缺陷的骨痂的形成和骨折的修复（见图 87–27 和 87–28）。尽管胫骨最易受累，但桡骨也可受累。疾病初期，骨的前侧位弯曲较常见，是疾病最独特的特征，并伴有一个细长的，畸形的、发育不良的腓骨。多指畸形在 1 型神经纤维瘤病中也常见，在神经纤维瘤病中，发病率约2.9%，而在一般人群中发病率为 0.014%~0.12%。

神经纤维瘤病中骨折和假关节的发病率需要引起注意。在这类疾病中，畸形和脆弱的骨一旦骨折，则很难愈合，最终的结果就是形成假关节。在任意一位患者中，通常只累及单一长骨（见图 87–27），这个（或者其他）骨的假关节常在幼年时候就出现，并可能是神经纤维瘤病的唯一表现。骨折愈合失败可能伴有邻近骨骺的生长受限，因此导致了骨长度的严重丧失。在成对的骨骼中，如桡骨和尺骨或者胫骨和腓骨，畸形的形成主要是因为骨正常生长失常，而导致关节的错乱、功能的下降甚至脱位[69,70]。

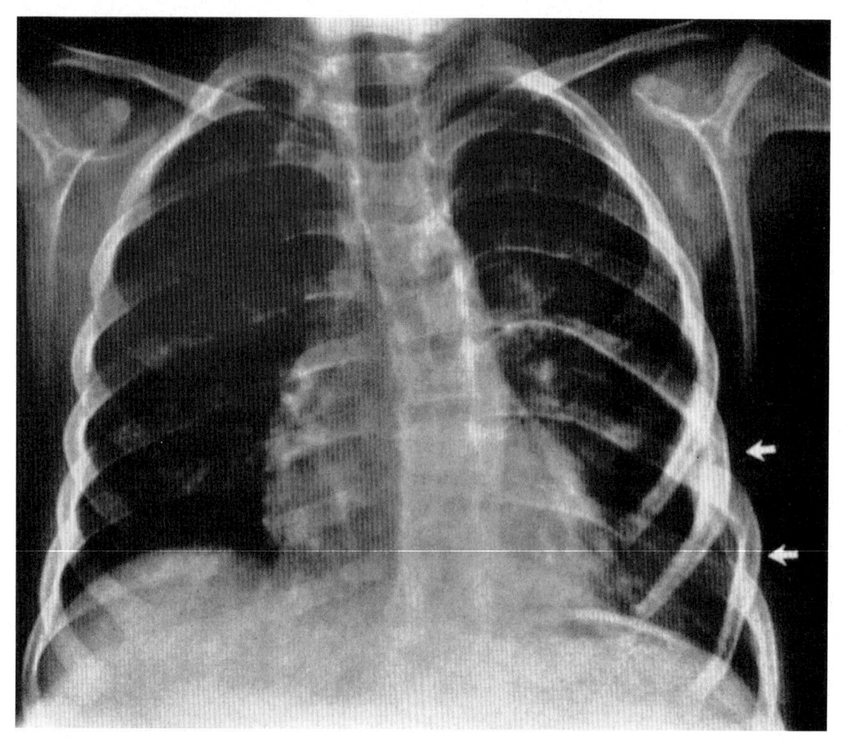

图 87–18 神经纤维瘤病：脊柱侧弯和肋骨畸形。中等程度的胸椎侧凸伴有胸椎椎弓根间距增大和左侧肋骨畸形、间隙增宽，过度压缩和轮廓不规则（箭头）。

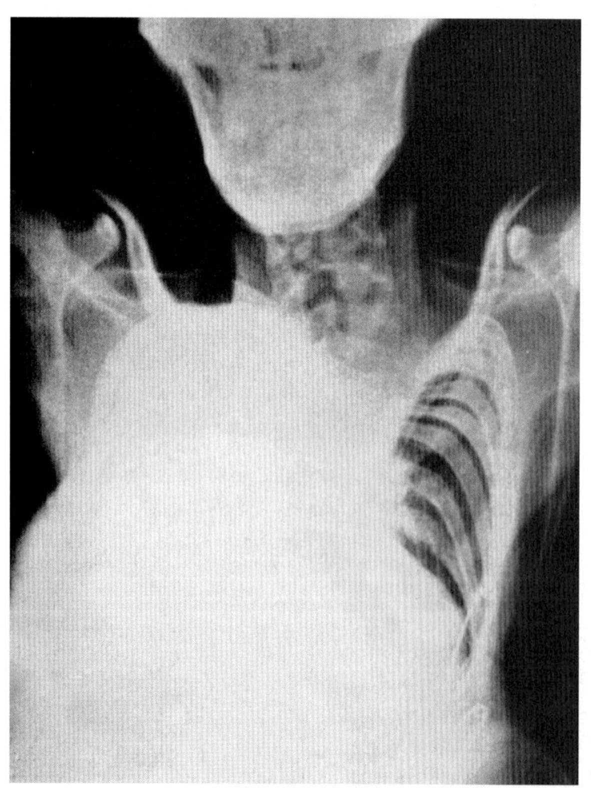

图 87–19 神经纤维瘤病：脊柱后侧凸，这个病例中因为胸椎中段在相对很短的距离内的急性成角而造成了严重的胸椎中段后侧凸。巨大的胸内神经纤维瘤导致严重的扭曲，造成了肺和心血管的并发症。

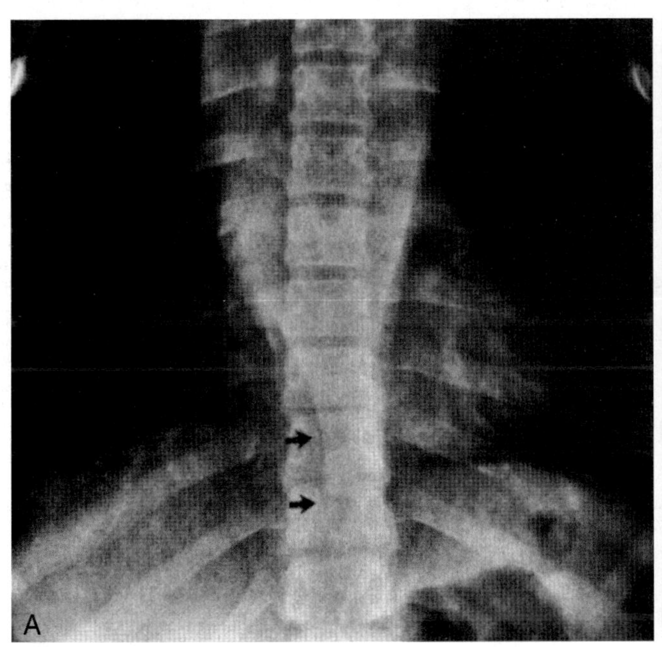

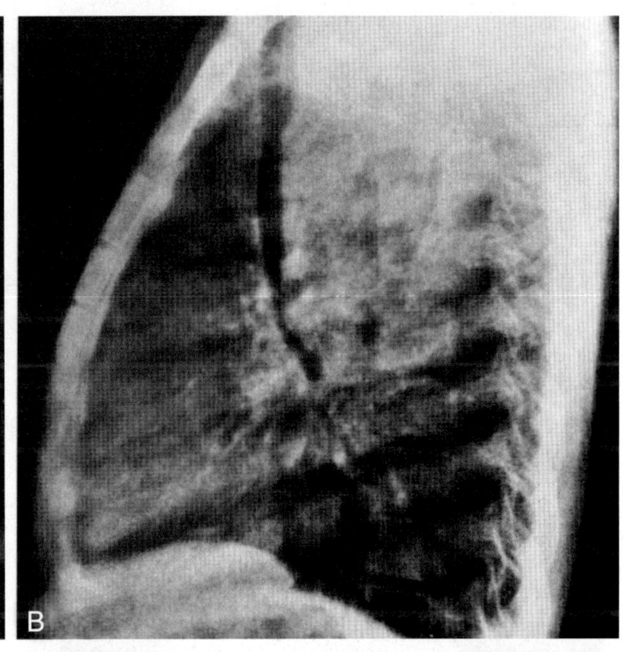

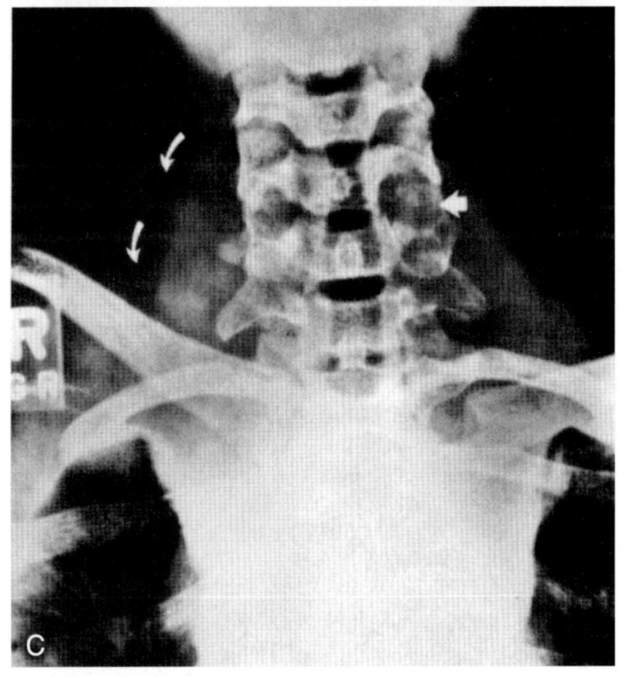

图 87-20　神经纤维瘤病：8 岁女孩，胸椎内丛状神经纤维瘤伴有多发皮肤结节。

A　胸部后前位观。广泛的三角形肿瘤，基底两点的距离较宽，并下降累及整个纵隔。图示顶点位于 T10-T11 水平（箭头），右侧肿物可见分叶。

B　胸部侧位观，肿瘤压迫气管和左侧主支气管，图示肿物位于气管的后方，手术中发现广泛的肿瘤沿着后纵沟分布。肺没有累及。椎体、椎孔和肋骨都是正常的。

C　胸部前后位观——14 岁时，从脊柱前凸的顶点位观。肿瘤成比例的生长。右颈部增大的神经纤维瘤（弯箭头），需要入院治疗。图示左侧颈椎孔增大（直箭头）。

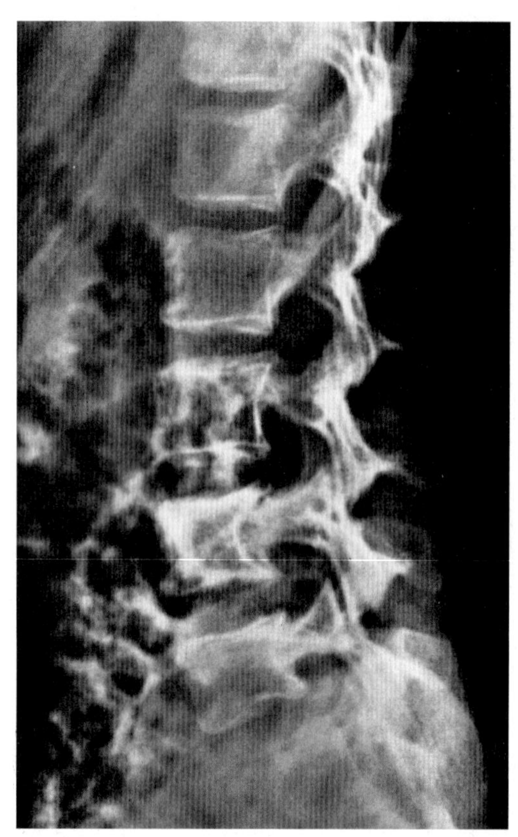

图87-21 神经纤维瘤病：椎体显著的扇样改变。L3、L4、L5椎体后部扇样变。没有发现脊椎侧凸和椎间隙的改变。这种扇形样变可能是因为骨内的发育异常所致，也可能是邻近硬脊膜的扩张所致（图87-23B）。局部神经纤维瘤的机械压力不是主要的形成原因。

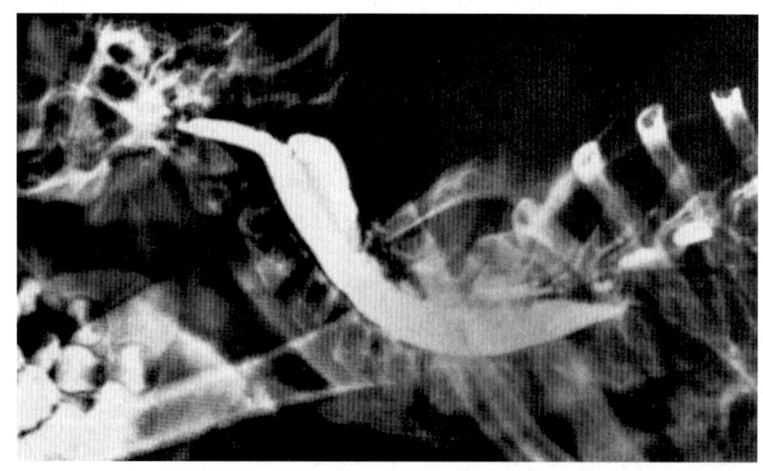

图87-22 神经纤维瘤病：硬脊膜扩张。俯卧位的颈胸椎脊髓X线造影显示了因后侧方硬脊膜扩张所致的椎管扩大。

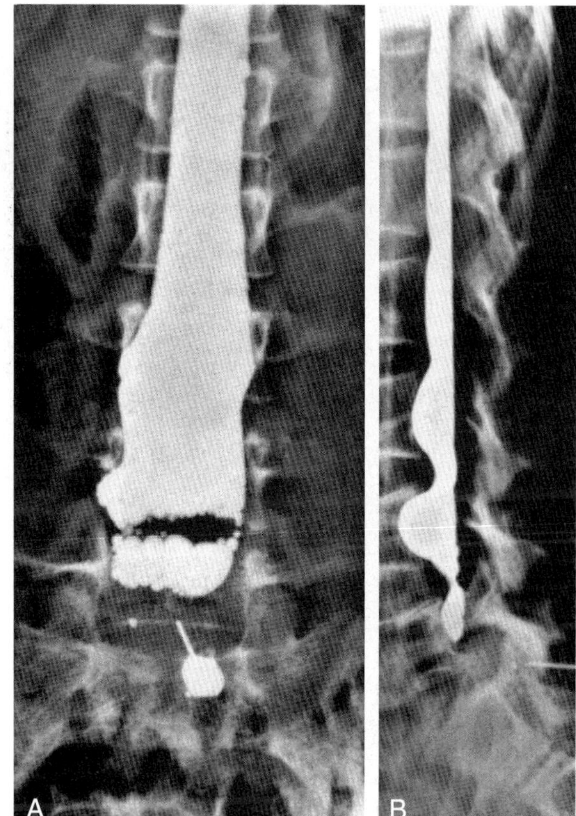

图 87-23　神经纤维瘤病：硬脊膜扩张。腰椎脊髓 X 线造影。

A　后前位观。蛛网膜下腔明显扩大，碘苯酯标记出明显的侧方界限。图示椎弓根间距离扩大。

B　俯卧时侧位观显示因为硬脊膜扩张而致的 L3、L4 和 L5 水平造影剂局部形成浓集池。扇贝样改变常早于椎弓根间距扩张，因为椎体小梁骨的抵抗力明显小于椎弓根。

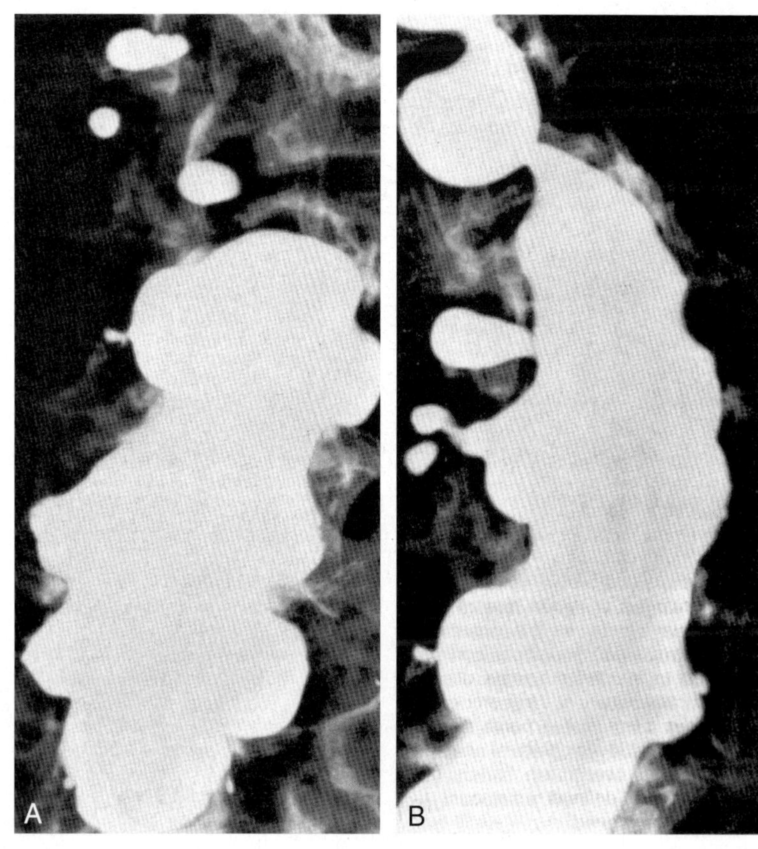

图 87-24　神经纤维瘤病：硬脊膜扩张。腰椎脊髓X线造影。这位患者有明显的腰椎侧弯和广泛的椎体发育不良。可见明显的硬脊膜扩张并累及多个神经根管。

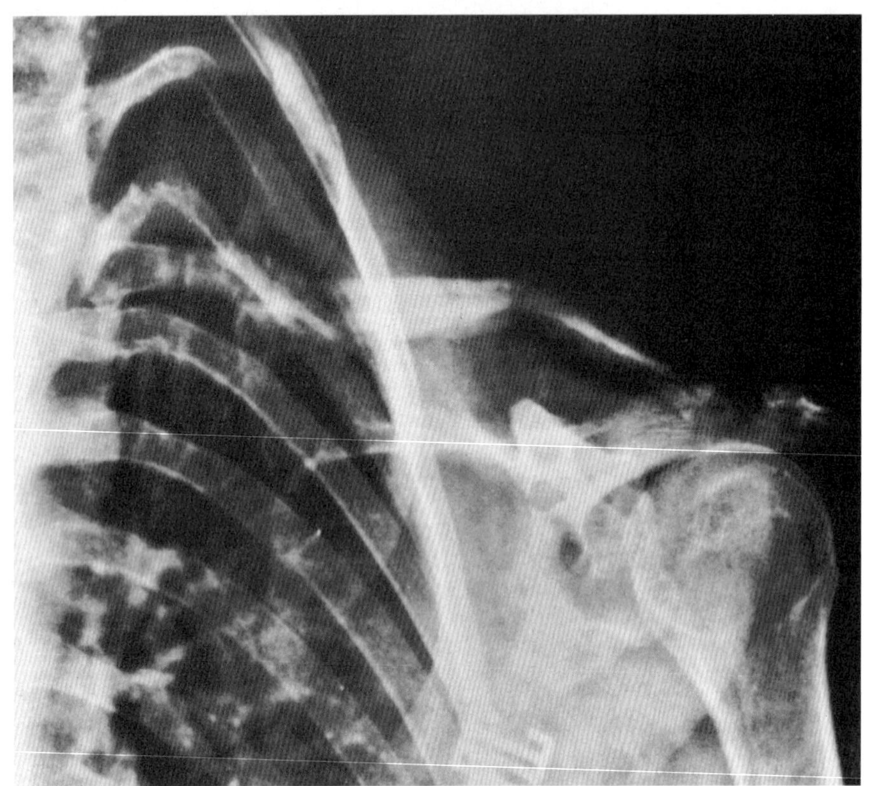

图87-25 神经纤维瘤病：肋骨病变。左上半胸。成角和过度压缩的典型肋骨外形。有些存在波浪、条带样的外形。上部肋骨广泛分离。伴发的另一种病变为左侧锁骨的假关节形成。

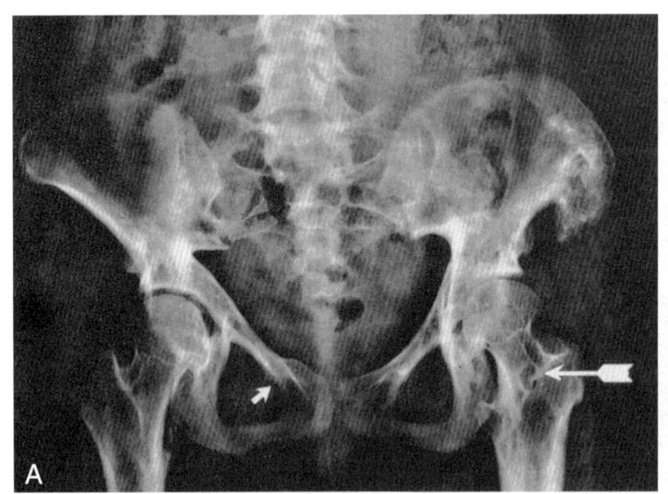

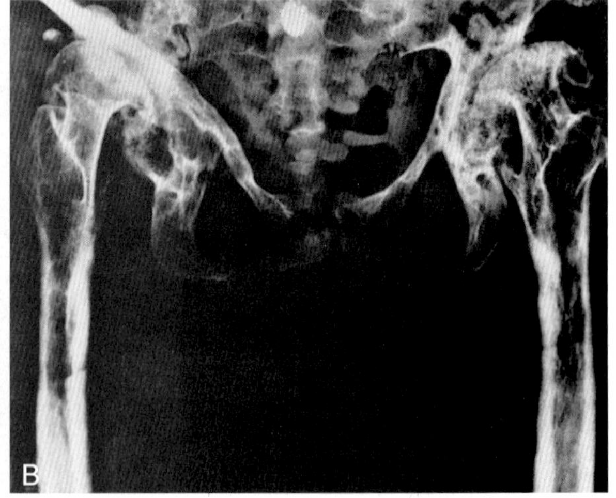

图 87-26 神经纤维瘤病：骨盆病变（随访13年）。

A 1965年5月17日的X线片。明显的骨盆不对称和肥大，左髂上棘和下棘和左股骨近端可见不规则的矿化和鸟嘴样突出 。注意变长的和部分分离的右侧小转子以及由先前骨折的发育不良骨引起的右侧耻骨畸形（小箭头），髋臼仍然还有杯形轮廓。可见脊柱累及，还有相对扩大、平坦的股骨头，和左侧股骨颈内的圆形、边界清楚的可透X线的区域（大箭头）。骨内的缺损被认为是典型的伴随病变，是否归因于骨内神经纤维瘤还存在争议。表面的皮质凹陷，当不做侧位X线检查时，会被认为是骨内的病变。这些病变可能实际上由与基础疾病无关的偶发原因引起。专家们也对皮质或者髓质中是否存在神经纤维有争论。有些缺损的产生是因为骨膜下增生形成壳包裹了骨膜下的出血或者原发性表面神经纤维瘤。

B 1978年7月18日的X线片。所有的畸形已经有了明显的进展。双侧髋臼严重地扭曲和变薄，坐骨和耻骨的严重压迫造成了一种三向辐射的骨盆。可见过度生长、平坦和向头侧不全脱位的股骨头。左侧股骨颈缺损相对较大。大的、边界不清的可透X线的病变累及左侧的坐骨、耻骨和髋臼，常伴有间断发生的骨折和骨软化。

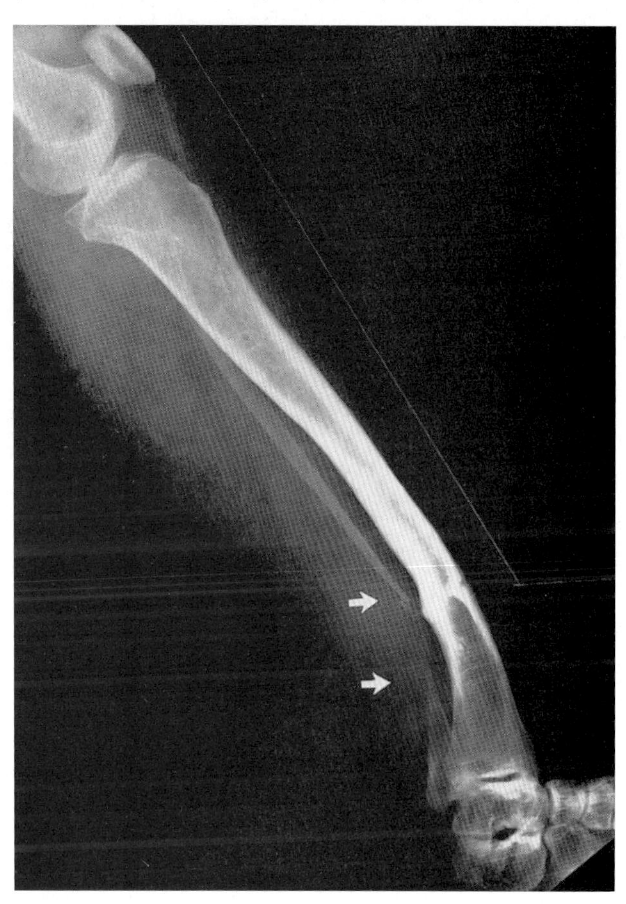

图 87–27　神经纤维瘤病：假关节。胫腓骨侧位观。图示假关节最好发的部位［胫骨和（或）腓骨中下 1/3 的连接处。伴有邻近腓骨的 X 线衰减和逐渐变细的表现（箭头）]，假关节远端废用性骨质疏松，继发跟骨和距骨畸形。特点是小腿向前弯曲，并且通常在婴幼儿中明显。假关节可能为自发，可能在骨折后发生，或者在为了纠正弯曲畸形的切骨术后发生。

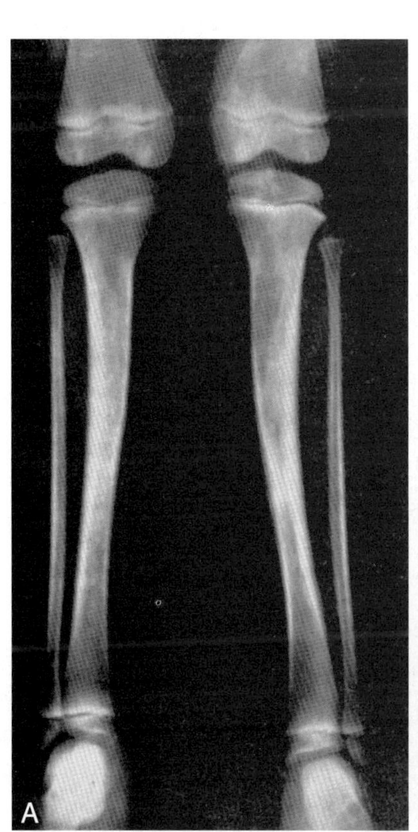

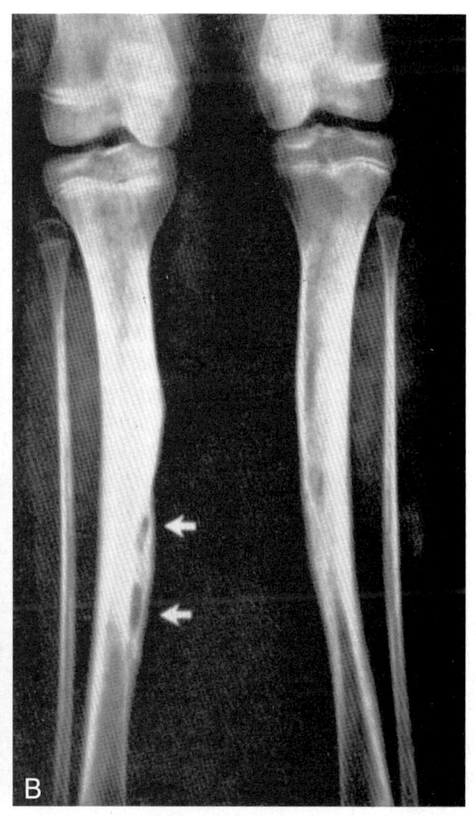

图 87–28　神经纤维瘤病：管状骨病变，胫腓骨前后位观。

A　早期 X 线片。双小腿发育异常，包括双侧的弓形畸形（左侧明显）、左小腿过度生长和长度增加，远端股骨畸形导致锥形烧瓶样外形和膝外翻。

B　6 年后的 X 线片。图 A 中出现的畸形已经更进一步发展，特别是沿着右胫骨干中段的内侧面。皮质的增厚和肥大导致了两个可透 X 线的皮质内病变（箭头）。这些囊性、明显的骨内病变可能由于骨膜下出血伴有骨膜的增生和修复或者周围软组织病变（如神经纤维瘤）引起的骨膜的过度生长。

神经纤维瘤病中引起骨折愈合缺陷和假关节形成的准确原因不清楚。骨痂形成出现缺陷而不是丧失。显微镜下观察，骨断端嵌入同源的混合着透明软骨和纤维软骨的纤维基质中，偶尔类似于纤维发育不良。没有证据证明在假关节位点存在神经肥大、骨软化或成骨细胞功能损害。对3例胫骨假关节病例的电子显微镜检查证实外周神经细胞或者施万细胞并不存在[7]。这样的发现提示在假关节形成的发病机制中骨内的神经组织并不是重要的，并且认为此病的原发因素存在于周围的软组织中。然而，同时切除骨和软组织还没有证明对治疗有益。

假关节仍是整形外科上的一个难题，提倡用多种方式去改善排列和稳定性。各种移植方式，包括游离带血管骨移植（伴有或者不伴有假关节的切除）、骨切除、髓内钉和电刺激都在适当的固定或者骨发生方面获得了部分的成功[71]。此外，年长的患者愈合的可能性较低。

四、神经肿瘤和肿瘤样病变

1. 脊神经

神经纤维瘤病两个重要的表现是神经纤维瘤和发病率更高的脑（脊）膜膨出。实际上70%~80%的脑（脊）膜膨出患者伴有神经纤维瘤病，并且常多发和无症状（60%）。影像学上很难区分神经纤维瘤和脑（脊）膜膨出，因为这两种病变都可以从扩大的神经孔侧方突出而形成局灶的椎体侧方、后方的肿物。对脑（脊）膜膨出的认识很重要，因为切除手术会导致脑脊液漏的形成。原因虽然不清，但如骨发育异常（导致椎体的骨质差而不能承受正常的脑脊液压力）、脑（脊）膜发育异常（导致可能侵犯骨质的扩张的搏动性硬膜囊）或者同时有两种类型发育异常（代表该病的基础中胚层发育异常的表现）都是重要的因素。

影像学上对脑（脊）膜膨出和神经纤维瘤的区分，如果存在偏心的单侧的脊柱扇贝样改变，支持相邻神经肿瘤的诊断（见图87–20），而中央性扇贝样改变普遍认为更经常伴有硬膜扩张（见图87–21和87–22）[60]。但是，这些差别不是绝对的。脊柱旁神经纤维瘤可能最终向心生长通过椎间孔进入椎管，并且有和脑（脊）膜膨出类似的哑铃状或沙漏状改变（图87–29和87–30）。椎旁神经纤维瘤，伴有或者不伴有椎管内哑铃状改变，事实上很少见。纵隔神经纤维瘤常表现为较大的、分叶的、轮廓平滑的肿物，在纵隔的每一边都对应迷走神经的走行，从胸廓入口和肺尖延伸到脐（见图87–14和87–22）。脊柱侧突伴指向肿物的凸起区域，支持脑脊膜膨出的诊断[60]。

CT也很难区分脑（脊）膜膨出和神经纤维瘤。过去用脊髓甲泛葡胺造影，但是当结合CT时，比单独使用任何一种方式都能提供更多的解剖和病理学信息（图87–30和87–31）。椎旁肿物内有钙化，用CT扫描观察效果最好，可以做出否定脑（脊）膜膨出的诊断。相反，神经纤维瘤病伴有后纵隔病变，特别是为囊性时，高度认为是脑（脊）膜膨出。低密度非特异性肿物中伴有对比剂浓集，是脑（脊）膜膨出的特异性诊断，并可同时确定脊柱损害的程度（见图87–30）。MR成像和超声目前已经代替CT来定义肿物的大小、形状、髓内或髓外病变的范围以及它们与邻近结构的关系，并另外证实无症状的和不易被发现的共存病变（见图87–30和87–31）[72]。

1型神经纤维瘤病的病变是神经纤维瘤（图87–32），常多发，并由施万细胞、成纤维细胞、肥大细胞、血管成分以及黏多糖基质中的轴突组成。神经纤维瘤伴有von Recklinghausen病的恶变率高，约81%，而不伴有von Recklinghausen病的恶变率为41%（图

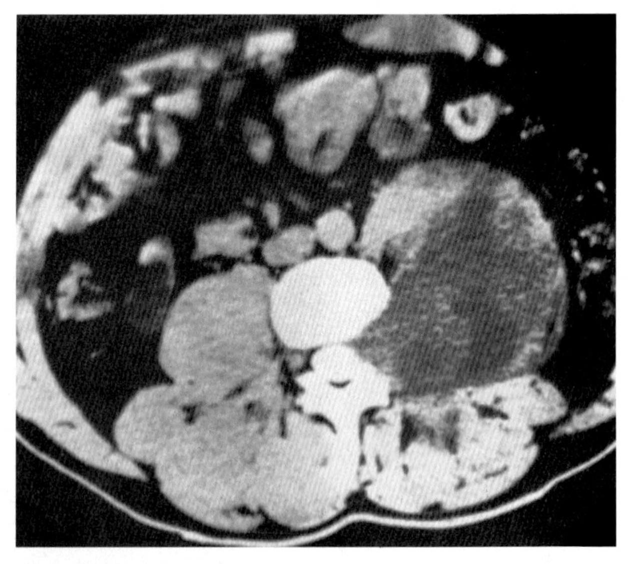

图87–29 神经纤维瘤病：神经纤维瘤。L3椎体水平的经轴CT扫描。25岁男性，黑人，母亲患有神经纤维瘤病，13岁出现咖啡牛奶斑，18岁出现后背不适，进行性左肋腹痛6周，放射到左大腿和左膝。平片检查（未提供图）显示一个边界不清的肿物，造成椎体后部、L4横突上部的偏心扇贝样改变及左肾的侧偏。CT发现一个巨大的硬膜内肿物伴有硬膜外扩展并累及神经根，侵蚀L3椎体后侧方和椎间孔，并累及腰肌和脊髓丘脑肌肉并波及骨盆。在注射造影剂后肿物边缘不规则增强，代表局部坏死的良性神经纤维瘤。

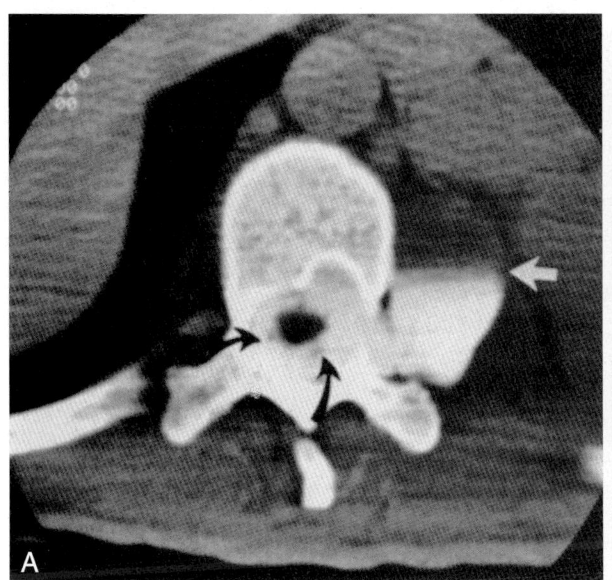

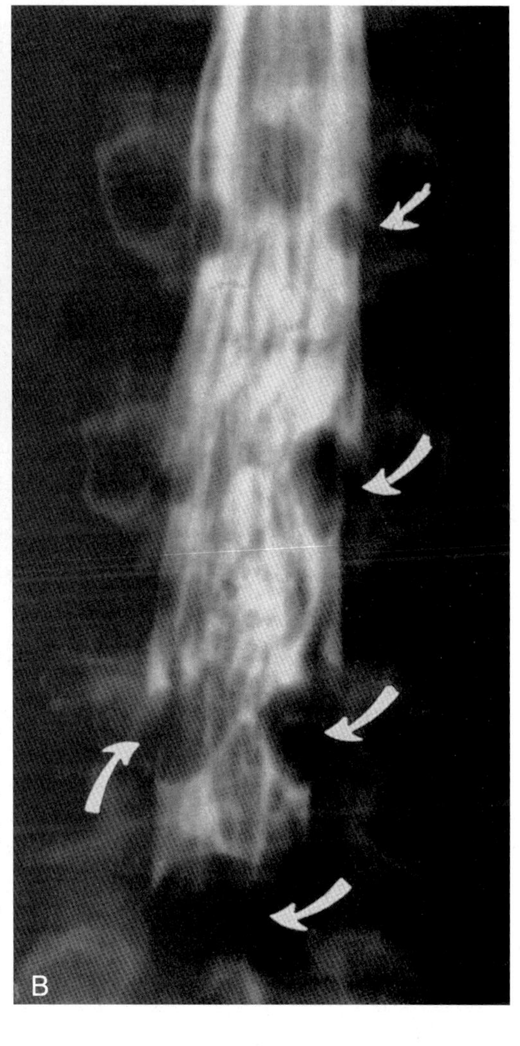

图 87–30　神经纤维瘤病：神经纤维瘤和脑（脊）膜膨出。CT 扫描和脊髓造影。

A　脊髓造影后对 T10 椎体进行 CT 检查。左侧哑铃形椎旁肿物起自于椎管内，导致左侧椎弓根和后部半个椎体的偏心性侵蚀。肿物内伴有一液平面的造影剂浓集（白箭头）提示脑（脊）膜膨出。圆形的可透 X 线的阴影代表硬膜内神经纤维瘤（黑箭头）。

B　24 岁男性，伴有下肢感觉异常，脊髓造影检查提示多发的椎体旁神经纤维瘤（箭头）。

87–33）[198–201]。

外周神经纤维瘤病（1 型神经纤维瘤病），除了存在神经纤维瘤外，还有中枢亚型（2 型神经纤维瘤病）的其他特点。例如：它可伴有周围神经鞘瘤。此外，脊神经病变很少伴有神经性骨关节病[169–172]。Robinson 和 Sweeney 描述了一个类似的机制导致了一位患者的神经性膝关节病，此患者有椎管内脂肪瘤[170]。Sartoris 和 Jones 报道了另一位 50 岁的伴有神经纤维瘤病和预期的轴性神经性骨关节病的男性患者[171]。

因为任何神经都可受累，包括交感神经链和肋间神经区域，除了在纵隔或椎旁，神经纤维瘤病的实性病变也可发生在其他部位。肋间神经纤维瘤可以为胸膜外的肿物，伴有或者不伴有邻近肋骨的侵蚀。然而因为骨发育异常，使得扭转的、带状的、锯齿的、圆齿的或者一般畸形和不规则轮廓的肋骨发生率更高（见图 87–18 和 87–25）。然而肋骨的锯齿状是较表浅的，类似局部的凹陷，通常见于结合有主动脉缩窄时，这种病变与神经纤维瘤病共存[73]。

尽管在出生时或者在很小的年龄就存在的一些病变是无症状的，但神经后遗症，包括下肢轻瘫和截瘫，可以合并严重的脊柱后侧凸、骨质发育异常或者存在中枢神经系统病变。后凸而不是侧凸被认为更能引起神经纤维瘤病患者发生截瘫。生物力学的研究已经提示脊柱的弯曲使得椎管被拉长，过度的轴向拉紧引起脊髓的畸形。肺和心血管的受累可能很明显，事实上，可能发生在神经纤维瘤病的早期阶段。因此，气短可能为一个早期的，好像与该疾病无关的症状（见图 87–20）。

2. 颅神经

颅神经肿瘤是神经纤维瘤病公认的表现（图 87–34）。1 型神经纤维瘤病早期认为是周围神经纤维瘤病或者 von Recklinghausen 病，并且 15%~20% 的患者伴有中枢神经系统病变。这些患者患有中枢神经系统肿瘤的概率是正常人的 4 倍。神经胶质瘤

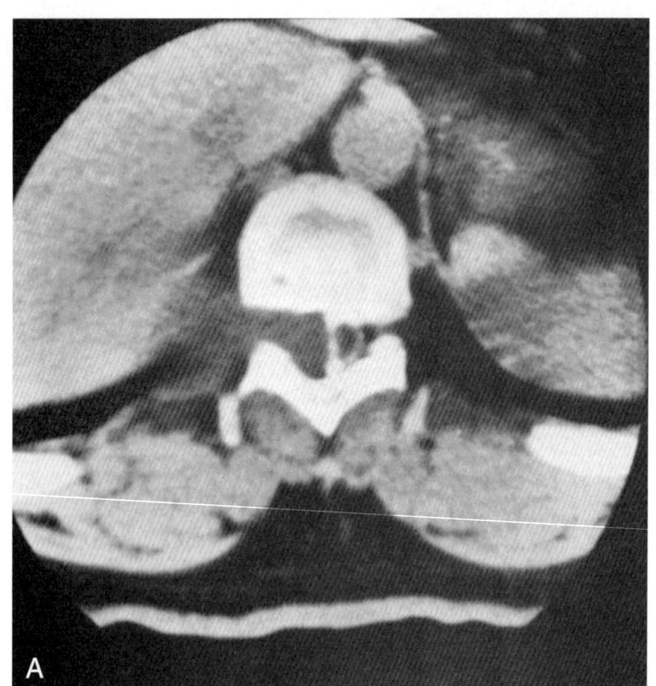

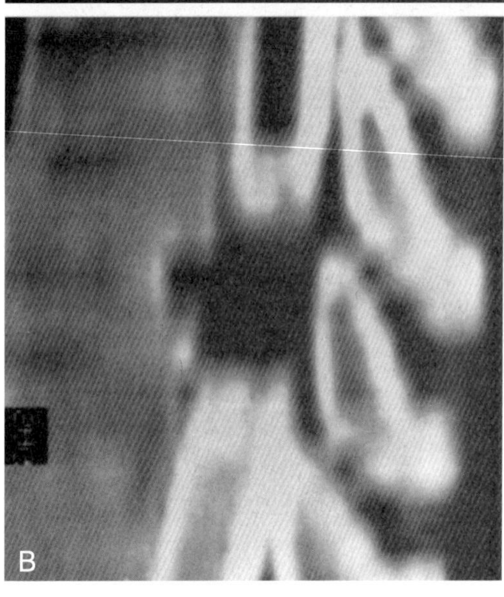

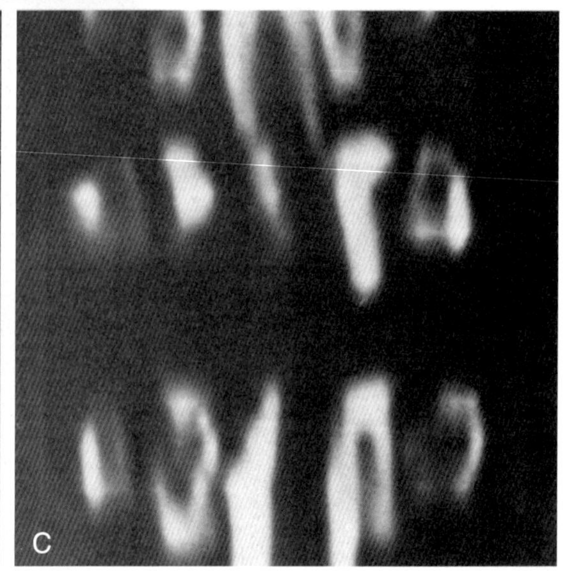

图 87–31 神经纤维瘤病：神经纤维瘤。在脊髓造影检查后行CT扫描。32岁男性患者，伴有无症状的神经纤维瘤。

A 椎体右侧低密度肿物，伴有椎管内哑铃状成分，使神经孔扩大，使右半椎体变平，并使脊髓明显地向左移位。造影剂不能进入肿物，没有可辨别的液体平面。

B，C 矢状和冠状位CT重建，可见典型的脊柱移位和椎体的骨缺损。基底硬化表示慢性表现。

(Courtesy of G.Carson, M.D., New York, New York.)

是最常见的病变（30%），还可以伴有脑干、视神经通路和后隐窝的受累[198-200]。此外采用MRI检查在脑桥、脑干、白质、内囊和胼胝体上可以发现有特征性的不确定病理的局部病变，这些中枢神经系统病变在T2加权自旋回波像上为高信号，75%的1型神经纤维瘤的患者没有肿物效应[200-202]。（2型神经纤维瘤病称为中枢性神经纤维瘤病[173,174]，是覆盖于中枢神经系统的膜性疾病，如神经鞘瘤。）在1型神经纤维瘤中，胶质肿瘤占多数。

视神经胶质瘤是最常见的中枢神经系统病变，据报道，发生率为5%~70%[173]。相反，神经纤维瘤患者中6%~58%伴有视神经胶质瘤[159,160]。眼球后和眼睑丛状神经纤维瘤及向海绵窦扩展的退行性变也有报道[75]（图87–35至87–37）。在MRI上，视神经胶质瘤表现为增大的神经，通常为正常信号，受累的视交叉、视神经管和视放射在T1加权像上与正常脑实质相比为低信号或者等信号，而在T2加权像上与正常脑实质相比为高信号[174]。MRI优于CT，其可同时评估视神经的全程（也就是眼内的、管内的和颅内的）。MRI在评价其他发生在1型神经纤维瘤病中的中枢性胶质细胞肿瘤（如脑干、脊椎和基底神经节的室管膜细胞瘤、成胶质细胞瘤和星形细胞瘤）上也优于CT。

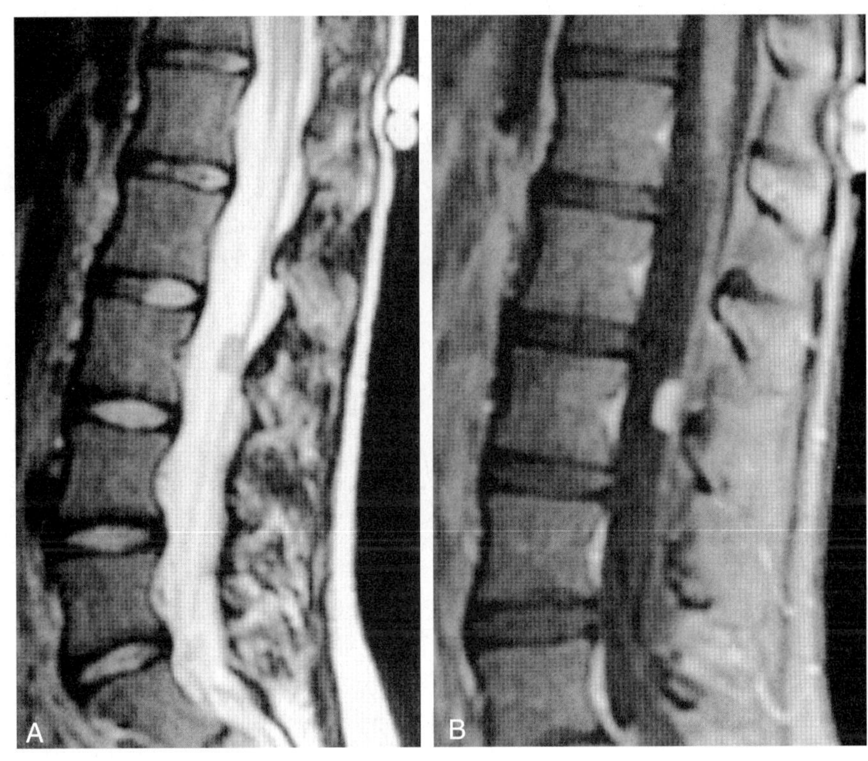

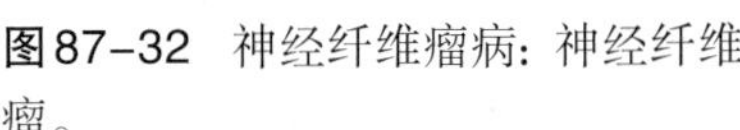

图87–32　神经纤维瘤病：神经纤维瘤。

A　19 岁女性，腰椎矢状位脂肪抑制 T2 加权自旋回波（TR/TE，3000/112）MR 成像，显示卵圆形椎管内的肿物伴有均一的信号减低，来源于终丝，表示为神经纤维瘤。

B　静脉使用含钆对比剂后，在矢状位脂肪抑制 T1 加权自旋回波（TR/TE，416/21）像上，病变部位呈信号均一的增强。

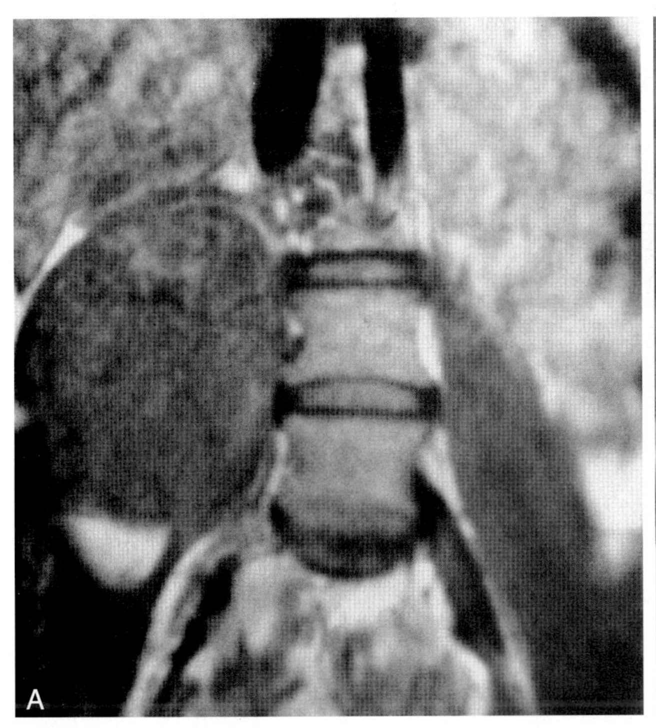

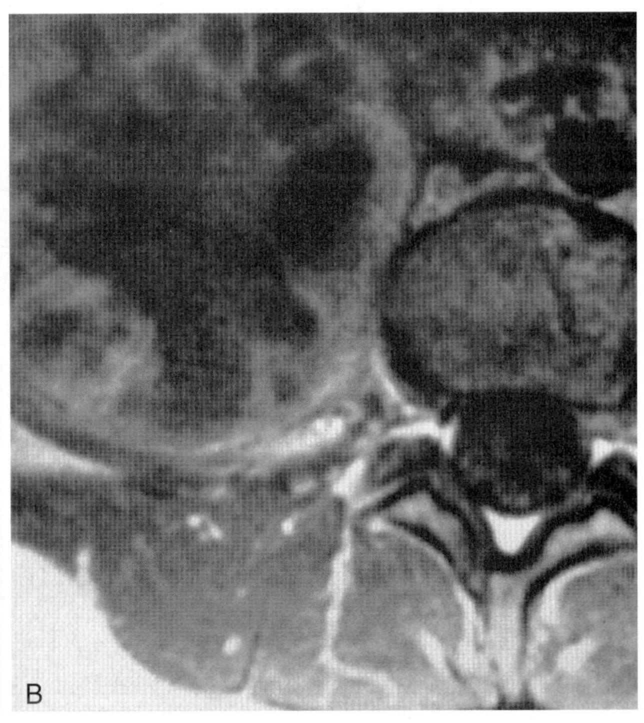

图 87–33　神经纤维瘤病：19 岁女性，腹膜后神经纤维瘤。

A　冠状位 T1 加权自旋回波（TR/TE，466/20）MRI 显示一个巨大的、轮廓清晰的、球形的椎体旁肿物，伴有均一的低信号。

B　在静脉注射对比剂后横断面 T1 加权自旋回波（TR/TE，650/19）MRI 显示外周对比剂浓集，线形延伸到病变中央，随后呈均一的高信号。

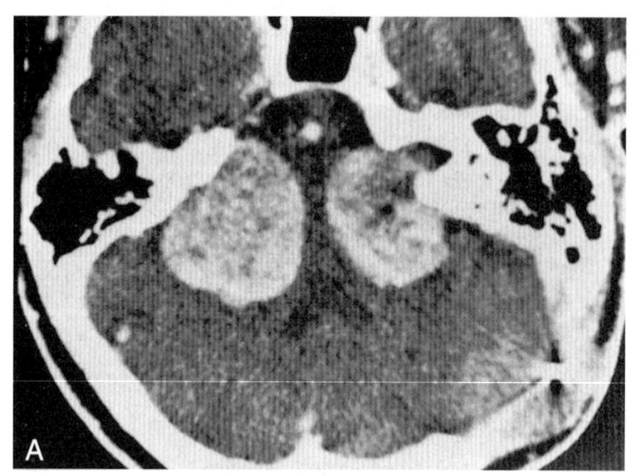

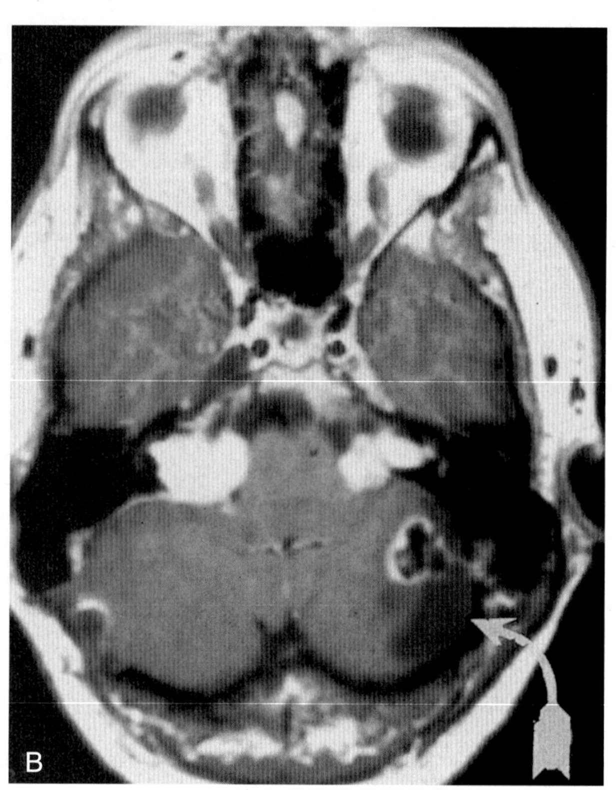

图 87-34 神经纤维瘤病：听神经病变。

A 双侧听神经神经鞘瘤，17 岁女孩，伴有 1 年进行性听力丧失病史（右耳较重），静脉内注射对比剂后 CT 扫描图。双侧增强肿物从双侧听管中突出，左内听道显著性扩大。

B 另一位患者，静脉内注射含钆对比剂后，经轴 T1 加权自旋回波（TR/TE,656/15）MR 成像，显示双侧听神经的神经鞘瘤伴有信号增强。可见类似的但是增强程度较小的小脑囊性胶质瘤（箭头）和扩大并弯曲的视神经。

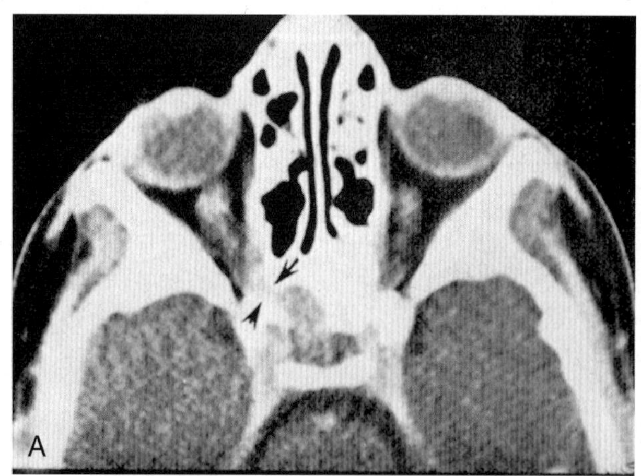

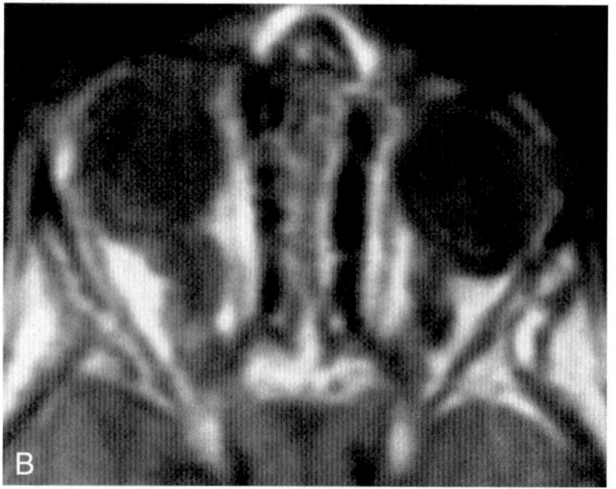

图 87-35 神经纤维瘤病：视神经病变。胶质瘤。

A 颅骨 CT。视交叉胶质瘤侵蚀右侧视神经孔（箭头）并且累及右侧视神经。(Courtesy of J. Silver, M.D., New York, New York.)

B 另一位患者，经轴 T1 加权自旋回波(TR/TE,750/32)MRI 显示大的、弯曲的低信号视神经。

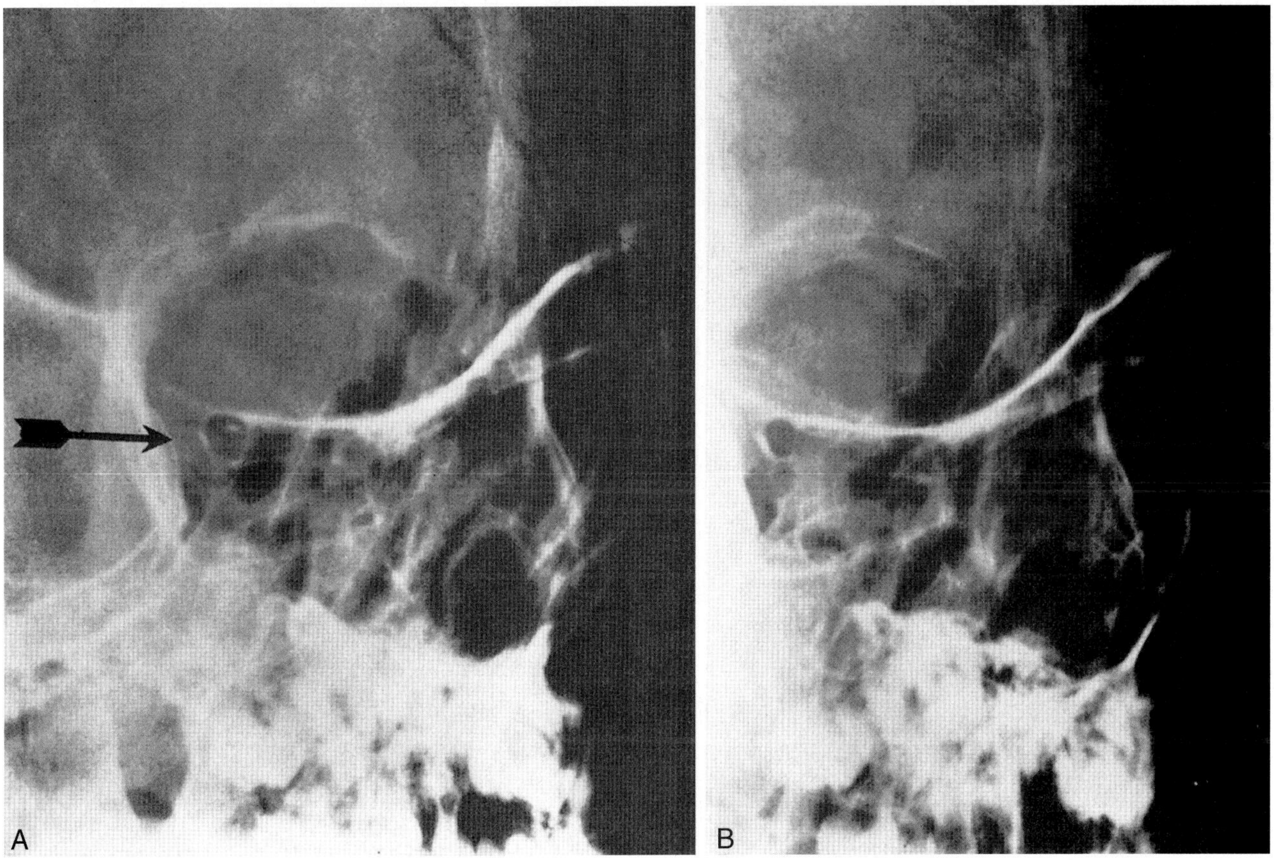

图 87-36　神经纤维瘤病：视神经病变。胶质瘤。4 岁男孩，右侧视神经孔正常(B)。左侧视神经孔同心圆样扩大，因为左侧有一个视神经胶质瘤（箭头）(A)。眶神经神经纤维瘤和视神经鞘脑（脊）膜瘤是另一类眶内病变，可伴发神经纤维瘤病。（注意这两张 X 线片朝向一致以便更好地对比结果）

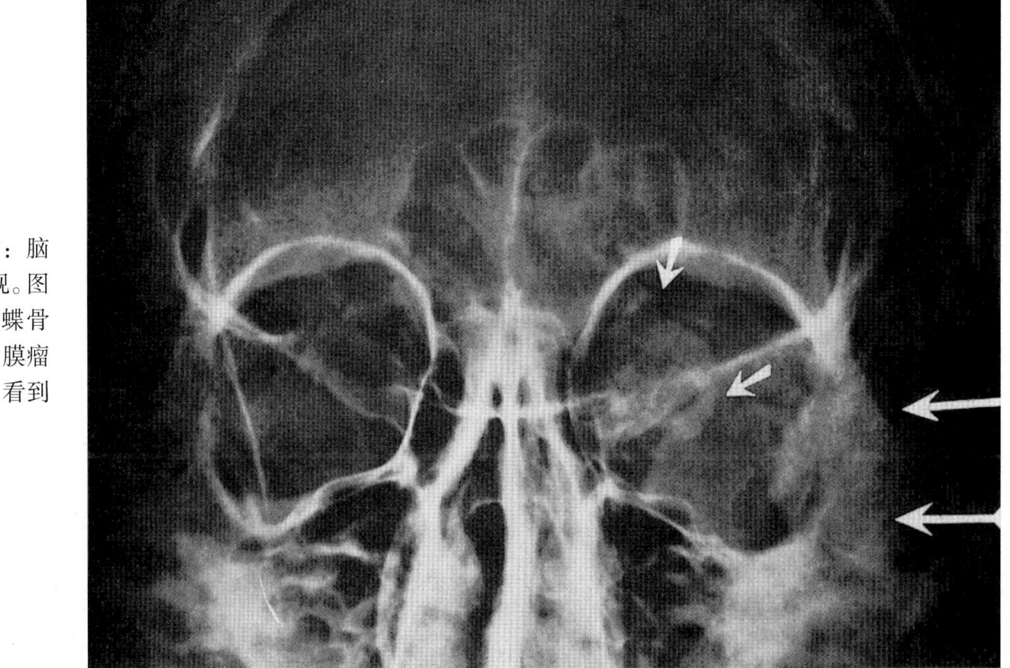

图 87-37　神经纤维瘤病：脑（脊）膜膨出。颅骨后前位观。图示眶内钙化和硬化，左侧蝶骨小翼扩大，此处为脑（脊）膜瘤位点（小箭头）。同时可以看到颧骨发育异常（大箭头）。

如早期描述，2型神经纤维瘤病常伴有染色体22q12的缺失，为常染色体显性遗传，超过95%的外显率，同样也是一个肿瘤抑制基因。它的发生率比在1型神经纤维瘤病中要低（1/100000~1/50000），2型神经纤维瘤病的基因编码神经鞘蛋白，这种蛋白在神经系统中高表达，并且影响胚胎的发育和细胞的分化。2型神经纤维瘤病有两个亚型：严重的Wishart亚型伴有3个或者更多的肿瘤，常发生在25岁之前，并且很少存活到40岁。轻度的为Gardner亚型，常发生在年龄更大的人中，伴有较少的缓慢生长的肿瘤，并可以存活超过50岁[202]。

在2型神经纤维瘤病中，颅神经（常是第八颅神经）和脊神经的神经鞘瘤是最常见的肿瘤，其次是脑（脊）膜瘤。它们由形成神经鞘的细胞组成，但是不累及神经本身[172]。V和X颅神经也被累及。常伴有脑（脊）膜瘤，并多发于蝶骨边缘、脑室内和蝶鞍前区域、镰区及视神经鞘。50%的脑（脊）膜瘤发生在神经纤维瘤病中，且常复发。

双侧神经鞘瘤常在20~40岁的时候开始表现，而单侧病变的患者早期就有表现。听神经和三叉神经常受累。单侧的病变常开始于第八神经的前庭部，并出现因压迫耳蜗神经所致的耳鸣和耳聋。双侧听神经瘤开始时常是侵犯耳蜗神经而不压迫它，因此其临床表现相对较晚。

CT对探查这些病变很有效[74]。但是MRI可以检查神经鞘瘤和其他相关的但常不易被发现的病变。在利用短重复时间（TR）获得的MR像上神经鞘瘤和正常脑实质相比常是低信号或者等信号。在利用长TR获得的MR像上为高信号。静脉使用含钆造影剂后，显示信号均一增强。坏死或者钙化的病变显示不均一的信号[161,176]。在MRI上，脑（脊）膜瘤常多发，并和听神经鞘瘤共存。它们在短TR图像上和正常的脑白质相比为低信号或者等信号，而在长TR图像上为等信号或者高信号。静脉使用含钆造影剂后，小的或者多发的脑（脊）膜瘤十分清楚。

目前对2型神经纤维瘤病诊断标准的修改包括：双侧前庭神经鞘瘤或父母、同胞或孩子存在2型神经纤维瘤病，以及30岁之前一侧或者两侧出现前庭神经鞘瘤，或者脑（脊）膜瘤、神经胶质瘤、神经鞘瘤、青少年后囊晶状体模糊和脊柱室管膜瘤中存在其中的两个。在2型神经纤维瘤病中，双侧前庭神经鞘瘤（第8颅神经肿瘤）90%发生在成年人。皮肤表现在2型神经纤维瘤病中少见（表87-3）。

节段性神经纤维瘤病（5型）是该疾病的一种少见形式，主要特征为神经鞘瘤、神经纤维瘤和局限性分布的咖啡牛奶斑[177]。5型神经纤维瘤病，约有100个病例，是一个罕见的亚型，现在认为是一种体细胞的镶嵌体，在有1型或者2型神经纤维瘤病基因的患者中受累节段仅有一些细胞突变[203]。偶尔的疼痛和瘙痒症是因为神经纤维瘤中有大量肥大细胞。

神经纤维瘤病中良性和恶性中枢神经系统肿瘤的死亡率都很高。双侧的听神经瘤和视交叉胶质瘤伴有视神经受累、脑（脊）膜瘤、星形胶质细胞瘤以各种结合方式存在。此外，基底压迫、脑室扩大、巨脑和寰枢椎脱位在神经纤维瘤病中都有发生[13,76,77]。在其他先天性间叶细胞疾患中，比如马方综合征，寰枢椎的脱位与支持韧带的松弛和变形有关。在很少情况下，神经纤维瘤侵入齿状突和寰椎前弓之间，进一步导致寰枢椎的排列错乱[76]。

巨颅（颅骨增大）和巨脑（大脑增大）与神经纤维瘤病有关。组织学上，巨颅是早期记载的神经纤维瘤病病例中的典型表现；Treves[78]反复报道了由于有巨大畸形的脑袋而被称为“大象人”的患者，然而经过了一个世纪，巨颅和巨脑才被认为是此疾病重要的临床表现。在一系列的报道中提到，24个患有神经纤维瘤病的孩子中75%伴有巨颅[79]，而在另一个报道中，52个有此病的孩子中70%有头颅容量超过正常的50%[80]。这种表现的发病率在结节性硬化患者中较低。

自发性脑室扩张可以和巨脑同时存在，32%~45%的神经纤维瘤病有此表现。虽然这和中枢神经系统神经纤维瘤、脑脊液回流障碍、骨发育异常和皮质下萎缩造成的脑室堵塞有关，但是在没有这些情况存在时也可以发生。

神经纤维瘤病患者中5%~10%有智力低下，40%~60%有学习障碍，导致这些表现的原因较多。对有轻度智力缺陷的患者，在出现智力或精神状态改变时，应该仔细检查是否存在脑积水、脑肿瘤或者血管病变引起的脑缺血。大约1/3的神经纤维瘤病患者会发生颅内动脉的病变[81-83]，包括血管的发育异常性狭窄和动脉瘤。大小动脉都可受累[77,82]。

3. 周围神经

神经纤维瘤病中的周围神经肿瘤常累及神经支持组织。两个最常见的良性形式是单发或者多发的神经纤维瘤（图87-38）和神经鞘瘤（图87-39）。后者是位于神经表面的有包被的病变。比神经纤维瘤要普遍，它弥漫性侵犯神经并累及神经的所有神经成分（施万细胞、神经纤维和成纤维细胞）。神经肿瘤可能为梭形扩大或者为弥漫性，多结节或者融合的薄片样肿物。良性丛状或者曲张的神经纤维瘤，仅在神经纤维瘤病中出现，呈现为与邻近脂肪和肌肉细微交叉的奇怪的软组织网，切除后会复发，并且有潜在的恶变率。虽然面部、头和躯干也会出现，但最容易在增粗的肢体（如神经瘤性象皮病）上发现。这样的病变沿着中枢神经或者周围神经的走形，在表浅或者深部组织中出现。

泌尿生殖道的肿瘤可累及生殖器（如阴囊、阴茎、阴蒂和阴户）或者腹膜后腔（如肾、输尿管或者膀胱）。腹膜外病变发生在骶骨前面，常沿着骨盆壁向侧方延伸，在CT扫描中，其衰减系数比肌肉的低[84]。虽然有重叠的淋巴组织存在，但骶骨前方定位并伴有骶骨病变，如骶神经根孔扩大，以及 缺乏椎前或者主动脉周的淋巴结病[84]提示其为神经起源。需要重点提出，淋巴瘤在神经纤维瘤病中的发病率很高[85,86]。

神经纤维瘤和平滑肌瘤（图 87–40）是泌尿生殖道最常见的良性肿瘤，所以它们的发生率并不能代表神经纤维瘤病的发生率。这个部位的神经源性肿瘤常起源于浆膜下神经、Auerbach神经丛和黏膜下神经丛。症状多变。腹腔、肠系膜、胆管或者内脏动脉的压迫或者堵塞，都可能导致肠缺血或穿孔、肠套叠和胃肠道出血。25% 的神经纤维瘤病出现贫血。胃肠道神经瘤的恶变率并不比其他部位神经瘤恶变率高[87–89]。

CT 和 MRI 在检查周围神经肿瘤方面比常规的 X 线检查要敏感[90]。但是表现缺乏特异性，在区分神经纤维瘤和神经鞘瘤，以及在与恶性变、脑（脊）膜膨出、囊肿和脓肿等进行鉴别方面都存在困难（见图 87–33 和 87–40）[36,91]。总的来说，因为水和神经内膜黏液基质的增加，神经纤维瘤和神经鞘瘤在 CT 上与肌肉相比衰减系数低（见图 87–29）。然而一些神经纤维瘤和肌肉等密度，可能因为它们的胶原成分增加，然而缺少胶原的神经鞘瘤可能密度低至 5 ~ 10HU[36,54]。良性神经纤维瘤为圆形、椭圆形和边缘平滑的肿物伴有均一的低衰减系数。神经纤维肉瘤有不规则的轮廓和不均一的中央或者周围的

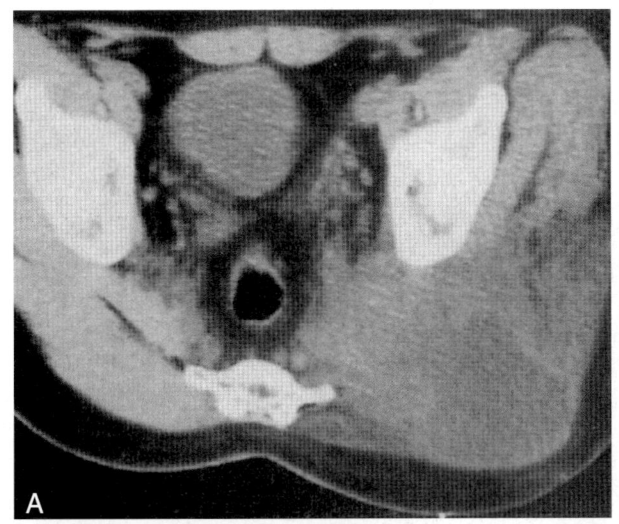

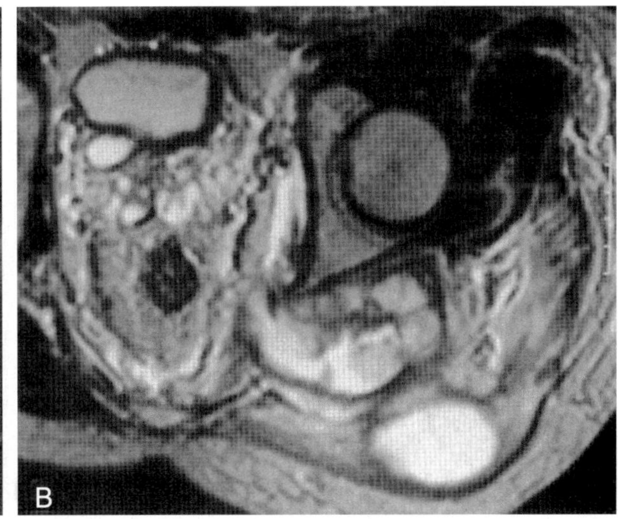

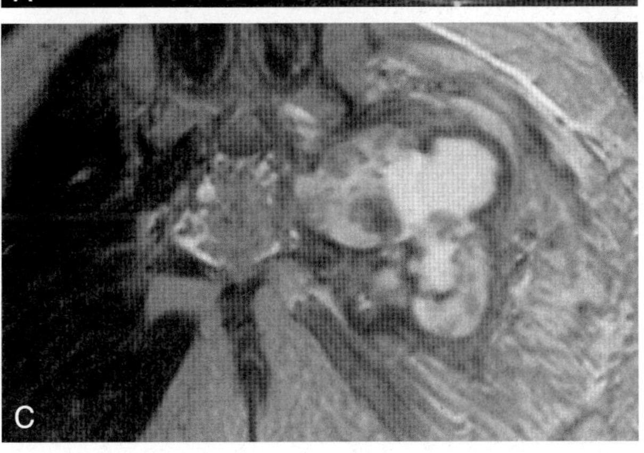

图 87–38　神经纤维瘤病：丛状神经纤维瘤。29 岁男性伴有臀部疼痛性肿物。

A　髋臼部经轴CT显示巨大的、轮廓欠清晰的、不均一的左侧臀部肿物，累及骶骨坐骨切迹。

B　经轴位T2加权自旋回波（TR/TE，3000/102）MRI显示坐骨神经区域和相邻肌肉中的圆形肿物内信号增高。另一个边界清楚呈均一高信号的巨大肿物位于较后方。

C　骶骨冠状位T2加权自旋回波（TR/TE，3000/102）MRI 显示通过左侧骶孔的丛状神经纤维瘤向心延伸。

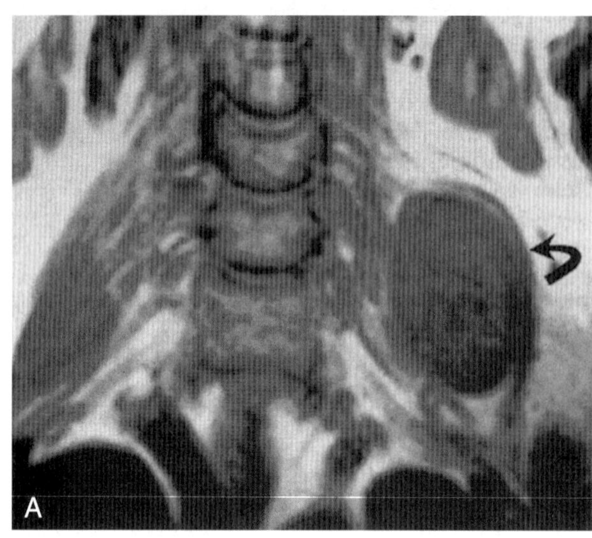

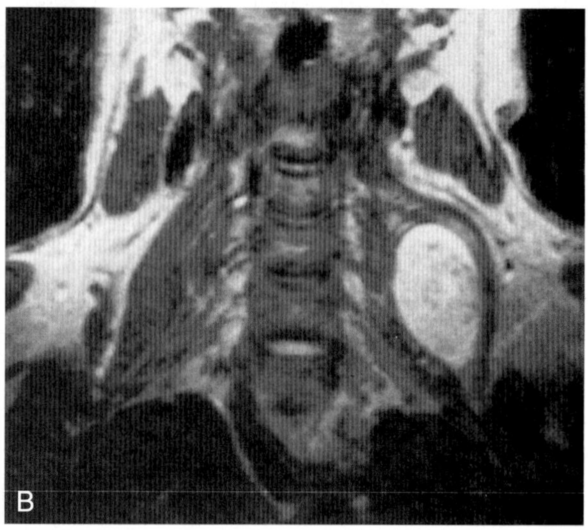

图 87-39 神经纤维瘤病：神经鞘瘤。38 岁男性，左上臂疼痛和麻痹，冠状位 T1 加权（TR/TE，633/20）（A）和 T2 加权（TR/TE，1800/70）（B）自旋回波 MR 成像显示臂丛中轮廓清楚的肿物。在 A 中为低信号（箭头），而在 B 中为高信号。

低密度区。然而，这样的大体形态学特点已经被证明不可靠，因为肉瘤可能为圆形或者边缘锐利，而良性的丛状神经纤维瘤可能更有侵袭性[36,90,91]。低密度区也是非特异性的，可表示出血、坏死和囊性退变，而钙化和高低密度区域间的不同衰减系数，还有静脉注射对比剂后出现的边缘强化，在良性和恶性病变中都会出现[36,90,91]。良性病变的平均 CT 值为 20~25HU，而静脉注射强化剂后，增加到 30~50HU，注射对比剂后肉瘤的 CT 值可以增加 10HU 或者更多。大小对恶性与否的鉴别也是不精确的，因为良性神经纤维瘤过度地生长也可以侵占邻近的软组织。用 CT 或者 MRI 检查同样不能确切鉴别复发的良性肿瘤与新生原发或转移肿瘤。使用钆剂后在 MRI 上也出现信号增强（见图 87-33）[92]。

4. 恶性改变

恶性周围神经鞘瘤（MPNST）以前被称为恶性周

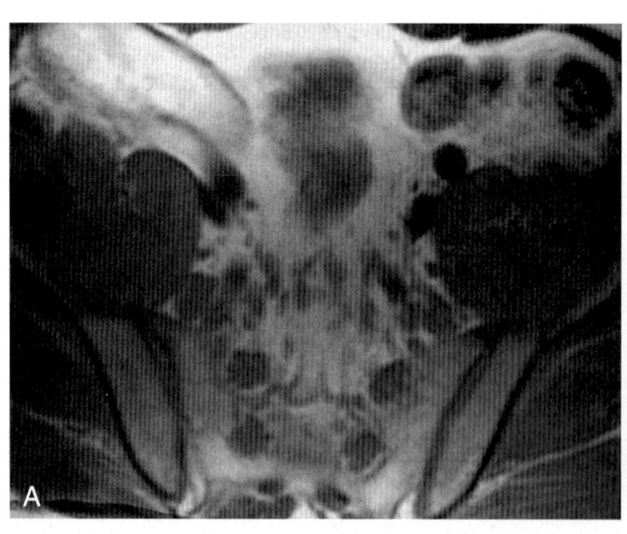

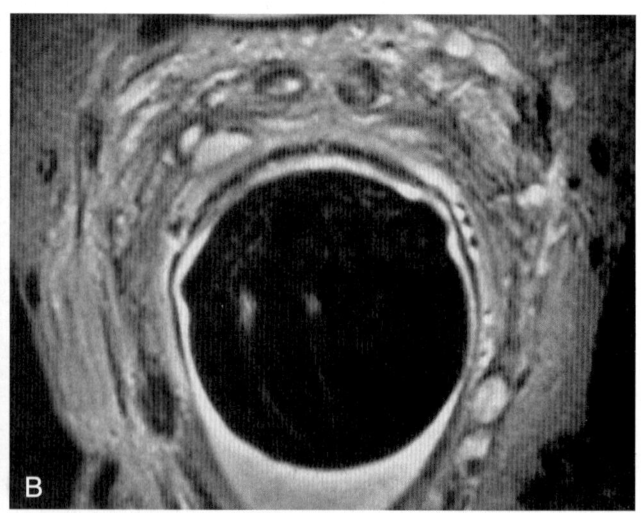

图 87-40 神经纤维瘤病：42 岁男性，骨盆丛状神经纤维瘤。

A 横断位 T1 加权自旋回波（TR/TE，600/17）MR 成像显示许多骶骨前圆形和卵圆形的低信号肿物，与髂骨和腰肌平行地向前扩展。神经纤维瘤同样从不规则的骶孔扩展出来。

B 直肠的横断位快速自旋回波（TR/TE，4300/133）MR 成像显示在大多数神经纤维瘤肿物中的信号增强。

（Courtesy of Dr. G. Carson, New York, New York.）

围神经成纤维细胞瘤、神经纤维肉瘤、恶性神经鞘瘤、恶性神经纤维瘤和恶性施万细胞瘤，因为在鉴别该肿瘤的起源与3种主要的神经鞘成分（施万细胞、成纤维细胞和周围神经细胞）时存在困难。超微结构的研究已经证实3种类型的细胞都存在增殖，恶性周围神经鞘瘤是最好的命名，认为是非施万细胞起源，因为良性施万细胞瘤的恶变十分罕见[87,93,198,204]。

恶性周围神经鞘瘤可发生在任何部位，但是常发生于肢端软组织：（1）原发于神经（单发）；（2）以前存在神经纤维瘤；（3）存在有 von Recklinghausen 病的丛状神经纤维瘤。在120位神经纤维瘤的患者中，观察超过72年，62人（52%）存在 von Recklinghausen 病。恶性周围神经鞘瘤在von Recklinghausen病中的发生率是2%~29%，并且大多数发生在20~50岁的患者，仅20%发生在20岁之前（见图87-33）。散发恶性周围神经鞘瘤的高发年龄为40~50岁。恶性周围神经鞘瘤常伴发第二种非神经源性肿瘤，比如结肠、乳腺和基底细胞癌及恶性黑色素瘤，约占所有病例的21%[204,205]。

恶性周围神经鞘瘤常表现为无痛的、增大的软组织肿物，常起源于坐骨神经或者骶神经丛或者臂丛。神经根病、神经痛或周围神经病很少见。恶性周围神经鞘瘤表现为梭形的或者单一的结节，灰白色，坚硬但是没有包被的肿物。也可见囊性和出血性退变以及异位的间充质成分常，如软骨、骨和横纹肌。超微结构特征并不能帮助区分良性和恶性病变。

扩大的局部切除或者切断术可以用于恶性周围神经鞘瘤的治疗。不完全的切除、症状持续6个月、肿瘤直径大于5cm、相对于周围病变来说更趋中心、神经纤维瘤病的存在等因素使得预后相对较差。Von Recklinghausen病伴有恶性周围神经鞘瘤的患者5年存活率为16%，而伴有巨大肿瘤的患者5年存活率降低到9%。常见多处的局部复发，扩散到距神经较远的周围区域，及肺、肝、软组织、骨和腹腔的转移。周围神经纤维瘤的恶变是导致1型神经纤维瘤病患者死亡的原因。在11%的病例中，放射线照射是主要病因，潜伏期可能为5～29年（平均为17年）[205]。

诊断技术包括电离放射，应该谨慎应用于神经纤维瘤病，因为已知在先前放射的部位发生神经肉瘤[94]。不幸的是生物活检有一定的危险，因为受累组织富含血管。富含血管和局部扩散是这些肿瘤的特点（即使是良性肿瘤），因此决定了不能用外科手术干预。

磁共振成像用来检查软组织肿瘤，其特异性较差，因为它不能鉴别神经鞘瘤（施万细胞瘤）与神经纤维瘤。此外，良性肿瘤与恶性肿瘤之间也有类型、大小、边缘、信号不均一和造影剂增强的相似性（见图87-33）。MRI 检查神经纤维瘤一般在T1加权像上为均一的低信号，在T2加权像上为不均一的增强信号（见图87-14和87-32）。然而，在T1加权像上为局部均一的肿物，与肌肉相比是等信号或者轻度高信号，在T2加权像上为中心低信号而周围高信号边缘的征象提示为良性神经原性肿瘤（图87-41）。这些信号与组织学相对应，其表现为周围黏液样组织环绕中心的胶原基质，或者是包含施万细胞、成纤维细胞和周围神经细胞的高细胞基质[206～208]。

在一项研究中[206]，12个良性神经纤维瘤在MRI上都显示单一的或者多个"靶心征"，然而11个恶性周围神经鞘瘤中有10个在最大的病变中都没有任何变化，仅为非特异性不均一的高信号肿物。另一项研究[208]显示23个神经纤维瘤和神经鞘瘤中12个存在"靶心征"，而9个恶性周围神经鞘瘤则没有[208]。在1型神经纤维瘤病中，靶信号存在于最大的病变中，暗示良性的病变（见图87-41）。施万细胞瘤很少恶变，也偶尔可见"靶心征"。没有靶病变的区域或者肿物引导性活检可能增加恶性细胞的生长，因为取样的失误常会造成巨大的复合型病变。相反，在良性病变中，这样会帮助减少切除的频率，因为过多地切除会影响剩余神经功能。有些难以预料的危险，包括恶性周围神经鞘瘤邻近良性神经纤维瘤或者来自良性病变的逐渐的区域性组织学转变的肿瘤[207,208]。

超声检查丛状神经纤维瘤表现为梭形、结节性软组织肿物，而正常的周围神经相对肌肉来说有回声产生，并伴有平行的低信号和高信号区域分别对应于神经束和结缔组织基质。一个"靶心征"的超声当量（图87-42）可以描述为低回声区对应于T2加权像上周围高信号区，而高回声区对应于T2加权像上中央的低信号区（即中央的纤维和胶原组织回声增加是因为存在多个界面，然而，相对均一的外周黏液可能为低回声）。然而，用超声来鉴别小病变的细微的中央区是比较困难的[209]。

虽然大部分伴有神经纤维瘤病软组织肉瘤都是神经干起源，并有统一的组成（如恶性神经鞘瘤或者神经纤维肉瘤），但是另一种类型的肉瘤为多形性的，和神经干可以有关也可以无关。这种类型起源于有多项分化能力的神经鞘细胞，这些细胞可产生脂肪、横纹肌、软骨和化生的类骨质，同时也说明了为什么这种疾病的患者会伴有横纹肌肉瘤、脂肪肉瘤或者骨肉

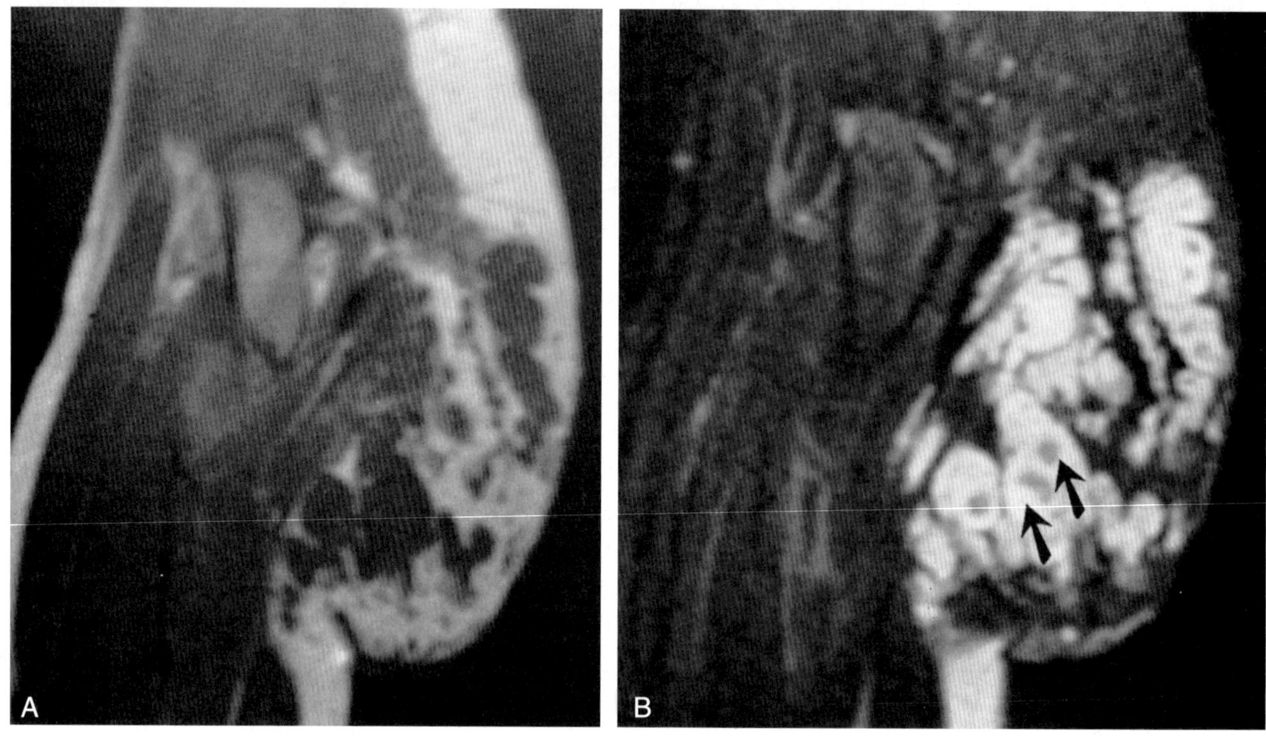

图 87–41 神经纤维瘤病：4 岁女孩,右臀部丛状神经纤维瘤。

A 矢状位 T1 加权自旋回波（TR/TE，600/14）MR 成像显示臀部结节性和蜿蜒的低信号肿物，并且延伸到浅表皮下组织，外观类似血管瘤。

B 矢状位脂肪抑制 T2 加权自旋回波（TR/TE，6500/80）MR 成像显示肿物包含多个中央低信号区，称“靶心征”，其周围为丛状神经纤维瘤的高信号黏液组织（箭头）。

（Courtesy of Dr.Walter Berdon,New York,New York）

瘤[92]。然而，原发的骨内肉瘤，散发在神经纤维瘤病中，不是占主导的组织学类型[94]。4774例恶性骨肿瘤中只有3例伴有神经纤维瘤病，2例为胫骨恶性纤维组织细胞瘤，1例为肱骨纤维肉瘤[93,94]。对65例神经纤维瘤病和恶性周围神经鞘瘤的回顾,显示没有相关的非神经源性的原发恶性骨肿瘤[93,94]。

骨内神经鞘瘤的确实性还存在争议,因为鲜有报道人类或者动物骨内存在有髓鞘的神经[210–212]。虽然骨骼由自主神经和周围神经系统支配,但是主要的伴有滋养血管的无髓鞘分支是很细小的,并在Volkmann管和骨髓中分支走行，所以很难证明其神经来源。可能的来源有:（1）骨外或骨膜有髓鞘神经肿瘤，继发性侵蚀骨;（2）通过骨孔的神经，比如下颌骨或者上颌骨;（3）先天性神经源性骨内细胞巢[210–212]。

原发的神经源性骨内肿瘤很罕见，它们的恶性衍生物(即原发于骨的神经源性肉瘤)也罕见[96]。Fawcett 和 Dahlin[96]发现3987个原发性骨肿瘤中只有7个为骨内神经鞘瘤。它们中只有一个伴有神经纤维瘤病。另一项研究中,18例伴有骨内恶性周围神经鞘瘤的患者中,没有一例患有神经纤维瘤病,15例发生在下颌骨或者上颌骨（下牙槽神经），5例发生在长骨，1例发生在颈椎[210]。在另一个报道中，一例发生在腰椎，一例发生在颈椎[210]。大多数骨病变X线片上为溶骨表现，没有钙化的报道（图 87–43）。

五、其他病变

1. 其他相关肿瘤

除了神经支持组织的肿瘤，其他的肿瘤在神经纤维瘤病中的发病率高于一般的人群，有 2%~15% 的危险性。这些肿瘤包括神经嵴来源病变(如类癌、神经母细胞瘤、嗜铬细胞瘤、髓样甲状腺癌和黑素瘤）和非神经嵴来源病变（如 Wilms 肿瘤、横纹肌肉瘤和白血病）。青少年慢性粒细胞白血病和急性粒 - 单核细胞白血病，在儿童白血病中的比例小于5%，发生在神经纤维瘤病中的概率是普通的 200 ~ 5000 倍。因此这种病变和白血病生成及癌症的产生有关。然而，普遍的肺癌、乳腺癌、结肠癌和前列腺癌在神经纤维瘤病中少有报道[7,43,85,86]。

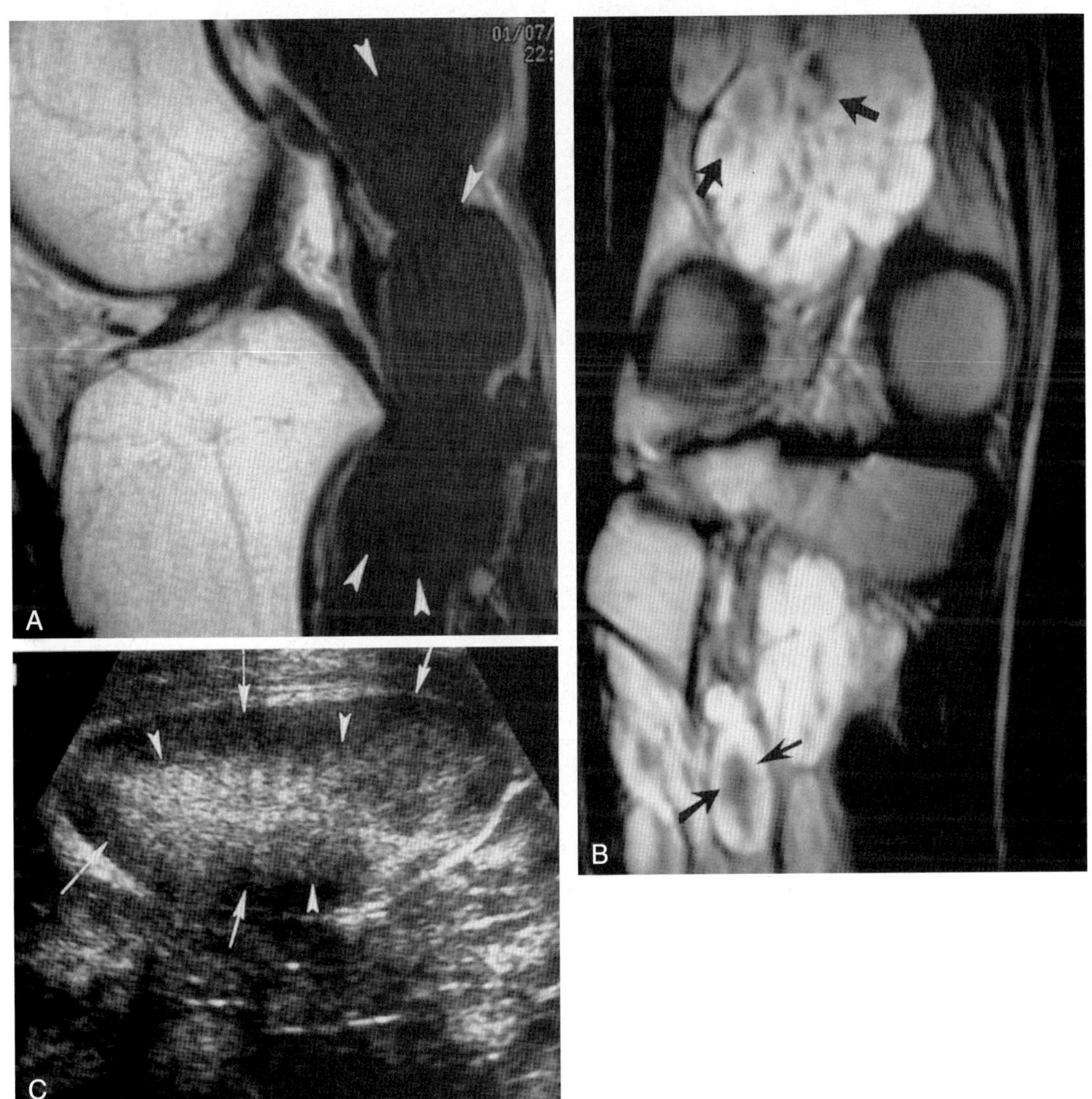

图 87-42　神经纤维瘤病：19 岁男性，丛状神经纤维瘤，小腿无痛性肿物及腘窝不适。

A　右膝关节矢状位 T1 加权自旋回波（TR/TE，383/22）MR 成像显示腘窝处均一的低信号多结节肿物（三角箭头），延伸到关节的上下。

B　冠状位 T2 加权自旋回波（TR/TE，6500/80）MR 成像显示多结节的后部肿物（箭头），周围的高信号区环绕中间的低信号区，称为“靶心征”。

C　右腘窝局部纵向的超声波检查，显示一肿物，中央为高回声（三角箭头），周围为低回声（箭头），对应于 MR 成像上的“靶心征”。

(Courtesy of Dr. C.W. Hayes, Ann Arbor, Michigan.)

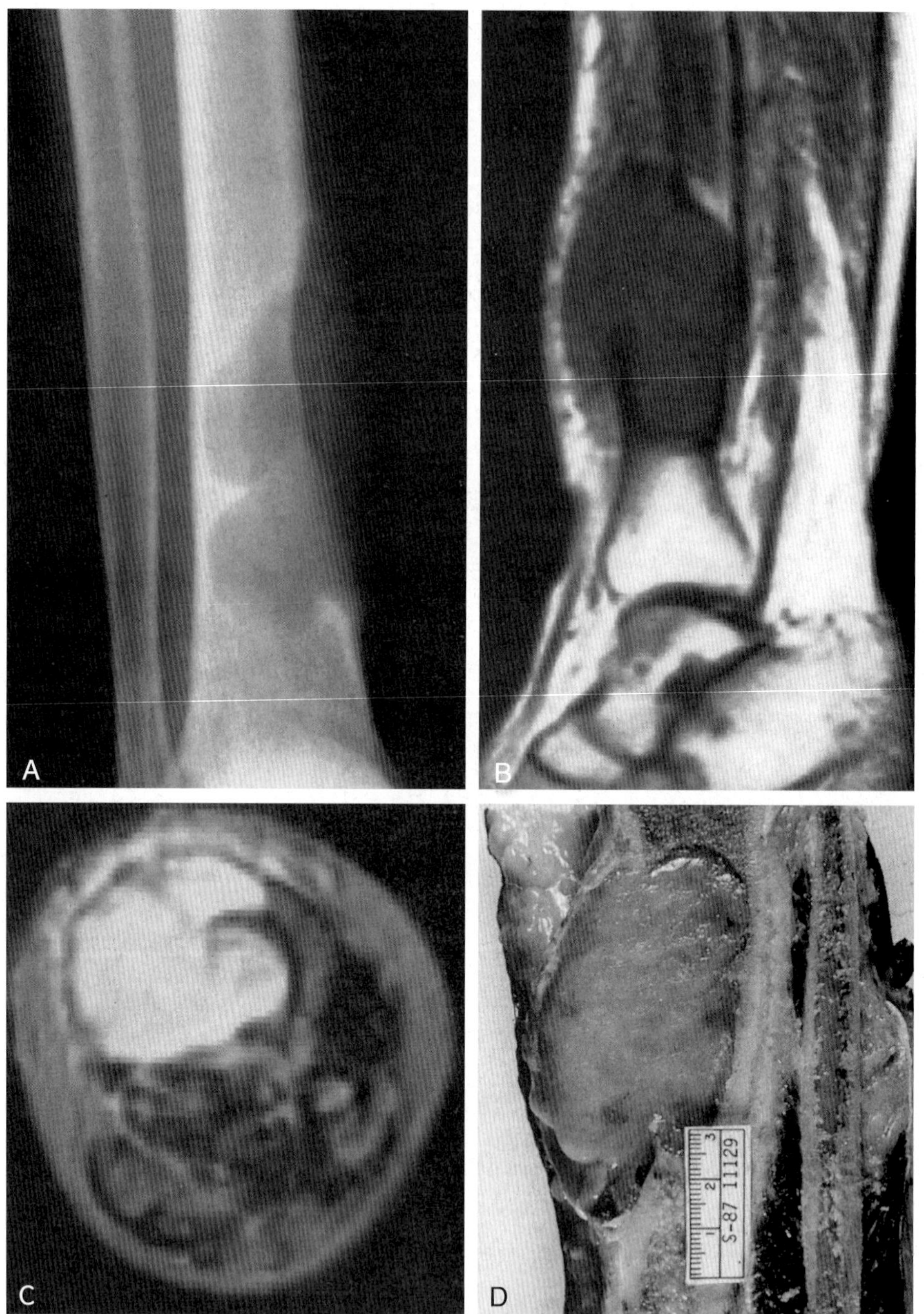

图 87-43 骨内恶性周围神经鞘瘤(MPNST)。

A 胫骨远端正位像，在胫骨远端髓腔内大的溶骨性病变，破坏了前部皮质并且延伸到前内侧的软组织。

B 矢状位 T1 加权自旋回波 MR 成像显示了病变的骨内和骨外成分。

C 胫骨远端横断位T2加权自旋回波MR成像显示不规则轮廓的高信号髓内肿物，穿过皮质扩展到邻近的软组织。前部皮肤的小的病变也很明显。

D 胫骨远端病理标本的冠状位切面显示巨大的前内侧髓内肿物，已破坏皮质并累及邻近软组织。

(Courtesy of C.W. Hayes, M.D., Ann Arbor Michigan.)

2. 肢体生长异常

神经纤维瘤病经常伴有骨异常，可能因为生长的缺陷，以及骨和软组织的过度生长。这些特征可能单独出现或以各种排列组合的方式一起出现[97]。整个或部分下肢象皮样组织增生（比如肢端肥大）可能伴有正常的骨结构或者伴有肥大的或者发育不良的骨成分。虽然可能是高度血管化或出血（或两者都有）而引起这些表现，但真正的原因还不十分清楚。

发生在神经纤维瘤病中的出血，可能是大量的、复发的并可能是致命的，是最不希望出现的现象[98～101]。轻微的损伤就可引起骨膜下和软组织出血。中胚层衍化而来的骨膜遗传性病变或者皮质的黏附性丧失是主要病因。骨膜下液体或者血液的大量聚集可能和填塞作用差有关。

3. 骨囊性病变

神经纤维瘤病所谓的骨囊性病变的报道一直存在争议，特别是因为当对这些病变没有进行活检时，用“囊肿”来描述病变[102]。有两种囊性病变：骨膜下和骨内。骨膜下表现常为皮质表面的空腔或者凹陷，其原因主要是邻近神经源性组织的机械性压迫[65,98–101]，或者薄弱的、发育不良的骨膜出血。骨内囊性病变主要表现为神经纤维瘤组织对骨膜、皮质和哈弗系统的直接侵袭。大多数作者认为真正的骨内囊性病变是不存在的，或者至少是神经纤维瘤病很少表现的病变。

Jaffe认为多发非骨化纤维瘤和皮肤棕色斑共存可能是神经纤维瘤病的一种形式[103]。其他的作者认为非骨化纤维瘤的存在代表神经纤维瘤病发病率增加[102,104]。然而，大多数作者认为在这种疾病中非骨化纤维瘤是一种巧合的发现。在另一个报道中，14例神经纤维瘤病患者都有膝关节的多发的可透X线的病变。单纯通过X线片上的表现，这些病变被诊断为非骨化纤维瘤、纤维性皮质缺损和骨内神经纤维瘤。没有一例进行活检[102]。

4. 血管病变

神经纤维瘤病中血管病变很常见，但是大多是没有症状的。动脉病变包括血管壁增厚、硬化和动脉瘤；可累及泌尿系统和胃肠道系统、脾、内分泌腺、脑、心和大血管。有报道腹部和胸部大动脉可以发生缩窄（图87–44）[105,106]。肋骨切迹可能因大动脉缩窄而致，也可由骨发育异常直接导致。缩窄常伴有沿着肋骨下方的局部压迫。然而，长的、大体为带状的畸形是更典型的发育异常。也可见先天性心脏疾病，包括房间隔、室间隔的缺损和肺动脉狭窄[60,107]。另一，较少见到的血管病变是脑基底动脉的狭窄或者闭塞[108]。

因受累动脉的大小不同，这些血管病变的显微镜下表现也有差异，主要包括：内膜肥厚、中膜肌肉和弹力纤维的破坏和真性动脉瘤的形成。神经纤维瘤性改变可能仅仅影响外膜，并通过外来的压迫来侵犯动脉。

肾动脉狭窄是神经纤维瘤病中高血压的常见基本原因（见图 87–44）[109–110]。肾动脉狭窄是儿童神经纤维瘤病中高血压最常见的原因，然而，在成人高血压患者中，嗜铬细胞瘤是常见的原因[60,111]。大约 1% 神经纤维瘤病患者存在嗜铬细胞瘤，但是5%~25% 的嗜铬细胞瘤患者伴有神经纤维瘤病。除了肾血管性高血压，临床上神经纤维瘤病的血管表现包括闭塞性脑血管疾病、肠系膜动脉的功能不全、先天性心脏病、主动脉狭窄和缩窄以及动脉瘤[83]。

动脉病变的组织学来源是有争议的。它们可被

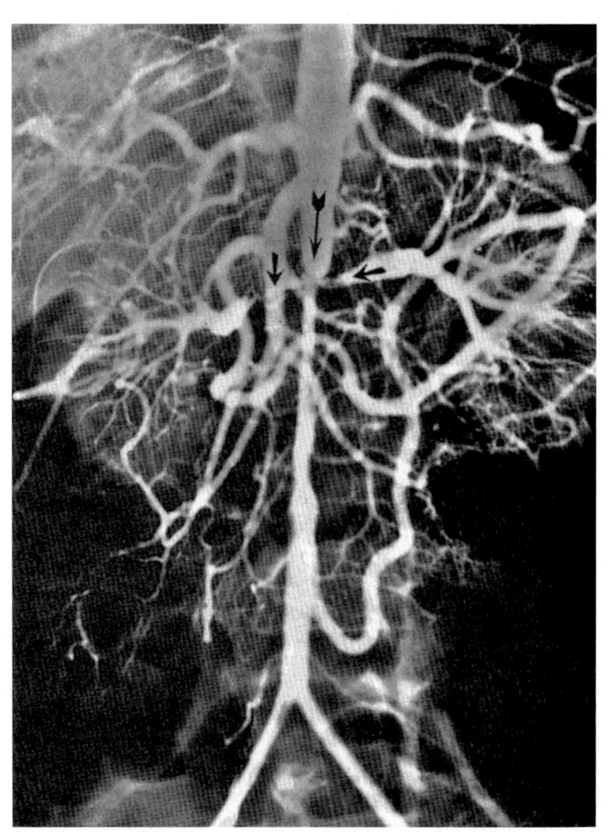

图87–44　神经纤维瘤病：主动脉缩窄和肾动脉狭窄。10岁女孩患有神经纤维瘤病并有4个月高血压病史，腹部动脉造影。可见腹主动脉严重缩窄，双侧肾动脉严重狭窄并伴有狭窄后的扩张（箭头），双肾大小和灌注正常。可见继发性的血管网。25%神经纤维瘤病和肾动脉狭窄的患者合并腹主动脉的狭窄。

认为是人体软组织的增生、血管壁神经组织肿瘤或者由于中胚层发育异常所致的平滑肌纤维和成纤维细胞的改变。

5. 肺部病变

Kerley B线、囊性大泡和类似结节性硬化中的间质蜂窝样浸润，都曾在神经纤维瘤病患者的肺部见到。严重的间质纤维化不易和纤维性肺泡炎鉴别，组织学检查证实间质纤维化主要通过破坏肺泡而引起肺大泡的形成和血管的闭塞[3,112]。肺部病变的病理机制不明。也可见肺动脉高压。

6. 内分泌疾病

内分泌疾病包括：甲状旁腺功能亢进、骨软化[113]、小肠良性肿瘤[60]、多发内分泌腺瘤病和Sipple综合征。Sipple综合征为遗传性疾病，包括髓样甲状腺癌、嗜铬细胞瘤和多发黏膜神经瘤，累及嘴唇、舌头、眼睛或者胃肠道[114]。和神经纤维瘤病有部分相同的特征（如多发神经纤维瘤、咖啡牛奶斑和脊柱侧弯），但不存在皮肤神经纤维瘤。有报道存在性早熟现象，而性早熟更常见于纤维性结构不良中[115]。

患有神经纤维瘤病而怀孕的患者，其子宫内和围生期并发症的发生率高，包括胎儿生长迟缓、死产、早产和剖宫产[213]。

第三节 纤维性结构不良

一、一般特征

纤维性结构不良是非遗传性的、偶发的骨骼发育异常，在这类疾病中，成骨细胞不能正常地分化和成熟。正常的骨髓和松质骨被不成熟的编织骨和致密纤维基质替代，这种基质中包含了不规则的、紊乱的和不相连的小梁骨。基质组织增生损害了剩余的邻近正常骨，这个过程导致机械强度下降、骨折和畸形[215]。纤维性结构不良可以影响一个骨、几个骨或很多骨[116]。多骨受累较单骨受累多见[117]，当伴有内分泌紊乱（典型的表现如女性性早熟和皮肤色素沉着斑），称为McCune-Albright综合征[118,119]。

1938年，Lichtenstein用纤维性结构不良这个名称来描述广泛的纤维骨样病变，这种病变被称做纤维性骨营养不良、营养不良性纤维瘤和播散性纤维性骨炎[120]。早期的工作主要是区分它和囊性纤维样骨炎（也就是甲状旁腺功能亢进），探讨它和其他内分泌紊乱的关系。此外，因为纤维性结构不良像神经纤维瘤病一样，常伴有皮肤、骨骼、中枢神经系统和内分泌腺的病变，一些作者提出，实际上，它们是一种疾病[121,122]。

纤维性结构不良是由体细胞中GNAS1（鸟苷酸结合蛋白）基因的α亚单位（G_S）的合子后变异所致。它的染色体图谱定位在20q13.2上。所有的变异细胞能够表现纤维性结构不良的特征。而非变异的细胞可以发展为正常的组织，所以临床的类型在分布和表现上是不同的。GNAS1的变异并不是存在于所有的细胞，但是以镶嵌的形式分布，这种形式在受累的组织中占很大的数量。全身或局部表现的结果取决于变异发生时胚胎形成中细胞团的大小以及细胞团的位置[214-216]。

在纤维性结构不良中，人体G蛋白变异导致c-fos基因的高表达，这个基因控制着成骨细胞的分化和生长。它在纤维性结构不良中表达增加，刺激未熟成骨细胞和间充质细胞增殖。c-fos基因在转基因老鼠上的过表达会导致异常的骨重塑，类似纤维性结构不良，增加了骨髓的纤维化和编织骨。8个病例伴有受累骨中c-fos mRNA的增加，但是一般与高的骨转化率的表型或纤维组织无关，这个因果关系表明c-fos基因在纤维性结构不良中的作用[214]。在纤维性结构不良中，细胞因子IL-6的增加，好像也增加破骨细胞的活性[217]。

二、皮肤和黏膜病变

异常的皮肤色素沉着是纤维性结构不良中最常见的骨外表现。虽然偶尔在单骨的纤维性结构不良中出现，但超过一半的多发骨骼纤维性结构不良的患者存在异常的色素沉着，并且当多发性骨病变和内分泌紊乱同时存在时，几乎总伴有皮肤病变。纤维性结构不良中的色素沉着斑和咖啡牛奶斑与表皮基底细胞的黑色素增多有关。它们表面不隆起，质地和邻近正常皮肤组织相同。可能单发，但当多发的时候，它们可能在身体的中线处呈线性或者节段性分布。与骨病变分布区域平行，常位于下腰椎、骶骨、臀部、后背上部、颈和肩部。类似病变可能发生在嘴唇和口腔黏膜。

色素沉着从出生时候就有，但是到儿童期甚至青春期才出现色素沉着的扩大。色素沉着，实际上，偶尔在骨骼或者内分泌疾病之前发生。纤维性结构不良的咖啡牛奶斑，虽然像神经纤维瘤病中一样为棕色并且广泛分布，但是数量少，轮廓更不规则，颜色更深。组织化学已证实两种疾病的类型和色素颗粒数量不同[66]。能进一步区分神经纤维瘤病和纤维性结构不良的皮肤病变包括：白色雀斑样腋窝斑点、纤维软疣和丛状神经纤维瘤。

三、骨骼病变

纤维性结构不良可能伴有一个骨或多个骨的单发或多发病变。大约 70%~80% 的病例为单骨，20%~30% 为多骨；2%~3% 伴有内分泌疾病。大多数病例中，一个或仅几个骨受累及，但事实上任何一个骨骼都可能受累[123–128]。单骨性纤维性结构不良常累及肋骨、股骨、胫骨、颌骨、锁骨和肱骨（以发病递减的次序）。多骨性纤维性结构不良常累及颅骨、面骨、骨盆、脊柱和肩胛带。骨骼分布的显著特征是很少单独累及髂骨，通常伴随有股骨受累。相反，单一股骨受累很多见[129]。一种“放射状”的形式特征性地累及一个或更多畸形手指的指骨，但是，就像在骨盆，无其他骨骼异常的受累指骨很少有这种表现。

多骨性纤维性结构不良可能是单侧或者双侧，并且可能累及单侧或者双侧肢体的几个骨骼，伴有或者不伴有中轴骨受累。虽然常见的是一侧受累，但广泛的多骨病变常为全身性或双侧受累（虽然不对称）[116,120]。多骨性纤维性结构不良常局限在一些骨骼部位发生。在一项调查中，1/4 的患者在首次检查中有超过 50% 的骨受到累及。骨受累的严重程度包括由弯曲引起的大体畸形、成角和曲线畸形、梭形扩展以及线性生长差异，这些表现在多骨受累的病变较单骨受累的病变中严重。多骨病变伴有高发的临床症状。肢体疼痛伴有跛行或者自发性骨折，或者两种都发生，是最初的表现。在另一项研究中，85% 多骨性纤维性结构不良的患者存在应力性骨折，40% 的患者有 3 处或者更多的骨折[130]。

单骨性病变可能长时间完全没有症状，直到出现明显的病理性骨折（有或没有外伤史）或者是隐匿的应力性骨折。严重的畸形在单骨病变中少见。通常有轻度的弯曲，骨骼异常只是局限在骨骼扩张伴有皮质变薄或者肥大。相反，在多骨性纤维性结构不良中，常累及骨的更长一段。事实上虽然骨的末端通常不被侵及，但有时可能会累及整个骨骼。在多骨性纤维性结构不良中较显著的畸形反映了大量不正常骨和纤维组织的沉积，这两种成分严重损害骨的强度。

单骨性纤维性结构不良的患者年龄范围在 10~70 岁，但最常见发病于 10~30 岁。在年龄的分布上，多骨性纤维性结构不良患者的年龄更小，因为病变更严重，所以导致更早期的临床和影像学表现。2/3 的患者在 10 岁之前出现症状[130]。两种病变在程度、分布和临床表现上有明显区别，并且没有文献记载单骨病变可以向多骨病变转化，因此一些作者认为纤维性结构不良存在两种独立的形式。

纤维性结构不良唯一重要的实验室异常是血浆碱性磷酸酶水平升高，在一项研究中，90 例患者中 1/3 出现这种情况[130]。这样的升高，在骨折的愈合或者疾病的恶化阶段存在，然而，在没有骨折的成人和儿童也有升高的报道。碱性磷酸酶水平和骨受累程度没有明显的相关性。目前，碱性磷酸酶的活性和骨钙素，是早期和晚期成骨细胞分化的标志，与同一患者的正常细胞相比，它们在表达 $G_S\alpha$ 变异的成骨细胞中水平升高[216]。

1. 颅骨和面骨

颅骨和面骨受累的概率大体相同，在单骨性纤维性结构不良中占 10%~25%，在多骨性纤维性结构不良中占 50%（图 87-45 和 87-46）。常见的部位包括额骨、蝶骨、上颌骨和筛骨。枕骨和颞骨很少累及[131]。虽然这样的病变常是没有症状的，但是随着病变进展会出现临床表现，即轻微的头面部不对称和畸形以及一些神经性并发症。

眼眶和眶周骨质改变会引起眼距过远、眼球移位、眼球突出、复视和视觉病变，侵犯视神经而逐渐发展致眼盲[131,132]（图 87-47）。蝶骨翼和颞骨的改变可能侵犯听神经而导致耳鸣、前庭功能障碍和听力丧失（图 87-48）。此外，筛板的受累可能产生嗅觉减退或者丧失。

常规X线检查显示在颅骨或面骨有单发或多发、对称或不对称、可透过X线或硬化的病变。颅骨，特别是蝶骨翼和颅底有广泛的硬化，此特征类似Paget病。纤维性结构不良常同时累及面骨和枕骨外面的隆凸，这些特征在Paget病、神经纤维瘤病或者脑(脊)膜瘤中较少出现。当纤维性结构不良累及到上颌骨和下颌骨时，常显示混合性的可透 X 线和不透 X 线的区域，经常伴有牙齿移位和鼻腔及鼻窦腔的异常。

模糊的可透 X 线的病变，是纤维性结构不良在所有部位都最常见的表现，常伴有板障间隙的增宽和颅骨、面骨的扩张。骨的扩张可能是局部的，也可能是广泛的，但总是向外扩张。因此在纤维性结构不良中穹隆的外板总是凸起的，而双板虽然偶尔会变薄，但仍基本保持完整而没有被破坏，而破坏

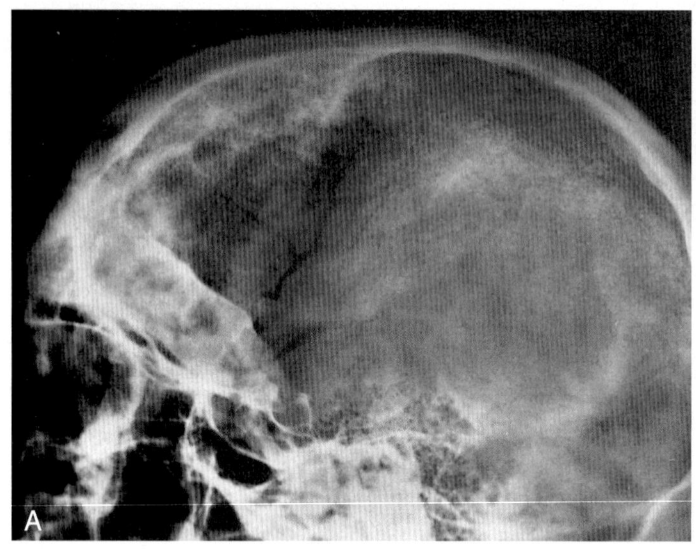

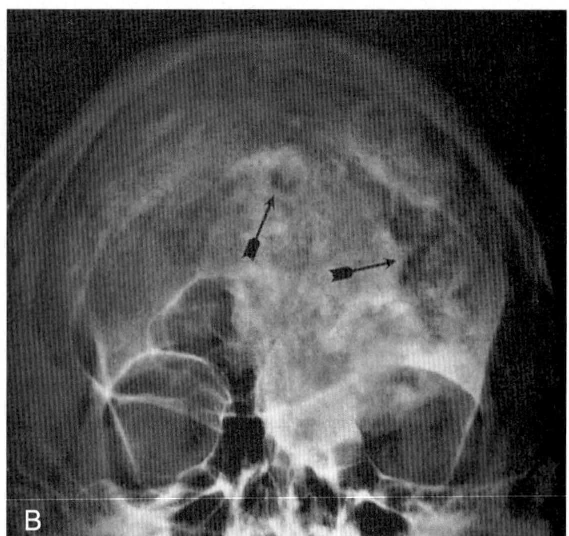

图 87-45 纤维性结构不良：22 岁男性，颅骨病变。侧位观（A）和正位观（B）观，额骨和前颅窝明显受累。蝶骨和额骨的眼眶部明显骨质增生并产生突起，左额骨和筛窦部分破坏。硬化区可见一些片状、边缘清楚的可透 X 线病变（箭头）。

常发生在 Paget 病中。CT 检查是鉴别诊断的极好方法，可以清晰地显示纤维性结构不良中颅骨受累和偶尔出现的皮质外扩张的程度。

颅骨穹隆处纤维性结构不良的另一个 X 线特点是局部可见大小可变的、可透过 X 线的区域，当存在硬化边缘时，可能呈现出圆圈样的轮廓。还有不常见但重要的特点是纤维性结构不良中颅骨偶尔可出现明显的富含血管的区域。通过血管造影术[133-135]和闪烁造影术可证实[136]有自发性反复出血的并发症。

2. 脊柱

脊柱受累在多骨性纤维性结构不良中少见，而在单骨性纤维性结构不良中更为罕见[137]。对16位伴

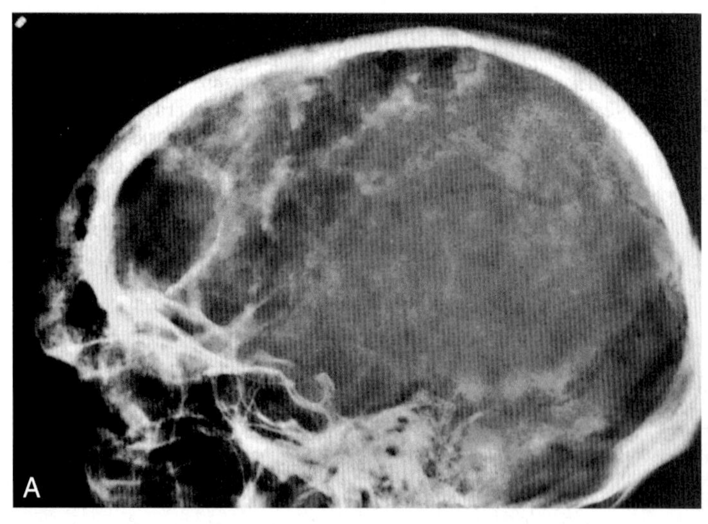

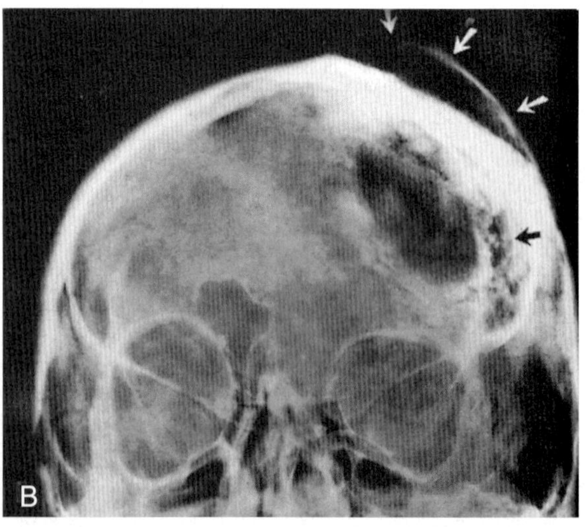

图 87-46 纤维性结构不良：30 岁女性，颅骨病变。

A 侧位观，额骨可见硬化和溶骨性混合病变。多发不规则可透 X 线的区域伴有硬化的边缘。内板相对完整，额骨外板扩张。

B 后前位观。左额骨大的、卵圆形的、可透 X 线的病变，边缘硬化。病变内部模糊的、点状的不透 X 线的区域（黑箭头）代表钙化的类骨质。可见外板明显扩张并放射性衰减，为很薄的板层（白箭头）。虽然纤维性结构不良的病变到成年时都一直趋于稳定，但是一些病变因为“囊性改变”而不是恶性变在青春期后可能扩大。

有孤立椎体受累患者的研究发现，发生在颈椎的有5例，胸椎的有4例，腰椎的有7例[218,219]。影像学特点包括轮廓明显的、扩张的可透X线的，伴有多发内部分离或者纹状改变的病变，累及椎体，偶尔累及椎弓根和椎弓。罕见的后遗症是椎旁软组织扩大和椎体塌陷，并最终导致脊柱成角畸形和脊髓压缩（图 87-49 和 87-50）。

不同程度的神经源性缺损（包括瘫痪）与椎体压缩或骨扩张相关，或者极少情况下，与纤维组织肿物突入椎管有关。脊髓造影术、CT、MRI 比常规X线检查能更好地确定脊柱受累和脊髓受压的范围。

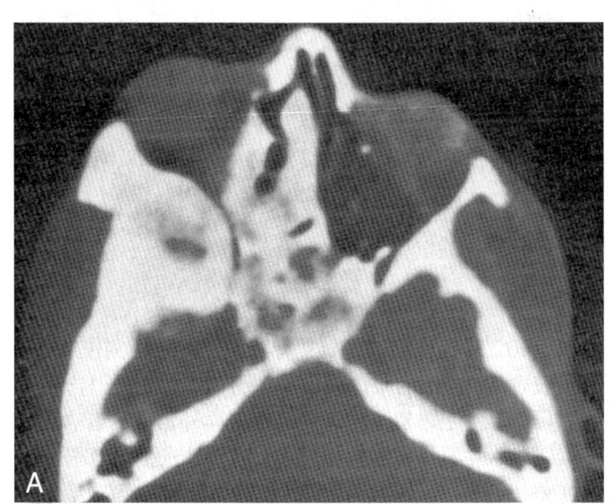

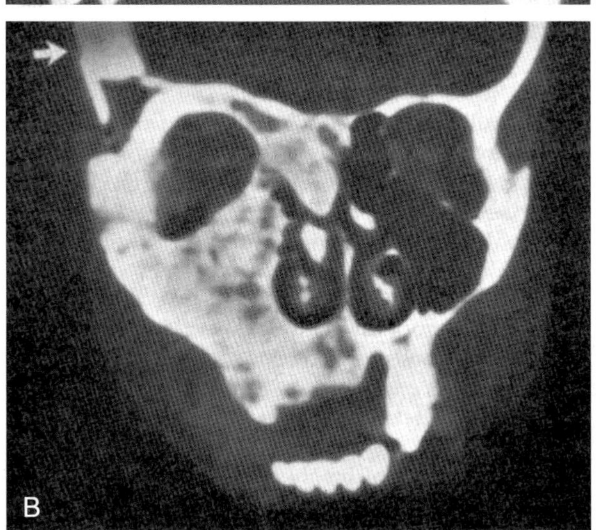

图 87-47 纤维性结构不良：面骨病变。

A 双眼眶的经轴位CT检查。大的、斑点状的骨块侵犯右眼眶，造成眼球突出。右鼻腔和筛窦及蝶窦被纤维组织肿块阻塞和扩张。增厚的颞骨岩部向外突起。

B 冠状位CT扫描。这个扫描中可见明显向外的颅盖骨扩张（箭头），内板没有受累。斑点状、烟雾状的扩张骨围绕右眼眶，并使右上颌骨和上颌窦变形，因为骨中有大量的纤维组织和非矿化类骨基质。

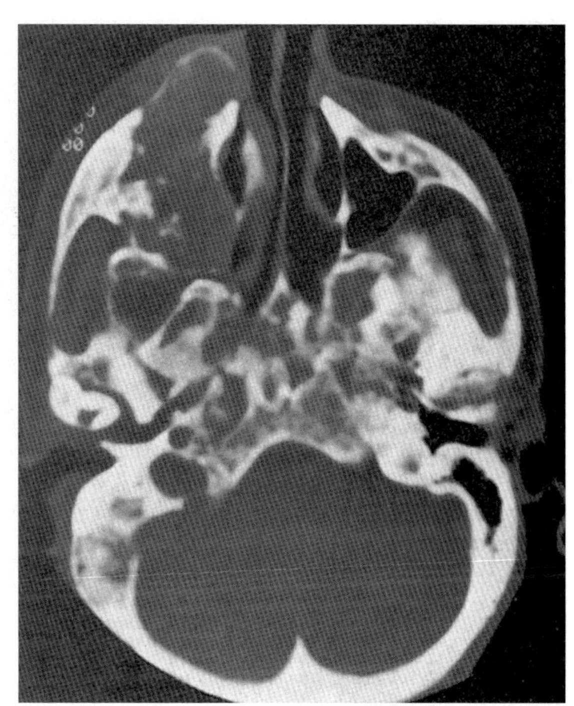

图 87-48 纤维性结构不良：颅骨病变。颅骨基底的经轴位CT。右上颌骨和蝶窦被模糊的、出血的、部分钙化的肿物占据并引起局部扩张。整个颅底，包括蝶骨、颞骨乳突和岩部、所有筛骨和外耳道都受累。右侧畸形明显。

3. 管状骨

肢体长骨的病变常是髓内的并主要位于骨干，偶尔伴有骨骺受累。它们可能是偏心的或者中央的，经常为可透X线的，伴有模糊的“毛玻璃”外观（图 87-51 至图 87-53）。这些病变轮廓明显，边界为反应性硬化区或者增厚、肥大的邻近皮质。偶尔，骨内膜扇贝样改变或侵蚀可伴有局部皮质变薄。局部扩张性病变导致区域性凸起或者波浪样的轮廓，这些都是纤维性结构不良的影像学特点。更广泛的塑型畸形可能呈现为一长段骨的梭形扩张，伴有在正常骨和不正常骨的连接处逐渐变细。然而，在所有的病例中，除非骨折或者感染，一般外侧的皮质是光滑和完整的。内部分叶状或者小梁样的构型和局灶钙化或者骨化的基质，使得影像学上表现为病变内不透 X 线的阴影（见图 87-53）。

纤维性结构不良主要导致受累骨的结构完整性变差。承重骨变弯曲伴有不同程度的畸形。因股骨内在病变引起的股骨颈和股骨干近端明显弯曲，导致髋内翻畸形，称为“牧羊杖”畸形，是此病的典

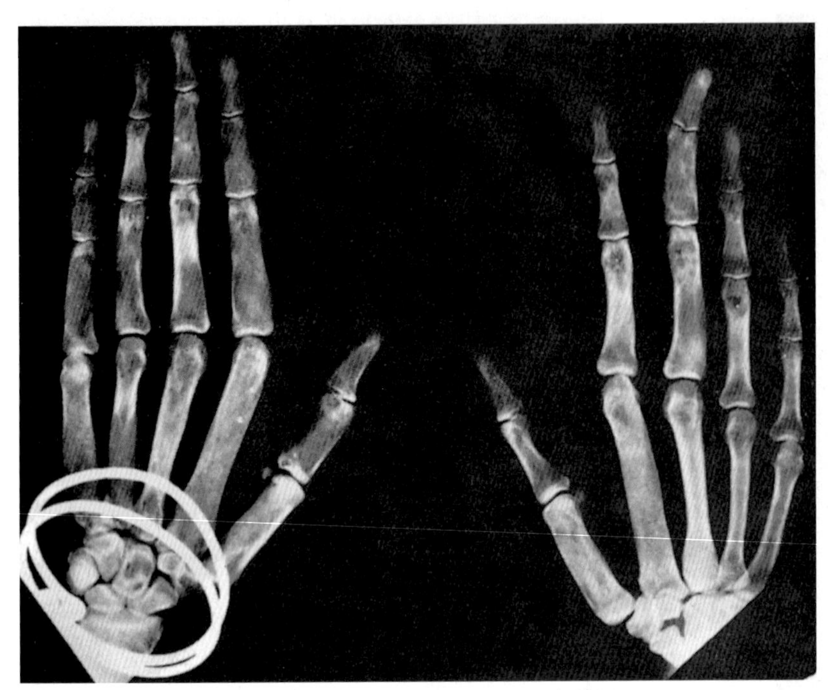

图 87-55 纤维性结构不良：管状骨病变。手后前位观。受累的管骨中可见松质骨扩张、皮质变薄和骨结构改变等影像学表现。16岁女孩，有广泛的塑形不良伴有异常的成角、局部软组织和骨骼过度生长。一些掌骨和指骨呈长方形或者梭形外观，伴有松质骨和皮质骨界限不清楚。第二掌骨的“毛玻璃”样表现。其他的指骨上可见局部可透X线的病变伴有骨内膜扇贝样变和髓质硬化区。

完全丧失，或轻度骨扩张，伴有或不伴有皮质变薄。

4. 其他骨骼病变

在其他的骨病变中，肋骨和无名骨最常受累，而锁骨、肩胛骨、骶骨、腕骨和跗骨仅偶有受累。纤维性结构不良是肋骨最常见的良性病变，约占原发胸壁病变的30%，这是重要的诊断指标（图87-56至87-58）。尽管肋骨病变是良性的，但是可能伴有骨质扩张和畸形，以及发育不良的组织向骨骼外扩展。最近的研究已经证明可能会累及肺，从而造成低氧、肺动脉高压和心衰[138]。一个或者多个肋骨的单侧梭形扩张是纤维性结构不良的特点。尽管多骨受累及，但仍是单侧的分布，这是区别于其他疾病的地方，因为其他疾病更广泛地累及骨骼，如甲状旁腺功能亢进和骨转移。

尽管多骨性纤维性结构不良常发生无名骨单侧或者不对称双侧受累，但是常伴有股骨近端的病变（图87-59）。髋臼畸形，包括前突和显著的骨盆三方向扭曲。当多骨性纤维性结构不良累及邻近骨时，伴有髋臼前突的骨盆病变可能导致髋关节部骨的嵌插。

5. Mazabraud综合征

大肌肉的非家族性和非遗传性良性黏液肿瘤，和纤维性结构不良有关。Mazabraud 综合征首先由 Henschen 报道[220]，接下来报道的是 Krogius[221]、Mazabraud 和 Girard[222]，这个综合征首先由 Wirth 等[223]用英文描述，但是Mazabraud强调了这种肿瘤和纤维性结构不良的联系[222]。这个综合征没有任何的遗传形式，并且此综合征的分子改变还不清楚。报道的36例患者中，年龄范围为17～82岁，平均年

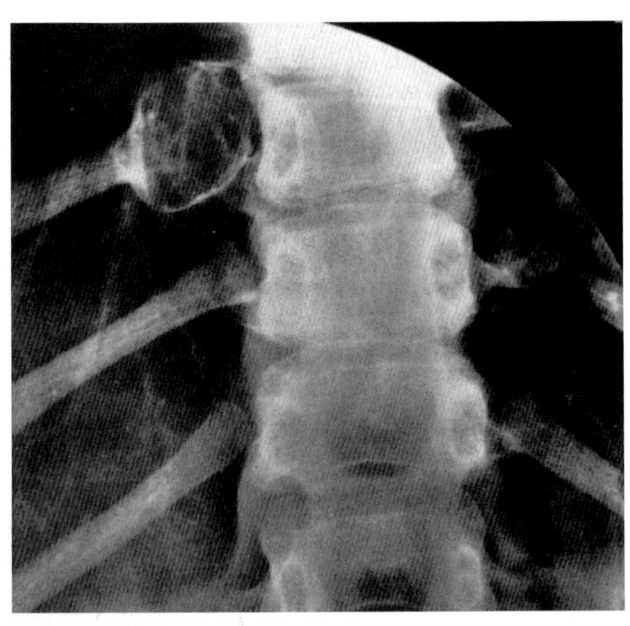

图87-56 纤维性结构不良：肋骨病变。10岁男孩胸部平片偶尔发现单发的扩张性多分隔性病变，皮质完整。这样的局部肋骨病变最常见原因就是纤维性结构不良。肋骨病变表现为骨被纤维替代，因此为可透X线的。

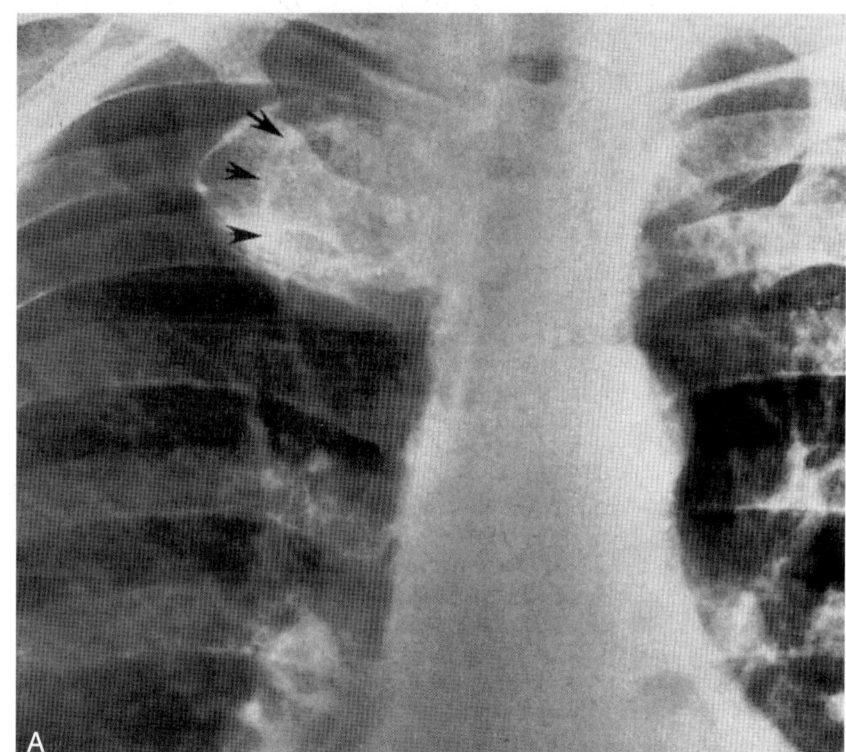

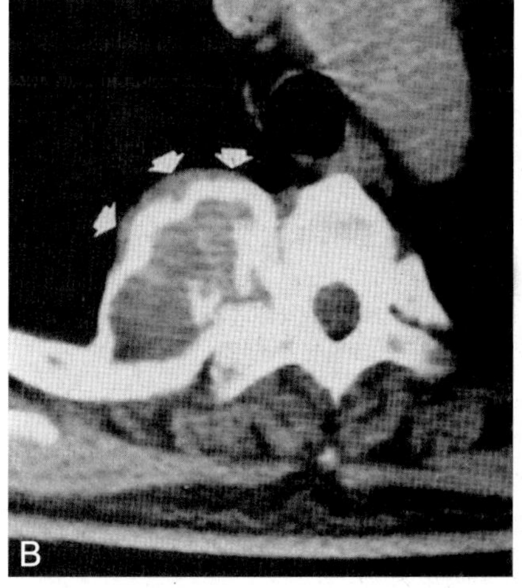

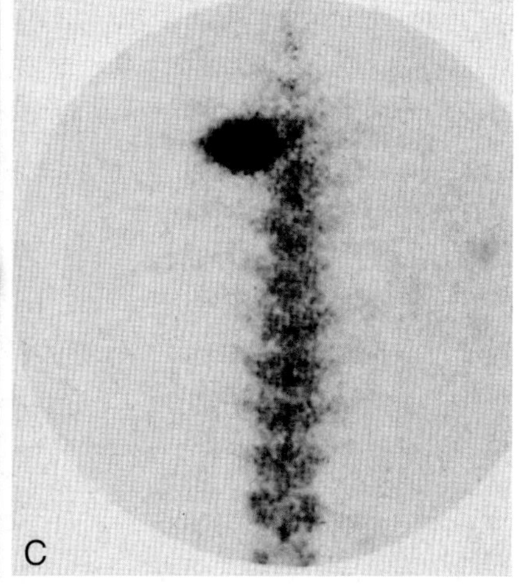

图 87-57　纤维性结构不良：肋骨病变。

A　45 岁男性，胸部后前位观。肋椎关节处的右侧第四肋骨后内侧面可见模糊的扩张性病变，伴有侧缘硬化和内部曲线性钙化（箭头）。

B　肋骨经轴 CT。病变无定型，内部结构均一，内侧有钙化沉积。周围硬化边缘远处有薄边缘的非矿化基质向侧方延伸（箭头）。

C　^{99m}Tc-MDP 骨扫描。病变处放射性核素浓集。

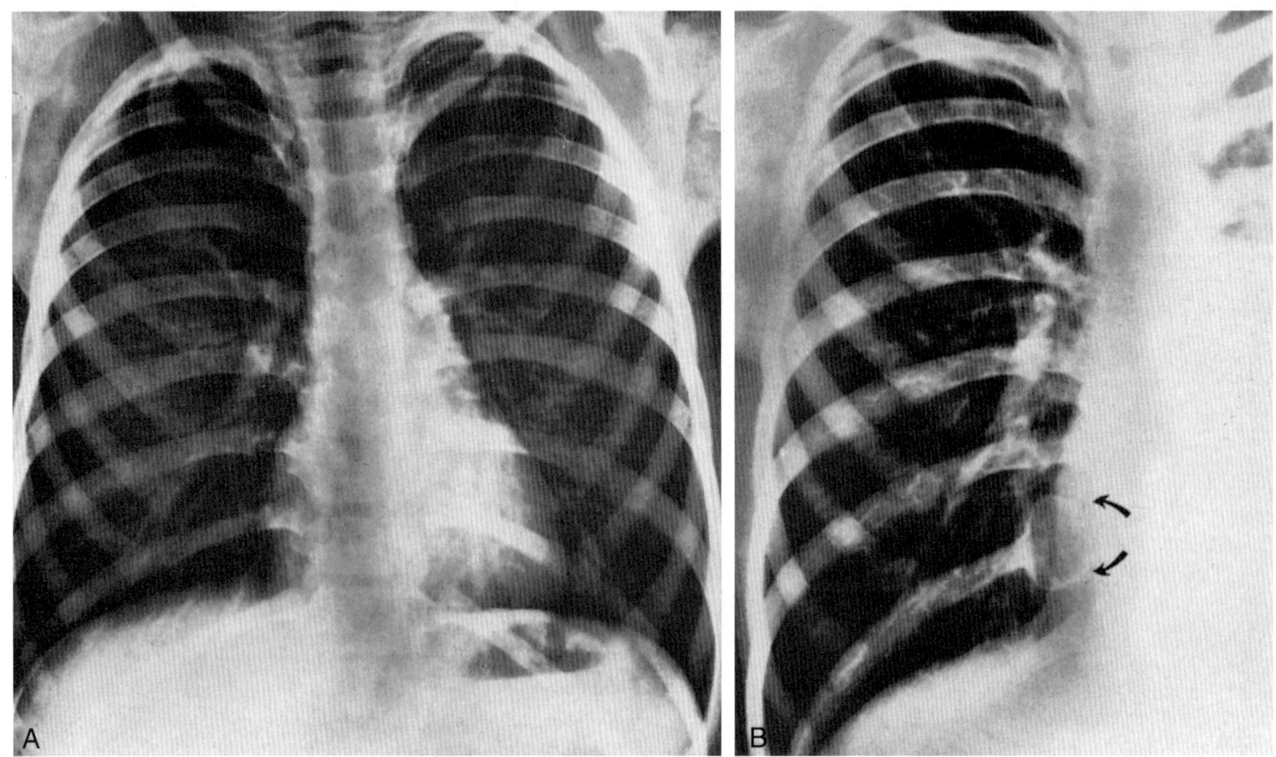

图 87-58 纤维性结构不良：肋骨病变。无症状患者肋骨的新生病变表现。

A 胸部后前位观。8 岁儿童的正常肋骨。

B 5 年后的胸部后前位观。可见右侧第十肋骨的扩张病变，13 岁时无意中发现。病变外观模糊信号衰减后轮廓清楚，皮质完整（箭头）。

（Courtesy of W.B. Seaman,M.D., New York, New York.）

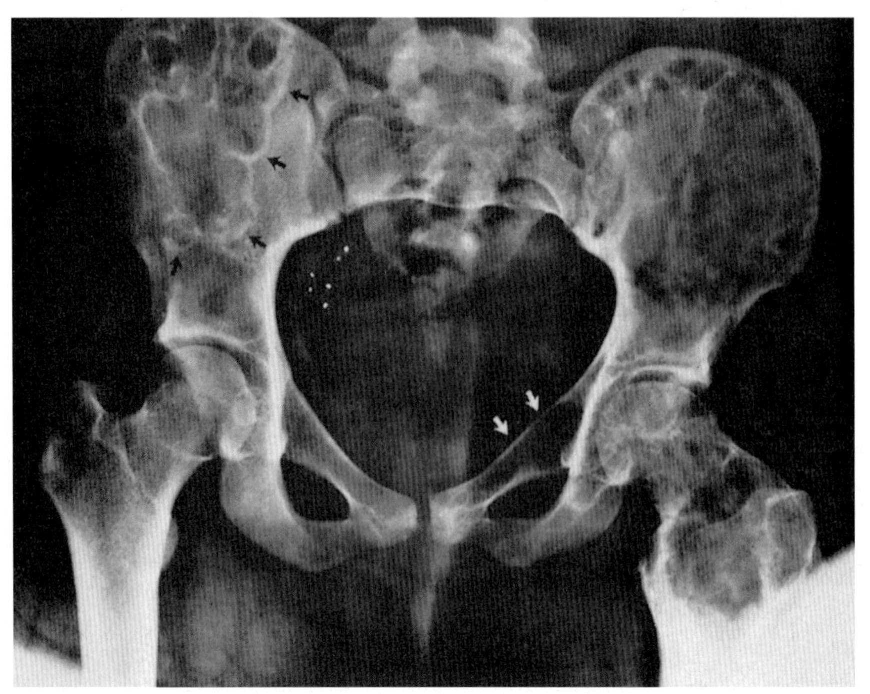

图87-59 纤维性结构不良：骨盆病变。16岁女孩，伴有多骨性纤维性结构不良和McCune-Albright综合征，骨盆前后位观。发育不良导致增粗和短缩的股骨颈，股骨干处于内翻位置（“牧羊杖”畸形）。左股骨可见模糊的“毛玻璃”样外观，左股骨头较少受累。左耻骨和双侧髂骨有纤维性结构不良典型的影像学表现。可透X线的耻骨病变是扩张的并且没有矿化（白箭头）。右髂骨中央有模糊的烟雾状表现，因为含高成分的类骨质，有明显的连续曲线性的硬化缘（黑箭头）。

龄46岁[224]。女性占36例中的24例。主要是多骨性纤维性结构不良。7例为单骨性纤维性结构不良，10例表现为McCune-Albright综合征。

纤维性结构不良常在几年或者十几年内发展成为黏液肿瘤。黏液肿瘤常发生在大腿、臀部和骨盆的肌肉。最常见的单发位点是右大腿，占75%（图87-60）。黏液肿瘤可能小，也可能大，或者数量很多，平均直径5cm，有报道长度可达55cm。病变常无疼痛，生长缓慢，可多发并发展成丛状，常靠近受累最广泛的骨。

在CT上，黏液瘤呈现为CT值较低的软组织肿块，在扫描中一般可见纤维性结构不良的不相互接触的独立的骨内病变。MRI上可见黏液瘤为球形、卵圆形或者结节样低信号肿物。它们表现为均一的，

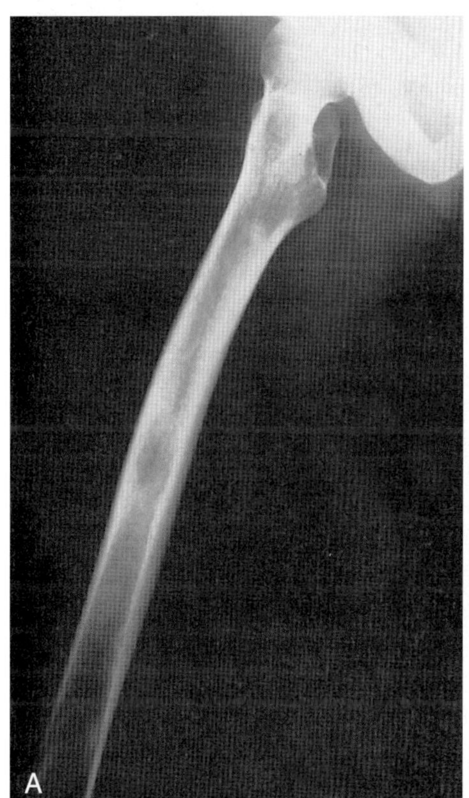

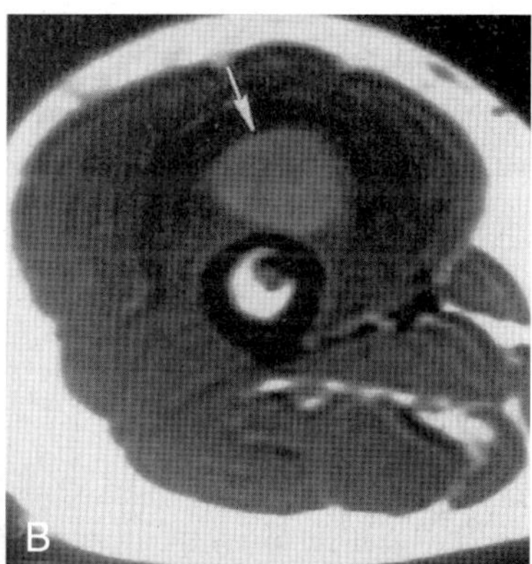

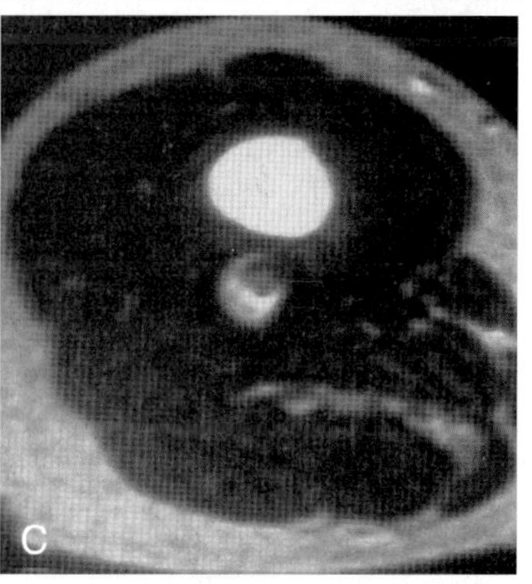

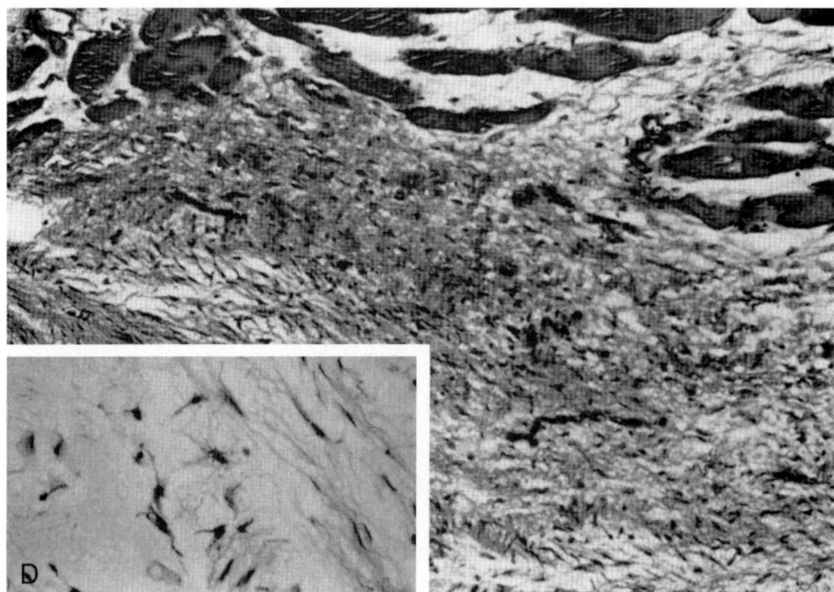

图87-60　纤维性结构不良：Mazabraud综合征。

A　右股骨骨干长的病变，有模糊的“毛玻璃”外观，伴有局灶硬化和可透X线的区域。

B　横断面中等加权自旋回波（TR/TE,2500/20）MR成像，可见股中间肌内边缘平滑的肿物，其后缘邻近股骨前侧皮质。髓内纤维成分低信号，皮质完整（箭头）。

C　横断面T2加权自旋回波（TR/TE，2500/160）MR成像，可见肿物形态没有改变，呈均一的信号增强。这一表现反应了它是黏液成分。股骨髓内信号没有改变。

D　显微照片显示软组织肿瘤由小的梭形细胞组成，缺乏血管。这些在特征性的纤维基质中（苏木精-伊红染色×100；小插图是苏木精-伊红染色×400）。

（Courtesy of M. Sundaram, M.D., St. Louis, Missouri.）

和肌肉相比呈低信号或者轻度的高信号，当伴有骨内信号可变的非特异性和非均一性区域时可提示存在纤维性结构不良。在T2加权像上，黏液瘤常表现为轮廓清楚的肿物，呈均一的高信号（见图87-60）。对肿物长期评估是很有必要的，因为其复发晚，常在发作数年后出现[225,226]。伴有Mazabraud综合征的黏液瘤目前还没有软组织恶变的报道。而骨内的恶性肿瘤常和此综合征有关。第一次报道伴有Mazabraud综合征的骨肉瘤发生在患有McCune-Albright综合征的患者中[222]。在报道的36例Mazabraud综合征的患者[227]中3例患有骨肉瘤，但没有接受放射的病史；恶变率为8.3%，而纤维性结构不良为0.4%~0.5%[144]。男性和多骨性纤维性结构不良的患者恶变率相对高。

6. 其他的影像学技术

CT扫描对于精确定义纤维性结构不良中受累骨骼的性质和范围十分有用，特别是在复杂的解剖区域，如脊柱、骨盆和颅骨。纤维性结构不良中扩张性和边界清楚的骨病变以及其模糊的、无定型的成分和偶尔轻微的矿化沉积，对这些病变特点的显示，CT明显优于平片。CT也是通过测量衰减系数的方式来评价骨病变的。范围通常是70~130HU，病变内有钙化或骨化的时候，这些系数明显升高。然而一些病变，如骨髓炎或者嗜酸性肉芽肿，常显示为低衰减系数，约20~40HU。CT精确地显示巨大病变的作用毋庸置疑。伴有骨外软组织成分的肿瘤十分重要，因为它们可能波及邻近结构，并偶尔被误认为恶性变。

MRI也可用来评价纤维性结构不良。和CT一样，MRI可对脊柱（图87-61）和脊柱外的病变部位进行整个范围的分析。纤维性结构不良的信号特点是可变的。虽然受累区域在T1加权像上为典型的低信号，但是在T2加权像上可能是低、中等（图87-62）或者高（图87-63）信号。在一些病例中，T2加权像上可明显见到在高信号区域周围的低信号的不规则区域。静脉注射含钆对比剂后，信号增加的程度也是可变的（图87-64）。

7. 自然病史

纤维性结构不良患者的预后常依赖于最初骨骼受累的范围和程度，以及骨外特征。单骨性纤维性结构不良不易转化为多骨性纤维性结构不良，在大多数病例中，骨病变的大小和数量从最初影像学发现开始一般不再增加[129]。偶尔也有特例，包括现有病变扩展至受累骨的另一段[139]或者表现为其他骨的新病变。虽然多骨和单骨性纤维性结构不良一般到青春期就静止了，终生不再进展，但是有一些病例中，病变还会进展，特别是很早就出现广泛的纤维性结构不良的患者。在这样的病例中，骨折很常见，畸形较严重，最终预后很差。相反，初始局限性疾病常进展缓慢，且预后较好，与发病时间无关[130]。在孕期和雌激素治疗的过程中，纤维性结构不良中的骨骼病变可被激活。

8. 恶变

骨骼病变的恶变是纤维性结构不良中罕见的并发症，在少于50例的报道中估计发生率大约是0.4%

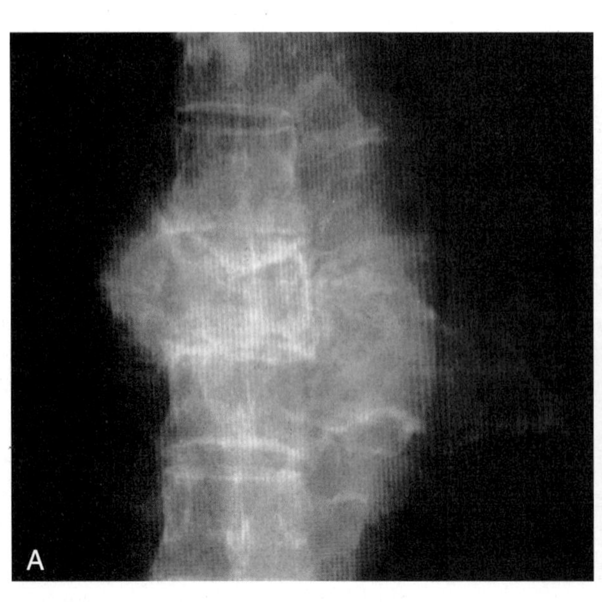

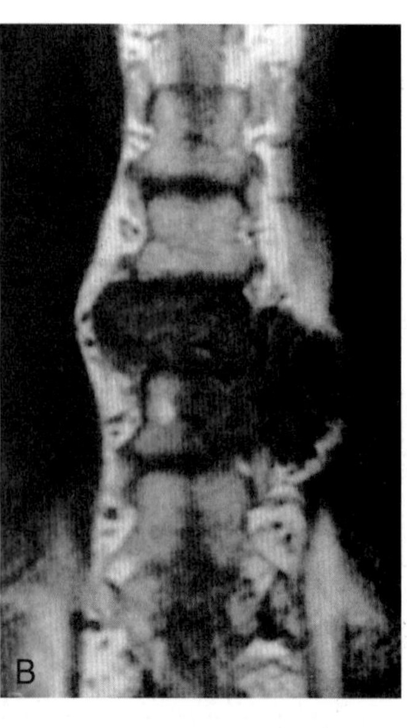

图87-61 纤维性结构不良：MRI异常。

A 常规X线检查，可见相邻两个胸椎和邻近肋骨的骨质溶解和扩张。

B 冠状位T1加权自旋回波（TR/TE，800/20）MR成像，显示低信号病变的范围。

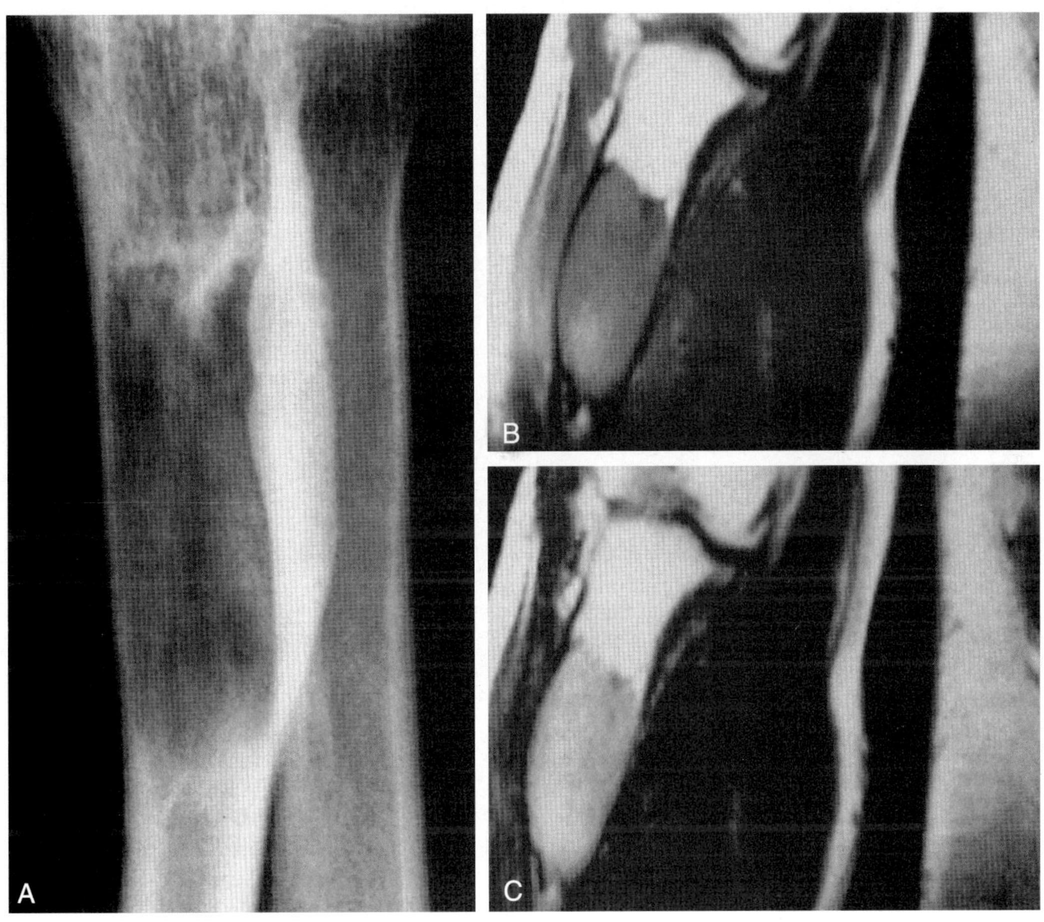

图 87-62　纤维性结构不良：MR 成像异常。

A　常规 X 线片可见尺骨近端轻度扩张的溶骨性病变。

B，C　冠状位中等加权（TR/TE，1200/20）（B）和 T2 加权（TR/TE，1200/70）（C）自旋回波 MR 成像 显示扩张性病变。在 B 为低信号，在 C 为中等信号。

（Courtesy of C. Sebrechts,M.D., San Diego,California.）

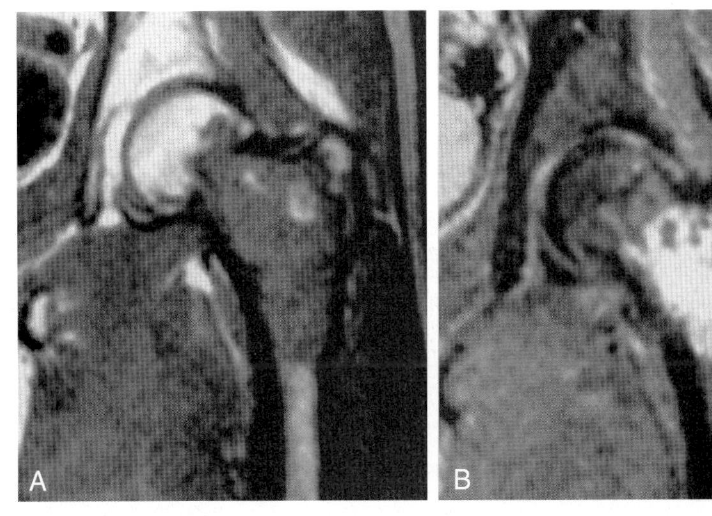

图 87-63　纤维性结构不良：MR 成像异常。患者的股骨近端有一病变，冠状位 T1 加权自旋回波（TR/TE，786/30）MR 成像（A）显示不均一但以低信号为主的病变。股骨头未受累。冠状位 T2 加权自旋回波（TR/TE，2000/80）MR 成像（B）显示病变为高信号。可见周围结节样低信号区域。

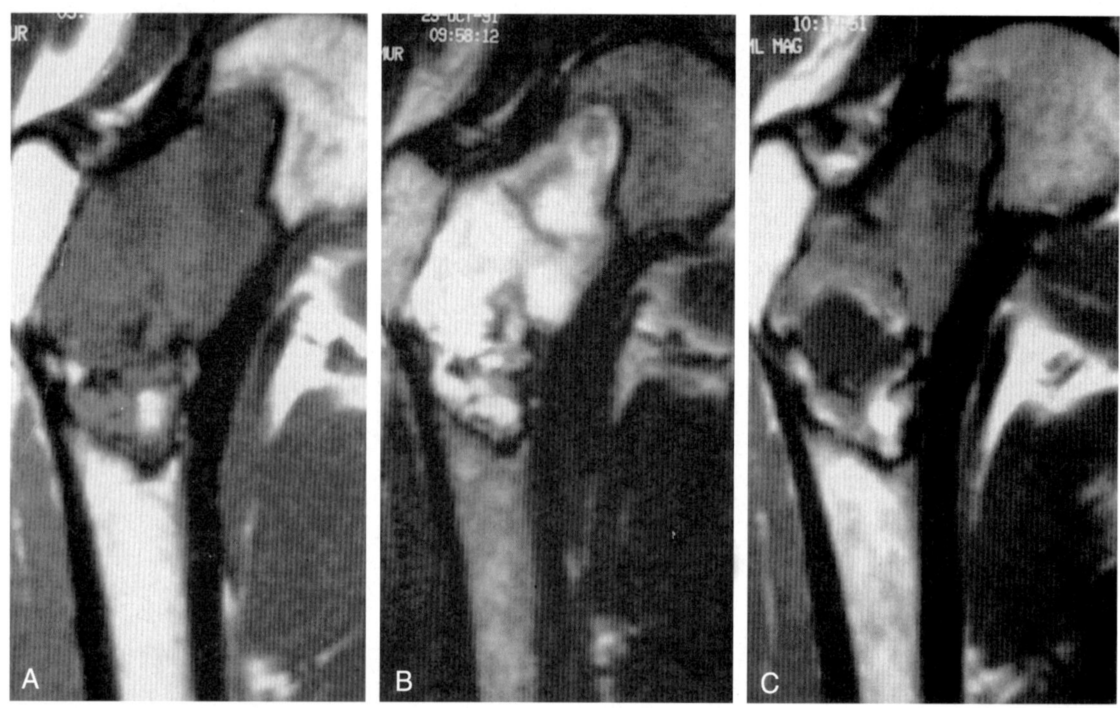

图 87-64 纤维性结构不良：MR 成像异常。50 岁女性，冠状位 T1 加权（TR/TE，500/15）(A）和 T2 加权（TR/TE，2000/80）(B）自旋回波 MR 成像和静脉注射含钆对比剂后冠状位 T1 加权（TR/TE，500/15）自旋回波 MR 成像（C）。股骨的病变在 A 中表现为低信号，在 B 中表现为不均一但以高信号为主。B 中可见病变中有不规则的低信号区域。C 中可见不均一的信号增强。(Courtesy of J.Kramer, M.D., Vienna, Austria.)

~1%[140-144]。小于一半的病例发生在多骨性纤维性结构不良中。伴有McCune-Albright综合征的骨肉瘤中（占4%），c-fos原癌基因过度表达[228]。在纤维性结构不良中很多被认为恶变的病例，如果受累骨先前有过射线照射则很难准确确定是否为自发恶变。GNAS1突变、c-fos表达增加和射线照射三者结合可能为骨肉瘤发生的原因，因此也说明了纤维性结构不良中肿瘤发病率低的原因。

在单骨性纤维性结构不良中，恶变常发生在颅骨和面骨，而在多骨性纤维性结构不良中，股骨和面骨好发，并可见一例腰椎受累[229]。骨肉瘤、纤维肉瘤和恶性纤维组织细胞瘤是最常遇到的肿瘤类型。虽然软骨肉瘤发生率低，但是对它的识别特别困难，因为固有的软骨岛或者结节常和纤维性结构不良共存，并且可能被误诊为低度恶性软骨肉瘤，特别是在多骨性纤维性结构不良中。纤维性结构不良中钙化伴有软骨的类型的影像学证据，对以后特别是青少年时期出现的畸形有预见性。

从诊断纤维性结构不良开始到恶变，这中间的时间是不定的，常达数年甚至数十年。临床上，疼痛和肿胀伴有相应的影像学改变时高度提示恶变，影像学改变包括骨溶解、皮质破坏和受累皮质区的软组织肿物。

9. 病理异常

相对可透X线或者不透X线的区域在平片上较明显，被典型地描述为白色混浊的或“毛玻璃”外观，反映了特定时刻特异性病变中纤维和骨组织的相对数量。编织骨的骨小梁明显矿化，虽然在形状和大小上不规则，但是无序地包埋在大量的纤维胶原基质中，并产生模糊的影像。相反，显著的纤维区域表现为更透X线。因为退变和细胞坏死，一些病变额外表现为充满液体的区域（或者囊肿）。如果足够大，在X线片上表现为显著的可透X线的、类似囊肿的病变。此外，在纤维性结构不良病变区可能发生动脉瘤样骨囊肿。

大体上，发育不良组织的肿块常为实性，并且触之如沙或者坚硬。在显微镜下，病变由大小可变的、不规则的散在分布于富含碱性磷酸酶纤维基质的小编织骨组成。骨小梁并不特征性地被成骨细胞围绕，这是纤维性结构不良区别于骨化性纤维瘤的重要特点（见第 76 章）。

软骨岛或者结节占据病变很小的一部分，至少 10% 的病例中可见，但不是纤维性结构不良的主要组成部分[145]。对软骨性病灶的认识十分重要，因为细胞或者核不典型的程度，特别是钙化时，影像学上和病理学上可能强烈提示存在软骨肉瘤。这些病灶的提示源包括继发于骨折的骨痂形成、软骨巢特别是靠近生长板的和共存的内生软骨瘤病。其实，报道了几例纤维性结构不良伴有良性软骨内容物的病例，并命名为纤维软骨发育不良，这被认为是半独立的病变，而不是纤维性结构不良基础病变的一部分（图 87–65）[143,146,147,230]。

四、内分泌疾病

纤维性结构不良没有性别差异。在任何该病的回顾性调查中，多骨性纤维性结构不良病例数越多，女性发病的病例数就越多。特征性的内分泌病是 McCune-Albright 综合征。体细胞镶嵌体（体细胞内合子后的变异而不是胚胎变异）是产生散在的 McCune-Albright综合征的原因。在McCune-Albright 综合征中发现，发生在单骨性和多骨性纤维性结构不良中的是两种相同的 GNAS1 突变。最终的疾病（也就是 McCune-Albright 综合征、单骨性纤维性结构不良、多骨性纤维性结构不良）依赖于突变发生的时间，在胚胎发育中或出生后。发生的时间越早，受累的细胞越多。受累细胞的分布沿着外胚层移行的胚线，可以解释McCune-Albright综合征在骨内和内分泌组织内的单侧和局部的表达。在小细胞肿物中的体细胞变异会导致McCune-Albright综合征；在大细胞肿物，变异会导致多骨性纤维性结构不良，然而单骨性纤维性结构不良可能是在新生儿期、婴儿期、儿童期或者成人期时变异所致。McCune-Albright综合征主要发生于女孩，典型地由多骨性纤维性结构不良、皮肤色素沉着和性早熟组成。然而，并不是所有以多骨性病变和皮肤色素沉着为特征的纤维性结构不良的患者都会有性早熟或内分泌障碍。此外，不完全的综合征形式包括性早熟和骨病变，而没有皮肤色素沉着。

性早熟在男孩罕见，发生在 30%~50% 的女孩中，特征为早期的阴道出血，乳房发育和腋毛、阴毛的发育。纤维性结构不良中男性乳房发育的原因不明[139,148]。性早熟或者假青春期性早熟的叫法比青春期性早熟更合适[149,150]，因为青春期意味着性腺已经成熟[117,122,139,148,151,152]。事实上，患此综合征的患者很少见排卵[153]、卵巢黄体化激素的循环或者睾丸活检中成熟的精子。因此，在很多推测为 McCune-

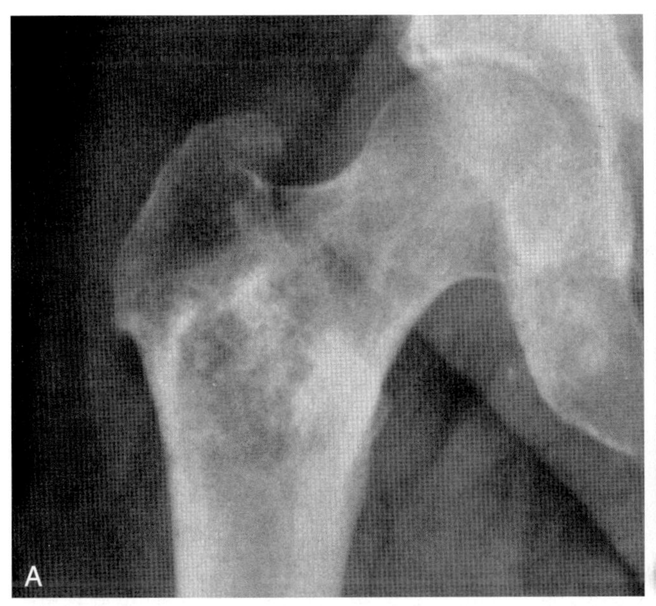

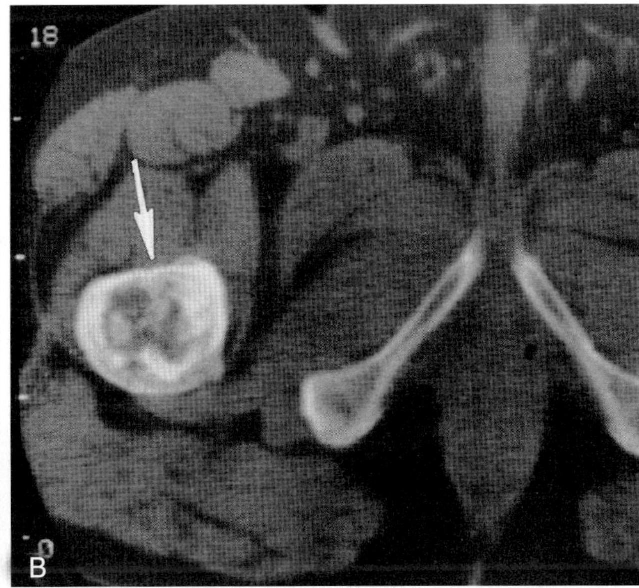

图 87–65　局部的纤维软骨发育不良。

A　右股骨正位影像学检查可见干骺端溶骨性病变，伴有散在的钙化，下方部分界限不清，皮质完整。

B　骨盆 CT 扫描证明广泛的髓内钙化和增厚但轮廓完整的皮质（箭头）。

（Courtesy of G. Hermann, M.D., New York, New York.）

Albright综合征的病例中，青春期早熟还没有被充分的证实[149,150]。在这个综合征中，已提示可能存在靶器官（即性腺和乳腺）对正常或轻度升高的青春期前循环垂体激素的敏感性增加。早期的阴道出血可以解释为卵泡刺激素的早期释放或者卵巢对卵泡刺激素的敏感性提高。一个6个月的女孩在切除一个功能性黄体化的卵巢囊肿后阴道出血停止，另一理论认为可能存在终末器官的自主性[151,153]。她还有库欣综合征，继发于肾上腺结节的过度增生。生化证据支持肾上腺和性腺的自主性，并反驳了由下丘脑－垂体轴介导的高功能。

其他的多腺受累，包括库欣病、肢端肥大症、甲状腺功能亢进、甲状旁腺功能亢进、嗜铬细胞瘤和胰岛外的下丘脑性糖尿病，在多骨性纤维性结构不良中已被长期认知[125,126,149,150,154,155]。Albright提出了一系列的内分泌疾病，最初强调终末器敏感性降低是一个病因，然而，其他的作者随后支持下丘脑释放激素高分泌的学说[154]。然而，这样的高分泌学说没有得到普遍支持，如占5%~30%的甲状腺毒性结节性肿大的甲状腺功能亢进没有高分泌[155]，早期报道的肢端肥大症或者库欣综合征也没有高分泌，后两者不能满足现在内分泌病的标准[156]。临床上必须进行仔细诊断，因为肢端肥大症面容、Graves病中的突眼，还有因脑垂体瘤而出现的视力障碍都可能和纤维性结构不良中的面部和骨骼受累混淆。恶性甲状腺肿瘤罕见[231]。

值得注意的是，即使没有明显的性早熟，明显的激素紊乱也反映了骨骼的早熟和生长的加速，伴有或者不伴有随后的生长早期停滞。这样的生长改变，特别是分布以单侧为主时，可导致骨骼结构上严重的孤立畸形或多中心变形，这是典型的多骨性纤维性结构不良的特点。

虽然纤维性结构不良中存在垂体结节化和增生，但是真正的垂体肿瘤在纤维性结构不良中还没有报道。用CT和超声来证明垂体或者卵巢病变的重要性目前还没有确定，因为还没有建立CT评价内分泌系统的标准[127]。事实上，被发现的“垂体突出”可能代表正常垂体腺的生理性增生。在垂体、肾上腺、甲状腺和甲状旁腺上可发现单一的或多发的腺瘤，然而，除了靶器官的增生，还支持腺体自主学说并巩固了存在多发内分泌腺瘤的假说[125,126]。

纤维性结构不良和内分泌病的相关性，伴有或者不伴有McCune-Albright综合征，已经被两个主要的理论所解释。一个主张先天性的下丘脑功能障碍伴释放激素的高分泌，导致对靶器官的刺激增加[154]。另一个理论假定多发性内分泌腺瘤存在一种潜在的形式，受累的内分泌腺有自主功能[126]。

第三个假说解释认为，在McCune-Albright综合征中的多个内分泌腺系统的高自主功能涉及G_S蛋白α亚基的变异[178-181]。孤立的生长激素分泌性垂体瘤和甲状腺结节中可见这样的变异[182]，二者都发生在McCune-Albright综合征中。$G_S\alpha$（精氨酸201）向组氨酸或半胱氨酸的突变降低了$G_S\alpha$ GTPase的活性并激活腺苷酸环化酶[182]。这个变异实质上在McCune-Albright综合征患者的所有受累组织中都有发现，包括卵巢、睾丸、肾上腺、垂体和甲状腺，还有皮肤和骨，同一患者不同的组织表现不同[178-182]。$G_s\alpha$基因的体细胞镶嵌体被认为是引起不同患者不同组织受累的位点和程度不同的原因，伴有一些患者仅生殖腺受累和另一些表现为严重的多系统病变。非内分泌组织、肝脏、胃肠道和心脏也可发生$G_s\alpha$活性的变异。在McCune-Albright综合征中，可出现慢性肝炎、肠息肉和心律失常[181]。

McCune-Albright综合征中的性早熟最初被错误地认为只发生在女孩中。到目前为止，大约有100例女孩的病例[178]，大约有12例男孩病例。对5个睾丸活检患者的$G_s\alpha$基因的分析显示所有的病例都有预期的变异[180]。

五、其他病变

单骨性纤维性结构不良或多骨性纤维性结构不良中可见骨软化和低磷酸盐佝偻病，二者都可伴有或不伴有McCune-Albright综合征[157,158]。临床症状和体征，包括骨骼疼痛、压痛和骨畸形，均和生化异常有关。这个发现与骨软化和佝偻病时伴随的骨或软组织的肿瘤疾病类似（见第53章）。在这些病例以及在纤维性结构不良中，病变切除后骨软化和佝偻病可能消失。磷酸盐尿激素的合成伴有骨或软组织肿瘤或良性纤维性病变，如纤维性结构不良，已经发展成一个可以解释代谢性紊乱的假说。

六、治疗

缓解性外科手术曾是治疗纤维性结构不良的唯一方法。然而，刮除术、骨移植术、骨切除术和内固定术作用都比较有限。在长骨中，刮除术和松质骨或皮质骨的骨移植术和单独的骨切除术比较没有什么优势，因为所有的移植物都会被持续存在的病变吸收[232]。在不完全的骨切除术后，发育不良通过直接扩散累及移植骨和邻近的骨。

新的治疗包括抗吸收药物，因为纤维性结构不良的破骨细胞骨吸收作用的增加发生在骨髓纤维化和骨表面之间的分界面上，类似Paget病。到目前为止，降钙素、普卡霉素和羟乙二磷酸效果较差。有一种静脉注射药物帕米膦酸钠，即一种二代双膦酸盐和骨吸收抑制剂，在用生化标志物对使用该药剂的20位纤维性结构不良的患者进行了评价，证实可改善骨疼痛和骨的转换率。6～25个月后，9位患者可见影像学上的改善，表现为溶骨病变的填充和皮质增厚。进一步的研究在于确立它的有效性[233]。糖皮质激素可用来减少IL-6的水平，能够诱导来自纤维性结构不良儿童的培养的骨源性细胞的矿化[217]。

小　结

在以上综合征的许多分支观点中，不能过分强调对结节性硬化、神经纤维瘤病和纤维性结构不良进行及时和恰当的辨别。对疾病早期认识的优势不仅包括对疾病的预测、预防和相关疾病及并发症的治疗，而且必要时可利用遗传学方法。

结节性硬化是一种广泛分布的病变，起于胚胎时期并累及所有胚层。典型的临床三联征包括癫痫发作、智力发育迟缓和皮肤病变。

对于神经纤维瘤病，以前典型的临床三联征包括皮肤病变、智力缺陷和骨骼畸形，现在被重新划分为几个亚型。当出现规定的成分，或者典型神经纤维瘤病患者出现除了三联征之外的多种其他病变时，诊断将不再困难。然而，虽然个别报道有一些少见的家族性病变，但是不能认为是神经纤维瘤病复合体的一部分，特别是当它们是患者最初或最主要的主诉时。

纤维性结构不良是迄今为止未知病因的疾病，骨骼是显著的靶组织。多种内分泌异常，包括McCune-Albright综合征，可能伴有骨畸形。和另外的两种病变一样，纤维性结构不良需要准确的评价骨和骨外成分。

鉴于实验室和临床影像技术的快速进展，对3种疾病所有方面的认识，包括不常见的临床表现，都是十分重要的。新的生物分子技术促使了以潜在的染色体异常为基础的错构瘤病新分级的形成。不论是否用现代的成像方法来证实，这种染色体异常属于特殊的临床表现，在疾病分类上很重要。现今非侵入性检查已成为主流，MRI检查可发现错构瘤中大量细微的中枢神经表现。因为这样的检查，对受累孩子的父母和兄弟姐妹的生殖咨询和产前检查变得十分有效果[183]。此外，对伴有多种错构瘤的代谢、内分泌和神经系统疾病可采用外科和酶学治疗，在治疗前要求对最初临床表现做精确的认识和分类。结节性硬化、神经纤维瘤病和纤维性结构不良都是大大得益于现代影像学技术的疾病。

（侯波 译　李世民 校）

参考文献

1. Bourneville DM: Contribution à l'étude de l'idiotie. Arch Neurol *1*:69, 1880.
2. Bunde S: The significance of a white macule on the skin of a child. Dev Med Child Neurol *12*:805, 1970.
3. Medley BE, McLeod RA, Houser OW: Tuberous sclerosis. Semin Roentgenol *11*:35, 1976.
4. Critchley M, Earl CJC: Tuberose sclerosis and allied conditions. Brain *55*:311, 1932.
5. Thibault JH, Manuelidis EE: Tuberous sclerosis in a premature infant: Report of a case and review of the literature. Neurology *20*:139, 1970.
6. Lagos JC, Holman CB, Gomez MR: Tuberous sclerosis: Neuroroentgenologic observations. AJR *104*:171, 1968.
7. Bender BL, Yunis EJ: The pathology of tuberous sclerosis. Pathol Annu *17*:339, 1982.
8. Hurwitz S, Braverman IM: White spots in tuberous sclerosis. J Pediatr *77*:587, 1970.
9. Fitzpatrick TB, Szabó G, Hori Y, et al: White leaf-shaped macules: Earliest visible signs of tuberous sclerosis. Arch Dermatol *98*:1, 1968.
10. Gold AP, Freeman JM: Depigmented nevi: The earliest sign of tuberous sclerosis. Pediatrics *35*:1003, 1965.
11. Terada T, Nakai E, Moriwaki H, et al: Tuberous sclerosis with an atypical radiologic skull change: Case report. Neurosurgery *16*:804, 1985.
12. Fitz CR, Harwood-Nash DCF, Thompson JR: Neuroradiology of tuberous sclerosis in children. Radiology *110*:635, 1974.
13. Gardeur D, Palmiere A, Mashaly R: Cranial computed tomography in the phakomatoses. Neuroradiology *25*:292, 1983.
14. Khangure MS: Intraventricular brain tumors associated with tuberous sclerosis: Clinical and radiographic characteristics. Australas Radiol *27*:115, 1983.
15. Charlot-Charles J, Jones GW: Renal angiomyolipoma associated with tuberous sclerosis: Review of the literature. Urology *3*:465, 1974.
16. Frank LM, Chaves-Carballo E, Earley L: Early diagnosis of tuberous sclerosis by cranial ultrasonography. Arch Neurol *41*:1302, 1984.
17. Legge M, Sauerbrei E, Macdonald A: Intracranial tuberous sclerosis in infancy. Radiology *153*:667, 1984.
18. Wilson RD, Hall JG, McGillivray BC: Tuberous sclerosis: Case report and investigation of family members. J Can Med Assoc *132*:807, 1985.
19. Green GJ: The radiology of tuberose sclerosis. Clin Radiol *19*:135, 1968.
20. Brown B: The radiologic features of bone changes in tuberous sclerosis with a case report. J Can Assoc Radiol *12*:1, 1961.
21. Whitaker PH: Radiological manifestations in tuberose sclerosis. Br J Radiol *32*:152, 1959.
22. Komar NN, Gabrielsen TO, Holt JF: Roentgenographic appearance of lumbosacral spine and pelvis in tuberous sclerosis. Radiology *89*:701, 1967.
23. Ashby DW, Ramage D: Lesions of the vertebrae and innominate bones in tuberose sclerosis. Br J Radiol *30*:274, 1957.
24. Nathanson N, Avnet NL: An unusual x-ray finding in tuberous sclerosis. Br J Radiol *39*:786, 1966.
25. Madigan RR, Wallace SL: Scoliosis associated with tuberous sclerosis. J Tenn Med Assoc *74*:643, 1981.
26. Elkin M, Bernstein J: Cystic diseases of the kidney. Clin Radiol *20*:65, 1969.
27. Mitnick JS, Bosniak MA, Hilton S, et al: Cystic renal disease in tuberous sclerosis. Radiology *147*:85, 1983.
28. Beal S, Delaney P: Tuberous sclerosis with intracranial aneurysms. Arch Neurol *40*:826, 1983.
29. Flynn PM, Robinson MB, Stapleton FB, et al: Coarctation of the aorta and renal artery stenosis in tuberous sclerosis. Pediatr Radiol *14*:337, 1984.

30. Hamburger RJ, Clark JE, Moran JJ, et al: Symptomatic benign renal mesenchymoma: A case necessitating bilateral nephrectomy. Arch Intern Med *120*:78, 1967.
31. Viamonte M Jr, Ravel R, Politano V, et al: Angiographic findings in a patient with tuberous sclerosis. AJR *98*:723, 1966.
32. Potter EL (Ed): Pathology of the Fetus and the Infant. 2nd Ed. Chicago, Year Book, 1961, p 441.
33. Kidder LA: Congenital glycogenic tumors of the heart. Arch Pathol *49*:55, 1950.
34. Diamant S, Sharaz J, Holtzman M, et al: Echocardiographic diagnosis of cardiac tumors in symptomatic tuberous sclerosis patients. Clin Pediatr (Phila) *22*:297, 1983.
35. Fenoglio J, McAllister A, Ferrans J: Cardiac rhabdomyoma: A clinical and electron microscopic study. Am J Cardiol *38*:241, 1976.
36. Aughenbaugh GL: Thoracic manifestations of neurocutaneous diseases. Radiol Clin North Am *22*:741, 1984.
37. Babcock TL, Snyder BA: Spontaneous pneumothorax associated with tuberous sclerosis. J Thorac Cardiovasc Surg *83*:100, 1982.
38. Dwyer JM, Hickie JB, Gravan J: Pulmonary tuberous sclerosis: Report of three patients and a review of the literature. Q J Med *40*:115, 1971.
39. Malik SK, Pardee N, Martin CJ: Involvement of the lungs in tuberous sclerosis. Chest *58*:538, 1970.
40. Sareen CK, Ruvalcaba RHA, Scotvold MJ, et al: Tuberous sclerosis. Am J Dis Child *123*:34, 1972.
41. Crowe FW, Schull WJ, Neel JV (Eds): A Clinical, Pathological and Genetic Study of Multiple Neurofibromatosis. Springfield, Ill, Charles C Thomas, 1956.
42. Steg NL, Wong AKC, Bogel MS, et al: The potential of computerized dermatoglyphia analyses as demonstrated through studies of patients with myelomeningoceles and neurofibromatosis. *In* D Bergsma, RB Lawrey (Eds): Numerical Taxonomy of Birth Defects and Polygenic Disorders. New York, Alan R Liss, 1977, p 158.
43. Ricciardi VM, Dobson CE, Chakraborty R, et al: The pathophysiology of neurofibromatosis. Am J Med Genet *18*:169, 1984.
44. Tiresius TWC: Historia Pathologica Singularis Cutis Turpitudinis. Leipzig, Germany, SL Crusius, 1793.
45. Smith RW: A Treatise on the Pathology, Diagnosis and Treatment of Neuroma. Dublin, Hodges & Smith, 1849.
46. Virchow R: Die krankhaften Geschwülste. Vol 3. Berlin, A Hirschwald, 1863, p 233.
47. Payne JF: Multiple neurofibromata in connection with molluscum fibrosum. Trans Pathol Soc Lond *38*:69, 1887.
48. von Recklinghausen K: Über die multiplen Fibrome der Haut und ihre Beziehung zu den multiplen Neuromen. Berlin, A Hirschwald, 1882.
49. The European Chromosome 16 Tuberous Sclerosis Consortium: Identification and characterization of the tuberous sclerosis gene on chromosome 16. Cell *75*:1305, 1993.
50. Hope DG, Mulvihill JJ: Malignancy in neurofibromatosis. Adv Neurol *29*:33, 1981.
51. Ricciardi VM: Von Recklinghausen neurofibromatosis. N Engl J Med *305*:1617, 1981.
52. Schenkein I, Bueker ED, Helson L, et al: Increased nerve-growth-stimulating activity in disseminated neurofibromatosis. N Engl J Med *290*:613, 1974.
53. Riopelle RJ, Ricciardi VM, Faulkner S, et al: Serum neuronal growth factor levels in von Recklinghausen's neurofibromatosis. Ann Neurol *16*:54, 1984.
54. Peltonen J, Foidart M, Aho HJ: Type IV and V collagens in von Recklinghausen's neurofibromas. Virchows Arch *47*:291, 1984.
55. Norris JFB, Smith AG, Fletcher PJH, et al: Neurofibromatosis dermal hypoplasia: A clinical, pharmacological and ultrastructural study. Br J Dermatol *112*:435, 1985.
56. Perry H, Font R: Iris nodules in von Recklinghausen's neurofibromatosis. Arch Ophthalmol *100*:1635, 1982.
57. Burrows EH: Bone changes in orbital neurofibromatosis. Br J Radiol *36*:549, 1963.
58. Hunt JC, Pugh DG: Skeletal lesions in neurofibromatosis. Radiology *76*:1, 1961.
59. Seaman WB, Furlow LT: Anomalies of the bony orbit. AJR *71*:51, 1954.
60. Klatte EC, Franken EA, Smith JA: The radiographic spectrum in neurofibromatosis. Semin Roentgenol *11*:17, 1976.
61. Zatz LM: Atypical choroid plexus calcifications associated with neurofibromatosis. Radiology *91*:1135, 1968.
62. Leeds NE, Jacobson HG: Spinal neurofibromatosis. AJR *126*:617, 1976.
63. Levin B: Neurofibromatosis: Clinical and roentgen manifestations. Radiology *71*:48, 1958.
64. Meszaros WT, Guzzo F, Schorsch H: Neurofibromatosis. AJR *98*:557, 1966.
65. Crawford AH Jr, Bogamery N: Osseous manifestations of neurofibromatosis in childhood. J Pediatr Orthop *6*:72, 1986.
66. Benedict PH, Szabo G, Fitzpatrick TB, et al: Melanotic macules in Albright's syndrome and in neurofibromatosis. JAMA *205*:618, 1968.
67. Hsu LCS, Lee PC, Leong JCY: Dystrophic spinal deformities in neurofibromatosis. J Bone Joint Surg Br *66*:495, 1984.
68. Winter RB, Moe JH, Bradford DS, et al: Spine deformity in neurofibromatosis. J Bone Joint Surg Am *61*:677, 1979.
69. Gregg PJ, Price BA, Ellis HA, et al: Pseudoarthrosis of the radius associated with neurofibromatosis. Clin Orthop *171*:175, 1982.
70. Ostrowski DM, Eilert RE, Waldstein G: Congenital pseudoarthrosis of ulna: Cases and review of literature. J Pediatr Orthop *5*:463, 1985.
71. Morrissy RT: Congenital pseudarthrosis of the tibia. Clin Orthop *166*:14, 1982.
72. Angtuaco EJ, Binet EF, Flanigan S: Value of CT myelography in neurofibromatosis. Neurosurgery *13*:668, 1983.
73. Beggs I, Shaw DG, Brenton DP, et al: An unusual case of neurofibromatosis: Cystic bone lesions and coarctation of the aortic arch. Br J Radiol *54*:416, 1981.
74. Huson SM, Thrush DC: Central neurofibromatosis. Q J Med *218*:213, 1985.
75. Stern J, Jokahuc FA, Housepian EM: The architecture of optic nerve glioma with or without neurofibromatosis. Arch Ophthalmol *98*:505, 1980.
76. Isu T, Miyasaka K, Abe H, et al: Atlantoaxial dislocation associated with neurofibromatosis. J Neurosurg *58*:451, 1983.
77. Patronas NJ, Zelkowitz M, Levin K: Ventricular dilatation in neurofibromatosis. J Comput Assist Tomogr *6*:598, 1982.
78. Treves F: Congenital deformity. BMJ *2*:1140, 1884.
79. Weichert KA, Dine MS, Benton C, et al: Macrocranium and neurofibromatosis. Radiology *107*:163, 1973.
80. Holt JF, Kuhns LR: Macrocranium and macrencephaly in neurofibromatosis. Skeletel Radiol *1*:25, 1976.
81. Leone RG, Schatzki SC, Wolpow ER: Neurofibromatosis with extensive intracranial arterial occlusive disease. AJNR *3*:572, 1982.
82. Tomsick TA, Lukin RR, Chambers AA: Neurofibromatosis and intracranial arterial occlusive disease. Neuroradiology *11*:229, 1976.
83. Zochodne D: Von Recklinghausen's vasculopathy. Am J Med Sci *287*:64, 1984.
84. Paling MR: Plexiform neurofibroma of the pelvis in neurofibromatosis: CT findings. J Comput Assist Tomogr *8*:476, 1984.
85. Clark RD, Hutter JJ Jr: Familial neurofibromatosis and juvenile chronic myelogenous leukemia. Hum Genet *60*:230, 1982.
86. Weiner MA, Harris MB, Siegel RB, et al: Ganglioneuroma and acute lymphoblastic leukemia in association with neurofibromatosis. Am J Dis Child *136*:1090, 1982.
87. D'Agostino AN, Soule EH, Miller RH: Sarcomas of the peripheral nerves and somatic soft tissues associated with multiple neurofibromatosis (von Recklinghausen's disease). Cancer *16*:1015, 1963.
88. Sands MJ, McDonough MT, Cohen AM, et al: Fatal malignant degeneration in multiple neurofibromatosis. JAMA *233*:1381, 1975.
89. Sack GH Jr: Malignant complications of neurofibromatosis. Clin Oncol *9*:17, 1983.
90. Daneman A, Mancer K, Sonley M: CT appearance of thickened nerves in neurofibromatosis. AJR *141*:899, 1983.
91. Coleman B, Arger PH, Dalinka MK, et al: CT of sarcomatous degeneration in neurofibromatosis. AJR *140*:383, 1983.
92. Baker ND, Tchang FK, Greenspan A: Liposarcoma complicating neurofibromatosis: Report of 2 cases. Bull Hosp Jt Dis *42*:172, 1982.
93. Dahlin DC: Bone Tumors: General Aspects. 3rd Ed. Springfield, Ill, Charles C Thomas, 1978.
94. Ducatman BS, Scheithauer BW, Dahlin DC: Malignant bone tumors associated with neurofibromatosis. Mayo Clin Proc *58*:578, 1983.
95. Hammond JA, Driedger AA: Detection of malignant change in neurofibromatosis by gallium-67 scanning. J Can Med Assoc *119*:352, 1978.
96. Fawcett KJ, Dahlin DC: Neurilemmoma of bone. Am J Clin Pathol *47*:759, 1967.
97. Holt JF, Dickerson WW: The osseous lesions of tuberous sclerosis. Radiology *58*:1, 1952.
98. Kullmann L, Wouters HW: Neurofibromatosis, gigantism, and subperiosteal haematoma: Report of two children with extensive subperiosteal bone formation. J Bone Joint Surg Br *54*:130, 1972.
99. Pitt MJ, Mosher JF, Edeiken J: Abnormal periosteum and bone in neurofibromatosis. Radiology *103*:143, 1972.
100. Yaghmai I, Tafazoli M: Massive subperiosteal hemorrhage in neurofibromatosis. Radiology *122*:439, 1977.
101. Locht RC, Huebert HT, McFarland DF: Subperiosteal hemorrhage and cyst formation in neurofibromatosis. Clin Orthop *155*:141, 1981.
102. Mandell GA, Dalinka MK, Coleman BG: Fibrous lesions in the lower extremities in neurofibromatosis. AJR *133*:1135, 1979.
103. Jaffe HL: Tumors and Tumorous Conditions of the Bones and Joints. Philadelphia, Lea & Febiger, 1958, p 249.
104. Schwartz AM, Ramos RM: Neurofibromatosis and multiple non-ossifying fibromas. AJR *135*:617, 1980.
105. Itzchak Y, Katznelson D, Boichis H, et al: Angiographic features of arterial lesions in neurofibromatosis. AJR *122*:643, 1974.
106. Rowen M, Dorsey TJ, Kegel SM, et al: Thoracic coarctation associated with neurofibromatosis. Am J Dis Child *129*:113, 1975.
107. Nieman HL, Mena E, Holt JF, et al: Neurofibromatosis and congenital heart disease. AJR *122*:146, 1974.
108. Hilal SK, Solomon GE, Gold AP, et al: Primary cerebral arterial occlusive disease in children. II. Neurocutaneous syndromes. Radiology *99*:87, 1971.
109. Halpern M, Currarino G: Vascular lesions causing hypertension in neurofibromatosis. N Engl J Med *273*:248, 1965.
110. Elias DL, Ricketts RR, Smith RB III: Renovascular hypertension complicating neurofibromatosis. Am Surg *51*:97, 1985.
111. Kalff V, Shapiro B, Lloyd R, et al: The spectrum of pheochromocytoma

in hypertensive patients with neurofibromatosis. Arch Intern Med *142*:2092, 1982.
112. Webb WR, Goodman PC: Fibrosing alveolitis in patient with neurofibromatosis. Radiology *122*:289, 1977.
113. Daly D, Kaye M, Estrada RL: Neurofibromatosis and hyperparathyroidism—a new syndrome? J Can Med Assoc *103*:258, 1970.
114. Hurwitz S: Sipple syndrome. Arch Dermatol *110*:139, 1974.
115. Saxena KM: Endocrine manifestations of neurofibromatosis in children. Am J Dis Child *120*:265, 1970.
116. Lichtenstein L, Jaffe HL: Fibrous dysplasia of bone: A condition affecting one, several or many bones, the graver cases of which may present abnormal pigmentation of skin, premature sexual development, hyperthyroidism or still other extraskeletal abnormalities. Arch Pathol *33*:777, 1942.
117. Warrick CK: Polyostotic fibrous dysplasia—Albright's syndrome: A review of the literature and report of four male cases, two of which were associated with precocious puberty. J Bone Joint Surg Br *31*:175, 1949.
118. Albright F, Butler AM, Hampton AO, et al: Syndrome characterized by osteitis fibrosa disseminata, areas of pigmentation and endocrine dysfunction with precocious puberty in females. N Engl J Med *216*:727, 1937.
119. McCune DJ: Osteitis fibrosa cystica; the case of a 9-year-old girl who also exhibits precocious puberty, multiple pigmentation of the skin and hyperthyroidism. Transaction of the Society for Pediatric Research, Annual Meeting, May 5, 1936. Am J Dis Child *52*:743, 1936.
120. Lichtenstein L: Polyostotic fibrous dysplasia. Arch Surg *36*:874, 1938.
121. Thannhauser SJ: Neurofibromatosis (von Recklinghausen) and osteitis fibrosa cystica localisata et disseminata (von Recklinghausen). Medicine (Baltimore) *23*:105, 1944.
122. Warrick CK: Some aspects of polyostotic fibrous dysplasia: Possible hypothesis to account for the associated endocrinological changes. Clin Radiol *24*:125, 1973.
123. Firat D, Stutzman L: Fibrous dysplasia of the bone: Review of 24 cases. Am J Med *44*:421, 1968.
124. Grabias SL, Campbell CJ: Fibrous dysplasia. Orthop Clin North Am *8*:771, 1977.
125. D'Armiento M, Reda G, Camagna A, et al: McCune-Albright syndrome: Evidence for autonomous multiendocrine hyperfunction. J Pediatr *102*:584, 1983.
126. DiGeorge AM: Albright syndrome: Is it coming of age? J Pediatr *87*:1018, 1975.
127. Rieth KG, Comite F, Shawker TH, et al: Pituitary and ovarian abnormalities demonstrated by CT and ultrasound in children with features of the McCune-Albright syndrome. Radiology *153*:389, 1984.
128. Steendijk R: Metabolic bone disease in children. *In* LV Avioli, SM Krane (Eds): Metabolic Bone Disease. Vol 2. New York, Academic, 1978, p 633.
129. Gibson MJ, Middlemiss JH: Fibrous dysplasia of bone. Br J Radiol *44*:1, 1971.
130. Harris WH, Dudy HR Jr, Barry RJ: The natural history of fibrous dysplasia. J Bone Joint Surg Am *44*:207, 1962.
131. Leeds N, Seaman WB: Fibrous dysplasia of the skull and its differential diagnosis: A clinical and roentgenographic study of 46 cases. Radiology *78*:570, 1962.
132. Daffner RH, Kirks DR, Gehweiler JA Jr, et al: Computed tomography of fibrous dysplasia. AJR *139*:943, 1982.
133. Ito H, Waga S, Sakakura M: Fibrous dysplasia of the skull with increased vascularity in the angiogram. Surg Neurol *23*:408, 1985.
134. Lin JP, Goodkins R, Chase NE, et al: The angiographic features of fibrous dysplasia of the skull. Radiology *92*:1275, 1969.
135. Matson DD (Ed): Neurosurgery of Infancy and Childhood. 2nd Ed. Springfield, Ill, Charles C Thomas, 1969, p 617.
136. Nance FL, Fonseca RJ, Burkes EJ Jr: Technetium bone imaging as an adjunct in the management of fibrous dysplasia. Oral Surg *50*:199, 1980.
137. Resnik CS, Liniger JR: Monostotic fibrous dysplasia of the cervical spine: Case report. Radiology *151*:49, 1984.
138. King M, Payne WS, Olafsson S, et al: Surgical palliation of respiratory insufficiency secondary to massive exuberant polyostotic fibrous dysplasia of the ribs. Ann Thorac Surg *39*:185, 1985.
139. Benedict PH: Endocrine features in Albright's syndrome (fibrous dysplasia of bone) Metabolism *11*:30, 1962.
140. Ridell DH: Malignant change in fibrous dysplasia. J Bone Joint Surg Br *46*:251, 1964.
141. DeSmet A, Traers H, Neff JR: Chondrosarcoma occurring in a patient with polyostotic fibrous dysplasia. Skeletal Radiol 7:197, 1981.
142. Huvos AG, Higinbotham NL, Miller JR: Bone sarcomas arising in fibrous dysplasia. J Bone Joint Surg Am *54*:1047, 1972.
143. Sanerkin NG, Watt I: Enchondromata with annular calcification in association with fibrous dysplasia. Br J Radiol *54*:1027, 1981.
144. Schwartz BT, Alpert M: The malignant transformation of fibrous dysplasia. Am J Med Sci *241*:35, 1964.
145. Van Horn PE, Dahlin DC, Bickel WH: Fibrous dysplasia: Clinical pathologic study of orthopedic surgical cases. Proc Staff Meet Mayo Clin *38*:175, 1963.
146. Drolshagen LF, Reynolds WA, Marcus NW: Fibrocartilaginous dysplasia of Bone. Radiology *156*:32, 1985.
147. Pelzmann KS, Nagel DZ, Salyer WR: Case report 114. Skeletal Radiol *5*:116, 1980.
148. Benedict PH: Sex precocity and polyostotic fibrous dysplasia: Report of case in a boy with testicular biopsy. Am J Dis Child *111*:426, 1966.
149. Foster CM, Ross JL, Shawker T, et al: Absence of pubertal gonadotropin secretion in girls with McCune-Albright syndrome. J Clin Endocrinol Metab *58*:1161, 1984.
150. Foster CM, Comite F, Pescovitz OH, et al: Variable response to a long-acting agonist of luteinizing hormone–releasing hormone in girls with McCune-Albright syndrome. J Clin Endocrinol Metab *59*:801, 1984.
151. Danon M, Crawford JD: Peripheral endocrinopathy causing sexual precocity in Albright's syndrome. Pediatr Res *8*:368, 1974.
152. Husband P, Graeme JAI, Snodgrass AI: McCune-Albright syndrome with endocrinological investigations: Report of a case. Am J Dis Child *119*:164, 1970.
153. Senior B, Robboy SH: Sexual precocity with polyostotic fibrous dysplasia. N Engl J Med *292*:199, 1975.
154. Hall R, Warrick CK: Hypersecretion of hypothalamic releasing hormones: A possible explanation of the endocrine manifestations of polyostotic fibrous dysplasia (Albright's syndrome). Lancet *1*:1313, 1972.
155. Hamilton CRJ, Maloof F: Unusual types of hyperthyroidism. Medicine (Baltimore) *52*:195, 1973.
156. Scurry MT, Bicknell JM, Fajans SS: Polyostotic fibrous dysplasia and acromegaly. Arch Intern Med *114*:40, 1964.
157. Dent CE, Gertner JM: Hypophosphatemic osteomalacia in fibrous dysplasia. Q J Med *45*:411, 1976.
158. McArthur RG, Hayles AB, Lambert PW: Albright's syndrome with rickets. Mayo Clin Proc *54*:313, 1979.
159. Von Slegtenhorst M, de Hoogt R, Hermans C, et al: Identification of the tuberous sclerosis gene TSC1 on chromosome 9q34. Science *277*:805, 1997.
160. O'Callaghan F: Tuberous sclerosis. BMJ *318*:1019–1020, 1999.
161. Braffman BH, Bilaniuk LT, Naidich TP, et al: MR of tuberous sclerosis: Pathogenesis of this phakomatosis, use of gadopentetate dimeglumine, and literature review. Radiology *183*:227, 1992.
162. Nixon JR, Houser OW, Gomez MR, et al: Cerebral tuberous sclerosis: MR imaging, Radiology *170*:869, 1989.
163. McMurdo SK, Moore SG, Brant-Zawadzki M, et al: MR imaging of intracranial tuberous sclerosis. AJR *148*:791, 1987.
164. Iwasaki S, Nakagawa H, Kichikawa K, et al: MR and CT of tuberous sclerosis. AJNR *11*:1029, 1990.
165. Wood B, Lieberman E, Landing B, et al: Tuberous sclerosis. AJR *158*:750, 1992.
166. Bernstein J, Robbins TO: Renal involvement in tuberous sclerosis. Ann N Y Acad Sci *615*:36, 1991.
167. Narla LD, Slovis TL, Watts FB, et al: The renal lesions of tuberous sclerosis. Pediatr Radiol *18*:205, 1988.
168. National Institutes of Health Consensus Development Conference. Neurofibromatosis Conference Statement. Arch Neurol *45*:575, 1988.
169. McCann PD, Herbert J, Feldman F, et al: Neuropathic arthropathy associated with neurofibromatosis. J Bone Joint Surg Am *74*:1411, 1992.
170. Robinson SC, Sweeney JP: Cauda equina lipoma presenting as acute neuropathic arthropathy of the knee: A case report. Clin Orthop *178*:210, 1983.
171. Sartoris DJ, Jones H: Case report 343. Neurofibroma arising in sympathetic ganglion with probable associated spinal neuroarthropathy (presumptive diagnosis). Skeletal Radiol *15*:60, 1986.
172. Feldman F, Johnson AM, Walter JF: Acute axial neuroarthropathy. Radiology *111*:1, 1974.
173. Aoki S, Barkovich AJ, Nishimura K, et al: Neurofibromatosis types 1 and 2: Cranial MR, findings. Radiology *172*:527, 1989.
174. Rouleau GA, Wertelecki W, Haines JL, et al: Genetic linkage of bilateral acoustic neurofibromatosis 2 (bilateral acoustic neurofibromatosis) to a DNA marker on chromosome 22. Nature *329*:246, 1987.
175. Holman RE, Grimson BS, Drayer DP, et al: Magnetic resonance imaging of optic gliomas. Am J Ophthalmol *100*:596, 1985.
176. Hesselink JR, Press GA: MR contrast enhancement of intracranial lesions with Gd-DTPA. Radiol Clin North Am *26*:873, 1988.
177. Friedman D: Segmental neurofibromatosis (NF-5): A rare form of neurofibromatosis. AJR *12*:971, 1991.
178. Case records of the Massachusetts General Hospital. N Engl J Med *328*:496, 1993.
179. Weinstein LS, Shenker A, Gejman PV, et al: Activating mutations of the stimulatory G protein in the McCune-Albright syndrome. N Engl J Med *325*:1688, 1991.
180. Schwindinger WF, Francomano CA, Levine MA: Identification of a mutation in the gene encoding the alpha subunit of the stimulatory G protein of adenylyl cylase in McCune-Albright syndrome. Proc Natl Acad Sci U S A *89*:5152, 1992.
181. Shenker A, Moran A, Pescovitz O, et al: Severe non-endocrine manifestations of the McCune-Albright syndrome (MAS) associated with activating G protein mutations [abstract]. Paper presented at the 102nd Annual Meeting of the Society for Pediatric Research, Baltimore, May 4–7, 1992.
182. Landis CA, Masters SB, Spada A, et al: GTPase inhibiting mutations activate the L chain of G5, and stimulate adenylyl cyclase in human pituitary tumours. Nature *340*:692, 1989.
183. Weinstein LS, Shenker A, Spiegel AM: Activating G protein mutations are present in the majority of patients with McCune-Albright syndrome (MAS) [abstract]. Paper presented at the 74th Annual Meeting of the Endocrine Society, San Antonio, Tex, June 24–27, 1992.

184. Knudson AG: Mutation and cancer. Proc Natl Acad Sci U S A *68*:820, 1971.
185. Plank TL, Logginidou H, Klein-Szanto A, Henske EP: The expression of hamartin, the product of the TSC1 gene, in normal human tissues and in TSC1- and TSC2-linked angiomyolipomas. Mod Pathol *12*:539, 1999.
186. Von Slegtenhorst M, Verhoef S, Tempelaars A, et al: Mutational spectrum of the TSC1 gene in a cohort of 224 tuberous sclerosis complex patients: No evidence for genotype-phenotype correlation. J Med Genet *36*:285, 1999.
187. Roach ES, Gomez MR, Northrop H: Tuberous Sclerosis Complex Consensus Conference: Revised clinical diagnostic criteria. J Child Neurol *13*:624, 1998.
188. Jones AC, Shyamsundar MM, Thomas MW, et al: Comprehensive mutation analysis of TSC1 and TSC2 and phenotypic correlations in 150 families with tuberous sclerosis. Am J Hum Genet *64*:1305, 1999.
189. Webb DW, Fryer AE, Osborne J: Morbidity associated with tuberous sclerosis: A population study. Dev Med Child Neurol *38*:146, 1996.
190. Arbelaez A, Castilla M: Skull fibrous plaque in patient with tuberous sclerosis. AJR *172*:1456, 1999.
191. Shepherd CW, Gomez MR, Crowson CS: Causes of death in patients with tuberous sclerosis. Mayo Clin Proc *66*:792, 1991.
192. Bowen J, Beasley SW: Rare pulmonary manifestations of tuberous sclerosis in children. Pediatr Pulmonol *23*:114, 1997.
193. Case records of the Massachusetts General Hospital. N Engl J Med *330*:1300, 1994.
194. Wallace MR, Murchuk DA, Anderson LB, et al: Type 1 neurofibromatosis gene: Identification of a large transcript disrupted in three NF1 patients. Science *249*:181, 1990.
195. Rouleau GA, Merel P, Lutchman M, et al: Alteration in a new gene encoding a putative membrane-organizing protein causes neurofibromatosis type 2. Nature *363*:515, 1993.
196. Davis RL: Neurofibromin progress on the fly. Nature *403*:846, 2000.
197. DeClue JE, Heffelfinger S, Benvenuto G, et al: Epidermal growth factor receptor expression in neurofibromatosis type 1–related tumors and NF1 animal models. J Clin Invest *105*:1233, 2000.
198. Karnes PS: Neurofibromatosis: A common neurocutaneous disorder. May Clin Proc *73*:1071, 1998.
199. DeBella K, Szudek J, Marshall Friedman M: Use of the National Institutes of Health criteria for diagnosis of neurofibromatosis 1 in children. Pediatrics *105*:608, 2000.
200. Gutmann DH, Aylsworth A, Carey JC, et al: The diagnostic evaluation and multidisciplinary management of neurofibromatosis 1 and neurofibromatosis 2. JAMA *278*:51, 1997.
201. Poyhonen M, Niemela S, Herva R: Risk of malignancy and death in neurofibromatosis. Arch Pathol Lab Med *121*:139, 1997.
202. Herron J, Darrah R, Quaghebeur G: Intra-cranial manifestations of the neurocutaneous syndromes. Clin Radiol *55*:82, 2000.
203. Hager CM, Cohen PR, Tschen JA: Segmental neurofibromatosis: Case reports and review. J Acad Dermatol *37*:864, 1997.
204. Ducatman BS, Scheithauer BW, Piepgras DG, et al: Malignant peripheral nerve sheath tumors. Cancer *57*:2006, 1986.
205. Schwarz J, Belzberg A: Malignant peripheral nerve sheath tumors in the setting of segmental neurofibromatosis. J Neurosurg *92*:342, 2000.
206. Bhargava R, Parham D, Lasater O, et al: MR imaging differentiation of benign and malignant peripheral nerve sheath tumors: Use of the target sign. Pediatr Radiol *27*:124, 1997.
207. Gouliamos AD, Kontogiannis DS, Androulikakis EJ, et al: Spinal neurilemmomas and neurofibromas: Central dot sign in postgadolinium MRI. J Comput Assist Tomogr *17*:446, 1993.
208. Varma D, Moulopaulos A, Sara AS: MRI of extracranial nerve sheath tumors. J Comput Assist Tomogr *16*:448, 1992.
209. Lin J, Jacobson JA, Hayes CW: Sonographic target sign in neurofibromas. J Ultrasound Med *18*:513, 1999.
210. Bullock MJ, Bedard C, Bell RS, et al: Intraosseous malignant peripheral nerve sheath tumor. Arch Pathol Lab Med *119*:367, 1995.
211. Khan RJK, Asgher J, Sohail MT, Chughtai AS: Primary intraosseous malignant peripheral nerve sheath tumor: A case report and review of the literature. Pathology *30*:237, 1998.
212. Dunnick NR: Image interpretation session: 1999. Intraosseous malignant peripheral nerve sheath tumor (malignant schwannoma) in a patient with neurofibromatosis. Radiographics *20*:271, 2000.
213. Segal D, Holcberg G, Sapir O, et al: Neurofibromatosis in pregnancy maternal and perinatal outcome. Eur J Obstet Gynecol Reprod *84*:59, 1999.
214. Candeliere GA, Glorieux FH, Prud'homme J, et al: Increased expression of the C-fos oncogene in bone from patients with fibrous dysplasia. N Engl J Med *332*:1546, 1995.
215. Cohen MM, Howell RE: Etiology of fibrous dysplasia and McCune-Albright syndrome. J Oral Maxillofac Surg *28*:355, 1999.
216. Marie PJ, De Pollak C, Chanson P, et al: Increased proliferation of osteoblastic cell expressing the activating G mutation in monostotic and polystotic fibrous dysplasia. Am J Pathol *150*:1059, 1997.
217. Stanton RP, Hobson GM, Montgomery BE, et al: Glucocorticoids decrease interleukin-6 levels and induce mineralization of cultured osteogenic cells from children with fibrous dysplasia. J Bone Miner Res *14*:1104, 1999.
218. Przbylski GJ, Pollack IF, Ward WT: Monostotic fibrous dysplasia of the thoracic spine. Spine *21*:860, 1996.
219. Oba M, Nakagami W, Maeda M, et al: Symptomatic monostotic fibrous dysplasia of the thoracic spine. Spine *23*:741, 1998.
220. Henschen F: Fall von Ostitis Fibrosa mit multiplen tumoren in der umgebenden muskulatur. Verh Dtsch Ges Pathol *21*:93, 1926.
221. Krogius A: Ein fall von Ostitis fibrosa mit multiplen fibromyxomatosen muskeltumoren. Acta Chir Scand *64*:465, 1928.
222. Mazabraud A, Girard J: Un cas particulier de dysplasia locolisations osseus et tendineuses. Rev Rhum Mal Osteoartic *34*:652, 1957.
223. Wirth WA, Leavitt, D Enzinger FM: Multiple intramuscular myxomas: Another extraskeletal manifestation of fibrous dysplasia. Cancer *27*:1167, 1971.
224. Cabral E, Guedes P, Fonseca T, et al: Polyostotic fibrous dysplasia associated with intramuscular myxomas: Mazabraud's syndrome. Skeletal Radiol *27*:278, 1998.
225. Sundaram M, McDonald DJ, Merenda G: Intramuscular myxoma: A rare but important association. AJR *153*:107, 1989.
226. Szendroi M, Rahoty P, Antal I, et al: Fibrous dysplasia associated with intramuscular myxoma (Mazabraud's syndrome): A long-term follow-up of three cases. J Cancer Res Clin Oncol *124*:401, 1998.
227. Lopez-Ben R, Pitt MJ, Jaffee KA, et al: Osteosarcoma in a patient with McCune-Albright syndrome and Mazabraud's syndrome. Skeletal Radiol *28*:522, 1999.
228. Ozaki T, Lindner N, Blasius S: Dedifferentiated chondrosarcoma in Albright syndrome. A case report and review of the literature. J Bone Joint Surg Am *79*:1545, 1997.
229. Rodenberg J, Jensen OM, Keller J, et al: Fibrous dysplasia of the spine, costae and hemipelvis with sarcomatous transformation. Skeletal Radiol *24*:682, 1996.
230. Hermann G, Klein M, Abdelwahab IF, et al: Fibrocartilaginous dysplasia. Skeletal Radiol *24*:509, 1996.
231. Yang GCH, Yao JL, Feiner HD et al: Lipid-rich follicular carcinoma of the thyroid in a patient with McCune-Albright syndrome. Mod Pathol *12*:969, 1999.
232. Guille JT, Kumar SJ, MacEwen GD: Fibrous dysplasia of the proximal part of the femur. J Bone Joint Surg Am *80*:648–658, 1998.
233. Chapuurlat RD, Delmas PD, Liens D, et al: Long-term effects of intravenous pamidronate in fibrous dysplasia of bone. J Bone Miner Res *12*:1746, 1997.

第 88 章

内生骨疣，骨肥厚和骨膜炎

Donald Resnick

通常，在骨骼的X线片上可看到单个或者多个放射密度增高的区域。这些区域在松质骨内（内生骨疣）或在皮质骨的表面（骨瘤）呈离散的病灶，或呈现为更弥散和更广泛的皮质骨肥厚或骨膜炎，在一些病例中，这些骨质改变的区域提示有远处的（和显著的）骨外病变或者潜在的系统病变。

第一节 内生骨疣（骨岛）

Stieda 在 1905 年首次报道了骨岛[1]，当时他用"kompakten Knochenkerne"来表示。这之后出现了很多关于骨岛的名称，包括骨核、致密岛[2]、灶性硬化[3]、骨内钙化岛[4]、硬化骨岛[5]和内生骨疣[6]。内生骨疣在骨骼的X线片上如此多见，因此对于它们的大量关注也就不奇怪了[7,8]。尽管内生骨疣的发病率并不清楚，但 Onitsuka[9]在观察了 189 例患者的X线片后发现内生骨疣在肋骨的发生率是 0.43%，在骨盆的发生率是 1.08%。发病率同性别没有明显的联系，在所有年龄的人群中都能发生，可能在儿科患者发病率相对较低[7]。任何骨都可能受累，骨盆、股骨近端和肋骨发生率稍高[7–9]。颅骨几乎不会受累。在管状骨，骨骺部位更常见，但并不恒定。

无症状患者的X线片上，骨岛表现为孤立的或者多发的骨内硬化区并有不连续的边缘[568]。可能是卵圆形、圆形或者矩形，通常它们沿着骨小梁结构的长轴方向排列。病变部位周围放射状的骨刺同周围松质骨的骨小梁混合在一起（图 88–1 和 88–2）。病变并不从受累的皮质骨向外突出。病变大小不一，有的小于1mm × 1mm，有的，特别是在骨盆的[10]可能达到40mm × 40mm（图 88–3）。在骨盆、股骨[442, 569,570]、胫骨的放射学检查中可以观察到类似成骨细胞瘤或者低度恶性骨肉瘤的巨大骨岛[443]。

虽然典型内生骨疣的影像学表现包括一个均一的放射密度增高的区域（大小不一），但是也曾有报道一个内生骨疣存在中心的骨吸收区[571]。X线片上的可透X线区域，与组织学上破骨细胞骨吸收的部位一致，其周围为一层厚的骨硬化区，这种放射学表现类似于纤维性结构不良、脂肪瘤、骨梗死或者 Brodie 脓肿。

CT 扫描和 MRI 成像是进一步判断内生骨疣的形态和位置的有效方法（图88 – 4）。典型损伤在MR成像的所有序列上都呈现低信号。这些损伤可能位于骨髓腔内或者接近骨皮质的骨内膜层。在后一种情况，这样的损伤可称为内生骨瘤。

最初，骨岛被普遍认为是一种静止的病变，只不过是影像学上一种少见的表现，但是有证据表明骨质硬化的区域本质上可能更加具有动态性[7,8,11]。病变可能会增大或者减小(见图 88–3C,D)，或者彻底消失。在观察青少年期间，内生骨疣就可能首次发生并同骨骼成比例地生长[9]。即使在成年患者中，仍然可以看到同成骨细胞瘤骨转移相似的增大。Ngan[12]提出因为内生骨疣缺乏临床表现，所以可同转移灶进行鉴别。而且，虽然一位患者已经证实有髂骨的巨大骨岛和骨扫描阳性，但是骨骼闪烁成像通常表现为正常[13]。其余的报道也表明在内生骨疣区骨扫描阳性[288, 290, 291, 443–445, 572]。在巨大的骨岛区核素的摄取更常见，而且也提示在病变出现和生长的过程中与新骨形成相关的局部血流增多[445]。

虽然如此，在年龄较大的患者中，特别是怀疑前列腺癌的患者中，发现的一个或者多个区域的骨

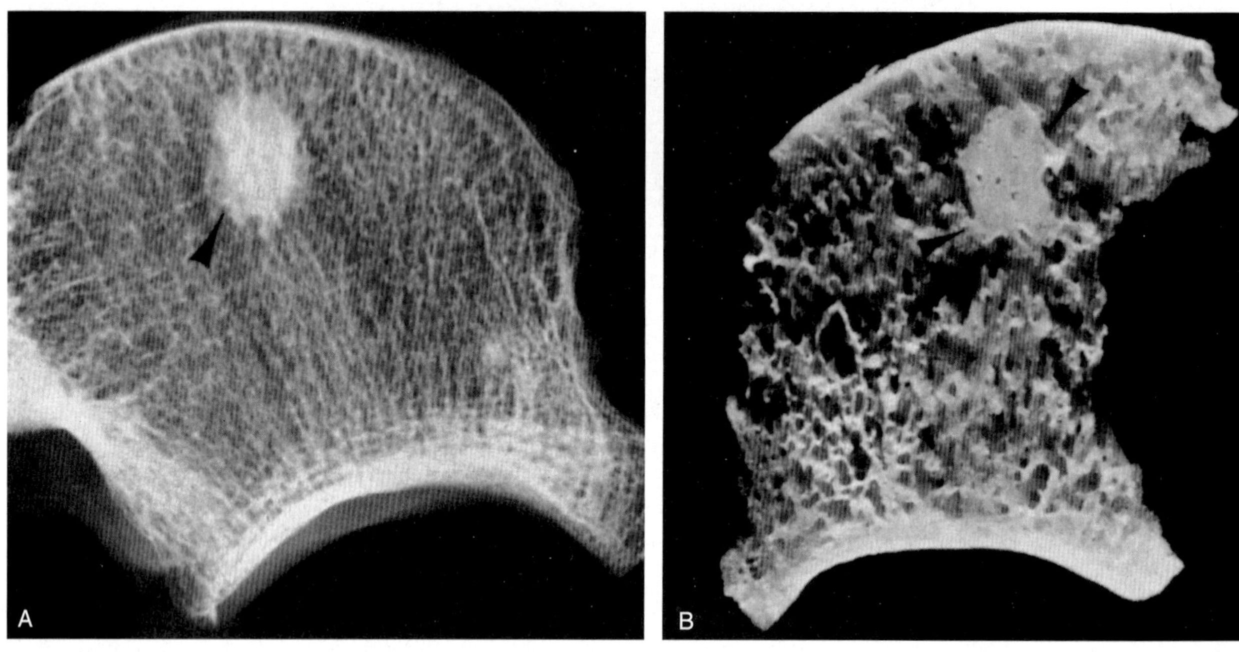

图 88–1 内生骨疣：距骨。可以看到在距骨上部有一单个骨质硬化灶，该硬化斑块的针刺样骨片从病变部位向周围松质骨小梁放射分布（三角箭头）。

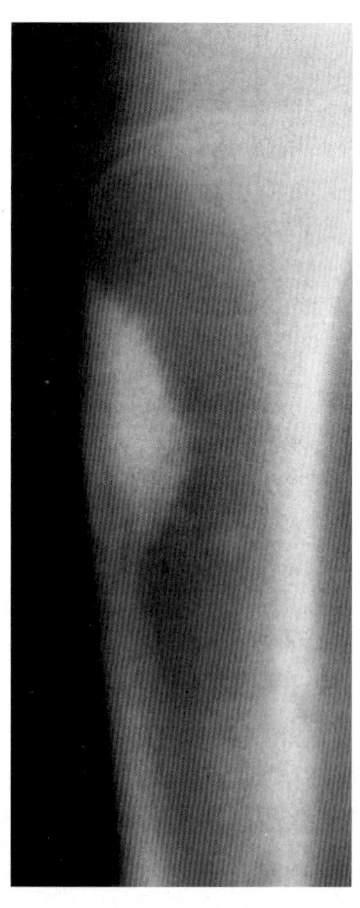

图 88–2 内生骨疣：胫骨。普通 X 线体层摄影显示在胫骨前部有一个内生骨疣。并具有放射性分布的骨刺。(Courtesy of J.S.Hoeffel,M.D.,Nancy,France.)

密度增高将导致鉴别诊断的困难。当骨岛的体积增大或者在中轴骨中出现时会使鉴别诊断更加困难。在脊柱中，内生骨疣的发病率是 1/14[14,315]。在这个部位，它们被称为内生骨瘤（有时可能不合适），病变在椎体内会产生圆形或者三角形的密度增高的区域，可能会达到 20mm × 30mm 大小[6,15,16]。偶尔也能发生在椎体后骨性成分（图 88–5）。病变区域通常密度均一，有一个明显的边界，偶尔呈现放射状的骨刺（图 88–6）。也可能会邻近椎间盘或者在椎体的前缘或者后缘，而且并不使椎体增大。这种病变的放射性核素骨成像显示是正常的[6]，因此可与骨转移病变、感染、软骨瘤的形成，或者椎间的软骨形成进行鉴别。脊柱骨岛的 X 线特征为无椎间盘狭窄、无椎体表面不规则及无可透 X 线的区域，这一特征有助于它们与更显著病变的鉴别。

组织学上，内生骨疣是由正常表现的致密骨组成（图 88–7）。其中的哈弗管结构可能比正常骨中的哈弗管结构更加广泛，但是粗纤维骨、软骨残余和纤维组织通常不明显[7, 11, 17, 316]。周围的片状骨与增厚的海绵状小梁骨相连，而且这些片状骨的规则排列与缓慢骨形成有关，而没有骨吸收。病变的中心可能是不规则的，这提示先前存在一个更活跃的骨重塑区域[17]。这些后来的组织学发现表明：病变区域存在的活跃的（即使是微小的）重塑能力解释

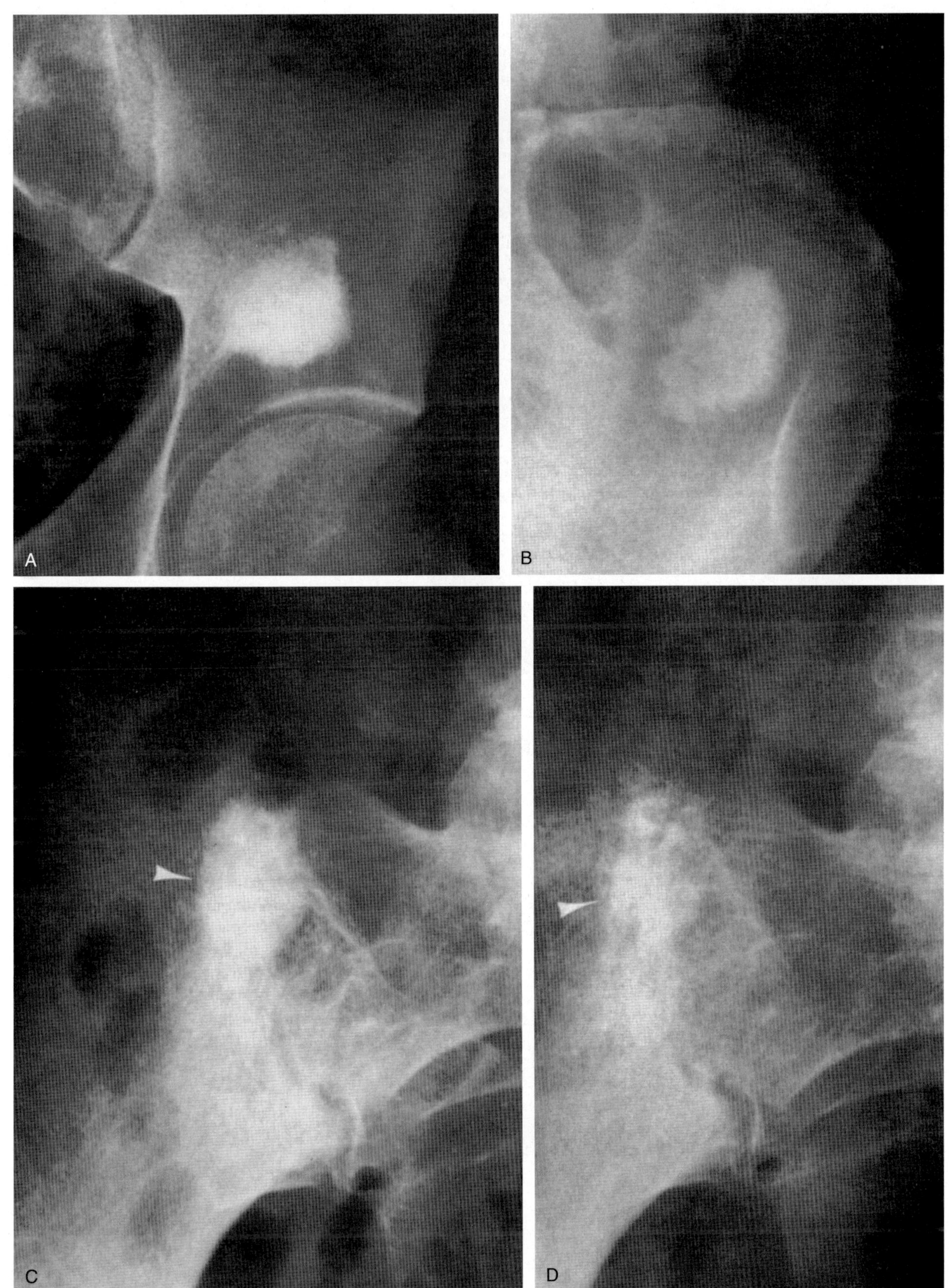

图 88–3　内生骨疣：骨盆。

A,B　两例骨盆的内生骨疣。发生于骨盆部位的内生骨疣通常是这种大小。注意均一的致密区域和向邻近骨扩展的放射性骨刺。

C,D　几年后骨盆的 X 线片显示髂骨内生骨疣体积减小（三角箭头）。

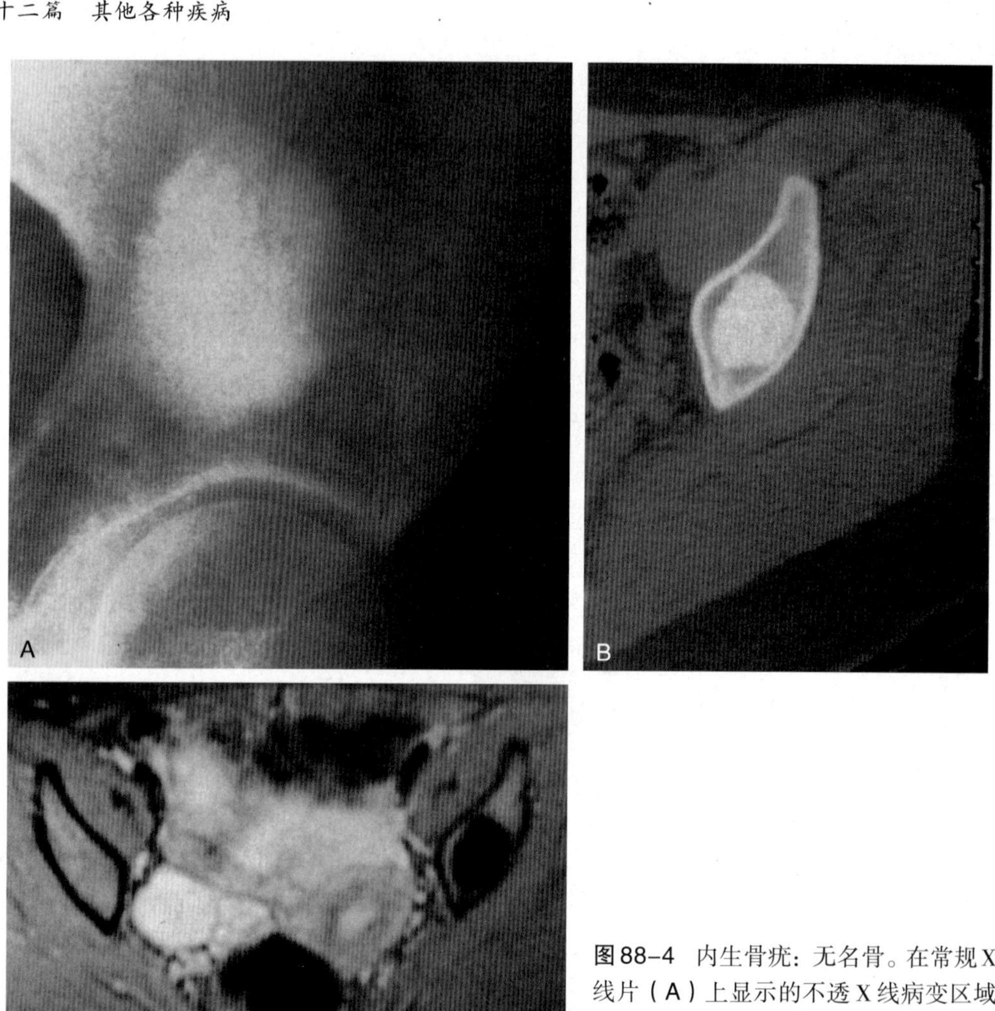

图88–4 内生骨疣：无名骨。在常规X线片（A）上显示的不透X线病变区域是典型的内生骨疣的表现。横断面CT扫描（B）证实病变区域质地均匀。横断面中等加权（TR/TE,4800/13）（C上）和T2加权(TR/TE,4800/91)（C下）自旋回波磁共振成像显示病变区域为均一的低信号。

了病变偶尔的生长或者消失，以及在任何共存的系统性病变中的作用，例如甲状旁腺功能亢进[18]。

内生骨疣的确切性质还不清楚。其病理学特征可容易与骨梗死、感染或肿瘤（如骨样骨瘤、骨肉瘤）的病理学特征相区别。可能不是由创伤引起。这种病变可能本质上是发展性的，不过微小骨化在它的发生中也起一定作用[9]。骨化和骨吸收的紊乱可能会导致局部过度的骨化和骨岛的形成[8]。在脊柱，

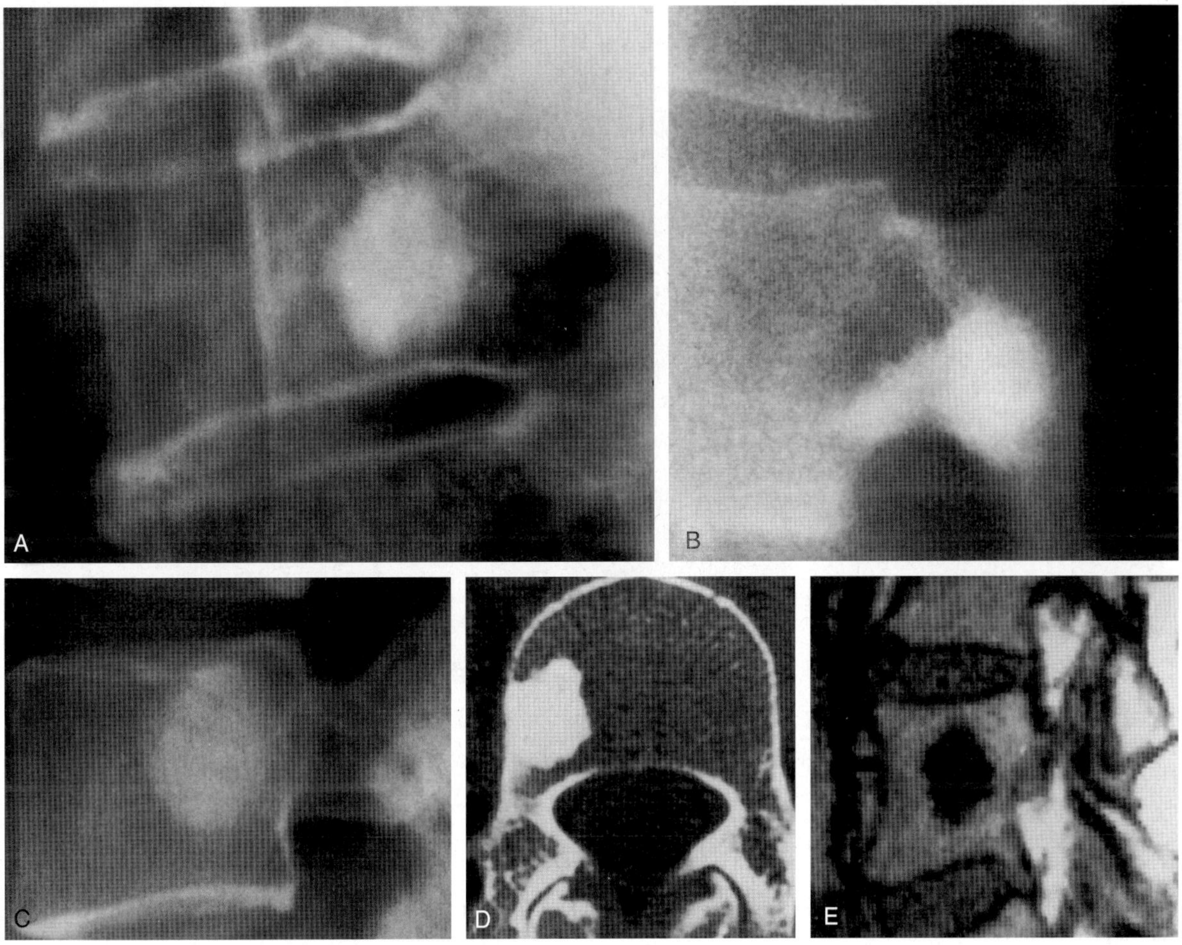

图 88–5　内生骨疣：脊柱。

A　显示了一例椎体内生骨疣。病变相对均匀，边界清楚。

（A,From Broderick TW,et al:Spine 3:167,1978.）

B　病变从椎弓根和椎弓板向椎体后表面扩展。并没有骨轮廓的扩大。

C,D　常规 X 线检查和经轴 CT 扫描显示腰椎的后外侧部有一大的内生骨疣。

E　矢状位 T1 加权（TR/TE,200/22）自旋回波成像显示内生骨疣的典型表现和低信号强度。

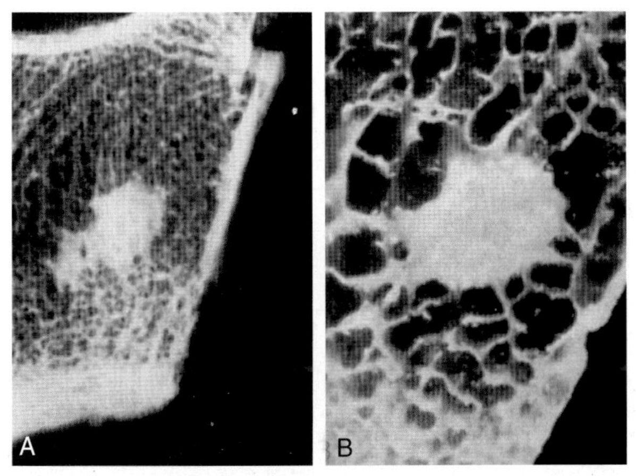

图 88–6　内生骨疣：脊柱。第五腰椎内有一 5mm × 8mm 大小的硬化斑块，并有放射状骨刺。(From Resnick D,et al:Radiology *147*:373,1983.)

一些骨岛中可以发现与软骨细胞相似的细胞，提示软骨巢或软骨结可能是片状骨沉积的部位（图 88–8）[315]。

除了骨转移灶，内生骨疣的鉴别还包括骨瘤、骨样骨瘤、内生软骨瘤、骨梗死、纤维性结构不良和全身脆弱性骨硬化(表 88–1)。骨瘤从骨的表面突出，而骨疣没有这个特点。发生在皮质内的骨样骨瘤是透光的病灶，其内部伴或不伴有钙化，周围有硬化的壁。在髓质内钙化的骨样骨瘤鉴别诊断比较困难（图 88–9）。内生软骨瘤以大小不一，内含典型中心钙化的透光区域为特征（图 88–10）。而骨梗死具有硬化的边缘。纤维性结构不良病变多发于股骨的近端，其中存在单个或者多个不均匀密度的病变

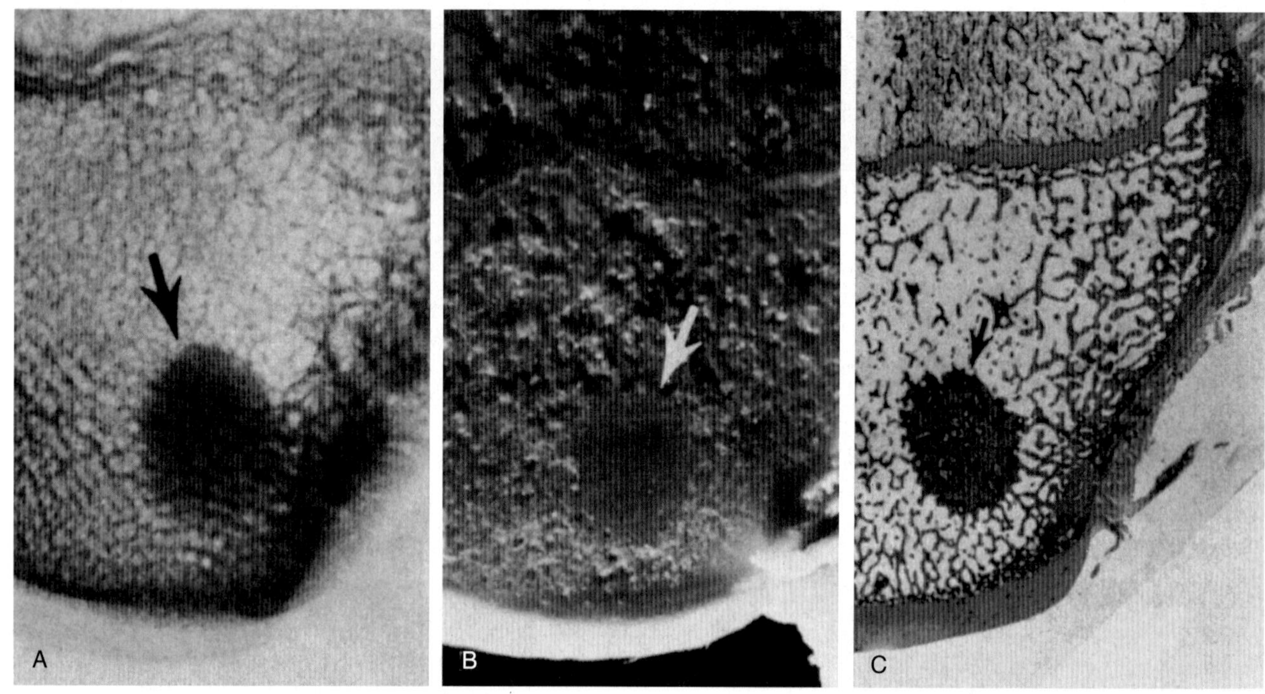

图 88-7 内生骨疣：脊柱外部的病理学改变。注意骨骺内骨岛形成（箭头）。病变通过针状骨片与周围的骨小梁相连。(From Lagier R,Nussle D:ROFO *128*:261,1978.Courtesy of Georg Thieme Verlag,Stuttgart,Germany.)

区域。全身脆弱性骨硬化形成多个在影像学和组织学上都与骨疣相似的不透X线区域。

第二节 骨 瘤

骨瘤是在骨膜内形成的，由更加致密，但仍正常的骨组织组成的突起肿块[19]。病变仅仅是局部骨膜内的扩大，而且骨瘤仅仅局限于由骨外膜形成的正常骨组织。骨瘤多发于颅骨和面部诸骨，但是也可以出现于其他部位，例如骨盆和四肢管状骨。在后种情况下，带有软骨帽的骨软骨瘤更常见，代表一种不同的病变。

骨瘤常多发于鼻窦，特别是额窦[561]，但是也可以发生在筛窦，发生在蝶窦或上颌窦较少见[20,21,317]。在有过鼻窦X线检查的患者中，估计骨瘤的发病率为0.42%。虽然骨瘤一般都比较小，但是在上述部位已经发现过巨大的骨瘤。骨瘤也可能发生在颅骨的内板和外板[318]、下颌骨和上颌骨。很少情况下，骨

表 88-1 局部不透X线的病变

病 变	部 位	表 现
内生骨疣	骨髓	圆形或者长方形，放射性骨刺
骨瘤	骨皮质突出部	均匀，光滑或者分叶，从骨表面突出
骨软骨瘤	皮质或者骨髓突出部	骨皮质和松质与主骨相连续，钙化帽
内生软骨瘤	骨髓	透光的，界限清楚，中心钙化
骨梗死	骨髓	透光的，界限清楚或者不清，周围钙化壳
骨样骨瘤	皮质、骨髓或者骨膜下	皮质：透光的，有或无钙化，周围有硬化壁
		骨髓：透光的或者钙化，伴有少量的骨硬化
		骨膜下：扇形凹陷伴或者不伴有钙化和硬化

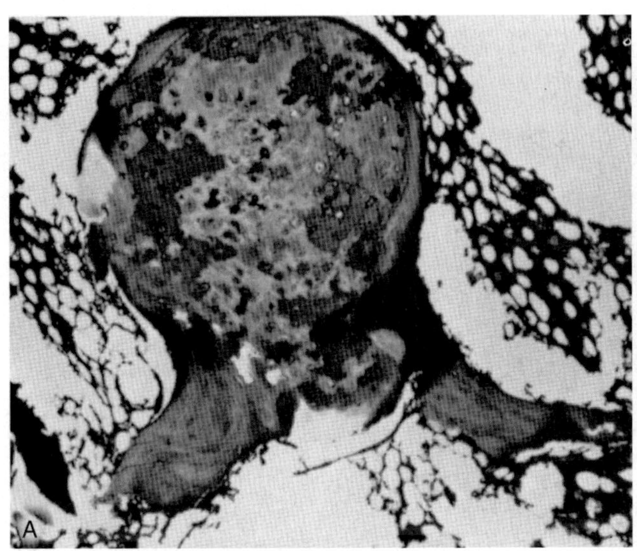

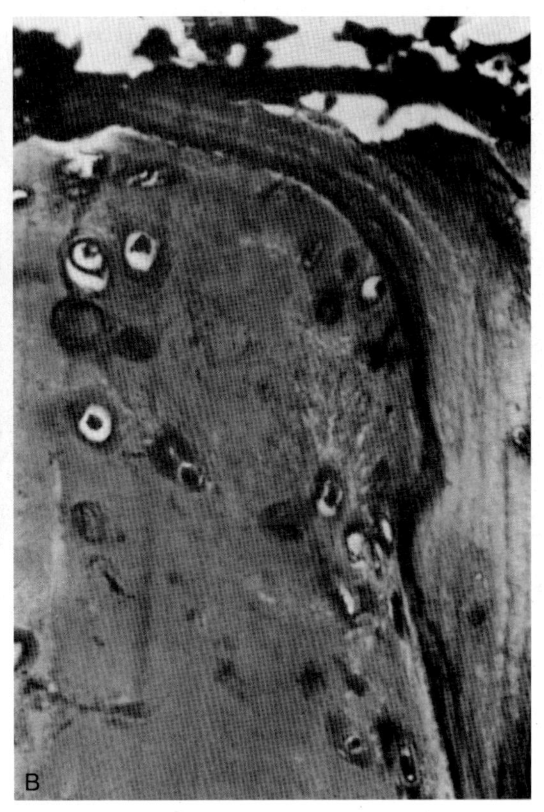

图 88-8　内生骨疣：脊柱内部的病理学改变。

A　被片状骨包围的含骨和软骨的结节状组织（苏木精和伊红染色，10 ×）。

B　高倍放大的显微照片显示软骨细胞、局部钙化的间充质和周围的骨片（苏木精和伊红染色，100 ×）。

(From Resnick D,et al:Radiology *147*:373,1983.)

瘤发生在四肢的管状骨[319, 573, 574]。骨瘤可以发生在各个年龄段，但是主要发生在 30 ~ 50 岁的人群中。男性发病率更高。除非骨瘤向窦腔内明显突出（妨碍了正常的排泄和出现了黏液囊肿），侵袭眶内容物，或者向颅腔内扩展，或者抑制了正常牙齿形成，或者影响了舌的运动，骨瘤一般没有症状[446]。

骨瘤是硬的、小结节状的骨组织，组织学检查发现其是由宽大的、不规则排列的成熟骨小梁组成[19]。可能存在显著的类骨质层和成骨细胞。小梁间的组织是分散的，而且可能是富含血管的，伴有纤维、脂肪和造血组织。在病变外覆盖着一层骨外膜，但是没有软骨帽。

在 X 线片上，病变表现为一个单一的病灶或者多个不透 X 线的病灶，突入窦腔或者从骨面延伸出

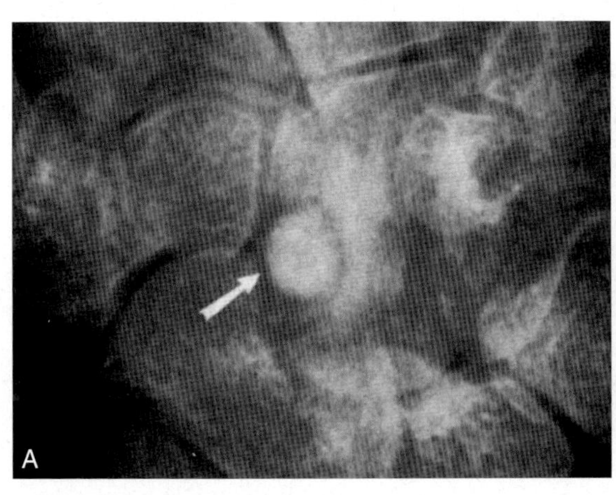

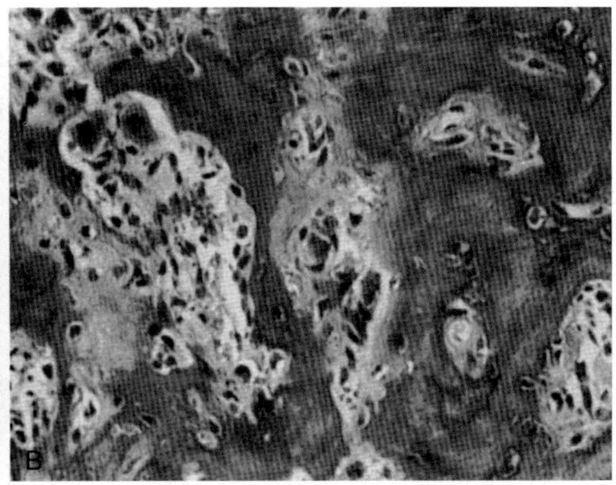

图 88-9　骨样骨瘤。

A 头状骨的病变（箭头）内部分钙化灶和周围骨质硬化，有明显的软组织水肿和骨质疏松。

B 骨样骨瘤中心病灶区有不规则病变骨、黏合线和血管基质（50 ×）。

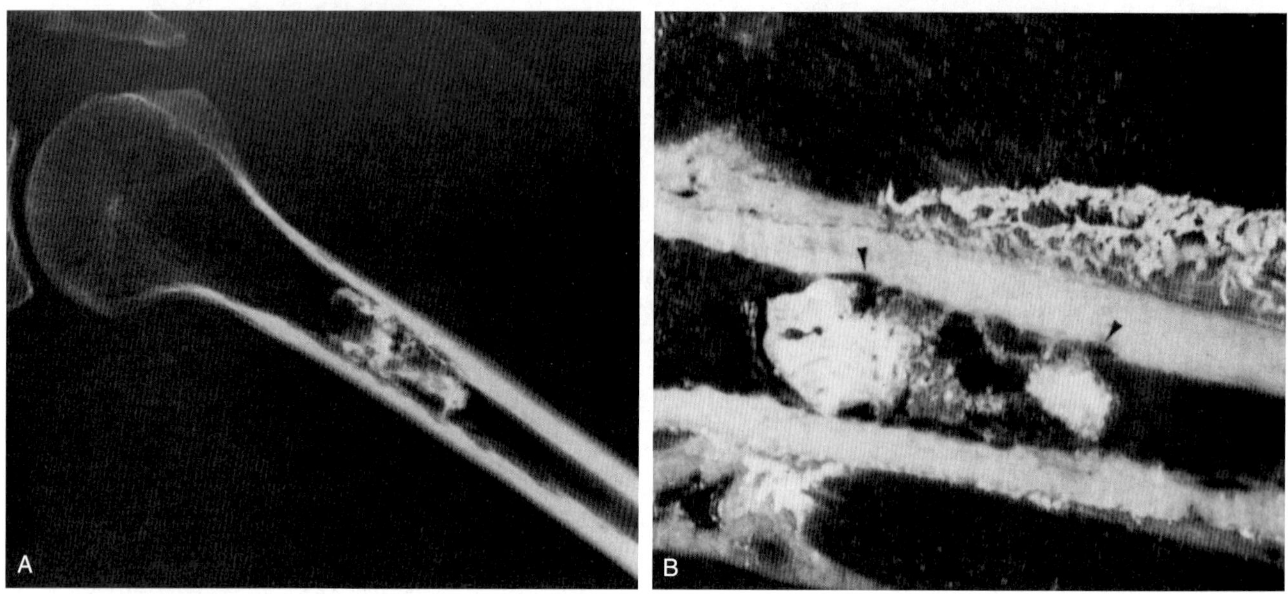

图 88–10 内生软骨瘤。肱骨冠状面的 X 线片（A）和照片（B）显示了骨干内钙化的髓腔病变。钙化区域呈“爆米花样”和皮质内膜扇贝壳样（三角箭头）改变。

来（图 88–11 和 88–12）。病变的轮廓是平滑的或者是小叶状的，而且一般外表非常相似。已经发现了极少见的可透 X 线的骨瘤，特别是发生在颅骨的骨瘤[447]。一旦发现了，骨瘤通常在一系列的研究中几乎没有变化。骨瘤的放射学表现与内生骨疣和骨软骨瘤的放射学表现不同，内生骨疣发生在骨的内部，骨软骨瘤与骨的松质和皮质相连续，而且可能包含钙化点。

许多报道描述了巨大的骨瘤发生于锁骨[448]、肩胛骨[575]、无名骨[449,450,576,577]或者管状骨[451,575]的皮质，这些被称为骨膜外骨瘤。骨膜外骨瘤的放射学表现(图 88–13)与骨膜外骨肉瘤、骨化的骨膜外脂肪瘤或

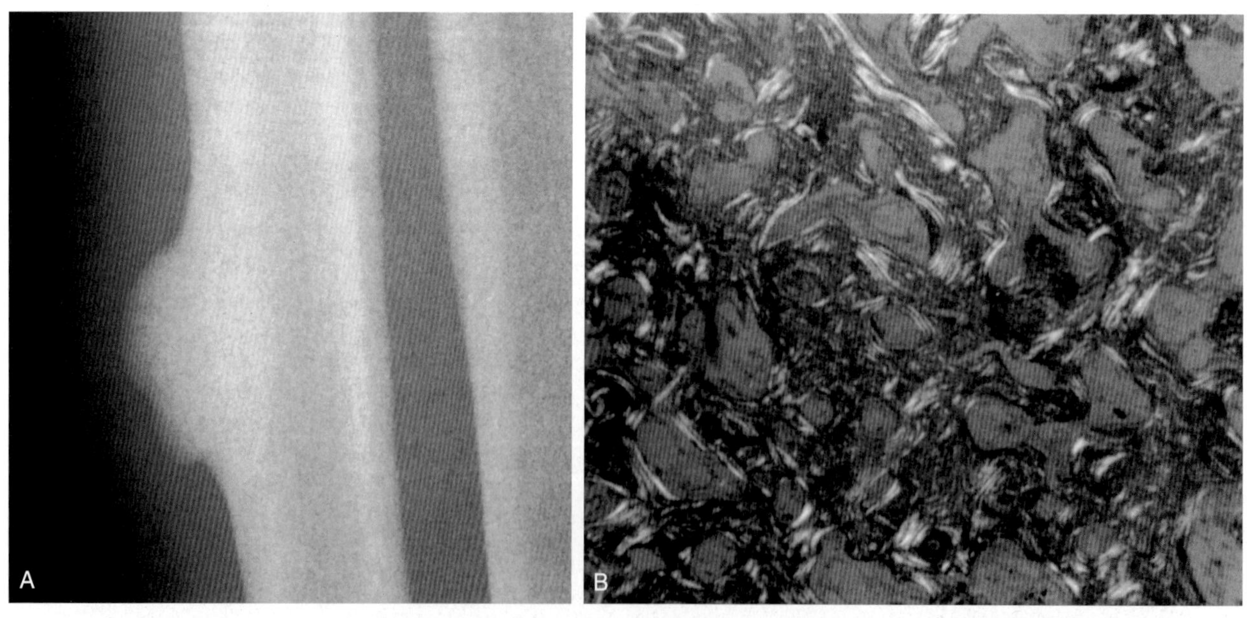

图 88–11 骨瘤：管状骨。

A 尺骨上有一个明显的、均一的骨性肿物。X 线片显示病变与其下皮质的密度相同。注意尺骨骨髓与病变之间没有联系。

B 偏振显微图像（86 ×）显示大量的骨小梁伴有增宽、分散分布的小梁间隙。

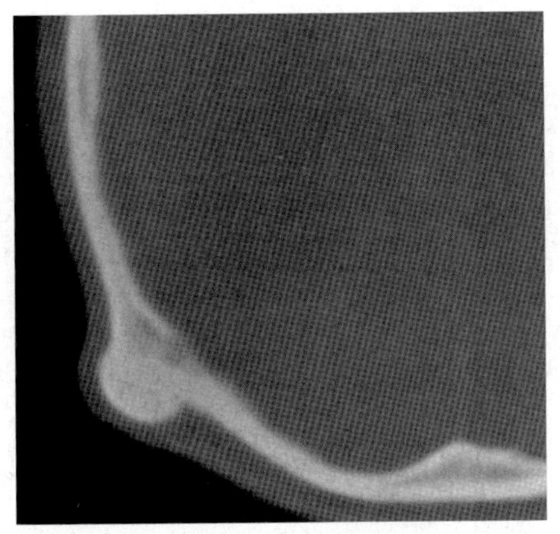

图 88-12　骨瘤：颅骨。CT 扫描显示从颅骨表面向外突出的骨瘤。(Courtesy of M.Taljanovic,M.D.,Phoenix,Arizona.)

者创伤后异位骨形成（骨化性肌炎）的表现相似。然而，典型的骨膜外骨瘤表面平滑，有或者无分叶。而且，CT 扫描和 MR 成像都证明了邻近没有软组织肿块。虽然病变区域的信号强度变化不一，但是通常以低信号为主。很少情况下，可见骨膜外骨瘤向骨内扩展[577]。

对骨瘤的发病机制有多种不同的认识。Jaffe[22]认为骨瘤是纤维性结构不良的骨质硬化阶段，然而 Aegerter 和 Kirkpatrick[23]认为骨瘤是骨的错构瘤。

上颌窦、颅骨或者管状骨的多发骨瘤可能并发 Gardner 综合征(表 88-2)[24-28]。这是一种家族性常染色体显性遗传的病变，包括结肠息肉、骨瘤病、软组织肿瘤[292, 293, 320-322, 452]。软组织肿瘤包括上皮或者

表 88-2　Gardner 综合征的主要放射学异常表现

结肠息肉病
骨瘤
软组织肿瘤
牙齿病变

皮脂的囊肿、皮下的纤维瘤和脂肪瘤以及硬纤维样瘤[322]。在这几种病中，硬纤维样瘤发病率在 Gardner 综合征的患者中为 3%~29%[453]，可能在临床息肉发病之前或者手术后发生，而且可能会发生在腹部前壁剖腹手术的瘢痕中。镓闪烁成像已经用于定位这些肿瘤（同时可以显示骨骼的累及区域）[454]。这些肿瘤的 MR 成像表现缺乏特异性（见第 77 章）[453]。骨骼病变通常发生在出现肠息肉的临床和放射学表现之前，所以准确判断非常重要。Weary 和其同事[29]报道了 50% 的 Gardner 综合征患者有骨瘤，特别在颅骨、鼻窦和下颌骨。病变也可能发生在肋骨和长骨。然而，在肋骨和长骨的病变的过度生长不能很好地定义，但是可以表现为局限的、波状的皮质增厚，特别是在股骨、胫骨和尺骨（图 88-14）。实际上，包括手和足的任何管状骨，这种症状都表现出骨性隆突，或者极少见的骨疣[28]。椎骨极少受累。牙齿异常包括牙骨质增生、增多的和没有长出的牙齿、牙瘤和含牙的囊肿[311]。主要鉴别诊断可能是结节状硬化，结节性硬化与骨瘤非常相似，特别是在掌骨和跖骨上（图 88-15）。

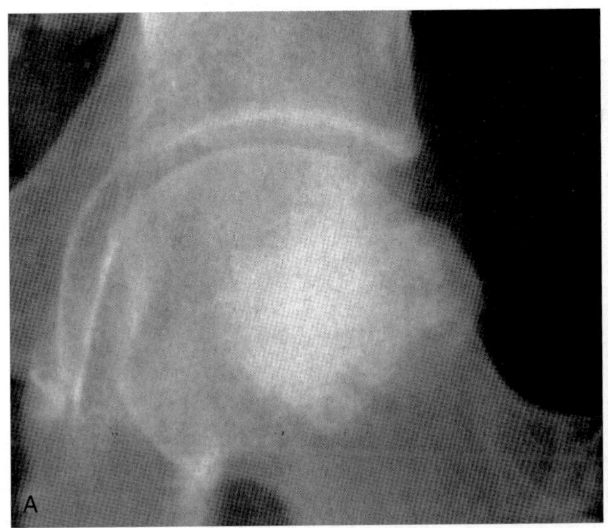

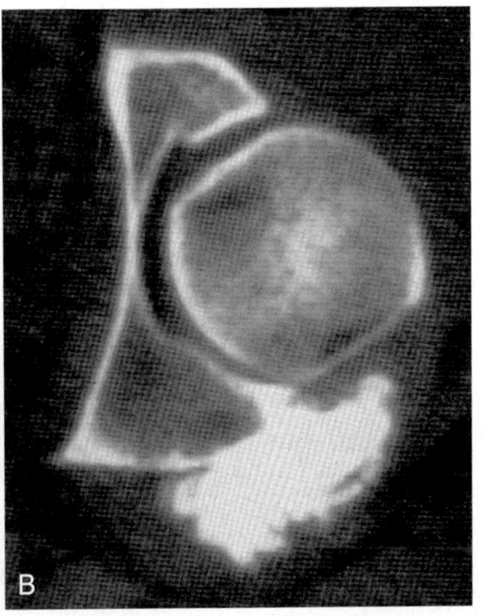

图 88-13　骨膜外骨瘤：无名骨。常规 X 线片（A）和经轴 CT 扫描（B）显示髋关节周围均一的不透 X 线的病变，并且向关节内扩展。

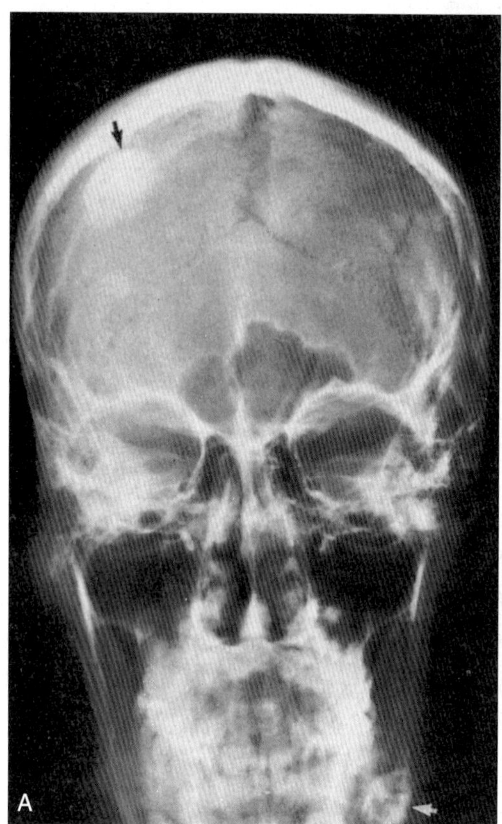

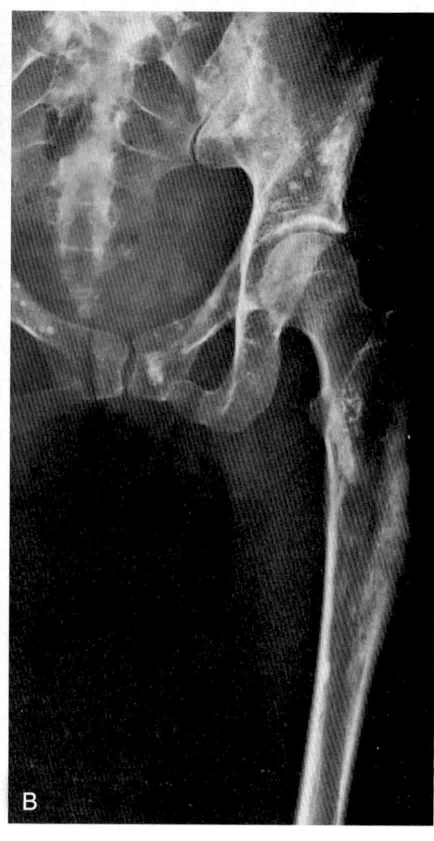

图 88-14 Gardner 综合征：骨病变。

A 可见明显的颅骨外板和下颌骨骨瘤（箭头）。

B 可见股骨的波状皮质增厚和类似内生骨疣的无名骨病变。

(From Harned RK,et al: AJR *156*:481,1991.)

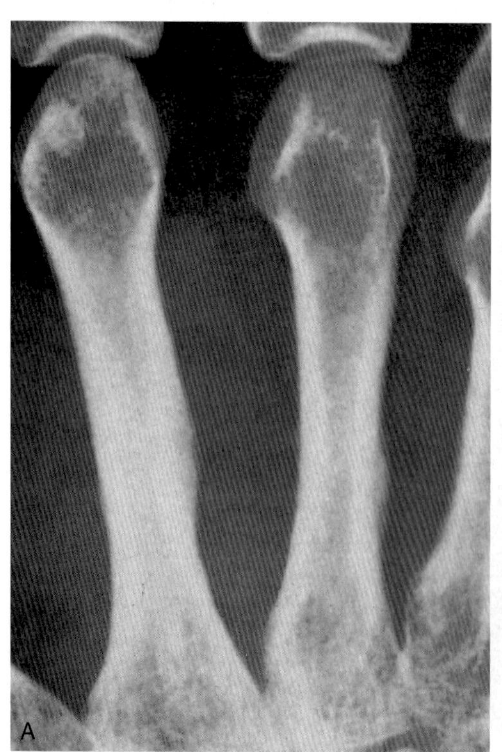

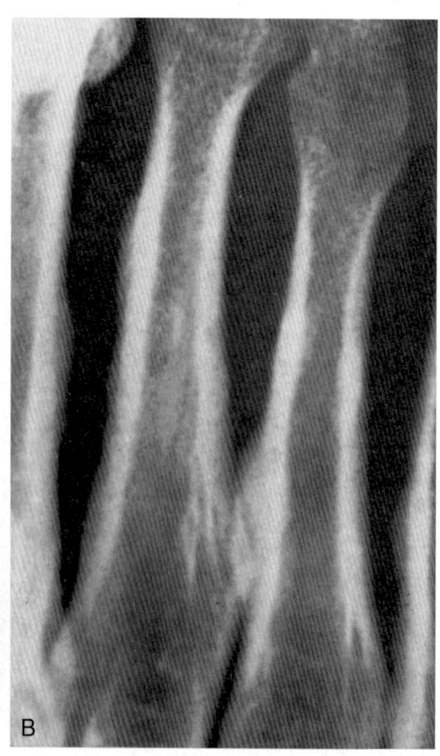

图 88-15 管状骨硬化。掌骨和跖骨皮质表面向外突出的结节状骨性突起。(Courtesy of V.Schiappacasse,M.D., Santiago,Chile.)

第三节　全身脆弱性骨硬化

全身脆弱性骨硬化是一种无症状的骨质硬化发育不良，Albers-Schönberg[30]和 Ledoux-Lebard 及其同事[31]最早在20世纪早期报道了该病变。虽然这种疾病非常少见[32]，但是许多放射学家的经验表明，这种骨病要比先前报道的更加常见。男女均可发病，而且在所有的年龄段都可以发生，不过在 3 岁以前不常见[33]。遗传和散在的全身脆弱性骨硬化都已经有报道。对家族性发病率研究证明其主要为常染色体显性遗传[34-37，455]。

通常没有或有轻微的临床表现。皮肤病变在25%的病例中可能是明显的，包括增多的白色胶原纤维浸润（播散性豆状皮肤纤维变性，或者 Buschke-Ollendorff综合征）[38-40，323];有发生瘢痕瘤的潜在倾向[41，42];以及类似硬皮病的病变[43，44]。全身脆弱性骨硬化患者可伴发侏儒症[40，45]、难产[42]、椎管狭窄[325]，以及在15%~20%的患者有轻微的关节疼痛，伴或不伴有关节渗液[46]。

X线表现具有诊断意义[294]。关节骨的周围聚集了大量小的、边界较清晰的、均质的圆形或者卵圆形放射性密度增高的病灶。呈对称分布[456]，好发于管状骨（图 88-16）的骨骺和干骺端、腕骨、跗骨、骨盆和肩胛骨，肋骨、锁骨、脊柱或者颅骨受累非常少见，即使受累，症状也不明显（图 88-17）。一些文章报道了手的小管状骨的受累非常常见（见图 88-17）[455]。在一系列的X线片上，不透X线的病变可增大或者减小，增多或者消失[37，47]。病变的动态学特性在儿童和青少年中的表现要比成人更加显著，在成人，病变可能变化缓慢或者根本就没有变化。

利用亲骨性放射性药物进行放射性核素检查，通常显示病变的活跃程度并不增加[48，49，457]。

在病理学上，全身脆弱性骨硬化病变表现为在松质骨内的圆形或者卵圆形致密的骨病灶[50，324]。在管状骨的骨骺，病灶很少与软骨下的骨板相连，然而在干骺端，病变可能为偏心性位置，并与骨皮质骨内膜面相邻。在组织学检查中，病变是由包含哈弗管系统的片状骨组织组成（图 88-18）。虽然成骨细胞、骨细胞、破骨细胞可能都存在，但是看不到残余的钙化的软骨基质，说明病变并不是通过残余软骨的软骨内骨化形成的。病变在显微镜下的特征与骨岛的特征相同。

目前全身脆弱性骨硬化的病因和发病机制还不清楚。有证据表明该病变与其他的骨质硬化病变有关系，特别是纹状骨病和肢骨纹状肥大[50-52]（表88-3）。同一个患者的多处骨骼部位可以表现出圆形或者线性的放射性密度增高区，伴有波状的骨膜骨形成和颅盖骨的骨质增厚（额骨内面骨肥厚）。所合并的骨异常被称为混合性骨硬化发育不良症（见后面的论述）。全身脆弱性骨硬化（和相关的疾病）代表了一种遗传性缺陷，不能形成沿骨应力线的骨小梁，并在该疾病中可以发现小的或者大的骨性病灶[53，324]。因此，该病变可能是由骨生成改变引起的。在这一点上，一位同时患有全身脆弱性骨硬化和骨肉瘤的患者的报道是有意义的[54]。研究结果表明，骨肉瘤与活跃的成骨作用有关[55]，在全身脆弱性骨硬化的患者中慢性的骨质异常重塑很明显，这可能与恶性肿瘤的形成有关[54]。已经发现了全身脆弱性骨硬化患者并发软骨肉瘤[458]和巨细胞瘤[459]的病例，但是这些肿瘤与全身脆弱性骨硬化的确切关系目前还没有证实。

广泛的局部圆形或者卵圆形的不透X线的病变的鉴别诊断主要是：全身脆弱性骨硬化、成骨细胞转移癌、肥大细胞增生病和结节性硬化病。对称性分布、好发于骨骺和干骺端、病变大小一致都是全身脆弱性骨硬化的特征，骨扫描显示正常。不对称

表 88-3　与各种骨质增生相关的疾病

病　变	可能相关疾病
骨瘤	Gardner 综合征
全身脆弱性骨硬化	纹状骨病
	肢骨纹状肥大
	额骨内部骨肥厚
纹状骨病	全身脆弱性骨硬化
	肢骨纹状肥大
	骨硬化病
	颅骨硬化
	局部皮肤发育不全
肢骨纹状肥大	线状硬皮病
	全身脆弱性骨硬化
	纹状骨病
	神经纤维瘤病
	管状骨硬化
	血管瘤

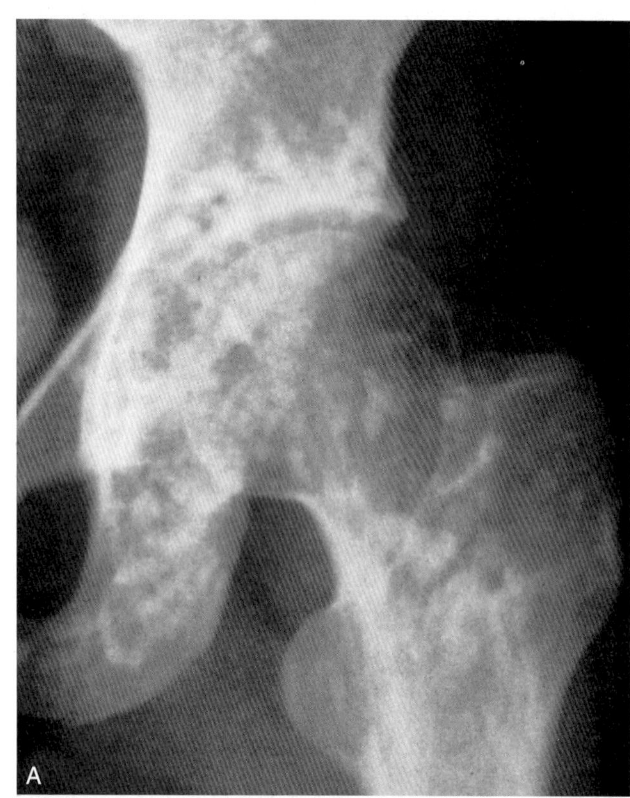

图 88–16 全身脆弱性骨硬化：典型的累及部位。

A 髋关节。股骨和骨盆内圆形或者卵圆形不透 X 线的病变区，没有累及关节间隙。

B,C 肩和肘关节。可以看到相同的放射学表现。虽然可以累及骨骺，但是以干骺端多见。

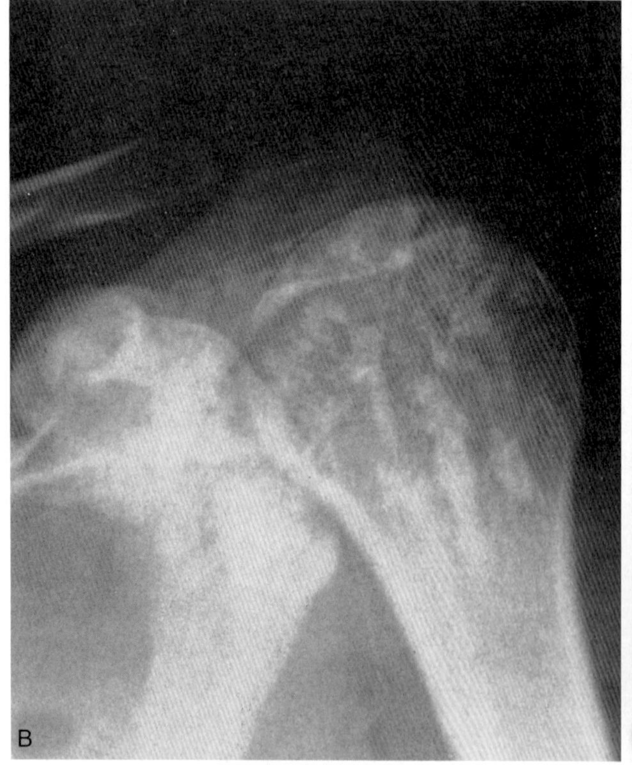

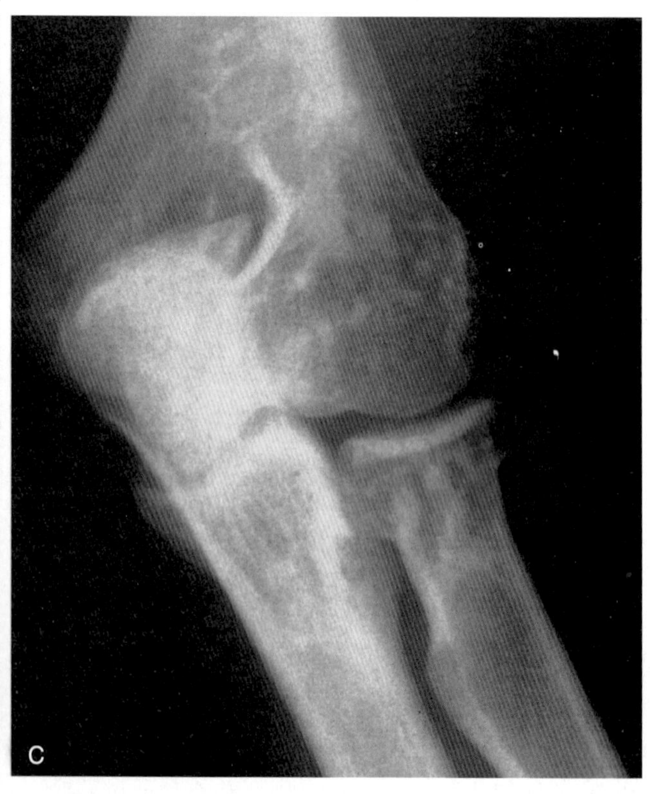

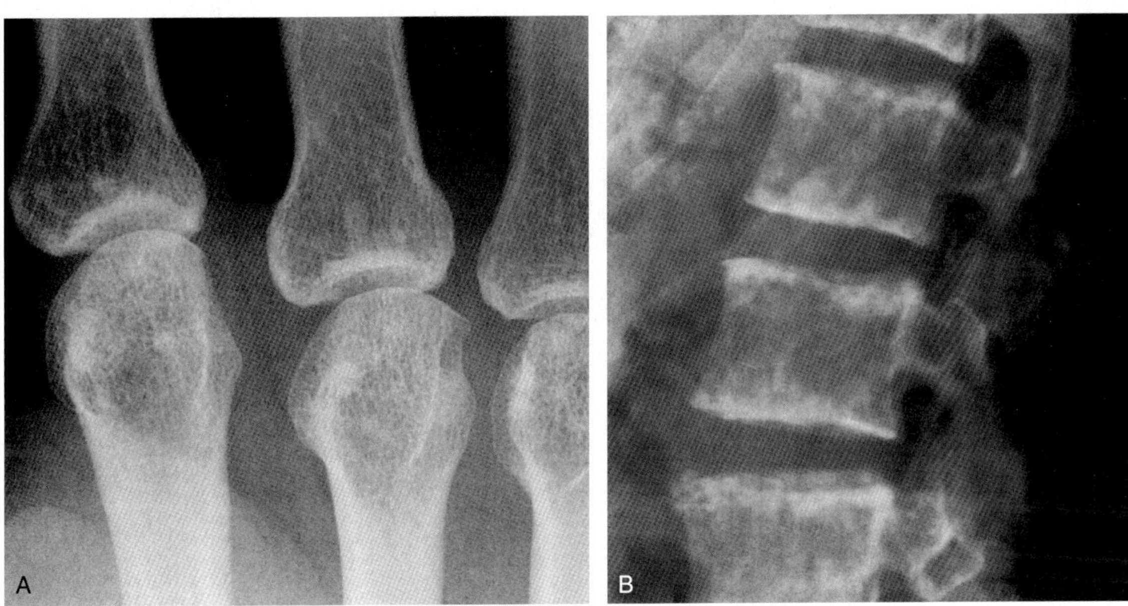

图 88-17　全身脆弱性骨硬化：不典型的累及部位。

A　手。发生于掌骨头和第二、三、四指骨近端的几处病变。

B　脊柱。椎体边缘和后部不透X线的病变。该患者已经行了椎板切除术。(Courtesy of A.Brower,M.D.,Norfolk,Virginia.)

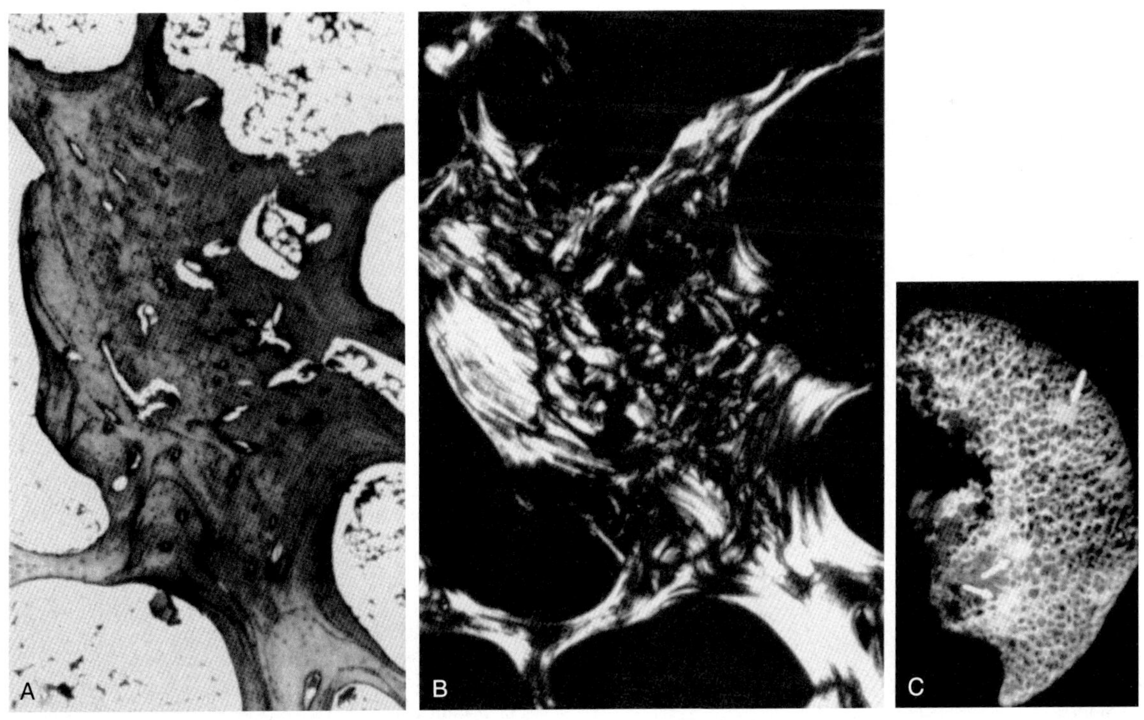

图 88-18　全身脆弱性骨硬化。

A,B　在一位年龄较大的全身脆弱性骨硬化女性患者的股骨头(因头下型骨折而切除)内部,可以看到包含哈弗管系统的薄片状骨中的病灶(A 为普通光线,B 为偏振光线)。(苏木精和伊红染色,36 ×)

C　股骨头切面的照片显示了多个密质骨病变区(箭头)，都具有内生骨疣的特征。

(From Lagier R,et al:Skel Radiol *11*:161,1984.)

分布、常常累及包括脊柱的中轴骨、骨质破坏、大小不一和骨闪烁成像阳性是转移性病灶的特征。在肥大细胞增生症和管状骨的硬化中，对称分布、多发于骨骺和干骺端，以及大小一致、边界清晰的病灶都不如在全身脆弱性骨硬化中显著。

一种少见的疾病，即骨内致密样变与全身脆弱性骨硬化相似，但是该病表现为主要发生在中轴骨的斑片状骨硬化（图 88-19）[326, 327, 460, 461]。这是一种常染色体显性遗传的疾病，可能是在X线片上偶然发现或者因为慢性轻微的胸痛和腰痛而进行脊柱的放射学检查时发现的[578]。椎体终板的硬化与肾性骨营养不良的“橄榄球衣”样表现相似[579]。更加局部或者扩散的病变分布也可以发生在椎体和无名骨，在股骨近端也可以偶尔发生囊性病变。通常发生在青少年，在儿童或成年人中也可能发生，但是较少见，在一系列放射学的检查中往往表现稳定。组织学上表现出骨小梁的增厚和骨的代谢降低[578]。

第四节 纹状骨病

1924 年，Voorhoeve[56]首先提出了纹状骨病（Voorhoeve 病）并认为它是全身脆弱性骨硬化的一种变异。以后对此病的报道很少，表明该病极少见[57-64, 296, 328]。任何年龄的男性和女性都可能发病，而且有报道称此病可能与常染色体显性遗传相关，但还不确定。尽管不少患者主诉关节不适，但是通常缺少临床症状[57]。面部的畸形可能很明显。

影像学表现为线性或者规则带状的放射性密度增高区域，可以从管状骨的干骺端延伸到骨干的不同部位，而且其间散在有骨质疏松区（图 88-20）。条纹的长度可能与受累骨的生长速度有关。最长的病变常常发生在股骨[59]。在扁平骨，特别是在髂骨，

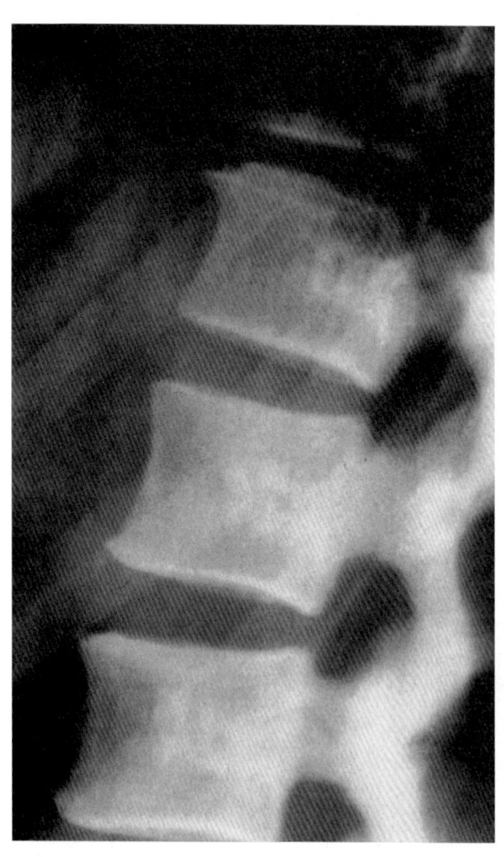

图 88-19 骨内致密样变:显示椎体中央小的硬化灶。

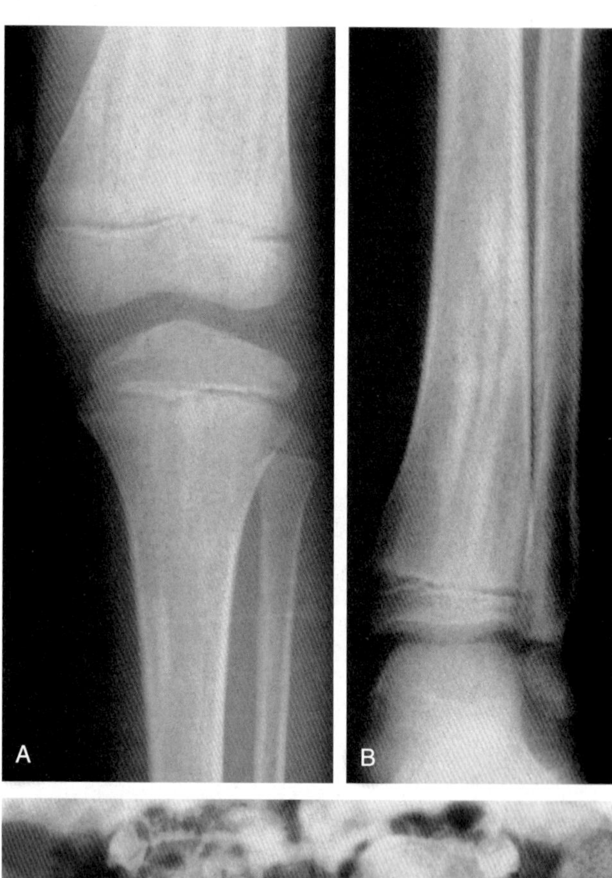

图 88-20 纹状骨病。

A,B 7岁男孩，股骨和胫骨的干骺端线性密度增高区域。(Courtesy of R.Tobin,M.D.,San Diego,California.)

C 另一7岁男孩，下颌骨可见明显的波状骨质硬化条纹。(From Nakamura T,et al:Skel Radiol *14:267*,1985.)

不透 X 线的条纹呈扇形排列并向髂嵴方向放射分布。手足的小骨、颅骨、面骨[410]或者脊柱的受累少见。小的骨性突起很少见。骨病变通常呈对称分布，但是有时也呈单侧分布[60,65]。

利用亲骨性的放射性核素进行闪烁成像难以发现显著的骨异常表现[49,60]。

虽然 Willert 和 Zichner[61]曾经提到过有两位患者的活组织检查证明是骨坏死，但是组织学的结果很少被记录下来。

纹状骨病可能与全身脆弱性骨硬化（图88–21）、肢骨纹状肥大、骨硬化病并存[50, 52, 63]（表88–3）。在某些纹状骨病病例中骨干骺端的形状与 Pyle 病中的表现[66]相似。纹状骨病与局部皮肤发育不良（Goltz综合征）的关系已经引起注意[58, 295, 329]。该综合征包括局部的皮肤萎缩和色素沉着、黏膜乳头状瘤、指甲营养不良、指的异常、脊柱侧突，以及牙齿、眼睛、耳朵异常和智力发育迟缓[60, 67, 462]。放射学的特征包括并指（趾）畸形、无指（趾）畸形、小头畸形、椎体的部分缺失和类似巨细胞瘤的多发骨病变[462–464]。在一组 11 名患有局部皮肤发育不良的患者中，有 9 名表现出纹状骨病的特征[58]。

纹状骨病也伴有颅骨的硬化[330–334, 580]。尽管合并有颅骨硬化的患者的家属中没有发现相似的病变[331]，但是纹状骨病、颅骨硬化和大头畸形三联征被认为是一种常染色体显性遗传的少见病变[334]。女孩的发病率是男孩的两倍。典型的，大头畸形可在产前的 B 超检查中发现，纹状骨病在出生时或者出生后不久出现，颅骨的硬化在儿童期间逐渐形成[333]。该综合征的其他的病变包括腭裂、悬雍垂裂、鼻窦发育不全、智力发育迟缓、面肌瘫痪和耳聋[335]。

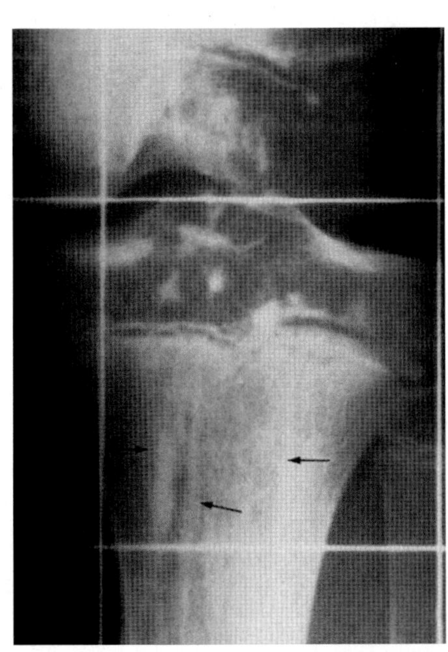

图88–21　纹状骨病和全身脆弱性骨硬化。股骨和胫骨骨骺多个放射性密度增高区域(典型的全身脆弱性骨硬化)，伴有胫骨干骺端的线性密度增高区域（箭头）(典型的纹状骨病)。(Courtesy of J.c.Hoeffel,M.D.,Nancy,France.)

纹状骨病的病因和发病机制还不清楚。该病的鉴别诊断包括：可能是一种正常变异的显著的垂直骨小梁的形成[60]；成年人的骨硬化病，其中在长骨和骨盆可以发现线性的条纹；内生软骨瘤病（Ollier病），卵圆形的病变可能降低干骺端的骨质密度；和全身脆弱性骨硬化，可见卵圆形或圆形的不透X线区域。纹状骨病必须与一种不常见的骨硬化发育不良（弥漫性骨质增厚伴有条纹病变）相鉴别[581, 582]。这种情况不是单独存在就是以家族性病变形式存在，以管状骨增粗和皮质增厚，网状骨质的粗条纹形成（包括骨骺和椎体），颅骨的基底部增厚，和颅骨穹隆的骨质硬化为特征[583]。几乎所有的病例均为男性。临床表现缺乏或轻微，可能包括听力损害。

第五节　肢骨纹状肥大

肢骨纹状肥大是一种少见的骨疾病，在 1922 年，由 Léri 和 Joanny 首次提出[68]。该病一般在儿童早期可以有症状，很少在出生后的前几天发病[68, 70]，大概在 40%~50% 的病例中 20 岁左右症状较明显[71]。有时，30~50岁的患者也可能有肢骨纹状肥大的症状[69, 72]。男女发病比例相等，而且没有发现遗传倾向。

该疾病的临床改变已被详细地记录下来，并在一篇综述中进行了总结[77]。最初的症状可以是多样的。关节间隙内的积液可能很明显。疼痛和活动受限在成人中比儿童更常见[299]。并且随着肌肉的收缩、肌腱和韧带的缩短和软组织的受累，这些症状可能加重。生长障碍包括受累肢体的周径和成角增加，以及肢体不等长[336]。这些疾病可能会进一步加重而导致脊柱侧凸、关节的挛缩和僵直，以及足外翻、内翻或者马蹄内翻足。软组织改变包括皮肤变紧、出现红斑、发亮；异常色素沉着；皮下组织硬结、水肿；纤维化；肌肉萎缩和无力；和线性硬皮病（见后面的讨论）。已被热象图检查[72]证实的这些病变出现于骨病变之前很长一段时间，而且可能在出生时已经很明显。临床表现在儿童期间进展很快，而在成年则进展较慢[465]。尽管寿命没有缩短，但是该病可导致严重的畸形和残疾，而且可能需要一次或者更多次的包括囊切开术、筋膜切开术、截肢术在内的骨科手术治疗。

放射学改变具有非常典型的特征。病变通常局限于单一肢体，一个或者多个骨受累。下肢比上肢更常受累。颅骨和面骨[69,466]、肋骨[69,73,467]、椎体[78,337,467]也可能发生病变。肩胛骨、锁骨和骨盆的病变往往合并有相应肢体的病变。

周围的骨质增厚往往发生在一个骨或者多个骨上（图88-22至88-25）。骨瘤沿长骨表面延伸，其外观与蜡烛油沿点燃的蜡烛流下来相似。形成波状硬化的骨轮廓，可能累及上肢或下肢长管状骨的一侧，并延伸到腕骨和跗骨，甚至掌骨、跖骨或者指（趾）骨[468]。骨内膜的骨质增生可能是一种相关的特征，可能部分或完全阻塞髓腔（图88-26和88-27）。在腕骨和跗骨，更多孤立的圆形病变区与全身脆弱性骨硬化的表现相似，但是在扁平骨，像骨盆或者肩胛骨内可见放射状或者局限的硬化斑片（图88-28）。骨肿物可能会突向邻近的关节内，从外表看像骨软骨瘤。软组织的钙化和骨化较常见，而且多发生于关节的周围，可能导致关节强直[297，298，469，584]（图88-29至88-31）。

对比于纹状骨病和全身脆弱性骨硬化，肢骨纹状肥大的闪烁成像可表现有放射性核素聚集的区域[49,72,79，470]，而且图像可能与Paget病相似。相比于前两种疾病闪烁成像的阴性表现，这种阳性表现可能提示骨沉积于皮质，或范围更大，或者存在更加旺盛的代谢活动。在MR成像上，虽然邻近的软组织炎症可以看到（图88-33），但是骨和软组织的病变在所有序列上都呈现低信号（图88-32）[584，585]。

在病理学检查中，发现增粗扩大的骨小梁含有正常表现的哈弗管系统，后者可能不规则排列[71,72]（图88-34）。在骨髓腔内可以清楚地看到纤维细胞组织。偶尔可以在软骨岛内看到软骨内骨化和纤维细胞组织内有膜内骨形成。然而，成骨细胞或破骨细胞活性通常都不显著，并且没有炎性病变[298]。

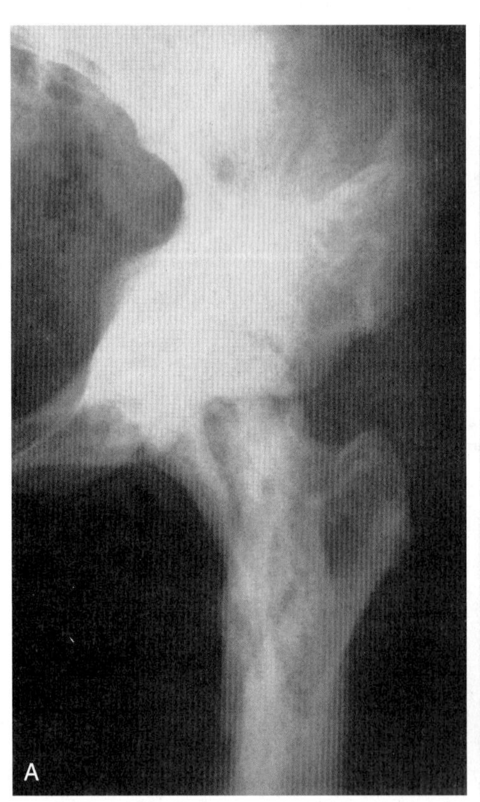

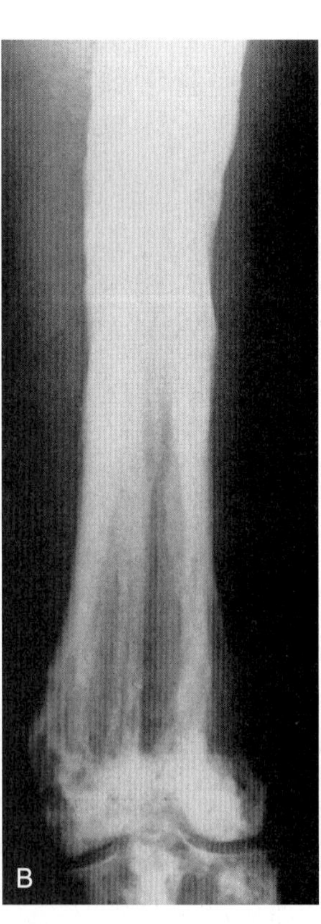

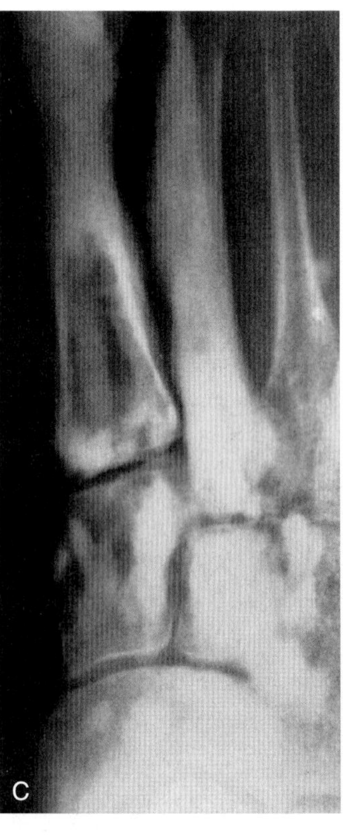

图88-22 肢骨纹状肥大。这位患者遍及单个肢体的特征性放射学表现。可见左侧骨盆、髋臼以及股骨近端内侧的骨质增生。在股骨远端，一条特殊的线性放射密度增高带通过膝关节。足骨同时也受累。(Courtesy of R.Freiberger,M.D.,New York，New York.)

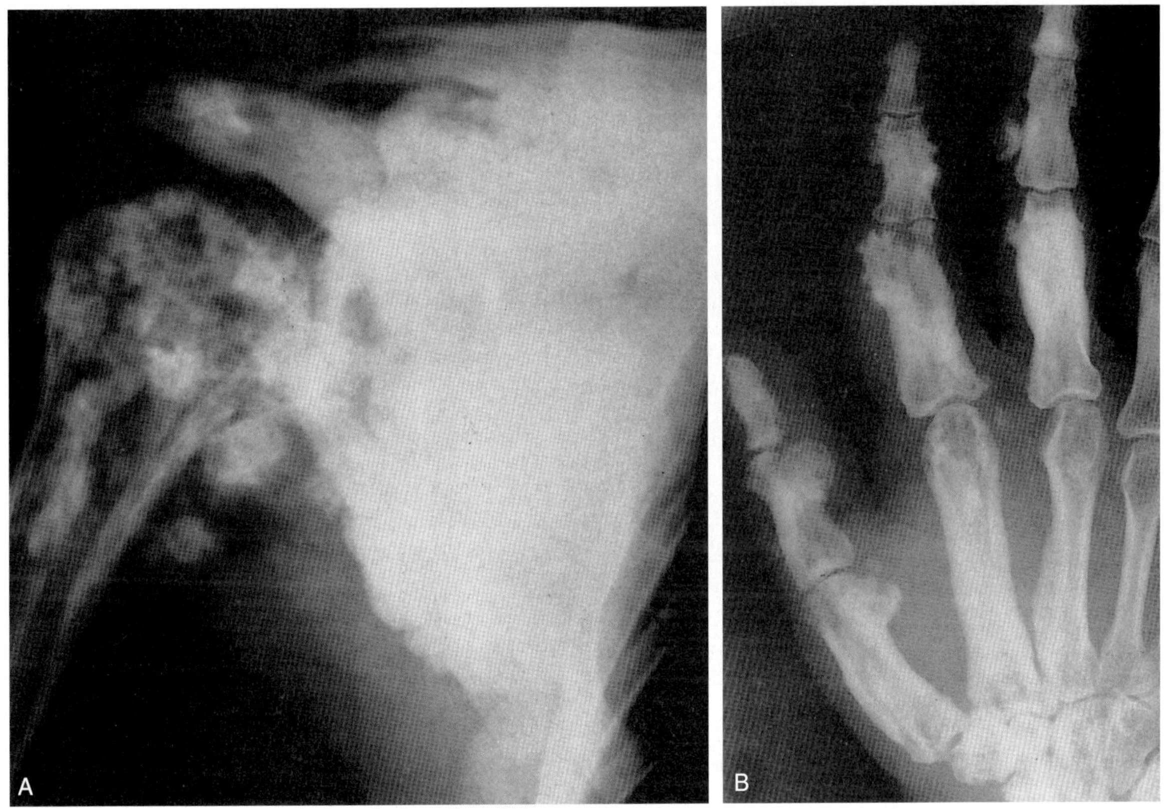

图 88–23　肢骨纹状肥大。可见肩胛骨异常的骨增生，肱骨近端骨质增生，肩关节周围软组织骨化，手部的增粗、畸形和放射状的骨质增生。该疾病表现出典型的不规则波状骨轮廓。(Courtesy of J.Mink,M.D.,and R.Gold,M.D.,Los Angeles,California.)

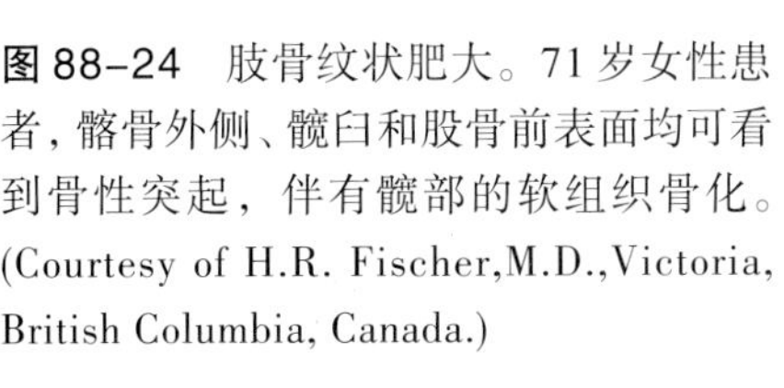

图 88–24　肢骨纹状肥大。71 岁女性患者，髂骨外侧、髋臼和股骨前表面均可看到骨性突起，伴有髋部的软组织骨化。(Courtesy of H.R. Fischer,M.D.,Victoria, British Columbia, Canada.)

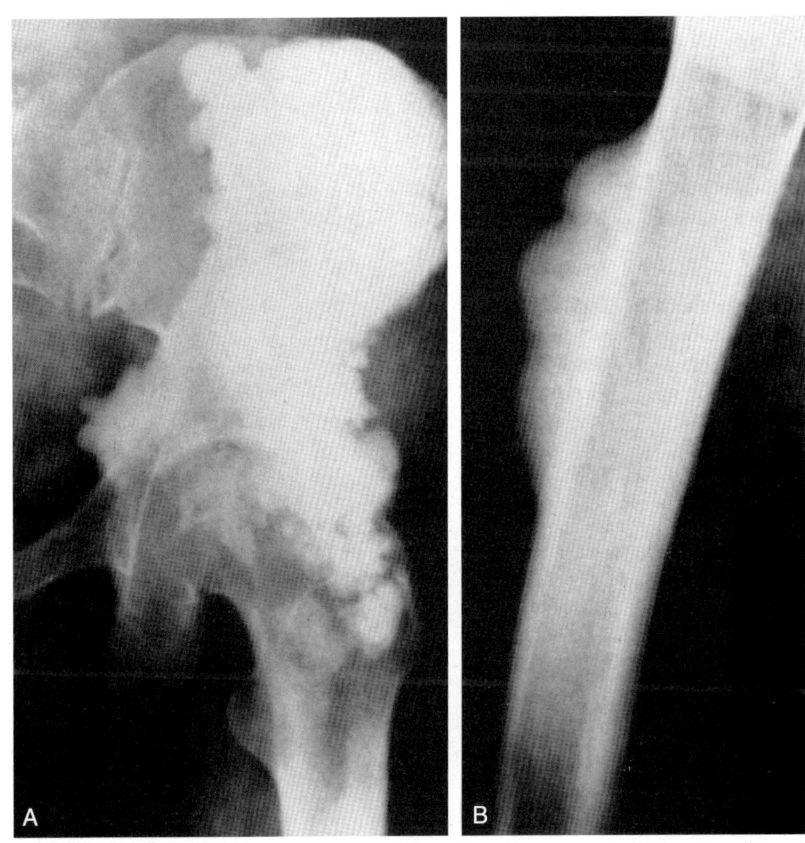

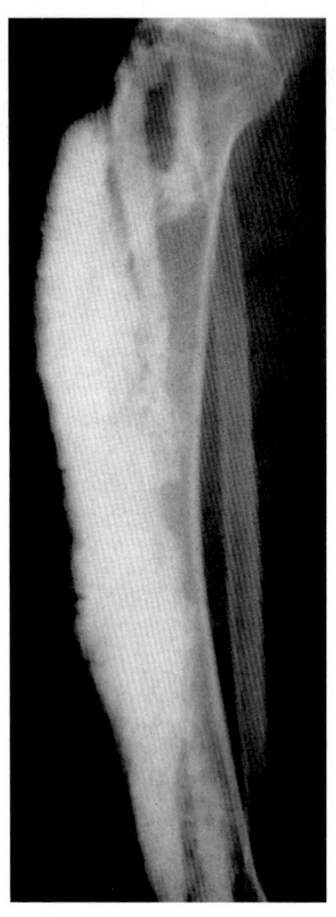

图88-25 肢骨纹状肥大。可以看到主要发生于胫骨前面的不规则骨性突起。(Courtesy of R.Kerr,M.D.,Los Angeles, California.)

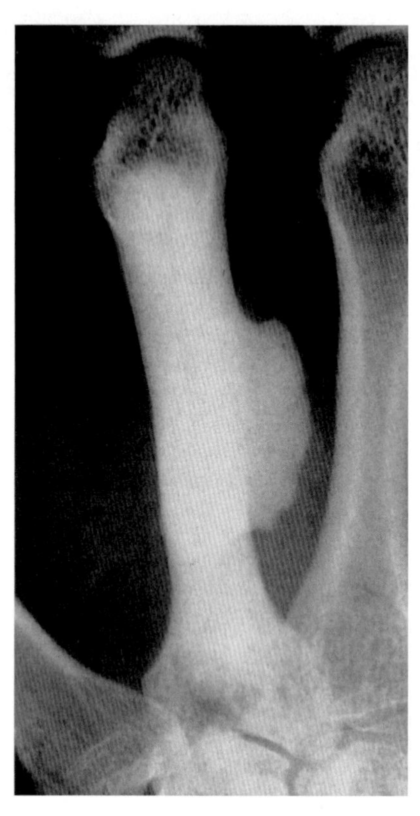

图88-26 肢骨纹状肥大。29岁女性患者，有一无压痛的坚硬肿块，并且已经存在了15年，放射学图像上可以看到明显的骨内膜和外膜的骨质增生。(Courtesy of G.Greenway,M.D.,Dallas,Texas.)

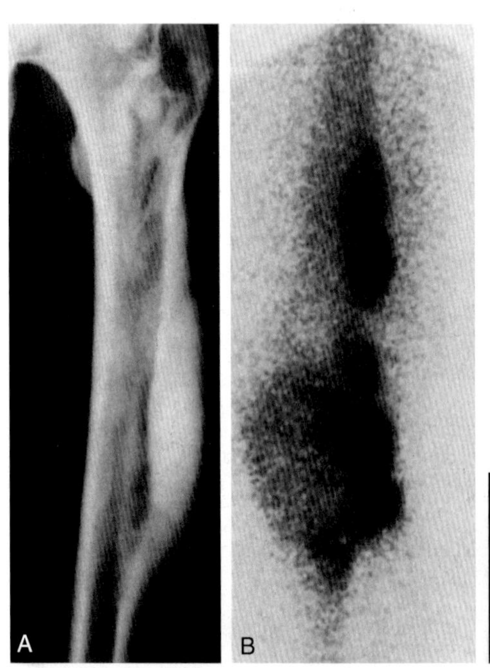

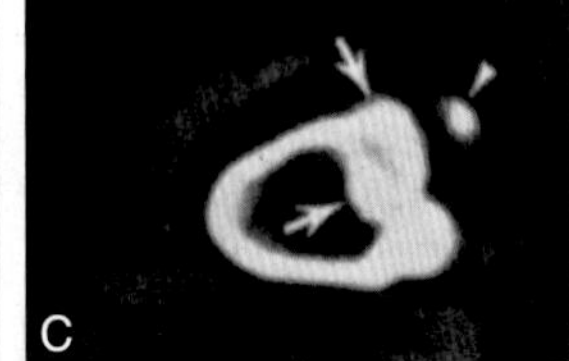

图88-27 肢骨纹状肥大。36岁女性患者，被诊断为左大腿骨肿瘤。病变至少存在了8年。物理检查提示大腿和髋部增粗并且有压痛。

A 股骨外侧面和内部结节状骨密度增高区。

B 骨扫描显示股骨和胫骨内放射性核素吸收增加。

C 股骨干经轴CT扫描显示皮质内和皮质外表面的骨性突起（箭头），并且有软组织骨化（三角箭头）。

(Courtesy of G,Greenway,M.D.,Dallas,Texas.)

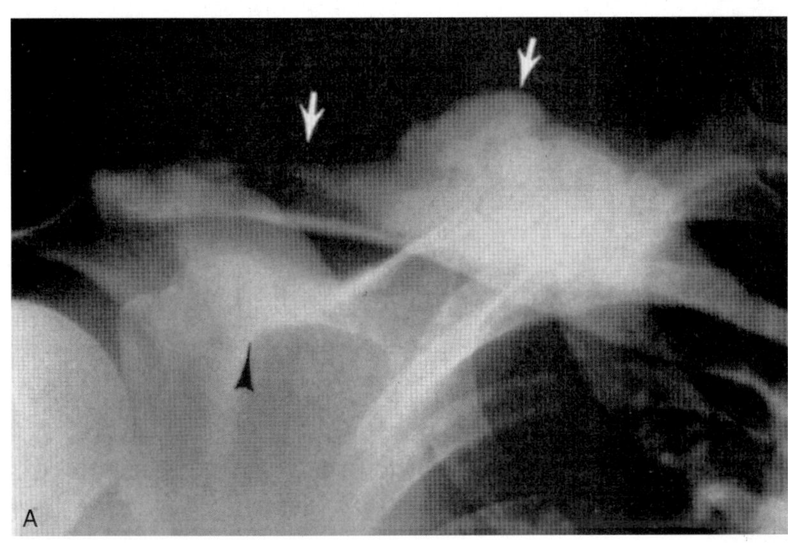

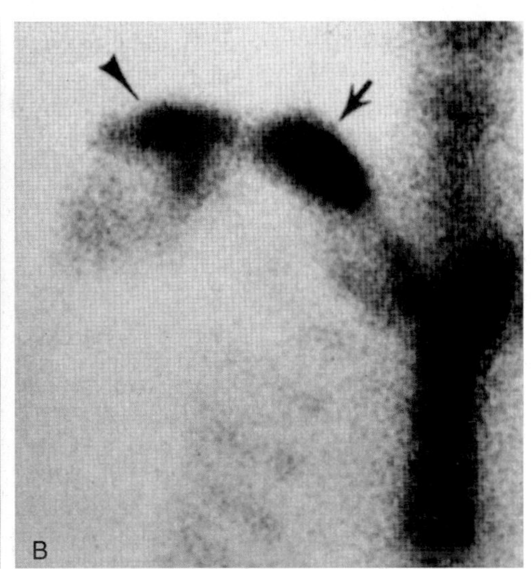

图 88–28 肢骨纹状肥大。29 岁男性患者，右侧锁骨水肿伴疼痛。活组织检查显示为肢骨纹状肥大。
A 可以看到肩胛骨（三角箭头）和锁骨的中部和远端（箭头）局部骨质肥厚。病变向下延伸到肱骨的近端。
B 锝骨扫描发现锁骨（箭头）和肩胛骨（三角箭头）的活性增加。
(Courtesy of W.Pogue,M.D.,San Diego,California.)

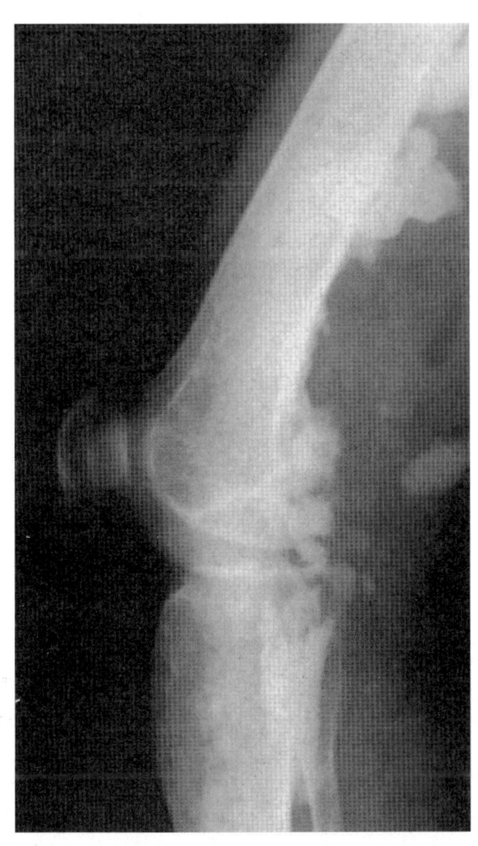

图88–29 肢骨纹状肥大。大腿和膝关节后部有明显的软组织骨化和钙化。也可见其下皮质的轻度骨质增生。

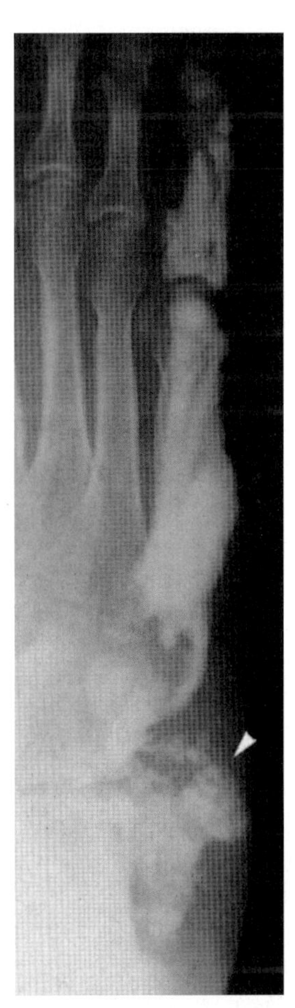

图 88–30 肢骨纹状肥大。除了典型的跗骨、跖骨和趾骨的骨病变以外，还可以看到软组织明显的骨化（三角箭头）。
(Courtesy of G.Greenway, M.D., Dallas, Taxas.)

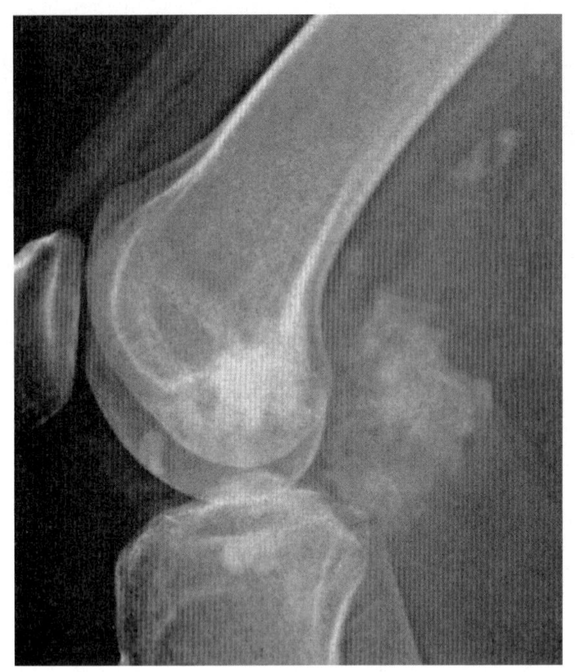

图88-31 肢骨纹状肥大。可见广泛的软组织骨化，伴有股骨和胫骨内放射性高密度病灶。(Courtesy of R.Cone,M.D.,San Antonio,Texas.)

有报道肢骨纹状肥大可伴有其他疾病[77]（表88-3）。曾经有报道覆盖骨性突起的带状线性硬皮病[73,80-85]。在这些病变中，受累软组织的组织学特征提示皮肤病变继发于与产生骨质增生相同的增生性疾病[82]。已经发现肢骨纹状肥大可以合并全身脆弱性骨硬化和纹状骨病[52,86,87]。在一些肢骨纹状肥大的病例中，腕骨和跗骨的局部硬化病变可能被误认为是全身脆弱性骨硬化的表现[77]。另外的研究提示肢骨纹状肥大与下列疾病有关：神经纤维瘤病[88]、结节性硬化[89]、低磷酸盐血症性佝偻病[471]、硬纤维瘤[586]、恶性纤维组织细胞瘤[587]和血管瘤或者其他的血管或者淋巴病变[89,90,338]。有一篇报道提到了发生于股骨的骨肉瘤合并肢骨纹状肥大[472]。在中轴骨中，肢骨纹状肥大可合并纤维脂肪瘤病，发生于包括椎管以及腹膜后组织的邻近区域[337]（图88-35）。然而脊柱病变可能发生，但没有那样的纤维脂肪瘤病变（图88-36）。

肢骨纹状肥大的病因和发病机制还不清楚。Putti提出了血管异常的假说[91]，他认为血管异常是该病的主要原因，其血管功能不全的观点得到了其他研究者的支持[89,90]。炎症过程[71]、结缔组织的退行性变[90,92]、神经分布异常、胚胎发育不足[73]，都可能成为病因学因素[77]。

因为该病最显著的特性就是分布的特殊性，通过分析该特性有可能揭示肢骨纹状肥大的发病机制[93]。虽然病变可能是在肢体形成之前由于胚胎先天性异常所致[73,95]，但是肢体病变分布的区域并不与血管解剖学或肢体神经根分布区域相一致[94]。Murray 和 McCredie[93]对生骨节在肢骨纹状肥大骨肥厚的分布方面的作用十分重视。生骨节所代表的骨区域由单一的脊髓感觉神经支配[96]。生骨节的分布图可以用来描述神经分布的区域。许多肢骨纹状肥大的病例，骨骼的改变与单一生骨节或者它的一部分相对应，这些提示了该病变可能是后来某个局部感觉神经病变的结果。合并的皮肤病变（包括线性硬皮病）和相关的软组织病变（例如纤维瘤病[588]）可能与相同神经段相关，然而对应的生肌节的受累可能会导致关节周围的骨化[93]。

肢骨纹状肥大的放射学异常表现能提供充足的证据，因此可对大部分病例做出准确的诊断。虽然骨质增生可能合并有结节状硬化、神经纤维瘤病、Gardner综合征、婴儿期皮质增生和纤维结构不良，但是这些病变中骨沉积的分布并没有与肢骨纹状肥大相似的异常局部分布特征。一些肢骨纹状肥大的患者关节周围的软组织钙化和骨化可能与原发性的滑液（骨）软骨瘤病、烧伤或者瘫痪后的异位骨化、骨瘤或者软组织肉瘤的表现相似。

第六节 混合性骨硬化营养不良

虽然全身脆弱性骨硬化、纹状骨病和肢骨纹状肥大都有特征性的放射学异常表现，但是某些患者可能显示出不止一种疾病的表现，偶尔可能有三种疾病的表现（图88-37）。在1964年，Walker[70]把这样的现象命名为混合性骨硬化营养不良，以后其他人也描述了许多该病的例子[52,338-342,432]。Whyte和其合作者[341]提出一些与Walker[70]最初描述的不同的病例，包括纹状骨病和颅骨硬化的病例（见前面的讨论）。Whyte和其合作者[341]提出了四种类型的混合性骨硬化营养不良：（1）纹状骨病、肢骨纹状肥大、全身脆弱性骨硬化和局部骨质硬化；（2）纹状骨病和颅骨硬化，伴或不伴有全身脆弱性骨硬化；（3）纹状骨病、全身皮质骨骨质增生和骨干干骺端处增粗伴有或者不伴有颅骨硬化和肋骨全身脆弱性骨硬化；（4）全身脆弱性骨硬化伴有骨干骨内膜的增生。这些混合性骨硬化营养不良的类型可能伴有单侧淋

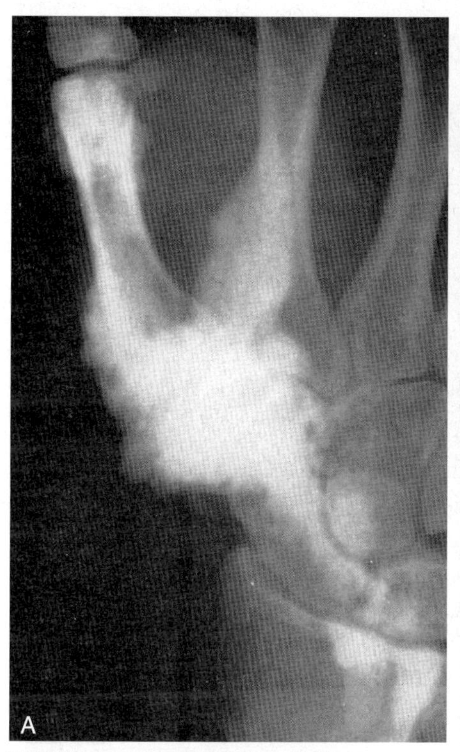

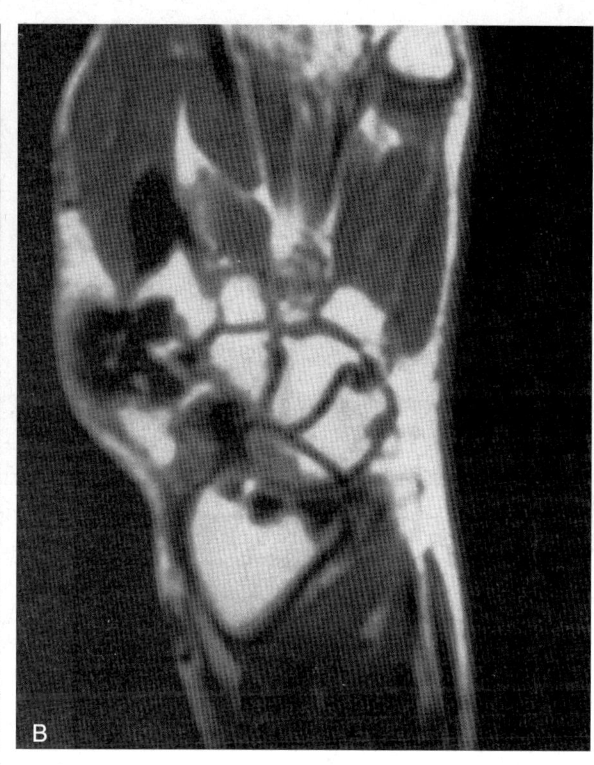

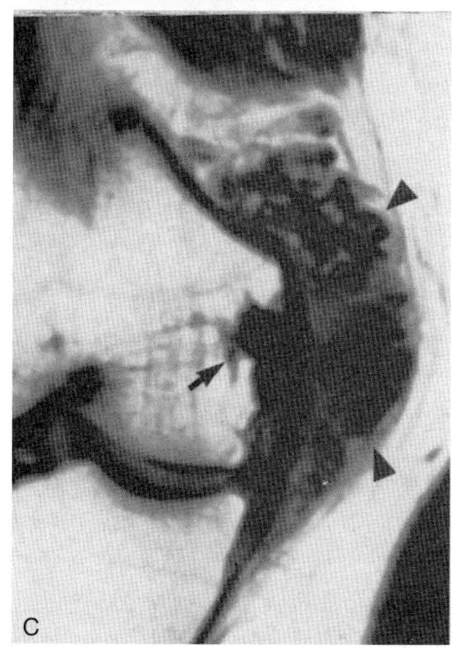

图88-32　肢骨纹状肥大：MR成像。

A,B　49岁男性，腕部逐渐增大的肿物34年。常规X线片（A）显示典型的肢骨纹状肥大表现。冠状位T1加权（TR/TE,400/11）自旋回波磁共振成像（B）显示桡骨远端、腕部、第二掌骨内的低信号病灶。(Courtesy of G.Greenway,M.D.,Dallas,Texas.)

C　32岁男性，冠状位T1加权（TR/TE,550/20）自旋回波磁共振成像显示累及膝关节的低信号骨（箭头）和软组织（三角箭头）病变。(Courtesy of T.Broderick, M.D., Orange, California.)

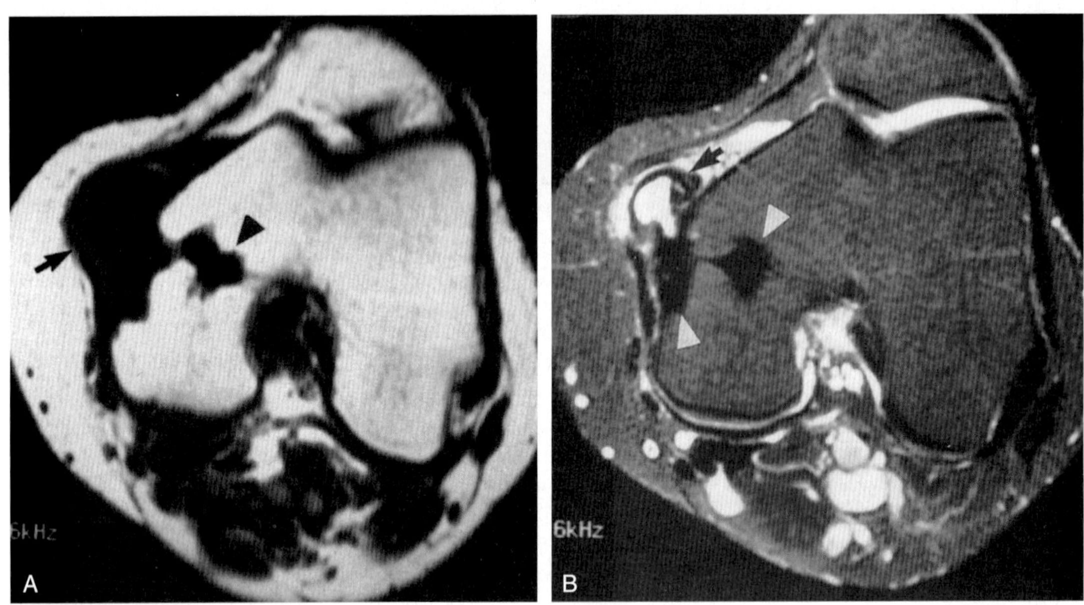

图 88-33 肱骨纹状肥大：MR 成像。64 岁女性，膝关节内侧有一肿块，横断位 T1 加权（TR/TE,366/14）自旋回波 MR 成像（A）显示该肿块（箭头）呈低信号。可见股骨髓腔内呈低信号的区域（三角箭头）。横断位脂肪抑制快速自旋回波（TR/TE,4016/84）MR 成像（B）显示低信号区域(三角箭头)位于股骨皮质和松质骨内部。肿块内包含有低信号的骨化区域（箭头），而周围邻近的高信号区域提示有积液或者炎症组织存在。(Courtesy of J.Jacobson,M.D.,Ann Arbor,Michigan.)

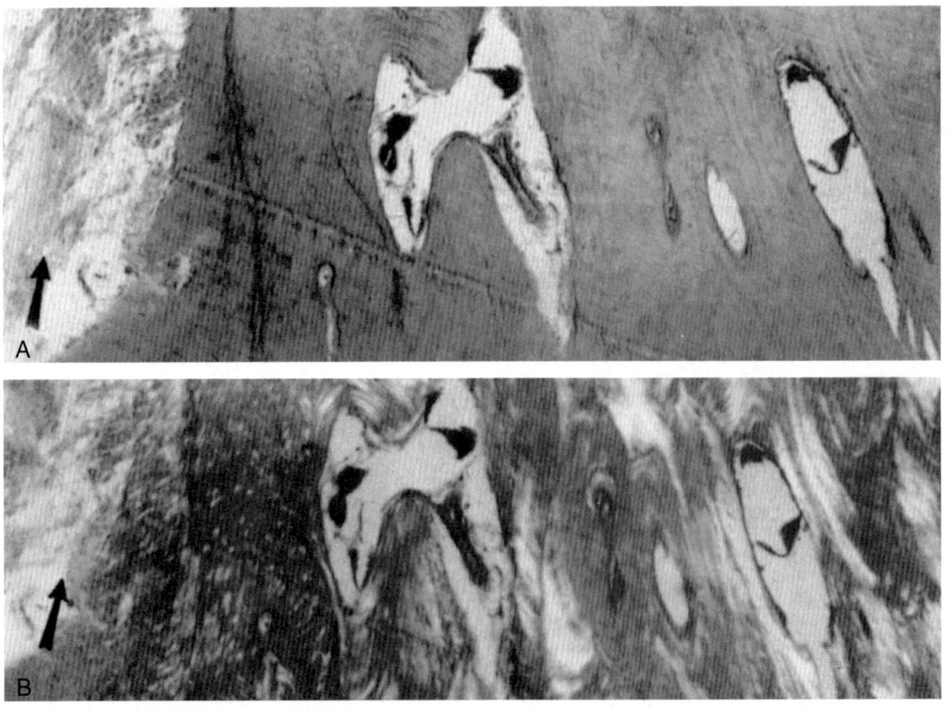

图 88-34 肱骨纹状肥大。不偏振（A）和偏振（B）纤维照片显示骨小梁肥大和骨膜纤维组织增厚(箭头)(68 ×)。

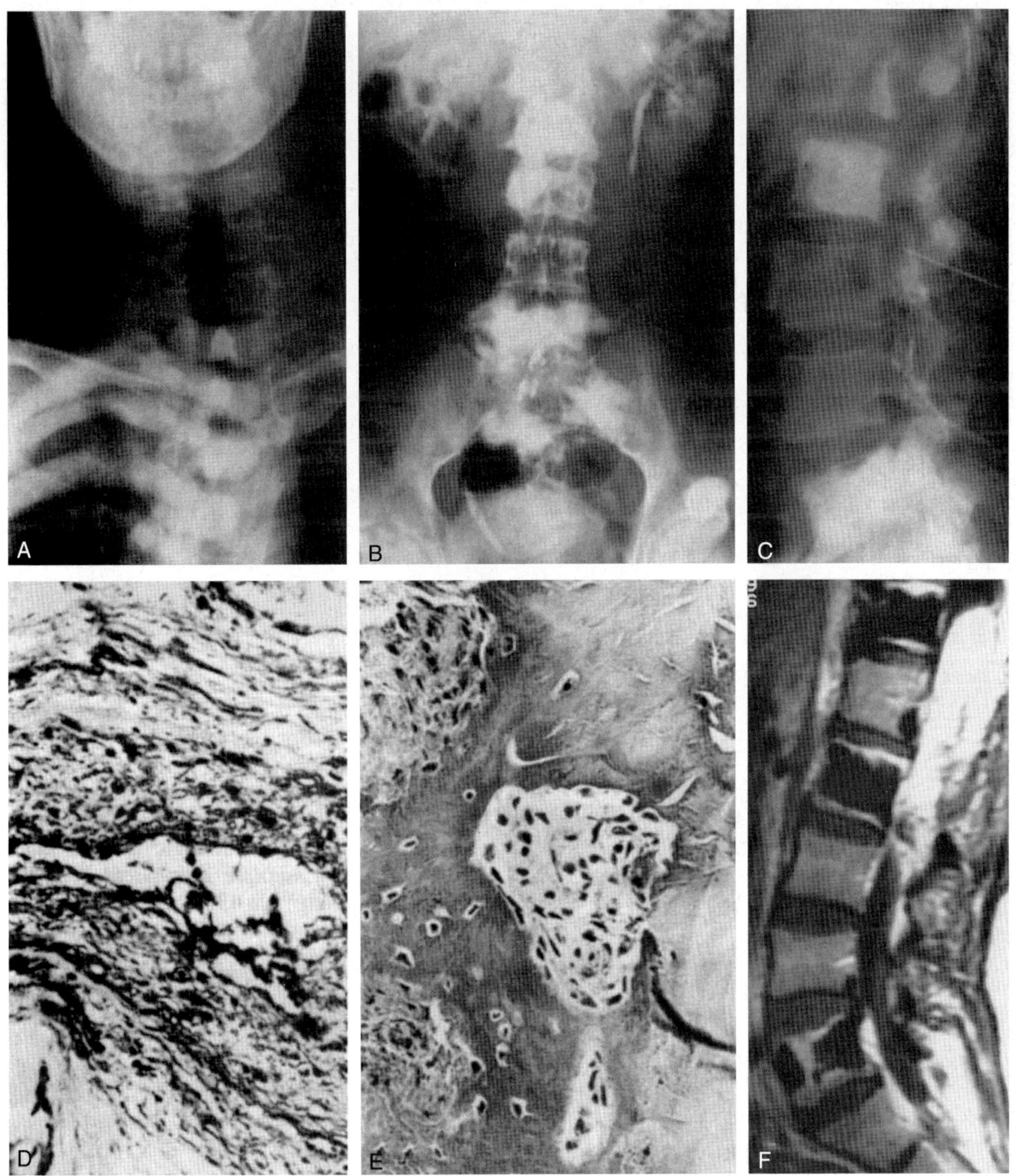

图 88–35　肢骨纹状肥大。21 岁男性，因脊柱内弥散性髓内脂(肪)瘤导致四肢轻瘫。

A–C　中轴骨的 X 线片显示累及右侧上部肋骨、胸椎和腰椎、骶骨和髂骨的骨质增生和内生骨疣。以前做过椎板切除术和脊髓造影。

D　髓内脂肪瘤的组织切片显示在脂肪组织内有一血管通道，可能是静脉，伴有非特异性的内膜下纤维化和血管腔狭窄(100 ×)。

E　取第二胸椎棘突组织做组织学检查可以看到网织骨增加（100 ×）。（From Garver P,et al:Skel Radiol 9:41,1982.）

F　10 年后的矢状位 T1 加权（TR/TE,600/20）自旋回波像显示多个胸腰椎体内的低信号病灶和高信号的脊髓脂肪瘤。

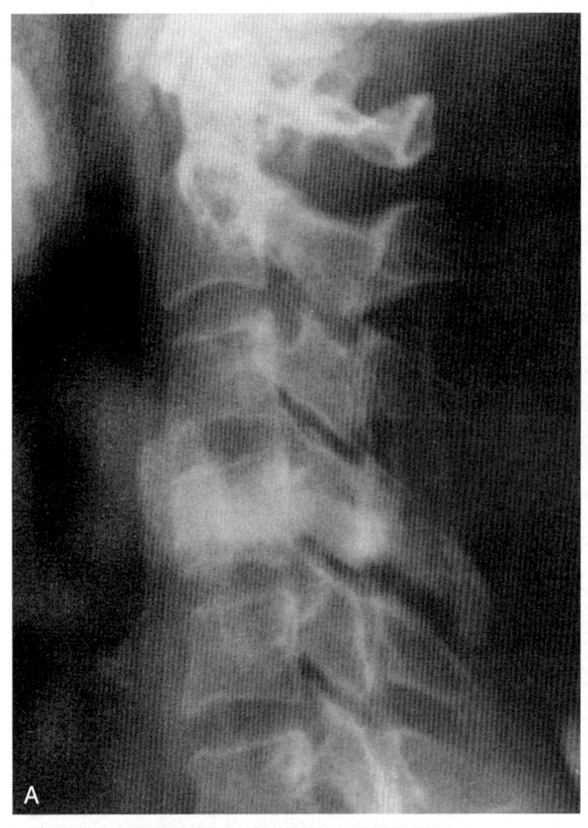

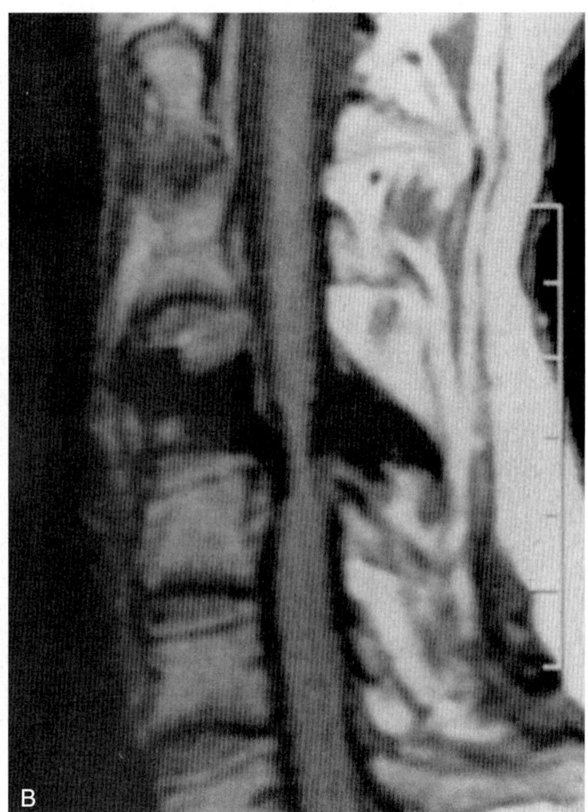

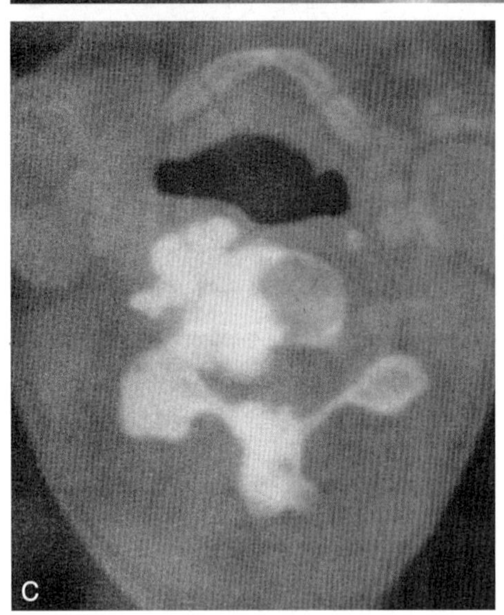

图88-36 肢骨纹状肥大。第四颈椎水平椎体内和后部成分的高密度病灶（A）。前部软组织内病变进展明显。矢状位T1加权（TR/TE,550/18）自旋回波MR成像（B）显示病变区呈现低信号。脊髓前后被压迫。横断面CT扫描（C）显示椎体右侧受累伴有骨化病变的骨内扩展和椎管和神经孔的狭窄。(Courtesy of J.Jacobson,M.D.,Ann Arbor,Michigan.)

巴管扩张、毛细血管瘤和动静脉畸形等多种血管异常[338]以及Trevor病[432]。

第七节 其他的骨硬化营养不良和发育不良

其他许多骨营养不良和发育不良疾病以骨质硬化、骨肥厚和骨膜炎为特征。虽然这些病变都已经在第81章中提及，但是因为骨质硬化性营养不良的临床和放射学特征往往相似或者部分相同，所以在这里还要做一些适当的补充说明。而且因为这些病变的病因和发病机制现在还不清楚，这些疾病中的两种或者更多种很少情况下可能会同时发生，因此目前还没有一个统一的被认可的分类。在第81章中已经提到了欧洲的儿科放射学会采纳的一种命名系统，但是其他的分类还会进一步介绍。

Greenspan[473]在一篇综述中根据是否影响软骨

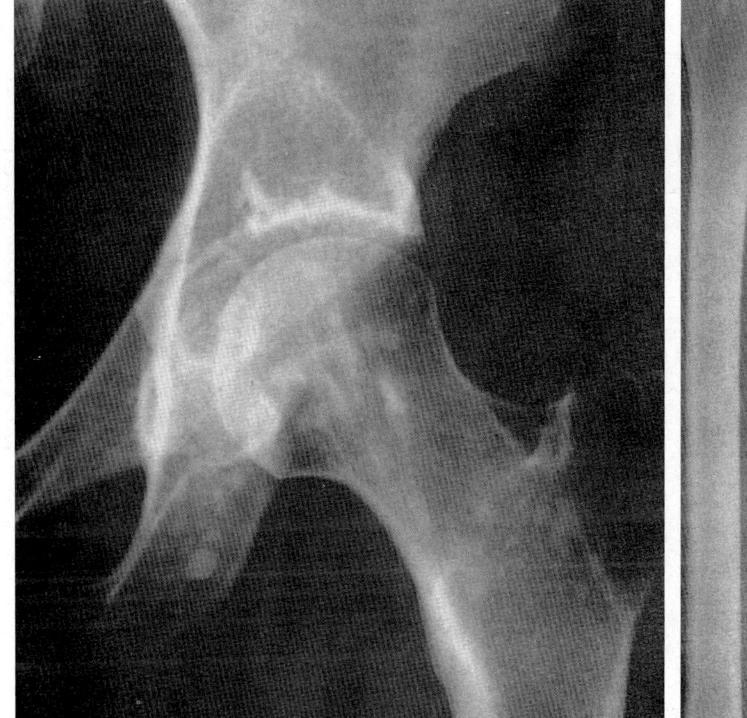

图 88–37 混合性骨硬化营养不良。

A　虽然一些病变呈线性或者长形，但是髋关节的病变可以诊断为全身脆弱性骨硬化。

B 同一个患者的腓骨表现为典型的肢骨纹状肥大的表现：波状偏心性的骨化。

(Courtesy of A.Brower,M.D., Norfolk,Virginia.)

涉及内成骨、膜内成骨或者两种类型都影响，将骨硬化性发育不良进行了分类。同软骨内骨化发育不良相关的疾病可以进一步分为累及原始或者不成熟骨的病变［骨硬化病（图 88–38）和全身脆弱性骨硬化］和累及成熟骨的病变（内生骨疣、全身脆弱性骨硬化和纹状骨病）。膜内成骨发育不良包括骨干发育不良（Camurati-Engelmann病）、遗传性多发性骨干硬化病（Ribbing病）、多种类型的骨内膜骨质增生（例如van Buchem综合征、Worth综合征和硬化性骨病）。同时影响软骨内和膜内成骨的疾病可以再分为影响软骨内成骨的疾病（骨硬化性发育不良、干骺端发育不良或者Pyle病和颅骨干骺端发育不全）；和影响膜内成骨的疾病（肢骨纹状肥大、颅骨骨干发育不良和累及颅骨底的进行性骨干发育不良）；以及同时有两种或者更多的骨硬化发育不良的疾病（肢骨纹状肥大、全身脆弱性骨硬化、纹状骨病、颅骨硬化、骨硬化症、进行性骨干发育不良和全身皮质骨增生）。

如第15章描述的，人体骨骼的生长是软骨内成骨（软骨向骨的转变）和膜内成骨（间充质细胞通过各个分化阶段向骨的转变，而没有中间的软骨阶段）共同作用的有序过程。软骨内成骨形成所有的管状骨和扁平骨、椎骨、颅骨底部、筛骨、锁骨的内侧和外侧；膜内成骨形成额骨、顶骨、颞骨及其岩部、面部上部的骨、颞骨的鼓室部、犁骨、内侧翼骨、下颌骨和锁骨的一部分，还形成骨外膜和骨内膜以及围绕管状骨和扁平骨的皮质内的哈弗管系统[473]。因此，一种以膜内成骨或者软骨内成骨或者两种的改变为基础的分类系统，重点强调了发生于各种骨硬化性营养不良和发育不良中的特定的不同骨骼部位和单一骨的不同部分（例如，皮质或者密质骨、骨小梁或者松质骨）。

某些膜内成骨发育不良会导致肢体管状骨的严重病变，影响骨干皮质的骨内膜和（或）骨外膜，这些与本章中描述的其他病变的表现相似。虽然该分类中（见第 81 章）包括了一组伴随内膜骨质增生的疾病（Worth 综合征、van Buchem 综合征、骨质硬化和其他），但是一种疾病（骨干发育不良或者 Camurati-Engelmann 病）及其多种变异（遗传性多发性骨干硬化或者 Ribbing 病和相关的疾病）需要重点说明。

一、进行性骨干发育不良（Camurati-Engelmann 病）

Camurati-Engelmann 病是一种少见的常染色体显性遗传的肌肉骨骼系统疾病，在 1922 由 Camurati

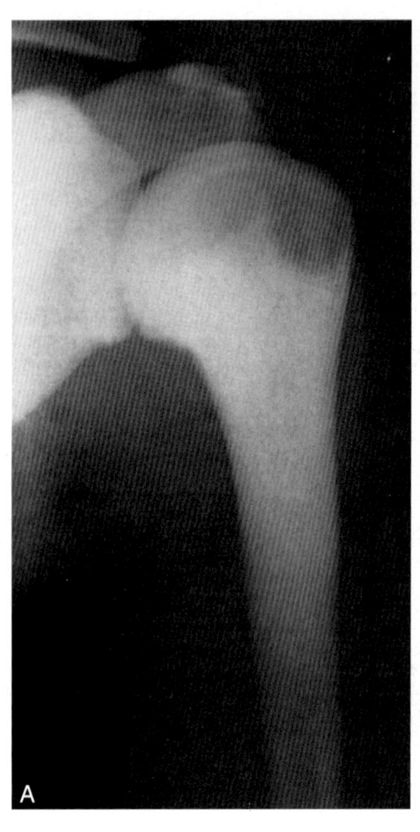

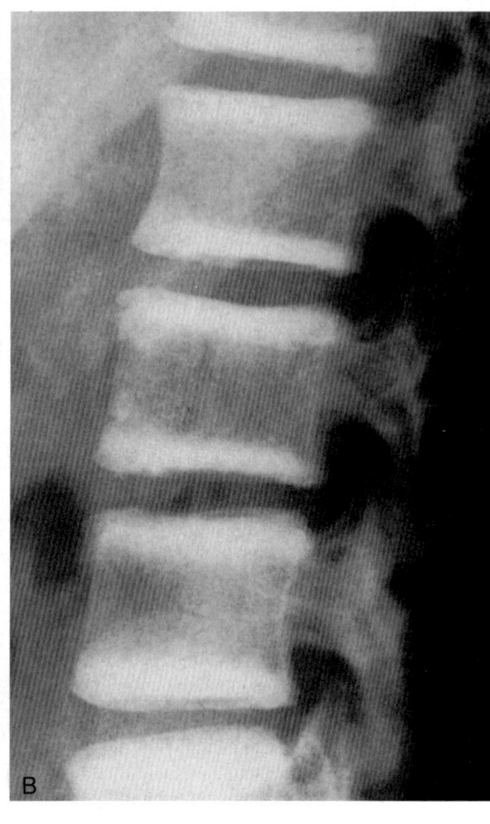

图 88-38 骨硬化症：延迟或者常染色体显性遗传类型。该类型的典型表现是管状骨和扁平骨骨质硬化（A）和椎体终板带状硬化（例如“三明治”样的椎体）（B）。在A图中可以看到股骨头内骨内骨的表现。

[474]首次提出，Engelmann[475]又于1929年进行了描述。因为该病发生于骨干，而且具有进行性骨骼病变的特征，所以Neuhauser和其合作者[476]在1948年用进行性骨干发育不良来描述该病。随后，许多文章对该病的特征进行了重点说明[477-482, 589, 590]。该病通常在10岁以前发病，而且男孩发病率要高于女孩。目前临床表现包括肌肉疼痛、无力和萎缩；蹒跚步态；骨痛；进行性疲劳和青春期延迟。下肢骨比上肢骨更易受累。实验室数据表明尿液中的羟基脯氨酸和血清中的电解质往往处于正常水平，骨髓和周围的血液成分也处于正常水平[473]。虽然该病的临床表现和病理过程多少有些不同，但是通常处于自限状态，而且一般在30~35岁就会自愈[478, 482]。然而曾经有报道该病存在一例慢性进行性的过程[589]。

最主要的影像学表现为管状骨骨干部的皮质呈梭形增厚，累及（以降次排列）胫骨、股骨、腓骨、肱骨、尺骨和桡骨（图88-39）[473]。增厚的皮质骨是由骨内膜和骨外膜成骨引起的，并呈对称分布。骨髓腔的狭窄非常明显。受累骨与正常骨分界明显，骨的外部轮廓通常非常光滑[473]。虽然并不是恒定的，但是骨骺和干骺端很少受累是一个特征性的表现[589, 590]。其余较少受累的部位包括手骨和足骨、腓骨、无名骨、肋骨、脊柱、锁骨、颅骨的基底部。关于脊柱，发生在脊柱后部骨性成分和椎体后部的骨质硬化可能较明显[589]。闪烁成像联合应用常规X线检查在显示病变过程中骨受累的程度方面很有效[482, 483]，CT能进一步显示受累骨的分布和骨膜内及骨膜外成骨的程度[480]。

进行性骨干发育不良的组织病理学发现证实了皮质增厚是由于骨内膜和外膜表面的骨沉积。同时发生以非常活跃的成骨和破骨作用为特征的骨吸收和骨形成。

该病的病因还不清楚。家族性和散发的病例都有报道。虽然报道的家族性发病与常染色体显性遗传相一致，但是进行性骨干发育不良有多种的外在特征，有的可以表现出致命性，有的可以致残，而有的患者的放射学表现只是偶然发现[481]。进行性骨干发育不良被认为是一种由于引导哈弗管系统形成的遗传密码延迟或者缺失所致的疾病和一种由于骨外膜和骨内膜血供不足导致局部缺氧（刺激成骨）的疾病[473]。虽然报道的进行性骨干发育不良的临床症状、组织学特征、实验室数据间不一致导致了该病的病因和发病机制仍不清楚，但是其放射学表现却非常恒定，不过尽管特征明显，但是对合并有原发性和继发性增生性骨关节病的骨异常诊断较为困难。

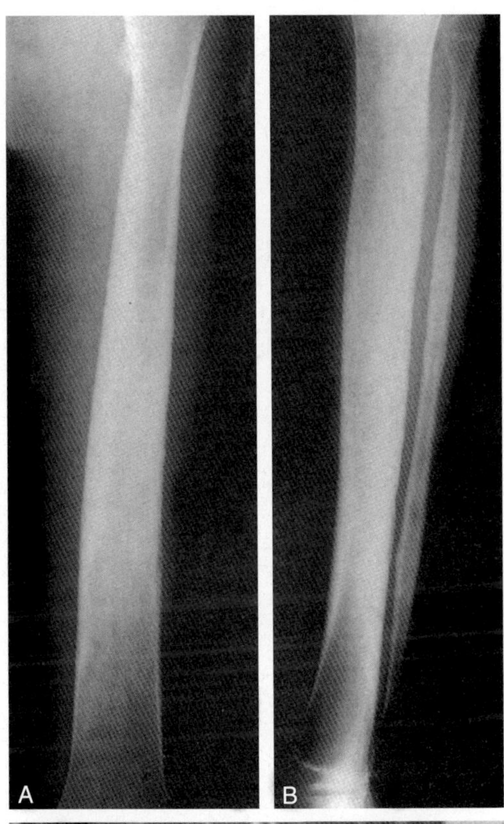

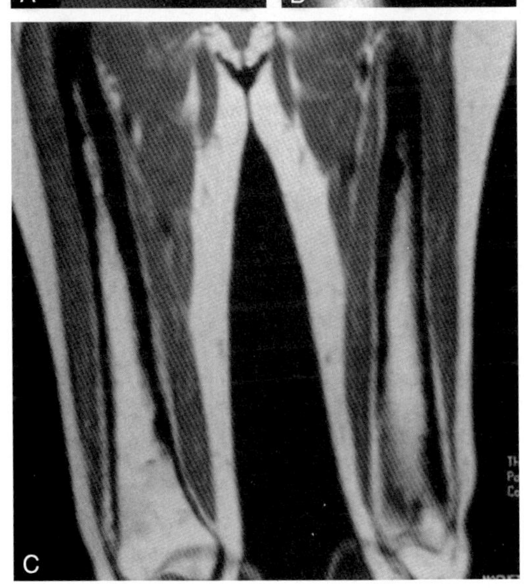

图 88-39　进行性骨干发育不良（Camurati-Engelmann 病）。

A,B　骨内膜和外膜成骨导致股骨（A）、胫骨和腓骨（B）骨干皮质增厚。

C　冠状位 T1 加权（TR/TE,600/15）自旋回波 MR 成像显示两个股骨骨干皮质增厚，呈低信号的波状覆盖层。

(A-C, Courtesy of M.de Maeseneer,M.D.,Brussels,Belgium.)

二、遗传性多发骨干硬化（Ribbing 病）

遗传性多发骨干硬化可以表现为相似或没有明显的临床症状和放射学表现。在 1949 年由 Ribbing[484]首次提出，有时也称为 Ribbing 病，该病可能完全没有症状，或者仅仅有受累肢体的轻微疼痛或者触痛。同进行性骨干发育不良一样，遗传性多发骨干硬化会导致管状骨骨干的骨硬化和骨质增生，特别是在股骨和胫骨，不过腓骨和桡骨也可受累（图 88-40）。皮质增厚、骨髓腔变窄、骨轻度增粗可能明显[473，485]。然而，Ribbing 病累及骨的范围没有进行性骨干发育不良广泛，而且是以不对称为特征。骨病变可能会随着时间而发展，但是最终会静止不变[477]。除了骨吸收不明显以外[484]，组织病理学上的异常（如骨外膜骨形成和哈弗管变窄等）都与 Camurati-Engelmann 病相似。仍然有人认为此两种疾病是相关的病变，仅仅是严重性不同而已[473，477]。

三、特发性骨髓腔内骨质硬化

1988 年，Abdul-Karim 和其同事[486]研究了 5 位主诉下肢疼痛的患者，其年龄分布为 8~52 岁。疼痛从

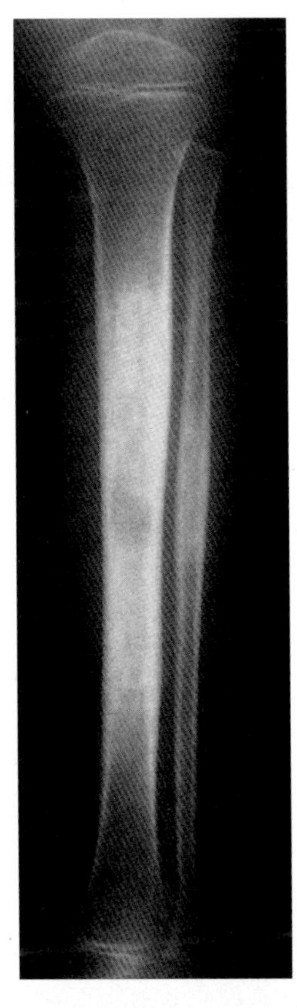

图 88-40　遗传性多发骨干硬化（Ribbing 病）。可以看到胫骨和腓骨骨干的硬化区，也可以看到明显的可透 X 线的病灶。

轻微到中等，而且在活动时加重。没有家族性遗传倾向、外伤、感染或者其他系统疾病的病史。骨髓腔内骨硬化可以通过常规的X线检查或者CT扫描或者两者结合发现，该病累及胫骨中段和远端、腓骨远端或者整个下肢。CT可以发现硬化在髓腔内的位置，而且没有明显的骨膜反应。所有患者的骨闪烁成像为阳性，组织病理学发现，由不规则排列的成熟或者未成熟的骨小梁组成的硬化这一名称骨代替了正常的松质骨。这些作者用骨髓腔内骨质硬化这一名称来描述该病，他们所指的是与以前报道相似但是不相同的病例[487，488]。

除了细微的不同以外，特发性骨髓腔内骨质硬化的放射学特征与Ribbing病表现相似（图88-41），而且在下肢管状骨具有相似的应力学所致的改变。实际上，与骨髓腔内骨质硬化相同的病例都被报道为Ribbing病的病例[591]。提示特发性骨髓腔内骨质硬化的特征有：20~60岁的女性患者、没有相似疾病的家族史、存在累及一个或更多下肢管状骨（特别是胫骨，还有腓骨和股骨）骨干的骨内膜增生（图88-42）[592]。可见单侧或者双侧的改变，骨膜新骨形成并不多见。

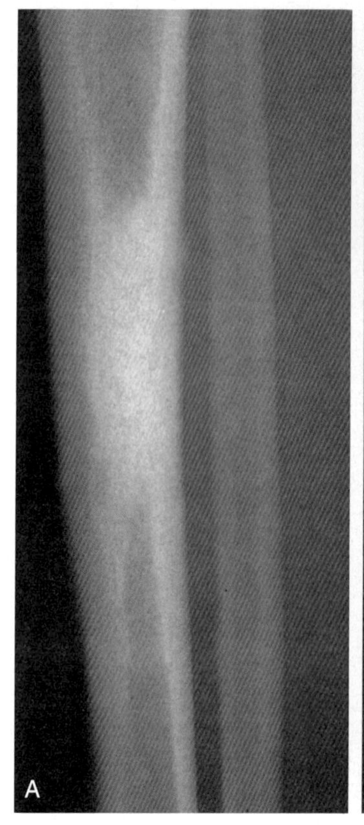

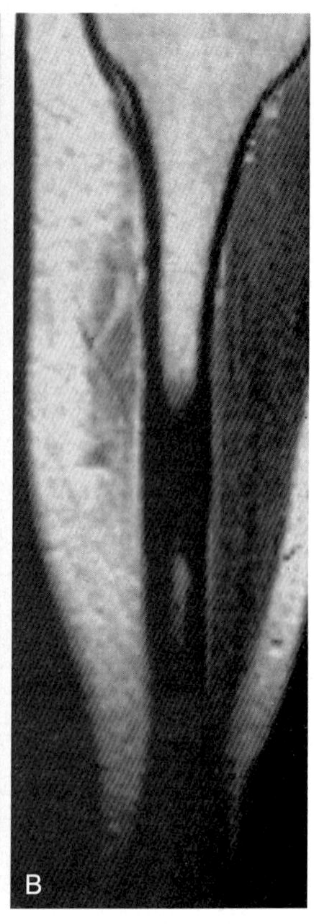

图88-41　特发性骨髓腔内骨质硬化。44岁女性，腿部疼痛，常规X线检查（A）发现胫骨中段成熟的骨内膜和外膜骨形成。冠状位中等加权（TR/TE,2000/40）自旋回波MR成像（B）显示骨硬化区域呈低信号。(Courtesy of A.Newberg, M.D., Boston, Massachusetts.)

第八节　原发性肥大性骨关节病（厚皮性骨膜病）

肥大性骨关节病的临床表现包括手指和脚趾的杵状变、关节周围和骨质增生引起的肢体增大、疼痛和水肿的关节。该综合征可以分为两类：原发性肥大性骨关节病（遗传性或者特发性）和继发性肥大性骨关节病[562]。原发性病变占所有肥大性骨关节病病例的3%~5%。无论在原发性或者继发性的肥大性骨关节病，该综合征都是不完全的或者附加的特征，如脸部和头皮的皮肤增厚（厚皮）可能变成主要症状。

原发性肥大性骨关节病也称为厚皮性骨膜病、特发性肥厚性骨关节病、广泛的骨质增生伴皮肤增厚、厚皮性骨质增生、特发性遗传性骨赘病和Touraine-Solente-Golé综合征。在1868年[97]和1890年[98]由Friedreich和Marie分别提出。1907年Unna[99]研究了头皮松垂病变，在1927年Grönberg[100]将后者与先前由Friedreich[101]报道的病变相联系。后来该疾病的报道有[102-111]，1935年Touraine和其同事[104]结合最新的报道[101,112-119,489-491,643]描述了厚皮性骨膜病的临床和放射学表现。

一、临床异常表现

厚皮性骨膜病是一种常染色体显性遗传的少见疾病，其表达具有显著的变异性。有报道超过1/3的患者有一个亲戚患有相似的疾病[489]。该病主要发生于男性，而且患病的男性要比女性更加严重，并且多发于黑人。虽然有报道在青春期以前或者在成年以后发病的病例，但是青春期发病是比较常见的[112，113，120]。临床表现稍有不同，取决于患者是否出现了综合征的全部表现(皮肤增厚、骨膜炎、头皮松垂)、不完全的形式(头皮未受累)或顿挫型(皮肤增厚，伴有较轻的或者不伴有骨膜炎)[113，116]。

手和脚出现隐匿性的增大致使产生“爪样”表现、手指和脚趾的远端呈杵状，并且指甲凸出（图88-43）。可有脸部和头部皮肤变粗糙，皮肤组织下垂、起皱呈油性，大量出汗，肢体增粗和正常轮廓消失，易

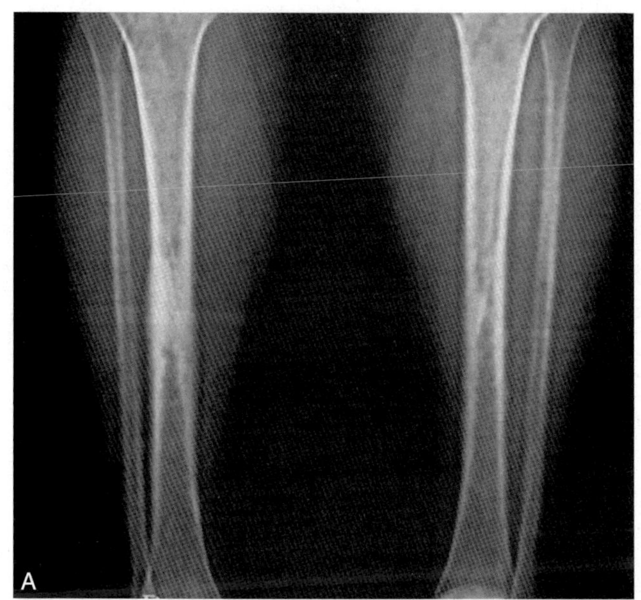

图88-42 特发性骨髓腔内骨质硬化。

A 39岁女性，双侧胫骨骨干受累。右侧受累更严重。病变主要表现为内膜骨质增生，虽然右侧胫骨骨外膜成熟骨形成也可明显。(Courtesy of B.Sosnow, M.D., Phoenix, Arizona.)

B,C 32岁女性，冠状位T1加权（TR/TE,500/14）自旋回波（B）和静脉注射钆剂后脂肪抑制T1加权（TR/TE，300/8）自旋回波（C）MR成像，显示以皮质增厚和低信号病灶为特征的双侧胫骨受累，在图像C中可以看到邻近的骨髓水肿并呈现高信号。

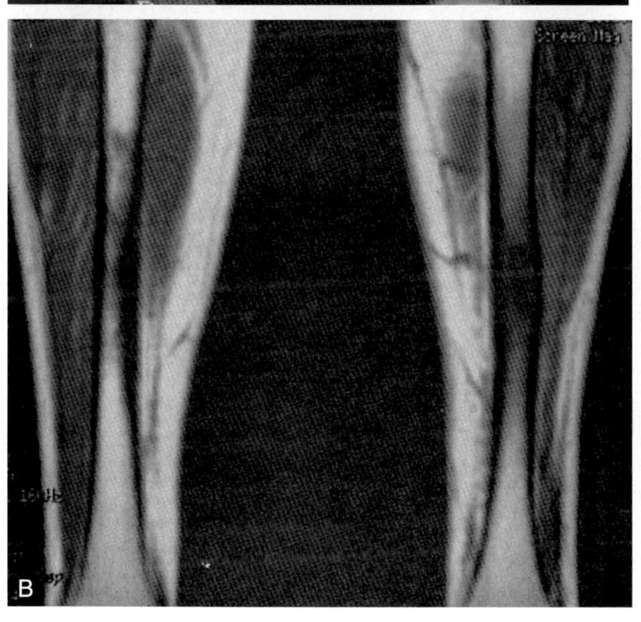

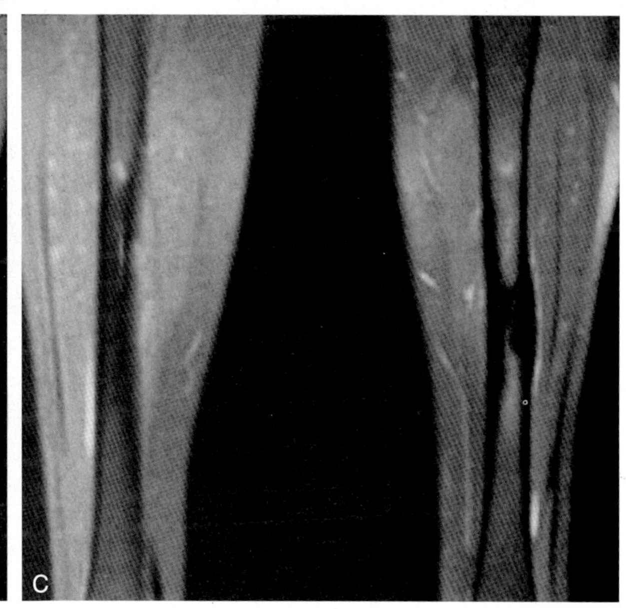

疲劳，骨和关节处的隐痛等表现。厚皮性骨膜病通常病程为10年，后可自愈。然而，可能会出现慢性后遗症，伴有中轴骨和四肢骨的僵直和活动受限、脊柱后突、骨压迫脊髓或者神经根或者颅神经（传导性和感觉性听力丧失、前庭功能失常）而出现神经症状。寿命一般不受影响。

该病患者的临床表现并不是完全一致。皮肤增厚可能是局限性的或者根本就不存在[120-125]，或者骨膜炎可能并不明显[116]。在一些病例中，皮肤组织增厚、变粗糙的特征与肢端肥大症患者的表现相似[126,127]，但是巨舌、下颌骨和蝶鞍的增大以及视力缺陷并不明显[50, 128]。而且，实验室分析数据不能证实为肢端肥大症，因为生长激素的水平是正常的[116]。

值得关注的是某些患者表现出骨髓的衰竭和与增厚的皮质侵袭骨髓腔相关的髓外造血[129,130,343]。这些患者表现的肝脾肿大和贫血可能与内分泌异常有关[129]，虽然这些表现在没有骨髓衰竭的厚皮性骨膜病患者中也可见[131]。

二、放射学异常表现

厚皮性骨膜病的主要放射学表现为骨膜炎（图88-44至88-47）。尽管骨增厚大部分发生于四肢管状骨，特别是胫骨、腓骨、桡骨和尺骨[593]，但是广泛的对称的病变也可以发生。腕骨、跗骨、掌骨、跖

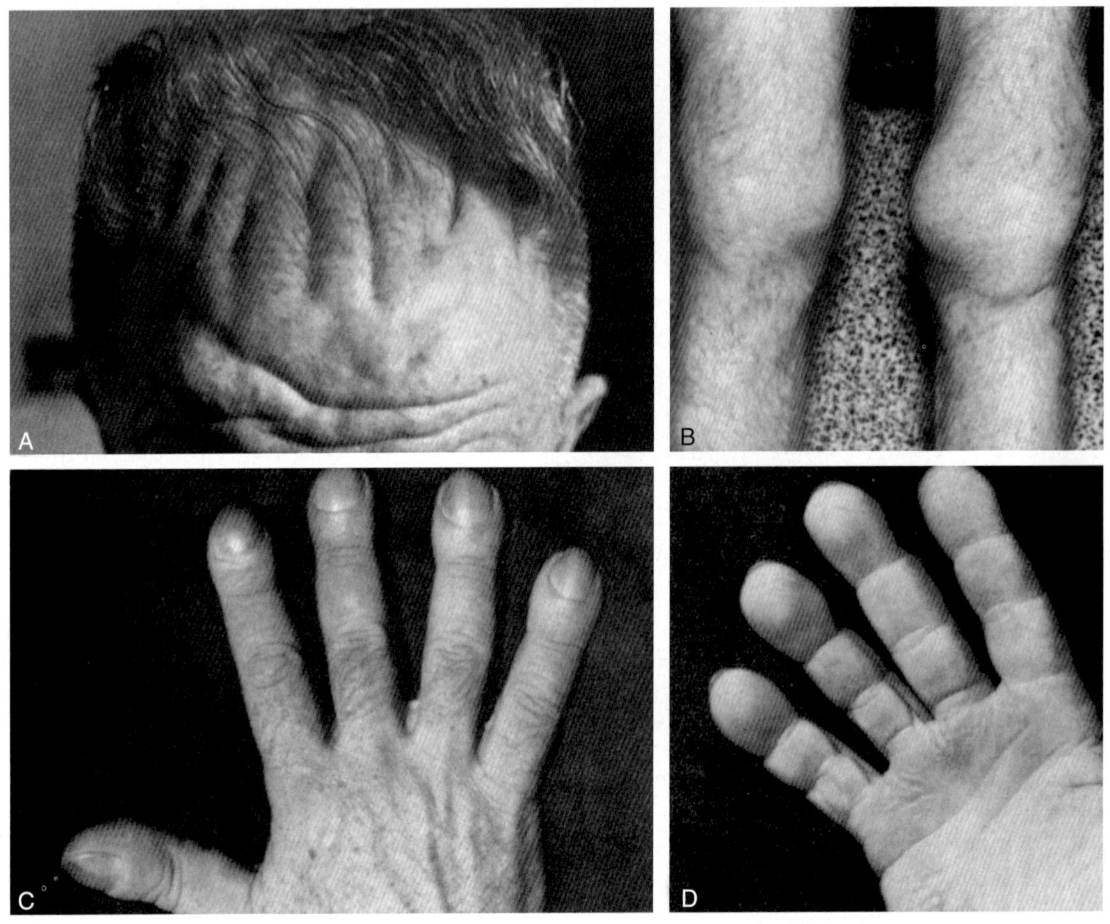

图88-43　原发性肥大性骨关节病(厚皮性骨膜病)。该综合征典型的临床表现包括起皱和油性皮肤组织、手增大伴有“爪样”表现、杵状指和关节肿胀。(Courtesy of M.Dalinka,M.D.,Philadelphia,Pennsylvania.)

骨、指（趾）骨和骨盆也常常受累。也可见锁骨和颅底增厚[111, 594]。然而，脊柱受累不常见。在婴儿和儿童患者，颅缝可能会扩大和延迟闭合[344]。

表面上，管状骨的骨膜增生与继发性的肥大性骨关节病的典型表现相似，但是在厚皮性骨膜病中这样的增生并不引起疼痛[490]，而且，仔细的放射学成像分析可以发现原发性和继发性骨膜炎之间显著的区别（表88-4）。虽然骨干和干骺端在两种类型中都可能受累，但是在厚皮性骨膜病中骨膜炎常会延伸到骨骺并在关节周围产生粗糙的骨赘。实际上，该病以边界不清的骨质增生为特征，与继发性肥大性骨关节病的线性沉积有明显区别。这些骨质增生在骨盆也可见到，特别是在坐骨、耻骨联合、髋臼和髂骨棘。然而在原发性和继发性肥大性骨关节病中，骨膜增生的形式和分布的不同与原发性疾病发病的年龄较早和持续时间较长有关。发病年龄较早的继发性肥大性骨关节病中的骨膜炎（如发绀型先天性心脏病）与厚皮性骨膜病伴发的骨质增生非常相似[492]。

在更进一步发展的厚皮性骨膜病中，管状骨的骨干增粗和四肢骨和中轴骨骨松质的硬化非常明显。肋骨和锁骨可能明显扩大，并伴随粗糙的骨小梁和明显的硬化岛。除了骨增厚，颅骨可能显示显著的窦腔，尤其是在额窦和蝶窦区域，以及中度的下颌骨增大（牙槽部分）。该病脊柱的表现有椎间盘间隙和椎间孔狭窄、椎体内垂直或水平的骨棘和韧带的骨化。指末梢软组织隆突也许与成簇的骨质溶解有关（图88-48）[101,345,346]。骨质溶解可能在指骨的增生肥大之后发生，也许可能提示簇状病变典型地表现为一个有序的过程，开始为骨形成，然后为骨破坏[411,412]。骨吸收会导致末端指骨成锥形、点状、切断或消失。

韧带钙化和骨化也许会出现于四肢骨骼的某些部位，包括跟骨、尺骨鹰嘴、髌骨，以及桡骨和尺骨、胫骨和腓骨之间的骨间区域[593]。骨桥也可能出

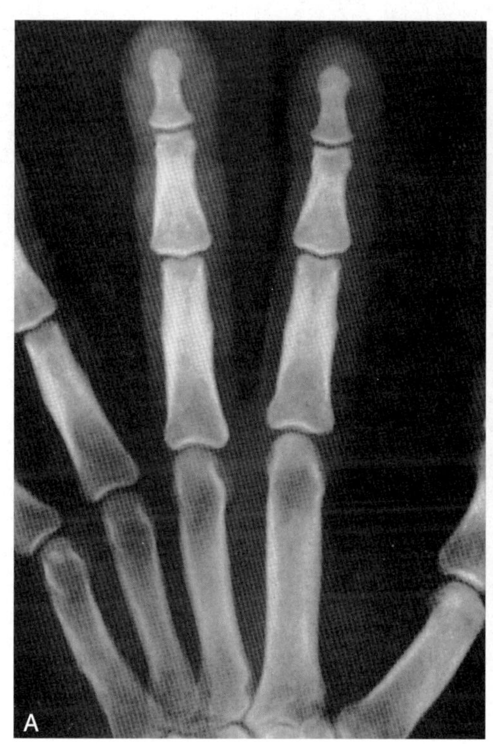

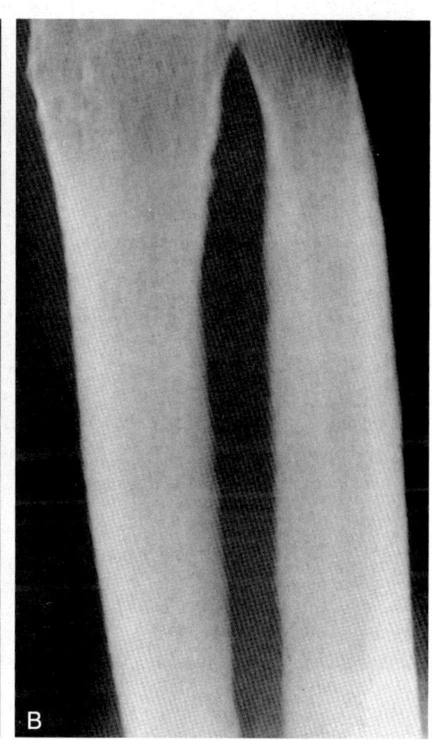

图88-44　原发性肥大性骨关节病(厚皮性骨膜病)。

A　手部可以看到明显的手指末端软组织突出，指骨和掌骨增宽，以及伴有骨皮质增厚。

B　可以看到尺骨和桡骨凹凸不平或者不规则的骨膜骨形成伴有骨皮质增厚。增厚的皮质侵及骨髓腔致使其变窄。

(Courtesy of M.Dalinka,M.D.,Philadelphia,Pennsylvania.)

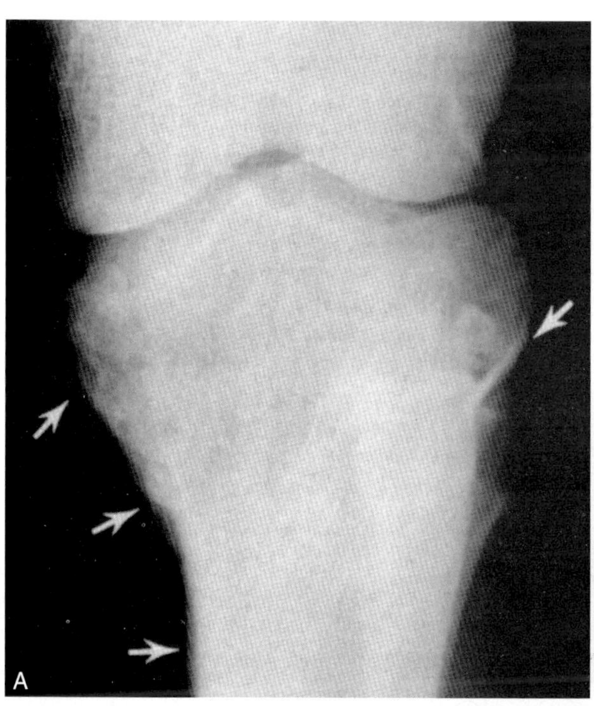

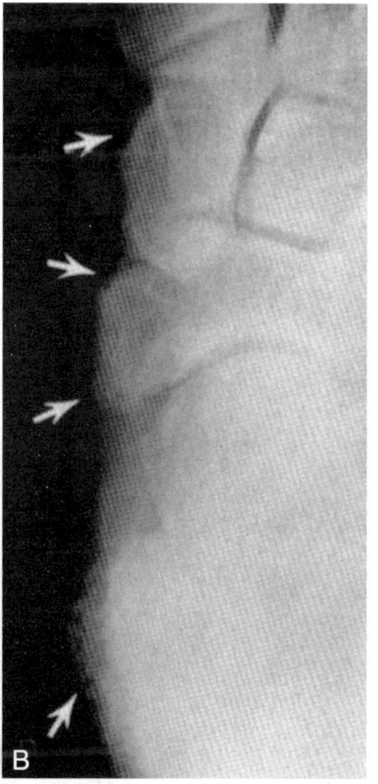

图88-45　原发性肥大性骨关节病(厚皮性骨膜病)。55岁黑人男性，有脸部粗糙的特征表现、指骨杵状变和疼痛，但是没有骨压痛；其他的家族成员也有相似的症状。

A　可以看到胫骨近端骨干、干骺端和骨骺骨膜增生(箭头)。

B　显示内踝和跗骨骨表面不规则(箭头)。

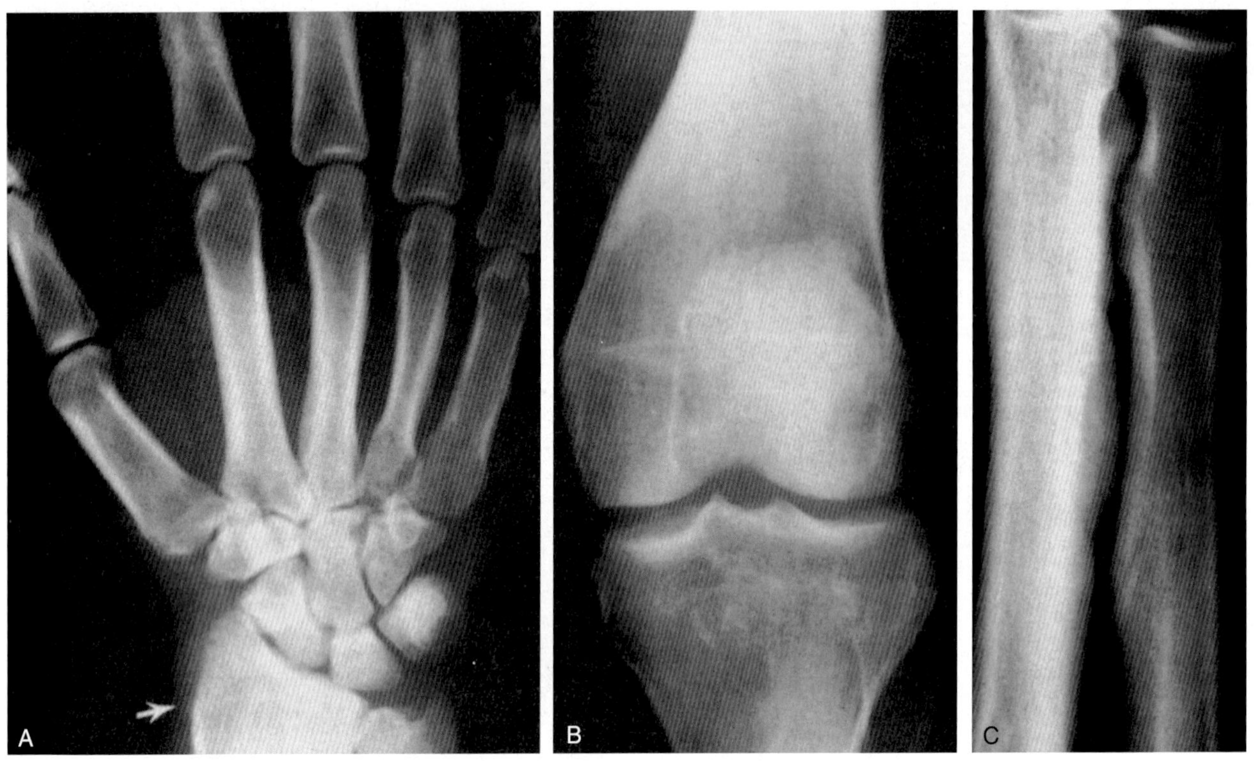

图 88-46 原发性肥大性骨关节病(厚皮性骨膜病)。26 岁男性，有肢端肥大的特征和皮肤病变。
A 除了桡骨远端骨膜增生（箭头）以外，还可以看到增宽的掌骨和指骨。
B 股骨远端增粗并伴有皮质增厚。
C 沿桡骨和尺骨表面的骨质增生明显。

现于肩胛骨和胸骨，并且可能导致骨关节僵硬，尤其是手和足部的关节。

尽管 MR 成像已经被用来评估此类疾病中的肌肉骨骼病变[595,596]，但是一般这种方法并不用于诊断目的。其表现与骨内膜和骨膜下的骨形成、起止点炎、皮质增厚和骨扩张有关。也可以观察到颅骨板障部分的增厚及头皮的隆突和增厚。

三、病理学异常表现

受累骨表面可由于骨膜骨沉积粗糙化[50, 102, 112, 132]。在交界部位，原始皮质骨和骨膜新骨之间的界限不如继发性肥大性骨关节病明显[50]。这种差异可能与厚皮性骨膜病患者存活时间较长有关，因此有足够的时间允许完全或不完全的皮质骨骨膜沉积。

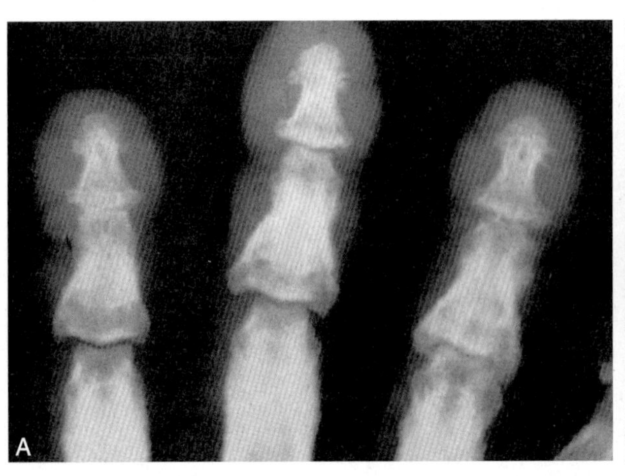

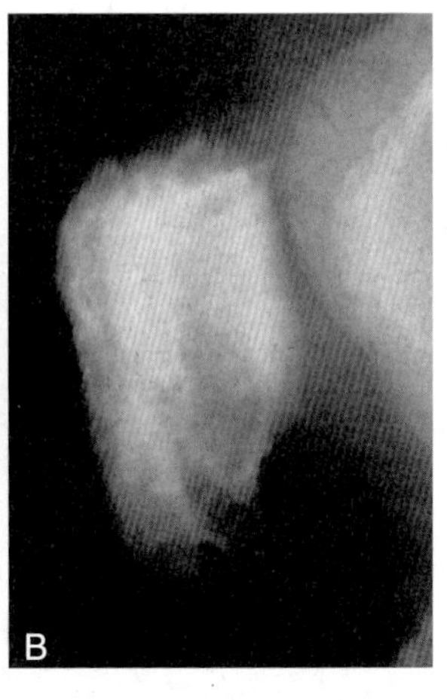

图88-47 原发性肥大性骨关节病(厚皮性骨膜病)。该患者放射学异常表现为指骨软组织杵状变和骨肥大，以及簇状变（A）和髌骨骨刺（B）。(Courtesy of C. Chen,M.D.,Kaohsiung,Taiwan.)

表 88-4　弥散性骨膜炎的一些原因

疾　病	位　置	特　征
原发性肥大性骨关节病(厚皮性骨膜病)	胫骨、腓骨、桡骨、尺骨（少见于腕骨、跗骨、掌骨、跖骨、指（趾）骨、骨盆、肋骨和锁骨）	累及骨干、骨骺和干骺端 凹凸不平或者不规则骨性突起 杵状变 韧带骨化 颅和面部病变
继发性肥大性骨关节病	胫骨、腓骨、尺骨、桡骨（少见于股骨、肱骨、掌骨、跖骨和指(趾)骨）	骨干和干骺端受累 单侧或者多层,规则或者不规则增生 杵状变 关节周围骨质增生，软组织肿胀 潜在的原发性病变
甲状腺源性杵状指	掌骨、跖骨、指（趾）骨（少见于其他管状骨）	累及骨干 好发于手部桡侧 密度增高、实性的和针刺样增生 杵状变 软组织肿胀 甲状腺病变
静脉淤滞	胫骨、腓骨、股骨、跖骨、指(趾)骨	累及骨干和干骺端 波状骨骼轮廓 皮质增厚 软组织肿胀，溃疡，骨化 静脉石
维生素 A 增多症	尺骨、跖骨、锁骨、胫骨和腓骨	累及骨干 波状轮廓 骨骺畸形 软组织结节 颅内高压
婴儿皮质性骨肥厚病(Caffey 病)	下颌骨、锁骨、肩胛骨、肋骨、管状骨	骨膜炎和皮质骨增生 病变可能很严重 颅骨破坏 软组织结节 畸形

四、关节异常表现

关节炎症在厚皮性骨膜病中比在继发性肥大性骨关节病中表现较轻。疼痛与肿胀并不常见；出现时也是中度的，但是会由于酗酒而加重[347]。也许会出现关节液渗出[114, 115]。关节穿刺显示为非炎症的滑液，不过在一位患者中探查到二羟焦磷酸钙晶体[133]。滑膜的组织学检查显示内衬轻微细胞增生和滑膜下血管增厚[134, 348, 349]（图 88-49）。电镜下可见滑膜下组织中小血管周围的多层基底层。

在病程较长的病例中，关节僵硬和活动受限反映出由关节周围骨瘤和关节内肿物引起的机械阻碍[50]。腕骨和跗骨关节僵硬特别明显。

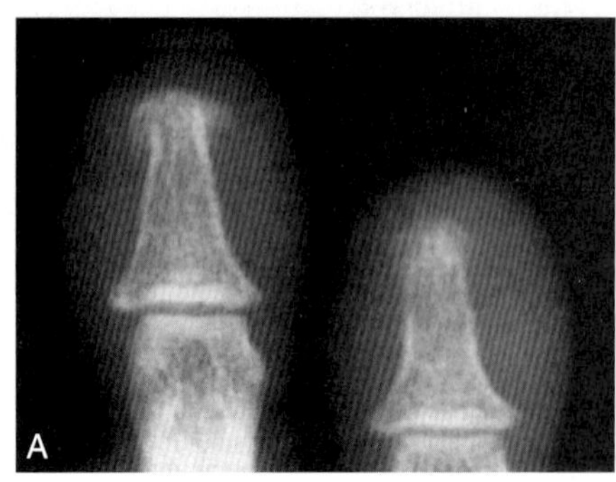

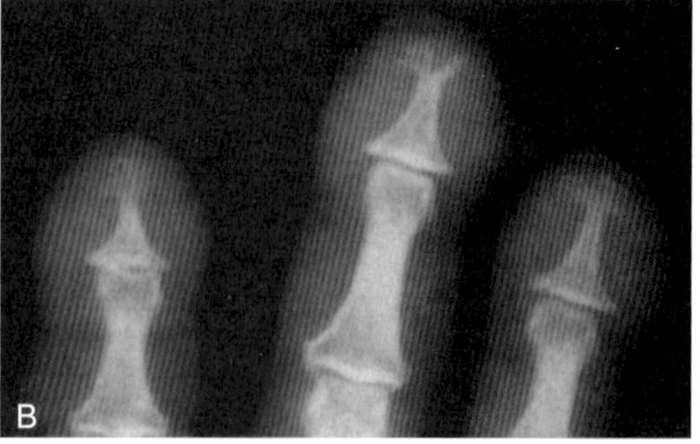

图 88-48 原发性肥大性骨关节病（厚皮性骨膜病）。两个病例显示了软组织杆状变伴有轻微（A）和严重（B）的簇状骨质溶解。(A,Courtesy of R.Kerr,M.D.,Los Angeles,California.)

五、病因学和发病机制

厚皮性骨膜病的明确病因和发病机制还不清楚。虽然在继发性肥大性骨关节病的发病机理中外周血流增加有一定的意义，但是对长期厚皮性骨膜病患者的检查显示血流减少[135]。这种表现的原因和意义尚不清楚。但有人推测外周血流减少可能提示动脉血管壁的继发性增厚，就如在继发性肥厚性骨关节病病例[136]中所描述的一样，或结缔组织大量增生，而致中小动脉压迫或阻塞[135]。疾病的早期活动阶段是否也伴随着类似的循环血液减少情况则不得而知，虽然在一些研究中发现(但不是全部)[491]在此活动期会出现血流增加[348, 349]。也许，在早期阶段，外周增加的血流通过动静脉短路时绕过毛细血管床，而致毛细血管堵塞、局部组织缺氧和结缔组织增生[112]。病理学研究表明，初期高度血管内的骨膜新骨形成和后期的无血管骨的出现支持在疾病早期和后期存在外周血液循环变化的观点[349]。

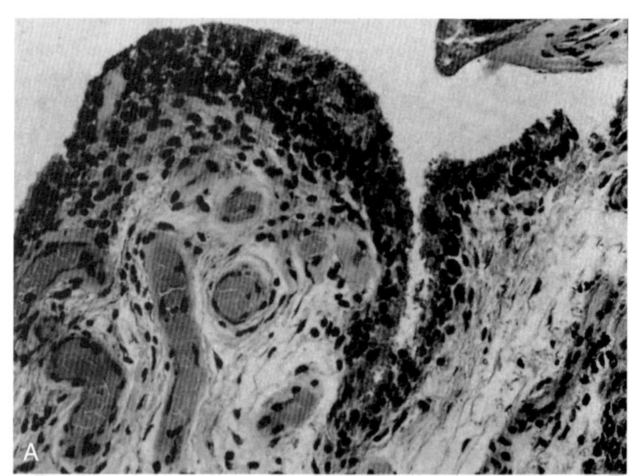

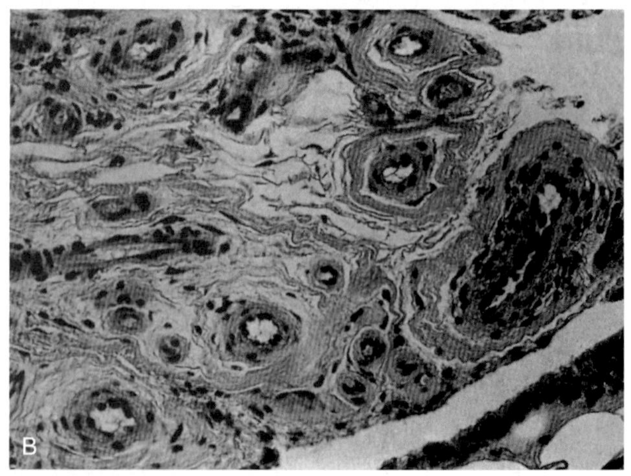

图 88-49 原发性肥大性骨关节病(厚皮性骨膜病):滑液病变。40岁男性，患有厚皮性骨膜病和慢性关节症状，对右膝进行滑膜活组织检查。

A 滑膜内衬细胞增生明显（40 ×）。

B 滑膜下血管增厚也很明显（40 ×）。

(From Lauter SA,et al:J Rheum 5:85,1978.)

六、鉴别诊断

在这种疾病中，管状骨的干骺端和骺部以及中轴骨位置的不规则骨沉积是很明显的，但一般不会出现在继发性肥大性骨关节病中。这种特征可能仅提示在发病越早或病程越长的肥大性骨关节病病例（厚皮性骨膜病）中，可见更加不规则和更加广泛的骨膜炎。在一些患有发绀型先天性心脏病和继发性肥大性骨关节病的患者会出现类似的改变[492]。在大多数患者，发病年龄早、有家族史和无显著的关节疼痛是厚皮性骨膜病的临床特征表现，不同于继发性肥大性骨关节病。在甲状腺源性杵状指中，手和足部可出现蓬松的和针状的骨膜骨。这种表现在别处很少见到，实际上结合眼球突出和胫骨前黏液水肿等临床表现可对甲状腺源性杵状指做出准确的诊断。在厚皮性骨膜病中可见到肢端肥大症的一些临床和放射学表现，但是放射学和实验室检查到垂体瘤可将两者鉴别开来。在骨内膜骨质增生(van Buchem病)中，颅骨和管状骨的皮质增厚并不伴有杵状指、皮肤改变、鼻旁窦的扩大和关节周围不规则的骨性小瘤。同样，在骨干发育不良(Camurati-Engelmann病)中，管状骨骨干的骨内膜和外膜的骨质增生非常明显。营养异常性巨大发育脂肪瘤和变形综合征表现有不规则骨质增生，但是根据其他的临床和放射学表现可以对其做出准确的诊断。其他疾病，如Paget病、纤维性结构不良和氟中毒，均很容易与厚皮性骨膜病相鉴别。

第八节 继发性肥大性骨关节病

公元前5世纪，Hippocrate首次对杵状指进行了描述[137]。在1889年Bamberger[138]和1890年Marie对其进行了描述之后[98]，这种包括杵状变、关节炎和骨膜炎的综合征便广为人知。目前，大量的文献对继发性肥大性骨关节病的特征进行了描述[139-144,492]。在许多报道中，把这种疾病称为肥大性肺性骨关节病，强调了肺脏疾病是骨膜炎的主要病因，估计1%[145,146]~12%[147,148]的支气管肺癌患者会伴有肥大性骨关节病，但也有报道这种概率高达25%～50%[149]。该病在支气管肺癌中的发病率平均约为5%。胸膜间皮瘤的患者也常见肥大性骨关节病，其发病率可达50%[141,150]。其他可伴有肥大性骨关节病的胸内疾病还包括：肺脓肿，支气管扩张，肺气肿，霍奇金病[151-154]，脂质性肺炎[597]，膈肌的肿瘤和转移灶（肉瘤、癌和黑色素瘤）（表88-5）[155－160,312,493－496]。而在肺结核[350]和结节病[502,503]的患者中很少发生肥大性骨关节病。在所有的胸内疾病中，支气管肺癌是目前最常见的病因。周围性鳞状细胞癌患者发生肥大性骨关节病的概率更大。目前没有发现肿瘤大小和肥大性骨关节病发生率及严重性之间存在相关性。

肥大性骨关节病还与下列疾病有关：发绀型先天性心脏病（法洛四联征、大血管移位、Eisenmenger复合征、反流型动脉导管未闭和其他疾病）[161-166,351,425,492,497-499]，和胸腔外疾病，如肝门和胆汁性肝硬化[167,214,413]、胆汁郁积性肝硬化[500]、其他慢性肝脏疾病（硬化性胆管炎、肝豆状核变性）[598,599]、溃疡性结肠炎[220,352]、克隆病[221,222,353]、假膜性小肠结肠炎[354]和胃肠道息肉[355,356]、非热带性口炎性腹泻、阿米巴和杆菌性痢疾。另外，即使在没有肺转移的情况下，鼻咽的[166-171,435]、食管的[172,350]、胃的[215]、胰腺的[173]肿瘤[216]也可发生肥大性骨关节病。局限于一侧或两侧上肢或下肢的肥大性骨关节病常见于主动脉[303,357,504,600-603]或腋动脉的涤纶移植物感染的患者[433]。

表88-5 继发性肥大性骨关节病的某些病因

肺脏疾病	支气管肺癌
	肺脓肿
	支气管扩张
	肺气肿
	霍奇金病
	转移灶
	囊性纤维化病
胸膜、膈肌的疾病	间皮瘤
心脏疾病	发绀型先天性心脏病
腹部疾病	肝门或胆汁性肝硬化
	溃疡性结肠炎
	克隆病
	痢疾
	胃肠息肉
	肿瘤
	胆管闭锁
其他	鼻咽癌
	食管癌
	感染性主动脉或腋动脉移植物

儿童很少发生肥大性骨关节炎，在这个年龄段中可能的病因包括肺脓肿[306,434]、囊性纤维化病[301,426,427]、发绀型先天性心脏病、霍奇金病和转移灶[174-179]，以及克隆病、溃疡性结肠炎[352]、原发性硬化性胆管炎[358]、胆管闭锁和原发性肺脏肿瘤。

一、临床表现

杵状指是肥大性骨关节病的常见表现[505];但并不是所有的肥大性骨关节病都有杵状指；杵状指的表现不能等同于整个综合征，因为伴有多种疾病的患者可能有杵状指表现但没有任何肥大性骨关节病相关的表现[180]。肥大性骨关节病最初的病理改变是甲床基底部纤维弹性组织增生，随后是甲床纹理增加，指甲本身的突起、纹理增多、表面呈玻璃状及曲度增加[506]。皮肤增厚和四肢肿胀也是较常见的表现。

在某些时候关节症状和体征在大约30%~40%的肥大性骨关节病患者中明显，而且可能是该病的早期表现。典型的表现是一个或多个关节的疼痛和压痛。并且是活动后不适加重，夜间较明显。邻近皮下组织肿胀，其上的皮肤暗红，皮温增高。膝关节、踝关节、腕关节、肘关节和掌指关节最常受累[359]，偶尔表现为不对称[181]。当手和腕部小关节受累时，其表现和类风湿性关节炎相似[359]。经常有滑液渗出，其性质为非炎症性[181，182，507]。该液体清亮，黏稠，含有黏蛋白凝块、少量白细胞和中性粒细胞[182，183]。有报道称这种滑液中的纤维蛋白原水平有所升高[184]。

肥大性骨关节病的临床表现并不是完全相同的，在某种意义上取决于其病因。由肺脏疾病引起的肥大性骨关节病常出现急性的杵状指表现，指尖温度的增高，偶尔出现皮肤的增厚和多汗，约30%~35%的患者有关节表现，而且可能要比肺部的症状、体征出现得早。由其他病因引起的肥大性骨关节病可表现为隐匿性的杵状指；关节炎、皮肤增厚和多汗可能很轻或没有。

在由胸腔内疾病引起的继发性肥大性骨关节病中，开胸术常可使关节的症状体征在术后24小时后得到明显好转，虽然放射学表现的消退可能要慢些，需要数月或数年的时间才能完全消退。即使对于肿瘤无法切除的患者，开胸术也是有益的。其他外科手术（包括肺门神经切除术、迷走神经切断术、同侧的肺动脉结扎术[217]）也可减轻继发性肥大性骨关节病的临床表现。放疗或化疗[300]可能有同样的效果[185，289]。另外，肋间神经切断术、抑制生长激素的药物、垂体切除术甚至剖腹术也可以减轻继发性肥大性骨关节病的临床表现[186，187，218，219，360]，化学药物烧断迷走神经可能也有减轻症状的作用[304，305]。肿瘤的再生常可使临床和放射学表现恶化[148，188]。肝脏移植对于慢性肝脏疾病相关的继发性肥大性骨关节病是有益的[500，598，599]，尽管对移植肝脏的排斥反应可引起继发性肥大性骨关节病的产生或复发[501]。

二、放射学表现

尽管很少情况下，继发性肥大性骨关节病仅有症状和体征，而没有明显的放射学表现[361]，但骨膜炎是其特征性表现。骨膜的骨沉积最早出现于胫骨、腓骨、桡骨和尺骨的两端，其次是股骨、肱骨、掌骨、跖骨、指趾骨（不包括末节指趾骨）（图88-50）。随着病程的进展，骨膜炎在干骺端和肌肉肌腱起止点处变得明显，但通常不会延伸进入骨骺。不过在继发于发绀型先天性心脏病的肥大性骨关节病的患者可以见到骨膜炎向骨骺的延伸。另外，继发于发绀型先天性心脏病（图88-51）和其他疾病（如囊性纤维化病）（图88-52）的肥大性骨关节病因为发生于未成熟骨骼，并且病程较长，所以可见更加明显的骨膜炎。很少情况下，在继发性肥大性骨关节病中可见到肩胛骨、锁骨（图88-53）、肋骨和脊柱，甚至颅骨和面骨的放射学异常表现，不过应用闪烁法（后详述）检查上述骨的受累可能更明显。

骨膜炎的多样性表现为：骨膜轻度隆起，在骨膜骨和相邻皮质之间有可透X线的区域；分层样或“洋葱皮”样改变，但新形成的骨表面是光滑的；不规则的骨膜隆凸；波状、不规则、实性的骨膜覆盖层；皮质外表面骨膜骨形成，而使皮质增厚[142]。实际上，骨膜炎的表现随着病程的进展而变化。开始可能是单层的新骨形成，并和其下的骨结构分离。其后随着原发病的反复，层状的新骨形成变得明显，最后与骨皮质融合。

杵状指在放射学上表现为软组织肿胀，但这不是特异性表现，而且可能伴有局部的骨肥厚或骨吸收（图88-54）[346]。

三、病理学异常表现

在新骨沉积于骨膜之前，其外层或纤维层是圆形细胞浸润的部位[50，163，189]，随着内层或新生层的增殖，导致新生骨在原来骨皮质上的沉积（图88-55）。最初，这种主要由网状小梁或粗纤维组成的骨沉积物是与骨皮质分离的[50]。随着骨沉积物的广泛增多，骨沉积物的深部分层，皮质骨显露出局灶性的孔隙。最后，骨膜和骨皮质之间明显的界限消失。骨内膜的骨沉积不明显，这对于放射学和病理学上的诊断是有帮助的。

Holling和Brodey认为[144]，对肥大性骨关节病异常病理表现的描述过多地强调了骨病变的作用。他们引用了狗的实验性研究，证实在肢体病变部位血管结缔组织的过度增生，要早于新骨的过分增殖。这种新形成的组织包裹了肌腱、骨或关节。临床试验发现同样的结果：新形成的血管性组织包埋了骨和关节的周

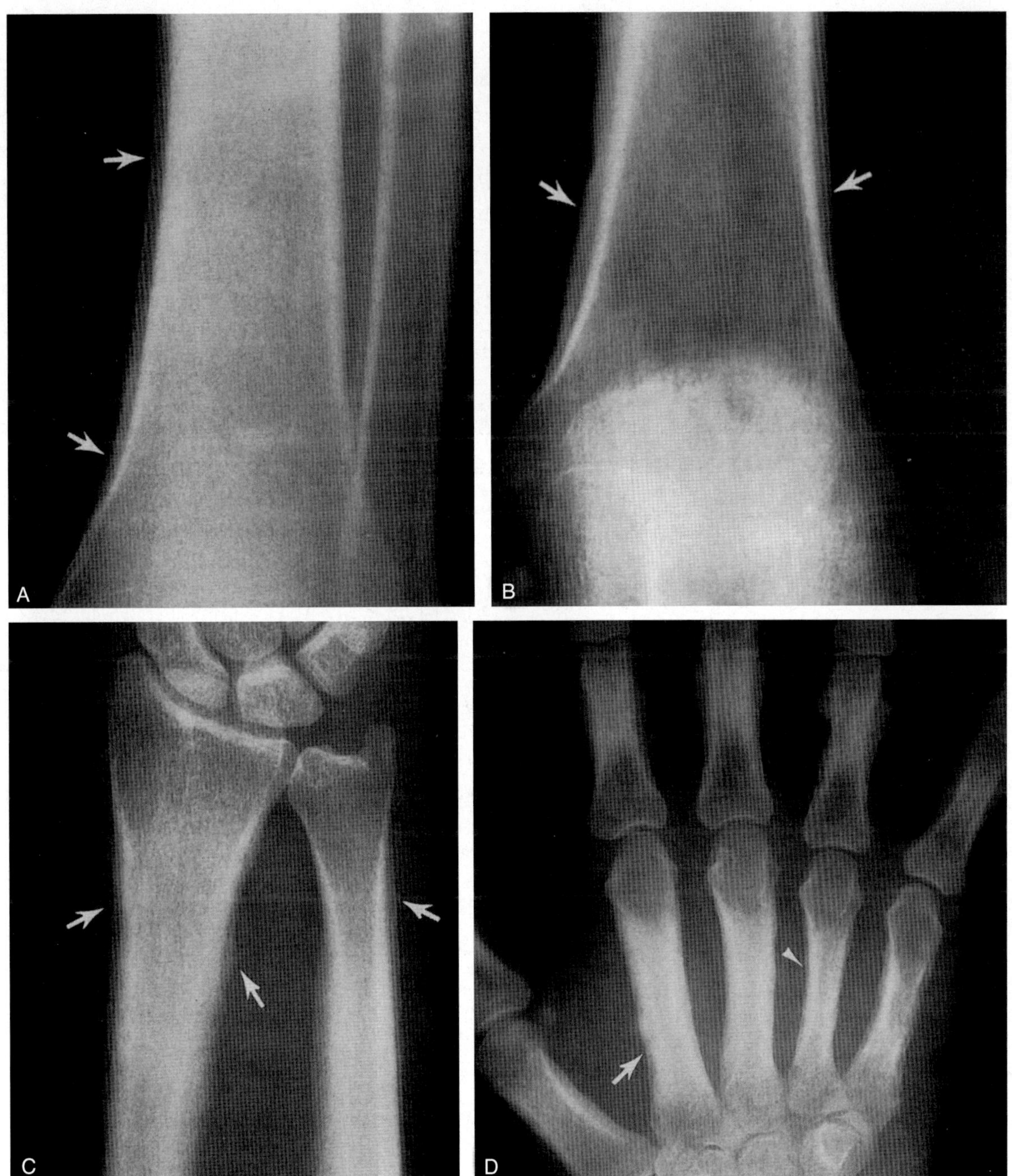

图 88–50　继发性肥大性骨关节病：骨膜炎。

A　胫骨和腓骨远端。骨干处骨膜隆起导致新骨的线性沉积（箭头），病变终止于干骺端。

B　股骨。股骨内外侧骨膜骨线性增厚突出（箭头），皮质的骨内膜面未被累及。

C　尺骨和桡骨远端。另一典型部位，两骨骨干处骨膜的线性沉积延伸至干骺端（箭头）。

D　掌骨和指骨。掌骨的线性骨膜炎导致新骨形成，有的与其下的骨组织分离（三角箭头），有的与其下的骨组织完全融合（箭头）。指骨肌肉起止点处也可见骨性增殖。关节周围有一定程度的骨质疏松。

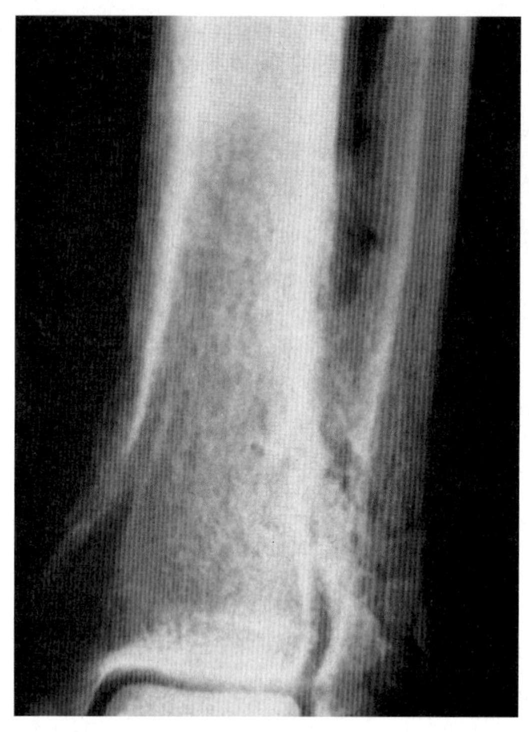

图 88-51 继发性肥大性骨关节病：骨膜炎。发绀型先天性心脏病。胫腓骨上可见到极不规则的显著的新骨形成。(Courtesy of C.Pineda,M.D.,Mexico City，Mexico.)

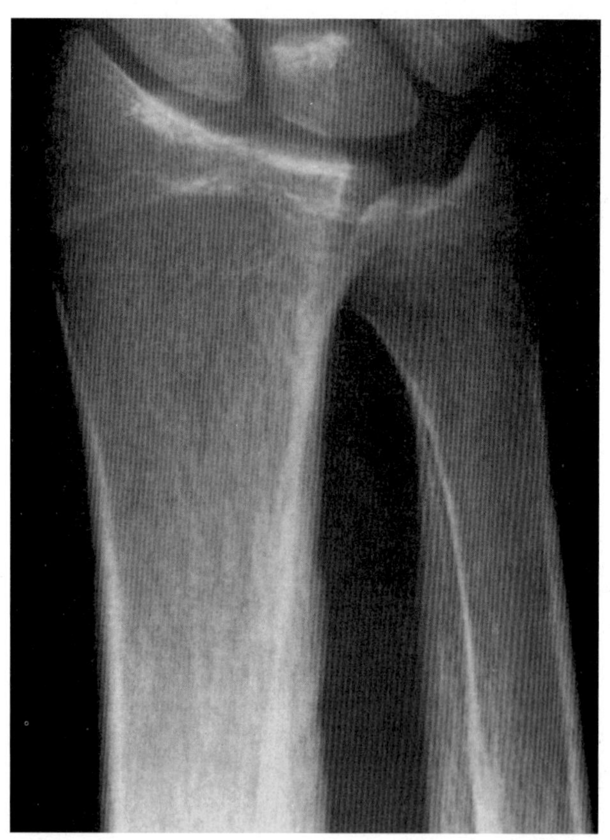

图88-52 继发性肥大性骨关节病：骨膜炎。囊性纤维病。尺骨和桡骨远端明显的新骨形成。(Courtesy of M.Murphey,M.D.,Washington,D.C.)

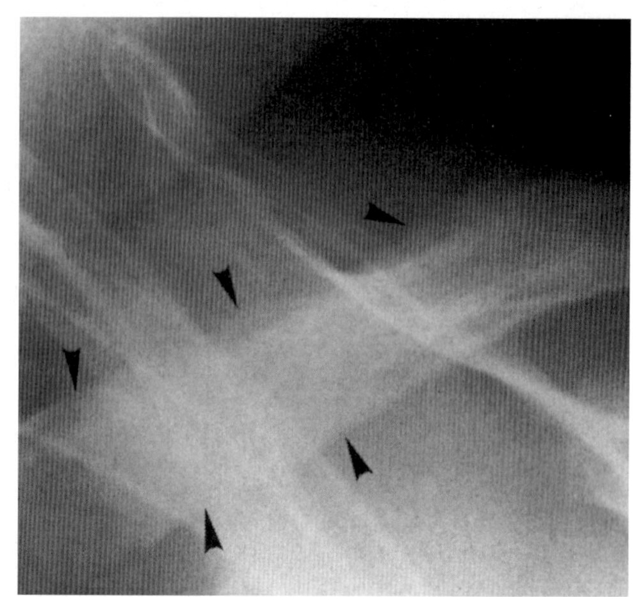

图 88-53 继发性肥大性骨关节病：骨膜炎。新骨的沉积（三角箭头）导致了锁骨弥漫性的增大。

围结构,这种组织由许多厚壁血管供应的胶原纤维束组成，其血管周围常有淋巴细胞的聚集[136]。

四 、关节异常表现

膝关节、踝关节、腕关节，甚至手指（图 88-56）的疼痛、肿胀，可能是肥大性骨关节病的早期表现[182]，与类风湿性关节炎的临床表现相似[190, 191]。二者都可出现软组织肿胀、关节液渗出和X线片上关节周围骨质疏松，个别情况下二者可以共存[192]，这给临床鉴别诊断增加了困难。肥大性骨关节病易

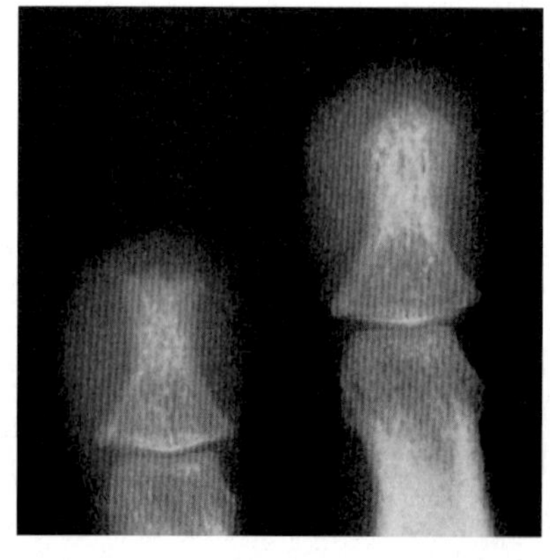

图 88-54 继发性肥大性骨关节病：杵状指和骨溶解。这是一位发绀型先天性心脏病患者,可见明显的软组织隆起和骨溶解。(Courtesy of C.Pineda,M.D.,Mexico City,Mexico.)

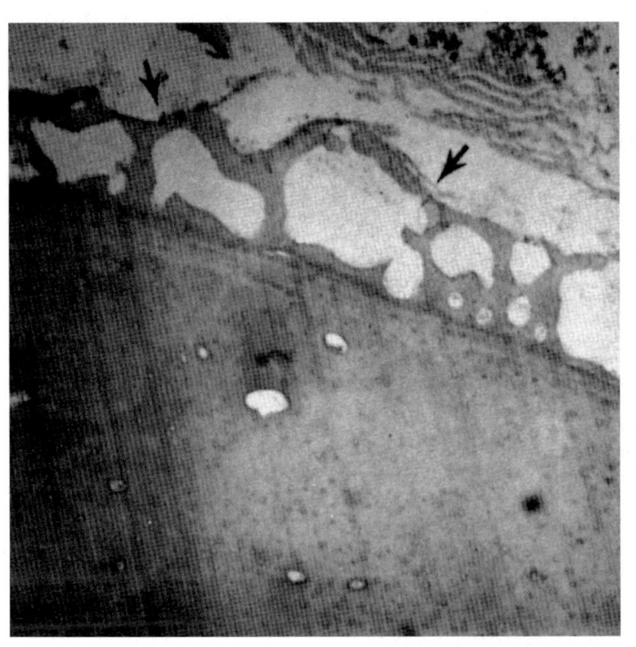

图 88-55　继发性肥大性骨关节病:病理学异常表现。可见骨膜下花边样骨沉积（箭头），其与下方的骨皮质融合。

侵犯大关节，相对较少侵犯指(趾)节间关节[193]，同时肥大性骨关节病经关节穿刺证实滑液为非炎症性的，并且活检证实滑膜为非炎症性，这些和类风湿性关节炎是不同的。但是，早期滑膜组织学报道证实有慢性滑膜炎伴有类纤维蛋白降解；滑膜下充

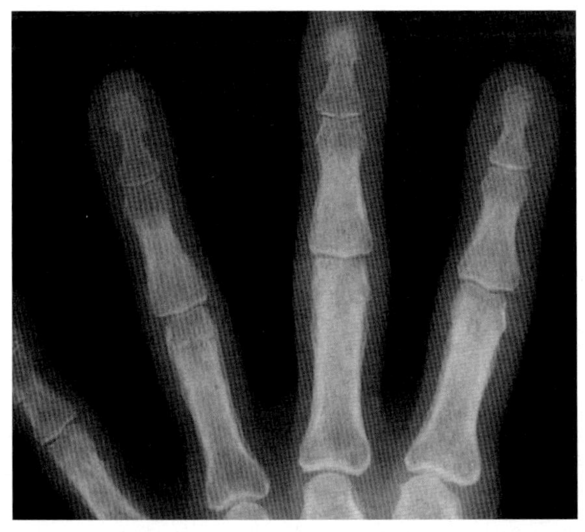

图 88-56　继发性肥大性骨关节病:关节周围软组织肿胀。可见中度的关节周围肿胀和明显的骨膜炎。另一手存在相似的病理表现。这位患者最初诊断为类风湿性关节炎,后来胸片证实为分化较差的肺腺癌。(Courtesy of G.Greenway,M.D.,Dallas, Texas.)

血；细胞的浸润，包括淋巴细胞、血浆细胞、组织细胞；同时滑膜内衬细胞有一定程度的异常增生[136]。在某些标本中可见血管翳形成、纤维性和骨性关节强直[180]。在继发于先天性心脏病和肝硬化的肥大性骨关节病中，滑膜活检也证实有轻度慢性炎性改变[162]，以及滑膜钙化[194]。尽管有这些报道，但许多研究者认为大量的炎症并不是肥大性骨关节病的特征表现，虽然在病程较长的疾病中炎症可能增加（图88-57）[150, 182]。Schumacher[182]在电镜下对滑膜进行了观察，发现血管壁上有电子致密沉积物，同时滑膜表面、间隙和一些致密沉积物中有显著的纤维蛋白样物质。他推测这种关节的致密物来自全身的血液循环，而显著的纤维蛋白的聚集是由于滑膜微血管的损伤和分子量蛋白自血管损伤处漏出所致。

总之，肥大性骨关节病的关节表现并不是特异的，它也没有类风湿性关节炎表现的炎症性质。实验性研究没有发现肥大性骨关节病特征性的关节表现[195]。继发性肥大性骨关节病没有关节间隙狭窄、边缘和中心性的侵蚀（类风湿性关节炎患者可见），也没有骨瘤和骨性关节强直（原发性肥大性骨关节病患者可见）。

五、放射性核素异常表现

放射性核素骨成像是检测原发或继发性肥大性骨关节病的高敏感方法[196-203, 348, 349, 362, 363, 436]。放射性核素沿管状骨骨干、干骺端的皮质边缘弥漫性、对称性浓集，形成“双轨征”或“双线征”（图88－58A）。如果合并有滑膜炎，关节周围也会出现核素浓集。罕见的表现包括锁骨、肩胛骨、骨盆和面骨等不对称放射性药剂的浓集；与杵状变相关的手指部的浓集（图88-58B,C）[199, 204, 302, 349]。

闪烁成像检查的异常表现通常要早于放射学上的表现，与临床表现更相符合，适当的治疗（比如手术、放疗）后核素浓集减少。偶尔未经任何治疗核素浓集会完全消失[203]。肿瘤复发之后常出现放射性核素再度异常浓集。尽管恶性肿瘤患者出现放射性药剂的浓集可能代表骨转移，但闪烁成像区分肥大性骨关节病和转移灶并不困难（图88-59）。恶性肿瘤的骨转移放射性核素异常显示为不对称的、局灶性病变，易侵犯中轴骨和骨髓间隙[197,198]。

六 、发病机制

自从Bamberger[138]和Marie[98]对肥大性骨关节病

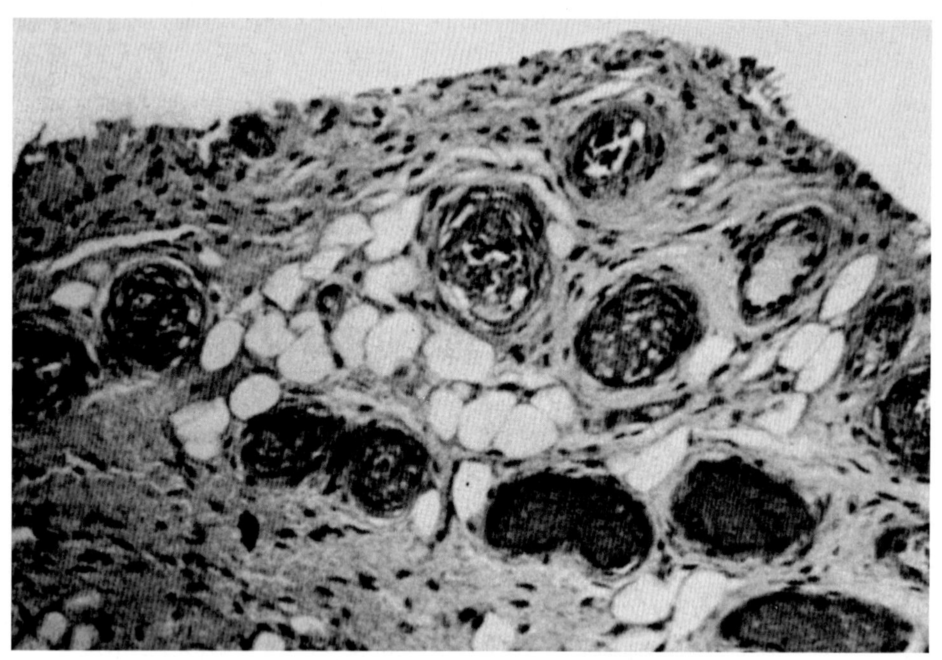

图88-57 继发性肥大性骨关节病:关节的异常表现。滑膜小血管明显充血,不伴有炎性细胞浸润(180 ×)。(From Schumacher HR Jr:Arthritis Rheum *19:629*, 1976.)

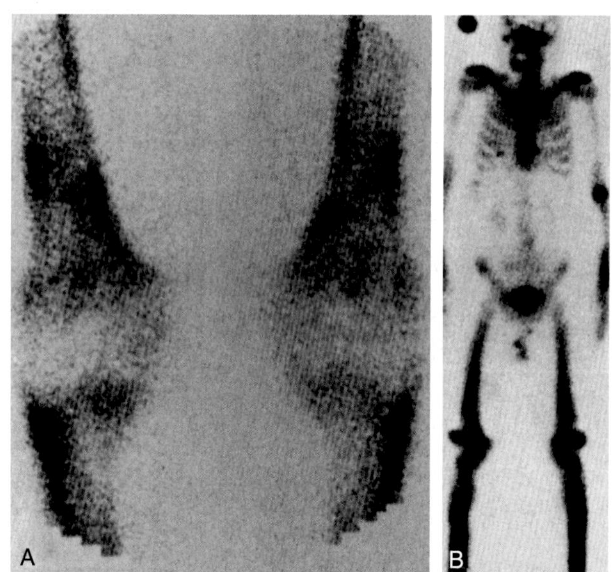

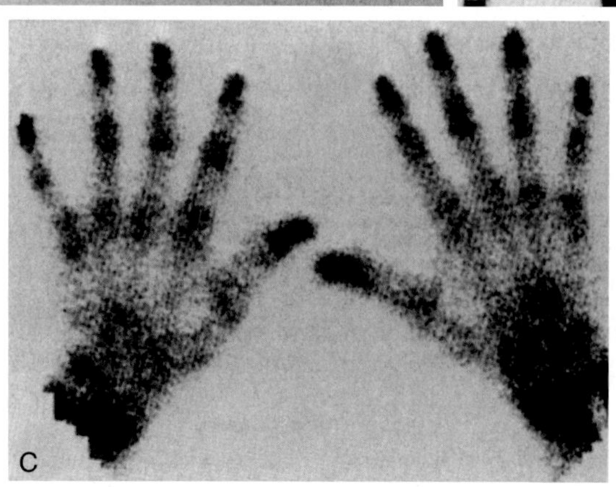

图 88-58 继发性肥大性骨关节病:放射性核素异常表现。骨扫描的各种表现。

A 股骨和胫骨的“双轨征”或“双线征”。

B 四肢骨和中轴骨弥漫性的核素浓集。

C 手指部明显的放射性核素浓集。

(B, Courtesy of V.Vint,M.D.,San Diego,California.)

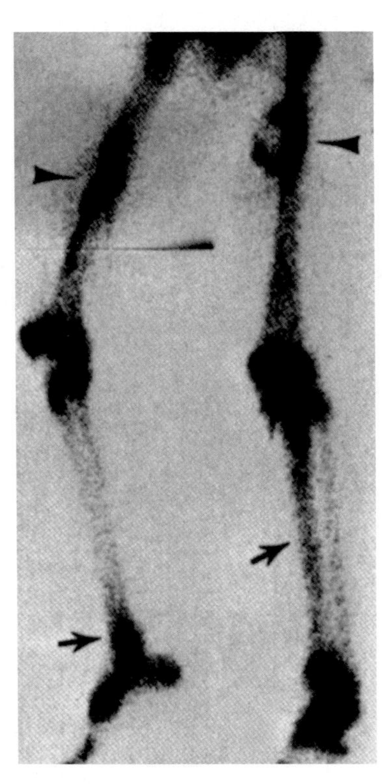

图88–59　继发性肥大性骨关节病:放射性核素异常表现。男性患者，双侧大腿有疼痛性肿物，并伴有胸片异常。肺部和肢体骨病变的活组织检查为支气管肺癌伴有四肢骨的转移。放射性核素检查显示管状骨的骨干和干骺端弥漫性核素浓集,以踝关节和胫骨更明显(箭头)。双侧股骨明显的局灶性核素浓集(三角箭头)。右腿远端的X线片(未列出)显示骨膜增生，提示有肥大性骨关节病。双侧股骨均可见转移灶。

进行了早期的描述之后，人们提出了大量的假说来解释其发病机理，但至今还没有一种理论能够完全解释肥大性骨性关节病的发病机理。Marie[98]认为，前述的原发疾病释放一种化学刺激物，被机体吸收后造成骨病变。其他学者也提出假说，认为存在一种毒性物质，刺激骨膜而引起骨膜反应[205, 206]。肥大性骨性关节病患者尿液中检测到某种类固醇激素代谢产物含量增高，促进了激素理论的进展[211, 212]。雌激素、促肾上腺皮质激素、生长激素都被认为是可能引起肥大性骨关节病的化学物质，而某些肺肿瘤可以分泌这些激素[604]。但是，与患病狗交叉循环后正常狗并没有发生肥大性骨关节病，这表明还有更重要的致病因素存在[144]。

切断迷走神经可以减轻肥大性骨关节病的症状和体征，从而使神经机制得到进一步证实[187, 207]。在继发性肥大性骨关节病中，切断迷走神经可以明显降低增高的血流[208]。据推测神经冲动在肺或胸膜病变处产生，并传入迷走神经。当某些其他脏器存在创伤性病变时，也有相似的神经传入路径；而实际上，许多引起继发性肥大性骨关节病的源发病所在的内脏器官是由第9或第10对颅神经支配的[213]。神经传出路径还未被发现，肢体去神经化和脊髓的高位阻滞对其临床表现和患肢血流没有明显的作用。交感神经的活动对其神经传出似乎并不重要，因为切断交感神经对其临床表现和患肢血流几乎没有作用。抗胆碱能药物治疗也没有效果，这表明迷走神经和其他副交感传出神经未受累。如果能完全描绘出传出路径，神经致病理论中，将会引起更大注意。

在肥大性骨关节病血流的增加在骨膜炎的发病机制中有重要作用。对杵状指的病理学研究发现其血管扩张，新生血管增多。新形成的血管组织由厚壁的血管、胶原束和浸润的细胞组成，包裹骨和关节。利用同位素对毛细血管进行检测，发现继发性肥大性骨关节病受累区域的血流灌注增加[209]。实验研究证实：在狗的左心耳和肺动脉之间建立一持续性瘘管可以导致骨膜的病理性改变，这些改变可能是由于持续性的外周高血液灌注导致骨膜的营养增加和骨的增殖加快所致[210]。继发于发绀型先天性心脏病的肥大性骨关节病可能具有相同的血流增加，这可以用来解释患肢的发热和皮温增高。这种血流中血液增加但氧合很低，可能引起局部被动性充血和组织缺氧，造成各种结缔组织的增生，其中包括骨膜[50]。但是，在大多数肥大性骨关节病中，尚没有证据表明肺循环中存在动静脉短路，在这些病例中，骨膜炎的发生除了存在低氧合的血外，还有其他因素的参与。

继发性肥大性骨关节病很可能是由多种因素的共同参与而引起的。不同的原发疾病致病因素不尽相同，化学物质、神经性机制和血管过度生成这些因素单独或联合发挥作用。比如，继发于发绀型先天性心脏病的肥大性骨关节病可能是由于动脉血氧含量低、心输出量增多以及严重的右向左分流所致，这表明肺动脉分流的程度是致病的一个重要因素；还表明在内脏的静脉系统中的、能逃避肺毛细血管床清除或灭活的化学介质也是致病因素[351, 505]。肥大性骨关节病合并主动脉移植物感染的患者，其病变分布可能对应于感染的部位，一侧或两侧下肢骨的改变可能表示脓毒症已经侵及一侧或双侧移植物肢体[357]。这表明局部神经刺激或脓毒性栓子可能是引起骨膜反应的病因,其他因素包括移植物的暴露、局部血流的改变和涤纶物质对感染的特殊反应也可能是重要的病因。巨核细胞和血小板的丛聚假说的发展解释了合并有许多疾病的肥大性骨关节病的发生[605, 606],包括合并感染性主动脉移植物[602]。根据这种假说,肿瘤或慢性感染导致了血小板在破损的血管壁上聚集,随后分离并向远端延伸。在血小板聚集处,血小板释放血小板源性生长因子,提高了血管的通透性,引起了单核细胞和中性粒细胞的趋化作用和炎性因子的参与[602]。

七、鉴别诊断

原发性肥大性骨关节病(厚皮性骨膜病)和甲状腺源性杵状指也可以出现骨膜炎和杵状指(见表

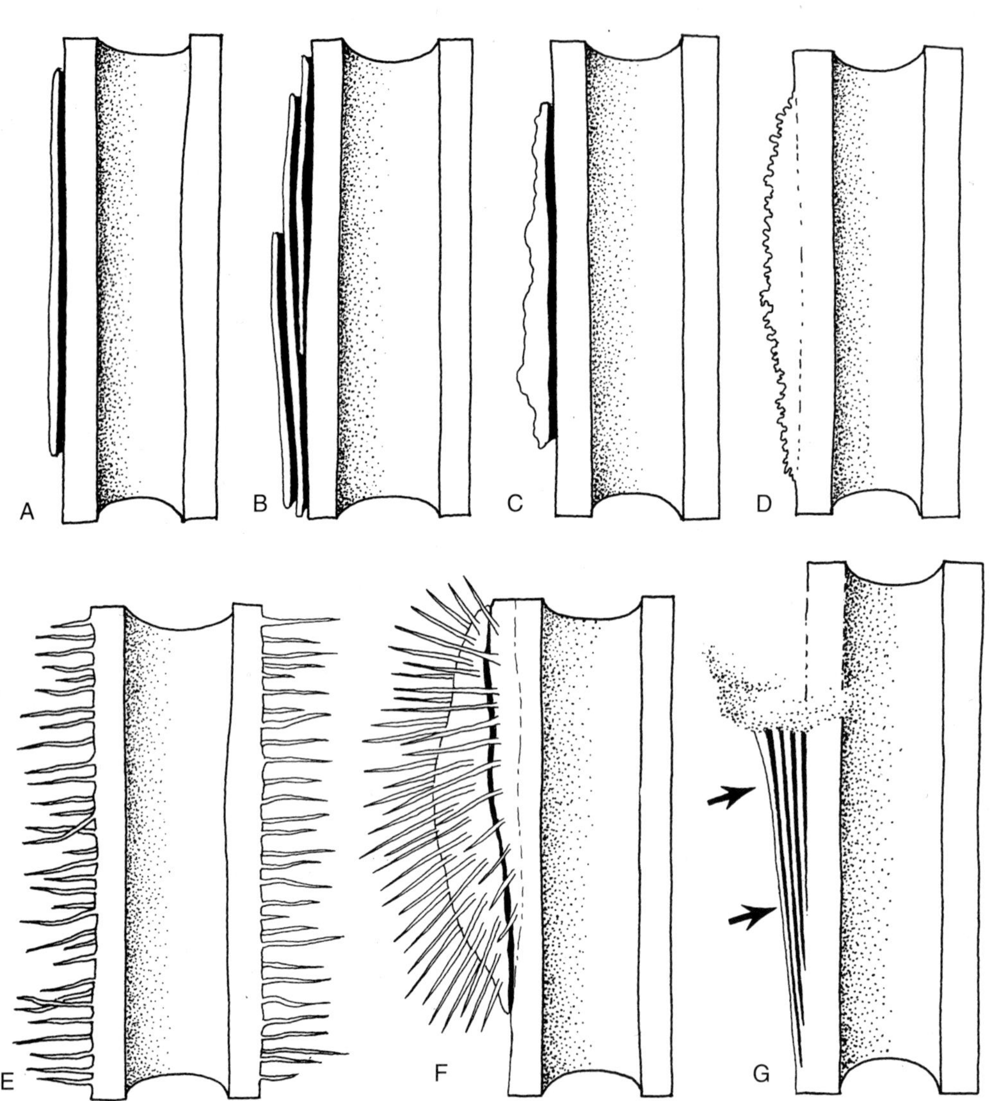

图 88-60 骨膜新骨形成的鉴别诊断:多种类型的骨膜炎。

A 单层新骨形成,见于良性或恶性肿瘤、炎症和继发性肥大性骨关节病。

B 多层新骨形成,或称“葱皮样改变”,见于炎症、恶性肿瘤(如尤文肉瘤)、肥大性骨关节病及其他疾病。

C 一厚的线性骨沉积,与其下方的骨组织分离(此处所示)或融合,此型常见于肥大性骨关节病和静脉性淤滞。

D 一花边样轮廓不规则的骨瘤,与其下方的骨皮质已融合,此型常见于甲状腺源性杵状指或原发性肥大性骨关节病(厚皮性骨膜病)。

E 细线性的骨刺,与其下方的骨皮质垂直,此型是尤文肉瘤的典型表现。

F 日光射线征,表现为线性的骨刺围绕一中心向周围放射,此型是骨肉瘤的典型表现。

G Codman三角,表现为骨膜呈三角形隆起伴有一层或多层的新骨形成(箭头),此型常见于恶性肿瘤,但不能仅凭此而确诊。

88-4)(图 88-60)。在前者，骨瘤不规则，常延伸至管状骨的骨骺。肥大性骨关节病具有家族性遗传倾向。在甲状腺源性杵状指中，骨膜增生好发于手足的小骨；显著或孤立的大管状骨病变很少见。通常具有胫骨前黏液水肿和甲状腺功能异常的病史。

慢性静脉血流淤滞引起的骨膜炎通常位于下肢。有报道肥大性骨关节病仅累及一侧或双侧下肢，而未累及上肢的病例，但这种情况非常罕见[204, 223-225, 303]。而且，这种由静脉功能不全引起的骨膜增生是特异性的。

肥大性骨关节病与其他引起弥漫性骨膜炎或骨增生的疾病，包括维生素 A 过多症、婴儿皮质性骨肥厚病、弥漫性特发性骨肥厚和氟中毒，一般是较容易鉴别的。

第十节 血管功能不全

慢性静脉功能不全可伴有骨膜骨形成[226-230,364]，几乎全部为下肢受累，包括胫骨、腓骨、股骨、跖骨和趾骨（见表 88-4）。骨干和干骺端骨质改变较明显，在骨皮质外表面有大量新骨形成，使骨外形呈现波状（图 88-61 和 88-62）。尽管开始时骨膜沉积物和其下的骨皮质是分离的，但很快二者就会融合。

大约10% ~ 60%静脉功能不全的患者会出现骨膜炎，其发生频率与静脉功能不全的严重性和持续时间成正比[227, 229, 231, 232]。尽管慢性静脉功能不全的患者经常出现皮肤溃疡，但这种皮肤病变并不总是和骨膜炎同时出现，并且在远离皮肤溃疡部位的骨膜炎可能更严重。这些研究表明：感染不是骨膜增生的根本病因。同样，尽管静脉性骨膜炎的患者常出现淋巴回流不畅，但这也不是一个必须的病因。骨膜炎的病理可能与血流淤滞或高血压引起的缺氧有关，但至今没有一种机制被完全证实。

软组织水肿和骨化常常为静脉功能不全和骨膜炎的放射学表现(图88-63)[365, 366]，可以见到单个或多个静脉石，在某些病例，弥漫性网状骨化结构也是明显的。在组织学上皮下组织内可见化生骨形成。

动脉功能不足也可伴有骨膜增殖。骨膜增殖可见于结节性多动脉炎或其他动脉炎[233, 508]，任何骨都可被累及，但常见于下肢。病变可以位于一侧或

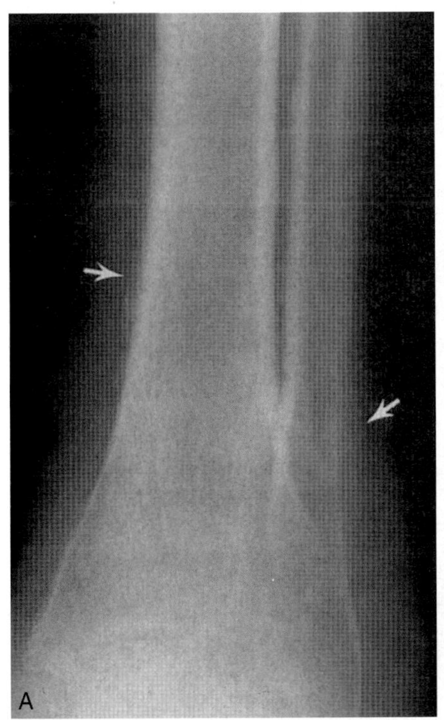

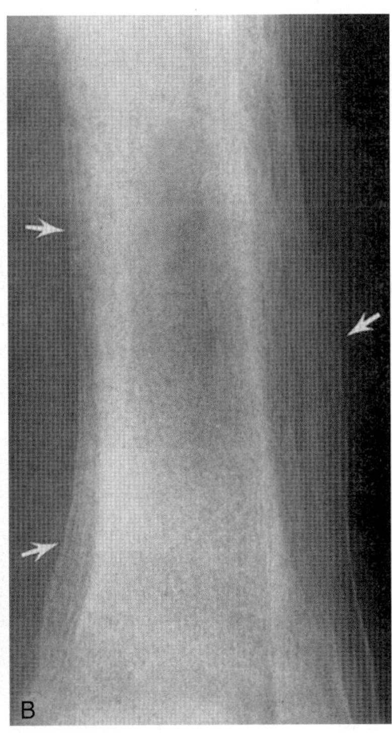

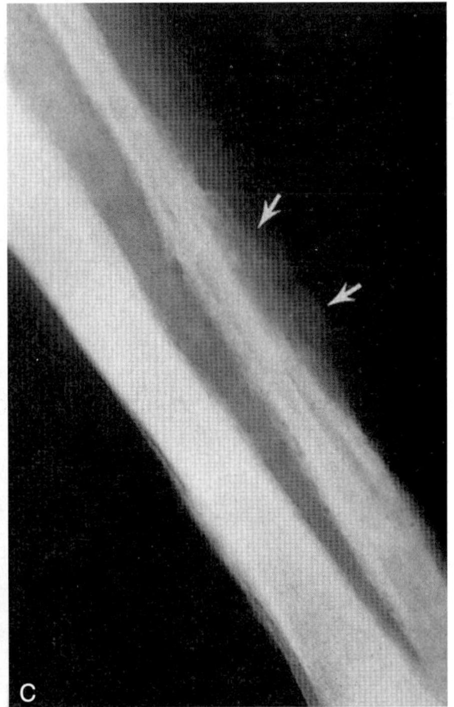

图 88-61 慢性静脉淤滞：骨膜炎。

A 可见到胫骨和腓骨远端骨干及干骺端新骨形成，呈波状外形（箭头）。存在软组织水肿。

B 在这位患者，可见到分层或实性的骨膜骨包绕胫腓骨远端（箭头）。

C 在这位患者，可见到结节状、不规则的骨膜骨形成（箭头），这是慢性静脉淤滞和软组织感染的特征性表现。

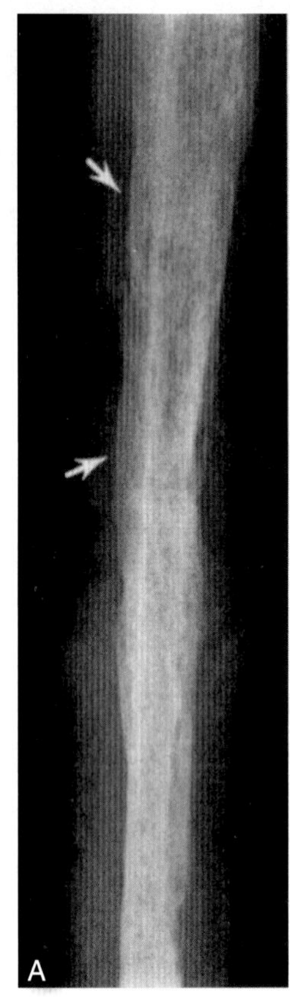

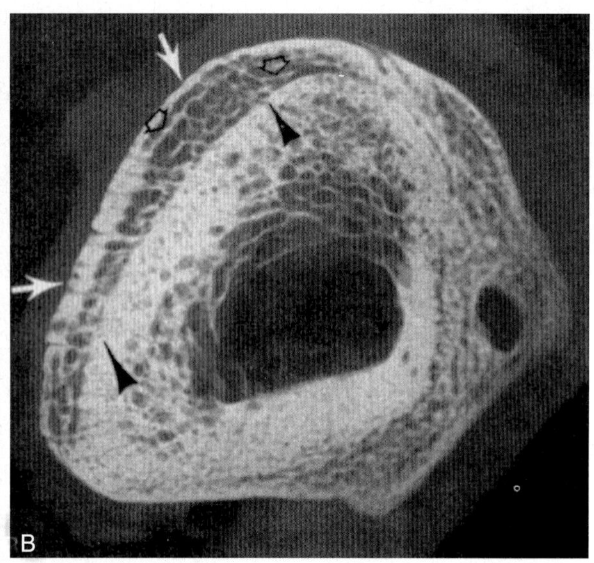

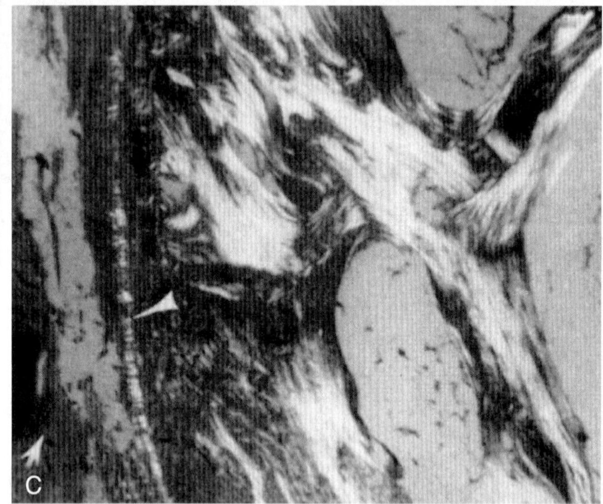

图 88-62 慢性静脉淤滞:骨膜炎。

A 慢性静脉功能不全患者离体腓骨的X线片,显示骨膜骨沉积物的波状外形(箭头)。

B 腓骨上段横断面的X线片,可见环形的新骨形成(箭头),包裹了原来的骨皮质表面(三角箭头),可见骨沉积物的层状外形(空心箭头)。

C 切片的显微照片(72×):可见骨膜纤维组织(箭头),伴有极化的胶原纤维的骨膜(三角箭头)和增粗、极化的骨小梁。

两侧[509],通常骨膜增生轻微,但也有报道高度骨膜增生的病例(见第31章)。

第十一节 婴儿皮质性骨肥厚病

婴儿皮质性骨肥厚病(Caffey病)是一种少见的疾病,通常在婴儿时发病,主要侵犯骨骼和邻近的筋膜、肌肉和结缔组织[234]。1945年,Caffey和Silverman[235]首先把它作为一种独立的疾病进行了报道,随后1946年Smyth和他的同事[236]也报道了这种疾病。婴儿皮质性骨肥厚病在世界范围内分布较广泛,各人种都可能发病,男女发病率几乎相等。

一、临床表现

几乎毫无例外,这种疾病均在婴儿小于5个月时出现症状;可能在出生后的几天或几周内出现症状,有些甚至在母体的子宫内就已经发病[237,238],平均发病年龄为9~10周。尽管在1960年以前报道的病例均为散发,但是现已认识到该疾病具有家族遗传倾向[239-243,367-370,414]。突然发热、高度应激和软组织肿胀是其典型的表现,软组织肿胀尤其在下颌骨处最明显,但也可位于其他部位。可触及坚硬的、触痛的肿块,它们可能附于其下的骨组织。肿胀反映了其下骨组织的骨膜反应向软组织的扩展,它可能比影像学上骨的异常表现出现要早。皮肤变色和皮温增高不明显,软组织肿胀消退较慢,并且随时都可能在原位或其他部位复发。

其他临床特点可能包括皮肤苍白、疼痛、假性瘫痪和胸膜炎[234]。实验室检查可出现红细胞沉降率、血清碱性磷酸酶和中性粒细胞增加以及贫血。

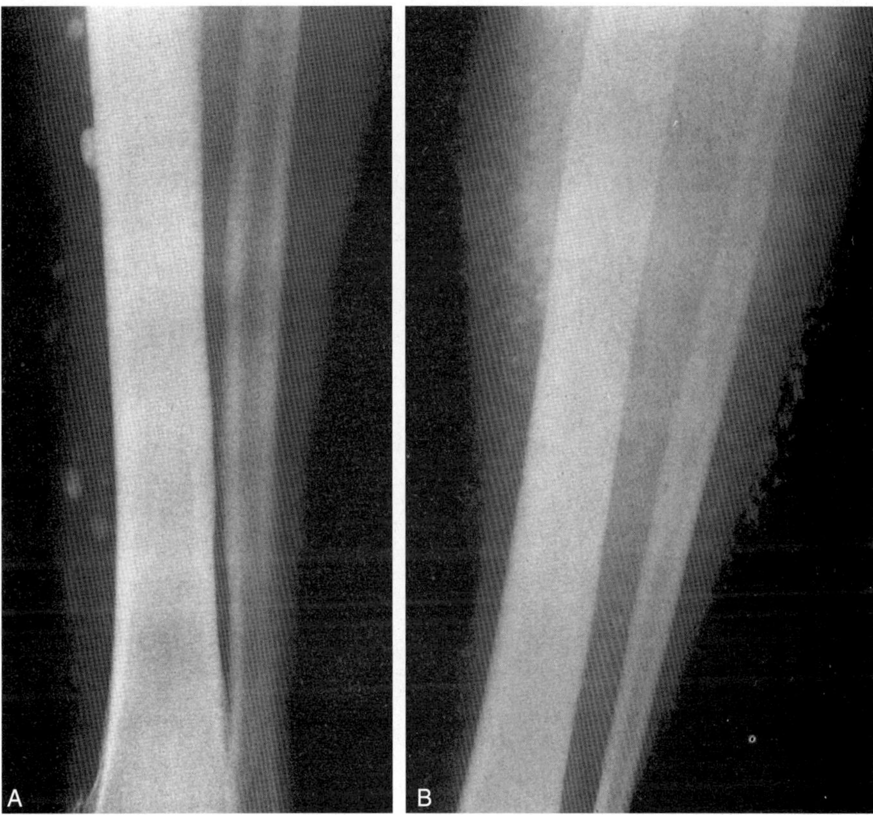

图 88-63　慢性静脉淤滞：软组织的钙化和骨化。可以见到静脉石的钙化（A）和网状骨化（B）。

该病病程不一，临床和影像学上的表现消退很慢，大多数情况下持续几个月或几年，但这种自限性的特性并不是完全一致的。偶尔疾病持续不愈，间断几年又复发，导致骨骼肌肉发育严重迟缓和跛行[234,607]，因此这种疾病的后遗症可能在20~40岁变得明显[234-248]。在这些病例中[242]，可见到下颌骨的不对称畸形[235,249]、骨间骨桥的形成[247,250,251]和肢体的弯曲[239-240]。较严重的患儿可能死亡，但很少见，通常死于继发性感染[50,252-254]。

二、影像学异常表现

在每位患者，单个骨或多个骨都可能被累及(见表 88-4)，典型的表现是相继性受累，首先一个部位受累，在疾病的后期其他部位随后受累。下颌骨、锁骨、肋骨较常被累及，这些骨的改变可能是对称的 (图 88-64)[255]。胸廓的异常表现可伴有胸腔积液，这种胸腔积液与肋骨肥厚位于同侧。大约 10 % 的病例有肩胛骨的改变，肩胛骨的病变可能是单骨或单侧、肥厚性的改变，伴有神经缺陷和膈肌隆起（图88-65）[256-258,307,371]。也可见到髂骨、颅顶（顶骨和额骨）和管状骨的病变[259,608]。管状骨的病变常

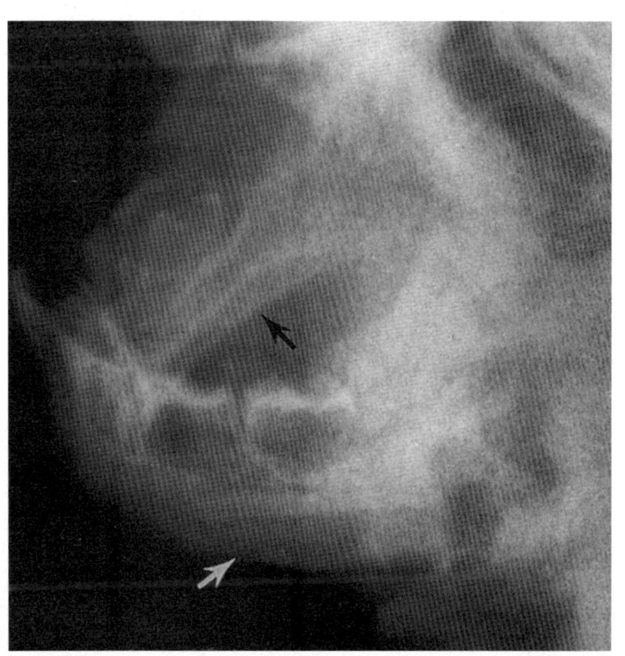

图 88-64　婴儿皮质性骨肥厚病: 下颌骨。可见到弥漫性的骨膜增生(箭头)。

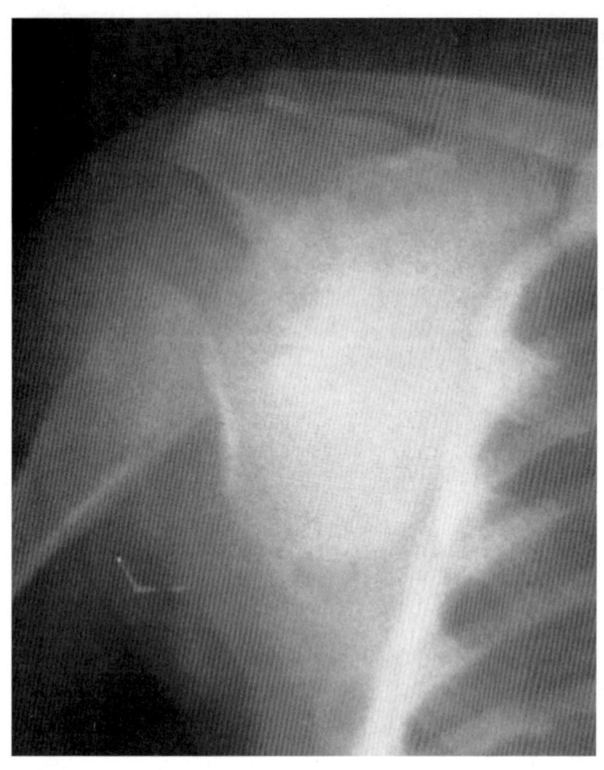

图 88-65 婴儿皮质性骨肥厚病：肩胛骨。单侧肩胛骨病变导致大量骨形成和显著的骨畸形和增大。

是不对称的，尽管胫骨、腓骨、股骨、肱骨、桡骨、掌骨和跖骨也可受累[234,260,373]，但尺骨的病变最常见（图 88-66）。脊椎骨、腕骨、跗骨和指趾骨的病变罕见。

骨皮质肥厚是婴儿皮质性骨肥厚病的特征性表现。新骨形成首先发生于软组织肿胀邻近的骨皮质，使骨皮质密度增加，有可能侵及到深层。沉积物与其下骨组织融合，使原来正常的骨增粗 2~3 倍。病变易于侵犯肋弓的外侧[372]和管状骨的骨干和干骺端，而骨骺的骨化中心一般不受侵犯。新骨形成也可发生于骨内膜的表面，导致髓腔容积减小。

在某些病例可以见到颅骨的破坏性病变[234,262,263,415]，极少情况下也可见到管状骨的破坏性病变。这些病变可单发或多发，位于单侧或双侧；病变易于侵犯额鳞，可能与组织细胞增多病或转移性神经母细胞瘤相似，这种骨破坏可能与骨皮质外层的骨吸收有关。

在几周到几个月后，影像学上可能出现好转，在某种程度上，骨肥厚可能在 6 个月到一年后完全消失（图 88-67）。在愈合过程中，骨皮质的增厚可能为层状，伴有间隙增加，髓腔变宽。后期可出现

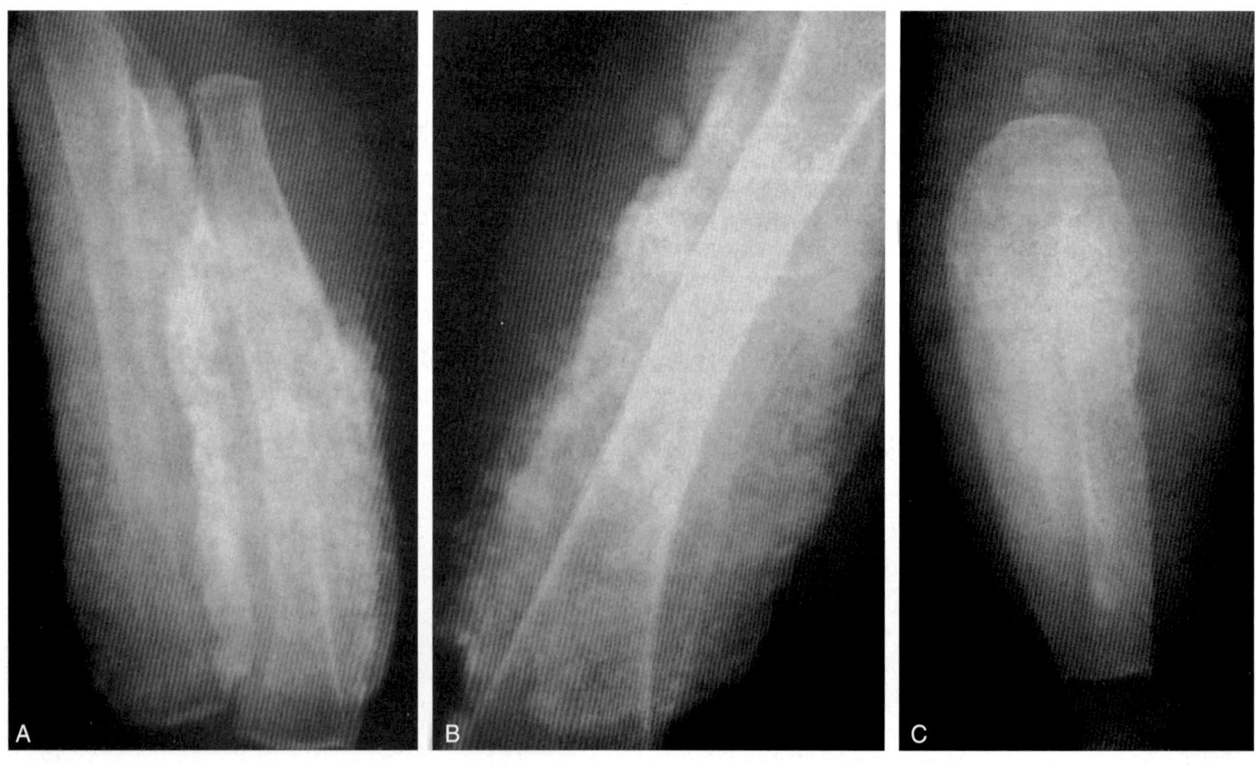

图 88-66 婴儿皮质性骨肥厚病:管状骨。此处显示桡骨和尺骨（A）、股骨（B）、胫骨（C）的累及。可见到显著的新骨形成，沉积物始于软组织内，随后与其下的骨组织融合。

继发性的病理改变，如骨干增宽、纵向过度生长和弓形畸形；相邻骨之间的骨桥连接，如尺骨和桡骨（图 88–68）、胫骨和腓骨以及肋骨；眼球突出和面部不对称[261]。

虽然实际中根据早期出现的影像学表现可诊断 Caffey 病，但是利用亲骨性放射性示踪剂闪烁成像技术能够进一步明确受累骨骼的范围（图 88–69）[371, 373, 375]，MR成像同样也可以显示Caffey病中存在的过度骨膜增生[609, 610]。关节处软组织的水肿也很明显。

三、病理学异常表现

Caffey[234]详细回顾了以前报道的该病的病理数据（图 88–70）[264]。在发病早期，骨膜发生急性炎症，出现水肿和多形核白细胞浸润。炎性增厚的骨膜失去了其周围的纤维层，并与周围相邻的筋膜、肌腱和肌肉相混合。结缔组织细胞和成骨细胞的增生相当活跃[374, 416]。在急性期可以出现骨皮质重吸收和多孔变化。在亚急性阶段，炎症反应消失。在骨膜的下面出现了一层不成熟的、厚度不一的粗纤维骨小梁[50];并且骨小梁之间出现了血管化的结缔组织。病变晚期，周围的骨质从内向外逐渐消失。因此可以看到扩大的骨髓腔，随后扩大的薄壁骨干出现重塑和收缩。

在以前的报道中重点讲述了周围关节软组织的受累情况。筋膜和骨骼病变中小动脉内膜的增生提示一些研究者，缺氧可能是刺激软组织和骨骼增生的首要因素[253]。

四、病因学和发病机制

虽然关于婴儿皮质性骨肥厚的病因已经有相当多的推测，但是其病因至今还不清楚。许多临床和病理学的特征表明感染因素与该病有关。持续高热、红细胞沉降率增加、胸廓疾病引起的胸膜渗出和在时间、地点上的群发性等临床表现都与感染相一致[265]。骨膜急性炎性改变的发现更进一步增加了是感染介质的可能性。在该病首次发病后对复发的免疫力与其他病毒性疾病中表现出的免疫力相似。

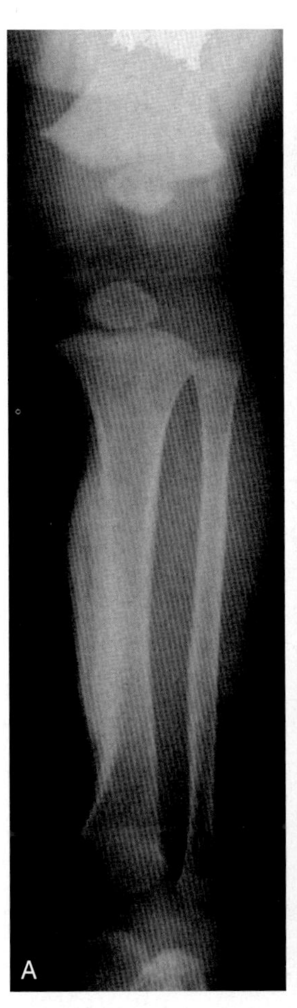

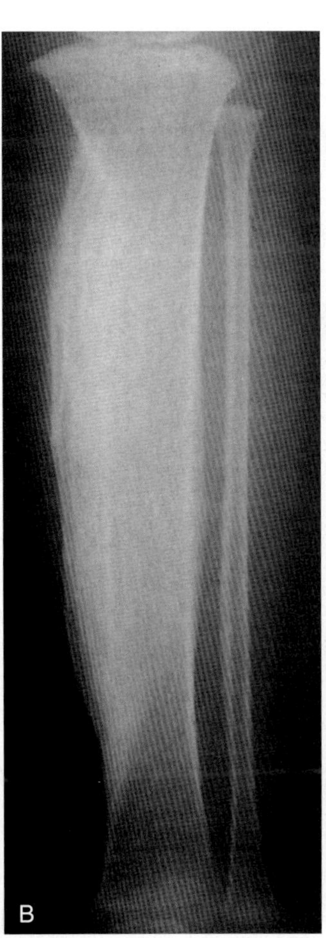

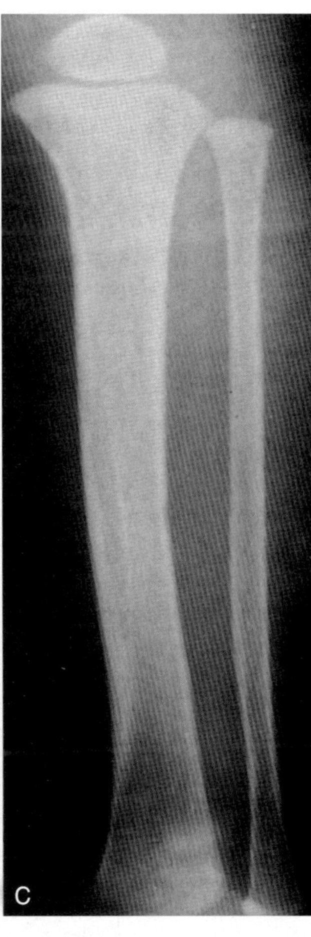

图88–67　婴儿皮质性骨肥厚：骨骼病变的改善。X线片显示了该儿童在5个月（A）、6个月（B）和 10 个月（C）时的病变表现。注意，C 图中骨骼病变明显改善。(Courtesy of H.S.Kang,M.D., Seoul,Korea.)

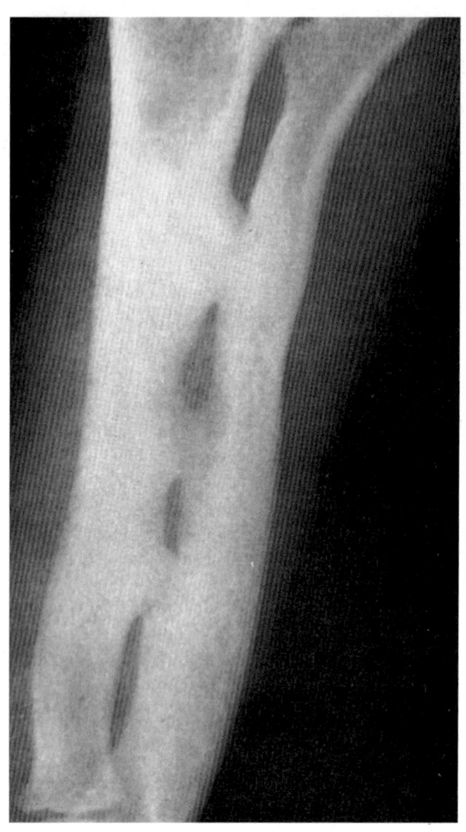

图88-68 婴儿皮质性骨肥厚病：后期改变。在这个儿童，X线片显示后期桡骨和尺骨的增粗和畸形，并且伴有骨间骨桥的形成。

仓鼠体内发现的一种对骨（包括下颌骨）有免疫亲和力的病毒[266]，对抗生素治疗和磺胺类药物缺乏反应，与已经知道的感染反应相似的血清蛋白的

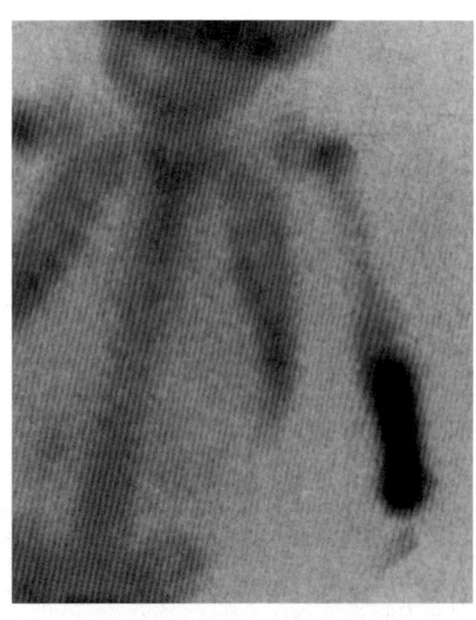

图88-69 婴儿皮质性骨肥厚：闪烁成像表现。该4个月婴儿骨闪烁成像显示左前臂放射性核素吸收增加，其位置恰是X线片显示的尺骨和桡骨骨质增生的部位。

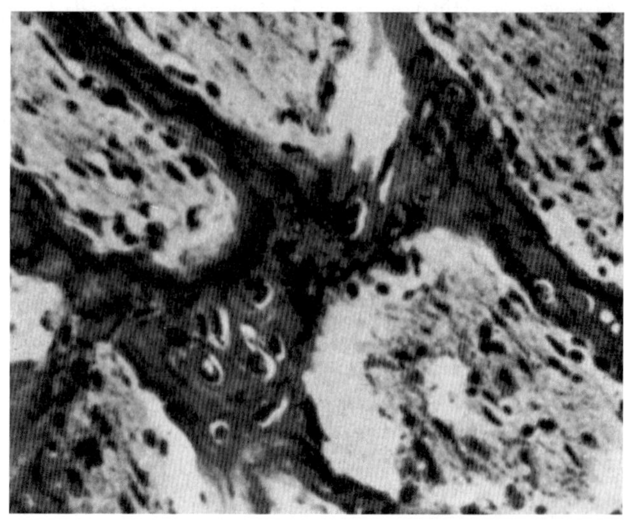

图88-70 婴儿皮质性骨肥厚病：病理学异常表现。病变骨活组织标本显微照片（270×）显示：大量新生骨形成和以急慢性细胞浸润为特征的炎症反应。(From Kaufmann HJ:Skel Radiol *2*:109,1977.)

改变、与宫内病毒感染一致的γ球蛋白的增多等都提示了可能为病毒性原因。然而，在这种疾病中还未发现细菌或病毒因子，并且血清学检查也未发现这些因子。

婴儿皮质性骨肥厚病中血清蛋白的异常聚集也提示了免疫功能改变的重要性[265]。尽管免疫缺陷患者容易发生感染，但是这可以解释为什么在这些患者会发生Caffey病[267]。更进一步的推测认为婴儿皮质性骨肥厚病是对改变的胶原组织的过敏性反应[268]。婴儿皮质性骨肥厚病可能存在明显的胶原纤维过度增生和纤维蛋白样退变，而且可能促进周围骨质、肌肉、软组织和血管组织的改变。

一个家庭中一代或者几代多个成员患有婴儿皮质性骨肥厚病强调了在该疾病发病机制中遗传因素的重要性[367-370]。可以发现不全外显性和不同表现度的常染色体显性遗传类型。随着散发性病例的减少，家族性的婴儿皮质性骨肥厚病可能成为目前该病的主要类型[368]。家族性病例的特征为早期发病（大约25%的患者出生时就发病），下颌骨较少受累，而下肢受累更常见[368]。肋骨和肩胛骨的病变少见[370]。

五、鉴别诊断

虽然骨膜炎和骨质增生在患有佝偻病和坏血病

的婴儿中也可以发生，但是婴儿皮质性骨肥厚患者缺乏骨骺或干骺端病变，并且经过几个月临床和放射学表现可以缓解，因此可以与其他疾病进行鉴别。同样，包括受虐待的儿童在内的创伤将会导致骨膜下血肿钙化，但是其他的表现（如微小骨折和干骺端不规则等）很明显。维生素A增多症的临床和影像学表现最初发病一般在1岁末，多发于跖骨，较少出现面部水肿和下颌骨受累，血清学检查提示维生素A水平增加。骨髓炎、白血病、神经母细胞瘤、发绞缠综合征和Camurati-Engelmann病通常不难与婴儿皮质性骨肥厚病相鉴别。患有导管依赖性发绀型先天性心脏病的婴儿长期摄入前列腺素 E_1 会伴发骨膜炎和皮质增生，其表现同婴儿皮质性骨肥厚病的表现相似（见第68章）[376-378]。

第十二节 额骨内部骨质增生及相关疾病

额骨内部骨质增生是一个描述性的词，主要用于描述额骨鳞部内的骨质增生。最初在200年以前由Morgagni首先提出[50]，而后又在许多报道中进一步描述[269, 270]。Morgagni最初的患者是一位患有肥胖症和男性化的老年女性，这些表现加上颅骨穹隆皮质增生，有时被称为Morgagni综合征或者代谢性颅病[50]。然而，该综合征表现并不是固定的，也不常见，因为大多数颅骨异常的患者很少有显著的系统表现。

额骨内部骨质增生通常见于40岁以上的患者。受累的人群中女性多于男性[271]，并且有许多绝经后的女性。实际上，Henschen[272]研究了近40%的绝经后女性不同程度的颅骨骨质增生。在这些患者中，肢体肥胖、面部多毛、高血压、头痛、压抑、焦虑以及月经不规律史是常见的，但是并不是一致的表现[50]。骨质增生也被看做是精神错乱患者[273]的影像学表现，或者提示脑容量减少[247, 275]。

影像学上，该病变导致轻到中度内板增厚，表现为无蒂或者结节状（图88-71）。单个或者多个骨质硬化斑块经过许多年可能会有缓慢的进展。通常颅骨外部轮廓不会改变，表浅静脉和纵向的窦腔较少累及。在一些病例中，CT检查可以发现颅骨外板轻度增厚[379]。在闪烁成像中，病变初期亲骨性的放射性核素吸收增加较明显，而且该特征可能在影像学异常不明显时表现得尤为突出[510]。根据这些结果，可以推测额骨内部骨质增生可能最初伴有骨转换率增高，随着病变的进一步发展，活跃性减低，最终可能静止[510]。

病理学检查常常能发现过多的板障骨和变薄的单层或者双层颅板[50]。在内板发生的骨质沉积伴有松质骨的转化（见图88-71）。虽然在一些病例中，影像学表现可能会被误认为是脑（脊）膜瘤[380]、Paget病、骨转移病灶或者肢端肥大症，但是影像学表现基本上可以明确诊断。关于脑（脊）膜瘤，大约50%的病例颅骨常规X线片为阳性，并出现血管形成增加、肿瘤钙化、骨破坏或者骨质增生，上述表现可以单发也可以同时出现。约30%的病例中有骨质增生。脑(脊)膜瘤颅骨骨质增生可表现为多种类型，而且单层或者双层颅板都可能受累（图88-72）[381]。新生骨的沉积常常与颅板的表面相平行或者形成与颅骨的凸面成直角的骨刺[380]。在脑（脊）膜瘤的扁状或者斑片状病变中，可见硬膜下沿肥厚骨排列的骨化层，并在硬膜表面形成一半透明层[382]。一些病例中颅骨骨质增生与肿瘤部位相距较远[383]。脑(脊)膜瘤斑块在CT上可以表现为骨膜骨沉积、骨质增生表面不规则和向颅腔内膨出[511]。

与额骨内部骨质增生中额部表现相似的骨质增生也可以发生在颅顶其他部位，特别是顶部，而且呈弥漫性分布[379]（图88-73）。这些类型较发生在额骨的骨质增生少见，且一般呈对称分布，而且常常累及内外板甚至板障。不累及枕骨。弥漫性颅骨骨质增生的放射学表现与Paget病、纤维结构不良（图88-74）、肢端肥大症、甲状旁腺功能减退和贫血的表现相似。

第十三节 其他疾病

大量的其他先天性疾病也可以导致骨质增生和骨密度增加。这些病变包括：骨硬化症、骨发育障碍矮小症、硬化性骨化病、骨内膜骨质增生（van Buchem病，弥漫性骨皮质骨质增生）、遗传性血碱性膦酸酯酶过多症（青少年Paget病）、特发性高钙血症（Williams综合征），以及在本书中涉及的其他疾病。其他引起骨膜炎的病因，如维生素A过多症（图88-75A）、前列腺素药物疗法（图88-75B）以及肿瘤和感染因素等还会在其他章节中提及。

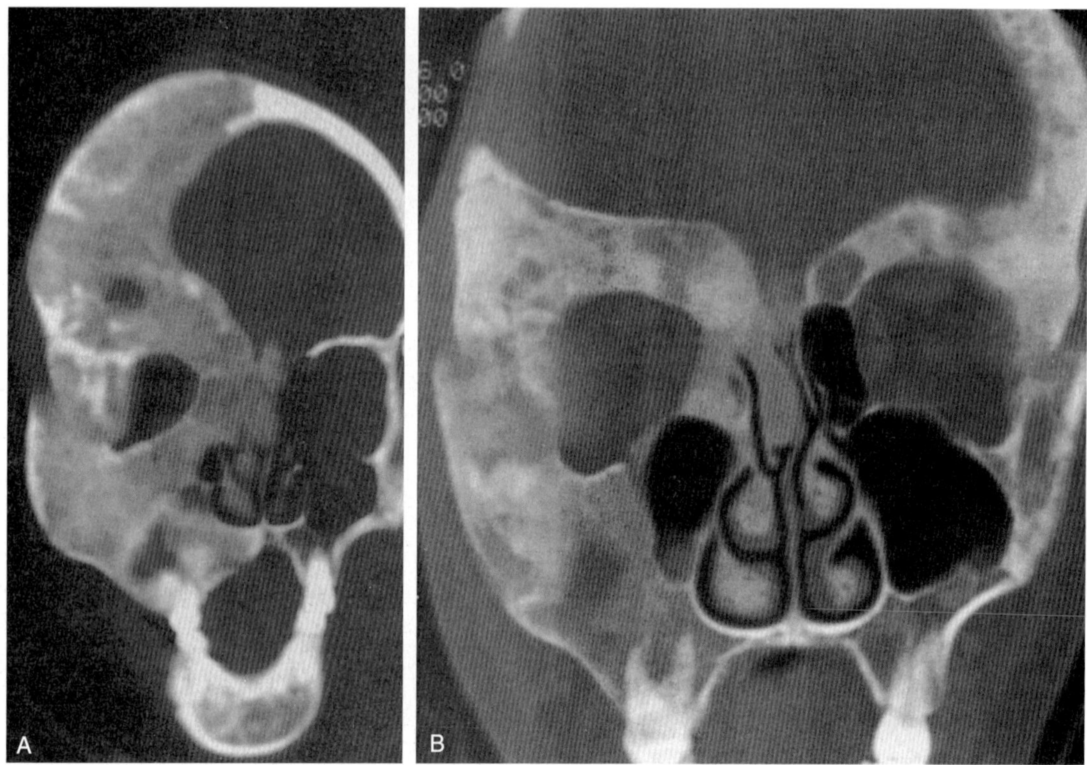

图 88-74 纤维结构不良：颅骨和面部病变。

A 显示一侧颅骨和面骨骨增大和骨小梁闭塞的典型表现。鼻窦闭塞、眼眶畸形和明显的下颌骨病变。(Courtesy of R.Stiles,M.D.,Atlanta,Georgia.)

B 第二例纤维结构不良的患者颅骨和面部有相似的CT表现。

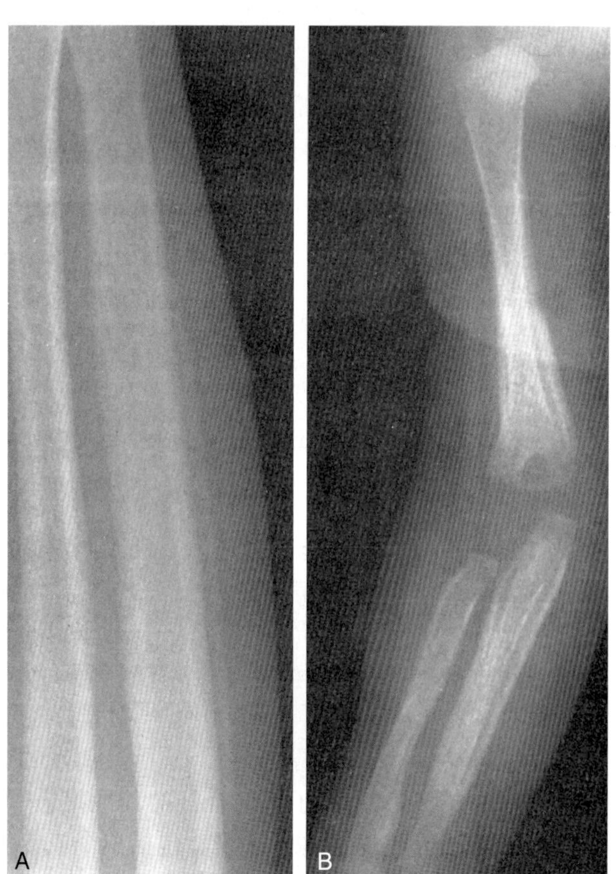

图 88-75 其他引起骨膜炎的原因。

A 与类维生素A治疗相关的维生素A增多症。可以看到尺骨线性骨膜炎。(Courtesy of A. Newberg, M.D.,Boston, Massachusetts.)

B 前列腺素治疗。肱骨、桡骨和尺骨都被累及。(Courtesy of M.Pathria, M.D.,San Diego,California.)

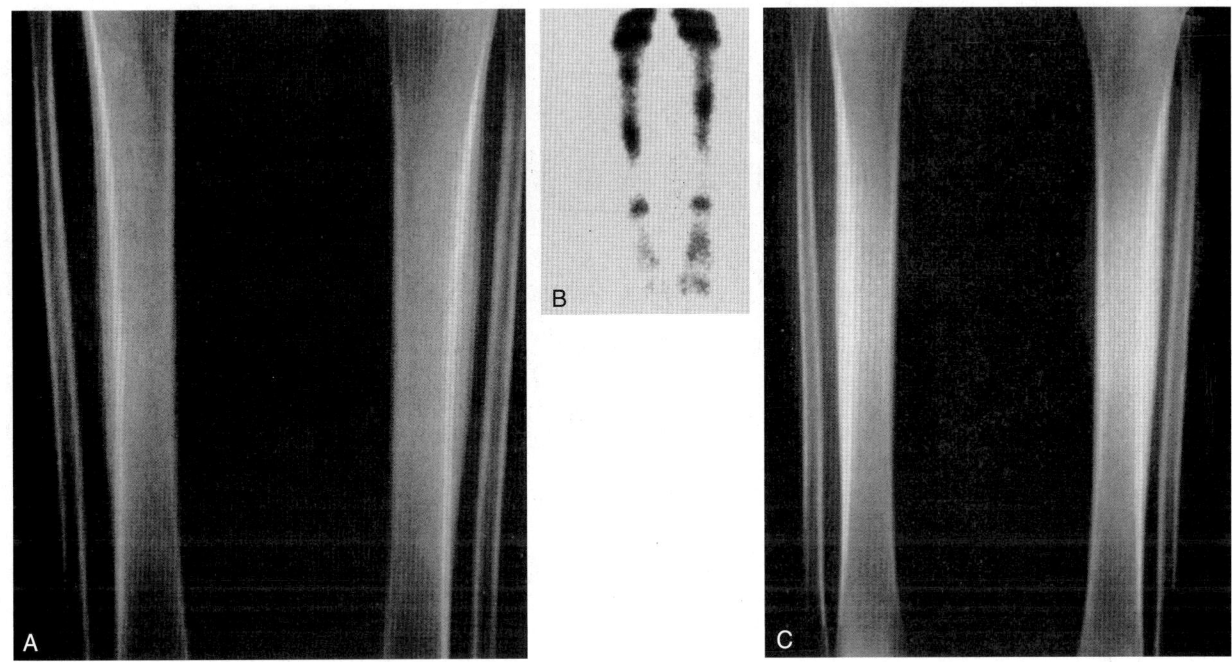

图 88–76　骨膜炎和异常蛋白血症。6 岁拉丁美洲女孩，上呼吸道感染之后出现发热、头痛以及双腿和前臂疼痛。实验室检查显示血清蛋白水平升高。临床和影像学表现几个月后消失。

A　下肢的初始 X 线片显示胫骨外侧对称性分布的层状骨膜反应。尺骨也被累及。

B　骨扫描显示胫骨斑片状放射性核素聚集。

C　8 个月后，骨膜骨与胫骨骨皮质相混合。

(From Grogan DP,Martinez R:Transient idiopathic periosteal reaction associated with dysproteinemia.J Pediatr Orthop *4*:491, 1984.)

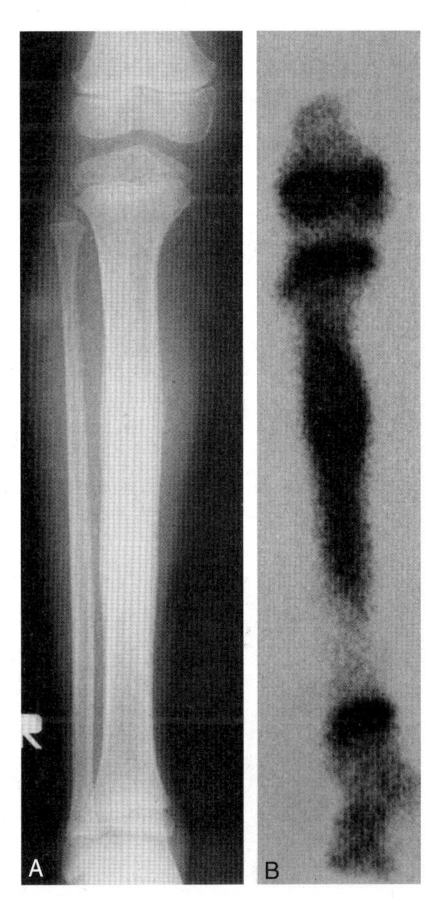

图 88–77　骨膜炎和高磷酸盐血症。该 6 岁女孩出现右腿疼痛和水肿，并持续了几周。在过去的 18 个月里，右腿曾 3 次出现相同的症状。实验室检查显示高磷酸盐血症。病变骨活组织检查和随后的组织病理学分析显示骨膜新骨形成，并且没有炎症，也没有发现病原微生物。临床和影像学表现在几个月后逐渐消失，但是，10 个月后对侧腿开始出现症状。

A　X 线片显示右侧胫骨骨干骨膜炎和皮质增厚。

B　骨扫描显示病变区域放射性核素聚集增加。

(From Talab YA,et al: J Pediatr Orthop *8*:338,1988.)

个实性的或者“牛眼”似的骨质硬化病变，与骨转移灶、浆细胞骨髓瘤、囊性血管瘤病或者结节状骨硬化的表现相似，但在该综合征中有一特殊的骨增生形式。散发的针刺状骨肥厚区域好发于韧带在脊柱的附着点（骨突关节、横突、骨板），同样也可以发生在其他中轴骨和中轴骨以外的区域[281,388]（见第55章）。骨质硬化病变的起源和骨增生并不明显。原因可以推测为浆细胞对成骨细胞的再加工或者破骨细胞功能障碍。为了便于分辨该综合征的最常见和重要的表现，用缩写POEMS可以较合适地描述该综合征[281]：多发性神经病（P）、器官巨大症(O)、内分泌病(E)、M蛋白(M)和皮肤病变（S）。

三、骨膜炎畸形

1952年，Soriano[282]报道了一组患者，共6位，发病年龄16岁，该患者群患有一种发作和缓解相互交替的疾病，并持续达20年。发病伴随中毒症状、疼痛和厌食症，并持续2~12个月，皮下结节状肿瘤快速出现。在前臂、手、腿部出现病变，并以骨膜过度反应为特征。组织学检查提示骨膜增生和骨质硬化。可自发缓解，但可残留骨畸形。

四、氟中毒

氟中毒患者的四肢骨可出现骨膜过度增生，通常合并中轴骨的改变（图88-78）（见第68章）。这些随后发生的病变包括：骨质硬化、骨赘病、韧带钙化和骨化。

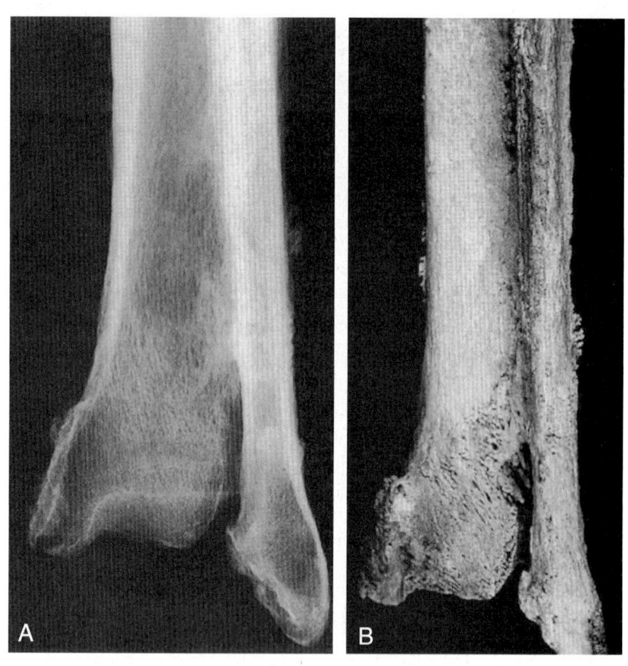

图88-78 氟中毒。胫骨和腓骨表面明显可见大量不规则的骨膜骨形成。

五、多发性神经纤维瘤

多发性神经纤维瘤患者可出现大量骨膜下增生[284-287]。下肢管状骨受累以不规则的、波状的、大小不一的骨膜沉积为特征（图88-79）。

病变的发病机制不清楚；可能有血管病变，伴有骨膜下出血，骨膜下组织的神经纤维瘤浸润，以及异常疏松的骨膜（为中胚层发育不良的主要表现）（见第87章）。

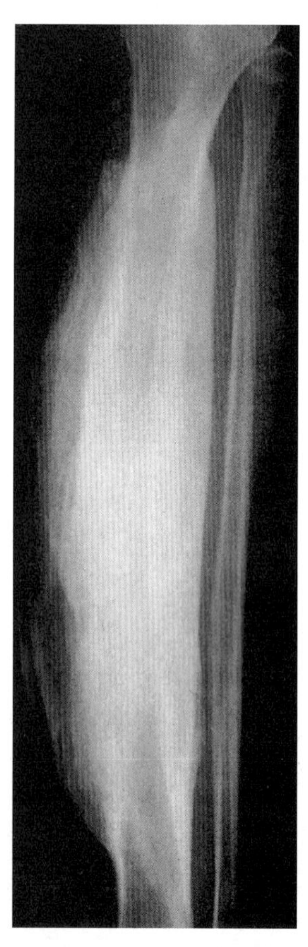

图88-79 多发性神经纤维瘤。胫骨骨干骨膜下过度骨沉积，导致胫骨扩大和弯曲。(Courtesy of D.MacEwan,M.D., Winnipeg, Manitoba, Canada.)

六、弥漫性特发性骨质增生

该病最常见的表现就是骨质增生（见第36章）。骨质增生可累及脊柱和脊柱以外的部位，导致具有诊断意义的平滑的脊柱骨化、肌腱和韧带附着处骨赘形成、关节周围骨突形成以及韧带骨化和钙化（图88-80）。

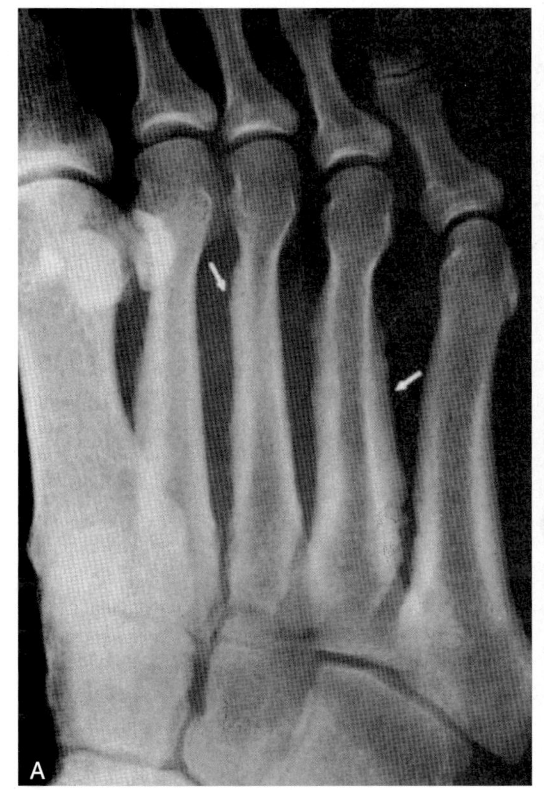

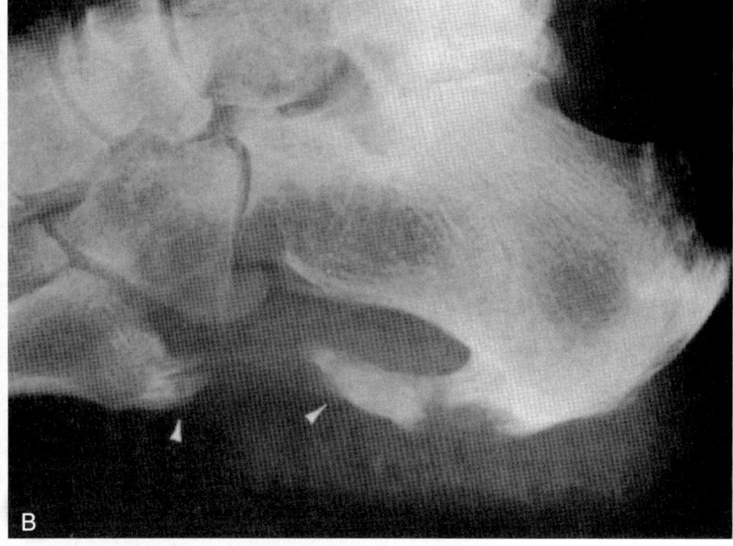

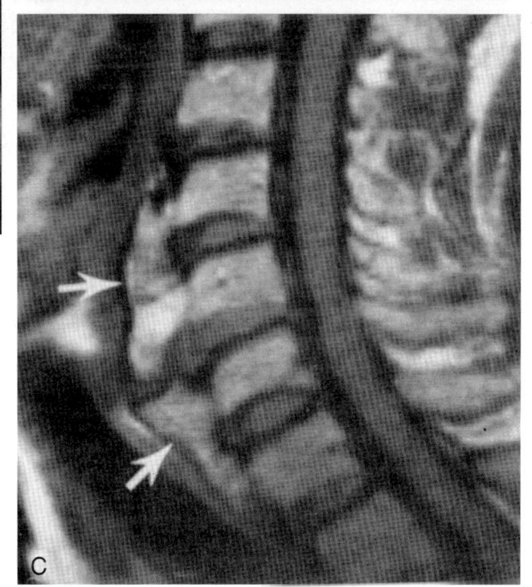

图 88–80　弥漫性特发性骨质增生。在脊柱以外的部位，该病可能伴有骨膜炎（箭头）(A) 和肌腱附着处的骨赘形成（三角箭头）(B)。脊柱前部骨化明显。矢状位 T1 加权自旋回波(TR/TE,600/20)磁共振成像(C)，显示颈部骨赘骨髓呈现高信号(箭头)。(C, Courtesy of M.Solomon,M.D.,San Jose, California.)

七、骨质增生、骨炎和皮肤病变综合征（SAPHO 综合征）

在过去的20或者30年，对于伴有皮肤病变（包括聚合性痤疮、掌跖脓疱病和银屑病）的骨骼肌肉系统病变比较重视（见第 24 章），而且对这些病变的分类也遇到了极大的困难。虽然命名标准同皮肤综合征相同的是骨质增生、骨炎或者骨膜炎，但由于大量的原因存在使得分类较困难。首先，一些皮肤疾病之间非常相似（例如脓疱性银屑病和掌跖脓疱病），即使最有经验的皮肤病学家对皮肤疾病的确切分类也存在一定困难。其次，虽然骨骼病变的形态总是不变，但是病变分布却不是。锁骨和前胸壁骨是好发部位，但是在许多病例，也可见其他部位（包括脊柱、无名骨、管状骨）受累，可伴有或不伴有锁骨、肋骨和胸骨的改变。另外一个造成分类困难的原因是有相似的骨骼病变表现，但是没有皮肤病变。这种情况下可能认为皮肤病变被忽略，或者仅是短暂的过程，或者可能发生在疾病的晚期，但是该推测没有得到证实。此外，这些骨骼和皮肤病变的组织学改变和临床表现并不一致。儿童和成人都可发病，实际上，据报道各个年龄段均可发病。尽管大家都认同患有该综合征的患者的生化检查结果基本正常或者轻度异常，但是病变骨活组织检查提供的组织病理学结果并不一致。一些学者认为这些结果提示了非特异性骨形成，然而其他人认为是骨髓炎的表现。对恢复病例进行组织培养，没有发现有价值的结果，虽然在一些病例中发现了痤疮丙酸杆菌（见后面讨论）。

由 Kahn 和 Chamot[514]总结的适用于该骨和皮肤

综合征的名称的名单很长，包括：痤疮相关的脊椎关节病，骨关节炎合并掌跖脓疱病，慢性多发性锁骨—干骺端骨髓炎，慢性复发性多发性骨髓炎，浆细胞骨髓炎，胸骨、肋骨、锁骨间骨化，胸锁关节炎和起止点炎，脓疱性骨关节炎，胸骨锁骨骨质增生，胸骨、锁骨、肋骨骨质增生和肿瘤性骨髓炎。许多出版物采用的命名方法都是根据骨关节病变的部位或者皮肤病变的描述，而不是对病变过程的理解。

1987年，Chamot和其合作者[515]首次采用了SAPHO综合征来描述主要以前胸壁骨炎为特征的病变（表88-6）。SAPHO主要代表滑膜炎、痤疮脓疱病、骨质增生和骨炎的表现，而且随后被其他的研究者引用[514, 516~522, 612~628]。尽管这种命名在欧洲得到支持，但由于反对观点的公布，目前还没有被完全接受[629,630]。为了支持这一命名，Kahn和Chamot[514]强调以前大多数关于骨和皮肤的不同综合征与一些疾病相关，如胸骨、锁骨、肋骨骨质增生，骨关节炎伴有掌跖脓疱病，或骨关节炎伴有严重痤疮。为了将这些表现归于一种病变或综合征，他们陈述了如下证据：(1)脓疱病和严重的痤疮有共同的组织学基本过程（如嗜中性假性脓肿）；(2)在患有痤疮、脓疱病或不伴皮肤病变的患者中，骨病变在影像学上和解剖学上是相同的；(3)在3种情况下，好发位置都是前胸壁；(4)可见到类似感染的急性关节炎，伴有脓疱病、痤疮和银屑病；(5)3种情况下都可以出现骶髂关节的受累[514]。

支持一些骨和皮肤综合征有共同的病理生理学的一个证据是受累区域痤疮丙酸杆菌微生物的发现。这种微生物是一种常见的生长迅速的皮肤腐生生物。曾经发现痤疮丙酸杆菌存在于严重痤疮患者的皮肤病变中以及掌跖脓疮病患者的骨和关节病变中。而且，这种微生物的局部注射将会导致关节病变，包括骨侵蚀[525]。然而，在这些综合征中受累关节和骨的活检通常不能发现病原微生物，仅显示炎症细胞、成骨细胞和破骨细胞的浸润，以及Paget样骨质增生的区域。最初的细胞反应主要由多形核白细胞组成，但是随着疾病慢性进展，单核细胞、淋巴细胞、浆细胞、多核细胞（偶尔）也可见[514]。早期炎性组织学特征以及随后的浆细胞浸润可以导致如下诊断：浆细胞性骨髓炎。尽管通常对这种患者采用抗生素治疗，但这种治疗的临床结果是无效的或者是不一致的。

像早期提到的那样，与这些病变相关的第二个因素是它们伴有许多皮肤疾病，这些皮肤疾病通常伴有无菌性、充满中性白细胞的脓疱（图88-81）。与SAPHO综合征关系最密切的两类皮肤疾病是痤疮（如暴发性痤疮、聚合性痤疮和化脓性汗腺炎）和掌跖脓疱病。罕见的情况下，SAPHO综合征患者可以出现其他的皮肤病变，如坏疽性脓皮病[617]。很明显，这种综合征的骨病变可以在没有任何上述皮肤病变的情况下出现。这可以从几个方面解释[613]：患者的皮肤病变出现在临床表现很久以前以至于被忽略了；皮肤病变发生于发现骨病变以后；或者有些皮肤病变临床症状不明显。典型的情况下，皮肤病变出现于骨骼病变之前或之后两年，尽管曾经有潜伏期超过10年的报道[613]。作为一个指导，掌跖脓疱病患者显著骨病变的发生率为10%~33%，皮肤病变的常见部位是前胸壁上部。

支持这些综合征有共同的发病机理的其他证据是病变部位和骨骼病变的形态。胸骨、锁骨和前肋的受累对成人胸骨、肋骨、锁骨骨质增生（见后文讨论）的诊断很重要，但也可发生于慢性复发性多发性骨髓炎的儿童中，在这两种患者中，这样的病变可伴有或者不伴有掌跖脓疱病[632,633]。相似的分布可以出现在银屑病或聚合性痤疮的患者中。此外，软骨下病变在许多综合征中都可以被证实，特别是软骨关节周围（图88-82），例如椎体与椎间盘连接处[620,634]和耻骨联合[616]，但也可以是滑液关节周围（图88-83），如骶

表88-6 SAPHO①综合征

病 变	典型发病年龄	掌跖脓疱病	胸前壁受累	其他骨骼部位受累
慢性复发性多发性骨髓炎	20岁以前	<40%的患者明显	±	±
胸骨肋骨锁骨骨质增生	30~60岁	30%~50%的患者明显	+②	±
脓疱性骨关节炎	成人	+②	−	+②

①S：滑膜炎，A：痤疮，P：脓疱病，H：骨质增生，O：骨炎。

②确诊的必备表现。

+，有；±，可能有；−，没有。

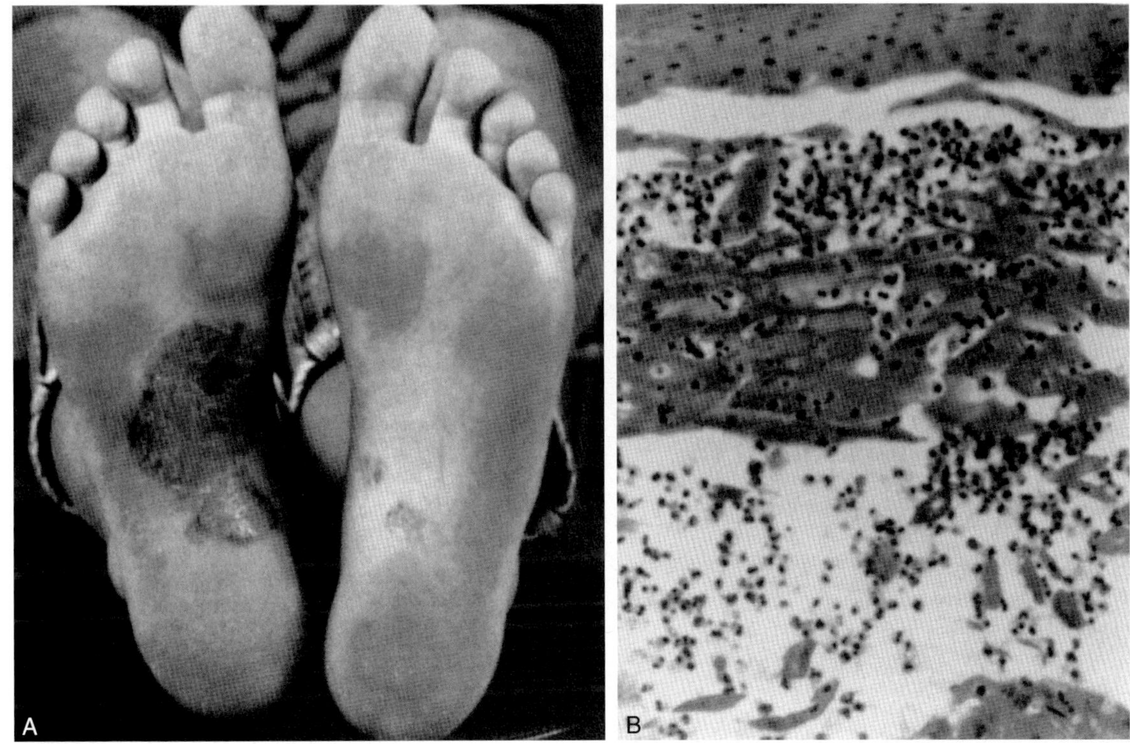

图 88-81　SAPHO 综合征: 掌跖脓疱病。

A　足底典型的皮损。(From Wetzel R, et al:Intern Orthop(SICOT)*15*: 101,1991.)

B　组织病理切片显示表皮小泡内有大量多形核白细胞，表皮和真皮交界处可见单核细胞浸润（140×）。(From Kawai K,et al:J Bone Joint Surg Br 70:117,1988.)

髂关节。也可见下颌骨受累[653]。病变在管状骨的分布是多变的，虽然在慢性复发性多发性骨髓炎中常见干骺端受累。而且，股骨干的受累（图 88-84）可能导致过多的新骨形成，类似恶性肿瘤的表现（如尤文肉瘤）[627,633]。形态学上，骨硬化是显著的放射学异常表现[563]。根据病变的位置，这种硬化可能与下列疾病的表现相似，如髂骨致密性骨炎或强直性脊柱炎（骶髂关节）、耻骨骨炎（耻骨联合）、脊柱

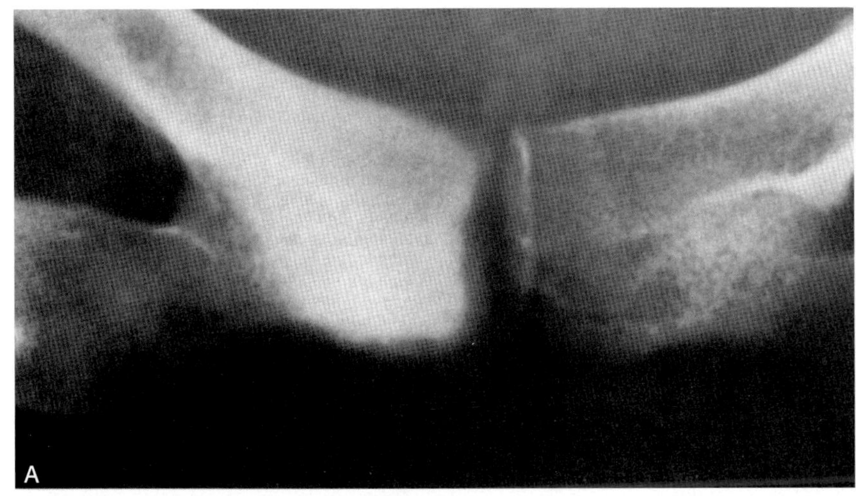

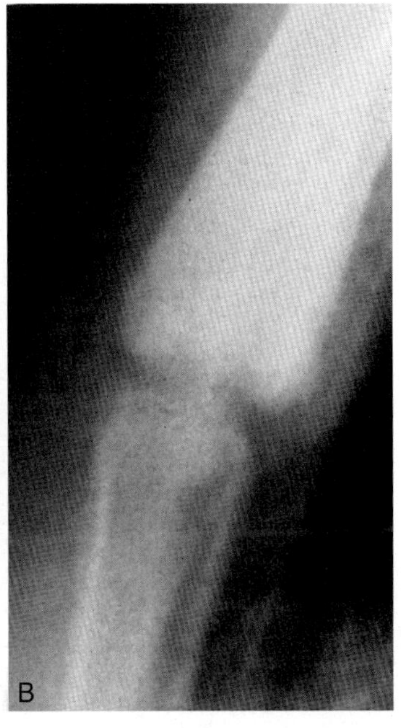

图 88-82　SAPHO 综合征:软骨关节的病变。

A　耻骨联合。一侧明显的骨硬化。

B　胸骨柄关节。胸骨柄的硬化。

(Courtesy of J.Schils,M.D.,Cleveland,Ohio.)

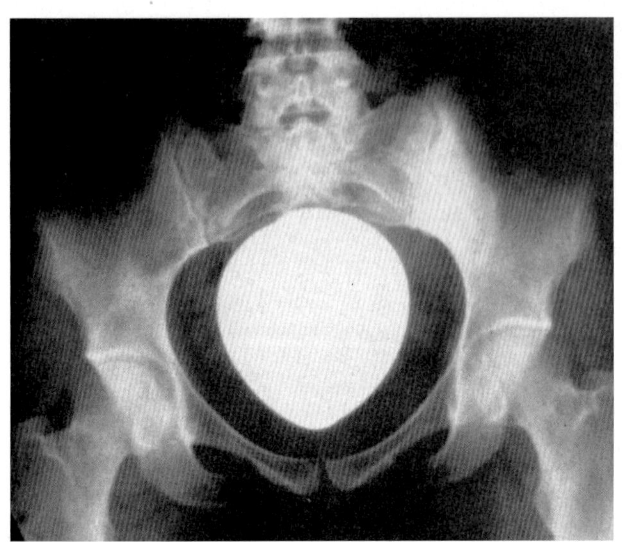

图 88-83 SAPHO综合征:滑液关节的病变。邻近左骶髂关节的髂骨硬化,右侧正常。(From Wetzel R,et al:Intern Orthop [SICOT]*15*:101,1991.)

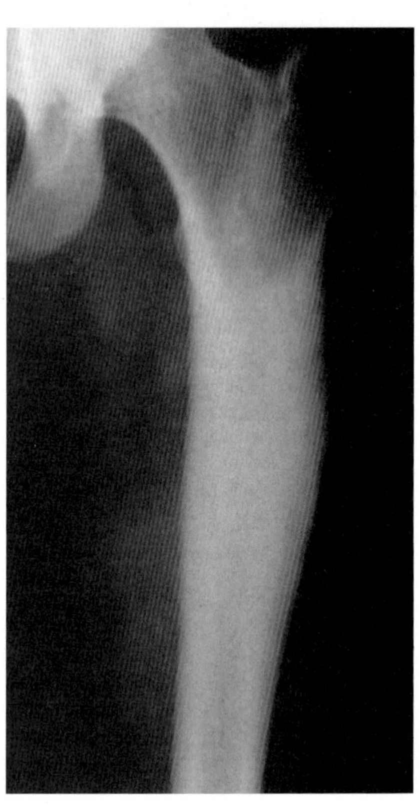

图 88-84 SAPHO综合征:股骨骨干病变。28岁男性,有皮肤脓疱病病史,可见到股骨骨干的增粗和皮质的增厚。(Courtesy of H.Bone,M.D.,Detroit,Michigan.)

炎或一个椎体的特发性半球硬化（椎体与椎间盘连接处）（图 88-85）或锁骨压缩性骨炎（胸锁关节）（图 88-86）。弥漫性硬化也可以见到，可以累及一个关节的双侧（类似感染或血清阴性脊柱关节病）、整个锁骨（类似Paget病或纤维结构不良）、无名骨（类似肿瘤如淋巴瘤）或长段管状骨（类似感染或肿瘤）。

各种骨和皮肤综合征好发于前胸壁的确切原因还不清楚[612, 613, 625, 636-639]。虽然影像学表现仅仅出现在胸骨柄关节，并没有累及脊柱或骶髂关节，也没有出现皮肤病变，患者可伴有或者不伴有炎症性背部疼痛[527]，但是这些前胸壁的影像学改变通常伴有血清反应阴性的脊椎关节病或者掌跖脓疱病。Jurik[528]报道了在强直性脊椎炎患者中17%有胸锁关节影像学表现，在反应性或者银屑病性关节炎患者中6%~9%有这种表现，而在伴有掌跖脓疱病的关节炎患者中48%有这种表现。Jurik也报道了在强直性脊柱炎或掌跖脓疱病患者中51%~57%有胸骨柄关节受累，在反应性或者银屑病性关节炎患者中18%~24%有这种表现[528]。通过对仅有胸骨柄关节受累的患者进行多年的X线随访检查显示，后来患有掌跖脓疱病和寻常痤疮的患者病变进展显著，而患有银屑病或HLA-B27抗原阳性的患者病变进展缓慢[529]。前胸壁关节周围最显著的异常表现可能和掌跖脓疱病的发生相关[530,531]。这些资料强调了皮肤疾病和胸壁受累之间存在一定关系，但是为什么会存在这种关系，至今还不能解释。而且，包括掌跖脓疱病在内的皮肤疾病可能伴有其他部位骨骼的改变，而没有前胸壁的受累或者只有轻微的胸廓异常[532-534]。在儿童，慢性复发性多灶性骨髓炎与掌跖脓疱病的关系并不确定，可能导致四肢管状骨的明显异常，而没有胸壁受累（见后面讨论和第59章）。

SAPHO是这种骨和皮肤综合征的合适名称吗?这个缩略词一定引起了人们对临床、影像、病理方面的注意。滑膜炎（S）尽管不是所有患者都具有的特征性表现，但在胸廓和胸廓外受累部位都可见到滑膜炎（图88-87）。可见到关节和关节周围的炎症和腱鞘炎[535]，周围多发性关节炎或单关节炎（类似感染）可能导致关节间隙消失和骨边缘和中心侵蚀[533,534]。骶髂关节的病变，一侧受累较双侧常见[514]，其在形态上和强直性脊柱炎的炎症表现相似。痤疮（A）和脓疱病（P）（见图88-81）是这种综合征皮肤受累最常见的表现，但皮肤病变在疾病的发展过程中与骨骼病变并不是完全同步出现，或在整个病变过程中都不出现。皮肤小脓疱可见于掌跖脓疱病、脓疱性银屑病和严重痤疮（暴发性或聚合性），每一种皮肤病变都可能伴

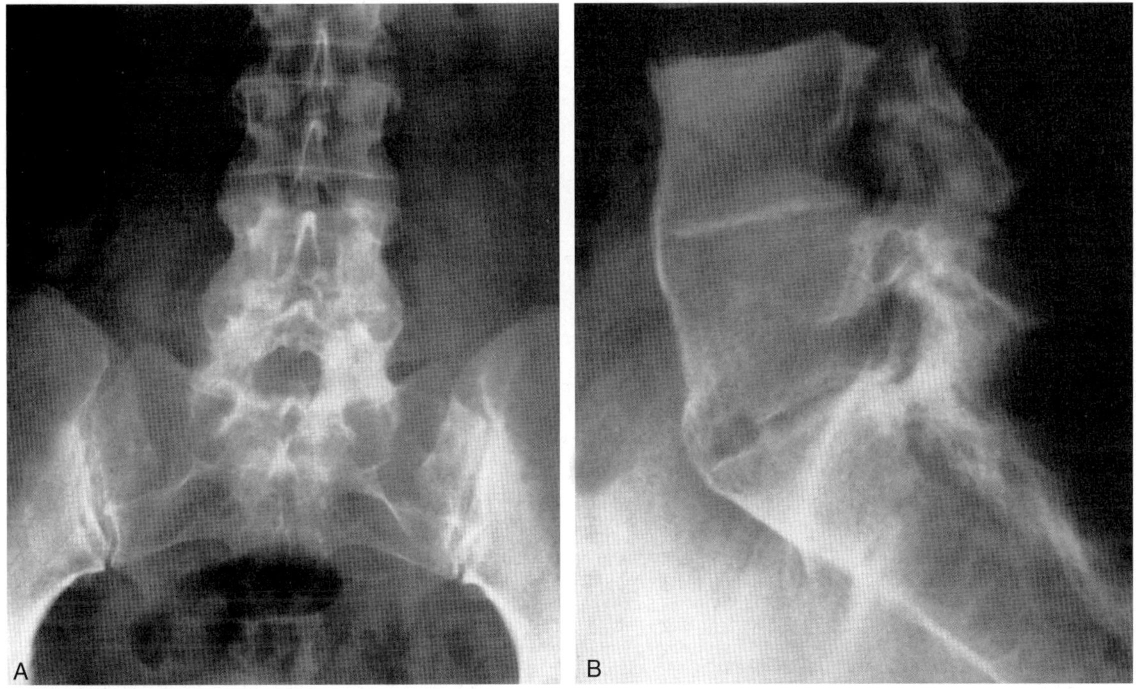

图 88–85　SAPHO 综合征:脊柱的病变。45 岁女性,患脓疱性皮肤病,正位（A）和侧位（B）X 线片显示 L4-L5 和 L5-S1 椎间隙侵蚀和韧带骨赘形成。第四腰椎上部骨质硬化,没有骶髂关节炎,关节突关节也被累及。

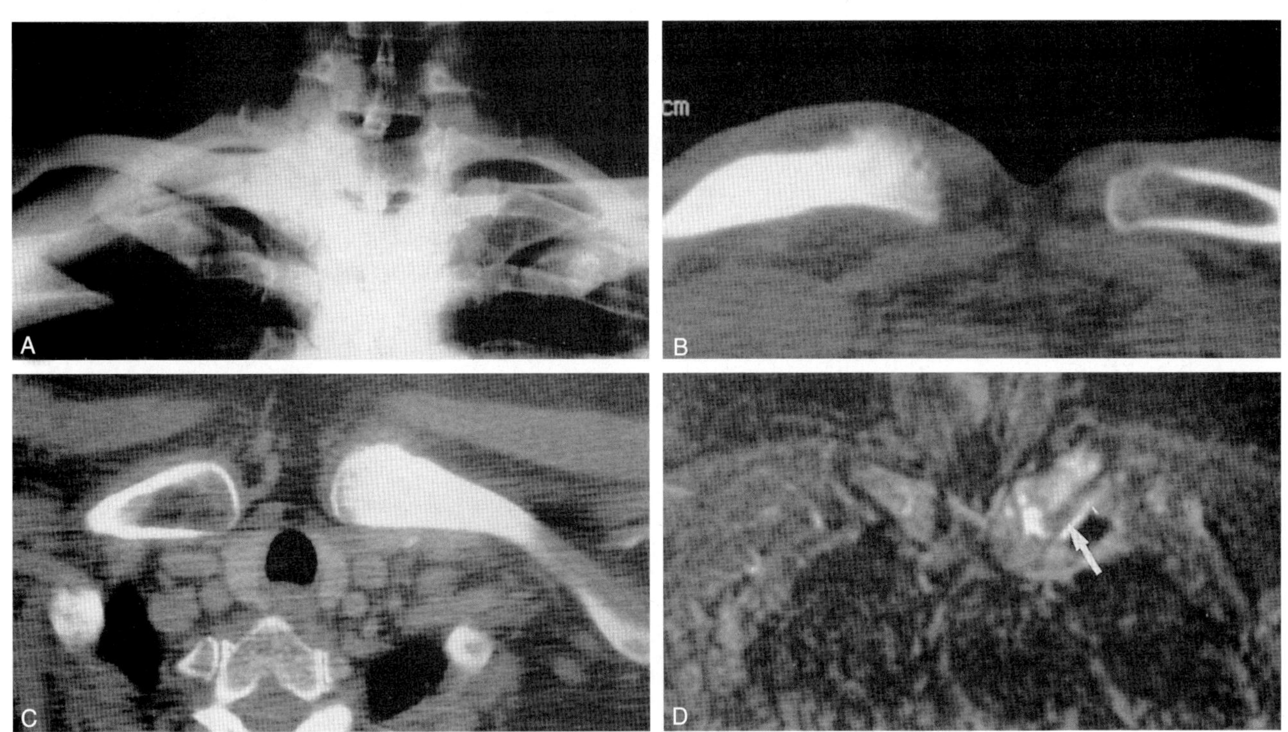

图 88–86　SAPHO 综合征:锁骨的病变。

A,B　38 岁女性,常规 X 线片（A）和 CT 扫描（B）显示右侧锁骨内侧面不规则和骨硬化。(Courtesy of J.G.Battikha,M.D., Geneva,Switzerland.)

C　56 岁女性，CT 扫描可见左侧锁骨内侧面骨硬化。活组织检查分离出了痤疮丙酸杆菌。

D　第三位患者，冠状位 STIR(TR/TE,5500/52;反转时间,150ms)磁共振成像显示左锁骨内侧端信号增强(箭头)。

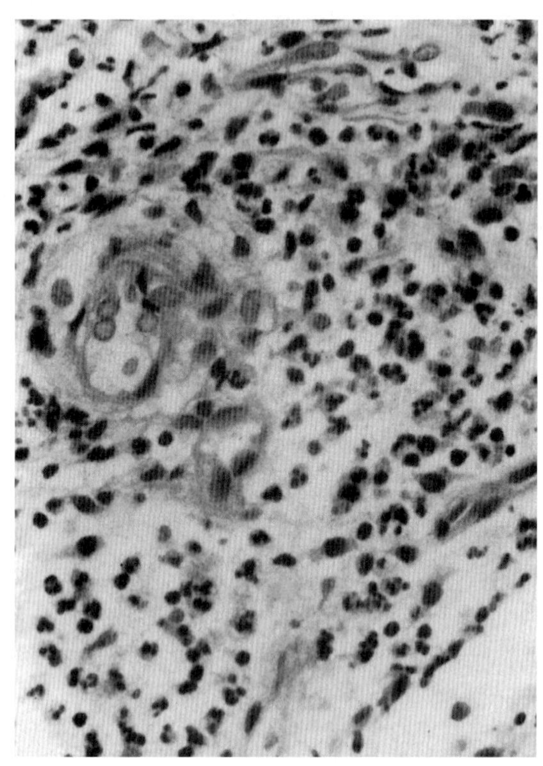

图88-87 SAPHO综合征:滑膜炎。取自有症状的踝关节的滑膜组织,可见到单核细胞和多形核白细胞的聚集(140 ×)。(From Kawai K,et al:J Bone Joint Surg Br *70*:119,1988.)

发骨骼异常。骨肥厚(H)泛指骨生成过多,很好地描述了这种骨硬化(这种骨和皮肤综合征的特征表现)(图88-88A)。骨松质的骨小梁和骨皮质均增厚,和骨内膜、骨外膜的骨质增生有关,可能使髓腔变窄,骨外表面不规则。骨炎(O)提示炎症累及哈弗腔、管及其分支,和骨髓腔[536],与患有该综合征的一些患者的活组织检查的表现一致(见图88-88B)。

关于SAPHO综合征的一种可能的评论与它的名字本身无关,而与把这种骨和皮肤疾病看做一种独立疾病是否合适有关,而且还与是否该综合征与血清阴性脊柱关节病同属一类有关。例如,是否慢性复发性多灶性骨髓炎,(其好发于20岁以下的青年,通常伴有管状骨的病变,可能伴有或不伴有锁骨的改变或脓疱性皮肤病),与严重痤疮的骨炎(通常好发于青少年)和胸骨肋骨锁骨骨肥厚(通常好发于中青年,并累及胸前壁)具有相似的病因和病理表现呢?当伴有骶髂关节炎和脊椎炎时,脓疱性银屑病是否是SAPHO综合征的进一步表现呢?强直性脊柱炎伴有高度的骨硬化[521],或者肠病性骶髂关节炎伴有脓疱性皮肤病的病例是否能充分证明血清阴性脊柱关节病和SAPHO综合征之间有关系呢?这些疑问和其他问题的答案需要进一步的研究和证实。

目前,最值得我们考虑的是SAPHO综合征包括几种具有相似临床、影像和病理特征的疾病。这些疾病的一种是慢性复发性多灶性骨髓炎,另一种是胸骨肋骨锁骨骨肥厚。另外还有一种类型不太明确的疾病,为肌肉骨骼表现伴有掌跖脓疱病,也许可最好描述为脓疱性骨关节炎。

1. 慢性复发性多灶性骨髓炎

慢性复发性多灶性骨髓炎因为与感染的表现相似,在第59章中讨论得更详细,该病也被称为浆细胞性骨髓炎、锁骨-干骺端骨髓炎和慢性对称性骨髓炎[537-543]。一般来讲,慢性复发性多灶性骨髓炎的病因不明,好发于儿童和青少年,常有局部疼痛、肿胀,其次可有全身性表现,如发热和体重下降。尽管在斯

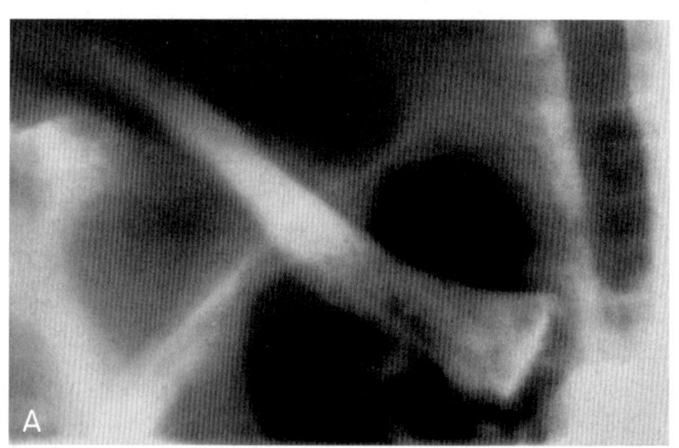

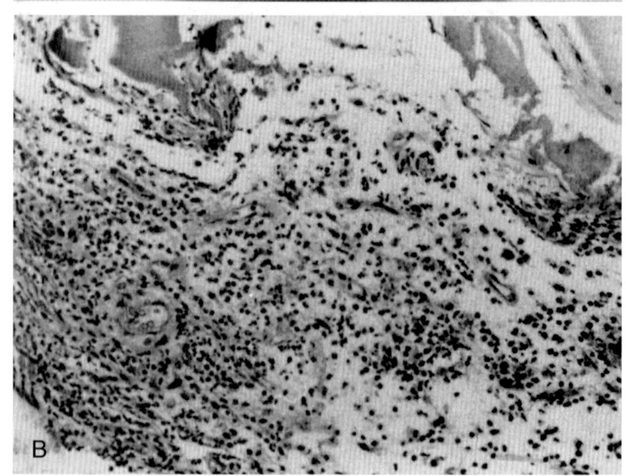

图88-88 SAPHO综合征:骨肥厚和骨炎。

A 骨肥厚。可见锁骨内侧半骨硬化伴有可透X线区域和胸锁关节的侵蚀。(From Wetzel R,et al:Intern orthop[SICOT] *15*:101,1991.)

B 骨炎。锁骨病变的显微照片(70 ×),可见到炎性细胞,主要是多形核白细胞和淋巴细胞。(From Kawai K,et al:J Bone Joint Surg Br *70*:117,1988.)

堪的纳维亚(半岛)和欧洲报道较多，但该病的发病率在全世界内呈上升趋势。其特征性的病程为病情缓解和加重反复交替，最终的结果是永久的病情缓解，而没有明显的后遗症。尽管只有不到40%的慢性复发性多灶性骨髓炎的患者合并皮肤的病变，但是学术上一直反复强调慢性复发性多灶性骨髓炎和掌跖脓疱病之间存在明显的关系。一般来讲，慢性复发性多灶性骨髓炎累及许多管状骨，尤其是胫骨、股骨最常见，伴或不伴有锁骨的受累(图 88–89)[618,633]。在管状骨中，病变较常见于干骺端，但股骨骨干的病变可能也是典型的表现(图 88–90)。管状骨和其他骨（如锁骨）的影像学表现包括最终的骨硬化和骨膜炎，伴有骨的增粗、增大。这些病变与慢性感染的表现相一致，但还没有在组织学检查中得到证实。这些病变也可能与恶性肿瘤的表现也相似[615]。

慢性复发性多灶性骨髓炎其他不太典型的表现给骨和皮肤综合征的分类带来了困难（见第59章）。这些不典型的表现包括婴儿和中年人的发病；扁骨和不规则骨的受累，如骨盆、肋骨、椎骨、面骨[564]和手足的小骨；对称性、不对称性甚至单侧或单骨的病变；出现椎体扁平；与胸骨肋骨锁骨骨肥厚的表现相似的前胸壁严重的病变；活组织检查可见到微生物，但非常罕见；显著的后遗症。另外，如前所述，并不是每位患者都有掌跖脓疱病表现。

慢性复发性多灶性骨髓炎的诊断常用于一种儿童和青少年疾病，该病病情反复，累及管状骨的干骺端和骺板下的部分，导致锁骨硬化和增大，组织学上伴有骨的炎症表现但没有微生物生长，发生在有手足脓疱病变的临床环境中。在没有这些特异性表现时，应根据有无掌跖脓疱病和前胸壁病变考虑其他（和可能相关的）诊断，如脓疱性骨关节炎、胸骨肋骨锁骨骨肥厚和非特异性骨炎。

2. 胸骨肋骨锁骨骨肥厚

胸骨肋骨锁骨骨肥厚典型的表现是锁骨、上部肋骨前端和胸骨明显的骨过度生长和软组织骨化[308-310,389-399,418-422,428-431,523,544-552,614]。该病在日本较常见，

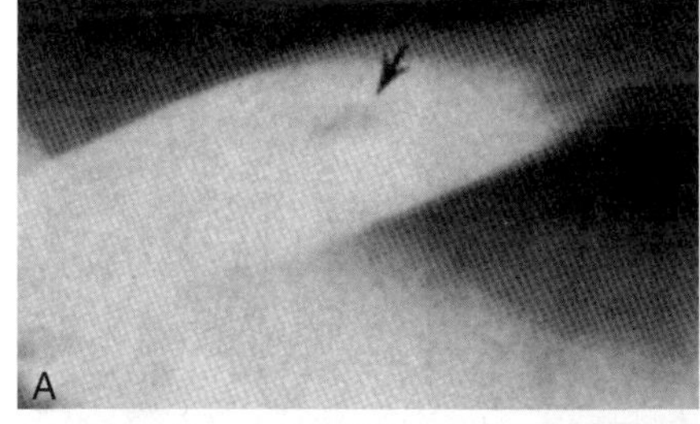

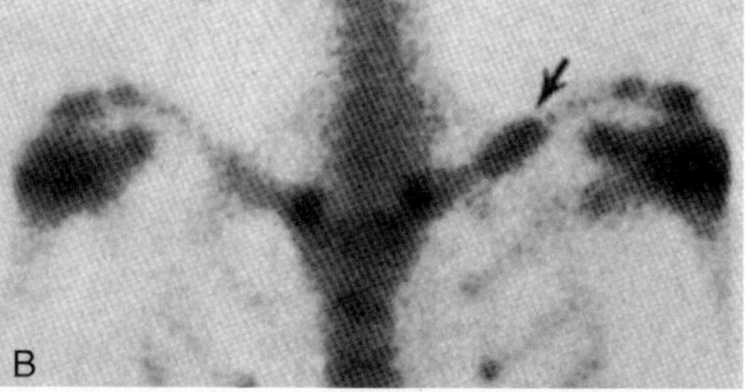

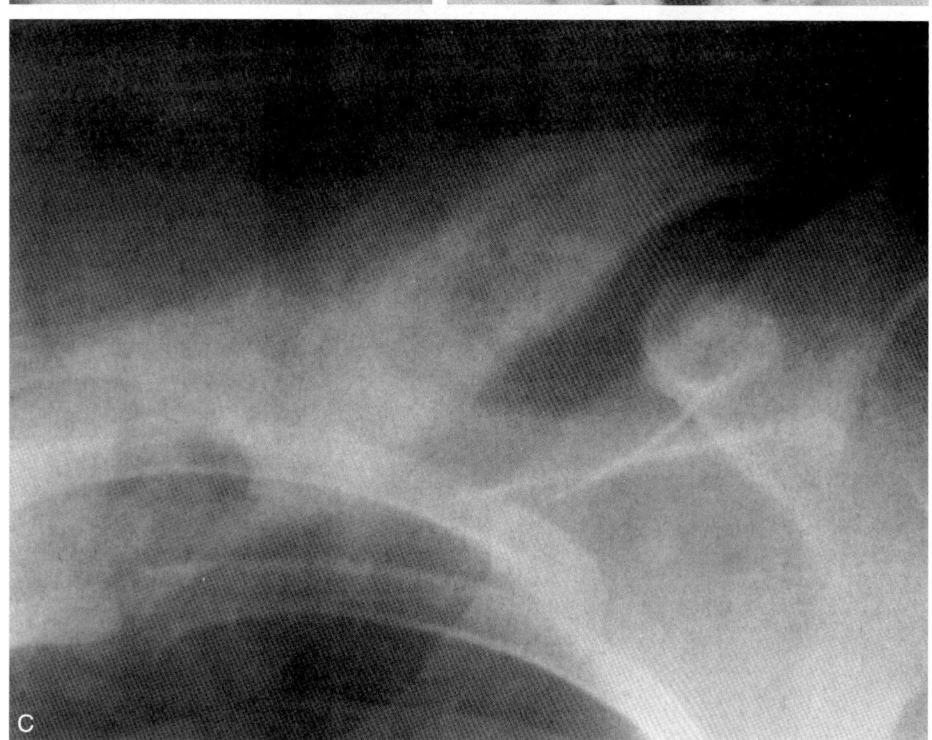

图 88–89　慢性复发性多灶性骨髓炎。

A,B　16岁男性，软组织肿胀和疼痛，夜间加重，服用阿司匹林可缓解。没有发热和白细胞增高。这些症状持续 2 年。X 线片（A）显示锁骨中部骨硬化伴有骨纺锤状增大。在硬化部位可见一可透 X 线的区域(箭头)。骨扫描（B）显示锁骨放射性核素的浓集(箭头)。切除病变后，其中可见含大量浆细胞的纤维组织、淋巴细胞和单核细胞。组织中未见有机体。最后的病理诊断为慢性复发性多灶性骨髓炎或浆细胞性骨髓炎。(Courtesy of G. Greenway,M.D.,Dallas,Texas.)

C　19岁男性，可见锁骨的不规则骨质增生和溶骨性病灶。

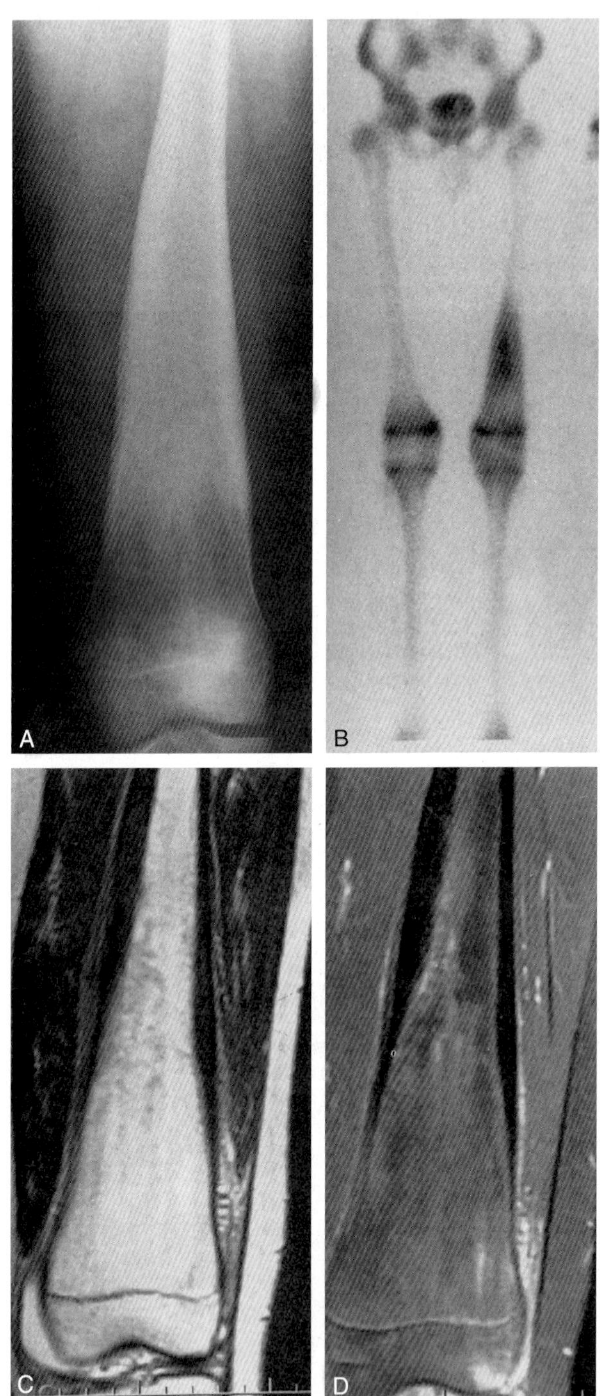

图 88-90 慢性复发性多灶性骨髓炎。18岁男性，常规X线片(A)显示股骨骨干皮质增厚和纺锤状增大。骨扫描(B)证实左股骨骨干放射性核素浓集。冠状位快速自旋回波(TR/TE，4300/77)MR成像(C)显示股骨皮质增厚和骨髓内斑片状信号增强。静脉注射含钆对比剂后冠状位脂肪抑制TI加权(TR/TE,667/9)自旋回波MR成像(D),显示骨髓部分信号增强和皮质增厚。(Courtesy of D.Goodwin，M.D.,Hanover,New Hampshire.)

好发年龄为30~60岁，男性发病多于女性。临床表现包括前胸上部的疼痛、肿胀、压痛和局部皮温增高。骨的过度增生压迫锁骨下静脉，导致其闭塞，引起明显的水肿[389,549,550]。

胸骨肋骨锁骨骨肥厚与掌跖脓疱病(一种手足皮肤病)之间存在一定关系[437]。大约30%～50%的胸骨肋骨锁骨骨肥厚患者伴有掌跖脓疱病，通常与骨和关节病变同时发生，但偶尔早于或晚于骨病变的发生。皮肤病变的特征为：复发性无菌性脓疱对称分布于手或足底，或二者都有，且病程迁延[390]。尽管掌跖脓疱病与脓疱性银屑病的皮损表现不同，但二者存在相似之处[400],并且一些学者认为掌跖脓疱病是银屑病的一种变异。这不仅仅是学术上的争议，因为已知银屑病具有骨和关节的表现，而这些特征与胸骨肋骨锁骨骨肥厚的某些特点是相似的[551,553]，而后者大约在10%～20%的掌跖脓疱病患者中可见[390]。有报道，胸骨肋骨锁骨骨肥厚和其他的皮肤疾病(包括严重的痤疮和头皮蜂窝织炎)也存在相似性[545,553,565]。

胸骨肋骨锁骨骨肥厚主要的影像学表现位于胸壁的前部和上部[313,392]。肋锁韧带、锁骨下缘和第一肋骨上缘有不同程度的骨化(图88-91)。可见到胸骨、锁骨和上部肋骨的骨质增生，在某些病例，胸骨柄关节可见相似的改变(图88-92)[397,398,423,424,438]。脊柱的其他表现包括脊椎骨质增生,与强直性脊椎炎、弥漫性特发性骨肥厚或银屑病性脊椎炎的表现相似(图88-93)。偶尔颈椎明显的增生，主要是椎体前面和椎间盘的增生，导致椎体前面的融合(图88-94)。椎间隙的侵蚀与强直性脊柱炎或感染性脊柱炎相似，象牙状的椎体与椎体骨转移灶相似。还可见到骶髂关节的异常，表现为关节周围骨桥形成和韧带钙化，这点和退行性关节疾病相似；或表现为关节内骨破坏、硬化和融合，这些和强直性脊柱炎相似(见图88-93)[391]。尽管单侧骶髂关节受累较常见，但也可见双侧累及[401,533]。临床表现如肿胀、压痛和活动受限，见于中轴骨外的关节，包括(发病率由高到低)肩锁关节、掌指关节、近端指间关节、肘关节、膝关节、髋关节、踝关节和腕关节[439]，而影像学上常见到软组织的肿胀，很少见到骨侵蚀[391]。但是，有时在长管状骨可见到骨膜增生和硬化[420,421,551,553]。

实验室检查血沉增快、白细胞轻度升高，偶见血清碱性磷酸酶升高。血清学检测发现，类风湿因子和组织相容性抗原HLA-B27常为阴性。对骨化的胸廓肿瘤组织进行组织学检查发现其和Paget病相

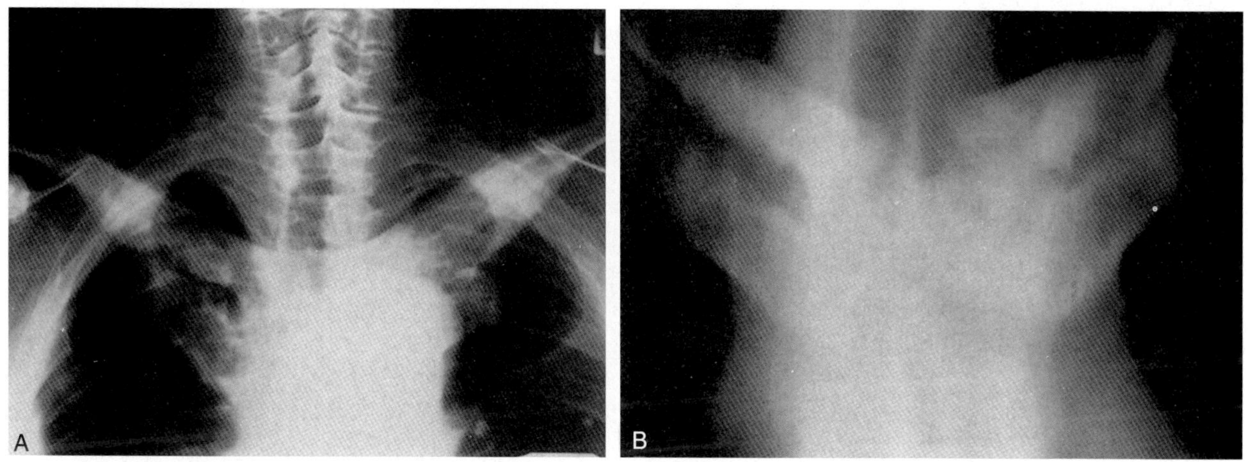

图 88-91　胸骨肋骨锁骨骨肥厚。常规 X 线片（A）和 X 线体层摄影（B）显示胸骨、锁骨和第一肋骨前部骨肥厚。(From Wetzel R,et al:Intern Orthop[SICOT]*15*:101,1991.)

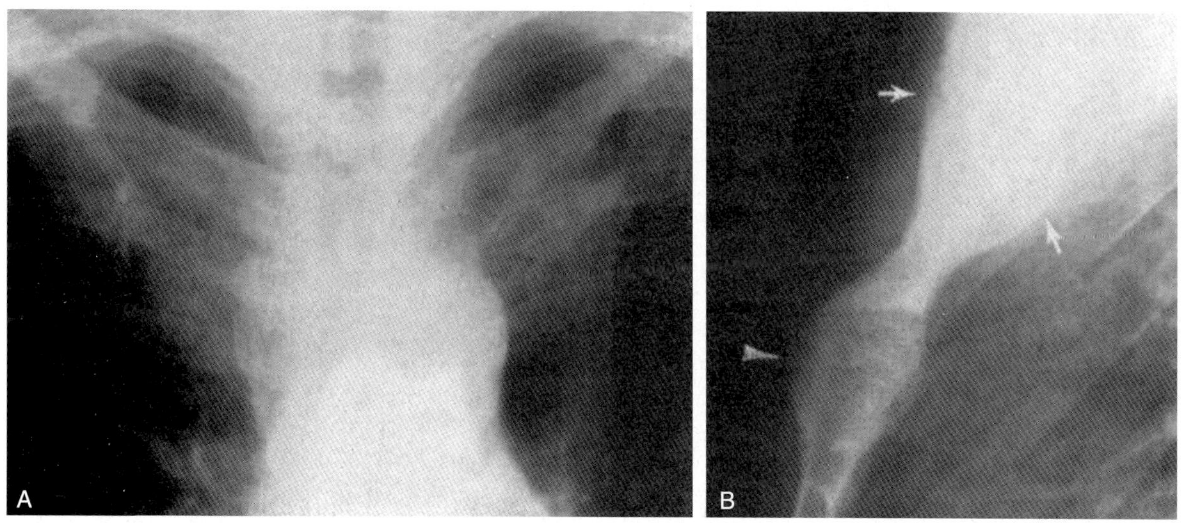

图 88-92　胸骨肋骨锁骨骨肥厚。53 岁女性,前胸壁上部明显的软组织突出。

A　可见上胸壁两侧骨组织突起。锁骨下面、第一肋骨前缘和胸锁关节骨质破坏。

B　侧位 X 线片可见骨化的肿块(箭头)和胸骨柄关节的骨化(三角箭头)。(Courtesy of R.Kerr,M.D.,Los Angeles, California.)

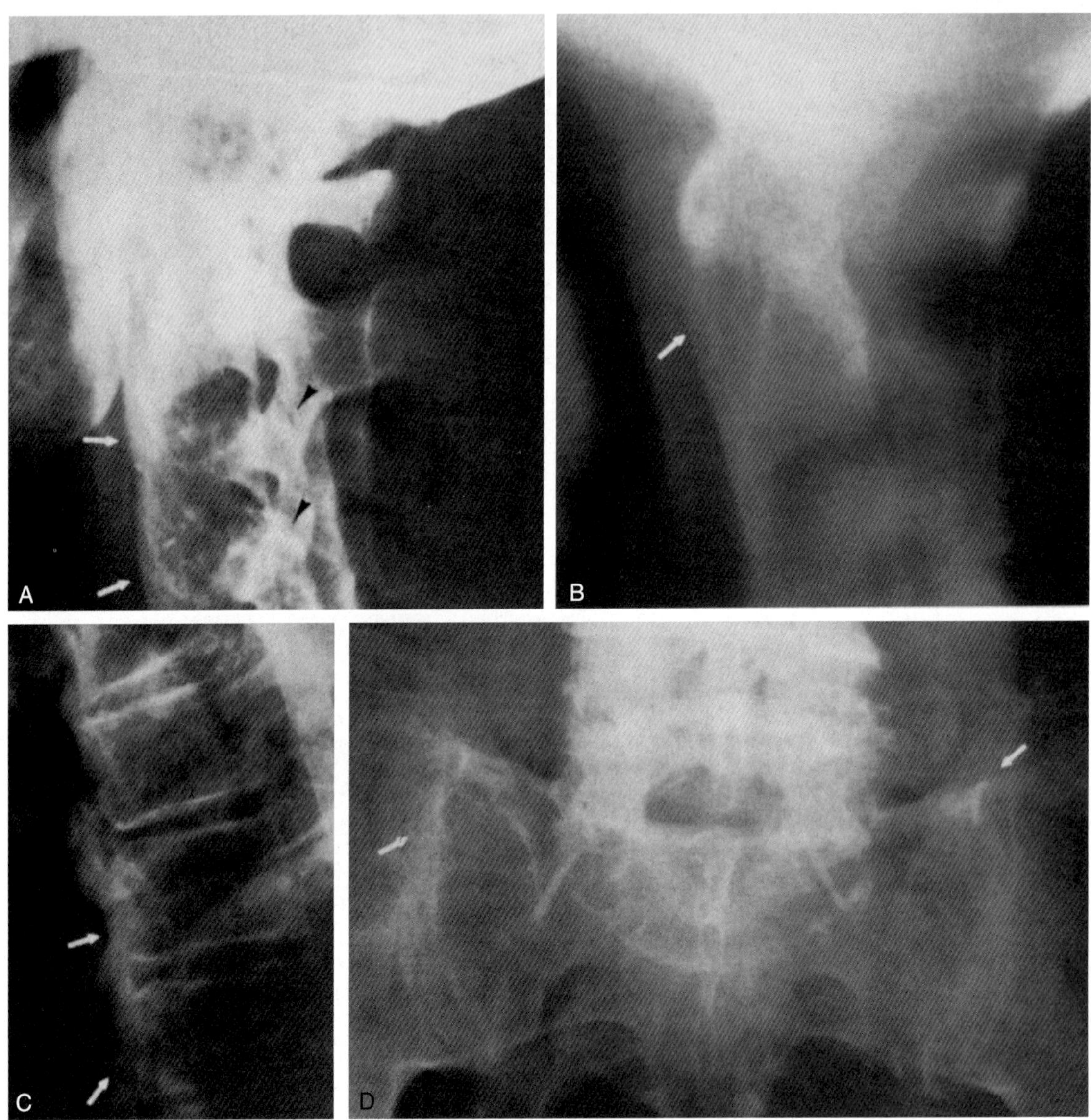

图 88-93 胸骨肋骨锁骨骨肥厚。

A,B 侧位X线片（A）和常规X线体层照片（B）显示颈椎前面骨化(箭头)和关节突关节强直(三角箭头)。还可见寰枢椎的轻度半脱位。

C 胸椎前面平滑的骨化(箭头)与弥漫性特发性骨肥厚的表现完全相同。

D 可见骶骨和髂骨间韧带骨化（箭头），没有骶髂关节炎的表现。

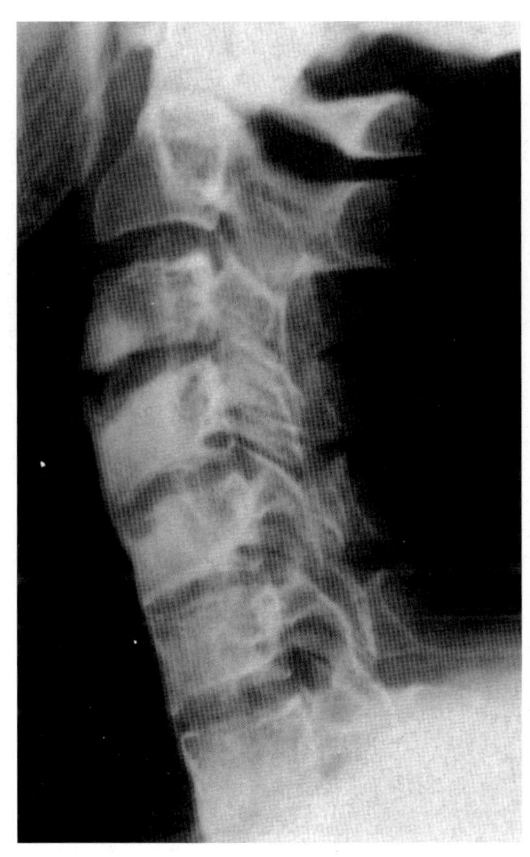

图88-94　胸骨肋骨锁骨骨肥厚。可见到第3~7颈椎椎体前缘肥厚性改变和韧带骨赘形成。(Courtesy of C.Resnik.M.D., Baltimore, Maryland.)

似，表现为大量的纤维化和骨组织形成，伴有轻度的肉芽组织增生，圆形细胞浸润[440]。大多数情况下，这种组织培养发现有微生物。有报道称，在病变的关节和关节周围骨中取材，15个样本中有7个培养出了痤疮丙酸杆菌[523]。

胸骨肋骨锁骨骨肥厚常在病程迁延、病情反复后出现。抗生素和前列腺素抑制剂治疗具有临床疗效[428]。一些患者直到发现明显的胸壁骨化和肥厚才来就医，此时正位胸片上的表现常被误认为是肿瘤（如淋巴瘤或支气管肺癌）。CT或MR检查对分辨组织的性质和起源（包括骨外膜、软骨膜和肋软骨韧带）方面有很大价值[546,548,550,552]，闪烁成像法显示病变骨放射性核素的浓集（图88-95和88-96）[441,547]。明显的胸骨肋骨锁骨区放射性核素的浓集被命名为"牛头"样征[640]。

该病的病因和发病机制尚不清楚，家族遗传性不明显。在某些方面胸骨肋骨锁骨骨肥厚和慢性复发性多灶性骨髓炎（见第59章）相似，二者都可伴有掌跖脓疱病，并可导致锁骨肥厚[402,403]。在其他方面该病与和Paget病、弥漫性特发性骨肥厚、强直性脊柱炎或银屑病性脊椎炎相似。掌跖脓疱病和脓疱性银屑病具有相同的皮损，在一些活检证实有皮肤银屑病的患者中，其影像学表现与胸骨肋骨锁骨骨肥厚的表现相同[394]，这表明二者间存在密切关系。

胸骨肋骨锁骨骨肥厚的诊断常用于一种成人疾病，其表现为前胸壁结构的骨肥厚和韧带骨化，可能伴有或不伴有其他表现，包括脓疱性皮肤病、脊柱和管状骨受累，以及锁骨下静脉阻塞。如果没有胸壁的异常病变，诊断是不成立的。在成人，只有脊柱和脊柱外的病变和掌跖脓疱病，而没有胸壁的受累，最可能的诊断是脓疱性骨关节炎。

3. 脓疱性骨关节炎

当前，这一命名被用于伴有掌跖脓疱病的成人患者，表现为关节周围炎症改变或骨硬化病变（或两者），不包括胸前壁部位。伴有相似表现的儿童或青少年出现相同的病变，慢性复发性多灶性骨髓炎的诊断更合适。文献记载的满足脓疱性骨关节炎诊断标准的成人病例为数不多[519,533,534,566,616,620,621,624,626,634,641]。普遍认为，伴有掌跖脓疱病和肌肉骨骼病变的成人患者初始或以后会有前胸壁的受累。这种病变几乎都有影像学的异常，很少情况下，有临床表现，如胸锁关节或胸骨的疼痛和压痛，而没有影像学异常。另外，对初始满足脓疱性骨关节炎诊断标准的患者的长期观察可能提示最终会有前胸壁的受累。

脓疱性骨关节炎的关节病变通常是暂时的，但有些病例会出现持久的关节病变，导致类风湿性关节炎改变，伴有关节间隙的消失和骨质的侵蚀[533,534]。事实上，有报道掌跖脓疱病和真正的类风湿性关节炎可以共同发病[554]。脓疱性骨关节炎患者的骨病变见于脊椎骨、骨盆和管状骨，其病变特点和胸骨肋骨锁骨骨肥厚的表现相似，但没有前胸壁的累及[524,526,555]。在脊柱，典型的病变是椎间隙的受累[620,621,626,634,642]。MRI显示椎体骨髓信号的改变、椎间盘的异常和椎旁软组织的突起，与感染性疾病[620,621,642]或强直性脊柱炎的表现相似[626]。

按这些标准分析SAPHO综合征时，几乎所有报道的病例都属于慢性复发性多灶性骨髓炎、胸骨肋骨锁骨骨肥厚或脓疱性骨关节炎。但从理论上讲，患者可以出现与脓疱性骨关节炎相似的骨骼表现，而没有脓疱性皮损[567]。在这种情况下，如能除外肿瘤或炎症，这些表现应考虑是非特异性

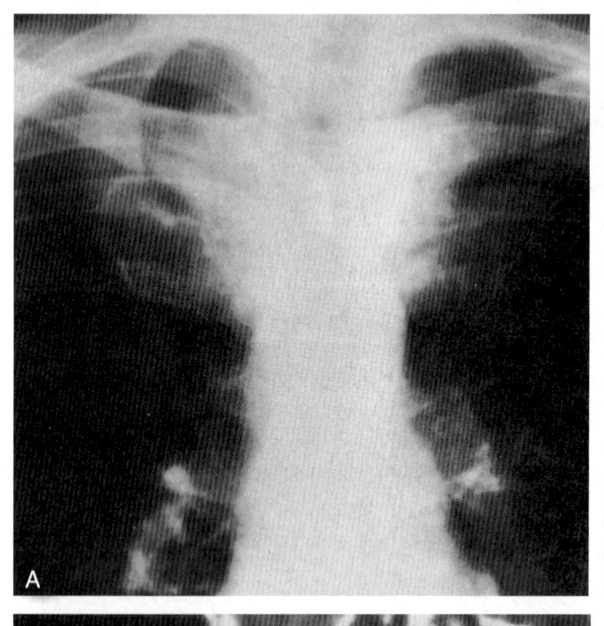

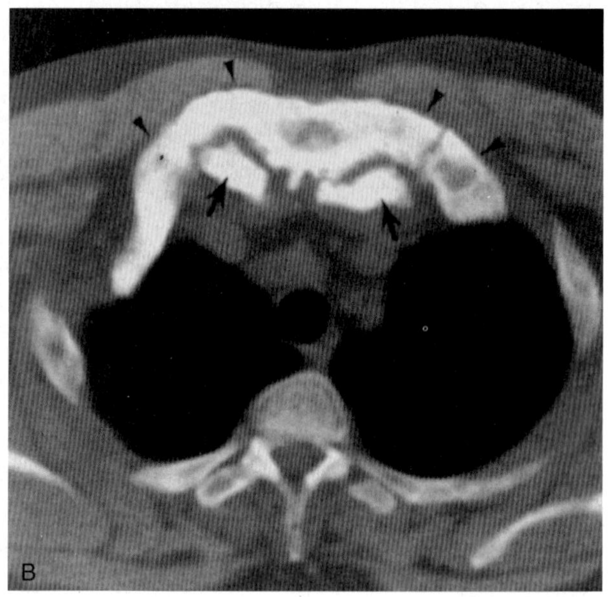

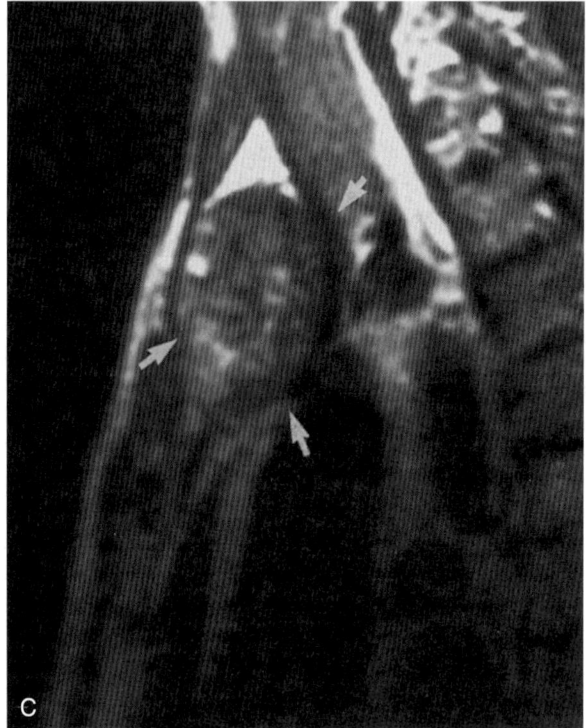

图 88–95 胸骨肋骨锁骨骨肥厚。

A,B 胸部正位 X 线片（A）显示了该病的典型表现。横断面 CT 扫描（B）显示锁骨内侧端不规则性增大(箭头)和第一肋骨与胸骨连接处的骨化(三角箭头)。还可见胸骨、锁骨和第一肋骨的放射性密度增加。(Courtesy of J.Schreiman,M.D., Omaha,Nebraska.)

C 另一位患者,矢状位 T2 加权(TR/TE,2250/60)自旋回波磁共振成像显示胸骨周围的新骨形成(箭头)。(Courtesy of D.Witte,M.D.,Memphis, Tennessee.)

骨炎，但如果随着病情的进展，出现掌跖脓疱病、前胸壁的累及或二者兼有，那将为更特异性的诊断提供线索。

八、Weismann-Netter-Stuhl综合征

1954 年，Weismann-Netter 和 Stuhl[404]首先报道了该综合征，也被称为胫腓骨骨干弓形骨增厚伴侏儒症。随后，其他报道相继出现，其中法国的文献报道较多[314,405–409,556–559]。该病男女均可发病，各个年龄段均可累及。病变早期的特征是身材矮小和行动延迟，有时伴有智力发育迟缓。尽管有人提出该病为常染色体显性遗传，但其家族遗传性是一种易变的特征。

Weismann-Netter-Stuhl 综合征典型的病变是双

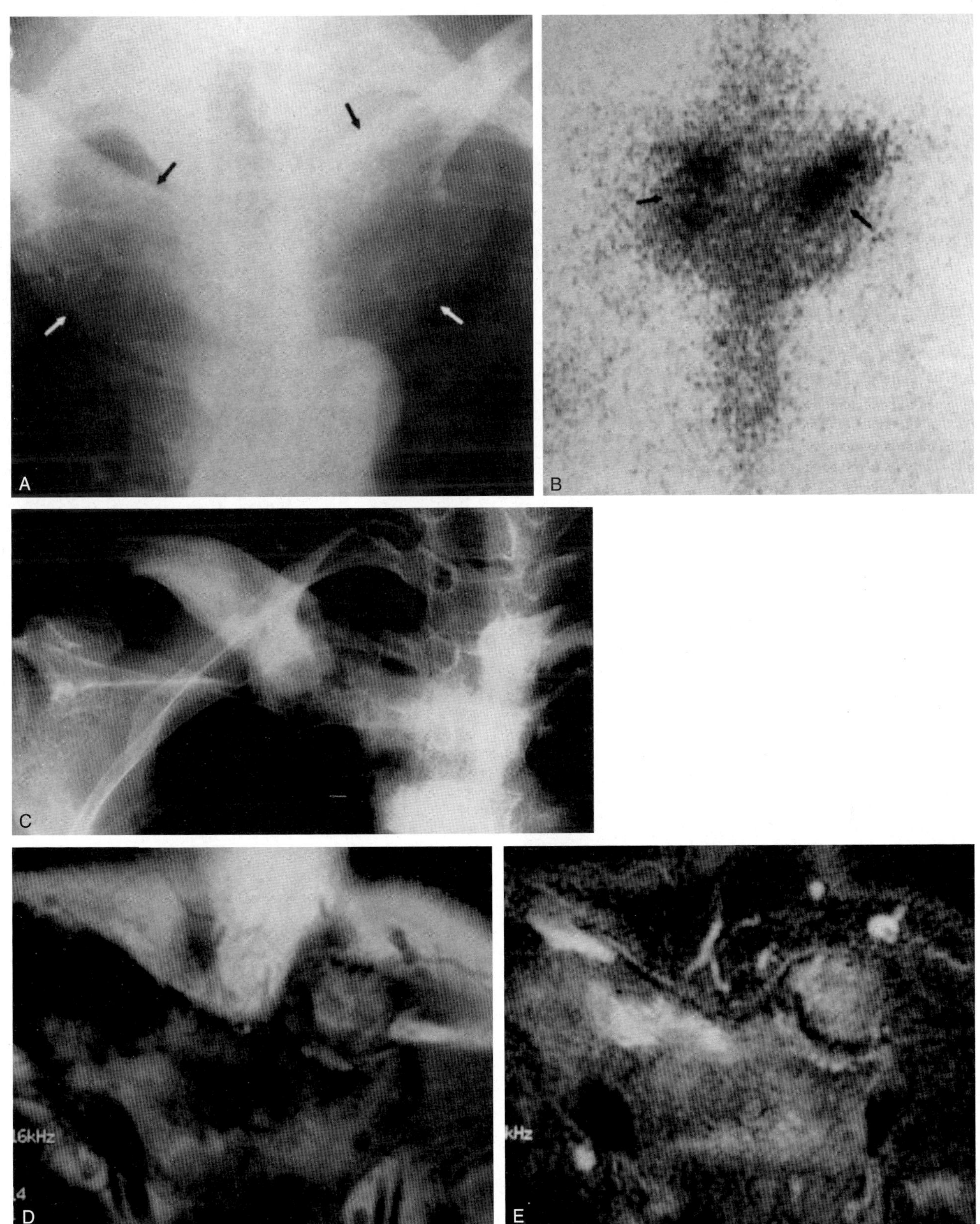

图 88-96　胸骨肋骨锁骨骨肥厚。

A,B　72 岁男性,双侧锁骨内端软组织肿胀。X 线片（A）显示锁骨周围显著的骨质增生(箭头)，伴有骨扩张和硬化。骨扫描（B）显示双侧骨质增生处放射性核素浓集(箭头)。

C–E　49 岁女性,胸部正位 X 线片（C）显示右侧锁骨的增大肥厚和双侧胸锁关节的骨化。冠状位 T1 加权(TR/TE,600/14)自旋回波磁共振成像（D）显示右侧胸锁关节骨桥形成及胸骨和锁骨的低信号病灶。冠状位 STIR(TR/TE,4000/90;反转时间,160ms)磁共振成像（E）显示锁骨和胸骨部分信号增强。(Courtesy of C.Beaulieu,M.D.,Palo Alto,California.)

侧长管状骨的弓形改变，主要是胫骨(图88–97)。典型病变是胫骨向前弯曲，顶点位于胫骨中下1/3交接处。通常胫骨后面的骨皮质增厚，邻近的腓骨通常弯曲、增粗并有相同的骨皮质增厚[314]。腓骨的这种改变被称为腓骨胫骨化，因为腓骨的增粗使二者变得相似。其他部位的骨弯曲和变形包括（频率由高到低）股骨、桡骨、尺骨和肱骨[314]。有时可见到骶骨水平位、髋内翻畸形、下部肋骨扁平、短指（趾）畸形、髌骨变长和髂骨变方。局限于腓骨的相似病变被称为肥厚性骨化不全[516]。

该病的临床和影像学表现与先天性或获得性梅毒性胫骨前凸（见第61章）相似，但后者是前方骨皮质增厚（而不是后方骨皮质增厚），并且典型的表现是腓骨不受累及[314]。其他需要鉴别的疾病有Paget病、多发性神经纤维瘤(图88–98)、佝偻病和成骨不全。

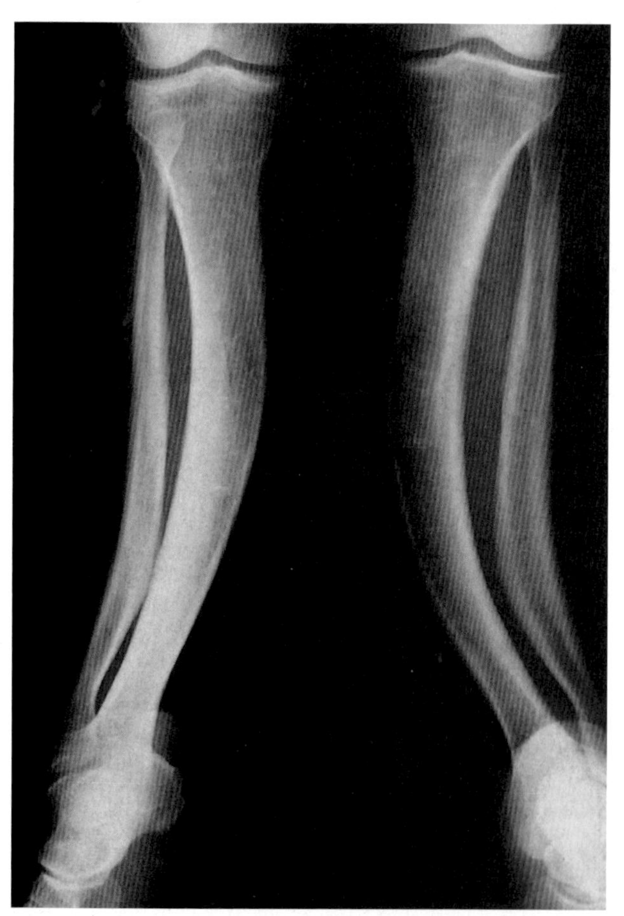

图88–97　Weismann-Netter-Stuhl综合征。可见双侧胫腓骨的弯曲，该片和其他X线片(未显示)显示胫腓骨凸向前内侧，同时有股骨的受累。腓骨显著增粗，与胫骨相似。骨皮质增厚明显。（Courtesy of A.Brower,M.D.,Norfolk,Virginia.）

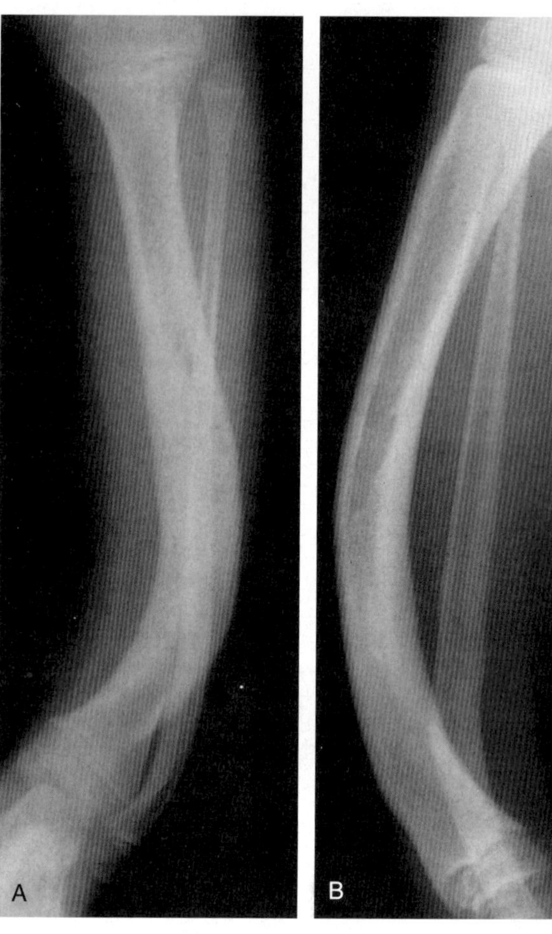

图88–98　多发性神经纤维瘤。可见与Weismann-Netter-Stuhl综合征几乎相同的影像学表现。

小　结

某些疾病伴有局部或全身性骨皮质增厚或骨膜炎。这些疾病包括内生骨疣（骨岛）、伴或不伴有Gardner综合征的骨瘤、全身脆弱性骨硬化、纹状骨病、肢骨纹状肥大、厚皮性骨膜病、继发性肥厚性骨关节病、血管功能不全、婴儿皮质性骨肥厚病、额骨内部骨质增生、弥漫性特发性骨肥厚、胸骨肋骨锁骨骨肥厚、氟中毒、浆细胞恶病质、多发性神经纤维瘤和其他罕见或少见的综合征。这些病变要和由邻近骨病变（肿瘤、炎症和创伤）引起的反应性骨膜炎相区别，同时需要与其他先天性疾病引起的骨肥厚相区别。

（冯世庆 译　李世民 校）

参考文献

1. Stieda A: Ueber umschriebene Knochenverdichtungen im Bereich der Substantia spongiosa im Röntgenbilde. Bruns Beitr Klin Chir *45*:700, 1905.

2. Fischer H: Beitrag zur Kenntnis der Skelettvarietäten (überzählige Karpalia und Tarsalia, Sesambeine, Kompaktainseln). ROFO *19*:43, 1912.
3. Caffey J: Focal scleroses of the spongiosa (bone islands). *In* Pediatric X-Ray Diagnosis, vol 2, 6th ed. Chicago, Year Book Publishers, 1972, p 961.
4. Steel HH: Calcified islands in medullary bone. J Bone Joint Surg Am *32*:405, 1950.
5. Meschan I: Roentgen Signs in Clinical Practice, vol 1. Philadelphia, WB Saunders, 1966, p 372.
6. Broderick TW, Resnick D, Goergen TG, et al: Enostosis of the spine. Spine *3*:167, 1978.
7. Kim SK, Barry WF Jr: Bone island. AJR *92*:1301, 1964.
8. Kim SK, Barry WF Jr: Bone islands. Radiology *90*:77, 1968.
9. Onitsuka H: Roentgenologic aspects of bone islands. Radiology *123*:607, 1977.
10. Smith J: Giant bone islands. Radiology *107*:35, 1973.
11. Blank N, Lieber A: The significance of growing bone islands. Radiology *85*:508, 1965.
12. Ngan H: Growing bone islands. Clin Radiol *23*:199, 1972.
13. Sickles EA, Genant HK, Hoffer PB: Increased localization of ^{99m}Tc-pyrophosphate in a bone island: Case report. J Nucl Med *17*:113, 1976.
14. Schmorl G, Junghanns H: The Human Spine in Health and Disease, 2nd ed. Besemann EF (trans). New York, Grune & Stratton, 1971, p 327.
15. Ackermann W, Schwarz GS: Non-neoplastic sclerosis in vertebral bodies. Cancer *11*:703, 1958.
16. Epstein BS: The Spine: A Radiological Text and Atlas, 3rd ed. Philadelphia, Lea & Febiger, 1969.
17. Lagier R, Nussle D: Anatomy and radiology of a bone island. ROFO *128*:261, 1978.
18. Hoffman RR Jr, Campbell RE: Roentgenologic bone-island instability in hyperparathyroidism: Case report. Radiology *103*:307, 1972.
19. Spjut HJ, Dorfman HD, Fechner RE, et al: Tumors of bone and cartilage. *In* Atlas of Tumor Pathology, Second Series, Fascicle 5. Washington, DC, Armed Forces Institute of Pathology, 1971, p 117.
20. Childrey JH: Osteoma of the sinuses, the frontal and the sphenoid bone: Report of fifteen cases. Arch Otolaryngol *30*:63, 1939.
21. Hallberg OE, Begley JW Jr: Origin and treatment of osteomas of the paranasal sinuses. Arch Otolaryngol *51*:750, 1950.
22. Jaffe HL: Tumors and Tumorous Conditions of the Bones and Joints. Philadelphia, Lea & Febiger, 1958, p 138.
23. Aegerter EE, Kirkpatrick JA Jr: Orthopedic Diseases: Physiology, Pathology, Radiology, 4th ed. Philadelphia, WB Saunders, 1975, p 496.
24. Dolan KD, Seibert J, Seibert RW: Gardner's syndrome: A model for correlative radiology. AJR *119*:359, 1973.
25. Gardner EJ, Plenk HP: Hereditary pattern for multiple osteomas in a family group. Am J Hum Genet *4*:31, 1952.
26. Gardner EJ, Richards RC: Multiple cutaneous and subcutaneous lesions occurring simultaneously with hereditary polyposis and osteomatosis. Am J Hum Genet *5*:139, 1953.
27. Shiffman MA: Familial multiple polyposis associated with soft tissue and hard tissue tumors. JAMA *179*:514, 1962.
28. Chang CHJ, Piatt ED, Thomas KE, et al: Bone abnormalities in Gardner's syndrome. AJR *103*:645, 1968.
29. Weary PE, Linthicum A, Cawley EP, et al: Gardner's syndrome: A family group study and review. Arch Dermatol *90*:20, 1964.
30. Albers-Schönberg H: Eine seltene, bisher nicht bekannte Strukturanomalie des Skelettes. ROFO *23*:174, 1915–1916.
31. Ledoux-Lebard R, Chabaneix, Dessane: L'ostéopoecilie forme nouvelle d'ostéite condensante généralisée sans symptomes cliniques. J Radiol Electrol Med Nucl *2*:133, 1916–1917.
32. Jonasch E: 12 Fälle von Osteopoikilie. ROFO *82*:344, 1955.
33. Busch KFB: Familial disseminated osteosclerosis. Acta Radiol *18*:693, 1937.
34. Szabo AD: Osteopoikilosis in a twin. Clin Orthop *79*:156, 1971.
35. Wilcox LF: Osteopoikilosis. AJR *30*:615, 1933.
36. Risseeuw J: Familiaire osteopoikilie. Ned Tijdschr Geneeskd *80*:3827, 1936.
37. Melnick JC: Osteopathia condensans disseminata (osteopoikilosis): Study of a family of 4 generations. AJR *82*:229, 1959.
38. Sutherland CG: Osteopoikilosis. Radiology *25*:470, 1935.
39. Windholz F: Über familiäre Osteopoikilie und Dermatofibrosis lenticularis disseminata. ROFO *45*:566, 1932.
40. Berlin R, Hedensiö B, Lilja B, et al: Osteopoikilosis: A clinical and genetic study. Acta Med Scand *181*:305, 1967.
41. Buschke A, Ollendorff H: Ein Fall von Dermatofibrosis lenticularis disseminata und Osteopathia condensans disseminata. Dermatol Wochenschr *86*:257, 1928.
42. Raskin MM: Osteopoikilosis. Possible association with dystocia and keloid. South Med J *68*:270, 1975.
43. Windholz F: Systemerkrankung des Skeleta (Osteopoikilie) kombiniert mit einer Affektion der Haut (Dermatofibrosis lenticularis disseminata). Wien Klin Wochnschr *44*:1611, 1931.
44. Weissmann G: Scleroderma associated with osteopoikilosis. Arch Intern Med *101*:108, 1958.
45. Pastinszky J, Csató Z: Uber Hautveränderungen bei Osteopoikilie (Buschke-Ollendorff Syndrom). Z Hautkr *43*:313, 1968.
46. Bethge JFJ, Ridderbusch KE: Über Osteopoikilie und das neue Krankheitsbild Hyperostose bei Osteopoikilie. Ergeb Chir Orthop *49*:138, 1967.
47. Holly LE: Osteopoikilosis: Five year study. AJR *36*:512, 1936.
48. Grassberger A, Seyss R: Knochenszintigramm bei Osteopoikilosis familiaris. Radiol Clin North Am *44*:372, 1975.
49. Whyte MP, Murphy WA, Siegel BA: ^{99m}Tc-pyrophosphate bone imaging in osteopoikilosis, osteopathia striata, and melorheostosis. Radiology *127*:439, 1978.
50. Jaffe HL: Metabolic, Degenerative and Inflammatory Diseases of Bones and Joints. Philadelphia, Lea & Febiger, 1972.
51. Walker GF: Mixed sclerosing bone dystrophies: Two case reports. J Bone Joint Surg Br *46*:546, 1964.
52. Abrahamson MN: Disseminated asymptomatic osteosclerosis with features resembling melorheostosis, osteopoikilosis, and osteopathia striata: Case report. J Bone Joint Surg Am *50*:991, 1968.
53. Jancu J: Osteopoikilosis: A case report and a suggestion of its pathogenesis. Acta Orthop Belg *37*:284, 1971.
54. Mindell ER, Northup CS, Douglass HO Jr: Osteosarcoma associated with osteopoikilosis: Case report. J Bone Joint Surg Am *60*:406, 1978.
55. Dahlin DC: Pathology of osteosarcoma. Clin Orthop *111*:23, 1975.
56. Voorhoeve N: L'image radiologique non encore décrite d'une anomalie du squelette: Ses rapports avec la dyschondroplasie et l'osteopathia condensans disseminata. Acta Radiol *3*:407, 1924.
57. Fairbank HAT: Osteopathia striata. J Bone Joint Surg Br *32*:117, 1950.
58. Larrègue M, Maroteaux P, Michey Y, et al: L'osteopathie striée, symptome radiologique de l'hypoplasia dermique en aires. Ann Radiol *15*:287, 1972.
59. Gehweiler JA, Bland WR, Carden TS Jr, et al: Osteopathia striata—Voorhoeve's disease: Review of the roentgen manifestations. AJR *118*:450, 1973.
60. Carlson DH: Osteopathia striata revisited. J Can Assoc Radiol *28*:190, 1977.
61. Willert HG, Zichner L: Osteopathia striata—Juvenile metaphysäre Knochennekrosen. Z Orthop *111*:836, 1973.
62. Bloor DU: A case of osteopathia striata. J Bone Joint Surg Br *36*:261, 1954.
63. Hurt RL: Osteopathia striata—Voorhoeve's disease: Report of a case presenting the features of osteopathia striata and osteopetrosis. J Bone Joint Surg Br *35*:89, 1953.
64. Fermin HEA: Osteorabdotose. Een voor het eerst door N. Voorhoeve beschreven bijzondere vorm van osteopathia condensans disseminata. Ned Tijdschr Geneeskd *106*:1188, 1962.
65. Fairbank HAT: A case of unilateral affection of the skeleton of unknown origin. Br J Surg *12*:594, 1925.
66. Culver GJ, Thumasathit C: Osseous changes of osteopathic striata and Pyle's disease occurring in a patient with an 11-year follow-up: A case report. AJR *116*:640, 1972.
67. Ginsburg LD, Sedano HP, Gorlin RJ: Focal dermal hypoplasia syndrome. AJR *110*:561, 1970.
68. Léri A, Joanny J: Une affection non décrite des os: Hyperostose "en coulée" sur toute la longueur d'un membre ou "melorhéostose." Bull Mem Soc Hop Paris *46*:1141, 1922.
69. Widmann BP, Stecher WR: Rhizomonomelorheostosis. Radiology *24*:651, 1935.
70. Walker GF: Mixed sclerosing bone dystrophies: Two case reports. J Bone Joint Surg Br *46*:546, 1964.
71. Morris JM, Samilson RL, Corley CL: Melorheostosis: Review of the literature and report of an interesting case with a nineteen year follow-up. J Bone Joint Surg Am *45*:1191, 1963.
72. Bied JC, Malsh C, Meunier P: La mélorhéostose chez l'adulte. A propos de deux cas dont l'un traité par un diphosphonate. Rev Rhum Mal Osteoartic *43*:193, 1976.
73. Campbell CJ, Papademetriou T, Bonfiglio M: Melorheostosis: A report of the clinical, roentgenographic, and pathological findings in fourteen cases. J Bone Joint Surg Am *50*:1281, 1968.
74. Hove E, Sury B: Melorheostosis: Report on 5 cases with follow-up. Acta Orthop Scand *42*:315, 1971.
75. Gold RH, Mirra JM: Case report 35. Skeletal Radiol *2*:57, 1977.
76. Léri A, Lièvre JA: La mélorhéostose (hyperostose d'un membre en coulée). Presse Med *36*:801, 1928.
77. Beauvais P, Fauré C, Montagne JP, et al: Leri's melorheostosis: Three pediatric cases and a review of the literature. Pediatr Radiol *6*:153, 1977.
78. Masserini A: Sul morbo de Léri: Revisione della literatura e contributo casistico. Radiol Med (Torino) *31*:183, 1944.
79. Janousek J, Preston DF, Martin NL, et al: Bone scan in melorheostosis [letter]. J Nucl Med *17*:1106, 1976.
80. Dillehunt RB, Chuinard EG: Melorheostosis Léri: A case report. J Bone Joint Surg *18*:991, 1936.
81. Gillespie JB, Siegling JA: Melorheostosis Léri. Am J Dis Child *55*:1273, 1938.
82. Wagers LT, Young AW Jr, Ryan SF: Linear melorheostotic scleroderma. Br J Dermatol *86*:297, 1972.
83. Muller SA, Henderson ED: Melorheostosis with linear scleroderma. Arch Dermatol *88*:142, 1963.
84. Thompson NM, Allen CEL, Andrews GS, et al: Scleroderma and melorheostosis: Report of a case. J Bone Joint Surg Br *33*:430, 1951.
85. Soffa DJ, Sire DJ, Dodson JH: Melorheostosis with linear sclerodermatous skin changes. Radiology *114*:577, 1975.
86. Buchmann J: Osteopoikilie und Melorheostose. Beitr Orthop Traumatol *15*:641, 1968.

87. Wellmitz G: Ein Beitrag zum Krankheitsbild der Melorheostose und Osteopoikilie. Beitr Orthop Traumatol *19*:117, 1972.
88. McCarroll HR: Clinical manifestations of congenital neurofibromatosis. J Bone Joint Surg Am *32*:601, 1950.
89. Hall GS: A contribution to the study of melorheostosis: Unusual bone changes associated with tuberous sclerosis. Q J Med *12*:77, 1943.
90. Patrick JH: Melorheostosis associated with arteriovenous aneurysms of the left arm and trunk: Report of a case with long follow-up. J Bone Joint Surg Br *51*:126, 1969.
91. Putti V: L'osteosi eburneizzante monomelica (una nuova sindrome osteopatical). Chir Organi Mov *11*:335, 1927.
92. Valentin B: Über einen Fall von Melorheostose (Osteosclerosis, Osteosis eburnisans monomelica, Osteopathica hyperostotica). ROFO *37*:884, 1924.
93. Murray RO, McCredie J: Melorheostosis and the sclerotomes: A radiological correlation. Skeletal Radiol *4*:57, 1979.
94. Murray RO: Melorheostosis associated with congenital arteriovenous aneurysms. Proc R Soc Med *44*:473, 1951.
95. Zimmer P: Über einen Fall einer eigenartigen seltenen Knochenerkrankung, Osteopathia hyperostotica—Melorheostose. Beitr Klin Chir *140*:75, 1927.
96. Inman VT, Saunders JB: Referred pain from skeletal structures. J Nerv Ment Dis *99*:660, 1944.
97. Friedreich N: Hyperostose des gesammten Skelettes. Virchows Arch [Path Anat] *43*:83, 1868.
98. Marie P: De l'osteo-arthropathie hypertrophiante pneumique. Rev Med *10*:1, 1890.
99. Unna PG: Cutis verticis gyrata. Monatsschr Praktische Dermatol *45*:227, 1907.
100. Grönberg A: Is cutis verticis gyrata a symptom in an endocrine syndrome which has so far received little attention? Acta Med Scand *67*:24, 1927.
101. Guyer PB, Brunton FJ, Wren MWG: Pachydermoperiostosis with acroosteolysis: A report of five cases. J Bone Joint Surg Br *60*:219, 1978.
102. Uehlinger E: Hyperostosis generalisata mit Pachydermie. Virchows Arch [Path Anat] *308*:396, 1941.
103. Vague J: La pachydermopériostose: Pachydermie plicaturée avec pachypériostose des extrémités (syndrome de Touraine, Solente et Golé). Rev Rhum Mal Osteoartic *15*:201, 1948.
104. Touraine A, Solente G, Golé L: Un syndrome osteó-dermopathique: La pachydermie plicaturée avec pachypériostose des extrémitiés. Presse Med *43*:1820, 1935.
105. Langston HH: Bone dystrophy of unknown etiology (presented for diagnosis). Proc R Soc Med *43*:299, 1950.
106. Angel JH: Pachydermo-periostosis (idiopathic osteo-arthropathy). Br Med J *2*:789, 1957.
107. Brugsch HG: Acropachyderma with pachyperiostitis. Arch Intern Med *68*:687, 1941.
108. Camp JD, Scanlan R: Chronic idiopathic hypertrophic osteoarthropathy. Radiology *50*:581, 1948.
109. Sèze S de, Jurmand S-H: Pachydermopériostose. Bull Mem Soc Hop Paris *66*:860, 1950.
110. Findlay GH, Oosthuizen WJ: Pachydermoperiostosis: The syndrome of Touraine, Solente and Golé. S Afr Med J *25*:747, 1951.
111. Schönenberg H: Zum Krankheitsbild der Osteo-Arthropathie hypertrophiante (Pierre-Bamberger). Z Kinderheilkd *74*:388, 1954.
112. Vogl A, Goldfischer S: Pachydermoperiostosis: Primary or idiopathic hypertrophic osteoarthropathy. Am J Med *33*:166, 1962.
113. Ursing B: Pachydermoperiostosis. Acta Med Scand *188*:157, 1970.
114. Herman MA, Massaro D, Katz S, et al: Pachydermoperiostosis: Clinical spectrum. Arch Intern Med *116*:918, 1965.
115. Shawarby K, Ibrahim MS: Pachydermoperiostosis: A review of the literature and report on four cases. Br Med J *1*:763, 1962.
116. Harbison JB, Nice CM Jr: Familial pachydermoperiostosis presenting as an acromegaly-like syndrome. AJR *112*:532, 1971.
117. Fournier A-M, Mourou M: Pachydermopériostose. J Radiol Electrol Med Nucl *54*:417, 1973.
118. Lazarus JH, Galloway JK: Pachydermoperiostosis: An unusual cause of finger clubbing. AJR *118*:308, 1973.
119. Katoh T: Pachydermoperiostosis (syndrome of Touraine, Solente, and Golé). Jpn J Clin Dermatol *23*:275, 1969.
120. Currarino G, Tierney RC, Giesel RG, et al: Familial idiopathic osteoarthropathy. AJR *85*:633, 1961.
121. Keats TE, Bagnall WS: Chronic idiopathic osteoarthropathy. Radiology *62*:841, 1954.
122. Berk M: Chronic idiopathic hypertrophic osteoarthropathy: Report of a case and review of the literature. N Engl J Med *247*:123, 1952.
123. Cremin BJ: Familial idiopathic osteoarthropathy of children: A case report and progress. Br J Radiol *43*:568, 1970.
124. Bartolozzi G, Bernini G, Maggini M: Hypertrophic osteoarthropathy without pachydermia: Idiopathic form. Am J Dis Child *129*:849, 1975.
125. Bhate DV, Pizarro AJ, Greenfield GB: Idiopathic hypertrophic osteoarthropathy without pachyderma. Radiology *129*:379, 1978.
126. Rimoin DL: Pachydermoperiostosis (idiopathic clubbing and periostosis): Genetic and physiologic considerations. N Engl J Med *272*:923, 1965.
127. Bruwer A, Holman CB, Kierland RR: Roentgenologic recognition of cutis verticis gyrata. Mayo Clin Proc *28*:63, 1953.
128. Roy JN: Hypertrophy of the palpebral tarsus, the facial integument and the extremities of the limbs associated with widespread osteo-periostitis: A new syndrome. Can Med Assoc J *34*:615, 1936.
129. Metz EN, Dowell A: Bone marrow failure in hypertrophic osteoarthropathy. Arch Intern Med *116*:759, 1965.
130. Neiman HL, Gompels BM, Martel W: Pachydermoperiostosis with bone marrow failure and gross extramedullary hematopoiesis: Report of a case. Radiology *110*:553, 1974.
131. Chamberlain DS, Whitaker J, Silverman FN: Idiopathic osteoarthropathy and cranial defects in children (familial idiopathic osteoarthropathy). AJR *93*:408, 1965.
132. Arnold J: Acromegalie, Pachyacrie oder Ostitis? Ein anatomischer Bericht über den Fall Hagner I. Beitr Pathol Anat *10*:1, 1891.
133. Appelboom T, Busscher H, Famaey JP: Chondrocalcinosis as a possible cause of arthritis in pachydermoperiostosis? [letter]. Arthritis Rheum *21*:174, 1978.
134. Lauter SA, Vasey FB, Hüttner I, et al: Pachydermoperiostosis: Studies on the synovium. J Rheumatol *5*:85, 1978.
135. Kerber RE, Vogl A: Pachydermoperiostosis: Peripheral circulatory studies. Arch Intern Med *132*:245, 1973.
136. Gall E, Bennett GA, Bauer W: Generalized hypertrophic osteoarthropathy: Pathologic study of seven cases. Am J Pathol *27*:349, 1951.
137. Hippocrates: The Book of Prognostics. *In* F Adams (trans). The Genuine Works of Hippocrates. London, Syndenham Society, 1849.
138. Bamberger E: Protokoll der Kaisereiche und Koenigliche: Koenigliche Gesselschaft der Aertz in Wien. Sitzung vom 8 Marz, 1889. Wien Klin Wochenschr *2*:225, 1889.
139. Vogl A, Blumenfeld S, Gutner LB: Diagnostic significance of pulmonary hypertrophic osteoarthropathy. Am J Med *18*:51, 1955.
140. Berman B: Pulmonary hypertrophic osteoarthropathy. Arch Intern Med *112*:947, 1963.
141. Temple HL, Jaspin G: Hypertrophic osteoarthropathy. AJR *60*:232, 1948.
142. Greenfield GB, Schorsch HA, Shkolnik A: The various roentgen appearances of pulmonary hypertrophic osteoarthropathy. AJR *101*:927, 1967.
143. Holling HE, Brodey RS, Boland C: Pulmonary hypertrophic osteoarthropathy. Lancet *2*:1269, 1961.
144. Holling HE, Brodey RS: Pulmonary hypertrophic osteoarthropathy. JAMA *178*:977, 1961.
145. Aufses AH: Primary carcinoma of the lung: 14 year survey. J Mt Sinai Hosp *20*:212, 1953.
146. Jack GD: Bronchogenic carcinoma. Trans Med Chir Soc Edinb *132*:75, 1952–1953.
147. Hansen JL: Bronchial carcinoma presenting as arthralgia. Acta Med Scand Suppl *266*:467, 1952.
148. Wierman WH, Clagett OT, McDonald JR: Articular manifestations in pulmonary diseases: An analysis of their occurrence in 1024 cases in which pulmonary resection was performed. JAMA *155*:1459, 1954.
149. Alvarez GH: Clinica del cáncer de pulmón. Rev Assoc Med Argent *62*:690, 1948.
150. Berg R Jr: Arthralgia as a first symptom of pulmonary lesions. Dis Chest *16*:483, 1949.
151. Peck B: Hypertrophic osteoarthropathy with Hodgkin's disease in the mediastinum. JAMA *238*:1400, 1977.
152. Adler JJ, Sharma OP: Hypertrophic osteoarthropathy with intrathoracic Hodgkin's disease in the mediastinum. Am Rev Respir Dis *102*:83, 1970.
153. Kay CJ, Rosenberg MA, Burd R: Hypertrophic osteoarthropathy and childhood Hodgkin's disease. Radiology *112*:177, 1974.
154. Shapiro RF, Zvaifler NJ: Concurrent intrathoracic Hodgkin's disease and hypertrophic osteoarthropathy. Chest *63*:912, 1973.
155. Aufses AH, Aufses BH: Hypertrophic osteoarthropathy in association with pulmonary metastases from extrathoracic malignancies. Dis Chest *38*:399, 1960.
156. Gibbs DD, Schiller KF, Stovin PG: Lung metastases heralded by hypertrophic pulmonary osteoarthropathy. Lancet *1*:623, 1960.
157. Coury C: Hippocratic fingers and hypertrophic osteoarthropathy: Study of 350 cases. Br J Dis Chest *54*:202, 1960.
158. Yacoub MH, Simon G, Ohnsorge J: Hypertrophic pulmonary osteoarthropathy in association with pulmonary metastases from extrathoracic tumors. Thorax *22*:226, 1967.
159. Firooznia H, Seliger G, Genieser NB, et al: Hypertrophic pulmonary osteoarthropathy in pulmonary metastases. Radiology *115*:269, 1975.
160. Sethi SM, Saxton GD: Osteoarthropathy associated with solitary pulmonary metastases from melanoma. Can J Surg *17*:221, 1974.
161. Fellows KE Jr, Rosenthal A: Extracardiac roentgenographic abnormalities in cyanotic congenital heart disease. AJR *114*:371, 1972.
162. McLaughlin GE, McCarty DJ Jr, Downing DF: Hypertrophic osteoarthropathy associated with cyanotic congenital heart disease: A report of two cases. Ann Intern Med *67*:579, 1967.
163. Means MG, Brown NW: Secondary hypertrophic osteoarthropathy in congenital heart disease. Am Heart J *34*:262, 1947.
164. Trevor RW: Hypertrophic osteoarthropathy in association with congenital cyanotic heart disease: Report of two cases. Ann Intern Med *48*:660, 1958.
165. Shaw HB, Cooper RH: Pulmonary hypertrophic osteoarthropathy occurring in a case of congenital heart disease. Lancet *1*:880, 1907.
166. Shaffer HA Jr, Heckman JD: Hypertrophic osteoarthropathy associated with cyanotic congenital heart disease. J Can Assoc Radiol *24*:265, 1973.
167. Han SY, Collins LC: Hypertrophic osteoarthropathy in cirrhosis of the liver: Report of two cases. Radiology *91*:795, 1968.

168. Martin CL: Complications produced by malignant tumors of the nasopharynx. AJR *41*:377, 1939.
169. Diner WC: Hypertrophic osteoarthropathy: Relief of symptoms by vagotomy in a patient with pulmonary metastases from a lymphoepithelioma of the nasopharynx. JAMA *181*:555, 1962.
170. Papavasiliou CG: Pulmonary metastases from cancer of the nasopharynx associated with hypertrophic osteoarthropathy. Br J Radiol *36*:680, 1963.
171. Zornoza J, Cangir A, Green B: Hypertrophic osteoarthropathy associated with nasopharyngeal carcinoma. AJR *128*:679, 1977.
172. Peirce TH, Weir DG: Hypertrophic osteoarthropathy associated with a non-metastasising carcinoma of the oesophagus. Ir Med J *66*:160, 1973.
173. Heylen W, Baert AL: Hypertrophic osteoarthropathy secondary to malignant islet-cell tumor of the pancreas. J Belge Radiol *62*:79, 1979.
174. Grossman H, Denning CR, Baker DH: Hypertrophic osteoarthropathy in cystic fibrosis. Am J Dis Child *107*:1, 1964.
175. Cavanaugh JJA, Holman GH: Hypertrophic osteo-arthropathy in childhood. J Pediatr *66*:27, 1965.
176. Kay CJ, Rosenberg MA, Burd R: Hypertrophic osteoarthropathy and childhood Hodgkin's disease. Radiology *112*:177, 1974.
177. Petty RE, Cassidy JT, Heyn R, et al: Secondary hypertrophic osteoarthropathy: An unusual cause of arthritis in childhood. Arthritis Rheum *19*:902, 1976.
178. Ameri MR, Alebouyeh M, Donner MW: Hypertrophic osteoarthropathy in childhood malignancy. AJR *130*:992, 1978.
179. Howard CP, Telander RL, Hoffman AD, et al: Hypertrophic osteoarthropathy in association with pulmonary metastasis from osteogenic sarcoma. Mayo Clin Proc *53*:538, 1978.
180. Mendlowitz M: Clubbing and hypertrophic osteoarthropathy. Medicine (Baltimore) *21*:269, 1942.
181. Calabro JJ: Cancer and arthritis. Arthritis Rheum *10*:553, 1967.
182. Schumacher HR Jr: Articular manifestations of hypertrophic pulmonary osteoarthropathy in bronchogenic carcinoma: A clinical and pathological study. Arthritis Rheum *19*:629, 1976.
183. Ropes MW, Bauer W: Synovial Fluid Changes in Joint Disease. Cambridge, Mass, Harvard University Press, 1963, p 88.
184. Caughey D: Quoted by HR Schumacher. Arthritis Rheum *19*:629, 1976.
185. Steinfeld AD, Munzenrider JE: The response of hypertrophic pulmonary osteoarthropathy to radiotherapy. Radiology *113*:709, 1974.
186. Greco FA, Kushner I: Loss of symptoms of pulmonary hypertrophic osteoarthropathy after laparotomy [letter]. Ann Intern Med *81*:555, 1974.
187. Holman CW: Osteoarthropathy in lung cancer: Disappearance after section of intercostal nerves. J Thorac Cardiovasc Surg *45*:679, 1963.
188. Polley HF, Clagett OT, McDonald JR, et al: Articular reactions associated with localized fibrous mesothelioma of the pleura. Ann Rheum Dis *11*:314, 1952.
189. Crump C: Histologic der allgemeinen Osteophytose. (Ostéoarthropathie hypertrophiante pneumique.) Virchows Arch [Path Anat] *271*:467, 1929.
190. Ginsburg J: Hypertrophic pulmonary osteoarthropathy. Postgrad Med J *39*:639, 1963.
191. Mills JA: The connective tissue disease associated with malignant neoplastic disease. J Chronic Dis *16*:797, 1963.
192. Schechter SL, Bole GG: Hypertrophic osteoarthropathy and rheumatoid arthritis: Simultaneous occurrence in association with diffuse interstitial fibrosis. Arthritis Rheum *19*:639, 1976.
193. Hammarsten JF, O'Leary J. The features and significance of hypertrophic osteoarthropathy. Arch Intern Med *99*:431, 1957.
194. Kieff ED, McCarty DJ Jr: Hypertrophic osteoarthropathy with arthritis and synovial calcification in a patient with alcoholic cirrhosis. Arthritis Rheum *12*:261, 1969.
195. Holmes JR, Price CH: Hypertrophic pulmonary osteoarthropathy with osteophytosis in a dog. Br J Radiol *31*:412, 1958.
196. Rosenthal L, Kirsh J: Observations on the radionuclide imaging in hypertrophic pulmonary osteoarthropathy. Radiology *120*:359, 1976.
197. Terry DW Jr, Isitman AT, Holmes RA: Radionuclide bone images in hypertrophic pulmonary osteoarthropathy. AJR *124*:571, 1975.
198. Donnelly B, Johnson PM: Detection of hypertrophic pulmonary osteoarthropathy by skeletal imaging with ^{99m}Tc-labeled diphosphate. Radiology *114*:389, 1975.
199. Freeman MH, Tonkin AK: Manifestations of hypertrophic pulmonary osteoarthropathy in patients with carcinoma of the lung: Demonstration by ^{99m}Tc-pyrophosphate bone scans. Radiology *120*:363, 1976.
200. Kay CJ, Rosenberg MA: Positive ^{99m}Tc-polyphosphate bone scan in a case of secondary hypertrophic osteoarthropathy. J Nucl Med *15*:312, 1973.
201. Brower AC, Teates CD: Positive ^{99m}Tc-polyphosphate scan in case of metastatic osteogenic sarcoma and hypertrophic pulmonary osteoarthropathy. J Nucl Med *15*:53, 1974.
202. Costello P, Gramm HF, Likich J: Detection of hypertrophic pulmonary osteoarthropathy associated with pulmonary metastatic disease. Clin Nucl Med 2:397, 1977.
203. Sagar VV, Meckelnburg RL, Piccone JM: Resolution of bone scan changes in hypertrophic pulmonary osteoarthropathy in untreated carcinoma of the lung. Clin Nucl Med *3*:472, 1978.
204. Rosenthall L, Hawkings D, Chuang S: Radionuclide demonstration of relative increased blood flow in uniappendicular secondary hypertrophic osteoarthropathy. Clin Nucl Med *3*:278, 1978.
205. Davis NJ Jr: Pulmonary hypertrophic osteoarthropathy. JAMA *24*:845, 1895.
206. Kessel L: Relation of hypertrophic osteoarthropathy to pulmonary tuberculosis. Arch Intern Med *19*:239, 1917.
207. Flavell G: Reversal of pulmonary hypertrophic osteoarthropathy by vagotomy. Lancet *1*:260, 1956.
208. Rutherford RB, Rhodes BA, Wagner HN: The distribution of extremity blood flow before and after vagectomy in a patient with hypertrophic pulmonary osteoarthropathy. Dis Chest *56*:19, 1969.
209. Racoceanu SN, Mendlowitz M, Suck AF, et al: Digital capillary blood flow in clubbing: ^{85}Kr studies in hereditary and acquired cases. Ann Intern Med *75*:933, 1971.
210. Mendlowitz M, Leslie A: Experimental simulation in the dog of cyanosis and hypertrophic osteoarthropathy which are associated with congenital heart disease. Am Heart J *24*:141, 1942.
211. Jao JY, Barlow JJ, Krant MJ: Pulmonary hypertrophic osteoarthropathy, spider angiomata, and estrogen hyperexcretion in neoplasia. Ann Intern Med *70*:581, 1969.
212. Ginsburg J, Brown JB: Increased oestrogen excretion in hypertrophic pulmonary osteoarthropathy. Lancet *2*:1274, 1961.
213. Carroll KB, Doyle L: A common factor in hypertrophic osteoarthropathy. Thorax *29*:262, 1974.
214. Buchan DJ, Mitchell DM: Hypertrophic osteoarthropathy in portal cirrhosis. Ann Intern Med *66*:130, 1967.
215. Singh A, Jolly SS, Bansal BB: Hypertrophic osteoarthropathy associated with carcinoma of the stomach. Br Med J *2*:581, 1960.
216. Hollis WC: Hypertrophic osteoarthropathy secondary to upper gastrointestinal tract neoplasm: Case report and review. Ann Intern Med *66*:125, 1967.
217. Wyburn-Mason R: Bronchial carcinoma presenting as polyneuritis. Lancet *1*:203, 1948.
218. Kourilsky R, Pieron R, Bonnet JL, et al: Bilateral vagotomy and hypophysectomy in a case of hypertrophic pulmonary osteoarthropathy caused by a secondary cancer of the lungs. Bull Mem Soc Med Hop Paris 77:113, 1961.
219. Holman CW: Osteoarthropathy in lung cancer: Disappearance after section of intercostal nerves. J Thorac Cardiovasc Surg *45*:679, 1963.
220. Honska WL Jr, Strenge H, Hammarsten J: Hypertrophic osteoarthropathy and chronic ulcerative colitis. Gastroenterology *33*:489, 1967.
221. Neale G, Kelsall AR, Doyle FH: Crohn's disease and diffuse symmetrical periostitis. Gut *9*:383, 1968.
222. Pastershank SP, Tchang SPK: Regional enteritis and hypertrophic osteoarthropathy. J Can Assoc Radiol *23*:35, 1972.
223. Dailey FH, Genovese PD, Behnke RH: Patent ductus arteriosus with reversal of flow in adults. Ann Intern Med *56*:865, 1962.
224. King JO: Localized clubbing and hypertrophic osteoarthropathy due to infection in an aortic prosthesis. Br Med J *4*:404, 1972.
225. Gibson T, Joye J, Schumacher HR, et al: Localized hypertrophic osteoarthropathy with abdominal aortic prosthesis and infection [letter]. Ann Intern Med *81*:556, 1974.
226. Pearse HE Jr, Morton JJ: The stimulation of bone growth by venous stasis. J Bone Joint Surg *12*:97, 1930.
227. Gally L, Arvay N: Les lésions osseuses dans les troubles circulatoires et trophiques des membres. J Radiol Electrol Med Nucl *31*:690, 1950.
228. Horvath F, Hajos A: Altérations des os de la jambe dues aux troubles des circulations veineuse et lymphatique. J Radiol Electrol Med Nucl *40*:257, 1959.
229. Fontaine R, Warter P, Weill F, et al: Les altérations morphologiques des os de la jambe déclenchées par les troubles circulatoires veineux des membres inférieurs. J Radiol Electrol Med Nucl *45*:219, 1964.
230. Daumont A, Queneau P, Deplante JP, et al: Périostose hypertrophique et varices des membres inférieurs. Lyon Med *233*:1261, 1975.
231. Melcore G, Chiarotte F: Quadro radiologico della gambe nell' insufficienza chronica venosa. Radiol Med (Torino) *58*:867, 1972.
232. Graumann W, Braband H: Über periostveränderungen bei peripheren Durchblutungsstörungen. ROFO *92*:337, 1960.
233. Lovell RRH, Scott GBD: Hypertrophic osteoarthropathy in polyarteritis. Ann Rheum Dis *15*:46, 1956.
234. Caffey J: Pediatric X-Ray Diagnosis, 7th ed. Chicago, Year Book Medical Publishers, 1978, p 1430.
235. Caffey J, Silverman WA: Infantile cortical hyperostoses: Preliminary report on a new syndrome. AJR *54*:1, 1945.
236. Smyth FS, Potter A, Silverman W: Periosteal reaction, fever and irritability in young infants: A new syndrome? Am J Dis Child *71*:333, 1946.
237. Bennett HS, Nelson TR: Prenatal cortical hyperostosis. Br J Radiol *26*:47, 1953.
238. Barba WP II, Freriks DJ: The familial occurrence of infantile cortical hyperostosis in utero. J Pediatr *42*:141, 1953.
239. Van Buskirk FW, Tampas JP, Peterson OS Jr: Infantile cortical hyperostosis: Inquiry into its familial aspects. AJR *85*:613, 1961.
240. Clemett AR, Williams JH: Familial occurrence of infantile cortical hyperostosis. Radiology *80*:409, 1963.
241. Gerrard JW, Holman GH, Gorman AA, et al: Familial infantile cortical hyperostosis. J Pediatr *59*:543, 1961.
242. Frana L, Sekanina M: Infantile cortical hyperostosis. Arch Dis Child *51*:589, 1976.
243. Zeben W Van: Infantile cortical hyperostosis. Acta Paediatr *35*:10, 1948.
244. Pajewski M, Vure E: Late manifestations of infantile cortical hyperostosis (Caffey's disease). Br J Radiol *40*:90, 1967.

245. Taj-Eldin S, Al-Jawad J: Cortical hyperostosis: Infantile and juvenile manifestations in a boy. Arch Dis Child *46*:565, 1971.
246. Swerdloff BA, Ozonoff MB, Gyepes MT: Late recurrence of infantile cortical hyperostosis (Caffey's disease). AJR *108*:461, 1970.
247. Staheli LT, Church CC, Ward BH: Infantile cortical hyperostosis (Caffey's disease): Sixteen cases with a late follow-up of eight. JAMA *203*:384, 1968.
248. Blank E: Recurrent Caffey's cortical hyperostosis and persistent deformity. Pediatrics *55*:856, 1975.
249. Burbank PM, Lovestedt SA, Kennedy RLJ: The dental aspects of infantile cortical hyperostosis. Oral Surg *11*:1126, 1958.
250. Caffey J: On some late skeletal changes in chronic infantile cortical hyperostosis. Radiology *59*:651, 1952.
251. Scott EP: Infantile cortical hyperostosis: Report of an unusual complication. J Pediatr *62*:782, 1963.
252. Holman GH: Infantile cortical hyperostosis: A review. Q Rev Pediatr *17*:24, 1962.
253. Sherman MS, Hellyer DT: Infantile cortical hyperostosis: Review of the literature and report of five cases. AJR *63*:212, 1950.
254. Matheson WJ, Markham M: Infantile cortical hyperostosis. Br Med J *1*:742, 1952.
255. Kaufmann HJ, Mahboubi S, Mandell GA: Case report 39. Skeletal Radiol *2*:109, 1977.
256. Holtzman D: Infantile cortical hyperostosis of the scapula presenting as an ipsilateral Erb's palsy. J Pediatr *81*:785, 1972.
257. Padfield E, Hicken P: Cortical hyperostosis in infants: A radiological study of sixteen patients. Br J Radiol *43*:231, 1970.
258. Marquis JR: Infantile cortical hyperostosis: A report of an unusual case. Radiology *89*:282, 1967.
259. Jackson DR, Lyne ED: Infantile cortical hyperostosis: Case report. J Bone Joint Surg Am *61*:770, 1979.
260. Harris VJ, Ramilo J: Caffey's disease: A case originating in the first metatarsal and review of a 12 year experience. AJR *130*:335, 1978.
261. Minton LR, Elliott JH: Ocular manifestations of infantile cortical hyperostosis. Am J Ophthalmol *64*:902, 1967.
262. Neuhauser EBD: Infantile cortical hyperostosis and skull defects. Postgrad Med *48*:57, 1970.
263. Boyd RDH, Shaw DG, Thomas BM: Infantile cortical hyperostosis with lytic lesions in the skull. Arch Dis Child *47*:471, 1972.
264. Eversole SL Jr, Holman GH, Robinson RA: Hitherto undescribed characteristics of the pathology of infantile cortical hyperostosis (Caffey's disease). Bull Johns Hopkins Hosp *101*:80, 1957.
265. Silverman FN: Virus diseases of bone. Do they exist? AJR *126*:677, 1976.
266. Dalldorf G: Viruses and human cancer. Bull N Y Acad Med *36*:795, 1960.
267. McEnery G, Nash FW: Wiskott-Aldrich syndrome associated with idiopathic infantile cortical hyperostosis (Caffey's disease). Arch Dis Child *48*:818, 1973.
268. Sauterel L, Rabinowicz T: Contribution to the study of a new etiological aspect of infantile cortical hyperostosis. Ann Radiol *4*:211, 1961.
269. Moore S: Hyperostosis Cranii. Springfield, Ill, Charles C Thomas, 1955.
270. Salmi A, Voutilainen A, Holsti LR, et al: Hyperostosis cranii in a normal population. AJR *87*:1032, 1962.
271. Gershon-Cohen J, Schraer H, Blumberg N: Hyperostosis frontalis interna among the aged. AJR *73*:396, 1955.
272. Henschen F: Über die verschiedenen Formen von Hyperostose des Schädeldachs. Acta Pathol Microbiol Scand Suppl *37*:236, 1938.
273. Stewart RM: Localized cranial hyperostosis in the insane. J Neurol Psychopathol *8*:321, 1928.
274. Dorst JP: Functional craniology: An aid in interpreting roentgenograms of the skull. Radiol Clin North Am *2*:347, 1964.
275. Stewart RM: Hyperostosis frontalis interna: Its relationship to cerebral atrophy. J Ment Sci *87*:600, 1941.
276. Goldbloom RB, Stein PB, Eisen A, et al: Idiopathic periosteal hyperostosis with dysproteinemia: A new clinical entity. N Engl J Med *274*:873, 1966.
277. Shimpo S: Solitary myeloma causing polyneuritis and endocrine disorders. Nihon Rinsho (Jpn J Clin Med) *26*:2444, 1968.
278. Meshkinpour H, Myung CG, Kramer LS: A unique multisystemic syndrome of unknown origin. Arch Intern Med *137*:1719, 1977.
279. Trentham DE, Masi AT, Marker HW: Polyneuropathy and anasarca: Evidence in a new connective-tissue syndrome and vasculopathic condition. Ann Intern Med *84*:271, 1976.
280. Waldenström JG, Adner A, Gydell K, et al: Osteosclerotic "plasmacytoma" with polyneuropathy, hypertrichosis and diabetes. Acta Med Scand *203*:297, 1978.
281. Bardwick P, Zvaifler NJ, Gill G, et al: Plasma cell dyscrasia with polyneuropathy, organomegaly, endocrinopathy, M protein, and skin changes: The POEMS syndrome. Report of two cases and a review of the literature. Medicine (Baltimore) *59*:311, 1980.
282. Soriano M: Periostitis deformans. Ann Rheum Dis *11*:154, 1952.
283. Melhem RE, Najjar SS, Knachadurian AK: Cortical hyperostosis with hyperphosphatemia: A new syndrome? J Pediatr 77:986, 1970.
284. Hooper G, McMaster MJ: Neurofibromatosis with tibial cysts caused by recurrent hemorrhage: A case report. J Bone Joint Surg Am *61*:274, 1979.
285. Yaghmai I, Tafazoli M: Massive subperiosteal hemorrhage in neurofibromatosis. Radiology *122*:439, 1977.
286. Kullmann L, Wouters HW: Neurofibromatosis, gigantism, and subperiosteal haematoma: Report of two children with extensive subperiosteal bone formation. J Bone Joint Surg Br *54*:130, 1972.
287. Pitt MJ, Mosher JF, Edeiken J: Abnormal periosteum and bone in neurofibromatosis. Radiology *103*:143, 1972.
288. Davies JAK, Hall FM, Goldberg RP, et al: Positive bone scan in a bone island: Case report. J Bone Joint Surg Am *61*:943, 1979.
289. Rao GM, Guruprakash GH, Poulose KP, et al: Improvement in hypertrophic pulmonary osteoarthropathy after radiotherapy to metastasis. AJR *133*:944, 1979.
290. Roback DL: Tc-99m-MDP bone scintigraphy and "growing" bone islands: A report of two cases. Clin Nucl Med *5*:98, 1980.
291. Hall FM, Goldberg RP, Davies JAK, et al: Scintigraphic assessment of bone islands. Radiology *135*:737, 1980.
292. Small IA, Shandler H, Husain M, et al: Gardner's syndrome with an unusual fibro-osseous lesion of the mandible. Oral Surg *49*:477, 1980.
293. Rödl W: Das Gardner-syndrom—drei eigene Beobachtungen mit unterschiedlicher organmanifestation. ROFO *130*:558, 1979.
294. Young LW: Radiological case of the month. Am J Dis Child *134*:415, 1980.
295. Knockaert D, Dequecker J: Osteopathia striata and focal dermal hypoplasia. Skeletal Radiol *4*:223, 1979.
296. Bass HN, Weiner JR, Goldman A, et al: Osteopathia striata syndrome: Clinical, genetic and radiologic considerations. Clin Pediatr *19*:369, 1980.
297. Dissing I, Zafirovski G: Para-articular ossifications associated with melorheostosis Léri. Acta Orthop Scand *50*:717, 1979.
298. Kinzinger H, Blaimont P, Wollast R: Un cas de mélorhéostose. Int Orthop (SICOT) *3*:55, 1979.
299. Younge D, Drummond D, Herring J, et al: Melorheostosis in children: Clinical features and natural history. J Bone Joint Surg Br *61*:415, 1979.
300. Evans WK: Reversal of hypertrophic osteoarthropathy after chemotherapy for bronchogenic carcinoma. J Rheumatol 7:93, 1980.
301. Nathanson I, Riddlesberger MM Jr: Pulmonary hypertrophic osteoarthropathy in cystic fibrosis. Radiology *135*:649, 1980.
302. Ali A, Tetalman MR, Fordham EW, et al: Distribution of hypertrophic pulmonary osteoarthropathy. AJR *134*:771, 1980.
303. Sorin SB, Askari A, Rhodes RS: Hypertrophic osteoarthropathy of the lower extremities as a manifestation of arterial graft sepsis. Arthritis Rheum *23*:768, 1980.
304. López-Enriquez E, Morales AR, Robert F: Effect of atropine sulfate in pulmonary hypertrophic osteoarthropathy. Arthritis Rheum *23*:822, 1980.
305. d'Eshougues JR, Gille C, Smadja A: Interet du sulfate d'atropine dans les formes "rheumatoides" de la maladie de Pierre Marie: A propos du proiesverbal. Bull Soc Med Höp Paris *113*:343, 1962.
306. Hamza M, Janier M, Moalla M, et al: Ostéo-arthropathie hypertrophiante de l'enfant. J Radiol *61*:369, 1980.
307. Finsterbush A, Husseini N: Infantile cortical hyperostosis with unusual clinical manifestations. Clin Orthop *144*:276, 1979.
308. Köhler H, Uehlinger E, Kutzner J, et al: Sternocostoclavicular hyperostosis: Painful swelling of the sternum, clavicles, and upper ribs. Ann Intern Med *87*:192, 1977.
309. Sonozaki H, Azuma A, Okai K, et al: Clinical features of 22 cases with "inter-sterno-costo-clavicular ossification." Arch Orthop Trauma Surg *95*:13, 1979.
310. Camus JP, Prier A, Cassou B: L'hyperostose sterno-costo-claviculaire. Rev Rhum Mal Osteoartic *47*:361, 1980.
311. Scott RL, Pinstein ML, Sebes JI: Case report 129. Skeletal Radiol *5*:270, 1980.
312. Bhate DV, Chandraskhar H, Greenfield GB, et al: Case report 126. Skeletal Radiol *5*:258, 1980.
313. Resnick D: Sternocostoclavicular hyperostosis. AJR *135*:1278, 1980.
314. Amendola MA, Brower AC, Tisnado J: Weismann-Netter-Stuhl syndrome: Toxopachyostéose diaphysaire tibio-péronière. AJR *135*:1211, 1980.
315. Resnick D, Nemcek AA, Haghighi P: Spinal enostoses (bone islands). Radiology *147*:373, 1983.
316. Lagier R: L'ilot osseux benin solitare. Etude anatomo-radiologique d'un cas. Radiologie *3*:125, 1983.
317. Dolan KD, Babin RW, Smoker WRK: Case report 200. Skeletal Radiol *8*:233, 1982.
318. Von Babo H: Hyperostosen des Schadels. Nativ-aufnahme: Mikroradiographie. Radiologe *21*:12, 1981.
319. Stern PJ, Lim EVA, Krieg JK: Giant metacarpal osteoma: A case report. J Bone Joint Surg Am *67*:487, 1985.
320. Richards RC, Rogers SW, Gardner EJ: Spontaneous mesenteric fibromatosis in Gardner's syndrome. Cancer *47*:597, 1981.
321. Bessler W, Egloff B, Sulser H: Case report 253. Skeletal Radiol *11*:56, 1984.
322. Magid D, Fishman EK, Jones B, et al: Desmoid tumors in Gardner syndrome: Use of computed tomography. AJR *142*:1141, 1984.
323. Lippelt C, Petzel H: Dermatofibrosis lenticularis disseminata mit Osteopoikilie (Buschke-Ollendorff-Syndrom). Radiologe *22*:553, 1982.
324. Lagier R, Mbakop A, Bigler A: Osteopoikilosis: A radiological and pathological study. Skeletal Radiol *11*:161, 1984.
325. Weisz GM: Lumbar spinal canal stenosis in osteopoikilosis. Clin Orthop *166*:89, 1982.
326. Maroteaux P: L'osteomesopycnose: Une nouvelle affection condensante de transmission dominante autosomique. Arch Franc Pediatr *37*:153, 1980.
327. Proschek R, Labelle H, Bard C, et al: Osteomesopyknosis. J Bone Joint Surg Am *67*:652, 1985.
328. Clement A, Garrigues C, Coursault-Durand R, et al: Une affection osseuse rare, mais à ne pas méconnaître: L'ostéopathie striée. J Radiol *63*:673, 1982.

329. Barthels W, Boepple D, Petzel H: Die Osteopathia striata: Ein charakteristischer Röntgenbefund bei der fokalen dermalen Hypoplasi (Goltz-Gorlin-Syndrom). Radiologe *22*:562, 1982.
330. Cortina H, Vallcanera A, Vidal J: Familial osteopathia striata with cranial condensation. Pediatr Radiol *11*:87, 1981.
331. Paling MR, Hyde I, Dennis NR: Osteopathia striata with sclerosis and thickening of the skull. Br J Radiol *54*:344, 1981.
332. DeKeyser J, Bruyland M, DeGreve J, et al: Osteopathia striata with cranial sclerosis: Report of a case and review of the literature. Clin Neurol Neurosurg *85*:41, 1983.
333. Robinow M, Unger F: Syndrome of osteopathia striata, macrocephaly, and cranial sclerosis. Am J Dis Child *138*:821, 1984.
334. Horan FT, Beighton PH: Osteopathia striata with cranial sclerosis: An autosomal dominant entity. Clin Genet *13*:201, 1978.
335. Winter RM, Crawfurd MD, Meire HB, et al: Osteopathia striata with cranial sclerosis: Highly variable expression within a family including cleft palate in two neonatal cases. Clin Genet *18*:462, 1980.
336. Fryns JP, Pedersen JC, Vanfleteren L, et al: Melorheostosis in a 3-year-old girl. Acta Paediatr Belg *33*:185, 1980.
337. Garver P, Resnick D, Haghighi P, Guerra J: Melorheostosis of the axial skeleton with associated fibrolipomatous lesions. Skeletal Radiol *9*:41, 1982.
338. Kessler HB, Recht MP, Dalinka MK: Vascular anomalies in association with osteodystrophies—a spectrum. Skeletal Radiol *10*:95, 1983.
339. Kanis JA, Thomson JG: Mixed sclerosing bone dystrophy with regression of melorheostosis. Br J Radiol *48*:400, 1975.
340. Elkeles A: Mixed sclerosing bone dystrophy with regression of melorheostosis. Br J Radiol *49*:97, 1976.
341. Whyte MP, Murphy WA, Fallon MD, et al: Mixed-sclerosing-bone-dystrophy: Report of a case and review of the literature. Skeletal Radiol *6*:95, 1981.
342. Pascaud-Ged E, Rihouet J, Pascaud JL, et al: Mélorhéostose, ostéopoecilie et sclérodermie en bandes. Ann Radiol *24*:643, 1981.
343. Jeanmougin M, Civatte J, Pons A: Pachydermopériostose avec anémie par ostéosclérose. Ann Dermatol Venereol *109*:1067, 1982.
344. Reginato AJ, Schiapachasse V, Guerrero R: Familial idiopathic hypertrophic osteoarthropathy and cranial suture defects in children. Skeletal Radiol *8*:105, 1982.
345. Herbert DA, Fessel WJ: Idiopathic hypertrophic osteoarthropathy (pachydermoperiostosis). West J Med *134*:354, 1981.
346. Joseph B, Chacko V: Acro-osteolysis associated with hypertrophic pulmonary osteoarthropathy and pachydermoperiostosis. Radiology *154*:343, 1985.
347. Mueller MN, Trevarthen D: Pachydermoperiostosis: Arthropathy aggravated by episodic alcohol use. J Rheumatol *8*:862, 1981.
348. Jajic I, Pecina M, Krstulovic B, et al: Primary hypertrophic osteoarthropathy (PHO) and changes in the joints: Clinical, x-ray, scintigraphic, arteriographic and histologic examination of 19 patients. Scand J Rheumatol *9*:89, 1980.
349. Fam AG, Chin-Sang H, Ramsay CA: Pachydermoperiostosis: Scintigraphic, thermographic, plethysmographic, and capillaroscopic observations. Ann Rheum Dis *42*:98, 1983.
350. Barber PV, Lechler R: Hypertrophic osteoarthropathy: Two unusual causes. Postgrad Med J *59*:254, 1983.
351. Martinez-Lavin M, Bobadilla M, Casanova J, et al: Hypertrophic osteoarthropathy in cyanotic congenital heart disease: Its prevalence and relationship to bypass of the lung. Arthritis Rheum *25*:1186, 1982.
352. Oppenheimer DA, Jones HH: Hypertrophic osteoarthropathy of chronic inflammatory bowel disease. Skeletal Radiol *9*:109, 1982.
353. O'Neill S, Ryan M, Felding JF: Hypertrophic pulmonary osteoarthropathy and regional enteritis. Ir J Med Sci *150*:385, 1981.
354. Ueno Y, Cassell S, Barnett EV: Hypertrophic osteoarthropathy and pseudomembranous enterocolitis. J Rheumatol *8*:825, 1981.
355. Baert AL, Daele MC-V, Broeckx J, et al: Generalized juvenile polyposis with pulmonary arteriovenous malformations and hypertrophic osteoarthropathy. AJR *141*:661, 1983.
356. Simpson EL, Dalinka MK: Association of hypertrophic osteoarthropathy with gastrointestinal polyposis. AJR *144*:983, 1985.
357. Walter RD, Resnick D: Hypertrophic osteoarthropathy of a lower extremity in association with arterial graft sepsis. AJR *137*:1059, 1981.
358. Reginato AJ, Petrokubi R, Jasper CA: Juvenile hypertrophic osteoarthropathy associated with primary sclerosing cholangitis. Arthritis Rheum *23*:1391, 1980.
359. Segal AM, Mackenzie AH: Hypertrophic osteoarthropathy: A 10-year retrospective analysis. Semin Arthritis Rheum *12*:220, 1982.
360. Cerinic MM: Response of hypertrophic osteoarthropathy to drugs inhibiting growth hormone. J Rheumatol *11*:865, 1984.
361. Amin R: Hypertrophic osteoarthropathy without radiographic evidence of new bone formation. Postgrad Med J *59*:54, 1983.
362. Kroon HMJA, Pauwels EKJ: Bone scintigraphy for the detection and follow-up of hypertrophic osteoarthropathy. Diagn Imaging *51*:47, 1982.
363. Sty JR, Sheth K, Starshak RJ: Bone scintigraphy in childhood idiopathic hypertrophic osteoarthropathy. Clin Nucl Med 7:421, 1982.
364. Dannels EG, Nashel DJ: Periostitis: A manifestation of venous disease and skeletal hyperostosis. J Am Podiatr Assoc 73:461, 1983.
365. Lippmann HI, Goldin RR: Subcutaneous ossification of the legs in chronic venous insufficiency. Radiology 74:279, 1960.
366. Mahoney PD, McGill JE, Bleicher JJ: Osteoma cutis: Computed tomography appearance. J Comput Tomogr *9*:61, 1985.
367. Newberg AH, Tampas JP: Familial infantile cortical hyperostosis: An update. AJR *137*:93, 1981.
368. Saul RA, Lee WH, Stevenson RE: Caffey's disease revisited: Further evidence for autosomal dominant inheritance with incomplete penetrance. Am J Dis Child *136*:56, 1982.
369. Emmery L, Timmermans J, Cristens J, et al: Familial infantile cortical hyperostosis. Eur J Pediatr *141*:56, 1983.
370. Maclachlan AK, Gerrard JW, Houston CS, et al: Familial infantile cortical hyperostosis in a large Canadian family. Can Med Assoc J *130*:1172, 1984.
371. Katz JM, Kirkpatrick JA, Papanicolaou N, et al: Case report 139. Skeletal Radiol *6*:77, 1981.
372. Gentry RR, Rust RS, Lohr JA, et al: Infantile cortical hyperostosis of the ribs (Caffey's disease) without mandibular involvement. Pediatr Radiol *13*:236, 1983.
373. Greer LW, Friedman AC, Madewell JE: Periosteal reaction of the femur in an infant with fever. JAMA *245*:1765, 1981.
374. Beluffi G, Chirico G, Colombo A, et al: Report of a new case of neonatal cortical hyperostosis: Histological and ultrastructural study. Ann Radiol *27*:79, 1984.
375. Taillefer R, Danais S, Marton D: Aspect scintigraphique de l'hyperostose corticale infantile (maladie de Caffey). J Can Assoc Radiol *34*:12, 1983.
376. Ueda K, Saito A, Nakano H, et al: Cortical hyperostosis following long-term administration of prostaglandin E_1 in infants with cyanotic congenital heart disease. J Pediatr *97*:834, 1980.
377. Benz-Bohm G, Emons D, Schickendantz S, et al: Kortikale hyperostosen unter langerfristiger prostaglandin E_2-therapie. Radiologe *24*:72, 1984.
378. Ringel RE, Brenner JI, Haney PJ, et al: Prostaglandin-induced periostitis: A complication of long-term PGE_1 infusion in an infant with congenital heart disease. Radiology *142*:657, 1982.
379. Dihlmann W: Computerized tomography in typical hyperostosis cranii (THC). Eur J Radiol *1*:2, 1981.
380. Huggins TJ, Ragsdale BD, Schnapf DO, et al: RPC from the AFIP. Radiology *141*:709, 1981.
381. Phemister DB: The nature of cranial hyperostosis overlying endothelioma of the meninges. Arch Surg *6*:554, 1923.
382. Kim KS, Rogers LF, Lee C: The dural lucent line: Characteristic sign of hyperostosing meningioma en plaque. AJR *141*:1217, 1983.
383. Rowbotham GF: The hyperostosis in relation with the meningioma. Br J Surg *26*:593, 1939.
384. Grogan DP, Martinez R: Transient idiopathic periosteal reaction associated with dysproteinemia. J Pediatr Orthop *4*:491, 1984.
385. Kozlowski K, Anderson R, Tink A: Multifocal recurrent periostitis: Report of two cases. ROFO *135*:597, 1981.
386. Mikati MA, Melhem RE, Najjar S: The syndrome of hyperostosis and hyperphosphatemia. J Pediatr *99*:900, 1981.
387. Clarke E, Swischuk LE, Hayden CK Jr: Tumoral calcinosis, diaphysitis, and hyperphosphatemia. Radiology *151*:643, 1984.
388. Resnick D, Greenway G, Bardwick P, et al: Plasma cell dyscrasia with polyneuropathy, organomegaly, endocrinopathy, M-protein and skin changes: The POEMS syndrome. Distinctive radiographic abnormalities. Radiology *140*:17, 1981.
389. Prost A, Dupas B, Rymer R, et al: Hypérostose sterno-costo claviculaire. A propos de deux observations dont une forme partielle. J Radiol *61*:807, 1980.
390. Sonozaki H, Kawashima M, Hongo O, et al: Incidence of arthro-osteitis in patients with pustulosis palmaris. Ann Rheum Dis *40*:554, 1981.
391. Sonozaki H, Mitsui H, Miyanaga Y, et al: Clinical features of 53 cases with pustulosis arthro-osteitis. Ann Rheum Dis *40*:547, 1981.
392. Resnick D, Vint V, Poteshman NL: Sternocostoclavicular hyperostosis. A report of three new cases. J Bone Joint Surg Am *63*:1329, 1981.
393. Karasick S, Karasick D: Case report 188. Skeletal Radiol *8*:74, 1982.
394. Fallet GH, Arroyo J, Vischer TL: Sternocostoclavicular hyperostosis: Case report with a 31-year follow-up. Arthritis Rheum *26*:784, 1983.
395. Dohler R, Herrlinger JD: Hyperostose der sternoklavikulargelenke—eine enthesopathie? Z Orthop *121*:92, 1983.
396. Beraneck L, Crouzet J: Hyperostose sterno-costo-claviculaire: A propos d'un cas. Revue de la littérature. Sem Hop Paris *59*:3443, 1983.
397. Manigand G, Faux N, Taillandier J, et al: Arthrites et ostéoarthrites inflammatoires au cours de pustulose palmo-plantaire: Une observation et revue de la literature. Sem Hop Paris *59*:2257, 1983.
398. Nilson BE, Uden A: Skeletal lesions in palmar-plantar pustulosis. Acta Orthop Scand *55*:366, 1984.
399. Pucar I, Durrigi TH, Skarica R: Pustulose arthroosteitis: Eine neue Entitat unter den rheumatischen Krankheiten? Z Rheumatol *43*:148, 1984.
400. Ashurst PJC: Relapsing pustular eruptions of the hands and feet. Br J Dermatol *76*:169, 1964.
401. Beraneck L, Kaplan G, Benoist M, et al: Hypérostose multiple avec sacroiliite unilatérale: Une nouvelle spondyloarthropathie. Presse Med *13*:2001, 1984.
402. Appell RG, Oppermann HC, Becker W, et al: Condensing osteitis of the clavicle in childhood: A rare sclerotic bone lesion. Review of literature and report of seven patients. Pediatr Radiol *13*:301, 1983.
403. Probst FP: Chronisch rekurrierende multifokale Osteomyelitis (CRMO). Radiologe *24*:24, 1984.

553. Dihlmann W, Hering L, Bargon GW: Das akquirierte Hyperostose-Syndrom: Teil 2. Fortschr Rontgenstr *149*:596, 1988.
554. Hoshino T, Minakami M: Rheumatoid arthritis associated with pustulosis palmoplantaris. Clin Orthop *216*:270, 1987.
555. Le Loet X, Bonnet B, Thomine E, et al: Manifestations ostéo-articulaires de la pustulose palmo-plantaire: Etude prospective de 15 cas. Presse Med *20*:1307, 1991.
556. Durocher AM, Thévenon A, Dumolin E, et al: Toxopachyostéose de Weismann-Netter et Stuhl: Évolutive à l'âge adulte. Rev Rhum *57*:229, 1990.
557. Francis GL, Jelinek JJ, McHale K, et al: The Weismann-Netter syndrome: A cause of bowed legs in childhood. Pediatrics *88*:334, 1991.
558. Hary S, Houvenagel E, Vincent G, et al: La toxopachyostéose de Weismann-Netter et Stuhl: A propos de 30 observations. Rev Rhum Mal Osteoartic *59*:65, 1992.
559. Hary S, Houvenagel E, Vincent G: Une observation de toxopachyostéose de Weismann-Netter et Stuhl avec localisations osseouse nouvelles. Rev Rhum Mal Osteoartic *59*:73, 1992.
560. Maroteaux P, Freisinger P, Le Merrer M: Pachydysostosis of the fibula. J Bone Joint Surg Br *73*:842, 1991.
561. Earwaker J: Paranasal sinus osteomas: A review of 46 cases. Skeletal Radiol *22*:417, 1993.
562. Martínez-Lavin M, Matucci-Cerinic M, Jajic I, et al: Hypertrophic osteoarthropathy: Consensus on its definition, classification, assessment and diagnostic criteria. J Rheumatol *20*:1386, 1993.
563. Verbruggen LA, Shahabpour M, De Geeter F, et al: Femoral periosteal thickening in pustulotic arthroosteitis, including 3-year followup by magnetic resonance imaging. J Rheumatol *20*:1793, 1993.
564. Stewart A, Carneiro R, Pollock L, et al: Case report 834. Skeletal Radiol *23*:225, 1994.
565. Laasonen LS, Karvonen S-L, Reunala TL: Bone disease in adolescents with acne fulminans and severe cystic acne: Radiologic and scintigraphic findings. AJR *162*:1161, 1994.
566. Kasperczyk A, Freyschmidt J: Pustulotic arthroosteitis: Spectrum of bone lesions with palmoplantar pustulosis. Radiology *191*:207, 1994.
567. Dihlmann W, Schnabel A, Gross WL: The acquired hyperostosis syndrome: A little known skeletal disorder with distinctive radiological and clinical features. Clin Invest 72:4, 1993.
568. Greenspan A: Bone island (enostosis): Current concept—a review. Skeletal Radiol *24*:111, 1995.
569. Greenspan A, Klein M: Giant bone island. Skeletal Radiol *25*:67, 1996.
570. Brien EW, Mira JM, Latanza L, et al: Giant bone marrow island of femur: Case report, literature review, and its distinction from low grade osteosarcoma. Skeletal Radiol *24*:546, 1995.
571. Avery GR, Wilsdon JB, Malcolm AJ: Giant bone island with some central resorption. Skeletal Radiol *24*:59, 1995.
572. Greenspan A, Stadalnik RC: Bone island: Scintigraphic findings and their clinical application. Can Assoc Rad J *46*:368, 1995.
573. Peyser AB, Makley JT, Callewart CC, et al: Osteoma of the long bones and the spine: A study of eleven patients and a review of the literature. J Bone Joint Surg Am *78*:1172, 1996.
574. Lambiase RE, Levine SM, Terek RM, et al: Long bone surface osteomas: Imaging features that may help avoid unnecessary biopsies. AJR *171*:775, 1998.
575. Sundaram M, Falbo S, McDonald D, et al: Surface osteomas of the appendicular skeleton. AJR *167*:1526, 1996.
576. Rich RS, Martinez S, de Marcos JA, et al: Parosteal osteoma of the iliac bone. Skeletal Radiol *27*:161, 1998.
577. Houghton MJ, Heiner JP, De Smet AA: Osteoma of the innominate bone with intraosseous and parosteal involvement. Skeletal Radiol *24*:455, 1995.
578. Hardouin P, Flautre B, Sutter B, et al: Osteomesopyknosis: Report of a new case with bone histology. Bone *15*:81, 1994.
579. Nakamura M, Masumi S, Nakamura M: Osteomesopycnosis: The first report from Japan. J Bone Joint Surg Br *78*:145, 1996.
580. Gay BB Jr, Elsas LJ, Wyly JB, et al: Osteopathia striata with cranial sclerosis. Pediatr Radiol *24*:56, 1994.
581. Gonet LCL, Wright MJ: Hyperostosis generalisata with striation of bone. Br J Radiol *32*:818, 1959.
582. Jones DN: Hyperostosis generalisata with striations of the bones: A further report in two related families. Clin Radiol *30*:87, 1979.
583. Fujimoto H, Nashimura G, Tsumurai Y, et al: Hyperostosis generalisata with striations of the bones: Report of a female case and a review of the literature. Skeletal Radiol *28*:460, 1999.
584. Yu JS, Resnick D, Vaughan LM, et al: Melorheostosis with an ossified soft tissue mass: MR features. Skeletal Radiol *24*:367, 1995.
585. Greenspan A: Melorheostosis: Review and update. Can Assoc Radiol J *50*:324, 1999.
586. Ippolito V, Mirra JM, Motta C, et al: Case report 771. Skeletal Radiol *22*:284, 1993.
587. Baer SC, Ayala A G, Ro JY, et al: Case report 843. Skeletal Radiol *23*:310, 1994.
588. Rhys R, Davies AM, Mangham DC, et al: Sclerotome distribution of melorheostosis and multicentric fibromatosis. Skeletal Radiol *27*:633, 1998.
589. Grey AC, Wallace R, Crone M: Englemann's disease: A 45-year follow-up. J Bone Joint Surg Br *78*:488. 1996.
590. Brat HG, Hamoir X, Matthijs P, et al: Camurati-Engelmann disease: A late and sporadic case with metaphyseal involvement. Eur Radiol *9*:159, 1999.
591. Seeger LL, Hewel KC, Yao L, et al: Ribbing disease (multiple diaphyseal sclerosis): Imaging and differential diagnosis. AJR *167*:689, 1996.
592. Balkissoon ARA, Hayes CW: Case 14: Intramedullary osteosclerosis. Radiology *212*:708, 1999.
593. Viola IC, Joffe S, Brent LH: Primary hypertrophic osteoarthropathy. J Rheumatol *27*:1562, 2000.
594. Jajic Z, Jajic I: Radiological changes of short and flat bones in primary hypertrophic osteoarthropathy. Ann Rheum Dis *57*:747, 1998.
595. Loredo R, Pathria MN, Salonen D, et al: Magnetic resonance imaging in pachydermoperiostosis. Clin Imag *20*:212, 1996.
596. Demirpolat G, Sener RN, Stun EE: MR imaging of pachydermoperiostosis. J Neuroradiol *26*:61, 1999.
597. Hugosson C, Bahabri S, Rifai A, et al: Hypertrophic osteoarthropathy caused by lipoid pneumonia. Pediatr Radiol *25*:482, 1995.
598. Pitt P, Mowat A, Williams R, et al: Hepatic hypertrophic osteoarthropathy and liver transplantation. Ann Rheum Dis *53*:338, 1994.
599. Taillandier J, Alemanni M, Samuel D, et al: Hepatic hypertrophic osteoarthropathy: The value of liver transplantation. Clin Exp Rheumatol *16*:80, 1998.
600. Sutherland KB, Fenton PV: Unilateral hypertrophic osteoarthropathy secondary to infected aortobifemoral graft and aortoenteric fistula. Can Assoc Radiol J *46*:134, 1995.
601. Stevens M, Helms C, El-Khoury G, et al: Unilateral hypertrophic osteoarthropathy associated with aortobifemoral graft infection. AJR *170*:1584, 1998.
602. Spruijt S, Krijgsman AA, vanden Broek JAC, et al: Hypertrophic osteoarthropathy of one leg: A sign of aortic graft infection. Skeletal Radiol *28*:224, 1999.
603. Hernandez MV, del Olmo JA, Orellana C, et al: Monomelic hypertrophic osteoarthropathy secondary to aortic prosthesis infection. J Rheumatol *22*:183, 1995.
604. Uchisako H, Suga K, Tanaka N, et al: Bone scintigraphy in growth hormone-secreting pulmonary cancer and hypertrophic osteoarthropathy. J Nucl Med *36*:822, 1995.
605. Dickinson CJ: The aetiology of clubbing and hypertrophic osteoarthropathy. Eur J Clin Invest *23*:330, 1993.
606. Silveri F, De Angelis R, Argentati F, et al: Hypertrophic osteoarthropathy: Endothelium and platelet function. Clin Rheumatol *15*:435, 1996.
607. Thometz JG, DiRaimondo CA: A case of recurrent Caffey's disease treated with naproxen. Clin Orthop *323*:304, 1996.
608. Hatori M, Kondo Y, Kokubun S: Radiological and laboratory features of infantile cortical hyperostosis. Int Orthop *22*:272, 1998.
609. Sanders DGM, Weijers RE: MRI findings in Caffey's disease. Pediatr Radiol *24*:325, 1994.
610. Saatci I, Brown JJ, McAlister WH: MR findings in a patient with Caffey's disease. Paediatr Radiol *26*:68, 1996.
611. Nakamura K: Chronic recurrent multifocal hyperostosis of the long bones associated with hyperphosphatemia: A case report. Acta Orthop Scand *68*:604, 1997.
612. Cotton A, Flipo R-M, Mentre A, et al: SAPHO syndrome. Radiographics *15*:1147, 1995.
613. Boutin RD, Resnick D: The SAPHO syndrome: An evolving concept for unifying several idiopathic disorders of bone and skin. AJR *170*:585, 1998.
614. Sugimoto H, Tamura K, Fujii T: The SAPHO syndrome: Defining the radiologic spectrum of diseases comprising the syndrome. Eur Radiol *8*:800, 1998.
615. Davies AM, Marino AJ, Evans N et al: SAPHO syndrome: 20-year follow-up. Skeletal Radiol *28*:159, 1999.
616. Hayem G, Bouchaud-Chabot A, Benali K, et al: SAPHO syndrome: A long-term follow-up study of 120 cases. Semin Arthritis Rheum *29*:159, 1999.
617. Claudepierre P, Clerc D, Cariou D, et al: SAPHO syndrome and pyoderma gangrenosum: Is it fortuitous? J Rheumatol *23*:400, 1996.
618. Letts M, Davidson D, Birdi N, et al: The SAPHO syndrome in children: A rare cause of hyperostosis and osteitis. J Pediatr Orthop *19*:297, 1999.
619. Suei Y, Taguchi A, Tanimoto K, et al: Case report: Synovitis, acne, pustulosis, hyperostosis, and osteitis (SAPHO) syndrome. Dentomaxillofac Radiol *25*:287, 1996.
620. Nachtigal A, Cardinal E, Bureau NJ, et al: Vertebral involvement in SAPHO syndrome: MRI findings. Skeletal Radiol *28*:163, 1999.
621. Cabay JE, Marcelis S, Dondelinger RF: La spondylodiscite inflammatoire comme manifestation radiologique unique du SAPHO. J Radiol *79*:337, 1998.
622. Boonen A, Verwilghen J, Dequeker J, et al: Is SAPHO syndrome a spondyloarthropathy? A vasculopathy? Report of a case. Rev Rhum [Engl Ed] *64*:424, 1997.
623. Kahn M-F, Khan MA: The SAPHO syndrome. Clin Rheumatol *8*:333, 1994.
624. Maugars Y, Berthelot J-M, Ducloux J-M, et al: SAPHO syndrome: A follow-up study of 19 cases with special emphasis on enthesis involvement. J Rheumatol *22*:2135, 1995.
625. Reith JD, Bauer TW, Schils JP: Osseous manifestations of SAPHO (synovitis, acne, pustolosis, hyperostosis, osteitis) syndrome. Am J Surg Pathol *20*:1368, 1996.
626. Toussirot E, Dupond JL, Wendling D: Spondylodiscitis in SAPHO syndrome: A series of eight cases. Ann Rheum Dis *56*:52, 1997.

627. Collange C, Brantus J-F, Sidot C, et al: SAPHO syndrome with femoral hyperostosis: Two case reports. Rev Rhum [Engl Ed] *63*:367, 1996.
628. Dumolard A, Gaudin P, Juvin R, et al: SAPHO syndrome or psoriatic arthritis? A familial case study. Rheumatology *38*:463, 1999.
629. Dihlmann W, Hering L: Why the SAPHO syndrome? J Rheumatol *23*:1308, 1996.
630. Kahn M-F: Dr. Kahn replies. J Rheumatol *23*:1309, 1996.
631. Kotilainen P, Merilahti-Palo R, Lehtonen O-P, et al: *Propionibacterium acnes* isolated from sternal osteitis in a patient with SAPHO syndrome. J Rheumatol *23*:1302, 1996.
632. Tamai K, Saotome K: Panclavicular ankylosis in pustulotic arthroosteitis: A case report. Clin Orthop *359*:146, 1999.
633. Azouz EM, Jurik AG, Bernard C: Sternocostoclavicular hyperostosis in children: A report of eight cases. AJR *171*:461, 1998.
634. Baba H, Uchida K, Wada M, et al: Vertebral lesions associated with palmoplantar pustulosis. Int Orthop *21*:19, 1997.
635. Suei Y, Taguchi A, Tanimoto K: Diffuse sclerosing osteomyelitis of the mandible: Its characteristics and possible relationship to synovitis, acne, pustulosis, hyperostosis, osteitis (SAPHO) syndrome. J Oral Maxillofac Surg *54*:1194, 1996.
636. Tecce PM, Fishman EK: Spiral CT with multiplanar reconstruction in the diagnosis of sternoclavicular osteomyelitis. Skeletal Radiol *24*:275, 1995.
637. Mejjad O, Daragon A, Louvel JP, et al: Osteoarticular manifestations of pustulosis palmaris et plantaris and of psoriasis: Two distinct entities. Ann Rheum Dis *55*:177, 1996.
638. Jurik AG: Noninflammatory sclerosis of the sternal end of the clavicle: A follow-up study and review of the literature. Skeletal Radiol *23*:373, 1994.
639. Schmidt KL: Die pustulöse Arthro-osteitis-Modell einer reaktiven Spondarthritis? Akt Rheumatol *19*:103, 1994.
640. Freyschmidt J, Sternberg A: The bullhead sign: Scintigraphic pattern of sternocostoclavicular hyperostosis and pustulotic arthroosteitis. Eur Radiol *8*:807, 1998.
641. Suh J-S, Shin K-H, Park K-W: Hyperostotic and osteosclerotic changes of the tarsal navicular, associated with pustulosis palmaris and plantaris. Skeletal Radiol *25*:377, 1996.
642. Perez C, Hidalgo A, Olier J, et al: MR imaging of multifocal spondylodiskitis as the initial manifestations of SAPHO syndrome. AJR *171*:1431, 1998.
643. Guyot-Drouot M-H, Solau-Gervais E, Cortet B, et al: Rheumatologic manifestations of pachydermoperiostosis and preliminary experience with biphosphonates. J Rheumatol *27*:2418, 2000.

第 89 章

骨质溶解和软骨溶解

Donald Resnick

在许多肿瘤性、感染性、代谢性、创伤性、血管性、先天性关节疾病中都会出现骨(骨质溶解)或软骨(软骨溶解)的破坏。在一些疾病中，多部位严重的和进行性的软骨或者骨质溶解都会导致严重的临床畸形，这些疾病包括类风湿性关节炎、银屑病性关节炎、青少年慢性关节炎、系统性红斑狼疮、硬皮病、混合性结缔组织疾病、多中心网状(内皮系统)组织细胞瘤病、痛风、二羟焦磷酸钙晶体沉积症、神经性骨关节病、骨坏死、甲状旁腺功能亢进、肾性骨营养不良、浆细胞骨髓瘤、骨转移瘤、肺结核、真菌性感染和结节病。另外，动物咬伤、辐射、冻伤、热灼伤或者电灼伤都会发生骨质溶解[1,130,141,168,174,175]。这些情况都在该书中涉及，不同情况下，都会出现严重的骨质溶解和软骨溶解，这些疾病都会在本章中讨论。

第一节 骨质溶解

一、职业性肢端骨质溶解

1950 年，Harnasch[2]的报告引起对一种新形式的肢端骨质溶解的注意，它可能代表一种职业性病变。Harnasch 注意到一个接触焦油多年的铁匠手指发生短缩、增粗、变形和广泛的湿疹。后来Suciu 和其合作者[3]于1963年以及Cordier和其同事[4]于1966年均报道了在肢端骨质溶解发病机理中氯乙烯单体的接触可能有一定作用，并且后来被众多的研究所证实[5-11]。特定工业车间工人常规的X线片检查已经显示在氯乙烯环境中工作的工人有1%~2%发生肢端骨质溶解[10]。有时候，暴露于制造塑料制品的其他合成材料的蒸汽中也可产生同样的病变[12]。初期的临床表现包括疲劳、乏力、焦虑和失眠[10]。有一种类似雷诺现象的病症相继发生，伴随手指疼痛、麻木和刺痛，接着出现“槌状”指和“望远镜”指甲的表现。一些有这种病的患者可能没有影像学上的明显改变，不过动脉造影能显示出掌动脉弓和指动脉的改变[13,137,142]。其他的临床表现包括手、腕和前臂的类似硬皮病的斑点；软组织结节；多汗和变色；还有正中神经在腕管的卡压[10]。更多的氯乙烯疾病并发症包括肝脏纤维化或肿瘤、脾大、门脉高压、血小板减少症和肺部改变[136]。

该病的影像学特点为末节指骨的骨质溶解，不过也可影响其他指骨、骶髂关节[7,8]和足[4,7]，偶尔还有其他骨结构[10]，如下颌骨。穿过末节指骨中部的带状可透X线的区域可能伴有簇状骨吸收、斜面和骨质断裂(图89-1)。拇指比其他指受累更常见。类似的改变还可发生在足，还有一侧或双侧骶髂关节周围骨的侵蚀和硬化与骶髂关节炎的表现相似。如果停止聚氯乙烯的接触，影像学表现会慢慢改善。指骨碎片的融合可能明显，虽然通常存在一些残留，伴有指骨的短缩和杵状变。另外，影像学表现可能改善，甚至骶髂关节的病变也会减退。这些改善可以被闪烁成像证实，在停止聚氯乙烯的接触后，这个过程中一处或更多骨骼部位的亲骨性放射性物质的蓄积会慢慢消退[14]。

这种病变的病因与发病机制尚不清楚。Wilson和同伴[5]推测该综合征的3个因素为：化学损伤、物理损伤和个体差异。化学或物理损伤解释了为何手部容易受累、主要肌肉附着于骨骼部位的骨质疏松的对称分布以及停止接触聚氯乙烯后临床、影像学及闪烁成像表现的改善[14]。循环紊乱，尤其是手周围的小动脉，可能归因于毒性化学物质。这些物质可能作用于中枢或周围神经系统，或直接作用于动脉壁和毛细血管壁[10]。暴露持续时间或毒性物质的

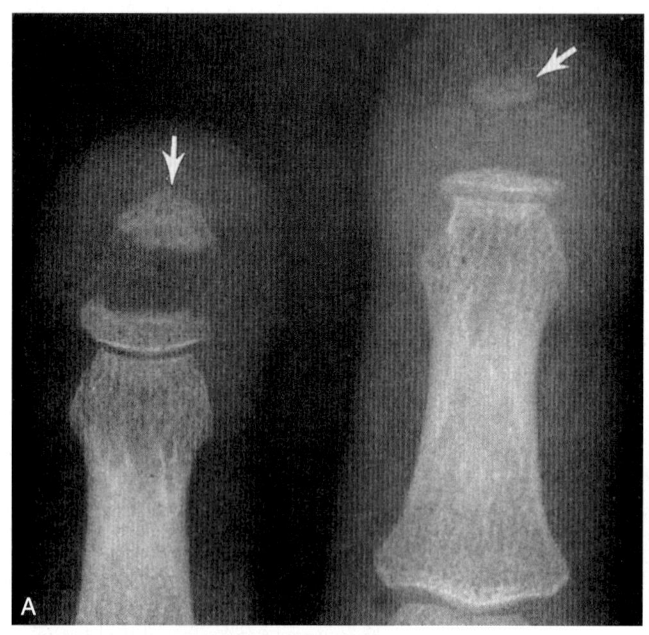

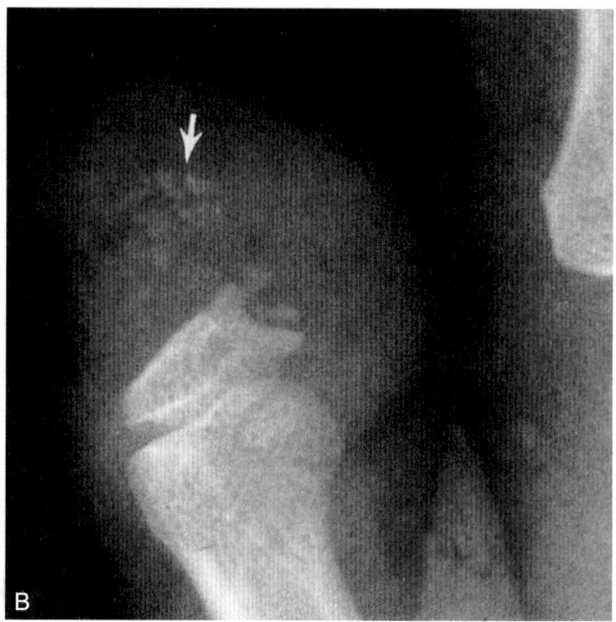

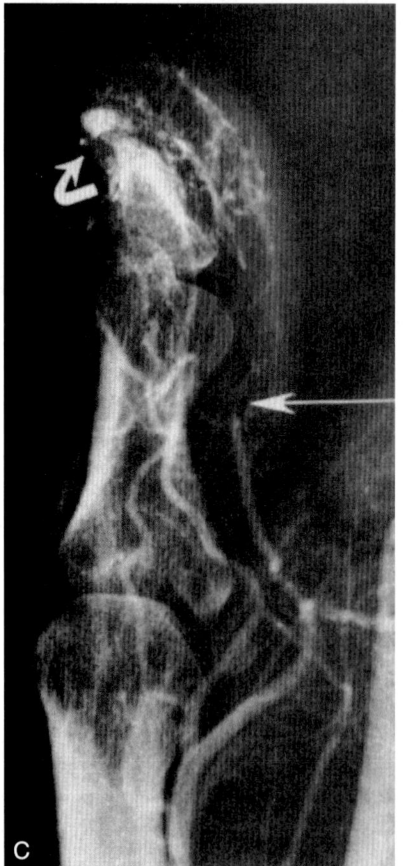

图 89-1 职业性肢端骨质溶解

A 注意两个手指的末节指骨的带状骨吸收，远端有孤立的小骨片（箭头）。注意远端指间关节完整。

B 拇指受累特别明显。末节指骨的近端变细，在远端有小的骨灶（箭头）。

C 28岁男性，接触聚氯乙烯两年半，主诉双手遇冷后有刺痛和苍白。过去双手遇冷后有间歇肿胀，而现在为持续肿胀。此为拇指的动脉造影。直箭头提示主要的拇指动脉的阻塞部位。弯箭头提示骨吸收的线。（From Bookstein JJ:*In* AK Poznanske [Ed]: The Hand in Radiologic Diagnosis Philadelphia，WB Saunders，1974.）

浓度与骨质溶解的严重程度不相关，就像一些雷诺综合征患者没有骨质溶解一样，说明宿主因素在这种疾病的临床表达中也是很重要的。接触聚氯乙烯可能使易感人群产生一种免疫复合疾病[143]。

接触聚氯乙烯的工人的肢端骨溶解的发生频率下降[10]，这是因为已知聚氯乙烯接触可产生骨和骨外的（肝血管肉瘤）并发症，因此增加预防措施的结果[15]。

在这种疾病中，末节指骨的带状骨质吸收与骨溶解的通常形式不同，可伴有脉管炎（图 89–2）、胶原血管病（例如硬皮病）（图 89–3）、银屑病（图 89–4A）、毛发红糠疹、痛风、大疱性表皮松解、冻伤、热灼伤和电烧伤、肥大性骨关节病、感染性休克、多中心网状组织细胞增多症（见图89–4B）和神经性骨关节病[141,144,145,176]。类似的带状骨质溶解可见于甲状旁腺功能亢进症（伴有更多的特征性改变）[175]，就像被蝗或蝎咬伤之后[168]以及在某些家族遗传疾病中，对异常应力的反应（见图 89–4C）（见后面的讨论）。

二、创伤后骨质溶解

虽然创伤发生后某种程度的骨丢失是普遍的，尤其是并发骨折的情况，在某些情况、某些位置创伤后骨质溶解的程度可能很严重（表 89–1）。对这种骨质溶解的存在和表现的认识很重要，以便伴随创伤发生的骨吸收不被误认为是炎症和瘤变。

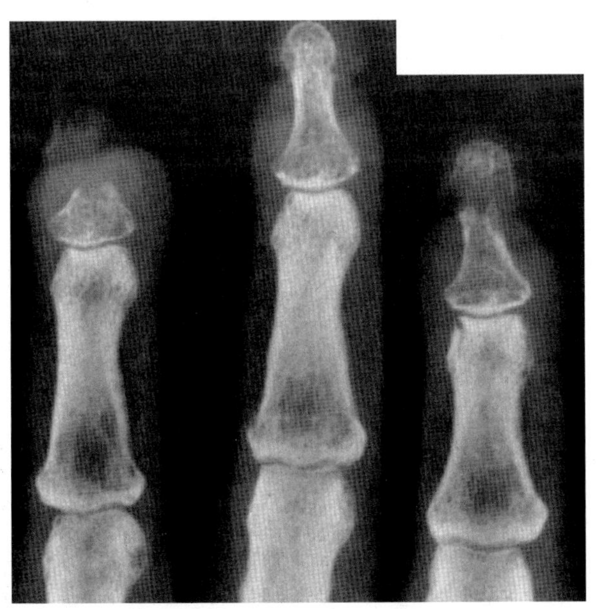

图 89–2　类风湿性脉管炎伴肢端骨质溶解。47 岁女性，有典型的类风湿性关节炎，没有其他的胶原脉管疾病，发展成为指端坏疽，最终可能要求远端指骨切除术。这一张左手手指的X线片显示了明显的骨吸收和远端软组织萎缩，伴有几个手指的自体截断，注意没有侵蚀性的关节炎。（From Rohlfing BM, et al: Br J Radiol *50*:830, 1977.）

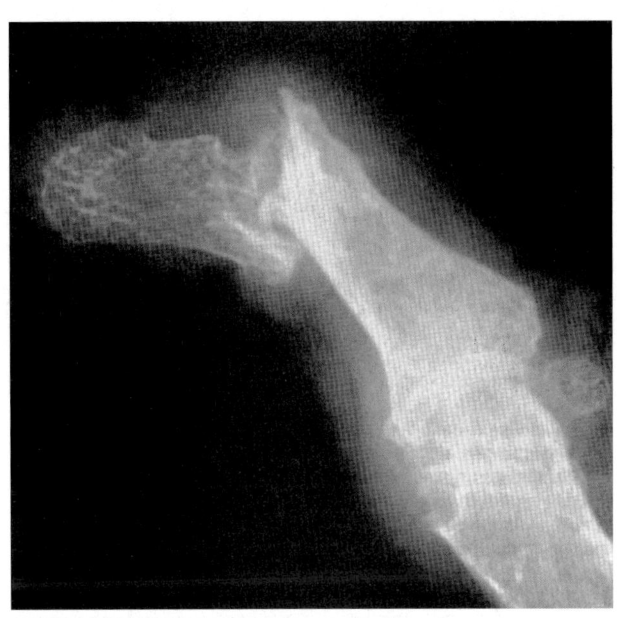

图 89–3　硬皮病。从此病例可观察到拇指指间关节和掌指关节大量的破坏，这是该病症的罕见表现。银屑病关节炎和多中心网状组织细胞增多症可能伴有相似的关节破坏。

创伤后骨质溶解能导致锁骨远端的吸收加剧。依照 Strauch[16]的观点，这种并发症最早由 Dupas 于 1936年报道。现在大量的锁骨创伤后骨质溶解被发现[17–28,146,149,195,196]。在局部创伤单次或反复的发生后这一病变会变得明显。这种创伤常常较小并且不伴有明显的骨折或脱位；事实上，类似的病症与慢性的压力，而不是急性损伤（比如举重运动员）有关（见后面的讨论）[147, 177]。骨溶解的过程可以早在损伤后的 2~3 周，迟到损伤后的数年后发生。如果不进行处理，12~18个月后会导致锁骨远端的0.5~3cm 的骨实质溶解，而这可能伴有肩峰的侵蚀与杯状变、软组织肿胀、营养不良性钙化[22]（图 89–5）。疼痛、肌力减低、局部捻发音、活动受限在这个阶段可能明显。溶解过程停止后，随之而来的是 4 ~ 6 个月的

表 89–1　创伤后骨质溶解的常见部位

锁骨远端[16–28,146,149]
耻骨支与坐骨支[29,150–153]
尺骨远侧部[21,31]
桡骨远侧部[21,31]
腕骨[21,31]
股骨颈[132]

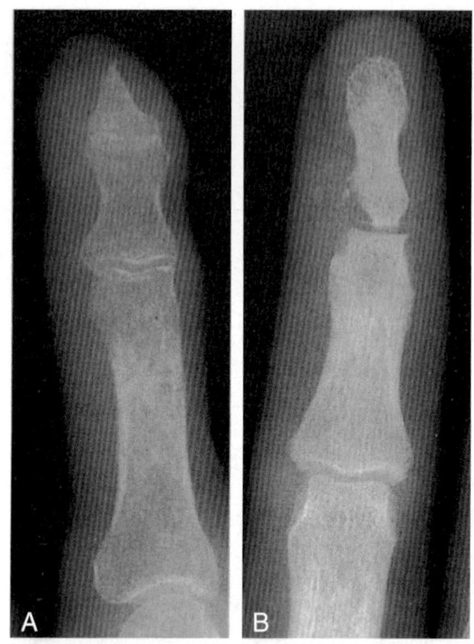

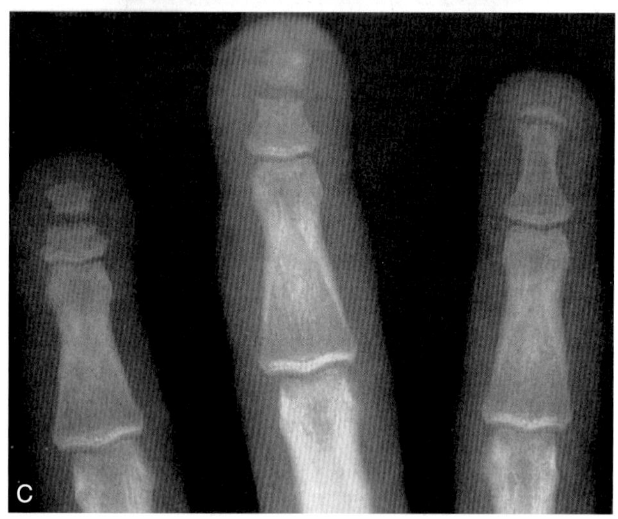

图 89-4 肢端骨质溶解的其他原因。

A 银屑病。43岁女性，患有银屑病皮损和手部僵硬，可观察到第2指末节指骨变细，伴随关节周围软组织突起和指甲变形。双手的其余手指也受累，并发生类似改变，关节改变较轻微。(Courtesy of G.Greenway, M.D., Dallas, Texas.)

B 多中心网状组织的细胞增多症。远端指间关节指骨部分边缘清楚的骨质侵蚀是本病的特征性表现。(Courtesy of M.Dalinka, M.D., Philadelphia, Pennsylvania.)

C 应力改变。该吉他手的远端指骨的单侧病变。拇指未受累。这些表现与应力骨折一致。(Courtesy of W.Murphy, M.D., Houston, Texas.)

修复改变，强调了该病的自限性质。最后，软骨下骨重建，而肩锁关节可能永久性增宽[22]。

创伤后早期应进行仔细的放射学检查，以鉴别软组织突起、骨质疏松、锁骨软骨下骨板的小间隙，对后者进行识别并制动，可以缩短该病病程。

锁骨的创伤后骨质溶解的发病机理尚不清楚。破骨细胞吸收、自主神经功能障碍、异化的充血可能是重要的因素[17]。Levine 和合作者[22]假设肩锁关节缓慢进展的创伤后滑膜反应可能引起骨质溶解(并引用了肩峰受累的证据)、活检或切除后绒毛状增生和显著的滑膜血管增生 (图 89-6)，以及滑膜切除后的骨质重建。

创伤后单侧或双侧锁骨骨质溶解还可见于运动员，尤其是举重运动员，这主要归因于慢性应力而不是急性损伤[147,169,177]。类似的病变可累及以举重物为部分职业活动的人。临床和影像学表现实际上与急性损伤后的表现相似。运动员的锁骨切除组织的检查显示强烈的成骨活动与修复反应一致[148]。微损伤可能在软骨下骨明显，而且关节软骨可能存在裂缝或其他的退变征象[148]。

急性创伤或慢性应力造成的锁骨骨质溶解的磁共振成像的特征是相似的[197]。在锁骨远端或肩峰(少见情况下)的骨髓水肿是很典型的(图89-7)。其他的异常表现按出现频率降序排列，包括肩锁关节囊的突起、软骨下骨的不规则、关节滑液和骨断裂(图 89-8)。

肩锁关节骨质溶解的鉴别诊断包括：除创伤外，还有甲状旁腺功能亢进症、胶原血管疾病、感染、类风湿性关节炎和其他一些关节疾患。锁骨远端的骨质溶解也可发生于脊髓损伤之后[198]和有先天基础的病例[199]。

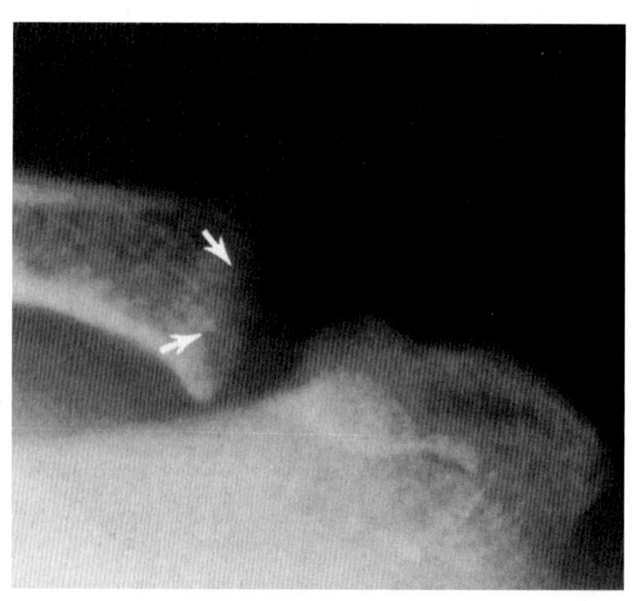

图89-5 创伤后骨质溶解：锁骨。一位23岁举重运动员，锁骨远端 (箭头) 和肩峰 (较小程度上) 的不规则侵蚀和肩锁关节间隙的增宽。(Courtesy of P.Kaplan, M.D., Massachusetts.)

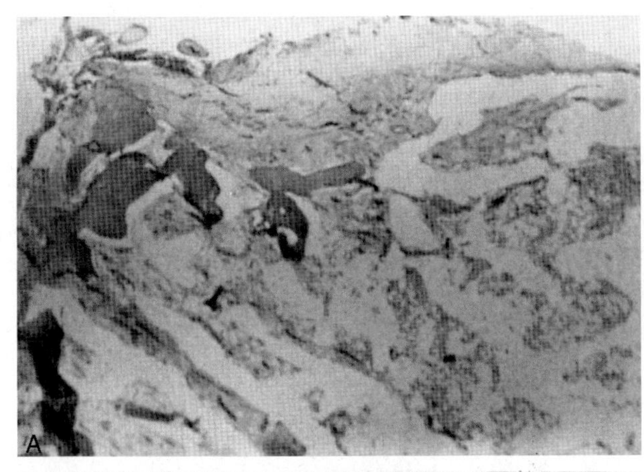
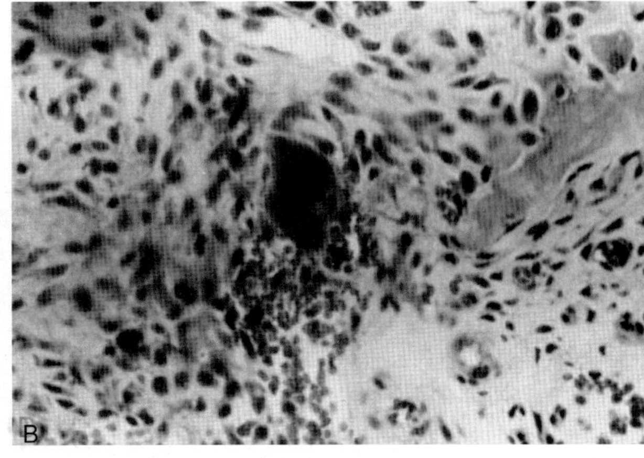
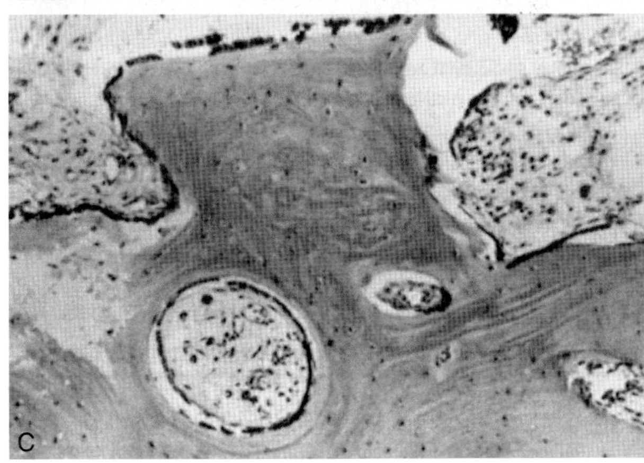

图 89–6　创伤后骨质溶解：锁骨。

A　一位创伤后骨质溶解患者锁骨远端部分切片的组织学分析。放大的显微照片，注意滑膜的慢性炎症改变和纤维化。（苏木精和伊红染色，4 ×。）

B　滑膜下一个区域的高倍放大，可见一个破骨细胞型巨细胞。纤维化和纤维 – 骨组织转化。（苏木精和伊红染色，100 ×。）

C　反应骨形成的一个区域显示骨表面饱满的成骨细胞伴有小梁间隙内纤维血管化的疏松结缔组织。（苏木精和伊红染色，40 ×。）

（Courtesy of T.Goergen，M.D.，and P.Haghighi，M.D.，San Diego，California.）

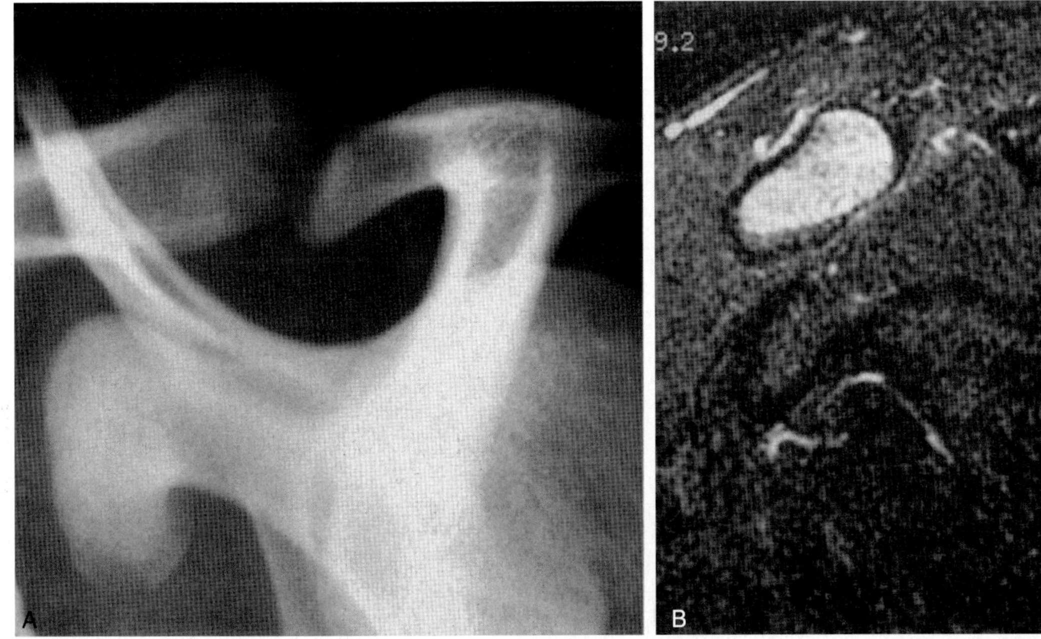

图 89–7　创伤后骨质溶解：锁骨。35 岁男性，娱乐健身者，有进行性肩关节疼痛。肩胛骨外侧观（A）显示锁骨远端骨质溶解和边界不清的骨质增生。斜矢状位脂肪抑制快速自旋回波（TR/TE，3000/98）MR 成像（B）显示在锁骨的这个区域信号增强。

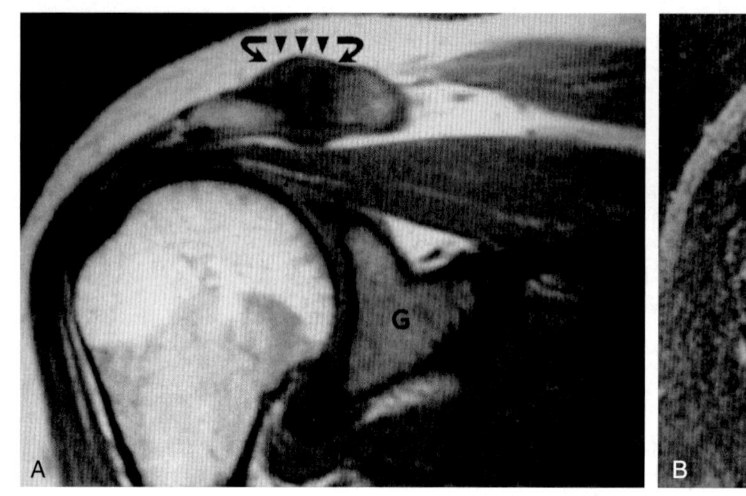

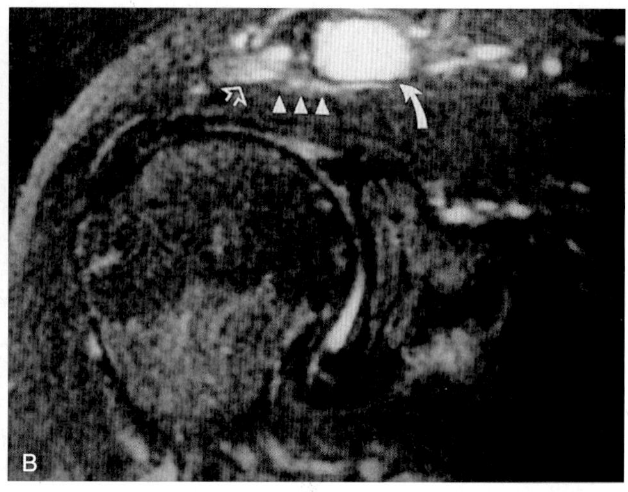

图 89-8 创伤后骨质溶解：锁骨。46 岁女性，有慢性肩部疼痛，此症状在一次机动雪橇事故后开始出现。在一个斜冠状位 T1 加权（TR/TE，433/17）自旋回波 MR 成像（A）中，肩锁关节周围关节囊的突出（箭头，三角箭头）很明显。斜冠状位脂肪抑制快速自旋回波（TR/TE，3416/96）MR 成像（B）显示锁骨远端（弯箭头）和肩峰（较小程度上）（空箭头）处的水肿呈高信号，伴有肩锁关节的关节囊扩张，而没有渗出（三角箭头）。（From de la Puerrte R，Boutin RD，Theodorou DJ，et al: Post-traumatic and stress-induced osteolysis of the distal clavicle: MR imaging findings in 17 patients Skeletal Radiol *28*:202，1999.）

在其他部位，创伤后骨质溶解也可能同样明显。在耻骨支或坐骨支，骨折周围大量的骨吸收，伴或不伴相关的硬化，与恶性肿瘤的表现相似[29,150-153,170,178]（图 89-9 和 89-10）。另外，病理学家可能把大量的软骨和快速形成的原始骨痂的无序的膜性骨结构误认为是软骨肉瘤或其他恶性病变的证据，因而使诊断更加困难[30]。这样的骨折发生于直接创伤后，或常常是在骨质减少的骨骼部位（不全骨折）慢性应力作用的结果，有时合并类似的骶骨骨折。关于这些骨折周围骨质溶解的病因尚不清楚，虽然不稳定（特别是在单支骨折中）不应该是一个因素。因为在后一种骨折中，没有骨的挤压（也许缺乏直接的骨接触），这可以解释为何发生大量的骨质溶解和延迟愈合[29]。耻骨支骨折周围的骨质溶解或尺骨联合旁骨质溶解可能合并其他不稳定的骨盆骨折[200]。

明显的创伤后骨质溶解也可能在尺骨（图 89-

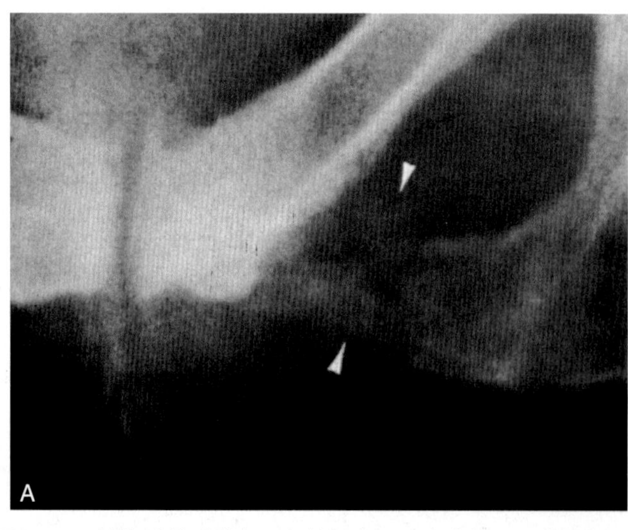

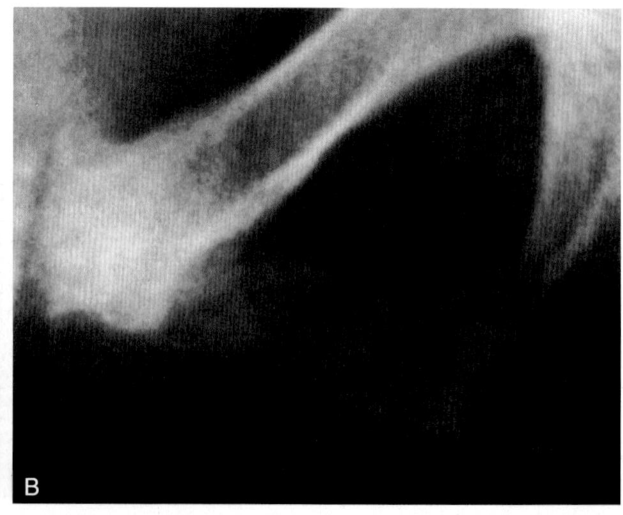

图 89-9 创伤后骨质溶解：耻骨下支。44 岁女性，一次摔倒后出现骨盆疼痛。最初的平片显示左侧耻骨下支无移位的骨折。患者有持续性疼痛。

A 骨折后 4 周的 X 线片显示骨折处明显的骨质溶解（三角箭头）。在这个阶段，表现类似病理性骨折。

B 又 4 周后，骨折部位明显愈合，显示该病的真实性质。

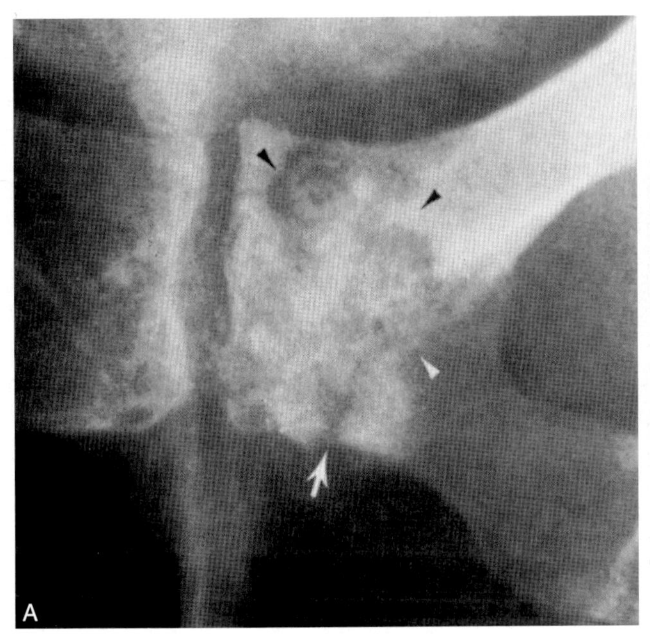

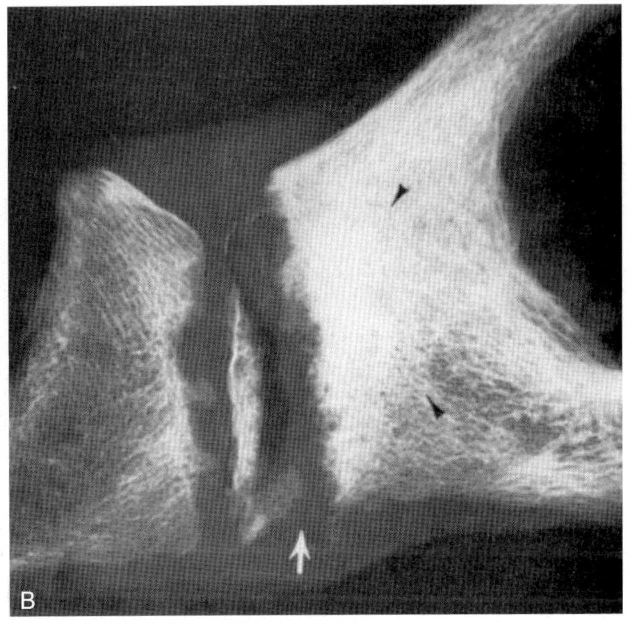

图 89-10 创伤后骨质溶解：耻骨。54 岁嗜酒女性，主诉左腹股沟区钝痛持续 4 个月，体重减轻 30 磅。排除外伤史。由于影像学表现提示为肿瘤病变，因此进行了广泛的检查，但未发现其他骨或骨外病变。组织切片证明为非典型软骨区，提示但不能诊断为软骨肉瘤。实行左侧耻骨完全切除手术。5 位经验丰富的骨科病理专家对组织切片进行了检查，诊断包括：慢性骨髓炎、良性软骨肿瘤、与未愈合骨折一致的反应性纤维 - 骨组织增生。这位患者后来发生胸骨和肋骨的骨折，虽然她仍旧否认任何明显的创伤。

A 手术前的 X 线片显示左侧耻骨的溶解和硬化混合的病变（三角箭头），并合并骨折（箭头）。

B 切除骨的 X 线片提示病变可能为良性。可见骨折线（箭头）伴有周围骨质象牙化（三角箭头）。

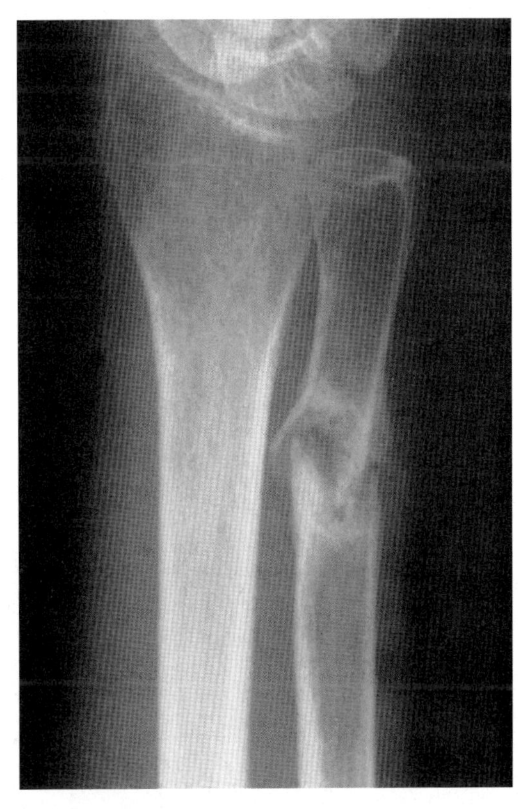

图 89-11 创伤后骨质溶解：尺骨。尺骨干远端骨折 4 个月后，注意骨折部位的骨质溶解和骨硬化。

11）、桡骨和腕骨发生[21,31]。在股骨颈，骨折部位的骨吸收和旋转可产生一种X线片表现，可被误诊为恶性病变（图89-12）[132,139,201]。齿状突骨折[133]或寰枢椎半脱位[134]后的骨质溶解能在齿状突尖端产生一块独立的小骨，被命名为齿状骨（图89-13）[134]。创伤后骨质溶解的其他部位有颅骨[179]、胸骨和肋骨。

三、原发性骨质溶解综合征

许多特发性疾病能导致骨质溶解。它们在有无遗传性、相关的临床表现和主要骨质溶解部位方面有区别（表89-2）[32]。

1. Hajdu 和 Cheney 肢端骨质溶解综合征

一种罕见的颅骨发育不良，首先被 Hajdu 和 Kauntze 于1948年以散发的病例描述[133]，后来 Cheney 于1965年以家族性病例对其进行了描述。此后又出现了更多关于此综合征的报道[32,35-45,129,135,154,172,180,181,202]，并描述了其临床和影像学的表现。此病可能为家族遗传性，为显性遗传模式，或者为散发。可表现为身材矮小、低位耳、下颌退缩、错𬌗和齿早脱、头发粗糙、手指假性杵状变、关节松弛、传导性听力丧失和语言能力损害。影像学表现包括手足末节指（趾）骨骨质溶解、畸形的长头颅和扁颅底、颅缝延迟闭合、多发的沃尔姆骨（缝间骨）、额窦发育不全或缺失、枕骨脊突出、蝶鞍扩大、下颌和上颌减小伴牙列不良、全身骨质疏松伴椎体压缩和畸形、管状骨骨折、脊柱后凸或后侧凸、膝外翻畸形、桡骨近段发育不全和半脱位。实验室检查结果往往不显著，在该病中肾功能正常（在其他骨质溶解综合征中会发生改变）。

骨质溶解很有特征性（图89-14和89-15）。指

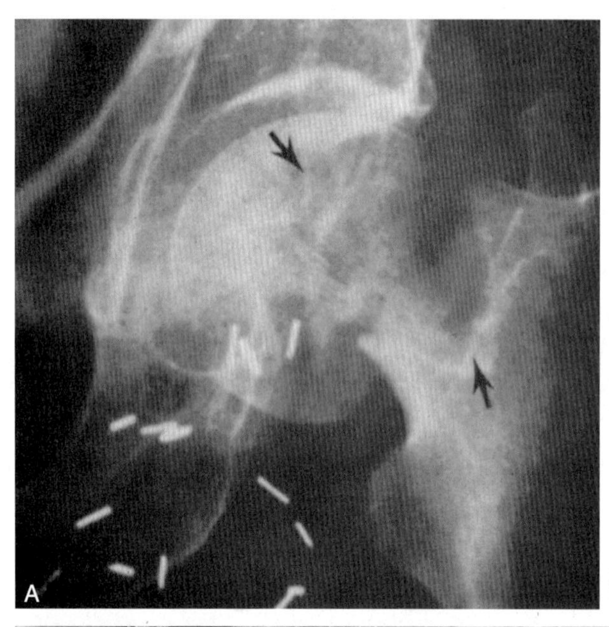

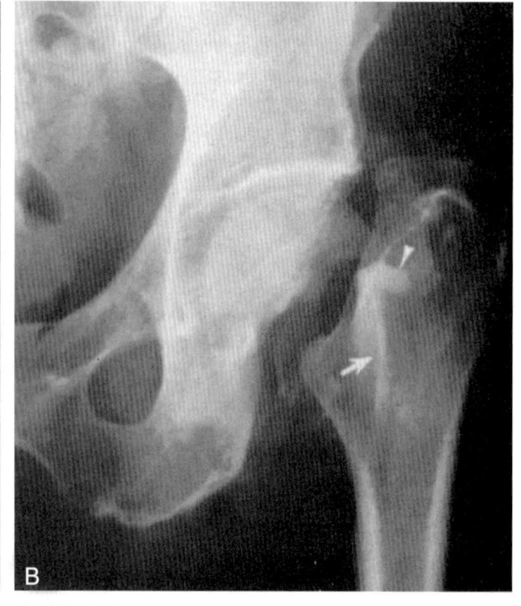

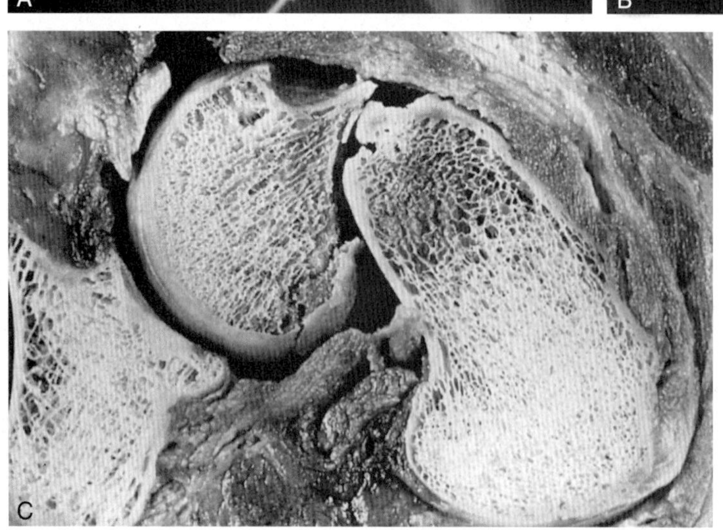

图 89-12 创伤后骨质溶解：股骨颈。

A 股骨颈骨折后，骨折部位的旋转和吸收（箭头）能产生一种类似恶性病症的影像学改变。

B 另一位患者，61岁男性，伴股骨颈远端骨折，观察到明显的骨消失与真正的骨质溶解和骨折端旋转有关。残余的股骨颈部分在转子区域上面（箭头），且它的上缘可被鉴别（三角箭头）。

C 一尸体髋关节的横截面显示股骨颈骨折伴旋转和骨折端前方成角。这样的旋转程度较大时，在影像学检查上与骨质溶解的表现相似。

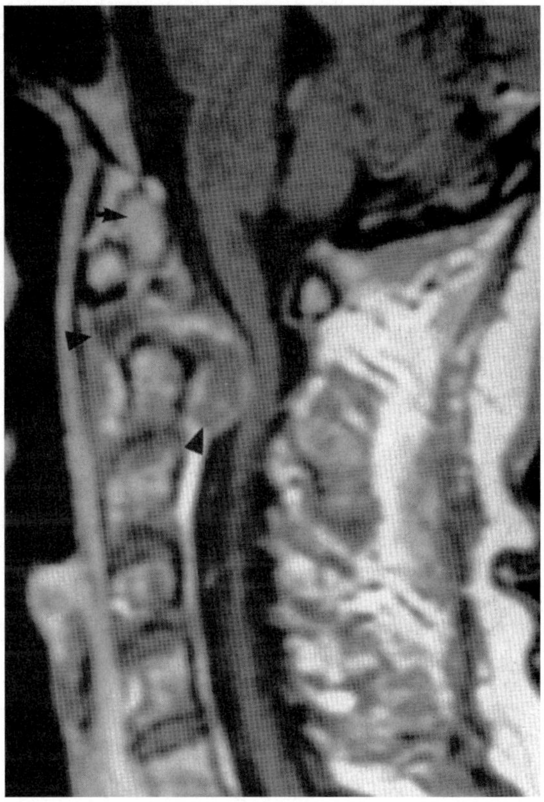

图 89-13　创伤后骨质溶解：齿状突。静脉注射钆剂后矢状位 T1 加权（TR/TE,600/11）自旋回波 MR 成像显示齿状突基底创伤后骨质溶解伴有靠近寰椎前弓的独立骨块（箭头）。注意寰枢关节前后的滑膜炎和滑液（三角箭头），伴脊髓前面的压迫。

表 89-2　骨质溶解综合征

综合征	发病年龄	骨质溶解的主要部位	遗传方式	相关特征
Hajdu 和 Cheney 骨质溶解[32-46]	10~20 岁	指骨末端；较少情况下，发于管状骨、下颌骨、肩锁关节	显性遗传或散发	全身骨发育不良、骨折、骨质疏松
Gorham大块骨质溶解[47-68]	中青年	不定；骨盆或肩胛	散发	缓慢进展，极度溶解
腕骨 - 跗骨骨质溶解多中心骨质溶解合并肾脏病[77-84]	婴儿，儿童	腕骨和跗骨区、肘	散发；偶尔为显性遗传	骨质疏松、畸形、高血压、肾衰竭、死亡
遗传性多中心骨质溶解[85-90]	1~5 岁	腕骨和跗骨区、肘、指（趾）	显性遗传；偶尔为隐性或散发	进行性畸形
神经源性骨质溶解[97,98]	儿童时期	指(趾)骨	显性或隐性遗传	感觉神经疾病、皮肤溃疡
Joseph 肢端骨质溶解[101]	儿童时期	末节指(趾)骨	隐性遗传	其他方面健康
Shinz 肢端骨质溶解[102]	10~20 岁	指(趾)骨	显性遗传	皮肤溃疡，无神经学缺陷
Farber 病[95,103]	婴儿期	肘、腕、膝、踝	散发	皮下结节
Winchester 综合征[104]	婴儿期	腕骨和跗骨区、肘	隐性遗传	骨质疏松、关节挛缩、厚皮肤、角膜混浊
伴磨损性滑膜炎的骨质溶解[105]	成人	广泛分布	散发	进展性

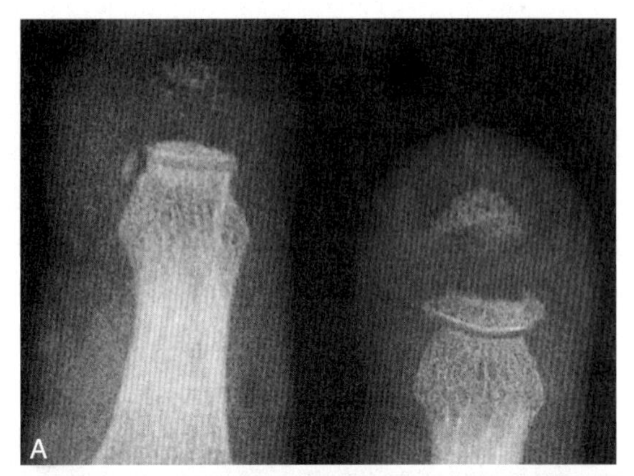

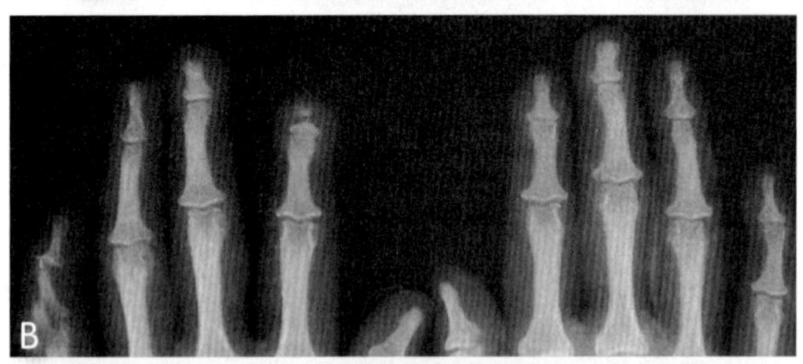

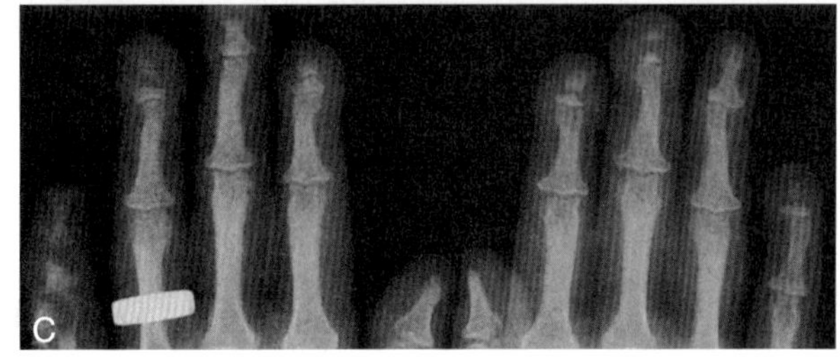

图 89-14 Hajdu 和 Cheney 肢端骨质溶解。

A 指骨骨质溶解的典型形式。注意末节指骨中部的带状吸收区。有孤立的一个或更多指骨碎片。软组织肿胀也很明显。该表现与职业性肢端骨质溶解的表现相同。(Courtesy of M.Dalinka,M.D.,Philadelphia,Pennsylvania.)

B,C 另一患者，18岁（B）和29岁（C）的X线片显示进展性的肢端骨质溶解。(Courtesy of H.Kroon,M.D.,Leiden, The Netherlands.)

骨的改变，存在簇状吸收区和带状透亮区，与职业诱导（聚氯乙烯）的肢端骨质溶解、肾性骨营养不良、骨发育障碍矮小症、Rothmund综合征和胶原血管疾病的表现相似。骨质溶解在管状骨、下颌支、跗骨和掌骨以及肩锁关节也很明显[46, 180]。放射性核素检查特征性表现为亲骨性放射性药剂在骨质溶解部位的异常聚积[155]。MRI可被用来有效地研究那些有基底压迫[182]和那些（较少情况）有颈椎不稳的病人的脊髓受累情况[183]。

这种综合征的发病机理尚不清楚。它可能表现为一种全身的骨发育不良，因为骨的矿物质和代谢异常还未被证实。骨骼和皮肤胶原在电镜下显示正常，虽然髂嵴的活检显示骨量的下降[44]。骨内膜的成骨可能减少，而骨吸收可能增加。Brown和他的同事[44]在他们的形态学研究基础上得出结论，即成骨细胞功能的异常可能是结构蛋白改变的原因。他们的结论与那些甲状旁腺功能亢进和甲状腺功能亢进的理论不同。Elias 和同事[32]，获得了一些指骨活动性骨质溶解区域的活检标本，并注意到中央骨髓骨被纤维样和血管瘤样病变取代，其特征为存在小厚壁血管及大量的散在神经纤维和肥大细胞。他们提出神经血管功能异常伴有局部骨质溶解介质的释放可能与本病的发病机理有关。

2. Gorham 大块骨质溶解

1954年，Gorham和同事[47]报道了两例特殊类型的大块骨溶解的病人[47]。一年后Gorham和Stout[48]，对先前文献中该病的报道进行了综述，并提出多发性血管瘤的命名[49-55]。后来又有大量其他的描述，其中一些引用了其他的名字，如大块骨质溶解、骨丢失症、骨消散症、Gorham病等[56-68,140,171,184-186,203-210]。

本病可在任何性别、任何年龄发病，但大多数在40岁之前发病。没有明显的家族史。此病可累及中轴骨或四肢骨，大量的病例证实有骨盆和肩部区域的改变。临床表现不同，一些病人有相对突然发作的疼痛和肿胀，而另外一些患者起病隐袭，有软组织萎缩和活动受限，不伴有疼痛，除非发生病理性骨折。一些病人在有明显外伤后发病。实验室检查没有显著的异常，伴血清碱性磷酸酶水平的轻微升高。

大块骨质溶解的最显著方面是其影像学表现（图89-16）。起初，可透射线的病灶出现在髓内或皮质下区，类似斑片状骨质疏松的表现。慢性进行性萎缩、溶解、骨折、断裂和骨的部分消失都会发生，伴随残余骨组织的变细变尖和软组织萎缩。病变接着会延及邻近的骨，之间的关节失去保护作用。因此，髂骨的骨质溶解可伴随股骨近端部分的吸收，与特发性快速破坏性髋关节疾病的表现相似（见第40章）[210]，而肩胛骨病变可伴随肱骨近端、锁骨和肋骨的骨质溶解。这种区段性的破坏形式很显著，应该提示正确的诊断。偶尔有两处或更多的区域受累，而这些区域被正常骨组织间隔。显然，任何骨都有可能受累，包括手和足的小管状骨、脊柱、颅骨和下颌骨[62,64,68,69,184,203,208,211]。骨破坏的程度通常在数年内不断加重，虽然最终可能稳定。罕见情况下，在骨溶解区可发现气体[212]，并且气液平面已有报道[208]。偶尔有报道大块骨质溶解的病例有自发的骨组织修复[65]，

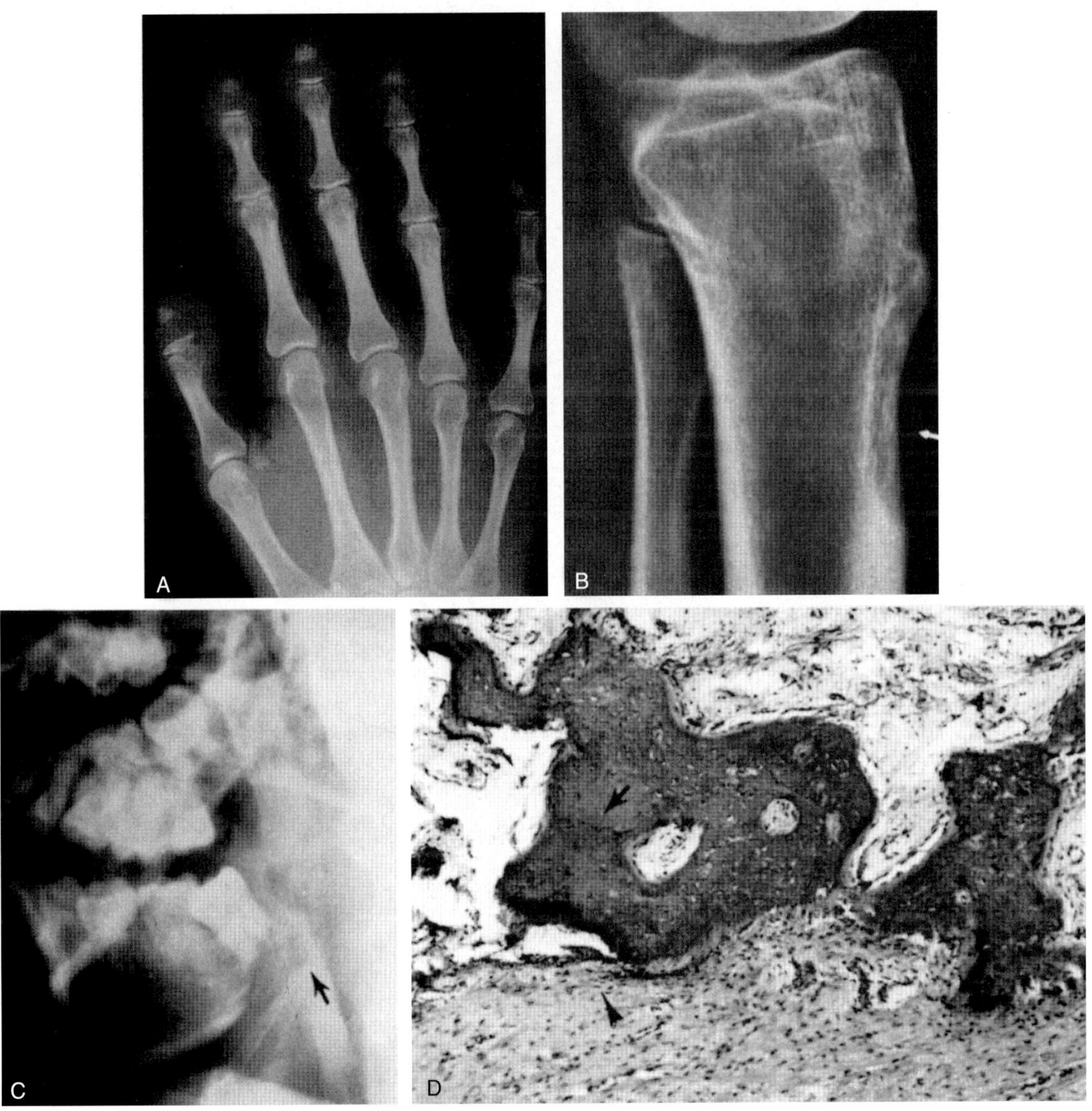

图 89-15　Hajdu 和 Cheney 肢端骨质溶解。20 岁女性，双手和其他骨骼部位进展性的肢端骨质溶解。没有明显的家族史。

A　注意所有指的末节指骨的骨质溶解。另一只手受累相同。

B　一条长约 5cm 的皮质缺损区（箭头），含有一线状骨片，累及胫骨近端前面，在胫骨结节下方。对侧的膝关节也同样受累。

C　右下颌支完全缺失（箭头）。

D　胫骨近端前面病变的切片显示骨小梁的侵蚀（箭头），呈网织状的表现。未见破骨细胞。骨外膜（三角箭头）被标记（90 ×）。

(From Gilula CA ,et al:Radiology *121*:63,1976.)

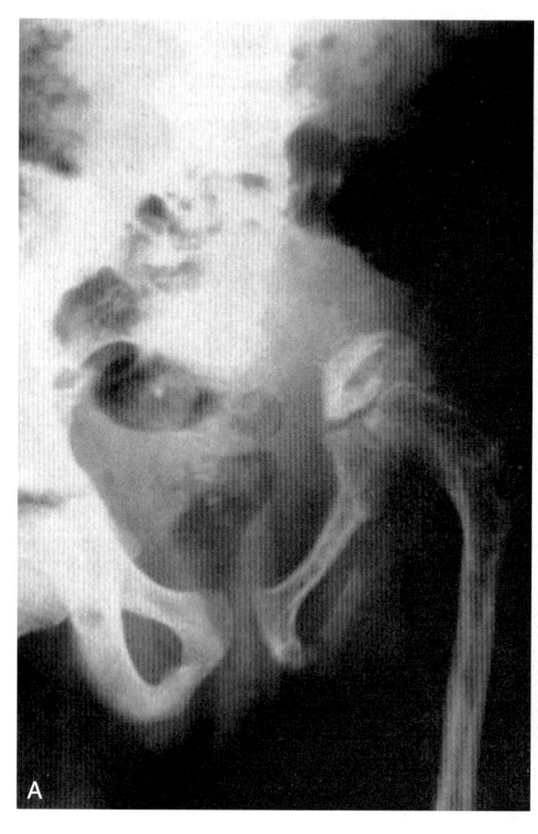

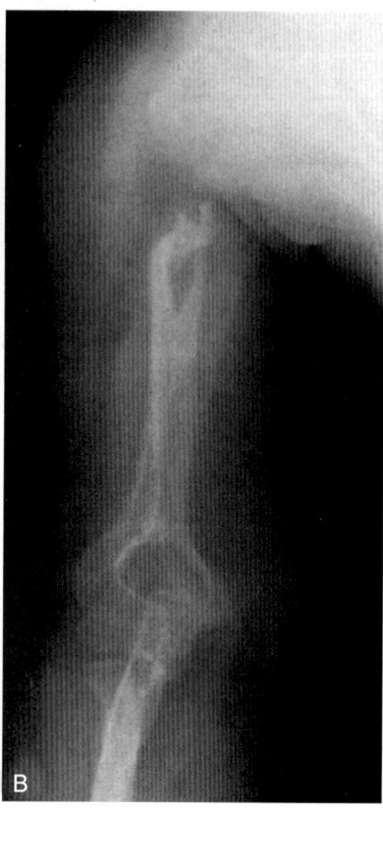

图89–16 Gorham大块骨质溶解。

A 14岁男孩，注意左侧半骨盆大部分溶解和变细的左股骨。在股骨和耻骨可见可透X线的病灶和粗糙的骨小梁。

B 6岁女孩，肱骨近侧半明显的骨质溶解。残余的骨骨质疏松，伴有可透X线的病变。

或放疗后有临床和影像学表现的改善[166]。

动脉造影可能显示溶解区的血管延长[59, 60]。在这项研究中显著的血管分布通常不明显，虽然对病损区直接注射对比介质能导致受累区的浊化[66]。因为病损的一个主要结构特征是存在不常见的宽毛细血管样血管（见后面的讨论），所以血流通过这些血管时可能非常缓慢。提示低灌注导致局部缺氧和低pH值，激发了不同水解酶的活性[64]。

亲骨性放射性药剂闪烁成像可能显示在开始阶段血管供应增加[156]，随后核素摄取减少，该区域与骨组织减少或缺失的部位相对应[59]。然而这些结果也是多种多样的[209]。报道的此种骨质溶解的磁共振成像特征也不一，T1加权自旋回波MRI显示骨病损区呈均匀的低信号或以多区域的高信号为特征。在T2加权自旋回波像上一般为增强的信号，而且在静脉注入含钆剂之后病变显示更加明显。

在病变的早期阶段，病理特征与骨血管瘤的表现相似。在后期阶段，血管纤维组织代替了血管瘤性组织。皮质骨内不规则增宽的间隙和松质骨内增大的骨髓腔包含大量薄壁毛细血管样血管，许多都比正常的毛细血管宽，而且内部充满了血细胞[64]。许多异常的血管位于或者直接接触骨窝。炎症反应一般不明显。

这一病变的确切性质尚不清楚。病理学特征与血管瘤相似，与软组织血管瘤或淋巴管瘤组织的存在有关系，偶尔出现含有乳糜的胸膜渗液，这些提示一些研究者（包括Gorham和Stout[48]），大块骨质溶解表示一种血管紊乱或弥散性多发性血管瘤；这也许是一种先天性疾病，增生的血管成分形成动静脉瘘。Gorham和Stout[48]认为主动性充血、局部pH改变和机械力促进骨质吸收；创伤可能通过刺激血管肉芽组织的产生而激发该病变；还有不一定有破骨细胞增多症。骨过度吸收区的多核破骨细胞的缺乏在其他文献中已被提及。Heyden和合作者[64]观察到在残余骨中的单核的血管周细胞中酸性磷酸酶和亮氨酰胺酞酶活性升高，也许提示这些细胞在骨吸收过程中有重要作用。

有提议大块骨质溶解可能代表一种血管瘤（或淋巴管瘤）组织瘤性增生。然而，该病却不类似于普通的骨血管瘤或淋巴管瘤或甚至囊性血管瘤病[70–75]。也有提示甲状腺C细胞和降钙素可能在该病发病机理中有重要作用[206]。

虽然在本病中骨畸形可能很严重，但严重的并发症并不多见。在椎体骨质溶解的病例中可发生与脊髓受累相关的截瘫[66]。胸廓、肺、胸膜受累引起的呼吸功能损害可导致死亡。骨感染和感染性休克罕见[58]。

3. 特发性多中心骨质溶解（腕骨－跗骨骨质溶解）

1976年，Tyler和Rosenbaum[76]提出了特发性多中心骨质溶解这一名称，用以描述一种伴发广泛骨质溶解的罕见疾病，常见于腕骨或跗骨，以前曾有多种不同的名字，包括特发性骨质溶解、自发性骨质溶解、进行性自发性骨质溶解，自发性肢端骨质溶解、遗传性骨质溶解、家族性骨质溶解、腕骨跗骨发育不全、家族性腕骨发育不全、双侧腕骨坏死。特发性多中心骨质溶解可进一步被细分为两型：多中心骨质溶解合并肾脏病和遗传性多中心骨质溶解。但并不是所有病例都完全符合这两种类型的一种，因此需要第三种命名（即混合型）。

（1）多中心骨质溶解合并肾脏病。该病已在仅仅少数病人中被确认，其特征为骨质溶解的早期发作（在出生后前几年内），伴有进行性肾衰竭，通常在20~30岁死亡[77-84,173,190]。没有骨质溶解或肾脏病的家族史。临床表现包括腕关节肿胀和疼痛。影像学结果显示进行性的腕骨消失，跗骨的消失略轻，伴有邻近管状骨末端变细（图89-17）。肘关节周围骨质溶解、半脱位和足先天性畸形也可能很明显。其余部位罕见。骨质溶解伴发肾功能损害。慢性肾小球肾炎导致高血压、氮质血症和早年死亡。

（2）遗传性多中心骨质溶解。这种疾病显示家族性分布，绝大多数病例呈现一种显性遗传方式，虽然偶尔呈隐性[76,85-90,157,158]。显性遗传类型多发生在3~4岁，有腕、踝关节症状。随后在青少年有一段无症状期，在这一时期，一系列大量的腕骨、跗骨骨质溶解伴进行性畸形。在隐性遗传类型中，临床过程基本相同。

无论在显性和隐性类型，X线片表现为腕骨和跗骨的骨质溶解，其中绝大多数不伴邻近管状骨的末端变细（图89-18至89-20）。后种特征不同于多中心骨质溶解合并肾脏病的管状骨末端变细，其并不常见。遗传性多中心骨质溶解的患者可有掌骨、桡骨远端、尺骨的逐渐变细。很少情况下，其他部位的骨质溶解也可见，这些部位包括肘、肩、锁骨、髋、膝、踝、足和肋骨[176,158]。

（3）混合型。一些特发性多中心骨质溶解的病例不能确切地归入以上两类中的一种。可见无家族史的腕骨和跗骨骨质溶解的病例，而无肾脏疾病[85,91,92,161]。发病较晚的散发病例[160]或除了腕骨和跗骨

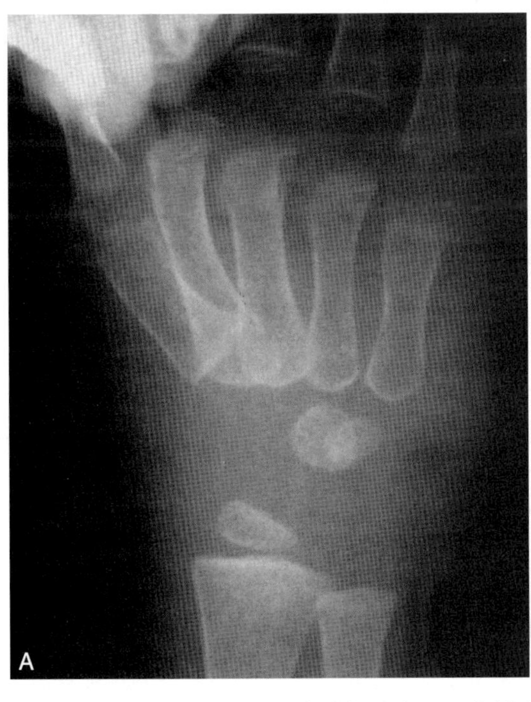

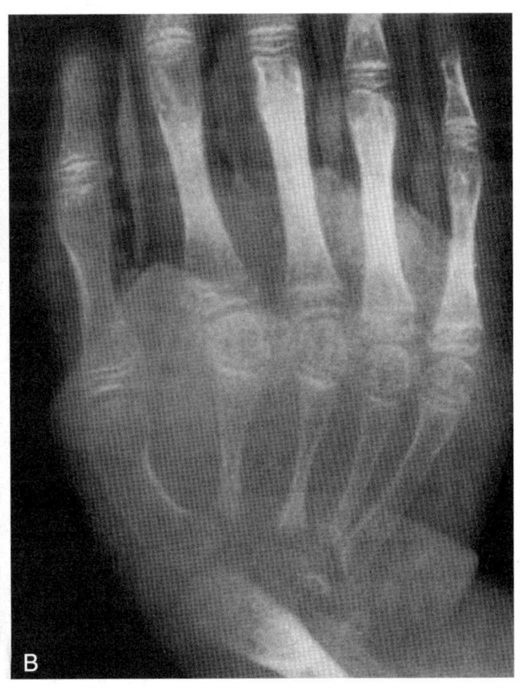

图89-17 多中心骨质溶解合并肾脏病。14岁男孩，进行性对称性骨质溶解，累及手、腕、肘和足，伴有肾衰竭和高血压。没有家族史。

A 2岁时的X线片未显示骨吸收。

B 14岁时有腕骨、掌骨、桡骨、尺骨骨质溶解表现。对侧也有类似表现。

（B，From MacPherson RI,et al:J Can Assoc Radiol *24*:98,1973.）

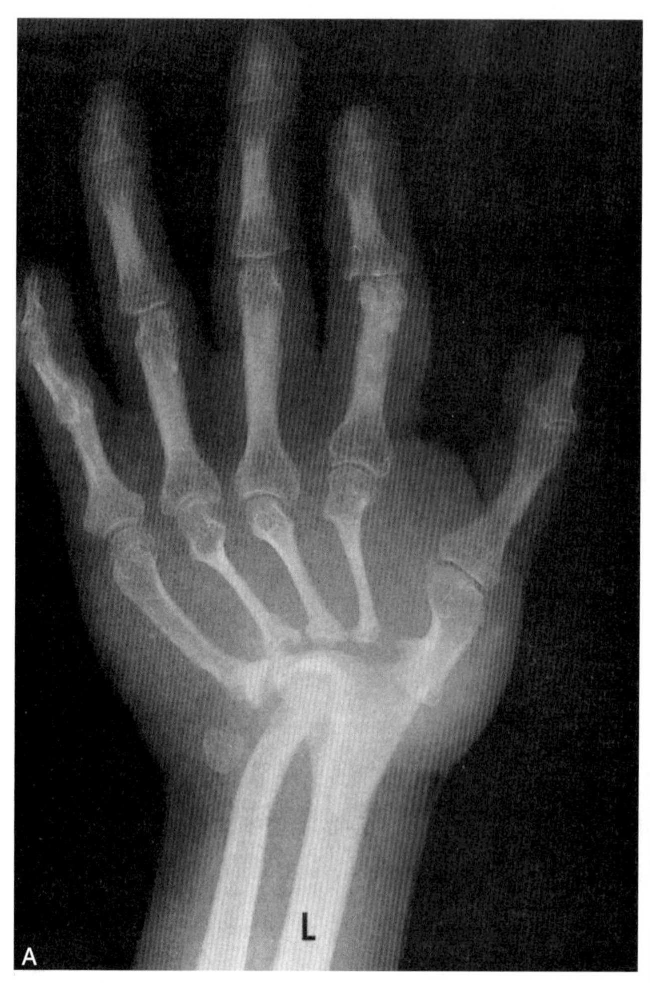

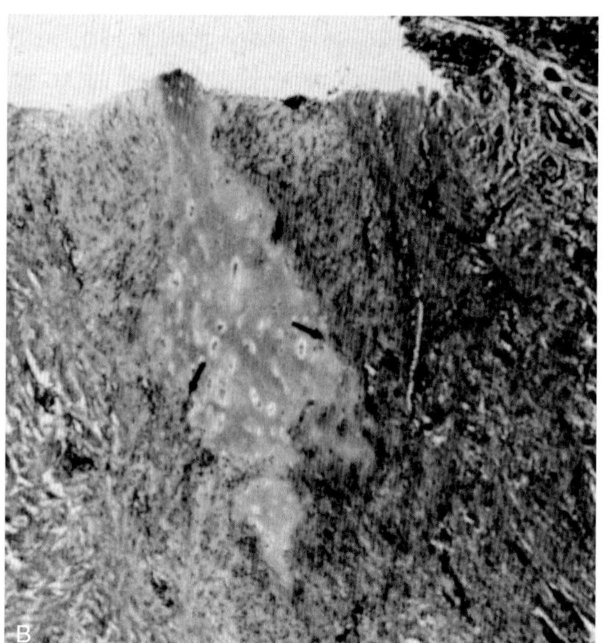

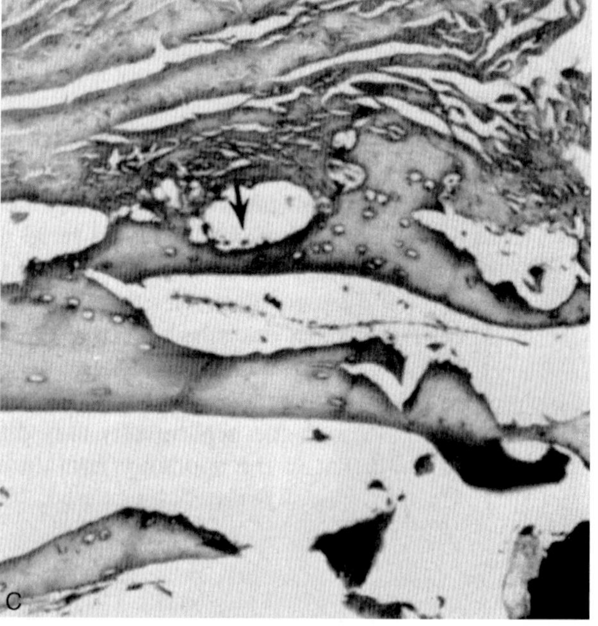

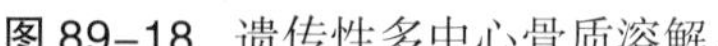
图 89-18 遗传性多中心骨质溶解。

A 该病人婴儿时患病，表现有腕关节的症状和体征，40岁时左腕关节的X线片显示只有一块腕骨，掌骨发育不良和第五指近端指间关节融合，右侧腕关节有相同的表现。

B A中病人5岁的孩子，有相同的疾病，其左腕关节的活组织检查显示纤维细胞性组织侵入软骨（箭头）（120 ×）。

C 两年后同一腕关节的活组织检查显示骨膜下骨皮质的薄边，伴骨膜下骨吸收（箭头）（120 ×）。

（A，C，From Whyte MP,et al:Arthritis Rheum *21*:367, 1978.）

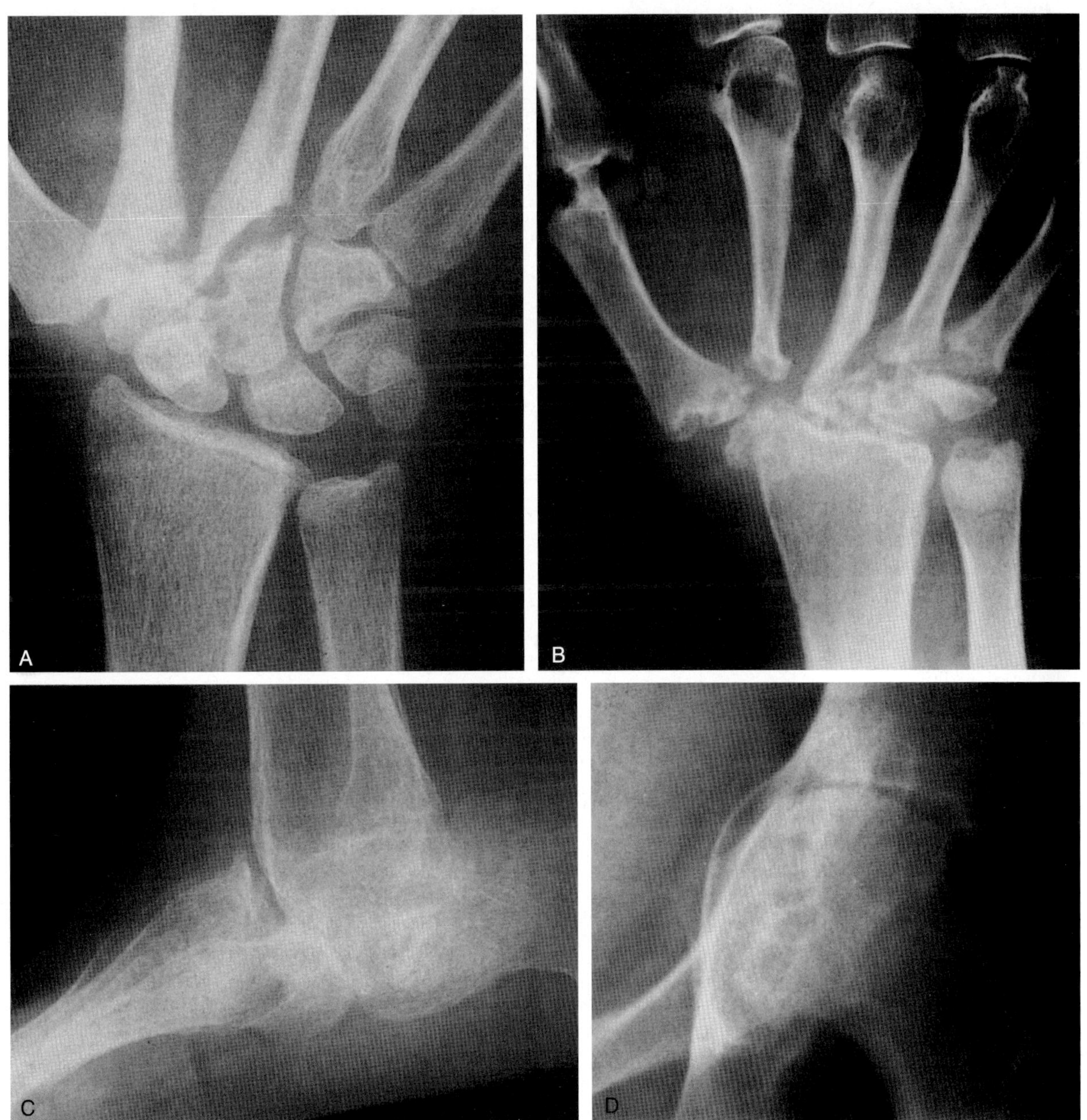

图 88–19　遗传性多中心骨质溶解。患儿表现为全身多处骨骼的进行性骨质溶解，没有肾脏疾病的表现。

A,B　患者 16 岁和 22 岁时的腕部 X 线片显示腕骨和掌骨基底的进行性骨质溶解，伴有软组织肿胀。近端掌骨逐渐变细和多个掌指关节骨质破坏的表现很明显。

C　16 岁时足的 X 线片显示大多数附骨的严重的骨质溶解。胫骨和跟骨之间相成关节。

D　该病例不常见的表现为关节间隙狭窄、骨质破坏和左侧髋臼的突出。

（Courtesy of A.Brower,M.D.,Norfolk,Virginia.）

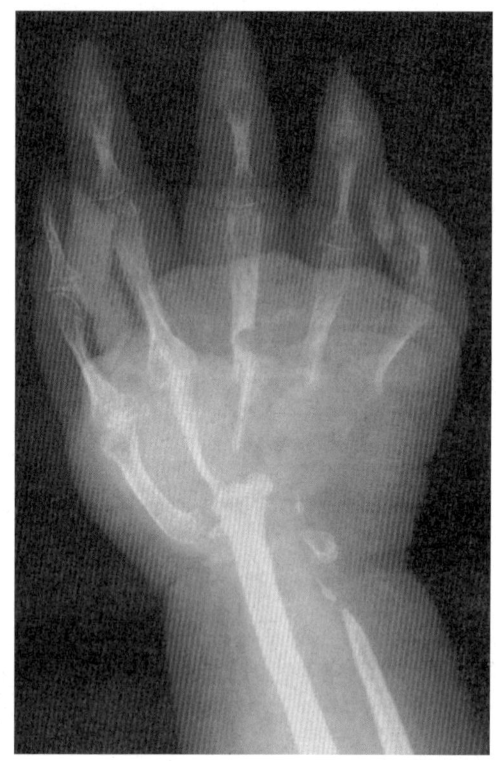

图89-20 遗传性中心骨质溶解。48岁女性，儿童时期发病，有家疾病史，肾功能正常。多数腕骨和第4、5掌骨消失，其余掌骨、指骨、尺骨末端变细，多数骨宽度变小，这些改变中的一些与既往手术有关。(Courtesy of S.Shaul,M.D., Yakima,Washington.)

外其他骨骼部位受累的病例[159,187,213]也有报道。相反，伴肾脏受累的腕骨－跗骨骨质溶解病例可能呈家族性遗传(显性遗传方式)，不过肾病在程度和类型上与散发(无家族性)病例不同[93,94,167]。Erickson和同事[94]推测轻微的伴有肾病的多中心骨质溶解病人的孩子具有本病的特征，呈现显性遗传方式。

一种关于腕骨和跗骨骨质溶解的广泛分类方式由Beals和Bird提出[95]，他们也提出基于有或无可识别的遗传方式或有或无肾脏疾病对这些骨质溶解病例进行分类有一定困难。很明显，显性和隐性遗传方式都可见，肾病不只局限于非遗传性病例，所谓散发病例的存在可能不排除基因遗传，而且，其他综合征也能呈现类似的影像学表现[162, 189]。

(4)病理和发病机制。在特发性多中心骨质溶解中的受累组织通常表现为纤维组织含量增加和血管供应增加，几乎不伴有炎症表现[95]。骨溶解伴有破骨细胞活性增加。骨形成正常，可见以网织样骨结构存在的修复性改变[85]。受累关节活检显示没有明显的滑膜异常和纤维细胞组织对软骨的侵犯。

这一过程的发病机理尚不清楚。原发的缺损可能发生于骨与软骨组织，或者原发病变和关节纤维组织的增殖累及骨和软骨组织。偶有报道尿中的羟脯氨酸排泄增加[85]和血清磷酸酶浓度升高可能提示骨破坏加剧或存在一种以骨转换率增加为特征的代谢；然而胶原转换率的增加并不总是存在[95]。

(5)鉴别诊断。不同形式的特发性多中心骨质溶解的主要影像学特征是主要发生于腕骨和跗骨(偶有肘关节)的显著的骨吸收。这种分布不同于其他典型的骨质溶解的分布，如职业性肢端骨质溶解后(指骨)、创伤后骨质溶解(锁骨远端、耻骨支与坐骨支、股骨颈、尺骨、桡骨)、Hajdu和Cheney肢端骨质溶解综合征(指骨)、Gorham大块骨质溶解(分布部位不同，好发于骨盆和肩胛带骨)、多中心网状组织细胞增多症(手、足、腕、踝；图89-21)、Joseph或Shinz肢端骨质溶解综合征(指骨)和神经源性的肢端骨质溶解(指骨)。这些改变可能与青少年慢性关节炎(图89-22)(见第22章)、Winchester综合征、Farber病、麻风和糖尿病的神经性骨关节病的表现相似。准确的诊断需要了解相关的临床表现，包括遗传方式和肾病的表现。

4.其他骨质溶解综合征

(1)神经源性的肢端骨质溶解。与感觉神经病变有关的进行性周围骨质破坏的显性和隐性遗传形式都曾被报道过[96]。该病在儿童时期出现临床症状，并伴有皮肤溃疡和手足进行性指(趾)骨溶解[97, 98]。一些病人脑脊液中的维生素B_{12}测定异常，提示维生

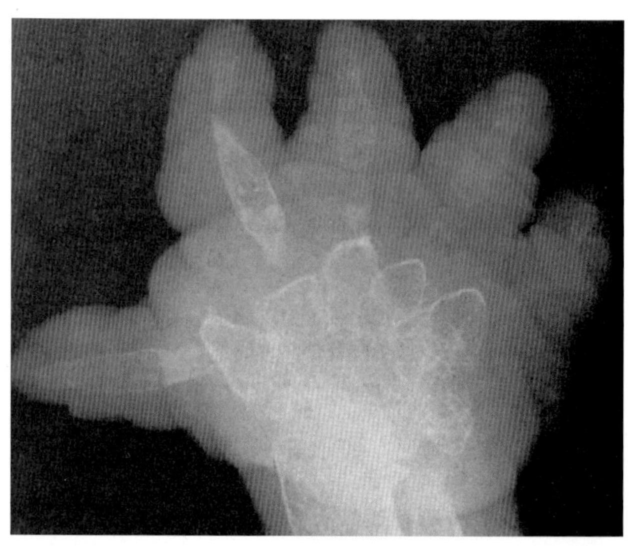

图89-21 多中心网状组织细胞增多症。掌骨和指骨的骨质溶解程度明显。腕骨融合和尺、桡骨远端的骨质吸收显著。(Courtesy of D.Chambers,M.D.,Norfold,Virginia.)

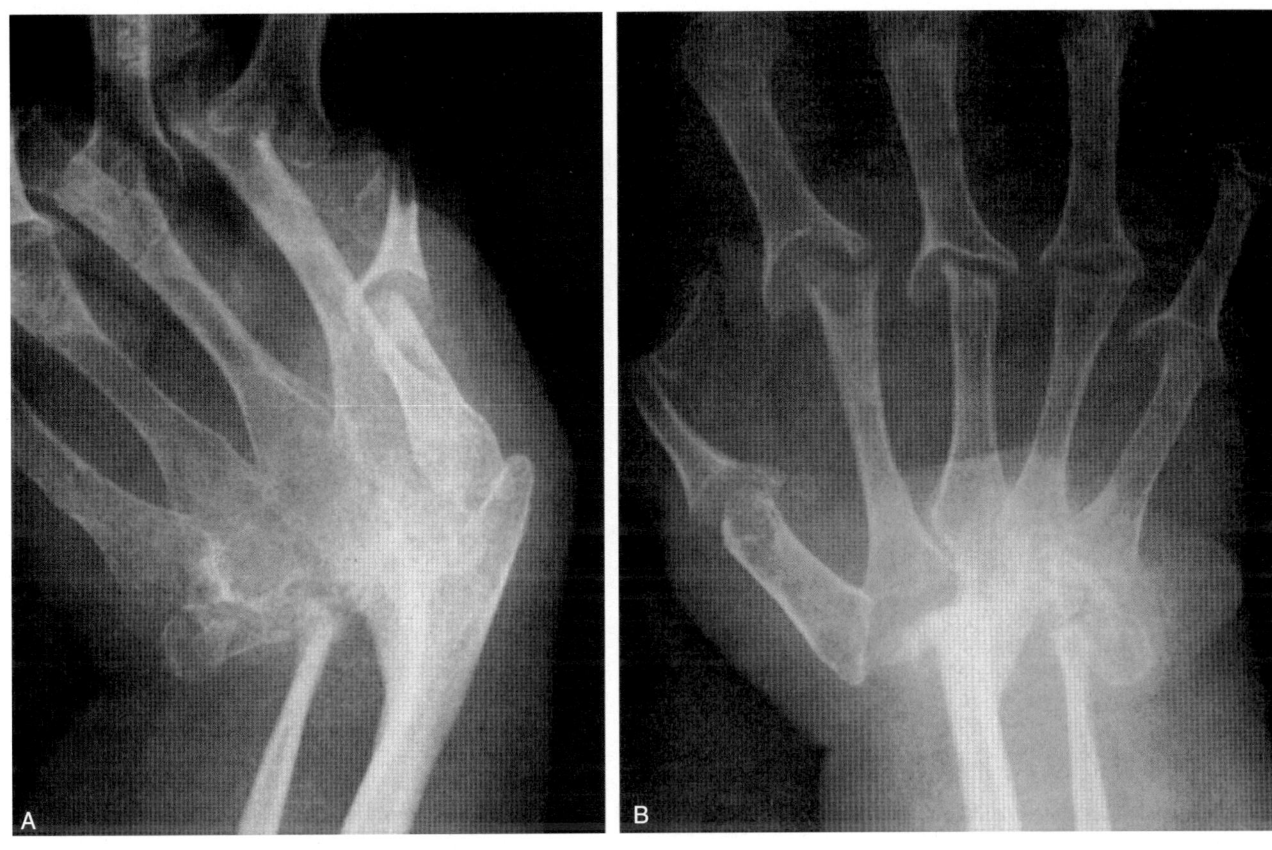

图 89-22 Still 病。可见到腕骨、桡骨、尺骨、掌骨和指骨的严重骨质破坏和吸收。这些表现类似于腕骨 - 跗骨骨质溶解综合征的表现。(Courtesy of V.Vint,M.D.,La Jolla,California.)

素B_{12}缺乏可能是本病的一个直接原因[99]。在一些有严重皮肤瘢痕、无神经系统病变和梅毒血清试验阳性的越南患者中，可见相似表现的骨质溶解，但有更广泛的骨破坏[100]。后面这些患者的一部分可能已经患有 Shinz 肢端骨质溶解综合征（见下段）。

（2）Joseph或Shinz肢端骨质溶解综合征。Joseph和同事[101]曾报道过在一些男孩中有一种单血缘隐性遗传的末节指骨骨质溶解疾病，而其他方面健康。Shinz[102]观察到一种显性遗传的周围骨质溶解，10~20岁发病，手足指（趾）骨结构破坏，溃疡性皮损，不伴神经异常。与 Joseph 或 Shinz 肢端骨质溶解综合征相似的病变见于成人患者，而没有家族病史[188]。

（3）Farber 病。Farber 病以婴儿期发病，进行性关节周围水肿伴疼痛，关节僵直和挛缩，骨质溶解和皮下结节为特征性表现[95]。可能为一种成纤维细胞的黏多糖代谢性疾病[103]。

（4）Winchester综合征。Winchester其合作者[104]报道了一种隐性遗传性疾病表现为广泛的和进行性的腕骨、跗骨和肘部骨质破坏，该病在婴儿期发病，可能伴有细胞培养中酸性黏多糖增多，而尿液中没有[95]。其他表现包括侏儒症、面部粗糙、角膜混浊、关节僵直、进行性躯干和四肢畸形、广泛和严重的骨质疏松。虽然最初将该病分类为黏多糖病的一种，但是Winchester综合征可能被更准确地看作为一种非溶解体的结缔组织疾病[95]。

（5）骨质溶解伴磨损性滑膜炎。1978 年报道了一例71岁女性患者四肢骨和中轴骨发生的一种新类型的骨质溶解疾病，该患者没有相似病变的家族史[105]。手部严重的多关节破坏性病变伴有指骨、掌骨、跖骨、锁骨、管状骨和脊柱的骨质吸收（图 89-23）。病理学检查发现滑膜表面溃疡和坏死、深层结缔组织纤维化、滑膜下纤维蛋白沉积、局部区域有形成栅栏样的滑膜细胞、稀有炎症细胞、纤维变性的滑膜和周围关节纤维组织内大量死骨碎片。影像学表现部分与甲状旁腺功能亢进症的表现相似；然而，缺乏骨膜下和软骨下吸收的更典型的特征，严重的手指畸形，血清钙、磷和甲状旁腺激素水平正常可排除后一种诊断。

（6）家族性扩张性骨质溶解病。系列的报道中Wallace 和其合作者[191-193]报道了一例常染色体显性遗传疾病，在儿童期、青春期或者成人早期发病，并

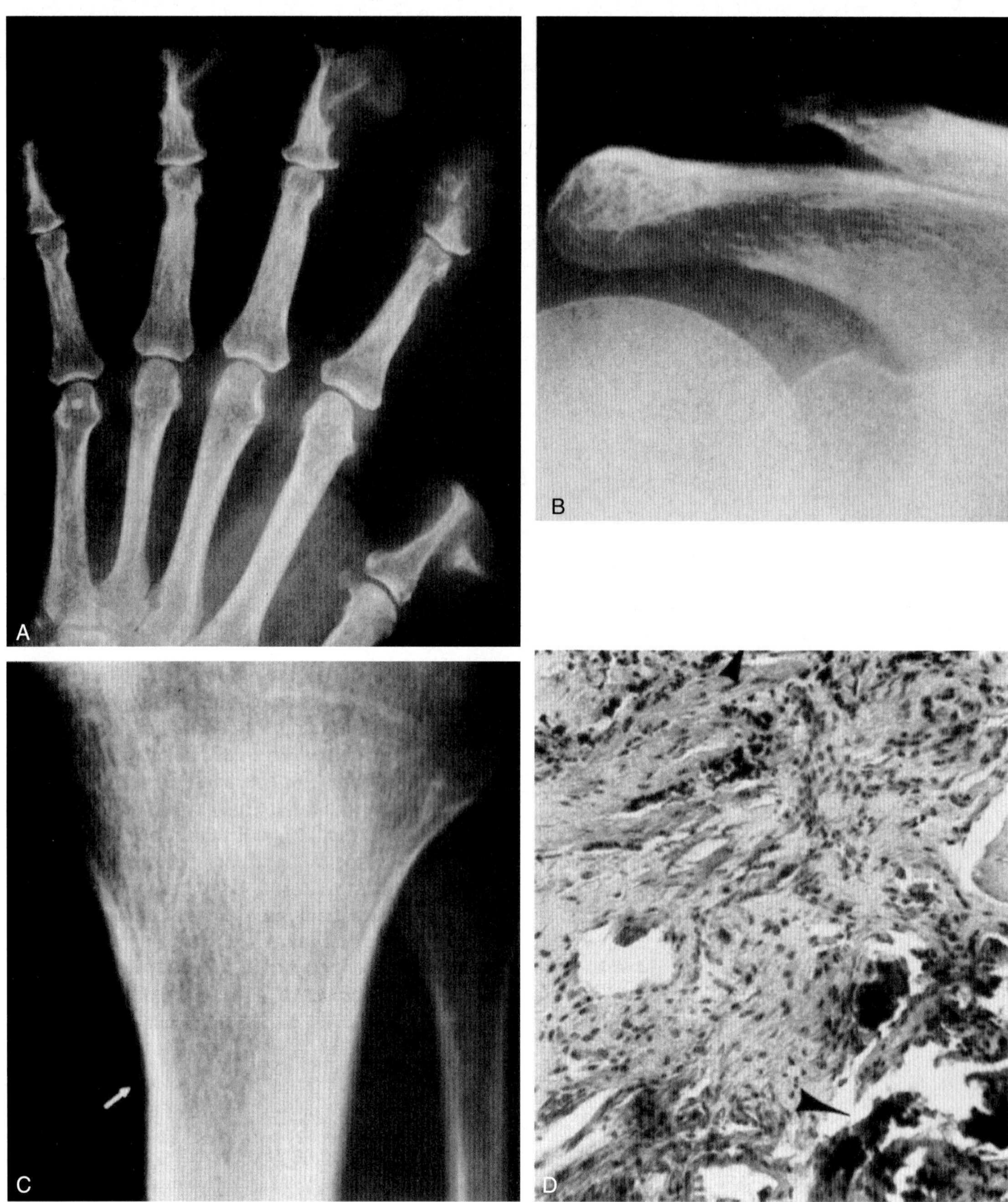

图89-23 骨质溶解伴磨损性滑膜炎。71岁女性，手部发生严重的多关节破坏性病变。无家族史、职业史或外伤史。

A 注意末端指骨几乎完全骨吸收伴残存骨的近端半脱位，沿指骨和掌骨尺侧和桡侧的骨吸收，以及不明显的关节间隙。

B 锁骨远端溶解造成短缩和末端变细的骨轮廓。

C 胫骨内侧的骨质溶解（箭头）与甲状旁腺功能亢进症中的骨质溶解相似。

D 受累远端指间关节活检标本显示滑膜和滑膜下组织中的多发骨碎片（三角箭头）和含铁血黄素沉积。（160 ×）。

（A，B，From Resnick D，et al：Arch Intern Med *138*：1003，1978. Copyright 1978，American Medical Association.）

且与Paget病有相似的临床、放射学和组织学特征。早期临床表现为听力丧失，有时在5岁之前已经很明显。还可以有骨痛和由牙齿松动和断裂组成的牙齿表现。影像学表现为局部和全身的病变。在以前的分类中，无序地骨重塑和和骨小梁粗糙很明显，尤其是在肱骨、桡骨、尺骨以及腓骨。骨小梁的改变包括小的可透X线的病灶和渔网样外观。有三个级别的局部改变，主要发生在四肢骨，包括：骨质溶解病变导致皮质变薄和受累骨的范围扩大，进展性的火焰状溶骨病变；多腔和小梁化的骨质溶解致使骨增宽；合并或者不合并病理性骨折的骨畸形和扩大（图89-24）。骨活检标本的组织学检查显示一些类似Paget病的表现，如不规则排列的骨小梁、增多的纤维和血管组织，直到最终脂肪组织填充骨髓腔。

一个北爱尔兰家族五代42位成员患有这些病变。虽然其影像学表现类似纤维结构不良和Paget病的表现，但是其是独特的（也见第49章）。

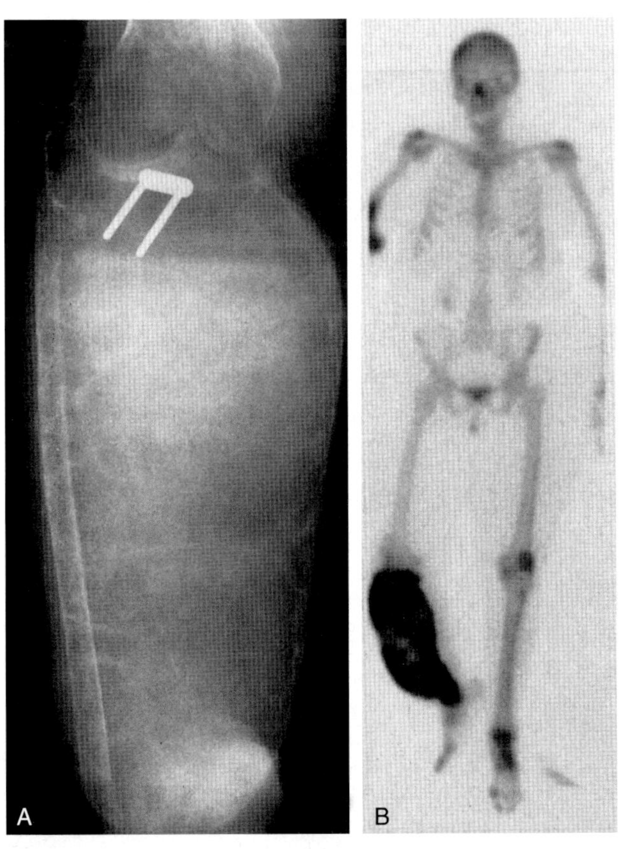

图89-24　家族性扩张性骨质溶解。45岁女性，有“家族性Paget病”，小腿的常规正位X线片（A）显示胫骨的畸形增粗。骨质消失。骨扫描（B）显示放射性核素广泛聚集在扩张的胫骨。右肱骨也受到累及。（Courtesy of J.Jacobson,M.D., Ann Arbor,Michigan.）

第二节　软骨溶解

软骨丢失或破坏是许多关节疾病的重要并发症，包括风湿性关节炎、血清阴性的脊椎关节病、脓毒性关节炎、退行性关节疾病、复发性多软骨炎（见第20至25、27和34章）。另外，软骨萎缩可在废用、制动或瘫痪后出现，这可能与正常的软骨营养供给中断有关（见第71章）。最后，软骨溶解可能作为股骨头骨骺滑脱后的并发症或在自发性的基础上出现。

一、股骨头骨骺滑脱后出现的软骨溶解

1930年，Waldenström最早发现软骨溶解与股骨头骨骺滑脱之间的联系[106]。随后有关报道很多[107-115]，现在，软骨溶解被认为是股骨头骨骺滑脱的一个确定而重要的并发症。Goldman及同事[116]和Ingram及同事[163]，对这个病变进行了很好地回顾研究。

据报道，伴有股骨头骨骺滑脱的软骨溶解的发生率约为1%[110]~40%[117]。这种差异很大程度上与患者选择的不同及临床和影像学诊断标准的不同有关[214]。据记载，在黑人、夏威夷人、西班牙人患者中发生率很高[108,110,113-118]。男女均可发病，在女性中骨质溶解发病率相对较高，而在不合并滑脱性骨骺的病例中男性较多[116]。患者的年龄、骨骺分离的严重性和程度及治疗方式很可能在这种并发症的产生中作用不大，尽管软骨溶解在长期制动或除原位固定术外的手术治疗的患者中更常见。另外，软骨溶解在股骨头骨骺滑脱的治疗期间症状持续时间较长的患者中和当用于治疗滑脱骨骺的钢针穿透股骨头的情况下较常见[214]。Ingram和同事描述[163]这种并发症在轻型或急性骨骺移位时发生率较低。

软骨溶解的临床表现通常在骨骺分离后一年内出现，偶尔可在滑脱当时被发现。疼痛、压痛、活动受限、屈曲挛缩可在受累的髋关节或很少情况下，在股骨头骨骺滑脱的对侧髋关节出现。根据这些表现不可能做出精确或早期的诊断，因为骨骺滑脱过程本身伴有相似的表现，临床异常的严重程度变化极大，并且骨骺滑脱的其他并发症可能会产生几乎相同的临床改变[116]。诊断的困难在于缺乏特征性的实验室检查。因此，影像学表现的正确解释在进行特异性诊断时变得很重要。

Goldman和同事[116]强调了软骨溶解的3个影像学特征（图89-25）。最初，关节周围出现骨质疏松，持续时间长短不等，病理上很可能反映了软骨下骨

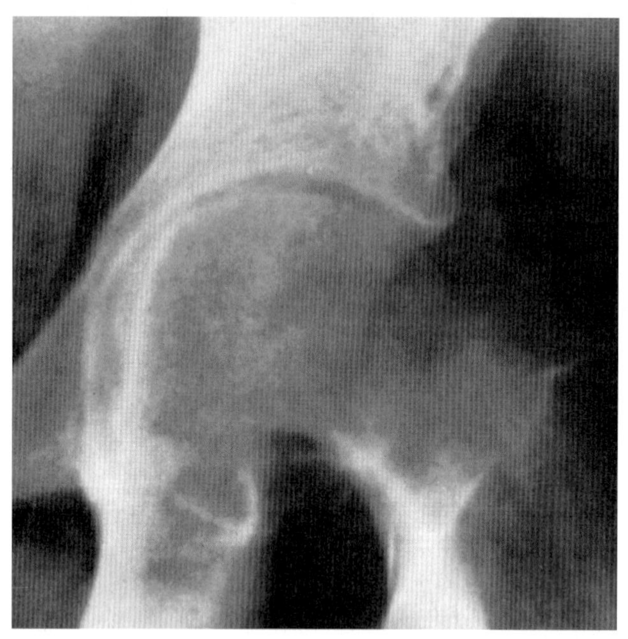

图 89-25 股骨头骨骺滑脱后软骨溶解：X线片异常表现。注意骨质疏松、偏心性关节间隙变窄、髋臼前突畸形和异常的股骨头和股骨颈排列。

组织的血管明显增加[107,109]。第二个表现是关节间隙的迅速变窄，最典型的是累及整个关节或局限在关节的上面。当骨坏死也出现于关节时（7%~25%的病例）[109, 113]或当用截骨术治疗骨骺滑脱时，上关节间隙缩小尤其常见[116]。第三，可见软骨下骨板的消失和变窄、骨质侵蚀和骨质扁平，尤其在软骨破坏的部位、小凹周围、股骨和髋臼的表面。髋臼突出（通常是轻度）、软骨下囊肿（常为小的或中等大小）和生长板周围的过早融合可能很明显。

影像学表现在相对较短的时间内即可出现，并且随后就会稳定下来，接下来为软骨和骨的修复性改变，其特征为关节间隙的部分或完全“恢复”、骨质象牙化或硬化和骨赘形成。在其他时间，尤其是出现骨坏死时，可见进行性关节退变。关节内骨性融合可能很明显[214]。

病理改变包括髋关节和股骨头关节软骨的变薄和出现侵蚀小凹，关节软骨表面部分转变为纤维组织或纤维软骨，以及关节囊增厚（图89-26）[108,110,119]。滑膜最初表现为增生，并伴有血管增多，随后出现纤维组织替代和慢性炎症浸润[107, 109, 163]。

股骨头骨骺滑脱病例中出现软骨溶解的原因和发病机理还不清楚。稀疏滑膜组织的出现使人们推测软骨丢失可能与滑液产生不足引起的软骨营养较差有关[106, 107]，长期制动阻碍营养弥散到软骨可能加重这种情况。其影像学和病理学表现与那些长期不活动后的软骨萎缩和有时因单侧股骨头骨骺滑脱而行双侧制动后的双侧髋关节出现软骨溶解的表现相似，因此支持上述理论[108, 120]。其他研究者强调在出现软骨坏死的过程中，软骨下血管供应的损害起一定的作用[121-123]。这种理论的证据包括在股骨头骨骺滑脱患者中软骨溶解和骨坏死偶尔共同存在，和在无股骨头骨骺滑脱的患者中有相似的软骨消失伴有骨坏死。

当前认为软骨溶解是一种与骨坏死明显不同的原发关节疾病，虽然软骨丢失的机理还不确定。在这方面，Eisenstein和Rothschild有所研究[115]。他们提出在股骨头骨骺滑脱患者中存在生物化学异常，包括血清免疫球蛋白和补体C3浓度的明显增高，在那些出现软骨溶解的患者中免疫球蛋白A（IgA)和IgM片段水平升高。他们提出：（1）骨骺滑脱可产生一种抗原诱导自身免疫状态，或者是一种类似结缔组织疾病或炎性状态的全身疾病的局限性表现；（2）由遗传决定的股骨头骨骺滑脱的部分患者发生骨质溶解，是由自身免疫介导的溶酶体酶释放和干扰关节软骨的合成过程而引起的。

伴随股骨头骨骺滑脱的软骨溶解的放射学特征的鉴别诊断，随着病程阶段的不同而有变化。最初，骨质疏松可在软骨溶解中见到，与在各种炎性滑膜疾病（例如风湿性关节炎、感染）和局部形式的骨质疏松（如反射性交感神经性营养不良、髋关节暂时性骨质疏松、局部迁移性骨质疏松）中所见的相同。在这个时期，必须进行关节穿刺以排除感染的可能性，随后关节造影显示造影剂充盈可能有助于证实在出现骨间隙变窄之前有急性的软骨丢失。在软骨溶解的后期，关节间隙减小和软骨下骨变薄和侵蚀，与感染、类风湿性关节炎和其他炎性疾病中的改变相似，但与反射性交感神经性营养不良、局部迁移性骨质疏松和髋关节暂时性骨质疏松的典型表现不同。在软骨溶解中，缺乏系统症状、红细胞沉降率增加和白细胞增多，有助于排除脓毒性疾病。在软骨溶解的晚期，鉴别诊断还包括色素沉着绒毛状结节性滑膜炎和特发性滑膜性（骨）软骨瘤病等。在所有阶段，股骨头骨骺滑脱自身的病史、临床和影像学表现都应该被看做是可能出现软骨溶解的重要指标，提示医师要警惕这种潜在的并发症。

二、特发性髋关节软骨溶解

Jones在1971年[124]以及Moule和Golding在1974

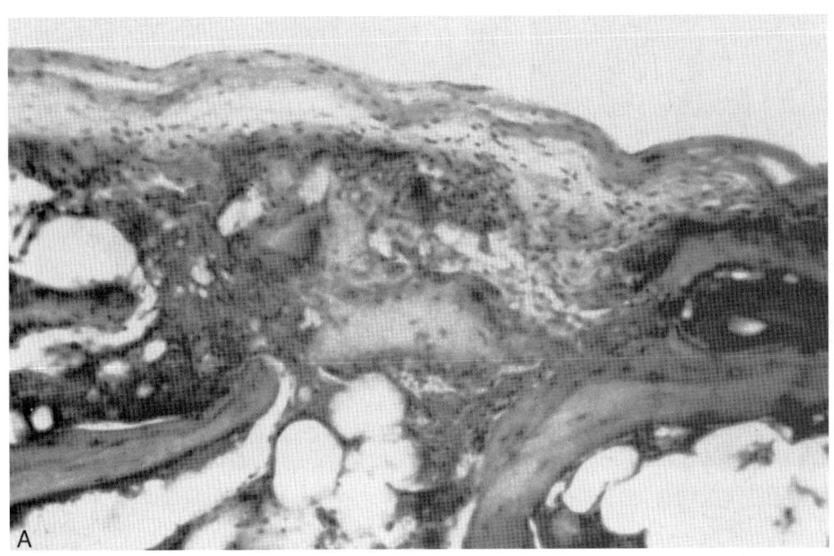

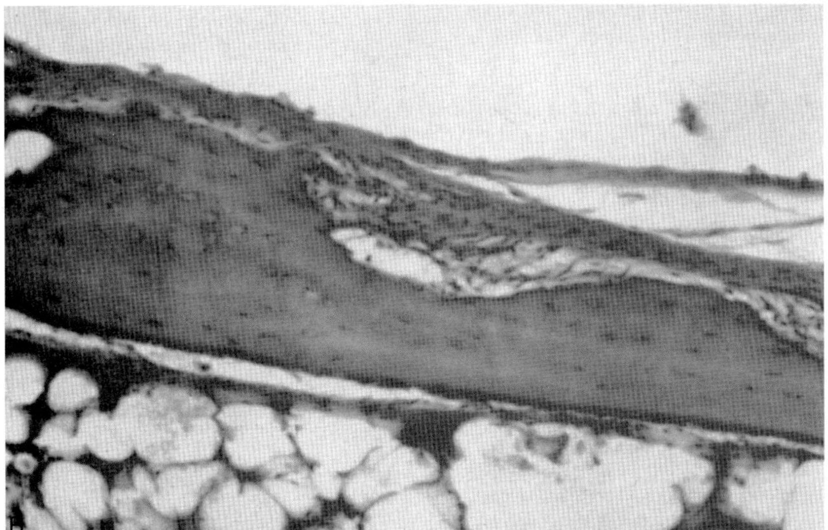

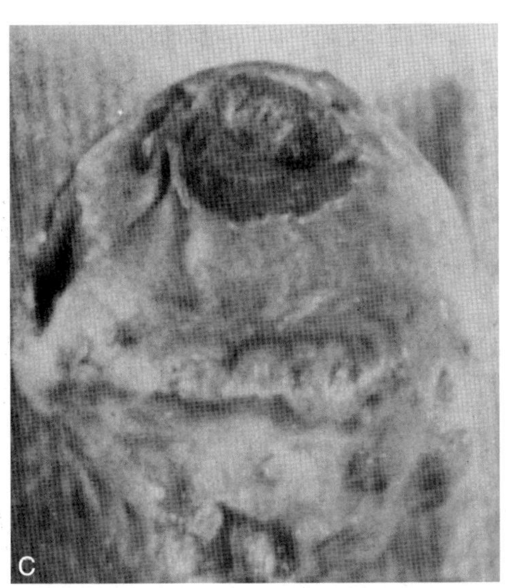

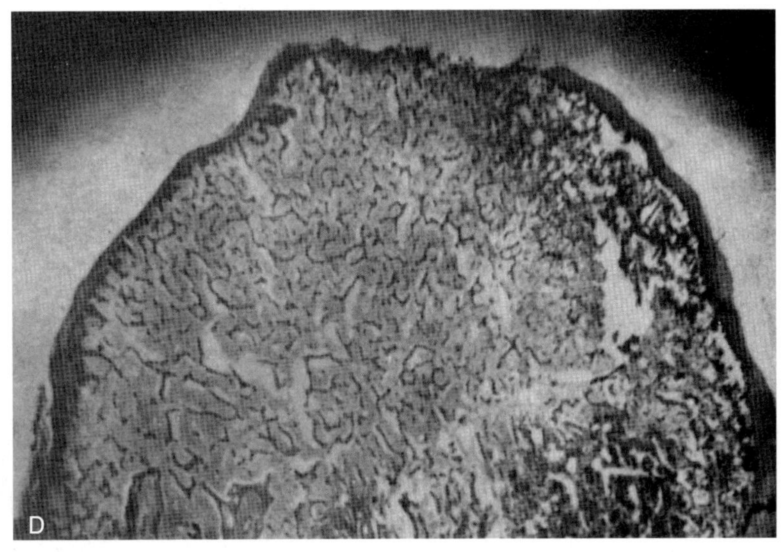

图 89-26　股骨头骨骺滑脱后的软骨溶解：病理学异常表现。

A　可见软骨和软骨下骨的侵蚀，伴有纤维修复。

B　在另一个显微照片中，可见软骨侵蚀区域的纤维修复。

（A,B,From Heppenstall RB,et al:Clin Orthop *103*:136,1974.）

C,D　不同股骨头的照片和显微照片提示严重的软骨溶解和软骨下骨侵蚀。

（C,D,Courtesy of R.B.Heppenstall, M.D.,Philadelphia,Pennsylvania.）

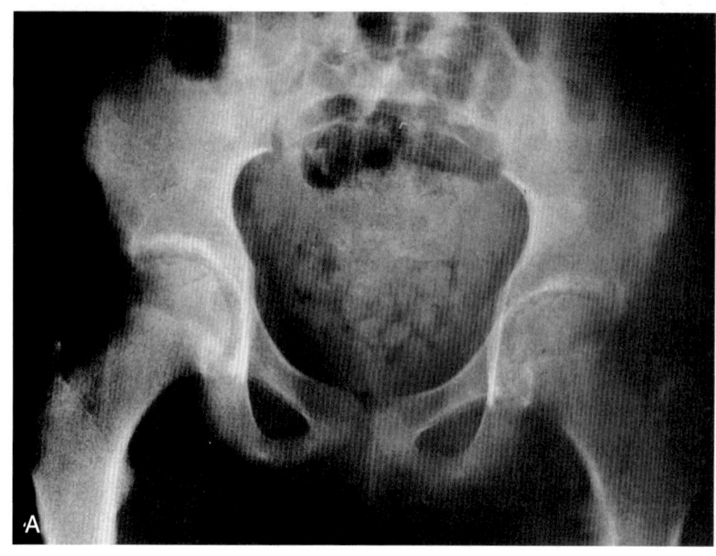

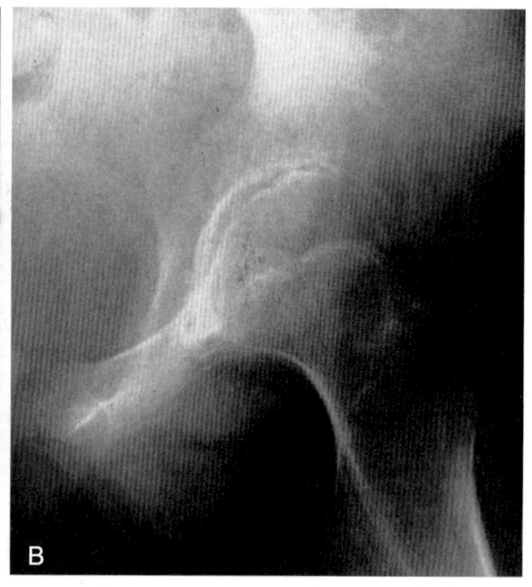

图 89-27 特发性髋关节软骨溶解。这一 10 岁黑人小女孩，左侧髋关节疼痛 4 个月（在她奔跑时突然出现）。无创伤史。从那以后，她开始有持续性跛行。体验除左髋关节内收、内翻和屈曲范围减小外无明显异常。白细胞计数正常，类风湿因子血清试验阴性。

A X 线片显示左髋关节的骨质疏松和弥散性关节间隙变窄。常规 X 线断层摄影证实这些表现的存在，并且显示在股骨头骨骺的软骨下皮质内的灶性不规则改变。吸入性关节造影术显示髋臼和股骨头的软骨变薄。关节液培养显示为无菌。最初收住院时的诊断是不明原因的滑膜炎。对患者进行限制负重和阿司匹林治疗。

B 3 个月后，患者再次入院以治疗左髋关节进行性运动范围缺失。这次在髋关节外翻位的 X 线片显示有关节挛缩。已出现进行性软骨缺失和弥散的骨质疏松。这些都为特发性髋关节软骨溶解的表现。

（Courtesy of G.Greeenway,M.D.,Dallas,Texas.）

年[125]的报道集中关注在青少年女性中髋关节软骨溶解的发生，尤其是在没有股骨头骨骺滑脱的黑人患者。以后的调查者证实了这种疾病，并提出这种偶尔出现的疾病不仅发生在黑人青少年女性，还见于男性西班牙人、其他种族的白人、美洲土著人以及大于 20 岁的人[126-128,131,138,164,164,194]。髋关节的单关节疾病较典型，其临床表现包括疼痛、僵硬、活动受限，且缺乏创伤病史。X 线片表现为关节周围骨质疏松，关节间隙变窄（通常在负重关节面更显著），以及软骨下骨的不规则和侵蚀（图 89-27）。另外，股骨头轻度增大和形状改变、股骨颈宽度增加和骨膜骨形成、生长板变窄和轻度髋臼前突可能很明显[216]。最后提到的特征是与原发髋臼前突畸形相似的表现（Otto 骨盆）；鉴别这两种情况可能很困难[165]，并且有一些研究者认为它们是一种疾病的表现[215]。关节穿刺通常证实没有渗出液或有机体，关节造影术可能显示软骨表面的不规则和变窄（图 89-28）。病理检查显示软骨的改变与并发于股骨头骨骺滑脱的软骨溶解中的改变相同，包括关节软骨深层的替代、表层变薄和没有广泛的滑膜炎症。可见：一定程度的绒毛形成，滑膜下区域的结节状淋巴增生，以及血管周围被淋巴细胞、浆细胞和单核细胞浸润。未见纤维蛋白样坏死和肉芽肿。邻近部位骨出现骨质疏松，囊肿区域内可能充满滑液。也有骨坏死的报道[128]。

本病的后期可伴有关节间隙的消失、囊肿、骨赘和畸形。

主要的鉴别诊断包括青少年慢性关节炎和感

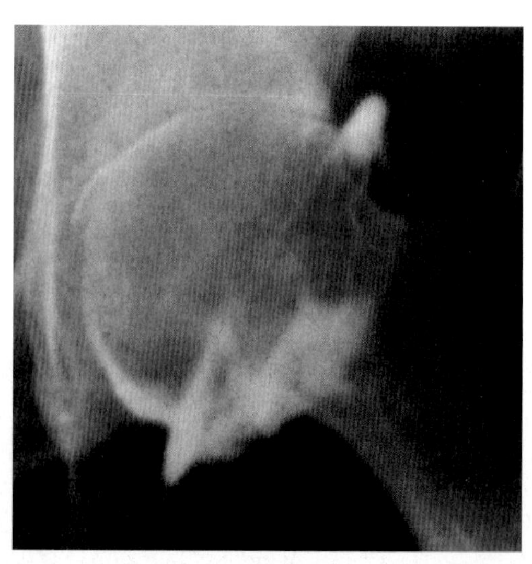

图 89-28 特发性髋关节软骨溶解。十几岁女孩，临床和放射学检查显示有特发性软骨溶解的表现。髋关节造影术显示髋臼和股骨软骨的弥散性缺失。

染。在青少年慢性关节炎，仅累及髋关节一个关节的情况不常见，虽然其临床和影像学表现与特发性软骨溶解的表现类似。与此类似，感染可能引起相同的影像学改变，因而在那些疑似为软骨溶解的病例需要进行关节穿刺和关节液的培养。其他需要考虑的鉴别诊断是髋关节暂时性骨质疏松、股骨头的缺血性坏死、原发髋臼前突畸形和色素沉着绒毛性结节状滑膜炎。

小　结

很多不同的疾病可引起骨质溶解和软骨溶解。在一些病例中，骨质的吸收在手指或脚趾尤其明显，并且可能与职业因素或遗传因素有关。创伤后骨质溶解在很多部位很明显，尤其在锁骨的远端、耻骨和坐骨支、股骨颈。Gorham 大块骨质溶解会引起局部骨破坏和骨质消失。特发性多中心骨质溶解显示好发于腕骨和跗骨区域，必须与青少年慢性关节炎、Winchester综合征和Farber病相鉴别。另外，骨质溶解综合征包括神经源性肢端骨质溶解、Joseph 和 Shinz 肢端骨质溶解、骨质溶解伴磨损性滑膜炎和家族性扩张性骨质溶解。髋关节的软骨溶解可伴随股骨头骨骺滑脱出现，或在自发基础上发生，该病必须与青少年慢性关节炎、感染和局部骨质疏松相鉴别。

（冯世庆 译　李世民 校）

参考文献

1. Swezey RL, Bjarnason DM, Alexander SJ, et al: Resorptive arthropathy and the opera-glass hand syndrome. Semin Arthritis Rheum 2:1972–1973.
2. Harnasch H: Die Akroosteolysis ein neues Krankheitsbild. ROFO 72:352, 1950.
3. Suciu I, Drejman I, Valaskai M: Contributii la studiul imbolnavirilor produse de clorura de vinil. Med Interna *15*:967, 1963.
4. Cordier JM, Fievez C, Lefevre MJ, et al: Acroosteolyse et lesides cutanées associées chez deux ouvriers affectes au nettoyage d'autodaves. Cah Med Travail *4*:3, 1966.
5. Wilson RH, McCormick WE, Tatum CF, et al: Occupational acroosteolysis: Report of 31 cases. JAMA *201*:577, 1967.
6. Markowitz SS, McDonald CJ, Fethiere W, et al: Occupational acroosteolysis. Arch Dermatol *106*:219, 1972.
7. Dodson VN, Dinman BD, Whitehouse WM, et al: Occupational acroosteolysis: III. A clinical study. Arch Environ Health *22*:83, 1971.
8. Harris DK, Adams WGF: Acro-osteolysis occurring in men engaged in the polymerization of vinyl chloride. Br Med J *3*:712, 1967.
9. Stein G, Jühe S, Lange CE, et al: Bandförmige Osteolysen in den Endphalangen des Handskeletts. ROFO *118*:60, 1973.
10. Gama C, Meira JBB: Occupational acro-osteolysis. J Bone Joint Surg Am *60*:86, 1975.
11. Ross JA: An unusual occupational bone change. *In* AM Jelliffe, B Strickland (Eds): Symposium Ossium. Edinburgh, E & S Livingstone, 1970, p 321.
12. Kind R, Hornstein OP: Akroosteopathia ulcero-mutilans bei einem Kunststoffarbeiter. Dtsch Med Wochenschr *100*:1001, 1975.
13. Bookstein JJ: Arteriography. *In* AK Poznanski (Ed): The Hand in Radiologic Diagnosis. Philadelphia, WB Saunders, 1974, p 75.
14. Murray IPC: Bone scanning in occupational acro-osteolysis. Skeletal Radiol *3*:149, 1978.
15. Creech JL Jr, Johnson MN: Angiosarcoma of the liver in the manufacture of polyvinyl chloride. J Occup Med *16*:150, 1974.
16. Strauch W: Posttraumatische Osteolysen des lateralen Klavikulaendes. Radiol Diagn *11*:221, 1970.
17. Werder H: Posttraumatische Osteolyse des Schlüsselbeinendes. Schweiz Med Wochenschr *34*:912, 1950.
18. Madsen B: Osteolysis of the acromial end of the clavicle following trauma. Br J Radiol *36*:822, 1963.
19. Smart MJ: Traumatic osteolysis of the distal ends of the clavicles. J Can Assoc Radiol *23*:264, 1972.
20. Jacobs P: Post-traumatic osteolysis of the outer end of the clavicle. J Bone Joint Surg Br *46*:705, 1964.
21. Halaby FA, DiSalvo EI: Osteolysis: A complication of trauma. AJR *94*:590, 1965.
22. Levine AH, Pais MJ, Schwartz EE: Posttraumatic osteolysis of the distal clavicle with emphasis on early radiologic changes. AJR *127*:781, 1976.
23. Seymour EQ: Osteolysis of the clavicular tip associated with repeated minor trauma to the shoulder. Radiology *123*:56, 1977.
24. Zsernaviczky J, Horst M: Kasuistischer Beitrag zur Osteolyse am distalen Klavikulaende. Arch Orthop Unfallchir *89*:163, 1977.
25. Alnor P: Die posttraumatische Osteolyse des lateralen Claviculaendes. ROFO *75*:364, 1951.
26. Hasselmann W: Die sog, posttraumatische Osteolyse des lateralen Claviculaendes. Monatsschr Unfallheilkd *58*:242, 1955.
27. Ehricht HG: Die Osteolyse im lateralen Claviculaende nach Pressluftschaden. Arch Orthop Unfallchir *50*:576, 1959.
28. Murphy OB, Bellamy R, Wheeler W, et al: Post-traumatic osteolysis of the distal clavicle. Clin Orthop *109*:108, 1975.
29. Goergen TG, Resnick D, Riley RR: Post-traumatic abnormalities of the pubic bone simulating malignancy. Radiology *126*:85, 1978.
30. Ackerman LV, Rosai J: Surgical Pathology, 5th ed. St Louis, CV Mosby, 1974, p 1018.
31. Fischer E: Posttraumatische karpale Osteolysen nach isolierter Fraktur am distalen Radius. ROFO *112*:541, 1970.
32. Elias AN, Pinals RS, Anderson HC, et al: Hereditary osteodysplasia with acro-osteolysis (the Hajdu-Cheney syndrome). Am J Med *65*:627, 1978.
33. Hajdu N, Kauntze R: Cranio-skeletal dysplasia. Br J Radiol *21*:42, 1948.
34. Cheney WD: Acro-osteolysis. AJR *94*:595, 1965.
35. Schulze R, Gulbin O: Beitrag zum Problem der Akroosteolyse (gleichzeitig ein Beitrag zur Kenntner der Patella profunda). ROFO *109*:209, 1968.
36. Matisonn A, Ziady F: Familial acro-osteolysis. S Afr Med J *47*:2060, 1973.
37. Harnasch H: Die Akroosteolysis, ein neues Krankheitsbild. ROFO 72:352, 1950.
38. Greenberg BE, Street DM: Idiopathic non-familial acro-osteolysis: Report of a case observed for five years. Radiology *69*:259, 1957.
39. Papavasiliou CG, Gargano FP, Walls WL: Idiopathic nonfamilial acroosteolysis associated with other bone abnormalities. AJR *83*:687, 1960.
40. Chawla S: Cranio-skeletal dysplasia with acro-osteolysis. Br J Radiol *37*:702, 1964.
41. Dorst JP, McKusick VA: Acro-osteolysis (Cheney syndrome). Birth Defects *5*:215, 1969.
42. Weleber RG, Beals RK: The Hajdu-Cheney syndrome: Report of two cases and review of the literature. J Pediatr *88*:243, 1976.
43. Silverman FN, Dorst JP, Hajdu N: Acro-osteolysis (Hajdu-Cheney syndrome). Birth Defects *10*:106, 1974.
44. Brown DM, Bradford DS, Gorlin RJ, et al: The acro-osteolysis syndrome: Morphologic and biochemical studies. J Pediatr *88*:573, 1976.
45. Shaw DG: Acro-osteolysis and bone fragility. Br J Radiol *42*:934, 1969.
46. Gilula LA, Bliznak J, Staple TW: Idiopathic nonfamilial acro-osteolysis with cortical defects and mandibular ramus osteolysis. Radiology *121*:63, 1976.
47. Gorham LW, Wright AW, Shultz HH, et al: Disappearing bones: A rare form of massive osteolysis: Report of two cases, one with autopsy findings. Am J Med *17*:674, 1954.
48. Gorham LW, Stout AP: Massive osteolysis (acute spontaneous absorption of bone, phantom bone, disappearing bone). J Bone Joint Surg Am *37*:985, 1955.
49. Branch HE: Acute spontaneous absorption of bone: Report of a case involving a clavicle and a scapula. J Bone Joint Surg *27*:706, 1945.
50. Dupas J, Baldelon P, Dayde G: Sur un cas d'ostéolyse progressive de la main gauche d'origine indéterminée. Rev Orthop *23*:333, 1936.
51. Henderson MS: Acute atrophy of bone: Report of an unusual case involving the radius and ulna. Minn Med *19*:214, 1936.
52. Simpson BS: An unusual case of post-traumatic decalcification of the bones of the foot. J Bone Joint Surg *19*:223, 1937.
53. King DJ: A case resembling hemangiomatosis of the lower extremity. J Bone Joint Surg *28*:623, 1946.
54. Leriche R: A propos des ostéolyses d'origine indéterminée. Mem Acad Chir *63*:418, 1937.
55. Jackman WA: A case of spontaneous absorption of bone. Br J Surg *26*:944, 1939.
56. Fornasier VL: Haemangiomatosis with massive osteolysis. J Bone Joint Surg Br *52*:444, 1970.
57. Torg JS, Steel HH: Sequential roentgenographic changes occurring in massive osteolysis. J Bone Joint Surg Am *51*:1649, 1969.
58. Kery L, Wouters HW: Massive osteolysis: Report of two cases. J Bone Joint Surg Br *52*:452, 1970.
59. Thompson JS, Schuman DJ: Massive osteolysis: Case report and review of literature. Clin Orthop *103*:206, 1974.

60. Imbert J-C, Picault C: Ostéolyse massive idiopathique ou maladie de Jackson-Gorham. Rev Chir Orthop *60*:73, 1974.
61. Sage MR, Allen PW: Massive osteolysis: Report of a case. J Bone Joint Surg Br *56*:130, 1974.
62. Iyer GV, Nayar A: Massive osteolysis of the skull: Case report. J Neurosurg *43*:92, 1975.
63. Patrick JH: Massive osteolysis complicated by chylothorax successfully treated by pleurodesis. J Bone Joint Surg Br *58*:347, 1976.
64. Heyden G, Kindblom L-G, Nielsen JM: Disappearing bone disease: A clinical and histological study. J Bone Joint Surg Am *59*:57, 1977.
65. Campbell J, Almond HGA, Johnson R: Massive osteolysis of the humerus with spontaneous recovery: Report of a case. J Bone Joint Surg Br *57*:238, 1975.
66. Halliday DR, Dahlin DC, Pugh DG, et al: Massive osteolysis and angiomatosis. Radiology *82*:637, 1964.
67. Hambach R, Pujman J, Maly V: Massive osteolysis due to hemangiomatosis: Report of a case of Gorham's disease with autopsy. Radiology *71*:43, 1958.
68. Heuck F: Case report 78. Skeletal Radiol *3*:241, 1979.
69. Cadenat H, Combelles R, Fabert G, et al: Ostéolyse cryptogénétique de la mandibule. J Radiol Electrol Med Nucl *59*:509, 1978.
70. Graham DY, Gonzales J, Kothari SM: Diffuse skeletal angiomatosis. Skeletal Radiol *2*:131, 1978.
71. Schajowicz F, Aiello CL, Francone MV, et al: Cystic angiomatosis (hamartous haemolymphangiomatosis) of bone: A clinicopathological study of three cases. J Bone Joint Surg Br *60*:100, 1978.
72. Rosenquist CJ, Wolfe DC: Lymphangioma of bone. J Bone Joint Surg Am *50*:158, 1968.
73. Boyle WJ: Cystic angiomatosis of bone: A report of three cases and review of the literature. J Bone Joint Surg Br *54*:626, 1972.
74. Singh R, Grewal DS, Bannerjee AK, et al: Haemangiomatosis of the skeleton: Report of a case. J Bone Joint Surg Br *56*:136, 1974.
75. Brower AC, Culver JE Jr, Keats TE: Diffuse cystic angiomatosis of bone: Report of two cases. AJR *118*:456, 1973.
76. Tyler T, Rosenbaum HD: Idiopathic multicentric osteolysis. AJR *126*:23, 1976.
77. Derot M, Rathery M, Rosselin G, et al: Acroosteolyse du carpe, pied creus, scoliose et strabisme chez une jeune fille atteinte d'une insuffisance renale. Bull Mem Soc Med Hôp Paris 77:223, 1961.
78. MacPherson RI, Walker RD, Kowall MH: Essential osteolysis with nephropathy. J Can Assoc Radiol *24*:98, 1973.
79. Torg JS, Steel HH: Essential osteolysis with nephropathy: A review of the literature and case report of an unusual syndrome. J Bone Joint Surg Am *50*:1629, 1968.
80. Mahoudeau D, Dubrisay J, Elissalde B, et al: Ostéolyse essentielle et néphrite. Bull Mem Soc Med Hop Paris 77:229, 1961.
81. Lagier R, Rutishauser E: Osteoarticular changes in a case of essential osteolysis. J Bone Joint Surg Br *47*:339, 1965.
82. Marie J, Lévêque B, Lyon G, et al: Acro-ostéolyse essentielle compliquée d'insuffisance rénal d'évolution fatale. Presse Med *71*:249, 1963.
83. Marie J, Salet J, Lévêque B: Polydystrophies sequelettiques avec ostéolyse progressive. Arch Fr Pediatr *8*:752, 1951.
84. Marie J, Salet J, Lévêque B, et al: Syndrome ostéodystrophique de nature congénitale probable. Presse Med *64*:2173, 1956.
85. Whyte MP, Murphy WA, Kleerekoper M, et al: Idiopathic multicentric osteolysis: Report of an affected father and son. Arthritis Rheum *21*:367, 1978.
86. Thieffry S, Sorrel-Dejerine J: D'ostéolyse essentielle héréditaire et familiale. Presse Med *66*:1858, 1958.
87. Kohler E, Babbit D, Huizenga B, et al: Hereditary osteolysis: A clinical, radiological and chemical study. Radiology *108*:99, 1973.
88. Torg JS, DiGeorge AM, Kirkpatrick JA Jr, et al: Hereditary multicentric osteolysis with recessive transmission: A new syndrome. J Pediatr 75:243, 1969.
89. Coleman SS, Litton RJ, Christensen WR: Familial dysostosis carpi. J Bone Joint Surg Am *47*:850, 1965.
90. Gluck J, Miller JJ: Familial osteolysis of the carpal and tarsal bones. J Pediatr *81*:506, 1972.
91. Amin PH, Evans ANW: Essential osteolysis of carpal and tarsal bones. Br J Radiol *51*:539, 1978.
92. Beals RK, Bird CB: Carpal and tarsal osteolysis. Birth Defects *11*:107, 1973.
93. Shurtleff DB, Sparkes RS, Clawson DK, et al: Hereditary osteolysis with hypertension and nephropathy. JAMA *188*:363, 1964.
94. Erickson CM, Hirschberger M, Stickler GB: Carpal-tarsal osteolysis. J Pediatr *93*:779, 1978.
95. Beals RK, Bird CB: Carpal and tarsal osteolysis: A case report and review of the literature. J Bone Joint Surg Am *57*:681, 1975.
96. McKusick VA: Mendelian Inheritance in Man, 3rd ed. Baltimore, Johns Hopkins University Press, 1971.
97. Thévenard MA: L'acropathie ulcéro-mutilante familiale. Acta Neurol Psychiatr Belg *53*:1, 1953.
98. Thévenard MA: L'acropathie ulcéro-multilante familiale. Rev Neurol *74*:193, 1942.
99. Kozlowski K, Hanicka M, Garapich M: Neurogene ulcerierende Akropathie (Akroosteolyse-Syndrom). Monatsschr Kinderheilkd *119*:169, 1971.
100. White AA III: Disappearing bone disease with arthropathy and severe scarring of the skin: A report of four cases seen in South Vietnam. J Bone Joint Surg Br *53*:303, 1971.
101. Joseph R, Nézelof C, Guéraud L, et al: Acro-ostéolyse idiopathique familiale; renseignements fournis par la biopsie. Semin Hôp Paris *35*:622, 1959.
102. Shinz HR: Roentgen-Diagnostics, vol 1. New York, Grune & Stratton, 1951, p 734.
103. Bierman SM, Edgington T, Newcomer VD, et al: Farber's disease: A disorder of mucopolysaccharide metabolism with articular, respiratory, and neurologic manifestations. Arthritis Rheum *9*:620, 1966.
104. Winchester P, Grossman H, Lim WN, et al: A new acid mucopolysaccharidosis with skeletal deformities simulating rheumatoid arthritis. AJR *106*:121, 1969.
105. Resnick D, Weisman M, Goergen TG, et al: Osteolysis with detritic synovitis: A new syndrome. Arch Intern Med *138*:1003, 1978.
106. Waldenström H: On necrosis of the joint cartilage by epiphyseolysis capitis femoris. Acta Chir Scand *67*:936, 1930.
107. Cruess RL: The pathology of acute necrosis of cartilage in slipping of the capital femoral epiphysis: A report of two cases with pathological sections. J Bone Joint Surg Am *45*:1013, 1963.
108. Lowe HG: Necrosis of the articular cartilage after slipping of the capital femoral epiphysis: Report of six cases with recovery. J Bone Joint Surg Br *52*:108, 1970.
109. Heppenstall RM, Marvel JP Jr, Chung SMK, et al: Chondrolysis of the hip. Clin Orthop *103*:136, 1974.
110. Tillema DA, Golding JSR: Chondrolysis following slipped capital femoral epiphysis in Jamaica. J Bone Joint Surg Am *53*:1528, 1971.
111. El-Khoury GY, Mickelson MR: Chondrolysis following slipped capital femoral epiphysis. Radiology *123*:327, 1977.
112. Ogden JA, Simon TR, Southwick WO: Cartilage space width in slipped capital femoral epiphysis: The relationship to cartilage necrosis. Yale J Biol Med *50*:17, 1977.
113. Mauer RC, Larsen IJ: Acute necrosis of cartilage in slipped capital femoral epiphysis. J Bone Joint Surg Am *52*:39, 1970.
114. Frymoyer JW: Chondrolysis of the hip following Southwick osteotomy for severe slipped capital femoral epiphysis. Clin Orthop *99*:120, 1974.
115. Eisenstein A, Rothschild S: Biochemical abnormalities in patients with slipped capital femoral epiphysis and chondrolysis. J Bone Joint Surg Am *58*:459, 1976.
116. Goldman AB, Schneider R, Martel W: Acute chondrolysis complicating slipped capital femoral epiphysis. AJR *130*:945, 1978.
117. Wiberg G: Considerations on surgical treatment of slipped epiphysis with special reference to nail fixation. J Bone Joint Surg Am *41*:253, 1959.
118. Orofino C, Innis JJ, Lowrey CW: Slipped capital femoral epiphysis in Negroes: A study of ninety-five cases. J Bone Joint Surg Am *42*:1079, 1960.
119. Ponseti I, Barta CK: Evaluation of treatment of slipping of the capital femoral epiphysis. Surg Gynecol Obstet *86*:87, 1948.
120. Jerre T: A study in slipped upper femoral epiphysis: With special reference to the late functional and roentgenological results and to the value of closed reduction. Acta Orthop Scand Suppl *6*:1, 1950.
121. Hall JE: The results of treatment of slipped femoral epiphysis. J Bone Joint Surg Br *39*:659, 1957.
122. Wilson PD: Discussion: Roentgenographic changes in nailed slipped epiphysis. J Bone Joint Surg Am *31*:21, 1949.
123. Moore RD: Conservative management of adolescent slipping of the capital femoral epiphysis. Surg Gynecol Obstet *80*:324, 1945.
124. Jones BS: Adolescent chondrolysis of the hip joint. S Afr Med J *45*:196, 1971.
125. Moule NJ, Golding JSR: Idiopathic chondrolysis of the hip. Clin Radiol *25*:247, 1974.
126. Wenger DR, Mickelson MR, Ponseti IV: Idiopathic chondrolysis of the hip: Report of two cases. J Bone Joint Surg Am *57*:268, 1975.
127. Duncan JW, Schrantz JL, Nasca RJ: The bizarre stiff hip: Possible idiopathic chondrolysis. JAMA *231*:382, 1975.
128. Sivanantham M, Kutty MK: Idiopathic chondrolysis of the hip: Case report with a review of the literature. Aust N Z J Surg *47*:229, 1977.
129. Kozlowski K, Barylak A, Eftekhari F, et al: Acroosteolysis: Problems of diagnosis. Report of four cases. Pediatr Radiol *8*:79, 1979.
130. Bauer F, Lagier R, Wettstein P, et al: Anatomo-radiological study of a case of post-radiotherapeutic osteolysis of the hip. Strahlentherapie *155*:396, 1979.
131. Duncan JW, Nasca R, Schrantz J: Idiopathic chondrolysis of the hip. J Bone Joint Surg Am *61*:1024, 1979.
132. Roback DL: Posttraumatic osteolysis of the femoral neck. AJR *134*:1243, 1980.
133. Fielding JW, Hensinger RN, Hawkins RJ: Os odontoideum. J Bone Joint Surg Am *62*:376, 1980.
134. Hukuda S, Ota H, Okabe N, et al: Traumatic atlantoaxial dislocation causing os odontoideum in infants. Spine *5*:207, 1980.
135. Iwaya T, Taniguchi K, Watanabe J, et al: Hajdu-Cheney syndrome. Arch Orthop Trauma Surg *95*:293, 1979.
136. Binns CHB: Vinyl chloride: A review. J Soc Occup Med *29*:134, 1979.
137. Koischwitz D, Marsteller HJ, Lackner K, et al: Veränderungen der Hand und Fingerarterien bei der Vinylchloridkrankheit. ROFO *132*:62, 1980.
138. Herman JH, Herzig EB, Crissman JD, et al: Idiopathic chondrolysis: An immunopathologic study. J Rheumatol 7:694, 1980.

139. Newberg AH, Howe JG: Posttraumatic osteolysis vs. fracture. AJR *135*:1317, 1980.
140. Abrahams J, Ganick D, Gilbert E, et al: Massive osteolysis in an infant. AJR *135*:1084, 1980.
141. Destouet JM, Murphy WA: Acquired acroosteolysis and acronecrosis. Arthritis Rheum *26*:1150, 1983.
142. Falappa P, Magnavita N, Bergamaschi A, et al: Angiographic study of digital arteries in workers exposed to vinyl chloride. Br J Ind Med *39*:169, 1982.
143. Grainger RG, Walker AE, Ward AM: Vinyl chloride monomer-induced disease: Clinical, radiological and immunological aspects. *In* L Preger, RE Steiner (Eds): Induced Disease: Drug, Irradiation, Occupation. New York, Grune & Stratton, 1980, p 191.
144. Joseph B, Chacko V: Acro-osteolysis associated with hypertrophic pulmonary osteoarthropathy and pachydermoperiostosis. Radiology *154*:343, 1985.
145. Fernbach SK, Poznanski AK: Case report 231. Skeletal Radiol *10*:43, 1983.
146. Quinn SF, Glass TA: Posttraumatic osteolysis of the clavicle. South Med J *76*:307, 1983.
147. Cahill BR: Osteolysis of the distal part of the clavicle in male athletes. J Bone Joint Surg Am *64*:1053, 1982.
148. Cahill BR: Correspondence. J Bone Joint Surg Am *65*:421, 1983.
149. Bannwarth B, Asch L, Vogt JC, et al: Osteolyse post-traumatique de la clavicule. Rev Rhum Mal Osteoartic *49*:643, 1982.
150. Hall FM, Goldberg RP, Kasdon EJ, et al: Post-traumatic osteolysis of the pubic bone simulating a malignant lesion. J Bone Joint Surg Am *66*:121, 1984.
151. Hall FM: Post-traumatic pubic osteolysis simulating malignancy. J Bone Joint Surg Am *66*:975, 1984.
152. McGuigan LE, Edmonds JP, Painter DM: Pubic osteolysis. J Bone Joint Surg Am *66*:127, 1984.
153. Casey D, Mirra J, Staple TW: Parasymphyseal insufficiency fractures of the os pubis. AJR *142*:581, 1984.
154. Cazalis P: Acro-osteolyse de la main. Ann Radiol *25*:337, 1982.
155. Velchik MG: Acro-osteolysis in a patient with Hajdu-Cheney syndrome demonstrated by bone scintigraphy. Clin Nucl Med *9*:659, 1984.
156. Lotz W, Ebert M, Fasske E: Die massive Osteolyse (Gorham-Stout-syndrom) mit lokaler Neurofibromatose. ROFO *137*:55, 1982.
157. Hemingway AP, Leung A, Lavender JP: Familial vanishing limbs: Four generations of idiopathic multicentric osteolysis. Clin Radiol *34*:585, 1983.
158. Sauvegrain J, Gaussin G, Blondet P, et al: Osteolyse multicentrique à transmission recessive: Quatre cas dans une nouvelle famille. Ann Radiol *24*:638, 1981.
159. Tookman AG, Paice EW, White AG: Idiopathic multicentric osteolysis with acro-osteolysis: A case report. J Bone Joint Surg Br *67*:86, 1985.
160. Renie WA, Pyeritz RE: Idiopathic multicentric osteolysis in a 78-year-old woman. Johns Hopkins Med J *148*:165, 1971.
161. Lemaitre L, Remy J, Smith M, et al: Carpal and tarsal osteolysis. Pediatr Radiol *13*:219, 1983.
162. Hardegger F, Simpson LA, Segmueller G: The syndrome of idiopathic osteolysis: Classification, review, and case report. J Bone Joint Surg Br *67*:89, 1985.
163. Ingram AJ, Clarke MS, Clark CS Jr, et al: Chondrolysis complicating slipped capital femoral epiphysis. Clin Orthop *165*:99, 1982.
164. Bleck EE: Idiopathic chondrolysis of the hip. J Bone Joint Surg Am *65*:1266, 1983.
165. Hughes AW: Idiopathic chondrolysis of the hip: A case report and review of the literature. Ann Rheum Dis *44*:268, 1985.
166. Hanly JG, Walsh NM, Breshihan B: Massive osteolysis in the hand and response to radiotherapy. J Rheumatol *12*:580, 1985.
167. Tuncbilek E, Besim A, Bakkaloglu A, et al: Carpal-tarsal osteolysis. Pediatr Radiol *15*:255, 1985.
168. Oteishat WA, Whitehouse GH, Hawass N-E-D: Acro-osteolysis following snake and scorpion envenomation. Br J Radiol *58*:1035, 1985.
169. Kaplan PA, Resnick D: Stress-induced osteolysis of the clavicle. Radiology *158*:139, 1986.
170. Jaffrès R, LeGoff P: Ostéolyse post-traumatique de l'os du pubis simulant une lesion maligne. Rev Rhum Mal Osteoartic *53*:261, 1986.
171. Cannon SR: Massive osteolysis: A review of seven cases. J Bone Joint Surg Br *68*:24, 1986.
172. Udell J, Schumacher HR Jr, Kaplan F, et al: Idiopathic familial acroosteolysis: Histomorphometric study of bone and literature review of the Hajdu-Cheney syndrome. Arthritis Rheum *29*:1032, 1986.
173. Vichi GF, Falcini F, Pierattelli M, et al: Case report 401. Skeletal Radiol *15*:665, 1986.
174. Rault R, Carpenter B: Pseudoclubbing in chronic renal failure. Q J Med *271*:1063, 1989.
175. Wu AC, Gilula LA: Distal phalangeal brachydactyly secondary to healed renal osteodystrophy. Skeletal Radiol *16*:312, 1987.
176. Duke RA, Barrett MR, Salazar JE, et al: Acro-osteolysis secondary to pityriasis rubra pilaris. AJR *149*:1082, 1987.
177. Scavenius M, Iversen BF, Stürup J: Resection of the lateral end of the clavicle following osteolysis, with emphasis on non-traumatic osteolysis of the acromial end of the clavicle in athletes. Injury *18*:261, 1987.
178. Ghezail M, Leroux JL, Chertok P, et al: Pubic post-fracture osteolysis simulating a malignancy. Clin Exp Rheumatol *9*:635, 1991.
179. Hornig GW, Beatty RM: Osteolytic skull lesions secondary to trauma: Report of two cases. J Neurosurg 72:506, 1990.
180. Eyres KS, McCloskey EV, Fern ED, et al: Hajdu-Cheney syndrome: A report of two cases. J Orthop Rheumatol *5*:163, 1992.
181. Kawamura J, Matsubayashi K, Ogawa M: Hajdu-Cheney syndrome: Report of a non-familial case. Neuroradiology *21*:295, 1981.
182. Kawamura J, Miki Y, Yamazaki S, et al: Hajdu-Cheney syndrome: MR imaging. Neuroradiology *33*:441, 1991.
183. Herscovici D Jr, Bowen JR, Scott CI Jr: Cervical instability as an unusual manifestation of Hajdu-Cheney syndrome of acroosteolysis. Clin Orthop *255*:111, 1990.
184. Carneiro RDS, Steglich V: "Disappearing bone disease" in the hand. J Hand Surg [Am] *12*:629, 1987.
185. Turra S, Gigante C, Scapinelli R: A 20-year follow-up study of a case of surgically treated massive osteolysis. Clin Orthop *250*:297, 1990.
186. Friedman L, Horwitz T, Beck M, et al: Case report 672. Skeletal Radiol *20*:307, 1991.
187. Pastakia B, Horvath K, Lack EF: Seventeen year follow-up and autopsy findings in a case of massive osteolysis. Skeletal Radiol *16*:291, 1987.
188. Ikegawa S, Hoshikawa Y, Doi M: Idiopathic acro-osteolysis in an elderly woman. Arch Orthop Trauma Surg *111*:181, 1992.
189. Kozlowski K, Bacha L, Brachimi L, et al: Multicentric/massive idiopathic osteolysis in a 17-year-old girl. Pediatr Radiol *21*:48, 1990.
190. Warady BA, Haug SJ, Lindsley CB: Multicentric osteolysis: An infrequently recognized renal-rheumatologic syndrome. J Rheumatol *18*:142, 1991.
191. Wallace RGH, Barr RJ, Osterberg PH, et al: Familial expansile osteolysis. Clin Orthop *248*:265, 1989.
192. Osterberg PH, Wallace RGH, Adams DA, et al: Familial expansile osteolysis: A new dysplasia. J Bone Joint Surg Br *70*:255, 1988.
193. Crone MD, Wallace RGH: The radiographic features of familial expansile osteolysis. Skeletal Radiol *19*:245, 1990.
194. van der Hoeven H, Keessen W, Kuis W: Idiopathic chondrolysis of the hip: A distinct clinical entity? Acta Orthop Scand *60*:661, 1989.
195. Jeandel P, Garbe L, Dischino M, et al: Ostéolyse post-traumatique de l'extremité distale de la clavicule: Etude anatomopathologique de deux observations. Rev Rhum Mal Osteoartic *59*:207, 1992.
196. Matthews LS, Simonson BG, Wolock BS: Osteolysis of the distal clavicle in a female body builder: A case report. Am J Sports Med *21*:150, 1993.
197. de la Puente R, Boutin RD, Theodorou DJ, et al: Post-traumatic and stress-induced osteolysis of the distal clavicle: MR imaging findings in 17 patients. Skeletal Radiol *28*:202, 1999.
198. Roach NA, Schweitzer ME: Does osteolysis of the distal clavicle occur following spinal cord injury? Skeletal Radiol *26*:16, 1997.
199. Hawkins BJ, Covey DC, Thiel BG: Distal clavicle osteolysis unrelated to trauma, overuse, or metabolic disease. Clin Orthop *370*:208, 2000.
200. Matsumoto K, Hukuda S, Ishizawa M, et al: Pubic osteolysis mimicking a malignant lesion: Report of a case with a fracture dislocation of the sacroiliac joint. Skeletal Radiol *26*:438, 1997.
201. Lambiase RE, Levine SM, Froehlich JA: Rapid osteolysis of the femoral neck after fracture. AJR *172*:489, 1999.
202. O'Reilly MAR, Shaw DG: Hajdu-Cheney syndrome. Ann Rheum Dis *53*:276, 1994.
203. Livesley PJ, Saifuddin A, Webb PJ, et al: Gorham's disease of spine. Skeletal Radiol *25*:403, 1996.
204. Chung C, Yu J, Resnick D, et al: Gorham syndrome of the thorax and cervical spine: CT and MRI findings. Skeletal Radiol *26*:55, 1997.
205. Pans S, Simon J-P, Dierickx C: Massive osteolysis of the shoulder (Gorham-Stout syndrome). J Shoulder Elbow Surg *8*:281, 1999.
206. Korsic M, Jelasic D, Potocki K, et al: Massive osteolysis in a girl with agenesis of thyroid C cells. Skeletal Radiol *27*:525, 1998.
207. Stove J, Reichelt A: Massive osteolysis of the pelvis, femur and sacral bone with a Gorham-Stout syndrome. Arch Orthop Trauma Surg *114*:207, 1995.
208. Frankel DG, Lewin JS, Cohen B: Massive osteolysis of the skull base. Pediatr Radiol 27:265, 1997.
209. Spieth ME, Greenspan A, Forrester D, et al: Gorham's disease of the radius: Radiographic, scintigraphic, and MRI findings with pathologic correlation. A case report and review of the literature. Skeletal Radiol *26*:659, 1997.
210. Moller G, Priemel M, Amling M, et al: The Gorham-Stout syndrome (Gorham's massive osteolysis). J Bone Joint Surg Br *81*:501, 1999.
211. Grelet V, Chataigner H, Onimus M: Localisation rachidienne d'un syndrome de Gorham: A propos d'une observation. Rev Chir Orthop *85*:81, 1999.
212. Flörchinger A, Böttger E, Claab-Böttger F et al: Das Gorham-Stout-Syndrom der Wirbelsäule Fallbericht und Literaturübersicht. Fortschr Röngenstr *168*:68, 1998.
213. Downing ND, Garnavos C, Lunn PG: Idiopathic multicentric osteolysis principally affecting the phalanges of the hands and feet. J Hand Surg [Br] *21*:656, 1996.
214. Boles CA, El-Khoury GY: Slipped capital femoral epiphysis. Radiographics *17*:809, 1997.
215. Sherlock DA: Acute idiopathic chondrolysis and primary acetabular protrusio may be the same disease. J Bone Joint Surg Br 77:392, 1995.
216. Garcia ADC, Fernandez PL, Gonzalez MPC, et al: Idiopathic chondrolysis of the hip: Long-term evolution. J Pediatr Orthop *19*:449, 1999.

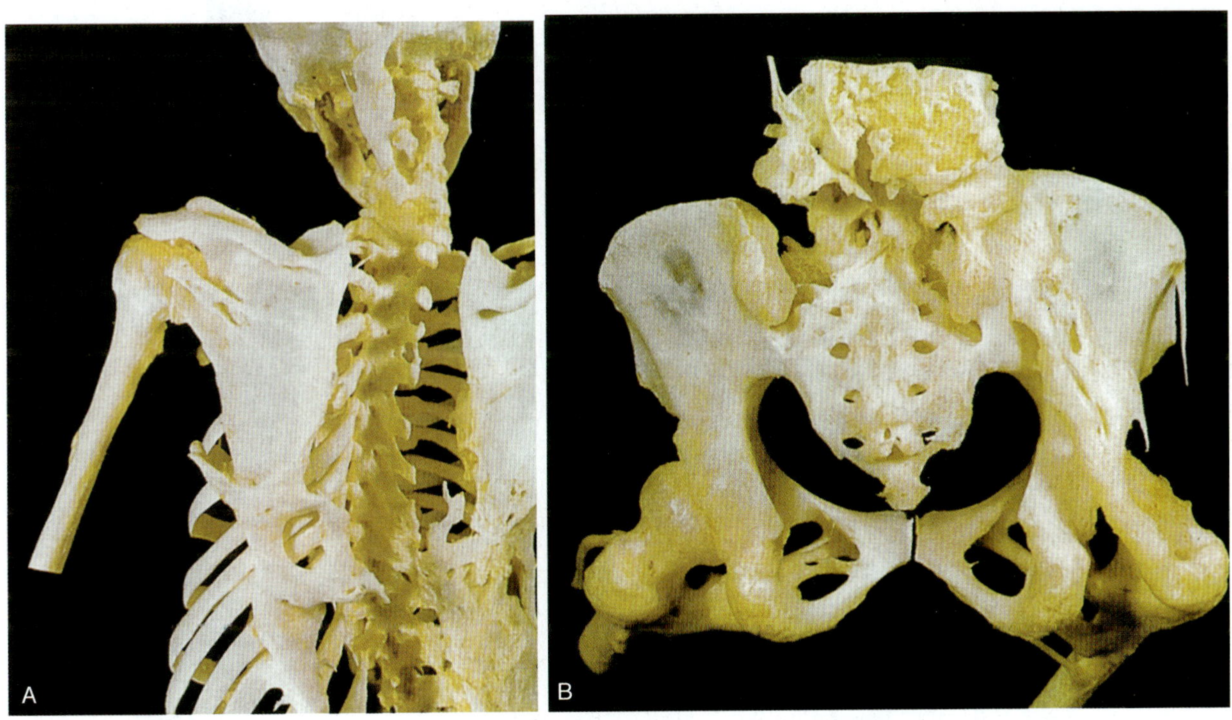

（图 84-41 A,B）

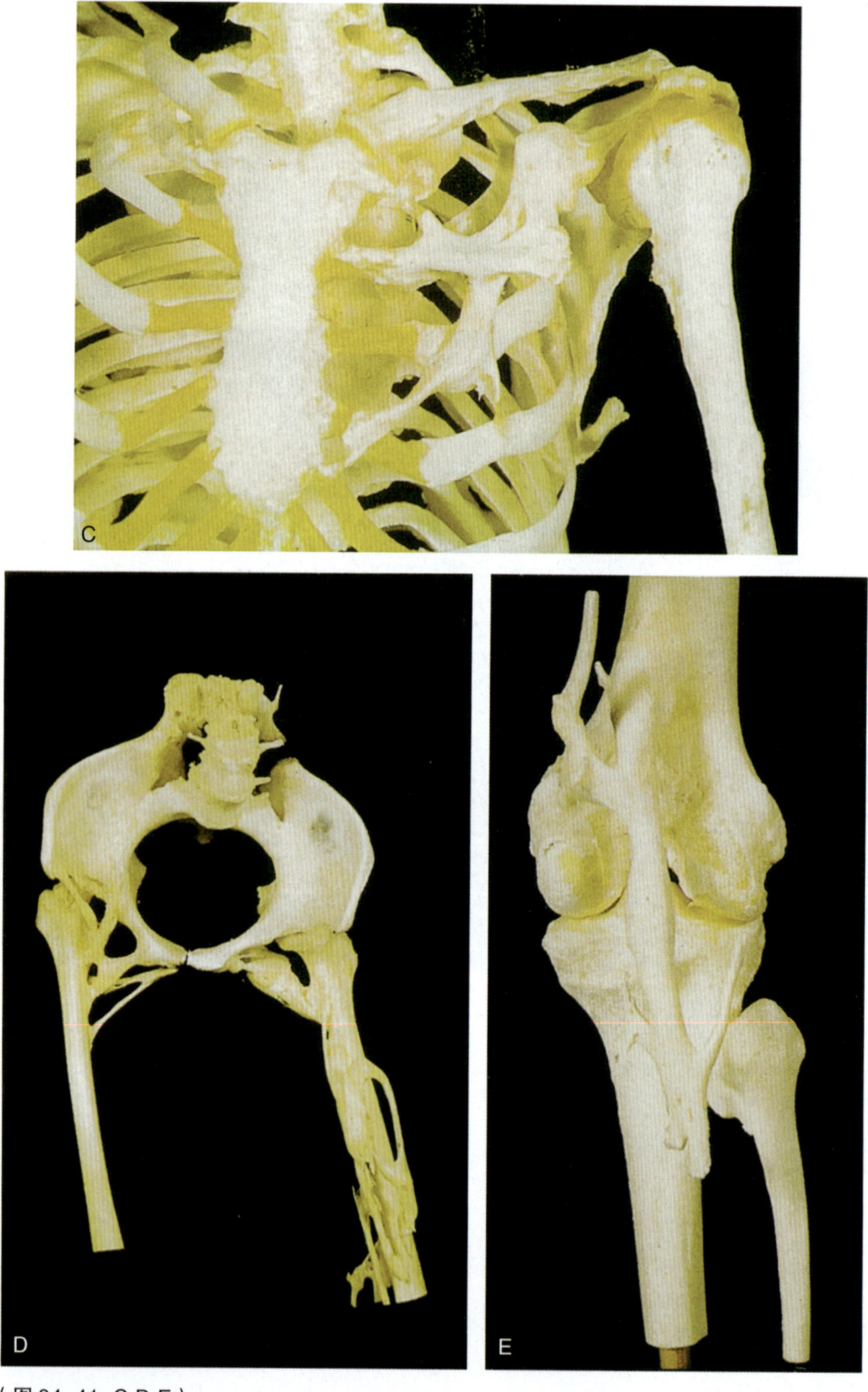

（图 84-41 C,D,E）

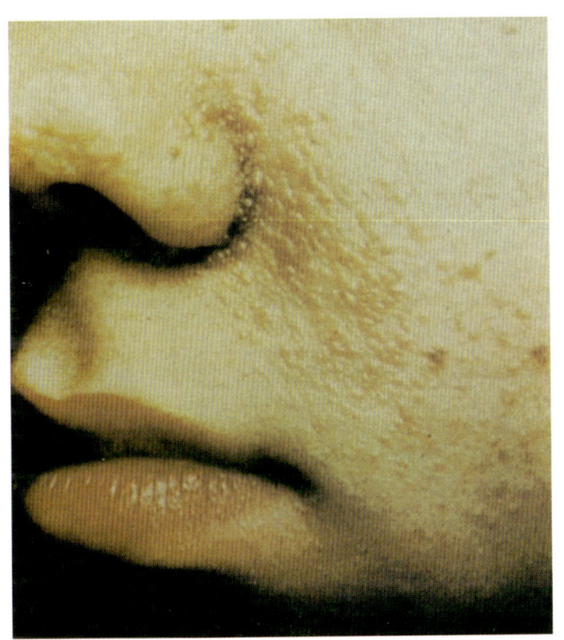

（图 87–1）

（图 87–3）

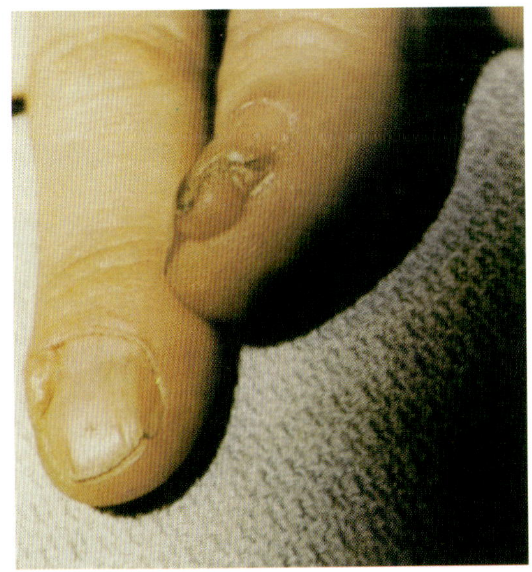

（图 87–2）

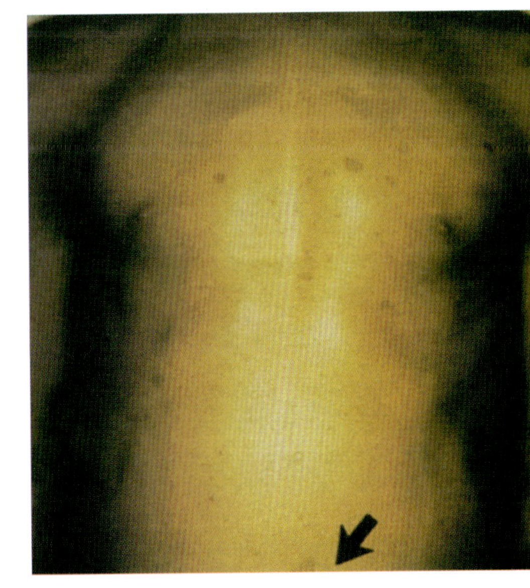

（图 87–13）

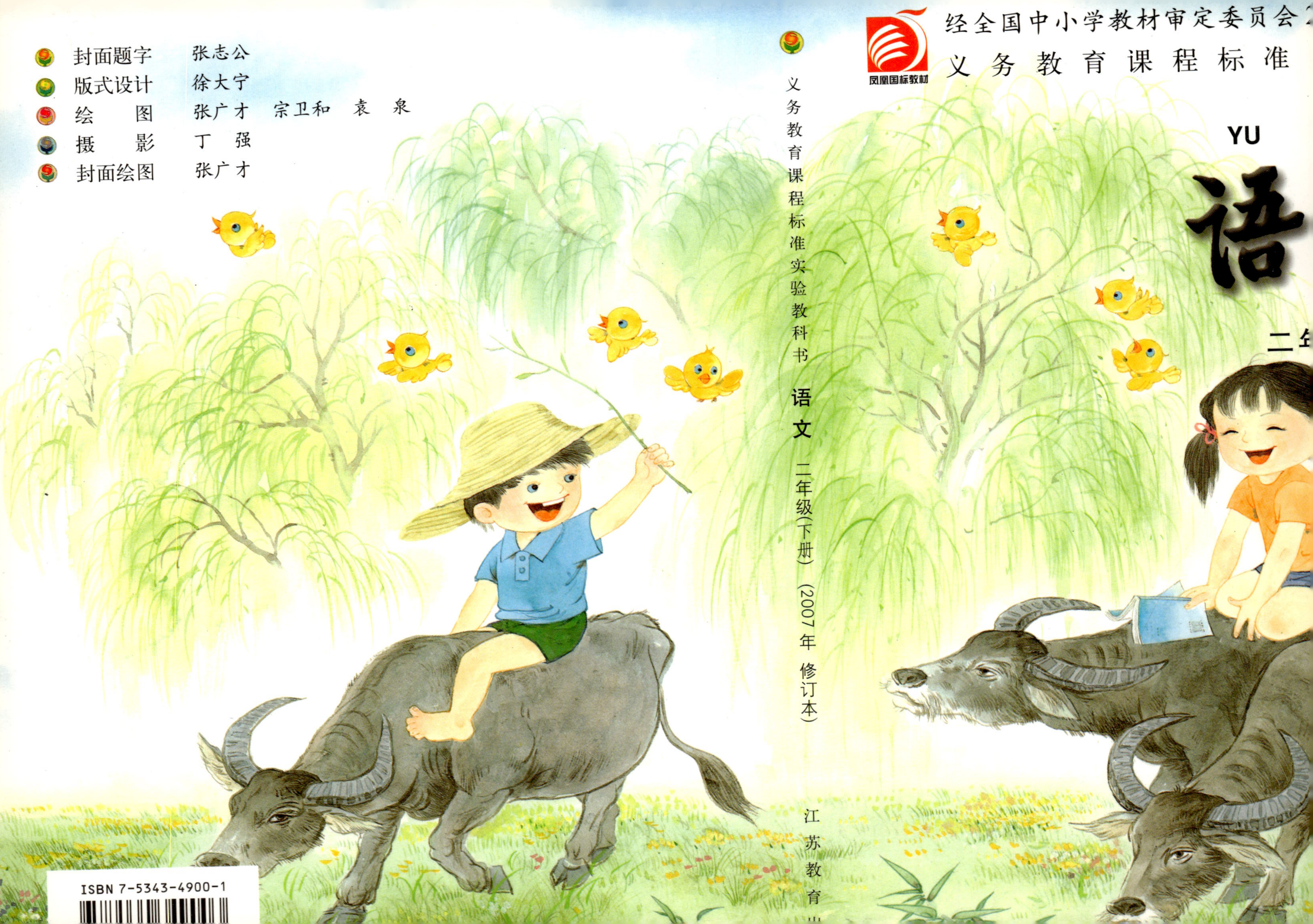

封面题字 张志公
版式设计 徐大宁
绘　　图 张广才 宗卫和 袁 泉
摄　　影 丁 强
封面绘图 张广才

义务教育课程标准实验教科书 语文 二年级(下册) (2007年修订本)

江苏教育

ISBN 7-5343-4900-1

经全国中小学教材审定委员会

义务教育课程标准

凤凰国标教材

YU

语

二